CSMO
中国肿瘤内科大会
Chinese Symposium on Medical Oncology

CHINESE ASSOCIATION FOR CLINICAL ONCOLOGIST
CACO
中国医师协会
肿瘤医师分会
2010

中国肿瘤内科进展
中国肿瘤医师教育

（2015 年）

名誉主编　孙　燕　管忠震
主　　编　石远凯

中国协和医科大学出版社

图书在版编目（CIP）数据

中国肿瘤内科进展 中国肿瘤医师教育. 2015年/石远凯编. —北京：中国协和医科大学出版社，2015.6

ISBN 978-7-5679-0375-3

Ⅰ. ①中… Ⅱ. ①石… Ⅲ. ①肿瘤-内科-治疗学-中国 Ⅳ. ①R730.5

中国版本图书馆CIP数据核字（2015）第123456号

中国肿瘤内科进展 中国肿瘤医师教育（2015年）

主　　编：石远凯
责任编辑：韩　鹏
助理编辑：杨小杰

出版发行：中国协和医科大学出版社
（北京东单北大街69号　邮编100005　电话65260378）
网　　址：www.pumcp.com
经　　销：新华书店总店北京发行所
印　　刷：北京佳艺恒彩印刷有限公司

开　　本：889×1194　1/16开
印　　张：56
字　　数：1580千字
版　　次：2015年7月第1版　　2015年7月第1次印刷
印　　数：1—3000
定　　价：188.00元

ISBN 978-7-5679-0375-3

《中国肿瘤内科进展　中国肿瘤医师教育（2015年）》

编　委　会

第十届中国肿瘤内科大会

The 10th Chinese Symposium on Medical Oncology, CSMO

第五届中国肿瘤医师大会

The 5th Annual Meeting of Chinese Association for Clinical Oncologists, CACO

中国抗癌协会肿瘤临床化疗专业委员会 2016 年学术年会

The CACA Committee of Cancer Chemotherapy 2016Annual Meeting

时间：2016 年 7 月 6 日~10 日

地点：国家会议中心

地址：北京市朝阳区天辰东路 7 号

现在开始征文

详细信息和最新动态请登陆大会官方网站：www.csmo.org

前　言

欢迎大家参加第九届中国肿瘤内科大会（The 9th Chinese Symposium on Medical Oncology，CSMO）、第四届中国肿瘤医师大会（The 4th Annual Meeting of Chinese Association for Clinical Oncologists ，CACO）和中国抗癌协会肿瘤临床化疗专业委员会 2015 年学术年会。

CSMO 和 CACO 分别走过了八年和三年的历程，会议在我国肿瘤界的影响力逐年扩大，对我国肿瘤内科的健康发展和肿瘤医师队伍的建设起到了积极的推动作用。会议紧紧围绕国际肿瘤内科和相关领域的最新进展和发展方向设置学术内容，对人们关注的热点问题进行深入的交流和讨论，使参会者获取更多的新知识。

今年会议的主题是“聚焦癌症精准医学，完善肿瘤诊疗体系”，大会在关注肺癌、淋巴瘤和血液系统恶性肿瘤、消化道肿瘤、乳腺癌、头颈部癌等常见肿瘤诊断和治疗的最新进展的同时，对癌症姑息和疼痛治疗、肿瘤营养支持治疗、肿瘤免疫、抗肿瘤新药临床试验研究和肿瘤治疗的新技术、新方法，对肿瘤内科治疗相关的转化性研究等方面也给予了足够的关注。

为了培养我国肿瘤内科和肿瘤治疗领域的后备力量，为他们的成长和进步提供更多锻炼的机会和展示的舞台，中国抗癌协会肿瘤临床化疗专业委员会和中国医师协会肿瘤医师分会于 2014 年分别成立了青年医师委员会，在此基础上，我们在今年的大会上开设了青年专场，使他们能够有机会展示才华。

受国家卫生和计划生育委员会委托，中国抗癌协会肿瘤临床化疗专业委员会组织全国专家，经过一年的精心编写，制定了《中国原发性肺癌诊疗规范（2015 年版）》和《中国恶性淋巴瘤诊疗规范（2015 年版）》，并分别发表于《中华肿瘤杂志》2015 年第一期和第二期。本书收录这两个指南，希望对我国肺癌和恶性淋巴瘤的规范化治疗发挥更大的促进作用。

会议共收到 429 篇文章，经过专家委员会认真评选，选出了大会口头汇报交流论文和壁报展示交流论文。这些论文从一个侧面反映了一年来我国肿瘤学相关领域取得的研究结果。

经过一年多的精心编写，《临床肿瘤内科手册》第 6 版于 2015 年 4 月由人民卫生出版社出版。《临床肿瘤内科手册》的前身是中国医学科学院肿瘤医院内科编写的内部讲义，1987 年由人民卫生出版社出版了第 1 版，之后广为流传，成为我国肿瘤内科的经典教科书。这本书见证了我国肿瘤内科从无到有、从小到大的发展历程。本书第 1 版出版时只有 15. 5 千字，今年的第 6 版已经是 760 千字。我们由衷的感谢孙燕院士等前辈们为我国肿瘤内科的建立和发展付出的辛勤劳动和做出的历史性贡献，使得我国肿瘤内科能够有今天这样的繁荣局面。今年的大会上，我们将举行《临床肿瘤内科手册》第 6 版首发式。

为进一步规范我国恶性肿瘤的诊断和治疗，由中华医学会肿瘤学分会和中国医师协会肿瘤医师分会组织编写、中国协和医科大学出版社出版的《临床路径释义·肿瘤疾病分册》已经成书，大会上将举行该书的首发式。

纵观肿瘤内科治疗的发展历史，从传统的细胞毒类药物到个体化的分子靶向治疗药物，人类对肿瘤的认识不断深入。随着精准医学时代的到来，肿瘤的内科治疗将会改变传统细胞毒类药物化疗选择性差、疗效不理想和毒副作用大等弱点，使患者在正确的时间获得正确药物、正确剂量的正确治疗，达到疗效最佳、不良反应最小，生活质量最优的目的，从而开辟肿瘤内科和肿瘤药物治疗的新时代，传统细胞毒类化疗药物与分子靶向治疗、免疫治疗等新兴的治疗手段的有效结合，会大幅度地提高治疗效果，并最终导致肿瘤综合治疗体系的革命性变化和重建。

在国家“重大新药创制”科技重大专项等国家资金和政策的有力支持下，近年来我国抗肿瘤新药的研发取得了长足的发展，已经从仿制走向原始创新，显著加快了创新药物研发的速度，越来越多的新药进入临床研究，“十三五”期间，我国新药研发的整体实力必将进一步的增强，并将造福我国众多的肿瘤患者。正是在这样的背景下，中国药学会抗肿瘤药物专业委员会于 2014 年 8 月成立，相信该学会将对我国抗肿瘤药物研发起到积极的推动作用。

诚挚感谢中国医学科学院北京协和医学院肿瘤医院内科和抗肿瘤分子靶向药物临床研究北京市重点实验室的同仁们为大会成功召开所付出的辛勤劳动。

诚挚感谢全国同道和参会企业对大会的支持。

为了满足广大同道的要求，我们把大会演讲嘉宾的演讲内容和收录的论文共同编辑出版了本书，供同道们学习和参考。

祝大会圆满成功！

石远凯

中国医师协会肿瘤医师分会会长

中国抗癌协会肿瘤临床化疗专业委员会主任委员

中国药学会抗肿瘤药物专业委员会主任委员

2015 年 6 月 8 日

目　　录

第一篇　诊疗规范

第二篇　特约报告

特约报告

第三篇　专家特稿

呼吸系统肿瘤

乳腺肿瘤

妇科肿瘤

第四篇　论文摘要

口头汇报论文

收录论文摘要

综述摘要

第一篇

诊疗规范

1. 中国原发性肺癌诊疗规范（2015 年版）

一、概述

（一）前言

原发性肺癌（以下简称肺癌）是我国最常见的恶性肿瘤之一。全国肿瘤登记中心 2014 年发布的数据显示，2010 年，我国新发肺癌病例 60.59 万（男性 41.63 万，女性 18.96 万），居恶性肿瘤首位（男性首位，女性第二位），占恶性肿瘤新发病例的 19.59%（男性 23.03%，女性 14.75%）。肺癌发病率为 35.23/10 万（男性 49.27/10 万，女性 21.66/10 万）。同期，我国肺癌死亡人数为 48.66 万（男性 33.68 万，女性 16.62 万），占恶性肿瘤死因的 24.87%（男性 26.85%，女性 21.32%）。肺癌死亡率为 27.93/10 万（男性 39.79/10 万，女性 16.62/10 万）。

在高危人群中开展肺癌筛查有益于早期发现早期肺癌，提高治愈率。低剂量 CT（low-dose computed tomography，LDCT）发现早期肺癌的敏感度是常规胸片的 4~10 倍，可以早期检出早期周围型肺癌。国际早期肺癌行动计划数据显示，LDCT 年度筛查能发现 85%的Ⅰ期周围型肺癌，术后 10 年预期生存率达 92%。美国全国肺癌筛查试验证明，LDCT 筛查可降低 20%的肺癌死亡率，是目前最有效的肺癌筛查工具。我国目前在少数地区开展的癌症筛查与早诊早治试点技术指南中推荐采用 LDCT 对高危人群进行肺癌筛查。美国国立综合癌症网络（National Comprehensive Cancer Network，NCCN）指南中提出的肺癌筛查风险评估因素包括吸烟史（现在和既往）、氡暴露史、职业史、患癌史、肺癌家族史、疾病史（慢阻肺或肺结核）、烟雾接触史（被动吸烟暴露）。风险状态分 3 组：①高危组：年龄 55~74 岁，吸烟史≥30 包年，戒烟史<15 年（1 类）；或年龄≥50 岁，吸烟史≥20 包年，另外具有被动吸烟除外的 1 项危险因素（2B 类）。②中危组：年龄≥50 岁，吸烟史或被动吸烟接触史 I> 20 包年，无其他危险因素。③低危组：年龄<50 岁，吸烟史<20 包年。NCCN 指南建议高危组进行肺癌筛查，不建议低危组和中危组进行筛查。

为进一步规范我国肺癌的诊疗行为，提高医疗机构肺癌的诊疗水平，改善肺癌患者的预后，保障医疗质量和医疗安全，国家卫生和计划生育委员会医政医管局委托中国抗癌协会肿瘤临床化疗专业委员会，在原卫生部《原发性肺癌诊疗规范（2011 版）》的基础上进行了更新，制订了本规范。

（二）临床表现

1. 肺癌早期可无明显症状，当病情发展到一定程度时，常出现以下症状：①刺激性干咳。②痰中带血或血痰。③胸痛。④发热。⑤气促。当呼吸道症状超过 2 周，经对症治疗不能缓解，尤其是痰中带血、刺激性干咳，或原有的呼吸道症状加重，要高度警惕肺癌存在的可能性。

2. 当肺癌侵及周围组织或转移时，可出现如下症状：①肿瘤侵犯喉返神经出现声音嘶哑。②肿瘤侵犯上腔静脉，出现面、颈部水肿等上腔静脉梗阻综合征表现。③肿瘤侵犯胸膜引起胸膜腔积液，往往为血性；大量积液可以引起气促。④肿瘤侵犯胸膜及胸壁，可以引起持续剧烈的胸痛。⑤上叶尖部肺癌可侵入和压迫位于胸廓人口的器官组织，如第一肋骨、锁骨下动、静脉、臂丛神经、颈交感神经等，产生剧烈胸痛，上肢静脉怒张、水肿、臂痛和上肢运动障碍，同侧上眼睑下垂、瞳孔缩小、眼球内陷、面部无汗等颈交感神经综合征表现。⑥近期出现的头痛、恶心、眩晕或视物不清等神经系统症状和体征应当考虑脑转移的可能。⑦持续固定部位的骨痛、血浆碱性磷酸酶或血钙升高应考虑骨转移的可能。⑧右上腹痛、肝大、碱性磷酸酶、天门冬氨酸氨基转移酶、乳酸脱氢酶或胆红素升高应考虑肝转移的可能。⑨皮下转移时可在皮下触及结节。⑩血行转移到其他器官可出现转移器官的相应症状。

（三）体格检查

1. 多数早期肺癌患者无明显相关阳性体征。

2. 患者出现原因不明、久治不愈的肺外征象，如杵状指（趾）、非游走性关节疼痛、男性乳腺增生、皮肤黝黑或皮肌炎、共济失调和静脉炎等。

3. 临床表现高度可疑肺癌的患者，体检发现声带麻痹、上腔静脉梗阻综合征、Horner 征、Pancoast 综合征等提示局部侵犯及转移的可能。

4. 临床表现高度可疑肺癌的患者，体检发现肝大伴有结节、皮下结节、锁骨上窝淋巴结肿大等提示远处转移的可能。

（四）影像学检查

肺癌的影像检查方法主要包括：X 线胸片、CT、磁共振成像（magnetic resonance imaging，MRI）、超声、核素显像、正电子发射计算机断层扫描（positron emission tomography/computed tomography，PET-CT）等方法。主要用于肺癌诊断、分期、再分期、疗效监测及预后评估等。在肺癌的诊治过程中，应根据不同的检查目的，合理、有效地选择一种或多种影像学检查方法。

1. 胸部 X 线检查　胸片是肺癌治疗前后基本的影像学检查方法，通常包括胸正、侧位片。当对胸片基本影像有疑问，或需要了解胸片显示影像的细节，或寻找其他对影像诊断有帮助的信息时，应有针对性地选择进一步的影像检查方法。

2. 胸部 CT 检查　胸部 CT 能够显示许多在 X 线胸片上难以发现的影像信息，可以有效地检出早期周围型肺癌，进一步验证病变所在的部位和累及范围，也可鉴别其良、恶性，是目前肺癌诊断、分期、疗效评价及治疗后随诊中最重要和最常用的影像手段。对于肺癌初诊患者胸部 CT 扫描范围应包括双侧肾上腺。对于难以定性诊断的胸部病变，可采用 CT 引导下经皮肺穿刺活检来获取细胞学或组织学诊断。对于高危人群的肺癌筛查，推荐采用胸部 LDCT 扫描。

CT 和薄层重建是肺结节最主要的检查和诊断方法。对于肺内≤2 cm 孤立性结节，应常规进行薄层重建和多平面重建；对于初诊不能明确诊断的结节，视结节大小、密度不同，给予 CT 随诊间隔；随诊中关注结节大小、密度变化，尤其是部分实性结节中的实性成分增多和非实性结节中出现实性成分。

3. MRI 检查　MRI 检查在胸部可选择性地用于以下情况：判定胸壁或纵隔是否受侵；显示肺上沟瘤与臂丛神经及血管的关系；区分肺门肿块与肺不张、阻塞性肺炎的界限；对禁忌注射碘造影剂的患者，是观察纵隔、肺门大血管受侵情况及淋巴结肿大的首选检查方法；对鉴别放疗后纤维化与肿瘤复发亦有一定价值。MRI 特别适用于判定脑、脊髓有无转移，脑增强 MRI 应作为肺癌术前常规分期检查。MRI 对骨髓腔转移敏感度和特异度均很高，可根据临床需求选用。

4. 超声检查　主要用于发现腹部实性重要器官以及腹腔、腹膜后淋巴结有无转移，也用于双侧锁骨上窝淋巴结的检查；对于邻近胸壁的肺内病变或胸壁病变，可鉴别其囊、实性以及进行超声引导下穿刺活检；超声还常用于胸腔积液及心包积液抽取定位。

5. 骨扫描检查　用于判断肺癌骨转移的常规检查。当骨扫描检查提示骨可疑转移时，对可疑部位进行 MRI、CT 或 PET-CT 等检查验证。

6. PET-CT 检查　有条件者推荐使用。是肺癌诊断、分期与再分期、疗效评价和预后评估的最佳方法。

（五）内镜检查

1. 支气管镜检查　支气管镜检查技术是诊断肺癌最常用的方法，包括支气管镜直视下刷检、活检、针吸以及支气管灌洗获取细胞学和组织学诊断。上述几种方法联合应用可以提高检出率。

2. 经支气管针吸活检术（transbronchial needle aspiration，TBNA）和超声支气管镜引导的经支气管针吸活检术（endobronchial ultrasound-guided transbronchial needle aspiration，EBUS-TBNA）　可以穿刺气管或支气管旁的淋巴结和肿块，有助于肺癌诊断和淋巴结分期。传统 TBNA 根据胸部 CT 定位操作，对术者要求较高，不作为常规推荐的检查方法，有条件的医院应当积极开展。EBUS-TBNA 实时进行胸内病灶的穿刺，对肺癌病灶及淋巴结转移能够获得精确病理及细胞学诊断，且更具有安全性和可靠性。

3. 经支气管肺活检术（transbronchial lung biopsy，TBLB） 可在 X 线、CT、气道超声探头、虚拟支气管镜、电磁导航支气管镜和细支气管镜引导下进行，适合诊断中外 2/3 的肺外周病变（peripheral pulmonary lesions，PPL），在诊断 PPL 的同时检查了管腔内情况，是非外科诊断肺部结节的重要手段。

4. 纵隔镜检查 作为确诊肺癌和评估淋巴结分期的有效方法，是目前临床评价肺癌纵隔淋巴结状态的金标准。

5. 胸腔镜检查 可以准确地进行肺癌诊断和分期，对于 TBLB 和经胸壁肺肿物穿刺针吸活检术（transthoracic needle aspiration，TTNA）等检查方法无法取得病理标本的早期肺癌，尤其是肺部微小结节病变行胸腔镜下病灶楔形切除，可达到明确诊断及治疗目的。对于中晚期肺癌，胸腔镜下可以行淋巴结、胸膜和心包的活检，胸水及心包积液的组织和细胞学检查，为制订全面治疗方案和个体化治疗方案提供可靠依据。

（六）其他检查技术

1. 痰细胞学检查 是目前诊断肺癌简单方便的无创伤性诊断方法之一。

2. TTNA 可在 CT 或超声引导下进行胸内肿块或淋巴结的穿刺。

3. 胸腔穿刺术 胸腔穿刺术可以获取胸腔积液，进行细胞学检查。

4. 胸膜活检术 对于诊断不明的胸腔积液，胸膜活检可以提高阳性检出率。

5. 浅表淋巴结及皮下转移结节活检术 对于伴有浅表淋巴结肿大及皮下转移结节者，应常规进行针吸或活检，以获得病理学诊断。

（七）实验室检查

1. 实验室一般检测 患者在治疗前，需要行实验室常规检测，以了解患者的一般状况以及是否适于采取相应的治疗措施。①血常规检测；②肝肾功能等检测及其他必要的生化检查；③如需进行有创检查或手术治疗的患者，还需进行必要的凝血功能检测。

2. 血清学肿瘤标志物检测 目前美国临床生化委员会和欧洲肿瘤标志物专家组推荐常用的原发性肺癌标志物有癌胚抗原（carcinoembryonic antigen，CEA），神经元特异性烯醇化酶（neuron-specific enolase，NSE），细胞角蛋白片段 19（cytokeratin fragment，CYFRA21-1）和胃泌素释放肽前（pro-gastrin-releasing peptide，ProGRP），以及鳞状上皮细胞癌抗原（squamous cell carcinoma antigen，SCC）等。以上肿瘤标志物联合使用，可提高其在临床应用中的敏感度和特异度。

（1）辅助诊断：临床诊断时可根据需要检测肺癌相关的肿瘤标志物，行辅助诊断和鉴别诊断，并了解肺癌可能的病理类型。①小细胞肺癌（small cell lung cancer，SCLC）：NSE 和 ProGRP 是诊断 SCLC 的理想指标。②非小细胞肺癌（non-small cell lung cancer，NSCLC）：在患者的血清中 CEA、SCC 和 CYFRA21-1 水平的升高有助于 NSLCL 的诊断。SCC 和 CYFRA2l-l 一般认为其对肺鳞癌有较高的特异性。若将 NSE、CYFRA2l-1、ProGRP、CEA 和 SCC 等指标联合检测，可提高鉴别 SCLC 和 NSCLC 的准确率。

（2）疗效监测：治疗前（包括手术前、化疗前、放疗前和分子靶向治疗前）需要进行首次检测，选择对患者敏感的 2~3 种肿瘤标志物作为治疗后疗效观察的指标。患者在接受首次治疗后，根据肿瘤标志物半衰期的不同可再次检测。SCLC 患者在接受化疗后 NSE 和 ProGRP 较之前升高，提示可能预后不良，或生存期较短；而治疗后明显下降则提示预后可能较好。仅有血清标志物升高而没有影像学进展的依据时，不要改变肺癌原有的治疗策略。

（3）随访观察：建议患者在治疗开始后 1~3 年内，应每 3 个月检测 1 次肿瘤标志物；3~5 年内每半年 1 次；5 年以后每年 1 次。随访中若发现肿瘤标志物明显升高（超过 25%），应在 1 个月内复测 1 次，如果仍然升高，则提示可能复发或存在转移。NSE 和 ProGRP 对 SCLC 的复发有较好的预测价值，超过 50%的患者复发时 NSE 和 ProGRP 水平升高（定义：连续 2 次 NSE 和 ProGRP 升高水平较前次测定增加>10%，或 1 次测定较之前增加>50%）；对于 NSCLC 患者，术后 CEA 水平仍升高提示预后不良，应密切随访。

（4）注意事项：①肿瘤标志物检测结果与所使用的检测方法密切相关，不同检测方法得到的结果不宜直接比较。在治疗观察过程中，如果检测方法变动，必须使用原检测方法同时平行测定，以免产生错误的医疗解释。②各实验室应研究所使用的检测方法，建立适当的参考区间（表 1）。

表 1　原发性肺癌相关的肿瘤标志物

检测项目	生物半衰期	样本稳定性	注意事项
NSE	1 d	2℃～8℃可保存 24 h -20℃可保存 3 个月， 只可冻融 1 次	溶血影响实验结果，静脉采血尽量一次成功，避免在同一部位反复穿刺
ProGRP	19～28 d	2℃～8℃可保存 72 h， -20℃可保存 12 周。 样本可冷冻 2 次	-
CYFRA21-1	1 d	2℃～8℃可保存 4 周， -20℃可保存 6 个月， 只可 1 次冻融	建议样本在检测前使用回旋混匀器混匀（时间≤5 min）
CEA	2～3 d	2℃～8℃可保存 7 d， -20℃可保存 6 个月，	-
SCC	20 min	2℃～8℃可保存 7 d	汗液、唾液污染可使 SCC 测定结果升高

注：NSE：神经元特异性烯醇化酶；ProGRP：胃泌素释放肽前体；CYFRA21-1：细胞角蛋白片段 19；CEA：癌胚抗原；SCC：鳞状上皮细胞癌抗原；-为无此项定

二、病理诊断评估

（一）肺癌的标本固定标准

使用 4%甲醛固定液，避免使用含有重金属的固定液，固定液量应为所固定标本体积≥10 倍，常温固定。标本从离体到固定时间不宜超过 30 min。活检标本直接放人固定液，肺叶或全肺切除标本可从支气管注入足量固定液，也可插入探针沿着支气管壁及肿瘤切开肺组织固定。固定时间：支气管镜活检标本为 6～24 h；手术切除标本为 12～48 h。

细胞学标本（痰液、胸水）固定应采用 95%乙醇固定液，时间不宜少于 15 min，或采用非妇科液基细胞学固定液（固定时间和方法可按说明书进行操作）；当需制成脱落细胞蜡块时，则可用 95%乙醇固定，时间≥2 h。

（二）标本大体描述及取材要求

活检标本核对无误后将送检组织全部取材。

1. 局部肺切除标本　①去除外科缝合线或金属钉。②记录标本的大小以及胸膜表面的情况。③垂直切缘切取肺实质组织块，描述肿块的大小、切面情况（伴有无出血、坏死、空洞形成）及其与胸膜和肺实质的关系，以及肿块边缘与切缘的距离。④根据病变的部位和大小切取肿瘤、肿瘤与胸膜、肿瘤与肺实质切缘等部位，当肿瘤<3 cm 时需将瘤体全部取材。⑤切取非肿瘤部位肺组织。

2. 肺叶切除标本　①检查肺的五大基本结构：气道、肺实质、胸膜、血管和淋巴结。测量大小，以肺门给标本定位。②取支气管切缘、血管切缘及肿瘤与胸膜最近处，或与其他肺叶的粘连处。③查找肺门淋巴结。④按照肿瘤的部位和状态，可有 2 种选择：一是沿着支气管壁及肿瘤切开肺组织（可借助于插入气管内的探针）的标本，打开支气管及其分支，以便最好地暴露病变与各级支气管及周围肺组织的结构关系。二是对主支气管内注入甲醛的标本，每隔 0.5～1.0 cm 切开，切面应为额平面，垂直于肺门。⑤描述肿瘤大小、切面情况（伴有无出血、坏死、空洞形成）、在肺叶和肺段内的位置以及与支气管的关系、病变范围（局灶或转移）和远端或局部继发性改变。取材块数依据具体病变大小（<3 cm 的肿瘤应全部取材）、具体部位、是否有伴随病变而定（与临床分期相关），应包含肿瘤与胸膜、肿瘤与叶或段支气管（以标本而不同）、肿瘤与周围肺或继发病变、肿瘤与肺断端或支气管断端等；跨叶标本取材还应包括肿瘤与所跨叶的关系部分。临床送检 N2 或其他部位淋巴结应全部计数取材。

推荐取材组织块体积不大于 2.5 cm×1.5 cm×0.3 cm。

（三）取材后标本处理原则和保留时限

取材剩余组织保存在标准固定液中，并始终保持充分的固定液量和甲醛浓度，以备在病理诊断报告签发后接到临床反馈信息时复查大体标本或补充取材。剩余标本处理的时限建议在病理诊断报告签发 1 个月后，未接到临床反馈信息，未发生因外院会诊意见分歧而要求复审等情形后，由医院自行处理。

（四）组织病理诊断

小活检组织标本肺癌病理诊断主要解决有无肿瘤及肿瘤类型，对于形态学不典型的病例或晚期不能手术的患者病理诊断需结合免疫组化染色尽可能进行亚型分类，尽量避免使用非特殊类型（NSCLC-NOS）的诊断。

手术切除大标本肺癌组织学类型应根据国际最新病理分类标准（2011 年国际多学科肺腺癌分类或即将更新的 WHO 肺癌分类标准版本）。

原位腺癌、微小浸润性腺癌和大细胞癌不能在小活检标本、术中冰冻病理诊断中完成，需手术切除标本肿瘤全部或充分取材后方可诊断。

（五）病理报告内容

临床信息包括姓名、性别、年龄、病历号、送检科室、病变部位、活检方式或手术方式、相关肿瘤史和治疗史。大体描述内容包括标本类型、肿瘤大小、与支气管（不同类型标本）或胸膜的关系、其他伴随病变或多发病变、切缘。

诊断内容包括肿瘤部位、组织学亚型、累及范围（支气管、胸膜、脉管、神经、伴随病变类型、肺内播散灶、淋巴结转移情况等）、切缘及必要的特殊染色、免疫组化结果或分子病理检测结果。包含的信息应满足临床分期的需要，并给出 pTNM 分期。

（六）免疫组化、特殊染色和分子病理检测

腺癌与鳞状细胞癌鉴别的免疫组化标记物宜选用 TTF-1、Napsin-A、p63、P40 和 CK5/6；神经内分泌肿瘤标记物宜选用 CD56、Syn、CgA、Ki-67 和 TTF-1，在具有神经内分泌形态学特征基础上，至少有一种神经内分泌标记物明确阳性，阳性细胞数应>10%肿瘤细胞量才可诊断神经内分泌肿瘤；细胞内黏液物质的鉴别宜进行黏卡、AB-PAS 特殊染色；可疑累及胸膜时应进行弹力纤维特殊染色确认。

对于晚期 NSCLC、腺癌或含腺癌成分的其他类型肺癌，应在诊断的同时常规进行表皮生长因子受体（epidermal growth factor receptor，EGFR）基因突变和间变性淋巴瘤激酶（anaplastic lymphoma kinase，ALK）融合基因等检测，检测前应有送检标本的质控（包括亚型确认及样本量确认）。检测标本类型包括活检组织、细胞学标本和细胞蜡块，检测方法推荐使用获国家食品药品监督管理总局批准的检测方法或试剂。

三、分期

（一）NSCLC

NSCLC 的 TNM 分期采用国际肺癌研究协会（International Association for the Study of Lung Cancer，

IASLC）2009 年第七版分期标准（IASLC 2009）。

（二）SCLC

对于接受非手术治疗的患者采用美国退伍军人肺癌协会的局限期和广泛期分期方法，对于接受外科手术的局限期 SCLC 患者采用 IASLC 2009 年第七版分期标准。

四、治疗

（一）治疗原则

应当采取多学科综合治疗与个体化治疗相结合的原则，即根据患者的机体状况、肿瘤的病理组织学类型和分子分型、侵及范围和发展趋向采取多学科综合治疗的模式，有计划、合理地应用手术、化疗、放疗和分子靶向治疗等手段，以期达到最大程度地延长患者的生存时间、提高生存率、控制肿瘤进展和改善患者的生活质量。

（二）外科手术治疗

1. 手术治疗原则　解剖性肺切除术是早期肺癌的主要治疗手段，也是目前临床治愈肺癌的重要方法。肺癌手术分为完全性切除、不完全性切除和不确定性切除。应力争完全性切除，以期达到完整地切除肿瘤，减少肿瘤转移和复发，并且进行精准的病理 TNM 分期，力争分子病理分型，指导术后综合治疗。对于可手术切除的肺癌应当遵守下列外科原则。

（1）全面的治疗计划和必要的影像学检查（临床分期检查，特别是精确的 N 分期）均应当在手术治疗前完成。充分评估决定手术切除的可能性并制订手术方案。

（2）尽可能做到肿瘤和区域淋巴结的完全性切除，同时尽量保留有功能的正常肺组织。

（3）电视辅助胸腔镜外科（video-assisted thoracic surgery，VATS）是近年来已经成熟的胸部微创手术技术，在没有手术禁忌证的情况下，推荐使用 VATS 及其他微创手段。

（4）根据患者身体状况，可行解剖性肺切除术（肺叶切除、支气管及血管袖状肺叶切除或全肺切除术）。如果身体状况不允许，则行亚肺叶切除，其中首选解剖性肺段切除，也可行楔形切除。

（5）解剖性肺段切除术或肺楔形切除术的指征为：①患者高龄或低肺功能，或有行肺叶切除术的主要风险；②CT 提示肺内周围型病变（指位于肺实质外侧 1/3），且病变直径≤2 cm，并具备以下一个特征：病理证实为腺癌；CT 随诊 1 年以上高度可疑癌；CT 提示磨玻璃样影中实性成分≤50%。③切除肺组织切缘距离病变边缘≥2 cm 或切缘距离≥病变直径，术中快速病理为切缘阴性；④在决定亚肺叶切除术之前，应对肺门和纵隔淋巴结进行系统采样。目前，早期肺癌亚肺叶切除术式尚属临床研究阶段，鼓励参与临床研究，不能作为标准术式推广。

（6）完全性切除手术（R0 手术）除完整切除原发病灶外，应当常规进行系统性肺门和纵隔各组淋巴结（N1 和 N2 淋巴结）切除，并标明位置送病理学检查。最少对 3 个纵隔引流区（N2 站）的淋巴结进行清扫或采样。尽量保证淋巴结整块切除。建议右胸淋巴结清除范围为：2R、3a、3p、4R、7~9 组淋巴结和周围软组织，左胸淋巴结清除范围为：4L、5~9 组淋巴结和周围软组织。

（7）通常情况下术中应依次处理肺静脉、肺动脉，最后处理支气管，或依据术中实际情况决定处理顺序。

（8）支气管袖状肺叶切除术是在术中快速病理检查保证（包括支气管、肺动脉或静脉断端）切缘阴性的情况下，尽可能保留更多肺组织及肺功能所行的切除范围，术后患者生活质量优于全肺切除术患者。

（9）肺癌完全性切除术后 6 个月复发或孤立性肺转移者，在排除肺外远处转移及心肺功能等机体状况允许的情况下，可行复发侧余肺切除或肺转移病灶切除。

（10）心肺功能等机体状况经评估无法接受手术的Ⅰ期和Ⅱ期的 NSCLC 患者，可选择根治性放射治疗、射频消融治疗和药物治疗等。

2. 手术适应证　①Ⅰ、Ⅱ期和部分ⅢA 期（T1~2N2M0；T3N1~2M0；T4N0~1M0 可完全性切

除）NSCLC 和Ⅰ期 SCLC（T1~2N0M0）。②部分Ⅳ期 NSCLC，有单发对侧肺转移，单发脑或肾上腺转移者。③临床高度怀疑肺癌的肺内结节，经各种检查无法定性诊断，可手术探查。

3. 手术禁忌证　①全身状况不佳，心、肺、肝、肾等重要脏器功能不能耐受手术者。②绝大部分诊断明确的Ⅳ期、大部分ⅢB 期和部分ⅢA 期 NSCLC。

（三）放射治疗

肺癌放疗包括根治性放疗、姑息放疗、辅助放疗和预防性放疗等。

1. 放疗的原则

（1）根治性放疗适用于 Karnofsky 功能状态评分标准评分≥70 分的患者，包括因医源性或（和）个人因素不能手术的早 NSCLC、不可切除的局部晚期 NSCLC 和局限期 SCLC。

（2）姑息性放疗适用于对晚期肺癌原发灶和转移灶的减症治疗。对于 NSCLC 单发脑转移灶手术切除患者可以进行术后全脑放疗，广泛期 SCLC 的胸部放疗。

（3）辅助放疗适应于术前放疗、术后放疗切缘阳性（R1 和 R2）的患者；外科探查不够的患者或手术切缘近者；对于术后 pN2 阳性的患者，鼓励参加术后放疗的临床研究。

（4）术后放疗设计应当参考患者手术病理报告和手术记录。

（5）预防性放疗适用于全身治疗有效的 SCLC 患者全脑放疗。

（6）同步放化疗适用范围：不能手术的ⅢA 及ⅢB 期患者，建议同步放化疗方案为 EP 方案（依托泊苷+顺铂）、NP 方案（长春瑞滨+顺铂）和含紫杉类方案。如果患者不能耐受，可以行序贯化放疗。

（7）接受放化疗的患者，潜在毒副反应会增大，治疗前应当告知患者。放疗设计和实施时，应当注意对肺、心脏、食管和脊髓的保护。治疗过程中应当尽可能避免因毒副反应处理不当导致的放疗非计划性中断。

（8）采用三维适形放疗、调强放疗技术或图像引导放疗等先进的放疗技术，建议在具有优良的放射物理技术条件下，开展立体放射治疗（stereotactic body radiation therapy，SBRT）。

（9）放疗靶区勾画时，推荐增强 CT 定位或 PET-CT 定位。可以参考 PET-CT 的肿瘤生物影像，在增强 CT 定位影像中勾画肿瘤放疗靶区。

（10）接受放疗或放化疗的患者，治疗休息期间应当予以充分的监测和支持治疗。

2. NSCLC 放疗的适应证　放疗可用于因身体原因不能手术治疗的早期 NSCLC 患者的根治性治疗、可手术患者的术前及术后辅助治疗、局部晚期病灶无法切除患者的局部治疗和晚期不可治愈患者的重要姑息治疗手段。

Ⅰ期 NSCLC 患者因医学条件不适合手术或拒绝手术时，大分割放射治疗是有效的根治性治疗手段，推荐 SBRT。分割原则应是大剂量、少分次、短疗程，分割方案可根据病灶部位、距离胸壁的距离等因素综合考虑，通常给予总剂量≥100 Gy。制订 SBRT 计划时，应充分考虑、谨慎评估危及器官组织如脊髓、食管、气管、心脏、胸壁及臂丛神经等的放疗耐受剂量。

对于接受手术治疗的 NSCLC 患者，如果术后病理手术切缘阴性而纵隔淋巴结阳性（pN2 期），除了常规接受术后辅助化疗外，建议加用术后放疗，建议采用先化疗后序贯放疗的顺序。对于切缘阳性的 pN2 期肿瘤，如果患者身体许可，建议采用术后同步放化疗。对切缘阳性的患者，放疗应当尽早开始。

对于因身体原因不能接受手术的Ⅱ~Ⅲ期 NSCLC 患者，如果身体条件许可，应当给予适形放疗结合同步化疗。对于有临床治愈希望的患者，在接受放疗或同步放化疗时，通过更为适形的放疗计划和更为积极的支持治疗，尽量减少治疗时间的中断或治疗剂量的降低。

对于有广泛转移的Ⅳ期 NSCLC 患者，部分患者可以接受原发灶和转移灶的放射治疗以达到姑息减症的目的。当患者全身治疗获益明显时，可以考虑采用 SBRT 技术治疗残存的原发灶和（或）寡转移灶，争取获得潜在根治效果。

3. SCLC 放疗的适应证　放化疗综合治疗是局限期 SCLC 的标准治疗。局限期患者建议初始治疗就行同步化放疗或先行 2 个周期诱导化疗后行同步化放疗。如果患者不能耐受，也可行序贯化放疗。如果病情允许，局限期 SCLC 的放射治疗应当尽早开始，可以考虑与第 1 或第 2 个周期化疗同步进行。如果病灶巨大，放射治疗导致肺损伤的风险过高的话，也可以考虑在第 3 个周期化疗时同步放疗。

对于广泛期 SCLC 患者，远处转移灶经化疗控制后加用胸部放疗也可以提高肿瘤控制率，延长生存期。

4. 预防性脑照射　局限期 SCLC 患者，在胸内病灶经治疗达到完全缓解后推荐行预防性脑照射，达到部分缓解的患者也推荐行预防性脑照射。广泛期 SCLC 在化疗有效的情况下，行预防性脑照射亦可降低 SCLC 脑转移发生的风险。预防性脑照射推荐时间为所有化放疗结束后 3 周左右进行，之前应行增强脑核磁检查以排除脑转移，建议全脑放疗剂量为 25 Gy，2 周内分 10 次完成。

SCLC 全脑预防照射的决定应当是医患双方充分讨论，根据每例患者的情况权衡利弊后确定。

5. 晚期肺癌患者的姑息放疗　晚期肺癌患者姑息放疗的主要目的是为了解决因原发灶或转移灶导致的局部压迫症状、骨转移导致的疼痛以及脑转移导致的神经症状等。对于此类患者可以考虑采用低分割照射技术，使患者更方便得到治疗，同时可以更迅速地缓解症状。

6. 治疗效果　放射治疗的疗效评价按照 WHO 实体瘤疗效评价标准（response evaluation criteria in solid tumors，RECIST）进行。

7. 防护　采用常规的放疗技术，应当注意对肺、心脏、食管和脊髓的保护，以避免对身体重要器官的严重放射性损伤。急性放射性肺损伤参照国际肿瘤放射治疗协作组急性放射损伤分级标准。

（四）药物治疗

肺癌的药物治疗包括化疗和分子靶向治疗。化疗分为姑息化疗、辅助化疗和新辅助化疗，应当严格掌握治疗的适应证，在肿瘤内科医师主导下进行。化疗应当充分考虑患者的病情、体力状况，评估患者可能的获益和对治疗的承受能力，及时评估疗效，密切监测并有效防治不良反应。

化疗的适应证为：美国东部肿瘤协作组（Eastern Cooperative Oncology Group，ECOG）体力状况（performance status，PS）评分≤2 分，重要脏器功能可耐受化疗，对于 SCLC 的化疗，PS 评分可放宽到 3 分。鼓励患者参加临床试验。

1. 晚期 NSCLC 患者的药物治疗　①一线药物治疗。含铂两药方案是标准的一线化疗方案，在化疗基础上可联合血管内皮抑素；EGFR 基因敏感突变或 ALK 融合基因阳性患者，可以有针对性地选择靶向药物治疗。目前可选用的治疗药物见表 2、表 3。对一线治疗达到疾病控制（完全缓解、部分缓解和稳定）的患者，可选择维持治疗。目前同药维持治疗有循证医学证据支持的药物有培美曲塞（非鳞癌）和吉西他滨；有循证医学证据支持的换药维持治疗的药物有培美曲塞（非鳞癌），对于 EGFR 基因敏感突变患者可以选择表皮生长因子受体酪氨酸激酶抑制剂（epidermal growth factor receptor tyrosine kinase inhibitor，EGFR-TKI）进行维持治疗。②二线药物治疗。二线治疗可选择的药物包括多西紫杉醇、培美曲塞和 EGFR-TKI。EGFR 基因敏感突变的患者，如果一线和维持治疗时没有应用 EGFR-TKI，二线治疗时应优先应用 EGFR-TKI；对于 EGFR 基因敏感突变阴性的患者，应优先考虑化疗（表 4）。③三线药物治疗。可选择 EGFR-TKI 或参加临床试验。

2. 不能手术切除的局部晚期 NSCLC 患者的药物治疗　推荐放疗、化疗联合，根据具体情况可选择同步或序贯化放疗。

3. 术后辅助治疗　完全切除的Ⅱ～Ⅲ期 NSCLC 患者，推荐含铂两药方案术后辅助化疗 4 个周期。具有高危险因素的ⅠB 期患者可以考虑选择性地进行辅助化疗。高危因素包括：分化差、神经内分泌癌（除外分化好的神经内分泌癌）、脉管受侵、楔形切除、肿瘤直径>4 cm、脏层胸膜受累和淋巴结清扫不充分等。

辅助化疗一般在术后 3～4 周开始，患者术后体力状况需基本恢复正常。

表 2　非小细胞肺癌常用的一线化疗方案

化疗方案	剂量	用药时间	时间及周期
NP 方案			
长春瑞滨	25 mg/m^2	第 1、8 天	21 d 为 1 个周期，
顺铂	75～80 mg/m^2	第 1 天	4～6 个周期
TP 方案			
紫杉醇	135～175 mg/m^2	第 1 天	21 d 为 1 个周期，
顺铂或卡铂			4～6 个周期
顺铂	75 mg/m^2	第 1 天	
卡铂	AUC＝5～6	第 1 天	
GP 方案			
吉西他滨	1000～1250 mg/m^2	第 1、8 天	21 d 为 1 个周期，
顺铂或卡铂			4～6 个周期
顺铂	75 mg/m^2	第 1 天	
卡铂	AUC＝5～6	第 1 天	
DP 方案			
多西他赛	75 mg/m^2	第 1 天	21 d 为 1 个周期，
顺铂或卡铂			4～6 个周期
顺铂	75 mg/m^2	第 1 天	
卡铂	AUC＝5～6	第 1 天	
AP 方案			
培美曲塞（非鳞癌）	500 mg/m^2	第 1 天	21 d 为 1 个周期，
顺铂或卡铂			4～6 个周期
顺铂	75 mg/m^2	第 1 天	
卡铂	AUC＝5～6	第 1 天	

表 3　非小细胞肺癌常用的抗血管新生药物和靶向治疗药物

药物	剂量（mg）	用药时间
抗血管新生药物		
血管内皮抑素	15	第 1～14 天，21 d 为 1 个周期
靶向治疗药物		
吉非替尼	250	1 次/d
厄洛替尼	150	1 次/d
埃克替尼	125	3 次/d
克唑替尼	250	2 次/d

表 4　非小细胞肺癌常用的二线化疗方案

化疗方案	剂量（mg/m^2）	用药时间	时间及周期
多西他赛	75	第 1 天	21 d 为 1 个周期
培美曲塞（非鳞癌）	500	第 1 天	21 d 为 1 个周期

4. 新辅助化疗　对可切除的Ⅲ期 NSCLC 患者可选择 2 个周期的含铂两药方案行术前短程新辅助化疗。手术一般在化疗结束后 2~4 周进行。

5. SCLC 患者的药物治疗　局限期 SCLC 患者推荐化疗、手术和放疗为主的综合治疗。02. 一线化疗方案推荐 EP 方案或 EC 方案（足叶乙甙+卡铂）。广泛期 SCLC 患者推荐化疗为主的综合治疗。一线化疗方案推荐 EP 方案、EC 方案或 IP 方案（顺铂+伊立替康）或 IC 方案（卡铂+伊立替康）。3 个月内疾病复发进展患者推荐进入临床试验。3~6 个月内复发者推荐拓扑替康、伊立替康、吉西他滨或紫杉醇治疗。6 个月后疾病进展者可选择初始治疗方案。常用的 SCLC 化疗方案见表 5。

表 5　小细胞肺癌常用的化疗方案

化疗方案	剂量	用药时间	时间及周期
EP 方案			
足叶乙甙	100 mg/m^2	第 1~3 天	21 d 为 1 个周期，4~6 个周期
顺铂	75~80 mg/m^2	第 1 天	
EC 方案			
足叶乙甙	100 mg/m^2	第 1~3 天	21 d 为 1 个周期，4~6 个周期
卡铂	AUC=5~6	第 1 天	
IP 方案			
伊立替康	60 mg/m^2	第 1、8、15 天	21 d 为 1 个周期，4~6 个周期
顺铂	60 mg/m^2	第 1 天	
IP 方案			
伊立替康	65 mg/m^2	第 1、8 天	21 d 为 1 个周期，4~6 个周期
顺铂	30 mg/m^2	第 1、8 天	
IC 方案			
伊立替康	50 mg/m^2	第 1、8、15 天	21 d 为 1 个周期，4~6 个周期
卡铂	AUC=5		

6. 化疗的原则　①Karnofsky 功能状态评分<60 分或 ECOG PS 评分>2 分的患者不宜进行化疗。②白细胞$<3.0\times10^9$/L，中性粒细胞$<1.5\times10^9$/L，血小板$<6\times10^{10}$/L，红细胞$<2\times10^{12}$/L，血红蛋白<8.0 g/dl 的患者原则上不宜化疗。③患者肝、肾功能异常，实验室指标超过正常值上限的 2 倍，或有严重并发症和感染、发热、出血倾向者不宜化疗。④在化疗过程中，如果出现以下情况应当考虑停药或更换方案：治疗 2 个周期后病变进展，或在化疗周期的休息期间病情恶化者，应当停止原方案治疗，酌情选用其他化疗方案或治疗方式；出现美国国家癌症研究所常见不良反应事件评价标准（4.0 版）≥3 级不良反应，对患者生命有明显威胁时，应当停药，并在下次治疗时改用其他方案。⑤必须强调治疗方案的规范化和个体化。必须遵循化疗的基本原则和要求。⑥化疗的疗效评价按照 RECIST 标准进行。

（五）NSCLC 的分期治疗模式

1. Ⅰ期 NSCLC 患者的综合治疗　①首选外科手术治疗，包括肺叶切除加系统性肺门和纵隔淋巴结清除术，可采用 VATS 或开胸等术式。②对于高龄或低肺功能的部分 IA 期 NSCLC 患者可以考虑行解剖性肺段或楔形切除术加系统性肺门、纵隔淋巴结清除或采样术。③完全切除的ⅠA、ⅠB 期 NSCLC 肺癌患者不推荐常规应用术后辅助化疗、放射治疗及靶向药物治疗等。但具有高危险因素的 IB 期患者可以选择性地考虑进行辅助化疗。④切缘阳性的Ⅰ期肺癌推荐再次手术，任何原因无法再次手术的患者，推荐术后化疗联合放疗。⑤对于有严重的内科合并症、高龄、拒绝手术的患者可采用大分割根治性放射治疗。

2. Ⅱ期 NSCLC 患者的综合治疗　①首选外科手术治疗，解剖性肺切除加系统性肺门和纵隔淋巴结清除或采样术。②对高龄或低肺功能的患者可以考虑行解剖性肺段或楔形切除术加系统性肺门和纵隔淋巴结清除或采样术。③完全性切除的Ⅱ期 NSCLC 患者推荐术后辅助化疗。④当肿瘤侵犯壁层胸膜或胸壁时应当行整块胸壁切除。切除范围至少距病灶最近的肋骨上、下缘各 2 cm，受侵肋骨切除长度至少应当距肿瘤 5 cm。⑤切缘阳性的Ⅱ期肺癌推荐再次手术，任何原因无法再次手术的患者，推荐术后化疗联合放疗。

3. Ⅲ期 NSCLC 患者的综合治疗　局部晚期 NSCLC 是指 TNM 分期为Ⅲ期的患者。多学科综合治疗是Ⅲ期 NSCLC 的最佳选择。局部晚期 NSCLC 分为可切除和不可切除两大类。

（1）可切除的局部晚期 NSCLC 包括：①T3N1 期的 NSCLC 患者，首选手术治疗，术后行辅助化疗。②N2 期 NSCLC 患者，影像学检查发现单组纵隔淋巴结肿大并且直径<3 cm 或两组纵隔淋巴结肿大但没有融合，并且估计能完全切除的病例，应接受以外科手术治疗为主的综合治疗；有条件的医院推荐行术前纵隔镜、EBUS-TBNA 或超声内镜引导下细针穿刺活检术（EUS guided fine needle aspiration，EUS-FNA）检查，明确 N2 分期后行术前新辅助化疗，然后行手术治疗。对于纵隔淋巴结融合、固定的患者，应行化疗、放疗或同步化放疗；治疗后 N2 降期特别是降至 N0、且经重新分期评估排除远处转移者，结合患者的机体状况，推荐手术治疗。③一些 T4N0～1 期的 NSCLC 患者：（a）相同肺叶内存在卫星结节的患者：首选治疗为手术切除，也可选择术前新辅助化疗，术后进行辅助化疗。（b）其他可切除的 T4N0～1 期 NSCLC 患者：可酌情首选新辅助化疗，也可选择手术切除。如为完全性切除，考虑术后辅助化疗。如切缘阳性，术后行放疗和辅助化疗。④肺上沟瘤的治疗：部分可手术患者，建议可考虑先行术前新辅助同步放化疗，经再评估有手术指征的患者给予手术治疗和术后辅助化疗；对于不能手术的肺上沟瘤，则行根治性放疗联合化疗。

（2）不可切除的局部晚期 NSCLC 患者包括：①影像学检查提示纵隔融合状肿大淋巴结，纵隔镜、EBUS-TBNA 或 EUS-FNA 检查证实为阳性的 NSCLC。②T4N2～3 的患者。③胸膜转移结节、恶性胸水和恶性心包积液的患者，新分期已经归类为 M1，不适于手术切除的患者，部分病例可采用胸腔镜胸膜活检或胸膜固定术。④不可切除的局部晚期 NSCLC 首选治疗为同步化放疗。

4. Ⅳ期 NSCLC 患者的治疗　Ⅳ期 NSCLC 患者在开始治疗前，应先获取肿瘤组织进行 EGFR 和 ALK 基因的检测，根据 EGFR 和 ALK 基因状况决定相应的治疗策略。Ⅳ期 NSCLC 以全身治疗为主要手段，治疗目的是提高患者生活质量、延长生存期。

（1）孤立性脑转移的Ⅳ期 NSCLC 患者的治疗：

1）孤立性脑转移而肺部病变又可切除的 NSCLC 患者，脑部病变可手术切除或采用立体定向放射治疗，胸部原发病变则按分期治疗原则进行。②孤立性肾

上腺转移而肺部病变又可切除的 NSCLC 患者，肾上腺病变可考虑手术切除，胸部原发病变则按分期治疗原则进行。③对侧肺或同侧肺其他肺叶的孤立结节，可分别按 2 个原发瘤各自的分期进行治疗。

2）Ⅳ期 NSCLC 患者的全身治疗：①EGFR 基因敏感突变的Ⅳ期 NSCLC 患者推荐 EGFR-TKI 一线治疗，ALK 融合基因阳性患者推荐克唑替尼一线治疗。②EGFR 基因敏感突变和 ALK 融合基因阴性或突变状况未知的Ⅳ期 NSCLC 患者，如果 ECOG PS 评分为 0～1 分，应当尽早开始含铂两药的全身化疗。对不适合铂类药物治疗的患者，可考虑非铂类两药联合方案化疗。③ECOG PS 评分为 2 分的晚期 NSCLC 患者应给予单药化疗，但对 ECOG PS 评分>2 分的患者不建议使用细胞毒类药物化疗。④目前的证据不支持将年龄因素作为选择化疗方案的依据。⑤二线治疗可选择的药物包括多西紫杉醇、培美曲塞和 EGFR-TKI。EGFR 基因敏感突变的患者，如果一线和维持治疗时没有应用 EGFR-TKI，二线治疗时应优先应用 EGFR-TKI；对于 EGFR 基因敏感突变阴性的患者，应优先考虑化疗。⑥ECOG PS 评分>2 分的Ⅳ期 NSCLC 患者，一般不能从化疗中获益，建议采用最佳支持治疗。

在全身治疗基础上针对具体的局部情况，可以选择恰当的局部治疗方法以求改善症状、提高生活质量。

（六）SCLC 的分期治疗模式

1. Ⅰ期 SCLC 患者　手术+辅助化疗（EP 方案或 EC 方案，4~6 个周期）。术后推荐行预防性脑照射（prophylactic cranial irradiation，PCI）。

2. Ⅱ~Ⅲ期 SCLC 患者　化、放疗联合。①可选择序贯或同步化放疗。②序贯治疗推荐 2 个周期诱导化疗后同步化放疗。③达到疾病控制者，推荐行 PCI。

3. Ⅳ期 SCLC 患者　化疗为主的综合治疗。一线推荐 EP 方案或 EC 方案、IP 方案、IC 方案。3 个月内疾病复发进展患者推荐进入临床试验。3~6 个月内复发者推荐拓扑替康、伊立替康、吉西他滨或紫杉醇治疗。6 个月后疾病进展可选择初始治疗方案。化疗有效患者建议行 PCI。

五、姑息治疗

姑息治疗的目的是缓解症状、减轻痛苦、改善生活质量。所有肺癌患者都应全程接受姑息医学的症状筛查、评估和治疗。筛查的症状既包括疼痛、呼吸困难、乏力等常见躯体症状，也应包括睡眠障碍、焦虑抑郁等心理问题。

生活质量评价应纳入肺癌患者的整体评价体系和姑息治疗的疗效评价中。推荐采用生命质量测定量表 EORTC QLQ-C30（V3.0）中文版进行整体评估，还可采用生命质量测定量表 EORTC QLQ-LC 13 筛查和评估肺癌患者的常见症状。

疼痛和呼吸困难是影响肺癌患者生活质量的最常见症状。

（一）疼痛

1. 评估　患者的主诉是疼痛评估的金标准，镇痛治疗前必须评估患者的疼痛强度。首选数字疼痛分级法，儿童或有认知障碍的老年人可用脸谱法。疼痛强度分为 3 类，即轻度、中度和重度疼痛；不仅要记录患者评估当时的疼痛强度，还要了解过去 24 h 以内的最重、最轻和平均疼痛强度，了解静息和活动状态下的疼痛强度变化。

应对疼痛进行全面评估。评估内容包括疼痛的病因、特点、性质、加重或缓解因素、疼痛对患者日常生活的影响、镇痛治疗的疗效和副作用等。推荐采用简明疼痛量表进行评估。

评估时还要明确患者是否存在肿瘤急症所致的疼痛，以便立即进行有关治疗。常见的肿瘤急症包括：病理性骨折或承重骨的先兆骨折；脑实质、硬脑膜或软脑膜转移癌；与感染相关的疼痛；内脏梗阻或穿孔等。

2. 治疗　目标是实现镇痛效果和副作用间的最佳平衡。镇痛药物可缓解 80%以上患者的癌痛，少数患者可能需要非药物镇痛手段，包括外科手术、放疗止痛或神经阻断，故应动态评估镇痛效果，积极开展学科间的协作。

（1）基本原则：WHO 三阶梯止痛原则仍是目前癌痛治疗的最基本原则，其主要内容包括下述 5 个方面：①首选口服给药：应尽量选择无创、简便、安全的给药途径；口服是首选给药途径，可酌情考虑透皮吸收、皮下注射或静脉输注等途径给药。②按阶梯给药：根据疼痛程度按阶梯选择止痛药物。轻度疼痛选择对乙酰氨基酚或非甾体类抗炎镇痛药，中度疼痛选择弱阿片类药物，如可待因、曲马多；重度疼痛选择强阿片类药物，如吗啡、羟考酮、芬太尼等。低剂量强阿片类药物也可用于治疗中度疼痛。③按时给药：适于慢性持续性癌痛，按时给药后患者出现暴发性疼痛时，还应及时给予镇痛治疗，建议选择起效快的即释型药物。④个体化治疗：制订止痛方案前应全面评估患者的一般情况，如基础疾病、心肝肾功能、伴随症状和合并用药等，选择适宜的药物和剂量。⑤注意细节：镇痛治疗时的细节是指可能影响镇痛效果的所有因素。要重视疼痛评估获得的信息，要关注患者的心理、精神、经济状况、家庭及社会支持等因素。

（2）阿片类药物是癌痛治疗的核心药物：阿片治疗前应判断患者是否存在阿片耐受。对阿片耐受的判断参照美国食品药品监督管理局标准. 即：患者目前至少每天口服吗啡 60 mg、氢吗啡酮 8 mg、羟考酮 30 mg、羟吗啡酮 25 mg、芬太尼透皮贴剂 25μg/h 或其他等量的阿片类药物，连续服用时间至少为 1 周；不符合此标准视为阿片未耐受。在阿片类药物的选择上应注意：不用哌替啶控制癌痛；尽量选择纯受体激动剂；肾功能不全的患者避免应用吗啡镇痛。阿片镇痛治疗分为短效滴定阶段和长效维持阶段。短效滴定是阿片治疗的初始阶段，目的是尽快确定满意镇痛所需的阿片剂量。推荐按时给予短效阿片，初始剂量视患者有无耐受而定。此阶段还应按需给药缓解爆发痛，单次给药剂量按每天阿片总量的 10%~20%计算，阿片未耐受者可按起始剂量给予。经阿片滴定实现疼痛缓解后，可将短效阿片转换为控缓释剂型，延长给药间隔，简化治疗。要积极防治阿片的不良反应。所有阿片使用者均需防治便秘，缓泻剂成分中至少包括刺激胃肠蠕动的成分，如番泻叶、比沙可啶等；镇痛治疗全程动态观察恶心呕吐、眩晕、瞻妄和呼吸抑制等副作用，一旦出现则积极干预。

（3）神经病理性疼痛的治疗：镇痛药物仅能缓解部分神经病理性疼痛。推荐采用强阿片类药物联合辅助药物治疗。可能有效的辅助药物包括：①加巴喷丁：100~300 mg 口服，1 次/d，逐步增量至 300~600 mg，3 次/d，最大剂量为 3600 mg/d；②普瑞巴林：75 mg 口服，2 次/d，可增量至 150 mg，2 次/d，最大剂量为 600 mg/d；③三环抗抑郁药：如阿米替林，10~25 mg 口服，每晚 1 次，常用剂量为 25 mg，2 次/d，可逐步增量至最佳治疗剂量，最大剂量为 150 mg/d；④美沙酮、氯胺酮对部分神经病理性疼痛有效。

3. 患者及其亲属的宣教　应告诉患者及亲属：镇痛治疗是肿瘤整体治疗的重要内容，忍痛对患者百害无益。吗啡及其同类药物是癌痛治疗的常用药物，罕见成瘾；要在医务人员指导下进行镇痛治疗，患者不能自行调整治疗方案和药物剂量；要密切观察疗效和药物的副作用，随时与医务人员沟通，定期复诊。

（二）呼吸困难

是晚期肿瘤患者最常见的症状之一。晚期肿瘤患者中 70%可有呼吸困难，肺癌患者死亡前 90%有呼吸困难。

呼吸困难是主观的呼吸不适感，患者的主诉是诊断的金标准。呼吸困难临床表现为呼吸频率、节律和幅度的改变，严重者还有濒死感，恐惧和焦虑均会加重呼吸困难。

应充分认识到肺癌患者呼吸困难的复杂性，尽可能祛除可逆病因。可有针对性地给予抗肿瘤、抗感染治疗；慢性阻塞性肺部疾病给予支气管扩张剂、糖皮质激素；上腔静脉和支气管阻塞者应用糖皮质激素、放疗或置入支架等；胸腔积液时给予胸腔穿刺引流术等。

非药物治疗包括吸氧、呼吸锻炼、姿势和体位训练、心理疗法等，宜在症状出现的早期就予以实施。

阿片类药物是治疗癌症患者呼吸困难的最常用药物。及早给予阿片类药物，能减少患者的生理和心理负担，延长生存期。

吗啡是首选药物，治疗呼吸困难时的使用方法与镇痛治疗一致。建议小剂量起始，按时给药，缓慢增量，严密观察和防治副作用。老年患者的增量更应谨慎。

镇静剂是阿片以外的有效药物，有助于缓解急性或重度呼吸困难。

六、诊疗流程和随访

（一）肺癌诊疗流程

肺癌诊断与治疗的一般流程见图 1。

（二）随访

对于新发肺癌患者应当建立完整病案和相关资料档案，诊治后定期随访和进行相应检查。具体检查方法包括病史、体检、血生化和血液肿瘤标志物检查、影像学检查和内镜检查等，旨在监测疾病复发或治疗相关不良反应、评估生活质量等。术后患者随访频率为治疗后 2 年内每 3~6 个月随访 1 次，2~5 年内每 6 个月随访 1 次，5 年后每年随访 1 次。

本规范的制订参考了国际上权威的肺癌等肿瘤诊疗指南，同时结合了我国的实际情况。部分在国外上市的新药，因在我国尚未批准临床应用，所以均未列入其中。由于临床实践中患者的具体情况存在较大的个体差异，本规范仅作参考。

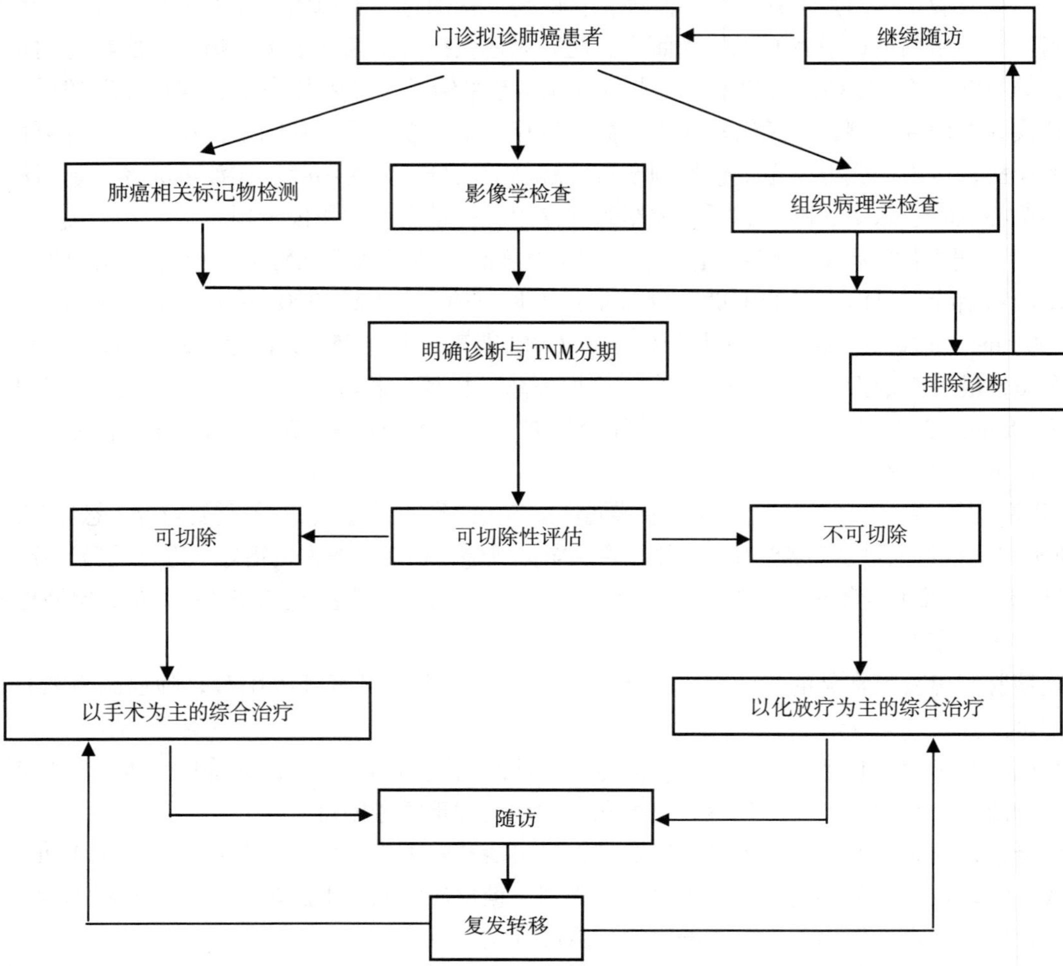

图 1　肺癌诊断与治疗的一般流程图

国家卫生和计划生育委员会《中国原发性肺癌诊疗规范（2015 年版）》专家委员会

顾　　问　孙　燕（中国医学科学院北京协和医学院肿瘤医院内科）
　　　　　　赫　捷（中国医学科学院北京协和医学院肿瘤医院胸外科）

主任委员　支修益（首都医科大学宣武医院胸外科）
　　　　　　石远凯（中国医学科学院北京协和医学院肿瘤医院内科）
　　　　　　于金明（山东省肿瘤医院放疗科）

委　　员（按姓氏汉语拼音字母排序）
　　　　　　步　宏（四川大学华西医院病理科）
　　　　　　陈海泉（上海交通大学附属胸科医院胸外科）
　　　　　　陈正堂（第三军医大学新桥医院全军肿瘤研究所）
　　　　　　程　刚（卫生部北京医院肿瘤内科）
　　　　　　程　颖（吉林省肿瘤医院肿瘤内科）
　　　　　　杜　祥（复旦大学附属肿瘤医院病理科）
　　　　　　冯继锋（江苏省肿瘤医院内科）

高树庚（中国医学科学院北京协和医学院肿瘤医院胸外科）
韩宝惠（上海交通大学附属胸科医院肿瘤内科）
韩晓红（中国医学科学院 北京协和医学院肿瘤医院检验科）
何建行（广州医科大学第一附属医院胸外科）
黄　诚（福建省肿瘤医院肿瘤内科）
姜格宁（同济大学附属上海市肺科医院胸外科）
焦顺昌（解放军总医院肿瘤内科）
李　辉（首都医科大学附属北京朝阳医院胸外科）
李　凯（天津医科大学附属肿瘤医院内科）
李小梅（解放军总医院南楼肿瘤内科）
林冬梅（北京大学肿瘤医院病理科）
刘德若（中日友好医院胸外科）
刘伦旭（四川大学华西医院胸外科）
刘晓晴（中国人民解放军第三〇七医院肺部肿瘤科）
刘云鹏（中国医科大学附属第一医院肿瘤内科）
卢　铀（四川大学华西医院胸部肿瘤科）
马胜林（杭州市第一人民医院放疗科）
潘柏申（复旦大学附属中山医院检验科）
乔友林（中国医学科学院北京协和医学院肿瘤研究所流行病研究室）
尚　红（中国医科大学第一附属医院检验科）
石远凯（中国医学科学院北京协和医学院肿瘤医院内科）
王　洁（北京大学肿瘤医院肺部肿瘤内科）
王长利（天津医科大学附属肿瘤医院肺部肿瘤外科）
王绿化（中国医学科学院北京协和医学院肿瘤医院放疗科）
王　征（卫生部北京医院病理科）
吴　宁（中国医学科学院北京协和医学院肿瘤医院放射诊断科）
伍　钢（武汉协和医院肿瘤科）
肖文华（解放军总医院第一附属医院肿瘤科）
许　林（江苏省肿瘤医院胸外科）
杨　跃（北京大学肿瘤医院胸外科）
于金明（山东省肿瘤医院放疗科）
曾　瑄（北京协和医院分子病理科）
张　捷（北京大学第三医院检验科）
张　力（中山大学附属肿瘤医院肿瘤内科）
张树才（首都医科大学附属北京胸科医院肿瘤内科）
张沂平（浙江省肿瘤医院肿瘤内科）
赵　珩（上海交通大学附属胸科医院胸外科）
支修益（首都医科大学宣武医院胸外科）
周彩存（同济大学附属上海市肺科医院肿瘤内科）
周清华（天津医科大学总医院胸外科）
朱广迎（北京大学肿瘤医院放疗科）
邹小农（国家癌症中心全国肿瘤防治研究办公室）

学术秘书　刘雨桃（中国医学科学院北京协和医学院肿瘤医院内科）

2. 中国恶性淋巴瘤诊疗规范（2015 年版）

一、概述

恶性淋巴瘤（也称为淋巴瘤）是我国最常见的十大肿瘤之一，根据《中国肿瘤登记年报》公布的数据，2003 年至 2013 年，恶性淋巴瘤的发病率约为 5/10 万。由于淋巴瘤病理类型复杂，治疗原则各有不同，为进一步规范我国淋巴瘤诊疗行为，提高诊疗水平，改善淋巴瘤患者预后，保障医疗质量和医疗安全，国家卫生和计划生育委员会医政医管局委托中国抗癌协会肿瘤临床化疗专业委员会，制订我国常见病理类型恶性淋巴瘤的诊疗规范。

二、淋巴瘤的诊断

应当结合患者的临床表现、体格检查、实验室检查、影像学检查和病理学检查结果等进行淋巴瘤的诊断。

（一）临床表现

淋巴瘤的症状包括全身症状和局部症状。全身症状包括不明原因的发热、盗汗、体重下降、皮肤瘙痒和乏力等。局部症状取决于不同的原发和受侵部位。最常见表现为无痛性的进行性淋巴结肿大。

（二）体格检查

体格检查应特别注意不同淋巴结区域的淋巴结是否增大、肝脾的大小、伴随体征和一般状态等。

（三）实验室检查

应完成的实验室检查包括：血常规、肝肾功能、乳酸脱氢酶（lactate dehydrogenase，LDH）、β_2 微球蛋白、血沉、乙肝和丙肝病毒检测、骨髓穿刺细胞学和/或活检等。对于存在中枢神经系统受侵危险的患者应进行腰穿，予以脑脊液生化、常规和细胞学等检查。NK/T 细胞淋巴瘤患者，应进行外周血 EB 病毒 DNA 滴度检测。

（四）影像学检查

常用的影像检查方法 CT、核磁共振成像（nuclear magnetic resonance imaging，MRI）、正电子发射计算机断层显像（positron emission tomography-computed tomography，PET-CT）、超声和内镜等。

1. CT　目前仍作为淋巴瘤分期、再分期、疗效评价和随诊的最常用影像学检查方法，对于无碘对比剂禁忌证的患者，应尽可能采用增强 CT。

2. MRI　对于中枢神经系统、骨髓和肌肉部位的病变应首选 MRI 检查；对于肝、脾、肾脏、子宫等实质器官病变可以选择或者首选 MRI 检查，尤其对于不宜行 CT 增强者，或者作为 CT 发现可疑病变后的进一步检查。

3. PET-CT　除惰性淋巴瘤外，PET-CT 推荐用于有条件者的肿瘤分期与再分期、疗效监测、肿瘤残存及复发时的检查；PET-CT 对于疗效和预后预测好于其他方法，可以选择性使用。

4. 超声　一般不用于淋巴瘤的分期。对于浅表淋巴结和浅表器官（如睾丸、乳腺）病变的诊断和疗后随诊具有优势，可以常规使用；对于腹部、盆腔淋巴结可以选择性使用；对于肝、脾、肾、子宫等腹盆腔实质性器官的评估，可以作为 CT 和 MRI 的补充，尤其是不能行增强 CT 时。超声可用于引导穿刺活检、胸腹水抽液和引流。

（五）病理诊断

病理诊断是淋巴瘤诊断的主要手段。病理诊断的组织样本来源应首选切除病变或切取部分病变。如病变位于浅表淋巴结，应尽量选择颈部、锁骨上和腋窝淋巴结。粗针穿刺仅用于无法有效、安全地获得切除或切取病变的患者。初次诊断时，最好是切除或切取病变，对于复发患者，可以通过粗针或细针穿刺获取的病变来诊断。

淋巴瘤的病理诊断需综合应用形态学、免疫组化、遗传学及分子生物学等技术，尚无一种技术可以单独定义为“金标准”。

1. 形态学　非常重要，不同类型的淋巴瘤具有特征性、诊断性的形态学特点。

2. 免疫组化　可用于鉴别淋巴瘤细胞的免疫表型，如是 B 或 T/NK 细胞，肿瘤细胞的分化及成熟程度等。通过组合相关的免疫组化标志物，进行不同病理亚型的鉴别诊断。

3. 荧光原位杂交（fluorescence in situ hybridization，FISH）检测技术　可以发现特异的染色体断裂、易位、扩增等异常，辅助诊断与特异性染色体异常相关的淋巴瘤，如 Burkitt 淋巴瘤相关的 t（8；14）易位，滤泡性淋巴瘤相关的 t（14；18）易位以及套细胞淋巴瘤相关的 t（11；14）易位等。

4. 淋巴细胞抗原受体基因重排检测技术　淋巴细胞受体基因单克隆性重排是淋巴瘤细胞的主要特征，可用于协助鉴别淋巴细胞增殖的单克隆性与多克隆性，以及无法通过免疫组化方法来鉴别的淋巴瘤，是对形态学检查和免疫组化方法的重要补充。

5. 原位杂交　如 EB 病毒编码小 RNA（EB virus encoded small RNA，EBER）检测等。

三、淋巴瘤的分期

Ann-Arbor（Cotswolds 会议修订）是目前通用的描述霍奇金淋巴瘤（Hodgkin lymphoma，HL）和非霍奇金淋巴瘤（non-Hodgkin lymphoma，NHL）的分期系统，该分期系统更适用于 HL 和原发淋巴结的 NHL，而对于某些原发淋巴结外的 NHL，如慢性淋巴细胞白血病、皮肤 T 细胞淋巴瘤和原发胃、中枢神经系统淋巴瘤等则难以适用。这些特殊结外器官和部位原发的 NHL，通常有其专属的分期系统。

四、常见淋巴瘤病理亚型的临床特点、诊断与治疗

（一）HL

HL 是淋巴系统中一种独特的恶性疾病，男性多于女性，男女之比为 1.3∶1~1.4∶1。其发病年龄在欧美发达国家呈较典型的双峰分布，分别在 15~39 岁和 50 岁以后；而包括中国在内的东亚地区，发病年龄多在 30~40 岁之间，呈单峰分布。

1. 临床表现　90%的 HL 以淋巴结肿大为首诊症状，多起始于一组受累的淋巴结，以颈部和纵隔淋巴结最常见，此后可逐渐扩散到其他淋巴结区域，晚期可累及脾、肝、骨髓等。患者初诊时多无明显全身症状，20%~30%的患者可伴有 B 症状，此外还可以有瘙痒、乏力等症状。

2. 病理分类及诊断　根据 2008 年版世界卫生组织（World Health Organization，WHO）关于淋巴造血组织肿瘤的分类，HL 分为结节性淋巴细胞为主型和经典型 HL 两大类型，其中结节性淋巴细胞为主型少见，约占 HL 的 5%；经典型 HL 可分为 4 种组织学亚型，即富于淋巴细胞的经典型、结节硬化型、混合细胞型和淋巴细胞消减型。

HL 的形态特征为正常组织结构破坏，在炎症细胞背景中散在异型大细胞。HL 是起源于生发中心的 B 淋巴细胞肿瘤，R-S 细胞及变异型 R-S 细胞被认为是 HL 的肿瘤细胞。典型 R-S 细胞为双核或多核巨细胞，核仁嗜酸性、大而明显，细胞质丰富；若细胞表现为对称的双核则称为镜影细胞。结节性淋巴细胞为主型 HL 中的肿瘤细胞为 LP（lymphocyte predominant）细胞，过去称为淋巴细胞和组织细胞（lymphocytic -histocytic cell，L-H 细胞,），细胞核大，折叠，似爆米花样，故又称爆米花细胞，其核仁小、多个、嗜碱性。诊断 HL 应常规检测的免疫组化标记物包括 CD45、CD20、CD15、CD30、PAX5、CD3 和 EBV-EBER。经典 HL 常表现为 CD15（+）或（-）、CD30（+）、PAX5 弱（+）、CD45（-）、CD20（-）或弱（+）、CD3（-），以及多数病例 EBV-EBER（+）。结节性淋巴细胞为主型 HL 为 CD20（+）、CD79a（+）、BCL6（+）、CD45（+）、CD3（-）、CD15（-）、CD30（-），以

及 EBV-EBER（-）。在进行鉴别诊断时，如与间变大细胞淋巴瘤或弥漫大 B 细胞淋巴瘤等鉴别，则增加相应的标志物即可。

3. 治疗原则

（1）结节性淋巴细胞为主型 HL：①ⅠA 和ⅡA 期：受累野放疗（根据 Ann Arbor 分期系统确定的淋巴区域进行照射）或受累区域淋巴结放疗（根据 PET-CT 合理延伸 2~5cm 的淋巴引流区域确定的放射治疗区域），照射剂量 20~36Gy；②ⅠB 和ⅡB 期：化疗 + 受累淋巴结区域放疗 ± 利妥昔单抗治疗；③ⅢA 和ⅣA 期：化疗 ± 利妥昔单抗 ± 受累淋巴结区域放疗，也可以选择观察等待；④ⅢB 和ⅣB 期：化疗 ± 利妥昔单抗 ± 受累淋巴结区域放疗。其中一线化疗方案可选择 ABVD 方案（多柔比星+博来霉素+长春碱+达卡巴嗪）、CHOP 方案（环磷酰胺+多柔比星+长春新碱+泼尼松）、CVP 方案（环磷酰胺+长春新碱+泼尼松）、EPOCH 方案（依托泊苷+长春新碱+环磷酰胺+多柔比星+泼尼松）等 ± 利妥昔单抗治疗。

（2）经典型 HL：①Ⅰ和Ⅱ期：ABVD 方案化疗 4~6 周期 + 受累野放疗。其中预后良好的早期 HL，首选综合治疗，ABVD 方案化疗 4~6 周期，然后行局部放疗 20~30Gy，未达完全缓解（complete response，CR）的患者可适当提高照射剂量。预后不良的早期 HL 首选综合治疗，ABVD 方案化疗 4~6 周期，然后行局部放疗 30~36Gy。未达 CR 的患者可适当提高照射剂量。②Ⅲ和Ⅳ期、无大肿块：ABVD 方案化疗 6~8 周期（残存肿瘤可局部放疗 30~36Gy；③Ⅲ和Ⅳ期、伴大肿块：化疗 6~8 周期 ± 大肿块部位局部放疗 30~36Gy。

初治患者的一线化疗方案可采用 ABVD 方案、Stanford V 方案（多柔比星+长春碱+氮芥+长春新碱+博来霉素+依托泊苷+泼尼松）或 BEACOPP 方案（依托泊苷+多柔比星+环磷酰胺+长春新碱+博来霉素+泼尼松+丙卡巴肼），其中 Stanford V 和 BEACOPP 等为国外推荐的一线治疗方案，在我国尚未得到普遍应用。难治复发的患者可采用 DHAP 方案（地塞米松+高剂量阿糖胞苷+顺铂）、DICE 方案（地塞米松+异环磷酰胺+顺铂+依托泊苷）、ESHAP 方案（依托泊苷+甲泼尼龙+高剂量阿糖胞苷+顺铂）、GDP 方案（吉西他滨+顺铂+地塞米松）、GVD 方案（吉西他滨+长春瑞滨+脂质体多柔比星）、ICE 方案（异环磷酰胺+卡铂+依托泊苷）、IGEV 方案（异环磷酰胺+吉西他滨+长春瑞滨）、miniBEAM 方案（卡莫司汀+依托泊苷+阿糖胞苷+米尔法兰）和 MINE 方案（美司钠+异环磷酰胺+米托蒽醌+依托泊苷）等进行解救治疗。对于一般状态好的年轻患者，解救治疗缓解后，应该选择自体造血干细胞移植（autologous hematopoietic stem cell transplantation，AHSCT）作为巩固治疗，对于初治时未曾放疗的部位，也可局部放疗。对于老年、难治和反复复发的患者，可以尝试新药。

随着现代化疗和放疗的应用，HL 获得了较高的治愈率，被认为是一种可以治愈的恶性肿瘤。但大量长期生存患者的随诊结果显示，其 15 年死亡率较普通人群高 31%，死亡原因除了原发病复发之外，第二肿瘤占 11%~38%（包括实体瘤和急性髓细胞白血病），急性心肌梗死 13%，肺纤维化 1%~6%。此外，化放疗还可引起不育以及畸形等，而 HL 的中位发病年龄为 30 岁左右，多数患者患病时处于生育年龄。因此，在根治 HL 的同时，保证远期的生活质量和生育功能同样值得关注。

4. PET-CT 在 HL 早期疗效评价中的意义　近期研究结果显示，初治 HL 患者 2~3 周期化疗后采用 PET-CT 进行疗效评价，有助于预判治疗的有效性和患者长期无进展生存率，可作为选择较少治疗周期或较低治疗强度的依据。

5. HL 的预后因素

（1）初治早期 HL 的不良预后因素：不同的研究组，关于早期 HL 的不良预后因素略有不同，见表 1。

表1 早期霍奇金淋巴瘤的预后不良因素

研究组	不良预后因素
NCCN	血沉>50mm/h 或伴 B 症状；肿块最大径/胸腔最大径>0.33 或直径 >10cm；受累淋巴结区>3 个
GHSG	血沉>50mm/h 无 B 症状；血沉>30 mm/h 伴 B 症状；肿块最大径/胸腔最大径>0.33；受累淋巴结区>2 个；有结外病变
EORTC	年龄≥50 岁；血沉>50mm/h 无 B 症状；血沉>30 mm/h 伴 B 症状；肿块最大径/胸腔 T5/6 水平横径>0.35；受累淋巴结区>3 个
NCIC	年龄≥40 岁；混合细胞型或淋巴细胞消减型；血沉>50mm/h 或伴 B 症状；肿块最大径/胸腔最大径>0.33 或直径>10cm；受累淋巴结区>3 个

注：NCCN：美国国家综合癌症网络；GHSG：德国 HL 研究组；EORTC：欧洲癌症研究与治疗组织；NCIC：加拿大国家癌症研究所。

（2）晚期 HL 的国际预后评分（International Prognostic Score，IPS）的不良预后因素：①白蛋白<40g/L；②血红蛋白<105g/L；③男性；④年龄≥ 45 岁；⑤Ⅳ期病变；⑥白细胞增多≥ 15×10^9/L；⑦淋巴细胞占白细胞比例<8%和（或）计数<0.6×10^9/L 。

（二）NHL

NHL 是一组异质性的淋巴细胞增殖性疾病，起源于 B 淋巴细胞、T 淋巴细胞或 NK 细胞。以下介绍几种主要的 NHL 病理类型。

1. 弥漫大 B 细胞淋巴瘤（diffuse large B-cell lymphoma，DLBCL） 为 NHL 中最常见的类型，在西方占成人 NHL 的 30%～40%，我国占 35%～50%。DLBCL 中位发病年龄 50～70 岁，男性略多于女性。

（1）临床表现：DLBCL 临床表现多样，根据原发部位和病变程度有所不同，初起时多表现为无痛性淋巴结肿大，但淋巴结外的病变比例可达 40%～60%，可以原发于任何淋巴结外组织器官。临床病程呈侵袭性，表现为迅速增大的肿物。约 1/3 的患者出现 B 症状，50%以上 LDH 升高。

（2）病理诊断及分类：DLBCL 的主要病理特征是大的、弥漫性生长的异常淋巴样细胞增生，而淋巴结结构基本被破坏。DLBCL 包括多种变异型、亚组和亚型（参考 2008 版 WHO 血液和淋巴组织肿瘤分类）。诊断 DLBCL 应常规检测的免疫组化标志物包括 CD19、CD20、CD79a 或 PAX5、CD3ε、Ki-67，往往 CD20（+）、CD79a（+）或 PAX5（+），CD3ε（-）。大 B 细胞淋巴瘤确定后，为进一步探讨肿瘤细胞起源，可以选择 Han 模型（CD10、BCL-6、MUM-1）或 Choi 模型（GCET1、FOXP1、CD10、BCL-6、MUM-1），也可以增加 CD5、CD30、CD138、ALK 等进行鉴别。年龄>50 岁者，建议增加 EBV-EBER 检测。最近，对于 DLBCL 预后不良因素的研究更加关注双重打击和三重打击学说，所以应增加 Bcl-2、Bcl-6、c-myc 的检测，蛋白水平检测有一定的说服力，如果表达强且广泛，最好再增加 FISH 的检测。

（3）预后指标：国际预后指数（International Prognostic Index，IPI）是目前国际上常用的 DLBCL 预后判断系统。此系统依据 5 个独立的不良预后因素，即年龄>60 岁、Ⅲ～Ⅳ期、结外累及部位的数目>1、美国东部肿瘤协作组（Eastern cooperative Oncology，ECOG）体能状态评分≥2、血清 LDH 水平>正常上限，每一个不良预后因素为 1 分。IPI 评分 0～1 分，属于低危组；IPI 评分 2 分，属于低中危组；IPI 评分 3 分，属于高中危组；IPI 评分 4～5 分，属于高危组。

（4）治疗原则：DLBCL 的治疗模式是包括内科治疗和放疗在内的综合治疗。内科治疗包括化疗和生物靶向治疗。治疗策略应根据年龄、IPI 评分和分期等进行相应的调整。对 高肿瘤负荷患者，可以在正规化疗开始前给予一个小剂量的前期化疗，药物包括泼尼松±长春新碱，以避免肿瘤溶解综合征的发生。对乙型肝炎病毒（hepatitis B virus，HBV）携带或感染患者，应密切监测外周血 HBV-DNA 滴度，并选择适当的抗病毒治疗。

1）Ⅰ和Ⅱ期 DLBCL 的初始治疗：对Ⅰ和Ⅱ期无大肿块患者，可以选择 R-CHOP 方案化疗 6 个周

期 ± 局部放疗 30~36Gy。对Ⅰ和Ⅱ期有大肿块患者，可以选择 R-CHOP 方案 6~8 个周期± 局部放疗 30~40Gy 。

2）Ⅲ和Ⅳ期患者的初始治疗：采用 R-CHOP 方案化疗 6~8 个周期。可选择治疗开始前和治疗结束时进行 PET-CT 检查，根据其结果制定和调整治疗方案。

3）解救治疗：可采用 DHAP 方案、ESHAP 方案、GDP 方案、GemOx 方案（吉西他滨+奥沙利铂）、ICE 方案、miniBEAM 方案和 MINE 方案进行解救治疗，解救方案的选择需考虑患者是否适合进行 AHSCT。对适合 AHSCT 的患者，先用解救方案 ± 利妥昔单抗进行诱导治疗，缓解后行 AHSCT。对不适合 AHSCT 患者，可进行常规化疗 ± 利妥昔单抗、利妥昔单抗单药或姑息性放疗。部分患者仅能接受最佳支持治疗。合适的患者也可考虑行异基因造血干细胞移植治疗 。

（5）特殊原发部位的 DLBCL

1）原发中枢神经系统 DLBCL：为 DLBCL 的亚型之一，是指原发于脑内或眼内的 DLBCL，而不包括硬脑膜淋巴瘤、血管内大 B 细胞淋巴瘤、淋巴瘤继发中枢神经系统受侵，以及免疫缺陷相关淋巴瘤。此型淋巴瘤在所有 NHL 中不足 1%，在所有脑肿瘤中约占 2%~3%。中位年龄约为 60 岁，男性略多于女性。

a 临床表现：50%~80%的患者出现局灶性症状，常伴有精神和反应水平的改变。由于颅内压升高，可引起恶心、呕吐、头痛症状。软脑膜病变可导致头痛和非对称性颅神经功能异常。眼内淋巴瘤表现为视野模糊、视野缺损等。

b 诊断：影像学上表现为中枢神经系统的结节或肿物。MRI 是首选的检查方法，可见病灶在 T1 加权像呈低信号或等信号，T2 加权像呈高信号，常伴有水肿。病理学检查仍为确诊本病所必需，可通过立体定向活检或开颅活检取得。在无法取得肿瘤组织活检时，脑脊液细胞学检查阳性也可接受。脑脊液流式细胞分析可作为辅助性诊断手段。需与本病鉴别的疾病包括脱髓鞘疾病、亚急性梗死、感染所致的占位性病变、胶质瘤和转移瘤。尤其应注意鉴别影像学表现与本病相似和激素治疗有效的疾病，如多发性硬化和神经系统结节病。原发中枢神经系统 DLBCL 的血管周围浸润更为明显，肿瘤细胞形态多类似生发中心母细胞，基本上起源于非生发中心 B 细胞，Ki-67 阳性细胞比例常超过 90%。免疫组化抗体选择与 DLBCL 相同。

c 治疗原则：本病的治疗以内科治疗为主。皮质激素类药物可以迅速缓解症状，但若未经化疗或放疗，肿瘤多在短期内复发。在活检前，不推荐使用皮质激素类药物，但颅内高压危及生命时除外。化疗是最主要的治疗，选用药物的原则是能透过血脑屏障。首选的化疗方案为含高剂量甲氨蝶呤的方案，可有效延长患者生存时间。其他备选的化疗药物包括高剂量阿糖胞苷、亚硝脲类、丙卡巴肼、拓扑替康和替莫唑胺等。利妥昔单抗、脑室内化疗和 AHSCT 在本病治疗中的地位尚待研究。全脑放疗可有效缩小肿瘤，缓解症状，与单纯支持治疗比较，可延长患者生存时间。但单纯放疗复发率高，且可造成一定神经毒性，因此仅限于不能接受有效化疗的患者。对于化疗后获得完全缓解的老年患者（>60 岁），目前倾向于在化疗后不给予巩固性放疗，而将放疗留至复发时使用。手术在本病中的作用仅限于活检，完整切除肿瘤并无益处。

d 预后：本病恶性程度较高，支持治疗的中位生存时间仅为 2~3 个月，单纯手术为 3~5 个月，单纯放疗约为 12~16 个月，经含高剂量甲氨蝶呤方案化疗后为 25~84 个月。最重要的预后因素为年龄和行为状态。

2）原发睾丸 DLBCL：原发睾丸 DLBCL 占睾丸肿瘤的 3%~9%，占 NHL 的 1%~2%。DLBCL 是原发睾丸淋巴瘤最常见的病理类型，占 80%~90%。本病是 60 岁以上男性最常见的睾丸恶性肿瘤，中位发病年龄约 65 岁。

a 临床表现：多表现为睾丸无痛性肿物或肿胀，少数表现为阴囊疼痛。诊断时双侧睾丸同时受累者约占 20%，多达 35%的患者在病程中对侧睾丸受侵。腹膜后淋巴结肿大者可表现为腹痛和腹腔积液。B 症状通常只见于晚期患者。本病易于出现结外器官受累，包括中枢神经系统、皮肤、皮下组织、韦氏环、肺和胸膜等。

b 治疗原则：原发睾丸 DLBCL 应接受包括手术、放疗和免疫化疗在内的综合治疗。患者应接受睾丸切除加高位精索结扎术，术后应行免疫化疗，并配合中枢神经系统预防和对侧睾丸预防性放疗。Ⅱ期患者还可接受区域淋巴结照射，以预防淋巴结复发或治疗区域性淋巴结侵及。

c 预后：原发睾丸 DLBCL 的预后较结内 DLBCL 差。但采用多学科综合治疗后，预后已有显著改善。本病在初始治疗后 10~14 年仍可能出现复发。不良预后因素包括高龄、晚期、LDH 升高、B 症状、IPI 指数高和未经手术或放疗。

2. 滤泡性淋巴瘤（follicular lymphoma，FL）　为欧美地区最常见的惰性淋巴瘤，约占 NHL 发生率的 20%~30%，包括我国在内的亚洲地区发病率较低，发病率不足 NHL 的 10%。中位发病年龄约 60 岁。

（1）临床表现：主要表现为多发淋巴结肿大，亦可累及骨髓、外周血、脾脏、韦氏环、胃肠道和软组织等，原发结外者少见。晚期病变多见，约占 70%。

（2）病理诊断：形态学上表现为滤泡中心细胞和中心母细胞的增生，多为滤泡样生长方式。根据母细胞数量（包括滤泡母、生发中心母及免疫母细胞），将 FL 分为 3 级：1 级为每个高倍镜视野可见 0~5 个中心母细胞；2 级为 6~15 个中心母细胞；3 级为>15 个中心母细胞，FL3 级可以进一步分为 3a 级和 3b 级，其中 3b 表现为中心母细胞呈片状分布且缺乏中心细胞（以标准物镜为准）。诊断 FL 应常规检测的免疫组化标记包括 CD19、CD20、CD79a 或 PAX5、CD3ε、CD10、Bcl-2、Bcl-6、CD23 和 Ki-67，也包括鉴别诊断所需的标志物，如鉴别慢性淋巴细胞白血病（chronic lymphocytic leukemia，CLL）或小淋巴细胞淋巴瘤（small lymphocytic lymphoma，SLL）和套细胞淋巴瘤（mantle cell lymphoma，MCL）的 CD5、cyclin D1。FL 常存在 t（14；18）易位及所致的 Bcl-2 蛋白过表达，但随着级别的升高有不同程度的丢失，为确诊带来困难，必要时可以进行 FISH 检测 。

（3）治疗：3 级 FL，特别是 3b 级 FL 的治疗等同于 DLBCL。1~2 级的 FL 属于惰性淋巴瘤，治疗策略如下。

1）早期 FL：Ⅰ、Ⅱ期 FL 的推荐治疗可选择观察等待、免疫化疗或局部放疗。根据患者临床表现和治疗意愿，结合医师的经验作出选择。Ⅱ期有大肿块的患者，应按照晚期 FL 治疗。

2）晚期 FL：以现有的治疗手段，晚期 FL 仍被认为是不可治愈的疾病。多项研究结果显示，对于晚期和低肿瘤负荷的 FL 患者，诊断后即刻治疗与先观察等待、待出现治疗指征时再进行治疗，患者的总生存时间并无差异。

FL 的标准一线治疗方案为利妥昔单抗联合化疗。联合化疗方案可有多种选择，无任何一方案经证实可以显著延长患者的总生存期（overall survival，OS）。可选择的联合化疗方案包括 CHOP 方案或 CVP 方案等。对于老年和体弱的患者，还可以选择单药利妥昔单抗，或单药烷化剂（如苯丁酸氮芥、环磷酰胺）± 利妥昔单抗。初治、高肿瘤负荷的患者，在诱导化疗后达到 CR 或部分缓解（partial response，PR），可采用利妥昔单抗维持治疗。晚期 FL 的治疗指征为：可以参加临床试验、有症状、威胁器官功能、继发血细胞减少、大瘤块和病变持续进展。

3）复发、难治 FL 的治疗：对于复发的 FL，仍可首选观察等待，当出现治疗指征时再开始解救治疗。如复发或进展距离末次应用利妥昔单抗 6 个月以上，还可联合利妥昔单抗治疗。根据一线治疗后复发或进展发生的时间，可选择的二线解救化疗方案包括一线化疗方案、含氟达拉滨的联合方案、以及所有 DLBCL 的二线解救治疗方案。对于快速进展的 FL，应首先排除是否发生组织学类型的转化。可疑发生转化的临床表现包括 LDH 升高、某一受累区域不对称性快速生长、出现结外病变或新出现的 B 症状等。如 PET-CT 检查显示某一受侵部位标准摄取值（standard uptake value，SUV）显著增高，应警惕发生组织学类型的转化，对可疑发生转化的部位进行组织活检证实。复发或进展时发生转化的 FL 预后较差，对部分诱导化疗后缓解的患者，可以考虑进行自体或异基因造血干细胞移植治疗。

4）预后：FL 国际预后指数（Follicular Lymphoma International Prognostic Index，FLIPI）有 FLIPI1 和 FLIPI2 两个评分模型，分别包含 5 个独立的预后不良因素，均将患者分为 3 个风险组，0 ~1 分为低危组，2 分为中危组，≥3 分为高危组。FLIPI1 为应用利妥昔单抗治疗前，经回顾性研究分析得出，5 个不良预后因素分别为年龄≥60 岁、>4 个淋巴结区域受累、Ⅲ ~ Ⅳ期、LDH 升高和血红蛋白<120g/L；低危、中危和高危组患者的 10 年生存率分别为 71%、51%和 36%。FLIPI2 为应用利妥昔单抗治疗后，经前瞻性研究分析得出 5 个不良预后因素分别为年龄≥60 岁、淋巴结最长径>6cm、骨髓侵犯、β_2 微球蛋白升高和血红蛋白<120g/L；低危、中危和高危患者的 5 年 OS 分别为 98%、88%和 77%，5 年无进展生存时间率分别为 79%、51%和 20%。

3. 边缘区淋巴瘤（marginal zone lymphoma，MZL） MZL 是起源于边缘带区的 B 细胞淋巴瘤，属于惰性淋巴瘤。按照起源部位的不同，分为 3 种亚型：即结外 MZL ［也称为黏膜相关淋巴组织（mucosa-associated lymphoid tissue，MALT）淋巴瘤］、淋巴结 MZL 和脾边缘区 MZL。其中 MALT 淋巴瘤最常见，也是我国最常见的惰性淋巴瘤。MALT 淋巴瘤的预后优于淋巴结 MZL 和脾 MZL。

MZL 的病因与慢性感染或炎症所致的持续免疫刺激有关。如胃 MALT 淋巴瘤与幽门螺旋杆菌（*helicobacter pylori*，*Hp*）的慢性感染有关，小肠 MALT 淋巴瘤与空肠弯曲菌感染有关，甲状腺 MALT 淋巴瘤与桥本氏甲状腺炎有关，腮腺 MALT 淋巴瘤与干燥综合征（Sjögren syndrome，SS）有关，丙型肝炎病毒感染与淋巴结和脾 MZL 有关。

MZL 的病理诊断更多的是一种排除法，形态上具备的特点如淋巴结和脾脏的生发中心缩小、边缘区的增宽以及免疫标记物无特点，在除外了其他类型的小 B 细胞淋巴瘤方可诊断。

（1）MALT 淋巴瘤：MALT 淋巴瘤最常见的原发部位是胃肠道，其中胃原发者占 80%~85%。约 2/3 的患者为局限期，1/3 的患者为广泛期，骨髓受侵的比例为 10%~15%。

1）原发胃 MALT 淋巴瘤

a 临床特点：症状可以包括消化不良、返酸、腹痛和体重减轻等，B 症状不常见，胃出血比例约为 20%~30%，穿孔比例为 5%~10%。Ⅰ和Ⅱ期患者可占 80%~90%，90%的患者 Hp 阳性。胃镜下可表现为胃黏膜红斑、糜烂和溃疡等。

b 病理诊断：胃 MALT 淋巴瘤需要胃镜活检明确，常规进行 *Hp* 染色。MALT 淋巴瘤的典型形态是小的、比较成熟的淋巴细胞、密集浸润，破坏黏膜，形成淋巴上皮病变。免疫表型是 B 细胞特点，在除外了 FL、CLL/SLL 和 MCL 后，结合形态及 B 细胞表型可以诊断。原发胃 MALT 的发生与 Hp 有关，为了判定诊断时是否具有 *Hp* 依赖性，可以通过 FISH 或 PCR 法检测 t（11；18）易位，以了解抗生素治疗的耐药情况。抗体选择包括 CD3ε、CD5、CD10、CD19、CD20、PAX5 或 CD79a。

c 治疗原则：Ⅰ和Ⅱ期：HP 阳性 患者首选抗 *Hp* 治疗；对于抗 *Hp* 治疗无效或 *Hp* 阴性患者，首选局部放疗；不适合接受放疗的患者，可考虑单药利妥昔单抗治疗。Ⅲ和Ⅳ期：无治疗指征者可选择观察等待，有治疗指征的患者可参考晚期 FL 的治疗原则，手术治疗仅限于大出血和穿孔等特殊情况。

2）非胃原发 MALT 淋巴瘤

a 临床特点：非胃 MALT 淋巴瘤呈现惰性进程，远期预后与原发胃 MALT 淋巴瘤近似。常见非胃部位包括唾液腺、肺、头颈部、眼附属器、皮肤、甲状腺和乳腺等。

b 治疗原则：Ⅰ和Ⅱ期首选局部放疗或手术。因治疗可能产生严重并发症者也可观察等待或单药利妥昔单抗治疗。Ⅲ和Ⅳ期参考晚期 FL 的治疗。

（2）淋巴结 MZL

1）临床特点：占所有淋巴瘤的 1.5%~1.8%，中位发病年龄 60 岁，男女比例相仿，晚期病变多见。主要累及淋巴结，偶可累及骨髓和外周血。大部分患者表现为无痛性多发淋巴结肿大，需注意除外 MALT 淋巴瘤或脾 MZL 合并淋巴结受累的患者。

2）病理诊断：结构特点与脾 MZL 相近，免疫表型无特异性，与其他 MZL 亚型近似。

3）治疗原则：参考 FL 的治疗原则。

4）预后因素：5 年生存率为 60%~80%，预后判断可参考 FLIPI。

（3）脾 MZL

1）临床特点：占淋巴瘤的 2%，中位发病年龄 50 岁，男女比例相当。常累及脾、脾门淋巴结，也常累及骨髓、外周血和肝脏。主要表现为脾大，可伴有自身免疫性血小板减少、贫血，外周血中可见毛细胞。实验室检查必须包括丙型肝炎病毒的检测。

2）病理诊断：组织结构与淋巴结 MZL 相似，免疫表型无特异性。可通过骨髓或外周血中出现的异常小淋巴细胞，且同时伴有脾大的临床表现，排除了 CLL/SLL、MCL、FL 等而诊断。

3）治疗原则：对于无症状、无进行性血细胞减少、无脾肿大的患者可先观察等待。对伴有脾大且丙型肝炎阳性的患者，如不存在丙肝治疗禁忌，可给予抗丙肝治疗。对伴有脾肿大、丙型肝炎阴性患者，如无症状也可先观察等待；对有症状的患者，首选单纯脾切除或单药利妥昔单抗治疗。对于以上治疗后进展的患者，可参考晚期 FL 的治疗方案。

4）预后因素：伴有大肿块及一般状况差者预后差。

4. CLL/SLL　属于惰性 B 细胞淋巴瘤，CLL 和 SLL 是同一种疾病的不同表现，SLL 通常无白血病样表现，CLL 则以骨髓和外周血受累为主。国际慢性淋巴细胞白血病工作组（International Workshop on Chronic Lymphocytic Leukemia，IWCLL）对 SLL 的定义为：有淋巴结肿大，无因骨髓受侵导致的血细胞减少和外周血 B 细胞数<5×10^9/L 。CLL/SLL 在欧美国家约占 NHL 的 7%~10%，是西方国家最常见的白血病类型，而亚洲及我国则发病率较低，占 NHL 的 1%~3%。中位发病年龄 65 岁，男女比例 1.5~2∶1。

（1）临床表现：病变通常累及外周血、骨髓、淋巴结和肝脾。临床表现多样，大部分患者可无症状，部分可出现乏力、自身免疫性贫血、感染、肝脾和淋巴结肿大。

（2）病理诊断：典型的 CLL/SLL 细胞为单一性，弥漫性浸润，细胞核染色质颗粒状是其特点。免疫组织化学表型：CD5（+）、CD23（+）、CD43（+）或（-）、CD10（-）、CD19（+）、CD20 弱（+）、sIg 弱（+）。需要鉴别诊断可以针对性增加其他标志物，如 cyclin D1 和 Bcl-6 等。增殖灶的出现易导致误诊为反应性增生。

（3）分期：SLL 参考 Ann-Arbor 分期系统，CLL 参考 Rai 和 Binet 分期系统。

（4）治疗

1）SLL：按照 Ann Arbor 分期，Ⅰ期患者采用局部放疗；Ⅱ~Ⅳ期患者，如无治疗指征，可以观察等待，有治疗指征，参考 CLL 的治疗原则。

2）CLL：Rai　0~Ⅱ期患者，如无治疗指征，可以观察等待；有治疗指征，按照患者一般状态、合并症情况，选择相应化疗方案。Ⅲ~Ⅳ期的治疗按照患者一般状态、合并症情况，选择相应化疗方案。应注意 CLL 的支持治疗：如肿瘤溶解综合征、感染和自身免疫性血细胞减少的处理，并参照相应指南执行。

3）治疗指征：适合参加临床试验；出现明显的疾病相关症状，如严重乏力、盗汗、体重下降和非感染性发热；威胁器官功能；持续增大的大肿块（脾大超过左肋缘下 6cm，淋巴结直径>10cm）；进行性贫血和进行性血小板下降。

4）初治患者治疗方案选择：年龄<70 岁或≥70 岁无严重合并疾病患者，可选择 FCR 方案（氟达拉滨+环磷酰胺+利妥昔单抗）和 FR 方案（氟达拉滨+利妥昔单抗）等治疗；年龄≥70 岁或<70 岁有合并疾病患者：可选择苯丁酸氮芥±利妥昔单抗、环磷酰胺+泼尼松±利妥昔单抗、氟达拉滨±利妥昔单抗、单药利妥昔单抗和来那度胺等方案治疗。体弱伴严重合并疾病者不能耐受嘌呤类药物，可选择苯丁酸氮芥±利妥昔单抗、单药利妥昔单抗和皮质醇激素冲击治疗。而存在 del（17p）基因改变的患者，对以上化疗方案疗效均欠佳，建议参加临床试验。

5）复发耐药患者治疗方案的选择：如治疗后缓解时间长，可继续使用前一治疗方案；如治疗后缓解期短，可根据患者年龄及合并疾病情况，选择前一线治疗方案中未曾应用的药物组合。

6）异基因造血干细胞移植：对于年轻、一般状态良好、无严重伴随疾病的难治患者，如存在 del（17p）改变或初治后缓解期短的患者，可考虑异基因造血干细胞移植作为巩固治疗。

（5）预后因素：SLL/CLL 患者的生存时间为 2～15 年，与预后差相关的因素包括分期晚、存在 del（11q）和 del（17p）改变、流式细胞学检测 CD38 阳性肿瘤细胞比例≥30%或 ZAP70 阳性细胞比例≥20%或免疫球蛋白重链可变区（IGHV）突变率≤2%等。

5. MCL　MCL 约占 NHL 的 5%～10%，男女比例为 2∶1～3∶1，中位发病年龄 65 岁左右。自然病程可以表现为侵袭性和惰性。对治疗的反应类似惰性淋巴瘤，目前属不可治愈疾病，多药联合化疗的生存时间为 3～5 年。

（1）临床特点：最常累及淋巴结、骨髓、消化道、脾脏和韦氏环，70%为Ⅳ期，骨髓受侵率可达 50%～100%，下消化道受侵率为 80%～90%，上消化道受侵率约为 40%，消化道受侵在内镜下常表现为多发性息肉样。

（2）病理诊断：MCL 的肿瘤细胞为形态一致的小至中等淋巴细胞，生长方式有多种，包括套带性、结节性和弥漫性。需要与 CLL/SLL、FL 和 MZL 鉴别。由于其预后差，所以鉴别诊断非常重要。除了在高质量的 HE 切片细胞核表面略不规则是特点，免疫表型大多数患者有 CD5（+）、Cyclin D1（+）的表达，而在 Cyclin D1（－）时确诊困难，需要寻找其他证据，如可以采用 FISH 方法分析 t（11；14）易位，这对诊断 MCL 的敏感性和特异性都很高。抗体选择包括 CD20、PAX5 或 CD79a、CD3ε、CD10、CD23、MUM-1 和 CD138。

（3）治疗：对 MCL 患者应进行全面检查，准确分期，发生母细胞变或有中枢神经系统症状者应进行脑脊液检查，对于拟诊为Ⅰ～Ⅱ期的患者，应进行内镜检查除外胃肠道侵犯。

1）治疗策略：Ⅰ～Ⅱ期患者采用化疗+利妥昔单抗+放疗，或单纯放疗；ⅡX、Ⅲ～Ⅳ期患者采用化疗+利妥昔单抗治疗；部分进展缓慢，呈明显惰性特征的患者，可观察等待。

2）初治患者的化疗方案：尚无标准治疗方案，推荐患者参加临床试验。对于肿瘤负荷低，进展慢，耐受性差的患者，可以采用低强度化疗作为初始治疗，推荐方案包括 COP 方案、CHOP 方案、R-CHOP 方案、剂量调整的 R-EPOCH 方案和降低剂量的 R-HyperCVAD 方案等。对于年轻患者可以采用高强度化疗方案，推荐方案包括 R-Hyper-CVAD/高剂量 MTX-Ara-C 交替方案、R-CHOP/R-ICE 交替方案、R-CHOP/R-DHAP 交替方案等。可以选择 AHSCT 作为一线巩固治疗或利妥昔单抗维持治疗 2 年。

（4）预后因素：MCL 的中位生存时间为 3～5 年。IPI 可以作为 MCL 的预后指标，另外 MIPI 也是 MCL 的预后评分系统。其他不良预后因素包括 Ki-67 阳性细胞数高和细胞向母细胞形态转化等。

6. 伯基特淋巴瘤（Burkitt lymphoma，BL）　BL 属于高度侵袭性 NHL，可分为地方流行性、散发性和免疫缺陷相关性等 3 个变异型。BL 约占 NHL 的 3%～5%，占儿童 NHL 的 40%。

（1）临床特点：流行型 BL 主要发生于非洲赤道地区和巴西东北部，高峰发病年龄在 4～7 岁，男女之比为 2∶1，多累及颌骨，EBV 阳性率>95%。散发型 BL 散布于世界各地，主要发生在儿童和青年，男女之比为 2∶1～3∶1，腹部受累多见，EBV 阳性率<30%。免疫缺陷相关型多发生于艾滋病患者，常累及淋巴结和骨髓。BL 是细胞倍增周期最短的肿瘤，生长迅速。BL 结外受侵常见，头颈、腹部、骨髓和中枢神经系统等是其最常受累及的部位。

（2）病理诊断：经典型 BL 呈现弥漫浸润的、较单一、中等大小的肿瘤性 B 细胞，细胞核分裂象及凋亡都很明显，常见星空现象。其形态上酷似 BL 的 DLBCL 或其他类型的淋巴瘤，但这些形态学变型仍具有典型 BL 的基因表达谱。肿瘤细胞起源于生发中心，免疫组化显示 sIgM（+）、单一轻链（+）、CD19（+）、CD20（+）、CD22（+）、CD10（+）和 Bcl-6（+）、Bcl-2（－）、CD5（－）、CD23（－）和 TdT（－）。增殖指数非常高，Ki-67（+）近 100%。即使形态学、免疫表型都是典型的 BL，也要采用 FISH 方法检测 MYC 易位，其中 t（8；14）占约 80%，t（2；8）和 t（8；22）占 15%。EBV-EBER 检测是必需的，但国内更多的是散发性的，EBV-EBER（－）多见。

（3）治疗：以化疗为主，但CHOP方案疗效不理想，高剂量强化治疗可提高疗效。联合利妥昔单抗可以改善患者长期生存率，特别是对60岁以上的患者获益更大。应进行中枢神经系统预防性治疗，并充分预防肿瘤溶解综合征的发生。BL可选择的化疗方案包括：CALGB10002方案、CODOX-M/IVAC方案、剂量调整的EPOCH或HyperCVAD方案。

（4）预后因素：散发型、成人、分期晚、LDH高、骨髓受侵和HIV阳性为BL不良预后因素。

7. 淋巴母细胞淋巴瘤（lymphoblastic lymphoma，LBL） LBL发病率占成人NHL的3%~4%，占儿童NHL的40%左右，属于高度侵袭性淋巴瘤。LBL可以分为T细胞LBL（T-LBL）和B细胞LBL（B-LBL），T-LBL占LBL的80%以上，B-LBL约占LBL的10%~15%。LBL与急性淋巴细胞白血病（acute lymphocyte leukemia，ALL）是属于不同临床表现及不同发展阶段的同一种疾病，WHO分型将骨髓中原始和幼稚淋巴细胞比率<25%的，定义为LBL，≥25%定义为ALL。

（1）临床表现：T-LBL的典型临床表现为前纵隔巨大肿块所致的咳嗽、气短，可伴有胸腔积液、骨髓及中枢神经系统受侵常见。B-LBL往往表现为淋巴结肿大，皮肤或骨受侵常见。

（2）病理诊断：在细胞形态上，LBL主要表现为中等大小的肿瘤细胞呈弥漫性生长，细胞核圆形、不规则或扭曲，核仁不明显，胞质少，染色质细，核分裂易见。LBL免疫表型以TdT（+）为特点，也可以增加CD99、CD10协助母细胞分化的判定。其中B-LBL的免疫表型为sIg（-）、cIg（+）、CD10（+）、CD19（+）、CD20（-）或（+）、PAX5（+）；T-LBL的免疫表型为CD3ε（+）或（-）、CD2（+）、CD4（+）、CD8（+）、CD1a（+）或（-）和CD7（+）。尤其在纵隔肿物时，需要鉴别胸腺瘤，其标志物的选择非常重要。CD7、CD43不能单独作为T淋巴细胞的标志物。细胞幼稚时，需要增加CD34、CD117、MPO、Lys检测，以鉴别急性粒细胞白血病。由于LBL来源于不成熟阶段的淋巴细胞，可出现肿瘤细胞同时表达B或T淋巴细胞的标记，甚至表达NK或髓系细胞的分子标记，这种情况不少见，时有误诊病例，尤应注意。

（3）治疗：无论是Ⅰ期还是Ⅳ期患者，均应按全身性疾病治疗。LBL患者应采用ALL的治疗方案。对于年轻成人患者，儿童ALL治疗方案的疗效优于成人方案。初治高危和复发难治的患者，可以选择异基因造血干细胞移植。对无骨髓受侵的患者，可以考虑AHSCT。

（4）预后因素：儿童LBL预后明显优于成人。其他不良预后因素包括白细胞计数高、中枢神经系统受累、获得完全缓解的时间长和诱导化疗结束后有残存病变等。某些基因异常与预后不良相关，如t（9；22）、t（4；11）、t（8；14）、复杂核型、亚二倍体或近3倍体等，而t（12；21）易位患者预后较好。

8. 外周T细胞淋巴瘤（peripheral T-cell lymphoma，PTCL） 是一组起源于胸腺后成熟T淋巴细胞的淋巴系统恶性肿瘤，外周T细胞淋巴瘤非特指型（peripheral T-cell lymphoma，not otherwise specified，PTCL-NOS）是PTCL中最常见的一种类型。在西方国家，PTCL-NOS占所有NHL的7%~10%，亚洲国家发病率明显高于欧美，占所有NHL的15%~22%。由于其在形态学、免疫学、遗传学和临床表现上都无特异性，所以只有在排除其他独立分型的T细胞淋巴瘤后，方能做出PTCL-NOS的诊断。

（1）临床表现：发病常见于中老年人，中位发病年龄55岁，PTCL-NOS无明显性别差异。多表现为浅表淋巴结肿大，半数伴B症状。结外常累及皮肤及皮下组织、肝脾肠道、甲状腺及骨髓等。诊断时多为Ⅲ~Ⅳ期。

（2）病理诊断：PTCL-NOS是成熟（外周）T细胞发育阶段的肿瘤。病理组织学为丰富的血管增生、上皮样细胞增生及炎性细胞浸润的混合性背景。瘤细胞形态多样且变化大，可以由小、中等或大细胞组成，多数为中到大细胞，胞质淡染，胞核多形性，不规则，染色质多或泡状，核仁明显，核分裂象多见。免疫表型检测常表达T细胞相关抗原CD3ε和CD2，而成熟T细胞的一种或多种抗原（CD5或CD7）常丢失，免疫表型为CD3（+）、CD4（+）、CD5（+）、CD45RO（+）、CD7（-）、CD8（-），存在T细胞克隆性增殖的证据。早期诊断常有淋巴结结构的残存。需注意鉴别的是生发中心辅助T细胞来源的淋巴瘤血管免疫母细胞性T细胞淋巴瘤。此外，在DLBCL的细胞多形明显时，酷似T细胞特点，也需要进行鉴别，所以B细胞标志物不可缺少。在伴有多量浆细胞增生时，请注意浆细胞的克隆性。

（3）治疗

1）治疗策略：PTCL-NOS本身是一组异质性的疾病，其最佳治疗方案和治疗策略存在争议。对经年龄调整的IPI（age adjusted IPI，aaIPI）低危或低中危的Ⅰ、Ⅱ期患者，首先推荐临床试验或6~8个周期的联合化疗+局部30~40 Gy的放疗。对于aaIPI高危或高中危的Ⅰ~Ⅳ期患者，首先推荐临床试验，或者6~8个周期的联合化疗±局部放疗。对于复发难治的PTCL-NOS患者，则推荐临床试验、二线治疗方案或姑息性放疗。

2）初治化疗方案选择：可供选择的一线治疗方案包括CHOP方案、CHOEP方案、剂量调整的EPOCH方案和HyperCVAD/MTX-AraC方案等。对于不能耐受蒽环类药物治疗的患者，也可考虑含吉西他滨等的方案。对年轻患者，除ALK+的间变性大细胞淋巴瘤外，可以考虑自体或异基因造血干细胞移植。

3）二线化疗方案选择：可供选择的二线治疗方案包括DHAP方案、ESHAP方案、剂量调整的EPOCH方案、GDP方案、GemOx方案、ICE方案、MINE方案和西达本胺等。

（4）预后：PTCL-NOS总体预后差于侵袭性B细胞淋巴瘤患者，5年生存率为30%左右。临床预后因素包括IPI和PTCL-NOS预后指数（prognostic index for PTCL-NOS，PIT），不良预后因素包括年龄>60岁、LDH增高、ECOG体能状态评分≥2和骨髓受侵。

9. 蕈样肉芽肿和Sézary综合征（mycosis fungoides/sézary syndrome，MF/SS）　为最常见的皮肤T细胞淋巴瘤（cutaneous T cell lymphoma，CTCL），占所有NHL的2%~3%。MF占CTCL的60%，而SS则仅占5%。MF是一种以惰性表现为特征的原发皮肤的成熟T细胞外淋巴瘤。SS是一种以侵袭性为特征的红皮病性白血病MF变异型，以明显的血液受侵和淋巴结肿大为其特征。

（1）临床特点：MF临床表现为多发性皮肤红斑、斑块和瘤样结节，全身皮肤均可发生，常伴皮肤瘙痒。病程呈反复性进展，病变可局限于皮肤数月、数年、甚至几十年，在疾病晚期可发生淋巴结和内脏受侵。约10%MF的皮损是广泛性红皮病。SS表现为广泛性红皮病伴外周血受侵（循环中异常细胞占淋巴细胞比例>5%），在皮损组织、淋巴结和外周血中可见到Sézary细胞。诊断SS应符合以下条件：Sézary细胞计数绝对值≥1×10^9/L，$CD4^+$/$CD8^+$细胞的比值≥10，肿瘤细胞免疫表型为CD3（+），CD4（+），CD5（+），CD45RO（+），CD7（-），CD8（-）和存在T细胞克隆性增殖的证据。

（2）病理诊断：MF的诊断比较困难，可能需要几年的观察、需要多次活检才能确诊。小的、多形核淋巴细胞聚集在表皮或表真皮交界处，有向表皮浸润性，形成Pautrier微脓肿是特点。SS最主要的特征与MF类似。MF免疫表型通常为成熟T记忆细胞型表型，为CD3ε（+）、CD4（+）、CD45RO（+）、CD8（-），偶见CD4（-）、CD8（+）的成熟T细胞表型，存在T细胞克隆性增殖的证据。本病需要与滤泡辅助性T细胞来源的淋巴瘤鉴别。MF非肿块期的病理诊断困难，需要注意与非特异性皮炎鉴别。必须密切结合临床。

（3）分期：参考皮肤T细胞淋巴瘤分期标准。

（4）治疗：MF和SS目前尚无根治性方法，病情分期是确定治疗方法的主要依据。早期皮损不宜采用强烈的治疗，以局部治疗为主或综合应用多种局部治疗手段；Ⅲ、Ⅳ期和难治性病变采用以全身治疗为主的综合治疗。治疗方法包括局部药物涂抹（皮质激素、氮芥、卡莫司汀等）、电子束照射、光疗法、生物治疗、全身化疗和造血干细胞移植治疗等。

（5）预后：MF患者的预后较好，5年生存率近90%，其预后因素取决于T分期（T3和T4）、是否有皮肤外的病变（淋巴结和内脏）和年龄（≥65岁）。SS患者预后通常不佳，中位生存时间约2~4年。

10. 结外NK/T细胞淋巴瘤（entranodal NK/T cell lymphoma，ENKL）　鼻型：ENKL系我国T细

胞淋巴瘤之首。其病变多原发鼻腔，常局限于上呼吸道和消化道，也可完全发生或播散至鼻外部位，如皮肤、睾丸、胃肠道等。常见症状为鼻塞、鼻出血和面部肿胀，有时伴恶臭，B 症状常见。

（1）病理诊断：ENKL 组织病理学特征为弥漫性淋巴瘤细胞浸润，呈血管中心性、血管破坏性生长，导致组织缺血坏死以及黏膜溃疡。在诊断样本中，坏死很常见，是导致漏诊的主要原因。免疫组化染色包括胞质 CD3ε、CD56、CD2、CD4、CD5、CD7、CD8、CD20、PAX5、TIA-1、granzyme B、Ki-67 等和 EBV-EBER 原位杂交。典型 NK/T 细胞淋巴瘤为 CD2（+）、CD3ε（+）、CD56（+）、TIA-1（+）、granzyme B（+）和 EBV-EBER（+）。由于治疗有所不同，西方病例如果 EBV-EBER（-）则不予以诊断 ENKL。我国患者较多，诊断经验丰富，即使 BV-EBER（-）也能诊断。本病需要与未分化癌相鉴别，常规标记会增加 CK 和 EMA 检测。

（2）分期：可以 采用 Ann Arbor 和 Cotswolds 分期系统对 ENKL 患者进行分期，分为Ⅰ、Ⅱ和Ⅳ期，Ⅲ期病变归入为Ⅳ期。

（3）治疗：由于 ENKL 总体发病率低，尚未建立基于随机临床试验结果的标准治疗，大部分现有数据均来源于回顾性分析和小型前瞻性研究。ENKL 对放疗较敏感，但对 CHOP 方案化疗耐药，近期的研究显示，新的化疗方案有可能提高疗效。

1）治疗策略：原发鼻腔的Ⅰ期、无危险因素患者可选择单纯放疗、序贯化放疗或同步放化疗；对原发鼻腔的Ⅰ期、有不良预后因素和Ⅱ期患者，可选择同步化放疗或序贯化放疗；对原发鼻腔的Ⅳ期和原发鼻腔外的Ⅰ、Ⅱ和Ⅳ期患者，可选择同步化放疗或以左旋天门冬酰胺酶（或培门冬酶）为主的联合化疗±放疗。

2）治疗方案：可以选择左旋门冬酰胺酶联合吉西他滨、甲氨蝶呤、异环磷酰胺、铂类、依托泊苷和皮质醇激素等。自体或异基因造血干细胞移植治疗可考虑用于初治高危和复发难治的患者。

（4）预后：不良预后因素包括：①年龄≥60 岁；②B 症状；③ ECOG 体能状态评分≥2；④区域淋巴结受侵；⑤局部组织受侵，如骨或皮肤；⑥LDH 升高；⑦高 Ki-67 指数；⑧EBV DNA 滴度≥6.1 $\times 10^7$拷贝/ml 等。

本规范的制订参考了国际上权威的指南，同时结合了我国的实际情况。部分在国外上市的新药，因在我国尚未批准临床应用，所以均未列入其中。由于临床实践中患者的具体情况存在较大的个体差异，本规范仅作参考。

国家卫生和计划生育委员会《中国恶性淋巴瘤诊疗规范（2015 年版）》专家委员会

顾　　问　孙　燕（中国医学科学院北京协和医学院肿瘤医院内科）
　　　　　　刘彤华（中国医学科学院北京协和医学院北京协和医院病理科）
主任委员　石远凯（中国医学科学院北京协和医学院肿瘤医院内科）
委　　员（按姓氏汉语拼音字母排序）
　　　　　　陈　强（福建医科大学协和医院肿瘤内科）
　　　　　　杜　欣（广东省人民医院血液科）
　　　　　　冯继锋（江苏省肿瘤医院肿瘤内科）
　　　　　　高玉环（河北医科大学第四医院河北省肿瘤医院血液内科）
　　　　　　高子芬（北京大学第三医院病理科）
　　　　　　何小慧（中国医学科学院北京协和医学院肿瘤医院内科）
　　　　　　洪小南（复旦大学附属肿瘤医院内科）
　　　　　　黄慧强（中山大学附属肿瘤医院内科）
　　　　　　姜文奇（中山大学附属肿瘤医院内科）
　　　　　　金　洁（浙江大学附属第一医院血液病科）
　　　　　　李甘地（四川大学华西医院病理科）

李建勇（江苏省人民医院血液科）
李　薇（吉林大学第一医院肿瘤中心）
李小秋（复旦大学附属肿瘤医院病理科）
林桐榆（中山大学附属肿瘤医院内科）
刘启发（南方医科大学附属南方医院血液科）
刘　霆（四川大学华西医院血液科）
刘卫平（四川大学华西医院病理科）
刘艳辉（广东省人民医院病理科）
马　军（哈尔滨市第一医院血液肿瘤中心）
邱录贵（中国医学科学院血液学研究所血液病医院内科）
石远凯（中国医学科学院北京协和医学院肿瘤医院内科）
田　野（苏州大学第二附属医院放疗科）
王华庆（天津市人民医科南开大学人民医院肿瘤中心）
王晋芬（山西省肿瘤医院病理科）
吴德沛（苏州大学附属第一医院血液科）
吴　宁（中国医学科学院北京协和医学院肿瘤医院影像诊断科）
伍　钢（华中科技大学附属协和医院肿瘤中心）
张明智（郑州大学第一附属医院肿瘤科）
张清媛（黑龙江省肿瘤医院内科）
张伟京（解放军第三〇七医院肿瘤内科）
周道斌（中国医学科学院北京协和医学院北京协和医院血液内科）
周小鸽（北京友谊医院病理科）
朱　军（北京大学肿瘤医院淋巴肿瘤内科）
朱雄增（复旦大学附属肿瘤医院病理科）

学术秘书　秦　燕（中国医学科学院北京协和医学院肿瘤医院内科）

第 二 篇

特 约 报 告

3. Publishing in High-impact Journals: Insights from an Editor

David Collingridge
The Lancet Oncology & Publishing Director, The Lancet Specialty Journals

Writing a manuscript to survive the demanding selection and peer-review processes of high-impact oncology journals can sometimes seem shrouded in a veil of mystery and a daunting prospect. Many top-end journals have specific writing requirements, detailed submission needs, and a stringent focus on novelty and rigour. Together, these factors help high-end journals publish papers that have a strong possibility of substantially influencing thinking or directly affecting clinical practice, which in turn ensures readers can have confidence in the veracity of the publication and authors can take satisfaction from being among a rarified group of researchers that have published content in the in the top 5% of the medical literature. In my presentation, I will aim to uncover some the mysteries surrounding these factors by discussing how to write a good manuscript, the use of reporting standards, conflicts of interests, the difference between authors and contributors, what journals typically look for in an article, and perhaps most importantly, how editors judge papers at submission and during peer review. The talk will also highlight the evolution on publishing in recent times, the culture at *The Lancet Group*, the peer review processes at *The Lancet*'s family of journals, and the interplay between our various publications. Armed with these insights, prospective authors will hopefully have more tools at their disposal to achieve greater publishing success.

4. Targeting Real World Colorectal Cancer Care

David Kerr

Oxford

Language evolves; new terms appear and mutate. Some flourish and spread: terms like effectiveness spread like a virus following the publication of Archie Cochrane's classic, *Effectiveness and Efficiency.* Others, many of them management terms, mercifully become extinct. For the last 20 years, the terms cost-effectiveness, quality and safety have flourished, and rightly so, but there is now a new term that will become pre-eminent for the next 20 years, and that term is 'value'. Although the concept will not make extinct the dominant words of the last 50 years, it will embrace and include them, as Michael Porter eloquently describes:

Value should always be defined around the customer, and in a well-functioning health care system, the creation of value for patients should determine the rewards for all other actors in the system. Since value depends on results, not inputs, value in health care is measured by the outcomes achieved, not the volume of services delivered, and shifting focus from volume to value is a central challenge. Nor is value measured by the process of care used; process measurement and improvement are important tactics but are no substitutes for measuring outcomes and costs.

Since value is defined as outcomes relative to costs, it encompasses efficiency. Cost reduction without regard to the outcomes achieved is dangerous and self-defeating, leading to false "savings" and potentially limiting effective care.

Recently, there has been one significant event that has put value onto everyone's agenda-the global economic crisis. In every country, 'value' is the key concept, and increasing value by improving outcome and reducing expenditure are the key challenges for those who pay for or manage care, including citizens and patients. It has been estimated conservatively that cancer spend is of the order of $300million per million of the population in the developed world. Research and technological innovation continues to produce novel therapies but these are often of marginal clinical value, whilst managing to be very costly. Similarly, there is increasing dependence on expensive new imaging modalities to assess tumour burden throughout treatment, despite the seeming paradox that patients in the UK, at least, present with later stage disease. There is no doubt that a programmatic approach to budgeting the totality of cancer care for a specific population will highlight those areas which represent low value and which therefore could be targets for disinvestment to make way for more effective treatment.

The factors involved in the generation of more expensive treatments are shown below.

Economic evaluation of novel thaerapies is becoming a routine component of clinical tria design.

The UK established the National Institute of Clinical Excellence (NICE) to provide guidance on optimal treatment pathways for disease specific cancers and to make a cost effectiveness evaluation of novel thaerapies. The chart shown above illustrates the current availability of targeted drugs for colorectal cancer in the UK.

NICE does represent one model for making transparent rationing decisions in a tax funded healthcare system like the NHS.

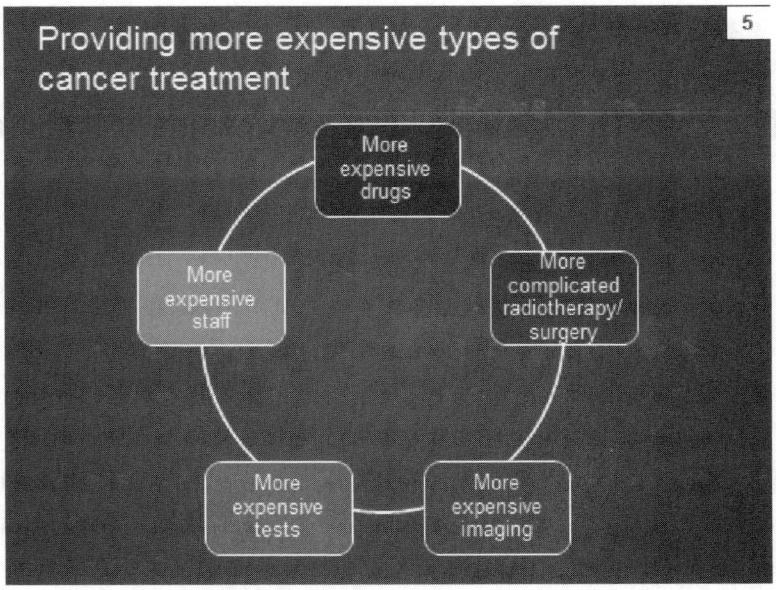

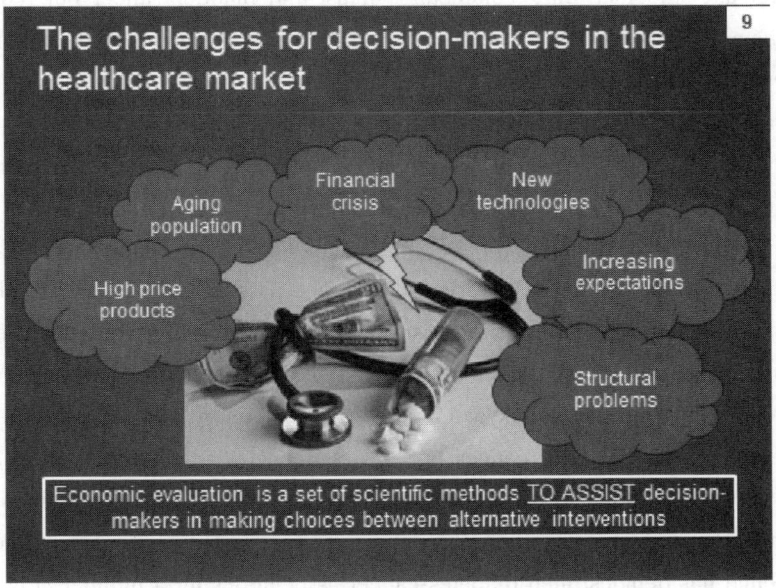
9
The challenges for decision-makers in the healthcare market
Aging population
Financial crisis
New technologies
Increasing expectations
High price products
Structural problems
Economic evaluation is a set of scientific methods TO ASSIST decision-makers in making choices between alternative interventions

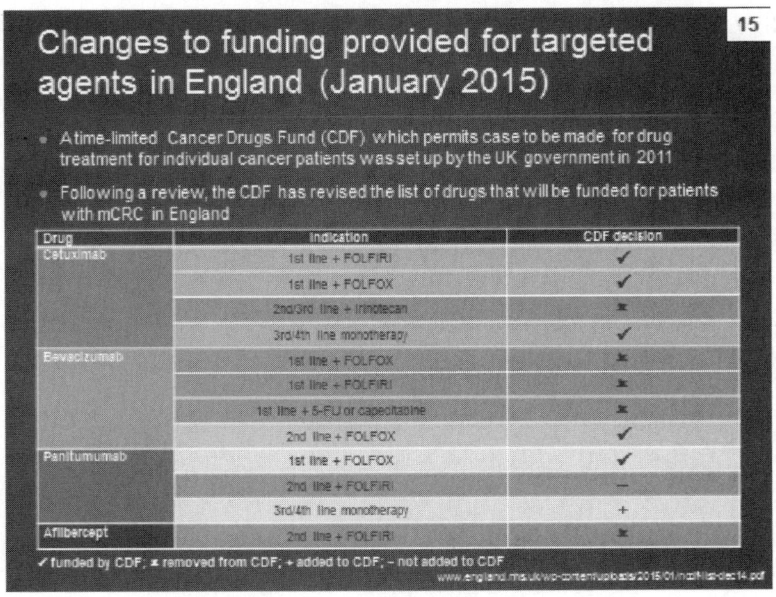

Drug	Indication	CDF decision
Cetuximab	1st line + FOLFIRI	✓
	1st line + FOLFOX	✓
	2nd/3rd line + irinotecan	✗
	3rd/4th line monotherapy	✓
Bevacizumab	1st line + FOLFOX	✗
	1st line + FOLFIRI	✗
	1st line + 5-FU or capecitabine	✗
	2nd line + FOLFOX	✓
Panitumumab	1st line + FOLFOX	✓
	2nd line + FOLFIRI	–
	3rd/4th line monotherapy	+
Aflibercept	2nd line + FOLFIRI	✗

✓ funded by CDF; ✗ removed from CDF; + added to CDF; – not added to CDF

5. Diabetes, Anti-diabetic Therapies and Risk of Cancer

Frank Hu

Nutrition, Epidemiology and Medicine, Harvard University

Diabetes and cancer are two common diseases that share similar epidemiological and biological basis, and have significant impacts on global health. Most of the cohort studies and meta-analyses have consistently reported that diabetes (primarily type 2) is associated with increased risk for a wide range of neoplasmas including liver, pancreas, endometrium, colorectal, breast and bladder cancer but reduced risk of prostate cancer. Hyperinsulinemia, hyperglycemia, excess circulating sex hormones and chronic inflammations are plausible pathogenic pathways that attribute to the diabetes-cancer association. Whether anti-diabetic therapies play a role in promoting cancer risk is currently under debate. Exogenous insulin, sulphonylureas and incretin-based drug (such as GLP-1 receptor agonist and dipeptidyl peptidase-4 inhibitors) have been linked to increased cancer incidence and mortality, but the data have been highly inconsistent. Several recent meta-analyses have demonstrated that the metformin use is associated with significant lower risk of colorectal, liver and lung cancer compared to other glucose-lowering drugs. The potential anti-cancer mechanisms of metformin involve the reduction of circulating insulin, suppression of hepatic glucose production, inhibition of tumor cell and proliferation through activating AMP kinase and inhibiting mTOR signaling pathway, interference of cyclin D1 and p53 and repression of reactive oxygen species generation. TZDs use has been suggested to be associated with increased risk of bladder cancer but the evidence is inconsistent, and a recent large meta-analysis refuted previous observations. Several methodological limitations such as confounding by indications and detection bias make the anti-diabetic drugs-cancer association far from conclusive. In conclusion, strong epidemiological evidence has demonstrated diabetes-cancer associations for a number of cancer sites while anti-diabetic drugs may play a role in cancer risk through biologically plausible pathways, but more evidence is needed to substantiate or refute these postulated associations.

6. 精准医疗时代的抗肿瘤新药开发

丁　健

中国科学院上海药物研究所

分子靶向抗肿瘤药物在临床的成功应用，标志着针对肿瘤发生的分子根源、精确制导的靶向性肿瘤治疗理念的成功实践，开启了肿瘤治疗的全新时代，也代表着当今抗肿瘤药物研发的主流方向。然而，靶向性肿瘤治疗理念的实践并非一帆风顺，可谓举步维艰。数个分子靶向药物用于临床治疗后，临床平均总有效率不足10%。值得注意的是，分子靶向不尽如人意的总有效率往往伴随着对个别患者显著的疗效。这一现象提示，有效区分药物反应潜在的“有效人群”与“无效人群”，开展基于生物标志物的针对性的治疗，有望从根本上挑战原有抗肿瘤药物靶向治疗的盲目性，是治疗高度异质性肿瘤的关键。事实上，随着二代测序、大数据处理和生物信息学的突飞猛进，肿瘤治疗已经率先提出了以患者个人基因组信息为基础，结合蛋白质组、代谢组等相关信息寻求治疗方案的精准医疗目标，旨在实现为病人量身设计出最佳治疗方案，以期达到治疗效果最大化和副作用最小化。精准医疗时代的到来，迫切地要求抗肿瘤药物研发革新理念、在推进药物研发的同时，尽早开展全方位、多层面的生物标志物的研究。德尼替尼（Lucitinab，AL3810）是上海药物研究所和法国施维雅（Servier）制药公司联合研发的靶向FGFR、VEGFR和PDGFR受体酪氨酸激酶抑制剂，目前在欧洲已进入临床Ⅱ期研究，在中国正在开展临床Ⅰ期研究。欧洲的Ⅰ期/Ⅱa期临床研究表明：病人耐受性好、对FGFR1扩增和新生血管抑制剂敏感的肿瘤患者均有显著疗效，特别对FGFR1基因扩增的乳腺癌包括难治性三阴性乳腺癌尤为敏感，总体有效率达到80%，被2012年欧洲临床肿瘤协会年会（ESMO）认为是最有希望取得新突破的抗肿瘤候选药物。在中国开展临床Ⅰ期研究的同时，我们开展了中国人群高发瘤种的新适应症探索和平行临床的生物标志物研究，旨在能指导临床适应症的选择，发现敏感人群，加快药物研发进程。

7. Heterogeneity of Hepatocellular Carcinoma ——from Bench to Bedside

王红阳

上海东方肝胆外科医院/研究所

The heterogeneity of the tumour is a big obstacle for personalised therapy. Hepatocellular carcinoma (HCC) is an extraordinarily heterogeneous disease because, in addition to the common intrinsic cancer heterogeneity resulting from genome instability, a number of epigenetic alterations occur, induced by host microenvironment and several aetiologies (virus infection, sexual susceptibility, metabolic disorder, gut microbiome, alcohol intake and nonalcoholic steatohepatitis). Although, many efforts have been devoted to identifying genes responsible for tumorigenesis in the past few decades, the questions of when to treatment, what to target, in which patient and how to monitor the cancer recurrence are still unsolved. Hence, a better understanding of the more sophisticated crosstalk between diversified tumor subpopulations and their dynamic environments in driving HCC progression is criticle for personalised prevention and treatment towards HCC patients.

8. ASCO 放疗进展

于金明

山东省肿瘤医院

本期 ASCO 中放疗进展相对偏少，但仍不乏有重要临床指导价值的研究。其中 N0574 研究探讨了 WBRT 对脑寡转移瘤的作用。尽管在放射外科（SRS）后行全脑放疗（WBRT）可以显著改善脑转移癌控制，但是鉴于其在神经认知方面的风险，辅助 WBRT 的地位仍被质疑。这项由 NCI 赞助的多中心Ⅲ期临床研究，再次评估了 SRS 基础上增加 WBRT 治疗 1~3 个脑转移癌的疗效，结果发现，增加 WBRT 导致患者认知功能的下降，且不改善总生存。因此建议，SRS 治疗后密切监测应该是此类患者的治疗选择。针对 1~3 个脑转移是做立体放射外科治疗，还是做辅助的全脑照射，是一个由来已久的话题，因为各有证据。N0574 研究的结果提示，WBRT 提高了局部控制率，但是对 OS 没有帮助。这项研究均提示，我们需要更多的高质量的 TCR 以明确治疗手段的真正疗效。

本次 ASCO 大会的更多关注点在于肿瘤的免疫治疗，铺天盖地的免疫治疗研究已经把肿瘤的免疫治疗推向高潮。但是，我们仍然要客观地评价这些新兴的疗法。多项试验证明，免疫治疗的疗效对不同病种、人群疗效差异甚大，亟待找到能够准确预测疗效的标志物，以将此类昂贵的药物应用于最大收益的人群，同时，目前仍缺乏有效的针对免疫治疗的疗效评价体系，传统的影像学评价标准存在很大弊端；更重要的一点，如何把众多的临床前期研究成果成功应用至病人或成为将来最大的挑战。

第 三 篇

专 家 特 稿

9. 小细胞肺癌靶向治疗路在何方

陈公琰

黑龙江省肿瘤医院

据《2012 年中国肿瘤登记年报》数据显示，我国肺癌发病率 70.4/10 万，死亡率 45.57/10 万，占恶性肿瘤发病率和死亡率的首位，且有逐年上升趋势。小细胞肺癌虽占肺癌 15%~20%，但由于肺癌患者基数大，小细胞肺癌（SCLC）患者人群也相当庞大，发病率 11~14/10 万，相当于我国食管癌的年总发病率，严重危害我国人民的健康。近十年，伴随靶向药物的临床应用，晚期非小细胞肺癌患者的生存期得到明显延长，由传统化疗中位生存时间 8~10 个月延长至靶向治疗中位生存时间 42~50 个月，生活质量也得到了明显提高。然而，小细胞肺癌由于恶性程度极高，确诊时多数已有局部或远处转移，两年生存率不足 5%。小细胞肺癌的靶向治疗至今临床上仍是一片空白，临床前研究也多以失败而告终。尽管如此专家们也并没有放弃对小细胞肺癌靶向治疗的研究，现将小细胞肺癌靶向治疗的最新进展阐述如下。

一、小细胞肺癌分子进展

2010 年 cell 杂志上一篇文章提出小细胞肺癌是由高度进化的神经内分泌细胞（NE 细胞）和其他变异细胞谱系（低度进化的 NE 细胞）以及非 NE 细胞构成。虽整体表型为神经内分泌型，却存在着不同的细胞变异体。同时，非 NE 细胞可以通过细胞间交互作用赋予 NE 细胞侵袭转移的能力。因此，小细胞肺癌具有高度异质性及侵袭转移功能，寻找其驱动基因尤为重要。2012 年发表在 Nature Genitics 杂志上的两篇 SCLC 基因测序的文章，是来自美国及欧洲的研究团队在不同层面（基因拷贝数、外显子、转录子、基因组）上对 SCLC 进行全基因组测序。结果发现，SCLC 具有极高的蛋白质编码突变率，达到每百万碱基对就有（7.4± 1）对碱基突变。同时存在 TP53 和 RB1 基因失活现象以及 CREBBP、EP300 和 MLL 基因的重复性突变。此外还发现 PTEN、SLIT2 和 EPHA7 基因突变，以及 FGFR1 酪氨酸激酶编码基因的局灶性扩增现象。2013 年亚洲小细胞肺癌患者全基因组分析提示 TP53/RB1/MYC 三个家族中至少 1 个基因改变（拷贝数扩增与缺失）的几率为 93.6%，而 TP53 和 RB1 突变率分别为 76.6%和 42.6%；同时还发现 MYC、PTEN、CREBBP、EP300、SLIT2、MLL 等基因的突变，检测结果与美国及欧洲团队的检测结果基本相符。2014 年发表在 cell 上的另一篇小细胞肺癌基因测序文章发现：最常见的体细胞 DNA 拷贝数变化依次为：Chr19，Chr8、Chr16、Chr12 缺失，Chr14 缺失或扩增；Chr4 扩增伴随 Mycl1 、Nfib 和 Mir200 的基因扩增；PTEN 基因的变异和缺失。综上几篇文章均指出：TP53、Rb1 和 PTEN 这些抑癌基因的缺失可能是导致 SCLC 发生发展的关键。

二、SCLC 靶向药物分类及研究进展

目前一些针对 SCLC 的靶向药物已经陆续进入临床试验阶段。根据 SCLC 治疗靶点，可将其靶向药物分为以下几类：受体酪氨酸激酶抑制剂，Ras 抑制剂，抗血管生成药物，PI3K/AKT/mTOR 通路抑制剂，抗凋亡药物，免疫治疗药物及蛋白酶体抑制剂，表观遗传基因，自噬，抗 DNA 修复剂，热

休克蛋白抑制剂，细胞周期阻滞剂及 Src 抑制剂。

（一）受体酪氨酸激酶抑制剂

1. 伊马替尼　干细胞生长因子 c-kit 在 SCLC 中高表达，并且研究发现高表达的患者预后较差。伊马替尼为抑制 c-kit 的靶向药物，在临床前研究证实可抑制 c-kit 阳性 SCLC 的生长。然而，多个Ⅱ期临床试验证实，无论是联合化疗还是维持治疗，伊马替尼均不能改善 SCLC 患者的生存期，即使在 c-kit 表达阳性的 SCLC 患者中，伊马替尼也仍不能延长 SCLC 患者的 PFS 和 OS。

2. 厄洛替尼和吉非替尼　厄洛替尼和吉非替尼对 EGFR 敏感突变的非小细胞肺癌非常有效。SCLC 患者中 EGFR 的突变较为罕见，但有文献报道，复合型 SCLC 患者伴有 EXON-19 缺失突变对 EGFR-TKI 治疗敏感，提示可能存在非小细胞肺癌组织成分，针对复合型 SCLC 需要 EGFR 突变检测来指导临床治疗。针对 EGFR 的单克隆抗体西妥昔单抗目前在 SCLC 中还没有相关的临床研究数据。

3. ganitumab（AMG 479）　研究已经证实胰岛素样生长因子（IGF-1 和 IGF-2）与 IGF-1 受体（IGF-1R）结合，可以促进细胞的增殖和存活。Ganitumab 为拮抗胰岛素样生长因子-1（IGF-1）的单克隆抗体，能够阻断 IGF-1 受体。SCLC 中 IGF-1R 高表达，但临床研究发现 ganitumab 并不能改善 SCLC 患者的预后。

（二）Ras 抑制剂

Ras 抑制剂辛伐他汀联合 EP（伊立替康+顺铂）方案治疗 ED-SCLC 的Ⅱ期临床试验发现：辛伐他汀不能延长 SCLC 患者的 PFS 和 OS，但可改善严重吸烟的 ED-SCLC 患者的预后。

（三）抗血管生成药物

据报道，80%的 SCLC 中血管内皮生长因子（VEGF）高表达。目前，多种新兴的抗血管生成药物已进入临床试验。

1. 西地尼布（cediranib）　cediranib 为 VEGFR-1、VEGFR-2 抑制剂，其纳米级浓度能拮抗 c-kit、PDGFR-b、flt-4。Ⅰ期试验证明 cediranib 联合 EP 方案有效率 77%，PFS 达 8 个月，然而在Ⅱ期试验中因 RR 未达预定 20%目标，试验提前关闭。

2. 凡德他尼　凡德他尼为泛-VEGF 抑制剂，主要针对 VEGFR-2、VEGFR-3、RET 及 EGFR/HER1 的口服血管抑制剂，SCLC 的Ⅱ期临床试验发现凡德他尼维持治疗效果和安慰剂组无显著差异，不能改善 SCLC 患者预后。

3. 舒尼替尼　舒尼替尼为 VEGFR-1、2、3 抑制剂，Schneider 进行的Ⅱ期试验，将含铂化疗后 ED-SCLC 患者使用舒尼替尼维持治疗，结果半数病人因出现毒性反应而停服舒尼替尼，试验没有达到主要观察终点 PFS 而提早关闭。而在 Spigel 等人实施的Ⅱ期试验中，降低口服舒尼替尼的剂量后发现：广泛期 SCLC 一线治疗后获益的患者，舒尼替尼维持治疗可以延长 PFS［3.77 个月 vs 2.30 个月（$P=0.037$）］，且 OS［8.95 个月 vs 6.95 个月（$P=0.27$）］有获益的趋势，3/4 度毒性少见，但是还需要Ⅲ期临床试验进一步检验舒尼替尼的有效性和毒副作用。

4. 沙利度胺　沙利度胺作为抗血管生成剂和免疫调节剂，可通过抑制 VEGF 和成纤维细胞生长因子的产生而达到抑制肿瘤的目的。2 项大型Ⅲ期临床试验的结果显示，无论是一线联合化疗还是维持治疗，沙利度胺均不能改善 SCLC 患者的 OS 及 PFS，同时还会增加受试患者不良事件的发生。

5. 贝伐珠单抗　目前，贝伐珠单抗在治疗 SCLC 中的研究大多为小样本的Ⅱ期研究：在多中心随机Ⅱ期临床研究 SALUTE 中，一线使用 Avastin 与标准化疗方案联用对 ES-SCLC 的 PFS 有获益，但并没有转化为 OS 获益。另外一项单臂Ⅱ期临床研究发现：一线贝伐联合化疗的 ORR 为 84%，mTTP 9.1 个月，mOS 12.1 个月。3 级以上不良事件与其在肠癌中相似。与Ⅰ期临床研究结果不同，贝伐珠单抗在Ⅱ期临床研究中均为阴性结果，缺乏有价值的发现。在一项贝伐单抗联合化疗治疗初治广泛期小细胞肺癌随机Ⅱ～Ⅲ期临床研究发现：贝伐珠单抗 7.5mg/kg 联合化疗不能改善初治的广泛期 SCLC 患者的生存期，因此Ⅲ期试验取消。

6. 其他　阿柏西普 Aflibercept（AVE0005）也叫 VEGF-trap，是一种重组全人源化 IG1，通过阻

止 VEGF 与受体结合进而阻止新生血管的生成。Aflibercept 联合拓扑替康在 ES-SCLC 二线治疗的Ⅱ期临床研究 SWOG-S082 正在进行中。

研究证实血管内皮抑素（恩度）与化疗联合应用治疗 SCLC 虽然毒性反应能够耐受，但同样无法改善 SCLC 患者的 PFS 和 OS。

（四）PI3K/AKT/mTOR 通路抑制剂

1. 替西罗莫司　替西罗莫司为哺乳动物雷帕霉素（为 mTOR 抑制剂），通过干扰细胞信号传导来抑制肿瘤细胞生长的激酶类药物，在 ED-SCLC 化疗后作为维持治疗的Ⅱ期临床研究中小细胞肺癌的 PFS 为 2.2 个月，OS 为 8 个月，有效率为 8.4%。

2. 依维莫司　依维莫司是西罗莫司的衍生物，是一种口服 mTOR 抑制剂。依维莫司为阻断哺乳动物雷帕霉素标靶（mTOR）的专一蛋白质，能够干扰癌细胞的生长、分化和代谢。一项Ⅱ期临床试验在 40 例既往治疗后复发的 SCLC 患者中应用依维莫司治疗 TTP 为 1.3 个月，OS 为 6.7 个月，有效率为 26%，该研究结果尚需进一步在Ⅲ期临床研究中验证。

（五）抗凋亡药物

1. BCL-2 抑制剂　大约 80%的 SCLC 组织中表达 BCL-2，Oblimersen 是第一个在 SCLC 进行临床研究的 BCL-2 抑制剂，Obatoclax 和 mesylate 均是 pan-BCL-2 抑制剂，这两个药物在开展的小样本Ⅱ期临床研究中，结果都没有达到临床研究设计的要求，甚至化疗联合 Oblimersen 后，1 年生存率 24% 对比安慰剂组 47%更低。

2. Vorinostat（组蛋白去乙酰化酶抑制剂）　Vorinostat 通过促进抑癌基因的转录阻止肿瘤细胞的生长，在临床前的研究中证实对多种实体瘤细胞包括 SCLC 有效。Ⅰ/Ⅱ期 SCLC 临床研究正在进行中。

（六）免疫治疗药物

依匹木单抗（Ipilimumab）：CTLA-4（细胞毒 T 淋巴细胞相关抗原 4）为 T 细胞活性负性调控因子，CTLA-4 因子的异常激活可促进肿瘤的发生发展。Ipilimumab 能够阻断 CTLA-4 与受体结合，从而抑制 CTLA-4 发挥作用。一项Ⅱ期临床试验旨在评价 Ipilimumab 与化疗联合治疗 ED-SCLC 患者中的疗效，结果发现 Ipilimumab 不能改善 SCLC 患者的预后。

（七）蛋白酶体抑制剂——基质金属蛋白酶（MMPs）抑制剂

基质金属蛋白酶（MMP）是蛋白水解酶家族成员之一，主要功能是降解细胞外膜，包括基膜。MMP 参与肿瘤细胞的侵袭、肿瘤微环境的维护、原发灶和转移灶的肿瘤血管生成等重要肿瘤生物学进程，已发现各种 MMP 均在 SCLC 中表达升高。临床前研究发现 MMP 抑制剂可限制肺癌的生长和区域播散。Marimastat（BB2516）可抑制 MMP-1/2/3/7/9，BAY12-9566 可抑制 MMP-2/9/3。两个前瞻性随机对照临床研究证实，Marimastat 和 BAY12-9566 不但没有改善生存，还降低生活质量，尤其肌肉骨骼系统的毒副作用严重影响患者的生活质量。说明 MMPs 在 SCLC 的生长过程中发挥的作用微弱，不需深入开展 MMPs 抑制剂在 SCLC 的临床研究。

（八）溶瘤病毒

NTX-010 是一种肿瘤选择性的溶瘤病毒（RNA 病毒），前期研究显示对于表达神经内分泌标志物的 SCLC 肿瘤细胞具有强效和靶向治疗作用，2013ASCO 报道的 N0923 研究，比较 NTX-010 与安慰剂治疗至少接受 4 周期含铂化疗后缓解或稳定的 ES-SCLC 的随机双盲研究，结果显示 ES-SCLC 患者并没有 PFS 获益，实验停止。

（九）期待中的研究

GDC-0449 是 Hedgehog 信号通路抑制剂，该通路与肿瘤细胞的生长密切相关。前瞻性随机Ⅱ期临床研究已经完成入组，结果值得期待。Ras 抑制剂普伐他汀进入Ⅲ期临床试验研究，现已完成入组，结果同样值得期待。

三、展望

回顾小细胞肺癌的靶向治疗，大多以失败告终。小细胞肺癌的靶向治疗路在何方？值得我们思考。分析失败的原因可能有如下几个方面：其一，小细胞肺癌异质性高，在其发生发展过程中可能由多个驱动基因相互作用，同时存在多个基因变异；其二，小细胞肺癌信号传导通路复杂，相互交织，当某个驱动基因被抑制后，其旁路被激活，信号绕行传导；其三，在临床试验中没有进行病人的筛选也可能是导致靶向药物失败的主要原因。因此，我们需要深入掌握小细胞肺癌的分子病理特征，明确信号传导通路的调节机制，锲而不舍的寻找有效的靶向治疗药物，在研究中筛选特定病人群，相信终有一天我们能找到切实有效的靶向治疗药物，改善小细胞肺癌的预后。

10. 晚期肺癌鳞癌治疗进展

陈晓霞，周彩存

同济大学附属上海市肺科医院肿瘤科

鳞癌占非小细胞肺癌（NSCLC）的比例逐年下降，但仍占新发病例的30%左右。鳞癌具有其独特的流行病学，临床病理学和分子学特征（如和吸烟密切相关，EGFR 和 KRAS 突变率低，ALK 的重排率低）。同时，鳞癌患者的治疗方案可选择性非常少，通常一线给予含铂双药，二线给予多西他赛或者厄洛替尼，之后无特别推荐的治疗方案。

那么，目前鳞癌治疗的现状怎样呢？ECOG1594 研究显示，吉西他滨联合顺铂依旧能提供最佳的 PFS（4.3 个月）和 OS（9.4 个月）；培美曲塞显示对鳞癌疗效不佳因此不建议使用；而处于安全性考虑贝伐珠单抗禁止使用于鳞癌；纳米紫杉醇联合卡铂的一线治疗疗效优于紫杉醇联合卡铂，客观反映率（ORR）41%，3/4 度的神经病变和骨关节痛发生率更低；日本的 LETS 研究显示 S-1/卡铂的 OS 优于紫杉醇/卡铂（14.0m vs 10.6m）。尽管近几年来针对肺腺癌的驱动基因的探索及相应靶向药物的研发和临床应用研究进展很大，但对于肺鳞癌的驱动基因，我们知道得少之又少，目前研究都在进行中。

一、抗血管生成药物

目前已有数种针对晚期 NSCLC 的抗血管生成药物，它们包括单克隆抗体抗 VEGF 或 VEGF 受体和多靶点抗血管生成药物。2014 年的 Lancet Oncology 发表了 REVEL 的Ⅲ期研究结果，共纳入了 1253 位顺铂类一线化疗方案失败的 NSCLC 患者（包括鳞癌和非鳞癌）。患者被随机分配到多西他赛组（75mg/m^2，q3wks，n=625）或多西他赛联合 ramucirumab（VEGFR-2 单克隆抗体，10mg/kg，n=628）组。与单独化疗相比，ramucirumab +化疗联合用药组明显提高了患者的 PFS（4.5m vs 3.0m，$P<0.0001$，HR=0.762）和 OS（10.5m vs 9.1m，$P=0.0235$），达到了预设的主要研究终点；OS 以及 PFS 在组织学类型的亚组分析中保持一致的获益，包括鳞癌与非鳞癌人群。联合化疗组中鳞癌患者的 PFS（4.2m vs 2.7m，HR=0.76）和 OS（9.5m vs 8.2m，HR=0.89）都有延长。在 DOC 基础上联合 ramucirumab 并未增加 SAE 以及致死性不良事件的发生；REVEL 是在含铂基础化疗后进展的Ⅳ期 NSCLC 患者中，首次显示新药联合标准化疗具有总生存获益的临床研究，同时使得 ramucirumab 成为第一个能运用在鳞癌 NSCLC 患者中的抗血管生成药物。

二、EGFR 单克隆抗体和 EGFR-TKI

为了能找到肺鳞癌更好的治疗策略，研究者们一直没有放弃对肺鳞癌驱动基因的探索和验证。鳞癌患者具有其独特的基因学改变，如氧化应激反应（KEAP1、NFE2L2、CUL3），鳞癌分化（SOX2、NOTCH1、TP63），细胞周期控制（CDKN2A，RB1）。基因的突变可以灭活许多抑癌基因，69%的 PI3K/RTK/RAS 的信号通路发生改变，从而导致细胞的异常增殖、存活和翻译。表 1 列出了鳞癌二线治疗使用 EGFR 单克隆抗体和 EGFR-TKI 的临床研究（ELCC，2015），但唯一获得显著性差异的研究是 SQUIRE 研究。

SQUIRE 研究比较了 necitumumab（第二代针对 EGFR 的单克隆抗体，800 mg D1、D8）、健择联合顺铂对照健择联合顺铂治疗鳞癌的患者，是目前病例数最多的专门针对Ⅳ期肺鳞癌的临床研究。结果表明：necitumumab 联合 GP 对比 GP 一线治疗，明显延长了 PFS（5.7 m vs 5.5m，HR=0.85，P=0.02）和 OS（11.5m vs 9.9m，HR=0.84，P=0.012）。既往 FLEX 研究中发现 EGFR 免疫组化 H-score>200 预示西妥昔单抗与 NP 的联合有更好疗效，但遗憾的是本研究中 H-score 200 作为届值并不能预测 necitumumab 的疗效。亚组分析提示除>70 岁患者不能从联合治疗中受益外，其他人群（性别、人种、吸烟状况、PS 评分）均能从中受益。

表 1　EGFR 单克隆抗体和 EGFR-TKI 二线治疗鳞癌的临床研究

临床研究	治疗方案	中位 PFS（m）	PFS HR	中位 OS（m）	OS HR	ORR（%）	安全性资料
BR.21	厄洛替尼 vs 安慰剂（n=727）	2.2 vs 1.8	0.61	6.7 vs 4.7	0.70	9 vs 1	
	Squamous（n=227）			5.6 vs 3.6	0.67	4 vs ?	
ZEST	凡德他尼 vs 厄洛替尼（n=1240）	2.6 vs 2.0	0.95	6.9 vs 7.8	1.01	12vs 12	50%≥G3
	鳞癌（n=272）		1.09		1.25		
BETA	厄洛替尼+贝伐珠单抗 vs 厄洛替尼	3.4 vs 1.7	0.62	9.3vs 9.2	0.97	13 vs 6	60%≥G3
	鳞癌（n=28）				0.01		
TITAN	多西他赛/培美曲塞 vs 厄洛替尼（n=304）	2.2 vs 1.6	1.19	5.5 vs 5.3	0.96	8 vs 6	31%≥G3
	鳞癌（n=154）				0.86		
SUN1087	舒尼替尼+厄洛替尼 vse. 厄洛替尼（n=960）	3.6vs 2.0	0.81	9.0 vs 8.5	0.92	11 vs 7	
	鳞癌（n=270）		0.8		0.94		
TAILOR	多西他赛 vs 厄洛替尼，EGFR（-）（n=222）	2.9 vs 2.4	0.72	8.2 vs 5.4	0.78	15 vs 3	5%FN
	鳞癌（n=54）		0.57		0.90		
Thatcher 等，JCO，2014	Necitumumab± 吉西他滨联合顺铂（n=545，均是鳞癌患者）			11.5vs 9.9	0.84（P=0.012）		11%度腹泻

三、成纤维细胞生长因子受体（fibroblast growth factor receptor，FGFR）抑制剂

12%的鳞癌患者具有 FGFR 的扩增，临床前研究显示其抑制剂 cediranib，nintedanib，pazopanib 和 ponatinib 均有疗效。Nintedanib 的作用靶点是 FGFR、VEGFR、PDGFR，Ⅲ期 LUME-lung 1 研究评估了多西他赛联合 nintedanib（n=206）对比多西他赛联合安慰剂（n=199）作为 NSCLC 的二线治疗方案的有效性和安全性，结果显示不论组织学类型如何，联合应用延长了 PFS（3.4m vs 2.7m，P=0.0019），减少了 23%的肿瘤复发风险，明显延长了腺癌患者的整体生存期 OS。入组人群中 42.1%为鳞癌患者，其疾病控制率高于腺癌患者（49.3% vs 35.5%，P<0.001），但 OS 较腺癌患者差。因此，多西他赛联合 nintedanib 二线治疗鳞癌患者受益不多。

四、抗 PD-1

Nivolumab 与 PD-1 受体相结合并阻断其与 PD-L1、PD-L2 的相互作用，因此解除了 PD-1 通路介导的对免疫应答的抑制，其中包括抗肿瘤免疫应答。2014 年 12 月份，FDA 加速批准了 nivolumab 用于治疗对其他药物没有应答的不可切除的或转移性黑色素瘤患者。

CheckMate 063 是一个多中心的单臂Ⅱ期临床研究，共入组了 117 例ⅢB/Ⅳ的鳞状 NSCLC，这些试用者既往接受过至少 2 种系统治疗（65%接受过 3 种或以上治疗）但病情出现恶化，给予每 2 周静脉内注射 3 mg/kg 的 nivolumab 治疗，主要研究终点为 OS。结果显示 26%的患者疗效 SD，毒副作用可以耐受，中位 OS 8.2m（0~17），1 年生存率 41%（32%~50%）。Ⅲ期 CA209-017 研究结果显示，nivolumab 治疗二线肺鳞癌患者，较标准多西他赛单药化疗的中位 OS 提高了 3.2 个月（9.2m vs 6.0m，$P=0.00025$，HR=0.59）。2015 年 3 月 4 日 FDA 批准了 nivolumab 用于治疗在经铂为基础化疗期间或化疗后发生疾病进展的转移性鳞性 NSCLC，成为第一个在肺癌显示生存疗效的 PD-1 抑制剂。目前 PD-L1 和 PD-1 需要更有效的免疫治疗的疗效预测生物标志物，目前的检测方法几种于免疫组化（IHC）为基础的蛋白表达水平检测，表达的异质性、何种检测平台、切点值的选择需要进一步确认。同时，合适的剂量、治疗的顺序、联合治疗的策略（联合化疗？其他的监测点抑制剂？TKI?）、确切的疗效预测标志物都需要明确。目前有许多鳞癌的免疫治疗临床研究正在进行中，如 ipilimumab（抗 CTLA-4）、pembrolizumab（抗 PD-1）、MED14736（抗 PDL1）、MPDL3280a（抗 PDL1）。

五、展望

美国提出晚期肺鳞状细胞癌主要协议（Advanced Squamous Cell Carcinoma Lung Master Protocol，LUNGMAP），每年将对近千名晚期肺鳞癌患者的组织进行测序获得鳞癌的多种基因改变，这一协议将使许多针对肺鳞癌的新靶向药物的随机Ⅱ期临床研究在这个临床研究的框架内同时进行。Lung-MAP，S1400 根据基因检测结果给予二线治疗：PIK3CA 突变者，给予化疗联合 PIK3 抑制剂；CCND1 突变者给予 CD4/6 抑制剂；FGFR 扩增者，予 FGFR 抑制剂；c-MET 扩增者，予厄洛替尼联合 HGF 抑制剂；PDL1（+），予 MED14736（抗 PD-1）。这一研究获得与他们肿瘤基因改变相对应的靶向治疗，且使其他临床研究更有效快速地展开，这是全世界医务工作者与肺癌患者的共同期望。同时，也可能发现更多未知的鳞癌潜驱动基因，为肿瘤药物研发提供新的靶点，我们期待这些研究给我们带来令人鼓舞的结果。

11. MicroRNAs 与 NSCLC：我们的系列初步探讨

陈正堂，孙建国，钱 苹，敖绪军，犨伟奇，林 盛，张洪川，陈光朋

第三军医大学新桥医院全军肿瘤研究所

肺癌，其中 80%为非小细胞肺癌（NSCLC），已成为我国城乡居民发病率和死亡率最高的恶性肿瘤。深入认识其发病机制，寻找更多特异的靶点用于早期诊断、病情监测和治疗干预，是改善其恶劣预后的关键。近年来发现，微小 RNAs（microRNAs，miRNAs）作为一类小的非编码 RNAs，在调控 mRNA 的翻译和降解中发挥重要的作用。MiRNAs 主要位于染色体的脆性位点，包括杂合性缺失区域以及常见的断点区域，提示其可能参与了肿瘤的发生。一些 miRNAs 在肿瘤中表达上调，类似癌基因发挥促肿瘤的功能；另一些则表达下调，类似抑癌基因发挥抑制肿瘤的功能。

本文将以本课题组近年系列研究为基础，介绍我们有关 miRNAs 在 NSCLC 的发生、浸润转移、实验治疗和临床检测等方面的初步探索。

一、MicroRNAs 与 NSCLC 发生

（一）肺腺癌干细胞的分离及其 miRNAs 表达谱

以往认为肺癌起源于支气管和肺泡上皮，这种观点虽可解释大部分肺癌细胞的起源，但无法解释肺癌中广泛存在的异质性现象。近年来认为，肺癌也是一种干细胞疾病，一小群具有无限增殖潜能肺癌干细胞，驱动肺癌细胞无限制的生长，导致肺癌的复发、侵袭转移和放化疗抵抗。因此，分离肺癌干细胞，鉴定其关键 miRNAs，能更好地阐明肺癌的发生机制。

1. 小鼠肺干细胞的分离及其 miRNAs 表达谱 研究表明，正常肺的干细胞与肺癌干细胞具有相似的自我更新能力和多向分化潜能，都有一些相似的细胞表面标志，接受相似的信号通路（如 Notch、Wnt 和 Hh 等）的调控。如果致癌突变发生在这些正常的肺干细胞上，很可能会促使其向肺癌干细胞转化，最终形成肺癌。小鼠肺终末细支气管肺泡连接区有一群共表达 Clara 细胞特异性抗原（clara cell specific antigen，CCA）和肺泡表面活性蛋白 C（surfactant protein C，SP-C）的细胞，被称为支气管肺泡干细胞（bronchoalveolar stem cell，BASC），其表面标记是 $CD45^-CD31^-Sca\text{-}1^+CD34^+$。我们用酶消化法制备小鼠肺单细胞悬液，免疫磁珠分选 $Sca\text{-}1^+$细胞，无血清细胞培养基培养，流式细胞仪分选 $CD45^-CD31^-Sca\text{-}1^+CD34^+$细胞（即 BASCs），CCA 和 SP-C 双重免疫荧光染色鉴定 BASCs。从 BASCs 和 $CD45^-CD31^-Sca\text{-}1^-$对照细胞中分别提取小 RNA，微阵列法检测 miRNA 的表达并比较差异，共发现 116 个显著差异表达的 miRNA，其中 56 个 miRNA 在 BASCs 高表达，60 个 miRNA 在 BASCs 低表达。选取了与细胞周期、干细胞分化和肿瘤发生相关的 10 个重要 miRNA，经 qRT-PCR 检测验证，发现在 BASCs 中 miR-497 高表达，而 miR-142-3p，miR-451，miR-106a，miR-142-5p，miR-15b，miR-20a，miR-106b，miR-25 和 miR-486 均低表达。作用靶点预测表明，*Wee1* 是 miR-497 调控靶基因。后续研究表明，NSCLC 患者 Wee1 表达缺失并与患者预后不良及高复发率相关；上调 Wee1 蛋白表达可显著抑制 A549 细胞和 H157 细胞增殖。

2. 肺腺癌细胞株干细胞的分离及其 miRNAs 表达谱 用紫杉醇联合无血清培养可富集比例大于 86%的 $CD133^+/CD326^+$细胞，与上述 $CCA^+/SP\text{-}C^+$一样，$CD133^+/CD326^+$细胞可在人肺腺癌组织中发

现，且具有干细胞特性：如高表达 OCT-4、Nanog、Nestin、CD133 和 CD326 等标志；1×10^4/ml 即可成瘤，而 10 倍的普通 A549 细胞未能成瘤等。对 $CD133^+/CD326^+$ 细胞和 $CD133^-/CD326^-$ 细胞进行芯片筛选，发现 50 个异常表达的 miRNA 分子，其中 14 个上调，36 个下调；对其中 10 个分子行 qRT-PCR 检测验证，发现 6 个分子表达趋势与芯片一致（miR-183、miR-127-3p 上调，miR-17、miR-155、miR-29a 和 miR-29b 下调）；人肺腺癌原代组织筛选后，发现 miR-183、miR-127-3p（均上调）及 miR-17（下调）的表达与细胞株芯片及定量 PCR 结果一致，其潜在靶基因与细胞周期、转化、侵袭及信号转导的调控密切相关，广泛参与了肿瘤的发生发展进程。

二、MicroRNAs 与 NSCLC 浸润、转移

CXC 类趋化因子受体 4（CXCR4）可作为高侵袭性癌干细胞的标志之一。我们以 $Sca\text{-}1^+$ $CXCR4^+$ 为标志物，从小鼠 Lewis lung carcinoma（LLC）细胞系中成功分离出干细胞样细胞，与 $Sca\text{-}1^-CXCR4^-$ 对比，qRT-PCR 检测表明，miR-223 呈 8.26 倍下降；生物信息学预测其可能与肺腺癌细胞 IGF1R 信号通路调控有关；过表达 miR-223 后，IGF1R 及其下游的信号分子 Akt 和 Erk 也下调，效应分子 VEGF、MMP9 分泌减少，LLC 细胞侵袭、迁移能力显著受抑。结果表明，LLC 细胞干细胞样细胞 miR-223 的显著低表达与其高侵袭性相关。

三、MicroRNAs 与 NSCLC 实验治疗

研究表明，miR-let-7 在肺癌组织中低表达，其在转录后水平能抑制 *RAS* 等癌基因的表达。为了检测 let-7a 是否具有治疗效果，我们首先建立 lewis 肺癌模型，当肿瘤体积约为 100～200 mm3 时进行 let-7a 慢病毒质粒（Lenti-let-7a）瘤内注射治疗。结果显示 Lenti-let-7a 或紫杉醇单独治疗，肿瘤生长均出现明显抑制，在 28 d 抑瘤率分别为 49.6%和 70.1%。Lenti-let-7a 联合紫杉醇治疗的抑瘤率为 92.9%，其中一只小鼠在治疗后 12d 肿瘤消失。瘤内注射 18d 后，Lenti-let-7 联合紫杉醇治疗，瘤重为（0.16 ± 0.19）g，较生理盐水组及单用 let-7a 组显著降低（$P<0.01$）；形成的肺结节数为（5.33± 0.58）个，较生理盐水组显著降低（$P<0.01$）。免疫组化检测可见，let-7a 组仅部分细胞浆有少量黄色颗粒，呈弱阳性，说明 let-7a 可以通过抑制 K-Ras 蛋白的表达而抑制肿瘤的生长。

四、MicroRNAs 与 NSCLC 临床病情监测

1. NSCLC 血浆 miR-125a-3p、IGF-2 的表达及其临床意义　收集健康献血者血浆 20 例，NSCLC 患者治疗前血浆 144 例，其中 73 例为临床各期的初诊患者，71 例为配对的晚期肺腺癌组织标本及血浆标本（包括初治和曾经接受过治疗的患者）。ELISA 检测血浆 IGF-2 表达，qRT-PCR 检测血浆 miR-125a-3p 的表达，焦磷酸测序法检测 71 例肺腺癌组织 EGFR 突变状态。发现 miR-125a-3p 的表达量与 NSCLC 分期相关，Ⅲ/Ⅳ期患者较Ⅰ/Ⅱ期患者显著低表达（$P=0.001$），且有淋巴结转移组较无转移组低表达；同时 NSCLC 患者血浆 IGF-2 表达较健康组显著升高，有淋巴结转移组较无转移组高表达。血浆 miR-125a-3p 与 IGF-2 表达量呈显著负相关（$r=-0.280$，$P=0.007$）。还发现 30 例 EGFR 突变型患者血浆中 IGF-2 的表达量 972.557（827.283～1079.692）较 41 例野生型患者 1055.151（951.141～1172.8469）显著降低（$P=0.043$），认为血浆中 miR-125a-3p 低表达、靶基因 IGF-2 高表达与 NSCLC 的侵袭转移相关，可望作为监测 NSCLC 的侵袭转移潜在标志物；血浆中 IGF-2 的低表达可能作为预测肺腺癌 EGFR 突变状态的潜在指标。

2. miR-182 与 NSCLC 的临床病理特征及作用机制　qRT-PCR 检测 NSCLC 细胞系以及 30 组配对的 NSCLC 癌组织和癌旁正常肺组织样本中的 miR-182 的表达；在 NSCLC 细胞株 A549 和 H1299 中过表达 miR-182 后，测定细胞侵袭、迁移能力；构建荧光素酶报告基因载体（pMIR-RECK）（含有 miR-182 结合位点的 RECK 的 3′UTR 片段），鉴定 miR-182 的预测靶基因（RECK）；qRT-PCR 法和 Western blot 法分别检测 RECK 的 mRNA 和蛋白质的表达。发现 MiR-182 在 NSCLC 细胞系和癌组织中

的表达显著升高，并与肿瘤的转移相关（$P<0.01$）；过表达 miR-182 显著下调 A549 细胞中 RECK 的 mRNA 和蛋白质的表达（$P<0.05$），促进 NSCLC 细胞系 A549 和 H1299 的侵袭及迁移（$P<0.01$）。提示 MiR-182 通过下调 RECK 信号通路在 NSCLC 发生和发展中发挥癌基因的作用。

五、展望

MicroRNAs 在肿瘤的发生、发展、诊断、治疗和预后都有重要作用，作为非编码 RNA，其结构和功能的研究已成为国家重大科研计划关注的重点；其临床意义也必将随着研究的推进而日益彰显。相信 miRNAs 的研究将会为深刻认识包括 NSCLC 在内的恶性肿瘤的发病机制、提高其临床诊治水平、最终改善患者的预后作出重要贡献。

12. EGFR-TKI 耐药后研究进展

程　刚，李　琳

卫生部北京医院

一、概述

随着基础研究的进展及对肺癌分子生物学分型的不断探索，目前已发现非小细胞肺癌（NSCLC）是由多种不同基因类型组成的肿瘤，尤其是肺腺癌。2011 年 ASCO 年会上 Kris M 代表美国肺癌突变联盟（LCMC）报道的研究[1]显示欧美人肺腺癌中 60%存在驱动基因，常见的突变类型分别为 KRAS，EGFR 突变、ALK 重排、BRAF 及 HER-2 突变等，且驱动基因具有互排性，重叠存在的不足 3%。随后 Seo JS 报道了东亚韩国人肺腺癌中的数据；其中 87%存在驱动基因，最常见的突变类型分别为 EGFR，K-RAS 突变，ALK 重排等。针对特定驱动基因改变的晚期 NSCLC 肺癌患者，接受相应的靶向治疗可明显改善患者的生存时间。2013 年美国肺癌突变联盟（LCMC）在世界肺癌大会（WCLC）上报道了他们研究的生存数据证明了此点[2]，在 577 例存在驱动基因的晚期 NSCLC 腺癌患者中，其中 264 例接受了相应靶向治疗的患者，中位总生存（OS）3.5 年，而 313 例未接受靶向治疗的患者中位 OS 仅 2.4 年，非常类似于另外 361 例未发现驱动基因患者的中位生存 2.1 年。这也说明了针对驱动基因治疗的合理性。

在肺癌靶向治疗的探索中，EGFR 突变驱动基因的发现及相应靶向治疗药物 EGFR 酪氨酸激酶抑制剂（EGFR-TKI）的问世，是晚期 NSCLC 治疗历史上的一个里程碑事件。EGFR 突变是最常见的驱动基因之一，尤其在亚裔人群的不吸烟腺癌患者中 EGFR 突变比例高达 60%左右[3]。目前八项Ⅲ期临床研究[4~11]证实，EGFR 突变的晚期 NSCLC 一线 EGFR-TKI 治疗，与传统的含铂双药化疗方案相比，可明显改善患者的肿瘤缓解率（ORR）及无进展生存（PFS），更重要的是将具有 EGFR 突变的晚期 NSCLC 的中位生存延长至 20~30 个月。所以 EGFR-TKI 也是这部分患者最重要的治疗。然而与化疗药物相似，EGFR-TKI 治疗也存在耐药问题。临床上 EGFR 突变晚期 NSCLC 在 EGFR-TKI 一线治疗 9~13 个月后，通常会因 TKI 获得性耐药而出现疾病进展。目前 TKI 获得性耐药定义采用的是 2010 年由 Jackman 提出的标准[12]，即患者存在 EGFR 基因敏感性突变，TKI 治疗有效（RECIST 标准达到 CR，PR 或 SD 超过 6 个月），在单一 TKI 持续治疗中疾病进展。TKI 耐药进展后的治疗是临床实践中医生非常关注的问题，但目前还缺乏标准统一的治疗方案。

二、耐药后的研究及对策

对于单个转移灶的局部进展，临床通常会采取继续 TKI 联合局部治疗手段，而对于多个转移灶的广泛进展，临床一般会选择：继续 TKI 治疗、换用化疗、化疗联合 TKI、或进入针对耐药分子机制新药临床试验等不同的治疗方式。

对于 TKI 耐药后的广泛进展，到底哪种治疗模式更优？继续 TKI 治疗能否给患者带来临床获益？众所周知，基于传统化疗制订的肿瘤反应评估标准 RECIST，用于靶向药物疗效判断时有一定的局限性。在临床实践中，有时医生也会对仅出现影像学 RECIST 评估的 PD，而无临床症状加重或多器官转移的患者，选择继续 TKI 治疗一段时间从而推迟换药时间，那么这种基于临床实践经验的治疗模式，能否通过延长 TKI 的治疗时间从而最大化患者的临床获益？2013 年日本的 Nishino 报道了 335 例吉非替尼治疗进展以后的回顾性研究，结果显示93例疾病进展以后继续用TKI患者的中位生存为1016天明显好于242例疾病进展以后未继续用TKI的797天（$P=0.035$）[13]。而在疾病进展以后采用一个以上化疗方案后再用吉非替尼的比未再用吉非替尼的中位生存明显的长。类似的回顾性研究有许多，基本上都是疾病进展以后继续用一段或再用的比停用的获益更多。2014年欧洲肿瘤大会（ESMO）上韩国研究者Park报道的一项Ⅱ期、单臂，前瞻性研究ASPIRATION[14]，评价了厄洛替尼一线治疗EGFR突变NSCLC在RECIST标准评估进展后继续治疗的疗效和安全性。研究入组了207例EGFR突变阳性的初治晚期NSCLC患者，每日口服厄洛替尼150 mg。研究的主要终点为无进展生存期1（PFS1）；次要终点为PFS2（RECIST评价PD后，继续接受厄洛替尼治疗直至临床医生评估的停药/PD）。结果显示，171例RECIST评估PD患者中，93例在出现疾病进展后继续接受厄洛替尼治疗直至医生评估的进展或毒性反应而停药。中位随访213天，中位PFS1为11.0个月，中位PFS2为14.1个月。在疾病进展后接受厄洛替尼治疗的患者中，PFS1和PFS2之间差异为3.1个月，这段时间是RECIST进展和医生停药的时间差；OS数据尚不成熟。ASPIRATION研究数据表明，在RECIST进展后继续用厄洛替尼可能是一种可行的治疗选择，然而关键问题在于，如何筛选PD后可从TKI继续治疗中获益的最佳患者亚群？另外这种推迟换药的时间能否最终转化为OS获益？这都需进一步的临床研究去探索。

化疗作为另一类治疗NSCLC的有效药物，在TKI治疗疾病进展以后无疑是可以选择的，并且也是目前TKI治疗耐药以后的标准治疗。那么化疗联合TKI是否会比单纯化疗获得更多的益处？2014年ESMO大会上报道的另一项Ⅲ期、双盲多中心临床研究IMPRESS[15]，评估了EGFR突变晚期NSCLC在一线吉非替尼治疗进展后，吉非替尼联合顺铂/培美曲塞（cis/pem）（G）VS安慰剂联合顺铂/培美曲塞（P）的疗效和安全性。研究共入组265例一线吉非替尼治疗后进展的EGFR突变ⅢB/Ⅳ期NSCLC患者，随机分组，接受G或P治疗（吉非替尼250mg/天或安慰剂；联合cis75mg/m^2/pem 500 mg/m^2）。主要终点为PFS，次要终点包括OS、ORR和安全性等。基线特征方面两组基本均衡，结果显示：两组中位PFS均为5.4个月，无统计学差异（HR=0.86，$P=0.273$）。两组ORR（31.6%vs 34.1%，$P=0.76$）和DCR（84.2%vs 78.8%，$P=0.31$）也无明显差异，OS数据尚不成熟（33%成熟度）。P组OS较G组有延长的趋势（17.2个月 vs 14.8个月），后续治疗方面两组不均衡，P组接受后续治疗的比例更高（54.5% vs 45.9%）。安全性方面最常见的不良事件（AE）是恶心（64%/61%）和食欲下降（49%/34%），未发现间质性肺病，G组中1/2级的胃肠道毒性增加。IMPRESS研究是第一项证实EGFR-TKI获得性耐药后，持续TKI联合化疗对比单纯化疗，未能带来更多临床获益的Ⅲ期临床研究。虽然该研究设计上较单一，如TKI耐药人群未细分等问题，但基于目前的IMPRESS结果，不支持一线TKI治疗PD后（RECIST标准）在含铂双药化疗的基础上联合TKI同步治疗。当然，TKI进展后化疗与TKI序贯治疗模式是否能带来更多临床获益，尚需进一步的研究探讨。

实际上ASPIRATION和IMPRESS研究探讨的是基于现阶段的治疗手段，TKI进展后的临床处理策略，未来基于TKI耐药分子机制选择相应的靶向药物治疗则是真正优化TKI耐药后治疗模式的曙光所在！关于TKI耐药分子机制，2011年Sequist报道的研究[16]显示，晚期NSCLC患者TKI耐药后最常见的基因改变包括20外显子T790M耐药突变（49%），MET扩增（5%），PIK3CA（5%），还有14%患者出现SCLC病理类型的改变。2013年ASCO大会报道的另一项研究[17]显示，31例EGFR突变肺腺癌患者一线TKI治疗进展后，再次活检发现31例患者在保留原突变基础上，16例出现T790M，4例MET扩增，4例HER2扩增，3例转化为SCLC。其他研究和这两项连续检测的研究都显示T790M是最常见的TKI耐药分子改变，约占耐药的50%以上。目前针对耐药的新药临床试验最成功的也是针对T790M突变的第三代TKI的研究。

目前常见的在研第三代TKI包括AZD9291、CO1686及HM61713。2014年ASCO大会报道了一项AZD9291治疗TKI耐药NSCLC患者临床活性的Ⅰ期临床研究[18]。研究在剂量递增阶段入组31例既往TKI治疗后进展的NSCLC患者，探索20mg、40mg、80mg、160mg和240mg剂量组的疗效与安全性。在扩展研究阶段研究入组201例TKI耐药患者，再次活检明确T790M状态（+/-），分析

AZD9291各个剂量组的疗效与安全性。主要终点为TKI耐药患者的安全性与耐受性，次要终点包括MTD、药代动力学（PK）和初步疗效。结果显示：AZD9291治疗既往TKI耐药患者具有令人鼓舞的疗效，205例疗效可评估患者ORR达到53%，其中耐药后出现T790M突变患者的ORR为64%，优于T790M野生型患者的ORR（22%）。中位PFS尚未达到，从生存曲线图上看T790M突变的PFS明显优于T790野生型的患者。安全性方面，AZD9291治疗没有出现剂量限制性毒性，也没有出现最大耐受剂量。基于Ⅰ期临床研究令人鼓舞的疗效，AZD9191将在后续的AURA系列Ⅱ期、Ⅲ期临床研究中进一步评估AZD9291治疗T790 M突变NSCLC的疗效与耐受性。日前美国FDA也宣布将优先审阅AZD9291用于TKI耐药后T790M突变NSCLC的研究，加快上市进程。CO1686（Rociletinib）是另一个第三代EGFR-TKI，前期研究显示对EGFR敏感突变和T790M耐药突变均表现出强效的抑制作用。2014年ASCO大会报道了CO1686治疗既往TKI治疗耐药的NSCLC Ⅰ/Ⅱ期临床研究[19]。研究入组72例EGFR活性突变的晚期NSCLC患者，EGFR-TKI治疗失败，T790M耐药突变者。Ⅰ期临床研究主要终点为安全性和PK。Ⅱ期临床研究主要终点为ORR和DOR。结果显示：CO1686耐受性良好，仅4%患者出现皮疹（1级），但值得注意的是有55%患者出现血糖升高（3级以上占22%），具体机制尚不清楚。40例可评估疗效的T790M突变患者ORR达到58%，中位PFS尚未达到，据目前估计PFS >12个月。基于Ⅰ/Ⅱ期临床研究中CO1686对TKI耐药后T790M突变患者的良好疗效和安全性，将在后续的TIGER系列临床研究中进一步评估CO1686治疗T790 M耐药突变NSCLC的疗效与耐受性。

除了T790M外，针对其他TKI耐药分子机制如MET扩增、HER2扩增、PIK3CA突变等，目前也有很多正在进行中的临床研究[20]，比如针对MET扩增，采用INC280+吉非替尼；针对HER2扩增，采用阿法替尼或Dacomitinib；针对PIK3CA的BKM120+厄洛替尼等。期待这些探索能为将来的根据TKI耐药分子机制的靶向治疗提供更精确的指导方案。

谈到未来的依据TKI耐药分子机制选择相应的治疗模式，其中一个关键环节要强调推荐二次活检，明确具体的耐药分子特征，那么进一步的问题是，在TKI耐药治疗过程中，耐药分子机制是否会不断的发生变化，是否有必要连续活检加强检测？2014年ASCO大会报道的一项研究[21]通过获得性耐药后的连续活检，观察到NSCLC耐药后在治疗过程中的机制不断的发生改变；包括T790M的状态也有改变。这也提示连续活检是重要的。目前在连续活检探索方面，血液EGFR动态监测由于取材方便可行等优势一直是个热点。2014年报道的一项研究[22]采用数字PCR技术动态监测血浆EGFR及耐药基因的变化。研究观察了2例接受厄洛替尼一线治疗患者血浆EGFR水平的动态定量变化及T790M的血浆动态变化。结果显示TKI治疗过程中随着血浆EGFR水平的再次升高，血浆T790M水平也逐渐升高，在RECIST评估PD前血浆已经可监测到T790M水平。

三、小结

综上所述，依据目前的循证医学证据，对于TKI耐药后的广泛进展，部分患者在RECIST进展后继续TKI治疗是一种可行的治疗策略，但能否转换成OS获益尚需继续探讨研究，另外潜在获益亚群的选择也是一个关键问题；换用化疗是目前TKI耐药后的一种标准治疗方案，但不推荐化疗基础上联合TKI同步治疗，序贯治疗是否可行尚需探索；从目前的新药临床研究看，针对TKI耐药基因变化选择相应的治疗是更为合理的治疗策略，推荐二次活检或血液连续活检明确耐药分子机制，选择相应的靶向药物或进入新药临床研究，则是未来的方向所在。

参 考 文 献

1. Kris MG, Johnson BE, Kwiatkowski DJ, et al. Identification of driver mutations in tumor specimens from 1000 patients with lung adenocarcinoma: The NCI's Lung Cancer Mutation Consortium (LCMC). J Clin Oncol, 2011: 29, ASCO Abstract # CRA7506.
2. Kris MG, Johnson BE, Kwiatkowski DJ, et al. Multi-institutional Oncogenic Driver Mutation Analysis in Lung

Adenocarcinoma: The Lung Cancer Mutation Consortium Experience. J Thorac Oncol, 2015; 10: 768-777.

3. Seo JS, Ju YS, Lee WC, et al. The transcriptional landscape and mutational profile of lung adenocarcinoma. Genome Res, 2012; 22: 2109-2119.
4. Mok TS, Wu YL, Thongprasert S, et al. Gefitinib or carboplatin-paclitaxel in pulmonary adenocarcinoma. N Engl J Med, 2009; 361: 947-957.
5. Maemondo M, Inoue A, Kobayashi K, et al. Gefitinib or chemotherapy for nonsmall- cell lung cancer with mutated EGFR. N Engl J Med, 2010; 362: 2380-2388.
6. Mitsudomi T, Morita S, Yatabe Y, et al. Gefitinib versus cisplatin plus docetaxel in patients with non-small-cell lung cancer harbouring mutations of the epidermal growth factor receptor (WJTOG3405): an open label, randomised phase 3 trial. Lancet Oncol, 2010; 11: 121-128.
7. Zhou C, Wu YL, Chen G, et al. Erlotinib versus chemotherapy as firstline treatment for patients with advanced EGFR mutation-positive non-small cell lung cancer (OPTIMAL, CTONG-0802): a multicentre, open label, randomised, phase 3 study. Lancet Oncol, 2011, 12: 735-742.
8. Rosell R, Carcereny E, Gervais R, et al. Erlotinib versus standard chemotherapy as first-line treatment for European patients with advanced EGFR mutation-positive non-small-cell lung cancer (EURTAC): a multicenter, open label, randomized phase 3 trial. Lancet Oncol, 2012, 13: 239-246
9. Wu YL, Liam CK, Zhou C, et al. First-line erlotinib versus cisplatin/gemcitabine (GP) in patients with advanced EGFR mutation-positive non-small-cell lung cancer (NSCLC): interim analyses from the phase 3, open-label, ENSURE study. J Thorac Oncol, 2013, WCLC Abstract # P1. 11-021.
10. Yang JC-H, Sequist LV, Yamamoto N, *et al.* Phase Ⅲ study of afatinib or cisplatin plus pemetrexed in patients with Metastic Lung adenocarcinoma with EGFR mutations. J Clin Oncol, 2013; 31: 3327-3334.
11. Wu LY, Zhou C, H CP, *et al.* LUX-Lung 6: a randomized, open-label, phase Ⅲ study of BIBW 2992 versus chemotherapy as first-line treatment for patients with stage ⅢB or Ⅳ adenocarcinoma of the lung harbouring an EGFR activating mutation. J Clin Oncol, 2013: 13, ASCO abstract # 8016.
12. Jackman D, Pao W, Riely GJ, et al. Clinical definition of acquired resistance to epidermal growth factor receptor tyrosine kinase inhibitors in non-small-cell lung cancer. J Clin Oncol, 2010; 28: 357-360.
13. Nishino K, Imamura F, Morita S, et al. A retrospective analysis of 335 Japanese lung cancer patients who responded to initial gefitinib. Lung Cancer, 2013, 82: 299-304.
14. K. Park, M. Ahn, C. Yu, et al. ASPIRATION: first-line erlotinib (E) until and beyond RECIST progression (PD) in Asian patients (pts) with EGFR mutation-positive (mut+) NSCLC. Ann Oncol, 2014: 25, ESMO Abstract # 1223O.
15. T. Mok, Y. W, K. Nakagawa, et al. Gefitinib/chemotherapy vs chemotherapy in epidermal growth factor receptor (EGFR) mutation-positive non-small-cell lung cancer (NSCLC) after progression on first-line gefitinib: The phase Ⅲ, randomised IMPRESS study. Ann Oncol, 2014: 25, ESMO Abstract # LBA2.
16. Sequist LV, Waltman BA, Dias-Santagata D, et al. Genotypic and histological evolution of lung cancers acquiring resistance to EGFR inhibitors. Sci Transl Med, 2011; 3: 75ra26.
17. Altavilla G, Arrigo C, Tomasello C, et al. Occurrence of HER2 amplification in EGFR-mutant lung adenocarcinoma with acquired resistence to EGFR-TKIs. J Clin Oncol, 2013: 31, ASCO Abstract # 8047.
18. Janne PA, Ramalingam SS, Yang JC, *et al.* Clinical activity of the mutant-selective EGFR inhibitor AZD9291 in patients (pts) with EGFR inhibitor-resistant non-small cell lung cancer (NSCLC). J Clin Oncol, 2014: 32, ASCO Abstract # 8009.
19. Sequist LV, Soria JC, Gadgeel SM, et al. First-in-human evaluation of CO-1686, an irreversible, highly selective tyrosine kinase inhibitor of mutations of EGFR (activating and T790M). J Clin Oncol, 2014: 32, ASCO Abstract # 8010.
20. Sacher AG, PA. Janne, GR. Oxnard, et al. Management of Acquired Resistance to Epidermal Growth Factor Receptor Kinase Inhibitors in Patients With Advanced Non-Small Cell Lung CancerCancer, 2014, 120: 2289-2298.
21. Piotrowska Z, Niederst MJ, Kenudson MM, et al. Variation in mechanisms of acquired resistance (AR) among EGFR-mutant NSCLC patients with more than one post-resistant biopsy. J Clin Oncol, 2014: 32, ASCO Abstract # 8053.
22. GR. Oxnard, CP. Paweletz, Y Kuang, et al. Noninvasive Detection of Response and Resistance in *EGFR*-Mutant Lung Cancer Using Quantitative Next-Generation Genotyping of Cell-Free Plasma DNA. Clin Cancer Res, 2014, 20: 1698-1705.

13. 晚期 NSCLC 老年患者治疗的选择及考虑因素

郭其森

山东省肿瘤医院

NSCLC 系老年性疾病，50%以上的 NSCLC 患者确诊时年龄超过 65 岁，40%以上的患者年龄超过 70 岁。目前国际上对老年人群的年龄划分尚无统一标准，美国国家癌症研究中心（SEER）系统自 2006~2010 年间统计报告显示，美国肺癌的中位诊断年龄为 70 岁，65~74 岁初诊患者约 31.4%，75~84 岁之间约占 28.1%，而 85 岁以上的患者占 8.7%。多数学者认为 70 岁以后人体各器官功能开始明显下降，且晚期 NSCLC 中位发病年龄多在 68 岁以上，因此老年 NSCLC 的年龄标准定为 70 岁已得到 WHO 认同，并达成共识。

一、老年患者生理特点及治疗考虑因素

随着年龄的增加，老年患者心、肝、肾、骨髓等全身各脏器均可能出现生理变化，肾脏排泄能力下降可致药物清除能力降低，而肝功能的下降会导致药物代谢、转化功能下降，心功能、免疫功能以及骨髓造血功能降低均会增加老年患者化疗毒性反应发生的风险，化疗的安全性降低，很大程度影响了老年患者的治疗。此外，老年患者常合并多种基础疾病，如关节炎（49%）、高血压、心脏病、糖尿病、阿尔茨海默病、抑郁、卒中等，每种合并症均对患者的生存与治疗产生直接或间接的影响，与患者体能状态评分（PS）、肿瘤分期及预后密切相关。因此，晚期 NSCLC 老年患者治疗更需考疗效和安全性之间的平衡。

临床工作中常用的对肿瘤患者的身体状态评分，尽管其预后价值已明确，但并不能全面反映老年患者整体状况。根据 SIOG 共识，关于老年癌症患者的综合性评估（CGA）包括以下方面：功能状态、伴随疾病、认知能力、心理健康状况、疲劳、社会地位、营养状况和老年综合征的存在。CGA 更能全面评价老年患者的功能状况，能较好预测患者的耐受，有助于减少治疗决策的武断性。QoL、功能状态和伴随疾病评估基线与老年非小细胞肺癌患者的预后相关。一系列的研究证实了 CGA 在肿瘤患者评估中的实用性，能确定一些可能被遗漏的问题，修正治疗计划，帮助预测化疗所可能造成的毒性反应。目前尚缺乏根据 CGA 制定治疗方案的研究，其对生存期的影响不确定，且其项目繁多，简易形式有待开发。

二、老年晚期 NSCLC 的治疗

在既往的晚期肺癌治疗相关的大部分临床研究中，高龄和身体状态评分差的患者往往由于可能出现潜在毒性增加、获益有限，通常较少入组或不入组，因此，对老年人群的治疗缺乏循证医学证据，晚期 NSCLC 老年患者治疗目前尚无统一标准及最佳治疗方案。

（一）单药化疗

常用药物为第三代细胞毒性药物，包括长春瑞滨（NVB）、吉西他滨（GEM）、紫杉醇、培美曲塞等。

1. 长春瑞滨　ELVIS 研究最早于 1999 年对比了老年晚期 NSCLC 患者长春瑞滨（NVB）单药化疗

与最佳支持治疗（BSC）疗效，是首个针对老年晚期 NSCLC 患者的多中心Ⅲ期随机对照研究，该研究结果显示 NVB 组患者生存获益，其中位生存期及一年生存率均显著优于 BSC 组（MST 4.8 个月；1 年生存率 14%）；MST 6.5 vs 4.8 个月；1 年生存率 32% vs 14%）；且 NVB 组生活质量相对较高。因此单药化疗成为老年晚期 NSCLC 的标准一线治疗。Merini 等的研究证实，即使在 PS>2 分的老年 NSCLC 患者单药口服长春瑞滨也具有效性和安全性。

2. 吉西他滨　吉西他滨是目前用于治疗 NSCLC 应用最广泛的药物之一，显示出优越的前景及良好的耐受性。MILES 试验是迄今最大的一项针对老年晚期 NSCLC 的多中心Ⅲ期随机对照临床研究（n=69，年龄≥70 岁），对比了吉西他滨（GEM）、NVB 或 GEM+NVB 两药联合治疗方案疗效，结果显示两药联合组较 NVB、GEM 单药组均未显示出明显优势，且毒性反应发生率明显增高。该研究提示老年晚期 NSCLC 患者单药化疗优于两药联合方案。

3. 紫衫类药物　紫杉类药物（紫杉醇和多西紫杉醇）在晚期 NSCLC 治疗中显示出良好的活性及耐受性。2006 年 ASCO 年会上，Kudoh 等报道了 WJTOG9904 研究，该项Ⅲ期随机对照临床试验（（n=182）比较了多西紫杉醇（DOC）与 NVB 治疗老年晚期 NSCLC 的疗效及毒性等，结果显示两组患者中位生存期无明显差异（14.3 个月 vs 9.9 个月；$P=0.138$），但 DOC 组的无病生存期、有效率及一年生存率均较 NVB 组好，且患者的疾病相关症状缓解程度同样要优于 NVB 组，而 DOC 较 NVB 有更多的 3~4 度中性粒细胞减少毒性反应（82.9% vs 69.2%，$P=0.031$）。但该研究标本量太小、后续治疗的影响等限制了该研究结果的准确性，仍需大规模的临床试验来证实。Karampeazis A 等的一项前瞻性研究，将单药多西他赛与单药长春瑞滨治疗 65 岁以上老年晚期 NSCLC 疗效进行对比未能证明两者之间有显著性差异。两组疾病进展中位时间与中位生存期分别为 2.3 个月 vs 1.9 个月（$P=0.298$），6.1 个月 vs 3.9 个月（$P=0.090$）。

白蛋白结合型紫杉醇作为一种新型紫杉醇类药物，目前广泛应用于乳腺癌、肺癌、食管癌、卵巢癌、前列腺癌、头颈部鳞癌、胰腺癌等多种肿瘤。该药减少了过敏反应发生率，增加了紫杉醇在血液中的溶解性，提高了紫杉醇化疗的有效率与安全性。近期一项研究对比了晚期 NSCLC 患者应用白蛋白紫杉醇单药与白蛋白紫杉醇联合奈达铂两药方案治疗疗效与不良反应，结果显示白蛋白紫杉醇单药显著优于两药治疗，不仅不良反应少、安全性较高，而且在 ORR、DCR、PFS or OS 方面与两药方案比并无显著差异。

4. 培美曲塞　一项纳入了 JMDB、JMEI、JMEN、PARAMOUNT 四大研究的荟萃分析，观察了培美曲塞在 70 岁以上和 70 岁以下患者两组患者中的疗效，结果显示两组 OS 和不良反应相似，无显著差异。以上研究提示培美曲塞用于老年患者治疗是不错的选择。但目前尚没有针对培美曲塞单药用于老年患者晚期 NSCLC 治疗的相关研究。

基于上述各项研究结果，第三代化疗药物单药治疗在老年晚期 NSCLC 一线治疗中显示出良好的临床疗效，且毒性反应可耐受，可作为老年晚期 NSCLC 患者的有效选择。但各种单药之间，尚缺乏大样本、多中心临床随机对照研究来证明某一种药物显著优于其他。

（二）两药联合治疗老年晚期 NSCLC

1. 含铂两药联合方案　铂类是晚期 NSCLC 一线化疗的基础药物，但一直以来由于铂类药物严重的胃肠道反应、肾毒性、骨髓抑制等不良反应限制了其在老年患者中的应用。一些研究证明了老年患者中含铂方案的可行性，然而，这些数据大多来自亚组分析，并且这些试验中的老年患者多数是具有良好 PS 评分的高度选择的适合的患者，而他们并不能代表实际的老年人群，且老年患者应用含铂两药方案的安全性尚未被证明，因此目前急需专门针对老年患者所设计的相关临床试验来验证。日本一项Ⅲ期临床研究比较了每周多西他赛联合顺铂方案和单药多西他赛治疗老年 NSCLC 的疗效和不良反应，两组中位生存时间分别为 13.3 个月和 17.3 个月，该研究因未达到预期设计而提前终止，说明老年 NSCLC 患者选择顺铂联合化疗应谨慎。

JMDB 研究是目前晚期 NSCLC 一线治疗最大的Ⅲ期临床研究，对比了培美曲塞/顺铂（PP）方案与吉西他滨/顺铂（GP）方案的治疗疗效，该研究到达了主要研究终点，PP 方案疗效不劣于 GP 方案（HR=0.94），且不良反应更低，而在非鳞癌亚组中 PP 方案在 OS 获益显著优于 GP 方案。因此晚期非鳞癌患者推荐优先选择 PP 方案化疗。近期研究者进一步进行了回顾性亚组分析显示，在老年亚组中培美曲塞联合顺铂一线治疗同样获益。

卡铂作为第二代铂类药物，胃肠带反应、肾毒性、神经毒性等均较顺铂小，因此临床治疗治疗中以卡铂替代顺铂的两药方案显示出了一定的优势。IFCT-0501 研究纳入了 70~89 岁之间的 451 例 PS 评分 0~2 分的局部晚期或转移性 NSCLC 患者，随机分为两组，一组患者接受卡铂和每周紫杉醇治疗，另一组患者接受吉西他滨或长春瑞滨单药治疗。该研究结果证明双药联合方案疗效更佳。对 ECOG1594 和 TAX 326 研究中老年患者进行回顾性分析，结果同样提示老年 NSCLC 患者对标准一线含卡铂化疗的受益及药物毒副作用等与年轻患者相近。然而此类研究中老年患者所占比例较低，均未超过 20%。一项关于对比每周紫杉醇联合卡铂方案与白蛋白紫杉醇联合卡铂方案的随机Ⅲ期试验亚组分析显示，老年患者中卡铂联合白蛋白紫杉醇治疗具较好的耐受性，且总生存期也较普通紫杉醇组延长，该研究表明白蛋白紫杉醇+卡铂联合两药方案适用于老年人群。一项对比卡铂+培美曲塞联合方案和培美曲塞+吉西他滨的无铂两药治疗方案的随机Ⅱ期研究中，110 例老年（≥70 岁）NSCLC 患者入组，两组患者均在六周期化疗结束后加用贝伐珠单抗治疗直至病情进展。该研究结果发现培美曲塞+卡铂的含铂两药方案平均肿瘤进展时间（TTP）（10.2 个月 vs 4.7 个月）和中位生存期（14.8 个月 vs 7.5 个月）均较无铂组延长，显示出明显的生存优势。

2. 无铂两药联合方案　由于担心铂类的毒性反应难以耐受，很多研究评估的是非铂类两药联合方案的疗效。SICOG 所进行的随机对照研究比较了吉西他滨联合长春瑞滨联合治疗以及长春瑞滨单药治疗的疗效。联合治疗组具有显著生存优势。而一项萃分析提示，在老年患者中，当比较非铂类药物的双药联合治疗和单药治疗时，双药联合治疗并不能显著改善生存期，且毒性反应却大大增加。

Comella 等研究了几个不同治疗方案对患者生存及生活质量的影响，有 264 例 PS 评分相对较差的患者入组，其随机接受如下化疗方案：吉西他滨单药、紫杉醇单药、吉西他滨加紫杉醇或长春瑞宾联合方案，结果显示联合化疗组患者的中位生存期为 9 个月，而单药治疗组仅为 4 个月，而且联合化疗无显著的毒性反应。虽然此研究并非针对老年患者，但由此可以推论对于身体一般状况较好的老年患者其接受两药联合方案化疗也许会从中获益。

（三）靶向治疗

分子靶向治疗已广泛应用于晚期 NSCLC 的治疗，目前对于 EFGR 突变患者国际 8 大临床研究证明其有效率 60%~80%，中位生存期 30~45 个月，NCCN 指南推荐用于一线治疗，临床常用药物有吉非替尼、厄洛替尼和埃克替尼，以及针对 ALK 基因的克唑替尼。由于靶向药物口服方便、对敏感突变的人群有效率高、延长病人生存、安全性高等特点，在老年晚期 NSCLC 和 PS 较差的患者治疗中具备选择优势。随着耐药基因的明了，相对应的第二、三代的 TKI 也逐渐开发上市，肺癌有望真正成为慢性病。

1. EGFR-TKI　一项针对 NCIC BR 21 研究所进行的回顾性分析发现在总体生存期结果上，年轻患者和老年患者之间不存在显著差异，但老年患者 3~4 级毒性反应率显著增加（35%vs 18%）。多项研究的亚组分析表明吉非替尼单药治疗老年晚期 NSCLC 疗效及患者耐受性较好。厄洛替尼在治疗老年晚期 NSCLC 方面同样显示出其优势。2007 年 ASCO 会议报告了一项厄洛替尼一线治疗老年晚期 NSCLC 的Ⅱ期临床试验结果（n=80），结果显示：51%的患者临床获益，1 年生存率达 46%，2 年生存率为 19%，提示厄洛替尼单药一线治疗从未接受过化疗的老年晚期 NSCLC 患者有效且耐受性好。

2. ALK 基因抑制剂　尽管在 EML4-ALK 基因阳性的非小细胞肺癌患者中，ALK 基因抑制剂克唑替尼疗效让人振奋，但是几乎 70 岁以上患者比例较小。一个纳入了 149 例患者的 I 期研究中，结果提示在年龄 65 岁及以上的患者中对治疗的反应率为 65%。最近，有两个早期临床研究（不同 ALK-TKIs）证实了对治疗的反应率在 50% 以上，即使在对克唑替尼耐药的患者中，二代色瑞替尼、

Alectini 有效率达 60%，也能带来比较理想的治疗效果。

3. 贝伐珠单抗　贝伐珠单抗是一种靶向针对血管表皮生长因子受体（VEGF）的单克隆抗体，被推荐与含铂两药化疗方案联合应用于 NSCLC 一线治疗。ECOG 4599 和 AVAiL 两大研究最初评估了在标准含铂两药化疗方案的基础上加用贝伐珠单抗的疗效。AVAiL 研究比较了顺铂和吉西他滨方案联合或不联合贝伐珠单抗的疗效，结果提示在老年患者群体中即使增加了贝伐珠单抗治疗也未能改善总体生存率。对该研究中 65 岁以上的患者（n=623）进行了亚组分析，老年与年轻患者的中位生存期无显著差异（均为 14.6 个月），TTP 分别为 8.2 和 7.6 个月，有效率分别为 49.3%和 52.4%，且两组不良反应发生率也相似。在 ECOG 4599 研究中，则对 70 岁的患者进行了分析，该研究比较了卡铂和紫杉醇联合或不联合贝伐珠单抗的疗效，研究结果显示在贝伐珠单抗联合治疗组的总体生存期为 11.3 个月，在非联合治疗组为 12.1 个月。与年轻患者相比，老年患者出血、中性粒细胞减少和蛋白尿的发生率更高。美国的 JAMA 研究，也得出类似的结论：在卡铂+紫杉醇治疗方案基础上增加贝伐珠单抗治疗不能获得额外生存期收益。基于上述研究，在老年患者中，目前并没有充分的证据支持加入贝伐珠单抗治疗。

（四）二线治疗

根据目前 NCCN 指南，晚期 SCLC 患者一线治疗失败后二线用药主要有培美曲塞、多西他赛和厄洛替尼。目前尚没有专门针对老年患者的 NSCLC 二线治疗的研究，仅有少数是对既往研究的亚组分析。针对 JMEI 研究所进行的回顾性亚组分析，比较了 70 岁以上老年患者与年轻患者紫杉醇和培美曲塞治疗的疗效与毒性等，在接受培美曲塞（n=47）和紫杉醇（n=39）的老年患者中，培美曲塞中位生存期显著延长（9.5 个 月 vs 7.7 个 月），而培美曲塞组安全性明显优于紫杉醇。

（五）维持治疗

基于一系列随机Ⅲ期试验结果，培美曲塞和厄洛替尼被批准为晚期 NSCLC 患者一线治疗后维持治疗用药。专家组一致认为，一线含铂方案化疗后无进展的老年患者不应该被排除在外。目前老年患者亚组分析仅已针对培美曲塞相关的随机试验进行。在著名的 PARAMOUNT 研究中，培美曲塞作为在培美曲塞联合顺铂一线治疗后的维持治疗，在老年人群和非老年人群表现出相似的生存和毒性，但老年患者 3~4 度贫血和中性粒细胞减少毒性反应发生率更高。一项拟对比紫杉醇联合卡铂化疗四周期无进展老年患者继续行培美曲塞或吉西他滨或观察的疗效（ClinicalTrials. go Identifier NCT01850303）的法国研究目前正在进行中。

（六）其他

肿瘤免疫疗法是当前肿瘤治疗领域中最具前景的研究方向之一。随着生治疗的进展，如 PD-1、PD-L1 单抗、CTLA4 通路的 anti-CTLA4 单抗 Ipilimumab，已经应用于 NSCLC 的治疗，一旦治疗有效其缓解时间长，且其副作用小，有望成为老年 NSCLC 新的更理想的治疗手段。细胞过继免疫治疗需要进一步的循证医学的证据。

三、小结

NSCLC 患者以老年人为主，≥70 岁作为老年肺癌的年龄界定标准已达成共识。老年患者因器官功能状态、合并症、PS 不同而存在异质性，治疗上具有其特殊性。随着化疗药物向低毒化的发展，老年 NSCLC 的治疗需求应得到进一步的满足。单独依靠年龄进行治疗方案选择并不合理，PS、伴随疾病、认知能力等也是重要的预测因素，CGA 作为综合性评估患者状况的工具可能对于预测老年患者是否能从化疗中获益及预测化疗毒性等更有优势，目前仍需大型研究进一步验证。

第三代化疗药物单药治疗耐受良好，疗效明显优于 BSC，是目前老年晚期 NSCLC 的标准选择，但是对于部分一般状况较好、条件适合的老年患者仍可选择含铂两药方案，化疗明显改善生存、提高生活质量，也减少肺癌的症状，化疗基础上加用贝伐单抗治疗并不能改善总体生存期。单药化疗然而没有任何一个单药较其他药物显示出显著优势。在老年患者尚没有证据表明非铂类两药联合方案在

PFS或OS方面优于单药方案，并且，联合治疗比单药化疗毒性更显著。在二线治疗中，培美曲塞、多西他赛或厄罗替尼都是可供选择的治疗方案。在非鳞状细胞癌的患者中，培美曲塞将是优先的治疗选择。分子靶向治疗在老年晚期NSCLC的治疗中地位逐渐上升，因其疗效较好、毒副作用小、用药方便等优势，对于EGFR突变的老年患者，采用EGFR-TKI作为一线治疗是更合理的选择，目前尚需针对老年患者的大型研究进一步证实。

14. 基于基因检测的精确肺癌诊断

韩宝惠，王晓菲

上海市胸科医院

在过去的十几年时间里，随着我们对肺癌，特别是非小细胞肺癌（non small cell lung cancer，NSCLC）的生物学基础的深入研究，相应的治疗策略也发生了翻天覆地的变化（图1）。仅从病理学类型来区分肺癌已经远远不能满足“精准癌诊断”的需求。肺癌携带高比例的体细胞突变，染色体间和染色体内的重排和基因拷贝数的改变。目前，基因水平的肺癌诊断已经成为临床实践的常规，也应是规范诊断的必须要求。

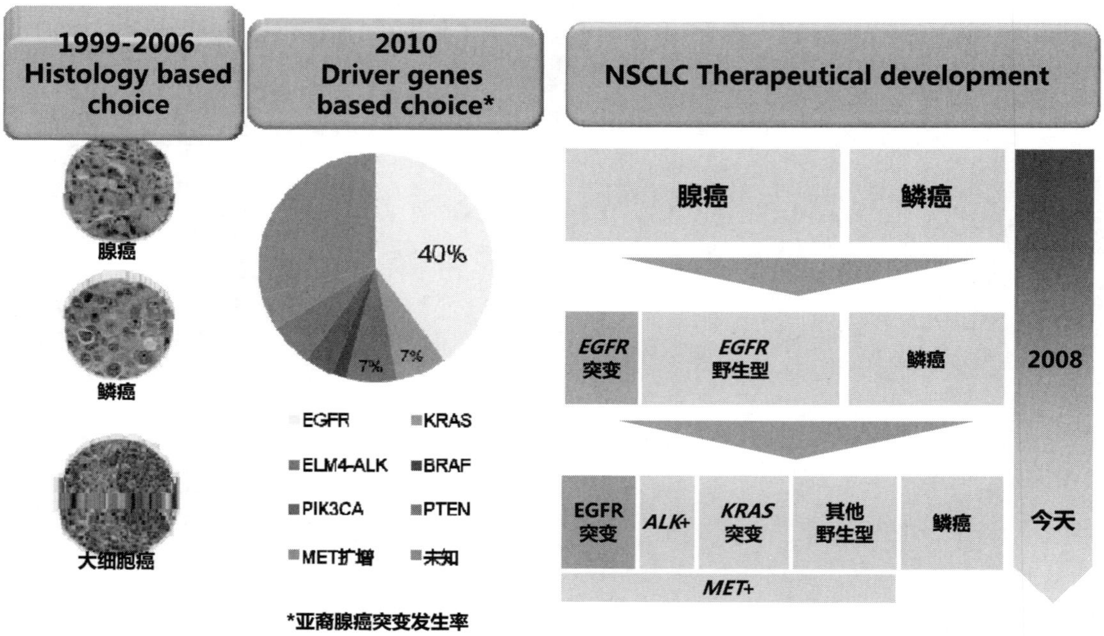

图1 肺癌诊断的演进

一、非小细胞肺癌

（一）肺腺癌

腺癌中癌基因的鉴定，包括EGFR（表皮生长因子受体，epidermal growth factor receptor）突变和[1-3] ALK（间变性淋巴瘤激酶，anaplasticlymphoma kinase）重排[4]，是领导基于基因检测的精确肺癌诊断的范本。对于新发的腺癌患者，NCCN（美国国立综合癌症网络，National Comprehensive Cancer Network）指南要求进行上述两项癌基因检测，另外许多机构建议同时进行ROS、RET、MET原癌基因、BRAF和HER2筛查，对应的靶向药物治疗前景也被众多学者看好。

EGFR突变一线使用TKIs（酪氨酸激酶抑制剂，tyrosine kinase inhibitors）治疗，能给患者带来更长的生存获益和更高的生活质量。但 TKIs 的平均 PFS（疾病进展时间，progression free survival）在 9 月左右[5]，最近的研究表明对于 TKIs 的获得性耐药，通常是由于 EGFR 的二次突变造成（例如 T790M 的突变），第三代靶向药物 AZD9291 和 CO-1686 能有效克服此类耐药[5,6]。目前强调耐药后“二次活检”的重要性，因为有其他靶向药物的靶点（如 ALK 融合基因）存在或向小细胞类型转化而对化疗敏感的可能性[5]。

HER2（人类表皮生长因子受体，human epidermal growth factor receptor 2）和 HER3（也成为 ERB2 和 ERBB3）和 EGFR 一样，属于 HER/ERBB RTK 家族，通过 MAPK 和 PI3K 信号通路调节细胞生长和分化。HER2 突变在 NSCLC 中占 2%~4%，而且一般和 EGFR、KRAS、BRAF、RAS 等为排他性存在，提示其为重要的驱动基因。新一代不可逆的 HER 抑制剂如阿法替尼（Afatinib）和达克替尼（Dacomitinib）可能有效[7]。

受体激酶的基因重排，比如 ALK、ROS 和 RET，在腺癌中的发生比率为 1~8%。最近的临床试验已证实具有 ALK 融合基因或 ROS1 基因重排的腺癌患者对克唑替尼（Crizotinib）和其他靶向药物治疗有效[8]。然而在临床使用过程中无可避免也出现了药物耐药问题，但这也促进了二代药物如色瑞替尼（Ceritinib）的研发。

虽然腺癌患者是驱动基因指导下靶向治疗的最大收受的受益人群，但在这场与发病率病死率双高的恶性肿瘤的博弈中，我们离成功还有一段距离。一些肺腺癌中常见基因改变，如 p53、KRAS 和丝氨酸/苏氨酸激酶 11 的突变，目前尚无有效的靶向治疗[9,10]。其中 KRAS 突变在肺腺癌中发生率相当之高，达 20%~25%，高于 EGFR、ALK 等，而且往往提示预后不良。早期患者 OS（overall survival，总生存）不佳，晚期患者多种药物耐药。

针对肺癌驱动基因之一的 KRAS 基因突变研究，也成为学术界关注热点之一。目前已知针对 KRAS 突变型患者的靶向药物研究有所进展的为法尼基转移酶（FTase）抑制剂及 RAS/RAF 通路下游效应分子 MEK 抑制剂的研究。多数肿瘤细胞中存在 RAS（KRAS、NRAS、HRAS）癌基因的表达产物 RAS 蛋白，其定位于细胞膜内侧，具有 GTP 酶活性，通过调控细胞的有丝分裂，对细胞增生和转移发挥重要作用。在此过程中，FTase（法尼基转移酶）起了关键作用。

FTase（法尼基转移酶）抑制剂的作用机制为抑制 FTase（法尼基转移酶），从而阻止 Ras 蛋白转化成活化状态。即使 FTase 的研究已有相关进展，但目前尚未有已通过Ⅲ期临床并确定疗效的 FTase 抑制剂，小分子 RAS（KRAS、NRAS、HRAS）抑制剂安卓健®（Antroquinonol®）正处于Ⅱ期临床准备阶段，其Ⅰ期临床结果显示，在连续 4 周的研究期间，在剂量爬坡组和标准剂量所有患者均未显示剂量限制毒性，对 NSCLC 患者总体改善率为 80%。

MEK 作为 MAP 激酶信号传导通路的重要组成部分，参与了许多细胞过程，如增殖，分化，转录调控和发育。MEK 共有七种成员 MEK1~7，是一种具双重特异的蛋白激酶，它能磷酸化 MAPK 的苏氨酸和酪氨酸残基使之激活，执行整合上游信号到丝裂原活化蛋白激酶的重要功能。Selumetinib（AZD6244，ARRY-142866）可抑制 KRAS 下游通路 MEK1/2，在 selumetinib（SEL）+ 多西他赛（DOC）对比 DOC + 安慰剂二线治疗晚期 KRAS 突变型 NSCLC 的研究中，发现接受联合治疗的患者 PFS 明显提高（DOC 2.1 个月，SEL+DOC 5.3 个月；HR = 0.58；80% CI 0.42~0.79；单侧 P = 0.0138）。总生存 SEL+DOC 组也长于 DOC 组（9.4 月 vs 5.2 月），但未达到统计学差异，提示 Selumetinib 有希望攻克“KRAS”突变这一难关[11]。

（二）肺鳞癌

鳞癌的发生多与吸烟相关，引起基因改变较腺癌复杂得多。成纤维细胞生长因子受体（fibroblast growth factor receptor，FGFR）目前受到瞩目。FGRFs 是细胞表面的酪氨酸激酶受体，调节细胞生长和分化。在 7%~25%的鳞癌中发现 FGFR1 的扩增[12,13]。FGFR1 的小分子抑制物也在积极研发中，拒签有一例病例报道称患者在使用了 TKI BFJ398 后肿瘤缩小[14]。除此之外，肺癌中 FGFR2 和 FGFR3 的突变，包括 FGFR3 的复发性融合，也可能是 FGFR 抑制剂的潜在靶点[15,16]。鳞癌中 PI3K 信号通路中的一些基因，比如盘状结构域受体酪氨酸激酶2（discoidin domain receptor tyrosine kinase 2，DDR2）也是值得关注的靶点。

二、小细胞肺癌

随着靶向药物的发展，非小细胞肺癌的治疗模式的不断发展；然而，小细胞肺癌却没有能“转化”出如此卓越成效。小细胞肺癌的恶性程度更高，而且复发/难治性肺小细胞肺癌可选择的临床药物十分有限。和鳞癌一样，小细胞肺癌患者常有吸烟史，长期暴露于烟草致癌剂导致患者不但基因突变比例高，而且更为复杂，使得驱动基因的鉴定难上加难。基因组测序提示SCLC中常有TP53H和视网膜母细胞瘤1基因的失活突变，二代测序还发现影响表观遗传学的基因突变和SOX2扩增[17]。

表观遗传学通过组蛋白的各种修饰影响特定基因的表达。虽然使用DNA去甲基化药物或组蛋白去乙酰化酶抑制剂的表观治疗方案已成为治疗骨髓增生异常综合征和外周T细胞淋巴瘤的标准治疗，但这些疗法在肺癌或实体肿瘤中的应用还处于探索阶段。程序性死亡分子1（programmed death 1，PD1）及其配体（PD-1/PD-L1）是一对负性免疫共刺激分子，正常情况下，组织细胞表面的PD-L1与淋巴细胞表面的PD-1结合后，可抑制淋巴细胞功能，诱导活化的淋巴细胞凋亡，从而在自身免疫耐受及防止自身免疫性疾病中发挥重要作用。多种肿瘤细胞表面也表达PD-L1，肿瘤细胞表达的PD-L1，可与肿瘤浸润淋巴细胞表面的PD-1分子结合，抑制淋巴细胞的功能及细胞因子的释放，并诱导淋巴细胞凋亡，从而抵抗淋巴细胞的杀伤作用，最终导致肿瘤发生免疫逃逸。研究发现PD-1免疫抑制点抑制剂联合表观遗传治疗可提高免疫治疗的疗效，可能表观遗传治疗能恢复在肿瘤中介导免疫豁免的多条通路的活性、上调PD-L1的表达并增加干扰素与细胞因子介导的杀伤作用[18]。

正确的靶基因检测，是实现精准个体化靶向治疗的桥梁，但是临床多数晚期患者高质量组织标本并不容易获取和依靠组织标本难以实现动态检测也是我们必须面对的现实。基于外周血（游离DNA，CTCs）的基因分析能有效地填补上述空白，真正做到基因检测的便捷性、无创性和实时性，因而具有广泛应用前景。大样本回顾性研究显示应用游离DNA（cell-free DNA，df-DNA）检测EGFR突变敏感性为76%；特异性为96%，组织、血浆检测一致性88%[19]。国际多中心亚太地区分子流行病学IGNITE现实世界的临床研究：总共有亚洲/欧洲90个中的局部/转移性晚期非小细胞肺癌患者：主要终点：通过细胞组织学检测EGFR突变频率（本地检测）。次要终点：通过组织/细胞检测的EGFR突变状态与对应患者外周血浆（循环游离DNA）检测的EGFR突变状态的一致性（中国/韩国/俄罗斯/台湾人群）。EGFR突变状态结果与不同人群、肺癌分级、经历不同的治疗以及不同的检测方法的相关性。研究结果：研究总共纳入3382名患者，肺癌组织和细胞样本数在亚洲及俄罗斯为2291/924，血浆样本数为1753/94，中位检测时间为6/9天，肺癌组织及细胞中EGFR突变频率：腺癌：49/18%，非腺癌：14/3%（鳞状细胞癌：10/4%），总体上通过血浆检测的突变率较低。在2581个肺癌组织/细胞以及对应患者的血浆中检测的EGFR突变吻合率为81%（95% CI 79~82），检测敏感度为47%（43~51），特异性：96%（95~97）；阳性预测值：83%（79~86），阴性预测值：80%（78~82）。946样品用相同的高度敏感方法检测的阳性预测率为91%。由于假阳性结果的问题，阳性预测率在俄罗斯为39%，而在亚洲为93%。EGFR突变频率在腺癌、非吸烟、亚洲人群、广泛转移、女性（组织/细胞）患者明显增高，血浆中检测EGFR突变频率在≥65岁人群增高。研究结论：这些现实研究数据表明，在晚期非小细胞肺癌中的腺癌EGFR突变频率明显高于非腺癌。而在非腺癌组织中检测出的EGFR突变结果支持所有肺癌患者需行EGFR突变检测。血浆检测EGFR突变在亚洲肺腺癌患者达到26%阳性率，阳性预测值达到93%。这个迄今为止样本量最大的临床分子流行病学研究提示：①IGNITE研究进一步确定了腺癌，不吸烟和亚裔与EGFR突变显著相关，是EGFR突变的主要人群；②血浆循环肿瘤DNA可以作为肿瘤样本无法获取或无法评估的亚太患者的EGFR状态的检测；③EGFR突变状态和组织学数据显示在腺癌和非腺癌患者中都应进行EGFR检测。

循环肿瘤细胞（circulating tumor cell，CTC）由于CTC数目少、捕获难和单个细胞的异质性等原因，导致用于临床靶基因的检测与监测可能滞后于cf-DNA。

基于基因检测的精确肺癌诊断，目的在于转化为患者的生存获益，包括生存时间和生活质量。当肺癌患者前来就诊时，临床医师除了进行临床全身评估外，还需留取肿瘤组织或血液标本检测分子生物学和药物基因组学特征，综合分析选择最合适的治疗策略，使肺癌转变为“慢性病”成为可能。

参 考 文 献

1. Paez J G, Janne P A, Lee J C, et al. EGFR mutations in lung cancer: correlation with clinical response to gefitinib therapy [J]. Science, 2004, 304 (5676): 1497-500.
2. Lynch T J, Bell D W, Sordella R, et al. Activating mutations in the epidermal growth factor receptor underlying responsiveness of non-small-cell lung cancer to gefitinib [J]. The New England journal of medicine, 2004, 350 (21): 2129-39.
3. Pao W, Miller V, Zakowski M, et al. EGF receptor gene mutations are common in lung cancers from " never smokers" and are associated with sensitivity of tumors to gefitinib and erlotinib [J]. Proceedings of the National Academy of Sciences of the United States of America, 2004, 101 (36): 13306-11.
4. Mano H. Non-solid oncogenes in solid tumors: EML4-ALK fusion genes in lung cancer [J]. Cancer science, 2008, 99 (12): 2349-55.
5. Sequist L V, Waltman B A, Dias-Santagata D, et al. Genotypic and histological evolution of lung cancers acquiring resistance to EGFR inhibitors [J]. Science translational medicine, 2011, 3 (75): 75ra26.
6. Zhou W, Ercan D, Chen L, et al. Novel mutant-selective EGFR kinase inhibitors against EGFR T790M [J]. Nature, 2009, 462 (7276): 1070-4.
7. Greulich H, Kaplan B, Mertins P, et al. Functional analysis of receptor tyrosine kinase mutations in lung cancer identifies oncogenic extracellular domain mutations of ERBB2 [J]. Proceedings of the National Academy of Sciences of the United States of America, 2012, 109 (36): 14476-81.
8. Shaw A T, Kim D W, Nakagawa K, et al. Crizotinib versus chemotherapy in advanced ALK-positive lung cancer [J]. The New England journal of medicine, 2013, 368 (25): 2385-94.
9. Imielinski M, Berger A H, Hammerman P S, et al. Mapping the hallmarks of lung adenocarcinoma with massively parallel sequencing [J]. Cell, 2012, 150 (6): 1107-20.
10. Clinical Lung Cancer Genome P, Network Genomic M. A genomics-based classification of human lung tumors [J]. Science translational medicine, 2013, 5 (209): 209ra153.
11. Janne P A, Shaw A T, Pereira J R, et al. Selumetinib plus docetaxel for KRAS-mutant advanced non-small-cell lung cancer: a randomised, multicentre, placebo-controlled, phase 2 study [J]. The Lancet Oncology, 2013, 14 (1): 38-47.
12. Dutt A, Ramos A H, Hammerman P S, et al. Inhibitor-sensitive FGFR1 amplification in human non-small cell lung cancer [J]. PloS one, 2011, 6 (6): e20351.
13. Weiss J, Sos M L, Seidel D, et al. Frequent and focal FGFR1 amplification associates with therapeutically tractable FGFR1 dependency in squamous cell lung cancer [J]. Science translational medicine, 2010, 2 (62): 62ra93.
14. Malchers F, Dietlein F, Schottle J, et al. Cell-autonomous and non-cell-autonomous mechanisms of transformation by amplified FGFR1 in lung cancer [J]. Cancer discovery, 2014, 4 (2): 246-57.
15. Kim Y, Hammerman P S, Kim J, et al. Integrative and comparative genomic analysis of lung squamous cell carcinomas in East Asian patients [J]. Journal of clinical oncology: official journal of the American Society of Clinical Oncology, 2014, 32 (2): 121-8.
16. Majewski I J, Mittempergher L, Davidson N M, et al. Identification of recurrent FGFR3 fusion genes in lung cancer through kinome-centred RNA sequencing [J]. The Journal of pathology, 2013, 230 (3): 270-6.
17. Peifer M, Fernandez-Cuesta L, Sos M L, et al. Integrative genome analyses identify key somatic driver mutations of small-cell lung cancer [J]. Nature genetics, 2012, 44 (10): 1104-10.
18. Chen D S, Mellman I. Oncology meets immunology: the cancer-immunity cycle [J]. Immunity, 2013, 39 (1): 1-10.
19. Goto K, Ichinose Y, Ohe Y, et al. Epidermal growth factor receptor mutation status in circulating free DNA in serum: from IPASS, a phase Ⅲ study of gefitinib or carboplatin/paclitaxel in non-small cell lung cancer [J]. Journal of thoracic oncology: official publication of the International Association for the Study of Lung Cancer, 2012, 7 (1): 115-21.

15. 肺癌个体化靶向治疗伴随诊断研究进展

韩晓红

中国医学科学院北京协和医学院肿瘤医院
抗肿瘤分子靶向药物临床研究北京市重点实验室

随着肿瘤基础研究和基因分子生物学技术的不断发展，以特定基因变异为治疗靶点的药物陆续涌现，掀开了恶性肿瘤个体化治疗的新篇章。从第一个非小细胞肺癌（non-small cell lung cancer，NSCLC）靶向治疗药物吉非替尼的出现，近年来用于 NSCLC 治疗的靶向药物如埃克替尼、克唑替尼和色瑞替尼等给患者带来了更好的生存获益和更小的治疗不良反应[1~3]，但同时也有相当一批患者无法从靶向治疗中获益，因此筛选合适的目标治疗人群在临床决策时就显得尤为重要。

一、伴随诊断的意义

美国和中国于 2015 年初陆续推出了“精准医学”计划[4]，精准医学（precision medicine）是以个人基因组学信息为基础，结合蛋白质组、代谢组等内环境信息，对大样本人群与特定疾病类型进行生物标志的分析与鉴定、验证与应用，从而精确寻找到疾病原因和治疗靶点，最终实现特定患者个性化精准治疗的目的，为明确究竟哪些患者可以真正获益，美国国家食品药品监督管理局（federal food and drug administration，FDA）与制药企业和设备制造商共同提出了用于诊断适宜进行靶向治疗的检测并称为“伴随诊断”（companion diagnosis，CD）。CD 不仅包括用于特定基因检测的试剂和配套仪器等，还涉及样本前处理和检测流程的质控等相关环节，因此是一个系统性的诊断工具。伴随诊断之路始于 1998 年 FDA 批准的抗癌药物赫赛汀，主要用于人表皮生长因子受体-2（human epidermal growth factor receptor2，Her-2）基因扩增阳性的乳腺癌患者。随后用于检测 Her-2 扩增的 INFORM HER-2/NEU 试剂盒批准上市，为临床决策提供帮助。此后 NSCLC 中间变性淋巴瘤激酶（anaplasticlymphoma kinase，ALK）的检测，黑色素瘤中鼠类肉瘤病毒癌基因同源物 B1（BRAF）基因的检测在靶向药物获批的同时，其伴随诊断也被批准应用于临床[5,6]。由于这些基因扩增或突变和特定的靶向药物如小分子酪氨酸激酶抑制剂或单克隆抗体的治疗反应直接相关，因此基因检测成为肿瘤个体化治疗中极其关键的环节，而其核心正是伴随诊断。为此在 2014 年 7 月 FDA 发布了制造商体外伴随诊断指南[7,8]，提出在开发治疗性药物时（不论是新药还是已有药物的新适应证），建议开发配套的体外伴随诊断系统（in vitro companion diagnostic devices，IVD companion diagnostic devices），其主要作用是确保相关治疗药物的安全性和有效性，从而帮助医疗决策者判断患者接受特定药物治疗时会得到获益还是面临发生严重不良反应的风险。IVD CDx 作用包括：①鉴别出哪些患者最有可能从该药物治疗中获益；②鉴别出哪些患者在接受治疗时面临严重副反应发生的风险增加；③监测治疗反应从而进行调整优化（如方案，剂量，治疗中止）以提高该药物治疗的安全性和有效性；④从该药物

基金项目：国家高技术研究发展计划（863 计划）资助项目（2011AA02A110）；2014 年北京市自然科学基金重点项目（7141010）；北京市科委科技计划重大项目（D141100000214005）；第 5 届中央保健科研课题（W2013BJ40）；国家科技支撑计划（2014BAI09B01）

已经被充分研究过的人群中鉴别出有效受益者，并发现药物的安全性及有效性。

二、伴随诊断的现状和不足

迄今为止，已经有多种伴随诊断被 FDA 批准用于肿瘤靶向药物治疗的选择，如 NSCLC 中的 VYSIS ALK Break Apart FISH Probe 试剂盒（克唑替尼），therascreen EGFR RGQ PCR 试剂盒（阿法替尼），cobas EGFR Mutation Test（厄洛替尼），乳腺癌中 INSITE HER-2/NEU 试剂盒，PATHVYSION HER-2 DNA Probe 试剂盒（曲妥珠单抗）等[9]（表 1）。一些评估新型靶向药物或治疗方案的临床试验都采用了相关的 CDx 对入组患者的肿瘤样本进行基因分析，如阿法替尼用于表皮生长因子受体（epidermal growth factor receptor，EGFR）突变型 NSCLC 患者一线治疗的 LUX-lung6 试验，头对头评价国产酪氨酸激酶抑制剂（Tyrosine kinase inhibitors，TKIs）埃克替尼和吉非替尼治疗效果的 IGOGEN 试验等[1,10]。尽管伴随诊断给临床决策带来了很多帮助，但其应用也存在一些问题。最主要的问题就是伴随诊断系统（companion diagnostic devices，CDx）带来的分子标志检测误差，包括检测结果出现假阳性或假阴性，这将直接导致靶向治疗目标人群的选择出现失误。在利用双向 Sanger 测序法作为 EGFR 基因突变检测参考标准时，therascreen EGFR 试剂盒在非临床试验样本和临床试验样本中检测的阳性符合率分别为 96.9%（123/127）和 99.4%（157/158），而阴性符合率分别为 92.1%（220/239）和 86.6%（175/202）[11]。基因分子标志检测的误差不仅会稀释试验药物的疗效，同时也削弱了评价药物真实疗效的统计学分析能力，有可能导致一些很有前景的新药在临床试验中面临夭折，更为重要的是，目标人群的错误选择会给患者带来错误的治疗策略，损害了患者的利益和健康[9]。CDx 检测的结果会受到很多因素影响，包括检测前（样本的来源，样本类型，样本采集和运送，样本前处理等），检测中（方法学稳定性，可重复性，操作人员熟练程度等）和检测后（结果判读，检测结果解释等）的全过程[12]。在临床实践中，CDx 的检测能力极为关键，对其进行的评估主要集中在检测误差和准确性两方面[13,14]。在欧洲分子遗传学质量控制网络（European molecular genetics quality network，EMQN）组织的 NSCLC 中 EGFR 基因突变检测外部质量测评（external quality assessment，EQA）中，全球 30 个国家共 117 家实验室/机构参与了该项目，在返回的 91 份结果中，只有 79%（72/91）的实验室/机构通过了 EQA，检测误差主要是存在假阴性和假阳性[15]。当然，完全精准的检测方法并不存在，因此对检测全程进行严格的质量控制和参加室间质评是非常重要的。这样可以对实验室存在的问题进行针对性的改进，从而使 CDx 更好的发挥作用，推进肿瘤个体化诊疗的精准性。

表 1　FDA 已批准的药物伴随诊断系统

药物商品名（化学名）	伴随诊断商品名	简要应用指导
Lynparza™（奥拉帕尼）	BRAC 分析 CDx™	BRCA 基因突变检测，卵巢癌
爱必妥（西妥昔单抗） Vectibix（帕尼单抗）	*Therascreen*KRAS RGQ PCR 试剂盒	KRAS 基因突变检测，结直肠癌
爱必妥（西妥昔单抗） Vectibix（帕尼单抗）	DAKO EGFR PharmDx 试剂盒	EGFR 蛋白表达 IHC 检测，结直肠癌
Gilotrif（阿法替尼）	therascreen EGFR RGQ PCR 试剂盒	EGFR 基因突变检测，非小细胞肺癌
格列卫（甲磺酸伊马替尼）	DAKO C-KIT PharmDx	C-KIT 蛋白/CD117 抗原表达 IHC 检测，胃肠道间质瘤
赫赛汀（曲妥珠单抗）	INFORM HER-2/NEU	HER-2 基因扩增 FISH 检测，乳腺癌
赫赛汀（曲妥珠单抗）	PATHVYSION HER-2 DNA Probe 试剂盒	HER-2 基因扩增 FISH 检测，乳腺癌
赫赛汀（曲妥珠单抗）	PATHWAY ANTI-HER-2/NEU（4B5）Rabbit Monoclonal Primary Antibody	半定量检测 HER-2 抗原表达，乳腺癌

续 表

药物商品名（化学名）	伴随诊断商品名	简要应用指导
赫赛汀（曲妥珠单抗）	INSITE HER-2/NEU 试剂盒/Bond Oracle Her2 IHC System	HER-2 过表达 IHC 检测，乳腺癌
赫赛汀（曲妥珠单抗）	SPOT-LIGHT HER2 CISH 试剂盒/HER2 CISH PharmDx 试剂盒/INFORM HER2 DUAL ISH DNA Probe Cocktail	HER-2 基因扩增 CISH 检测，乳腺癌
赫赛汀（曲妥珠单抗） Perjeta（帕妥珠单抗） Kadcyla（ado-曲妥珠单抗 emtansine，TDM-1）	HERCEPTEST	HER-2 蛋白过表达免疫细胞化学法检测，乳腺癌和胃癌
赫赛汀（曲妥珠单抗） Perjeta（帕妥珠单抗） Kadcyla（ado-曲妥珠单抗 emtansine，TDM-1）	HER2 FISH PharmDx 试剂盒	HER-2 基因扩增 FISH 检测，乳腺癌和胃癌
Mekinist（曲美替尼） Tafinlar（达拉非尼）	THxID™ BRAF 试剂盒	BRAF 基因突变检测，黑色素瘤
特罗凯（厄洛替尼）	cobas EGFR Mutation Test	EGFR 基因突变检测，非小细胞肺癌
Xalkori（克唑替尼）	VYSIS ALK Break Apart FISH Probe 试剂盒	ALK 基因融合 FISH 检测，非小细胞肺癌
Zelboraf（威罗菲尼）	COBAS 4800 BRAF V600 Mutation Test	BRAF 基因突变检测，黑色素瘤

IHC：免疫组织化学（Immunohistochemistry）；FISH：荧光原位杂交（fluorescence in situ hybridization）；CISH：显色原位杂交（Chromogenic In Situ Hybridization）

数据来源于 FDA 网站（医疗试剂体外诊断）[11]

三、伴随诊断在肺癌中的应用

肺癌个体化靶向治疗的广泛开展给患者带来了生存获益，而精准的分子靶点检测是进行正确临床决策的必要前提，因此靶点检测的规范化和标准化就显得尤为关键。2014 年 10 月美国病理医师联盟 College of American Pathologists，CAP）/国际肺癌研究协会（International Association for the Study of Lung Cancer，IASLC）/分子病理协会（Association for Molecular Pathology，AMP）联合发布了肺癌中 EGFR 和 ALK 基因检测的指南[16]，用于筛选出可以接受酪氨酸激酶抑制剂（tyrosine kinase inhibitors，TKIs）的患者，该指南强调了以下 5 个主要问题：①何时应该进行分子检测？②应该如何进行 EGFR 检测？③应该如何进行 ALK 检测？④其他基因是否需要在肺腺癌中进行常规检测？⑤分子检测应该如何实施和操作？指南提出在肺腺癌或含有腺癌成分的肺癌患者接受 TKIs 治疗前，都应该常规接受基因靶点检测，推荐在疾病诊断之时接受检测且组织样本是最佳的检测样本。EGFR 和 ALK 的检测都推荐使用已认证过的基因检测方法，其中 EGFR 基因突变检测最好能有较高的敏感度（肿瘤细胞含量少于 10%时也能检测出突变），而不推荐应用 IHC 或基因扩增检测。ALK 融合基因推荐使用双色标记的分离探针采用 FISH 进行检测，实时定量聚合酶链反应（real-time polymerase chain reaction，RT-PCR）不推荐作为 FISH 的替代检测方法。在临床实践中 EGFR 基因突变检测应优先检测，其次是 ALK 基因融合，其他基因检测目前缺乏足够的证据表明可以用于指南推荐。此外，基因检测的报告应包含结果和解释，并能被临床医师和非专业的病理医师所理解。然而，随着肿瘤研究的不断进展，一些新的基因靶点也将逐步纳入临床检测，如近来鉴定出的 RET 和 ROS1 基因融合[17]。此外，多靶点检测也是一个亟待解决的问题，潜在的分子标志众多，而可用的样本量较为有限，如何实现在一个样本中进行多靶点检测就是临床面临的一个挑战。下一代测序技术（next-generation sequencing，NGS）的兴起为解决这一问题带来了希望，相信在将来能为临床实践带来革新性的改变。

四、伴随诊断中新一代测序技术的应用

从最早由全球研究者共同参与，花费数十亿美元和十多年时间才完成的人类基因组计划（human genome project，HGP），到如今不到5000美元24小时内即可完成的全基因组测序，分子生物学技术的飞速发展为我们在肿瘤中寻找新的基因靶点提供了强有力的研究工具，如FDA批准的第一个NGS平台Illumina's MiSeqDx，为临床的多靶点检测提供了巨大的空间[18]。我国在继遗传病诊断、产前筛查和产前诊断、植入前胚胎遗传学诊断批准了基因测序项目试点后，在2015年3月27日由卫计委正式发布了第一批肿瘤诊断与治疗项目高通量基因测序技术临床试点的名单，这也是为了响应国家提出的“精准医疗”计划为NGS引入临床实践所做的积极探索，而NGS能否成为符合要求的CDx也是未来的关注焦点。代谢组学技术是用于研究生物体内源及外源性代谢物质在不同生理病理状态下的含量变化，也广泛应用于肿瘤的研究[19~20]。除此以外，基于电泳和质谱技术的蛋白质组学在肿瘤标志物的发现和研究中也起到了很大作用[21]。于2014年完成的癌症基因组计划（the cancer genome atlas，TCGA）是借助NGS对多种肿瘤进行了深度测序，发现了诸多和肿瘤相关的驱动基因[22~24]，这些发现不仅能帮助我们理解肿瘤的发生发展，也有助于挖掘潜在的治疗靶点，为CDx的研发提供方向。如肺鳞癌（squamous cell carcinoma，SQCC）中之前没有相应的治疗基因靶点存在。通过高通量深度测序，研究者在178例SQCC的检测中发现了11种高频基因突变（TP53，NFE2L2，KEAP1，BAI3，FBXW7等），涉及NFE2L2和KEAP1，CDKN2A和RB1等多条信号通路[25]。此外通过筛选，研究者提出了SQCC中可能的治疗靶向基因如成红细胞白血病病毒癌基因同系物（erythroblastic leukaemia viral oncogene homologues，ERBBs），成纤维生长因子受体（fibroblast growth factor receptors，FGFRs）和Janus激酶（Janus kinases，JAKs），这些基因都存在突变或扩增，为肺鳞癌的靶向治疗和CDx研究提供了思路。

五、结语和展望

继个体化治疗之后，精准医学的兴起为恶性肿瘤的诊疗指出了新的方向。随着不同肿瘤中特有基因的变异（突变，插入缺失，融合等）被不断发现，靶向药物的研发也将更具针对性，然而真正能让基础和临床实现完整结合的愿景，离不开CDx的研究和发展。遵循正确的路径，规范使用CDx才能区分出获益最大的患者群，而这也正是我们迈向精准化医学的必由之路。

参 考 文 献

1. Shi Y，Zhang L，Liu X，et al. Icotinib versus gefitinib in previously treated advanced non-small-cell lung cancer (ICOGEN)：a randomised，double-blind phase 3 non-inferiority trial. Lancet Oncol，2013，14：953-961.
2. Shaw AT，Ou SH，Bang YJ，et al. Crizotinib in ROS1-rearranged non-small-cell lung cancer. N Engl J Med，2014，371：1963-1971.
3. Khozin S，Blumenthal GM，Zhang L，et al. FDA Approval：Ceritinib for the Treatment of Metastatic Anaplastic Lymphoma Kinase-Positive Non-Small Cell Lung Cancer. Clin Cancer Res，2015.
4. Precision Medicine Initiative in the Offing. Cancer Discov 2015.
5. Solomon BJ，Mok T，Kim DW，et al. First-line crizotinib versus chemotherapy in ALK-positive lung cancer. N Engl J Med，2014，371：2167-2177.
6. Mancini I，et al. Implementation of a companion diagnostic in the clinical laboratory：the BRAF example in melanoma. Clin Chim Acta，2015，439：128-36.
7. http://www.fda.gov/downloads/MedicalDevices/DeviceRegulationandGuidance/GuidanceDocuments/UCM262327.pdf.In.
8. http://www.fda.gov/MedicalDevices/ProductsandMedicalProcedures/InVitroDiagnostics/ucm407297.htm.In.
9. Li M，Yu T，Hu YF. The impact of companion diagnostic device measurement performance on clinical validation of personalized medicine. Stat Med，2015.

10. Wu Y L, et al. Afatinib versus cisplatin plus gemcitabine for first-line treatment of Asian patients with advanced non-small-cell lung cancer harbouring EGFR mutations (LUX-Lung 6): an open-label, randomised phase 3 trial. Lancet Oncol, 2014, 15 (2): 213-22.
11. http://www.fda.gov/MedicalDevices/ProductsandMedicalProcedures/InVitroDiagnostics/ucm301431.htm.In.
12. Aisner DL, Marshall CB. Molecular pathology of non-small cell lung cancer: a practical guide. Am J Clin Pathol, 2012, 138: 332-346.
13. De A, Meier K, Tang R, et al. Evaluation of heart failure biomarker tests: a survey of statistical considerations. J Cardiovasc Transl Res, 2013, 6: 449-457.
14. Li M. Statistical consideration and challenges in bridging study of personalized medicine. J Biopharm Stat, 2014.
15. Patton S, Normanno N, Blackhall F, et al. Assessing standardization of molecular testing for non-small-cell lung cancer: results of a worldwide external quality assessment (EQA) scheme for EGFR mutation testing. Br J Cancer, 2014, 111: 413-420.
16. Leighl NB, Rekhtman N, Biermann WA, et al. Molecular testing for selection of patients with lung cancer for epidermal growth factor receptor and anaplastic lymphoma kinase tyrosine kinase inhibitors: American Society of Clinical Oncology endorsement of the College of American Pathologists/International Association for the study of lung cancer/association for molecular pathology guideline. J Clin Oncol, 2014, 32: 3673-3679.
17. Gainor JF, Shaw AT. Novel targets in non-small cell lung cancer: ROS1 and RET fusions. Oncologist, 2013, 18: 865-875.
18. Collins FS, Hamburg MA. First FDA authorization for next-generation sequencer. N Engl J Med, 2013, 369: 2369-2371.
19. 周军芳，崔巍. 代谢组学技术及其在结直肠癌临床研究中的应用. 中华检验医学杂志，2013，36 (10): 887-890
20. 孙斐斐，沈朋. 代谢组学技术在肿瘤研究中的应用现状及进展. 中华检验医学杂志，2009，32 (8): 853-856.
21. 刘银坤. 蛋白质组学及其在肿瘤标志物筛选和鉴定中的应用策略. 中华检验医学杂志，2006，29 (4): 293-297
22. Cancer Genome Atlas N. Comprehensive molecular characterization of human colon and rectal cancer, Nature 2012, 487: 330-337.
23. Cancer Genome Atlas Research N. Comprehensive molecular characterization of gastric adenocarcinoma. Nature, 2014, 513: 202-209.
24. Yu J, Wu WK, Li X, et al. Novel recurrently mutated genes and a prognostic mutation signature in colorectal cancer. Gut, 2014.
25. Cancer Genome Atlas Research N. Comprehensive genomic characterization of squamous cell lung cancers. Nature, 2012, 489: 519-525.

16. ALK 阳性 NSCLC 克唑替尼耐药的机制及治疗策略

郝学志

中国医学科学院北京协和医学院肿瘤医院

肺癌目前是全球发病率和死亡率最高的疾病之一。2014 年世界卫生组织（WHO）发布的《World Cancer Report 2014》显示，全世界每年肺癌新发病例为 180 万，死亡病例 160 万，高居所有癌症发病率和死亡率之首。报告同时指出，我国每年肺癌新发病例为 67.6 万，死亡病例 56.5 万，在世界各国之中肺癌发病率和死亡率均居第一位。非小细胞肺癌（non-small cell lung cancer，NSCLC）是肺癌最为常见的组织学类型，约占肺癌总体患者人群的 80%～85%[1~3]。近年来，随着分子诊断技术的快速发展，人们对 NSCLC 的认识已经从组织水平深入到分子水平，陆续发现越来越多的肿瘤驱动基因。间变性淋巴瘤激酶（anaplastic lymphoma kinase，ALK）融合基因是继表皮生长因子受体（epidermal growth factor receptor，EGFR）突变后在 NSCLC 中发现的又一个具有针对性靶向药物治疗的重要的肿瘤驱动基因。针对 ALK 融合基因的靶向药物—克唑替尼，显著改善了带有这类分子特征的 NSCLC 患者的生存。然而，正如 EGFR 突变基础上的 EGFR-TKIs 治疗耐药不可避免，尽管克唑替尼在 ALK 阳性患者获得良好的无进展生存和客观有效率，最终还是会面临耐药而治疗失败的命运。目前几乎所有的 TKIs 在初始治疗后的 9～12 个月都会出现耐药问题[4,5]。耐药已经成为 TKIs 临床应用最普遍的障碍，同时也是提高晚期 NSCLC 患者生存时间最急需解决的问题。可喜的是，随着研究的不断深入，ALK-TKIs 耐药分子机制的面纱被逐一拨开，越来越多地升级药物及合理的治疗策略应用到临床，大大延长了 ALK 阳性 NSCLC 患者的生存。本文针对第一代 ALK-TKI—克唑替尼，治疗 ALK 阳性的 NSCLC 患者引起耐药的机制及治疗策略做一综述。

一、ALK-TKI—克唑替尼的耐药机制

克唑替尼是一种小分子 ATP 竞争性的 ALK 抑制剂，它通过抑制 c-Met 激酶，阻断 c-Met 信号转导通路，从而抑制 ALK 融合基因表达、抑制肿瘤细胞生长[6,7]。NSCLC 患者中有 3%～7%存在 ALK 基因融合[8,9]，常见于不吸烟的年轻腺癌患者，通常与其他驱动基因（EGFR、KRAS 等突变）互相排斥[10]。克唑替尼明显改善了 ALK 阳性 NSCLC 患者的预后，客观有效率（objective response rate，ORR）达 60%，无进展生存（progression-free survival，PFS）达 8～10 个月，总生存期（overall survival，OS）显著延长[11~13]。尽管 ALK 阳性 NSCLC 患者应用克唑替尼治疗获益明显，但这部分患者往往在 1～2 年内出现耐药，并以中枢神经系统的复发进展较为常见[14]。已经发现的耐药机制主要有以下几种：

（一）ALK 耐药突变

克唑替尼治疗 ALK 阳性 NSCLC 患者出现耐药问题，约 37%归因于 ALK 继发性耐药突变。这其中又可以分为 ALK 激酶区突变（28%）和 ALK 基因拷贝数扩增（9%）。

1. ALK 激酶区突变　ALK 激酶区突变是最早明确的耐药机制[15,16]。不同研究揭示 ALK 阳性 NSCLC 继发耐药的患者存在多种 ALK 激酶区突变，包括：L1196M，L1152R，G1202R，G1269A，1151Tins，S1206Y，C1156Y，F1174C 和 D1203N 等。数量上 L1196M 略多，它是一种类似于 T790M

的看家基因[17,18]。在首例报道的克唑替尼耐药的病例的同一个肿瘤标本中即发现了 L1196M 和 C1156Y 的突变。Doebele 等[15]对 14 例经克唑替尼治疗后出现继发性耐药的 ALK 阳性 NSCLC 患者的标本进行荧光原位杂交（FISH）检测，发现三分之一的患者出现了 ALK 激酶区的二次突变，主要为 L1196M，G1269A 和 C1156Y。同样，Katayama 等[16]对 18 例克唑替尼获得性耐药的 ALK 阳性 NSCLC 患者进行了 FISH 和免疫组织化学法检测，发现约四分之一的患者出现了 ALK 激酶区的二次突变，并且在体外实验中证实了这些突变导致了 ALK 阳性肿瘤细胞对克唑替尼的耐药。

2. ALK 基因拷贝数扩增　ALK 基因拷贝数扩增首次是在克唑替尼耐药的 ALK 阳性细胞系中发现的。随后在克唑替尼耐药的 ALK 阳性 NSCLC 患者标本中也发现了拷贝数增加。在 Katayama 等[16]的试验中，FISH 检测 18 例继发性耐药的患者的标本中也发现了 1 例患者 ALK 融合基因拷贝数扩增。同样，相应的体外实验也证实了 ALK 基因拷贝数扩增可以导致 ALK 阳性肿瘤细胞对克唑替尼的耐药。

值得一提的是，当 ALK 激酶区突变或拷贝数扩增时，ALK 信号通路常常会被保留，并在肿瘤细胞的生存和耐药过程中发挥一定的作用。因此，更加有效的第二代 ALK 抑制剂也许能够克服这些机制引起的继发性耐药问题。该类型的耐药也被称为 ALK 占优势的耐药。

（二）信号旁路的激活

ALK 阳性肿瘤细胞主要通过 ALK 及其下游信号通路来控制肿瘤细胞的生长和迁移。当克唑替尼阻断该信号通路时，肿瘤细胞会通过一些机制（如转换驱动基因）来激活其他信号通路，取代肿瘤细胞对 ALK 及其下游信号的依赖，导致肿瘤细胞对克唑替尼的耐药。该类型的耐药又被称为 ALK 不占优势的耐药。这些转换驱动基因中最常见的是 EGFR 突变或磷酸化，KRAS 突变和 c-KIT 扩增。Doebele 和 Katayama 等[15,16]的研究均发现，在未接受和已经接受克唑替尼治疗的 ALK 阳性 NSCLC 患者的标本中均发现激活的 EGFR 或 KRAS 的突变。Katayama 等[16]对 18 例克唑替尼耐药的标本进行 IHC 检测，发现有 17 例标本出现 EGFR 磷酸化，提示存在不同程度的 EGFR 通路激活。在细胞系的研究中发现，抑制 EGFR 磷酸化可以恢复耐药细胞株对克唑替尼的敏感性。除此之外，上述研究中，18 例标本经 FISH 检测发现了 2 例高水平的 c-KIT 扩增，IHC 检测也证实了这一结果。同时通过 IHC 检测还发现在这些 c-KIT 扩增的耐药标本的间质细胞中，c-KIT 的配体干细胞因子（stem cell factor，SCF）也存在高表达现象。体外实验证实了 c-KIT 扩增介导的克唑替尼耐药现象需要高表达的 SCF 的参与，而克唑替尼联合伊马替尼则可以有效抑制这种机制导致的耐药现象。

（三）肿瘤异质性

NSCLC 是基因和细胞异质性最大的肿瘤之一。我们对于肿瘤异质性及其导致有关的耐药问题，仍然缺乏更深入的了解[8]。目前，我们已经在多种耐药肿瘤中观察到肿瘤的异质性。例如，对同一个 ALK 阳性 NSCLC 患者的耐药肿瘤标本进行检测，分别鉴定出了两种不同的激酶区突变，而一些被鉴定的肿瘤细胞不存在这些突变。另一个患者的耐药标本则同时检测出了基因拷贝数扩增和突变[19,20]。但是我们并不知道这些变异是否都存在于相同的细胞内。2014 年美国临床肿瘤学会（American Society of Clinical Oncology，ASCO）会议上报道了一个关于多发肺结节的 NSCLC 患者驱动基因的分布情况。研究纳入 35 名双肺多发肺结节的 NSCLC 患者，分别检测其驱动基因分布情况，结果发现不同结节的突变驱动基因分别的不一致率达到了 68.6%。这些结果都表明：对于 NSCLC 患者而言，在不同时间和不同空间其肿瘤细胞可能存在不同的驱动基因突变。肿瘤细胞异质性的存在让耐药问题更加错综复杂，要彻底解决耐药问题，首先需要更多地了解肿瘤异质性的起源等问题。

二、克唑替尼耐药后的治疗策略

（一）二代 ALK 抑制剂

第二代 ALK 抑制剂的结构和克唑替尼有所不同，能够抑制 ALK 继发性耐药突变。临床前研究证实，第二代 ALK 抑制剂不仅对 ALK 基因阳性的肿瘤细胞具有活性，而且对已经鉴定出来的多种 ALK 激酶区耐药突变均具有活性。这些药物包括：Ceritinib（LDK-378），Alectinib（CH5424802）

和 AP26113。

1. Ceritinib　Ceritinib 是瑞士诺华公司研发的二代 ALK 抑制剂。其体外研究表明：Ceritinib 对 ALK 阳性和表达突变 C1156Y 的肿瘤细胞均具有良好的活性[21]。Ceritinib 的剂量递增Ⅰ期单臂试验计划入组 131 例 ALK 阳性的经过标准治疗失败的进展期肿瘤患者[22]。试验分为 3 个组；之前接受过克唑替尼治疗的 ALK 阳性 NSCLC，之前未接受过克唑替尼治疗的 ALK 阳性 NSCLC 和 ALK 阳性的除肺癌之外的其他恶性肿瘤。截至 2012 年 11 月 8 日，共入组 130 例患者，其中 59 例为剂量爬坡组，确认最大耐受剂量（maximum tolerated dose，MTD）为 750mg/d；后续 71 例患者为 MTD 扩展组。在 79 例对克唑替尼耐药的 ALK 阳性 NSCLC 亚组中，ORR 为 57%。剩余 35 例未经克唑替尼治疗的 ALK 阳性 NSCLC 组中，ORR 为 60%。在全组 114 例 NSCLC 中，中位 PFS 为 8.6 个月（95%CI：5.7~9.9 个月）。最常见的不良反应为恶心（73%）、腹泻（72%）、呕吐（58%）和疲劳（41%）。最常见的 3~4 级不良事件为丙氨酸氨基转移酶水平升高（19%）、天冬氨酸氨基转移酶水平升高（10%）和腹泻（8%）。该项研究结果表明 LDK378 在 400~750mg/d 剂量范围内显示出较强的抗肿瘤活性（无论其是否接受过克唑替尼治疗）；最常见的不良反应为恶心，腹泻，呕吐和乏力，且多为 1 或 2 级，患者耐受性佳。目前 ceritinib 已经被 FDA 批准用于进行多项其他Ⅱ期和Ⅲ期临床研究。

2. Alectinib　Alectinib 是一种强效的选择性 ALK 抑制剂，其效力比克唑替尼强 10 倍，能有效对抗大多数的 ALK 激酶区突变[23]。在日本进行的一项多中心、单臂开放的Ⅰ/Ⅱ期研究对未接受克唑替尼治疗的晚期 NSCLC 患者进行的剂量递增试验，试验中患者每日口服 alectinib 两次[24,25]。Ⅰ期试验纳入的 24 例患者每日口服 20~300mg 的 alectinib 两次。在最高最大剂量耐受组未观察到剂量限制性毒性，也未见 4 级不良事件的报告。因此Ⅱ期临床研究选取了每次 300mg 每日两次的用药方案。共计 46 例患者以推荐剂量进行了治疗，其中 43 例患者获得客观缓解，ORR 达 93.5%（95CI：82%~98.6%），其中 2 例（4.3%）为完全缓解。12 例（26%）患者出现了治疗相关的 3 级不良反应，包括中性粒细胞减少和血液肌酸激酶含量升高。5 例患者出现了严重的副作用（11%）。中位 PFS 尚未达到。基于这一结果，日本卫生部、劳动和福利局批准了该药的使用。同样在美国，食品与药物管理局（food and drug administration，FDA）已经批准 Alectinib 用于克唑替尼治疗后发生进展的 ALK 阳性 NSCLC 患者的治疗，并授予该药突破性治疗的称号。

3. AP26113　AP26113 是一种新型的 ALK/EGFR-TKI 双重抑制剂，可强效抑制 ALK L1196M 突变和 EGFR T790M 突变[26,27]。一项开放标签、多中心Ⅰ/Ⅱ期临床试验共纳入 44 例晚期实体瘤病例，37 例是耐受现有治疗药物或没有标准治疗的 NSCLC。患者每日口服 1 次的 AP26113。与治疗相关的 3~4 级最常见不良事件为腹泻（5%）。两种剂量限制性毒性出现在 240mg 剂量组（丙氨酸转氨酶水平升高 3 级事件）和 300mg 剂量组（呼吸困难 4 级事件）。Ⅱ期临床试验以<300mg 的剂量进一步研究，设 4 个受试群体：ALK 阳性 NSCLC 初治组，ALK 靶向治疗后耐药组，耐药 EGFR 突变型组，其他 ALK 变异或其他以 AP26113 为靶点的肿瘤。

综上，第二代 ALK 抑制剂对于依赖于 ALK 信号通路的 ALK 激酶区耐药突变也许是很好的选择。

（二）联合其他治疗

上文提到，不占优势的 ALK 耐药突变存在其他信号旁路激活的现象。因此，时应用 ALK 抑制剂和其他信号传导通路抑制剂，有可能改善此类机制导致耐药问题的临床疗效。

1. 联合热休克蛋白（heat shock protein 90，HSP90）抑制剂　HSP90 是一类称为分子“伴侣”的蛋白质，可帮助新合成的蛋白质形成发挥他们特定生物学功能的正确形状[28]。体外细胞系研究中发现 HSP90 的抑制剂 ganetespib 对 ALK 阳性的未经过克唑替尼处理或对克唑替尼耐药的细胞系均有活性[14,29]。一项关于 ganetespib 的Ⅱ期临床试验中[30]，ganetespib 单药治疗 ALK 基因重排的ⅢB/Ⅳ期 NSCLC，患者之前未接受过直接 ALK 抑制剂治疗。主要终点是 ORR，计划招募受试者约 100 例。目前试验正在进行中，已经报道的结果显示 4 例获部分缓解的病例全是未经克唑替尼治疗的 ALK 阳性型。最常见不良反应为腹泻、乏力、恶心和食欲减退。另一种 HSP90 抑制剂是 AUY922[31]，目前正在进行用于包括 ALK 阳性 NSCLC 在内的Ⅱ期试验。剂量为每周 $70mg/m^2$，121 例受试者均为复治 NSCLC 患者。22 例 ALK 阳性病例中，客观缓解 7 例（32%），其中 3 例是克唑替尼耐药者；疾病控制率为 59%（未经克唑替治疗组为 100%，克唑替尼耐药组为 36%）。不良事件主要是 1~2 级事件，包括眼睛不适（77%）、腹泻（74%）和恶心（46%）。其他联合 HSP90 抑制剂与选择性 ALK 抑制剂的临床研究正在进行中（NCT 01712217 和 NCT01579994）。

2. 联合其他 TKI　既往的研究表明，在 ALK 阳性 NSCLC 患者中，5%~8%的 ALK 阳性细胞并存 EGFR 突变[32,33]。在基于亚裔患者的研究中发现[20]，18.6%ALK 阳性患者合并 EGFR 突变；3.9%的 EGFR 突变患者合并 ALK 融合。对于这些患者，联合使用 EGFR 和 ALK TKI 相对于单独使用任何一种 TKI 可以起到更好的抑制效果。但是目前该结论多见于病例报道研究，尚缺乏相关的大型临床数据的支持。

3. 联合化疗　EGFR 突变阳性 NSCLC 患者对 EGFR TKI 耐药后，立即停止 EGFR TKI 治疗可导致肿瘤出现暴发性进展。可能的原因是停止 EGFR TKI 治疗后，对 EGFR TKI 敏感的细胞再次快速增殖，导致肿瘤暴发性生长。同理，对克唑替尼敏感的 ALK 阳性 NSCLC 亦可出现相似的过程。因此，当该类患者出现对克唑替尼获得性耐药时，在全身化疗同时是否需要继续克唑替尼治疗，尚无确切答案，通过一些前瞻性临床研究有助于回答这一问题。正在设计的 SWOG1300 研究即是针对 ALK 阳性 NSCLC 患者出现克唑替尼耐药后随机分配至培美曲塞单药或培美曲塞联合克唑替尼治疗组。值得关注的是，在这项研究中如果单药培美曲塞治疗失败后，允许患者再次接受克唑替尼治疗。基于此研究，亦能回答“在具有明确肿瘤驱动基因的患者出现获得性耐药时，是继续原小分子靶向药物联合全身化疗，还是先全身化疗，待疾病再次进展后再重新使用小分子靶向药物”这一问题。研究结果将对临床实践具有重要的指导意义。

（三）继续克唑替尼治疗

有一种很重要的观点认为，对于靶向药物治疗出现获得性耐药的 NSCLC 患者，耐药往往不完全。因此当疾病进展时，仍有部分肿瘤细胞能够继续被靶向药物所抑制。一项关于继续使用克唑替尼抑制 ALK 阳性 NSCLC 疾病进展的研究发现[34]，克唑替尼治疗 ALK+NSCLC 患者疾病进展后，继续使用克唑替尼对比未使用克唑替尼，6 个月总生存率为 76.3% vs 31.2%，12 个月总生存率为 64.7% vs 32.9%，OS 为 16.4 vs 3.9 月。对其总生存的 COX 生存分析发现，克唑替尼持续使用可以使生存显著获益（风险比：0.27，95CI：0.17~0.45，$P<0.0001$）。而患者的性别，吸烟史，体力状态评分等对生存均无显著影响。对于具有驱动基因突变的 NSCLC 患者，在更改治疗方式之前，区分“仅可检测的疾病进展”与“临床显著进展”非常重要。这是由于某些患者虽然出现了局部的、无症状性进展，但与接受靶向治疗之前相比，肿瘤负荷仍能有较好的控制。还有些病人发现疾病进展后停用 TKI，出现了疾病暴发性进展。这时给予患者同一种 TKI 或作用于同一靶点的不同种 TKI，疾病可再次获得良好控制。该现象说明 TKI 仍能抑制对其敏感的肿瘤细胞亚群。因此，区分不同的耐药模式对后续治疗至关重要。

三、结论

克唑替尼是继 EGFR-TKI 类药物后又一重要的小分子靶向抑制剂，其对 ALK 阳性 NSCLC 患者显示了良好的临床疗效。然而多种原因导致的耐药问题给临床治疗带来了很多挑战。对于克唑替尼耐药机制的深入探讨将有助于我们给 ALK 阳性 NSCLC 患者带来更大的获益。当克唑替尼治疗出现疾病进展时，应根据不同的情况制订后续的治疗策略。目前出现的二代 ALK 抑制剂虽然可以克服第一代 ALK-TKI（克唑替尼）的部分耐药问题，但是要从根本上解决耐药问题还有很长的路要走，对肿瘤异质性更深入的研究可能是解决问题的关键。

参 考 文 献

1. Siegel R, C Desantis and A Jemal. Colorectal cancer statistics [J]. 2014. CA Cancer J Clin, 2014, 64 (2): 104-17
2. DeSantis CE, CC Lin, AB Mariotto, et al. Cancer treatment and survivorship statistics [J]. 2014. CA Cancer J Clin, 2014, 64 (4): 252-71
3. Davidson MR, AF Gazdar and BE Clarke. The pivotal role of pathology in the management of lung cancer [J]. J Thorac Dis, 2013, 5 Suppl 5 (S463-78
4. Pao W and J Chmielecki. Rational, biologically based treatment of EGFR-mutant non-small-cell lung cancer [J]. Nat Rev Cancer, 2010, 10 (11): 760-74
5. Chen Z, CM Fillmore, PS Hammerman, et al. Non-small-cell lung cancers: a heterogeneous set of diseases [J]. Nat Rev Cancer, 2014, 14 (8): 535-46
6. Peters S, AA Adjei, C Gridelli, et al. Metastatic non-small-cell lung cancer (NSCLC): ESMO Clinical Practice Guidelines for diagnosis, treatment and follow-up [J]. Ann Oncol, 2012, 23 Suppl 7 (vii56-64
7. Gridelli C, S Peters, A Sgambato, et al. ALK inhibitors in the treatment of advanced NSCLC [J]. Cancer Treat Rev, 2014, 40 (2): 300-6
8. Soda M, YL Choi, M Enomoto, et al. Identification of the transforming EML4-ALK fusion gene in non-small-cell lung cancer [J]. Nature, 2007, 448 (7153): 561-6
9. Shaw AT, BY Yeap, M Mino-Kenudson, et al. Clinical features and outcome of patients with non-small-cell lung cancer who harbor EML4-ALK [J]. J Clin Oncol, 2009, 27 (26): 4247-53
10. Gainor JF, AM Varghese, SH Ou, et al. ALK rearrangements are mutually exclusive with mutations in EGFR or KRAS: an analysis of 1, 683 patients with non-small cell lung cancer [J]. Clin Cancer Res, 2013, 19 (15): 4273-81
11. Kwak EL, YJ Bang, DR Camidge, et al. Anaplastic lymphoma kinase inhibition in non-small-cell lung cancer [J]. N Engl J Med, 2010, 363 (18): 1693-703
12. Camidge DR, YJ Bang, EL Kwak, et al. Activity and safety of crizotinib in patients with ALK-positive non-small-cell lung cancer: updated results from a phase 1 study [J]. Lancet Oncol, 2012, 13 (10): 1011-9
13. Shaw AT, DW Kim, K Nakagawa, et al. Crizotinib versus chemotherapy in advanced ALK-positive lung cancer [J]. N Engl J Med, 2013, 368 (25): 2385-94
14. Katayama R, TM Khan, C Benes, et al. Therapeutic strategies to overcome crizotinib resistance in non-small cell lung cancers harboring the fusion oncogene EML4-ALK [J]. Proc Natl Acad Sci U S A, 2011, 108 (18): 7535-40
15. Doebele RC, AB Pilling, DL Aisner, et al. Mechanisms of resistance to crizotinib in patients with ALK gene rearranged non-small cell lung cancer [J]. Clin Cancer Res, 2012, 18 (5): 1472-82
16. Katayama R, AT Shaw, TM Khan, et al. Mechanisms of acquired crizotinib resistance in ALK-rearranged lung Cancers [J]. Sci Transl Med, 2012, 4 (120): 120ra17
17. Choi YL, M Soda, Y Yamashita, et al. EML4-ALK mutations in lung cancer that confer resistance to ALK inhibitors [J]. N Engl J Med, 2010, 363 (18): 1734-9
18. Lovly CM, JM Heuckmann, E de Stanchina, et al. Insights into ALK-driven cancers revealed through development of novel ALK tyrosine kinase inhibitors [J]. Cancer Res, 2011, 71 (14): 4920-31
19. Yamaguchi N, AR Lucena-Araujo, S Nakayama, et al. Dual ALK and EGFR inhibition targets a mechanism of acquired resistance to the tyrosine kinase inhibitor crizotinib in ALK rearranged lung cancer [J]. Lung Cancer, 2014, 83 (1): 37-43
20. Yang JJ, XC Zhang, J Su, et al. Lung cancers with concomitant EGFR mutations and ALK rearrangements: diverse responses to EGFR-TKI and crizotinib in relation to diverse receptors phosphorylation [J]. Clin Cancer Res, 2014, 20 (5): 1383-92
21. Friboulet L, N Li, R Katayama, et al. The ALK inhibitor ceritinib overcomes crizotinib resistance in non-small cell lung cancer [J]. Cancer Discov, 2014, 4 (6): 662-73
22. Shaw AT, DW Kim, R Mehra, et al. Ceritinib in ALK-rearranged non-small-cell lung cancer [J]. N Engl J Med, 2014,

370 (13): 1189-97

23. Sakamoto H, T Tsukaguchi, S Hiroshima, et al. CH5424802, a selective ALK inhibitor capable of blocking the resistant gatekeeper mutant [J]. Cancer Cell, 2011, 19 (5): 679-90
24. Seto T, K Kiura, M Nishio, et al. CH5424802 (RO5424802) for patients with ALK-rearranged advanced non-small-cell lung cancer (AF-001JP study): a single-arm, open-label, phase 1~2 study [J]. Lancet Oncol, 2013, 14 (7): 590-8
25. Gadgeel SM, L Gandhi, GJ Riely, et al. Safety and activity of alectinib against systemic disease and brain metastases in patients with crizotinib-resistant ALK-rearranged non-small-cell lung cancer (AF-002JG): results from the dose-finding portion of a phase 1/2 study [J]. Lancet Oncol, 2014, 15 (10): 1119-28
26. Perez CA, M Velez, LE Raez, et al. Overcoming the resistance to crizotinib in patients with non-small cell lung cancer harboring EML4/ALK translocation [J]. Lung Cancer, 2014, 84 (2): 110-5
27. Rossi A, P Maione, PC Sacco, et al. ALK inhibitors and advanced non-small cell lung cancer (review) [J]. Int J Oncol, 2014, 45 (2): 499-508
28. Neckers L and P Workman. Hsp90 molecular chaperone inhibitors: are we there yet? [J]. Clin Cancer Res, 2012, 18 (1): 64-76
29. Normant E, G Paez, KA West, et al. The Hsp90 inhibitor IPI-504 rapidly lowers EML4-ALK levels and induces tumor regression in ALK-driven NSCLC models [J]. Oncogene, 2011, 30 (22): 2581-6
30. Socinski MA, J Goldman, I El-Hariry, et al. A multicenter phase Ⅱ study of ganetespib monotherapy in patients with genotypically defined advanced non-small cell lung cancer [J]. Clin Cancer Res, 2013, 19 (11): 3068-77
31. Garon EB, RS Finn, H Hamidi, et al. The HSP90 inhibitor NVP-AUY922 potently inhibits non-small cell lung cancer growth [J]. Mol Cancer Ther, 2013, 12 (6): 890-900
32. Camidge DR, SA Kono, A Flacco, et al. Optimizing the detection of lung cancer patients harboring anaplastic lymphoma kinase (ALK) gene rearrangements potentially suitable for ALK inhibitor treatment [J]. Clin Cancer Res, 2010, 16 (22): 5581-90
33. Zhang X, S Zhang, X Yang, et al. Fusion of EML4 and ALK is associated with development of lung adenocarcinomas lacking EGFR and KRAS mutations and is correlated with ALK expression [J]. Mol Cancer, 2010, 9 (188
34. Ou SH, PA Janne, CH Bartlett, et al. Clinical benefit of continuing ALK inhibition with crizotinib beyond initial disease progression in patients with advanced ALK-positive NSCLC [J]. Ann Oncol, 2014, 25 (2): 415-22

17. EGFR 突变 NSCLC 患者精准个体化治疗——EGFR-TKIs 对 19 外显子缺失和 21 外显子点突变患者的疗效是否存在差异

胡兴胜

中国医学科学院北京协和医学院肿瘤医院

肺癌是一种严重威胁人类健康的疾病，发病率和死亡率均为癌症之首，其中 80%～85%以上为非小细胞肺癌（NSCLC）[1]，这些患者中>60%初发现时肿瘤已失去手术治疗或根治性放射治疗的机会[2]。因此全身抗肿瘤治疗措施在肺癌综合治疗中越来越发挥重大作用。

NSCLC 的治疗已进入个体化和靶向治疗时代，目前研究数据显示，超过一半的肺腺癌可以检测出驱动基因，且针对绝大部分的驱动基因都有相应的靶向药物上市或处于在研状态[3,4]。其中 EGFR 突变患者在高加索裔患者中占 10%～20%[5]，而 Pioneer 研究显示亚裔肺腺癌患者中 EGFR 突变率则高达 50%以上[6]。目前已经上市的表皮生长因子受体小分子酪氨酸激酶抑制剂（EGFR-TKIs）包括吉非替尼、厄洛替尼、埃克替尼和阿法替尼，已在八个大型的Ⅲ期、随机、对照临床研究中证实（表 1）[7~17]，与含铂双药化疗相比，一线给予 EGFR-TKIs 治疗 EGFR 突变的晚期 NSCLC 患者，可以显著延长患者的无疾病进展时间（PFS），并显著提高患者的客观缓解率（ORR）。但是，EGFR-TKIs 应用于不同 EGFR 突变类型患者的疗效是否存在差异，目前尚无一致定论，笔者主要就这一问题目前的研究进展进行综述。

一、EGFR-TKIs 对总体 EGFR 突变的 NSCLC 患者的疗效是否优于化疗

内皮生长因子受体（EGFR）是一种蛋白酪氨酸激酶受体，位于第 7 号染色体 p13～q22 区，全长 200 kb，由 28 个外显子组成，编码 1186 个氨基酸[18]，其糖蛋白分子量约 170 kDa[19]。EGFR 家族有 4 个结构相似的受体分子，ErbBl（EGFR）、ErbB2（HER2）、ErbB3（HER3）、ErbB4（HER4），同属于受体酪氨酸激酶（RTKS）。它们都含有 1 个胞外配体结合结构域，1 个跨膜结构域和 1 个具有酪氨酸激酶活性的胞质结构域[20]。异常的 EGFR 活化机制包括受体本身的扩增、受体配体的过表达、活化突变以及负性调节途径的缺乏，因此 EGFR 诱导癌症至少通过 3 种机制：EGFR 配体的过表达，EGFR 的扩增或 EGFR 的突变活化[21]。在这 3 种机制中，EGFR 的突变活化是导致肿瘤细胞异常生物学行为的最主要因素。EGFR 的主要突变位点包括 18～21 外显子，其中以 19 外显子缺失突变和 21 外显子点突变（L858R）最为常见，占所有 EGFR 突变的 85%～90%[22,23]。如前所述，已有多个临床研究证实[7~17,24,25]，与 EGFR 野生型患者相比，EGFR 活化突变的 NSCLC 患者从 EGFR-TKIs 的治疗中获益更多，且无论是 PFS 还是 ORR 都显著高于含铂双药化疗方案。

表 1　EGFR-TKIs 一线治疗 EGFR 突变 NSCLC 患者的经典临床研究

EGFR-TKIs	研究	PFS			OS		
		TKI 组	化疗组	HR	TKI 组	化疗组	HR
吉非替尼	IPASS（n=261）	9.5	6.3	0.48（$P<0.001$）	21.6	21.9	1.00（0.76~1.33）
	NEJ002（n=194）	10.8	5.4	0.36（$P<0.001$）	27.7	26.6	0.89（0.63~1.24）
	WJTOG3405（n=172）	9.2	6.3	0.49（$P<0.0001$）	36	39	1.19（0.77~1.83）
厄洛替尼	OPTIMAL（n=154）	13.7	4.6	0.16（$P<0.001$）	22.7	28.2	1.04（0.69~1.58）
	EURTAC（n=174）	10.4	5.4	0.47（$P<0.0001$）	19.3	19.5	1.04（0.65~1.68）
	ENSURE（n=217）	11.0	5.5	0.34（$P<0.0001$）	/	/	/
阿法替尼	LUNG3（n=345）	11.1	6.9	0.58	28.2	28.2	0.88，$P=0.3850$
	LUNG6（n=364）	11.0	5.6	0.28	23.1	.	0.93，$P=0.6137$

二、EGFR-TKIs 对 19 外显子缺失和 21 外显子点突变患者的疗效是否存在差异

研究表明，EGFR-TKIs 应用于不同 EGFR 突变类型患者的效果不尽相同。Lee 等[26]通过对比 170 例 EGFR 突变阳性 NSCLC 患者一线应用 EGFR-TKIs 疗效及预后发现，不同亚型的 EGFR 突变患者应用 EGFR-TKIs 疗效不同。其中，E746 起始的 19 外显子缺失突变患者应用 EGFR-TKIs 药物后相对 L747 起始的缺失突变患者无进展生存期（progression freesurvival，PFS）更长；同时，21 外显子点突变患者 PFS 比 L861R/L861Q 突变患者更长。

由于 EGFR-TKIs 对于 EGFR 非常见突变患者的疗效目前还不是十分确切，所以我们在本文中重点关注 EGFR-TKIs 对 EGFR 敏感突变（19 外显子缺失和 21 外显子点突变）患者中的疗效是否存在差异。Riely 等[27]于 2006 年在共 34 例肺癌中，对比了 19 外显子缺失突变或 21 外显子点突变患者应用 TKIs 药物的效果，发现 19 外显子缺失突变患者 1 年 OS（总生存期）及中位 OS 明显优于 21 外显子点突变患者，并具有显著的统计学差异（90% vs 44%，34 个月 vs 8 个月，$P=0.01$）。中国学者李俭杰等[28]亦有报道，通过比较 19 外显子缺失突变及 21 外显子点突变晚期 NSCLC 患者一线应用 EGFR-TKIs 类药物的疗效，发现 19 外显子缺失患者获益更明显，表现出有较好的 PFS 和 OS，Jackman[29]和 Goto[30]也在研究中也得到了类似结果。

Yang 等[31]在 2014 年 ASCO 上汇总分析阿法替尼对比化疗一线治疗 EGFR 常见突变（19 外显子缺失突变及 21 外显子点突变）的 NSCLC 的两个大型、开放Ⅲ期临床研究（LUX-Lung 3 和 LUX-Lung 6）的总生存数据，无论是单独研究分析还是探索性合并分析结果均显示，与化疗相比，19 外显子缺失突变患者一线接受阿法替尼治疗可明显提高 OS（Lux-lung 3：33.3 vs 21.1 个月，HR=0.54，$P=0.0015$；Lux-lung 6：31.4 vs 18.4 个月，HR=0.64，$P=0.0229$；LUX-Lung 3 &LUX-Lung 6：31.7vs 20.7 个月，HR=0.59，$P=0.0001$）。但 21 外显子点突变患者的 OS，无论是单独研究分析还是探索性合并分析中，与化疗相比，均无显著性差异。作者在研究结论中提出，19 外显子缺失突变和 21 外显子点突变患者可能是两类不同的 NSCLC 人群，应在未来分开进行研究。

虽然目前尚无大样本量的随机对照临床研究证实这一结论，但在既往的大型Ⅲ期临床研究中对 EGFR 突变类型应用 EGFR-TKI 的疗效预设了分层分析，大部分的研究结果显示（表 2），与对照组化疗相比，无论是 19 外显子缺失突变还是 21 外显子点突变的患者，应用 EGFR-TKIs 均可以显著降低患者的疾病进展风险，其中 19 外显子缺失突变的患者从 EGFR-TKIs 中获益似乎更多，这点可以从 EURTAC[15]和 ENSURE[32]研究中的 PFS 结果得到一些提示（EURTAC 研究中的 19 Exon vs 21Exon 的 PFS 分别是 11.0 vs 4.6 个月和 8.4 vs 6.0 个月，而 EURTAC 中的 19 Exon vs 21Exon 的 PFS 分别是 11.1 vs 4.3 个月和 8.3 vs 5.8 个月）。

表 2　EGFR-TKIs 一线治疗 19 外显子缺失突变和 21 外显子点突变的疗效汇总

EGFR-TKIs	研究	样本量（（TKI/化疗））		HR TKI/化疗（PFS）	
		19Exon	21Exon	19Exon	21Exon
吉非替尼	IPASS（n=261）	140（66/74）	111（64/47）	0.38（0.26~0.56）	0.55（0.35~0.87）
	WJTOG3405（n=172）	87（50/37）	85（36/49）	0.45（0.27~0.77）	0.51（0.29~0.90）
厄洛替尼	OPTIMAL（n=154）	82（43/39）	72（39/33）	0.13（0.07~0.25）	0.26（0.14~0.49）
	EURTAC（n=174）	115（57/58）	58（29/29）	0.30（0.18~0.50）	0.55（0.29~1.02）
	ENSURE（n=217）	118（57/61）	98（52/46）	0.20（0.11~0.37）	0.54（0.32~0.90）
阿法替尼	LUNG3（n=345）	170（113/57）	138（91/47）	0.28（0.18~0.44）	0.73（0.46~1.17）
	LUNG6（n=364）	186（124/62）	138（92/46）	0.20（0.13~0.33）	0.32（0.19~0.52）

广州的张力教授及其同事[33]做了一项荟萃分析，旨在评估 EGFR-TKIs（厄洛替尼，吉非替尼，阿法替尼）与化疗在不同敏感突变患者中（19 外显子缺失突变和 21 外显子点）的疗效差异。本研究一共入选了 13 项 EGFR-TKIs 一线治疗 EGFR 突变阳性 NSCLC 患者（19 外显子缺失突变或 21 外显子点突变）的临床研究，包括 6 项Ⅲ期随机对照多中心临床研究，共纳入 1382 位患者，并采用直接荟萃分析法和间接荟萃分析法进行分析。结果发现，无论是 19 外显子缺失突变，还是 21 外显子点突变，EGFR-TKIs 较化疗均可显著降低患者的疾病进展风险，分别达 72%（HR=0.28，95% CI：0.20~0.38，P<0.001）和 53%（HR=0.47，95% CI：0.35~0.64，P<0.001），并具有显著的统计学差异。间接荟萃分析法结果显示，含铂双药化疗药物对于 19 外显子缺失突变和 21 外显子点突变的疗效没有差别，但与 21 外显子点突变相比，EGFR-TKIs 对于 19 外显子缺失突变的 PFS 有更多地获益，并具有统计学差异（HR19/21=0.59，95% CI：0.38~0.92，P=0.019）。在 EGFR-TKIs 类型（吉非替尼、厄洛替尼、阿法替尼）分层分析中看到了相似的结果。直接荟萃分析法结果同样显示，EGFR-TKIs 治疗 19 外显子缺失突变可以得到一个比 21 外显子点突变更长的 PFS，且具有显著的统计学差异（HR19/21=0.75，95% CI：0.65~0.85，P<0.001）。

三、TKIs 对 19 外显子缺失和 21 外显子点突变具有不同疗效的发生机制

根据小样本临床研究、Ⅲ期临床研究中亚组分析及荟萃分析结果提示，EGFR-TKIs 对 19 外显子缺失和 21 外显子点突变的疗效可能存在差异，张力等[33]在荟萃分析中提出以下三个假说来解释这一差异产生的可能机制。

1. 19 外显子缺失导致 EGFR 结构发生改变，使之与 EGFR-TKIs 结合的亲和力更高。

从分子水平分析，19 外显子缺失突变和 21 外显子点突变均发生于 EGFR 分子的酪氨酸激酶区，从空间构象上看，19 外显子位于 EGFR 分子的 αC-helix 区域，而 21 外显子位于 EGFR 分子的 A-loop 区[34]。Gilmer[35]等在体外研究评估了吉菲替尼的 Ki（抑制常数，即酶-抑制剂复合物的解离常数，Ki 值越低，抑制作用就越强），结果发现，19 外显子缺失突变的 Ki 明显低于 21 外显子点突变（0.07±0.01 vs 0.20±0.05），这一结果说明吉非替尼抑制 19 外显子缺失突变作用更强，亲和力更高。但是，也有体外研究得出相反的结论，即相同浓度的吉非替尼对于 19 外显子缺失和 21 外显子点突变的抑制作用和 EGFR 磷酸化程度几乎是相等的[36]。Zhu 等[37]从细胞水平分析了 19 外显子缺失突变和 21 外显子点突变对吉非替尼反应性不同的原因，发现吉非替尼均能导致 19 外显子缺失突变和 21 外显子点突变的稳定转染细胞 EGFR、Akt 和 Erk 分子磷酸化受到抑制，但是对前者的抑制较后者更明显。而与 21 外显子点突变的细胞比较，吉非替尼能导致更多的 19 外显子缺失的细胞 G1 期阻滞。

2. 21 外显子点突变与其他少见突变并存可能影响其对 EGFR-TKIs 的敏感性　Hata 等[38]回顾性分析了 783 例 NSCLC 患者的合并突变发生率，发现 21 外显子点突变合并 G719S 突变的发生率最高

（n=8），中国的 Li 等[39]在 5125 例肺癌患者中同样发现，21 外显子点突变与其他突变并存的概率明显高于其他类型的合并突变，其中 L858R 与 T790M 合并突变发生率最高（9.8%，15/153），其次是 L858R 与 E545K 合并突变（8.5%，13/153）。既往的研究结果提示[40,41]，EGFR-TKIs 对 21 外显子点突变与其他少见突变（G719S）并存的患者疗效不佳。

3. 21 外显子点突变可能更易发生 T790M 耐药突变　T790M 突变与可逆性 EGFR-TKIs 的获得性耐药相关[42]，21 外显子点突变可能更易发生 T790M 耐药突变。但是有研究[43]得出了不一致的结果，显示 19 外显子缺失突变与 21 外显子点突变应用 EGFR-TKIs 后发生获得性耐药突变的概率没有差异（63% vs 61%）。

上述三个假说对于阐述 19 外显子缺失和 21 外显子点突变对 TKIs 疗效不同的发生机制尚存争议。Sordella 等[44]报道，19 外显子缺失突变和 21 外显子点突变可能导致 EGFR 分子自身磷酸化的位点不一样，而致其下游的信号通路不同，比如相对于 19 外显子缺失突变，21 外显子点突变中的 845 密码子编码的酪氨酸残基表现出高度磷酸化的状态。这也可能是 19 外显子缺失突变患者相对 21 外显子点突变患者对 TKIs 药物反应率较高、预后较好的原因。

4. 结语

综上所述，对于 EGFR 突变的晚期 NSCLC 患者，与化疗相比，一线使用 EGFR-TKIs 可以使患者获益更多。所有 EGFR 突变类型疗效可能不尽相同，19 外显子缺失患者可较 21 外显子点突变患者，可能会从 EGFR-TKIs 一线治疗中获得更长的 PFS，但需要大样本、前瞻性临床研究进一步验证和探索。

参 考 文 献

1. Navada S，Lai P，Schwartz AG，et al. Temporal trends in smallcell lung cancer：Analysis of the national Surveillance，Epidemiology，and End-Results（SEER）database. *J ClinOncol*，2006，24（18Suppl）：7082.
2. Ginsberg RJ，Goldberg M，Waters PE. Surgery in non-small lung cancer. In：Roth JA，Ruckdeschel JC，Weisenberger TH，editors. Thoracic Oncology. 2nd ed. Philadelphia：W. B. Saunders Company；1995，p. 124-46.
3. Barlesi F，Blons H，Beau-Faller M，et al. Biomarkers（BM）France：Results of routine EGFR，HER2，KRAS，BRAF，PI3KCA mutationsdetection and EML4-ALK gene fusion assessment on the first 10，000non-small cell lung cancer（NSCLC）patients（pts）. *Proc ASCO AnnualMeeting* 2013，13：abstract 8000.
4. Kris MG，Johnson BE，Kwiatkowski DJ，et al. "Identification of drivermutations in tumor specimens from 1，000 patients with lung adenocarcinoma：The NCI's Lung Cancer Mutation Consortium（LCMC）." *J ClinOncol*2011，29：abstract CRA7506.
5. Rosell R，Moran T，Queralt C，et al；Spanish Lung Cancer Group. Screening for epidermal growth factor receptor mutations in lung cancer. *NEngl J Med* 2009；361：958-967.
6. *Yuankai Shi*，*Joseph Siu-Kie Au*，*SumitraThongprasert*，*etc.* A Prospective，Molecular Epidemiology Study of EGFR Mutations in Asian Patients with Advanced Non-Small-Cell Lung Cancer of Adenocarcinoma Histology（PIONEER）*J Tho. Oncol*，2014（9）4，154-162
7. Mok TS，Wu YL，Thongprasert S，et al. Gefitinib or carboplatin-paclitaxelin pulmonary adenocarcinoma. *N Engl J Med* 2009，361：947-957.
8. Fukuoka M，Wu YL，Thongprasert S，et al. Biomarker analyses and finaloverall survival results from a phase Ⅲ，randomized，open-label，first-linestudy of gefitinib versus carboplatin/paclitaxel in clinically selectedpatients with advanced non-small-cell lung cancer in Asia（IPASS）. *J ClinOnco l*，2011，29：2866-2874.
9. Mitsudomi T，Morita S，Yatabe Y，et al；West Japan Oncology Group. Gefitinib versus cisplatin plus docetaxel in patients with non-small-celllung cancer harbouring mutations of the epidermal growth factor receptor（WJTOG3405）：an open label，randomised phase 3 trial. *Lancet Oncol*，2010，11：121-128.

10. Maemondo M, Inoue A, Kobayashi K, et al; North-East Japan StudyGroup. Gefitinib or chemotherapy for non-small-cell lung cancer withmutated EGFR. *N Engl J Med*, 2010; 362: 2380-2388.

11. Inoue A, Kobayashi K, Maemondo M, et al. "Updated overall survivalresults from a randomized phase Ⅲ trial comparing gefitinib with carboplatin-paclitaxel for chemo-naive non-small cell lung cancer with sensitiveEGFR gene mutations (NEJ002)." *Ann Onco l*, 2013, 24: 54-59.

12. Han JY, Park K, Kim SW, et al. First-SIGNAL: first-line single-agentiressa versus gemcitabine and cisplatin trial in never-smokers with adenocarcinomaof the lung. *J ClinOncl*, 2012, 30: 1122-1128.

13. Zhou C, Wu YL, Chen G, et al. Erlotinib versus chemotherapy as firstlinetreatment for patients with advanced EGFR mutation-positivenon-small-cell lung cancer (OPTIMAL, CTONG-0802): amulticentre, open-label, randomised, phase 3 study. *Lancet Oncol*, 2011, 12: 735-742.

14. Zhou C, Wu YL, Liu X, et al. Overall survival (OS) results from OPTIMAL (CTONG0802), a phase Ⅲ trial of erlotinib (E) versus carboplatin plusgemcitabine (GC) as first-line treatment for Chinese patients with EGFRmutation-positive advanced non-small cell lung cancer (NSCLC). *J ClinOncol*, 2012; 30 (Suppl): abstract 7520.

15. Rosell R, Carcereny E, Gervais R, et al; Spanish Lung Cancer Groupin collaboration with Groupe Francs de Pneumo-Cancérologie andAssociazioneItalianaOncologiaToracica. Erlotinib versus standard chemotherapyas first-line treatment for European patients with advanced EGFR mutation-positive non-small-cell lung cancer (EURTAC): a multicentre, open-label, randomised phase 3 trial. *Lancet Oncol*, 2012; 13: 239-246.

16. Sequist LV, Yang JC, Yamamoto N, et al. "Phase Ⅲ study of afatinib orcisplatin plus pemetrexed in patients with metastatic lung adenocarcinomawith EGFR mutations." *J ClinOncol*2013, 31: 3327-3334.

17. Wu YL, Zhou C, Hu CP, et al. LUX-Lung 6: A randomized, openlabel, phase Ⅲ study of afatinib (A) versus gemcitabine/cisplatin (GC) as first-line treatment for Asian patients (pts) with EGFR mutationpositive (EGFR M+) advanced adenocarcinoma of the lung. *J ClinOncol*, 2013; 31: 8016.

18. Reiter J L, Threadgill D W, EleyGD, etal. Comparative genomic sequence analysis and isolation of human and mouse alternative EGFR transcripts encoding truncated receptor iso-fomls. [J] Genomics, 2001, 71 (1): 1.

19. Urich A, CoussensL, Hayrick J S, et a1. Human epidermal growth factor receptor eDNA sequence and aberrant expression of the amplified gene in A341 epidermoid carcinomacells. [J] Nature, 1984, 309 (5967): 418.

20. Mayumi Ono, Michihiko Kuwano. Molecular Mechanisms of Epidermal Growth Factor Receptor (EGFR) Activation and Response to Gefitinib and Other EGFR-Targeting Drugs. [J] Clin Cancer Res, 2006: 24.

21. JiahongWu, QiulingXie, XiaojiaChen. Epidermal growth factor receptor and signal pathway. [J] Chinese Bulletin of Life Sciences, 2006, 18 (2): 116.

22. Shigematsu H, Lin L, Takahashi T, et al. Clinical and biological featuresssociated with epidermal growth factor receptor gene mutations in lungcancers. J Natl Cancer Inst, 2005, 97 (5): 339-346.

23. Sreenath V. Sharma, Daphne W. Bell, Jeffrey Settlemanetal. Epidermal growth factor receptormutations in lung cancer. NATURE REVIEWS, 2007 (7): 169-181

24. Lee CK, Brown C, Gralla RJ, Hirsh V, Thongprasert S, et al. Impact ofEGFR inhibitor in non-small cell lung cancer on progression-free and overallsurvival: a meta-analysis. J Natl Cancer Inst, 2013, 105: 595-605.

25. Paz-Ares L, Soulieres D, Melezinek I, Moecks J, Keil L, et al. (2010) Clinicaloutcomes in non-small-cell lung cancer patients with EGFR mutations: pooledanalysis. J Cell Mol Med 14: 51-69.

26. Lee VH, Tin VP, Choy TS, et al. Association of exon 19 and 21 EGFRmutation patterns with treatment outcome after first-line tyrosine kinaseinhibitor in metastatic non-small-cell lung cancer. J ThoracOncol, 2013, 8 (9): 1148-1155.

27. Riely GJ, Pao W, Pham D, et al. Clinical course of patients with non-smallcell lung cancer and epidermal growth factor receptor exon 19 and exon 21mutations treated with gefitinib or erlotinib. Clin Cancer Res, 2006, 12 (3): 839-844.

28. Li JJ, Qu LL, Gao HJ, et al. Clinical observation of EGFR-TKI as a first-linetherapy on advanced non-small cell lung cancer. ZhongguoFei Ai ZaZhi, 2012, 15 (5): 299-304.

29. Jackman DM, Yeap BY, Sequist LV, Lindeman N, Holmes AJ, et al. Exon 19 deletion mutations of epidermal growth factor receptor are associatedwith prolonged survival in non-small cell lung cancer patients treated withgefitinib or erlotinib. Clin Cancer Res, 2006, 12: 3908-3914.

30. Goto K, Nishio M, Yamamoto N, Chikamori K, Hida T, et al. Aprospective, phase Ⅱ, open-label study (JO22903)

of first-line erlotinib inJapanese patients with epidermal growth factor receptor (EGFR) mutationpositiveadvanced non-small-cell lung cancer (NSCLC). Lung Cancer, 2013, 82: 109-114.

31. J. C-H. Yang et al. Overall survival (OS) in patients (pts) with advanced non-small cell lung cancer (NSCLC) harboring common (Del19/L858R) epidermal growth factor receptor mutations (EGFR mut): Pooled analysis of two large open-label phase Ⅲ studies (LUX-Lung 3 [LL3] and LUX-Lung 6 [LL6]) comparing afatinib with chemotherapy (CT). 2014 ASCO Abstract 8004.
32. Yilong W, et al. a phase 3, open-label study of first-line erlotinib versus gemcitabine/cisplatin (GP) in Asian patients with epidermal growth factor receptor (EGFR) mutation-positive non-small-cell lung cancer (NSCLC). 2013 WCLC P1. 11-021.
33. Yaxiong Zhang, Jin Sheng, Li Zhang, et al. Patients with Exon 19 Deletion Were Associated withLonger Progression-Free Survival Compared to Thosewith L858R Mutation after First-Line EGFR-TKIs forAdvanced Non-Small Cell Lung Cancer: A Meta-Analysis. PLOS ONE, 2014 (9): e107161.
34. Gazdar AF, Minna JD. Inhibition of EGFR signaling: all mutations are notcreated equal. PLoS Med, 2005, 2 (11): e377.
35. Tona M. Gilmer, Louann Cable, Krystal Alligood, et al. Impact of Common Epidermal Growth Factor Receptor and HER2 Variants on Receptor Activity and Inhibition by Lapatinib. Cancer Res, 2008; 68: (2): 571-579
36. Mukohara T, Engelman JA, Hanna NH, Yeap BY, Kobayashi S, et al. Differential effects of gefitinib and cetuximab on non-small-cell lung cancersbearing epidermal growth factor receptor mutations. J Natl Cancer Inst, 2005, 97: 1185-1194.
37. Zhu JQ, Zhong WZ, Zhang GC, et al. Better survival with EGFR exon 19than exon 21 mutations in gefitinib-treated non-small cell lung cancerpatients is due to differential inhibition of downstream signals. Cancer Lett, 2008, 265 (2): 307-317.
38. Hata A, Yoshioka H, Fujita S, Kunimasa K, Kaji R, et al. Complexmutations in the epidermal growth factor receptor gene in non-small cell lungcancer. J Thorac Oncol, 2010, 5: 1524-1528.
39. S Li, L Li, Y Zhu, C Huangl, Y Qinl, H Liu, NLiang, et al. Coexistence of EGFR with KRAS, or BRAF, or PIK3CA somatic mutations in lung cancer: a comprehensive mutation profiling from5125 Chinese cohorts. British Journal of Cancer, 2014: 1-9
40. Mitsudomi T, YatabeY, etal. Mutations of the epidermal growth factorreceptor gene and related genes as determinants of epidermal growth factorreceptor tyrosine kinase inhibitors sensitivity in lung cancer. Cancer Sci 2007, 98: 1817-24.
41. Wu JY, Wu SG, Yang CH, Gow CH, Chang YL, et al. Lung cancer withepidermal growth factor receptor exon 20 mutations is associated with poorgefitinib treatment response. Clin Cancer Res, 2008, 14: 4877-4882.
42. Kobayashi S, Boggon TJ, Dayaram T, Janne PA, Kocher O, et al. EGFRmutation and resistance of non-small-cell lung cancer to gefitinib. N Engl J Med, 2005352: 786-792.
43. Oxnard GR, Arcila ME, Sima CS, Riely GJ, Chmielecki J, et al. Acquired resistance to EGFR tyrosine kinase inhibitors in EGFR-mutant lung cancer: distinct natural history of patients with tumors harboring the T790Mmutation. Clin Cancer Res, 2011, 17: 1616-1622.
44. Sordella R, Bell DW, Haber DA, et al. Gefitinib-sensitizing EGFR mutationsin lung cancer activate anti-apoptotic pathways. Science, 2004, 305 (5687): 1163-1167.

18. 肺癌的免疫治疗进展

胡　毅

中国人民解放军总医院肿瘤内一科

肺癌的发病率和死亡率居于我国恶性肿瘤发病率和死亡率的前列，2014 年中国肿瘤年报显示我国肺癌每十万人的发病率高达 35，且发病率仍逐年上升。虽然近年来随着驱动基因为基础的分子靶向治疗已经取得突破性的进展，肺癌的预后已有所改善，但生存情况仍不容乐观，还需要更多的治疗突破。

一、免疫治疗的分类

免疫治疗在肿瘤的发生、发展中都起着十分重要的作用，根据作用机制和作用特点的不同，免疫治疗有很多不同的分类。根据作用靶点不同可分为针对肿瘤本身和肿瘤所处的微环境两类。前一种主要是以肿瘤细胞膜抗原为主的肿瘤疫苗为代表，后一种主要是以免疫调定点 PD-1、PD-L1 抑制剂等作用于局部免疫抑制微环境的一类药物。根据免疫应答识别的特点、获得形式以及效应机制，免疫治疗又可分为特异性免疫应答和非特异性免疫应答，前者主要通过抗原的免疫识别、免疫细胞的增殖活化和效应三个阶段，最终产生抗原特异性的免疫应答反应。特异性免疫应答反应具有抗原特异性和对自身组织产生免疫耐受。非特异性免疫应答即是固有免疫应答，主要是由组织屏障和一些固有免疫细胞和免疫分子组成。特异性免疫和非特异性免疫是相辅相成的，固有免疫可以通过早期的抗原加工和提成为特异性免疫做准备，特异性免疫的效应分子可以促进固有免疫细胞的吞噬能力。

根据免疫的作用方式，免疫治疗可以分为主动免疫治疗和被动免疫治疗。主动免疫治疗是通过特异性免疫应答，将肿瘤的免疫抑制环境转化为免疫刺激环境，目前主要是通过肿瘤疫苗来实现；被动免疫治疗是通过体外免疫活性物质且不依赖于宿主自身免疫机制而产生作用，主要包括一些单抗类药物介导的免疫反应、NK/CIK 等过继细胞免疫治等。

二、肺癌免疫治疗进展

肺癌是一种免疫源性较低的恶性肿瘤，迄今仍未发现肺癌特异性的肿瘤相关抗原，在肺癌中早期开展的一些干扰素、白介素-2 的免疫研究也均以失败而告终，后续虽然一些 2 期临床研究显示新一代的肿瘤疫苗表现出一定的临床活性，但最终的 3 期临床研究均未能取得阳性结果[1]。而近年来随着免疫检查点 PD-1、PD-L1 等免疫调控相关治疗靶点的明确，肺癌的免疫治疗开始出现转机，本文主要从疫苗、免疫调控两个方面阐述肺癌免疫治疗的新发展。

（一）肺癌疫苗相关研究

肿瘤疫苗进入患者体内后会诱发潜在的效应 T 细胞，从而达到清楚肿瘤细胞的目的，是典型的特异性免疫应答过程，目前在研的肺癌疫苗包括 MUC1 疫苗、BLP25 疫苗、黑色素瘤相关抗原（MAGE-A3）、EGF 疫苗以及树突细胞疫苗等，但相关研究均未见到阳性结果。

1. START 研究　START 研究是一项多中心的 3 期临床研究，旨在探索 MUC1 抗原特异性肿瘤免疫治疗 tecemotide 能否改善Ⅲ期不可切除 NSCLC 患者的生存。该研究入组了Ⅲ期不可切除非小细胞肺癌患者，在完成放化疗并达到病情稳定或治疗有效的患者中随机分配，接受 tecemotide 或安慰剂的维持治疗，研究的主要重点是意向性人群的总生存时间。最终入组了 1513 例患者，Tecemotide 组和安慰剂组中位总生存期时间分别是 25.6 个月和 22.3 个月，两组无差异，未达到研究设定的终点[2]。

2. MAGRIT 研究　MAGRIT 研究是目前最大的一项疫苗相关的研究，该研究旨在评估 MAGE-A3 癌症免疫疗法用于ⅠB 期、Ⅱ期和ⅡA 期完全切除的 MAGE-A3 阳性非小细胞肺癌（NSCLC）患者的疗效和安全性。MAGE-A3 是一种肿瘤特异性抗原，表达于多种癌症和睾丸内，但不存在于正常细胞内。MAGE-A3 在 NSCLC 中的表达略约有 1/3。该研究设定了三个首要终点，分别为 MAGE-A3 阳性群体的无疾病生存时间（DFS）、未接受辅助化疗的人群 DFS 和潜在的基因预测标志物。该研究最终入组了 2312 例病人，在完成必要的辅助化疗后随机进入到疫苗组或安慰剂治疗组，结果显示疫苗治疗组的 DFS 是 60.5 个月，而安慰剂组的 DFS 是 57.9 个月，两组无明显统计学差异，在未接受辅助化疗组，疫苗组合安慰剂的 DFS 分别为 58 个月和 56.9 个月，两组间同样无差异。而第三个首要研究重点因临床疗效较差而难以明确。该研究最终以失败告终[3]。

3. TIME 研究　TIME 研究是一个双盲的 2b/3 期的临床研究，只在评估肿瘤疫苗 TG4010 联合一线治疗用于 NUC-1 阳性的 4 期 NSCLC 的有效性和安全性。MUC1 是一种跨膜糖蛋白，它在正常的管道上皮中都有表达，它的正常功能是与黏蛋白的形成有关，在肿瘤当中它的作用发生了改变，过量的糖蛋白表达会导致免疫活性的产生。TG4010 是 Ankara 病毒载体进行重组修饰后所得到的，它可以表达 MUC1 和白介素-2。该研究中 2b 期临床研究的目的在于前瞻性的分析基线时三阳性活化淋巴细胞（TrPAL，CD16+CD56+CD69+）的预测价值，首要研究终点是两组的 PFS。最终纳入了 217 例患者进入到后续的研究，其中 170 例患者基线时 TrPAL 水平正常，该组患者中 PFS 的 HR 为 0.75，达到预设的研究终点，后续的 3 期临床研究正在开展中[4]。

肺癌疫苗在后续的研究中遭遇“滑铁卢”是由多方面因素所决定的。肿瘤疫苗是一种有生物活性的前体，它首先与抗原提呈细胞（APC）结合，并被免疫辅助因子或者免疫刺激因子的激活，而这些辅助因子或刺激因子多数以非活性状态或非特异性的形式存在。与结合了肿瘤疫苗的 APC 首先迁移至引流区淋巴结，然后激活免疫效应细胞，被激活的特异性免疫细胞，与肿瘤微环境相互作用发挥免疫治疗作用[5]。所以从肿瘤疫苗的作用过程来看，一种疫苗能否起效首先取决于多发面的影响因素，包括靶向的抗原、肿瘤状态、机体状态、治疗前的免疫功能状态、治疗的安排、免疫抑制微环境等多方面因素的共同影响。其中机体的免疫微环境是导致失败的重要原因。Provenge 疫苗（sipuleucel-T）是首个被 FDA 批准用于晚期前列腺癌的肿瘤疫苗，它是 DC 细胞在体外经过抗原 PAP 和 GM-CSF 的刺激培养，再回输至人体，从而消除了免疫抑制微环境对肿瘤疫苗发挥疗效产生影响[6]，这也是 NSCLC 肿瘤疫苗未来研究发展的方向，通过体外诱导培养并在体内发挥免疫治疗效果。

（二）免疫检查点抑制剂

特异性免疫治疗的过程的是发生在 APC 细胞及 T 细胞之间的复杂反应过程，在 T 细胞的激活和抑制免疫信号之间存在着微妙的平衡。T 细胞活性的调节有几个关键的调节点。细胞毒性 T 淋巴细胞相关抗原（CTLA-4）和程序死亡-1 及其配体（PD-1、PD-L1）是调节 T 细胞积聚和效应功能的共阻碍因子，与他们的配体结合会导致 T 细胞的效应减弱。但两者也存在着一些不同，CTLA-4 在免疫反应的早期就会产生，它受到区域淋巴结抗原提呈细胞以及未处理 T 细胞水平的影响而 PD-1/PD-L1 在效应 T 细胞发挥作用时，是处于外周组织或者肿瘤组织当中的[7]。

1. 伊匹单抗　伊匹单抗是针对 CTLA-4 的全人源单克隆抗体，可阻断 CTLA-4 及其配体 CD80 及 CD86 间的相互作用。伊匹单抗提高了晚期黑色素瘤生存 3.5 个月，目前已被批准用于治疗晚期黑色素瘤。在晚期 NSCLC 中开展了一项随机 2 期临床研究，用特异性的免疫相关反应评价标准（immune-related response criteria，ir-RC）评估疗效，该标准和传统的 RECIST 标准和 WHO 疗效标准均不同。患者按 1∶1∶1 的比例随机接受同步治疗组（伊匹单抗与化疗同步）、分阶段组（化疗后序贯伊匹单抗治疗）或单纯化疗，结果显示，分阶段治疗组 Iplimaumab 显著提高了 ir-PFS（5.7 vs 4.6 个月，

HR=0.72，P=0.05），这可能是由于化疗药物促使肿瘤的抗原暴露至人体机体免疫之下，可以更好地激活T细胞反应，从而增强免疫节点调节作用以及机体的抗肿瘤免疫反应[8]。这也提示我们免疫检查点的抑制剂应该更多用于化疗之后才能发挥更好的免疫治疗效果。

2. PD-1单抗　Nivolumab是针对PD-1的全人源化IgG4单抗，可以阻断其与PD-L1/2的相互作用。临床研究证实Nivolumab治疗晚期NSCLC的ORR达18%，7%的患者病情稳定达到24周或以上，且对鳞癌更有效，应答率可达33%，显示出早期、持久的缓解[9]。CheckMate-017时一项随机对照的3期临床研究，比较Opdivo和多西他赛治疗用于继往接受过治疗的鳞状的晚期非小细胞肺癌的疗效和安全性，虽然最终数据没有公布，但分析显示总生存期明显优于多西他赛对照组，而FDA已批准其用于非鳞NSCLC。Pembrolizumab是一种临床在研的治疗晚期实体肿瘤的人源化的抗PD-1的单克隆抗体，在Ⅰ期KEYNOTE-001研究中，最初接受Pembrolizumab的38例患者的最佳总反应率为21%，反应者的中位PFS在62周时仍未达到。随后的Ⅰb期研究中在初治（ORR，26%）和曾接受过治疗（ORR，20%）的使用所有剂量和所有方案的所有晚期NSCLC患者中观察到稳健的抗肿瘤活性，PD-L1强阳性患者反应率（37%）更高，PFS（HR=0.52）和OS（HR=0.59）更长[10]。

3. PD-L1单抗　PD-L1表达与T细胞、B细胞表面及多种免疫细胞表面，在NSCLC在内的多重实体瘤中高表达，但PD-L1的表达水平与预后之间的关系还不明确。BMS-936559是PD-L1的单克隆抗体，它不仅能够阻断PD-L1与PD-1的结合，还能够阻断与CD80的结合，通过抑制PD-1和PD-L1的通路可挽救功能下调的T细胞，恢复T细胞杀伤肿瘤的能力。1期临床研究中，NSCLC患者中客观缓解率达到10%，另有18%的病人在24周仍维持SD[11]。MPDL3280A是另一个PD-L1的单抗，在1期临床研究中，ORR达到24%，24周的PFS达到46%，特别是对于Pd-L1阳性的患者ORR达到了100%（4/4）[12]。

4. 联合用药　化疗、靶向治疗仍是目前NSCLC治疗的主要手段，而免疫治疗与这些治疗的联合应用也进行了一些探索性的研究。一项nivolumab联合铂二联的化疗方案用于晚期NSCLC一线治疗的1期探索性研究显示客观缓解率为33%~55%，1年的OS率为59%~87%，且耐受性良好，提示了联合治疗不错的疗效[13]。而与分子靶向联合方面，Nivolumab联合厄洛替尼，24周的PFS率为51%，OS为39.4周，其中1例患者未接受过厄洛替尼治疗，疗效几乎CR，其OS为72周[14]。在黑色素瘤上CTLA-4和PD-1的双靶向免疫治疗展现了一定的疗效，在NSCLC上也开展了一些尝试，ipilimumab联合nivolumab用于继往未接受过化疗的患者，不良反应发生率为85%，3~4级的不良反应发生率为48%（22例），有效性数据还在进一步的随访中[15]。

综上所述，对于NSCLC来说，免疫治疗是下一个最有前景的治疗领域，虽然目前拥有的数据都是一些1/2期的临床研究结果，还需要后续大样本的数据支持，而随着对免疫系统的更深入的了解，免疫相关的细胞、因子都可能作为治疗的靶点而存在。免疫治疗下一步发展的关键还在于疗效预测标志物的探索，需要进一步筛选免疫获益或者具有免疫应答的获益人群。

参考文献

1. Weiner LM, Murray JC, Shuptrine CW. Antibody-based immunotherapy of cancer. Cell, 2012, 148: 1081-1084.
2. Butts C, Socinski MA, Mitchell PL, et al. Tecemotide (L-BLP25) versus placebo after chemoradiotherapy for stage Ⅲ non-small-cell lung cancer (START): a randomised, double-blind, phase 3 trial. Lancet Oncol, 2014, 15: 59-68.
3. Vansteenkiste JF CB, Vanakesa T. MAGRIT, a double-blind randomized, placebo-controlled phase Ⅲ study to ass the efficacy of recMAGE-A3 + AS15 cancer immunotherapeutic as adjuvant therapy in patients with resected MAGE-A3-positive non-small cell lung cancer.. Ann Oncol, 2014, 25: Abstract 11730.
4. Quoix E LG, Fogel F, et al. TIME, a phase 2B/3study evaluating TG4010 in combination with firstline therapy in advanced non-small cell lung cancer (NSCLC). Phase 2b results. Ann Oncol, 2014, 25: Abstract 1055 PD.
5. Mostafa AA, Morris DG. Immunotherapy for Lung Cancer: Has it Finally Arrived? Front Oncol, 2014, 4: 288.

6. Mulders PF, De Santis M, Powles T, et al. Targeted treatment of metastatic castration-resistant prostate cancer with sipuleucel-T immunotherapy. Cancer Immunol Immunother, 2015.

7. Ramsay AG. Immune checkpoint blockade immunotherapy to activate anti-tumour T-cell immunity. Br J Haematol, 2013, 162: 313-325.

8. Lynch TJ, Bondarenko I, Luft A, et al. Ipilimumab in combination with paclitaxel and carboplatin as first-line treatment in stage ⅢB/Ⅳ non-small-cell lung cancer: results from a randomized, double-blind, multicenter phase Ⅱ study. J Clin Oncol, 2012, 30: 2046-2054.

9. Sundar R, Soong R, Cho BC, et al. Immunotherapy in the treatment of non-small cell lung cancer. Lung Cancer, 2014, 85: 101-109.

10. E. B. Garon, N. Rizvi, A. Patnaik, et al. Antitumor activity of pembrolizumab (Pembro; MK-3475) and correlation with programmed death ligand 1 (PD-L1) expression in a pooled analysis of patients (pts) with advanced non-small cell lung carcinoma (NSCLC) [J]. ESMO, 2014, Abstract LBA 43.

11. Langer CJ. Emerging Immunotherapies in the Treatment of Non-Small Cell Lung Cancer (NSCLC): The Role of Immune Checkpoint Inhibitors. Am J Clin Oncol, 2014.

12. Soria J, Cruz C, Bahleda R, et al. Clinical activity, safety and biomarkers of PD-L1 blockade in non-small cell lung cancer (NSCLC): additional analyses from a clinical study of the engineered antibody MPDL3280A (anti-PDL1). European Cancer Congress, 2013, Abstr: 3408

13. Antonia SJ, Brahmer JR, Gettinger SN, et al. Nivolumab (anti-PD-1; BMS-936558, ONO-4538) in combinationwith platinum-based doublet chemotherapy (PT-DC) inadvanced non-small cell lung cancer (NSCLC). ASCOMeet Abstr, 2014, 32: 8113

14. Rizvi NA, Chow LQ, Borghaei H, et al. Safety and response with Nivolumab (anti-PD-1; BMS-936558 ONO-4538) plus Erlotinib in patients with epidermal growth factor receptor mutant advanced non-small cell lung cancer (NSCLC). ASCO MeetAbstr, 2014, 32: 8022

15. Antonia SJ, Gettinger SN, Chow LQM, et al. Nivolumab (anti-PD-1; BMS-936558, ONO-4538) and ipilimumab infirst-line NSCLC: interim phase I results. ASCO MeetAbstr, 2014, 32: 8023.

19. 辨证汤药维持治疗广泛期小细胞肺癌：一项探索性的、前瞻性小队列研究

花宝金

中国中医科学院广安门医院肿瘤科

肺癌死亡率依旧居于癌症首位，其中小细胞肺癌约占 15%，60%~70%在诊断时已经处于广泛期若不治疗其中位生存期仅 6 ~ 8 周，铂类–依托泊苷联合化疗仍是广泛期小细胞肺癌的一线治疗手段，中位生存期为 7~11 个月，2 年生存率为 1%~5%，其临床预后差，据统计大约有 80% 局限期及几乎所有的广泛期 SCLC 患者在治疗后 1 年内复发或疾病进展。对于广泛期小细胞肺癌来说，尽管新药不断涌现，治疗缓解率不断提高（94%），然而对患者生存期的改善却极为有限。小细胞肺癌化疗进入瓶颈期，因而需要改变策略，寻求低毒、有效的药物作为小细胞肺癌的维持治疗以延长生存期包括 PFS，进展后生存期（PPS）具有重要的临床价值。

中医药在肿瘤综合治疗中的辅助地位具有重要意义，并受到国内外学者的关注。中医药以低毒、有效和具有广泛的人用历史，常被应用于癌症患者完成手术、化疗、放疗的常规计划后的维持治疗或者巩固治疗。辨证汤药是中医药进行治疗的重要剂型，其治疗时间也是困扰肿瘤临床工作者的关键问题，目前中国中医科学院肿瘤研究所学者们建议：中医药巩固治疗时间按照肿瘤容易复发的时间点设定，第 1~3 年口服中药每天 2 次，3~5 年口服每天一次，5 年以上者则停止口服中药，但这仅是专家之间的共识，并没有循证医学依据支持这一理论。基于此，本次研究的主要目的：①辨证汤药维持治疗小细胞肺癌化疗有效的患者是否可以延长 OS，1 年生存率；②辨证汤药的暴露时间对 PFS、PPS 的影响。

一、资料与方法

（一）研究对象

2010 年 1 月 1 日 ~2012 年 3 月 31 日就诊于中国中医科学院广安门医院肿瘤科的广泛期小细胞肺癌患者，化疗 2 周期评价为 SD 以上的患者，入组前疾病无进展的患者，共收集 28 例有效病历，可分为两类人群：①化疗结束后的患者；②正在化疗的患者。

（二）研究方法

通过门诊病历随访与电话随访的方式对患者基本情况、PFS、PPS、OS 进行观察，观察主要分为两个阶段，第一阶段从辨证汤药治疗开始至疾病进展；第二阶段从疾病进展至死亡或者观察截止日期（2013. 9），一般医生建议患者至少服用 1 年以上中药，但最终是否口服中药或者口服中药时间由患者自愿选择。

（三）中药治疗

辨证汤药的基本证素为气虚、阴虚、痰证、毒证。临证时按照症状、舌质、舌苔、脉象进行辨证，每月或者病情变化时调整处方，具体方药如下（TABLE 1）。

（四）疗效评价

第一终点指标为 PFS、PPS；第二终点指标为 OS、24 周 PFS 率、1 年生存率。

（五）随访

第一阶段随访为从辨证汤药治疗至疾病进展或者患者死亡，记载进展时间；第二阶段随访至患者死亡或者截至时间，记载死亡时间，门诊和电话随访，失访患者按末次门诊就诊时间记载疾病进展时间或者死亡时间。

TABLE 1 Fundamental prescription based on syndrome differentiation

Chinese name	Pharmaceutical name	g/d	Chinese name	Pharmaceutical name	g/d
Table1～1：Qi deficiency syndrome			Table1～3：Phlegm syndrome		
Huang Qi	Radix Astragali	45	Gua Lou	FructusTrichosanthis	20
Tai Zi Shen	radixpseudostellariae	15	Xie Bai	alliummacrostemon	15
BaiZhu	Atractylodes	15	Xing Ren	Almond	10
Fu Ling	Wolfiporiaextensa	20	Jie Geng	Platycodongrandiflorum	30
Chen Pi	pericarpiumcitrireticulatae	6	Ban Xia	Pinelliaternata	10
Table1～2：Yin deficiency syndrome			Table1～4：Anticancer（added 1～2 kinds to prescription）		
Sha Shen	Adenophoraelata	30	Ban Zhi Lian	Barbed Skullcap Herb	30
Mai Dong	Radix Ophiopogonis	12	Long Kui	nightshade	15
Sang Ye	Mulberry Leaf	12	BaiYing	Bittersweet Herb	20
Xuan Shen	Scrophularianingpoensis	12	Shi Jian Chuan	Chinese Sage Herb	15
Shi Gao	Gypsum	45	Bai Hua She She Cao	Spreading Hedyotis Herb	30

（六）统计学方法

采用 GraphPad Prism 6.0 软件进行统计学分析，应用 Kaplan-Meier 法估算中位 OS、PFS、PPS，采用 log-rank 检验分析生存差异，并计算 MST。$P<0.05$ 为差异有统计学意义。

二、结果

（一）研究人群基线情况

28 例患者被纳入分析，其中男性 22 人，女性 6 人，中位年龄 61 岁，PS 分布在 1～2，中位转移灶个数为 2 个，其中转移最多的部分是淋巴结、肺；研究人群的体力情况、一线治疗以及疗效评价基线均衡，一线化疗后，疗效评价为：4 例完全缓解（CR），15 例部分缓解（PR），9 例稳定（SD）（Table 2）。

（二）基础方及症状疗效评价

按辨证方法共变化处方 357 次，平均调整处方 12.8 次，调整处方时以气虚基础方为基础的占 187 次，阴虚占 103 次，痰基础方占 67 次。首诊时，出现症状的中位数为 2 个，其中主要症状为乏力（75%）、咳嗽（64%），其他的症状还包括恶心、反酸、汗多、腰痛、心烦、口干、口苦（Table3）。

（三）中药治疗时间

中药总治疗时间的中位时间为 12.2 个月，中药治疗分为疾病无进展和疾病进展后 2 个阶段；第一阶段疾病无进展阶段：中药治疗时间的中位时间为：3.4 个月，分布为（1～11.1），第二阶段为疾病进展后口服中药：所有患者进展后自愿继续口服中药；中位时间为 7.0 个月，分布为（1～22.5），其中 1 位患者进展后停止口服中药（Table 4）。

（四）疗效评价

研究随访期为 8～27 个月，中位随访期为 14 个月，至研究随访结束 23 例患者死亡。中位 PFS、PPS、OS 分别为 6.9 月（95% CI，5.0～8.6 个月），7.6 月（95% CI，5.5～9.7 个月），and 14.5 月

（95% CI，10.6~18.6 个月）（Figure 2A）。1 年生存率为 71.4%（95% CI，53.6%~89.3%）；24 周 PFS 率为 60.7%（95% CI，53.6%~89.3%）。中位 PFS 在化疗同时给予中药组与化疗后给予中药组中分别为 7 个月，6.2 月［hazard ratio（HR），0.88；95% CI，0.41~1.36；P=0.57，Figure 2B］。在第一阶段中，中药治疗时间>3 个月的中位 PFS 明显长于中药治疗时间≤3 个月（8.7 个月 vs 4.5 个月；HR=0.52；95% CI，0.41~0.99；P=0.0009，Figure 2C）.

TABLE 2　ES-SCLC patient characteristics

Characteristics	Time of CHD treatment（months）					
	First phase		Second phase		Total time	
	>3（n=15）	≤3（n=13）	>7（n=13）	≤7（n=14）	>12（n=15）	<12（n=13）
Median Age（Range）	60（42~75）	62（47~74）	61（55~70）	60（42~74）	61（47~70）	60（42~74）
Sex，（%）						
Men	11（73）	11（85）	10（77）	11（79）	11（73）	11（85）
Women	4（27）	2（15）	3（23）	3（21）	4（27）	2（15）
Smoking status index，（%）						
<400	3（20）	3（23）	2（15）	4（29）	4（27）	2（15）
≥400	9（60）	8（62）	9（69）	7（50）	9（60）	8（62）
No history of smoking	3（20）	2（15）	2（15）	3（21）	2（13）	3（23）
PS，（%）						
1	7（47）	6（46）	9（69）	7（50）	8（53）	6（46）
2	8（53）	7（54）	4（31）	7（50）	7（47）	7（54）
Site of Metastasis，（%）						
Lung	6（40）	9（69）	7（54）	8（57）	7（54）	8（61）
Distant lymph nodes	15（100）	13（100）	13（100）	14（100）	15（100）	13（100）
Bone	2（13）	-	1（8）	1（7）	1（7）	1（8）
Peritoneum	1（7）	1（8）	1（8）	1（7）	2（13）	-
Pleura	1（7）	-	1（8）	-	1（7）	-
Hydrothorax	1（7）	-	1（8）	-	1（7）	-
Concomitant diseases，（%）						
Diabetes	5（33）	3（23）	4（31）	4（29）	8（53）	3（23）
Hypertension	1（7）	3（23）	3（23）	1（7）	2（13）	2（15）
Heart disease	1（7）	1（8）	2（15）	-	2（13）	-
Effectiveness of chemotherapy response，（%）						
Complete Response	2（13）	2（14）	4（31）	-	4（27）	-
Partial Response	7（47）	8（62）	7（54）	7（50）	11（73）	4（31）
Stable Disease	4（27）	5（38）	2（15）	7（50）	-	9（69）
Radiotherapy，（%）	7（47）	8（62）	6（46）	9（64）	7（47）	8（61）

在 PFS>6 月组中，PPS 为 9.6 个月，PFS<6 个月组中，PPS 为 7.6 个月（HR=1.26；95% CI，0.83~1.70；P=0.55，Figure 2D）。在第二阶段中，中药治疗时间>7 月与≤7 月相比较，中位 PFS 无统计学差异　（7.2 个月 vs 6.1 个月；HR=1.18；95% CI，0.71~1.65；P=0.97，Figure 2E），而中位 PPS 则有显著性差异（11.7 个月 vs 5.1 个月；HR=2.32；95% CI，1.90~2.74；P=0.002，Figure

2F)。

在整个治疗阶段中，中药治疗时间>12 个月与<12 个月相比较，中位 PFS 无统计学差异（7.2 个月 vs 6.1 个月；HR=1.18；95% CI，0.70~1.66；P=0.07，Figure 3A），而中位 PPS 则有显著性差异（13.1 个月 vs 5.6 个月；HR=2.34；95% CI，1.91~2.77；P<0.0001，Figure 3B）。

TABLE 3　TCM syndrome response of one month after CHD treatment

The main symptoms	Cases pre-treatment（%）	Alleviated cases	Response rate（%）
Fatigue	21（75）	17	80.9
Cough	18（64）	15	83.3
Shortness of breath	17（61）	10	58.8
Expectoration	16（57）	14	87.5
Fever	6（36）	4	66.7
Chest Pain	5（18）	1	20
Poor appetite	17（61）	16	94.1
Insomnia	10（36）	8	80
Constipation	17（61）	15	51.9

TABLE 4　CHD treatment duration in each phase

Time of CHD treatment	Median months（Range）	No. of patients（%）
Taking CHD during and after chemotherapy	4.7（2.6~11.1）	16（57）
Taking CHD after chemotherapy	2.4（1~10.7）	12（43）
Total time	12.2（3.2~27）	28
>12 months	17.2（12.4~27）	15（54）
<12 months	5.3（3.2~10.5）	13（46）
First phase	3.4（1~11.1）	28
>3months	6.7（3.4~11.1）	15（54）
≤3months	1.8（1~3）	13（46）
Second phase	7.0（1~22.5）	27
>7months	12.7（7.3~16.7）	13（48）
≤7months	2.6（1~7.0）	14（52）

三、讨论

广泛期小细胞肺癌的一线治疗依然是 PE 或者 CE，中位生存时间为 9~11 个月。中国的一项回顾性研究表明一线化疗广泛期 SCLC 患者的中位 OS 为 15.1 个月，中位 PFS 为 7.5 个月，但并没有说明这类人群是否口服中药，因为在中国口服辨证汤药非常普遍，本研究结果中位 OS 为 14.5 个月，中位 PFS6.9 个月。而另一项关于中成药维持治疗 ES-SCLC 患者的中位 OS 为 11.1 个月，而对照组 7.6 个月。

本研究表明：中医药可以延长一线化疗有效患者的 PFS，从而可以提高二线化疗的敏感性。小细胞肺癌是极易发生耐药的癌症，二线化疗方案主要按照一线化疗方案的疗效判定，患者在一线治疗后

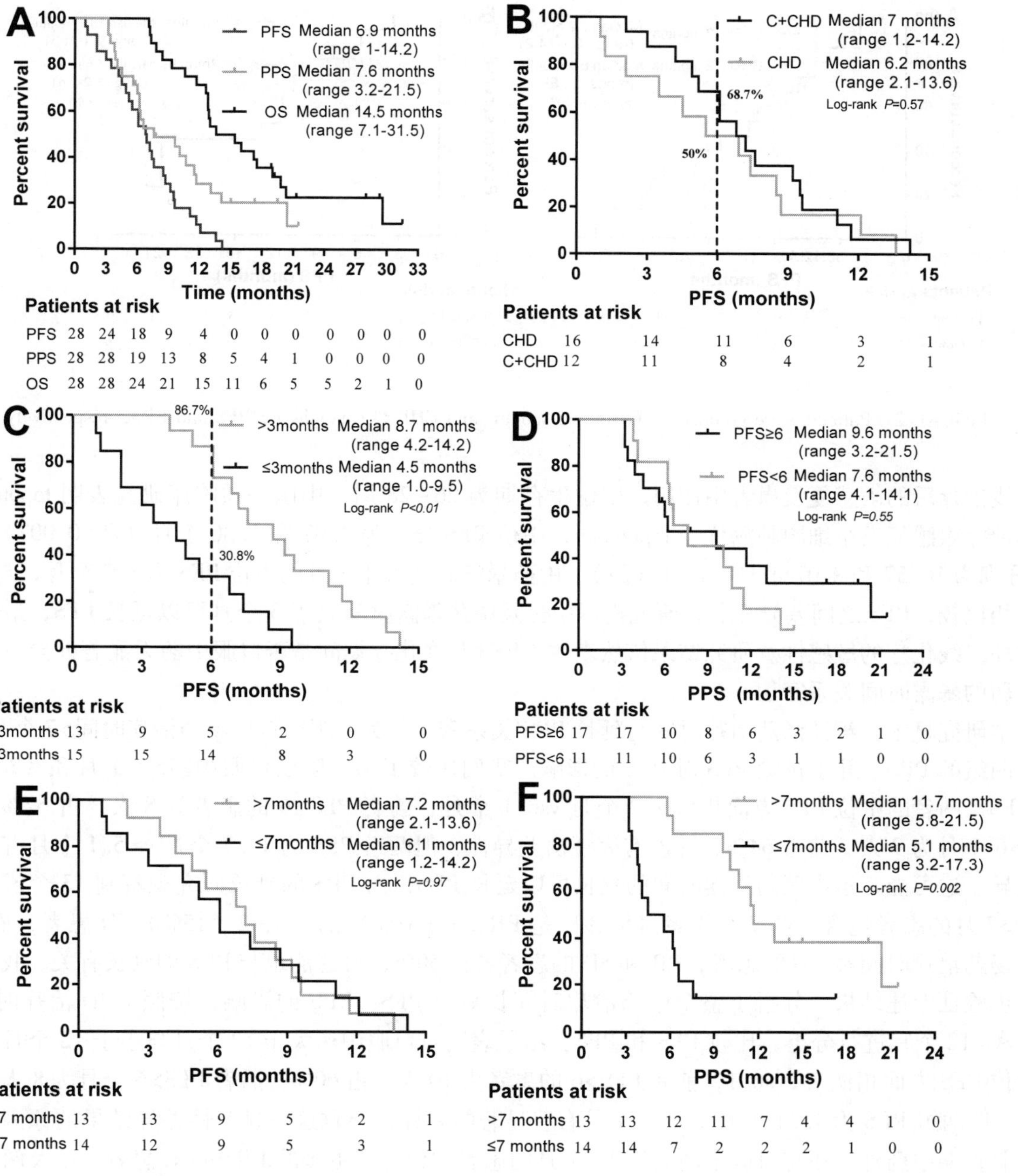

FIGURE 1 (A) Median PFS, PPS, and OS were 6.9 months (95% CI, 5.0~8.6 months), 7.6 months (95% CI, 5.5~9.7 months), and 14.5 months (95% CI, 10.6~18.6 months). (B) Patients were grouped by CHD during and after chemotherapy for PFS. (C) In the first phase (the time before disease progression), patients were grouped by CHD >3 months and CHD ≤3 months for PFS. (D) Patients were grouped by PFS >6 months and PFS<6 months for PPS. (E) Patients were grouped by the second phase of CHD >7 months and CHD ≤7 months for PFS. (F) Patients were grouped by CHD >7 months and CHD ≤7 months for PPS.

3个月内复发称为难治性（refractory）患者，大于3个月的复发的称为敏感（sensitive）复发，大于6个月的使用一线方案就可以取得较好的结果。目前小细胞肺癌缺乏标准的二线化疗方案，对于敏感型复发时间为3~6个月的SCLC患者，topotecan作为Ⅰ类证推荐使用。三个Ⅱ期临床研究表明topotecan

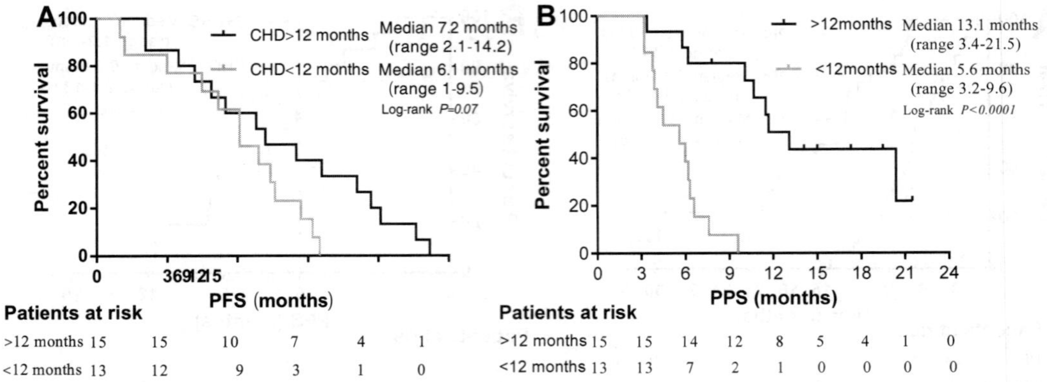

FIGURE 2 Patients were grouped by CHD >12 months and CHD<12 months for PFS and PPS, respectively.

在一线治疗后的敏感复发患者中使用，中位生存期为26~28周，中国一项临床研究表明topotecan联合铂治疗敏感复发小细胞肺癌优于topotecan，中位PFS分别为4.07和2.80个月（P=0.007），中位OS分别为10.57和8.07个月（P=0.021）。中药暴露时间大于3月的中位PFS为8.7个月，与小于3个月相比较，PFS之间差异显著，研究提示中药及中药暴露时间大于3个月可以延长PFS，最终转化为增加二线化疗的敏感性。研究结果依然表明，PFS与在化疗期间是否口服中药无显著差异，而与口服中药的暴露时间关系密切。

本研究显示：辨证汤药治疗时间与延长PPS关系密切。为了观察辨证汤药治疗时间>7个月与≤7个月两组的PPS，并了排除PFS对PPS的影响。我们比较了第二阶段口服中药>7个月和≤7个月患者PFS，两者的中位PFS方面相似7.2个月vs6.1个月，前者PFS>6的患者为8人，占62%，后者PFS>6个月为9人，约占64%，并没有表现出差异性，但两组PPS为11.7个月vs 5.1个月有着显著的差异。这可能暗示中医药暴露时间的延长可以延长PPS，而PPS的延长研究观察到13个辨证治疗时间>7月的患者包含了的7个患者（54%）是PR，4（31%）的CR、2（15%）SD患者，而14个辨证汤药治疗时间≤7月的患者，PR和SD的患者各占50%，可这能也与PPS的延长有关。我们为了进一步验证上述结果，分析了整个中药治疗时间长短对PFS，PPS的影响，按照CHD治疗时间>12个月和<12个月进行分组，比较PFS和PPS，结果表明：口服中药大于12个月与小于12个月，两者的中位PFS方面相似7.2vs6.1，前者PFS>6的患者为10人，占60%，后者PFS>6个月为8人，约占62%，但两组PPS为13.1个月vs 5.6个月有着显著的差异，导致这一显著性差异结果的原因，除了与口服长期中药外，还与口服中药大于12个月的患者中包含了更多的PR和CR患者，以及两组患者可能存在二线化疗敏感性的差异。2013年ESMO 15th World Congress on Gastrointestinal cancer提出，在转移性直肠癌中，疾病进展时更小的肿瘤负荷与更长的OS相关，而早期肿瘤深度应答（deepness of response，DpR）对PFS的影响显著小于对OS的影响，DpR会影响到PPS，并最终转化为OS获益。本研究也将PFS>6个月与≤6个月分为两组，比较PPS，结果证明两组没有差异，可见PFS并不是影响广泛期小细胞肺癌PPS的最关键因素。研究结论暗示，PPS的延长一方面得益于DpR，另一方面得益于CHD的长期治疗，而DpR则为长时间的中医药治疗提供了机会，二者相配合使肿瘤进展缓慢，在研究人群中，84%的（PR+SD）的患者仍然存在残余瘤体，但依然可以获得较长时间的生存。

一线化疗有效为中医药干预提供了有效时间，一线化疗DpR的患者是中医维持治疗的优势人群。辨证汤药可以延长广泛期化疗后有效患者的PFS和进展后生存期，与中药治疗时间密切相关。疾病进展前服用中药宜连续3个月以上，若患者有机会，总治疗时间应大于12个月以上。本研究为小样本人群研究结果，需要通过大样本、前瞻性、队列研究进一步进行验证。

20. NSCLC 脑转移瘤放疗模式的变迁与思考

刘　涛，伍　钢

华中科技大学协和医院肿瘤中心

一、脑转移瘤发生的流行病学

美国现有数据表明新发脑转移瘤患者为 170 000 例/年，而原发脑肿瘤仅 17 000 例/年。近年来，肿瘤驱动基因分层指导下的个体化治疗，延长了晚期 NSCLC 患者的生存时间，但临床上也观察到脑转移瘤发生率呈增加趋势；同时靶向治疗为 NSCLC 脑转移瘤患者提供了新的治疗选择。因此，如何在靶向治疗时代完善脑转移瘤治疗模式进而使患者的生存获益和生活质量得到进一步改善，具有重要意义[1-3]。

二、NSCLC 脑转移的危险因素

肺癌是脑转移瘤最常见的来源，占 30%～60%，其中 NSCLC 患者占据了大部分。首诊的 NSCLC 患者中约 10%伴有脑转移，40%～55%的患者在整个病程的某个阶段会出现脑转移[4,5]。①既往研究认为早期肺癌患者发生脑转移瘤的危险因素有：较小的发病年龄、原发肿瘤体积较大、淋巴及血管侵犯、累及肺门淋巴结，另有人报道 miR-328 及 miR-330-3p 过表达也与发病相关[6]。②完全切除的局部晚期 NSCLC 患者脑转移的危险因素，医科院肿瘤医院对其 2003～2005 年间收治的 217 例 pⅢA-N2 NSCLC 进行了分析[7]，应用 Kaplan-Meier 方法分析了脑转移累计发生率，结果 5 年累计发生脑转移的实际风险为 57.3%。发生脑转移的危险因素有：非鳞癌、纵膈淋巴结转移比例≧30%。③晚期（ⅢB/Ⅳ）NSCLC 患者脑转移高危因素有：女性、年轻、不吸烟、腺癌、PS 状态好的人群，该组患者脑转移发生率高的原因是否因为其生存时间长，尚有待进一步探讨[8]。本中心的临床观察结果也表明：EGFR 基因突变、女性、年龄大于 60 岁、腺癌和合并淋巴结转移是 NSCLC 脑转移的独立危险因素。

近年来，随着分子生物学的发展，不同分子分型与肺癌脑转移发生的关系也引起人们的关注。研究表明 EGFR 突变的肺腺癌患者更容易发生脑转移（OR＝3.83，95% CI：1.72～8.55，$P=0.001$），EGFR 突变状态是手术切除的肺腺癌患者发生脑转移危险因素（HR＝4.49，95% CI：1.20～16.80，$P=0.026$），同时进一步研究表明 EGFR 突变会增加患者脑转移治疗后复发风险[9]。其他研究亦表明 ALK 基因扩增者似乎更易发生脑转移[10]。还有研究表明金属蛋白酶-9 能促进肺癌脑转移，通过综合 GSE8894、GSE11969 和 Shedden 的数据发现，相对于 ADAM9/CDCP1 双低表达的患者，ADAM9/CDCP1 双高的患者预后更差，这一点对亚洲人种和高加索人种均适用[11]。

三、NSCLC 脑转移瘤预后及治疗模式

为判断脑转移瘤的预后，肿瘤放疗协作组织（RTOG）根据预后因素（包括体能状态、年龄和多发性还是孤立性脑转移灶）将患者分为三类（图 1）。临床实践中，我们可根据该系统对患者进行分类进而给予适当的治疗。同时亦有研究对肺癌脑转移患者的治疗模式就预后进行了统计（图 2）[12,13]。从中我们可以看到，随着技术的进步及治疗模式的改变，患者的预后相对应的有了很大的改善。

RPA 分类	描述	MST（月）
Ⅰ	KPS≥70 年龄<65 岁 原发肿瘤可控制 无颅外转移	7.1
Ⅱ	KPS≥70 年龄≥65 岁 原发肿瘤不可控制 其他部位转移 不满足Ⅰ和Ⅲ类的所有其他患者	4.2
Ⅲ	KPS<70	2.3

图 1　脑转移瘤 RPA 分级

治疗方式	MST（月）
有症状/不治疗	1
单纯激素+姑息治疗	2-3
全脑放疗（30Gy/10次）±激素	4
手术+术后全脑放疗	9-10
立体定向放疗（SRS）+全脑放疗	7
化疗	?
分子靶向治疗：手术/SRS+TBRT（EGFR-TKI）	12.9-15.9

图 2　NSCLC 脑转移瘤的主要治疗方法及预后

20 世纪 90 年代以前，颅内无论是寡转移瘤还是多发转移瘤，WBRT 均为其标准治疗；在 TKI 应用于肺癌前，放疗在 NSCLC 脑转移瘤治疗中的地位也没有太大争议，若有也是立体定向放射外科（SRS）和全脑放射治疗（WBRT）是单独还是联合应用，若联合应用两者的顺序如何？既往研究表明对于 NSCLC 脑寡转移瘤患者，手术适合于单发病灶以及急诊手术（减压），手术切除+WBRT 显著提高了颅内控制率（82%vs 30%，$P<0.001$）及 MST（10 个月 vs 6 个月，$P=0.04$）。若不手术，单发病灶且全身病情稳定者推荐治疗模式为：SRS+WBRT；1～3 病灶且全身病情稳定者推荐治疗模式为：SRS±WBRT[14]。另一项系统回顾和荟萃分析对手术或 SRS 后辅助 WBRT 的获益进行了评价，该研究共纳入 5 项随机研究 663 名患者，其结果表明 SRS 后辅助 WBRT 能显著降低 1 年内颅内疾病进展风险。

尽管既往多项临床试验结果均证实 WBRT 组 1 年颅内局控率明显优于未行 WBRT 组，但 NSCLC 脑转移瘤 WBRT 治疗也有其局限性。有文献报道，WBRT+SRS 补量照射后，部分病人出现后期脑功能损伤，目前由于评价方法不统一，WBRT 对脑功能的影响结论尚不一致[15]。

第一个关于 WBRT 对认知功能有影响的随机对照研究纳入了 58 例患者，其对 SRS+WBRT 与 SRS 对脑认知的影响进行了研究，该研究主要终点为：治疗 4 个月后语言学习能力（总记忆、延迟记忆、延迟认知）（测验：Hopkins Verbal Learning Test-Revised，HVLT-R）。其结果显示 SRS+WBRT 治疗组神经认知情况显著恶化比例高于 SRS 治疗组[16]。动物实验亦证实了这点，我们应用 3 周 C57BL/6J 小鼠，接受 10Gy 全脑照射，建立放射性脑损伤模型，用 Morris 水迷宫实验来检测脑功能的变化，水迷宫实验显示照射组与对照组相比，照射组小鼠到达平台的时间和路径明显延长，提示受照射组小鼠的大脑认知功能受到损害。进一步免疫荧光显示照射后海马齿状回小胶质细胞激活，并且与 TNF-α 共表达，表示激活的小胶质细胞可产生致炎因子参与放射性脑损伤过程[17]。因此，目前尽管 WBRT 是否影响脑功能结论不一，但应引起我们的重视[18]

四、NSCLC 脑转移瘤治疗模式在 TKI 等靶向药物治疗时代的变迁

对于 EGFR 基因突变脑转移瘤患者，放射治疗的模式已经面临多种选择（图 3），基于 TKI 给 EGFR 基因突变患者带来的特别获益，对晚期 NSCLC 常规进行基因检测至为重要。在基因突变状态未知的情况下，靶向治疗可能不能给病人带来获益。如 RTOG-0320 研究，该研究探讨了 WBRT+SRS 联合厄罗替尼或替莫唑胺治疗 NSCLC 脑寡转移瘤（1～3 个病灶）的作用[19]，结论为：WBRT+SRS 治疗模式中，联用替莫唑胺或厄洛替尼均不能取得生存获益，并可能增加治疗毒性，导致该试验提前关闭。该研究失败的原因，作者认为主要有两点：①入组病人未行 EGFR 检测，而高加索人群 EGFR 突变率不到 15%，也就是说绝大多数高加索人群的病人不能从联用 TKI 中额外获益；②放射治疗的剂量偏高，该研究的 WBRT 剂量为 37.5Gy/15F，每周 5 次，随后 2 周内 SRS 补量（依病灶大小<2cm、2.1～3.0cm、3.1～4.0 cm 分别接受 24，18，15 Gy）。

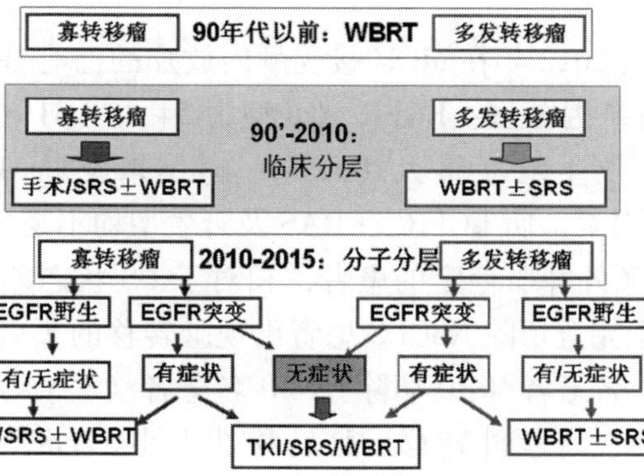

图 3 NSCLC 脑转移瘤治疗模式的变迁与选择

相对应的，台湾学者也对 EGFR 突变状态与脑转移瘤放疗疗效的关系进行了研究，结果显示 EGFR 突变型与 EGFR 野生型相比，两者对 WBRT 的有效率分别为 80% vs 46%，EGFR 突变者对 WBRT 治疗反应明显优于野生型。该研究认为 EGFR 突变状态是判断肺癌脑转移放疗疗效的独立预后因素[20]。

有作者观察了 EGFR 突变的 NSCLC 脑转移病人，单独应用 TKI 治疗的可能性。一项前瞻性开放性Ⅱ期临床研究纳入 28 例无症状或症状控制的 EGFR 突变的脑转移患者，接受单药 TKI 治疗，结果显示 TKI 组的中位 PFS 为 6.6 个月，中位为 OS 15.9 个月，ORR 为 83%，DCR 为 93.0%，均有显著获益[21]。另一项研究也表明单用 TKI 在脑转移瘤患者二线治疗中也有获益[22]。上述研究表明对于 EGFR 突变的 NSCLC 无症状脑转移瘤，单独 TKI 治疗可在一线、二线治疗中使患者获益。

对于有症状 EGFR 突变脑转移患者，可以选择 WBRT 联合 TKI 治疗，前期研究证实厄洛替尼有一定放射增敏效果[23]。一项来自西班牙的回顾性研究证实了全脑放疗后 TKI 巩固治疗的疗效，53 例伴脑转移的 NSCLC，WBRT 后厄洛替尼巩固治疗 EGFR 突变患者的 ORR 达 82.4%，DCR 达 100%[24]。放疗同步联合厄洛替尼治疗 EGFR 突变型脑转移瘤，多项临床研究均表明 WBRT 联合 TKI 治疗生存获益明显[23]。一项研究纳入 17 名患者行 EGFR 基因突变检测，9 例突变型，8 例野生型，应用 WBRT 联合 TKI 治疗，EGFR 突变型与 EGFR 野生型的 OS 分别为 19.1m vs 9.3m，颅内 PFS 为：12.3m vs 5.2m[25]。因此对于有症状 EGFR 突变脑转移患者，目前推荐 WBRT 联合 TKI 的治疗模式有：放疗后 TKI 巩固治疗或者同步靶放联合。至于 EGFR 突变患者在 TKI 治疗过程中发生脑转移的治疗选择，若仅有脑转移，此时继续使用 TKI 并联合 WBRT 治疗疗效确切。2014 NCCN 指南推荐：突变患者进展至有症状脑转移后继续使用 TKI 治疗，并联合放疗可使病人继续获益。

上述研究结果提示我们在靶向治疗时代，根据 NSCLC 脑转移瘤病人 EGFR 或其他基因的改变状态，以及有无脑转移症状和既往对治疗的反应，患者治疗选择趋向多元化。但应强调的是：①在这多元选择中，放射治疗是不可或缺的；②对于有 EGFR 突变的 NSCLC 脑转移瘤病人，若无条件选择 TKI 治疗，无论有无中枢神经系统症状，均应选择放射治疗，因系统化疗对脑转移瘤无明显治疗效果。

五、影响脑转移瘤放疗疗效的因素

关于影响脑转移瘤放疗效果的因素，多项研究对肿瘤部位、放疗剂量、肿瘤亚型、PS 状态与颅外肿瘤进展与否、手术与否等相关因素进行了探讨。

Garsa 等研究纳入 1998~2001 年 228 位患者，共 401 个脑转移灶，予 γ 刀单次治疗。其研究结果表明：肿瘤体积、调强适形指数以及肿瘤部位是预测 SRS 局部控制率的独立预后因素，病灶在小脑以上、病灶体积小于 0.63cm^{3}的患者具有更好的局部控制[26]。德国 3 个放疗中心对 1998~2002 年 134 例病人回顾性研究，患者均应用 SRS 技术治疗新发的脑寡转移灶（1~3），按 SRS 剂量分为 3 组（13

~16Gy、18Gy、20Gy)。18Gy 及 20Gy 的 SRS，相比 13~16Gy，显著提高局控率，提示放疗剂量对于局控的重要性[27]。

另一项研究纳入 2005 年至 2012 年在 MGH 接受颅内放疗的已有基因分型的非小细胞肺癌脑转移患者共 525 位，其中 172 人行基因分型：EGFR 突变型为 54 人（31%）；ALK（+）为 12 人（7%）；KRAS（+）为 38 人（22%）；野生型为 68 人（60%）。其结果表明 ALK（+）是 NSCLC 脑转移瘤颅内放疗后 OS 的独立预后良好因素，而 EGFR、KRAS 及野生型均不是独立预后因素[28]。

研究还表明 PS 状态好及颅外肿瘤稳定的患者，相对于 PS 状态差及颅外肿瘤进展的患者，脑转移放疗后预后更好[29]。而对于完全切除 NSCLC 患者出现脑转移的预后因素，一个单中心回顾性分析纳入 2002. 1~2008. 12 共 1091 名患者（R0 切除），40 名患者（3. 5%）发生脑转移瘤。其结果显示：复发时 CEA 水平（>5ng/ml）、有颅外转移、脑转移灶大小>2cm、颅内未行根治性治疗（手术/SRS）、有脑转移症状为脑转移瘤不良预后因素[30]。

六、NSCLC 全脑预防放疗的价值

综合治疗手段的进步，病人生存期延长，NSCLC 脑转移的危害日益凸显，预防性全脑放疗在小细胞肺癌中显著获益，但对于 NSCLC 患者，PCI 能否降低脑转移概率、是否能带来生存获益目前尚不明确。RTOG 0214 对局部晚期 NSCLC 患者 PCI 对比观察的Ⅲ期临床研究数据更新显示，预防性全脑放疗降低Ⅲ期 NSCLC 脑转移发生几率，没有延长 5 年 DFS 和 OS[31]。但另一项研究表明，对 pⅢA-N2 NSCLC 术后化疗后患者行 PCI 治疗，能显著延长中位 DFS（28. 5m vs 21. 2m），降低 5y-BM 发生率（20. 3% vs 49. 9%）[32]。由于相关研究不多，目前还无法确认对晚期 NSCLC 病人进行 PCI 的确切价值，特别是在基因分层时代，那些病人需要接受 PCI，需要进一步的临床研究。

七、脑转移瘤再次全脑放疗的观察

Ozgen Z 等[33]对脑转移患者接受 WBRT 后复发再程放疗进行了研究，该研究纳入了 28 例 WBRT 后复发接受第二次 WBRT 的患者，患者的中位 KPS：60（50~100），中位放疗间隔时间：9. 5 个月（3~27 个月），首次放疗剂量：30Gy（20~30Gy），再程放疗剂量为：25Gy（20~30Gy）。研究表明，再程放疗后患者未出现严重或不可预期的毒性反应，其中位 OS 为：3m（1~12m），对再次 WBRT 反应者 OS 更长（10m vs 2m）。进一步分析表明：原发疾病为肺癌、KPS 评分≥60、两次 WBRT 间隔时间≥9. 5 个月提示预后较好。尽管上述研究显示再次 WBRT 有一定疗效，但临床实践中宜慎用。

八、结语

在 NSCLC 脑转移瘤治疗中，WBRT+/-SRS 是主要治疗方法；分子分型的出现及以 TKI 为代表的靶向药物的使用使得 NSCLC 脑转移治疗模式发生了一些变迁，并有望使 NSCLC 脑转移瘤的 PFS 及 OS 得到改善。关于 NSCLC 全脑预防放疗的价值尚有待多中心、大样本研究的证实。

参 考 文 献

1. Fox BD, Cheung VJ, Patel AJ, et al. Epidemiology of metastatic brain tumors. *Neurosurgery clinics of North America*, 2011, 22 (1): 1-6, v.
2. Nayak L, Lee EQ, Wen PY. Epidemiology of brain metastases. *Current oncology reports*, 2012, 14 (1): 48-54.
3. Frisk G, Svensson T, Backlund LM, et al. Incidence and time trends of brain metastases admissions among breast cancer patients in Sweden. *British journal of cancer*, 2012, 106 (11): 1850-1853.
4. Chen AM, Jahan TM, Jablons DM, et al. Risk of cerebral metastases and neurological death after pathological complete response to neoadjuvant therapy for locally advanced nonsmall-cell lung cancer: clinical implications for the subsequent management of the brain. *Cancer*, 2007, 109 (8): 1668-1675.

5. Ceresoli GL, Reni M, Chiesa G, et al. Brain metastases in locally advanced nonsmall cell lung carcinoma after multimodality treatment: risk factors analysis. *Cancer*, 2002, 95 (3): 605-612.
6. Stelzer KJ. Epidemiology and prognosis of brain metastases. *Surgical, neurology international*, 2013, 4 (Suppl 4): S192-202.
7. Ding X, Dai H, Hui Z, et al. Risk factors of brain metastases in completely resected pathological stage ⅢA-N2 non-small cell lung cancer. *Radiation oncology*, 2012, 7: 119.
8. Hsiao SH, Chung CL, Chou YT, et al. Identification of subgroup patients with stage ⅢB/Ⅳ non-small cell lung cancer at higher risk for brain metastases. *Lung cancer*, 2013, 82 (2): 319-323.
9. Shin DY, Na II, Kim CH, et alEGFR mutation and brain metastasis in pulmonary adenocarcinomas. *Journal of thoracic oncology: official publication of the International Association for the Study of Lung Cancer*, 2014, 9 (2): 195-199.
10. Preusser M, Berghoff AS, Ilhan-Mutlu A, et al. ALK gene translocations and amplifications in brain metastases of non-small cell lung cancer. *Lung cancer*, 2013, 80 (3): 278-283.
11. Lin CY, Chen HJ, Huang CC, et al. ADAM9 promotes lung cancer metastases to brain by a plasminogen activator-based pathway. *Cancer research*, 2014, 74 (18): 5229-5243.
12. Andrews DW, Scott CB, Sperduto PW, et al. Whole brain radiation therapy with or without stereotactic radiosurgery boost for patients with one to three brain metastases: phase Ⅲ results of the RTOG 9508 randomised trial. *Lancet*, 2004, 363 (9422): 1665-1672.
13. Iuchi T, Shingyoji M, Sakaida T, et al. Phase Ⅱ trial of gefitinib alone without radiation therapy for Japanese patients with brain metastases from EGFR-mutant lung adenocarcinoma. *Lung cancer*, 2013, 82 (2): 282-287.
14. Owen S, Souhami L, The management of brain metastases in non-small cell lung cancer. *Frontiers in oncology*, 2014, 4: 248.
15. Khan AJ, Dicker AP: On the merits and limitations of whole-brain radiation therapy. *Journal of clinical oncology: official journal of the American Society of Clinical Oncology*, 2013, 31 (1): 11-13.
16. Chang EL, Wefel JS, Hess KR, et al. Neurocognition in patients with brain metastases treated with radiosurgery or radiosurgery plus whole-brain irradiation: a randomised controlled trial. *The Lancet Oncology*, 2009, 10 (11): 1037-1044.
17. Dong X, Luo M, Huang G, et al. Relationship between irradiation-induced neuro-inflammatory environments and impaired cognitive function in the developing brain of mice. *International journal of radiation biology*, 2015, 91 (3): 224-239.
18. McDuff SG, Taich ZJ, Lawson JD, et al. Neurocognitive assessment following whole brain radiation therapy and radiosurgery for patients with cerebral metastases. *Journal of neurology, neurosurgery, and psychiatry*, 2013, 84 (12): 1384-1391.
19. Robins HI, O'Neill A, Mehta M, et al. A phase 3 trial of whole brain radiation therapy and stereotactic radiosurgery alone versus WBRT & SRS with temozolomide or erlotinib for non-small cell lung cancer and 1 to 3 brain metastases: Radiation Therapy Oncology Group 0320: in regard to Sperduto et al. *International journal of radiation oncology, biology, physics*, 2013, 86 (5): 809-810.
20. Lee HL, Chung TS, Ting LL, et al. EGFR mutations are associated with favorable intracranial response and progression-free survival following brain irradiation in non-small cell lung cancer patients with brain metastases. *Radiation oncology*, 2012, 7: 181.
21. Park SJ, Kim HT, Lee DH, Kim KP, et al. Efficacy of epidermal growth factor receptor tyrosine kinase inhibitors for brain metastasis in non-small cell lung cancer patients harboring either exon 19 or 21 mutation. *Lung cancer*, 2012, 77 (3): 556-560.
22. Wu YL, Zhou C, Cheng Y, et al. Erlotinib as second-line treatment in patients with advanced non-small-cell lung cancer and asymptomatic brain metastases: a phase Ⅱ study (CTONG-0803). *Annals of oncology: official journal of the European Society for Medical Oncology/ESMO*, 2013, 24 (4): 993-999.
23. Zhuang H, Wang J, Zhao L, et al. The theoretical foundation and research progress for WBRT combined with erlotinib for the treatment of multiple brain metastases in patients with lung adenocarcinoma. *International journal of cancer Journal international du cancer*, 2013, 133 (10): 2277-2283.
24. Porta R, Sanchez-Torres JM, Paz-Ares L, et al. Brain metastases from lung cancer responding to erlotinib: the importance

of EGFR mutation. *The European respiratory journal*, 2011, 37 (3): 624-631.

25. Welsh JW, Komaki R, Amini A, et al. Phase Ⅱ trial of erlotinib plus concurrent whole-brain radiation therapy for patients with brain metastases from non-small-cell lung cancer. *Journal of clinical oncology: official journal of the American Society of Clinical Oncology*, 2013, 31 (7): 895-902.
26. Garsa AA, Badiyan SN, DeWees T, et al. Predictors of individual tumor local control after stereotactic radiosurgery for non-small cell lung cancer brain metastases. *International journal of radiation oncology, biology, physics*, 2014, 90 (2): 407-413.
27. Rades D, Hornung D, Blanck O, et al. Stereotactic radiosurgery for newly diagnosed brain metastases: comparison of three dose levels. *Strahlentherapie und Onkologie: Organ der Deutschen Rontgengesellschaft*, 2014, 190 (9): 786-791.
28. Mak KS, Gainor JF, Niemierko A, et al. Significance of targeted therapy and genetic alterations in EGFR, ALK, or KRAS on survival in patients with non-small cell lung cancer treated with radiotherapy for brain metastases. *Neuro-oncology*, 2015, 17 (2): 296-302.
29. Kress MA, Oermann E, Ewend MG, et al. Stereotactic radiosurgery for single brain metastases from non-small cell lung cancer: progression of extracranial disease correlates with distant intracranial failure. *Radiation oncology*, 2013, 8: 64.
30. Sakamoto J, Sonobe M, et al. Prognostic factors for patients in postoperative brain metastases from surgically resected non-small cell lung cancer. *International journal of clinical oncology*, 2014, 19 (1): 50-56.
31. Gore EM, Bae K, Wong SJ, et al. Phase Ⅲ comparison of prophylactic cranial irradiation versus observation in patients with locally advanced non-small-cell lung cancer: primary analysis of radiation therapy oncology group study RTOG 0214. *Journal of clinical oncology: official journal of the American Society of Clinical Oncology*, 2011, 29 (3): 272-278.
32. Li N, Zeng ZF, Wang SY, et al. Randomized phase Ⅲ trial of prophylactic cranial irradiation versus observation in patients with fully resected stage ⅢA-N2 nonsmall-cell lung cancer and high risk of cerebral metastases after adjuvant chemotherapy. *Annals of oncology: official journal of the European Society for Medical Oncology/ESMO*, 2015, 26 (3): 504-509.
33. Ozgen Z, Atasoy BM, Kefeli AU, et al. The benefit of whole brain reirradiation in patients with multiple brain metastases. *Radiation oncology*, 2013, 8: 186.

21. 角色与定位：EGFR-TKIs 于 NSCLC 术后辅助治疗中

刘晓晴，曲莉莉

中国人民解放军第三〇七医院肺部肿瘤科

可手术的Ⅱ、Ⅲ期及部分ⅠB 期非小细胞肺癌（non-small cell lung cancer，NSCLC）进行术后辅助化疗已成为共识，对此美国国立综合癌症网络（NCCN）指南及最新 2015 版卫计委发布的“中国原发性肺癌诊疗规范”均进行了推荐，其地位不容置否。然而，辅助化疗有诸多局限性，且疗效差强人意。近十年来大量的临床研究和实践已显示表皮生长因子受体酪氨酸激酶抑制剂（epidermal growth factor receptor tyrosine kinase inhibitor，EGFR-TKI）治疗 EGFR 敏感突变晚期 NSCLC 有良好的疗效及生活质量。所以学者们考虑是否可以将 EGFR-TKI 延伸至早期 NSCLC 治疗中，以提高术后辅助治疗效果，减少术后复发及转移。目前已有多项临床研究聚焦于此，但其结果喜忧参半。究竟 EGFR-TKI 在可手术 NSCLC 辅助治疗中的定位和角色如何，让我们回眸十余年研究历程，从纷繁的临床研究数据中剥丝抽茧、觅得真知。

一、盲目中经历失败

早在 2002 年，加拿大的学者注册了代号为 NCT000495439 的Ⅲ期临床研究，即 NCIC CTG BR19 研究，此举开创了 EGFR-TKI 辅助治疗的先河。这项研究纳入了已接受完全性切除术的ⅠB~ⅢA 期 NSCLC 患者，根据其临床分期、组织类型、性别、术后放化疗情况四个因素进行分层。患者完成预定术后放化疗后，1∶1 随机接受为期 2 年吉非替尼或安慰剂治疗，主要研究终点为 OS。2013 年《临床肿瘤学杂志》（Journal of Clinical Oncology）报道了该项研究最终结果。研究共随机 503 例患者，当时因 ISEL 及 SWOG0023 研究的失败导致此项研究在 2005 年 4 月提前终止，所以吉非替尼组中位治疗时间仅 4.8 个月，安慰剂组为 8.9 个月。吉非替尼组 DFS 为 4.2 年，OS 为 5.1 年，与安慰剂组相比无显著统计学差异。探索性分析显示，EGFR 基因突变阳性（4%，15/359）患者亦未从吉非替尼辅助治疗中生存获益，研究以阴性结果终告失败。如何合理解释结果，以当今的视角来看，其研究设计存在诸多盲目性：①辅助治疗目标人群定位不准。研究共纳入了 52%的ⅠB 期患者，而最有可能从辅助治疗中获益的Ⅱ期及ⅢA 期患者相应减少。② 对 EGFR 基因突变人群认识有限。研究以高加索人种为主，亚裔人种仅占 1.7%，全组近 90%的患者有吸烟史，且近 40%患者病理类型为腺癌以外的其他类型，相应导致 EGFR 基因突变阳性比率较低，EGFR-TKI 的治疗效应可能被大量非选择性人群所掩盖。③病例数及治疗周期不足。研究因提前终止，导致入组 1050 例的计划仅完成近半，且吉非替尼组患者的中位治疗时间仅有 4.8 个月。失败因素种种，均源于时代所致本质认识有限。万事之初难于始，虽个中有多个试验设计上的缺憾，但 BR19 确为 EGFR-TKI 辅助治疗之探索历程迈出的第一步。

二、经验中跋涉前行

2005 年 BR21 研究提示，经免疫组化（IHC）或荧光原位杂交（FISH）方法确认 EGFR 表达阳性的患者更能从厄洛替尼治疗中获益。基于这项研究结果，并总结 BR19 研究的经验教训，2006 年启动了厄洛替尼对比安慰剂用于完全切除的ⅠB~ⅢA 期 EGFR 表达阳性（IHC/FISH）NSCLC 辅助治疗±

辅助化疗的随机双盲Ⅲ期临床研究（RADIANT）。入组患者按2∶1比例随机接受厄洛替尼2年和安慰剂治疗，主要研究终点为DFS。2014年ASCO会议上Karen教授报告了研究结果，该研究共随机973例患者，厄洛替尼辅助治疗并不能延长患者的DFS，EGFR IHC/FISH阳性对于OS及DFS无预测作用。对EGFR基因突变阳性（19外显子缺失及21外显子L858R点突变）的161例患者的亚组分析显示，厄洛替尼组的中位DFS更优（46.4个月 vs 28.5个月，HR=0.61，P=0.039）。但经进一步分层分析，因组间分期、前期辅助化疗及肿瘤大小不均衡等缺陷存在，使得亚组EGFR基因突变阳性患者DFS获益未达统计学差异，2015年ASCO会议摘要报道本研究的随访结果进一步确认了这个结果。RADIANT阴性结果虽令人失望，但其也在意料之中，因与BR19研究相似，此研究入组的ⅠB期患者占51%，亚裔人群比例低（17%），近4/5的患者有吸烟史，仅16.5%的患者EGFR存在EGFR敏感突变。不确定的预测指标筛选出的伪优势人群接受TKI治疗，使得RADIANT研究最终归于阴性结果。

随着EGFR突变状态能够预测TKI疗效的证据越来越多，在RADIANT研究启动的次年，美国纪念斯隆-凯特琳癌症中心（MSKCC）发起了一项厄洛替尼辅助治疗ⅠA~ⅢA期EGFR基因突变阳性NSCLC患者的单臂、多中心、Ⅱ期临床研究（SELECT研究），2014年ASCO会议报道了此研究扩大样本量后的结果。研究共入组100例患者，在术后接受常规辅助化疗或放化疗后给予口服厄洛替尼2年，主要研究终点为2年DFS。结果显示，近半患者因毒副作用接受过剂量调整，2/3患者完成了至少22个月的厄洛替尼治疗，患者2年DFS率为90%（Ⅰ期97%，Ⅱ期73%，Ⅲ期92%）。绝大多数患者在停药1年后复发，复发后接受肿瘤二次活检的患者中仅有1例检出T790M突变，二次厄洛替尼治疗的中位治疗时间为10个月（2~42个月）。研究提示EGFR基因突变阳性NSCLC患者接受2年厄洛替尼辅助治疗是可行的，且停药复发后再次EGFR-TKI治疗仍有效。另外，针对Ⅱ期患者DFS劣于Ⅲ期患者，有专家考虑可能是较早期患者EGFR-TKI辅助治疗获益不明显。与BR19及RADIANT相比，SELECT改变了研究设计，纳入了TKI获益高度选择的人群，此成为首个显示EGFR突变患者可能从辅助厄洛替尼治疗中获益的前瞻性研究。

纵览TKI术后辅助治疗，先经历了完全盲从的BR.19，后初步分子筛选的RADIANT，而今精确分子靶向的SELECT，TKI术后辅助治疗似乎已逐步走出迷茫，觅得真知。

而现实是仍有诸多问题悬而未决。①接受辅助TKI治疗患者的期别选择？前述三个研究均纳入了ⅠB~ⅢA期患者，且ⅠB期患者均近半，甚至SELECT研究中还涵盖了部分ⅠA期患者。依据2015年新版NCCN指南推荐，对于ⅠB期有肿瘤低分化、脉管受侵、楔形切除、肿瘤>4cm、脏层胸膜受侵和不完全的淋巴结取样（Nx）的高危因素患者，应考虑给予辅助化疗，且证据级别提升至2A级，因此，过多未经选择的Ⅰ期患者纳入研究可能掩盖了真正获益的人群。②EGFR-TKI介入辅助治疗的模式？是术后单独应用，还是作为辅助放化疗后的巩固治疗，抑或是否能与新辅助治疗相结合，还有待回答。③EGFR-TKI辅助治疗的时间？④EGFR-TKI辅助治疗的主要观察终点：DFS还是OS？总之，回答上述问题缺乏高级别的循证医学证据，目前EGFR-TKI在辅助治疗中的角色暧昧，定位不明。

三、严谨中求证——角色与定位

目前亚裔肺癌患者高达40%~50%的EGFR突变率是否更能从EGFR-TKI辅助治疗中获益不得而知，如何选择适宜的EGFR-TKI辅助治疗获益人群以实现“精准治疗”的理念是目前大家高度关注的问题。2011年9月，CTONG启动了国内多中心随机对照临床研究（CTONG1104/ADJUVANT），针对EGFR敏感突变阳性、可手术的NSCLC患者，招募术后病理证实胸内淋巴结转移（N1/N2阳性）的患者进行术后辅助吉非替尼对比传统长春瑞滨/顺铂（NP）化疗，EGFR突变（排除EGFR基因外显子T790M突变）、R0切除、病理N1-N2的患者随机分成NP方案4周期辅助化疗或吉非替尼2年的辅助TKI治疗，主要观察终点为3年DFS，预计在2016年8月有初步研究结果。日本IMPACT研究和AJUVANT研究设计相似，不同的是IMPACT研究入组范围更为宽泛，选择Ⅱ~ⅢA期患者，而CTONG研究仅入组N1/N2阳性的患者，这两项研病例数分别为220例和230例，计划最终数据共享合并分析。这两项研究令人期待，最终结果将告诉我们 EGFR-TKI 辅助治疗在亚裔人群中的定位。

另一项备受关注的研究为美国国立卫生研究院（NIH）发起的生物标志物介导的靶向辅助治疗的随机Ⅲ期临床研究（ALCHEMIST），研究由三部分组成，即筛选部分、EGFR-TKI 治疗部分和 EML4-ALK 融合基因治疗部分。在起始筛选试验中，将对6000至8000 Ⅰ期～ⅢA 期 NSCLC 备选患者中进行5~6年的筛选以找到有 EGFR 或 ALK 改变的符合后续两项治疗试验条件的患者，预计有近800名患者将被筛选，其中 EGFR 基因突变阳性（测序法检测）患者（预计450例）给予厄洛替尼治疗2年，EML4-ALK 基因融合（FISH 方法检测）患者（预计378例）给予口服克唑替尼治疗2年，主要研究终点为 OS。研究者表示，在 ALCHEMIST 中所有筛选者将继续接受可能最佳的治疗，随访时间为5年，最终研究将评估接受靶向基因药物治疗与只接受标准治疗患者的生存期，预计在2022年5月研究结束，结果值得期待。

除此之外，目前仍有多项有关 EGFR-TKI 辅助治疗的临床研究正在如火如荼地进行中。其中 ICTAN（NCT01996098）的研究设计系纳入 EGFR 基因突变阳性的ⅡA～ⅢA 期 NSCLC 术后患者，按1：1：1随机分入辅助化疗后埃克替尼治疗6个月、12个月及单纯辅助化疗组，主要研究终点为 DFS。同样，2013年1月在美国启动的一项ⅠA 期至ⅢB 期 EGFR 基因突变阳性的患者在完全切除术及辅助放化疗后随机给予3个月或2年的阿法替尼口服治疗，主要研究终点为2年 DFS。这两项研究结果对 EGFR-TKI 辅助治疗2年的用药时间提出挑战，对于我们回答 EGFR-TKI 辅助用药时间提供证据支持。

综上，目前将 EGFR-TKI 术后辅助治疗应用于临床实践为时过早，我们亟待正在进行的临床研究来回答诸多不明确的问题。未来理想的临床研究设计应考虑治疗人群的选择（肿瘤分期及 EGFR 突变类型）；治疗模式（单 TKI、与化疗联合或序贯）；化疗方案、周期，靶向药物用药时间；耐药指标的监测（T790M、C-MET 等）；主要观察终点（DFS 还是 OS 更适宜）等，只有设计严谨科学的临床试验方案进行观察求证，那么 EGFR-TKI 在可手术 NSCLC 术后辅助治疗中的地位和角色则不言自明。

五、结语

EGFR-TKI 应用于 NSCLC 术后辅助治疗的研究之路已十余年头，经历了初始失败，在经验中成长，研究逐步由懵懂走向成熟，但终究能否成就涅槃，还需研究者们在纷繁的研究数据中总结、提炼、升华，力争以高级别的循证医学证据来回答 EGFR-TKI 在可手术 NSCLC 辅助治疗中的角色和地位。

22. 肺癌的筛查——机遇与挑战

聂立功

北京大学第一医院呼吸内科

肺癌的发病率和死亡率在实体瘤中均高居榜首，在2008年，估计全世界肺癌新发病例为160万，占所有恶性肿瘤的12.7%，死于肺癌的病例数为140万，占死于所有恶性肿瘤的18.2%[1]。在我国也是如此，40年前，肺癌是我国恶性肿瘤的第5位死因，而如今，我国肺癌在全部恶性肿瘤的发病和死亡中均处于首位，以北京为例，1974~2003年间肺癌的死亡人数增加了250%[2]。肺癌的发病率居高不下主要是与吸烟人群不断增多有关，在美国，85%的肺癌是由于吸烟所致[3]，在我国，除了吸烟因素以外，越来越严重的空气污染也功不可没。肺癌除了发病率高企外，治疗效果也不尽如人意，尽管现在的治疗取得了长足的进步，但是5年存活率不足18%[4,5]，究其原因，主要是不能早起发现和诊断，有症状的患者就诊时75%已经是局部晚期或已有转移[3]，而早期肺癌有较好的5年存活率，Ⅰ期肺癌的5年存活率可达60%~80%[6,7]。因此，许多年来，各国学者在如何发现早期肺癌方面做了大量的研究，包括痰中找瘤细胞、胸部X线检查以及应用低剂量CT（low-dose computed tomography，LDCT）进行筛查等，近来发现应用LDCT筛查可以降低肺癌死亡率[8]，在此，我们就LDCT筛查肺癌所带来的收益和风险进行综述。

一、LDCT筛查的收益

在20世纪50年代至80年代，各国学者试图通过痰找瘤细胞、胸部X线筛查肺癌，结果是通过胸部X线可以发现更多的早期肺癌，但是不能降低肺癌的死亡率。随着医学影像学的发展，发现通过胸部CT检查可以发现早期肺癌，因此，本世纪初许多学者试图通过LDCT筛查肺癌，以期降低肺癌的死亡率。美国肺癌筛查研究组在2002年8月至2004年4月应用LDCT筛查肺癌（NLST）[8]，入组标准是年龄在55~74岁、吸烟至少30包年、戒烟时间少于15年，同时在18个月内不能进行过胸部CT检查、没有诊断过肺癌、没有咯血、没有一年内不明原因的体重下降超过6.8kg。共入组53 454例，随机分为LDCT组和胸部X线组，进行3次LDCT检查，分别是入组时的基线检查以及第一年末和第二年末的检查。结果显示胸部X线检查对照组比较，LDCT组肺癌死亡率下降了20%，全因死亡率下降了6.7%；同时也显示入组者的戒烟成功率也有提高[4,9]。于此同时，欧洲也进行了类似的临床研究[10,11]，只是入组标准稍有不同，但是并没有出现我们期待的阳性结果，其原因我们后面将详细讨论。

美国预防服务工作组（U. S. Preventive Services Task Force，USPSTF）根据NLST的结果，发布了新的肺癌筛查指南[12]，对筛查人群和方法稍作修改，年龄为55~80岁，每年进行LDCT检查，其他方面没做修改。

二、筛查带来的问题

正如NLST作者所述[8]，肺癌的筛查还面临许多问题，如筛查人群的选择、假阳性结节的后续诊断所带来的副作用、过度诊断（overdiagnosis）以及辐射的问题，我们将逐一讨论。

1. 筛查人群的选择　如前所述，在 NLST 中，与对照组比较，进行 LDCT 检查组的肺癌病死率和全因死亡率分别下降 20%和 6.7%[8]，而在欧洲的研究中[10,11]两组间并没有差别。现在我们合并分析这些研究发现，除了样本量有差别外，在入组标准上有些区别，主要体现在吸烟程度上，在 NLST 中是>30 包 1 年，而在欧洲的研究中是>20 包 1 年；另外较 NLST 人群年轻，前者人群患肺癌的可能性更大，是更高危的人群，因此学者们认为对于高危人群进行 LDCT 筛查，可以降低肺癌病死率，而对低危人群并没有此作用[3]。在高危人群中，挽救 1 例肺癌患者的生命需要筛查 82 人，而在低危人群需要筛查 3180 人。

如何定义高危人群，也就是说什么样的人适合进行 LDCT 筛查，吸烟的程度只是其中的一个参考因素，应该还有其他一些临床因素可供我们参考。Sanchez-Salcedo 等[13]应用 NLST 入组标准观察了一个西班牙和美国的肺癌筛查研究的人群，结果发现分别只有 36%和 59%的人群符合 NLST 标准，按此标准每年进行筛查，就可能有 39%的肺癌没有被发现，如果对符合 NLST 标准或有肺气肿者进行每年筛查，尽管筛查的人数减少了 52%，但是能发现更多的肺癌（西班牙研究中 88%、美国研究中 95%的肺癌可以被发现），因此，二者结合选择筛查人群，可以发现更多的肺癌，并且漏诊较少。也有学者发现对不吸烟者而言，如果出现肺气肿也预示着肺癌的发病率较高，Henschke 等[14]报道，正在吸烟者和曾经吸烟者，如果出现肺气肿，肺癌的发病率会翻番，分别是 2.3% vs 1.1%和 1.8% vs 0.9%；而不吸烟出现肺气肿者的肺癌发病率增加约 6 倍，2.6% vs 0.4%，这也提示我们对于不吸烟而有肺气肿者是否应该纳入筛查，值得今后研究。

2. 假阳性的问题　在进行筛查时的基线检查中，有 27%会出现阳性结果，但 96%为假阳性[15]。NLST 中[8]，在实验过程中，LDCT 组和胸部 X 线组分别有 39.1%和 16.0%，而假阳性率分别是 96.4%和 94.5%，对这些假阳性需要进行后续的 CT、PET 和有创检查予以证实。在 NLST 后续检查中，每进行 245 次 LDCT 和 81 次胸部 X 线检查就会出现一次并发症；NLST 中 1.2%的病人没有发现肺癌而进行了有创检查，如针吸活检或支气管镜检查，0.7%的病人没有肺癌而进行了胸腔镜、纵隔镜和开胸检查；对于良性结节进行有创检查也较常见，NLST 中达到了 73%；有创检查后 60 天内死亡人数分别是 LDCT 组 16 人（10 人为肺癌），胸部 X 线组 10 人（全部为肺癌）[3,8,9,12]，这些结果强烈警示我们应该进行更深入的研究以提高诊断的特异性。

3. 过度诊断　过度诊断的定义通常是指在筛查中发现恶性肿瘤，但临床上并不显现；是筛查的固有特性，只存在于试图发现无症状的隐匿[4,16]。过度诊断会带来一系列的后果，需要进行后续的诊断检查，甚至外科手术治疗，而这些检查和治疗并不是必须的，这就给病人带来了心理、生理和经济上的损害，同时病人还要面临有创检查和手术所带来的风险。NLST 的研究者们[8]当时估计过度诊断率不会太大，但是后续的研究发现在 NLST 研究中[16]，在 LDCT 组发现的肺癌中多达 18%为惰性，为了预防 1 例肺癌死亡需要筛查 320 人，同时过度诊断是 1.38。Veronesi 等[17]发现在筛查中大约有 25%的恶性肿瘤为生长缓慢或惰性，其中许多是过度诊断。

4. 辐射伤害　医疗检查所带来的辐射损害往往被忽视，随着 CT 的普及，医疗辐射损害应该引起我们的重视。肺部每次 LDCT 检查的辐射量大约为 2mSv，常规 CT 检查的辐射量大约为 7mSv[18,19]，而 PET-CT 的辐射量达到 14mSv[9]。McCunney 等[5]研究了辐射的损害，按筛查 20~30 年计，每年进行一次 LDCT，如果每两年发现一个阳性结节，那么该人在此期间所受的辐射量将达到 280~420mSv，在美国如果 50%的目前和曾经吸烟者参与每年 LDCT 筛查，筛查项目本身会引起 36000 例恶性肿瘤；也有机构估计 CT 扫描引起的肺癌每年达到 4100 例。按照 NLST 的资料，估计每筛查 2500 人会有 1 人死于因辐射导致的恶性肿瘤[9]。

三、今后的研究方向

由于前述肺癌筛查中还有许多大家担忧的问题，因此，我们必须继续在筛查人群的细化、提高肺癌诊断的特异性、减少过度诊断等方面进行研究。

1. 筛查人群的细化　如前所述，NLST 可以降低肺癌病死率，而欧洲的筛查并没有出现同样的结果，究其原因可能是筛查人群的不同所致，但是单纯由吸烟程度和年龄来界定高危人群还有其局限性，如每减少 1 例肺癌死亡需要筛查 320 人。Kovalchik 等[20]对 NLST 资料进行了详细分析，根据年龄、体重指数（BMI）、肺癌家族史、吸烟量、戒烟时间以及肺气肿等分为高危和低危人群，结果发现，其中 60%的高危人群肺癌死亡占所有筛查人群肺癌死亡的 88%，只占所有假阳性率的 64%，20%的低危人群肺癌的死亡只占所有筛查人群肺癌死亡的 1%。Tammemagi 等[21]应用自行建立的模型验证 NLST 的结果，发现与 NLST 入组标准比较，应用 $PLCO_{m2012}$ 标准可以提高筛查敏感性（83.0% vs 71.1%）和阳性预测值（4.0% vs 3.4%），因此，应用 $PLCO_{m2012}$ 模型在发现肺癌上较 NLST 标准更为敏感。因此，如果我们能够很好的界定筛查人群的标准，不但能提高敏感性，还可以减少了筛查人数。

2. 提高肺癌诊断的特异性　在 NLST[8]中，LDCT 组和胸部 X 线组分别有 39.1%和 16.0%参与者至少出现一次阳性结果，而两组的假阳性率分别达到 96.4%和 94.5%，这也表明后续需要做许多工作来证实诊断，如果在发现阳性结节的同时，加入其他参数协助诊断，会对筛查帮助甚大。McWilliams 等[22]应用基于病人及结节特点的预测模型协助诊断，对结节诊断的准确性有较大帮助，并且对 10mm 或更小的结节判断的准确性也达到 90%。Mehta 等[23]在病人临床特点和结节特性的基础上，参考结节的体积，能帮助临床工作者有效判断结节的性质。

如果能在血液中有敏感的标志物帮助判断肺部结节，对临床工作是非常方便的。Biachi 等[6]检测高危人群中无症状的早期 NSCLC 患者血清中 34 中 miRNA，其准确性达到 80%，对无论有无症状的 NSCLC 患者，均有较好的稳定性和准确性，可以判断良恶性病变。Sozzi 等[24]研究更能说明问题，他们对参与 MILD 实验者留取的血浆标本进行检测 24 种 miRNA 组成信号分类（miRNA signature classifier，MSC），根据其表达分为高危、中危和低危三组，对肺癌诊断的敏感性和特异性分别是 87%和 81%，对诊断的阴性预测值为 99%，对死亡的预测值达到 99.86%；在 LDCT 组的假阳性率为 19.4%，加入 MSC 后，假阳性率下降到 3.7%，下降了 5 倍，因此在筛查的同时参考 MSC 的结果明显降低假阳性率，值得今后进行前瞻性研究。

3. 过度诊断　目前没有更好的办法准确判断过度诊断，Veronesi 等[17]应用肿瘤的倍增时间将其分为快速生长（倍增时间少于 400 天）、缓慢生长（400~599 天）和惰性生长（大于或等于 600 天），这种方法比较消极。Sozzi 等[24]发现 MSC 与肺癌的预后有关，如果肺癌患者血浆中 MSC 为低表达，2 年存活率为 100%，诸如这些标记物能否用来判断惰性肺癌有待今后的研究。

四、结束语

肺癌的发病率在不断上升，我国更是明显。尽管晚期肺癌的治疗取得了长足的进步，但是仍不尽如人意，在目前进行源头的控制是行之有效的，包括控烟和筛查，研究已经证明筛查可以降低肺癌的死亡率，但是还有许多挑战等待我们。

参考文献

1. Koning HJ，Meza R，Plevritis SK，et al. Benefits and Harms of Computed Tomography Lung Cancer Screening Strategies：A Comparative Modeling Study for the U. S. Preventive Services Task Force. Ann Intern Med，2014，160（5）：311-320.
2. 中国肿瘤临床年鉴，2013：87-89.
3. Humphrey LL，Deffebach M，Pappas M，et al. Screening for lung cancer with low-dose computed tomography：a systematic review to update the U. S. Preventive Task Force recommendation. Ann Intern Med，2013，159（6）：411-420.
4. Tanoue LT，Tanner NT，Gould MK，et al. Lung cancer screening. Am J Respir Crit Care Med 2015；191（1）：19-33.
5. McCunney RJ，Li J. Radiation risks in lung cancer screening programs. Chest，2014，145（3）：618-624.
6. Bianchi F，Nicassio F，Marzi M，et al. A serum circulating miRNA diagnostic test to identify asymptomatic high-risk

individuals with early stage lung cancer. EMBO Mol Med, 2011, 3: 495-503.

7. Saito M, Schetter AJ, Mollerup S, et al. The association of MicroRNA expression with prognosis and progression in early-stage, non-small cell lung adenocarcinoma: a retrospective analysis of three cohorts. Clin Cancer Res, 2011, 17 (7): 1875-1882

8. The National Lung Screening Trial Research Team. Reduced Lung-Cancer Mortality with Low-Dose Computed Tomographic Screening. N Engl J Med, 2011, 365 (5): 395-409

9. Bach PB, Mirkin JN, Oliver TK, et al. Benefits and harms of CT screening for lung cancer. JAMA, 2012, 307 (22): 2418-2429.

10. Infante M, Cavuto S, Lutman FR, et al. DANTE Study Group. A randomized study of lung cancer screening with spiral computed tomography: three-year results from the DANTE trial. Am J Respir Crit Care Med, 2009, 180: 445-453.

11. Pastorino U, Rossi M, Rosato V, et al. Annual or biennial CT screening versus observation in heavy smokers: 5-year results of the MILD trial. Eur J Cancer Prev, 2012, 21: 308-315.

12. Moyer VA. Screening for lung cancer: U. S. Preventive Services Task Force recommendation statement. Ann Intern Med, 2014, 160 (5): 330-338.

13. Sanchez-Salcedo P, Wilson DO, de-Torres JP, et al. Improving selection criteria for lung cancer screening. The potential role of emphysema. Am J Respir Crit Care Med, 2015, 191 (8): 924-931.

14. Henschke CI, Yip R, Boffetta P, et al. CT screening for lung cancer: Importance of emphysema for never smokers and smokers. Lung cancer, 2015, 88: 42-47.

15. Roberts H, Walker-Dilks C, Sivjee K, et al. Screening high-risk populations for lung cancer: Guideline recommendations. J Thorac Oncol, 2013, 8 (10): 1232-1237.

16. Patz EF, Pinsky P, Gatsonis C, et al. Overdiagnosis in low-dose computed tomography screening for lung cancer. JAMA Intern Med, 2014, 174 (2): 269-274.

17. Veronesi G, Maisonneuve P, Bellomi M, et al. Estimating overdiagnosis in low-dose computed tomography screening for lung cancer: A cohort study. Ann Intern Med, 2012, 157 (11): 776-784.

18. Larke FJ, Kruger RL, Cagnon CH, et al. Estimated radiation dose associated with low-dose chest CT of average-size participants in the National Lung Screening Trial. AJR, 2011, 197: 1165-1169.

19. Mayo JR, Aldrich J, Muller NL. Radiation exposure at chest CT: A statement of the Fleischner Society. Radiology, 2003, 228: 15-21.

20. Kovalchik SA, Tammemagi M, Berg CD, et al. Targeting of low-dose CT screening according to risk of lung-cancer death. N Engl J Med, 2013, 369: 245-254.

21. Tammemagi MC, Katki HA, Hocking WG, et al. Selection criteria for lung-cancer screening. N Engl J Med, 2013, 368: 728-736.

22. McWilliams A, Tammemagi MC, Mayo JR, et al. Probability of cancer in pulmonary nodules detected on first screening CT. N Engl J Med, 2013, 369: 910-919.

23. Mehta HJ, Ravenel JG, Shaftman SR, et al. The utility of nodule volume in the context of malignancy prediction for small pulmonary nodules. Chest, 2014, 145 (3): 464-472.

24. Sozzi G, Boeri M, Rossi M, et al. Clinical utility of a plasma-based miRNA signature classifier within computed tomography lung cancer screening: A correlative MILD trial study. J Clin Oncol, 2014, 32 (8): 768-773.

23. 肺癌转化医学研究——靶向治疗与免疫治疗

谭芬来

贝达药业股份有限公司

肺癌是我国乃至全世界癌症患者死亡的首要病因之一，其中非小细胞肺癌（Non-small cell lung cancer，NSCLC）占所有肺癌患者的80%~85%。20世纪70年代以后，化学药物成为晚期非小细胞肺癌（non-small cell lung cancer，NSCLC）主要的治疗手段。标准的含铂两药方案一线治疗的中位生存时间（overall survival，OS）为7.4~10.3个月，1年总生存率为26%~43%，疗效已达瓶颈，很难再取得突破性进展。

一、肺癌分子靶向治疗

随着分子遗传学研究的不断进展，人们慢慢尝试识别导致NSCLC的关键基因突变。这些存在于癌基因上的遗传变异能编码调控细胞增殖和存活的信号蛋白。因此诞生了各种特异性的分子靶向药物，这类药物的应用，明显改善了NSCLC患者的预后。

肺癌驱动基因的研究起步很早，1987年，第一个肺癌驱动基因-Ras突变被发现，但是一直没有针对这个基因的药物。2004年，两个独立研究小组找到的EGFR突变，是第二个被发现的肺癌驱动基因。随着针对该靶点的进一步深入研究以及EGFR抑制剂（EGFR-TKI）易瑞沙（吉非替尼）、特罗凯（厄洛替尼）的成功上市，开启了针对肺癌驱动基因的靶向治疗。该类药物的大量临床研究证明，EGFR-TKI用于晚期NSCLC尤其是EGFR突变患者的一线治疗，其疗效优于化疗，NCCN指南推荐EGFR突变患者一线使用EGFR-TKI。在我国，自主研发的凯美纳（埃克替尼）于2011年用于临床。埃克替尼与吉非替尼的对头对研究ICOGEN结果显示，埃克替尼的疗效和安全性与吉非替尼相当或更优。

EGFR基础研究结果不仅传化为临床治疗手段，也同时指导了个体化治疗实践。PIONEER研究结果显示，51.4%没有经过选择的初治的亚裔晚期肺腺癌患者具有EGFR基因的敏感突变，而在西方晚期肺腺癌患者中仅有17%。所以对于中国的晚期肺腺癌患者，应该在治疗之前常规进行EGFR基因突变状态的检测，为决定治疗选择提供依据。

使用EGFR TKI尽管无进展生存期（PFS）显著延长，但几乎所有的患者迟早会发生EGFR-TKI耐药。EGFR TKI耐药机制复杂，主要包括T790M突变和MET扩增等，目前仍有20%多的患者耐药机制不清，治疗策略也正在探索中。

随着以AZD9291和CO-1686为代表的，可抑制EGFR-TKI敏感和T790M耐药突变的新一代强效不可逆EGFR抑制剂的出现，使NSCLC的靶向治疗研究进入了新的篇章。早期临床研究显示，这两种靶向药物均可以使既往接受过EGFR-TKI治疗后耐药的，尤其是T790M基因突变的患者获得良好的疗效和安全性。同时，研究还发现，获得性EGFR C797S突变可影响EGFR T790M阳性患者对AZD9291的耐药性，因此，EGFR-TKI耐药后的治疗不能一概而论，今后的发展趋势将是根据不同的耐药机制，选择相应的治疗策略。

2007年，肺癌驱动基因EML4-ALK被发现，研究表明，ALK基因重排并不多见，仅占NSCLC的

4%~7%。约33%非 EGFR 和 KRAS 突变的 NSCLC 患者会出现突变。而且，ALK 突变有很强的排他性，即当它突变时，其他驱动基因往往不会发生变异。

2011 年，克唑替尼被美国食品药品监督管理局（FDA）获准用于治疗 ALK 重排的晚期或转移性 NSCLC 患者，创造了基础研究向临床转化的又一成功案例。克唑替尼是全球第一个小分子 ALK 和 c-Met 双靶点口服抑制剂，通过抑制 EML4-ALK 融合蛋白，阻止 ALK 激酶区异常激活，达到抗肿瘤效应。2012 年欧洲内科肿瘤学会和 2014 年美国 NCCN 指南均推荐克唑替尼用于包括一线治疗在内的 ALK 阳性晚期 NSCLC 患者的治疗。

ALK 阳性患者在经过克唑替尼治疗后也会不可避免地出现获得性耐药。通常发生在治疗 1~2 年后。目前报道认为，主要原因是：①ALK 激酶区突变，包括看家基因突变 L1196M、1151Tins、C1156Y、F1174L 和 G1202R，改变了药物对肿瘤的抑制效果，这部分可以解释三分之一以上的耐药；②其他癌基因的激活，如表皮生长因子受体 EGFR 等，使细胞增殖信号联级激活；③药代动力学原因，由于其药物本身浓度下降或不能透过血脑屏障，中枢神经系统抑制作用差，导致疾病进展。这些原因促使“第二代”ALK TKI 的研发。2014 年 4 月，FDA 批准第二代 ALK 抑制剂 ceritinib 用于治疗对克唑替尼耐药或者不能耐受的 ALK 阳性晚期 NSCLC 患者，另一 ALK 抑制剂 Alectinib 也于 2014 年在日本获批。第二代 ALK 抑制剂的结构与克唑替尼明显不同，故能够抑制继发获得性突变。

与肺腺癌相比，肺鳞癌研究相对滞后，也缺乏有效的靶向药物。2012 年 ASCO 年会上报道了肺鳞癌潜在的治疗靶点，目前已确定了 63%的肺鳞癌中可能存在的治疗靶点，由高到低依次为 FGFRl 扩增（25%），PTEN 突变（17%），PTEN 缺失（8%），KRAS 突变（2%）等。针对 FGFRl 扩增（AZD4547、NVP-BGJ398）、DDR2 突变（达沙替尼）和 PIK3CA 突变（BKMl20）的研究正在进行中，这些靶点的作用需要进一步临床研究验证。

目前，NSCLC 已经不再被视作单一疾病，而是在基础研究的成果上，以不同临床特点和不同治疗方案的以分子定义的肿瘤集。由于检测技术优化，已经发现的肺癌驱动基因有 30 个左右，随着越来越多靶点与临床相关，NSCLC 的全方位分子学特征显得至关重要。法国肺癌生物标志物（BM）项目、美国肺癌突变协作组（LCMC）项目及美国纪念斯隆-凯特林（MSK）医院的肺鳞癌样本前瞻性突变谱分析（MSK-SQC）项目都在进行中，这些研究的结果将进一步促进针对这些驱动基因的药物研发，从而在未来转化为肺癌临床治疗实践。

二、肺癌免疫治疗

肿瘤免疫治疗是通过激活体内的免疫细胞，特意性地清除癌变的细胞。这种治疗方法具有特异性强，作用期长和副作用小等优点，一直以来被认为是治愈肿瘤的终极手段。2013 年 Science 杂志将癌症免疫疗法评为了“年度突破”之一。

肿瘤免疫治疗方案可以广义地分为非特异性和肿瘤抗原特异性两大类。非特异性的手段包括免疫检验点阻断和非特异地激活免疫细胞，而肿瘤抗原特异性的方法主要是各种各样的肿瘤疫苗和过继免疫细胞疗法。

非特异性 T 细胞的激活需要两个信号：即 MHC-多肽信号和共刺激分子信号，后者主要有正向共刺激因子 CD27、CD28 和 CD137 通路和负向共刺激因子 CTLA4 通路和 PD1/PDL1 通路，通过激动正向共刺激因子或抑制负向共刺激因子，都可以达到对肿瘤的免疫杀伤作用。

免疫检验点就是一类抑制性分子，其生理学功能是调节免疫反应的强度和广度，从而避免正常组织的损伤和破坏。这种抑制性的通路也会被肿瘤劫持用来对抗免疫系统。研究发现，肿瘤微环境中可表达过多的免疫检验点相关配体，如 PD-1、PD-L1、CTLA-4，从而抑制了活化 T 细胞功能，使后者无法对肿瘤起到免疫杀伤作用。同时，有研究表明，肿瘤细胞突变会产生新的表位（new epitope），即新生抗原（neo-antigen），使肿瘤细胞更容易被免疫系统识别，因此，高突变肿瘤对免疫治疗的反应更好，黑色素瘤，NSCLC 尤其是鳞癌，由于紫外线诱导和吸烟诱导，都存在过度突变现象，是抗

PD-1/PD-L1 免疫治疗疗效最好的。

近年来，PD-1 抑制剂 Nivolumab 和 pembrolizumab，CTLA-4 抗体 Ipilimumab 均已成功上市，适应证为恶性黑色素瘤，上述药物在 NSCLC 中的研究也获得了良好的疗效和安全性结果，Nivolumab 已于 2015 年 3 月 4 日获得 FDA 批准用于肺鳞癌的治疗。

一些研究表明，肺癌细胞表面存在一些过表达的蛋白，如 KK-LC-1，可以促进 T 细胞的识别和杀伤作用，这些蛋白可能成为肺癌免疫治疗的靶点。如果进一步的研究能够证明它们的特异性，则可以通过基因修饰获得携带识别肿瘤抗原特异性受体 T 细胞（CAR-T），特异性的杀伤肿瘤细胞。与传统的 T 细胞识别抗原相比，经 CAR 识别肿瘤抗原无须主要组织相容性复合体限制，同时 CAR 可以通过增加共刺激分子信号从而增强 T 细胞抗肿瘤的杀伤性，因此 CAR-T 细胞可以克服肿瘤细胞下调主要组织相容性复合体分子和减少共刺激分子表达等免疫逃逸机制。目前，这方面研究正在进行，相信不久的将来会转化为有效的临床治疗手段。

2015 年 ASCO 年会报道了来自约翰霍普金斯大学的一项基于 MMR（基因错配修复）状态的晚期癌症抗 PD-1 免疫治疗的 NCT01876511 研究，结果显示，在伴有 MMR 突变（dMMR）的肿瘤患者中，疗效远高 MMR 正常（pMMR）的患者。该研究开辟了免疫治疗的一个新时代，即基于基因分型富集的免疫治疗，使对传统化疗、靶向治疗甚至未加富集免疫治疗无效的晚期癌症，重新获得治疗并获益的机会。在 NSCLC 中是否也有借鉴意义，尚需进一步的研究确证。

综上所述，NSCLC 的治疗已经进入个体化治疗时代，随着基础研究的进展，新靶点不断发现，出现了大量新的靶向药物和治疗方法，正迅速将基础研究的成果转化为临床实践，不仅给临床医生和患者带来了更多，更好的治疗手段，同时也可以实现肺癌的精准治疗，获得更好的疗效。肿瘤的免疫疗法是目前最有潜力治愈恶性肿瘤的手段，在肺癌研究中取得了可喜的进展，这些研究进展将为肺癌患者带来更多的治疗选择，不断延长患者的生存时间，改善患者的生活质量。

24. 非小细胞肺癌术后辅助治疗研究进展

王长利

天津医科大学肿瘤医院

肺癌是我国发病率和死亡率最高的恶性肿瘤。肺癌分为非小细胞肺癌和小细胞肺癌。手术是非小细胞肺癌主要的治疗手段。手术治疗目前的标准仍然是肺叶切除+系统性淋巴结清扫。淋巴结清扫应包括至少6组淋巴结：包括肺门在内的肺内三组淋巴结和包括隆突下淋巴结在内的三组纵隔淋巴结。虽然手术技术尤其是微创技术获得了较大的发展，但是手术后仍然会出现复发和转移，即使是Ⅰa期的肺癌，手术后仍有约20%的患者会出现复发和转移[1]。所以考虑对手术后的患者进行辅助治疗，包括化疗、放疗、靶向治疗、免疫治疗等，以期提高生存期。

非小细胞肺癌术后的辅助化疗证明能够延长生存期，但是5年生存率仅仅延长5%，70%~80%的患者并不能从辅助化疗中获益（LACE研究）[2]。所以学者们长期以来一直在考虑辅助化疗的个体化问题，即什么样的患者才会从辅助化疗中获益。2006年新英格兰医学杂志发表文章认为ERCC1的表达能对非小细胞肺癌患者术后辅助化疗的获益进行预测，然而2013年同一课题组发表文章认为ERCC1的表达并不能对非小细胞肺癌患者术后辅助化疗的获益进行预测[3]。2014年ESMO大会上，Seymou L报告应用LACE研究的肺癌标本，检测ERCC1等生物标志物，发现ERCC1等并不能用来对辅助化疗的应用进行预测[4]。所以辅助化疗应用的个体化问题是目前一个较大的瓶颈。

近年来，随着靶向治疗和免疫治疗在晚期肺癌的治疗方面获得较大的发展。学者们考虑术后是否可以应用靶向治疗和免疫治疗。辅助免疫治疗方面，日本学者进行了一项Ⅲ期临床研究，将ⅠB~Ⅳ期的手术切除患者随即分为两组，一种给予化疗，一组给予化疗+激活的杀伤性T细胞和树突状细胞免疫治疗，结果发现5年OS和RFS（无复发生存期）都明显获益[5]。目前研究认为免疫治疗在肺癌未来的辅助治疗中会可能会发生很大的作用。辅助靶向治疗方面，目前已经有一些临床研究论证辅助靶向治疗的作用[6-8]。一些新的药物，包括阿法替尼、AZD9291等已经或将要进行临床研究论证辅助靶向治疗的作用。从目前已有的结果来看，辅助靶向治疗在延长DFS方面应该有意义，但是还没能证明在OS方面有优势。

总的说来，辅助治疗应该在非小细胞肺癌的治疗中占有一席之地，但是选择什么样的患者进行辅助治疗，选择什么样的辅助治疗，目前还没有一个标准答案。一些临床因素包括分期、淋巴结转移等只能对辅助治疗的应用进行初步预测，而分子标志物的研究，应该是辅助治疗个体化应用的方向。

参 考 文 献

1. Rami-Porta R，Ball D，Crowley J，et al. The IASLC Lung Cancer Staging Project：proposals for the revision of the T descriptors in the forthcoming（seventh）edition of the TNM classification for lung cancer. J Thorac Oncol，2007，2（7）：593-602.

2. Pignon JP，Tribodet H，Scagliotti GV，et al. LACE Collaborative Group. Lung adjuvant cisplatin evaluation：a pooled analysis by the LACE Collaborative Group. J Clin Oncol，2008，26（21）：3552-3559.

3. Friboulet L，Olaussen KA，Pignon JP，et al. ERCC1 isoform expression and DNA repair in non-small-cell lung cancer. N

Engl J Med. N Engl J Med, 2013 Mar 21, 368 (12): 1101-1110.

4. Seymou L. 2014 ESMO abstract 1670.
5. Kimura H, Matsui Y, Ishikawa A, et al. Randomized controlled phase Ⅲ trial of adjuvant chemo-immunotherapy with activated killer T cells and dendritic cells in patients with resected primary lung cancer. Cancer Immunol Immunother. 2015 Jan; 64 (1): 51-59.
6. D'Angelo SP, Janjigian YY, Ahye N, et al. Distinct clinical course of EGFR-mutant resected lung cancers: results of testing of 1118 surgical specimens and effects of adjuvant gefitinib and erlotinib. J Thorac Oncol, 2012, 7 (12): 1815-1822.
7. Neal JW, et al. 2012 ASCO Abstract 7010.
8. Kelly K, et al. 2014 ASCO Abstract 7501

25. NSCLC中HER2通路的作用

张　坤，王　红*

中国人民解放军军事医学科学院附属医院肺部肿瘤科

肺癌是目前为止死亡率最高的肿瘤[1]，非小细胞肺癌（NSCLC）占到了肺癌的80%[2]。过去几年中，随着分子靶向药物的引入，非小细胞肺癌的治疗策略发生了巨大改变。最初一个单一的，病人未做选择的研究，BR. 21试验与对照组相比，表现出总体生存优势[3]。在存在EGFR络氨酸激酶结构域活性突变的病人中，EGFR-TKIs的使用已成为最优治疗方案[4,5]。

2004年在一小部分非小细胞肺癌病人中，发现了EGFR突变以及随后高反应性的EGFR-TKI吉非替尼的发现[6,7]，促使了非小细胞肺癌中其他激酶突变的研究。

ALK重排所致肿瘤的发现，EML4-ALK易位发现四年后FDA对克唑替尼快速审批[8]，这些为一系列分子选择性特异抑制剂的研究铺平了道路。尽管这一基因异常的频率不高，在肺腺癌这一最广泛研究的组织亚型中占到14%（加上EGFR突变，KRAS突变以及ALK重排肿瘤病人占到64%），这些病人似乎应该进行基因型定向治疗[9]。

自从并无对照的临床病例报道了HER-2突变非小细胞肺癌病人服用抗HER-2药物的效果[10]，一些靶向药物在HER-2突变病人身上进行评估，对这个致癌因子的兴趣不断增加。本文将对非小细胞肺癌中HER2通路以及HER2异常调节发挥的作用做一简要介绍。

一、HER2信号通路

HER家族是一个典型络氨酸激酶受体家族，由HER1（EGFR/ERBB1），HER2（ERBB2），HER3（ERBB3），HER4（ERBB4）四个成员组成。每一受体都具有细胞外配体结合结构域，一个跨膜α螺旋以及细胞内络氨酸激酶结构域。配体结合至HER细胞外结构域时，将引起构象的改变从而产生二聚化。受体二聚化是HER发挥功能所必需的，可以发生在两个相同或者不同的HER受体。配体的结合促进了受体的二聚化和胞质尾部络氨酸残基的自身磷酸化，这将作为一系列具有SH2和PTB结构域的接头蛋白的停泊位点，激活细胞内的信号级联反应，包括MAPK和PI3K/AKt通路[11-16]。

虽然所有四种HER都具有同样的必需的结构域，但每个结构域的功能活性并不相同。实际上，HER3能够结合若干配体却缺乏内在的络氨酸激酶活性，并且只能和其他HER发生异源二聚化。HER2具有络氨酸激酶活性结构域却缺乏特异配基，可以和其他HER很好地形成异源二聚体。它以广泛的“活性”构象状态存在，使它能随时与已结合配体的家族受体相互作用。由于HER2的独特性质，含HER2的异二聚体介导有力的丝裂原信号，它比其他家族成员结合更多的磷络氨酸结合蛋白亚群；由于与生长因子缓慢解离率，它的异源二聚体比其他异源二聚体有更高的配基亲和力和特异性[12,15]。虽然HER2或HER3均可被配体激活，目前认为，HER2/HER3异源二聚体是HER家族中相互作用最强的一对，介导配体诱导的络氨酸磷酸化以及下游信号传递[15,16]。

二、HER2在非小细胞肺癌中的过表达

在包括非小细胞肺癌在内的不同实体瘤患者中，均发现了HER2的过表达。虽然HER2阳性乳腺

癌病人中它是很好的预测和预后指标，但在肺恶性肿瘤中的作用却还不明确。

（一）HER2 过表达的检测

免疫组化（IHC）是检测 HER2 过表达最常使用的方法。报道中非小细胞肺癌病人 HER2 过表达的频率变化幅度很大。这些频率差异可能是由于方法学上的差异以及被研究的病人群体的不同。HER2 过表达的总体频率，在 IHC 换算 2+/3+，范围为 4.3%[17,18] 至 34.9%[19]。在非小细胞肺癌中，通过 IHC 和 FISH 分析，HER2 过表达和 HER2 扩增之间的显著重叠已经被报道[17,19,20~22]。虽然也有报道 IHC 阴性或低染色时 FISH 染色阳性[20,21,23]，但许多原因可以加以解释，比如固定和组织处理的质量，以及对转录或转录后调控机制的干扰，在 2+过表达的肿瘤中，免疫结果阳性的可能原因是此调控机制而不是基因扩增（自分泌环，突变）[21,24]。

除了 IHC 测定法，其他作者还试图使用其他方法评估 HER2 过表达，如实时 PCR。Brabender 等人[25]，使用肺肿瘤和正常组织之比 1.8 为临界值，报告了 HER2 高 mRNA 水平与预后不良有关，以及 HER2/EGFR 共表达对生存的影响是叠加的（$P=0.176$）。这些结果与另一研究具有一致性，此研究报道了Ⅰ期非小细胞肺癌病人中 HER2 及 EGFR 共表达与更短的无病存活率（$P=0.006$）和总生存率（$P=0.027$）相关[26]。EGFR 和 HER2 在非小细胞肺癌的同步过表达作用被评价为预测吉非替尼作用的生物标记，这表明基于这些受体的双重靶向治疗可为特定的病人带来益处[27,28]。此外，Vallbohmer 等人[29]使用实时 PCR 技术，发现 90 例可切除的原发非小细胞肺癌病人 HER2 基因表达水平与存活时间相关，HER2 低表达水平的女性与高表达女性相比具有明显长的生存期，但这仅在女性中，男性中却未发现差异。这种明显的性别差异的分子机制目前还不得而知。

（二）HER2 过表达的预后作用

有三篇不同的 meta 分析报道了 HER2 过表达的不良预后[30,31,32]。特别是最近一篇 meta[32]，分析了 40 个此类研究，6135 个病人，显示 HER2 过表达与非小细胞肺癌不良预后明显相关（危险比 1.48），甚至在疾病的早期阶段。当作者将分析限制在鳞状细胞癌时，他们并未发现任何预后效果。但是，这个结果需要慎重解释，因为这些研究中存在着内在差异，比如出版和选择差异。另外，Liu 等人的 meta 分析是基于文献的，并没有建立在个体患者的数据上，以便避免进行多变量分析，以排除其他干扰因素的可能影响，如肿瘤发展的阶段，年龄，性别等。

HER2 阳性非小细胞肺癌病人，较短总生存期的一个可能原因是这些肿瘤内在的化学抗性[33]。Tsai 等人[34]通过 Northern 印记分析，首次报道了 HER2 基因表达的 NSCLC 细胞系对包括卡铂在内的六种常用化疗药物存在内在抗药性。此外，他们将 HER2 基因转染到低表达 p185 的非小细胞肺癌细胞系中，极大增强了转染后细胞系的抗药性[35]，同时取自未经治疗的非小细胞肺癌细胞系，当表达高水平 p185 时表现出相似的抗药性[36]。在体外研究中，Junker 等人[37]通过 IHC 和 FISH 对ⅢA N2 及ⅢB 期 NSCLC 病人手术前后标本的 HER2 状态进行评价。报道称，表达 HER2 的肿瘤表现出较低的治疗引起的肿瘤消退趋势，这表明 HER2 阳性肿瘤对化疗和放疗有相对的抵抗性。相反，其他报告显示，无论是 FISH 或者 IHC 检测，HER2 状况都与局部晚期非小细胞肺癌对放化疗的反应无关[38,39]。这些结果与另一项研究一致，此研究评估 EGFR 和 HER2 基因拷贝数对一线化疗的预测价值，在 FISH 阳性和 FISH 阴性的晚期 NSCLC 患者中未发现对化疗反应方面的任何差异（$P=0.5$）；然而，FISH 检测 HER2 阳性患者中，EGFR TKI 作为二线或三线治疗，有较高的缓解率（RR），进展所需时间（TTP）和 OS（总生存时间），而在 HER2 FISH 检测阴性的患者中，化疗产生更高 RR 和更长 TTP[40]。

（三）HER2 过表达的预测作用

由于 HER2 是 EGFR 首选的结合体，临床前数据表明，HER2 过表达的细胞对吉非替尼敏感[41~46]，一些学者评估 HER2 失调对 EGFR 酪氨酸激酶抑制剂敏感性的影响。在 EGFR 突变发现前，Cappuzzo 等[19]通过 IHC，在 63 例未选择的吉非替尼治疗的 NSCLC 患者中，评估了 HER2 过表达的影响。在 43 例可评估的病人中，EGFR 和 HER2 阳性的频率分别是 55.8%和 34.8%（18.6%IHC3+）。

但不论 HER2 阳性，抑或 HER2/EGFR 过表达，在 TTP 或 OS 方面都无影响。据 Noberasco 等人报道，在一个类似的患者群体，在 23 名可评价 EGFR 和 HER2 的过表达，并使用吉非替尼进行治疗的患者中，11 名患者部分缓解（PR）/疾病稳定（SD），12 患者病情进展（PD）[18]。有趣的是，只有 HER2 IHC3+的患者部分缓解，三个具有低染色（IHC1+）的患者病情发生进展。尽管在非小细胞肺癌是罕见的，这将极有助于预测未选择的患者对吉非替尼的反应性。然而，HER2 IHC3+的病例的相对罕见，以及 EGFR 突变作为 EGFR TKIs 灵敏性的主要决定因素的发现，限制了这方面的进一步研究。

由于非小细胞肺癌患者的抗 HER2 药物曲妥珠单抗的使用，HER2 过度表达的预测作用得到了越来越广泛的研究。鉴于曲妥珠单抗在 HER2 阳性乳腺癌的治疗中的明确作用，以及在表达 HER2 的非小细胞肺癌细胞系中，单独使用或者联合化疗药物（与吉西他滨具有最大协同作用）产生良好的临床前活性证据[47]，对其在具有 HER2 活性的晚期非小细胞肺癌中进行了研究，这些研究中，HER2 活性变化标准：IHC（2+/3+），通过 FISH 进行 HER2 扩增，或通过酶联免疫吸附试验（ELISA）检测 HER2 血清水平（>15 纳克/毫升）。总的来说，这些研究没有证明曲妥珠单抗联合紫杉烷类药物，或作为单一药物使用的显著优势[48-52]。尽管结果有些令人失望，限制了对 IHC（3+）高表达或 HER2 扩增的患者的研究，但也出现了曲妥珠单抗联合铂类的建议[48,49]，由于缺乏具有这些遗传特征的患者，以及不明确的生存益处，限制了这个方向的进一步研究。

三、HER2 在非小细胞肺癌中基因扩增

众所周知，基因扩增是原癌基因发挥作用的机制，在多种人类恶性肿瘤包括肺部肿瘤中存在。然而，与乳腺癌相比，非小细胞肺癌中 HER2 扩增似乎很不常见，更频繁是 17 号染色体多体形成[21]。

（一）HER2 扩增的检测

已有多种方法用来评估非小细胞肺癌 HER2 基因组的获得。有一个普遍的共识是，FISH 基因/染色体的比率大于 2，代表真正的基因扩增。然而，其他参数也常被使用[21]，因此，不同的研究中检测频率相差很大。

（二）HER2 扩增的预测作用

在一些研究中[27,28,53,54]，HER2 扩增与 EGFR 突变有关，确切机制不明。相反，Endo 等人的研究[55]，并没有发现 HER2 扩增与 EGFR 突变相关。Pugh 等人发现[56]，HER2 FISH 阳性与 EGFR 突变或者扩增无相关性。

Cappuzzo 等人[27]，对同一疾病水平，使用吉非替尼进行治疗的非小细胞肺癌患者中 HER2 扩增的预测作用进行了评估。23 例 HER2 FISH 阳性的患者（22.8%），有更高的总缓解率（ORR），疾病控制率（DCR），更长的进展所需时间（TTP）。其中，19 例进行了 EGFR 突变的检测，8 例含有 EGFR 突变，但只有 1 例对吉非替尼有反应。11 例 HER2 FISH 阳性 EGFR 阴性的患者，3 例病情稳定，8 例病情进展。7 例 HER2 FISH 阳性 EGFR 阳性的病人对治疗有反应。双阳性病人治疗效果明显好于双阴性或者单阴性的病人。有趣的是，在 7 例 FISH HER2 阴性 EGFR 阳性的病人中，只有 1 例表现出客观反应，这组病人与 EGFR 阴性组的病人有着相似的结果，表明 HER2 基因的高表达增加了吉非替尼治疗的敏感性。相反，缺乏 EGFR，HER2 单独存在并不能驱动吉非替尼的敏感性。Daniele 等人[28]证实了这一结果，他们的报道表明只有在 HER2 及 EGFR 扩增同时发生时吉非替尼才有敏感性。

（三）HER2 扩增作为 EGFR TKIs 耐药的新机制

HER2 扩增被认为是结直肠癌病人对抗 EGFR 的单抗隆抗体西妥昔单抗产生获得性耐药的一个机制[57,58]，HER2 家族信号的活性与 ALK 抑制剂的获得性耐药密切相关[59]，这表明受体酪氨酸激酶信号的交替激活（旁路途径）是逃避的靶向药物的共同机制。近日，Takezawa 等人[60]，在 EGFR 突变 HER2 失调的 NSCLC 细胞系中进行研究，基于临床前和临床数据中，阿法替尼（抑制 EGFR，HER2，HER4）和西妥昔单抗两药联合在 EGFR TKIs 获得性耐药模型中的效果，他们首次报道了 HER2 扩增

作为非小细胞肺癌患者中 EGFR TKIs 耐药的新机制，在不存在 T790M 突变的情况下 12%患者产生耐药。T790M 突变是公认的非小细胞肺癌患者中 EGFR TKIs 耐药的机制，耐药率达 49%~62%[61,62]。这些至少部分解释了，没有 T790M 介导的获得性耐药，为何阿法替尼和西妥昔单抗双阻滞所诱导的反应发生在了一部分而不是所有病人身上[60]。在这些 HER2 扩增肿瘤中，没有可用于 HER2 FISH 分析的治疗前标本，以排除 TKIs 使用前 HER2 扩增的存在。然而，他们检测了 99 例未处理腺癌标本，HER2 扩增仅占一例（1%）。

Yu 等人[62]在一含有 155 例 EGFR 突变的非小细胞肺癌病人的大型研究中证实了这些结果。这些病人获得 EGFR TKIs 抗药后进行重新活检，有趣的是，他们报告了在 4%的患者中不同抗药机制相互重叠的存在，一个病人同时存在着 T790M 和 HER2 扩增，这表明不同的肿瘤克隆中可能存在着不同的耐药机制，进一步说明了获得性耐药的异质性。不幸的是，他们没能在治疗前标本和所有再活检标本（155 例仅 24 例检测了 HER2 扩增）进行 HER2 FISH 检测，使得难以得出一个明确结论，有关这些获得性遗传变异及重叠机制的的真正的比率。

由于非小细胞肺癌中 HER2 基因异常的频率较低，评估抗 HER2 药物曲妥珠单抗的活性的试验还处于Ⅱ阶段。然而，Gatzemeier 等人[49]，将曲妥珠单抗与顺铂及吉西他滨联合，与 HER2 低表达/FISH 阴性的病人相比，少数 HER2 高表达和（或）扩增的病人表现出较高的 RR 和较长的无病生存期（PFS）。这表明在 HER2 高表达和（或）扩增的病人中，三药联合带来了益处。HER2 扩增作为 EGFR TKIs 获得性耐药机制之一的发现，重燃了曲妥珠单抗在 NSCLC 中的研究，以及在 EGFR 突变、使用 EGFR TKIs 后进展、活检发现 HER2 阳性的病人中进行的Ⅱ阶段研究（NCT02226757）。拉帕替尼是 EGFR 和 HER2 的共同抑制剂，在非选择性 NSCLC 群体的Ⅱ期临床试验中表现出极低的单药疗效。然而，HER2 扩增的病人可能从拉法替尼中获益，因为两名具有 HER2 突变的病人中，一人肿瘤体积缩小 51%[62]。

四、HER2 在 NSCLC 中基因突变

（一）HER2 突变

2004 年，Stephens 等人[63]首次报道了在 NSCLC 中存在着 HER2 络氨酸激酶结构域的突变。在 120 例 NSCLC 样本中进行测序发现，4.2%样本在激酶结构域发生四个框内突变和一个碱基错义替换，这与 EGFR 框内缺失类似。然而，这些遗传的改变与已知的促癌因子（EGFR/KRAS2/NRAS/BRAF）相互排斥，似乎表明与 HER2 扩增及过表达无关，但随后也报道了有些样本中含有其他促癌因子[64]。

体外研究表明 HER2 外显子 20 突变导致了其不依赖于配体的基本活性，信号转导活性强于 $HER2^{WT}$。更重要的是他们对肿瘤的维持很重要，并且对 EGFR TKIs 不敏感，但是仍然对 HER2 靶向药物敏感[65-68]。

紧随 Stephens 等人的报道之后，其他组织陆续发现在人类多种恶性肿瘤中存在 HER2 突变，包括乳腺癌[69,70]，直肠癌[71]，膀胱上皮癌[72]。在这些研究中发现，在非肺肿瘤 HER2 突变的类型和定位与 NSCLC 有很大区别，有更高的错义突变，而不是缺失/插入，涉及并不是外显子 20。这表明 HER2 突变的功能机制在其他肿瘤与肺癌中可能有所不同。

HER2 突变的出现定义了 NSCLC 的一个分子亚群，这个亚群具有特殊的临床病理特征：亚裔[73]，女性[64,74,75]，不吸烟[73,74,76,77]，腺癌[73,76]，甚至具有细支气管肺泡特征[78]，高分化[77]，TTF-1 染色阳性[74]，特殊的临床表现[64]，与其他分子亚群相比类似的生存率[77]。虽然有着特殊的亚群特征，HER2 突变也可以在男性以及过度吸烟者中发现，表明 HER2 检测应该通过组织学而不是临床特征[64,77]。最近，Barlesi 等人[78]在一大型分子标记研究中发现，10 000 例晚期白人 NSCLC 患者中 HER2 突变率占到 0.9%。

在一些病例中，HER2 突变的发生与 HER2 及 EGFR 拷贝数的增加有关。实际上，在 Li 等人的研究中[75]，八例 HER2 突变的样本中，七例 HER2 拷贝数增加，五例 EGFR 拷贝数增加。然而，大样本

中并没有发现HER2突变与基因扩增相关，表明HER2拷贝数增加不能作为生物学标记。

最近，Yamamoto等人在多发肺癌的日本家族中发现了新型HER2突变（G660D）。通过全外显子测序，他们首次证明了HER2跨膜结构域的种系突变，推测HER2跨膜结构域突变可能扮演了驱动子突变。315例NSCLC样品中HER2基因17外显子的测序证明，一非黏液腺原位癌病人中存在一个额外的跨膜突变（V659E）。人类V659E突变与老鼠V664E突变类似。V664E被认为促进了致癌转化。实际上，他们本可以发表最初数据以支持其作为促癌启动子作用[79]。

p95HER2，已知的HER2羧基端片段，是缺乏细胞外结构域重要部分的HER2受体的一个缩短了的亚型，大部分在乳腺癌中被发现，其导致了对曲妥珠单抗的抵抗[80]。Cappuzzo等人[81]发现p95HER2在不到10%NSCLC病人中存在，同时大部分没有HER2扩增和突变，并没有预后价值。

（二）阻遏HER2突变药物的临床应用

临床前研究表明HER2突变的肿瘤对EGFR TKIs相对不敏感[65-67]，尽管可能由于HER2表达的水平不同导致不敏感的水平不同[82]。这些数据在临床上得到确认，因为含有HER2突变的NSCLC病人对吉非替尼没反应[83,84]或稍许反应[74]。

2006年，Cappuzzo等首次报道了一名60岁，不吸烟，女性转移性肺腺癌患者，对传统化疗药物及EGFR TKI吉非替尼均不敏感，每周曲妥珠单抗联合紫杉醇治疗，产生了部分反应。对组织样本的分析揭示了外显子20突变的存在[10]。受到前人报道的鼓舞，其他作者也报道了HER2突变病人使用曲妥珠单抗联合长春瑞滨治疗有希望的效果[74]。

最近，Falchook等人[85]在I阶段的试验中，对HER2外显子20插入突变的病人，采用双重HER2抑制剂曲妥珠单抗和拉帕替尼联合抗血管生成药贝伐诛单抗，产生了令人惊叹的效果。

临床前数据表明，不可逆的泛HER抑制剂奈拉替尼抑制了绝大部分HER2突变体，在类似的程度上强于EGFR L858R突变细胞系[66,82]。最近，Gandhi等人[86]报道了在I阶段研究中，奈拉替尼与mTOR抑制剂坦西莫斯两药联合产生了有趣的结果。表明在HER2促发的NSCLC中，存在HER2外显子20突变依赖的Akt/mTOR的信号通道。在此研究中，尽管前期进行了多重治疗（一例曾使用曲妥珠单抗），七例HER2突变的NSCLC病人，6个月后两人仍然处于治疗中（1PR，1SD）；在3例含有EGFR耐药突变NSCLC病人中，2例出现鼓舞人心的效果。一个在HER2扩增乳腺癌及HER2突变NSCLC中评估这个联合的作用的Ⅱ期研究正在进行（NCT01827267）。

Perera等人[67]在HER2突变NSCLC中，通过和mTOR抑制剂雷帕霉素联用，首次报道了泛HER抑制剂阿法替尼临床前的效果。De Grève等人[87]报道了阿法替尼在含有HER2外显子20突变的病人体内起作用的证据。这些病人先前使用了多种化疗药物及抗EGFR和/或抗HER2药物。

另一个不可逆的泛HER抑制剂Dacomitinib，在含有EGFR、HER2突变及HER2扩增的NSCLC细胞系的体外研究中具有一定作用。Kelly等人[88]报道一例EGFR和HER2野生型双表达的病人，在曲妥珠单抗和长春瑞滨联合治疗进展后，使dacomitinib治疗PR。晚期NSCLC病人，HER2突变或扩增的亚群中使用Dacomitinib治疗Ⅱ期临床试验的初步结果已见诸报道[89]。在HER2突变的NSCLC，报道了3个月PFS及10个月的OS，ORR达13%（对HER2外显子20插入突变起反应，两例HER2点突变的病人并没观察到反应）。相反，在HER2扩增的病例中无反应。PFS波动在1~5月。

最近，Mazières等人分析了目前为止最大的HER2突变同期NSCLC病人，使用多种抗HER2药物后收集到了令人鼓舞的临床数据。在22例可评估的病人中，ORR达50%，DCR达82%，PFS达5.1个月。他们还发现曲妥珠单抗联合化疗药物的DCR达96%，阿法替尼单药达到100%，拉法替尼和马赛替尼单药治疗无反应[64]。然而，这个研究的回顾性，抗HER2药物治疗病人的群体限制性以及治疗的特异性并不能得出一个有关HER2突变在NSCLC中的预后和预测作用决定性的结论。在选择性临床分子治疗方面却有着预期价值。

非小细胞肺癌的生物标志物法国国家计划[78]和肺癌突变联盟等多种生物标志物平台的利用，可能有助于识别和治疗患者这些罕见的异常。近日，美国国家癌症研究所开展了一系列临床研究，总体目标是用更精确的诊断，让患者选择适合的有针对性的治疗。特别有趣的是，美国国家癌症研究所的 MATCH 研究将瞄准下一代测序技术介导的分子异常，对“MATCH”患者进行适当的靶向药物治疗，这是一个多个分子参与的Ⅱ期临床研究[90]。非小细胞肺研究迫切需要创新性和主动性，MATCH 试验可能有助于分子靶向药物更广泛地利用，即使在临床上罕见的群体中。

五、总结与展望

目前为止 HER2 通路在 NSCLC 中的作用还不是很清晰。然而，HER2 突变的发现，抗 HER2 药物作用临床上的证实，重燃了对 HER2 通路在 NSCLC 中的作用的兴趣。对 NSCLC 中抗 HER2 治疗的重视，对其他不可逆的泛 HER2 抑制剂，提供了新的方向；HER2 扩增作为 EGFR TKIS 获得性耐药新机制还需要进一步的研究，这可能提供临床中靶向 HER2 通路的理论；此外，HER2 过表达可否作为 NSCLC 预后的标记，从而影响到临床个体化治疗的决策，这还需要进一步探讨。期待 HER2 通路在非小细胞肺癌患者个体化治疗中有个光明的未来。

参 考 文 献

1. Parkin DM. Global cancer statistics in the year 2000. Lancet Oncol, 2001, 2: 533-43.
2. Pfannschmidt J, Muley T, Bulzebruck H, et al. Dienemann H. Prognostic assessment after surgical resection for non-small cell lung cancer: experiences in 2083 patients. Lung Cancer, 2007, 55: 371-7.
3. Shepherd FA, Rodrigues Pereira J, Ciuleanu T, et al. Erlotinib in previously treated non-small-cell lung cancer. N Engl J Med, 2005, 353: 123-132.
4. Mok TS, Wu YL, Thongprasert S, et al. Gefitinib or carboplatin-paclitaxel in pulmonary adenocarcinoma. N Engl J Med, 2009, 361: 947-957.
5. Rosell R, Carcereny E, Gervais R, et al. Erlotinib versus standard chemotherapy as first-line treatment for European patients with advanced EGFR mutation-positive non-small-cell lung cancer (EURTAC): a multicentre, open-label, randomised phase 3 trial. Lancet Oncol, 2012, 13: 239-246.
6. Lynch TJ, Bell DW, Sordella R, et al. Activating mutations in the epidermal growth factor receptor underlying responsiveness of non-small-cell lung cancer to gefitinib. N Engl J Med, 2004, 350: 2129-2139.
7. Paez JG, Janne PA, Lee JC, et al. EGFR mutations in lung cancer: correlation with clinical response to gefitinib therapy. Science, 2004, 304: 1497-1500.
8. Soda M, Choi YL, Enomoto M, et al. Identification of the transforming EML4-ALK fusion gene in non-small-cell lung cancer. Nature, 2007, 448: 561-566.
9. Kris MG, Johnson BE, Berry LD, et al. Using multiplexed assays of oncogenic drivers in lung cancers to select targeted drugs. JAMA, 2014, 311: 1998-2006.
10. Cappuzzo F, Bemis L, Varella-Garcia M. HER2 mutation and response to trastuzumab therapy in non-small-cell lung cancer. N Engl J Med, 2006, 354: 2619-2621.
11. Hynes NE, Lane HA. ERBB receptors and cancer: the complexity of targeted inhibitors. Nat Rev Cancer, 2005, 5: 341-354.
12. Citri A, Yarden Y. EGF-ERBB signalling: towards the systems level. Nat Rev Mol Cell Biol, 2006, 7: 505-516.
13. Hynes NE, MacDonald G. ErbB receptors and signaling pathways in cancer. Curr Opin Cell Biol, 2009, 21: 177-184.
14. Normanno N, De Luca A, Bianco C, et al. Epidermal growth factor receptor (EGFR) signaling in cancer. Gene, 2006, 366: 2-16.
15. Baselga J, Swain SM. Novel anticancer targets: revisiting ERBB2 and discovering ERBB3. Nat Rev Cancer, 2009, 9: 463-475.
16. Yarden Y, Sliwkowski MX. Untangling the ErbB signalling network. Nat Rev Mol Cell Biol, 2001, 2: 127-137.
17. Cox G, Vyberg M, Melgaard B, et al. Herceptest: HER2 expression and gene amplification in non-small cell lung cancer. Int J Cancer, 2001, 92: 480-483.

18. Noberasco C, De Pas T, Curigliano G, et al. Immunohistochemical detection of HER1/HER2 can be considered a predictive marker of gefitinib activity in non-small-cell lung cancer? J Clin Oncol, 2005, 23: 921-922; author reply 922.

19. Cappuzzo F, Gregorc V, Rossi E, et al. Gefitinib in pretreated non-smallcell lung cancer (NSCLC): analysis of efficacy and correlation with HER2 and epidermal growth factor receptor expression in locally advanced or metastatic NSCLC. J Clin Oncol, 2003, 21: 2658-2663.

20. Heinmoller P, Gross C, Beyser K, et al. HER2 status in non-small cell lung cancer: results from patient screening for enrollment to a phase Ⅱ study of herceptin. Clin Cancer Res, 2003, 9: 5238-5243.

21. Hirsch FR, Varella-Garcia M, Franklin WA, et al. Evaluation of HER-2/neu gene amplification and protein expression in non-small cell lung carcinomas. Br J Cancer, 2002, 86: 1449-1456.

22. Tan D, Deeb G, Wang J, et al. HER-2/neu protein expression and gene alteration in stage Ⅰ-ⅢA non-small-cell lung cancer: a study of 140 cases using a combination of high throughput tissue microarray, immunohistochemistry, and fluorescent in situ hybridization. Diagn Mol Pathol, 2003, 12: 201-211.

23. Pelosi G, Del Curto B, Dell'Orto P, et al. Lack of prognostic implications of HER-2/neu abnormalities in 345 stage I non-small cell carcinomas (NSCLC) and 207 stage Ⅰ-Ⅲ neuroendocrine tumours (NET) of the lung. Int J Cancer, 2005, 113: 101-108.

24. Ugocsai K, Mándoky L, Tiszlavicz L, Molnár J. Investigation of HER2 overexpression in non-small cell lung cancer. Anticancer Res 2005, 25: 3061-3066.

25. Brabender J, Danenberg KD, Metzger R, et al. Epidermal growth factor receptor and HER2-neu mRNA expression in non-small cell lung cancer is correlated with survival. Clin Cancer Res 2001, 7: 1850-1855.

26. Onn A, Correa AM, Gilcrease M, et al. Synchronous overexpression of epidermal growth factor receptor and HER2-neu protein is a predictor of poor outcome in patients with stage I non-small cell lung cancer. Clin Cancer Res, 2004, 10: 136-143

27. Cappuzzo F, Varella-Garcia M, Shigematsu H, et al. Increased HER2 gene copy number is associated with response to gefitinib therapy in epidermal growth factor receptor-positive non-small-cell lung cancer patients. J Clin Oncol, 2005, 23: 5007-5018.

28. Daniele L, Macrì L, Schena M, et al. Predicting gefitinib responsiveness in lung cancer by fluorescence in situ hybridization/chromogenic in situ hybridization analysis of EGFR and HER2 in biopsy and cytology specimens. Mol Cancer Ther, 2007, 6: 1223-1229.

29. Vallbohmer D, Brabender J, Yang DY, et al. Sex differences in the predictive power of the molecular prognostic factor HER2/neu in patients with non-small-cell lung cancer. Clin Lung Cancer, 2006, 7: 332-337.

30. Meert AP, Martin B, Verdebout JM, et al. Is there a relationship between c-erbB-1 and c-erbB-2 amplification and protein overexpression in NSCLC? Lung Cancer, 2005, 47: 325-336.

31. Nakamura H, Kawasaki N, Taguchi M, et al. Association of HER-2 overexpression with prognosis in nonsmall cell lung carcinoma: a metaanalysis. Cancer, 2005, 103: 1865-1873.

32. Liu L, Shao X, Gao W, et al. The role of human epidermal growth factor receptor 2 as a prognostic factor in lung cancer: a meta-analysis of published data. J Thorac Oncol, 2010, 5: 1922-1932.

33. Calikusu Z, Yildirim Y, Akcali Z, et al. Prognostic significance of the C-erbB-2 expression in Turkish non-small cell lung cancer patients. Asian Pac J Cancer Prev, 2009, 10: 479-482.

34. Tsai CM, Chang KT, Perng RP, et al. Correlation of intrinsic chemoresistance of non-small-cell lung cancer cell lines with HER-2/neu gene expression but not with ras gene mutations. J Natl Cancer Inst, 1993, 85: 897-901.

35. Tsai CM, Yu D, Chang KT, et al. Enhanced chemoresistance by elevation of p185neu levels in HER-2-transfected human lung cancer cells. J Natl Cancer Inst, 1995, 87: 682-684.

36. Tsai CM, Chang KT, Wu LH, et al. Correlations between intrinsic chemoresistance and HER-2/neu gene expression, p53 gene mutations, and cell proliferation characteristics in non-small cell lung cancer cell lines. Cancer Res, 1996, 56: 206-209.

37. Junker K, Stachetzki U, Rademacher D, et al. HER2/neu expression and amplification in non-small cell lung cancer prior to and after neoadjuvant therapy. Lung Cancer, 2005, 48: 59-67.

38. Kuyama S, Hotta K, Tabata M, et al. Impact of HER2 gene and protein status on the treatment outcome of cisplatin-based

chemoradiotherapy for locally advanced non-small cell lung cancer. J Thorac Oncol, 2008, 3: 477-482.
39. Graziano SL, Tatum A, Herndon JE 2nd, et al. Use of neuroendocrine markers, p53, and HER2 to predict response to chemotherapy in patients with stage Ⅲ non-small cell lung cancer: a Cancer and Leukemia Group B Study. Lung Cancer, 2001, 33: 115-123.
40. Cappuzzo F, Ligorio C, Toschi L, et al. EGFR and HER2 gene copy number and response to first-line chemotherapy in patients with advanced non-small cell lung cancer (NSCLC). J Thorac Oncol, 2007, 2: 423-429.
41. Anido J, Matar P, Albanell J, et al. ZD1839, a specific epidermal growth factor receptor (EGFR) tyrosine kinase inhibitor, induces the formation of inactive EGFR/HER2 and EGFR/HER3 heterodimers and prevents heregulin signaling in HER2-overexpressing breast cancer cells. Clin Cancer Res, 2003, 9: 1274-1283.
42. Moulder SL, Yakes FM, Muthuswamy SK, et al. Epidermal growth factor receptor (HER1) tyrosine kinase inhibitor ZD1839 (Iressa) inhibits HER2/neu (erbB2) -overexpressing breast cancer cells in vitro and in vivo. Cancer Res, 2001, 61: 8887-8895.
43. Moasser MM, Basso A, Averbuch SD, et al. The tyrosine kinase inhibitor ZD1839 ("Iressa") inhibits HER2-driven signaling and suppresses the growth of HER2-overexpressing tumor cells. Cancer Res, 2001, 61: 7184-7188.
44. Normanno N, Campiglio M, De LA, et al. Cooperative inhibitory effect of ZD1839 (Iressa) in combination with trastuzumab (Herceptin) on human breast cancer cell growth. Ann Oncol, 2002, 13: 65-72.
45. Hirata A, Hosoi F, Miyagawa M, et al. HER2 overexpression increases sensitivity to gefitinib, an epidermal growth factor receptor tyrosine kinase inhibitor, through inhibition of HER2/HER3 heterodimer formation in lung cancer cells. Cancer Res, 2005, 65: 4253-4260.
46. Ise N, Omi K, Nambara D, et al. Overexpressed HER2 in NSCLC is a possible therapeutic target of EGFR inhibitors. Anticancer Res, 2011, 31: 4155-4161.
47. Bunn PA Jr, Helfrich B, Soriano AF, et al. Expression of Her-2/neu in human lung cancer cell lines by immunohistochemistry and fluorescence in situ hybridization and its relationship to in vitro cytotoxicity by trastuzumab and chemotherapeutic agents. Clin Cancer Res, 2001, 7: 3239-3250.
48. Langer CJ, Stephenson P, Thor A, et al. Trastuzumab in the treatment of advanced non-small-cell lung cancer: is there a role? Focus on Eastern Cooperative Oncology Group study 2598. J Clin Oncol, 2004, 22: 1180-1187.
49. Gatzemeier U, Groth G, Butts C, et al. Randomized phase Ⅱ trial of gemcitabine-cisplatin with or without trastuzumab in HER2-positive nonsmall-cell lung cancer. Ann Oncol, 2004, 15: 19-27.
50. Zinner RG, Glisson BS, Fossella FV, et al. Trastuzumab in combination with cisplatin and gemcitabine in patients with Her2-overexpressing, untreated, advanced non-small cell lung cancer: report of a phase Ⅱ trial and findings regarding optimal identification of patients with Her2-overexpressing disease. Lung Cancer, 2004, 44: 99-110.
51. Lara PN Jr, Laptalo L, Longmate J, et al. Trastuzumab plus docetaxel in HER2/neu-positive non-small-cell lung cancer: a California Cancer Consortium Screening and phase Ⅱ trial. Clin Lung Cancer, 2004, 5: 231-236.
52. Clamon G, Herndon J, Kern J, et al. Lack of trastuzumab activity in nonsmall cell lung carcinoma with overexpression of erb-B2: 39810: a phase Ⅱ trial of Cancer and Leukemia Group B. Cancer, 2005, 103: 1670-1675.
53. Soh J, Toyooka S, Ichihara S, et al. Impact of HER2 and EGFR gene status on gefitinib-treated patients with nonsmall-cell lung cancer. Int J Cancer, 2007, 121: 1162-1167.
54. Tiseo M, Rossi G, Capelletti M, et al. Predictors of gefitinib outcomes in advanced non-small cell lung cancer (NSCLC): study of a comprehensive panel of molecular markers. Lung Cancer, 2010, 67: 355-360.
55. Endo K, Sasaki H, Yano M, et al. Evaluation of the epidermal growth factor receptor gene mutation and copy number in non-small cell lung cancer with gefitinib therapy. Oncol Rep, 2006, 16: 533-541.
56. Pugh TJ, Bebb G, Barclay L, et al. Correlations of EGFR mutations and increases in EGFR and HER2 copy number to gefitinib response in a retrospective analysis of lung cancer patients. BMC Cancer, 2007, 7: 128.
57. Yonesaka K, Zejnullahu K, Okamoto I, et al. Activation of ERBB2 signaling causes resistance to the EGFR-directed therapeutic antibody cetuximab. Sci Transl Med, 2011, 3: 99ra86.
58. Bertotti A, Migliardi G, Galimi F, et al. A molecularly annotated platform of patient-derived xenografts ("xenopatients") identifies HER2 as an effective therapeutic target in cetuximab-resistant colorectal cancer. Cancer Discov, 2011, 1: 508-523.

59. Tanizaki J, Okamoto I, Okabe T, et al. Activation of HER family signaling as a mechanism of acquired resistance to ALK inhibitors in EML4-ALKpositive non-small cell lung cancer. Clin Cancer Res, 2012, 18: 6219-6226.
60. Takezawa K, Pirazzoli V, Arcila ME, et al. HER2 amplification: a potential mechanism of acquired resistance to EGFR inhibition in EGFR mutant lung cancers that lack the second-site EGFRT790M mutation. Cancer Discov, 2012, 2: 922-933.
61. Sequist LV, Waltman BA, Dias-Santagata D, et al. Genotypic and histological evolution of lung cancers acquiring resistance to EGFR inhibitors. Sci Transl Med, 2011, 3: 75ra26.
62. Yu HA, Arcila ME, Rekhtman N, et al. Analysis of tumor specimens at the time of acquired resistance to EGFR-TKI therapy in 155 patients with EGFR-mutant lung cancers. Clin Cancer Res, 2013, 19: 2240-2247.
63. Stephens P, Hunter C, Bignell G, et al. Lung cancer: intragenic ERBB2 kinase mutations in tumours. Nature, 2004, 431: 525-526.
64. Mazières J, Peters S, Lepage B, et al. Lung cancer that harbors an HER2 mutation: epidemiologic characteristics and therapeutic perspectives. J Clin Oncol, 2013, 31: 1997-2003.
65. Wang SE, Narasanna A, Perez-Torres M, et al. HER2 kinase domain mutation results in constitutive phosphorylation and activation of HER2 and EGFR and resistance to EGFR tyrosine kinase inhibitors. Cancer Cell, 2006, 10: 25-38.
66. Shimamura T, Ji H, Minami Y, et al. Non-small-cell lung cancer and Ba/F3 transformed cells harboring the ERBB2 G776insV_ G/C mutation are sensitive to the dual-specific epidermal growth factor receptor and ERBB2 inhibitor HKI-272. Cancer Res, 2006, 66: 6487-6491.
67. Perera SA, Li D, Shimamura T, et al. HER2YVMA drives rapid development of adenosquamous lung tumors in mice that are sensitive to BIBW2992 and rapamycin combination therapy. Proc Natl Acad Sci U S A, 2009, 106: 474-479.
68. Suzuki T, Fujii A, Ohya J, et al. Antitumor activity of a dual epidermal growth factor receptor and ErbB2 kinase inhibitor MP-412 (AV-412) in mouse xenograft models. Cancer Sci, 2009, 100: 1526-1531.
69. Bose R, Kavuri SM, Searleman AC, et al. Activating HER2 mutations in HER2 gene amplification negative breast cancer. Cancer Discov 2013, 3: 224-237.
70. Lee JW, Soung YH, Kim SY, et al. ERBB2 kinase domain mutation in the lung squamous cell carcinoma. Cancer Lett, 2006, 237: 89-94.
71. Lee JW, Soung YH, Seo SH, et al. Somatic mutations of ERBB2 kinase domain in gastric, colorectal, and breast carcinomas. Clin Cancer Res, 2006, 12: 57-61.
72. Ross JS, Wang K, Gay LM, et al. A high frequency of activating extracellular domain ERBB2 (HER2) mutation in micropapillary urothelial carcinoma. Clin Cancer Res, 2014, 20: 68-75.
73. Shigematsu H, Takahashi T, Nomura M, et al. Somatic mutations of the HER2 kinase domain in lung adenocarcinomas. Cancer Res, 2005, 65: 1642-1646.
74. Tomizawa K, Suda K, Onozato R, et al. Prognostic and predictive implications of HER2/ERBB2/neu gene mutations in lung cancers. Lung Cancer, 2011, 74: 139-144.
75. Li C, Sun Y, Fang R, et al. Lung adenocarcinomas with HER2-activating mutations are associated with distinct clinical features and HER2/EGFR copy number gains. J Thorac Oncol, 2012, 7: 85-89.
76. Sonobe M, Manabe T, Wada H, Tanaka F. Lung adenocarcinoma harboring mutations in the ERBB2 kinase domain. J Mol Diagn, 2006, 8: 351-356.
77. Arcila ME, Chaft JE, Nafa K, et al. Prevalence, clinicopathologic associations, and molecular spectrum of ERBB2 (HER2) tyrosine kinase mutations in lung adenocarcinomas. Clin Cancer Res, 2012, 18: 4910-4918.
78. Barlesi F, Blons H, Beau-Faller M, et al. Biomarkers (BM) France: results of routine EGFR, HER2, KRAS, BRAF, PI3KCA mutations detection and EML4-ALK gene fusion assessment on the first 10, 000 non-small cell lung cancer (NSCLC) patients (pts). J Clin Oncol, 2013, 31 (suppl; abstr 8000).
79. Yamamoto H, Higasa K, Sakaguchi M, et al. Novel germline mutation in the transmembrane domain of HER2 in familial lung adenocarcinomas. J Natl Cancer Inst, 2014, 106: djt338.
80. Scaltriti M, Rojo F, Ocana A, et al. Expression of p95HER2, a truncated form of the HER2 receptor, and response to anti-HER2 therapies in breast cancer. J Natl Cancer Inst, 2007, 99: 628-638.
81. Cappuzzo F, Cho YG, Sacconi A, et al. p95HER2 truncated form in resected non-small cell lung cancer. J Thorac Oncol,

2012, 7: 520-527.

82. Minami Y, Shimamura T, Shah K, et al. The major lung cancer-derived mutants of ERBB2 are oncogenic and are associated with sensitivity to the irreversible EGFR/ERBB2 inhibitor HKI-272. Oncogene, 2007, 26: 5023-5027.
83. Han SW, Kim TY, Jeon YK, et al. Optimization of patient selection for gefitinib in non-small cell lung cancer by combined analysis of epidermal growth factor receptor mutation, K-ras mutation, and Akt phosphorylation. Clin Cancer Res, 2006, 12: 2538-2544.
84. Cappuzzo F, Ligorio C, Janne PA, et al. Prospective study of gefitinib in epidermal growth factor receptor fluorescence in situ hybridizationpositive/phospho-Akt-positive or never smoker patients with advanced non-small-cell lung cancer: the ONCOBELL trial. J Clin Oncol, 2007, 25: 2248-2255.
85. Falchook GS, Janku F, Tsao AS, et al. Non-small-cell lung cancer with HER2 exon 20 mutation: regression with dual HER2 inhibition and anti-VEGF combination treatment. J Thorac Oncol, 2013, 8: e19-e20.
86. Gandhi L, Bahleda R, Tolaney SM, et al. Phase I study of neratinib in combination with temsirolimus in patients with human epidermal growth factor receptor 2-dependent and other solid tumors. J Clin Oncol, 2014, 32: 68-75.
87. De Grève J, Teugels E, Geers C, et al. Clinical activity of afatinib (BIBW 2992) in patients with lung adenocarcinoma with mutations in the kinase domain of HER2/neu. Lung Cancer, 2012, 76: 123-127.
88. Kelly RJ, Carter C, Giaccone G. Personalizing therapy in an epidermal growth factor receptor-tyrosine kinase inhibitor-resistant non-smallcell lung cancer using PF-00299804 and trastuzumab. J Clin Oncol, 2010, 28: e507-e510.
89. Kris MG, Camidge DR, Giaccone G, et al. Results with dacomitinib (pf-00299804), an irreversible pan-HER tyrosine kinase inhibitor, in a phase Ⅱ cohort of patients with HER2-mutant or amplified lung cancers. J Thorac Oncol, 2013, 8 (Suppl 2): S609.
90. Abrams J, Conley B, Mooney M, et al. National Cancer Institute's Precision Medicine Initiatives for the new National Clinical Trials Network. Am Soc Clin Oncol Educ Book, 2014: 71-76.

26. 胸部低剂量 CT 肺癌筛查检出肺癌的影像学特征

王建卫

中国医学科学院北京协和医学院肿瘤医院影像诊断科

肺癌是全球范围内发病率和死亡率最高的恶性肿瘤。2/3 的患者就诊时就已出现区域或远处转移，5 年生存率仅为 15.6%[1]。早期诊断、早期治疗可延长肺癌病人的存活期，降低死亡率，所以肺癌筛查是肺癌防治中的重要环节。从 20 世纪中后期开 3 个独立的肺癌筛查随机对照研究：The Memoral-Sloan Kettering Lung Project、The John Hopkins Lung Project、The Mayo Lung Project 采用 X 线胸片和痰脱落细胞学对肺癌高危人群进行筛查，最终结果均显示尽管筛查组比对照组检出更多肺癌，但并未降低肺癌死亡率，未达到预期的结果，并且胸片遗漏了大部分小于 2cm 的结节。20 世纪 80 年代以后，美国癌症协会（American cancer Society）已不建议吸烟者每年行胸片体检。随着 CT 技术的进步，20 世纪 90 年代以来，肺癌低剂量螺旋 CT、多层螺旋 CT（Low Dose CT，LDCT）筛查逐步开展起来。LDCT 以其敏感性高——敏感性为常规胸片的 3～4 倍；安全可靠——辐射剂量为常规 CT 的 1/8～1/10，迅速成为肺癌研究的热点。低剂量 CT（low-dose CT，LDCT）筛查是目前唯一可以降低肺癌死亡率的筛查方法[2]。

早在 20 世纪 90 年代初，国际早期肺癌行动计划（International Early Lung Cancer Action Program，I-ELCAP）开始倡导对≥60 岁无症状重度吸烟者行 LDCT 筛查，1993～2005 年筛查受检者共计 31 567 名，结果显示 467 名受检者检出肺癌，≥40 岁筛查者中基线筛查肺癌检出率为 1.3%，年度筛查检出率为 0.3%；≥60 岁筛查者中基线筛查检出率为 2.7%，年度筛查检出率为 0.6%。其中Ⅰ期肺癌占 85%，肺腺癌占 71.4%，Ⅰ期肺癌患者的预期 10 年生存率为 88%，其中在筛查后 1 个月内行手术切除治疗的Ⅰ期肺癌患者，其 10 年预期生存率可达 92%[3]。美国国家肺部筛查试验（National Lung Screening Trial，NLST）的多中心随机对照研究结果表明，LDCT 组 26722 名筛查者中肺癌检出率为 0.6%，与 X 线胸片筛查相比，LDCT 能够降低高危受检者 20.0% 的肺癌死亡率[2]，证实 LDCT 是目前检出早期肺癌最有效的影像学方法。欧洲随机对照研究（NELSON）结果也显示，LDCT 检出的Ⅰ期肺癌占 70.8%，肺腺癌占 51.2%[4]。日本于 20 世纪 90 年代，基于 40 岁以上 7 847 名普通人群的筛查研究结果显示，LDCT 的肺癌检出率为 1.1%，在非吸烟者中Ⅰ期肺癌占 92%，肺腺癌占 88%；吸烟者中Ⅰ期肺癌占 58%，肺腺癌占 29%[5]。作为 I-ELCAP 成员之一，中国医学科学院肿瘤医院 2007 年 7 月 1 日至 2013 年 6 月 30 日对符合筛查入组条件的受检者 7141 人（其中男 4710 名，女 2431 名）进行了 LDCT 肺癌筛查[6,7]，行 9721 次 LDCT 检查。纳入标准为：≥40 岁；无临床症状；个人吸烟史不限；受检者 5 年内无癌症病史（皮肤基底细胞癌和宫颈原位癌除外）；一般身体状况良好，可接受由阳性结果所需要的活检、穿刺和手术等有创诊疗方法。此外，≤39 岁自愿参加筛查者有 1071 人。LDCT 共检出肺癌患者 31 例，32 个癌灶（1 例为双原发癌），占全部筛查者的 0.4%，其中男 15 例，女 16 例，年龄 37～75 岁，中位年龄 56 岁。全部 32 个癌灶中，腺癌 30 例（93.8%，30/32），其中 2 例为微浸润腺癌，类癌 1 例（3.1%，1/32），除 1 例肺肿瘤穿刺活检和 1 例锁骨上淋巴结穿刺活检组织学证实外，其余均在我院胸外科行手术切除。局限期小细胞癌 1 例（3.1%，1/32），经纤维支气管镜活检证实。31 例非小细胞肺癌中，Ⅰ期 24 例（77.4%），其中ⅠA 期 15 例，ⅠB 期 9 例；Ⅱ

期 2 例（6.4%），均为ⅡA 期；Ⅲ期 4 例（12.9%），其中ⅢA 期 3 例，ⅢB 期 1 例；Ⅳ期 1 例（32.3%），为同侧不同肺叶 2 个病灶，经手术病理诊断均为中分化腺癌。

LDCT 检出的肺癌具有体积小、影像表现多样的特点。根据影像表现的不同，我们将 LDCT 分为 3 大类和 6 个亚类，首先按病变内是否含有磨玻璃密度（ground glass opacity，GGO）成分分为实性、部分实性和非实性 3 类，实性和部分实性病进一步分为实性结节经典型、实性不规则型、实性不典型结节、部分实性结节型、部分实性不规则型和部分实性囊腔型。实性结节经典型表现为实性结节状，有分叶、毛刺、胸膜牵拉等影像表现，少部分结节内有空泡或通气支气管；实性不规则型是指病变形态极不规则，非结节样表现，病变内可见通气的支气管，周围可见条索，可有胸膜皱缩或胸膜牵拉等表现；实性不典型结节一种表现为仅有浅分叶，边缘较光滑，无分叶及毛刺，另一种为形态不规则，有尖角样改变和粗长条索，内部均无通气支气管表现，即具有良性肿瘤或慢性炎性病变的影像学特征；部分实性结节型表现为含 GGO 成分不等（<25%～>75%）的部分实性结节，结节内密度不均匀，可有空泡和通气的支气管，可有胸膜牵拉等表现；部分实性不规则型类似实性不规则型病变，但边缘有 GGO 成分；部分实性囊腔型表现为囊腔壁增厚，且不规则，可为实性或部分实性的壁结节。非实性型表现为非实性结节，密度均匀或不均匀，可有空泡和通气的支气管。其中实性病变表现最复杂，而且历来是影像诊断和鉴别诊断的难点，多数病变仅能从形态判断其性质，增强 CT 或 PET-CT 增加的诊断信息有限，误诊或不能定性的比例相对较多。

LDCT 筛查者都是健康无症状体检者，按照制定的筛查方案，将实性/部分实性≥5mm 的非钙化结节以及非实性≥8mm 的结节定义为阳性结节，我们共检出 968 个阳性结节或病变，目前的统计恶性只占 3.3%，绝大数都是良性结节，因此无论是临床医生或筛查者对于这些检出的结节都不必过于紧张，主要需要与纤维化结节、肺良性肿瘤、结核球、机化性肺炎等进行鉴别。我们在过去近 8 年的筛查工作中，除按照 I-ELCAP 的随诊方案给予受检者随诊建议外，也根据目前中国的医疗发展现状，在实际工作中尽量减少 PET-CT 和有创检查的使用，由有经验的高年资医师认真分析肺内结节的影像学表现，结合受检者的肺癌危险因素等，对高度可疑肺癌病例立即建议临床医师会诊。我们筛查出的所有肺癌均为影像诊断科医师建议直接进入临床干预，降低了因随访而带来的额外花费、射线暴露，使肺癌患者得到及时有效的治疗。

LDCT 肺癌筛查工作是一项复杂的、长期的、系统性的工作，缺乏筛查经验的医生对不典型的病变容易漏诊或误诊，因此，筛查工作除了必备的硬件外，软件更加重要，对最终检查结果进行判断、决定是否进行有创检查或治疗的关键因素是“人”。根据我们的经验，有胸部影像诊断工作基础的医生，即使高年资医生在从事肺癌筛查前，最好接受 5～10 例/工作日、6～12 个月专门筛查培训。国际肺癌研究协会（International Association for the Study of Lung Cancer，IASLC）和美国国家综合癌症网络（National Comprehensive Cancer Network，NCCN）都指出：未来实施筛查项目的一个关键因素是必须有一支训练有素的、肺癌相关领域的多学科专家共同组成的团队。在这个团队中，不仅要有具有丰富影像诊断学经验的影像医师，更要有包括呼吸科、胸外科、肿瘤科等多学科医师的密切合作。这个团队不仅要对 LDCT 发现的肺部结节的性质进行准确的判断，还要针对不同结节的特征提出合理的随访频率和随访时限，更重要的是对采取有创干预的时机以及干预手段做出重要决策[8,9]。这希望我们的初步经验为北京地区和我国今后的 LDCT 肺癌筛查提供借鉴。

参 考 文 献

1. Poonacha TK，Go RS. Level of scientific evidence underlying recommendations arising from the National Comprehensive Cancer Network clinical practice guidelines. J Clin Oncol，2011，29：186-191.
2. Aberle DR，Adams AM，Berg CD，et al. Reduced lung-cancer mortality with low-dose computed tomographic screening. N Engl J Med，2011，365：395-409.
3. International Early Lung Cancer Action Program Investigators，Henschke CI，Yankelevitz DF，et al. Survival of patients with

stage I lung cancer detected on CT screening. N Engl J Med, 2006, 355: 1763-1771.

4. Horeweg N, van der Aalst CM, Thunnissen E, et al. Characteristics of lung cancers detected by computer tomography screening in the randomized NELSON trial. Am J Respir Crit Care Med, 2013, 187: 848-854.
5. Li F, Sone S, Abe H, et al. Low-dose computed tomography screening for lung cancer in a general population: characteristics of cancer in non-smokers versus smokers [J]. Acad Radiol, 2003, 10: 1013-1020.
6. 王建卫，吴宁，唐威等. 低剂量 CT 肺癌筛查检出肺癌的影像特征. 中华放射学杂志，2015，49：336-339.
7. 唐威，吴宁，黄遥等 . 4690 例无症状健康体检者低剂量 CT 早期肺癌筛查研究. 中华肿瘤杂志，2014，36：549-554.
8. NCCN Clinical Practice Guidelines in Oncology. Lung cancer screening. Version2. 2014. http: //www. nccn. org/professionals/physician_ gls/pdf/lung_ screening. pdf
9. 周清，吴一龙. 肺癌：筛查还是不筛查？循证医学 . 2012，12：195-196.

27. 非小细胞肺癌三代 EGFR-TKIs 治疗研究：现状与挑战

王 洁

北京大学肿瘤医院

耐药是限制 EGFR 突变型非小细胞肺癌（non-small cell lung cancer，NSCLC）表皮生长因子受体酪氨酸激酶抑制剂（EGFR-tyrosine kinase inhibitors，TKIs）治疗的远期疗效的瓶颈，50%以上获得性耐药与 T790M 突变有关。以 AZD9291、CO1686 为代表的靶向 T790M 突变的三代 EGFR-TKIs 已进入临床研究，使克服耐药、延长 EGFR 突变型 NSCLC 患者的生存进而使之变成慢性疾病指日可待。

AURA（NCT01802632）系国际多中心临床研究，共纳入表皮生长因子（EGFR）突变阳性及 EGFR-TKIs 获得性耐药 NSCLC 患者 232 例，其中亚洲患者 148 例（59%为女性，中位年龄为 59 岁）。该研究是目前肺癌样本量最大的有关 AZD9291 治疗酪氨酸激酶抑制剂（TKIs）失败患者的Ⅰ期临床试验，在剂量扩展阶段即强制性纳入 T790M 基因检测，此为该研究的亮点之一。亚洲 NSCLC 患者的亚组分析结果与全组相似，在 133 例可评价疗效的 NSCLC 患者中，总客观缓解率为 53%（70/133），疾病控制率为 85%；T790M 阳性组客观缓解率为 65%（47/72），阴性组为 24%（8/34）。未观察到剂量限制性毒性，不良反应事件均较轻［不良反应事件评价标准（CTCAE）1/2 级］，最常见的不良反应事件为皮疹（41%）、腹泻（36%）和瘙痒（25%），24%的患者发生 CT CAE3 级以上不良反应。CO1686 的Ⅰ期临床研究同样显示对 T790M 阳性 NSCLC 患者有较好的安全性和客观缓解率。近期国内自主研发的艾维替尼正Ⅰ期临床研究中。而多个有关 AZD9291 Ⅱ期或Ⅲ期临床研究已在全球开展，在中国亦将很快启动。

基于 EGFR 突变是东亚患者包括中国肺腺癌最常见的基因变异（50%～60%），EGFR-TKIs 能使 70%左右的突变患者获益，而 50%～60%突变患者 EGFR-TKIs 治疗失败源于 T790M 突变，靶向 T790M 突变的三代 EGFR-TKIs 将使近 30%的 EGFR 突变患者再度生存时间获益。故 AZD9291 等药物将开后 EGFR-TKIs 治疗时代之先河。然而，在对三代 EGFR-TKIs 的期待与厚望中，亦面临严峻的的挑战。针对 T790M 突变及其治疗仍有很多问题亟待解决。

一、为何 24% T790M 突变阴性的患者亦能从 AZD9291 中获益

在 AURA（NCT01802632）临床研究中，观察到 T790M 野生型患者仍有 24%的有效率及 65%的疾病控制率，优于目前标准的二线化疗。这甚至引发对 T790M 检测必要性的质疑。笔者认为其可能的原因：①因 AZD9291 不仅靶向 T790M 突变，对敏感性突变亦有作用，而本研究的患者均具有 EGFR 敏感性突变，部分患者在 EGFR-TKIs 失败后、入组 AZD9291 临床试验前曾接受化疗，故即使未发生 T790M 突变，AZD9291 治疗相当于 re-challenge EGFR-TKIs，致部分患者受益的原因；②因二次活检均为小标本，肿瘤异质性可能是导致检测假阴性的原因之一；③检测方法导致的假阴性；④ T790M 突变可能并非三代 TKIs 的唯一预测靶点，尽管此类药物的设计是针对 T790M 突变。此外，T790M 阴性组客观缓解率能否转化为生存时间受益，尚待进一步确认。而上述诸多可能性是我们研究三代 EGFR-TKIs 的切入点。

二、怎样实现 T790M 的实时定量检测及何种检测方法最优

对于经第一代 TKIs（吉非替尼、厄罗替尼等）治疗失败的 NSCLC 患者，二次活检明确有无 T790M 突变是给予三代药物 AZD9291 与否的必要条件，但临床实践中由于进展病灶的大小或部位隐匿致重复活检的风险增加等原因，导致部分患者不可能提供二次活检标本，从而与三代药物失之交臂。因此，建立外周血 T790M 检测平台已成为准确使用三代药物的基础。然而，针对外周血而言，哪种方法检测 T790M 最优尚需研究。目前几种方法包括扩增突变阻滞系统、罗氏 Cobas、数字聚合酶链反应（dPCR）+BioRad ddPCR 及 dPCR+BEAMing。小样本研究中似乎后者的敏感性和特异性最佳，但操作复杂，最有希望临床应用的是 dPCR 和 Cobas，期待中国患者大样本多中心研究结果的问世。

三、T790M 动态变化中是否存在界值提前预测临床 TKIs 耐药的发生

目前有研究显示，在临床出现疾病进展症状及影像学表现前 16 周，外周血中就能检测到 T790M 突变。然而外周血发现 T790M 突变与临床上疾病的进展是否存在必然联系，以及其二者间的中位时间或界值尚不明确。未来的研究若能确定二者的相关性并明确界值，将有可能指导三代药物未雨绸缪的使用，而非等待疾病进展后的亡羊补牢。如此，患者的生存能获更好的延长。

四、在未经治疗的患者标本中是否存在 T790M 突变

在未经治疗的患者标本中是否存在 T790M 突变（de novo T790M）以及是否影响 TKIs 治疗的疗效，一直是有关三代药物研究争议的焦点。目前有关 de novo T790M 的报道不多，但因各家所用的标本基线状态及检测方法不同，导致结果不尽相同。总体而言，来自西方的研究，外周血检测 de novo T790M 突变率为 5%左右；而来自亚洲的报道包括笔者所在课题组的研究显示，de novo T790M 突变率可高至 20%左右。且在定量检测的研究中，当 de novoT790M 达到某一界值时可影响 TKIs 疗效。但这些数据均为回顾性研究所得，仍然需要前瞻性、大样本研究的验证。

五、三代 EGFR-TKIs 的最佳治疗策略

对携带 EGFR 敏感性突变的肺腺癌患者，第三代 EGFR-TKIs 的最佳治疗时机目前关注的热点。现今的研究主要放于一代 EGFR-TKIs 治疗失败后。若欲将其放于一线治疗，则面临巨大的挑战，至少其 PFS 应在 20 个月以上，才能完胜一代 EGFR-TKIs 失败后给予三代 EGFR-TKIs 的模式。对初治前 EGFR 敏感突变与 T790M 耐药突变并存即 de novo EGFR 敏感突变与 T790M 耐药突变，AZD9291 等三代药物放于一线有可能为患者带来更大的受益。此外，既然 AZD9291 兼具高疗效和低毒性，与化疗、免疫治疗的有机结合值得深入研究。

六、三代 EGFR-TKIs 的耐药机制及应对策略

耐药是所有靶向药物不能回避的难题。三代 EGFR-TKIs 亦同样如此。因此一个成功的新药研发，不仅包括靶基因、靶人群及准确的检测方法筛选靶人群，亦应探究其耐药的机制及应对策略。近期，Thress 等发表于 Nature Medcine 上的研究已经发现 C797s 突变是导致 AZD9291 治疗失败的重要机制，针对 C797s 突变的药物亦在临床前研究中。相信随着愈来愈多的三代 EGFR-TKIs 临床试验的开展，对其耐药机制的研究将会更加深入。如除 C797s 突变外是否存在其他的耐药基因变异？各种不同的三代 EGFR-TKIs 其耐药机制是否不尽相同？对这些问题的探究将如何接力棒，使 EGFR 突变患者每一程的治疗更加精准。

总之，靶向 T790M 的三代药物进入临床研究并显示出良好的疗效与安全性，是靶向药物耐药研究的重要成果，而尚存的争议性问题为我们提供了广阔的研究空间机遇。

28. c-MET 在非小细胞肺癌中的作用机制以及检测和治疗前景

王孟昭

中国医学科学院北京协和医学院北京协和医院呼吸科

一、C-MET 的结构和功能

c-MET 原癌基因存在于人类 7 号染色体的长臂（7q21－31），它的转录由 Ets（E-twenty six），Pax3（paired box 3），AP2（activator protein-2）and Tcf-4（transcriptionfactor 4）所调控[1]，转录产物有多种，包括 8，7，4.5，3 和 1.5kb 的 mRNA。c-MET 的蛋白产物是 c-MET 酪氨酸激酶受体，这种细胞膜受体在后-高尔基体部形成，是一个通过二硫键相连的 α/β 异质二聚体[2]，其中 β 亚基有胞外区、跨膜区和胞内区；α 亚基只有胞外区，通过二硫键与 β 亚基相连。c-MET 蛋白的胞外区是配体识别部位，由三种类型的结构域组成：①Sema 结构域，由 N 端 500 个残基的折叠而成，包括整个 α 亚基和部分 β 亚基；②PSI 结构域，在 Sema 结构域之后，横跨大约 50 个残基，包括 4 个二硫键；③IPT 结构域：和免疫球蛋白样结构域相关，共四个，并将 PSI 结构域和跨膜螺旋相连；其胞内区包括酪氨酸激酶催化结构域两侧独特的膜结构和羧基端序列，具有酪氨酸激酶活性。c-MET 受体表达于多个器官的上皮细胞，包括肝脏、胰腺、前列腺、肾脏、肌肉和骨髓，无论在胚胎期还是成人期均有表达[3]。c-MET 的配体是肝细胞生长因子（HGF），也被称为离散因子（SF），由间质细胞分泌，它能够促进细胞的增殖，存活，迁移，分化和形态改变[4]。在生理情况下，c-MET 和 HGF 结合后，可以激活一系列不同的细胞信号通路，在维持组织内稳态方面发挥着重要作用，其功能包括：①在胚胎发育过程中，促进骨骼肌干细胞的远程迁移[5]；②为肝细胞和胎盘滋养层细胞的生存和增殖提供重要的信号[6]；③通过激活丝裂原活化蛋白激酶（MAPK）通路决定细胞增殖，细胞运动和细胞周期的进程[7]；④通过激活 PI3K/Akt 维持细胞的存活[8]；⑤和 STAT3 结合后可导致 STAT3 的磷酸化、二聚化以及向细胞核的转运，诱导小管样结构的形成[9]。

二、c-MET 在 NSCLC 中作用机制及意义

HGF/c-MET 信号通路是一个复杂的、受到高度调节的过程，也是调节细胞增殖、分化和运动的重要因素，其信号通路的异常与多种肿瘤的发生、发展有关，通常通过三种机制实现：①特定的遗传病变的发生，包括基因重排、激活突变和基因扩增；②在没有基因扩增的情况下，转录上调导致的 c-MET 蛋白的过表达；③通过配体依赖的自分泌或旁分泌机制使得 c-MET 蛋白持续激活[10]。在这里，我们重点探讨 c-MET 在 NSCLC 中的作用机制及意义。

在 NSCLC 中，当 HGF 和 c-MET 蛋白结合后，可诱导受体的同源二聚体化和位于酪氨酸激酶结构域催化环的两个酪氨酸残基磷酸化（y1234 和 y1235）。随后，位于羧基末端的酪氨酸 1349 和 1356 磷酸化，这两个酪氨酸形成 c-Met 所独有的串联 SH2 识别基序（y1349vhvx3y1356vnv）。当这些酪氨酸磷酸化后，它们就会招募信号效应，激活下游一系列的信号通路，主要是 PI3K/Akt、MAPK、FAK、RAS 和 STAT，一旦 c-MET 蛋白被异常激活，便会影响 NSCLC 细胞的增殖、生存、凋亡、侵袭、迁移

和血管生成，促进恶性转化[11]。在 NSCLC 中，c-MET 蛋白的异常激活可通过多种机制实现，包括：①c-MET 蛋白的过表达，这可由 c-MET 基因扩增或在缺乏基因扩增的情况下转录上调所导致[11~14]；②c-MET 的基因突变，主要是 c-Met-N375S 和 c-MET-T10101 的序列变异[15]，其中，T10101 的突变可能在 NSCLC 的恶性转化中起到重要作用[16~17]；③HGF 的过表达[18]。

c-MET 还可以和表皮生长因子受体（EGFR）相互作用影响 NSCLC 的进展。有研究发现[19]，当被具有 EGFR 配体 EGF 或转化生长因子（TGF-a）的细胞刺激后，c-MET 可以被激活。用 EGF 刺激共同表达 c-MET 和 EGFR 的细胞会导致 c-MET 的磷酸化，用两个受体的配体刺激细胞会协同激活下游调节器，提示两条途径可以相互激活[20]。还有其他证据，c-MET 和其他 EGFR 家族成员 ERBB2 和 ERBB3（成红细胞的白血病病毒致癌基因同源染色体 B2/B3）相互作用，可以引起两个受体的反式激活[21]，而 EGFR 也可以和 HGF 结合导致自身的二聚体化和酪氨酸激酶磷酸化，激活下游信号通路[14]。另外，c-MET 还和 EGFR-TKIs 的耐药性相关。最近的研究发现，对 EGFR-TKI 获得性耐药的 NSCLC 往往有 c-MET 的扩增和过表达[22]，且在有 EGFR 突变的患者中，c-MET 蛋白的表达水平更高[11]，提示 c-MET 的扩增和过表达是 EGFR TKIs 耐药的机制之一，且 EGFR 突变状态可能影响 c-MET的表达水平。目前的研究认为 c-MET 导致 EGFR-TKIs 耐药的机制主要有两种：①通过 c-MET 的扩增或过表达绕过 EGFR 激活 ERBB3/PI3K/AKT 信号通路[23]；② HGF 结合 c-MET，而后激活 GAB1 信号通路[24]。也有人对 TKIs 耐药前 c-MET 的表达情况进行了研究，结果表明在 EGFR 突变型 NSCLC 中，当缺乏 MET 扩增时，EGFR 信号通路可以通过低氧诱导因子（HIF）-1α 途径提高 c-MET 的表达水平[25]。可以推断，c-ME 表达水平持续升高，当超过一定界限（过表达）时，便可引起 TKIs 耐药性的产生。

目前具有 c-MET 蛋白过表达的的 NSCLC 患者的特点如性别、年龄、吸烟史、肿瘤部位、大小、病理分型、TNM 分期以及淋巴结转移状况等还存在较大争议，但大部分研究者一致认为 c-MET 的过表达是 NSCLC 预后不良的预测因子[26~27]，然而，最近的一项研究发现，NSCLC 中 c-MET 表达水平的预测作用和 EGFR 基因突变状态有关，只有在 EGFR 野生型的 NSCLC 患者中，c-MET 过表达才是独立的预后不良因素，而在 EGFR 突变型的 NSCLC 患者中，c-MET 的表达水平对预后没有预测价值[11]。

三、c-MET 的检测和治疗前景

1. c-MET 的检测 由于在 NSCLC 患者中可存在 c-MET 基因的突变、扩增和过表达；故其相应的检测方法有直接测序法、绝对荧光定量 PCR、免疫荧光原位杂交（FISH）和免疫组织化学染色法（IHC），通过分析 c-Met 基因和 c-MET 蛋白筛选出适合 c-MET 抑制剂应用的获益人群十分必要。

直接测序法检测 c-MET 突变具有高度的准确性，但必须要明确 c-MET 基因突变位点所在的具体位置，所以利用此项技术只能检测出已知的 c-MET 突变位点，无法预测其他潜在的外显子突变位点，另外，在 NSCLC 中 c-MET 突变的发生率较低，而扩增和过表达更常见[28]，但直接测序法无法检测出 c-MET 拷贝数目的变化，提示其不能筛选出所有适合 c-MET 靶向治疗的获益人群；绝对荧光定量 PCR 和 FISH 均可用于 c-MET 扩增的检测，前者检测速度更快，但是对基因组 DNA 片段的质量要求较高，而现有的提取方法得到的基因组 DNA 片段质量较差[29]，因此二者相比，FISH 的应用更广泛；IHC 用于检测 c-MET 蛋白的过表达情况，由上文可知，c-MET 基因的状态（扩增、突变）及转录水平的上调均可以导致 c-MET 蛋白的过表达，进而激活下游一系列信号通路影响 NSCLC 的进程。似乎可以推断对于 c-MET 蛋白进行 IHC 检测可以最大范围地确定 c-MET 的受影响人群。研究表明，在 NSCLC 细胞系中，IHC、蛋白印记法和 MET 基因的表达呈高度正相关，且在一项 MetMab 的二期临床试验中发现，MetMAb（Met 受体的单效价单克隆抗体）+厄洛替尼（ME）联合方案显著改善了 Met IHC 阳性者的 PFS 和 OS，同时包括 c-MET 扩增阴性者[30~31]，提示 c-MET 蛋白表达可能比 c-MET 基因扩增更灵敏。

对于检测方法的选择及其判断标准，还需各领域工作者的进一步研究。在对 c-MET 进行检测时，还需注意以下几点：①体外状态下，肺腺癌细胞系有潜在的进化倾向，因此，在进行基因研究时最好使用原发肿瘤的标本，福尔马林固定的石蜡包埋（FFPE）肿瘤组织是检测致癌基因分子改变的首选标本[29]；②在用微创的方式获取组织标本时，要注意获取足够的标本进行检测，不要混进正常或坏死的组织[32]；③当无法通过手术等方式获取活检标本时，外周肿瘤细胞或外周肿瘤 DNA 或可作为其替代品，但还需要进一步的研究证实[32-33]；④由于肿瘤异质性的存在，串行活检和细胞学抽样可能会提供更准确的检测结果[28]。

2. c-MET 的治疗前景 近年来，"精准医疗"越来越得到各个领域的认可，它要求实现对于疾病和特定患者进行个性化精准治疗的目的。针对 c-MET 的靶向治疗也在朝着这一方向发展。

首先，在治疗过程中，精确找到疾病治疗靶点至关重要。在 NSCLC 中，无论 c-MET 的扩增、突变、过表达还是 HGF 的过表达，其中心环节是都能导致 HGF/c-MET 通路的调节异常，进而通过激活一系列下游通路，影响细胞的增殖、存活、侵袭和活力等多种功能[34]。因此目前处于临床试验阶段的 c-MET 的靶向药物都是针对 HGF/c-MET 通路的，主要包括 c-MET 受体激酶抑制剂（如 Tivantinib、Cabozantinib、crizotinib、INC280），其机制是抑制 c-MET 蛋白的激活和自身磷酸化；抗 c-MET 受体抗体（如 onartuzumab），其机制是抑制 HGF/c-MET 之间的结合以及 c-MET 蛋白的二聚体化；抗 HGF 单克隆抗体（如 Ficlatuzumab、Rilotumumab、TAK701），其机制是抑制 HGF/c-MET 之间的结合。这些药物的研究进展已在多篇文献中有所报道，并表现出了良好的应用前景，但其确切疗效还有待进一步的观察研究[14,35-36]。

其次，要明确 c-MET 和其他致病基因（如 EGFR、ALK）之间的联系，根据不同情况设计不同的治疗方案。

我们已经知道，在 EGFR 突变型 NSCLC 中，当缺乏 c-MET 扩增时，EGFR 信号通路可以提高 c-MET 的表达水平，而 c-MET 的扩增又能诱导 EGFR-TKI 耐药性的产生[23-25]，提示可能 c-MET 过表达到一定程度才能引起 EGFR-TKI 的耐药。在一项Ⅱ期临床试验中，Spigel DR 等[30]研究发现，用厄洛替尼+ onartuzumab 治疗 EGFR 突变型的 c-MET 阳性患者（n=66）时显示出了 PFS（HR=0.53；P=0.04）和 OS（HR=0.37；P=0.002）的明显提高，而两药联合治疗 EGFR 突变型的 c-MET 阴性患者时临床效果更差（n=62；PFS HR=1.82，P=0.05；OS HR=1.78，P=0.16），由此推断 c-MET 正常表达或少量过表达时可能有助于 EGFR-TKI 疗效的发挥，只有当 c-MET 过表达到一定程度（≥ 50% 的肿瘤细胞表达中中等阳性或强阳性的染色强度），引起 EGFR-TKI 耐药时，才可应用 c-MET 抑制剂，且联合 EGFR-TKI 治疗效果明显。由上可知，当 EGFR 和 c-MET 同时存在异常时，选择合适的治疗时机十分必要。另外，在 c-MET 引起的 EGFR-TKI 耐药的 NSCLC 治疗过程中，除了 c-MET 受体激酶抑制剂/c-MET 受体抗体/HGF 单抗和 EGFR-TKI 的联合应用外，还有许多药物正在研发中，如：①wk88-1，一种热休克蛋白-90（Hsp90）抑制剂，在体外可通过减弱 Hsp90 客户蛋白（如 EGFR，ErbB2，ErbB3，Met 和 AKT）的磷酸化抑制 EGFR 的活性和 c-MET 介导的细胞存活，并在 HCC827GR（吉非替尼耐药的人 NSCLC 细胞）细胞中减缓了吉非替尼的耐药性[37]；②双 egfr/c-met 抑制剂（如 N-［4-（quinolin-4-yloxy）-phenyl］-biarylsulfonamide 衍生物），它们可以在毫微摩尔水平或亚微摩尔水平抑制 EGFR 和 c-MET 两种激酶和受体自身的磷酸化，从而有效抑制 NSCLC 细胞系的存活[38-39]。③miR-34a，在 HGF 过表达诱导的吉非替尼耐药的 HCC827（NSCLC 细胞）和 PC-9（肺腺癌细胞）细胞中，mir-34a 和吉非替尼的联合用药可明显减缓 EGFR-TKI 的耐药，诱导肿瘤细胞死亡[40]。

c-MET 和 ALK 重排在 NSCLC 中表达的相关性尚不清楚，它们之间的联系在于有共同的受体激酶抑制剂 crizotinib[41]。在个案报道中，ALK 重排阴性但 c-met 扩增阳性（FISH 检测）的患者服用 crizotinib 后展现出了良好的临床效应[42]；同时，一项旨在评价 crizotinib 治疗 c-M ET 扩增晚期 NSCLC 的疗效和安全性的Ⅰ期临床试验（项目编号：NCT00585195）也正在进行中，其初步结果支持对 c-MET 扩增 NSCLC 进行克唑替尼治疗的深入研究。另一种 ALK 和 c-MET 激酶的共同抑制剂是 CM-118，它在 c-Met 和 ALK 依赖的肿瘤异种移植小鼠中可以抑制 c-Met 和 ALK 的磷酸化，阻碍肿瘤细胞生长，且和 mTOR 抑制剂联合应用可增加 CM-118 的抗肿瘤效应，但 CM-118 目前还处于实验研究阶段，尚未进入临床[43]。另外，在同时有 c-MET/ALK 和 EGFR 磷酸化的 H1993 细胞系中，联合使用 CM-118 和 afatinib 抑制细胞生长可表现出更好的效果。其原因是 CM-118 可以快速抑制 c-MET 蛋白的激活和 c-MET/EGFR 共同通路（c-MET-to-EGFR cross-talk），EGFR-TKI 反过来能增强 CM-118 的作用；同时，这也和 ERK，AKT，mTOR 的脱磷酸作用有关[43-44]。目前还有许多联合应用 EGFR-TKI 和 c-MET/ALK 抑制剂 crizotinib 的临床试验，这些研究设计基于并行保护 EGFR 和 c-MET/ALK 受体的下游信号通路[45]，以期达到更好地治疗效果。

四、小结

HGF/c-MET 信号通路的异常调节在 NSCLC 的发生发展以及 EGFR-TKI 耐药方面发挥着重要作用，随着“精准医疗”概念的提出，针对 c-MET 检测和治疗的实验室研究和临床试验越来越多，并展现出了良好的应用前景。但还存在一些未解决的问题：①需要明确 c-MET 治疗的精准靶点（c-MET 突变、扩增、过表达、HGF 过表达），进而确定出能有效筛选治疗获益人群的检测方法及判定标准，关于这方面内容文章已有讨论，还有待进一步的摸索；②c-MET 靶向药物的耐药性会限制其临床疗效的发挥。Fong JT 等[46]在一项研究中分析了 c-MET 抑制剂的耐药机制，文章表明 c-MET 抑制剂的耐药是通过 Wnt 和 mTOR 信号通路实现的，并推测联合应用针对 mTOR 和 wnt 的靶向药物可能能够提高 c-MET 抑制剂的有效性，预防耐药性的产生；③c-MET 抑制剂的应用时机、应用剂量和安全性评估等也需要进一步确定。

29. 非小细胞肺癌放射治疗新进展

王　平，赵路军

天津医科大学肿瘤医院

肺癌在所有恶性肿瘤中位居恶性肿瘤死因的第一位，也是国内恶性肿瘤死因的第一位，根据我国2012年的肿瘤注册数据，国内肺癌的年死亡率达每百万人口456人，远远超过其他恶性肿瘤[1]，这意味着我国每年大约有60万人死于肺癌。非小细胞肺癌占所有肺癌的85%左右，60%以上的非小细胞肺癌病人在其病程中需要接受放射治疗，包括早期非小细胞肺癌的根治性放疗、局部晚期非小细胞肺癌的同步放化疗、术后病人的辅助放疗、晚期肺癌病人的姑息放疗等等。近年来，非小细胞肺癌放射治疗领域的一些新的进展正在逐渐地影响着国内外非小细胞肺癌治疗的临床实践。本文拟从以下几个方面对非小细胞肺癌放射治疗的新进展进行简要描述：早期非小细胞肺癌的立体定向放射治疗进展、非小细胞肺癌病人的术后放疗、局部晚期非小细胞肺癌病人以放疗为主的综合治疗进展。

一、早期非小细胞肺癌病人的立体定向放射治疗

立体定向放射治疗的应用自21世纪初逐渐得到人们的重视，早期的研究发现通过应用特殊的固定装置及大剂量低分割的放射治疗，可以取得80%以上的3年生存率[2]。随后的研究发现，对于早期NSCLC，当照射的生物等效剂量（BED）超过100Gy时，生存率会明显增加，当BED低于100Gy时，生存率会明显下降。Onishi报告的241例Ⅰ期NSCLC病人中，两种不同剂量的3年生存率分别为88.4%和69.4%（$P<0.05$）[3]。

有许多的初步研究发现立体定向放射治疗可以取得很好的治疗效果，采用常规放射治疗技术，提高总的放疗剂量是否也能够达到比较好的治疗结果？常规放疗技术对于早期NSCLC是否真的劣于SBRT？来自丹麦的研究比较了早期NSCLC常规分割大剂量放疗与SBRT的结果，入组病例均为病理证实$T_{1\sim2}N_0M_0$的NSCLC，采用SBRT的100例病人因身体原因不能手术，胸部照射剂量为9天时间内给予3次照射，每次照射剂量15~22Gy，而另外32例身体原因不能手术的病人接受常规分割放射治疗，放射治疗总剂量为80Gy，单次剂量1.8~2.0Gy，7~8周完成治疗。治疗结果发现，SBRT病人的中位生存期为36.1个月，而常规分割放疗病人的中位生存期仅为24.4个月（$P=0.015$）[4]。

现在，尽管在理想的放射分割剂量、特殊部位肿瘤的照射技术等方面还存在着一些还没有解决的问题，立体定向放射治疗已经成为早期不能或不愿手术NSCLC病人的首选治疗方案。对于可以手术的病人，SBRT能否替代手术治疗成为标准治疗方案人们也进行了不懈的研究。多个回顾性研究发现，可手术早期NSCLC病人采用SBRT治疗可以取得更好的生存期，甚至不劣于标准的手术治疗。在2013年的ASTRO会议上，Onishi报告了日本多个中心采用SBRT技术治疗Ⅰ期NSCLC的临床应用结果，总共有2000多例病人接受了SBRT，放疗剂量32~70Gy/3~12次，中位随访32个月，3年总的生存率和疾病特异生存率分别为72%和85%，其中T_1和T_2肿瘤的无局部进展生存率分别为87%和72%，生物等效剂量大于100cGy的3年生存率为75%，而BED小于100cGy的为63%（$P<0.01$），进一步的研究还发现，可耐受手术病人的3年OS为78%，不能耐受手术的病人为68%（$P<0.01$）[5]。对于临床分期Ⅰ期的NSCLC，70%以上的3年生存率已经接近手术治疗的结果。2012年荷兰报告了

可手术治疗的Ⅰ期 NSCLC 采用 SBRT 治疗的前瞻性研究结果，共有 177 例适合手术治疗的 NSCLC 病人接受了 SBRT，病人的中位年龄为 76 岁，其中 T1 期病人占 60%，T_2 期占 40%，SBRT 的剂量：根据肿瘤位置及大小分为 3~8 次给予总量 60 Gy，本组病人的中位生存期达到 61.5 个月，1、3、5 年生存率分别为 94.7%、84.7%和 51.3%，也是达到了手术治疗临床Ⅰ期 NSCLC 的疗效[6]。

虽然回顾性研究及前瞻性单臂研究均提示早期 NSCLC 采用 SBRT 治疗可以取得不劣于标准手术治疗的疗效，但是迄今为止还没有正式完成的头对头比较早期 NSCLC 手术治疗和 SBRT 治疗疗效的随机对照临床研究。虽然曾经有三个国际多中心大型随机对照研究启动，但最终都由于病人入组缓慢而提前终止。美国 MD Anderson 癌症中心的 Zhang JY 教授[7]将荷兰欧洲的 ROSEL 研究和美国发起的 STARS 研究数据进行了合并分析，试图比较 SBRT 和手术治疗早期 NSCLC 的疗效，在本研究中，临床分期 $T_{1\sim2}$a（<4 厘米）N_0M_0 可手术病人 1∶1 随机分组到 SABR 或肺叶切除联合纵隔淋巴结清扫组，分析方法采用意向治疗（ITT）分析，主要观察终点为生存期，共有 58 例病人入组并随机分入 SABR（31 例）或手术组（27 例），SABR 组病人的中位随访期为 40.2 个月，手术组病人为 35.4 个月，截至到最后随访日期，手术组病人中有 6 例死亡，而 SABR 组只有 1 例，SBRT 组病人的 3 年生存率为 95%，而手术组仅仅为 79%（$P=0.037$），两组的 3 年无复发生存率分别为 86%和 80%（$P=0.54$）。这项研究结果虽然也是回顾性分析，但是数据均来自两个前瞻性随机分组病例，立体定向放射治疗组和手术组病人的临床特征分布均衡，排除了一般回顾性研究经常遇到的 SBRT 组病人身体条件差的问题，因而得出的结果更为可信。本项研究提示，接受 SBRT 治疗的早期 NSCLC 病人的生存期不仅没有低于手术治疗，反而还显著高于手术治疗组。当然，这项研究的回顾性本质以及其较小的样本量影响了其结论的可靠性，但是，这项研究提示我们，早期 NSCLC 病人 SBRT 治疗有可能超过手术治疗的结果，我们确实有必要进行大型的前瞻性随机分组研究比较两者的疗效。

二、非小细胞肺癌病人的术后放射治疗

发表于 1998 年的术后非小细胞肺癌术后放疗的 Meta-分析包括 9 个随机分组研究共 2128 例病人，研究结果显示术后放疗病人局部复发降低了 24%，但是死亡风险却增加了 21%，相当于 2 年生存率降低了 7%。进一步的亚组分析发现，术后放疗对总生存期的不利影响仅仅局限于Ⅰ~Ⅱ期病人，接受术后放疗的Ⅲ期非小细胞肺癌病人的生存较未接受放疗的病人无显著差别[8]。这篇 Meta 结果对术后放疗的应用产生了重大影响，使完整切除术后的非小细胞肺癌的术后放疗不再成为常规应用的治疗手段。但是，由于这篇 Meta 分析所包括文献的许多缺陷，如过时的放疗技术、包括了部分早期病人、不合理的放疗剂量和分割、过大的照射靶区及对心肺等重要器官的保护不足等，人们对现代条件下的术后放疗对非小细胞肺癌的价值还是充满期待的。

在 2013 年 ASTRO 年会上，来自美国纽约的 Patel S[9,10]报告了他们最新的 Meta 分析结果，他们的研究只包括 1997 年以后发表的相关文献，病人只包括 AJCC 第七版 N2~ⅢA 期的 NSCLC 病人，并且也是直接从每个研究的报告数据中提取汇总数据。研究结果发现，术后放疗降低了 49%的局部区域复发风险（$P<0.001$），降低了死亡风险 23%（$P=0.020$）[9,10]。

根据多个回顾性研究结果，术后放疗对于 N_2 以上的 NSCLC 病人能够降低局部区域复发，有可能能够提高生存率。关键是选择高危病人进行术后放疗，这样才能够提高放疗的针对性，降低放疗不良反应所带来的负面影响。天津医科大学肿瘤医院的研究发现，当原发肿瘤大于 3 厘米，同时术后纵隔淋巴结转移度（阳性淋巴结个数与清扫淋巴结总数的比值）大于 33%时，加用术后放疗能够提高生存率，而两项风险因素均为阴性时，术后放疗反而有可能对总生存有不利影响[11]。进一步的研究发现，除了淋巴结转移度外，淋巴链受累程度也有可能影响到术后放疗的疗效[12]。所有这些研究结果均提示，术后放疗不是应不应该做的问题，而是对什么样的病人做及如何做的问题。所有这些问题还需要设计严谨的大型前瞻性临床研究来回答，新型分子生物学的发展也为选择合适的病人给予术后放疗提供了新的工具。

三、局部晚期非小细胞肺癌的综合治疗

多个研究表明，对于能够耐受同步放化疗的局部晚期非小细胞肺癌病人，诱导化疗和巩固化疗并没有进一步提高生存率，提高放疗剂量及加用西妥昔单抗靶向治疗也没能进一步提高病人的生存率。寻找更为有效的同步放化疗药物成为当前局部晚期非小细胞肺癌综合治疗的研究热点之一。

早在2010年，医科院肿瘤医院的Ⅱ期临床研究发现，采用新一代的化疗药物紫杉醇和卡铂同步放化疗治疗局部晚期非小细胞肺癌，其生存率并没有超过常规的顺铂联合依托泊苷方案，两者的中位生存期分别为13.5个月和20.2个月（$P=0.04$），新的药物生存率的下降可能与其放射性肺损伤增加有关[13]。随后几个回顾性研究及Meta分析结果均没有发现紫杉醇和卡铂联合方案并没有超过传统化疗药物顺铂依托泊苷的疗效[14,15]。

培美曲塞在进展期肺的非鳞癌病人中的良好疗效也促发了非鳞癌病人同步放化疗时应用培美曲塞的研究。在2014年报告的应用培美曲塞顺铂联合放疗治疗非鳞癌非小细胞肺癌的欧洲多中心Ⅱ期研究中发现，联合应用培美曲塞顺铂同步胸部放疗可以达到30个月的中位生存期，提示非鳞癌非小细胞肺癌病人应用培美曲塞顺铂方案的同步放化疗有可能优于传统的顺铂依托泊苷方案[16]。但是，在今年的ASCO会议上，Senan S等[17]报告了一个国际多中心Ⅲ期临床研究结果，通过对近600例病人的随机研究发现，和传统的顺铂依托泊苷方案相比，顺铂培美曲塞方案并没能提高总生存及无进展生存期，两者的中位生存期分别为25.0个月和26.8个月（$P=0.831$），中位无进展生存期分别为9.8个月和11.4个月（$P=0.130$），只是后者的血液学毒副作用较顺铂依托泊苷组明显降低，3/4级中心粒细胞减少分别为24.4%和44.5%（$P<0.001$）。

近几年来，日本的肿瘤学家们对替吉奥在胸部肿瘤同步放化疗中的地位进行了深入研究，今年ASCO会议上他们报告了最新的Ⅱ期研究结果，在这个研究中，共有111例不可切除的非小细胞肺癌病人入组，在接受胸部放疗的同时随机接受替吉奥和顺铂或长春瑞滨和顺铂的化疗，结果两组病人的2年生存率分别为76%和69%，中位PFS分别为14.8个月和12.3个月，提示替吉奥联合顺铂有可能优于长春瑞滨联合顺铂的同步化疗方案，毒副作用方面前者也显示了较好的结果，值得继续开展大型的Ⅲ期研究，确认替吉奥联合顺铂在局部晚期非小细胞肺癌中的治疗价值[18]。

新型化疗药物及靶向治疗药物与放射治疗的同步应用有可能能够提高局部晚期非小细胞肺癌的疗效，延长生存期，降低治疗毒副作用，但是如果应用不当也有可能会增加治疗毒副作用，降低病人的生存期，因而还需要进一步的研究确认。

参 考 文 献

1. 赫捷，陈万青. 2012中国肿瘤登记年报. 北京：军事医学科学出版社. 2012
2. Kong FM，Zhao L，Hayman JA. The role of radiation therapy in thoracic tumors. *Hematol Oncol Clin North Am* 2006；20：363-400.
3. Onishi H，Araki T，Shirato H，et al. Stereotactic hypofractionated high-dose irradiation for stage I nonsmall cell lung carcinoma：clinical outcomes in 245 subjects in a Japanese multiinstitutional study. *Cancer* 2004；101：1623-1631.
4. Jeppesen SS，Schytte T，Jensen HR，et al. Stereotactic body radiation therapy versus conventional radiation therapy in patients with early stage non-small cell lung cancer：an updated retrospective study on local failure and survival rates. *Acta Oncol* 2013；52：1552-1558.
5. Onishi H，Yoshiyuki S，Yasuo M，et al. Japanese Multi-institutional Study of Stereotactic Body Radiation Therapy for More Than 2000 Patients With Stage I Non-Small Cell Lung Cancer. *Int J Radiat Oncol Bio Phys* 2013；87：S9.
6. Lagerwaard FJ，Verstegen NE，Haasbeek CJ，et al. Outcomes of stereotactic ablative radiotherapy in patients with potentially operable stage I non-small cell lung cancer. *Int J Radiat Oncol Biol Phys* 2012；83：348-353.
7. Chang JY，Senan S，Paul MA，et al. Stereotactic ablative radiotherapy versus lobectomy for operable stage I non-small-cell lung cancer：a pooled analysis of two randomised trials. *Lancet Oncol* 2015 [Epub ahead].

8. Postoperative radiotherapy in non-small-cell lung cancer：systematic review and meta-analysis of individual patient data from nine randomised controlled trials. PORT Meta-analysis Trialists Group. *Lancet* 1998；352：257-263.

9. Patel S，Wernicke A，Nori D，et al. A Meta-Analysis of the Effect of Postoperative Radiation Therapy（PORT）Using Linear Accelerators on Patients With N2 Lung Cancer. *Int J Radiat Oncol Bio Phys* 2013；87：S78.

10. Patel SH，Ma Y，Wernicke AG，et al. Evidence supporting contemporary post-operative radiation therapy（PORT）using linear accelerators in N2 lung cancer. *Lung Cancer* 2014；84：156-160.

11. 杜芳芳，袁智勇，王军，等. 术后放射治疗在 PN2 期非小细胞肺癌中的地位. 中国肺癌杂志，2009；12：1164-1168.

12. Cao Q，Zhang B，Zhao L，et al. The impact of positive nodal chain ratio on individualized multimodality therapy in non-small-cell lung cancer. *Tumour Biol* 2015［Epub ahead］.

13. Wang L，Wu S，Ou G，et al. Randomized phase Ⅱ study of concurrent cisplatin/etoposide or paclitaxel/carboplatin and thoracic radiotherapy in patients with stage Ⅲ non-small cell lung cancer. *Lung Cancer* 2012；77：89-96.

14. Steuer C，Behera M，Higgins K，et al. Comparison of concurrent use of carboplatin-paclitqaxel versus cisplatin-etoposide with thoracic radiation for stage Ⅲ NSCLC patients：A systematic review. *J Clin Oncol* 2015；33：Abstr 7536.

15. Kim E，Biswas T，Dowlati A，et al. Comparison of Overall and Cause-Specific Survivals of Stage 3 Non-Small Cell Lung Cancer（NSCLC）Treated With Carboplatin or Cisplatin-Based Concurrent Chemoradiation Therapy Using SEERMedicare Data（1992~2007）. *Int J Radiat Oncol Bio Phys* 2014；90：S635.

16. Novello S，Engel-Riedel W，Serke M，et al. Final overall survival（OS）results from a phase Ⅱ study of pemetrexed（Pem）and cisplatin（Cis）with concurrent thoracic radiation（RT）after Pem-Cis induction in patients with unresectable locally advanced（LA）nonsquamous non-small cell lung cancer（NS-NSCLC）. *J Clin Oncol* 2014；32：Suppl；abstr 7539.

17. Senan S，Brade AM，Wang L，et al. Final overall survival（OS）results of the phase Ⅲ PROCLAIM trial：Pemetrexed（Pem），cisplatin（Cis）or etoposide（Eto），Cis plus thoracic radiation therapy（TRT）followed by consolidation cytotoxic chemotherapy（CTX）in locally advanced nonsquamous non-small cell lung cancer（nsNSCLC）. *J Clin Oncol* 2015；33：Abstr 7506.

18. Seto T，Sasaki T，Yamanaka T，et al. A randomized phase Ⅱ study of TS-1 plus cisplatin versus vinorelbine plus cisplatin with concurrent thoracic radiotherapy for locally advanced non-small cell lung cancer（LA-NSCLC）：WJOG 5008L. *J Clin Oncol* 2015；33：abstr 7512.

30. 非小细胞肺癌临床研究的几点思考

王哲海

山东省肿瘤医院

非小细胞肺癌（non-small-cell lung cancer，NSCLC）占所有肺癌病例的80%~90%，对NSCLC的治疗已经进入循证医学基础上的精准医学时代。根据高级别的随机临床研究结果指导临床实践是现代医学的基本特征之一，然而在具体的临床实践中观察性研究的结果同样具有重要的意义。对不同时期的研究结果进行综合性的分析和对比，或许对临床实践更具有一定的启示。因此本文对近年EGFR突变型NSCLC的有关研究作一回顾分析。

一、TKIs术后辅助治疗

多项前瞻性随机对照Ⅲ期临床研究表明，对于EGFR突变的晚期NSCLC，小分子酪氨酸激酶抑制剂（tyrosine kinase inhibitors，TKIs）一线治疗的有效率、PFS均显著优于以铂类药物为主的联合化疗。因此人们有理由假设，对于术后体内可能存在微转移的患者应该能够获益于TKI的辅助治疗，而且与化疗相比TKI毒性轻微，也适用于ⅠA期患者。

（一）目前研究状态

2010年ASCO会议上Goss等最先报告了对ⅠB~ⅢA期NSCLC患者常规辅助化疗后再随机分组，给以吉非替尼或安慰剂治疗的Ⅲ期研究初步结果。入组的503例中仅有76例EGFR突变，包括40例安慰剂组和36例吉非替尼组。对总体人群而言，吉非替尼组与安慰剂组相比无论OS还是无复发生存，吉非替尼组均处于劣势，即使对EGFR敏感突变的患者，吉非替尼组也较安慰剂组差，中位生存期分别为3.7个月和5.1个月，因此该研究提前终止。2011年Janjigian等报告了2002年5月~2008年8月在美国纽约MSKCC中心治疗的167例Ⅰ~Ⅲ期肺腺癌患者的回顾分析结果。均接受手术完全切除，所有患者EGFR外显子19（56%）/21（44%）突变。Ⅰ期占70%，56例（33%）接受厄洛替尼或吉非替尼辅助治疗。TKIs的中位口服时间为20个月。多因素分析显示，TKIs的2年无复发生存率为89%，而111例对照组则为72%（$P=0.06$）；2年生存率分别为96%和90%（$P=0.296$）。作者认为尽管该回顾性研究存在若干缺陷，如①辅助TKIs主要是根据患者或医生的意向应用；②接受TKIs的患者70%为Ⅰ期，2年无复发生存期太短难以反应出真实情况；③采用的是安慰剂对照，而非标准辅助化疗方案，TKI在化疗完成后应用等不能明确回答辅助靶向治疗是否优于辅助化疗。但该研究还是首次提示了对EGFR突变的肺腺癌患者，辅助TKIs治疗对无复发生存有一定影响（HR=0.53，95% CI：0.28~1.03，$P=0.06$）。

2014年ASCO首次发表了采用厄罗替尼术后随机双盲对照的Ⅲ期临床研究（RADIANT研究）。研究包括了973例ⅠB~ⅢA EGFR IHC阳性和（或）FISH阳性的NSCLC患者。973例患者接受单纯手术或含铂双药化疗4个周期，之后按2∶1的比例随机接受厄罗替尼或安慰剂。结果显示，3年EGFR突变患者的DFS在厄罗替尼组显著高于安慰剂组，分别为46.4个月和28.5个月（$P=0.391$），总生存数据未能达到。研究结果显示厄罗替尼对EGFR突变患者术后辅助治疗具有进一步研究的意义。

（二）对目前 TKIs 辅助治疗的思考点

1. 研究基线患者特征的均衡性　在 RADIANT 研究中，EGFR 突变人群ⅠB+ⅡA 患者的比例在厄罗替尼组和安慰剂组分别为 59.8%和 39.0%；ⅡB+ⅢA 期的比例分别为 38.2%和 59.3%。显然两组分期存在显著差异性，而对手术患者而言，分期无疑是预后最重要的因素，辅助厄罗替尼研究人群特征的差异性必然对最终辅助研究的结果产生偏倚的影响。

2. 应用剂量　目前采用 TKIs 辅助研究的剂量均采用在晚期 NSCLC 的剂量，应用时限多位 2 年。在 RADIANT 研究中，计划每日口服厄罗替尼 150mg，连续 2 年。结果只有 35.7%的患者完成了≥21.6 个月计划，而 100 例 EGFR 突变患者完成≥21.6 个月的比例也只为 47.0%，由于厄罗替尼不良反应而终止治疗的比例高达 30.7%。因此术后辅助应用 TKIs 的最佳剂量必然令人关注。对吉非替尼每天口服 250mg、厄罗替尼每天口服 150mg 作为标准应用剂量的研究进行回顾性分析可以得知，此剂量的确定时期并未发现 EGFR 突变状态与 TKIs 的关系，因此是否低剂量的 TKIs 对选择性的 EGFR 突变患者同样有效而且安全性更高并未得到深入的研究。但仍然有些回顾性研究对低剂量 TKIs 的应用进行了分析。Satoh 等回顾性分析了第一个吉非替尼与卡铂紫杉醇比较治疗 EGFR 突变的 NSCLC 患者的研究 NEJ002。在 NEJ002 研究中，共入组 114 例 EGFR 敏感突变的 NSCLC 接受吉非替尼治疗。根据在治疗过程中患者接受吉非替尼的剂量情况将患者分成两组：标准剂量组为每日口服 250mg，未行减量直至进展；低剂量组为在疾病进展之前至少有一个时期减量应用，两组分别为 61 例和 53 例，两组患者的临床特征及 EGFR 突变状态无显著差异。标准剂量组接受每天口服 250mg 吉非替尼的中位时间为 261 天，其中 9 例由于毒性暂时性停止口服（中位 6 天，1~32 天），但再次应用时仍为每天口服 250mg；低剂量组接受每天口服 250mg 吉非替尼的中位时间为 74 天，之后隔日口服 250mg，中位时间为 125 天。结果发现低剂量组有效率和肿瘤控制率分别为 83%、98%；标准剂量组则分别为 66%和 82%，低剂量组有效率显著高于标准剂量组（P=0.005）。低剂量组的 PFS 和 1 年 PFS 率分别为 11.8 个月和 50%，而标准剂量组则分别为 9.9 个月和 36%，但并未发现统计学差异。中位生存时间低剂量组显著高于标准剂量组，分别为 32.7 个月和 25.3 个月（P=0.049）。对厄罗替尼的研究也显示出类似的结果。Yeo 等报告了 7 例 EGFR 敏感突变的 NSCLC 患者给以每天 25mg 厄罗替尼口服，5 例达到影像学部分缓解，有效率 71.5%，2 例稳定（28.5%）。PFS 达 17 个月，无 3、4 度毒性发生，无因不良反应而停药，7 例中仅有 1 例发生 1 度皮疹，无腹泻发生。

因此尽管目前还难以确定低剂量 TKIs 是否会与目前标准剂量具有类似的疗效或者改变获得性耐药的过程和类型，但考虑到目前在术后辅助治疗领域的研究状况，有必要对 EGFR 突变患者最佳 TKIs 剂量进行更深入的研究。

3. 辅助 TKIs 时限　目前采用 TKIs 辅助研究的剂量均采用在晚期 NSCLC 的剂量，应用时限多为 2 年，但这种时限的确定并无明确合理的理由，有许多值得商榷的方面。

在对 EGFR 突变的晚期 NSCLC 患者所进行的一线 TKIs 与化疗的若干随机Ⅲ期临床对照研究中均证实，TKIs 的中位 PFS 基本维持在 10 个月到 13 个月之间，提示连续应用 TKIs 之后耐药的概率不断增大，而获益度越来越小。这从 NSCLC 术后辅助化疗 30 多年的研究结果中也可获得提示，自 2004 年至 2007 年先后发表了 5 项有关 NSCLC 术后辅助化疗的重要研究，结果显示术后给以 3~4 个周期以顺铂为主的化疗可使术后 5 年生存率提高 4.1%（P<0.03），更多周期的辅助化疗并不能进一步提高获益度。

因此考虑到 TKIs 的耐药、患者的可治愈可能、远期不良反应的未知、细胞毒化疗的经验等因素，有必要对术后辅助应用 TKIs 的应用时限进行慎重、严格的研究。

4. EGFR 表达丰度的考虑　对 EGFR 突变的晚期 NSCLC 研究提示，EGFR 的表达丰度与 EGFR-TKIs 的治疗获益度有一定的关系。周清等研究发现，EGFR 突变表达丰度高的 PFS 显著高于丰度低的患者，PFS 分别为 11.3 个月和 6.9 个月。尽管有效率和 OS 可能由于例数的关系未能发现有显著统计学差异性，但研究结果仍然显示表达丰度高、低的有效率分别为 62.7%和 44.4%，OS 分别为 15.9 个月和 10.9 个月。这同样为术后辅助应用 TKIs 提供了值得关注的信息，因为无疑术后体内即使可能存在癌细胞，其 EGFR 的表达丰度也更低，应用在晚期 EGFR 突变患者中研究数据来指导术后 TKIs 的应用并不完全合适。

二、TKIs 在晚期 NSCLC 应用中的疑惑

（一）一线、二线应用之惑

对 EGFR 敏感突变的晚期 NSCLC 患者首选 TKIs 已经成为指南或共识，但 TKIs 与化疗先后应用所产生的相互影响依然是人们关注的问题之一，仍然存在一些令人困惑的甚至相互矛盾的研究数据。

Maemondo 等报告的 NEJ002 研究结果提示，一线应用吉非替尼的有效率为 73.7%，而如果二线应用则下降为 58.5%，相差 15.2%；而卡铂/紫杉醇方案一、二线应用的疗效则分别为 30.7% 和 28.8%，仅仅相差 1.9%，提示一线化疗明显影响 TKI 一线或二线应用的效果。IPASS 等其他研究也得出类似的结论。然而 2014 年杨等发表的一项回顾性分析结果相反。203 例 EGFR 突变患者中 68 例先 TKIs 后续化疗、135 例先化疗后续 TKIs，有效率分析发现，一、二线化疗的有效率分别为 34.1% 和 13.2%，存在显著统计学差异（$P=0.02$）；而一、二线应用 TKIs 的疗效则分别为 76.5% 和 68.9%（$P=0.259$）。

在一、二线应用 PFS 方面同样存在类似的问题。如上所述在对 EGFR 突变的晚期 NSCLC 患者所进行的一线 TKIs 与化疗的若干随机Ⅲ期临床对照研究中均证实，TKIs 的中位 PFS 基本维持在 10 个月到 13 个月之间。而 Paz-Ares 在 2012 年 ESMO 大样本汇总分析结果显示，对于≥2 线应用吉非替尼 1099 例患者的 PFS 为 9.2 个月，381 例应用厄罗替尼的 PFS 为 12.9 个月。2014 年杨等发表的一项回顾性分析结果也显示，一、二线应用 TKIs 的 PFS 分别为 11 个月和 10.2 个月（$P=0.67$）；而一、二线化疗的 PFS 则分别为 6.9 个月和 3.9 个月（$P<0.001$）。

（二）一线 TKIs 治疗进展后化疗的时机

直至目前，对 EGFR 突变 NSCLC 患者一线 TKIs 与化疗的Ⅲ期比较研究均未能获得 OS 的差异，其中一个解释为存在后续治疗的不平衡。例如 WJTOG3405 研究中后续化疗的比例为 61%，而后续 TKI 的比例为 91%；NEJ002 研究中则分别为 64.9% 和 98.2%。在 IPASS 研究中发现，生活质量的中位维持时间为 15.6 个月，而影像学评估的 PFS 为 9.5 个月。既然可能是由于后续治疗的不平衡导致 OS 没有差异，因此建议应该在较早的时间进行后续治疗包括化疗，而非等到生活质量恶化后再进行后续治疗，以免导致失去后续治疗的机会。2014 年 ESMO 会议报告了 ASPIRATION 研究，对Ⅳ期 EGFR 突变的 NSCLC 患者一线给以厄罗替尼，RECIST 标准判定进展后（PFS1）继续应用厄罗替尼直至医生判定进展（PFS2）。结果显示 PFS2 比 PFS1 延长了 3.1 个月，分别为 14.1 个月和 11 个月。尽管此研究是第一个证实现行指南中推荐在第一次疾病进站时继续应用 EGFR-TKIs 的合理性的前瞻性研究，但在临床实践中仍然需要小心进行。从整体治疗理念考虑，如何合理、充分地使患者接受所有的有效治疗机会和方法，对生存期的延长具有重要作用。

三、小结

非小细胞肺癌的治疗已经逐渐进入精准医学治疗的时代，根据临床研究的结果指导具体的临床实践依然是核心要求。但不可否认的是随着临床研究的快速发展，不同时期、不同类别的研究需要在新的形势下进行重新的评估，进行综合分析，并且有必要对可能产生困惑的关键性问题进行深入研究。

31. EGFR 基因突变中的优势人群 ——EGFR 基因突变和宿主特征

王子平

中国医学科学院北京协和医学院肿瘤医院

随着分子生物学的发展，我们对非小细胞肺癌（NSCLC）的认识不断深入。10 余年前 NSCLC 的病理类型还仅仅停留在鳞癌、腺癌、大细胞、小细胞等，2004 年 Thomas Lynch 揭示了 EGFR 基因突变与表皮生长因子酪氨酸激酶抑制剂（EGFR-TKIs）疗效之间的关系，使得 NSCLC 的治疗进入到了一个全新的分子靶向时代。国内外的大量资料显示分子靶向治疗使得患者的生存时间得到了明显的延长，近年公布的资料显示 EGFR 基因突变患者接受分子靶向治疗的中位生存时间已经达到 3.3 年。

随着对 EGFR 基因突变的基础研究发现 EGFR19 和 EGFR21 外显子占全部 EGFR 外显子突变的 80%~85%，同时发现 EGFR 基因突变在临床特征上主要集中在一些优势人群中，如亚裔、腺癌、女性、非吸烟者。但当将这两种突变分别分析时发现 21 号外显子与这些优势因素关系紧密，而 19 号外显子与优势因素并没有出现这种明显的趋势。不仅如此，EGFR 基因突变的患者中使用同样的 EGFR-TKIs 其疗效仍有明显差别。2014 年 ASCO 会议报告的 EGFR19 较 21 外显子突变对首先使用阿法替尼（第二代 EGFR-TKIs）较首先使用化学治疗的患者具有更长的总生存时间。既往通常将这两种突变类型一起研究，发现两种治疗手段全部使用无论首先使用分子靶向（研究包括第一代和第二代）还是化疗总生存时间一样。这一研究结果部分证实了既往一些研究发现的问题，即 EGFR19 外显子对 EGFR-TKIs 疗效较 21 号外显子更加出色。张力教授的一项荟萃分析发现分子靶向治疗和化疗相比较明显具有生存优势的前提下，EGFR19 和 21 号外显子的间接比较中却发现 EGFR19 外显子对 EGFR-TKIs 疗效更加出色，Yoshikazu H 也有同样的研究结果。基础研究曾经发现无论第一代还是第二代 TKIs 与 EGFR 的亲和力不同，EGFR19 与药物的亲和力要高于 EGFR21，这使得药物在较低浓度既可以起效。另一项基础研究发现与 EGFR21 相比吉非替尼可以使更多 EGFR19 的细胞阻滞于 G1 期而发挥药物的疗效。多个研究发现 EGFR21 外显子更容易和一些罕见突变同时出现，也更容易和对 EGFR-TKIs 耐药的 T790M 同时出现。这些发现均标明 EGFR19 和 EGFR21 外显子具有差异，虽然都对 EGFR-TKIs 有效，其中还是有着临床特征和临床疗效的差异。

除了这两个常见突变之间的差异之外，临床中可以见到一些罕见突变（约占 10%），这些基因突变虽然可以出现在 EGFR18~21 外显子，但主要出现在 EGFR18 和 EGFR20（18 外显子为 4%、20 外显子为 5%、其他突变为 1%），一些耐药的突变也主要集中在这些 EGFR20 区域。这些罕见突变对第一代 EGFR-TKIs 的近期缓解率 40%~50%，中位无肿瘤进展时间（median progression free survival，mPFS）约 6 个月，中位生存时间（median overall survival，mOS）15 个月。与第一代 TKIs 间接相比阿法替尼治疗罕见突变的近期疗效较高，生存时间较长。

EGFR 基因突变还可以同时合并其他驱动基因的突变，如 EGFR-ALK、EGFR-KRAS、EGFR-PIK3CA 等。多个基因突变可能为多种突变克隆，也可能是单个细胞内出现的多种突变所致。杨衿记教授的研究认为这两个突变共存时哪条途径的磷酸化明显，哪条同路的分子靶向治疗就会疗效明显，但这只是这为数不多标本的检测结果。总体来讲，目前暂时还没有更加合理治疗建议。

病理学的研究发现 NSCLC 组织中常常混有不同的成分，而在不同成分里出现 EGFR 基因突变的几率是不同的，相对于其他成分而言 BAC 成分中 EGFR 基因突变的比例较高。肿瘤组织中不同成分之间，甚至不同部位之间 EGFR 基因突变都会出现差异，2008 年 Kazuya T 发表的研究中可以看到肿瘤组织中不同部位的显微切割分子检测 EGFR 突变是有所不同的，100%突变和只有部分突变的使用吉非替尼的疗效有显著差异。中国学者也发现有的患者肿瘤组织中同时具有突变及野生型的 EGFR。Marie Brevet 等在使用针对 EGFR 基因突变开发的单克隆抗体研究中看到有的肿瘤组织中只有部分区域可以染出突变的细胞。

肿瘤组织中突变的比例不同，EGFR 基因突变的丰度就会出现差异，周清于 2011 年发表的研究中显示高峰度 EGFR 突变较低丰度在靶向治疗后具有更长的生存时间。

组织中 EGFR 突变的这些异质性在临床中表现出来的问题是各种各样的，原发灶与转移灶，原发灶与转移的淋巴结之间 EGFR 突变不一定一致，治疗前后肿瘤组织中 EGFR 突变也会有差异。各个原发灶之间 EGFR 突变又会有所不同。不了解这一现象的本质就会给临床医生的诊断与治疗带来很大困惑。

以上所述考虑的都是肿瘤组织本身，EGFR 突变的各种异质性可以在临床诊断、治疗策略、治疗疗效评估中表现各有不同。其实在肿瘤的宿主本身同样有一些因素会影响 EGFR 突变 NSCLC 的疗效。Ichihara E 等在 2013 年发表的一篇研究中发现 EGFR 基因突变的患者在接受易瑞沙治疗后体表面积小于 $1.5m^2$ 的患者具有较长的 PFS。中国医学科学院肿瘤医院的研究发现吉非替尼治疗 EGFR 突变患者的体重指数（体重除以身高的平方）小于 20.76 者具有最长的 mPFS（15.2 个月），而 EGFR19 号外显子突变处于第二位，mPFS 为 10.3 个月，其他类型的 EGFR 突变 mPFS8.2 个月，这说明宿主的体重指数对于靶向治疗的疗效预测作用甚至强于 EGFR19。2008 年 Blons 等发现吸烟与否可以影响体内厄洛替尼的药物浓度，同样的药物剂量在吸烟者体内浓度要低于非吸烟患者，吸烟患者即使每天口服 300mg，其体内药物浓度甚至还低于不吸烟患者 150mg 后的体内浓度。Yoshikazu H 在 2014ASCO 的报道发现 EGFR 突变患者接受 EGFR-TKIs 治疗，非吸烟患者的 PFS 要优于吸烟患者，而且具有统计学差异。Yoichi N 等 2010 年报告发现 EGFR 突变 NSCLC 患者在口服吉非替尼后血中第 8 天与第 3 天的药物浓度的比值与 mPFS 直接相关，比值较高者有较长的 PFS，与此同时发现药物浓度的绝对值与 mPFS 没有直接联系。体表面积、体重指数和吸烟状态均可能与药物体内代谢相关，是否由于代谢上的差异导致肿瘤组织内药物浓度上有所不同所致，但日本学者发现血药浓度与生存关系并不紧密，这提示还有其他更复杂的原因。

患者遗传的差异还可以导致使用 EGFR-TKIs 后不良反应不同，吉非替尼与厄洛替尼的代谢酶具有差异，由吉非替尼导致的肝脏毒性与 CYP2D6 相关，而厄洛替尼的代谢与此关系不紧密，所以宿主的遗传学特征与是否能够顺利使用药物相关。

总体来讲肿瘤分子靶向治疗疗效不仅与 NSCLC 的 EGFR 突变异质性相关，还与肿瘤的宿主遗传特征相关。EGFR 突变的类型、突变的丰度，宿主的体表面积、体重指数、吸烟状态等相关。对这些问题的深入了解可以帮助临床医生合理地设计全程管理，最大限度地延长患者的生存时间。

32. 影像学评价与肺癌的个体化治疗

吴　宁

中国医学科学院北京协和医学院肿瘤医院

“疾病治疗个体化”的医疗理念，是医疗技术未来的发展趋势。美国总统奥巴马提出的“精准医疗计划”，更是成为2015年网络热门关键词。恶性肿瘤作为全球人类死亡最常见原因，其个体化治疗是该理念的核心内容之一。众所周知，化疗、放疗、靶向药物治疗等综合治疗手段是恶性肿瘤治疗的重要治疗模式，可供选择的治疗方案多样。因此，要做到个体化治疗，需要在治疗前或在治疗早期预测肿瘤的治疗效果或预后，以及时制定、调整患者的最佳治疗方案。目前评价肿瘤疗效的主要方法是以传统形态学为基础的实体瘤治疗疗效评价标准（response evaluation criteria in solid tumors，RECIST），该方法存在观察周期长、不能实时反馈肿瘤治疗效果等局限性。2009年出版的修订版实体瘤评价标准（RECIST 1.1）列出功能影像[1]，主要包括CT、MRI中的功能成像及PET-CT，认为其可以评估肿瘤血管生成情况、评价肿瘤结构、反映病变分子水平变化，为早期预测肿瘤治疗的有效性和判断预后提供了可能，具有广阔的临床应用前景。本专题就肺癌治疗的影像学评价，讨论胸部功能影像学研究进展。

CT灌注成像技术是在静脉团注对比剂后对选定层面进行同层动态CT扫描，获得该层面内每一象素的时间-密度曲线（time-dose curve，TDC），根据该曲线利用不同的数学模型计算出灌注参数及彩色函数图，来评价靶组织的血流动力学特征。由于CT灌注扫描的X线辐射剂量大，其剂量累积危害和辐射污染受到国际社会重视，进而衍生的伦理问题使得未来研究与临床应用受到一定限制[2]，在此不做重点介绍。

PET-CT是利用正电子放射性核素标记化合物作为示踪剂，通过病灶对示踪剂的摄取了解病灶功能代谢状态的成像技术，是目前应用最广泛的分子影像手段。

^{18}F-FDG是临床最常用的放射性示踪剂[3]。它是一种葡萄糖结构类似物，代谢途径与葡萄糖类似[4]。与正常组织相比，恶性肿瘤组织的代谢活跃，无氧糖酵解明显增加，肿瘤组织对葡萄糖及葡萄糖类似物的摄取也明显增加。^{18}F-FDG被肿瘤组织大量摄取后，在己糖激酶的作用下磷酸化为6-磷酸-脱氧葡萄糖，后者不能参与葡萄糖的进一步代谢而滞留于肿瘤细胞内。因此，与正常组织相比，肿瘤组织在相同时间内的FDG摄取和积累明显升高，在PET显像时表现为局部异常浓聚。^{18}F-FDG最大标准摄取值（standard uptake value，SUV_{max}）、肿瘤代谢体积（metabolic tumor volume，MTV）、肿瘤病灶总糖酵解值（total lesion glycolysis，TLG）是目前较常用的代谢指标[4,5]。SUV_{max}是目前临床应用最广泛、获得数据最多的反映肿瘤代谢的半定量指标[6]。Wahl等[7]综合3000余篇既往相关文献，提出实体瘤PET-CT评价疗效的草案（PET response criteria in solid Tumors，PERCIST），建议在治疗1周期后至第2周期治疗开始前的间期进行PET-CT检查，评估肿瘤对治疗是否有效，有否原发耐药，并以SUV的变化作为评价代谢反应的标准：完全代谢缓解（complete metabolic response，CMR）、部分代谢缓解（partial metabolic response，PMR）、代谢稳定（stable metabolic disease，SMD）和代谢进展（progression metabolic disease，PMD）4个等级。以全身所有可见肿瘤靶病灶代谢完全消退为CMR；以全身^{18}F-FDG SUV_{max}降低≥30%评价为PMR；以全身^{18}F-FDG SUV_{max}升高≥30%和/或出现新病灶评

价为 PMD，未达到以上任何标准为 SMD。我们已经完成的 micro PET-CT 监测裸鼠移植瘤 EGFR-TKI 靶向治疗药物动物实验研究结果证实了移植瘤 FDG 摄取值（SUV_{max}，SUV_{mean}）、MTV 及 TLG 治疗前后的变化与肿瘤治疗密切相关，且与分子病理改变一致。应用^{18}F-FDG micro PET-CT 监测给予吉非替尼不同时间点裸鼠移植瘤对 FDG 摄取变化，观察到给药 2 天后缓解组肿瘤 FDG 摄取即有明显降低，在给药 7、14 天继续降低。稳定组给予吉非替尼后 FDG 摄取亦降低，但是减低程度低于缓解组。耐药组肿瘤摄取不变或增高。对照组 FDG 摄取持续增高，在 7 天后达高峰。由此可见，^{18}F-FDG PET-CT 可以早期预测肿瘤疗效和判断预后，尤其在靶向药物治疗监测方面具有很大优势。

磁共振功能成像技术，包括扩散加权成像（diffusion weighted imgaing，DWI）、体素内不相干运动扩散加权成像（intravoxel incoherent motion diffusion weighted imaging，IVIM-DWI）和多期动态增强磁共振成像（dynamic contrast enhanced magnetic resonance imaging，DCE-MRI），可以在传统形态学诊断的基础上，对组织水分子运动或血流灌注定量评价，为早期预测肿瘤治疗反应和判断预后提供了可能，具有广阔的临床应用前景[8]。由于肺组织本身信号强度低下，气体、软组织界面磁敏感伪影及心脏搏动和呼吸运动伪影的影响，加之中低场强 MR 自旋回波（spin echo，SE）序列扫描成像时间长、信噪比低，以往 MRI 在肺部疾病的应用十分有限。近年来高场强及超高场强 MRI 的应用，呼吸和心电门控技术的发展及新的快速扫描序列的飞速发展，功能学成像越来越多应用于胸部

MRI 扩散成像及其 ADC 值测量是一种无创性功能成像方法，通过检测生物组织内水分子运动状态的改变来间接反映组织结构及细胞功能变化等信息。对于组织的细胞密度、组织活性等生理学和形态学改变非常敏感。动物实验和临床研究均表明[9,10]，抗肿瘤治疗后肿瘤细胞发生程度不一的肿胀、变性，乃至坏死，原本完整的细胞膜崩解消散，造成局部水分子扩散加快，从而导致 DWI 信号降低，ADC 值的增加。我们的研究结果显示，应用 DWI 对肺癌同步放化疗患者进行监测，治疗前、同步放化疗早期（20Gy）ADC 值与肿瘤对治疗反映具有明显相关性，治疗前 ADC 值越低、治疗中 ADC 值上升程度越高，同步放化疗越敏感。这可能由于高 ADC 值代表更多的肿瘤坏死区，这些区域往往因为缺氧、酸中毒、低灌注而导致放化疗不敏感，与既往其他部位肿瘤组织的研究相一致[11]。

体素内不相干运动扩散加权成像（intravoxel incoherent motion diffusion weighted imaging，IVIM-DWI）是近年来在 DWI 成像技术基础上发展的一种磁共振功能成像。DWI 技术忽略微循环灌注的影响，假设水分子的自由运动满足高斯分布，应用相对简单的单指数函数模型计算出定量参数 ADC 值，因此，实际测得的 ADC 值因为包含了组织的水分子扩散和微循环信息而被高估，不能完全反映实际组织的扩散信息[12]。虽然大量研究证实，应用 DWI 技术可以预测肿瘤的预后和评价放化疗疗效[13]，但是大部分研究同样认可 ADC 值的测量受多种因素影响，其测量的准确性和可重复性有待进一步提高[14]。IVIM-DWI 技术在 1986 年首先由 Le Bihan 等[15]学者提出，与传统 DWI 相比，IVIM-DWI 技术利用多个从低到高的 b 值组合的 DWI，应用双指数模型计算出反映水分子真实扩散的单纯扩散系数（slow ADC）和灌注相关参数（fast ADC，*f*），后者能够反映实质器官或病变的血流灌注情况[16]。因此，IVIM-DWI 在理论上既可以得到相对更加准确的扩散系数，又可以在不使用外源性对比剂的情况下得到灌注相关参数，为预测和评价肿瘤治疗反应提供更多的信息。IVIM-DWI 通过双指数模型可以获得单纯扩散参数（ADC_{slow}）和灌注相关参数（ADC_{fast}，*f*）。我们应用 IVIM-DWI 预测局部晚期非小细胞肺癌同步放化疗早期疗效的研究表明，单纯扩散参数（ADC_{slow}）可以预测局部晚期 NSCLC 患者同步放化疗敏感性，其诊断效能优于单指数模型计算获得的表观扩散系数（$ADC_{standard}$），或许能够成未来肺癌疗效评价研究的新方向。灌注相关参数（ADC_{fast}，*f*）对预测 NSCLC 同步放化疗敏感性无统计学意义，但是 IVIM-DWI 可以无创性获得一定肿瘤血流灌注相关信息，值得未来扩大样本量进一步论证其在肺癌疗效预测方面的临床价值。

DCE-MRI 定量分析是通过计算组织 T1 弛豫时间在增强前后的变换得到对比剂的浓度的时间-浓度曲线，然后根据药代动力学对此浓度曲线分析后得出与生物学反映组织微循环相关的各参数。这些参数可以直接反应组织微循环流入、组织间隙分布和流出信息，所得结果更接近真实的组织微循环。

动物实验模型显示[17]，DCE-MRI 呈高灌注参数的肿瘤区域，病理上表现为癌细胞丰富，微血管密集，细胞氧合好，对放疗敏感；呈低灌注参数的肿瘤区域，病理上表现为肿瘤细胞散在分布，坏死组织多，微血管稀疏，细胞氧合差，容易发生放疗抵抗。乳腺、直肠、宫颈等部位肿瘤的研究显示 DCE-MRI 定量血流动力学参数可以反映肿瘤微血管灌注、血管通透性、细胞外间隙渗漏空间等生物学信息，并与患者预后相关[18]。Jackson 等[19]分析了 30 余篇既往文献，发现大部分研究提示抗肿瘤血管生成治疗有效时 K^{trans} 显著下降，并认为 K^{trans} 下降 40%可作为推断肿瘤抗血管生成治疗有效性的阈值。

肺部 DCE-MRI 临床应用面临的主要问题包括对比剂注射前组织 T1 值的获得、高时间分辨率扫描的实现以及呼吸运动所带来的位移。我们利用可变翻转角技术、3D 容积内插快速扰相梯度回波（LAVA-XV）序列实现组织 T1 值的测量和高时间分辨率动态增强扫描；应用最新的 DCE 分析平台，对呼吸运动进行非刚性运动矫正，基本消除运动位移对参数测量的影响。应用定量 DCE-MRI 监测局部晚期非小细胞肺癌同步放化疗的研究显示：基线 K^{trans} 值及 K_{ep} 值较高、V_e 值较低的局部晚期 NSCLC 患者同步放化疗敏感；治疗中肿瘤 V_e 值显著上升者治疗反应较好；而治疗结束时 K^{trans} 值、K_{ep} 下降率低提示肿瘤局部控制率不佳，可能需要临床进一步干预治疗。虽然定量 DCE-MRI 在肺癌疗效评价的研究处于初步探索阶段，但是磁共振无辐射、软组织分辨率高的特性，以及快速成像序列和高场强 MR 的应用，使得 MRI 灌注成像有可能成为新的监测肺癌疗效手段，具有广阔的临床应用前景。

随着影像技术和设备的不断进步，使影像诊断已由对组织、器官形态学变化的观察向功能影像、微观形态改变甚至分子影像水平的方向发展，为疾病的诊断、治疗提供更准确信息。影像学如何更精准、更早期地评价和预测肺癌治疗效果，将影像学的先进方法与肺癌治疗学有机结合，推动肺癌个体化治疗，将是胸部影像学的发展面临的机遇和挑战。

参 考 文 献

1. Eisenhauer EA，Therasse P，Bogaerts J，et a1. New response evaluation criteria in solid tumours：revised RECIST guideline（version1. 1）. Eur J Cancer，2009，45（2）：228-247.
2. García-Figueiras R，Goh VJ，Padhani AR，et al. CT perfusion in oncologic imaging：a useful tool? AJR Am J Roentgenol，2013，200（1）：8-19.
3. Fiqueiras RG，Padhani AR，Goh VJ，et al. Novel oncologic drugs：what they do and how they affect imaging. Radiographics，2011；31（7）：2059-2091.
4. Nishino M，Jackman DM，Hatabu H，et al. Imaging of lung cancer in the era of molecular medicine. Acad Radiol，2011，18（4）：424-436.
5. Paesmans M，Berghmans T，Dusart M，et al. Primary tumor standardized uptake value measured on fluorodeoxyglucose positron emission tomography is of prognostic value for survival in non-small cell lung cancer：update of a systematic review and meta-analysis by the European Lung Cancer Working Party for the International Association for the Study of Lung Cancer Staging Project. J Thorac Oncol，2010，5（5）：612-619.
6. Obara P，Pu YL. Prognostic value of metabolic tumor burden in lung cancer. Chin J Cancer Res，2013，25（6）：615-622.
7. Wahl RL，Jacene H，Kasamon Y，et al. From RECIST to PERCIST：evolving considerations for PET response criteria in solid tumors. J Nucl Med，2009，50 Suppl 1：122S-150S.
8. Nishino M，Jagannathan JP，Ramaiya NH，et al. Revised RECIST guideline version 1. 1：What oncologists want to know and what radiologists need to know. AJR Am J Roentgenol，2010，195（2）：281-289.
9. Koh DM，Collins DJ. Diffusion-weighted MRI in the body：applications and challenges in oncology. AJR Am J Roentgenol，2007，188（6）：1622-1635.
10. Yu J，Li W，Zhang Z，Yu T，Li D. Prediction of early response to chemotherapy in lung cancer by using diffusion-weighted MR imaging. Scientific World Journal，2014：135841.
11. Cai G，Xu Y，Zhu J，et al. Diffusion-weighted magnetic resonance imaging for predicting the response of rectal cancer to

neoadjuvant concurrent chemoradiation. World J Gastroenterol, 2013, 19 (33): 5520-5527.
12. Bonekamp S, Corona-Villalobos CP, Kamel IR. Oncologic applications of diffusion-weighted MRI in the body. J Magn Reson Imaging, 2012, 35 (2): 257-279.
13. Tsien C, Cao Y, Chenevert T. Clinical applications for diffusion magnetic resonance imaging in radiotherapy. Semin Radiat Oncol, 2014, 24 (3): 218-226.
14. Heijmen L, Verstappen MC, TerVoert EE, et al. Tumour response prediction by diffusion -weighted MR imaging: ready for clinical use? Crit Rev Oncol Hematol, 2012, 83 (2): 194-207.
15. Le Bihan D, Breton E, Lallemand D, et al. MR imaging of intravoxel incoherent motions: application to diffusion and perfusion in neurologic disorders. Radiology, 1986, 161 (2): 401-407.
16. Takahara T, Kwee TC. Low b-value diffusion-weighted imaging: emerging applications in the body. J Magn Reson Imaging, 2012, 35 (6): 1266-1273.
17. Cho H, Ackerstaff E, Carlin S, et al. Noninvasive multimodality imaging of tumor microenvironment: Registered dynamic magnetic resonance imaging and positron emission tomography studies of a preclinical tumor model of tumor hypoxia. Neoplasia, 2009, 11: 247-259, 242p following 259.
18. Zahra MA, Tan LT, Priest AN, et al. Semiquantitative and quantitative dynamic contrast-enhanced magnetic resonance imaging measurements predict radiation response in cervix cancer. Int J Radiat Oncol Biol Phys, 2009, 74 (3): 766-773.
19. Jackson A, O'Connor JP, Parker GJ, Jayson GC. Imaging tumor vascular heterogeneity and angiogenesis using dynamic contrast-enhanced magnetic resonance imaging. Clin Cancer RES, 2007, 13 (12): 3449-3459.

33. EGFR突变和EML4-ALK重排共存的非小细胞肺癌的研究进展

余　萍

四川省肿瘤医院

靶向治疗是晚期非小细胞肺癌（Non-Small Cell Lung Cancer，NSCLC）的主要治疗手段。表皮生长因子受体（epidermal growth factor receptor，EGFR）突变是NSCLC中的一种驱动基因，调节肿瘤的发生和发展。以吉非替尼和厄罗替尼为代表的EGFR酪氨酸激酶抑制剂（EGFR-TKI）显著延长EGFR突变患者的生存。2007年发现NSCLC还存在另一种驱动基因，即EML4-ALK基因重排。EML4是棘皮动物微管相关类蛋白4，它与间变性淋巴瘤激酶（ALK）的基因位于2号染色体上，由于染色体易位，形成EML4-ALK重排（简称ALK重排），调节肿瘤细胞的增殖。克唑替尼是一种ALK激酶抑制剂（ALK-TKI），于2011年在美国被批准用于治疗EML4-ALK基因重排的局部晚期和转移性NSCLC，2013年在中国获批。克唑替尼的应用为ALK重排的NSCLC患者带来了显著的生存获益。近年来发现还存在同时具有EGFR突变和ALK重排的NSCLC患者（又叫EGFR突变和ALK重排双阳性）。本文将对双阳性NSCLC的发生比例，临床特征及治疗进展的研究做一简单的综述。

一、EGFR突变和ALK重排双阳性的NSCLC的发现及比例

2008年日本学者Koivunen[1]对305例NSCLC患者检测ALK重排，偶然发现1例ALK阳性的患者还存在着EGFR突变，NSCLC双阳性概率约为0.33%（1/305）。2010年中国学者张绪超[2]检测103例NSCLC患者的AL重排时，也发现了12例（11.6%）EML4-ALK重排阳性的患者有1例患者伴有EGFR突变，双阳性概率约为0.97%（1/103）。鉴于以上两个研究偶然发现个别ALK阳性的患者同时存在着EGFR突变，2012年韩国学者Lee[3]对444例NSCLC患者直接检测ALK重排和EGFR突变，发现4例患者同时存在EGFR突变和ALK重排，概率约为0.9%（4/444）。2014年杨衿记[4]等人对977例中国NSCLC患者同时检测EGFR突变和ALK重排，筛选出336例EGFR突变患者（32.7%）和70例ALK重排患者（6.8%），其中13例患者EGFR突变和ALK重排共存，双阳性概率约为1.3%（13/977）。以上研究证实了NSCLC中存在EGFR突变和ALK基因重排同时存在的现象，双阳性的比例为0.33%~1.3%。

二、EGFR突变和ALK重排双阳性的NSCLC的临床及病理特征

杨教授[4]分析和比较了患者的临床病理特征，EGFR突变的患者多为女性不吸烟的肺腺癌，平均年龄59岁（29~83岁）。ALK重排的患者也是多为不吸烟的肺腺癌，男女均有，平均年龄52岁（25~77岁）。双阳性的NSCLC患者仍然多为不吸烟的肺腺癌，平均年龄为59岁（31~71岁）。双阳性患者占EGFR突变人群的3.9%，占ALK阳性人群的NSCLC患者中18.6%。

三、EGFR突变和ALK重排双阳性的NSCLC的靶向治疗

尽管EGFR突变和ALK重排共存的患者比例很低，但是他们的靶向治疗仍然值得关注。2010年

台北的 Kuo[5]等人报道一例 72 岁的女性不吸烟晚期肺腺癌患者，伴有 EGFR 19 外显子缺失突变和 EML-ALK 重排，经过吉非替尼治疗后右肺病灶明显缩小获得部分缓解（PR），血清癌胚抗原（CEA）显著下降。2011 年英国的 Papot[6]等人报道了一例 65 岁女性不吸烟的晚期肺腺癌患者，厄罗替尼治疗后病灶完全缓解（CR），CEA 恢复正常，疗效持续了 25 个月。同年 Sasaki[7]对 2 例双阳性患者给予一线的厄洛替尼治疗，疗效均为 PR，分别维持了 9 个月和 5 个月。从以上四个病例来看，EGFR-TKI 治疗双阳性的肺癌患者是有效的。

2012 年 Tanaka[8]报道了一例 39 岁男性轻度吸烟晚期肺腺癌患者，伴有 EGFR19 外显子缺失突变，厄洛替尼治疗后 30 天疾病进展（PD），重复活检发现还存在 ALK 重排，但由于当时克唑替尼没有上市，因而没有接受治疗。Lee[3]也报道了一例 73 岁曾经吸烟的肺腺癌伴广泛转移的患者，接受吉非替尼一线治疗，2 周后疾病快速进展。换成克唑替尼治疗后显著获益，疗效为 PR 并持续 9 个月。2013 年周彩存[9]报道了一例 50 岁男性吸烟的肺腺癌患者，厄洛替尼治疗疾病稳定（SD）6 个月后进展，换成克唑替尼后效果显著，治疗 6 周时疾病 CR。从这 3 个双阳性的病例来看，EGFR-TKI 是无效的，ALK-TKI（克唑替尼）是有效的。

2014 年 Chiari[10]报道了一例对 EGFR-TKI 和 ALK-TKI 都敏感的患者，这位 67 岁女性肺腺癌患者，吉非替尼治疗疾病稳定长达 2 年，进展后换用厄罗替尼和阿法替尼治疗又获得了 5 个月的疾病稳定，后续参加克唑替尼临床研究再次获得了 25 个月的疾病缓解。杨教授[4]分析了 13 例双阳性患者 TKI 的疗效。有 10 例患者一线接受了 EGFR-TKI 的治疗，8 例患者获得 PR，1 例 SD，另一例 PD。PD 的患者换成克唑替尼治疗后疾病获得了 PR。有 4 例双阳性患者接受了克唑替尼的治疗，两例 PR，一例 SD，另一例 PD。目前为止，已报道了 30 例 EGFR 突变和 ALK 重排双阳性患者的靶向治疗结果，见表。双阳性的患者对 EGFR-TKI 和 ALK-TKI 的敏感性存在差异。

表　30 例 EGFR 突变和 ALK 重排双阳性患者的靶向治疗结果

研究者	患者数（n）	EGFR-TKI	疗效	ALK-TKI	疗效
Chiari[10]	1	Gefitinib Erlotinib/afatinib	PR PD	Crizotinib	PR
Miyanaga[12]	1	Gefitinib Erlotinib	SD SD	Crizotinib	SD
Chen[9]	1	Erlotinib	SD	Crizotinib	CR
Tanaka[8]	1	Erlotinib	PD	ND	--
Papat[2]	1	Erlotinib	CR	ND	--
Kuo[1]	1	Gefitinib	PR	ND	--
Santelmo[11]	1	Gefitinib	PR	ND	--
Lee[3]	4	Gefitinib	PD	Crizotinib	PR
Sasaki[7]	2	Erlotinib	PR	ND	--
Yang[4]	13	Gefitinib，3 Erlotinib 5 Afatinib 2	3 PR 4 PR，1 PD 1 PR，1 SD	Crizotinib 4	2 PR，1 PD，1 SD
Zhao[13]	1	Erlotinib	SD	Crizotinib AP26113	SD
Lozano[14]	1	Erlotinib	SD	ND	--
Total	30	23	1 CR，13 PR， 5 SD，4 PD	9	1 CR，4 PR，3 SD 1 PD

四、EGFR 突变和 ALK 重排双阳性的 NSCLC 的靶向治疗的疗效预测

为了预测药物的疗效，杨教授[4]等进一步利用免疫组化染色的方法检测患者肿瘤组织的 EGFR 和 ALK 的磷酸化水平，发现 EGFR 和 ALK 蛋白磷酸化和 TKI 疗效存在着相关性。对 EGFR-TKI 有效的患者 EGFR 磷酸化水平高（免疫组化评级+++~++），ALK 的磷酸化水平低（免疫组化评级+~±）；对 ALK-TKI 有效的患者 ALK 的磷酸化水平高（免疫组化评级+++~++），EGFR 磷酸化水平低（免疫组化评级+~±）。为此杨教授提出患者基线的 EGFR 和 ALK 的磷酸化水平可以用来预测 TKI 治疗的效果。EGFR 高磷酸化水平的患者选择 EGFR-TKI，ALK 高磷酸化水平的患者选择 ALK-TKI，对于 EGFR 和 ALK 均是高磷酸化水平的患者，两种 TKI 都是可以选择的。EGFR 和 ALK 都是酪氨酸激酶，EGFR 突变和 ALK 重排引起了激酶的持续活化，激活自身的磷酸化和下游的信号通路，促进肿瘤细胞的无限增殖。EGFR 和 ALK 蛋白的磷酸化程度反应了激酶的活性，磷酸化程度越高，激酶活性越强，肿瘤的生长对该驱动基因的依赖性越强，相应的 TKI 治疗效果越好。

五、EGFR 突变和 ALK 重排双阳性 NSCLC 与 TKI 治疗耐药

虽然双阳性的患者可以选择 EGFR-TKI 和 ALK-TKI 治疗，但仍然有部分患者对两种靶向治疗均不太敏感。2013 年 Miyanaga[12]等人报道了一例 55 岁女性患者，先后接受吉非替尼和厄罗替尼治疗仅获得 2 个月和 3 个月的疾病稳定，换用克唑替尼治疗，疾病稳定仅 4 个月后再次进展。2015 年 Zhao[13]等人报道了一例 48 岁的亚裔女性不吸烟的晚期肺腺癌患者，厄罗替尼一线治疗疾病稳定了 5.3 个月后 CEA 显著升高，换用培美曲塞联合铂类化疗方案治疗 3 个周期时出现胸腔积液和纵隔淋巴结的转移。重复活检发现 EML4-ALK 重排，患者接受克唑替尼治疗仍然是疾病稳定，3.5 个月后再次进展，出现肝脏，腹膜后淋巴结和对侧肺的广泛转移。换成另一种 ALK-TKI——AP6113 治疗，症状快速改善，CEA 明显下降，治疗一个月影像学评估为 PR，纵隔淋巴结明显缩小，胸腔积液明显减少。然而 1 个月后症状再次恶化，出现胸腔积液，PFS 仅为 2 个月。作者检测了该患者肿瘤组织的磷酸化，发现 EGFR 低磷酸化水平，这可能是厄罗替尼一线治疗疗效不佳的原因。虽然 ALK 高磷酸化水平，但是克唑替尼是化疗后的三线治疗，较晚使用可能会影响疗效。AP6113 是一种新型的 EGFR/ALK-TKI，可强效抑制 ALKL1196M 突变和 EGFRT790M 突变[15,16]。该患者 4 线接受 AP6113 的治疗疾病快速缓解，但是仅维持了 2 个月。这两例双阳性的患者无论哪种 TKI 治疗，其疗效仅为疾病稳定，有效时间较短，推测 EGFR 突变和 ALK 重排共存可能会相互影响 TKI 的治疗效果。对两种 TKI 均不太敏感的双阳性患者的治疗策略还需要深入的研究。

近年来还发现 EGFR 突变和 ALK 重排共存可能参与了 TKI 的获得性耐药。2012 年 Katayama[17]对 18 例克唑替尼获得性耐药的患者标本进行 IHC 检测，发现有 14 例标本出现 EGFR 磷酸化（免疫组化评级+~++），其中 9 例患者在克唑替尼治疗前的肿瘤组织也进行了 EGFR 磷酸化的检测，有 4 例患者克唑替尼治疗耐药后，EGFR 磷酸化水平升高，提示可能存在不同程度的 EGFR 通路激活。同一年 Doebele[18]对 14 例 ALK 阳性克唑替尼治疗耐药的患者进行重复活检发现有一例患者在克唑替尼治疗前是 EGFR 野生型，但是耐药后出现 EGFR 21 号外显子 L858 点突变，推测继发的 EGFR 突变激活信号通路，参与了克唑替尼的耐药。为了验证这种假设，2013 年 Yamaguchi[19]利用含有低浓度克唑替尼的培养基培养 ALK 重排的 NSCLC 细胞株 H3122，持续诱导产生克唑替尼耐药的细胞株 H3122-CR（Crizotinib resistance）。H3122-CR 细胞的 EGFR 磷酸化水平高表达，克唑替尼联合 EGFR-TKI（厄罗替尼或者阿法替尼）显著抑制耐药细胞的增殖和生长。由此推测，克唑替尼治疗 ALK 阳性 NSCLC 耐药的机制之一是旁路 EGFR 通路的激活，克唑替尼联合 EGFR-TKI 可能是克服耐药的方法。2015 年 Lozano[14]等人报道了一例 70 岁女性不吸烟的 EGFR 21 号外显子 L858R 突变的晚期肺腺癌患者，厄罗替尼治疗 4 年后疾病进展，重复活检发现 EGFR 20 号外显子 T790M 突变，同时伴有 EML4-ALK 重排。除了 T790M 突变，EML4-ALK 重排是否也参与了厄罗替尼治疗的耐药值得深入研究。

六、结论

虽然 EGFR 突变和 ALK 重排双阳性的肺癌患者仅占 NSCLC 的 0.33%~1.3%，但在我国每年新发肺癌例数接近 35000 例[20]，诊断出双阳性患者并给予合适的治疗是非常重要的。双阳性患者治疗可以选择 EGFR-TKI 和 ALK-TKI，最好能基于磷酸化的水平合理的选择靶向药物，使其发挥最大的效能。EGFR 突变和 ALK 重排的共存可能也会影响 TKI 的治疗，引发耐药，其作用机制和治疗策略还需要深入的研究。

参 考 文 献

1. Koivunen JP, Mermel C, Zejnullahu K, et al. EML4-ALK fusion gene and efficacy of an ALK kinase inhibitor in lung cancer Clin Cancer Res. 2008 Jul 1; 14 (13): 4275-83
2. Zhang X, Zhang S, Yang X, et al. Fusion of EML4 and ALK is associated with development of lung adenocarcinomas lacking EGFR and KRAS mutations and is correlated with ALK expression. Mol Cancer. 2010 Jul 13; 9: 188
3. Lee JK, Kim TM, Koh Y, et al. Differential sensitivities to tyrosine kinase inhibitors in NSCLC harboring EGFR mutation and ALK translocation. Lung Cancer. 2012 Aug; 77 (2): 460-3
4. Yang JJ, Zhang XC, Su J, et al. Lung cancers with concomitant EGFR mutations and ALK rearrangements: diverse responses to EGFR-TKI and crizotinib in relation to diverse receptors phosphorylation. Clin Cancer Res. 2014 Mar 1; 20 (5): 1383-92.
5. Kuo YW, Wu SG, Ho CC, et al. Good response to gefitinib in lung adenocarcinoma harboring coexisting EML4-ALK fusion gene and EGFR mutation. J Thorac Oncol. 2010 Dec; 5 (12): 2039-40.
6. Popat S, Vieira de Araújo A, Min Tet al. Lung adenocarcinoma with concurrent exon 19 EGFR mutation and ALK rearrangement responding to erlotinib J Thorac Oncol. 2011 Nov; 6 (11): 1962-3.
7. Sasaki T, Koivunen J, Ogino A, et al. A novel ALK secondary mutation and EGFR signaling cause resistance to ALK kinase inhibitors. Cancer Res. 2011 Sep 15; 71 (18): 6051-60.
8. Tanaka H, Hayashi A, Morimoto T, et al. A case of lung adenocarcinoma harboring EGFR mutation and EML4-ALK fusion gene. BMC Cancer. 2012 Nov 26; 12: 558.
9. Chen X, Zhang J, Hu Q, Li X, Zhou C. et al. A case of lung adenocarcinoma harboring exon 19 EGFR deletion and EML4-ALK fusion gene. Lung Cancer. 2013 Aug; 81 (2): 308-10.
10. Chiari R, Duranti S, Ludovini V, et al. Long-term response to gefitinib and crizotinib in lung adenocarcinoma harboring both epidermal growth factor receptor mutation and EML4-ALK fusion gene. J Clin Oncol. 2014 Mar 20; 32 (9): e30-2.
11. Santelmo C, Ravaioli A, Barzotti E, et al. Coexistence of EGFR mutation and ALK translocation in NSCLC: literature review and case report of response to gefitinib. Lung Cancer. 2013 Aug; 81 (2): 294-6.
12. Miyanaga A, Shimizu K, Noro R, et al. Activity of EGFR-tyrosine kinase and ALK inhibitors for EML4-ALK-rearranged non-small-cell lung cancer harbored coexisting EGFR mutation. BMC Cancer. 2013 May 29; 13: 262.
13. Zhao N, Zheng SY, Yang JJ, et al. Lung adenocarcinoma harboring concomitant EGFR mutation and EML4-ALK fusion that benefits from three kinds of tyrosine kinase inhibitors: a case report and literature review. Clin Lung Cancer. 2015 Mar; 16 (2): e5-9
14. Lozano MD, Labiano T, Zudaire I, et al. Variations in Molecular Profile in NSCLC Can Be Analyzed Using Cytological Samples: Development of EGFR Resistance Mutations and Coexistence of ALK-EML4 Translocation in an EGFR-Sensitive Patient. Int J Surg Pathol. 2015 Apr; 23 (2): 111-5.
15. Perez CA, Velez M, Raez LE, et al. Overcoming the resistance to crizotinib in patients with non-small cell lung cancer harboring *EML4/ALK* translocation. Lung Cancer, 2014, 84 (2): 110-115.
16. Rossi A, Maione P, Sacco PC, et al. ALK inhibitors and advanced nonsmall cell lung cancer (review). Int J Oncol, 2014, 45 (2): 499-508.
17. Katayama R, Shaw AT, Khan TM, et al. Mechanisms of acquired crizotinib resistance in ALK-rearranged lung Cancers. Sci Transl Med. 2012 Feb 8; 4 (120): 120.

18. Doebele RC, Pilling AB, Aisner DL, et al. Mechanisms of resistance to crizotinib in patients with ALK gene rearranged non-small cell lung cancer. Clin Cancer Res. 2012 Mar 1; 18 (5): 1472-82.
19. Katayama R, Khan TM, Benes C, et al. Therapeutic strategies to overcome crizotinib resistance in non-small cell lung cancers harboring the fusion oncogene EML4-ALK. Proc Natl Acad Sci U S A. 2011 May 3; 108 (18): 7535-40.
20. 全国肿瘤防治研究办公室/全国肿瘤登记中心/卫生部疾病预防控制局 . 2009 全国肿瘤登记年报. 北京：军事医学科学出版社 . 2010.

34. 非小细胞肺癌免疫治疗进展

张树才，农靖颖，王敬慧

首都医科大学附属北京胸科医院肿瘤科

肺癌是全球最常见的恶性肿瘤之一，也是全球癌症死亡的首要原因。表皮生长因子受体酪氨酸激酶抑制剂（EGFR-TKIs）和ALK抑制剂的出现改善了部分晚期肺腺癌患者的疗效和生存，但大多数晚期非小细胞肺癌（non-small cell lung cancer，NSCLC）患者的5年生存率仍较低，亟待寻找副反应小而且疾病控制时间更长的治疗方法。多个免疫治疗方法如白介素2（IL-2）治疗肾细胞癌、ipilimumab及IL-2治疗晚期黑色素瘤均颇具效果，证明了肿瘤的发生不仅依赖于癌细胞的本身，也与免疫系统间相互作用密切相关[1]。因对BCG、IL-2、干扰素治疗反应不佳，NSCLC一度被认为是无免疫活性的肿瘤。随着新的免疫治疗方法包括肿瘤疫苗及免疫检查点阻滞剂（immune checkpoints inhibitor）不断出现并在前列腺癌及黑色素瘤的治疗上取得较大的进展，NSCLC的免疫治疗也成为抗肿瘤研究的焦点。本文将对抗肿瘤免疫反应基本机制及非小细胞肺癌的免疫检查点抑制剂治疗临床研究进展作一阐述。

随着对于肿瘤免疫和肿瘤逃逸机制的深入研究，R. D Schreiber提出的免疫编辑理论较被认可。免疫系统一方面通过清除肿瘤细胞，抑制肿瘤生长，另一方面筛选出能够逃避免疫监视的肿瘤细胞，肿瘤得以生长。这种免疫系统在清除一些肿瘤细胞的同时对另一些肿瘤细胞的生物学特性重塑的过程称为免疫编辑[2,3]。免疫编辑包括三个阶段，第一阶段为清除，新生肿瘤具有较强的抗原性，易被免疫系统识别并清除。当一些变异的肿瘤细胞抗原性减弱，既不会轻易被识别及清除，又处于免疫系统清除压力下而不能过度生长，则进入第二阶段“平衡”，其主要机制是特异的获得性免疫[3,4]。在动态的平衡之下肿瘤细胞可发生改变，肿瘤逃避免疫识别的能力凸显，使平衡被打破，导致免疫抑制，可产生细胞因子和生长因子如VEG、TGFb，以及诱导产生Treg细胞和髓系来源的抑制性细胞[3,5,6]，即第三阶段“逃逸”。克服肿瘤的免疫逃逸在肿瘤免疫治疗中至关重要。

在经典的双信号激活理论中，激活T细胞除需要第一信号，即T细胞受体（TCR）介导的抗原识别信号激活外，还需要第二信号，包括共刺激信号和共抑制信号来对T细胞的反应进行精细的双向调节。共刺激分子包括CD28、CD137、糖皮质激素诱导肿瘤坏死因子（TNF）受体（GITR）及OX40。共抑制分子有细胞毒性T淋巴细胞抗原4（cytotoxic T lymphocyte antigen-4，CTLA-4）、程序化死亡1（programmed death，PD-1）、TIM3、LAG3及KIR。共抑制分子在生理情况下参与维持自身抗原的免疫耐受，被称为免疫检查点。肿瘤细胞或肿瘤微环境可使共抑制信号的受体和配体过表达，以此逃避免疫监视。目前最受关注的免疫检查点是抑制性受体CTLA-4和PD-1。

CTLA-4表达于活化T细胞，与CD28同源，可与抗原呈递细胞配体B7.1和B7.2结合，促进Treg细胞发挥免疫抑制作用[7]。PD-1受体表达于CD4和CD8淋巴细胞、T细胞、B淋巴细胞和NK细胞[8]，已知的配体包括PD-L1（又名CD274，B7-H1）和PD-L2（又名CD 273，B7-DC）。PD-1与PD-L1或PD-L2结合使细胞因子产生减少，细胞增殖和细胞溶解降低。在多种肿瘤，PD-1在肿瘤浸润淋巴细胞（TILs）上调，而肿瘤PD-L1的表达也增加[9]。PD-L1在NSCLC表达率为27%~57.5%。肿瘤可能通过该机制致使T细胞失效能，避免抗原呈递细胞处理肿瘤抗原。对检查点的阻断可抵御免疫反应的“刹车”机制，促进抗原特异性 T 细胞反应。

一、免疫检查点抑制剂的临床研究进展

（一）CTLA-4 抑制剂

（1）ipilimumab：ipilimumab 是人源化抗 CTLA-4 单抗，可有效阻断 CTLA-4 与配体结合，从而减少对 CD28/B7 受体的抑制作用，使 T 细胞活化，同时也使 Treg 细胞减少，其在肺癌中的研究已经相继开展。Ipilimumab 联合化疗治疗晚期 NSCLC 的Ⅱ期临床试验[10]共纳入 204 例初治患者，随机分成紫杉醇联合卡铂（PC）加安慰剂（对照组）和 PC 联合 ipilimumab（治疗组）。治疗组又分为两组：同步组：前 4 周期 PC 联合 ipilimumab，后 2 周期 PC 联合安慰剂；序贯组：前 2 周期 PC 联合安慰剂，后 4 周期 PC 联合 ipilimumab。治疗组未进展者每 12 周给予 ipilimumab 或安慰剂作为维持治疗，三组比率为 1∶1∶1。疗效评价采用免疫相关（immune-related）疗效评价标准和 WHO 标准。结果显示，序贯组、同步组和对照组的免疫相关最佳总有效率（immune-related best overall response rate，irBORR）分别为 32%、21% 和 18%；BORR 分别为 32%、21% 和 14%；免疫相关无疾病进展时间（immune-relatedPFS，irPFS）分别为 5.7、5.5 和 4.6 个月，序贯组的 irPFS 较对照组差异有统计学意义（HR = 0.72，P = 0.05）同步组则较之无差异（HR = 0.81，P = 0.13）；中位 PFS 分别为 5.1、4.1 和 4.2 个月，序贯组 PFS 较对照组更长（HR = 0.69，P = 0.02），同步组则无差异（HR = 0.88，P = 0.25）；中位 OS 分别为 12.2、9.7 和 8.3 个月，序贯组有延长 OS 的趋势（序贯组 *vs* 对照组：12.2 个月 *vs*8.3 个月，HR = 0.87，P = 0.23）。不良反应有皮疹、皮肤瘙痒、腹泻，三组 3~4 级 irAE 发生率分别为 15%、20% 和 6%，1 例死于 ipilimumab 导致的表皮坏死松解症。序贯应用 ipilimumab 显著延长 irPFS、PFS，其中在肺鳞癌患者优于非鳞癌患者。目前在鳞癌患者中开展的Ⅲ期临床研究正在进行中（NCT01285609）。此外，目前关于 ipilimumab 联合 EGFR 或 ALK 抑制剂治疗Ⅳ期非小细胞肺癌的ⅠB 期研究（NCT01998126）也正在进行中。

（2）tremelimumab：tremelimumab 是一种类似于 ipilimumab 的单克隆抗体，在一项Ⅱ期研究中，晚期复治 NSCLC 中患者经含铂两药化疗 4 周期后随机分成 tremelimumab 治疗组和支持治疗组[11]，客观有效率 5%，两组间 PFS 无差异。tremelimumab 联合 PD-L1 抗体 MEDI4736 治疗 NSCLC 的ⅠB 期研究正在进行（NCT02000947）。

（二）PD-1 抑制剂

（1）nivolumab（BMS-936558，MDX-1106，ONO-4538）：是完全人源化 IgG 单抗，在晚期实体瘤患者中进行的Ⅰ期临床试验[12]中，不同剂量 nivolumab 双周给药达 12 周期，非小细胞癌组（n = 129）中大部分患者为多线治疗后，55% 至少接受过三线治疗，ORR 为 17%，中位生存期 9.9 个月，中位 PFS2.3 个月，1 年、2 年和 3 年生存率分别为 42%、24% 和 18%，22 例（17%）客观缓解患者的中位缓解时间为 17.0 个月。nivolumab 的耐受性良好，常见毒性包括乏力、食欲减退、腹泻，3、4 级毒性发生率为 14%。NSCLC 患者中 7% 出现肺炎，其中 3 例死亡。129 例中，63 例进行了生物标志物分析，31 例 PD-L1 表达阳性（49%），其阳性定义为肿瘤细胞中免疫组化方法检测 PD-L1 至少 5% 阳性。PD-L1 表达阳性和阴性者的客观有效率分别为 16% 和 13%[13]。在晚期复治肺鳞癌中开展的一项Ⅱ期单臂实验 CheckMate-063 中（NCT01721759），117 例患者接受 nivolumab 治疗，其中 17 例（14.5%）部分缓解，30 例（26%）疾病稳定，20 例（17%）出现 3~4 度治疗相关不良事件，包括乏力 4%、肺炎 3%、腹泻 3%[14]。2015 年 ASCO 最新公布的 CheckMate-017 研究（NCT01642004）是一项比较 nivolumab 与多西他赛治疗复治晚期肺鳞癌的Ⅲ期随机研究[15]，入组患者 272 例，主要终点 OS 方面，nivolumab 组（9.2 个月，95% CI：7.3 ~ 13.3）较多西他赛组（6.0 个月，95% CI：5.1 ~ 7.3）长（HR = 0.59；95% CI：0.44，0.79；P = 0.00025），两者中位 PFS 分别为 3.5 个月（95% CI：2.1 ~ 4.9）和 2.8 个月（95% CI：2.1~3.5）（HR = 0.62；95% CI：0.47，0.81；P = 0.0004），ORR 分别为 20%（27/135）和 9%（12/137）（P = 0.0083），PD-L1 表达与疗效无相关性，3~4 度药物相关不良

事件发生率 nivolumab 组为 7%（9/131），多西他赛组则为 55%（71/129）。2015 年 ASCO 发布的另一项随机Ⅲ期研究 CheckMate-057（NCT01673867）[16] 的对象为含铂化疗或 TKIs 进展后的晚期非鳞 NSCLC，主要研究终点 OS 结果显示，nivolumab 组（N=292）（12.2 个月，95%CI：9.7～15.0）较多西他赛组（N=290）（9.4 个月，95%CI：8.0～10.7）更长（HR=0.73；96% CI：0.59，0.89；P=0.00155），nivolumab 组的 ORR 更好（19.2% vs 12.4%；P=0.0235），其中 PD-L1 表达阳性者 nivolumab 疗效更好。另一个比较 nivolumab 和标准化疗在 PD-L1 表达阳性的初治晚期 NSCLC 的Ⅲ期研究正在入组阶段（NCT02041533）。由于 nivolumab 在晚期肺鳞癌中已显示出良好疗效，于 2015 年 3 月 4 日 FDA 已批准其用于治疗在接受含铂化疗中或化疗后出现疾病进展的晚期（转移性）鳞状非小细胞肺癌。

临床前数据显示双重阻断 PD-1 和 CTLA-4 可显著延长抗肿瘤免疫缓解期[17]，nivolumab 联合 ipilimumab 在黑色素瘤的Ⅰ期研究客观缓解率达 40%[18]。Nivolumab 联合 ipilimumab 在 NSCLC 中的Ⅰ期研究正在进行（NCT01454102），中期分析显示 ORR 为 22%[19]。所有剂量级药物相关不良事件发生率 85%（39 例），治疗相关死亡 3 例。亚组分析还评估了 nivolumab 作为一线单药及与标准化疗联合治疗ⅢB/Ⅳ期 NSCLC 的疗效和安全性。中期结果显示 nivolumab 单药组 ORR30%；PD-L1 阳性组有效率 67%，而阴性组则未观察到疗效[20]；在联合含铂化疗组 nivolumab 显示出抗肿瘤活性，1 年总生存率 59%～87%，耐受性良好[21]。但该样本量小，尚且需更长随访。nivolumab 联合抗 LAG3 单抗Ⅰ期研究目前也正在进行中（NCT01968109）。

（2）pembrolizumab（Lambrolizumab，MK-3475）：是抗 PD-1 的人源化 IgG4 抗体，2014 年 9 月 FDA 批准用于治疗复治黑色素瘤。在晚期 NSCLC 患者中进行的Ⅰ期研究[22]中，常见副反应有疲乏、瘙痒和食欲下降。全组客观有效率 19.4%，中位 PFS 为 3.7 个月，中位 OS 为 12.0 个月。以 PD-L1 至少在 50%肿瘤细胞中表达定为 cut-off 值，结果显示其与 pembrolizumab 疗效相关。目前正在进行的研究有：pembrolizumab 比较多西他赛二线治疗 PD-L1 阳性的 NSCLCⅡ期研究（NCT01905657），比较 pembrolizumab 与含铂化疗方案一线治疗 EGFR 野生型、ALK 无融合且 PD-L1 表达阳性的Ⅳ期 NSCLC 的Ⅲ期研究（NCT02142738）（NCT02220894）；评估 pembrolizumab 在 PD-L1 表达阳性的脑转移 NSCLC 患者中的疗效的Ⅱ期研究目前在入组阶段（NCT02085070）。此外，pembrolizumab 联合化疗、靶向药物或 ipilimumab 治疗初治ⅢB/Ⅳ期 NSCLC 的Ⅰ/Ⅱ期研究也在入组阶段（NCT02039674）。

（三）PD-L1 抑制剂

BMS-936559 是首个对 NSCLC 有效的抗 PD-L1 的 IgG4 单抗。在 NSCLC Ⅰ期研究中，BMS-936559 的 ORR 为 10%（5/49），12%患者（6/49）24 周时疾病仍稳定，24 周 PFS 率 31%，疗效与病理类型无关[23]。

MPDL-3280A 是一种基因工程的人 IgG 抗 PD-L1 抑制剂，在Ⅰ期研究中有效率达 21%[24]。比较其与多西他赛在铂类化疗失败的 NSCLC 的Ⅱ期和Ⅲ期研究正在进行（NCT01903993 和 NCT02008227）。另一项关于 MPDL-3280A 单药治疗 PD-L1 表达阳性 NSCLC 的Ⅱ期研究正在开展（NCT01846416）。此外，MPDL-3280A 联合 erlotinib（NCT02013219）、bevacizumab（NCT01633970）或 MEK 抑制剂 cobimetinib（NCT01988896）的Ⅰ期研究也在进行中。

MEDI4736 也是一种对 NSCLC 显效的人 IgG1 单抗[25]，其阻断 PD-L1 与 PD-1 结合从而使 T 细胞识别清除肿瘤细胞。在一项多种晚期实体瘤的Ⅰ期研究中（NCT01693562），NSCLC 组的中期分析显示 MEDI4736 显效早而持续，12 周时 ORR13%，且其耐受性良好，未因副反应导致治疗中断，未发生药物性结肠炎或 3/4 级肺毒性[26]。一项 MEDI4736 单药在不可手术的Ⅲ期 NSCLC 同步化放疗后进行序贯治疗的Ⅲ期研究正在进行（NCT02125461）。还有多个临床研究评估 MEDI4736 单药治疗（NCT02087423）或联合 tremelimumab（NCT02000947）、吉非替尼（NCT02088112）的疗效。

（四）其他在研究的共抑制分子

LAG3：淋巴细胞活化基因 3（lymphocyte-activation gene 3，CD223）是一种共抑制受体，表达于

T淋巴细胞、NK细胞及树突状细胞。它是一种CD4相关蛋白，与Ⅱ型MHC结合，减少T细胞增殖，导致肿瘤侵袭[27,28]。BMS-986016是LAG3的单抗，BMS-986016加或不加抗PD-1单抗nivolumab治疗晚期实体瘤的Ⅰ期研究正在进行（NCT01968109）。

（2）KIR：KIR（杀伤细胞免疫球蛋白样受体）在负向调节NK细胞活化中发挥重要作用，抑制KIR功能可增强NK细胞抗肿瘤活性[29]。Lirilumab（BMS-986015）是与KIR2DL1，-2和-3受体结合的抗体，可促进NK细胞介导的细胞杀伤[30]。NSCLC患者KIR2DL1共表达增多，可能会降低NK细胞的功能[31]。目前有两项Ⅰ期研究正在开展，分别是lirilumab联合nivolumab（NCT01714739）、lirilumab联合ipilimumab（NCT01750580）治疗包括NSCLC的晚期实体瘤。

（3）TIM3：（T-cell immunoglobulin- and mucin domain-3-containing molecule 3）仅在$CD4^+$辅助T细胞1（Th1）和$CD8^+$细胞毒性T细胞中上调而参与共抑制作用。由配体galectin-9激活后，TIM3抑制效应T细胞的活性，导致外周耐受。TIM3在肿瘤的T细胞损耗中起关键作用。在NSCLC患者中，TIM3在$CD4^+$和$CD8^+$的肿瘤浸润淋巴细胞TILs中表达上调而在外周血T细胞中则不表达。TIM-3在$CD4^+$T细胞中的表达与淋巴结转移及肺癌较晚期别有关[32]。有研究发现86.7%（26/30）的NSCLC患者肿瘤细胞TIM3的免疫组化染色呈阳性。强表达者的生存较弱表达或阴性者更短，是独立的预后因子（RR4.481；95%CI：1.790~11.22；$P=0.0005$）[33]。临床前研究显示在多种实体瘤中联合抑制TIM3和PD-1比单独抑制更为有效[34~36]。TIM3阻滞剂有待开发。

（4）BTLA和A2AR：协同抑制性受体BTLA在自身免疫的作用及与淋巴瘤形成相关联的其配体HEVM已有研究[37]。A2AR是G蛋白偶联受体，可结合腺苷，进而调节MAPK激酶通路。目前尚缺乏在肺癌中的相关研究。

二、免疫治疗的临床疗效评价

由于免疫治疗的起效模式有别于细胞毒药物，使用传统的ORR及PFS作为有意义的临床评价指标不足以评估免疫治疗疗效。根据RECIST标准，肿瘤增大30%以上即被认为疾病进展，但在免疫治疗中当出现RECIST标准的疾病进展之后，免疫治疗疗效仍可能显现，而持续的SD也将意味着持续有效。因此提出了免疫相关疗效评价标准（immune-related response criteria，irRC）[38]，irPFS，定义为自开始治疗至免疫相关进展或死亡，也作为新的评价终点，其能够表明在治疗初期即使肿瘤增大，但后期仍可能出现CR、PR或SD的情况。该“假性进展”现象可能与癌周淋巴细胞浸润或迟发免疫活性有关。免疫治疗的生存曲线较化疗及靶向治疗的尾部更加平缓，疾病控制时间更长，目前OS仍被视为主要的研究终点[39]。

三、预测的标志物

寻找免疫治疗的预测标志物，从而筛选适合免疫治疗的患者是当前研究的一个热点。目前发现免疫组化检测PD-L1表达可能有助于预测PD-1和PD-L1抑制剂的疗效。研究发现PD-L1表达阳性者接受pembrolizumab[40]、MPDL-3280A[41]或MEDI-4736[42]治疗的有效率更高。然而，PD-L1表达阴性肿瘤中虽然有效率较低，但仍有部分患者有效。MPDL3280A的Ⅰ期临床研究中，复治晚期NSCLC中PD-L1表达阳性和阴性者的ORR分别为100%（4/4）和15%（4/26）。由于缺乏标准化方法、界定PD-L1阳性的临界值各异、取材与治疗间隔及标本保存各异等原因，PD-L1表达作为免疫治疗伴随诊断仍受限。

吸烟的肺癌患者对EGFR-TKIs靶向治疗反应差，但却意外增加免疫治疗的有效机率。吸烟者接受pembrolizumab治疗可获得更好的ORR[43]。同样，接受MPDL-3270A治疗的吸烟者有效率（25%）高于不吸烟者（16%）[26]。在接受nivolumab和MPDL-3280A治疗的患者中也观察到类似的结果[24,44]。目前相关的机制尚未明晰，吸烟者更易存在多基因突变[45]，在接受ipilimumab治疗的黑色素瘤患者中发现基因突变数越多，肿瘤抗原性更强，免疫治疗效果更好[46]。

新的证据表明上皮-间质转型（EMT）和抗肿瘤免疫的抑制有关，通过使 miR-200 缺失，使肺癌细胞 PD-L1 表达失控，导致肿瘤转移[47]。EMT 被认为与肺癌中较高水平的免疫调节分子相关；但目前为止尚未转化到免疫检查点抑制剂的临床应用上[48]。

四、结论与展望

目前认为肿瘤可以通过使共抑制或检查点信号失调的途径逃脱免疫系统的清除，对于免疫监视与免疫编辑理论的理解有助于新一代免疫治疗药物的研发。在包含 NSCLC 实体瘤中开展的针对 CTLA-4、PD-1 及 PD-L1 抑制剂的早期研究前景光明，将为 NSCLC 的治疗带来新的曙光。不同免疫治疗药物间的联合以及与细胞毒性化疗药物、分子靶向治疗、放疗的联合使用，及其在疾病早期的应用疗效、对于预测性生物标志物的探索都将成为将来的挑战。

参 考 文 献

1. Hanahan D, Weinberg RA. Hallmarks of cancer: the next generation. Cell. 2011; 144 (5): 646–74.
2. Vesely MD, Schreiber RD. Cancer immunoediting: antigens, mechanisms, and implications to cancer immunotherapy. Ann N Y Acad Sci. 2013; 1284: 1–5.
3. Schreiber RD, Old LJ, Smyth MJ. Cancer immunoediting: integrating immunity's roles in cancer suppression and promotion. Science. 2011; 331 (6024): 1565–70.
4. Aguirre-Ghiso JA. Models, mechanisms and clinical evidence for cancer dormancy. Nature reviews Cancer. 2007; 7 (11): 834–46.
5. Vesely MD, Kershaw MH, Schreiber RD, et al. Natural innate and adaptive immunity to cancer. Annu Rev Immunol. 2011; 29: 235–71.
6. Radoja S, Rao TD, Hillman D, et al. Mice bearing late-stage tumors have normal functional systemic T cell responses in vitro and in vivo. J Immunol. 2000; 164 (5): 2619–28.
7. Wing K, Onishi Y, Prieto-Martin P, et al. CTLA-4 control over Foxp3+ regulatory T cell function. Science. 2008; 322 (5899): 271–5.
8. Keir ME, Butte MJ, Freeman GJ, et al. PD-1 and its ligands in tolerance and immunity. Annu Rev Immunol. 2008; 26: 677–704.
9. Ahmadzadeh M, Johnson LA, Heemskerk B, et al. Tumor antigen-specific CD8 T cells infiltrating the tumor express high levels of PD-1 and are functionally impaired. Blood. 2009; 114 (8): 1537–44.
10. Lynch TJ, Bondarenko I, Luft A, et al. Ipilimumab in combination with paclitaxel and carboplatin as first-line treatment in stage ⅢB/Ⅳ non-small-cell lung cancer: results from a randomized, double-blind, multicenter phase Ⅱ study. J Clin Oncol. 2012; 30 (17): 2046–54.
11. Zatloukal P, Heo DS, Park K, et al. Randomized phase Ⅱ clinical trial comparing tremelimumab (CP-675, 206) with best sup-portive care (BSC) following first-line platinum-based therapy in patients (pts) with advanced non-small cell lung cancer (NSCLC). J Clin Oncol 2009; 27 (suppl; abstr 15S, 8071).
12. Gettinger SN, Horn L, Gandhi L, et al. Overall Survival and Long-Term Safety of Nivolumab (Anti-Programmed Death 1 Antibody, BMS-936558, ONO-4538) in Patients With Previously Treated Advanced Non-Small-Cell Lung Cancer. JClin Oncol 2015 Apr 20 (PMID25897158).
13. Antonia S, Grosso J, Horak C, et al. Association of tumor PD-L1 expression and immune biomarkers with clinical activity in patients with non-small cell lung cancer treated with nivolumab. In: IASLC 15th World Conference on Lung Cancer. 2013. Abstract P2. 11–035.
14. Rizvi NA, Mazieres J, Planchard D, et al. Activity and safety of nivolumab, an anti-PD-1 immune checkpoint inhibitor, for patients with advanced, refractory squamous non-small-cell lung cancer (CheckMate 063): a phase 2, single-arm trial. Lancet Oncol. 2015; 16 (3): 257–65.
15. David R. Spigel, Karen L. Reckamp, Naiyer A. Rizvi, et al. A phase Ⅲ study (CheckMate 017) of nivolumab

(NIVO; anti-programmed death-1 [PD-1]) vs docetaxel (DOC) in previously treated advanced or metastatic squamous (SQ) cell non-small cell lung cancer (NSCLC). ASCO2015. abstract8009.

16. Luis Paz-Ares, Leora Horn, Hossein Borghaei, et al. Phase Ⅲ, randomized trial (CheckMate 057) of nivolumab (NIVO) versus docetaxel (DOC) in advanced non-squamous cell (non-SQ) non-small cell lung cancer (NSCLC). J Clin Oncol 33, 2015 (suppl; abstr LBA109)
17. Curran MA, Montalvo W, Yagita H, et al. PD-1 and CTLA-4 combination blockade expands infiltrating T cells and reduces regulatory T and myeloid cells within B16 melanoma tumors. Proc Natl Acad Sci U S A. 2010; 107 (9): 4275-80.
18. Wolchok JD, Kluger H, Callahan MK, et al. Nivolumab plus ipilimumab in advanced melanoma. N Engl J Med. 2013; 369 (2): 122-33.
19. Antonia SJ, Gettinger SN, Chow LQM, et al. Nivolumab (anti-PD-1; BMS-936558, ONO-4538) and ipilimumab in first-line NSCLC: interim phase I results. J Clin Oncol 32: 5s, 2014 (suppl; abstr 8023).
20. Gettinger SN, Shepherd FA, Antonia SJ, et al. First-line nivolumab (anti-PD-1; BMS-936558, ONO-4538) monotherapy in advanced NSCLC: safety, efficacy, and correlation of outcomes with PD-L1 status. J Clin Oncol 32: 5s, 2014 (suppl; abstr 8024).
21. Antonia SJ, Brahmer JR, Gettinger SN, et al. Nivolumab (anti-PD-1; BMS-936558, ONO-4538) in combina-tion with platinum-based doublet chemotherapy (PT-DC) in advanced non-small cell lung cancer (NSCLC). J Clin Oncol 32: 5s, 2014 (suppl; abstr 8113).
22. Garon EB, Rizvi NA, Hui R, et al. Pembrolizumab for the treatment of non-small-cell lung cancer. N Engl J Med 2015; 372 (21): 2018-28.
23. Brahmer JR, Tykodi SS, Chow LQ, et al. Safety and activity of anti-PD-L1 antibody in patients with advanced cancer. N Engl J Med. 2012; 366 (26): 2455-65.
24. Herbst RS, Soria JC, Kowanetz M, et al. Predictive correlates of response to the anti-PD-L1 antibody MPDL3280A in cancer patients. Nature. 2014; 515 (7528): 563-7.
25. Khleif S, Lutzky J, Segal NH, et al. MEDI4736, an anti-PD-L1 antibody with engineered Fc domain: preclin-ical evaluation and early clinical results from a phase I study in patients with advanced solid tumors [abstract]. In: Proceedings of the European Cancer Congress; 2013 Sep 27-Oct 1; Amsterdam, the Netherlands; 2013. Abstract nr 802.
26. Brahmer JR, Rizvi NA, Lutzky J, et al. Clinical activity and biomarkers of MEDI4736, an anti-PD-L1 antibody, in patients with NSCLC. J Clin Oncol 32: 5s, 2014 (suppl; abstr 8021^).
27. Huang CT, Workman CJ, Flies D, et al. Role of LAG-3 in regulatory T cells. Immunity. 2004; 21 (4): 503-13.
28. Gandhi MK, Lambley E, Duraiswamy J, et al. Expression of LAG-3 by tumor-infiltrating lymphocytes is coincident with the suppression of latent membrane antigen-specific CD8+ T-cell function in Hodgkin lymphoma patients. Blood. 2006; 108 (7): 2280-9.
29. Ruggeri L, Capanni M, Urbani E, et al. Effectiveness of donor natural killer cell alloreactivity in mismatched hematopoietic transplants. Science. 2002; 295 (5562): 2097-100.
30. Romagne F, Andre P, Spee P, Zahn S, et al. Preclinical characterization of 1-7F9, a novel human anti-KIR receptor therapeutic antibody that augments natural killer-mediated killing of tumor cells. Blood. 2009; 114 (13): 2667-77.
31. Al Omar S, Middleton D, Marshall E, et al. Associations between genes for killer immunoglobulin-like receptors and their ligands in patients with solid tumors. Hum Immunol. 2010; 71 (10): 976-81.
32. Gao X, Zhu Y, Li G, et al. TIM-3 expression characterizes regulatory T cells in tumor tissues and is associated with lung cancer progression. PloS one. 2012; 7 (2): e30676.
33. Zhuang X, Zhang X, Xia X, et al. Ectopic expression of TIM-3 in lung cancers: a potential independent prognostic factor for patients with NSCLC. Am J Clin Pathol. 2012; 137 (6): 978-85.
34. Sakuishi K, Apetoh L, Sullivan JM, et al. Targeting Tim-3 and PD-1 pathways to reverse T cell exhaustion and restore anti-tumor immunity. J Exp Med. 2010; 207 (10): 2187-94.
35. Zhou Q, Munger ME, Veenstra RG, et al. Coexpression of Tim-3 and PD-1 identifies a CD8+ T-cell exhaustion phenotype in mice with disseminated acute myelogenous leukemia. Blood. 2011; 117 (17): 4501-10.
36. Ngiow SF, von Scheidt B, Akiba H, et al. Anti-TIM3 antibody promotes T cell IFN-gamma-mediated antitumor immunity and suppresses established tumors. Cancer Res. 2011; 71 (10): 3540-51.

37. Gertner-Dardenne J, Fauriat C, Orlanducci F, et al. The co-receptor BTLA negatively regulates human Vgamma9Vdelta2 T-cell proliferation: a potential way of immune escape for lymphoma cells. Blood. 2013; 122 (6): 922–31.
38. Wolchok JD, Hoos A, O'Day S, et al. Guidelines for the evaluation of immune therapy activity in solid tumors: immune-related response criteria. Clin Cancer Res. 2009; 15 (23): 7412–20.
39. Ribas A, Hersey P, Middleton MR, et al. New challenges in endpoints for drug development in advanced melanoma. Clin Cancer Res. 2012; 18 (2): 336–41.
40. Gandhi L, Balmanoukian AS, Hui R, et al. MK-3475 (anti-PD-1 monoclonal antibody) for non-small cell lung cancer (NSCLC): antitumor activity and association with tumor PD-L1 expression [abstract]. In: Proceedings of the 105th Annual Meeting of the American Association for Cancer Research; 2014 Apr 5–9; San Diego, CA. Philadelphia (PA): AACR; 2014. Abstract nr CT105.
41. Soria JC, Cruz C, Bahleda R, et al. Clinical activity, safety and biomarkers of PD-L1 blockade in non-small cell lung cancer: additional analyses from a clinical study of the engineered antibody MPDL3280A (anti-PDL1) [abstract]. In: Proceedings of the European Cancer Congress; 2013 Sep 27-Oct 1; Amsterdam, the Netherlands; 2013. Abstract nr 3408.
42. Brahmer JR, Rizvi NA, Lutzky J, et al. Clinical activity and biomarkers of MEDI4736, an anti-PD-L1 antibody, in patients with NSCLC. J Clin Oncol 32: 5s, 2014 (suppl; abstr 8021^).
43. Garon EB, Gandhi L, Rizvi N, et al. Antitumor activity of pembrolizumab (Pembro; MK-3475) and correlation with programmed death ligand 1 (PD-L1) expression in a pooled analysis of patients (pts) with advanced non-small cell lung carcinoma (NSCLC). Ann Oncol 2014; 25: v1–v41.
44. Hellmann MD, Creelan BC, Woo K, et al. Smoking history and response to nivolumab in patients with advanced NSCLC. Ann Oncol 2014; 25: iv426–v70.
45. Vogelstein B, Papadopoulos N, Velculescu VE, et al. Cancer genome landscapes. Science. 2013; 339 (6127): 1546–58.
46. Snyder A, Makarov V, Merghoub T, et al. Genetic basis for clinical response to CTLA-4 blockade in melanoma. N Engl J Med. 2014; 371 (23): 2189–99.
47. Chen L, Gibbons DL, Goswami S, et al. Metastasis is regulated via microRNA-200/ZEB1 axis control of tumour cell PD-L1 expression and intratumoral immunosuppression. Nat Commun. 2014; 5: 5241.
48. Lou Y, Diao L, Byers LA, et al. Association of epithelia-mesenchymal transition status with PD1/PDL1 expression and a distinct immunophenotype in non-small cell lung cancer: implica-tions for immunotherapy biomarkers. J Clin Oncol 32: 5s, 2014 (suppl; abstr 3018).

35. 非小细胞肺癌检测畅想

张　燕，王　燕

中国医学科学院北京协和医学院肿瘤医院

肺癌是目前全球发病率和死亡率最高的恶性肿瘤，严重威胁着人类健康。其中，80%以上为非小细胞肺癌（NSCLC）。随着肿瘤研究的不断深入，非小细胞肺癌（NSCLC）的治疗已发生了翻天覆地的变化：2004 年，EGFR 突变开始被认为是 EGFR-TKI 的疗效预测因子[1]，从此 NSCLC 不再被作为同一类型肿瘤的集合，而是多种具有不同分子生物学行为、对不同靶向药物具有敏感性的肿瘤群体。研究显示：伴有已确定驱动突变的病人中，接受靶向治疗者生存时间较未接受靶向治疗者明显延长，并且多重基因组检查有助于临床医生选择适当的病人进行靶向治疗和入组靶向治疗临床研究[2]。因此，对驱动基因的认识改变了传统的肺癌治疗模式，使得精准医学成为可能。然而，精准医学的发展很大程度上依赖分子生物学检测手段，因此，NSCLC 驱动基因的检测在肺癌的研究和治疗中发挥着重要作用。

NSCLC 驱动基因的检测越来越被重视，检测方法也逐渐规范化。但是，临床实际中，仍有一部分病人因为各种原因未能行基因检测，错过了接受靶向治疗的最好时机。中国晚期 NSCLC 病人 EGFR 突变检测率仅为 9.6%（58/606）[3]。目前 NSCLC 标本检测面临的挑战包括：①标本取材方法要求高，尤其对于小病灶或特殊部位的病灶；②标本检测周期较长，国内常规基因检测大约需要 5 天时间，对于恶性程度高、发展快的肿瘤，在基因结果回报之前往往需要对肿瘤进行有效的干预治疗；③对于较晚期的患者标本取得困难，标本量不够；晚期患者一般状况通常较差，多不能耐受有创的活检操作，而痰、胸水等标本常因肿瘤细胞太少，无法获得更多关于驱动基因方面的信息；④若反复活检从操作或伦理角度都有困难。因此，要解决现实中面临的问题，使 NSCLC 的检测更好服务于临床，就需要寻找更理想的检测标本和更为快速有效的检测方法。

一、NSCLC 个体化时代检测手段

（一）多媒介的血液检测和其他检测方法

外周血游离 DNA（ctDNA）：血液中的游离 DNA 主要由凋亡和坏死的肿瘤细胞产生，其遗传学特性和肿瘤基因组 DNA 相似。罗氏开发研制的 cobas® EGFR 突变检测（V2）检测 ctDNA，仅需 2ml 血浆标本，从样本处理到结果回报总流程耗时<4 小时，从而使得 ctDNA 成为潜在理想的血检介质。

循环肿瘤细胞（CTC）：CTC 指自发或因诊断操作进入外周血循环的肿瘤细胞。进入循环的肿瘤细胞绝大多数在短期内死亡，只有极少数具有高度活力、高度转移潜能的肿瘤细胞在循环系统中存活下来，相互聚集形成微小癌栓，并在一定条件下发展为转移灶。因此，在外周血中检测到肿瘤细胞预示着有可能发生肿瘤转移。CTC 的检测方法主要分为四大类：①基于抗体的捕捉分析法，如 CellSearch、MagSweeper 等；②基于物理特性的分析法，如 ISET、Dean Flow 等；③功能分析，如 EPISPOT 分析、CAM 等；④其他分析方法，如 Image Stream 等[4]。其中，应用较多的是 CellSearch，其基本原理是利用免疫纳米磁颗粒富集上皮来源的细胞，纳米磁颗粒包含一个纳米铁磁核心，外面包被了抗 EpCAM（上皮细胞黏附因子）的特异性抗体，通过抗原抗体反应，纳米磁颗粒会与血液中的

所有表达 EpCAM 的细胞结合；结合荧光染料的抗-CD45 和抗-细胞角蛋白（CK）8、18/19 与细胞核 DAPI 荧光染色试剂共同识别 CTC。

其他：2015 年欧洲肺癌大会上有临床数据显示尿液 ctDNA 检查（Trovagene 公司研发）可用于确定 EGFR-TKI 治疗后产生继发性耐药患者。该检测结果来自一项纳入 34 例患者临床试验的期中分析，这些转移性 NSCLC 患者在厄洛替尼治疗过程中出现疾病进展，研究结果显示：6 例经组织活检确定携带 T790M 突变的患者中，尿液 ctDNA 检查不但能正确检出全部患者的突变，而且还能发现一些 T790M 突变检测曾为阴性或者突变未经活检证实的患者。

（二）血液检测和其他检测方法的临床意义

血液检测与组织学检测一致性高，可作为组织学的补充：无论是变性高效液相色谱法（DHPLC，denaturing high-performance liquid chromatography）还是 cobas 法，配对检测组织和外周血的 EGFR 基因突变，两试验均提示血液检测与组织学一致性高（试验结果分别为：敏感性 81.8%，特异性 89.5%，一致性 87.0%；敏感性 60.7%，特异性 96.4%，一致性 90.0%）可作为组织学补充[5,6]；同样 2013 年 Mok T 等开展的 FASTACT2 研究，基于肿瘤组织/血浆 ctDNA 检测的一致性评估得出同样的结论（敏感性 77%，特异性 96%，一致性 88%）；另外，2014 年 Thress 等在 ASCO 上汇报了不同检测方法对于血液和组织学检测一致性的比较研究：在 AZD9291 临床试验中，对 38 例患者的血浆 ctDNA 用 4 种不同的检测方法进行 EGFR 突变检测，对 72 例患者的血浆 ctDNA 用 cobas AS-PCR 和 BEAMingdigitalPCR 方法进行 EGFR 突变检测，结果均提示血液检测与组织检测相比，具有高度一致性。2015 年 4 月在欧洲肺癌大会上公布的 ASSESS 研究配对比较 1162 例肿瘤组织检测方法和血浆 ctDNA 检测方法所得到的 EGFR 突变状态，研究结果显示两者的一致性为 89%（95% CI 87%~91%），但是，与肿瘤组织检测法检出为 EGFR 突变的患者相比，血浆检测方法大约只能检出其中一半的患者，然而，血液检测法也能检测出组织检测为阴性的 EGFR 突变患者；本研究主要作者 Martin Reck 博士表示这项研究证实肿瘤组织检测是目前明确 EGFR 突变类型的最佳方法，但同样揭示：如果有良好的 DNA 提取技术和敏感性得当的检测方法，当不能获取肿瘤组织样本时，血浆 ctDNA 检测是一个可行的替代性检测方法。

对靶向治疗的预测性好：多项研究比较了血浆和组织 EGFR 突变及野生型 PFS 曲线，结果显示两组 PFS 曲线较为一致，血液检测对靶向治疗的预测性好[5,6]；FASTACT2 研究分别比较血液和组织检测 EGFR 突变阳性组的 PFS 和 OS 并得出结论：cobas EGFR 血液检测能可靠地被用于检测血浆 EGFR 突变，并且血浆 EGFR 突变是生存结果的有力预测因素；Thress 比较不同 EGFR T790M 突变状态对 AZD9291 的临床缓解率，研究提示两种检测方法的预测性一致。

便于动态监测：由于肿瘤存在异质性，分子靶向治疗在杀灭肿瘤细胞的同时也将侵袭增殖能力强、耐药的优势克隆筛选出来，多线治疗后进展的肿瘤其克隆情况更为复杂[2]。耐药是包括靶向治疗在内的所有药物治疗不可避免的话题，耐药机制复杂，不同的驱动基因的耐药机制不尽相同：T790M 突变占 EGFR-TKI 获得性突变 60%[7]，而克唑替尼耐药会通过基因突变、基因融合以及替代基因等方式获得[8]。Geoffrey R 等进一步对获得性 EGFR-TKI 耐药的 EGFR 突变肺癌患者进行再次活检行前瞻性分子分析，比较不同 T790M 突变状况的患者的进展后生存期、进展后至新转移灶出现时间，研究得出结论：在对 EGFR-TKIs 获得性耐药的患者中，T790M 的出现提示预后更好且进展更缓慢[9]。Sorensen 等通过血液检测动态监测在厄洛替尼治疗期间血液中 EGFR 敏感突变 DNA 的数量，结果显示：96%的患者血浆中 EGFR 敏感突变 DNA 的数量在厄洛替尼治疗一周期后减少，若动态监测血液 EGFR 突变，T790M 突变最早于临床进展前 344 天出现（范围 15~344 天），因此该研究认为动态监测血浆 EGFR DNA 突变是可行的，且可以早期检测到耐药突变[10]。同样，2015 年欧洲肺癌大会公布的尿检 ctDNA 检测继发性 T790M 突变或可用于高频率监测 TKI 治疗后耐药的出现，并且尿检发现耐药突变早于影像学提示疾病进展数个月。MokT 等在 2013 年 WCLC 上汇报的 FASTACT-2 研究在基线期、第 3 周期以及疾病进展期进行连续血浆样本分析，监测血浆游离 DNA 和 pEGFR 突变 DNA 的动态定量变化，研究结果显示：血浆游离 DNA 以及 EGFR 突变特异性 DNA 在第 3 周期降低，并在治疗进展时恢复，研究认为对于 EGFR 突变并且接受一线 EGFR-TKI 治疗的患者而言，第 3 周期 pEGFR 突变状态可能是疗效预测因子，而这一结论有待进一步前瞻性临床研究证实。

尽管研究显示外周血与组织基因突变检测一致性高，血浆 DNA 对靶向治疗预测性好，便于肿瘤治疗过程的动态监测，但外周血与组织 EGFR 突变检测结果并非完全一致，其可能原因：①检测方法的灵敏度不同；②肿瘤组织内的异质性；③原发灶与转移灶的异质性。

（三）NSCLC 检测的未来发展方向和趋势

从单基因到多基因到单细胞的检测变革：基因测序的发展经历了 20 世纪 80 年代中期的传统的化学降解法、双脱氧链终止法以及在它们的基础上发展来的第一代测序，2005 年开始的第二代高通量 DNA 测序，目前正在研发以单分子测序为特点的第三代 DNA 测序，这种从单基因到多基因到单细胞的检测变革能更充分地利用有限的肿瘤标本获得更多的信息指导个体化治疗。

从定性到定量的检测变革：相关研究显示 EGFR 突变量可预测 EGFR-TKI 的疗效，而 Droplet digital PCR 方法可检测到低至 0. 001%的突变；Guanshan Zhu 等利用 Droplet digital PCR 方法检测血浆中游离 DNA、利用 ARMS 方法检测肿瘤组织中的 DNA，配对比较两种检测方法对 EGFR19 外显子缺失和 L858R 的突变状况的检出情况，结果显示：血浆检测敏感度 81. 82%，特异性 98. 44%，一致性：19 外显子缺失突变 94. 19%，L858R 93. 02%。这种从定性到定量的检测变革能更深入的了解 NSCLC 异质性，指导治疗方案的选择。

从静态到动态的检测变革：由于肿瘤的异质性和治疗过程中优势克隆的筛选，初次诊断生物的识别及治疗决策在肿瘤复发进展后通常无效，因此在肿瘤的治疗过程需要通过检测动态监测肿瘤变化。从静态到动态的检测变革对靶向治疗的疗效和耐药监测有很好的指导作用。

从有创到无创的检测变革：随着检测技术的不断发展，从组织标本到单细胞标本的转变将实现从有创到无创的检测变革，从而使得对肿瘤细胞的遗传学认识走向无创、实时、精准的个体化时代。

二、总结

NSCLC 的检测已进入个体化时代，检测技术的发展需要建立标准化的分子检测平台，积极开展以外周血标志严格分层的前瞻性研究，实时动态监测，为临床诊治提供更及时的信息，同时探索新的治疗靶基因及相关药物。未来检测变革的发展方向将进入从单基因到多基因、从定性到定量、从静态到动态、从有创到无创的变革。晚期 NSCLC 治疗模式未来将会进入实时、精准的靶向治疗时代。

参 考 文 献

1. Lynch TJ, Bell DW, Sordella R, et al. (2004). Activating mutations in the epidermal growth factor receptor underlying responsiveness of non-small-cell lung cancer to gefitinib. N Engl J Med. 350 (21): 2129-2139.
2. Kris MG, Johnson BE, Berry LD, et al. (2014). Using multiplexed assays of oncogenic drivers in lung cancers to select targeted drugs. JAMA. 311 (19): 1998-2006.
3. Xue C, Hu Z, Jiang W, et al. (2012). National survey of the medical treatment status for non-small cell lung cancer (NSCLC) in China. Lung Cancer. 77 (2): 371-375.
4. Krebs MG, Metcalf RL, Carter L, Brady G, Blackhall FH, Dive C (2014). Molecular analysis of circulating tumour cells-biology and biomarkers. Nat Rev Clin Oncol. 11 (3): 129-144.
5. Bai H, Mao L, Wang HS, et al. (2009). Epidermal growth factor receptor mutations in plasma DNA samples predict tumor response in Chinese patients with stages ⅢB to Ⅳ non-small-cell lung cancer. J Clin Oncol. 27 (16): 2653-2659.
6. Weber B, Meldgaard P, Hager H, et al. (2014). Detection of EGFR mutations in plasma and biopsies from non-small cell lung cancer patients by allele-specific PCR assays. BMC Cancer. 14294.
7. Yu HA, Arcila ME, Rekhtman N, et al. (2013). Analysis of tumor specimens at the time of acquired resistance to EGFR-TKI therapy in 155 patients with EGFR-mutant lung cancers. Clin Cancer Res. 19 (8): 2240-2247.

8. Doebele RC, Pilling AB, Aisner DL, et al. (2012). Mechanisms of resistance to crizotinib in patients with ALK gene rearranged non-small cell lung cancer. Clin Cancer Res. 18 (5): 1472–1482.
9. Arcila ME, Oxnard GR, Nafa K, et al. (2011). Rebiopsy of lung cancer patients with acquired resistance to EGFR inhibitors and enhanced detection of the T790M mutation using a locked nucleic acid-based assay. Clin Cancer Res. 17 (5): 1169–1180.
10. Sorensen BS, Wu L, Wei W, et al. (2014). Monitoring of epidermal growth factor receptor tyrosine kinase inhibitor-sensitizing and resistance mutations in the plasma DNA of patients with advanced non-small cell lung cancer during treatment with erlotinib. Cancer. 120 (24): 3896–3901.

36. 非小细胞肺癌驱动基因检测组织标本替代品的研究进展

张沂平

浙江省肿瘤医院肿瘤内科

肺癌是目前我国发病率和死亡率最高的恶性肿瘤[1]。非小细胞肺癌（non-small cell lung cancer，NSCLC）是目前肺癌发病率最高的病理亚型，占所有肺癌患者的80%左右，其中晚期NSCLC占新发肺癌患者的60%以上。NSCLC常见的转移部位包括肺、骨、脑及胸膜腔等。晚期NSCLC一般预后不良，中位生存时间仅为10~2个月。NSCLC目前不可手术治疗，主要的治疗手段为化疗、放疗、分子靶向治疗。其中，分子靶向治疗在延长NSCLC患者生命，特别是东亚、不吸烟的腺癌患者生存时间和提高生活质量方面发挥了越来越重要的作用[2-4]。靶向治疗的基础是驱动基因的检测，目前临床上应用较广泛的驱动基因是EGFR、ALK、ROS1等。对于驱动基因阳性的患者，使用对应的靶向药物可使患者的中位生存时间大大延长[5]。

肿瘤组织标本是目前驱动基因检测的金标准，常见的获取组织标本的方式包括纵隔镜或胸腔镜活检、淋巴结活检等，但实际上多数晚期NSCLC患者往往拒绝接受创伤性的检查，因此大多数晚期NSCLC患者都无法获得足够的肿瘤标本用于检测基因突变。国内的一项多中心调查表明，中国患者EGFR突变检测的比例在2009年仅有9.6%，而2012年也仅仅有20%，这提示大多数患者无法获取足够的标本用于基因检测[6]。而对于靶向药物耐药后的活检标本比例较初诊患者的标本取材率更低。IPASS研究纳入的1038例患者中只有681例能够提供标本，最后仅437例患者能够评价EGFR基因突变状态[2]。单纯的细胞学诊断仅能够满足诊断的需要，往往无法行进一步的检测。如何寻找创伤性小、有效的替代检测标本是临床中的热点问题。

一、外周血

目前国内外学者研究最多的是外周血检测作为组织标本的替代进行相关基因检测。肿瘤患者外周血中存在因瘤细胞凋亡、坏死而释放的游离DNA。这些游离的DNA携带了肿瘤组织中重要的驱动基因的信息。对于外周血作为驱动基因检测替代品的研究主要集中于EGFR检测方面。目前多项研究对血液中EGFR突变进行了分析。SLOG研究是西班牙进行的一项对于存在EGFR突变者给予厄洛替尼治疗的前瞻性、Ⅱ期、多中心、单臂临床研究。在2105例筛选的NSCLC患者中，存在组织EGFR突变者有350例（16%）。其中217例接受了厄洛替尼治疗，164例有配对的血清标本。结果显示，血清和组织EGFR突变检测的一致率为59.1%（97/164例）[7]。国内王洁等利用变性高效液相色谱法（DHPLC）对230例晚期NSCLC患者的配对组织和血浆EGFR突变的检测结果进行了分析，其中102例接受了吉非替尼治疗。两种标本的一致性为78%，该研究是迄今有关外周血与配对组织检测EGFR突变的最大人群的报道[8]。2013年ASCO年会报道了FAST-ACT2研究通过血浆检测EGFR突变的结果，共224例患者的血浆进行了EGFR突变检测，检测方法为cobas EGFR blood test试剂盒，结果显示血浆检测和石蜡组织EGFR突变的阳性/阴性预测值分别为93%（68/73）和86%（130/151），总一致性为88%（198/224），血浆检测的敏感性为77%（69/90），特异性为96%（129/134）[9]。通过几项研究不难发现，血清或血浆用于临床 EGFR 突变检测代替组织具有一定的预测作用。当然，目前血液中检测 EGFR 突变结果与组织中的一致性方面还存在一定的问题，部分研究存在假阴性率较高，这可能会使一部分真正“阳性”的患者失去治疗的机会。目前血液作为组织标本替代品的研究多数集中在 EGFR 检测方面，在血液作为 ALK、ROS1 等基因检测方面还缺少相关的报道。血液学检测还有很多问题需要解决，如血液标本的留取时间和质控，检测的方法学等都还需要进一步探索。

循环肿瘤细胞（CTC）是有关外周血分子标志物研究的另一焦点。其作为完整的、无损伤的肿瘤细胞，能反映肿瘤的转移、耐药、进展等过程。一项来自 Dana-Farber 癌症中心的研究应用微滴式数字 PCR 技术对血液中循环肿瘤细胞进行肿瘤分型，探究其是否具有较高的特异性和定量能力。结果提示循环肿瘤细胞作为肿瘤组织替代品具有良好的敏感性和特异性，且能从服用 EGFR-TKIs 药物的患者中更早的检测出 T790M 突变[10]。

2008 年发表在《新英格兰杂志》的一篇文章报道了 12 例晚期 NSCLC 的患者的外周血循环肿瘤细胞和血浆标本，结果二者 EGFR 突变检出率分别为 92%和 33%，这提示我们循环肿瘤细胞可能是更好的组织替代品[11]。

耐药是靶向治疗不可回避的问题，也是临床诊疗的难点和热点问题。目前临床中常用的 EGFR-TKIs 药物及 ALK 抑制剂的中位有效时间为 10 个月左右，绝大多数患者会出现耐药。目前耐药后的治疗还缺乏相关的标准，对于 EGFR 突变的患者耐药的原因包括 T790M 突变，CMET 扩增、小细胞转化等[12]。部分耐药靶点的抑制剂已经开始进入临床研究阶段，如 2014 年 ASCO 报道的 T790M 抑制剂 AZD9291 对于靶向药物耐药后的患者可使患者的中位无进展生存期达到 12 个月以上。有研究通过血浆中检测 T790M 的情况来预测靶向药物的疗效，但血液中采用常规的 PCR 检测技术同样存在检测敏感性低的问题。数字 PCR 检测被证实敏感性高于普通 PCR 检测，值得进一步探索和临床应用。

二、胸腔积液

晚期 NSCLC 首诊患者 10%~5%存在恶性胸腔积液，复治患者中恶性胸腔积液的比例更高，可达到 50%以上[13]。多项小样本回顾性研究均表明胸腔积液作为标本替代品有显著的优势，第一，胸腔积液多为治疗需要时获取，即仅在患者出现临床相关症状用于治疗需要时获取，因而相对容易，不增加患者额外的负担。第二，部分患者的胸腔积液可以反复出现，这对于动态监测患者的肿瘤的分子特征起到了重要的作用。第三，较血液学的检测等其他手段，胸腔积液中的肿瘤信息更加丰富。

目前已有多项临床研究显示采用胸腔积液作为组织替代品进行检测有较高的可行性。Kimura 等[14]采用 ARMS 法对 23 例晚期肺癌患者的胸腔积液中的肿瘤细胞进行检测显示，阳性率为 35%，ZHANG 等[15]采用突变富集 PCR 法对胸水中的沉淀细胞和无细胞液检测显示 EGFR 检出率为 50%。Wu 等[16]的研究通过 PCR 方法检测 136 例非小细胞肺腺癌患者的恶性胸腔积液发现 64%的患者存在 EGFR 突变，且突变率高于组织标本中 EGFR 积液突变率。Smits 等[17]的研究表明，胸腔积液中 EGFR 突变的比例高于组织标本中，但该研究采用的并非配对的组织标本。当前对于组织标本和胸腔积液中驱动基因发生率存在差异的原因可能归结于肿瘤的异质性。

目前多数关于胸腔积液中驱动基因的研究集中在 EGFR 基因检测方面，对于 ALK 融合基因的检测还缺少在胸腔积液中的数据，目前仅有来自台湾的一项回顾性研究。该研究分析了 116 例 EGFR 阴性的患者中采用 RT-PCR 的方法检测 ALK 融合基因的表达情况，结果表明，共发现 39 例患者为 ALK 阳性，ALK 阳性患者达到 34%。通过与组织样本对比发现，其检测一致率达到 85%。该研究显示 RT-PCR 对于胸腔积液检测具有可行性，但研究中配对 10 例患者具有配对的组织标本[18]。而目前对于临床中开始广泛应用的其他驱动基因，如 ROS1、T790M 等检测的研究报道较少，是否具有可行性还缺乏研究支持。胸腔积液在靶向药物耐药的患者中出现的比例较高，可达到 40%~50%，因此，胸腔积液作为耐药患者检测的组织替代品可能有一定的价值。但目前还缺少相关的研究。

当前对于胸腔积液中驱动基因的检测目前也存在几个问题，第一，目前对于胸腔积液中驱动基因的检测方法还没有确立，是采用传统的测序法还是敏感度更高的方法。第二，多数患者的胸腔积液为血性积液，积液中混杂的多数是血细胞，如何通过有效的方法筛选出肿瘤细胞也是当前的难点。第三，目前临床中多数的回顾性分析采用的是肿瘤细胞包埋形成蜡块后再行基因检测，但这无疑增加了病理工作的负担，是否可通过直接抽提积液中的游离肿瘤的 DNA 或 RNA 可以替代目前的蜡块还有待于进一步探讨。第四，目前的多数研究样本量较小，且均为回顾性研究，缺少胸腔积液驱动基因与组织标本配对的研究。

三、其他细胞学标本

由于细胞学样本中通常情况下细胞含量较少，通过敏感性较低的检测方法往往无法获取有价值的基因检测信息。随着新的敏感性更高的方法的临床应用，越来越多的研究采用细胞学样本进行基因检测。除上述提到的胸腔积液样本外，研究较多的是内镜下穿刺细胞学、脑脊液、痰液细胞学、肺泡灌洗液等样本。

Navani 等[19]的研究纳入 119 例超声内镜穿刺细胞学标本，结果共 107 例可进行 EGFR 基因检测。Santis 等[20]的研究共纳入 131 例超声内镜细针穿刺标本，结果 126 例可进行基因检测。这两项研究均提示超声内镜下细针穿刺的细胞学样本进行基因检测有较高的可行性。另外，多项临床研究采用细针穿刺转移灶，如淋巴结、骨转移灶、气管镜刷检和冲洗液进行 EGFR 基因检测，均提示具有较高的可行性[21]。

Yang 等[22]的研究纳入 30 例 NSCLC 患者的脑脊液样本，采用 ARMS 法检测 EGFR 突变，结果共有 13 例患者（43%）明确为 EGFR 突变，与组织标本比较显示脑脊液作为 EGFR 基因检测的敏感性和特异性分别为 67%和 82%。

Hubers AJ 等[23]对晚期肺癌患者痰液中细胞 DNA 检测，共 10 例患者纳入到研究中，结果表明，采用不同方法检测可以发现 30%~50%的患者存在 EGFR 基因突变，提示痰液检测可能是一个良好的替代品。

有研究者采用肺泡灌洗液进行 EGFR 突变检测，发现有部分患者能够检测到 EGFR 突变，但研究的样本量较小，还有待于进一步探索[24]。

四、展望

组织标本是晚期 NSCLC 基因检测的金标准，在晚期肺癌无法获取组织标本进行基因检测的情况下，尽可能的获得有价值的替代品进行驱动基因的检测具有重要的临床意义，但进一步优化检测流程，提高检测的敏感度需要临床进一步探索。在个体化治疗的时代，单纯定性检测 EGFR 及 ALK 等单一基因突变远远不够，实现定量、动态、尤其无创的基因检测才能指导更为精准的个体化治疗。目前高通量的二代测序技术已经开始在临床中使用，也有相关报道采用循环游离 DNA 及胸腔积液等组织替代品进行测序的相关报道，二代测序技术实现了从单基因检测到多基因检测、基因检测从定性到定量的转变，是肿瘤驱动基因检测的发展方向。

参 考 文 献

1. Siegel R, Naishadham D, Jemal A. Cancer Statistics, 2013. CA CANCER J CLIN, 2013, 63 (1): 11-30.

2. Mok TS, Wu YL, Thongprasert S, et al. Gefitinib or carboplatin-paclitaxel in pulmonary adenocarcinoma. N Engl J Med, 2009, 361 (10): 947-957.

3. Maemondo M, Inoue A, Kobayashi K, et al. Gefitinib or chemotherapy for non-small-cell lung cancer with mutated EGFR. N Engl J Med, 2010, 362 (25): 2380-2388.

4. Gatzemeier U, Pluzanska A, Szczesna A, et al. Phase Ⅲ study of erlotinib in combination with cisplatin and gemcitabine in advanced non-small-cell lung cancer: the Tarceva Lung Cancer Investigation Trial. J Clin Oncol, 2007, 25 (12): 1545

-1552.

5. Kris MG, Johnson BE, Berry LD, et al. Using multiplexed assays of oncogenic drivers in lung cancers to select targeted drugs. JAMA, 2014, 311 (19): 1998-2006.
6. Xue C, Hu Z, Jiang W, et al. National survey of the medical treatment status for non-small cell lung cancer (NSCLC) in China. Lung Cancer, 2012, 77 (2): 371-375.
7. Sepherd FA, Pereira JR, Ciuleanu T, et al. Erlotinib in previously treated non-small-cell lung cancer. N Engl J Med, 2005, 353 (2): 123-132.
8. Bai H, Mao L, Wang HS, et al. Epidermal Growth Factor Receptor Mutations in Plasma DNA Samples Predict Tumor Response in Chinese Patients With Stages ⅢB to Ⅳ Non-Small-Cell Lung Cancer. J Clin Oncol, 2009, 2 (16): 653-659.
9. Wu YL, Lee JS, Thongprasert S, et al. Intercalated combination of chemotherapy and erlotinib for patients with advanced stage non-small-cell lung cancer (FASTACT-2): a randomised, double-blind trial. Lancet Oncol, 2013, 14 (8): 777-786.
10. Oxnard GR, Paweletz CP, Kuang Y, et al. Noninvasive detection of response and resistance in EGFR-mutant lung cancer using quantitative next-generation genotyping of cell-free plasma DNA. Clin Cancer Res, 2014, 20 (6): 1698-705.
11. Maheswaran S, Sequist LV, Nagrath S, et al. Detection of mutations in EGFR in circulating lung-cancer cells. N Engl J Med, 2008; 359 (4): 366-377.
12. Sequist LV, Waltman BA, Dias-Santagata D, et al. Genotypic and histological evolution of lung cancers acquiring resistance to EGFR inhibitors. Sci Transl Med, 2011, 3 (75): 75ra26.
13. American Thoracic Society: Management of malignant pleural effusions. Am J Respir Crit Care Med, 2000, 162 (5): 1987-2001.
14. Kimura H, Fujiwara Y, Sone T, et al. High sensitivity detection of epidermal growth factor receptor mutations in the pleural effusion of non-small cell lung cancer patients. Cancer Sci, 2006, 97 (7): 642-648.
15. Zhang X, Zhao Y, Wang M, et al. Detection and comparison of epidermal growth factor receptor mutations in cells and fluid of malignant pleural effusion in non-small cell lung cancer. Lung Cancer, 2008, 60 (2): 175-182.
16. Wu SG, Gow CH, Yu CJ, et al. Frequent epidermal growth factor receptor gene mutations in malignant pleural effusion of lung adenocarcinoma. Eur Respir J, 2008, 32 (4): 924-930.
17. Smits AJ, Kummer JA, Hinrichs JW, et al. EGFR and KRAS mutations in lung carcinomas in the Dutch population: increased EGFR mutation frequency in malignant pleural effusion of lung Adenocarcinoma. Cell Oncol (Dordr), 2012, 35 (3): 189-196.
18. Wu SG, Kuo YW, Chang YL, et al. EML4-ALK translocation predicts better outcome in lung adenocarcinoma patients with wild-type EGFR. J Thorac Oncol, 2012, 7 (1): 98-104.
19. Navani N, Brown JM, Nankivell M, et al. Suitability of EBUS-TBNA specimens for subtyping and genotyping of NSCLC: a multi-centre study of 774 patients. Am J Respir Crit Care Med, 2012; 185 (12): 1316-1322.
20. Santis G, Angell R, Nickless G, et al. Screening for EGFR and KRAS mutations in endobronchial ultrasound derived transbronchial needle aspirates in non-small cell lung cancer using COLD-PCR. PLoS One 2011; 6: e25191.
21. Ellison G, Zhu G, Moulis A, et al. EGFR mutation testing in lung cancer: a review of available methods and their use for analysis of tumour tissue and cytology samples. J Clin Pathol. 2013 Feb; 66 (2): 79-89.
22. Yang H, Cai L, Zhang Y, et al. Sensitive Detection of EGFR Mutations in Cerebrospinal Fluid from Lung Adenocarcinoma Patients with Brain MetastasesJ Mol Diagn. 2014; 16 (5): 558-63.
23. Hubers AJ, Heideman DA, Yatabe Y, et al. EGFR mutation analysis in sputum of lung cancer patients: a multitechnique study. Lung Cancer, 2013, 82 (1): 38-43.
24. Bruno P, Mariotta S, Ricci A, et al. Reliability of direct sequencing of EGFR: comparison between cytological and histological samples from the same patient. Anticancer Res, 2011, 31 (12): 4207-4210.

37. 肺癌的抗血管生成治疗——路在何方？

赵　琼，曾　珠

浙江大学附属第一医院胸部肿瘤科

肺癌目前已成为癌症相关死亡率第一位的肿瘤疾病，传统的化疗及放疗对患者生存期的延长已进入平台期，靶向药物给肺癌患者带来了曙光，其中抗血管生成药物层出不穷，其研究机制也不断深入，给肺癌带来了新的希望。根据肿瘤血管生成理论，当实体肿瘤直径大于2mm时需诱导新的血管生成以获取血供，否则肿瘤将会因缺血、缺氧而坏死[1]。血管新生是一个复杂的过程，同时受到一些促血管和抗血管生成因子的调控。目前认为，主要有三条信号转导通路调控血管生成，分别由血管内皮生长因子（Vascular endothelial growth factor，VEGF），血小板源性生长因子（Platelet-derived growth factor，PDGF）和成纤维细胞生长因子（Fibroblast growth factor，FGF）及其受体（receptor）介导。VEGF，PDGF和FGF这三条通路对刺激血管新生和细胞增殖具有协同作用[2-6]。以血管生成为靶点的治疗目前已经成为NSCLC靶向治疗的热点，作用于肿瘤血管生成不同环节的各种药物层出不穷，但抗血管生成药物在临床试验中的表现却参差不齐，本文将就抗血管生成药物的现状及面临的问题做简要回顾。

一、作用于VEGF的药物

（一）贝伐珠单抗

贝伐珠单抗（Bevacizumab，Avastin）是第一个重组人源化的抗VEGF单克隆抗体，能与所有的VEGF异构体集合，阻止VEGF与受体结合从而抑制VEGF活性，阻断肿瘤血管的细胞信号传导，抑制血管生长。ECOG 4599临床试验结果证明，贝伐珠单抗与紫杉醇/卡铂（PC）方案联用，与单用PC方案相比，客观有效率（objective response rate，ORR）提高，能显著延长晚期非鳞癌非小细胞肺癌（NSCLC）的患者的无进展生存时间（progression-free survival，PFS）和总生存期（overall survival，OS），从而奠定了贝伐珠单抗联合化疗一线治疗NSCLC的地位[7]。BEYOND研究同样证实了贝伐珠单抗联合含铂化疗一线治疗中国非鳞非小细胞肺癌患者可以带来具有临床意义的PFS延长（9.2m vs 6.5m），VEGF-A和VEGFR-2生物标志物与贝伐珠单抗治疗的疗效没有相关性，EGFR突变阳性是预后的影响因素，但不是贝伐珠单抗疗效的预测因素。

（二）Ramucirumab

Ramucirumab（Cyramza）是血管内皮生长因子2的抑制剂，可特异性地与受体结合并阻止受体活化。国际多中心Ⅲ期临床研究（REVEL）对比1253例NSCLC患者中Ramucirumab联合多西他赛和安慰剂联合多西他赛的疗效。结果显示，Ramucirumab联合多西他赛组可改善患者的PFS（4.5vs3.0；HR 0.762；$P<0.0001$）和OS（10.5vs9.1；HR 0.857；$P=0.0235$），Ramucirumab组的治疗ORR高于安慰剂组（23%vs14%，$P<0.0001$）。基于此令人鼓舞的研究结果美国FDA已于2014年12月批准其用于转移性NSCLC的适应证。

二、作用于血管生成抑制因子的药物

血管内皮抑素作为由肿瘤诱导产生的内源性血管生成抑制因子之一，血管内皮抑素能特异性抑制内皮细胞增生，明显抑制肿瘤生长和转移，中国自主研发的重组人血管内皮抑素（endostar）在Ⅰ/Ⅱ期临床试验中取得了较好的效果，国内的一项多中心临床Ⅲ期试验表明，恩度联合诺维本/顺铂方案治疗晚期 NSCLC 具有良好效果，ORR 显著提高，中位疾病进展时间及一年生存率也明显延长[8]。

三、多靶点的小分子激酶抑制剂

抗 VEGF 治疗失败部分可能与代偿通路活化有关，如 PDGF 和 FGF 通路等，因此同时抑制多条通路是多靶点抗血管生成小分子抑制剂（multitargeted anti-angiogenic inhibtors，MAIs）的理论基石。根据血管生成的常见的三条信号转导通路，研究者设计开发了多靶点的小分子激酶抑制剂，有双通路、三通路等抑制剂（表）。小分子抗血管抑制剂使肿瘤血管及其微环境由原来的结构和功能的紊乱状态向正常状态转变，使得肿瘤细胞从乏氧状态中解脱出来，从而改善肿瘤的微环境，方便化疗药运输至肿瘤组织内，因而增加肿瘤细胞对放疗和化疗的敏感性。临床前研究表明，MAIs 有直接抗细胞增殖作用，因此临床应用有单药和与化疗联合用药两种。

表　多靶点抗血管生成药物的分类

药物名称	VEGFR	PDGFR	c-KIT	RAF	FLT-3	RET	FGFR	EGFR	Src
Sorafenib	R-2，3	β	√	√	√				
Sunitinib	R-1，2，3	α/β	√		√	√			
Motesanib	R-1，2，3	√	√			√			
Axitinib	R-1，2，3	β	√						
Cediranib	R-1，2，3	α/β	√						
Linifanib	R-1，2，3	√							
Brivinanib	R-2						R-1		
Vandetanib	R-2，3					√		√	
Nintedanib	R-1，2，3	α/β			√		R-1，2，3		√
Pazopanib	R-1，2，3	α/β	√				R-1，3		

（一）双通路抑制剂

索拉非尼（Sorafenib）是第一个用于肿瘤治疗的多靶点激酶抑制剂，具有双重抗肿瘤作用：既可通过阻断由 RAF/MEK/ERK 介导的细胞信号传导通路，直接抑制肿瘤细胞的增殖，还可通过作用于 VEGF，PDGF-β 等受体，抑制新生血管的形成和阻断肿瘤细胞的营养供应和代谢而达到遏制肿瘤生长的目的。索拉非尼在肾癌和肝癌中表现不俗，在肺癌的Ⅱ期临床试验中也显示出一定的抗肿瘤活性[9]，然而其在肺癌的Ⅲ期临床试验结果却令人失望[10]。同样，舒尼替尼[11]，Motesanib[12]，阿西替尼[13,14]，西地尼布[15,16]，Linifanib[17]，Brivanib[18]，凡德他尼[19-24]等多靶点抑制剂（表）均在临床前显示出抗肿瘤活性，但在Ⅱ或Ⅲ期临床试验中没有达到主要终点，并且药物的毒副作用均较大，没有在临床实践中被广泛采用。

（二）三通路抗血管生成抑制剂

1. 尼达尼布（Nintedanib，BIBF 1120）　为三重酪氨酸激酶抑制剂，靶点包括 VEGF、PDGF 和 FGF，也可抑制 MAPK 和 Akt 的激活。Ⅱ期临床研究显示，尼达尼布单药二、三线治疗 NSCLC 有较好的耐受性，但 PFS 和 ORR 欠佳[25]。LUME-Lung 1 和 2 临床研究是大样本尼达尼布随机双盲多中心Ⅲ期临床研究项目中的一部分，是迄今为止针对这一 NSCLC 患者人群的规模最大的Ⅲ期临床项目之一。分别纳入来自欧洲、亚洲和南非的 1314 例和 826 例ⅢB/Ⅳ期既往已经一线化疗进展的 NSCLC 患者。LUME-

Lung 1 研究中[26]，患者随机接受尼达尼布联合多西他赛或安慰剂联合多西他赛的治疗方案，研究主要终点为 PFS。研究结果显示，尼达尼布联合多西他赛组患者的生存期较安慰剂组延长 2.3 个月（$P=0.0359$）。此外，相对于安慰剂组，尼达尼布联合多西他赛 PFS 显著延长（$P=0.0019$）。LUME-Lung 2 试验中[27]，患者随机接受尼达尼布联合培美曲塞或安慰剂联合培美曲塞。中期分析时发现已入组的 713 名患者中，尼达尼布与培美曲塞联合组并未优于单药培美曲塞组，试验终止。最终分析的结果是两组 PFS 分别为 4.4 个月和 3.6 个月，$P=0.04$，但 OS 相差不大，有效率两组均为 9%。

在其他药物联合化疗纷纷失败中，尼达尼布联合化疗药物二线治疗 NSCLC 的Ⅲ期研究中做出了阳性结果，具有里程碑式意义。

2. 帕唑帕尼（Pazopanib，GW786034）　是靶向 VEGFR、PDGFR、FGFR 等激酶的多靶点酪氨酸激酶抑制剂，对非小细胞肺癌、肉瘤和肾细胞癌都有抑制作用。帕唑帕尼单药或与化疗联合或与厄罗替尼联合治疗晚期 NSCLC 的临床研究正在开展中。

四、小结与展望

抗血管生成在 NSCLC 治疗中占据重要的地位。但至今仅有贝伐珠单抗和抗内皮抑素获得批准应用于临床，Ramucirumab（Cyramza）去年拿到了美国 FDA 用于治疗晚期 NSCLC 的适应证。抗血管生成药物的前路仍迷雾重重。

首先，抗血管生成药物缺乏有效生物标记，难以确定其治疗的最大获益人群。目前 NSCLC 靶向治疗中，取得成功的药物如 EGFR-TKI，ALK 抑制剂等均有明确的靶标，但对于大多数缺乏突变的 NSCLC 患者而言，可供选择的治疗方案不多，抗血管药物为他们提供了新的曙光，尽管贝伐单抗在 NSCLC 中取得成功，但大多数抗血管生成药物临床试验一线失败，单药或联合化疗的疗效都不尽人意。多靶点抗血管生成药物除了针对 VEGF 等介导的抗血管生成治疗外，在理论上还对其他的分子靶点产生疗效，如 RAF，EGFR 等。但临床试验中，仅尼达尼布获得Ⅲ期临床试验阳性结果，部分药物 PFS 和 RR 虽有一定的提高，但 OS 一般均无差异。多靶点药物不但没有达到我们所期望的疗效，反而由于其多靶点的作用机制，产生了比单靶点药物更严重的毒性作用。这可能也与上述多靶点药物临床试验入组时患者基本上都没有经过筛选有关，并且在回顾性分析生物标志物的预测和预后作用也都失败了。无法找到适合人群是多靶点抗血管生成药物的发展瓶颈。如何破除 MAIs 在临床实践中的“无靶点”的尴尬局面，使这类药物在 NSCLC 的治疗中走出困境，是摆在广大临床医生和科研工作者的一道难题。日后研究的关键可能就在于寻找可靠的指标来预测其疗效，筛选出最大获益人群。目前报道的预测因素包括影像灌注参数（DCE-MRI、PET-CT、CT）[28]，组织学标志物（VEGF、MVD、IFP、SDF-1α）[29,30]，循环标志物（VEGF、PIGF、sVEGFR1、ICAM-1、bFGF、E-selection）[31]，但大多都是小样本研究，没有得出一致的结论，还需要进一步的临床研究来验证。

其次，抗血管生成药物的疗效评价方法有待进一步研究。虽然以贝伐单抗为代表的抗血管生成治疗已经成为一线非鳞 NSCLC 的标准治疗方法，但由于抗血管生成药物与传统化疗药物不同，其对细胞生长的抑制作用远大于其细胞毒性作用，与标准的化疗相比，其治疗带来的肿瘤体积缩小可能更需要更长时间，因此 RECIST 标准在评价抗血管生成药物的治疗效果上存在一定的不足。如何准确的了解治疗前及治疗后肿瘤的微血管改变是合理及个体化应用抗血管生成药物的基础。因此，找到适合评价抗血管生成药物疗效的方法才能真正使这类药物在肺癌领域得以充分发挥作用。

最后，和 EGFR-TKI 一样，抗血管生成药物应用中免不了出现耐药，肿瘤复发或转移。抗血管生成药物的耐药机制总的来说也可以分为两大类：获得性耐药和内源性耐药。

（一）获得性耐药

1. 上调其他促血管生成信号通路　对一种血管生成因子的抑制会导致另一种补偿因子或趋化因子的增加从而到达平衡，对上调其他促血管生成信号通路，如 FGF，PDGF，PLGF 和肿瘤坏死 α 等其他血管生成因子。但临床中多靶点抗血管生成药物并未表现出比贝伐单抗等单一抗血管生成药物更好的效果，表明抗血管药物的通路还需进一步研究。

2. 从骨髓募集血管祖细胞和促血管生成单核细胞　抗血管生成治疗会导致血管正常化，但是增加局部的缺氧而招募骨髓来源的细胞，如骨髓树突状细胞、内皮细胞和周细胞的祖细胞、肿瘤相关巨噬细胞、未成熟的单核细胞等。这些细胞能产生许多不同的血管生成因子，并且在低氧环境下形成适应性的耐药机制。并且这些浸润的骨髓细胞与肿瘤的生长发生有关，也与抗 VEGF 治疗的耐药性相关。

3. 肿瘤相关内皮细胞和周细胞　肿瘤环境中的内皮细胞可以发生基因突变，从而对血管生成通路产生复杂的干扰，从而导致抗血管生成治疗的耐药性。内皮细胞分泌 PDGF-R β。周细胞旁分泌因子刺激血管内皮细胞分化和生存的信号通路，并且调节血管的稳定和成熟。

4. 高侵袭力肿瘤细胞的选择　血管生成抑制剂使得肿瘤血管正常化，减少肿瘤体积，增加局部缺氧。缺氧条件下培养的肿瘤细胞能够变得更加有侵袭性和转移性。

（二）内源性耐药

即对抗血管生成药物的治疗无反应。如治疗前肿瘤组织就存在丰富的其他促血管生成信号通路，治疗前存在炎症细胞介导的血管保护。或是肿瘤组织本身有低血管特性，因此对血管生成抑制剂不敏感；或是肿瘤血管的异质性导致部分血管对抗血管生成药物疗效不佳。

抗血管生成药物现在虽然在临床应用，但仍有许多亟待解决的问题，加强基础医学和临床医学的交互融合与转化，不断开展对疗效评价手段的探索，生物标志物的检测以及耐药机制的深入研究，与分子靶向药，免疫监测点抑制剂的联合使用都将成为未来抗血管生成治疗领域重要的研究方向。

参 考 文 献

1. Adams RH, Alitalo K. Molecular regulation of angiogenesis and lymphangiogenesis. Nat Rev Mol Cell Biol, 2007, 8 (6): 464-478.
2. Ferrara N, Gerber H-P, LeCouter J. The biology of VEGF and its receptors. Nat Med, 2003, 9 (6): 669-676.
3. Wu E, Palmer N, Tian Z, et al. Comprehensive dissection of PDGF PDGFR signaling pathways in PDGFR genetically defined cells. PLoS One, 2008, 3 (11): e3794.
4. Erber R, Thurnher A, Katsen AD, et al. Combined inhibition of VEGF and PDGF signaling enforces tumor vessel regression by interfering with pericyte-mediated endothelial cell survival mechanisms. FASEB J, 2004, 18 (2): 338-340.
5. Presta M, Dell'Era P, Mitola S, et al. Fibroblast growth factor/fibroblast growth factor receptor system in angiogenesis. Cytokine Growth Factor Rev, 2005, 16 (2): 159-178.
6. Rusnati M, Presta M. Fibroblast growth factors/fibroblast growth factor receptors as targets for the development of anti-angiogenesis strategies. Curr Pharm Des, 2007, 13 (20): 2025-2044.
7. Sandler A, Gray R, Perry MC, et al. Paclitaxel-carboplatin alone or with bevacizumab for non-small-cell lung cancer. N Engl J Med, 2006, 355 (24): 2542-2550.
8. Wang, J, Sun Y, Liu Y, et al. Results of randomized, multicenter, double-blind phase Ⅲ trial of rh-endostatin (YH-16) in treatment of advanced non-small cell lung cancer patients. Zhongguo Fei Ai Za Zhi, 2005, 8 (4): 283-290.
9. Wakelee HA, Lee JW, Hanna NH, et al. A double-blind randomized discontinuation phase-Ⅱ study of sorafenib (BAY 43-9006) in previously treated non-small-cell lung cancer patients: eastern cooperative oncology group study E2501. J Thorac Oncol, 2012, 7 (10): 1574-1582.
10. Scagliotti G, Novello S, von Pawel J, et al. Phase Ⅲ study of carboplatin and paclitaxel alone or with sorafenib in advanced non-small-cell lung cancer. J Clin Oncol, 2010, 28 (11): 1835-1842.
11. Scagliotti GV, Krzakowski M, Szczesna A, et al. Sunitinib plus erlotinib versus placebo plus erlotinib in patients with previously treated advanced non-small-cell lung cancer: a phase Ⅲ trial. J Clin Oncol, 2012, 30 (17): 2070-2078.
12. Scagliotti GV, Vynnychenko I, Park K, et al. International, randomized, placebo-controlled, double-blind phase Ⅲ study of motesanib plus carboplatin/paclitaxel in patients with advanced nonsquamous non-small-cell lung cancer: MONET1. J Clin Oncol, 2012, 30 (23): 2829-2836.

13. Belani CP, Yamamoto N, Bondarenko IM, et al. Randomized phase Ⅱ study of pemetrexed/cisplatin with or without axitinib for non-squamous non-small-cell lung cancer. BMC Cancer, 2014, 14: 290-299.
14. Twelves C, Chmielowska E, Havel L, et al. Randomised phase Ⅱ study of axitinib or bevacizumab combined with paclitaxel/carboplatin as first-line therapy for patients with advanced non-small-cell lung cancer. Ann Oncol, 2014, 25 (1): 132-138.
15. Goss GD, Arnold A, Shepherd FA, et al. Randomized, double-blind trial of carboplatin and paclitaxel with either daily oral cediranib or placebo in advanced non-small-cell lung cancer: NCIC clinical trials group BR24 study. J Clin Oncol, 2010, 28 (1): 49-55.
16. Gadgeel S, Ruckdeschel J, Wozniak A, et al. Cediranib, a VEGF receptor 1, 2, and 3 inhibitor, and pemetrexed in patients (pts) with recurrent non-small cell lung cancer (NSCLC). J Clin Oncol, 2011, 29 (suppl, abstr 7564).
17. Tan EH, Goss GD, Salgia R, et al. Phase 2 trial of Linifanib (ABT-869) in patients with advanced non-small cell lung cancer. J Thorac Oncol, 2011, 6 (8): 1418-1425.
18. Cai ZW, Zhang Y, Borzilleri RM, et al. Discovery of brivanib alaninate ((S) - ((R) -1- (4- (4-fluoro-2-methyl-1H-indol-5-yloxy) -5-methylpyrrolo [2, 1-f] [1,2,4] triazin-6-yloxy) propan-2-yl) 2-aminopropanoate), a novel prodrug of dual vascular endothelial growth factor receptor-2 and fibroblast growth factor receptor-1 kinase inhibitor (BMS-540215). J Med Chem, 2008, 51 (6): 1976-1980.
19. Carlomagno F, Vitagliano D, Guida T, et al. ZD6474, an orally available inhibitor of KDR tyrosine kinase activity, efficiently blocks oncogenic RET kinases. Cancer Res, 2002, 62 (24): 7284-7290.
20. Natale RB, Bodkin D, Govindan R, et al. Vandetanib versus gefitinib in patients with advanced non-small-cell lung cancer: results from a two-part, double-blind, randomized phase Ⅱ study. J Clin Oncol, 2009, 27 (15): 2523-2529.
21. Herbst RS, Sun Y, Eberhardt WE, et al. Vandetanib plus docetaxel versus docetaxel as second-line treatment for patients with advanced non-small-cell lung cancer (ZODIAC): a double-blind, randomised, phase 3 trial. Lancet Oncol, 2010, 11 (7): 619-626.
22. De Boer RH, Arrieta O, Yang CH, et al. Vandetanib plus pemetrexed for the second-line treatment of advanced non-small-cell lung cancer: a randomized, double-blind phase Ⅲ trial. J Clin Oncol, 2011, 29 (8): 1067-1074.
23. Natale RB, Thongprasert S, Greco FA, et al. Phase Ⅲ trial of vandetanib compared with erlotinib in patients with previously treated advanced non-small-cell lung cancer. J Clin Oncol, 2011, 29 (8): 1059-1066.
24. Lee JS, Hirsh V, Park K, et al. Vandetanib Versus placebo in patients with advanced non-small-cell lung cancer after prior therapy with an epidermal growth factor receptor tyrosine kinase inhibitor: a randomized, double-blind phase Ⅲ trial (ZEPHYR). J Clin Oncol, 2012, 30 (10): 1114-1121.
25. Reck M, Kaiser R, Eschbach C, et al. A phase Ⅱ double-blind study to investigate efficacy and safety of two doses of the triple angiokinase inhibitor BIBF 1120 in patients with relapsed advanced non-small-cell lung cancer. Ann Oncol, 2011, 22 (6): 1374-1381.
26. Reck M, Kaiser R, Mellemgaard A. Docetaxel plus nintedanib versus docetaxel plus placebo in patients with previously treated non-small-cell lung cancer (LUME-Lung 1): a phase 3, double-blind, randomised controlled trial. Lancet Oncol, 2014, 15 (2): 143-155.
27. Hanna NH, Kaiser R, Sullivan RN, et al. Lume-Lung 2: A multicenter, randomized, double-blind, phase Ⅲ study of nintedanib plus pemetrexed versus placebo plus pemetrexed in patients with advanced nonsquamous non-small-cell lung cancer (NSCLC) after failure of first-line chemotherapy. J Clin Oncol 2013; 31 (suppl, abstract 8034).
28. Fraioli F1, Anzidei M, Zaccagna F, et al. Whole-tumor perfusion CT in patients with advanced lung adenocarcinoma treated with conventional and antiangiogenetic chemotherapy: initial experience. Radiology. 2011 259 (2): 574-82.
29. Jubb AM1, Harris AL. Biomarkers to predict the clinical efficacy of bevacizumab in cancer. Lancet Oncol. 2010. 11 (12): 1172-83.
30. Jain RK. Normalizing tumor microenvironment to treat cancer: bench to bedside to biomarkers. J Clin Oncol, 2013. 31 (17): 2205-2218
31. Trivella M1, Pezzella F, Pastorino U et al. Microvessel density as a prognostic factor in non-small-cell lung carcinoma: a meta-analysis of individual patient data. Lancet Oncol. 2007. 8 (6): 488-499

38. 早期肺癌外科诊疗新进展

支修益

首都医科大学肺癌诊疗中心　首都医科大学宣武医院胸外科

目前，外科手术仍然是早期肺癌首选的治疗方法，术后5年生存率可以达到70%以上，局部中晚期肺癌外科治疗的5年生存率仅为20%左右。早发现，早诊断，早治疗是提高肺癌治愈率，降低死亡率最有效的措施。近年来，医学影像技术，内镜技术以及微创外科技术的进步使得早期肺癌的诊断和治疗策略发生了深刻变革。

一、肺癌早期诊断

20世纪70年代开展了多项利用痰细胞学检查和胸部X线片筛查早期肺癌的临床研究，结果发现，虽然发现了更多的肺癌，进行了更多的手术治疗，但并未显著降低肺癌的总体死亡率。近年来，随着影像学技术尤其是螺旋CT扫描技术的发展，可以发现更多的小体积的周围型肺结节。美国、日本和欧洲等国家开始利用低剂量螺旋CT扫描（LDCT）进行早期肺癌的筛查研究。

2006年新英格兰医学杂志报道了I-ELCAP的结果。发现LDCT检测肺部小结节的阳性率明显高于传统的胸部X线片，筛查出的肺癌患者中Ⅰ期肺癌超过80%，手术切除后10年生存率超过90%。作者认为参加筛查减少了肺癌死亡的危险，推测低剂量螺旋CT筛查可以减少80%的肺癌死亡。

NLST是第一项对比低剂量螺旋CT扫描和X线胸片进行肺癌筛查的大型研究。自2002年开始，共入组53000位重度吸烟者。低剂量CT组诊断出1060例肺癌［645例/100000（人·年）］，X线组诊断出941例肺癌［572例/100000（人·年）］。

肺癌特异性死亡率分析显示，CT组癌症死亡247例/100000（人·年），而X线组309例/100000（人·年）。低剂量CT筛查使肺癌病死率相对降低20%，使全因死亡病例显著减少了6.7%。由于统计学上的巨大差别，考虑到患者的利益，临床实验安全监管委员会于2010年10月20日决定提前终止NLST实验。这是第一次有明确的随机对照实验数据表明，肺癌筛查可以显著降低肺癌死亡率。

二、手术前分期

（一）原发肿瘤T分期

胸部CT可以较准确的评价肺原发肿瘤的大小及其对胸壁、膈肌、纵隔重要器官的侵犯情况，纤维支气管镜可以直观的观察肿瘤的具体位置，距离隆突和主支气管的距离。对于部分原发肿瘤靠近肺周边，常规纤维支气管镜检查不能取得阳性结果，而其位置又不适合进行经皮肺穿刺活检的病例，电磁导航支气管镜（electromagnetic navigation bronchoscopy，ENB）的出现使这一棘手的问题变得简单。

Eberhardt等报道了92例周围性肺疾病的ENB检查，89例进行了活检，确诊率为67%，且确诊率与病灶大小无关，右肺中叶的确诊率明显高于其他肺叶，为88%；平均检查时间为26.9±6.5min，平均导航误差为9±6mm。此组病例术中均未使用透视定位，仅在术后拍摄胸片以确认是否存在气胸。结果发现2例气胸，均无需引流等处理。此医疗小组同期报道了另一项研究，探讨ENB和EBS-TBNA两种技术联合应用诊断周围性肺部疾病的确诊率。在120例患者中，联合使用两种技术的确诊率为

88%，明显高于单独使用EBUS-TBNA组（69%）和ENB组（59%），研究认为对于周围性肺部疾病可考虑EBUS-TBNA与ENB两种技术联合应用以提高确诊率，且不增加并发症风险。

（二）区域淋巴结N分期

对于没有远处转移的肺癌，明确有无纵隔淋巴结转移是决定治疗方式的关键因素，肺癌纵隔淋巴结N分期的方法有无创和有创两种，各有不同的临床优势。

1. 肺癌淋巴结无创分期方法　包括胸部CT和PET-CT。胸部增强CT判断纵隔淋巴结转移的敏感性和特异性分别为51%（95% CI，47%~54%）和86%（95% CI，84%~88%）。虽然其准确性并不高，但却是纵隔无创解剖最好的临床研究方法，可以对可疑纵隔淋巴结进行进一步有创检查，提高准确的解剖定位和病理诊断。PET-CT技术出现之初曾被寄予非常大的希望，但经过十余年的临床应用其光环已逐渐退去。1994~2006年44个资料完整的临床研究发现PET-CT评价肺癌N分期的敏感性和特异性分别为74%（95% CI，69%~79%）和85%（95% CI，82%~88%）。

2. 肺癌淋巴结有创分期方法　时至今日，纵隔镜仍是肺癌纵隔淋巴结N分期的金标准。随着经支气管镜穿刺活检（TBNA）、经食管镜超声引导穿刺活检（EUS-NA）、经气管镜超声引导穿刺活检（EBUS-TBNA）等新技术的成熟和推广使用，肺癌纵隔淋巴结分期的手段开始多样化。

EBUS-TBNA可穿刺活检的纵隔淋巴结范围包括第1、2、4和7组，但主动脉旁及下纵隔淋巴结（第5、6、8和9组）较难探及。由于超声内镜探头外径仅6.9mm，可深入主支气管甚至叶支气管内探查第10、11组以及部分第12组淋巴结。

BUS-TBNA 2004年首次应用于临床，之后迅速在各大医学中心普及。文献报道和临床研究显示，EBUS-TBNA在肺癌纵隔淋巴结分期中具有很高（89%~99%）的敏感性和100%特异性。同时，利用专用的穿刺针，因穿刺活检在超声图像实时监视下进行，这一技术的安全性得以充分保证。随着EBUS-TBNA临床应用的增多，纵膈镜在肺癌分期中的应用逐渐减少，2007年开始美国国家综合癌症网络（NCCN）和美国胸科医师学会（ACCP）等肺癌临床实践指南均推荐EBUS作为肺癌纵隔淋巴结分期的标准方法之一。EUS-NA和EBUS-NA联合应用可以无遗漏的活检所有纵隔淋巴结，在一组纵隔淋巴结转移率为42%的NSCLC中，联用的敏感性和假阴性率分别为97%和2%。

三、早期肺癌手术方式

（一）微创伤胸外科手术

Kirby TJ在20世纪90年代初期最早报告VATS肺叶切除术，之后此技术在全世界范围内逐渐普及，早期有部分胸外科医师不能接受胸腔镜肺叶切除术治疗肺癌，主要的担心有两个方面：是否符合肿瘤外科原则以及是否有足够的安全性。2006年McKenna RJ报告了1100例VATS Lobectomy临床结果，84.7%的患者无手术后并发症发生，中转开胸的比例为2.5%，4.1%的患者需要输血，中位住院时间为3天，切口复发率为0.57%。此结果显示出了较好的手术安全性。

目前认为，临床Ⅰ期的周围型非小细胞肺癌是VATS最佳适应证，其手术的安全性与疗效与传统开胸手术相比已无明显差异。术后并发症明显低于传统开胸手术。由首都医科大学肺癌诊疗中心牵头的中美肺癌术后辅助化疗多中心临床研究结果显示：VATS术后住院天数短于传统开胸手术，开始辅助化疗的时间明显早于开胸手术，且辅助化疗的完成率明显增高。

（二）亚肺叶切除

随着多排螺旋CT技术的出现，肺癌有机会在更早期被临床发现，PET的临床应用使肺癌诊断和分期较以往更加准确。一些学者选择部分直径小于2cm的早期周围型NSCLC行肺段切除或楔形切除加区域淋巴结清除，获得了和肺叶切除相同的临床结果。日本学者报道亚肺叶切除加区域淋巴结采样治疗直径小于2厘米的周围型肺癌，5年生存率高达93%。相对于肺楔形切除，肺段切除术获得了更好地局部控制，并且有更精确的病理分期。关于肺段切除术治疗肺癌目前仍有许多不确定因素，主要体现在以下方面：

1. 肿瘤大小及位置　多项研究显示肺段切除术和肺叶切除术在≤2cm 的肿瘤中 5 年 DFS 没有显著差异，分别为 84.6%和 87.4%。另外，要保证足够的切缘，应选择那些肿瘤位于肺外周 1/3 且居于拟切除肺段的解剖中心，两侧切缘均应在 15 毫米以上。否则宜选择符合肺段切除或肺叶切除。

2. 特殊病理类型　毛玻璃样结节（GGO）是个特殊的群体，CT 发现的 GGO 是原位癌或早期 NSCLC 的可能性大，因此这部分患者行肺段切除术可能获益更大。研究发现，非黏液型 BAC 患者行肺段切除术 DFS 可达到 100%。

3. 适于解剖性肺段切除的肺段　目前临床上常采用的肺段切除手术包括左侧固有上叶切除、舌段切除、双侧下叶背段切除和基底段切除术，其他如单纯上叶前段或后段切除较少采用。位于上叶 S1~3 段的肺癌行肺段切除局部复发率高达 23%，不建议采取肺段切除术式。必须强调的是行肺段切除术前应首先对肺门和肺段淋巴结取样，行快速冰冻病理。如冰冻病理为阳性，应改为肺叶切除术，如冰冻病理为阴性，方可继续行肺段切除。

目前，肺段切除治疗早期肺癌的主要证据均来源于回顾性研究，还缺乏大样本的前瞻性多中心随机对照临床研究结果。因此，学术界对肺段切除手术能否成为早期肺癌的标准术式还存在争议。目前四个大样本的多中心前瞻性随机临床试验项目（美国外科医生协会肿瘤协作组［ACOSOG］Z4032；癌症与白血病 B 组［CALGB］140503 以及日本临床肿瘤学组［JCOG］0804）正在对亚肺叶切除术治疗早期肺癌的疗效进行评价。首都医科大学肺癌诊疗中心承担的市科委肺癌重大攻关课题（D14110000214002）——早期肺癌切除范围临床研究计划入组 630 例 T≤2cmN_0M_0 非小细胞肺癌，按 2：1比例分配至肺叶切除术和亚肺叶切除术，比较两组局部复发率、远期生存率和肺功能的差别。这些大样本临床试验有望解答亚肺叶切除术治疗早期非小细胞肺癌的争议。

综上所述，随着筛查手段和检查技术的发展，使肺癌的“早期发现，早期诊断，早期治疗”成为可能。ENB、EBS-TBNA 和磁导航超声支气管镜，纵隔镜和胸腔镜技术，微创外科手术，射频消融技术，为早期肺癌诊断和治疗提供了新的手段。未来的早期肺癌诊断和治疗，是联合外科，肿瘤内科，放射治疗学科，影像学科和病理科等多学科的治疗模式，是临床与分子生物学技术结合的个体化治疗模式。随着这些新治疗策略的临床应用，为我们是提高早肺癌治疗疗效及改善生存奠定了坚实基础。

39. 进展期 PNET 的综合治疗

巴 一

天津医科大学肿瘤医院

外科手术仍然是局限期胰腺神经内分泌肿瘤的主要治疗手段。但不幸的是多数患者在就诊时已发生转移失去了手术切除的可能，那么此类患者需采用综合治疗的模式。其中包括生长抑素类似物、细胞毒药物、干扰素等常规治疗手段。在过去的几年中 mTOR 抑制剂依维莫司及小分子 TKI 类药物舒尼替尼在进展期胰腺神经内分泌肿瘤的治疗上表现出了生存获益，并已经批准了相应的适应证。此外，生长抑素类似物放射性标志物及新药物的组合也在一些研究中显示出一定的前途。

一、生长抑素类似物

（一）奥曲肽及兰瑞肽

对于伴随类癌综合征的 PNET 患者，生长抑素类似物为首选治疗手段。目前我们常用的生长抑素类似物为以下两种：①奥曲肽（octreotide），已在北美及欧洲批准用于 PNET 患者的治疗；②兰瑞肽（lanreotide），仅在欧洲获得 PNET 适应证。大约 1/3 的患者胰腺神经内分泌肿瘤患者可以分泌激素并出现相应的症状，这些症状是多种多样的且由特定的激素产生。主要包括以下几类激素：①血管活性肠肽分泌过多（Verner Morrison syndrome）主要表现为严重的腹泻及电解质紊乱，对于生长抑素类似物的治疗反应较好。②胰高血糖素分泌过多会导致高血糖及皮疹（坏死松解性游走性红斑），同样对于生长抑素类似物治疗反应较好。③胃泌素瘤，常见于胰腺或胰腺外的“胃泌素瘤三角区”，该三角区上起胆囊管和胆总管交界处，下至十二指肠第三部，内至胰颈体交界处。胃泌素分泌过多会导致胃酸分泌过多，腹泻及难治性消化道溃疡病，质子泵抑制剂为一线治疗的主要药物，可有效的控制以上症状，同时生长抑素类似物可以控制胃泌素水平，从而进一步改善相应症状，且有报道称存在直接的抗肿瘤作用。④胰岛素瘤，胰岛素瘤的生长抑素类似物的治疗仍存在争议，胰岛素瘤对于生长抑素类似物治疗的效果较其他类型的胰腺神经内分泌肿瘤差，其原因可能与这种肿瘤的生长抑素受体较少相关。此外，生长类似物会导致内源性胰岛血糖素水平下降，从而导致低血糖。因此，在生长抑素类似物治疗期间，至少是开始阶段，要严密监测血糖水平。

生长抑素类似物是否可以抑制胰腺神经内分泌肿瘤的生长目前尚不明确。对于进展期小肠类癌患者，生长抑素类似物表现出一定的抗肿瘤活性。在 PROMID 研究中，共入组 80 例无法手术切除或转移性小肠类癌患者，随机分为长效奥曲肽（LAR 30mg）或安慰剂组，研究显示在长效奥曲肽治疗组，中位疾病进展时间超过 14 个月，而安慰剂仅 6 个月（$P<0.01$）。根据该研究的结果，目前研究在胰腺神经分泌肿瘤上，生长抑素类似物是否存在同样的抗肿瘤活性。

（二）新合成生长抑素类似物

生长抑素类似物的生物活性受到生长抑素受体数目的调节，生长抑素受体主要有 5 个不同的亚型（SSTRs 1~5）。两种常用的生长抑素类似物奥曲肽及兰瑞肽，研究认为其生物活性主要是通过识别 SSTR 2。帕瑞肽（Pasireotide）是一种新型的生长抑素类似物，不仅可以结合 SSTR 2，还可以结合 1、

3 及 5。临床初步研究显示帕瑞肽不仅可以抑制分泌功能，同时可以抑制细胞增殖，Ⅰ期研究表明，帕瑞肽 60mg 每月一次配合依维莫司 10mg 每天，有较好的安全性。而目前正在进行的Ⅱ期临床实验，旨在评价在进展期 PNETs 患者帕瑞肽联合依维莫司与依维莫司单药的优劣性，主要终点为无进展生存期。

（三）放射性标记的生长抑素类似物（肽受体靶向治疗）

约 90%的神经内分泌肿瘤表达生长抑素受体，In^{111}（铟^{111}）标记的生长抑素类似物已广泛应用于神经内分泌肿瘤的诊断。同样，其他的放射性同位素通过类似的标记方法也可用于治疗及生长抑素受体表达情况的检测。目前，最常应用治疗的放射性核素是 Y^{90}（铱^{90}）及 Lu^{177}（镥^{177}），一项关于放射性核素疗效的回顾性分析，共包含 500 例神经内分泌肿瘤患者，全部患者均接受用 Lu^{177}-DOTA，Tyr^3 标记的奥曲肽治疗，结果提示治疗耐受性良好，有效率可达 30%。另一项超过 1000 例患者的回顾性分析显示，Y^{90}-DOTA，Tyr^3标记的奥曲肽治疗有效率可达 34%。最近一项联合 Lu^{177}-DOTA，Tyr^3标记及 Y^{90}-DOTA，Tyr^3标记的奥曲肽对比 Y^{90}-DOTA，Tyr^3标记的奥曲肽单药治疗，两组分别入组 249 例、237 例 NET 患者，研究提示联合治疗可能存在长期生存获益。

虽然肽受体靶向治疗已广泛应用于临床，但是前瞻性研究却不足。在一项Ⅱ期前瞻性研究中，用于评价 Y^{90}在转移性类癌中的治疗效果，共入组 90 例患者，虽然症状缓解率高达 50%，但客观有效率仅为 4%，明显低于既往的回顾性分析。这可能由于接受肽受体靶向治疗的患者在治疗前均需接受奥曲肽扫描来确定受体情况，但各个研究对于不同受体表达的入选情况不同。

放射性同位素治疗的主要副作用为血液学毒性及肾毒性。一项研究显示，共 1109 例接受 Y^{90}-DOTA，Tyr^3奥曲肽治疗，12. 8%的患者出现 3/4 级血液学毒性，9. 2%的患者存在永久性 4/5 级肾损伤，骨髓异常增生综合征虽然少见，但也有报道。因此需要进一步开展前瞻性、随机对照研究来评价同位素标记生长抑素类似物治疗的疗效及长期毒性。

（四）α-干扰素（INTERFERON-ALPHA）

α-干扰素已广泛用于治疗进展期类癌患者，一项大样本回顾性分析显示，低剂量干扰素可以缓解神经内分泌症状，并在一些患者中表现出抑制肿瘤生长的作用，可达 15%左右，但在 PNET 患者是否有同样的效果目前尚不明确。此外，对于干扰素疗效的前瞻性实验较少，在 PNET 中则更少。一项前瞻性临床研究评价兰瑞肽、干扰素及两种药物联合治疗的效果，共入组 80 例难治性或复发性转移性神经内分泌肿瘤的患者，三组 PR 率分别为 4%，4%及 7%，全部患者的疾病控制率可达 18%~28%。另一项奥曲肽联合或不联合干扰素治疗 109 例进展期胃肠神经内分泌肿瘤的研究中得到了类似的结果。

大多数研究 α-干扰素推荐剂量为 3~9mU（million units），每周 3~7 次。干扰素的副作用主要表现为骨髓抑制、乏力、抑郁及甲状腺功能异常。目前正在进行奥曲肽联合干扰素或贝伐单抗治疗进展性类癌患者的研究，但治疗 PNET 的研究目前尚未开展。

二、细胞毒药物

（一）烷化剂：链脲霉素或达卡巴嗪

很久以前，烷化剂已用于治疗胰腺神经内分泌肿瘤。美国食品药品管理监督局（Food and Drug Administration，FDA）在 1982 年批准链脲霉素用于治疗 PNET 患者。在随后的研究中，比较链脲霉素+5-Fu、链脲霉素+多柔比星、氯脲霉素在 PNET 患者中的疗效，各组入组人数有限，约 30~40 例患者，研究结果显示，链脲霉素+多柔比星方案较其他方案有较高的有效率，约 69%，中位肿瘤消退时间及总生存期亦高于其他两组，分别为 18 个月及 26. 4 个月，但因为样本量有限且肿瘤评价标准陈旧，该研究的参考意义有效。两个样本量较少的回顾性分析对链脲霉素+多柔比星的较高疗效提出了质疑，运用目前的评价标准，该方案的实际有效率不足 10%。尽管如此，一项大的单中心回顾性分析显示，链脲霉素+多柔比星+5-Fu 三药联合对于进展期胰腺神经内分泌肿瘤患者有效率可达 39%，中位无进展生存期 18 个月，中位生存期 37 个月。

达卡巴嗪也表现出对 PNET 较好的抗肿瘤活性，东部肿瘤协作组（The Eastern Cooperative Oncology Group，ECOG）进行的一项Ⅱ期研究评价达卡巴嗪单药治疗 PNET，共入组 50 例患者，客观有效率可达 34%。另一项达卡巴嗪、表柔比星、5-Fu 联合治疗各部位神经分泌肿瘤的研究中显示总有效率为 24.4%，中位疾病进展时间 21 个月。

（二）替莫唑胺

尽管以链脲霉素或达卡巴嗪为主的方案在 PNET 患者中有明确的抗肿瘤活性，但因血液学毒性、肾毒性、冗长的用药程序及药物供应等原因，目前未作为标准方案被普遍采用。替莫唑胺为一种烷化剂，毒性低于达卡巴嗪，已广泛用于胶质母细胞瘤及恶性黑色素瘤的治疗，近期较多的研究亦支持其用于治疗胰腺神经内分泌肿瘤。一项小的回顾性研究显示替莫唑胺单药治疗 PNET 总有效率为 8%~25%。一项较大样本的研究，共纳入 53 例 PNET 患者，治疗是以替莫唑胺为主的联合方案，有效率 34%，中位无进展生存期 13.6 个月。目前回顾性研究中报道的疗效最好的联合方案为替莫唑胺+卡培他滨，替莫唑胺 200 mg/m^{2}第 10~4 天，卡培他滨 750 mg/m^{2}每天两次，第 1~4 天，有效率可达 70%，中位无进展生存期 18 个月。

替莫唑胺在 PNET 上疗效的前瞻性研究仅局限于少量单臂Ⅱ期联合方案的研究，没有单药有效率的数据。这些Ⅱ期研究均采用了高剂量强度用法，即替莫唑胺 150mg/m^2·d，第 1~7 天，每两周一个周期。第一个研究是替莫唑胺联合沙利度胺，11 例患者中 5 例达到部分缓解，中位无进展生存期未达到，在长期治疗的患者中，淋巴细胞减少及感染为主要副作用，研究建议对于长期治疗的患者给予预防性抗生素治疗。接下来的研究为替莫唑胺联合贝伐单抗，客观缓解率达到 33%（5/11），PNET 患者中位无进展生存期约 14.3 个月。第三项前瞻性研究中，替莫唑胺联合依维莫司客观缓解率同样到达了 35%。

替莫唑胺的细胞毒作用主要表现为能够诱导 O-6 位鸟嘌呤 DNA 的甲基化上，通过使 O-6-甲基鸟嘌呤 DNA 甲基转移酶（O6-methylguanine DNA methyltransferase，MGMT）水平下降而让甲基化的 DNA 无法修复实现的。在一项评价神经内分泌肿瘤患者 MGMT 表达与缺失情况的研究中显示，约超过半数的 PNET 患者出现 MGMT 的缺失，而在其他的类癌患者中未观察到类似的现象，同时在全部 16 例 MGMT 表达的患者中以替莫唑胺为主的方案均治疗无效，其中 13 例为类癌患者，5 例 MGMT 表达缺失的 PNET 的患者中 4 例达到了影像学缓解。MGMT 的表达情况与替莫唑胺的疗效之间的关系有待于大样本的研究进一步考证。

（三）奥沙利铂为主的方案

以奥沙利铂及 5-氟尿嘧啶为主的方案在胃肠道恶性肿瘤的上已证明了其疗效，并已经广泛应用。最近的一些研究发现以奥沙利铂为主的方案同样对神经内分泌肿瘤患者有一定的疗效。在最初的研究中共入选了各部位的神经内分泌肿瘤患者 11 例，给予奥沙利铂联合卡培他滨的方案化疗，部分缓解率达到 45%，在进一步的研究中共纳入 20 例 PNET 患者，在原有化疗药的基础上加用贝伐单抗靶向治疗，约 30%的患者达到部分缓解。在另一项平行对照研究中，给予贝伐单抗+FOLFOX（奥沙利铂+亚叶酸钙+5-氟尿嘧啶）方案化疗，60%（3/5）达到部分缓解。

三、血管内皮生长因子抑制剂（VEGF inhibitor）

研究表明在神经内分泌肿瘤患者中，血管内皮生长因子（VEGF）及其受体（VEGFR）均呈现为高表达。同时 PNET 临床前模型证明阻断 VEGF 信号通路的传导一条有效的治疗途径。在这方面比较有代表性的就是抑制 VEGF 及相关酪氨酸激酶活性的小分子 TKI 类药物，主要包括舒尼替尼、帕唑帕尼、索拉非尼。在最初的Ⅱ期研究中，给予舒尼替尼 50mg/d，连续 4 周，每 6 周一个周期治疗 109 例进展期类癌或 PNET 患者，11 例（18%）患者达到部分缓解。另一项Ⅲ期 PNET 研究进行舒尼替尼 37.5mg/d 连续用药与安慰剂的比较，因提前进行获益分析而导致研究提前中断，共入组 171 例患者，舒尼替尼组 86 例、安慰剂组 85 例，两组均同时配合最佳的支持治疗，PFS 分别为 11.4 个月和 5.5 个月，具有显著统计学差异。无论前期治疗方式如何，舒尼替尼均可降低死亡风险率，延长患者无进展生存期。而两组的总生存期并未见到统计学差异，考虑与部分安慰剂组患者进展后交叉给予舒尼替尼相关。基于此项研究结果，舒尼替尼 2011 被 FDA 批准用于治疗进展期胰腺神经内分泌肿瘤。

索拉非尼和帕唑帕尼因其在不同的络氨酸激酶上的特异性而不同于舒尼替尼，但他们都可以阻断 VEGFR2。在一些Ⅱ期研究中，索拉非尼及帕唑帕尼显示出与舒尼替尼相似的抗肿瘤活性，在 43 例 PNET 患者中索拉非尼的客观缓解率可以达到 11%；而在一项包含 29（56.7%）例 PNET 患者的Ⅱ期研究中，帕唑帕尼对于 PNET 的患者客观有效率可达 17%，但这两种药物的Ⅲ期临床研究目前尚未开展。

四、mTOR 抑制剂（mTOR inhibitor）

依维莫司是一种信号转导抑制剂雷帕霉素的衍生物，其作用靶点为 mTOR。它是一种多功能的信号转导蛋白，由多个上游途径获得信号，并通过多个下游途径将信息传递出去，调节蛋白合成及最终的细胞生长和细胞增殖以及存活。此外，还可以通过两种肿瘤生长抑制蛋白 TSC2 及 PNET 来起到抑制 mTOR 的作用，一项大型研究表明 TSC2 或 PTEN 的表达情况与 PNET 患者的生存呈正相关。同时，PNET 患者全外显子测序表明，此类患者大多存在 mTOR 信号通路突变，更加为依维莫司用于治疗 PNET 提供了理论支持。

在最初的Ⅱ期研究中，评价奥曲肽联合依维莫司的疗效，约 27% 获得部分缓解，依维莫司对于 PNET 患者的疗效在另一项Ⅱ期研究中得到了进一步的验证，该研究共入组 160 例 PNET 患者，其中 45 例同时联合奥曲肽治疗，在依维莫司单药组，客观缓解率为 9%，中位无进展生存期为 9.7 个月，而在联合治疗组客观缓解率仅为 4%，但中位无进展生存期则达到 17 个月，具体的原因无法解释，可能与入组患者为进行随机分组相关。

在接下来的Ⅲ期研究中，比较了依维莫司联合最佳的支持治疗与安慰剂联合最佳的支持治疗对于 12 个月内进展的高分化或中分化的胰腺神经内分泌肿瘤的疗效，共纳入了 410 例患者，试验组 207 例，对照组 203 例。结果显示依维莫司降低了 65% 的疾病进展风险，PFS 分别为 11.04 个月及 4.6 个月，达到 18 个月的 PFS 的患者试验组为 34.2%，而对照组只有 8.9%。基于以上证据依维莫司于 2011 年在 FDA 获得进展期 PNET 的适应证。

五、展望

随着依维莫司及舒尼替尼的适应证获批，PNET 患者已经有了很多有效地治疗选择，但是治疗的最佳模式目前尚不明确，需要进一步的探索。伴随着一些单药治疗的成功，目前正在探索 PNET 患者的联合治疗，Ⅱ期研究中发现，贝伐单抗联合依维莫司对于高-中分化 PNET 患者不仅有较好地耐受性，且总体有效率可达 26%。CALGB 80701 一项Ⅱ期随机对照研究，将 PNET 患者随机分为依维莫司组及贝伐单抗+依维莫司组，以评价联合方案是否可有更多的生存获益。另一项 COOPERATE-2 研究设计相似，对比兰瑞肽+依维莫司和依维莫司单药的疗效。随着分子及基因分析的发展，mTOR 的基因突变为依维莫司的药物的应用提供了基础依据，另据报道部分 PNET 患者亦存在染色质重塑基因 ATRX 及 DAXX 的突变，这也为 PNET 患者的预后及不同药物的疗效基因分型提出了新的挑战。因此，未来的研究，不仅局限于开发治疗 PNET 新型药物，而且要对现有的临床资料进行进一步分子及遗传特征的分析，以达到个体化治疗的目的。

40. MDT 指导下的结直肠癌肝转移个体化综合治疗

蔡建强

中国医学科学院北京协和医学院肿瘤医院

最新流行病学资料显示，不管是从全球还是大的区域来说结直肠癌的发病率和死亡率均居前五位。国内一些大城市结直肠癌的发病率甚至已经高居第二位。在结直肠癌的治疗中，肝转移是影响预后的最重要不良因素之一。结直肠癌肝转移不是一个单一的疾病，而是需要根据症状、体征、影像学表现、生物学特性和基因分型等一系列临床特点对其进行细分的一大类疾病。NCCN 指南和 ESMO 共识等国际指南均对其诊疗进行了详细的介绍和推荐，这其中均涉及到了包括外科、内科和放疗科等在内的各个临床科室，以及包括检验科、影像诊断科和病理科等在内的众多辅助科室。

与肝脏原发肿瘤相比，结直肠癌肝转移的病情更为复杂，其诊断和治疗更加需要多学科的共同参与共同协作。必须准确认识患者分期、精确把握各种治疗的适应证和时机、合理采用治疗方式，才能使患者真正从手术中获益，这些工作必须在多学科协作团队（MDT）指导下进行。MDT 指导下的个体化综合治疗不同于以往传统的序贯治疗。虽然不同的阶段可能由不同的专业科室主导，但每一步治疗决策均由 MDT 团队决定，从而尽可能避免偏差，真正实现以循证医学证据为指引的个体化治疗，从而达到最佳的治疗效果。中国医学科学院肿瘤医院较早地在国内建立了规范化的结直肠癌肝转移单病种 MDT 查房制度。现就 MDT 实施过程中的一些经验和体会，结合文献和大家进行分享。

一、结直肠癌肝转移的分子病理诊断

结直肠癌肝转移并不是简单的一个疾病，而是具备不同分子病理特征的一大类疾病。分子病理检测在晚期结直肠癌患者个体化治疗中起关键作用，包括 KRAS、NRAS、BRAF 和 PI3KCA 基因突变，以及微卫星不稳定性检测等。多个大样本多中心Ⅲ期临床研究结果表明，KRAS 基因第 2 外显子的突变状态与抗 EGFR 单克隆抗体药物（西妥昔单抗、帕尼单抗）治疗的疗效明确相关，KRAS 野生型的患者可以从西妥昔单抗和帕尼单抗的治疗中获得最大化的生存效益，从此结直肠癌的治疗揭开了个体化治疗的新篇章。参与 EGFR 通路的另一重要基因 BRAF，其在结直肠癌中的突变率约为 5%～8%，主要突变类型为 V600E。研究表明，BRAF 突变主要与结直肠癌预后差相关，而与抗 EGFR 治疗耐药无关。PI3KCA 是 EGFR 通路中另一成员，在结直肠癌中的突变率为 5%～10%。突变主要发生于第 9 和 20 号外显子。其突变可能与抗 EGFR 耐药有关，但与预后无关。另外，微卫星不稳定检测对结直肠癌患者的预后和治疗方案有关。微卫星不稳定患者预后较好，但对铂类药物不敏感，对伊立替康敏感。中国医学科学院肿瘤医院建立了规范化的晚期结直肠癌分子病理检测平台，通过现场认证并召开全国性会议进行培训和推广。

二、结直肠癌肝转移的影像诊断

结直肠癌肝转移的治疗方式选择很大程度上取决于影像诊断对于疾病状态的评价。医科院肿瘤医院的 MDT 查房现场位于影像诊断科阅片中心，以影像为先导，从明确原发病灶和转移病灶状态着手，确定最适合的治疗方式，真正实现个体化治疗。目前用于评价结直肠癌肝转移的主要影像检查方法包括超声、CT、MR、PET-CT 等，不同的检查方法各有优缺点。医科院肿瘤医院在应用 MR 检查评价直肠肿瘤分期和肝转移灶方面进行了积极的探索，总结了丰富的经验。应用钆塞酸二钠（Gd-EOB-DTPA，普美显）肝脏特异性造影剂，提高了转移瘤总体检出率和敏感性，而联合 DWI 序列后，大大减低 Gd-EOB-DTPA 增强 MR 的漏诊率。

三、结直肠癌肝转移的转化治疗

初始可切除的结直肠癌肝转移患者仅占所有肝转移患者的30%不到。部分初始无法切除的患者经过系统的综合治疗后能转化成可切除，其术后的 5 年生存率与初始肝转移手术切除的患者相似。因此，此类患者在身体允许的情况下，应该选择积极的、有效率高的化疗方案，并可联合西妥昔单抗、帕尼单抗或贝伐单抗等靶向治疗药物，以最大程度的缩小肿瘤，获得根治手术的机会。

5-Fu（或卡陪他滨）联合奥沙利铂或伊立替康的两药化疗方案具有较高的转化切除率，可作为转化治疗的基础用药。对于 KRAS 野生型患者，在化疗基础上联合使用西妥昔单抗能够提高有效率及 R0 切除率。可以和西妥昔单抗联合的化疗方案包括 FOLFOX 和 FOLFIRI，其与 XELOX 或 5-Fu 推注的方案联合没有获益。而 NCCN 指南中已经不推荐西妥昔单抗和含奥沙利铂的化疗方案联合。KRAS 基因突变型患者，包括第 2 外显子的 13 密码子（G13D）突变，目前的临床研究证据不推荐使用西妥昔单抗、帕尼单抗。在转移性结直肠癌中进行的 PRIME、FIRE-3 等研究发现，KRAS 基因其他外显子突变及 NRAS 基因突变的患者，不能从西妥昔单抗、帕尼单抗的治疗中获益，在结直肠癌肝转移患者中也应检测整个 RAS 基因。晚期结直肠癌患者中进行的 PACCE 及 CAIRO2 两项Ⅲ期试验证实两种靶向治疗药物联合应用不能提高疗效，反而增加了治疗毒性，不推荐同时应用贝伐单抗和西妥昔单抗、帕尼单抗。

RAS 基因突变的患者，可考虑联合贝伐单抗，能在一定程度上提高有效率和切除率。但贝伐单抗易引起出血和伤口愈合延迟，建议手术在最后一次使用贝伐单抗的 6 周后进行。

FOLFOXIRI 也有较高的转化率，但毒性较大，在靶向治疗药物无法使用且患者体质较好的情况下，可作为优先选择的方案。FOLFOXIRI 联合靶向治疗目前只有小样本的报道，且增加了不良反应，应慎用。

对于以转化治疗为目的的潜在可切除结直肠癌肝转移患者，在转化治疗期间，应 6~8 周评价一次疗效。最佳术前治疗时间为 3~4 个月。如 3~4 个月后评价治疗反应不明显，应考虑更换方案。如 3~4 个月后评价为有效，但依然不可切除，可延长至 6~8 个月。较为适宜的手术时间为停止化疗后 4 周；如使用贝伐单抗，应至少停药 5 周，如考虑停药期过长，可在等候手术期间采用不加贝伐单抗的方案化疗一周期。

四、放射治疗在结直肠癌肝转移治疗中的作用

术前同步放化疗是可切除及不可切除局部进展期直肠癌的标准治疗模式。而随着外科的进展，结直肠癌肝转移根治性切除带来部分患者的长期生存，而放射治疗技术也更加先进，放疗作为直肠癌多学科治疗的重要治疗手段也随之应用于转移性直肠癌，近年更新的结直肠癌治疗指南中给予了全面的推荐。

放射治疗对于不可手术切除的肝脏病灶是近年肝转移治疗的重大进展，目前指南已经将放疗作为治疗推荐之一。由于应用三维适形调强和立体定向放疗技术，放疗已成为有效的肝转移治疗手段，不仅可以提高肝转移灶的局部控制，对仅有肝脏转移的结直肠癌还可延长生存期。2012 年全美放射肿瘤学会的肝转移放疗证据回顾显示肝转移立体定向放疗的 2 年局部控制率与射频消融的疗效相当，可达 60%~90%，2 年生存率 30%~80%。

对于可手术切除的转移性直肠癌，辅助的盆腔放疗是否需要，目前的相关研究仅有回顾性的研究结果，但结论并不一致。由于近年来肝胆外科以及化疗（靶向药物）的长足发展，可切除结直肠肝

转移的疗效已经明显提高，结合局部晚期直肠癌的研究证据，推测对盆腔局部复发率较高的可切除直肠癌肝转移，给予患者盆腔放疗可能降低盆腔复发率，目前的治疗共识推荐可切除的局部晚期得转移性直肠癌接受术前同步放化疗。而对于局部进展期不可手术切除的转移性直肠癌，目前盆腔局部放疗的研究有限。已发表的研究显示盆腔同步放化疗在不可手术切除的肝转移直肠癌的治疗中能够起到有很好的姑息减症效果并可转化部分患者为可切除状态，相关指南也将盆腔局部放疗作为推荐之一。

五、手术适应证的把握

随着手术技术和循证医学证据的不断积累，结直肠癌肝转移灶的手术切除适应证或者说可切除性的定义已经不再由转移灶的部位与数目决定。目前比较公认的可切除性定义为：切除影像可见的所有肝脏转移灶，且残余肝体积不少于30%；无肝外转移病灶。这一定义大大扩展了可手术切除的范围。但与此同时，术前辅助治疗的作用同样日益受到重视。虽然部分初诊患者从外科角度评价可切除，但从整体预后角度出发，依然应接受新辅助化疗或者说术前化疗。目前最为严格的指南要求除了肝脏单发转移灶且转移灶最大径不超过2cm的情况外，其他可切除患者均应接受术前治疗。

对于同时性肝转移患者，目前尚无前瞻性研究来评价同期手术和分期手术的预后差别。一般来说，如评价原发灶和转移灶均可切除且患者可耐受手术，应尽可能考虑同期切除以减少手术打击。对于因各种原因无法同期手术切除的患者，考虑到肝转移为影响患者的主要不利因素，有学者提出了“liver first”也就是先切除肝脏转移瘤的治疗策略。

41. 遗传和表遗传变异对胃癌以后预测的价值

陈锦飞

南京医科大学附属南京医院（南京市第一医院）肿瘤科

胃癌是全球第四大常见肿瘤。过去的70年中，尽管胃癌的发病率和死亡率有所下降，但仍居恶性肿瘤死因的第二位，严重威胁着人类的生命健康。胃癌的早期诊断率仍较低，I期检出率仅占10%，晚期则达到40%，根治术后复发转移率高达40%~60%。因此，化疗作为晚期胃癌的主要治疗手段在治疗胃癌的过程中起着越来越重要的作用。多项随机对照研究表明，患者接受化疗可显著延长生存时间，并可改善生活质量。尽管至今在全球并没有统一的化疗标准，但是以紫杉类、伊立替康、口服氟尿嘧啶为代表的化疗药物及近年来出现的生物制剂给患者预后的提高带来了希望。在一线治疗中，化疗和靶向为患者带来了很好的获益，但胃癌患者化疗效果不仅跟化疗药物有关，同时跟其相关基因有着直接和间接的关系。因此，胃癌的个体化治疗越来越受到国内外学者的关注。进入个体化治疗的时代，就是在指南的基础上，找到适合某个患者的治疗方案，对于标准患者要标准治疗、对于年老体弱的患者要慎重治疗、对于合并症的患者要调整治疗。我科近十年来一直致力于胃癌的个体化治疗，旨在对于胃癌诊断及预后和疗效预测起着重要作用的特异性生物学标志物，探讨肿瘤相关基因与化疗敏感性的相关性。从单个基因到具体通路，从候选基因到信号通路，再到全基因组功能研究，获得了一定的研究成果。

我们通过单核苷酸多态性（SNP）检测，发现DNA修复基因APE1 T1349G TG/GG基因型与中国人的胃癌发病相关，TG/GG基因型更易患弥漫型、平坦型胃癌，并更易发生淋巴结转移[1]；ROS代谢相关基因SOD2 rs4880 CT+CC基因型与高淋巴结转移率相关，而GSTP1 rs1695 GA +GG基因型与肿瘤的体积大小相关[2]；DNA修复相关蛋白基因ERCC2 rs13181TG/GG基因型较TT基因型死亡率明显降低，在肿瘤大小≤5cm、非贲门处肿瘤及无淋巴结转移的患者更为显著[3]；中国人群中，髓鞘转录因子MYT1L基因rs17039396 GG基因型的贲门癌患者较GA基因型生存期更短[4]，凋亡相关调节因子CASP8 26526N ins/ins基因型患者死亡率增加[5]，而rs10505477 GG基因型预后较好[6]；在弥漫型胃癌患者，MAP3K1基因rs889312 AC基因型死亡率更高[7]，而TOX3基因rs3803662 CT/TT基因型则具有更好的预后[8]；在胃癌术后接受顺铂为基础的方案化疗的患者中，干细胞分化相关基因POU5F1P1 rs10505477 GA/AA基因型预后不佳[9]；孤儿核受体基因NR5A2 rs3790843 and rs3790844基因多态性与肿瘤大小>5cm的女性患者的生存期有关[10]，而E-cadherin（CDH1）基因的-160C>A多态性与亚洲人群的胃癌易感性相关，与欧美人群无关[11]。

通过对胃癌肿瘤组织及癌旁组织抑癌基因HINT1表达水平的检测，我们发现胃癌组织HINT1基因的蛋白表达较癌旁组织降低，与HINT1基因启动子序列过甲基化相关。进一步的细胞学试验显示，HINT1基因表达的下调与肿瘤细胞低分化及幽门螺杆菌、EB病毒感染有关，提示HINT1基因表达下调的肿瘤具有更差的生物学行为及预后[12]。我们继而检测了DNA甲基转移酶（DNMT）的表达水平，发现胃癌组织甲基转移酶DNMT1、DNMT3A、DNMT3B的表达水平上调，DNMT1与DNMT3A的共同表达更与淋巴结转移相关[13]。

通过对长链非编码RNA及其信号通路的研究，我们亦发现一些影响胃癌预后的因子。H19影响肿瘤细胞增殖，其在肿瘤组织表达增加，表达量与预后呈负相关[14]；ANRIL 通过表现遗传改变沉默 miR-99a/miR-449a，继而促进肿瘤生长[15]。这些长链非编码 RNA，既可作为临床提示预后的指标，又可作为胃癌的分子生物治疗提供新的潜在靶点。

近期我们引进的 iron Torrent 检测技术，以其更快、更廉价、更可信的特点，为肿瘤个体化基因突变位点的检测提供了更广阔的临床应用前景[16]。此外，我们建立了临床生物样本库，收集了各种肿瘤患者的样本 4 千余例，并成立了肿瘤转化医学实验室，进一步建立肿瘤的原代活细胞库。以此为平台，我们开展了化疗药物及分子靶向药物的疗效和副反应相关的分子标志检测，指导肿瘤的规范化精准治疗。

参 考 文 献

1. Gu D，Wang M，Wang S，Zhang Z，Chen J. The DNA repair gene APE1 T1349G polymorphism and risk of gastric cancer in a Chinese population. PLoS One. 2011；6（12）：e28971.
2. Xu Z，Zhu H，Luk JM，Wu D，Gu D，Gong W，Tan Y，Zhou J，Tang J，Zhang Z，Wang M，Chen J. Clinical significance of SOD2 and GSTP1 gene polymorphisms in Chinese patients with gastric cancer. Cancer. 2012 Nov 15；118（22）：5489-96.
3. Chu H，Gu D，Xu M，Xu Z，Gong Y，Gong W，Tang Y，Zhou J，Tong N，Zhang Z，Chen J，Wang M. A genetic variant in ERCC2 is associated with gastric cancer prognosis in a Chinese population. Mutagenesis. 2013 Jul；28（4）：441-6. doi：10.1093/mutage/get023. Epub 2013 May 16.
4. Zhang Y，Zhu H，Zhang X，Gu D，Zhou X，Wang M，Cao C，Zhang X，Wu X，Gong W，Tang Y，Zhou J，Tang C，Zhang Z，Chen J. Clinical significance of MYT1L gene polymorphisms in Chinese patients with gastric cancer. PLoS One. 2013 Aug 28；8（8）：e71979.
5. Gu D，Du M，Tang C，Chu H，Xu Z，Huo X，Gong W，Tang Y，Zhou J，Tong N，Xu Y，Zhang Z，Wang M，Chen J. Functional polymorphisms in apoptosis pathway genes and survival in patients with gastric cancer. Environ Mol Mutagen. 2014 Feb 17.
6. Ma G，Gu D，Lv C，Chu H，Xu Z，Tong N，Wang M，Tang C，Xu Y，Zhang Z，Wang B，Chen J. Genetic variant in 8q24 is associated with prognosis for gastric cancer in a Chinese population. J Gastroenterol Hepatol. 2014 Oct 10.
7. Wei X，Zhang E，Wang C，Gu D，Shen L，Wang M，Xu Z，Gong W，Tang C，Gao J，Chen J，Zhang Z. A MAP3k1 SNP Predicts Survival of Gastric Cancer in a Chinese Population. PLoS One. 2014 Apr 23；9（4）：e96083.
8. Zhang X，Zhu H，Wu X，Wang M，Gu D，Gong W，Xu Z，Tan Y，Gong Y，Zhou J，Tang C，Tong N，Chen J，Zhang Z. A genetic polymorphism in TOX3 is associated with survival of gastric cancer in a Chinese population. PLoS One. 2013 Sep 17；8（9）：e72186.
9. Shen L，Du M，Wang C，Gu D，Wang M，Zhang Q，Zhao T，Zhang X，Tan Y，Huo X，Gong W，Xu Z，Chen J，Zhang Z. Clinical significance of POU5F1P1 rs10505477 polymorphism in chinese gastric cancer patients receving cisplatin-based chemotherapy after surgical resection. Int J Mol Sci. 2014 Jul 18；15（7）：12764-77.
10. Zhang X，Gu D，Du M，Wang M，Cao C，Shen L，Kuang M，Tan Y，Huo X，Gong W，Xu Z，Chen J，Zhang Z，Tang C. Associations of NR5A2 Gene Polymorphisms with the Clinicopathological Characteristics and Survival of Gastric Cancer. Int J Mol Sci. 2014 Dec 10；15（12）：22902-17.
11. Wang Q，Gu D，Wang M，Zhang Z，Tang J，Chen J. The E-cadherin（CDH1）-160C>A polymorphism associated with gastric cancer among Asians but not Europeans. DNA Cell Biol. 2011 Jun；30（6）：395-400.
12. Huang H，Wei X，Su X，Qiao F，Xu Z，Gu D，Fan H，Chen J. Clinical significance of expression of Hint1 and potential epigenetic mechanism in gastric cancer. Int J Oncol. 2011 Jun；38（6）：1557-64.
13. Yang J，Wei X，Wu Q，Xu Z，Gu D，Jin Y，Shen Y，Huang H，Fan H，Chen J. Clinical significance of the expression of DNA methyltransferase proteins in gastric cancer. Mol Med Rep. 2011 Nov-Dec；4（6）：1139-43.
14. Zhang EB，Han L，Yin DD，Kong R，De W，Chen J. c-Myc-induced，long，noncoding H19 affects cell proliferation and predicts a poor prognosis in patients with gastric cancer. Med Oncol. 2014 May；31（5）：914.
15. Zhang EB，Kong R，Yin DD，You LH，Sun M，Han L，Xu TP，Xia R，Yang JS，De W，Chen JF. Long noncoding

RNA ANRIL indicates a poor prognosis of gastric cancer and promotes tumor growth by epigenetically silencing of miR-99a/miR-449a. Oncotarget. 2014 Apr 30; 5 (8): 2276-92.

16. Xu Z, Huo X, Ye H, Tang C, Nandakumar V, Lou F, Zhang D, Dong H, Sun H, Jiang S, Zhang G, Liu Z, Dong Z, Guo B, He Y, Yan C, Wang L, Su Z, Li Y, Gu D, Zhang X, Wu X, Wei X, Hong L, Zhang Y, Yang J, Gong Y, Tang C, Jones L, Huang XF, Chen SY, Chen J. Genetic mutation analysis of human gastric adenocarcinomas using ion torrent sequencing platform. PLoS One. 2014 Jul 15; 9 (7): e100442.

42. Ⅱ期结肠癌术后风险评估及辅助治疗的个体化策略

戴冬秋，张春东

中国医科大学附属第四医院肿瘤治疗中心

一、结肠癌流行病学特点

癌症已经成为一个全球性健康问题，结肠癌是临床中最常见的恶性肿瘤之一。据统计，2013 年美国新发结肠癌达 102480 人，因其死亡人数高达 50830 人。世界卫生组织下属的国际癌症研究机构公布了全球癌症状况的最新数据——2012 年全球肿瘤流行病统计数据（GLOBOCAN2012），提供全球 184 个国家和地区，28 种癌症的发病率、死亡率、患病率等方面相关数据。数据显示：2012 年全球新增约 1410 万例癌症病例，癌症死亡人数达 820 万。世界范围内，癌症诊断率依次为肺癌、乳腺癌和结直肠癌，近些年来在癌症早期诊断和治疗手段方面取得了不断进步。NCCN 指南（全文统称“指南”）最新版指出，结直肠癌诊断率在各种肿瘤中位于第四位，死亡率位居第二位。在中国，结直肠癌诊断率在各种肿瘤中位居第三位，死亡率位居第五位。

对于Ⅰ期结肠癌患者，根治性手术为最理想的治疗手段；对于多数Ⅲ~Ⅳ期结肠癌患者，可以从辅助化疗中生存获益。然而，Ⅱ期结肠癌患者是否应该行术后辅助化疗，以及如何确定术后需要辅助化疗的Ⅱ期结肠癌患者，目前仍存争议。

二、规范病理分期及病理报告

规范的病理分期及病理报告，对结肠癌患者治疗策略的抉择至关重要，对评估Ⅱ期结肠癌患者预后具有重要意义。淋巴结检取数目可因患者年龄、性别、肿瘤分级而存在差异。送检标本阴性淋巴结数已被证实为ⅢB 及ⅢC 期结肠癌患者的独立预后因素。研究显示，Ⅱ期结肠癌淋巴结检取数 1~10 枚组，11~20 枚组及>20 枚组患者的 5 年总生存率分别为 73%、80%及 87%。AJCC 与美国病理学会推荐准确分期Ⅱ期结肠癌送检淋巴结至少为 12 枚。如果Ⅱ期结肠癌淋巴结检取数目小于 12 枚，“指南”建议病理医师重新检查送检标本并寻找潜在的淋巴结。如果淋巴结检取数目仍小于 12 枚，病理报告中需注明正在对标本进行淋巴结的扩大搜查。病理医师需尽可能多的检取送检标本中的淋巴结。

“指南”指出，规范的病理报告应至少包含以下信息：肿瘤分化程度及组织学类型，浸润深度，送检淋巴结数及转移数，肿瘤近端、远端、切缘情况，脉管（淋巴管、血管）侵犯情况，神经侵犯情况，淋巴结外肿瘤种植（ENTD）。“指南”建议，年龄大于 70 岁且满足 Bethesda 标准或年龄小于 70 岁的结直肠癌患者应进行 Lynch 综合征检测。规范的病理报告对Ⅱ期结肠癌患者的治疗策略至关重要，例如，结肠癌Ⅱ期 MHI-H 患者可能预后较好，但不能从 5-Fu 辅助治疗中获益。因此，“指南”建议规范的病理报告也应包含如下信息：MSI、MMR、Lynch 综合征等。

三、Ⅱ期结肠癌术后高危因素评估

“指南”建议，医师在制定术后治疗方案时，需评估潜在治疗风险及生存获益。治疗方案的制定需考虑到高危因素、生存获益、治疗相关死亡率以及患者自身意愿等。“指南”建议Ⅱ期结肠癌术后高危评估指标应包括：送检淋巴结<12 枚，低分化（不包括 MSI-H），静脉、淋巴管、神经浸润，肠梗阻或肿瘤穿孔，阳性切缘（或不确定性）。

四、Ⅱ期结肠癌术后辅助化疗的现状与争议

“指南” 指出，术后辅助化疗对Ⅱ期结肠癌患者预后的影响仍存争议。SEER 数据库二次分析结果表明，辅助化疗未提高Ⅱ期结肠癌患者 5 年总生存期。一项纳入 7 篇随机对照试验的分析结果显示基于 5-Fu 的辅助治疗可为Ⅲ期结肠癌患者带来生存收益，但不能为Ⅱ期结肠癌患者带来生存收益。而 OUASAR 试验表明，5-Fu/LV 辅助化疗对比无辅助化疗，可为Ⅱ期结肠癌患者带来较小但具有显著统计学意义的生存获益。但该试验中约 64%患者淋巴结检取数目小于 12 枚，提示淋巴结检取不足的Ⅱ期结肠癌患者可能从 5-FU/LV 辅助化疗中获益。因此，该试验结论有待进一步验证。

五、Ⅱ期结肠癌术后策略

无论Ⅱ期结肠癌患者术后采取何种策略，都应遵循一个 “原则” 和一个 “中心”，即 “个体化原则” 和 “以患者为中心”。“指南” 提出，Ⅱ期结肠癌患者可进行随访观察或临床试验。对于无高危因素的Ⅱ期结肠癌患者，“指南” 建议可纳入临床试验，进行随访观察，或行 Capecitabine 或 5-Fu/Leucovorin 辅助化疗。对于有高危因素的Ⅱ期结肠癌患者，“指南” 建议可采取基于 5-Fu 为主的辅助化疗，如 Capecitabine、5-Fu/Leucovorin、FOLFOX、CapeOx 或 FLOX 等，纳入临床试验，或进行随访观察。

六、个体化风险评估及辅助化疗模型的建立

现有 “指南” 针对Ⅱ期结肠癌患者的术后策略存在一些不足，“指南” 中对如下问题未详细阐述：①只存在单一危险因素，是否应辅助化疗？②存在哪些危险因素时应辅助化疗？③各个临床中心应用起来差异较大，多依赖于主观判断及经验；④哪些术后人群适合临床试验或随访观察。针对以上不足，笔者所在单位力求建立一个可以量化的模型。

1. 建模人群　纳入 2004 年~2014 年，共 333 名非急症手术Ⅱ期结肠癌根治术患者。

2 主要变量　建模纳入分析的主要变量包括：肿瘤大小，分化程度，组织学类型，脉管癌栓，淋巴结送检数，浸润深度，淋巴结转移数，临近器官有无侵犯，术后是否化疗等。

3 模型风险评分　分值 = 3×临近器官侵犯（0［否］/1［是］）+ 2×分化类型（1［高/中］/2［低/未］）+ 4×淋巴管侵犯（0［否］/1［是］）+ 2×送检淋巴结数（1［≥15 枚］/2［<15 枚］）。

4 模型总结　高危组（11~15 分）：推荐行术后辅助化疗；中危组（8~10 分）：建议临床试验或暂时随访观察（结合复查指标变化情况而定）；低危组（4~7 分）：不推荐化疗，推荐暂时随访观察。

5 模型优点及不足　此模型优点为：应用简单，便于操作，同时指标可量化，容易理解及掌握。然而，此模型目前尚存在不足：样本量小，结果可能存在偏倚，单中心数据，未纳入急症手术病例（穿孔、梗阻、出血），指标有待完善（如神经侵犯等），缺乏其他肿瘤中心数据验证。

6 模型完善及修订　该模型仍需进一步完善及修订。例如，可寻求国内多中心合作，进行前瞻性研究，增大模型纳入样本量，纳入所有预后指标进行建模，如 KRAS、NRAS、BRAF 突变检测、MSI 检测，纳入急症手术患者人群，用其他中心数据对模型进行验证等。

虽然此模型目前尚无法进行临床应用及推广，但是相信随着对模型的不断完善与修订，此模型一定可以为临床医生提供一个简单易行，可量化的手段，为Ⅱ期结肠癌患者的术后风险评估与决策提供最佳的个体化方案。同时，对Ⅱ期结肠癌患者术后决策需兼顾如下几点：病人知情同意及主观意愿（以病人为中心），病人全身状态，化疗过程中副反应及经济学指标等。

参 考 文 献

1. Siegel R, Naishadham D, Jemal A. Cancer statistics, 2013 [J]. *CA Cancer J Clin.* 2013; 63: 11-30.
2. André T1, Boni C, Mounedji-Boudiaf L, et al. Oxaliplatin, fluorouracil, and leucovorin as adjuvant treatment for colon cancer [J]. *N Engl J Med.* 2004; 350: 2343-2351.
3. Nordlinger B, Sorbye H, Glimelius B, et al. Perioperative chemotherapy with FOLFOX4 and surgery versus surgery alone for resectable liver metastases from colorectal cancer: a randomised controlled trial [J]. *Lancet.* 2008; 371: 1007-1016.
4. Benson AB 3rd, Venook AP, Bekaii-Saab T, et al. Colon cancer, version 3. 2014. *J Natl Compr Canc Netw.* 2014; 12 (7): 1028-1059.
5. Gill S, Loprinzi CL, Sargent DJ, et al. Pooled analysis of fluorouracil-based adjuvant therapy for stage Ⅱ and Ⅲ colon cancer: who benefits and by how much? [J] *J Clin Oncol.* 2004; 22: 1797-1806.
6. Schrag D, Rifas-Shiman S, Saltz L, et al. Adjuvant chemotherapy use for medicare beneficiaries with stage Ⅱ colon cancer [J]. *J Clin Oncol.* 2002; 20: 3999-4005.
7. Compton CC, Fielding LP, Burgart LJ, et al. Prognostic factors in colorectal cancer. College of American Pathologists Consensus Statement 1999 [J]. *Arch Pathol Lab Med.* 2000; 124: 979-994.
8. Benson AB 3rd, Schrag D, Somerfield MR, et al. American Society of Clinical Oncology recommendations on adjuvant chemotherapy for stage Ⅱ colon cancer [J]. *J Clin Oncol.* 2004; 22: 3408-3419.
9. O'Connor ES, Greenblatt DY, LoConte NK, et al. Adjuvant chemotherapy for stage Ⅱ colon cancer with poor prognostic features [J]. *J Clin Oncol.* 2011; 29: 3381-3388.
10. Nissan A, Stojadinovic A, Shia J, et al. Predictors of recurrence in patients with T2 and early T3, N0 adenocarcinoma of the rectum treated by surgery alone [J]. *J Clin Oncol.* 2006; 24: 4078-4084.
11. Fujita S, Shimoda T, Yoshimura K, et al. Prospective evaluation of prognostic factors in patients with colorectal cancer undergoing curative resection [J]. *J Surg Oncol.* 2003; 84: 127-131.
12. Quah HM, Chou JF, Gonen M, et al. Identification of patients with high-risk stage Ⅱ colon cancer for adjuvant therapy [J]. *Dis Colon Rectum.* 2008; 51: 503-507.
13. Petersen VC, Baxter KJ, Love SB, et al. Identification of objective pathological prognostic determinants and models of prognosis in Dukes' B colon cancer [J]. *Gut.* 2002; 51: 65-69.
14. Morris EJ, Maughan NJ, Forman D, et al. Who to treat with adjuvant therapy in Dukes B/stage Ⅱ colorectal cancer? The need for high quality pathology [J]. *Gut.* 2007; 56: 1419-1425.
15. De Ceglie A, Filiberti R, Baron TH, et al. A meta-analysis of endoscopic stenting as bridge to surgery versus emergency surgery for left-sided colorectal cancer obstruction [J]. *Crit Rev Oncol Hematol.* 2013; 88: 387-403.
16. Sabbagh C, Browet F, Diouf M, et al. Is stenting as " a bridge to surgery" an oncologically safe strategy for the management of acute, left-sided, malignant, colonic obstruction? A comparative study with a propensity score analysis [J]. *Ann Surg.* 2013; 258: 107-115.
17. Kavanagh DO1, Nolan B, Judge C, et al. A comparative study of short-and medium-term outcomes comparing emergent surgery and stenting as a bridge to surgery in patients with acute malignant colonic obstruction [J]. *Dis Colon Rectum.* 2013; 56: 433-440.
18. McArdle CS, Hole DJ. Emergency presentation of colorectal cancer is associated with poor 5-year survival [J]. *Br J Surg.* 2004; 91: 605-609.
19. Lim SB, Yu CS, Jang SJ, et al. Prognostic significance of lymphovascular invasion in sporadic colorectal cancer [J]. *Dis Colon Rectum.* 2010; 53: 377-384.
20. Compton CC, Greene FL. The staging of colorectal cancer: 2004 and beyond [J]. *CA Cancer J Clin.* 2004; 54: 295-308.
21. Sobin LH. TNM classification: clarification of number of regional lymph nodes for pN0 [J]. *Br J Cancer.* 2001; 85: 780.
22. Labianca R, Nordlinger B, Beretta GD, et al. Early colon cancer: ESMO Clinical Practice Guidelines for diagnosis, treatment and follow-up [J]. *Ann Oncol.* 2013; Suppl 6: vi64-72.
23. Sarli L, Bader G, Iusco D, et al. Number of lymph nodes examined and prognosis of TNM stage Ⅱ colorectal cancer [J].

Eur J Cancer. 2005; 41: 272–279.

24. Feinstein AR, Sosin DM, Wells CK. The Will Rogers phenomenon. Stage migration and new diagnostic techniques as a source of misleading statistics for survival in cancer [J]. *N Engl J Med*. 1985; 312: 1604–1608.
25. Lemmens VE, van Lijnschoten I, Janssen-Heijnen ML, et al. Pathology practice patterns affect lymph node evaluation and outcome of colon cancer: a population-based study [J]. *Ann Oncol*. 2006; 17: 1803–1809.
26. Wu X, Zhang J, He X, et al. Postoperative adjuvant chemotherapy for stage Ⅱ colorectal cancer: a systematic review of 12 randomized controlled trials [J]. *J Gastrointest Surg*. 2012; 16: 646–655.
27. Tournigand C, André T, Bonnetain F, et al. Adjuvant therapy with fluorouracil and oxaliplatin in stage Ⅱ and elderly patients (between ages 70 and 75 years) with colon cancer: subgroup analyses of the Multicenter International Study of Oxaliplatin, Fluorouracil, and Leucovorin in the Adjuvant Treatment of Colon Cancer trial [J]. *J Clin Oncol*. 2012; 30: 3353–3360.
28. Yothers G, O'Connell MJ, Allegra CJ, et al. Oxaliplatin as adjuvant therapy for colon cancer: updated results of NSABP C-07 trial, including survival and subset analyses [J]. *J Clin Oncol*. 2011; 29: 3768–3774.
29. Jass JR, O'Brien MJ, Riddell RH, et al. Recommendations for the reporting of surgically resected specimens of colorectal carcinoma [J]. *Hum Pathol*. 2007; 38: 537–545.
30. Yasuda K, Adachi Y, Shiraishi N, et al. Pattern of lymph node micrometastasis and prognosis of patients with colorectal cancer [J]. *Ann Surg Oncol*. 2001; 8: 300–304.
31. Noura S, Yamamoto H, Ohnishi T, et al. Comparative detection of lymph node micrometastases of stage Ⅱ colorectal cancer by reverse transcriptase polymerase chain reaction and immunohistochemistry [J]. *J Clin Oncol*. 2002; 20: 4232–4241.
32. Oberg A, Stenling R, Tavelin B, et al. Are lymph node micrometastases of any clinical significance in Dukes Stages A and B colorectal cancer? [J] *Dis Colon Rectum*. 1998; 41: 1244–1249.

43. 食管癌分子靶向治疗的思考

樊青霞，何　炜，张　艳

郑州大学第一附属医院肿瘤科

食管癌包括食管鳞癌和胃-食管结合部的腺癌，是发病率排第八位的恶性肿瘤，其致死率排第六位[1]。全世界每年新发食管癌病例达48万人，约有25万发生在中国，是危害包括我国在内的许多发展中国家的主要恶性肿瘤之一。而且近年来其发病率在逐年上升。尽管食管癌的综合治疗取得了巨大的进展，但其治愈率仍然令人失望[2]。特别是传统的化疗药物，由于缺乏对肿瘤细胞的特异性，都具有很大的毒副作用，导致患者不能耐受因而中止治疗。于是，那些能够令头颈部肿瘤、乳腺癌、肺癌、结肠癌以及胰腺癌患者获益的分子治疗靶点就引起了研究人员的极大热情[3~5]。随着肿瘤发生、发展和转移过程中分子生物学、分子病理学研究的深入发展，分子靶向治疗成为继手术、化疗、放疗后的一种新的治疗手段，具有高效、低毒等特点。在肺癌、乳腺癌、结肠癌等方面取得了良好的疗效后，分子靶向药物单药或与常规化疗药物联合治疗食管癌的临床研究也取得了一定的进展。许多分子通路都被作为潜在的食管癌治疗靶点进行研究，如细胞周期依赖性激酶，核因子κB，基质金属蛋白酶以及COX-2抑制物。本文就目前食管癌的分子靶向治疗进展做一综述。

一、抗 EGFR 疗法

EGFR（也称为ErbB1）是ErbB酪氨酸激酶受体家族的成员。ErbB酪氨酸激酶受体家族包括4个亚型：EGFR（ErbB1，HER1），ErbB2（HER2），ErbB3（HER3）和ErbB4（HER4）。EGFR信号转导途径在调节细胞的增值、侵袭、转移和抗凋亡方面起着至关重要的作用[3]。EGFR在包括皮肤、肠道、肾脏等许多组织中都有表达，但在肿瘤组织中呈高表达。在30%~90%的食管癌（包括腺癌和鳞癌）中都有报道EGFR的过表达，而且，其表达水平与肿瘤的侵袭力、分化程度及临床预后相关[6~8]。与肺腺癌不同的是，食管癌（包括鳞癌和腺癌）组织中的EGFR极少发生突变[9~12]。

kras是EGFR下游的一个癌基因。我们知道，kras基因突变的结肠癌患者并不能从抗EGFR单抗（西妥昔单抗、帕尼单抗和马妥珠单抗）的治疗中获益，然而我们对于食管癌Kras基因突变的发生率以及对其生物学行为的影响知之甚少。有报道称食管癌发生Kras基因突变的频率非常小[13]，预示抗EGFR治疗在食管癌的靶向治疗中具有光明的前景。抗EGFR治疗药物包括单克隆抗体和小分子酪氨酸激酶抑制剂。

（一）西妥昔单抗（Cetuximab）

西妥昔单抗是抗EGFR的重组人鼠嵌合型的IgG1单克隆抗体，两者特异性结合后，通过对与EGFR结合的酪氨酸激酶（TK）的抑制作用，阻断细胞内信号转导途径，从而抑制癌细胞的增殖，诱导癌细胞的凋亡，减少基质金属蛋白酶和血管内皮生长因子的产生。美国FDA批准西妥昔单抗用于伊立替康治疗失败的大肠癌以及与放疗联合治疗局部晚期头颈部鳞癌。

近年来有多个评价西妥昔单抗联合多种化疗方案治疗晚期食管癌的临床试验，但其中涉及食管鳞癌的研究数量并不多（表）。Lorenzen等[14]进行的Ⅱ期随机对照临床研究入组了62例EGFR+且KRAS-的转移性食管鳞癌患者，分别给予紫杉醇/顺铂±西妥昔单抗的方案治疗，研究结果显示实验组与对照组的ORR分别为34% vs30%（$P=0.79$），DCR为75% vs57%（$P=0.18$），中位PFS为5.9m vs3.6m（$P=0.21$），中位OS为9.5m vs5.5m（$P=0.32$），均不具有统计学意义。

表 西妥昔单抗关于食管鳞癌的临床研究汇总

方案	试验设计	例数	疾病分期	组织学	pCR	ORR	DCR	PFS（m：月）	OS（m：月）	作者
西妥昔单抗+顺铂+5-Fu vs 顺铂+5-Fu	Ⅱ期/一线	62	转移性	鳞癌 EGFR+	——	34% vs30%（P=0.79）	75% vs57%（P=0.18）	5.9m vs3.6m（P=0.21）	9.5m vs5.5m（P=0.32）	S. Lorenzen 等
西妥昔单抗+顺铂+紫杉醇+放疗	Ⅱ期/一线	45	Ⅱ-Ⅲ期 不可切除	鳞癌	——	97.7%	100%	12m：84.23% 24m：74.87%	12m：93.33% 24m：80.00%	XueMeng 等
西妥昔单抗+顺铂+紫杉醇+放疗	Ⅱ期/一线	29	Ⅱ~ⅣA期 不可切除	鳞癌	——	100%	100%	12m：85.5% 24m：71.1%	——	Yongshun Chen 等
西妥昔单抗+FOLFOX4+放疗	Ⅱ期/一线	41	局部进展期 可切除	鳞癌 68% 腺癌 32%	20%	50%	——	——	mOS 17.3m 12/24/36m：67/42/42%	F De Vita 等
西妥昔单抗+放疗	Ⅱ期/一线	41	ⅡA~ⅣA期 可切除	鳞癌 22% 腺癌 78%	67%（鳞癌）	——	——	——	——	J. A. Chan 等
西妥昔单抗+顺铂+多西他赛+放疗	ⅠB/Ⅱ期/一线	28	ⅡB~ⅢC期 可切除	鳞癌 46% 腺癌 54%	64%（鳞癌）	——	——	6m：93% 12m：82%	6m：96% 12m：86%	Thomas 等（SAKK75/06）
西妥昔单抗+顺铂+伊立替康+放疗	Ⅱ期/一线	22	局部进展期 不可切除	鳞癌 52% 腺癌 48%	——	18%	36%	mPFS 6.4m 24m：20%（鳞癌）	mOS 11.2m 24m：45.5（鳞癌）	Michael 等（SWOG S0414）
西妥昔单抗+顺铂+卡培他滨+放疗 vs 顺铂+卡培他滨+放疗	Ⅱ/Ⅲ期/一线	258	Ⅰ~Ⅲ期	鳞癌 73% 腺癌 25% 未分化 2%	——	——	——	15.9 vs21.6m（P=0.18）	22.1 vs25.4m（P=0.035）	Thomas 等（SCOPE1）

而在局部进展期食管鳞癌中进行的同步化放疗+西妥昔单抗的临床研究结果千差万别。一些小样本的Ⅱ期临床研究中西妥昔单抗与同步化放疗的联合展示了令人振奋的结果[15~20]，但是欧洲的SCOPE1研究却与之相悖[21]。该研究入组了258例Ⅰ~Ⅲ期的食管癌患者（鳞癌73%），随机分为同步化放疗+西妥昔单抗组和单纯同步化放疗组，研究结果显示两组的中位PFS分别为15.9 vs21.6m（P=0.18），中位OS分别为22.1 vs25.4m（P=0.035），即加用西妥昔单抗后患者的生存期反而显著缩短了，研究人员认为可能与未检测EGFR状态及加用西妥昔单抗后因不良反应增加导致实验组的放化疗剂量减少等原因有关，并停止了Ⅲ期研究的入组。

在以上这些临床研究中，西妥昔单抗的使用剂量多为初始剂量400mg/m^2，然后每周250mg/m^2。毒副作用大都表现为白细胞减少、腹泻、皮肤毒性反应，过敏反应罕见。

（二）帕尼单抗（Panitumumab）

帕尼单抗是完全人源性的抗EGFR的IgG2单克隆抗体，美国FDA批准其用于常规化疗失败的EGFR阳性的大肠癌。目前也不断有研究评价其在治疗晚期食管-胃癌中的价值。在一项3名食管癌患者入组的Ⅰ期临床试验中，1名患者获得了7个月的临床稳定[22]。英国的REAL3研究评价EOX（表柔比星+奥沙利铂+卡培他滨）联合/不联合帕尼单抗治疗晚期食管癌，但是由于80%的患者都发生了严重的腹泻，该实验不得不降低了奥沙利铂和卡培他滨的剂量，帕尼单抗使用标准剂量6mg/kg，2周1次[23]。帕尼单抗最常见的副作用是皮肤毒性、腹泻和电解质紊乱。

（三）马妥珠单抗（Matuzumab）

马妥珠单抗也是人源性的抗EGFR单克隆抗体，目前正用于食管癌治疗的Ⅰ期临床试验，美国FDA还未批准其正式上市。在一项2例食管癌患者的Ⅰ期临床试验中，1名患者获得了6个月的部分缓解[24]。

（四）尼妥珠单抗（Nimotuzumab）

尼妥珠单抗我国第一个用于治疗恶性肿瘤的功能性单抗药物，尼妥珠单抗联合放疗、化疗治疗鼻咽癌、头颈部肿瘤、神经胶质瘤、消化系统肿瘤、非小细胞肺癌等的临床研究已在多个国家广泛进行，其中，在鼻咽癌、恶性神经胶质瘤的治疗中疗效确切。

在一项尼妥珠单抗联合放疗应用于食管鳞癌的Ⅰ期临床研究中共入组了11例患者，其中尼妥珠单抗相关不良反应只有1例1级皮疹，1年生存率为67%[25]；另一项回顾性的研究共入组66例患者，其中尼妥珠单抗相关不良反应包括1例1级皮疹和2例输注反应，OS与PFS分别为26个月与16.7个月[26]，初步证实了尼妥珠单抗联合放疗治疗食管鳞癌的有效性及安全性。

2014年的ASCO会议上汇报了一些Ⅱ期临床研究的初期结果。巴西的NICE研究（NCT01249352）是一项随机、对照、多中心的Ⅱ期临床研究，共入组了107例局部晚期无法手术的食管癌患者（其中93%为鳞癌），分为两组，分别给予顺铂/5-Fu±尼妥珠单抗治疗并加以放疗，结果显示实验组与对照组总的CR率分别为62.3%和37.0%（P=0.02），中位OS分别为15.9个月和11.5个月（P=0.09），表明加用尼妥珠单抗后可显著提高反应率并延长患者生存期。另一项中国的Ⅱ期临床研究则入组了56例食管鳞癌患者，其中局部晚期29例，远处转移27例，给予紫杉醇/顺铂/尼妥珠单抗（TPN）方案治疗，结果显示反应率为51.8%，疾病控制率为92.89%，转移患者与局部晚期患者的中位PFS分别为8.2个月和大于23个月，转移患者的中位OS为13.9个月。以上研究中尼妥珠单抗均显示了良好的安全性。目前，更多的尼妥珠单抗应用于食管癌的Ⅱ/Ⅲ期临床研究正在多个中心开展，相信在不久的将来会给我们一个明确的结论。

（五）厄洛替尼（Erlotinib）、吉非替尼（Gefitinib）与埃克替尼（Icotinib）

以上三种均为小分子抗EGFR酪氨酸激酶抑制剂，通过在细胞内与ATP竞争结合受体酪氨酸激酶的胞内区催化部分，抑制自体磷酸化反应，从而阻滞向下游增殖信号传导，抑制肿瘤细胞配体依赖或配体外依赖的EGFR的活性，达到抑制癌细胞增殖作用。其中，厄洛替尼尚无应用于食管鳞癌的Ⅱ期临床研究。

吉非替尼单药治疗食管癌取得了令人满意的效果。一项吉非替尼二线治疗食管癌的Ⅱ期临床试验入组了28例患者[13]，其中1例出现了3个月的部分缓解，10例病情稳定。

埃克替尼单药二、三线治疗EGFR过表达进展期食管癌患者的多中心Ⅱ期临床研究（NCT01855854）正在进行，该研究的初期结果显示ORR为15.2%（5/33），DCR为54.5%（18/33），不良反应为皮疹（42.4%），腹泻（24.2%），疼痛（21.2%），乏力（15.2%）和呕吐（12.1%）。

（六）阿法替尼（Afatinib）

阿法替尼是第二代高效双重非可逆性的酪氨酸激酶抑制剂，同时抑制EGFR和HER-2两种受体。于2013年获美国FDA批准作为新型一线治疗药物用于EGFR阳性的NSCLC患者。在阿法替尼的Ⅰ期临床研究中，1例食管癌患者获得了PR，且在后续进行的临床研究中有7/15的食管癌患者达到了3个月以上的临床缓解，因此韩国的延世大学（Yonsei University）开展了一项Ⅱ期临床研究，预计入组49例一线治疗失败、已失去手术及放疗机会、可耐受治疗的食管鳞癌患者，口服阿法替尼40mg qd，28天为一个周期评价疗效。目前该研究正在招募患者阶段。

二、抗HER2疗法

ErbB酪氨酸激酶受体家族的另一个成员——HER2，众所周知与乳腺癌联系更加密切，在部分食管鳞癌中也呈高表达。抗HER2治疗的药物包括曲妥珠单抗和口服的小分子酪氨酸激酶抑制剂拉帕替尼。

曲妥珠单抗是一种抗HER2受体的人源性的IgG1单克隆抗体，其作用机制是与HER2受体结合后干扰后者的自身磷酸化及阻碍异源二聚体形成，抑制信号传导系统激活，从而抑制肿瘤细胞增殖。同时，还能在人体内诱导针对肿瘤细胞的抗体介导细胞毒效应[27]。基于ToGA研究的结果[28]，已被美国FDA批准其联合化疗作为HER2阳性胃癌的治疗。遗憾的是几乎没有其单纯关于食管鳞癌的研究，一部分研究中虽然入组了部分食管鳞癌患者，但数量较少难以分析。

拉帕替尼是一种口服的小分子酪氨酸激酶抑制剂，对EGFR激酶和HER2激酶均有抑制作用。美国FDA批准拉帕替尼联合卡培他滨用于治疗使用曲妥珠单抗、蒽环类以及紫杉类药物发生早期进展的HER2阳性乳腺癌。一些Ⅱ期临床研究表明其对与胃癌也表现出令人满意的效果。但是，目前关于拉帕替尼治疗食管癌的临床研究还未见报道。

三、抗VEGF疗法

血管内皮生长因子（VEGF），作为一种抗血管生成的调节因子，对血管内皮细胞的有丝分裂和迁移，细胞外基质重塑具有关键作用。并能增加血管通透性，维持新生血管的生存。与EGFR相似，VEGF在30%~60%的食管癌中呈过表达，并预示着较差的临床预后[29]。甚至有证据显示，常规的化疗和放疗能使VEGF的表达水平升高，因此，VEGF渴望成为一个非常有价值的新辅助治疗的靶点[30,31]。抗VEGF治疗药物包括贝伐单抗和多靶点的酪氨酸激酶抑制剂，如舒尼替尼、索拉菲尼和特拉替尼。

贝伐单抗是一种抗VEGF的人源型IgG1单克隆抗体。美国FDA批准贝伐单抗用于治疗转移性结肠癌、转移性非小细胞肺癌、侵袭性胶质母细胞瘤和转移性肾细胞癌。多个评价贝伐单抗治疗转移性食管胃癌的Ⅱ期临床试验都取得了令人振奋的结果[32-33]。但在Bendell等[34]的Ⅱ期临床研究中，64例初治的局部晚期食管癌患者（仅6%为鳞癌）接受了同步化放疗+贝伐单抗/厄洛替尼方案治疗，其中18（29%）例患者达到了pCR，加用贝伐单抗/厄洛替尼后pCR率并未较相应的新辅助治疗有所提高，不良反应发生率也无明显提高。Idelevich等[35]的Ⅱ期临床研究入组了28例局部晚期食管癌患者（其中22%为鳞癌），给予顺铂/5-Fu/贝伐单抗方案治疗，24天为一个周期，结果显示RR为39%，R0切除率为43%，中位OS为17个月，加用贝伐单抗后R0切除率及OS均没有显著提高，同样的，不良反应发生率也未明显升高。

舒尼替尼、索拉菲尼、特拉替尼均为口服的多靶点酪氨酸激酶抑制剂，具有抗 VEGF 受体的活性。美国 FDA 批准舒尼替尼用于一线治疗晚期肾细胞癌和伊马替尼耐药的胃肠间质瘤，索拉菲尼用于治疗晚期肾细胞癌和肝细胞癌，其在食管胃癌的Ⅱ期临床研究中也显示出不错的疗效[36]，遗憾的是它们尚无用于食管鳞癌的临床研究。

四、抗 PD-1/PDL-1 疗法

程序性死亡蛋白（PD-1）是表达在 T 淋巴细胞膜表面的负向协同刺激分子受体，它与表达在肿瘤细胞表面高表达的 PD-1 配体（PDL-1）形成通路后，可以减弱 T 淋巴细胞免疫反应，甚至导致 T 淋巴细胞功能衰竭。PD-1 抗体是针对 PD-1 或者 PD-L1 的一种抗体蛋白，使得前两种蛋白不能发生结合，阻断这一通路，部分恢复 T 细胞的功能，使这些细胞能够继续杀伤肿瘤细胞。2012 年在 NEJM 上连续发表了 2 篇阐述 PD-1 和 PDL-1 的抑制剂在实体肿瘤中作用的文章，都显示出阻滞 PD-1/PDL-1 对肿瘤治疗有很好的作用[59,60]。在多种恶性肿瘤如乳腺癌、胸膜恶性间皮瘤及霍奇金淋巴瘤中抗 PD-1 抗体的临床研究正在不断进行并取得了令人鼓舞的结果。

Nivolumab 是全人源抗 PD-1 单克隆抗体，在Ⅰ期研究中显示出较好的抗实体瘤作用，现有一项在晚期食管癌中 Nivolumab 作为二线治疗的研究正在进行。

MEDI4736 也是一种抗 PD-1 抗体，现在有一项Ⅰ期研究正在进行。

五、Bcl-2 反义寡核苷酸

Bcl-2 原癌基因在抑制程序性细胞死亡中起着重要作用[37]。有研究证实其在多种恶性肿瘤中其表达均有上调[38]，在食管鳞癌中的过表达率为 18%~100%[39~40]。Bedikian 等[41]的随机临床研究证实 Bcl-2 反义核苷酸可以改善晚期黑色素瘤患者的 OS。随后 Rachel 等进行了一项单中心、随机、开放式Ⅰ/Ⅱ期临床研究（NCT00064259）应用 Genasense（G3139）/顺铂/氟尿嘧啶治疗晚期食管鳞癌及胃食管结合部腺癌，该研究的Ⅰ期结果证实了方案的安全性[42]，但遗憾的是，因 Tolcher 等[43]大型Ⅲ期临床研究结果显示 G3139 并未给晚期恶性黑色素瘤患者带来有统计学意义的生存期延长，Rachel 等决定放弃该研究的Ⅱ期阶段，未能给我们一个明确的结果。

六、COX-2 抑制剂

因研究结果表明有 40%左右的肿瘤 COX-2 阳性，那么选择性 COX-2 抑制剂，如塞来昔布、美洛昔康等能否为食管鳞癌患者带来生存获益也受到人们的关注。一些体外研究表明选择性 COX-2 抑制剂可以抑制食管癌细胞系的细胞生长并诱导其凋亡[44~45]。在 Liu 等[46]应用美洛昔康进行新辅助治疗的随机临床研究中，美洛昔康组患者瘤内 COX-2 mRNA 水平显著降低且肿瘤细胞凋亡显著增加。但 Limburg 等[47]的研究结果表明塞来昔布并不能抑制食管细胞轻中度的不典型增生发展为食管癌。一项Ⅱ期临床研究（NCT00520091）入组了 14 名Ⅱ~Ⅳ期食管癌患者分为 2 组，分别给予 CPT-11/DDP±塞来昔布及局部放疗，以对比肿瘤细胞的凋亡或增值率，以及可手术患者的 R0 切除率，该研究已完成，但结果尚未发表。目前有关 COX-2 抑制剂治疗食管鳞癌的临床研究并未给出明确的答案，我们期待更多的研究结果。

七、PLK1 抑制剂

Polo 样激酶（PLK）为一种高度保守的丝氨酸/苏氨酸蛋白激酶，在细胞有丝分裂进程中发挥着重要作用。其中 PLK1 的高度表达与肿瘤的发生和发展密切相关。Rigosertib 为一种多靶点细胞周期抑制剂，能以底物依赖性和 ATP 非依赖性的方式抑制 PLK1 活性，引起多极纺锤体和中心体异常，导致纺锤体与染色体结合不稳定，将细胞分裂阻滞于 G_2-M 期，从而诱导肿瘤细胞凋亡。在多种人类肿瘤

（如乳腺癌、胃癌和结肠癌等）细胞株中进行的体外研究显示其具有广谱抗肿瘤活性。近期一项Ⅱ期临床研究正在评价其在治疗失败的晚期鳞癌患者中的疗效与安全性（NCT01807546），该研究入组确诊为食管、头颈部、肺、皮肤、生殖系统及肛门部鳞癌、接受过含铂方案治疗、一般状况可耐受继续治疗的患者，口服 Rigosertib 胶囊 560mg bid，d1～14 q21d，观测其疗效及安全性指标。

八、Anti-IGF-IR mAb

众多研究显示，胰岛素样生长因子Ⅰ受体（IGF IR）普遍过表达于各种人类肿瘤中，在肿瘤的增殖和抗凋亡信号通路中发挥重要作用。Cixutumumab 是一种 Anti-IGF-IR mAb，为肿瘤血管生成抑制剂，能高亲和性地结合于 IGF IR，通过阻断受体及有效介导受体内化和降解，抑制配体依赖性受体活化和信号传导，从而起到抗肿瘤的作用。目前应用 Cixutumumab 治疗各类肿瘤的临床研究均处于Ⅰ/Ⅱ期阶段，NCT01142388 研究为二线应用紫杉醇或紫杉醇联合 Cixutumumab 方案治疗晚期食管癌患者的Ⅱ期随机、对照、开放式临床研究。该研究入组了 94 例晚期食管鳞癌或胃食管结合部腺癌患者，随机分为紫杉醇组和紫杉醇（d1，8，15）联合 Cixutumumab（d1，15）组，观测其疗效及不良反应发生情况。

九、CDK 抑制剂

Flavopiridol 是一种半合成的非氯化黄酮类衍生物，是美国第一个进入临床试验的周期素依赖激酶抑制物。它可引起多种肿瘤细胞周期阻滞、细胞毒性死亡和凋亡，并可抑制多种蛋白激酶，包括 Cyclin D1、CDK1、CDK2、CDK3 和 CDK4，其作用靶点为 ATP 联结区。NCT00006245 研究为一项应用 Flavopiridol 联合紫杉醇治疗局部晚期或转移性既往紫衫治疗无效的食管癌的Ⅱ期临床研究，旨在观测加入 Flavopiridol 后是否可以改善紫衫耐药患者的疗效，并观测其不良反应发生情况。

十、HDAC 抑制剂

组蛋白去乙酰化酶（Histone deacetylases，HDACs）与肿瘤的发生密切相关，通过催化组蛋白 N-端赖氨酸残基的去乙酰化进而调控基因转录和染色质重组。此外，HDACs 也可以催化非组蛋白去乙酰化，如 p21、微管蛋白、HSP90 等。抑制 HDACs 可以诱导肿瘤细胞周期停滞、分化及凋亡。已有 2 个 HDAC 抑制剂（Vorinostat 和 Romidepsin）被美国 FDA 批准用于治疗皮肤 T-细胞淋巴瘤。HDAC 抑制剂具有广泛的抗肿瘤活性，它可降低肿瘤细胞凋亡的阈值从而可与多种抗肿瘤药联合使用发挥协同作用。目前，有一项应用 Vorinostat 联合紫杉醇/卡铂（NCT01249443）和一项应用 Entinostat（NCT00020579）治疗实体瘤的Ⅰ期临床研究正在进行，入组条件包括食管癌患者。

十一、小结

目前食管癌的研究也跟其他肿瘤一样，期待进入了分子靶向治疗时代，但一些临床研究结果不理想，其中可能的原因是分子靶标不明确，缺乏可靠的分子靶标来分层、筛选受益人群，使食管癌的靶向治疗不能有的放矢。因此根据不同分子靶点的表达情况，对患者进行分层筛选，有针对性的进行分子靶向治疗是值得我们继续探索的方向；在食管癌的靶向治疗中仍然有很多问题需要深入研究，恶性肿瘤的发生发展涉及复杂的网络调控异常，食管癌信号通路异质性的存在，单一靶点抑制剂阻断了一种信号通路，信号仍能通过旁路途径传导，从而使药物失效或产生耐药，仅通过一种靶向药物涵盖所有食管癌患者可能的基因变化的愿望难以达到，可能需要多靶点、甚至多种靶向药物联合的治疗方案，所以多靶点联合用药将是食管癌靶向治疗的趋势之一，多靶点抑制可望进一步提高疗效；同时，将这种靶向药物联合常规化疗，放疗是食管癌治疗研究的方向之一。

随着我们对食管癌发生和发展的分子机制的不断了解，针对这些表达异常的分子的靶向药物不断涌现。由于西方国家与我国的食管癌构成类型并不一致，针对食管鳞癌的临床研究依然不足。但是，评价食管鳞癌靶向治疗的临床试验也在不断地开展，并在未来的几年里陆续给我们结果。我们有理由相信，食管癌分子靶向治疗具有光明的前景，并为之努力。

参 考 文 献

1. Napalkov NP. Cancer and demographic transition. Voprosy onkologii 2004, 50（2）：127-144
2. Gebski V, Burmeister B, Smithers BM, et al. Survival benefits from neoadjuvant chemoradiotherapy or chemotherapy in oesophageal carcinoma：a meta-analysis. Lancet Oncol. 2007；8：226-234
3. Tabernero J, Macarulla T, Ramos FJ, et al. Novel targeted therapies in the treatment of gastric and esophageal cancer. Ann Oncol. 2005；16：1740-1748
4. Homs MY, Voest EE, Siersema PD. Emerging drugs for esophageal cancer. Expert Opin Emerg Drugs. 2009；14：329-339
5. Tew WP, Kelsen DP, Ilson DH. Targeted therapies for esophageal cancer. Oncologist. 2005；10：590-601
6. Wang KL, Wu TT, Choi IS, et al. Expression of epidermal growth factor receptor in esophageal and esophagogastric junction adenocarcinomas：association with poor outcome. Cancer. 2007；109：658-667
7. Itakura Y, Sasano H, Shiga C, et al. Epidermal growth factor receptor overexpression in esophageal carcinoma. An immunohistochemical study correlated with clinicopathologic findings and DNA amplification. Cancer. 1994；74：795-804
8. Pande AU, Iyer RV, Rani A, et al. Epidermal growth factor receptor-directed therapy in esophageal cancer. Oncology. 2007；73：281-289
9. Itakura Y, Sasano H, Shiga C, et al. Epidermal growth factor receptor overexpression in esophageal carcinoma. An immunohistochemical study correlated with clinicopathologic findings and DNA amplification. Cancer. 1994, 74：795-804
10. Kitagawa Y, Ueda M, Ando N, et al. Epidermal growth factor receptor gene amplification in patients with esophageal squamous cell carcinoma. Clin Cancer Res. 1996, 2：909-914
11. Gibault L, Metges JP, Conan-Charlet V, et al. Diffuse EGFR staining is associated with reduced overall survival in locally advanced oesophageal squamous cell cancer. Br J Cancer. 2005, 93：107-115
12. Wilkinson NW, Black JD, Roukhadze E, et al. Epidermal growth factor receptor expression correlates with histologic grade in resected esophageal adenocarcinoma. J Gastrointest Surg. 2004, 8：448-453
13. Janmaat ML, Gallegos-Ruiz MI, Rodriguez JA, et al. Predictive factors for outcome in a phase Ⅱ study of gefitinib in second-line treatment of advanced esophageal cancer patients. J Clin Oncol. 2006, 24：1612-1619
14. Lorenzen S, Schuster T, Porschen R, et al. Cetuximab plus cisplatin-5-fluorouracil versus cisplatin-5-fluorouracil alone in first-line metastatic squamous cell carcinoma of the esophagus：a randomized phase Ⅱ study of the Arbeitsgemeinschaft Internistische Onkologie. Ann Oncol. 2009, 20（10）：1667-73
15. Meng X, Wang J, Sun X, et al. Cetuximab in combination with chemoradiotherapy in Chinese patients with non-resectable, locally advanced esophageal squamous cell carcinoma：a prospective, multicenter phase Ⅱ trail. Radiother Oncol. 2013, 109（2）：275-80
16. Chen Y, Wu X, Bu S, et al. Promising outcomes of definitive chemoradiation and cetuximab for patients with esophageal squamous cell carcinoma. Cancer Sci. 2012, 103（11）：1979-84
17. De Vita F, Orditura M, Martinelli E, et al. A multicenter phase Ⅱ study of induction chemotherapy with FOLFOX-4 and cetuximab followed by radiation and cetuximab in locally advanced oesophageal cancer. Br J Cancer. 2011, 104（3）：427-32
18. Becerra CR, Hanna N, McCollum AD, et al. A phase Ⅱ study with cetuximab and radiation therapy for patients with surgically resectable esophageal and GE junction carcinomas：Hoosier Oncology Group G05-92. J Thorac Oncol. 2013, 8（11）：1425-9
19. Ruhstaller T, Pless M, Dietrich D, et al. Cetuximab in combination with chemoradiotherapy before surgery in patients with resectable, locally advanced esophageal carcinoma：a prospective, multicenter phase ⅠB/Ⅱ Trial（SAKK 75/06）. J Clin Oncol. 2011, 29（6）：626-31
20. Lee MS, Mamon HJ, Hong TS, et al. Preoperative cetuximab, irinotecan, cisplatin, and radiation therapy for patients with locally advanced esophageal cancer. Oncologist. 2013, 18（3）：281-7

21. Crosby T, Hurt CN, Falk S, et al. Chemoradiotherapy with or without cetuximab in patients with oesophageal cancer (SCOPE1): a multicentre, phase 2/3 randomised trial. Lancet Oncol. 2013, 14 (7): 627-37
22. Figlin R, Belldegrun A, Crawford J, et al. ABX-EGF, a fully human antiepidermal growth factor receptor (EGFR) monoclonal antibody (mAb) in patients with advanced cancer: phase 1 clinical results. Proc Am Soc Clin Oncol. 2002, 21: 35 (abstract)
23. Okines AF, Ashley SE, Cunningham D, et al. Epirubicin, oxaliplatin, and capecitabine with or without panitumumab for advanced esophagogastric cancer: dose-finding study for the prospective multicenter, randomized, phase Ⅱ/Ⅲ REAL-3 trial. Clin Oncol. 2010, 28 (25): 3945-3950
24. Vanhoefer U, Tewes M, Rojo F, et al. Phase I study of the humanized antiepidermal growth factor receptor monoclonal antibody EMD72000 in patients with advanced solid tumors that express the epidermal growth factor receptor. J Clin Oncol. 2004, 22: 175-184
25. Kuaile Zhao, Xi-chun Hu, Xiang-hua Wu, et al. A phase I dose escalation study of Nimotuzumab in combination with concurrent chemoradiation for patients with locally advanced squamous cell carcinoma of esophagus. Invest New Drugs 2012, 30: 1585-1590
26. Ningyi Ma, Xuwei Cai, Xiaolong Fu, et al. Safety and efficacy of nimotuzumab in combination with radiotherapy for patients with squamous cell carcinoma of the esophagus. Int J Clin Oncol 2014, 19: 297-302
27. Sauter G, Lee J, Bartlett JM, et al. Guidelines for human epidermal growth factor receptor 2 testing: biologic and methodologic considerations. Clin Oncol. 2009, 27 (8): 1323-1333
28. Bang YJ, Van Cutsem E, Feyereislova A, et al. Trastuzuma in combination with chemotherapy versus chemotherapy alone for treatment of HER2-positive advanced gastric or gastroesophageal junction cancer (ToGA): a phase 3, open-label, randomized controlled trial. Lancet. 2010, 376: 687-697
29. Imdahl A, Bognar G, Schulte-Monting J, et al. Predictive factors for response to neoadjuvant therapy in patients with oesophageal cancer. Eur J Cardiothorac Surg. 2002, 21: 657-663
30. Sato S, Kajiyama Y, Sugano M, et al. Monoclonal antibody to HER-2/neu receptor enhances radiosensitivity of esophageal cancer cell lines expressing HER-2/neu oncoprotein. Int J Radiat Oncol Biol Phys. 2005; 61: 203-211
31. Kulke MH, Odze RD, Mueller JD, et al. Prognostic significance of vascular endothelial growth factor and cyclooxygenase 2 expression in patients receiving preoperative chemoradiation for esophageal cancer. J Thorac Cardiovasc Surg. 2004; 127: 1579-1586
32. Shah MA, Ramanathan RK, Ilson DH, et al. Multicenter phase Ⅱ study of irinotecan, cisplatin, and bevacizumab in patients with metastatic gastric or gastroesophageal junction adenocarcinoma. J Clin Oncol. 2006, 24: 5201-5206
33. Kelsen D, Jhawer M, Ilson D, et al. Analysis of survival with modified docetaxel, cisplatin, fluorouracil (mDCF), and bevacizumab (BEV) in patients with metastatic gastroesophageal (GE) adenocarcinoma: results of a phase Ⅱ clinical trial. J Clin Oncol. 2009, 27: 4512 (abstract)
34. Bendell JC, Meluch A, Peyton J, et al. A phase Ⅱ trial of preoperative concurrent chemotherapy/radiation therapy plus bevacizumab/erlotinib in the treatment of localized esophageal cancer. Clin Adv Hematol Oncol. 2012, 10 (7): 430-7
35. Idelevich E, Kashtan H, Klein Y, et al. Prospective phase Ⅱ study of neoadjuvant therapy with cisplatin, 5-fluorouracil, and bevacizumab for locally advanced resectable esophageal cancer. Onkologie. 2012, 35 (7-8): 427-31
36. Sun W, Powell M, O'Dwyer P, et al. Phase Ⅱ study of sorafenib in combnation with docetaxel and cisplatin in the treatment of metastatic or advanced gastric and gastroesophageal junction adenocarcinoma; ECOG 5203. J Clin Oncol. 2010, 28: 2947-2951
37. Danial N N. BCL-2 family proteins: critical checkpoints of apoptotic cell death. Clin Cancer Res 2007; 13: 7254-63
38. Chi K N. Targeting Bcl-2 with oblimersen for patients with hormone refractory prostate cancer. World J Urol 2005; 23: 33-7
39. Hsia J Y, Chen C Y, Hsu C P et al. Expression of apoptosisregulating proteins p53, Bcl-2, and Bax in primary resected esophageal squamous cell carcinoma. Neoplasma 2001; 48: 483-8
40. Kurabayashi A, Furihata M, Matsumoto M, Ohtsuki Y, Sasaguri S, Ogoshi S. Expression of Bax and apoptosis-related proteins in human esophageal squamous cell carcinoma including dysplasia. Mod Pathol 2001; 14: 741-7
41. Bedikian A Y, Millward M, Pehamberger H et al. Bcl-2 antisense (oblimersen sodium) plus dacarbazine in patients with

advanced melanoma: the Oblimersen Melanoma Study Group. J Clin Oncol 2006; 24: 4738-45

42. Rachel R, Joseph A S, Allyson J O, et al. A Phase I Trial of Oblimersen Sodium in Combination With Cisplatin and 5-Fluorouracil in Patients with Advanced Esophageal, Gastroesophageal Junction and Gastric Carcinoma. Am J Clin Oncol. 2010; 33 (1): 61-65
43. Tolcher AW. Preliminary phase I results of G3139 (bcl-2 antisense oligonucleotide) therapy incombination with docetaxel in hormone-refractory prostate cancer. Semin Oncol. 2001; 28: 67-70
44. Kase S, Osaki M, Honjo S et al. A selective cyclooxygenase-2 inhibitor, NS398, inhibits cell growth and induces cell cycle arrest in the G2/M phase in human esophageal squamous cell carcinoma cells. J Exp Clin Cancer Res 2004; 23: 301-7
45. Zhi H, Wang L, Zhang J et al. Significance of COX-2 expression in human esophageal squamous cell carcinoma. Carcinogenesis 2006; 27: 1214-21
46. Liu J F, Zhang S W, Jamieson G G et al. The effects of a COX-2 inhibitor meloxicam on squamous cell carcinoma of the esophagus in vivo. Int J Cancer 2008; 122: 1639-44
47. Limburg P J, Wei W, Ahnen D J et al. Randomized, placebocontrolled, esophageal squamous cell cancer chemoprevention trial of selenomethionine and celecoxib. Gastroenterology 2005; 129: 863-73

44. 中晚期胃癌治疗的突破与现状

黄　镜

中国医学科学院北京协和医学院肿瘤医院内科

胃癌居恶性肿瘤的第四位[1]，是我国常见的恶性肿瘤，我国每年新发病例数居全世界首位。胃癌术后复发和转移是胃癌患者死亡的主要原因，我国胃癌术后5年生存率约为40%。近十年来，胃癌的治疗模式发生了显著的改变，局部晚期胃癌的治疗从单一的手术切除模式转化为以化疗和手术结合的综合治疗模式，晚期转移性胃癌从单纯化疗走向分子靶向药物治疗时代。

一、局部晚期胃癌围手术期的化疗

（一）术后辅助化疗

近年来发表的两个大型随机对照临床研究奠定了术后辅助化疗在胃癌术后治疗中的地位。2007年日本报道了一项Ⅲ期随机对比研究（ACTS-GC 研究）[2]，评估替吉奥对于D2根治术后的Ⅱ、Ⅲ期胃癌患者的辅助化疗疗效。该研究入组了1059例患者，随机分入S1辅助化疗组及单纯手术组，化疗组予S1 80~120 mg/d，6周为1个周期，连服4周休2周，持续1年。长期随访结果显示S1辅助化疗组较单纯手术组有更好的5年生存率（71.7% *vs* 61.1%）及5年无复发生存率（65.4% *vs* 53.1%）。随访5年，替吉奥组的死亡风险比为0.67（95% CI，0.54~0.83）。3~4级不良反应主要为食欲减退（6.0%）、恶心（3.7%）、腹泻（3.1%）。这是首次在D2切除的胃癌患者中观察到辅助化疗的显著生存获益的研究。

韩国学者Bang等在2012年报道了卡培他滨联合奥沙利铂用于Ⅱ期至$Ⅲ_B$期胃癌D2切除术后辅助化疗的Ⅲ期临床研究（CLASSIC 研究）[3]。该研究入组了1035例患者，并随机分入术后辅助化疗组及单纯手术组，辅助化疗组予卡培他滨1000 mg/m^2，bid，d1~d14；奥沙利铂130 mg/m^2，d1；21天为1个周期，共8个周期。两组的3年无病生存率分别为74%和59%（HR=0.56，95% CI：0.44~0.72，$P<0.0001$）。3~4级不良反应的发生率为56%和6%，试验组的主要不良反应表现为恶心、白细胞减少和食欲减退。此研究表明XELOX方案可显著降低可手术切除胃癌患者D2术后的复发风险，研究者推荐将该辅助化疗方案作为胃癌术后的标准化疗方案。

（二）围术期的化疗

英国医学研究理事会进行的围手术期辅助化疗的Ⅲ期临床研究（MAGIC 研究）为围手术期化疗（术前化疗加术后化疗）方式提供了有力证据[4]。该研究入组了503例Ⅱ期以上、可手术切除、无远处转移的胃癌、下段食管腺癌癌及食管胃交界处（GEJ）腺癌患者，随机分入围手术期化疗组及单纯手术组，化疗方案应用ECF方案（表柔比星、顺铂、5-FU）。在围手术期化疗组患者5年生存率达到了36%，而单纯手术组为23%，围手术期化疗组较单纯手术组5年复发风险降低了34%（$P<0.001$），5年总生存提高了13%。

除MAGIC研究外，多中心Ⅲ期临床试验FFCD[5]也研究了围手术期化疗方式。该研究纳入了224例可手术切除、无远处转移的胃癌、下段食管腺癌癌及GEJ腺癌患者，化疗方案应用顺铂联合氟尿嘧啶方案（术前2~3周期，术后3~4周期），两组均衡性好。围手术期化疗的患者5年生存率达到了

38%，而单纯手术组为 24%（$P=0.02$）。围手术期 ECF 方案化疗组的 5 年复发风险降低了 35%（$P<0.001$），5 年总生存提高了 14%。这些研究结果均提示围手术期化疗是可切除胃癌患者的另一种选择。

多中心Ⅲ期临床试验 EORTC40954[6] 重点关注术前化疗，但是鉴于入组困难，该研究在纳入Ⅱ～Ⅲ期胃或胃食管交界处局部晚期腺癌患者 144 例后终止入组，入组患者按 1∶1 比例随机分入新辅助化疗组和单纯手术组。术前化疗采用 2 周期 PLF 方案（顺铂、亚叶酸钙联合氟尿嘧啶），两组均衡性好。试验组中 69 例患者（95.8%）患者接受了新辅助化疗。新辅助化疗提高了 R0 切除率（81.9% vs 66.7%）。经过 4.4 年的中位随访期后，并未发现两组的复发风险差异（$P=0.20$）或生存差异（$P=0.47$）。这可能是由于入组病例数量不够或随访时间较短造成。

在 2015 年 ASCO 年会上，一项Ⅲ期关于新辅助化疗用于局部晚期下段食管腺癌或食管胃结合部癌的随机对比研究（OEO5 研究）[7]，将 897 例患者按 1∶1 随机分组，分别以 2 周期 CF（顺铂+5-FU）方案对比 4 周期 ECX（表柔比星、顺铂、卡培他滨）三药方案化疗后进行二野淋巴结清扫术，三药联合方案副作用更大，但不增加术后并发症，两组的 R0 切除率分别为 60%和 66%，ECX 组的 DFS 略有延长（HR=0.88），二种方案在 OS 没有显著差别（$P=0.3017$）。

（三）术后辅助同步放化疗

在胃癌术后辅助放化疗的研究中，SWOG9008/INT-0116 研究具有里程碑意义[8]，这项研究入组了 556 例 I_B 期至Ⅳ期（M_0）胃腺癌或食管胃交界处腺癌的患者，随机分入单纯手术组（$n=275$）及术后辅助放化疗组（$n=281$），经过长达 10 年的随访，辅助放化疗组的生存优势仍然存在，并且没有明显的远期毒性[9]。NCCN 指南由此研究确定了术后辅助同步放化疗作为未接受新辅助治疗的手术清扫范围为 D0 或 D1 的胃癌患者术后的标准治疗。

另一项来自韩国的 ARTIST 研究[10]，对比术后辅助放化疗及单纯术后化疗的 3 年无复发生存率。该研究入组了 458 例 D2 切除术后的胃癌患者并随机分组，单纯化疗组予 6 个周期的顺铂联合卡培他滨的化疗，同步放化疗组先给予顺铂联合卡培他滨的化疗 2 个周期，再给予卡培他滨联合同步放疗，放疗总量为 45 Gy，放疗结束后再予顺铂联合卡培他滨化疗 2 个周期。该研究的首要研究终点为 3 年无复发生存率（relapse-free survival，RFS），两组的 3 年 RFS 分别为 74.2% *vs* 78.2%，$P=0.0862$。胃癌 D2 根治术后同步放化疗联合化疗对比术后单纯化疗，并不能进一步降低复发。

二、晚期胃癌靶向治疗的进展

（一）Her-2 阳性胃癌的靶向治疗

Her-2 在乳腺癌中的研究价值已被公认。Her-2 在胃癌治疗中的价值也逐渐明确。与乳腺癌类似，胃癌中也存在不同程度（7%～22%）的 Her-2 过度表达或扩增。ToGA 研究是一项国际多中心、随机、开放的Ⅲ期临床研究，对 Her-2 阳性晚期胃癌患者以 1∶1 的比例随机分为曲妥珠单抗联合化疗组（$n=298$）和单纯化疗组（$n=296$）。两组的化疗方案均为卡培他滨或 5-FU 联合顺铂。经过约 18 个月的中位随访（化疗联合曲妥珠单抗组为 18.6 个月，单纯化疗组为 17.1 个月），曲妥珠单抗联合化疗组的总生存时间为 13.8 个月（95% CI：12～16），显著高于单纯化疗组的 11.1 个月（95% CI：10～13），全组死亡比例降低了 26%（对总生存时间的风险比 HR=0.74；$P=0.0046$）。尤其在 Her-2 高表达者中，曲妥珠单抗带来的生存获益达 4.2 个月。在继乳腺癌之后，Her-2 已成为重要的胃癌治疗靶点，也可能成为胃癌的危险分层和指导治疗指标之一。

（二）抗血管生成靶向治疗

异常血管生成是恶性肿瘤的基本特征之一。肿瘤细胞或其基质细胞分泌的血管内皮生长因子（vascular endothelial growth factor，VEGF）是启动这一过程的关键因子。肿瘤组织中 VEGF 高水平表达预示胃癌不良预后[12]。对此，存在两种不同的治疗策略：①使用抗 VEGF 的单克隆抗体抑制 VEGF 的促血管生成作用，相应的药物以抗 VEGF-A 的贝伐珠单抗为代表；②利用小分子酪氨酸激酶抑制剂

（TKI）抑制或单抗封闭 VEGFR，相应的药物前者以阿帕替尼为代表，后者以抗 VEGFR2 的单抗 Ramucirumab 为代表。

令人失望的是，Ⅲ期随机对照试验 AVAGAST 将化疗联合贝伐珠单抗与化疗作比较，试验组中位 PFS 和总有效率均有所提高，但未显示 OS 获益[13]。然而，作用于 VEGFR-2 的靶向治疗药物 Ramucirumab 的Ⅲ期临床研究取得可喜的阳性结果，该研究（REGARD）为国际多中心、随机、双盲、对照试验，研究在转移性和局部晚期不可切除的胃和胃食管结合部癌患者中（一线治疗为含铂类或含氟尿嘧啶类的化疗），将 Ramucirumab 作为二线药物与安慰剂组做对比，主要研究终点为 OS。该试验共纳入 355 例患者，以 2：1 的比例随机分为 Ramucirumab 组（$n=238$）和安慰剂组（$n=117$）。结果表明，试验组的中位 OS 显著优于安慰剂组（5.2 个月 *vs* 3.8 个月）。除高血压的发生率高于安慰剂组（16% *vs* 8%）外，Ramucirumb 组的毒副反应发生率与安慰剂组差别无统计学意义（94% *vs* 88%）[14]。这个研究结果首次证明单药靶向治疗能够提高晚期胃癌或食管胃结合部癌的生存时间。另一项 RAINBOW 的Ⅲ期试验将紫杉醇联合或不联合 Ramucirumab 用于转移性胃癌或胃食管接合部癌的二线治疗。初步试验结果也支持 Ramucirumab 能够进一步提高 OS 约 2 个月（9.63 个月 *vs* 7.36 个月，$P=0.0169$）[15]。

在多线治疗失败患者中小分子酪氨酸激酶抑制剂阿帕替尼在临床可控的毒副反应范围内，同样给局部晚期或转移性胃癌患者带来显著的生存获益。Li 等[16]报道的一项随机Ⅱ期临床试验中，最终共纳入 141 例至少二线化疗后进展的局部晚期或转移性胃癌患者。这些患者被随机分成安慰剂组（A，$n=48$）；阿帕替尼组 850 mg，qd（B，$n=47$）；阿帕替尼 425 mg，bid（C，$n=46$）三组。A、B、C 三组的中位 OS 分别为 2.50 个月、4.83 个月、4.27 个月。A、B、C 三组中位 PFS 分别为 1.40 个月、3.67 个月、3.20 个月。B、C 组总生存期相似，比安慰剂组延长约 2 个月（$P=0.0017$）。B、C 组无进展生存期相似，也比安慰剂组延长约 2 个月（$P<0.001$）。这些研究结果证实 VEGFR-2 信号转导通路可以作为胃癌治疗的新靶点。

（三）2015 年 ASCO 年会上关于靶向治疗的报道

2015 年 ASCO 年会关于胃癌靶向治疗是一大热点。一项多中心、双盲、安慰剂对照的Ⅲ期随机对比研究（RILOMET-1）[17]，将 ECX（表柔比星 50mg/m^2 d1+顺铂 60mg/m^2 d1+卡培他滨 625mg/m^2 bid d1～21）方案联合 rilotumumab 15mg/kg 或安慰剂一线治疗 609 例肿瘤组织 MET 基因免疫组化阳性的晚期胃或食管胃结合部癌，但该试验由于 rilotumumab 联合用药组死亡例数过多而终止（128 vs 107），rilotumumab 组在 OS、PFS 和有效率方面较安慰剂组表现更差，且副反应更多。

另一项重要研究由韩国研究者报告，用 pembrolizumab 10mg/m^2，q2w 治疗 PD-L1 高表达的复发或转移性胃或食管胃结合部癌 39 例，有效率达到 22%，中位缓解时间为 24 周。6 个月无进展生存率和总生存率分别为 24% 和 69%，进一步分析表明 PD-L1 的表达水平与有效率显著相关（$P=0.01$）[18]。

此外还有一项比较多激酶抑制剂瑞戈非尼与安慰剂在一线或二线治疗失败、复发进展期食管胃结合部癌患者中随机、双盲的Ⅱ期临床试验，将 152 例患者按 2：1 分入瑞戈非尼和安慰剂组，瑞戈非尼显著提高 PFS 1.5 个月（11.1 周 vs 3.9 周，$P<0.0001$），也提高 OS 达 1.3 个月（25 周 vs 19.4 周，$P=0.11$），但 OS 差异不具有统计学意义[19]。

三、小结

综上所述，局部晚期胃癌的治疗从单一的手术模式转化为围手术期化疗和手术、手术和术后化疗为模式的综合治疗。晚期转移性胃癌 Her-2 基因的高表达与扩增已成为治疗这类胃癌、选择曲妥珠单抗治疗的疗效预测指标；针对 VEGFR 靶点的新药阿帕替尼和 Ramucirumab 都在晚期胃癌的Ⅲ期随机对比、二线治疗的临床研究中显示了明确的治疗效果，另外抗 PD-L1 单抗和多激酶抑制剂药物也显示出较好的疗效。晚期转移性胃癌从单纯化疗走向分子靶向药物治疗时代。

参 考 文 献

1. Kamangar F, Dores GM, Anderson WF. Patterns of cancer incidence, mortality, and prevalence across five continents: defining priorities to reduce cancer disparities in different geographic regions of the world [J]. J Clin Oncol, 2006, 24 (14): 2137-2150.
2. Sasako M, Sakuramoto S, Katai H, et al. Five-year outcomes of a randomized phase Ⅲ trial comparing adjuvant chemotherapy with S-1 versus surgery alone in stage Ⅱ or Ⅲ gastric cancer [J]. J Clin Oncol, 2011, 29 (3): 4387-4393.
3. Bang YJ, Kim YW, Yang HK, et al. Adjuvant capecitabine and oxaliplatin for gastric cancer after D2 gastrectomy (CLASSIC): a phase 3 open-label, randomised controlled trial [J]. Lancet, 2012, 379 (9813): 315-321.
4. Cunningham D, Allum WH, Stenning SP, et al. Perioperative chemotherapy versus surgery alone for resectable gastroesophageal cancer [J]. N Engl J Med, 2006, 355 (1): 11-20.
5. Ychou M, Boige V, Pignon JP, et al. Perioperative chemotherapy compared with surgery alone for resectable gastroesophageal adenocarcinoma: an FNCLCC and FFCD multicenter phase Ⅲ trial [J]. J Clin Oncol, 2011, 29 (13): 1715-1721.
6. Schuhmacher C, Gretschel S, Lordick F, et al. Neoadjuvant chemotherapy compared with surgery alone for locally advanced cancer of the stomach and cardia: European Organisation for Research and Treatment of Cancer randomized trial 40954 [J]. J Clin Oncol, 2010, 28 (35): 5210-5218.
7. 2015 年 ASCO 年会摘要，编号：4002
8. Macdonald JS, Smalley SR, Benedetti J, et al. Chemoradiotherapy after surgery compared with surgery alone for adenocarcinoma of the stomach or gastroesophageal junction [J]. N Engl JMed, 2001, 345 (10): 725-730.
9. Macdonald J, Benedetti J, Smalley S, et al. Chemoradiation of resected gastric cancer: a 10-year follow-up of the phase Ⅲ trial INT0116 (SWOG 9008) [J]. J Clin Oncol, 2009, 27 (15 Suppl): 4515.
10. Lee J, Lim DH, Kim S, et al. Phase Ⅲ trial comparing capecitabine plus cisplatin versus capecitabine plus cisplatin with concurrent capecitabine radiotherapy in completely resected gastric cancer with D2 lymph node dissection: the ARTIST trial [J]. J Clin Oncol, 2012, 30 (3): 268-273.
11. Bang YJ, van Cutsem E, Feyereislova A, et al. Trastuzumab in combination with chemotherapy versus chemotherapy alone for treatment of HER2-positive advanced gastric or gastro-oesophageal junction cancer (ToGA): a phase 3, open-label, randomised controlled trial [J]. Lancet, 2010, 376 (9742): 687-697.
12. Chen J, Zhou SJ, Zhang Y, et al. Clinicopathological and prognostic significance of galectin-1 and vascular endothelial growth factor expression in gastric cancer [J]. World J Gastroenterol, 2013, 19 (13): 2073-2079.
13. van Cutsem E, de Haas S, Kang YK, et al. Bevacizumab in combination with chemotherapy as first-line therapy in advanced gastric cancer: a biomarker evaluation from the AVAGAST randomized phase Ⅲ trial [J]. J Clin Oncol, 2012, 30 (17): 2119-2127.
14. Fuchs CS, Tomasek J, Yong CJ, et al. Ramucirumab monotherapy for previously treated advanced gastric or gastro-oesophageal junction adenocarcinoma (REGARD): an international, randomised, multicentre, placebo-controlled, phase 3 trial [J]. Lancet, 2014, 383 (9911): 31-39.
15. Wilke H, van Cutsem E, Oh SC, et al. RAINBOW: a global, phase Ⅲ, randomized, double-blind study of ramucirumab plus paclitaxel versus placebo plus paclitaxel in the treatment of metastatic gastroesophageal junction (GEJ) and gastric adenocarcinoma following disease progression on first-line platinum-and fluoropyrimidine-containing combination therapy rainbow IMCL CP12-0922 (I4T-IE-JVBE). J Clin Oncol, 2014, 32 (Suppl 3): LBA7..
16. Li J, Qin S, Xu J, et al. Apatinib for chemotherapy-refractory advanced metastatic gastric cancer: results from a randomized, placebo-controlled, parallel-arm, phase Ⅱ trial [J]. J Clin Oncol, 2013, 31 (26): 3219-3225.
17. 2015 年 ASCO 年会摘要，编号：4000
18. 2015 年 ASCO 年会摘要，编号：4001
19. 2015 年 ASCO 年会摘要，编号：4003

45. 胰腺癌个体化综合治疗新进展

李　丹，张　阳

大连医科大学附属第二医院肿瘤内科

胰腺癌是一种发病隐匿、进展快、预后差、恶性程度高的消化系统肿瘤，其发病率在全球范围内呈逐年升高的趋势。2014 年美国预计胰腺癌新发病例约为 46420 例，死亡病例约为 39590 例，居恶性肿瘤死亡第 4 位[1]。在我国胰腺癌位于恶性肿瘤死亡第 9 位。手术切除仍是唯一有望根治胰腺癌的治疗方式，但是 80%以上的患者在诊断时已无法通过手术切除治愈[2]。手术无法切除的局部晚期或转移性胰腺癌患者的中位生存期仅 6 个月左右，5 年生存率不到 2%。对于肺癌、乳腺癌及结直肠癌等恶性肿瘤，以驱动基因为基础的个体化治疗开展得方兴未艾。随着精准医疗时代的到来，胰腺癌的个体化综合治疗也是目前研究的热点。

一、胰腺癌个体化治疗靶点

同所有的恶性肿瘤一样，胰腺癌也是一种基因病，其发生、发展是多基因参与的多步骤过程。目前晚期胰腺癌的生存期仍未突破 1 年的瓶颈，现有的靶向药物对其疗效欠佳，其中原因之一就是并未真正找到胰腺癌的驱动基因。

胰腺癌的分子发病机制非常复杂，其发生、发展和转移与多种遗传性或获得性基因突变及细胞信号传导通路的异常密切相关。在既往对胰腺导管腺癌的测序过程中，发现了四个最主要的突变基因：KRAS、p16/CDKN2A、TP53 和 SMAD4，它们在浸润性导管腺癌中的突变率超过 50%[3~6]。另外，表皮细胞生长因子受体（EGFR）、Ras/Raf/MAPK、PI3K/Akt/mTOR、Hedgehog 和胰岛素样生长因子-1 受体（IGF-1R）等信号传导通路的异常以及新生血管异常增生，特别是血管内皮生长因子（VEGF）途径等也与胰腺癌密切相关[7]。这些分子机制为胰腺癌的治疗提供了多个潜在的关键靶点。

在 2015 年的 ASCO-GI 上，澳大利亚分子生物科学研究所 Sean Grimmond 博士作了“胰腺癌基因突变图谱”的主题演讲，他们通过对胰腺癌病人进行全基因组测序及拷贝数变异分析重新定义了胰腺癌突变图谱，这项研究也发表在 Nature 杂志上[8]。研究者对 100 个胰腺导管腺癌病人进行了进行全基因组测序及拷贝数变异分析，结果发现染色体重排导致的基因破坏在胰腺癌病人中普遍存在，这会影响导致胰腺癌发生的关键基因比如 TP53、SMAD4、CDKN2A、ARID1A 和 ROBO2，同时还会影响一些新的胰腺癌驱动因子比如 KDM6A 和 PREX2。研究人员提出，根据结构变化的模式不同，可将胰腺导管腺癌分为具有潜在临床应用价值的 4 个亚型：稳定型、局部重排型、零散型和不稳定型。顺铂是临床治疗胰腺癌的常用药物之一，研究人员将基因结构变化、突变特征与基因突变结合起来对预测顺铂疗效的生物标记进行了定义。他们发现在接受顺铂治疗的 8 名病人中，有 5 人存在他们定义的相关生物标记，而在这 5 人中，有 4 人对顺铂的治疗产生了应答，说明这些生物标记能够预测化疗疗效。这项研究对推动胰腺癌个体化治疗具有重要意义。

胰腺癌在组织结构上的一大特征就是含有丰富炎症性的纤维间质。在临床前模型中已证实促炎症反应的细胞因子相关的信号传导通路在胰腺癌的发生、发展中起到重要作用[9~10]。JAK-STAT 信号通路是近年来发现的一条由细胞因子刺激的信号传导通路，参与细胞的增殖、分化、凋亡以及免疫调节等许多重要的生物学过程。这条信号通路主要由三个成分组成，即酪氨酸激酶相关受体、酪氨酸激酶 JAK 和转录因子 STAT。JAK 蛋白家族共包括 4 个成员：JAK1、JAK2、JAK3 以及 Tyk2，STAT 蛋白家族共包括 4 个成员：STAT1-6。细胞因子与相应的受体结合后，使与受体偶联的 JAK 激酶活化，JAK 激活后催化受体上的酪氨酸残基发生磷酸化修饰，继而这些磷酸化的酪氨酸位点与周围的氨基酸序列形成“停泊位点”（docking site），同时 STAT 蛋白被招募到这个“停泊位点”。最后，激酶 JAK 催化结合在受体上的 STAT 蛋白发生磷酸化修饰，活化的 STAT 蛋白以二聚体的形式进入细胞核内与靶基因结合，调控基因的转录[11]。Ruxolitinib 是蛋白激酶 JAK1 和 JAK2 的小分子抑制剂，能够抑制多种促炎症反应的细胞因子介导的细胞信号传导。Ruxolitinib 能够降低骨髓纤维化患者的炎症因子水平、改善症状并延长生存期，是 FDA 批准的首个治疗骨髓纤维化的药物[12]。在既往的动物实验中发现，IL-6 通过活化 Stat3/Socs3 促进胰腺上皮内瘤样变和胰腺癌的发生[10]。2014 年 ASCO 报道了 Ruxolitinib 或安慰剂联合卡培他滨二线治疗晚期胰腺癌的随机双盲Ⅱ期临床试验[13]。入组标准为一线吉西他滨治疗失败、KPS 评分≥60 分的晚期胰腺癌患者。127 名患者随机分入 Ruxolitinib 联合卡培他滨组和安慰剂联合卡培他滨组（RUX 15mg BID 或安慰剂 BID d1～21，卡培他滨 1000mg/m^2 BID d1～14，21 天 1 周期）。结果显示，两组的 OS 分别为 136.5 天和 129.5 天（HR＝0.79，95%CI：0.53～1.18），PFS 分别为 51.0 天和 46.0 天（HR＝0.75，95%CI：0.51～1.10），ORR 分别为 7.8%和 0%。在 C 反应蛋白（C-reactive protein，CRP）>13mg/L 的亚组中，Ruxolitinib 联合卡培他滨组的 OS 显著延长（83.0 天 vs 55.0 天，HR＝0.47，95%CI：0.26～0.85），联合组的 3 个月和 6 个月生存率分别为 48%和 42%，安慰剂组的 3 个月和 6 个月生存率分别为 29%和 11%。在 CRP≤13mg/L 的亚组中，两组的 OS 和 PFS 没有显著性差异。该临床研究应用改良的格拉斯哥预后评分（modified Glasgow Prognostic Score，mGPS）对患者进行分层，CRP>10mg/L 和白蛋白<35g/L 者记作 2 分，CRP>10mg/L 和白蛋白≥35g/L 者记作 1 分，CRP≤10mg/L 者记作 0 分。在 mGPS1 分和 2 分的亚组中，联合组的 OS 和 PFS 较安慰剂组有所延长。Ruxolitinib 联合卡培他滨组的不良反应是可以耐受的，两组 3/4 度不良反应的发生率分别为 75%和 82%，联合组 3/4 度中性粒细胞减少和血小板减少均很少发生（1.7%和 0%），3/4 度贫血在联合组中更为常见（15.3% vs 1.7%）。可见，对于 CRP 升高的晚期胰腺癌患者，JAK-STAT 信号通路可能是一个重要的治疗靶点。

二、治疗胰腺癌的新药物

MM-398 是以纳米脂质体封装的伊立替康。2015 年的 ASCO-GI 报道了以吉西他滨为基础治疗后的转移性胰腺癌，MM-398 加或不加 5-氟尿嘧啶+亚叶酸治疗与 5-氟尿嘧啶+亚叶酸治疗比较的Ⅲ期临床试验 NAPOLI-1[14]。417 例已接受以吉西他滨为基础治疗的转移性胰腺癌患者按 1∶1∶1 随机接受以下方案治疗：MM-398（120 mg/m^2，静脉注射，大于 90min），每 3 周 1 次；5-FU（2000mg/m^2，大于 24h）LV（200 mg/m^2），治疗 4 周停 2 周；MM-398（80mg/m^2，静脉注射，大于 90min）、5-FU（2400 mg/m^2，大于 46h）、LV（400 mg/m^2），每 2 周 1 次。主要研究终点是 OS。ITT 人群包括全部随机化患者，PP 人群包括在前 6 周接受至少 80%目标剂量治疗且未违背任何排除标准的患者。结果：PP 人群分析显示，MM-398+5FU/LV 联合治疗组的 OS（8.9 个月）、PFS、ORR、CA19-9 水平均优于 5FU/LV 对照组，而 MM-398 单药治疗组的 OS 无显著提高。对于诊断分期、初始组织学诊断（至今）时间、既往治疗、前次治疗（至今）时间、CA19～9 水平的亚组分析显示，MM-398+5FU/LV 联合治疗组的 OS 均优于 5FU/LV 对照组。

TH-302 是氮芥类化合物（dibromo isophoramide mustard）的前体药物，也是一种作用较强的 DNA 烷化剂，化学名称为 N，N′-双（2-溴乙基）二氨基膦酸（1-甲基-2-硝基-1H-咪唑-5-基）甲酯。TH-302 可在肿瘤内缺氧条件下活化，发挥抗肿瘤作用。与其他许多实体瘤一样，胰腺癌中也存在肿瘤微环境的缺氧，从而导致肿瘤细胞对化疗药物耐药。大多数化疗药物是针对肿瘤血管附近生长迅速的细胞，而 TH-302 可以特异性地靶向作用于肿瘤紊乱血管系统所导致的缺氧区域内的细胞。最近的一项Ⅱ期临床试验（NCT01144455）评估了TH-302联合吉西他滨一线治疗局部晚期或转移性胰腺癌的疗效[15]。214例晚期胰腺癌（77%为转移患者）患者按1∶1∶1的比例随机接受GEM单药（1000mg/m²）、GEM联合TH-302（240mg/m²）或GEM联合TH-302（340mg/m²）治疗，主要终点是PFS，次要终点是OS、ORR、CA199变化情况和安全性。结果显示，接受GEM联合TH-302治疗者（将TH-302两个剂量组合并分析）的mPFS为5.6个月，而GEM组为3.6个月（HR：0.61，95% CI：0.43~0.87，P=0.005），提高了63%，疾病进展的风险降低了39%。G+T240组和G+T340组的mPFS分别为5.6个月和6.0个月。三组的反应率分别为12%、17%和26%（G+T340 vs GEM，P=0.04），OS分别为6.9个月、8.7个月和9.2个月，未显示出统计学差异。CA199水平下降在G+T340组与GEM组间具有统计学差异（-5398 vs-549 U/ml，P=0.008）。主要的不良反应为疲乏、恶心和外周性水肿。皮肤、粘膜毒性（3度发生率2%）和骨髓抑制（3/4度发生率55%）是与TH-302相关的最常见不良反应，但不会导致停药。目前TH-302治疗胰腺癌的Ⅲ期临床试验MAESTRO（NCT01746979）正在进行。在欧洲，TH302已经取得了“孤儿药”（又称罕见药）的资格，正在进行该药与其他药物或者放疗联合治疗多种实体肿瘤的一系列临床研究。

Necuparanib是一种硫酸乙酰肝素类似物，是一种新型的抗肿瘤候选药物。目前已有大量研究表明，在肿瘤患者中，使用肝素治疗静脉血栓可产生抗肿瘤活性，但这些肝素产品的使用剂量受抗凝血活性限制。Necuparanib由普通肝素衍生而来，已被设计为显著降低抗凝血活性，同时保留相关的抗肿瘤特性。2014年6月，Necuparanib便已获得FDA授予的孤儿药地位。截至2014年10月，该药物已经完成了先前计划的Ⅰ/Ⅱ期临床试验的A部分剂量递增研究并显示出初步的阳性结果，这一部分的研究主要是评估Necuparanib联合白蛋白结合型紫杉醇和吉西他滨用于晚期胰腺癌治疗的安全性及初步有效性。目前，正在开展Ⅰ/Ⅱ期临床试验的B部分，旨在评估Necuparanib+白蛋白结合型紫杉醇+吉西他滨联合方案对比白蛋白结合型紫杉醇+吉西他滨方案的有效性，预计在2017年上半年公布数据结果。

三、小结

虽然最近几年药物治疗胰腺癌取得了一定的进展，但是目前晚期胰腺癌的总生存期还未突破1年。随着基础研究的逐步深入，人们正逐渐揭开胰腺癌这个癌中之王的神秘面纱。根据患者的基因分型、一些血清标志物（如CRP）和体力状态等选择合适的治疗方案，是今后胰腺癌治疗的趋势。抗肿瘤新药的不断涌现也为胰腺癌的治疗带来新的希望。目前为止，还有很多的试验研究正在进行，我们期待有更多的临床试验结果指导临床实践，对胰腺癌的治疗真正实现“量体裁衣”，使更多的患者获益。

参考文献

1. Siegel R，Ma J，Zou Z，et al. Cancer statistics，2014. CA Cancer J Clin. 2014；64（1）：9-29
2. Li D，Xie K，Wolff R，et al. Pancreatic cancer. Lancet. 2004；363（9414）：1049-57
3. Efthimiou E，Crnogorac-Jurcevic T，Lemoine NR. Pancreatic cancer genetics. Pancreatology. 2001；1（6）：571-5
4. Mimeault M，Brand RE，Sasson AA，et al. Recent advances on the molecular mechanisms involved in pancreatic cancer progression and therapies. Pancreas. 2005；31（4）：301-16
5. Tuveson DA，Hingorani SR. Ductal pancreatic cancer in humans and mice. Cold Spring Harb Symp Quant Biol. 2005；70：65-72
6. Jaffee EM，Hruban RH，Canto M，et al. Focus on pancreas cancer. Cancer Cell. 2002；2（1）：25-8
7. Wörmann SM1，Algül H. Risk factors and therapeutic targets in pancreatic cancer. Front Oncol. 2013；18（3）：282
8. Biankin AV，Waddell N，Kassahn KS，et al. Pancreatic cancer genomes reveal aberrations in axon guidance pathway genes. Nature. 2012；491（7424）：399-405

9. Fukuda A1, Wang SC, Morris JP 4th, et al. Stat3 and MMP7 contribute to pancreatic ductal adenocarcinoma initiation and progression. Cancer Cell. 2011; 19 (4): 441-55.
10. Lesina M, Kurkowski MU, Ludes K, et al. Stat3/Socs3 activation by IL-6 transsignaling promotes progression of pancreatic intraepithelial neoplasia and development of pancreatic cancer. Cancer Cell. 2011; 19 (4): 456-69
11. Kisseleva T1, Bhattacharya S, Braunstein J, et al. Signaling through the JAK/STAT pathway, recent advances and future challenges. Gene. 2002; 285 (1-2): 1-24.
12. Santos FP, Verstovsek S. Efficacy of ruxolitinib for myelofibrosis. Expert Opin Pharmacother. 2014; 15 (10): 1465-73.
13. Herbert Hurwitz, Nikhil Uppal, Stephanie Ann Wagner, et al. A randomized double-blind phase 2 study of ruxolitinib (RUX) or placebo (PBO) with capecitabine (CAPE) as second-line therapy in patients (pts) with metastatic pancreatic cancer (mPC). J Clin Oncol 32: 5s, 2014 (suppl; abstr 4000).
14. Li-Tzong Chen, Daniel D. Von Hoff, et al. Expanded analyses of napoli-1: Phase 3 study of MM-398 (nal-IRI), with or without 5-fluorouracil and leucovorin, versus 5-fluorouracil and leucovorin, in metastatic pancreatic cancer (mPAC) previously treated with gemcitabine-based therapy. J Clin Oncol 33, 2015 (suppl 3; abstr 234).
15. Borad MJ1, Reddy SG2, Bahary N2, et al. Randomized Phase Ⅱ Trial of Gemcitabine Plus TH-302 Versus Gemcitabine in Patients With Advanced Pancreatic Cancer. J Clin Oncol. 2015; 33 (13): 1475-81.

46. 胃癌术前新辅助化疗研究进展

梁 军，孙丽斌，刘自民

青岛大学附属医院肿瘤中心

近些年来，由于卫生习惯改善，幽门螺旋杆菌感染减少，并且随着食物储存技术的进步，盐摄取量减少，新鲜蔬菜、水果摄入增加，导致世界范围内胃癌的发病率明显下降，死亡率也由 20 世纪中期的 20%降至 2%[1]。但令人担忧的是亚洲的胃癌发病率却逐年升高，胃癌的新发病例中，约 60%发生在亚洲，其中 41%发生在中国，11%发生在日本[2]。手术是胃癌的唯一根治性手段，在日本和韩国，50%的患者由于筛查的普及，50%的患者诊断时处于早期，可以获得根治性切除，所以 5 年的生存率可以达到 60%以上，但在大多数西方国家，70%的胃癌患者在诊断时即为晚期或进展期，可手术者不足 50%，所以 5 年生存率仅 20%~30%。这也直接导致了东西方胃癌治疗模式的差别。

在东亚，倾向于手术治疗，多为 D2 根治术，并联合以氟尿嘧啶药物为基础的术后辅助化疗。而在北美和欧洲，围手术期化疗联合手术是标准的治疗模式。但由于西方国家仅有 10%~15%的胃癌早期诊断率，并且他们采用 D_1 根治术，导致较高的局部复发率[3]，所以即使新辅助化疗提高了手术的 R0 切除率，5 年的生存率仍不足 30%，中位生存时间仅为 24 个月。在中国，进展期胃癌的推荐治疗方案同样是 D_2 根治术联合术后辅助化疗，5 年总生存率为 40%[4]。导致结果不尽如人意的原因，一方面是我国胃癌早期诊断率不足 10%，远低于日本，另一方面从统计数字看出，我国与日本胃癌生存率的差异主要存在于进展期胃癌，所以优化治疗模式，提高进展期胃癌的 R0 切除率，降低术后复发转移率是提高总生存的关键。

新辅助治疗可以缩小肿瘤，达到降期，提高 R0 切除率的目的，消除体内微小转移灶，降低复发转移风险，可以检测肿瘤对化疗的敏感性，并且理论上，新辅助化疗在手术前给药，避免了手术后血管的破坏，疗效会更高。基于以上优势，在过去的 30 余年内，亚洲和西方均进行了大量的临床研究，但Ⅱ/Ⅲ期临床试验结果和 meta 分析的结论大相径庭。并且大多数新辅助研究多为包括术后辅助化疗的围手术期研究。

奠定新辅助化疗地位的 3 项著名Ⅲ期临床试验为 2005 年的 MAGIC 研究，2007 年的 FFCD9703 研究和 2009 年的 EORTC40954 研究。

MAGIC 研究针对可手术切除的胃、食管胃结合部、食管下段腺癌患者，共入组 503 例患者，随机分配进行围手术期化疗联合手术组（250 例）和单纯手术组（253 例）。化疗方案为第 1 日静脉注射表柔比星（$50mg/m^2$）和顺铂（$60mg/m^2$），并连续 21 日静脉注射氟尿嘧啶（$200mg/m^2$），术前和术后分别进 3 个周期。主要研究终点是总生存率。结果显示与单纯手术相比，围术期化疗组其总生存率（HR 0.75；95%CI 0.6~0.93；$P=0.009$；5y OS，36% vs 23%）和无进展生存率可能更高（HR 0.66；95%CI 0.53~0.81；$P<0.001$）。围手术期化疗组的术后并发症的发生率和单纯手术组大致相同（分别为 46%和 45%）[5]。

FFCD9703 研究针对同样的人群，共入组 224 例患者，随机分为 2 组，围手术化疗组（113 例）在术前和术后接受 CF（顺铂联合氟尿嘧啶）方案化疗（术前 2 ~3 周期，术后 3~4 周期）。另一组为单纯手术组（111 例）。随访 5.7 年，结果显示围术化疗组 R0 切除率明显高于单纯手术组（84% vs

73%，$P=0.04$）。5年的总生存优于单纯手术组，38% vs 24%（HR 0.69；95% CI：0.50～0.95，$P=0.02$）[6]。

EORTC40954研究入组144例Ⅱ～Ⅲ期胃或胃食管结合部腺癌患者，按1∶1比例随机分入新辅助化疗组和单纯手术组。术前化疗采用2周期FP方案（顺铂50mg/m^2，d1，15，29；亚叶酸钙500mg/m^2；氟尿嘧啶2000mg/m^2，d1、8、15、22、29、36；每48天1周期。中位随访4.4年，两组总生存（HR=0.84；95%CI：0.52～1.35；$P=0.466$）、PFS（HR 0.66；95%CI：0.42～1.03；$P=0.065$）均无明显统计学差异。围手术期化疗提高了R0切除率（81.9% vs 66.7%；$P=0.036$）。化疗的缓解率为35.2%。两组不良反应无明显差异[7]。

以上3项多中心Ⅲ期临床试验，前两项临床研究着重于围术期治疗，结果显示存在生存获益。仅EOETC40954研究为单纯的新辅助化疗研究，结果未显示出生存及无进展生存的获益。另有两项新辅助研究的Ⅱ期临床试验，法国的PET方案新辅助化疗，8周期PET方案。入组29例患者，R0切除率24/29，未达到预设目标[8]。土耳其的NEOTAX临床试验，采用DCF新辅助化疗。59例患者，47例可评估，提高R0切除率[9]。其均未获得生存获益。另一项包含7个临床试验1249名患者的meta分析显示与单纯手术对比，氟尿嘧啶类药物为基础的新辅助化疗明显改善总生存，及3年的DFS，提高R0切除率。单药疗效略逊于联合化疗，静脉化疗优于口服给药[10]。根据以上临床试验及meta分析的结果，在西方，术前化疗联合术后化疗的治疗模式被推荐为局部进展期胃癌及胃食管结合部癌症的标准治疗方案。

但在亚洲，过去了30年中，也进行了多项针对围术期治疗或新辅助治疗的Ⅱ期临床研究及meta分析。日本的Ⅱ期临床研究，采用DS方案作为Ⅲ期可切除胃癌的新辅助治疗方案，入组47名患者，2周期DS化疗，达到主要研究终点病理缓解率pRR 47%[11]。韩国一项Ⅱ期临床试验采用FOLFOX6方案新辅助化疗，入组51名，证实了新辅助化疗的安全性[12]。日本的COMPASS研究，入组83例患者，采用2或4周期SC方案或PC方案新辅助化疗治疗进展期胃癌患者，4组患者人数分别为21、20、21、21。4组的病历缓解率分别为42%，40%，29%，38%。而仅在4周期SC方案或PC方案组可见病理完全缓解率，均为10%。化疗不良反应4组均衡，结论为术前4周期SC，PC方案新辅助化疗可达到病理完全缓解，而不增加并发症[13]。类似的研究还很多，但研究终点对为R0切除率及病理缓解率。但未见确切生存获益。

meta分析的结果也不尽相同，一项针对12项局部晚期胃癌新辅助化疗的临床研究的荟萃分析，共纳入组1820例患者，结果显示新辅助化疗可显著提高3年PFS（OR：1.85，95% CI：1.39～2.46，$P<0.0001$），降期率（OR：1.71，95% CI：1.26～2.33，$P=0.0006$）及R0切除率（OR：1.38，95% CI：1.08～1.78，$P=0.01$）。但复发率（OR：1.03，95% CI：0.60～1.78，$P=0.92$）、手术并发症（OR：1.20，95% CI：0.90～1.58，$P=0.21$）、围术期死亡率及副反应无明显差异。证实了新辅助化疗的安全性和有效性[14]。但另一项meta分析，入组1995年至2010年的9项临床试验，结果显示单纯手术好像存在更高的总生存（46.03% vs 40.61%，RR：0.83，95% CI：0.65～1.06，$P=0.14$）。亚组分析显示存在淋巴结转移的患者新辅助治疗较单纯手术疗效好（25.68% vs 16.95%，RR：1.92，95% CI：1.20～3.06，$P=0.006$）。结论为新辅助化疗对降期作用明显，但生存无改善，所以不推荐[15]。

所以目前在亚洲，尤其是东亚，并不推荐新辅助化疗作为常规治疗手段。这个结论可以理解，因为在亚洲，D_2根治术为胃癌的标准手术方式，术后复发率低，均为8.5%～13.4%。所以新辅助化疗无明显优势，但同时，在以上一些临床试验的亚组分析结果中，我们可以看到新辅助化疗在病期偏晚的一些患者中似乎存在生存获益的趋势。这一部分患者的肿瘤侵犯较广，属于边界可切除肿瘤范围，如不行新辅助化疗，难以获得R0根治术，而R0切除是保障手术有效率及术后长期生存的关键。因此这一部分患者进行新辅助化疗的意义较大。

2015版NCCN指南将不可根治性切除的标准定义为：①局域进展期胃癌，影像学检查高度怀疑或经活检证实的肿瘤侵犯肠系膜根部淋巴结或腹主动脉旁淋巴结；肿瘤侵犯或包绕主要大血管（脾血管除外）；②远处转移或腹膜种植（包括腹水脱落细胞阳性）。以上这一部分肿瘤难以获得 R0 切除，预后较差。如对于腹主动脉旁淋巴结转移的患者，如不能获得 R0 切除，则 3 年总生存不足 10%。日本的研究还发现，对于临床上 Borrmann3 型尤其是大溃疡型及 Borrmann4 型，皮革胃的患者容易腹膜转移，直接手术的 R0 切除率也非常低，3 年总生存仅 15%。因此对于这一部分边界可切除的患者进行转化治疗，使其达到 R0 切除可明显改善预后。针对以上边界可切除胃癌，在亚洲多项Ⅱ期临床试验，验证新辅助转化治疗的有效性。

JCOG0210 是一项Ⅱ期临床实验，针对 Borrmann3 型（溃疡>8cm）及 Borrmann4 型，皮革胃的患者。55 名患者入组，行 2 周期替吉奥联合顺铂（SP）方案化疗。36 人接受 D_2 根治术或扩大淋巴结清扫术，3 年总生存为 26%。48%的有效率，R0 切除率 73%。中位生存期为 17.3 个月。一例治疗相关死亡，术后并发症 4 例胰腺漏，3 例腹膜脓肿，2 例肺炎，3 例感染，无术后相关死亡[16]。研究结果证实了 SP 方案作为 Borrmann3 型（溃疡>8cm）及 Borrmann4 型，皮革胃患者新辅助化疗的安全性及有效性。根据 JCOG0210 的确切疗效，Ⅲ期临床试验 JCOG0510 正在开展，针对同样人群，OS 为主要终点。计划入组 316 例患者。研究结果令人期待。

JCOG0001 及 JCOG0405 两项Ⅱ期临床试验针对存在腹主动脉旁淋巴结或腹腔干及分支的大淋巴结肿块（≥3 cm 或 ≥1.5 cm × ≥2 个淋巴结）转移。入组患者均需腹腔镜分期，证实腹腔灌洗液阴性。

0001 研究选用以伊立替康联合顺铂化疗，入组 55 例患者进行 2 到 4 周期 IP 方案化疗联合 D2 根治加腹主动脉旁淋巴结清扫，65%的患者达 R0 切除，15%的患者获得病理缓解，中位生存时间为 14.6 个月，3 年的总生存达 27%，3 例患者肿瘤相关死亡，2 例为化疗骨髓抑制，1 例为术后并发症。术后并发症包括 1 例吻合口瘘，6 例胰腺漏，2 项腹部脓肿，2 例肺炎，2 例伤口感染[17]。0405 研究入组 51 例患者，接受 2~3 周期 SP 方案，32 例患者（62.8%）获得临床缓解，47 例患者进行手术，42 名获得 R0 切除，病理缓解 26 例（51%），1 例完全缓解。3 年的总生存达 58.8%，无治疗相关死亡，术后并发症包括 3 例吻合口瘘，11 例胰腺漏，8 例腹腔脓肿，2 例肺炎，2 例深静脉血栓[18]。针对以上两项研究的综合分析显示 SP 方案优于 IP 方案[19]。

三项Ⅱ期临床试验研究分别采用 SP 方案，DSP 方案或 DPX 方案治疗腹膜侵犯（T4a/b）的进展期胃癌患者，结果显示 SP 方案治疗，R0 切除率 78%，病理缓解 39%，术后并发症及死亡率为 10.2%及 0[20]。DSP 方案的 R0 切除率 90%，病理缓解 60%，术后并发症 22.5%，术后死亡率 0[21]。DPX 方案，RO 切除率 71%，病理缓解 19%，手术并发症 11.1%，术后死亡率 0[22]。

一项中国Ⅱ期单臂临床实验采用 XELOX 方案新辅助化疗联合手术治疗腹主动脉旁淋巴结转移胃癌。48 名患者入组，RR 49%，28 名接受手术，PFS OS 分别为 10 和 29.8 个月[23]。

一项Ⅲ期临床试验 PRODIGY，入组 640 名 T2~3N+或 T4 患者采用 3 周期 DOS 新辅助化疗或单纯手术治疗，两组患者均接受术后一年的替吉奥单药口服。主要中点为 PFS，次要研究终点为 OS，降期，R0 切除率。目前仍在招募中。

由上可见，胃癌新辅助治疗模式东西方存在很大差异，亚洲多项Ⅱ期临床实验的结果显示了采用多种化疗方案新辅助化疗结合手术治疗对于高度选择的边界可切除胃癌患者有确切疗效，Ⅲ期临床试验的结果值得我们期待。并且由于 Dutch 实验长期随访数据显示接受 D_2 根治术的患者可以达到较低的局部复发率和更长的 PFS[24]，所以目前在很多西方国家，D_2 根治术也被推荐为标准的手术方式[25]。那么未来，针对边界可切除胃癌的治疗模式的建立，不但可以在亚洲推广，甚至可以影响世界范围内进展期及晚期胃癌的治疗。

参 考 文 献

1. Siegel R，Ma J，Zou Z，Jemal A.，Cancer Statistics，2014；CA Cancer J Clin. 2014 Jan-Feb；64（1）：9-29

2. Kamangar F, Dores GM, Anderson WF: Patterns of cancer incidence, mortality, and prevalence across five continents: defining priorities to reduce cancer disparities in different geographic regions of the world. J Clin Oncol 2006; 24: 2137-2150

3. Songun I, Putter H, Kranenburg EM, et al. Surgical treatment of gastric cancer: 15-year follow-up results of the randomized nation- wide Dutch D1D2 trial. Lancet Oncol 2010; 11: 439-449

4. Hundahl SA1, Phillips JL, Menck HR. The National Cancer Data Base Report on poor survival of U. S. gastric carcinoma patients treated with gastrectomy: Fifth Edition American Joint Committee on Cancer staging, proximal disease, and the " different disease" hypothesis. Cancer. 2000 Feb 15; 88 (4): 921-32

5. Cunningham D1, Allum WH, Stenning SP, Thompson JN, Van de Velde CJ, Nicolson M, Scarffe JH, Lofts FJ, Falk SJ, Iveson TJ, Smith DB, Langley RE, Verma M, Weeden S, Chua YJ, MAGIC Trial Participants. Perioperative chemotherapy versus surgery alone for resectable gastroesophageal cancer. N Engl J Med. 2006 Jul 6; 355 (1): 11-20

6. Ychou M, Boige V, Pignon JP, et al. Perioperative chemotherapy compared with surgery alone for resectable gastroesophageal adeno-carcinoma: an FNCLCC and FFCD multicenter phase Ⅲ trial. J Clin Oncol 2011; 29: 1715-1721

7. Schuhmacher C, Gretschel S, Lordick F, etal. Neoadjuvant chemotherapy compared with surgery alone for locally advanced cancer of the stomach and cardia: European Organisation for Research and Treatment of Cancer randomized trial 40954 [J]. J ClinOncol, 2010, 28 (35): 5210-5218

8. Jary M1, Ghiringhelli F, Jacquin M, Fein F, Nguyen T, Cleau D, Nerich V, El Gani M, Mathieu P, Valmary-Degano S, Arnould L, Lassabe C, Lamfichekh N, Fratté S, Paget-Bailly S, Bonnetain F, Borg C, Kim S. Phase Ⅱ multicentre study of efficacy and feasibility of dose-intensified preoperative weekly cisplatin, epirubicin, and paclitaxel (PET) in resectable gastroesophageal cancer. Cancer Chemother Pharmacol. 2014 Jul; 74 (1): 141-50

9. Ozdemir N1, Abali H, Vural M, Yalcin S, Oksuzoglu B, Civelek B, Oguz D, Bostanci B, Yalcin B, Zengin N. Docetaxel, cisplatin, and fluorouracil combination in neoadjuvant setting in the treatment of locally advanced gastric adenocarcinoma: Phase Ⅱ NEOTAX study. Cancer Chemother Pharmacol. 2014 Dec; 74 (6): 1139-47. doi: 10. 1007/s00280-014-2586-6. Epub 2014 Sep 19.

10. Ge L, Wang HJ, Yin D, et al. Effectiveness of 5-flurouracil-based neoadjuvant chemotherapy in locally-advanced gastric/gastroesopha- geal cancer: a meta-analysis. World J Gastro- enterol 2012; 18: 7384-7393

11. Oki E1, Emi Y, Kusumoto T, Sakaguchi Y, Yamamoto M, Sadanaga N, Shimokawa M, Yamanaka T, Saeki H, Morita M, Takahashi I, Hirabayashi N, Sakai K, Orita H, Aishima S, Kakeji Y, Yamaguchi K, Yoshida K, Baba H, Maehara Y. Phase Ⅱ study of docetaxel and S-1 (DS) as neoadjuvant chemotherapy for clinical stage Ⅲ resectable gastric cancer. Ann Surg Oncol. 2014 Jul; 21 (7): 2340-6

12. Ahn HS1, Jeong SH, Son YG, Lee HJ, Im SA, Bang YJ, Kim HH, Yang HK. Effect of neoadjuvant chemotherapy on postoperative morbidity and mortality in patients with locally advanced gastric cancer. Br J Surg. 2014 Nov; 101 (12): 1560-5

13. Yoshikawa T1, Tanabe K, Nishikawa K, Ito Y, Matsui T, Kimura Y, Hirabayashi N, Mikata S, Iwahashi M, Fukushima R, Takiguchi N, Miyashiro I, Morita S, Miyashita Y, Tsuburaya A, Sakamoto J. Induction of a pathological complete response by four courses of neoadjuvant chemotherapy for gastric cancer: early results of the randomized phase Ⅱ COMPASS trial. Ann Surg Oncol. 2014 Jan; 21 (1): 213-9

14. Xiong B, Ma L, Cheng Y, Zhang C. Clinical effectiveness of neoadjuvant chemotherapy in advanced gastric cancer: an updated meta-analysis of randomized controlled trials. Eur J Surg Oncol. 2014 Oct; 40 (10): 1321-30

15. Xu AM, Huang L, Liu W, Gao S, Han WX, Wei ZJ. Neoadjuvant chemotherapy followed by surgery versus surgery alone for gastric carcinoma: systematic review and meta-analysis of randomized controlled trials. PLoS One. 2014 Jan 30; 9 (1): e86941

16. Fujitani K, Sasako M, Iwasaki Y, YoshimuraK, Sano T, Nashimoto A, Fukushima N, AraiK, Kinoshita T, Kobayashi O, Tanemura H: A phase Ⅱ study of preoperative chemotherapy (CX) with S-1 and cisplatin followed by gastrectomy for clinically resectable type 4 and large type 3 gastric cancer: JCOG 0210. J Clin Oncol 2007; 25 (18S): abstr 4609

17. Yoshikawa T, Sasako M, Yamamoto S, Sano T, Imamura H, Fujitani K, Oshita H, Ito S, Kawashima Y, Fukushima N: Phase Ⅱ study of neoadjuvant chemotherapy and extended surgery for locally advanced gastric cancer. Br J Surg 2009; 96: 1015-1022

18. Yoshikawa T, Nakamura K, Tsuburaya A, Sano T, Mizusawa J, Katai H, Kurita A, Uyama I, Nomura E, Sasako M, Gastric Cancer Surgical Study Group of Japan Clinical Oncology Group: A phase Ⅱ study of preoperative chemotherapy with S-1 (S) and cisplatin (P) followed by D3 gastrectomy for gastric cancer (GC) with extensive lymph node metastasis (ELM): survival results of JCOG 0405. J Clin Oncol 2011; 29 (suppl4): abstr 70
19. Tsuburaya A, Katayama H, Mizusawa J, NakamuraK, Katai H, Imamura H, Nashimoto A, Fukushima N, Sano T, Sasako M, The Gastric Cancer Surgical Study Group of JCOG: An integrated analysis of two phase Ⅱ trials (JCOG0001 and JCOG0405) of preoperative chemotherapy followed by D3 gastrectomy for gastric cancer (GC) with extensive lymph node metastasis (ELM). J Clin Oncol 2011; 29 (suppl 4): abstr 90
20. Yoshikawa T, Omura K, Kobayashi O, Nashimoto A, Takabayashi A, Yamada T, Yamaue H, Fujii M, Yamaguchi T, Nakajima T: A phase Ⅱ study of preoperative chemotherapy with S-1 plus cisplatin followed by D2/D3 gastrectomy for clinically serosa-positive gastric cancer (JACCRO GC-01study). Eur J Surg Oncol 2010; 36: 546-551
21. Ohnuma H, Sato Y, Takayama T, Sagawa T, Hirakawa M, Harada K, Nobuoka T, Hirata K, Sato Y, Takahashi Y, Katsuki S, Takahashi S, Hirayama M, Takahashi M, Maeda M, Sato T, Miyanishi K, Kobune M, Takimoto R, Kato J: A phase Ⅱ study of neoadjuvant combination chemotherapy with docetaxel, cisplatin, and S-1 for locally advanced gastric cancer. J Clin Oncol 2011; 29 (suppl 15): abstr 4057
22. Sym SJ, Chang HM, Ryu MH, Lee JL, Kim TW, Yook JH, Oh ST, Kim BS, Kang YK: Neoadjuvant docetaxel, capecitabine and cisplatin (DXP) in patients with unresectable locally advanced or metastatic gastric cancer. Ann Surg Oncol 2010; 17: 1024-1032
23. Wang Y1, Yu YY, Li W, Feng Y, Hou J, Ji Y, Sun YH, Shen KT, Shen ZB, Qin XY, Liu TS. A phase Ⅱ trial of Xeloda and oxaliplatin (XELOX) neo-adjuvant chemotherapy followed by surgery for advanced gastric cancer patients with para-aortic lymph node metastasis. Cancer Chemother Pharmacol. 2014 Jun; 73 (6): 1155-61
24. Songun I, Putter H, Kranenburg EM, et al. Surgical treatment of gastric cancer: 15-year follow-up results of the randomized nation- wide Dutch D1D2 trial. Lancet Oncol 2010; 11: 439-449
25. Seevaratnam R, Bocicariu A, Cardoso R, et al. A meta-analysis of D1 versus D2 lymph node dissection. Gastric Cancer 2012; 15 (suppl 1): 60-69

47. 胰腺癌的关键临床问题与对策

刘宝瑞

南京大学医学院附属鼓楼医院肿瘤中心

一、时间跨度与早期诊断

胰腺癌自然发生需要一个漫长的时间：胰腺上皮从发生上皮内瘤样改变到肿瘤获得侵润特征，通常需要 12 年时间；发生侵润之后到出现转移需要 7 年，从转移到死亡平均历时 3 年。

胰腺癌临床时间跨度则短很多：在病人获得诊断之时，仅有 10%～20%获得外科手术切除的机会。该部分病人术后平均生存 16.9～20.2 个月，若接受术后辅助性治疗生存时间可延长至 20.1～23.6 个月。局部晚期不可切除的胰腺癌，生存时间通常只有 6～11 个月，若接受新辅助治疗后成功完成手术切除，生存时间可达 20.5 个月。转移性胰腺癌平均生存 5～9 个月。

以上数字给我们两个重要提示：一是在肿瘤引起症状之前有一个漫长的隐性肿瘤发展过程，通过健康查体及早发现肿瘤提供了一个时间窗；二是迄今胰腺癌的治疗除了极少部分可以获得手术机会以外，所有治疗手段获益均较小。

二、基因筛查与家族遗传

胰腺癌中有约 10%的概率具有遗传特征。对家族中有以下综合征的人群开展重点筛查将有益于胰腺癌的早期发现。已经明确的胰腺癌相关的遗传综合征有：

1. P-J 综合征　对应的基因为 STK11，对于 65～70 岁该综合征病人患胰腺癌的概率为 11%～36%。

2. 家族性胰腺炎　对应的基因为 PRSS1，SPINK1，CFTR，对于到了 70～75 岁年龄的患者，胰腺癌发病率为 40%～53%。

3. 黑色素瘤-胰腺癌综合征　对应的基因为 CDKN2a，到了 75 岁年龄患胰腺癌的概率为 17%。

4. Lynch 综合征　对应的基因为 MLH1，MSH2，到了 70 岁年龄患胰腺癌的概率为 4%。

5. 遗传性乳腺-卵巢癌综合征　对应的基因为 BRCA1，BRCA2，到了 70 岁女性患胰腺癌的概率为 1.5%。

三、组织特点与药物抵抗

胰腺癌按照体积构成比估算，癌细胞只占 10%～20%，间质结构占了 80%～90%。间质中主要有胰腺星形细胞、成纤维细胞、巨噬细胞，以及细胞外基质。胰腺癌乏血管，缺氧，组织间压大，瘤块质地坚硬。

以上特点使得胰腺癌对常规化疗、放疗、免疫治疗均有抵抗。

四、驱动基因与靶向治疗

胰腺癌的基因谱已经绘制完成，涵盖 12 个主要信号通路、63 个基因变异。发生概率最多的基因为 Kras 突变，突变率高达 90%；TP53 突变占 50%；SMAD4 异常占 50~60%；CDKN2A 异常占 80%。

尽管已经清楚胰腺癌发生发展的关键基因变异，对应的靶向药物研发明显滞后，迄今尚无令人满意的分子靶向药物提供给胰腺癌患者。

五、诊疗指南与临床路径

美国 NCCN2015 版、中华医学会、中国临床肿瘤协作委员会等专业组织均有胰腺癌的诊疗指南与临床路径介绍，这里不复赘述。需要特别说明的有以下几点：

1. 可切除性　由于只有 1/5 的胰腺癌病人可能有科学意义上肿瘤完整切除的机会，判断是否能够完整切除十分重要。经过治疗决策前详细的影像学检查与分析，有以下情况之一者考虑为不可切除：远处转移；肠系膜上动脉包裹 >180，或肿瘤紧贴腹腔动脉干；肠系膜上静脉或门静脉受累；主动脉或下腔静脉侵润或包裹。

2. 黄疸问题　肿瘤引起胆系梗阻可以引起肝功能显著异常、胆管炎、发热等并发症，宜详细甄别，适时采用抗感染及植入支架等措施，为后续治疗提供条件。

3. 活检问题　对于不可切除的胰腺癌，采取化疗或放疗之前，主张活检获得病理诊断，以免误诊误治。

六、常规治疗与疗效评价

1. 局限期胰腺癌术后辅助性治疗　胰腺癌辅助性化疗通常采用吉西他滨或氟尿嘧啶，两者生存时间没有差别，前者副作用略占优势。有文献提示口服氟尿嘧啶类药物（替吉奥）较吉西他滨有更高的两年生存率。术后同步放化疗虽然也列入指南之中，价值不大。

2014 年 JNCI 发表了一篇大样本临床研究结果，发现 hENT1 高表达的胰腺癌接受吉西他滨治疗更容易获得生存时间的延长，而该项标志对氟尿嘧啶的疗效没有提示作用。因此，作者建议对 hENT1 高表达者应采用吉西他滨治疗，低表达者推荐氟尿嘧啶。

2. 局部晚期不可切除胰腺癌的治疗　该期胰腺癌通常采用化疗或同步放化疗模式进行治疗。化疗方案主要根据体力状况参考晚期胰腺癌的方案。一项 1128 例 15 个随机研究的汇总分析表明，若以生存时间为观察终点，同步放化疗优于单纯放疗，但与单纯化疗没有显著性差别。

3. 晚期胰腺癌姑息性治疗　该期以化疗为主，吉西他滨虽然为最常用的药物，近年发现该药与口服氟尿嘧啶（替吉奥）疗效类似。三药联合（氟尿嘧啶+伊立替康+奥沙利铂）虽然可以获得 11.1 个月的生存时间，Ⅲ~Ⅳ级骨髓抑制等毒副作用的发生率也很高；吉西他滨联合纳米紫杉醇白蛋白两药治疗，平均生存时间为 8.5 个月，优于单纯吉西他滨的 6.7 个月。

综上分析，胰腺癌治疗进展缓慢，长期以来没有突破新进展。所以，美国 NCCN 胰腺癌指南对各期胰腺癌均优先推荐病人接受有科学设计的临床试验。

七、个体化治疗的新模式

几乎所有人类肿瘤治疗新技术或者新的靶向药物均尝试用于胰腺癌的治疗，不幸的是，任何单一药物或简单的治疗组合均没有获得有临床意义的结果。深入了解胰腺癌的组织结构特点，剖析治疗困难的原因所在，利用当今的临床治疗手段，设计出一套具有内在协同机制的整体治疗新模式，将是可预测未来胰腺癌最值得探索的新方向。

1. 化疗的附加作用　除了细胞毒作用以外，某些化疗药物如环磷酰胺、吉西他滨在恰当的剂量下可以通过抑制调节性 T 细胞的活性发挥免疫增强作用，药物引起的细胞凋亡也可以促进抗原的释放。

2. 放疗的附加作用　低剂量放疗如仅接受 2.0 Gy 的照射，可以调变肿瘤微环境，使得免疫细胞更容易在肿瘤组织中聚集并发挥免疫抗肿瘤效应；低剂量放疗对部分化疗药物也有协同效应。

3. 免疫治疗的困惑与希望　免疫治疗的范畴很宽泛，目前人们多集中于免疫卡控点抑制剂领域，遗憾的是单一靶点的治疗如采用PD-1或PD-L1抗体均没有显示对胰腺癌的疗效。

在充分了解胰腺癌自身特点和治疗难点的基础上，南京鼓楼医院肿瘤中心设计了一套以个体化疫苗及特异性免疫细胞治疗为主线条的胰腺癌整合治疗新模式，该模式将化疗和放疗的的治疗作用及附加作用均合理地发挥出来，既有独立的抗肿瘤效应，又有巧妙的内在协同作用，目前正在临床观察中，希望在目前胰腺癌非手术治疗的指南推荐基础上，有所超越，走出一条务实而有效的道路。

48. 胃癌腹膜转移的诊治策略

刘　莺

河南省肿瘤医院

胃癌中腹膜转移约占40%～50%，胃癌腹膜转移自然病程的平均OS和中位OS分别为6.5个月和3.1个月，预后极差。目前为止无行之有效的标准治疗方案。

一、胃癌腹膜转移的机制

1. 肿瘤腹膜种植　癌腹膜转移涉及两方面的互相作用：一方面是有腹膜转移倾向的胃癌细胞脱落，即形成所谓“种子”，一方面是腹膜间皮下组织裸露，形成易于癌细胞着床增殖的“土壤”。其机制包括：癌肿浸润至胃浆膜外形成腹腔内游离癌栓；术中分离造成癌细胞从被切断的脉管或原发灶逸出；手术野残留血凝块中含具有活性的肿瘤细胞；游离癌栓陷入受伤的腹膜表面并被纤维蛋白包裹；创伤愈合过程中的相关生长因子促进肿瘤细胞增殖。此即所谓“种子-土壤”学说。胃癌腹膜转移涉及黏附、降解、移动、血管生成、免疫逃逸等诸多方面，每一阶段均有多种基因的改变和各种生物学活性物质及其受体参与。

2. 肿瘤异质性　与胃癌腹膜转移直接相关的就是癌细胞的转移潜能，具有高转移潜能的癌细胞容易发生转移。

二、胃癌腹膜转移的诊断

1. 胃癌原发灶　胃癌细胞的基因和蛋白表达异常与胃癌生物学行为关系密切

2. 腹膜冲洗细胞学　腹膜内脱落的癌细胞是形成腹膜转移的先决条件和胃癌的独立预后不良因素。传统的PLC方法一直被作为诊断ECC的金标准，然而其敏感性低。近年来随着PCR技术的发展，特别是实时荧光定量RT-PCR的应用，能够实时定量检测到微量的mRNA，因而能够更准确的反映腹腔内游离癌细胞的存在。

3. 腹腔冲洗液的肿瘤标志物检测　腹腔冲洗液肿瘤标志物检测特异性低，但可协助鉴定潜在肿瘤的来源。目前用于检测的指标包括CEA、CA19-9、CA-125、CA72-4、CK20、CK19、E-钙黏素、β_1整合素、MMPs、Ⅳ型胶原及层粘连蛋白、VEGF、磷酸丝氨酸磷酯酶（L3-PP）、FABP1、MUC2、TFF等。由于敏感性较传统PLC有所提高，被认为是预测胃癌腹膜转移的有效方法，但目前尚无公认的早期预测进展期胃癌腹膜转移的分子标志物。

4. 腹膜的检测　查找腹膜上黏附、增殖的胃癌细胞，直观检测腹膜微转移灶。有学者利用细胞角蛋白组化染色方法检测douglas窝处的腹膜，可以有效发现隐匿性腹膜微转移灶。

5 影像学检查　在弥漫性腹膜转移并伴腹水时，B超可探测到腹膜表面的结节样结构和片状融合，但对于毗邻于肠道的种植性小转移灶，检出率不高。PET-CT诊断胃癌腹膜转移的准确率为87.9%，灵敏度74.4%，显著优于多层螺旋CT的准确率78.1%、灵敏度39.4%。PET-CT对诊断胃癌腹膜转移有一定的临床价值。

6. 诊断性腹腔镜探查　在对胃癌进行的术前评价中，检查转移情况时腹腔镜检查优于超声和

CT，三者对腹膜转移的敏感度分别为69%、23%和8%。腹腔镜检查后可使最初决定行根治性手术患者中的23%避免不必要的开腹手术。

7. 血液检查　胃癌血清中CA125浓度一旦超过35U/ml，发生腹膜转移的概率增加。糖蛋白抗原SLX和STN高水平的表达，腹膜转移概率明显增加。此外，CA19-9、CA72-4、转换生长因子、细胞间黏附分子对预测胃癌腹膜转移有参考价值。

三、腹膜转移的防治

1. 外科防治　无瘤技术及腹膜切除　胃癌腹膜转移一旦形成，各种治疗手段均难以奏效，但是如果为孤立病灶，则可考虑手术切除。行腹膜切除术后达到肿瘤完全切除的患者与不完全切除患者的2年生存率分别为79.9%及44.7%，两者有显著性差异。

2. 化疗

（1）腹腔化疗：传统的单纯静脉化疗因其作用于全身，致使病灶局部化疗药物浓度低而治疗效果不明显，且全身毒副作用大，故限制了其应用，而近年来发展起来的腹腔化疗则日益受到重视。腹腔化疗可以避免静脉化疗的所谓“腹膜血浆屏障”，在局部达到较高的药物浓度，直接作用于大网膜乳斑和腹膜的肿瘤细胞增殖灶及腹腔内游离的癌细胞，而周围循环中的药物浓度明显低于经静脉全身给药，根据药物的相对分子质量和脂溶性的不同，腹腔内与血浆中的浓度比可达20~600倍不等，起到提高局部治疗效果，又降低全身副反应的作用。目前为人们所广泛研究且疗效明显的方式为腹腔温热化疗（IHCP），主要是利用热疗及化疗两方面的作用来达到消灭术后腹腔内可能存在的游离癌细胞或微转移灶的目的。

（2）术前化疗：术前化疗可使肿瘤体积缩小，并降低临床病理分期、提高手术切除率，通过杀灭手术区域的亚临床转移灶。治疗方式包括经静脉给药的全身性化疗和经动脉给药的区域性化疗。

（3）术后化疗：姑息性化疗对伴有恶性腹水的进展期胃癌患者是有效的，其毒副作用是可接受的。紫杉醇、S-1、顺铂是进展期胃癌有效的化疗药物。

3. 生物免疫治疗　利用多种生物调节剂，如左旋咪唑（IMS）、干扰素（IFN）、肿瘤坏死因子（TNF）、卡介苗（BCG）等，通过增强患者机体免疫功能来达到治疗和改善预后之目的。

49. 驱动基因及非编码 RNA 在胃癌研究及临床中的应用

束永前

江苏省人民医院肿瘤科

1. 晚期胃癌的治疗的基石还是化疗，常见的化疗药物有氟脲嘧啶类、紫杉醇类、铂类、拓扑异构酶 I 抑制剂和蒽环类，化疗方案一般以铂类或 5-Fu 打底。

2. 大家都熟知一些化疗药物的 biomarker，如：胸苷磷酸化酶（TP）升高的患者可能对氟脲嘧啶类药物敏感，同时 TP 酶还与肿瘤血管密度有关，TP 酶高表达患者预后不良。此外，胸苷酸合成酶（TS）对氟脲嘧啶类药物也有一定的指导意义，TS 酶高表达的患者可能对氟尿嘧啶类药物耐药。

3. 铂类常见的 biomarker：ERCC1，ERCC1 高表达的患者可能对铂类耐药。β-tubulin Ⅲ高表达的患者对紫杉醇不敏感。给予 TP 酶高表达和 β-tubulin Ⅲ低表达的胃癌患者卡培他滨联合紫杉醇方案化疗，疗效将显著提高。

4. 虽然上述的 biomarker 对化疗药物的选择有一定的指导意义，但是这些 biomarker 的研究大多是回顾性研究，而不是前瞻性研究，目前也没有开展相应的大型前瞻性研究，此前有一项肺癌大型前瞻性 biomarker 研究表明化疗药物 biomarker 并不能说明疗效。此外，胃癌自身存在的异质性等原因使得胃癌化疗不能单靠一两种 biomarker 来预测化疗敏感性。

5. 为了让晚期胃癌患者在治疗中获益更多，胃癌分型也不断的进步。从 1923 年胃癌大体分型 Bormann 分型的提出，再到 1965 年提出的 Lauren 分型和 WHO 分型，临床上目前使用最广泛的还是 Lauren 分型和 WHO 分型，在 2014 年美国 TCGA 计划提出了胃癌的四种分子分型，分型的不断进步，为个体化治疗提供了更多的选择。

6. 胃癌的主要病因是幽门螺旋杆菌感染，随后发生浅表性胃炎，浅表性胃炎在一些基因发生变化后进展为弥漫性胃癌，弥漫性胃癌主要以遗传为主。没有发生胃炎的正常人也可能因存在易感基因而发生弥漫性胃癌。也有一部分患者幽门螺旋杆菌感染后发展为萎缩性胃炎和肠化生以及随后发生腺瘤增生最终发展为肠型胃癌的过程也涉及大量的分子生物学变化。肠型胃癌是后天获得性的，有 80% ~90%的患者出现基因错误。

7. 不同的 Lauren 分型对化疗的敏感性也不同。比如：弥漫型胃癌患者对顺铂、伊立替康、紫杉醇较为敏感，效果要比肠型胃癌好，而肠型胃癌患者对草酸铂敏感。

8. 然而现有的胃癌组织病理分型已难以适应临床需求，均不能对临床个体化治疗提供有效治疗靶点，这使我们迫切的需要寻找一种新的分子分型方法，为胃癌个体化治疗靶向药物的筛选提供依据。在 2014 年美国癌症基因组图谱计划发布胃癌分子分型，研究者收集了 295 例未经放化疗的原发性胃腺癌患者组织和血液标本，采用 6 种分子平台对样本进行大量检测和计算，整合数据提出一种胃癌分子分型，包括①EB 病毒感染型胃癌；②微卫星不稳定型胃癌；和根据拷贝数的变化氛围③基因组稳定型胃癌和④染色体不稳定型胃癌。

9. 染色体不稳定型所占比例最高，大约占了一半，微卫星不稳定型、基因组稳定型和 EB 病毒感染型分别占 22%、20%和 9%。

10. 胃癌的分子分型与临床都有着一定的联系。

11. 如：染色体不稳定型多位于胃食管交界处或贲门，多属于 lauren 分型中的肠型。微卫星不稳定型好发于胃窦或幽门，该类患者初诊年龄偏高，中位年龄 72 岁，而多属于 lauren 分型中弥漫型的基因组稳定型胃癌患者初诊中位年龄仅为 59 岁。EB 病毒感染型胃癌胃底和胃体多发。四种分子亚型中仅有微卫星不稳定型胃癌患者中女性比例高于男性。

12. 上面是将分型与临床特征关系进行了归纳，四种分型的分子特征又将如何呢？EB 病毒感染型表现为 PIK3CA 基因高频突变和抑癌基因 p16 甲基化发生沉默，此外还有 JAK2、PD-L1/2 的扩增。微卫星不稳定型胃癌表现为突变率高，包括编码靶向致癌信号蛋白的基因突变，如胃型 CIMP、MHL1 超甲基化。基因组稳定型多表现为 RHOA 基因突变或 RHO 家族 GTP 酶活化蛋白基因融合现象。染色体不稳定型表现为受体酪氨酸激酶（RTK）激活。

13. 最为显著的要数染色体不稳定型所表现的绝大多数受体酪氨酸激酶发生扩增。

14. CIN 型胃癌：存在可靶向的 RTK 基因扩增。VEGFA 基因扩增多见，抗血管生成作用明显。靶向 VEGFR2 的抗体 ramucirumab 对此型胃癌可显示出抗肿瘤作用，而其疗效是否由 VEGFA 基因扩增决定则有待验证。

MSI 型胃癌：未发现 MSI 型结直肠癌中的 BRAF V600E 基因突变，取而代之的则是可靶向的 PIK3CA、ERBB3、ERBB2 和 EGFR 基因突变。

EBV 型胃癌：DNA 超甲基化（如 CIMP），且 PIK3CA 基因突变频率高，PI3K 抑制剂在 EBV 型胃癌中的疗效将成为研究重点。此外，此型胃癌中 PD-L1/2 水平升高，提示 PD-L1/2 拮抗剂可成为此类患者的治疗新选择。

GS 型胃癌：CDH1 、ARID1A、RHOA 基因突变或 RHO 家族 GTP 酶活化蛋白基因融合现象（CLDN18-ARHGAP 融合）。GTP 酶中的 RHO 家族有调节肌球蛋白动力及包括黏附、增殖和生存在内的细胞行为。RHOA 信号通路与肿瘤细胞侵袭和转移密切相关，因而此型胃癌将关注转移相关研究。

15. 四种亚型显示出特有的基因组特征，从而对靶向治疗的选择和临床实验中胃癌病人的分组具有指导性的意义。

16. 分子分型的意义在于更好的指导个体化治疗，近年来靶向治疗在个体化治疗中贡献斐然。

17. 以肿瘤分子表达为特征的分子病理分型与个体化治疗密切相关。分型的不断发展，将对胃癌治疗的药物选择更有指导价值。分子分型将指导个体化治疗和靶向药物临床试验。

18. 非编码 RNA 的定义及分类：。ENCODE 计划结果表明，人类基因组中有 93%的 DNA 都会转录成 RNA，众多转录本为非编码 RNA。非编码 RNA（ncRNA）是不参与蛋白质编码的 RNA 的总称，包括微小 RNA（miRNA）、piRNA、长链非编码 RNA（1ncRNA）、转运 RNA（tRNA）、核糖体 RNA（rRNA）等。人类基因组中编码蛋白质的基因约占 2%，绝大部分转录成长链或短链的 ncRNA，这些曾长期被认为是“垃圾”的转录产物，可能对维持机体的正常生理功能、细胞的正常代谢有重要的作用。

19. 真核生物转录组及非编码 RNA 的概况。RNA 转录本包括：编码蛋白的 RNA 和非编码 RNA。非编码 RNA 又分为：具有调控功能的 RNA（miRNA，lncRNA；siRNA；piRNA）；管家性 RNA（转运 RNA、核仁小 RNA、核糖体 RNA、催化性小 RNA、端粒酶 RNA

20. 非编码 RNA 在不同物种表达。随着物种的进化，越高级的物种非编码 RNA 的含量越高。脊椎动物中非编码 RNA 含量最高。

21. 非编码 RNA 可能是基因调控网络的重要元件。计算机和生物医学相结合的生物信息学分析发现人类的基因组之间是一个复杂的调控网络。基于 GO（基因功能）及 pathway（通路）的分析发现编码蛋白的基因之间组成了复杂的调控网络。而非编码 RNA 很可能也参与这个复杂网络的调控，使得基因之间的调控更趋复杂化。

22. 大量的文献报道，循环血液的 microRNA 可以作为检测胃癌的重要诊断指标。近 3 年来，学者发现循环血液中有 18 中 microRNA 可作为诊断胃癌的辅助指标，包括 mir21，mir451，mir200c 等。

Meta 分析发现 mir21 的合并 ROC 的曲线下面积为 0.91，敏感性为 0.78，特异性为 0.89，*P* 值为 0.0095. 说明循环血液中 mir21 的上调可能可以作为早期诊断胃癌的指标。文献报道 microRNA 表达谱的改变可能影响肿瘤对化疗及放疗的敏感性。Xia 等发现 miR15b，miR16 的上调可以增加多药耐药的胃癌细胞对长春新碱、阿霉素、顺铂及依托泊苷的敏感性。Ji 等发现上调 mir34a 可以增强 P53 突变的胃癌细胞对阿霉素、铂类、吉西他滨、紫杉醇的化疗敏感性。

23. 长链非编码 RNA 在胃癌诊断中也有一定意义。Song 等用 LncRNA 芯片检测了 3 对胃癌及癌旁组织的 LncRNA 的表达谱发现：有 4 倍以上表达差异的长链非编码 RNA 共有 15 条。作者选择了癌组织较癌旁组织上调倍数最高的 H19 及下调倍数最高的 UC001 进行进一步的 qPCR 验证。ROC 曲线显示 H19 的曲线下面积为 0.613；UC001 为 0.751；两者的联合为 0.761. 说明 H19 和 UC001 对胃癌的诊断有一定的辅助作用。长链非编码 RNA 有可能可以作为胃癌预后的一个指标。Sun 等对 72 对癌及癌旁组织进行了 qPCR 检测发现长链非编码 RNA MEG3 在癌组织中表达明显下调。并且表达量与 TNM 分期及肿瘤大小密切相关。MEG3 表达越低，肿瘤越大，病人的 TNM 分期越晚。作者对纳入研究的 72 例病人进行随访发现，MEG3 表达越低，病人的 3 年总生存率越低。

24. 本实验室的研究进展：我们鉴定了两条与胃癌相关的长非编码 RNA：第一条：TINCR（与胃癌细胞增殖相关）第二条：FENDRR（与胃癌侵袭转移相关）

25. 第一篇：SP1-induced upregulation of the long noncoding RNA TINCR regulates cell proliferation and apoptosis by affecting KLF2 mRNA stability in gastric cancer。发表在 oncogene。结果显示：①胃癌组织及细胞中 TINCR 的表达出现明显的上调，且 TINCR 的表达水平与胃癌病人的临床分期，肿瘤的转移及术后生存期存在明显的相关性②癌组织中 TINCR 的表达上调与转录因子 SP1 的激活相关③TINCR 能促进胃癌细胞的增殖并抑制凋亡④TINCR 可以通过调控 KLF2 mRNA 的稳定性影响 KLF2，P21 及 P15 的表达。我们用 80 对癌及癌旁组织验证了文献上报道的和表皮分化及鳞癌相关的长链非编码 RNA 的表达情况。验证了一条长约 3700bp 的 lncRNA TINCR，简称 T。T 在癌组织较癌旁表达量升高。胃癌细胞系较正常胃黏膜细胞系表达升高。随后，通过 ChIP 和定量 ChIP 实验以及双荧光素酶报告基因检测系统和 qRC 验证了 T 的启动子是与转录因子 SP1 结合在 E1。我们对 80 个病人的临床病理资料收集分析发现高表达的 TINCR 与肿瘤的浸润深度和 TNM 分期有关。高表达的 TINCR 患者预后较差，中位疾病无进展生存期仅为 21 个月。同时我们通过 ROC 曲线发现 TINCR 有一定的诊断价值。接下来我们检测了 TINCR 的功能。在胃癌细胞系 823 和 7901 中，MTT、克隆形成、细胞周期、流式细胞仪和 WB 实验表明高表达的 TINCR 会促进细胞增殖，抑制细胞凋亡。为了探究 TINCR 促进增殖抑制凋亡的机制，我们通过 RNA 转录组测序、生物学信息学、qPCR 和 WB 实验发现 TINCR 通过抑制 KLF2，P21 和 P15 的表达从而促进细胞增殖，抑制凋亡。我们发现 TINCR 主要位于胞质中，通过 RIP、Pull down、qPCR 等实验发现 TINCR 与胞质蛋白 STAU1 相互作用，通过形成 TINCR-STAU1 复合体从而降低 KLF2 mRNA 稳定性和表达量。我们通过 MTT、克隆形成、流式细胞仪、WB 和动物实验表明 KLF2 通过直接激活细胞周期抑制基因 P15 和 P21 从而抑制细胞增殖，促进凋亡。此外，还通过 qChIP 实验发现 KLF2 与 P15 和 P21 的结合位点分别位于 E2 和 E2/E3 间。我们通过 RT-PCR、qPCR 和免疫组化发现 KLF2 在胃癌组织及细胞系中表达水平降低，并通过统计软件分析显示 KLF2 高的病人患者预后较佳，进展较慢。此外 KLF2 与 TINCR 呈负相关。裸鼠体内实验也验证了 TINCR 的功能和通过免疫组化实验验证了 KLF2，P21 和 P15 的表达水平。

26. 鉴定的第二条长非编码 RNA：FENDRR（与胃癌侵袭转移相关）本研究显示：①胃癌组织及细胞中 FENDRR 的表达出现明显的下调，且 FENDRR 的表达水平与胃癌病人的临床分期，肿瘤的转移及术后生存期存在明显的相关性；②癌组织中 FENDRR 的表达下调与组蛋白去乙酰化相关；③FENDRR 的表达下调能显著促进胃癌细胞的转移能力；④FENDRR 同时在 mRNA 及蛋白水平调控靶基因 FN1 的表达。我们用 158 对癌及癌旁组织验证了近期文献上报道的和肿瘤及发育相关的长链非编码 RNA 的表达情况。验证了一条长约 2000bp 的 lnc，由于成果尚未发表，我们暂且命名为 F。F 在癌组织较癌旁表达量降低。胃癌细胞系较正常胃黏膜细胞系表达降低。d 图显示 F 的过表达及敲低效率。我们对这 158 个病人的临床病理资料进行分析发现低表达 FENDRR 和肿瘤的浸润深度及淋巴结转移和分期相关，但和肿瘤大小关系不大。低表达 FENDRR 提示病人预后较差。我们对 158 例病人进行了随访。中位随访时间为 36 个月。发现 FENDRR 表达越低，病人 3 年的 DFS（无疾病进展率）越低。我们对分期进行分组，发现Ⅰ～Ⅱ期病人预后和 FENDRR 表达关系不大，越到晚期，低 FENDRR 表达提示较短的 3 年的 DFS。基于病人的随访资料，我们做了 Cox 回归分析。单因素回归分析提示 TNM 分期、淋巴结转移、远处转移及 FENDRR 的表达与预后相关。进一步的多因素回归分析发现 F 的表达可以作为独立预后因素。HR：0. 555（0. 344～0. 897），P=0. 016. 我们来探索为何在胃癌组织中，FENDRR 是下调的。我们用组蛋白去乙酰化酶抑制剂 TSA 来处理胃癌细胞系，发现处理后 FENDRR 水平上调，我们又用组蛋白去乙酰化酶的特异干扰序列敲低其内源性表达，同样发现 FENDRR 上调，说明 FENDRR 的下调是受组蛋白去乙酰化调控的。我们检测 FENDRR 的功能。在胃癌细胞系 823 和 803 中，MTT 实验、克隆形成、流式检测细胞周期结果提示 F 对细胞增殖影响不大。检测 FENDRR 对 823 和 803 侵袭转移的影响。划痕实验及 TRANSWELL 实验证实过表达 FENDRR 抑制细胞的侵袭转移，敲低 FENDRR 促进细胞的侵袭转移。体外裸鼠实验也证实了敲低 FENDRR 促进裸鼠肺转移瘤的形成。FENDRR 可以抑制 FN1（黏连蛋白）的表达。我们敲低及过表达 FENDRR 后检测与转移相关的基因表达，如：FN1，CD44，intergrin，ICAM1 等。qPCR 实验结果显示过表达 FENDRR 后 FN1 的 mRNA 下降，敲低 FENDRR 后 FN1 的 mRNA 的上调。WB 实验进一步证实 FENDRR 也影响 FN1 的蛋白表达。我们检测 FENDRR 的下游 FN1 的功能。结果显示敲低 FN1 抑制侵袭转移。同时我们分析了临床标本检测 FN1 和 FENDRR 的相关性。40 对组织标本提示癌组织 FN1 的表达明显高于癌旁组织。胃癌细胞系 FN1 的表达高于正常胃黏膜细胞系。免疫组织化学提示 FN1 的表达在癌组织中增高。相关分析发现：FN1 表达与 FENDRR 的表达水平呈负性相关，更证实了 lncF 对 FN1 的调控作用。

50. 胰腺癌防治的瓶颈和出路

王成锋

中国医学科学院北京协和医学院肿瘤医院
胰胃外科　胰腺肿瘤中心

对欧盟成员国肿瘤发病和死亡数据分析发现2014年和2009年比较男性年龄标准化死亡率下降了7%、女性下降了5%。男性胰腺癌患者则由7.6例/10万升至8例/10万（0.4）、女性患者由5例/10万升至5.6例/10万（0.6）。由此得出，2014年后胰腺癌是欧洲唯一死亡率升高的肿瘤。更有学者预测，2030年胰腺癌的死亡率将升至恶性肿瘤死亡率的第2位，仅次于肺癌。ACS总结美国1977～2011年资料：肿瘤整体5年生存率由49%升至68%、而胰腺癌仅从3%升至7%。考虑到胰腺癌的发病率和死亡率几乎相等，说明胰腺癌发病率的飙升也是不争的事实。胰腺癌高发病率和生存率的几无改善，是名副其实的“癌中之王”。

胰腺癌防治的瓶颈是什么？①病因不明、发病机制不清；②早期诊断困难；③现有的临床治疗方法效果差。

一、病因不明与发病机制不清

胰腺癌缺乏有效的治疗手段，“预防是唯一可能”。吸烟、肥胖、糖尿病、酗酒和家族史是迄今已明确的胰腺癌的风险因素，吸烟导致的胰腺癌占1/3、其他已知的病因占10%，还有50%的胰腺癌病因不明，需更多的工作和研究来发现其他的致病因素。

我们对3584例胰腺癌患者和4868例正常人群进行全基因测序后发现21q21.3（BACH1）、5p13.1、21q22.3、22q13.32和10q26.11等5个染色体区域遗传变异是胰腺癌的易感因素，携带5个危险基因的个体发生胰腺癌的风险比不携带者高6倍。同时发现BRCA2和MAP2K4是胰腺癌新的易感基因位点，是散发性胰腺癌的易感基因。通过PCR-RFLP法行COX-2基因启动子区-1290A>G、-1195G>A和-765G>C多态的基因型分析，双荧光素酶报告基因法在胰腺癌细胞系Aspc-1中检测-1195AA和-765CG等位基因对报告基因表达的影响，发现COX-2启动子区功能性SNPs，参与调控COX-2在胰腺癌的过度表达，与其遗传易感性密切相关，-765CG和-1195AA基因型与吸烟共同增加胰腺癌的风险。

Biankin等对100例胰腺癌患者进行全基因测序、提出了指导治疗的4个基因亚型：稳定型、局部重排型、分散型和不稳定型，不同亚型的基因突变对应着特定的药物靶点，基因组读数与治疗和疗效的相关；53例复发患者中25例接受了化疗、其中8例接受了铂类化疗，不稳定型占5例，其中CR 2例、PR 2例；其他类型3例无PR和CR病例；提示DNA损伤（铂类）、阻止DNA修复、PARP抑制剂对不稳定型疗效好。

美国学者研究发现敲除基因的编码蛋白可以和维生素D结合，加入吉西他滨后所有胰腺癌细胞死亡；提示癌细胞可以劫持维生素D受体、修复化疗损伤的胰腺癌细胞，推测失活维生素D受体的药物、可以使吉西他滨在不影响健康细胞的前提下有选择性的杀死胰腺癌细胞。

因此，加强基础研究，明确胰腺癌的病因，从而实现真正的预防、达到“治未病”的理想境界。

明确胰腺癌的发病机制、为更好的防止胰腺癌奠定基础。

二、早期诊断困难

Vogelstein 指出机体内 DNA 不停的复制、就不可避免的出错，复制频率越高、出错的几率越大，突变的累积、体内极小概率细胞失控状态下疯狂生长导致癌的发生；而且复制出错、突变何时发生、后果怎样？无法预测，作者称之为 Bad Luck“坏运气”。所有癌症都是“坏运气”+环境因素+遗传因素综合作用结果，其中环境因素可以通过预防而避免，遗传因素可以针对性治疗而修复或调整，但“坏运气”无法预测、不能预防、无计可施。研究者创建了一个模型来判断 3 种因素（Bad Luck 、环境因素、遗传因素）对癌症发生的影响，结果癌症风险和干细胞分裂频率的相关系数 r=0.804，计算出癌症风险 2/3（65%）归咎于失控的突变（Bad Luck）、1/3（35%）归咎于环境和遗传因素；不同癌症自身不可控因素（Bad Luck）的比重是不同的，环境因素可以促进干细胞的分裂（Bad Luck 变得更坏）。通过对 31 种癌症进行系统研究发现其中 9 种癌症环境和遗传影响因素比重大、预防是有益的；而 22 种不可控因素比重大、早期监测更有益，胰腺癌位列其中。NCI 副主任 Lowy 指出对后者并不是放任自流，只是有其侧重。荷兰 Hans Clevers 指出让患者明白其患癌只是运气不好，可以减轻其内疚和自责感。因此对胰腺癌来说，早期检测比预防更切实际。

何谓早期胰腺癌？早期胰腺癌是 $T_1N_0M_0$、TNM Ⅰ期的胰腺癌。

早诊的意义：Desiree 通过 Meta 分析报道：胰腺癌根治术后 5 年生存率 17%~35%，<2cm 切除率 97%~99%、5 年生存率 19%~41%。医科院肿瘤医院资料：小胰腺癌平均生存时间 56.5 个月，3、5 年生存率为 42.8%、31.7%。Yasuhiro 报道≤1cm 微小胰腺癌根治术后 5 年生存率可达 100%，而≤2cm、淋巴结（-）和无局部侵犯的胰腺癌术后 3、5 年生存率 88.7%、59.1%，<3cm、局限胰腺内、淋巴结（-）的胰腺癌术后 MST 32 个月，5 年生存率 40%。说明早期诊断是提高胰腺癌整体疗效的关键。

早期诊断现状：但遗憾的是世界范围内早期诊断率仅 5%左右。

为什么胰腺癌早诊率低？究其原因有：现有的普查方法可操作性差、费效比低；早期临床表现无特异性；CA19~9 阳性率低、特异性和敏感性差；影像学诊断分辨率低、特异性和敏感性差；组织细胞学诊断取材困难；医患重视不够、警惕性差等。胰腺癌最常用的筛选方法敏感性 55%~94%、特异性 73%~93%，直径<2cm 小胰腺癌检出率仅 33%。2004 年韩国 Kim 采用 CA19-9 筛查 70940 例社区人群，结果确诊胰腺癌 4 例，阳性预测值 0.9%，结论 CA19-9 筛查胰腺癌的筛查意义小。日本采用 BUS 筛查 42 3905 例社区人群，诊断胰腺癌 39 例，小胰腺癌 12 例（直径<2cm），小胰腺癌的检出率仅 2.83/10 万，结论 BUS 对胰腺癌的筛查几无意义。

Canto 等用 CT、EUS 及 EUS-FNA 和 ERCP 等筛查 78 个遗传性无症状高危人群和 149 个健康个体，结果筛出早期胰腺癌 8 例、胰管内乳头状黏液瘤 6 例、浸润性导管腺癌和导管内乳头状瘤各 1 例（16/78），结论综合 CT、EUS、ERCP，EUS-FNA 和胰液分子突变检测等可在高危人群中早期发现胰腺癌或癌前病变。Washington 大学以 EUS、ERCP、CT、CA19-9、CEA 等对家族性胰腺癌（FPC）高危人群筛查，结论 EUS 和 ERCP 敏感性和特异性较高，影像学检查敏感性和特异性在早期诊断方面难以满足临床需要。传统筛查的缺点是人力、财力投入大，早期诊断率低。

胰腺癌可否早期诊断？研究发现胰腺癌发生发展的演进过程，从正常细胞恶变至原位肿瘤平均 11.7±3.1 年，从原位肿瘤至出现转移平均 6.8±3.4 年，从转移开始至死亡平均 2.7±1.2 年。提示胰腺癌早期有一个很长的窗口期，只是目前的科学技术无法满足需求。

因此，通用的筛查方法 BUS、CA19~9 等，经济、低效或无效，现行的诊断方法 CT、MRI、EUS、ERCP、基因检测等，效果尚可、但人力物力都是无法实现的。

怎么办？需要我们创新性思维、寻找新出路。我们采用大数据的思路，借用现代网络技术，建立了胰腺癌机会性筛查的新平台。优点是早期诊断率高、投入少，方便快捷、经济高效。而且为其他肿瘤的早期诊断、慢性非传染性疾病（如心脑血管疾病等）的早期诊断提供了成功的范例。

三、临床治疗效果差

手术是目前胰腺癌唯一可获“治愈”的手段，但手术切除率低（20%~30%）、根治性切除率低（50%）、术后2年内局部复发率80%、切除后5年生存率低20%~30%，手术对胰腺癌的疗效尚不尽人意。化疗药物的进展、给药手段的改进，放疗技术的进步突飞猛进，但放化疗对胰腺癌的疗效进展举步维艰。靶向药物开辟了肿瘤治疗的新途径，曾经让人们欢欣鼓舞，但胰腺癌的靶向治疗有效率仅10%，延长生存期0.3个月，而且6个月产生耐药，难以预测的副作用，高昂的费用是其无法克服的弊端。

出路在哪里？

（一）优化现有的治疗手段，发现最佳的综合治疗方案是现阶段事半功倍的出路。

局部不可切除胰腺癌的综合治疗的研究：纳入病理证实的胰腺癌患者306例；肿瘤大小3~10cm、平均5.1cm；T_3 139例，T_4 167例；照射剂量10~20 Gy，平均14 Gy；肿瘤厚度<3cm照射强度照射强度为6 Mev、3~5cm为9 Mev，5~10cm为12 Mev、>10cm为15 Mev；照射野为肿瘤外1cm，单野、单次照射。术后连续或分段放疗40~60 Gy/吉西他滨为主方案化疗，术后吉西他滨1g/m^2 ivgtt d1，8；21天为1周期×6。结果术中出血量平均50.5ml，术后胰瘘发生率4%、胃排空功能障碍综合症发生率9.9%、较单纯手术者无显著差异，未发生3、4级血液学毒性反应，中位生存期14.7个月、1年生存率65%、疼痛缓解率72%。结论：IORT副作用小、不影响手术恢复，止痛效果好，明显延长生存期、提高生存率。

（二）明确病因，从根本上预防胰腺癌，探明机制、发明胰腺癌分子分型。

（三）建立胰腺癌机会性筛查的新平台。

（四）分子分型指导下的个体化治疗。

包括综合考虑环境因素和个体（遗传）特质；方案提供适合个人的定制式的诊疗方案；包括个体化诊断、个体化治疗和个体化预后；关注：遗传背景异质性对外界因素反应的差异性。美国总统奥巴马2015年国情咨文提出了“国家精确医学计划”精确医学的概念，即基于每位患者的个人特征（主要是个体化基因组学特征）“量体裁衣”式的制定个体化医疗方案。NIH主任Francis Collins指出应主要关注细针穿刺肿瘤表面标志蛋白识别技术的研究，智能化基因组变异分析，基于基因型而非组织类型的肿瘤分类（型）。其中关键技术是解密个体的基因多样化的组织芯片技术。预计除能明显改善疗效外，每年可节约花在无效药物上的几百亿美元。最高境界是分子分型指导下“私人订制式”的个体化治疗；通过这种个体化治疗，来改善长期停滞不前的胰腺癌疗效。

综上：胰腺癌预防是根本、早诊是关键、优化现有的治疗方案是事半功倍的措施。是最终提高生存率、降低死亡率、改善整体疗效，达到最终攻克胰腺癌的目的。

51. 大肠癌的个体化治疗进展

王德深，徐瑞华

中山大学附属肿瘤医院

一、引言

在全球范围内，大肠癌发生率高居恶性肿瘤第四位，死亡率排第二位。然而，经过近 20 年的努力，发病率从 1976 年的 60.5/10 万人降低至 2005 年的 46.4/10 万人，死亡率从 1990 年至 2007 年下降了 35%。复发转移仍然是大肠癌患者死亡的主要原因。晚期大肠癌患者的预后不佳，未接受治疗的患者中位生存仅有 6 个月，5-FU/CF 方案使晚期大肠癌患者中位生存延长至 12 个月。联合化疗方案 FOLFIRI、FOLFOX 及他们的序贯治疗将晚期大肠癌的中位生存延长至 20 个月。近 10 年来，随着针对 VEGF-A 的靶向药物贝伐单抗或阿柏西普和针对 EGFR 的靶向药物西妥昔单抗或帕尼单抗的问世，晚期大肠癌患者的中位生存延长至 24 个月左右。对于特定分子亚型的患者，若患者接受了所有有效的药物，中位生存时间可延长至将近 30 个月。

二、大肠癌的分子基础

早在 1975 年，Day 和 Morson 提出了腺瘤-腺癌的发生学说，指出部分遗传或者散发的结直肠癌患者是从良性的腺瘤到浸润性腺癌发展而来。Vogelstein 等人提出了 APC，TP53 和 KRAS 等基因的累积突变参与了大肠癌的发生。接着研究发现 APC 基因缺失导致遗传性的 FAP；DNA 错配修复缺陷导致的高度微卫星不稳定（MSI-H）是 lynch 综合症的遗传基础。研究进一步把大肠癌分成三个不同的亚型，分别是染色体不稳定（CIN），高度微卫星不稳定（MSI-H）和 CpG 岛甲基化表型（CIMP）。紧接着发现了 Wnt 信号通路调节异常是介导经典的腺瘤-腺癌的主要发生机制；浸润性大肠癌可通过锯齿状息肉伴随着早期的 BRAF 基因突变继而发展而来。随着生物技术的发展，对大肠癌的生物学行为的认识逐渐加深。2012 年，美国 The Cancer Genome Atlas Network 采用二代测序的方法对 97 例大肠癌的基因组进行分析，展示了大肠癌全基因组的蓝图，揭示了大肠癌的复杂基因网络及相应的信号通路的改变。在 2014 年 ASCO 年会上，研究者报道了一项对 4500 例不同分期的大肠癌的芯片数据结果，该研究将大肠癌分成五种不同的亚型（CMS1、CMS2、CMS3、CMS4 和未分类型）。然而，尽管新的检测技术的不断出现，目前临床上，除了 MSI-H，KRAS 和 BRAF 这些被证实的与大肠癌患者预后预测相关的分子标志物外，其他分子亚型、分子指标尚未应用到临床实践中。

三、微卫星不稳定（MSI）指导Ⅱ期肠癌的辅助化疗

MMR 基因的突变或者甲基化可导致 MMR 蛋白的缺失或者 MSI，研究显示，MSⅠ~H 在Ⅱ，Ⅲ，及Ⅳ期肠癌中的比例分别为 22%，12%和 3.5%。有证据提示，MSI 或者 dMMR 的Ⅱ期肠癌患者复发转移风险较低，患者预后较好，且不能从 5-FU 辅助化疗中获益。但是 MSI 或者 dMMR 的Ⅱ期肠癌是否接受 5-FU 化疗后预后更差，目前仍然存在很大争议，Sargent 等人的研究与 QUASAR 和 CALGB9581 研究得出不一致的结果。

四、RAS 基因检测指导晚期大肠癌的靶向治疗

研究表明，49%～82%的肠癌组织中存在 EGFR 蛋白的表达，然而，EGFR 的表达并不能作为 EGFR 抑制剂的疗效预测指标。RAS/RAF/MAPK 是 EGFR 的下游信号通路，研究表明，对于 KRAS 2 号外显子的第 12、13 密码子野生型的患者，西妥昔单抗或者帕尼单抗可增加化疗的疗效，延长患者的生存。然而，新近的研究表明，除了 KRAS 2 号外显子野生型，大约 10%的大肠癌患者存在其他的 RAS 基因突变，KRAS 3、4 号外显子（第 59，61，117 和 146 密码子）和 NRAS 2，3 和 4 外显子的第 12，13，59，61，117 和 146 密码子突变的患者，西妥昔单抗和帕尼单抗也不能为患者带来获益。除了 RAS，在肠癌组织中，5%～9%的患者存在 BRAF V600E 突变，但该突变并不能作为 EGFR 抑制剂治疗的疗效预测指标。PRIME、CRYSTAL 和 COIN 研究的结果提示，BRAF V600E 突变是肠癌不良预后的指标。PRIME 研究的结果显示，BRAF V600E 突变并不影响帕尼单抗联合 FOLFOX 治疗的疗效。FIRE-3 研究亚组分析的结果显示，BRAF V600E 突变也不影响西妥昔单抗联合 FOLFIRI 治疗的疗效。

对于 RAS 野生型的晚期肠癌，目前，有三项研究评估贝伐单抗对比西妥昔单抗或者帕尼单抗联合一线化疗的疗效。CALGB 80405 研究结果显示，对于 KRAS2 号外显子野生型的患者，西妥昔单抗联合治疗组中位生存时间 29.93 个月，贝伐单抗联合治疗组中位生存时间 29.04 个月，两组没有显著性差异（$P=0.34$）。对全 RAS 的检测的结果显示，西妥昔单抗联合化疗的客观有效率为 68.6%，贝伐单抗联合化疗的客观有效率为 53.6%，两组差别有显著性意义（$P=0.01$）。然而，两组的无进展生存时间和总生存时间（32 个月对比 31.2 个月）也没有显著性差异。FIRE-3 研究对 592 例分别接受贝伐单抗联合 FOLFIRI 和西妥昔单抗联合 FOLFIRI 患者的疗效进行评估。该研究也没有达到研究终点，两组的客观有效率（$P=0.18$）和无进展生存时间（$P=0.55$）都没有显著性差异。然而，对于 KRAS2 号外显子野生型的患者，西妥昔单抗联合 FOLFIRI 比贝伐单抗联合 FOLFIRI 延长了 3.7 个月的总生存时间（$P=0.017$）。通过对全 RAS 的结果进一步分析，西妥昔单抗联合 FOLFIRI 组客观有效率为 76%，贝伐单抗联合 FOLFIRI 组客观有效率 65.2%（$P=0.044$）。西妥昔单抗联合 FOLFIRI 组比贝伐单抗联合 FOLFIRI 的总生存时间延长了 7.2 个月（HR：0.69；$P=0.010$）。PEAK Ⅱ期研究评估帕尼单抗联合 FOLFOX 对比贝伐单抗联合 FOLFOX 的疗效，研究的终点是无进展生存时间。对全 RAS 结果分析后显示，帕尼单抗联合 FOLFOX 比贝伐单抗联合 FOLFOX 有更长的无进展生存获益（13.0 个月对比 9.5 个月；$P=0.029$）。虽然总生存的结果仍然不成熟，但是帕尼单抗联合 FOLFOX 已经显示出获益的趋势（$P=0.058$）。最近，一项研究对 CALGB 80405、FIRE-3 和 PEAK 三个研究进行荟萃分析，结果显示，EGFR 抑制剂的客观有效率和总生存时间优势在全 RAS 野生型患者中尤为显著。但是，无论 KRAS 或者 RAS 野生型的患者，一线使用 EGFR 抑制剂和 VEGF 抑制剂，两组无进展生存时间没有显著性差异。

对于 RAS 突变的肿瘤，贝伐单抗仍然可作为晚期肠癌的一线选择。NO16966 的研究结果表明，贝伐单抗联合 FOLFOX 或者 CAPEOX 较单纯化疗可延长 1.4 个月的无进展生存时间（HR：0.83；$P=0.0023$），然而，该研究结果显示联合贝伐单抗并未提高化疗的有效率，总生存时间也未明显延长。近来，一项荟萃分析评估了来自 6 个研究总共 3060 例接受贝伐单抗联合化疗一线治疗的患者，结果显示联合贝伐单抗可延长患者的无进展生存时间和总生存时间。然而，亚组分析显示，该获益仅限于接受依立替康联合化疗的患者。一项Ⅳ期研究的结果也显示，贝伐单抗联合 FOLFIRI 方案是晚期肠癌患者的一线选择方案。来自 GONO 协作组的三期 TRIBE 研究的结果显示贝伐单抗联合 FOLFOXIRI 对比贝伐单抗联合 FOLFIRI，无进展生存时间和有效率显著提高。目前，贝伐单抗联合化疗用于围手术期的治疗的证据仍然非常有限。OLIVIA Ⅱ期研究的结果显示贝伐单抗联合 FOLFOXIRI 对比贝伐单抗联合 FOLFOX，R0 切除率显著的提高。然而，这些高强度的化疗方案仅适用于高度选择的患者。由于患者的合并症及不同方案的毒副反应，维持治疗对于晚期肠癌治疗也至关重要。因为奥沙利铂的累

积外周神经毒性，大部分患者无法耐受超过 4 个月的连续治疗。临床实践上，通过降低奥沙利铂的剂量或者采用 5-FU 联合贝伐单抗维持治疗的方案常被采用。CAIRO-3 和 AIO KRK-0207 研究结果显示在接受贝伐单抗联合 FOLFOX 诱导治疗后维持治疗较中断治疗能显著延长患者的无进展生存时间。

五、手术治疗在转移性大肠癌中的地位

研究表明，50%~60%的大肠癌患者会出现复发转移，异时性转移较常见，肝转移的最常见的转移部位。相对于异时性肝转移患者，同时性肝转移患者更容易出现其他器官播散，预后更差。手术是肠癌肝转移治愈的主要手段。有研究显示，肝转移瘤通过手术切除可使肝转移患者 5 年无病生存率从 20%提高至 38%。回顾性研究的结果表明，对于孤立性肝转移患者，5 年生存率高达 71%。因此，对于这类患者，应充分评估肝转移的情况，手术切除的可行性，再决定整体治疗的策略。然而，80%~90%的患者会出现不可手术切除的肝转移，这类患者 5 年生存率很低。肝外转移，肝转移数目超过 3 个，异时性转移间歇期短于 12 个月是影响患者预后的主要因素。除了单纯肝转移患者，目前，手术治疗肝外转移的证据仍然非常有限，对于技术上可切除的患者，目前经验大部分借鉴于肠癌肝转移。数个回顾性研究报道了对于高度选择性患者采取联合肝、肺转移瘤切除术，研究结果提示，尽管接受了手术切除，存在肝外转移的患者 5 年生存率仍然较低，大部分患者会出现疾病进展。一项国际多中心的回顾研究对 1629 例肠癌肝转移患者进行分析，其中 10.4%的患者同时接受了肝转移瘤及肝外转移瘤的手术切除，其中 16%的患者在随访 26 个月时仍无疾病复发，提示对于部分选择性患者，手术切除肝外转移瘤是获益的。然而，哪些患者能从手术中获益？是值得进一步研究的问题。

六、总结

近 20 年来，随着新药的不断涌现及多学科综合治疗，大肠癌患者的结局得到了巨大的改变。晚期大肠癌患者的中位生存时间由原来的 6 个月延长至超过 24 个月。一些新型靶向药物如多激酶抑制剂瑞格菲尼、胸苷酸合成酶抑制剂 TS-102 等药物都显示出一定的疗效。近年来，随着我国研发实力的增强，我国自主研发的抗癌新药法米替尼Ⅱ期研究也得到很有前景的结果，目前，Ⅲ期研究正在全国招募中。随着对大肠癌发生及分子机制的深入探索，基础研究的进步带动着大肠癌的个体化治疗，通过对大肠癌患者的全程规划和个体化治疗，使得肠癌患者的生存得到不断的延长，化疗的毒副反应不断的降低。探索药物耐药的机制，寻找新的治疗靶点，制定涵盖多学科治疗的综合策略将是未来大肠癌个体化治疗的方向。

52. 手术联合放疗提高中央型肝癌的治愈率

吴健雄

中国医学科学院北京协和医学院肿瘤医院

一、肝癌概况

肝癌是一种严重危害人类健康的常见恶性肿瘤，全球每年新发病例约 74. 83 万，其中 50%以上的病例在中国。因此，肝癌已成为我国重点防控的三大肿瘤之一。自 1891 年 Lucke 首先报道肝癌的外科治疗，肝癌肝切除技术快速发展，各种新的治疗方法不断涌现，目前已经建立了以外科为主导的综合治疗模式，大大提高了原发性肝癌的治疗效果。然而，对于一些中央型高危部位肿瘤，由于临近或侵犯肝内重要管道结构，手术切除率低，安全性差，复发率高，仍然是目前肝癌治疗的难点。

二、中央型肝癌的定义

1954 年 Couinaud 提出肝脏的功能性分段，其中肝中央区包括左半肝Ⅳ段和右半肝 V、Ⅷ段，上界为第二肝门，下界为肝前缘的中间部分，左缘为肝镰状韧带，右缘为右叶间裂；背面贴邻第二肝门、下腔静脉和第一肝门，并与肝尾状叶相连，位于肝中央区的肝癌通常称为中央型肝癌。中央型肝癌的主要特点在于其位置特殊，手术难度较大，涉及肝脏重要管道结构。单纯肝中央区的定义难以描述其关键特点，因此，2002 年国内学者建议将中央型肝癌定义为：与门静脉分叉部、三支主肝静脉与下腔静脉汇合部及肝后下腔静脉主干的距离在 1 cm 范围以内的肝癌，Ⅰ、Ⅳ、Ⅴ、Ⅷ段的肝肿瘤多属中央型肝肿瘤，Ⅱ、Ⅲ、Ⅵ、Ⅷ段肝肿瘤亦可侵入肝门区而成为中央型肝肿瘤。该定义扩大了中央型肝癌的范畴，又限定了其最重要的临床特点。根据该定义，所有中央型肝癌均无法满足大于1cm的安全切缘，尤其是部分肿瘤与肝静脉、门静脉或胆管系统主干分支密切粘连，这通常被认为是手术禁忌。然而，我们在临床实践中发现并非如此，通过改进手术方式、加强综合治疗，对此类肿瘤仍能取得较好的治疗效果。因此我们认为，中央型肝癌的定义应突出体现这种特殊临床特点并指导治疗方案选择，我们将其定义为：与肝静脉、门静脉、胆管系统肝内主干分支或肝后下腔静脉粘连，或距离小于 1 cm 的肝肿瘤。

三、研究中央型肝癌的重要意义

（一）中央型肝癌的危害性

中央型肝癌因其解剖部位险要，在肿瘤的发生进展过程中易在短期内压迫或侵犯上述三个肝门区的重要血管及胆道系统，可能导致肿瘤的快速转移或高位胆道梗阻，从而给患病机体造成极大的危害，常可在较短的时间内危及患者的生命。也正因部位险要，在做中央型肝癌切除术时容易发生重要血管破裂的致命性大出血或难以愈合的中央区胆道损伤。因此，尤其是当中央型肝癌累及肝门区的重要血管时常被称为手术“禁区”。然而，治疗上除了手术切除肿瘤，目前对于中央型肝癌，尤其是累及三个肝门区的癌瘤尚无其他有效治疗方法。如果术中发生大出血，必然降低机体的免疫力，输血对患者的肝功能恢复及肿瘤复发都是不利因素；若发生难愈的胆瘘，则将影响消化吸收功能，同时也制约术后放疗、介入等重要辅助治疗的实施。

（二）中央型肝癌的治疗发展代表西医治疗肝癌的发展历程

1. 由扩大切除到功能保全　肝癌外科治疗理念变迁。

外科手术在肝癌的综合治疗中占据主导地位，并能够为部分肝癌患者提供根治机会，能够接受手术的患者总体生存率明显延长，而中央型肝癌由于位置特殊，既往多采用扩大右半肝或左半肝切除术，需要切除60%～80%的肝实质，不仅创伤较大且易发生肝功能衰竭等严重并发症，1972年McBride首次提出肝中叶切除术，行肝脏Ⅳ、Ⅴ及Ⅷ段整块切除，但因当时外科技术所限而未能普遍开展，近年多项临床研究表明，该术式减少了不必要的肝组织损伤，在安全性方面有一定优势，已逐步获得肯定并应用于临床。

肝中叶切除术虽然保留了更多功能肝组织，但术后肝功能衰竭的风险并未有显著下降，原因在于其手术操作复杂，耗时较长，术中失血与血流控制均对肝功能产生不利影响，同时，肝中叶切除存在双边创面，易于损伤重要管道结构，影响残肝功能，尤其在我国，80%～90%的肝癌患者伴有不同程度的肝炎后肝硬化，对联合Ⅳ、Ⅴ及Ⅷ段的中叶切除多难以耐受。

研究发现，肝左内叶（肝Ⅳ段）具有独立的门静脉、动脉血供及胆汁引流系统，多发自左侧Glisson系统主支，依据该理论基础，我们在临床实践中将肝中叶肿瘤切除分为四种术式：①中肝叶切除，适于肝中央区的大肝癌或巨大肝癌，且不合并重度肝硬化者；②肝Ⅳ段切除，适于肿瘤局限于肝Ⅳ段内的患者；③肝Ⅴ、Ⅷ段切除或联合两肝段切除，适于局限于一个或两个肝段的小肝癌；④中央区不规则切除，适于合并有明显肝硬化的中央区肝癌。

以上统称为个体化的肝中叶切除术，从扩大半肝切除到个体化的肝中叶切除术，并非单纯手术范围的缩小，亦体现了肿瘤治疗理念的进步，肿瘤是一种全身性疾病，扩大切除范围并不一定能改善治疗效果，因此目前已认识到，重视患者肿瘤位置、大小、肝功能情况及全身状况，是提高手术治疗效果的关键所在。

2. 微创理念与损伤控制　肝癌微创治疗的发展。

经过多年的实践和发展，以微创为特征的肝癌治疗已逐渐为大家所接受，并在肝癌整体治疗的模式和格局中占据了越来越重要的地位。

问题在于，微创治疗并非等同于腔镜技术，也不单纯指手术中的小切口，微创理念是现代医学最为重要的内容之一，外科界关于其内涵和外延一直存在着不同观点。然而，正是争议和讨论才使得微创理念不断丰富，微创技术得以进步。肝癌微创外科治疗的方法很多，从早期的经皮肝动脉插管化疗栓塞、无水乙醇注射到近年来的微波、冷冻、射频、高功率聚焦超声及腹腔镜技术等，临床实践已积累较多经验。微创治疗的适应证目前主要还是集中在不能手术切除的多发性肝癌、门静脉癌栓、单个肿瘤直径<3cm的小肝癌或复发性肝癌。由于肿瘤位置的不同和肿瘤生物学特性的差异，各种微创治疗的适应证应严格把控，合理安排。

腹腔镜肝切除技术近年有了一定发展，然而关于其适应证的认识尚无统一结论，中华医学会外科学分会肝脏外科学组已完成编写专家共识，相信随着更精良解剖器械的出现，腹腔镜肝切除会更全面应用于临床。然而，肝脏外科中的微创理念体现在手术的每一个环节，比如血流阻断的方式，肝实质解剖的时间，功能肝组织的保护等，如何在肿瘤根治的前提下减少肝功能损伤，加快术后恢复时间，是微创理念应用于外科实践的重要内容。

3. 由出血控制到快速康复　肝区域选择性适时血流阻断技术的应用。

对于复杂肝肿瘤，肿瘤累及重要管道结构，术中耗时较长，对出血控制及肝功能保护均有较高要求，传统的入肝血流阻断存在全肝缺血缺氧损伤风险，难以进行较长时间的操作，因此在复杂肝癌切除术中应用受到一定限制。

我们在中央型肝癌的临床实践中提出了肝区域选择性适时血流阻断新技术，在切肝过程中，将肝血流阻断分为肝右叶、左内叶、左叶及尾叶四个区域进行，根据肿瘤所累及的肝段，决定不同区域出、入肝血流的阻断。

（1）选择性阻断的含义：①根据肿瘤所在肝段，选择上述四个不同区域进行血流阻断；②切肝时根据拟定肝区域选择相应的入肝血流，出肝血流（相应肝静脉）需根据具体情况必要时才加以选择阻断，尽可能保持出肝血流通畅以减少肝创面的出血。

（2）适时阻断的含义：①必要时才作阻断，如切肝初始用超声乳化吸引刀解剖浅层肝组织通常出血很少，不必作血流阻断，只在达深层邻近重要管道结构为了解剖更加清晰，或肝切面渗血较明显时方酌情阻断该区域的入肝血流；②关键时刻方阻断出肝血流（相应区域的肝静脉），如肿瘤累及肝静脉估计分离时血管破裂可能性大者，或修补肝静脉壁破裂时，才同时阻断区域肝组织的进、出血流；③应急状况下方阻断下腔静脉，如第二肝门区破损，或肝后下腔静脉破裂大出血时，可酌情阻断肝上、肝下下腔静脉后予以修补；④适时阻断的最重要意义在于动态阻断，做到收放自如，既能有效控制出血，又能将阻断时间缩短至最低限。

应用这种方法，能够有效控制术中出血，减少热缺血所致的肝功能损伤，保持门静脉回流通畅减轻胃肠道淤血，同时术者能够从容进行切肝时的复杂操作，提高高危部位肿瘤的切除率及安全性。我们在临床实践中发现，肝区域选择性适时血流阻断尤其适用于伴有严重肝硬化、复杂中央型肝癌或经历多次术前介入患者。该方法符合快速康复外科新理念，联合术后早期肠内营养的应用，有效保证了手术安全性、缩短了平均住院时间。

4. 由区域治疗到宏观理念　肝癌综合治疗临床应用。

半个世纪前，我国肿瘤学前辈提出了肿瘤综合治疗的概念，这一概念强调局部与整体并重，肿瘤分期与个体化治疗结合，生存期与生活质量兼顾，并特别注重有效治疗手段有计划的合理安排。综合治疗理念的应用对提高肿瘤治疗效果产生的极大的推动作用，已成为目前肿瘤治疗的根本原则。

然而既往我们对肝癌的认识多停留在局部，以此发展了各种区域治疗手段，但对改善肿瘤复发却束手无策。现在肿瘤是一种全身疾病的概念已深入人心，肝癌的治疗也走进了综合治疗的时代。其常见的综合治疗模式如下：

（1）对肝脏储备功能尚好和全身情况良好的肝癌患者，首选手术切除，术后根据病理情况定期复查监测，并选择相应辅助治疗。

（2）肝脏功能代偿不足的患者，则选择以 TACE 为主的综合治疗，一部分患者还可因此降低其肝癌分级，行二期肝切除。

（3）伴有门静脉癌栓者，可联合术中取栓或切除相应门静脉分支，或行动脉插管灌注化疗。

（4）不可切除肿瘤常用的联合治疗方法是 TACE 联合局部消融治疗，两者有较好的协同效应。

四、临床应用研究的阶段成果

（一）中央型肝癌的外科治疗

肝中央型高危部位肿瘤，往往与肝门结构及肝内重要管道关系密切，存在粘连或推压。对于此类肿瘤，现有常规处理方式均存在一定问题：

1. 局部消融治疗　因需兼顾避免损伤重要管道，影响治疗效果。

2. 动脉介入治疗　中央型肝癌多存在左右双重血供来源，总体效果欠佳。

3. 肝移植术　因累及血管及供体所限，并非最佳选择。

4. 放弃治疗　肿瘤侵犯血管，加快扩散转移，压迫重要管道结构，引起严重后果，因而预后极差。

因此，我们认为，争取手术切除机会是提高治疗效果的必要条件，其意义在于：①手术切除能够有效祛除病灶；②准确病理定性；③术中及术后均能为辅助治疗创造条件；④提高生活质量，延长总体生存。

我们自 2006 年在肝区域选择性适时血流阻断技术的基础上开展肝肿瘤零切缘外科研究，应用这种动态微创的血流阻断技术已安全切除肝癌数百例，切除率达100%，其中中央型肝细胞肝癌施行个体化的中叶肝切除术后，大于90%患者的肝功能在一周内恢复至Child-Pugh A级，且无围手术期死亡，首次在国际上提出安全切除中央型肝癌的新方法，赢得国际业界同行的赞誉和高度评价（成果论著已发表：R1 Hepatectomy With Exposure of Tumor Surface for Centrally Located Hepatocellular Carcinoma. World J Surg. 2014，38（7）：1777-85.（IF：2.693 回顾性临床研究）。此项研究共入组287例肝切除患者，其中118例累及血管的中央型肝癌患者接受了暴露血管的零切缘手术，非中央型169例，联合有效的辅助治疗，使此部分患者5年生存率达45%，与非中央型肝癌无明显差异。（评论如下："我非常欣赏你们的研究设计，中央型肝癌手术切除率较低，你们研究组改进手术方式，创新辅助治疗，通过多种努力改善其治疗效果，向你们表示敬佩！"）。

初步结果表明零切缘手术联合辅助治疗能够有效改善高危部位肝癌的治疗效果。零切缘外科的理论与实践为复杂肝肿瘤的治疗提供了新的思路。

（二）放射治疗在中央型肝癌中的应用

作为肿瘤三大治疗手段的放射治疗，在肝癌辅助治疗中的地位却始终未能明确，我们于2007年起，对中央型肝癌窄切缘患者，术区留置银质定位标志，引导术后辅助放疗，与国际上首次报道了中央型肝癌切除联合术后放疗的临床研究：Yu W，Wang W，Rong W，Wang L，Xu Q，Wu F，Liu L，Wu J. Adjuvant Radiotherapy in Centrally Located Hepatocellular Carcinomas after Hepatectomy with Narrow Margin（<1 cm）- A Prospective Randomized Study. J Am Coll Surg. J Am Coll Surg. 2014，218（3）：381-92.（IF：4.549 随机对照临床研究）. 此项研究入组119例中央型肝癌患者，术后辅助放疗与小肝癌患者的术后无复发生存率改善有关，放疗组1，3，5年无复发生存率分别为88.8%，67.4%，42.9%，对照组分别为82.3%，42.9%，21.5%（$P=0.03$），放疗组总体生存率分别为：97.5%，75.3%，75.3%，对照组分别为94.7%，84.1%，65.4%（$P=0.92$）。（评论如下："压迫血管的中央型肝癌多认为是手术禁忌，你们应用中央血管分离技术行肝切除术，有效改善了此类肿瘤的治疗效果，你们的研究结果非常令人兴奋，向你们表示祝贺！"）。

同时我们也正在开展中央型肝癌窄切缘切除联合术中放疗的临床研究，这些探索为中央型肝癌的放射治疗提供了新的依据，有助新型综合治疗模式的建立。

五、总结

中央型肝癌作为肝脏肿瘤的特殊类型，对其认识经历了不断改变、逐步完善的过程，临床上的每一点进步，都离不开实践中的总结与创新。在今天多学科专家协作综合治疗的时代，提高手术切除率，保证手术安全性，强化综合意识，力求个体化治疗，仍然是复杂中央型肝癌患者治疗的关键问题，我们所提出的一些粗浅的理论及看法，需要长期临床实践的检验及完善。希望不远的将来，能够在循证医学的基础上，建立起中央型肝癌个体化治疗的诊治规范指南，这必将是提高治疗效果，改善治疗水平的希望所在。

53. 食管癌新辅助放化疗后疗效显著患者序贯治疗若干问题的探讨

许亚萍，毛伟敏

浙江省肿瘤医院胸外科　浙江省胸部肿瘤（肺、食管）研究重点实验室

恶性肿瘤多学科综合治疗理念的树立已有多年，已逐渐在多种癌症，包括食管癌的治疗中广泛被接受。多模式治疗手段较单纯手术、放疗或化疗疗效有明显的提高，但如何组合才能发挥最大的作用一直是临床医生研究的热点。由于 CROSS 试验结果的公布，新辅助放化疗在以腺癌为主的西方国家，已成为食管癌尤其是可切除的中晚期食管癌的标准治疗方案。但在一些比较新辅助放化疗序贯手术与单纯根治性放化疗的前瞻性研究中[1,2]，发现对新辅助化疗或新辅助化放疗有效的患者，手术并未带来总生存上的获益。

在 Stahl 等的研究中，172 例食管鳞癌患者在接受诱导化疗和同步放化疗后随机分入手术组（40Gy）和继续放疗组（65Gy），尽管 2 年肿瘤局部无进展生存期（progression free survival，PFS）分别为 64.3%和 40.7%，手术组局部控制明显提高，但总生存两者并无显著差异，中位生存（overall survival，OS）分别为 16.4 个月和 14.9 个月，2、3 年生存率分别为 39.9%、31.3%和 35.4%、24.4%。而治疗相关死亡在手术组及单纯放化疗组分别为 12.8%和 3.5%（$P=0.03$）。亚组分析发现，对诱导化疗有效的患者，55%~58%的患者 3 年仍然存活，而对诱导化疗无效的患者，如接受手术治疗，其 3 年生存率可从 9.4%提高到 17.9%。

另一项研究 FFCD9102 入组了 444 例局部晚期胸段食管癌患者，分期为 $T_3N_{0\sim1}M_0$，其中 11.2%为腺癌，患者先接受 2 周期顺铂与氟尿嘧啶化疗联合同步放疗（常规 46Gy/4.5w 或分程 15Gy，d1~5，d22~26），对同步放化疗治疗有效的 259 例患者，随机分入继续放疗组（总剂量 66Gy）和手术组，结果 2 年生存率分别为 40%和 34%，中位 OS 分别为 19.3 个月和 17.7 个月（校正 HR=0.88，$P=0.44$），2 年局部控制率分别为 57.0%和 66.4%（$P=0.001$）。而在生活质量方面，根治性放化疗组与放化疗序贯手术组两者相似。所以作者认为联合手术治疗并未使患者显著获益。

根据上述结果我们推测，对新辅助放化疗有效的患者不再接受手术治疗而改为继续放疗，而对放化疗不敏感的患者给予序贯手术治疗，这似乎更合乎逻辑。然而，在此结论被接受之前，我们必须要考虑以下几个方面。

一、循证医学证据尚不充分

基于此结论的相应前瞻性随机试验证据只有两项，且样本量不大，虽然也有回顾性的研究报道了相似的结果。在 Castoro 等的研究中，作者回顾性分析了 77 例新辅助化疗后达临床完全缓解（clinical complete response，CCR）患者的结果，放疗剂量为 45~50.4 Gy，化疗方案主要为顺铂联合 5-FU，完成新辅助治疗后有 39 例患者接受序贯手术，38 例拒绝手术或不适宜手术患者继续放疗（CR-RT 组），结果显示两组 5 年生存率无显著差异（57% *vs* 50%，$P=0.99$），在该研究中，CR-RT 组有 10 例在后续随访中发现复发而接受了挽救性的手术治疗（salvage oesophagectomy）。在新辅助放化疗与根治性放化疗有效亚组患者的预后分析中，Jeong 等（2 年生存率分别为 60.3%和 61.3%，$P=0.754$）和

Monjazeb 等（2 年生存率分别为 48%和 71%，$P=0.15$）的研究显示两组生存均无显著统计差异。但仅根据上述研究结果得出手术联合与否疗效相似的结论，显然其循证医学证据是不充分的。

而且，另一项由 Piessen 等研究的病例对照试验则报道了相反的结果。在这项回顾性研究中，作者比较了新辅助放化疗组和根治性放化疗组放化疗后达到 cCR 患者的总生存情况。研究结果显示放化疗后再予手术可显著提高患者总生存率（中位 OS 分别为 83 个月和 31 个月，5 年 OS 分别为 58.9%和 33.4%，$P=0.001$）和无疾病生存（Disease Free Survival，DFS）（中位 DFS 分别为 83 个月和 31 个月，5 年 DFS 分别为 57.4% 和 33.4%，$P=0.001$）。另外，达到 cCR 的患者，术后仍有 34.6%的患者病理显示原发病灶或转移淋巴结残留。在这项研究中，术后住院死亡率只有 4.2%，低于之前报道的两项随机试验，这可能也是该研究手术组患者生存提高的原因之一。

需要注意的是，上述提到的研究中食管鳞癌占了大多数，只有 Monjazeb 等的研究中腺癌占了 75%（126/163），但该作者发现病理是影响达到临床完全缓解患者预后的唯一重要因素，食管鳞癌患者较腺癌更易获得 PET 检查的代谢完全缓解（metabolic complete remission，mCR 或 PET-CR）（PET-CR 率分别为 58% vs 24%，$P<0.01$），提示鳞癌对放化疗可能更敏感。而对于腺癌患者，新辅助放化疗后是否需要选择手术治疗，尚需要更多的随机临床研究加以验证，如果直接套用鳞癌，将会对患者带来危害。

二、目前的研究对新辅助放化疗后的疗效评价标准不一致

目前的研究对临床缓解（Clinical Response）的定义并不一致。Stahl 等和 Bedenne 等将临床缓解分为部分缓解（Partial Response，PR）和完全缓解。在 Bedenne 等的研究中，疗效评价基于患者症状的改变和钡餐造影结果，Stahl 等采用内镜检查和 CT 扫描手段评价疗效。而在 Piessen 等的研究中，临床缓解只包括达到 cCR 的患者，主要根据体格检查、内镜活检、钡餐造影、胸腹部 CT 评估，有部分患者根据 PET 检查确定。可见，食管癌临床疗效评价标准尚未达成共识，目前主要依赖内镜（做或不做活检）、钡餐造影和 CT 扫描，这些检查主要观察食管形态学的变化，食管放化疗后如出现炎症和（或）水肿可出现假阳性的诊断，因此，诊断的准确性并不高。

为求更准确地反映食管癌的治疗疗效，一些学者把研究重点转向了内镜活检，希望通过内镜取得病理学的信息来获知患者的治疗疗效。然而，多项研究发现，食管内镜活检并不能客观地反映肿瘤是否已达到病理完全缓解。表 1 列举了不同研究者所报道的有关内镜活检的灵敏性、特异性、阴性预测值和阳性预测值的结果，一旦诊断 cCR，以病理诊断为参照标准，内镜活检的阴性预测值在 20%～60%之间，提示诊断 cCR 的患者>40%实际病理仍为阳性。可见内镜活检并不是放化疗后疗效预测的理想方法，这可能与残留的病灶微小难以定位及内镜可咬检的部位浅表等相关。这些不足促使研究者不断拓展其他检查手段，期望进一步提高预测临床疗效的准确性。

近年来，18 氟-氟代脱氧葡萄糖-正电子发射计算机断层显像（Fluorine-18Fluorodeoxyglucose Positron Emission Tomography，^{18}F-FDG PET）逐渐应用于食管癌的疗效评价，该检查一定程度上弥补了前述检查的缺陷。已有一些研究报道了 FDG-PET 对食管癌放化疗疗效的预测价值。其诊断的完全缓解指代谢完全缓解，但不同研究者对此也有着不同的定义。Jeong 等定义为原发灶或转移淋巴结的 SUV 值降至与周围正常组织相似的水平，Monjazeb 等认为治疗后 SUV 值≤3 才达到 mCR，而 Stiles 等定义为 SUV 值=0 或无摄取。

FDG-PET 预测病理完全缓解（pathological Complete Response，pCR）的阴性预测值为 50%～70%，较其他观察形态变化的检查更有优势（表 1）。已有数个回顾性研究报道了新辅助放化疗序贯手术比较单纯根治性放化疗研究中达到 PET-CR 亚组患者（CRT PET-CR）的结果。发现与采用其他检查评价疗效的随机研究一样，新辅助放化疗序贯手术和 CRT PET-CR 亚组的生存是相似的。在 Jeong 等的研究中还发现局部复发是根治性放化疗治疗失败的主要模式，并没有因达到 PET-CR 而有所区别。相比放化疗后达到 mCR 的患者，该研究同样发现序贯手术对局部复发的控制具有显著优势（local recurrence free survival，LRFS，HR=7.324，$P<0.001$）。提高肿瘤局部控制可减少肿瘤复发，降低梗阻、溃疡穿孔等的机会，从而提高患者生活质量。尽管病理完全缓解并不等于疾病完全治愈或者局部控制，仍有13%的机会复发，但手术对局部控制的价值是明确的。

表1　不同检查方法预测病理完全缓解的灵敏性、特异性、阴性预测值和阳性预测值

作者	病例数	预测pCR检查方法	灵敏性（%）	特异性（%）	阴性预测值（%）	阳性预测值（%）
Bates BA	22	内镜	-	-	59	-
Sarkaria IS	156	内镜	30.8	94.9	31.4	94.7
Yang Q	65	内镜	23	92	23	92
Swisher SG	-	FDG-PET	82	29	-	-
Jeong Y	73	FDG-PET	67.7	57.1	70.6	53.8
Song，S. Y	32	FDG-PET（原发灶）	27	95	71	75
	32	FDG-PET（转移淋巴结）	16	98	93	36
Cheedella	284	内镜/FDG-PET	97.1	29.8	96.7	30.7

其他的一些FDG-PET指标，如术前或术后SUV值，治疗中或治疗结束后SUV值下降程度等在一些研究中也有评估。但到目前为止，尚无随机试验研究手术在PET-CR患者治疗中的地位。另外，与其他检查方法类似，PET在检测微小残留病灶方面也存在局限，尤其是代谢不高的病灶。

三、现代外科技术的发展已改善了食管癌患者术后并发症的发生

经过外科几十年的发展，目前食管癌术后死亡率已得到改善。食管癌切除术后住院死亡率在20世纪90年代已降至10%，在一些经验丰富的中心甚至已降至<5%。但治疗相关死亡率在接受新辅助放化疗后序贯手术的患者较单纯放化疗患者还是有所增加的（Stahl等报道分别为12.8%和3.5%；Bedenne等报道分别为9%和1%）。在Jeong等 的研究中，154例食管鳞癌患者有81例患者接受根治性放化疗，73例接受新辅助放化疗序贯手术，术后30天死亡率为2.7%，3个月死亡率为8.2%（6/73），尽管两组生存无显著差异，但在术后3月内死亡的患者中，两例患者达到PET-CR，一例患者死于爆发性肝炎，另一例为肺炎。故作者认为，如果能减少新辅助放化疗后疗效好的患者的术后并发症，放化疗后给予手术则很有可能提高其总生存。

尽管开放性食管切除术（open esophagectomy）仍是普遍的手术治疗方式，但目前食管癌外科的发展趋势已由传统的开放性手术转向微创手术。自从1992年Cuschieri等首次报道微创食管切除术（minimally invasive esophagectomy，MIE）后，食管癌微创手术日趋成熟，目前已发展出多种术式，如传统开腹加胸腔镜食管切除术、全腔镜食管切除术、胸腹腔镜联合微创手术等，相比传统的开放手术，微创手术创伤小，出血量少，有利于术后恢复及预防手术并发症，降低住院时间。已有研究报道食管癌新辅助放化疗加微创手术的术后并发症和死亡率。Bakhos等发现新辅助放化疗并未增加如术后肺炎、吻合口瘘等并发症的发生风险，死亡率亦无显著增加，对MIE的操作未带来明显不利影响。而Ben-David等的研究结果也提示放化疗后继以MIE治疗是安全可行的。

从远期疗效看，Dantoc等对MIE和开放性手术两种手术方式对预后的影响进行了荟萃分析，发现MIE组与开放手术组其1、2、3和5年生存率无显著统计学差异，在东西方国家中均是如此，但MIE总体有潜在生存获益趋势。这项荟萃分析包含了几项新辅助放化疗序贯手术的研究，如Zingg等的研究其入组患者56%接受了新辅助放化疗，其接受MIE组患者总生存未显著获益，但这可能与该研究本身存在的局限相关，该研究为回顾性分析，存在患者选择的偏倚。Ben-David等对新辅助放化疗联合微创手术与单纯微创手术作了比较，尽管随访时间较短，尚未得到两组确切的生存结果，但截

至随访时间的资料已显示出新辅助放化疗联合微创手术更具生存优势。从总体上来看，到目前为止，仍缺少新辅助放化疗序贯微创手术的长期预后资料，微创手术在新辅助治疗疗效佳的患者中的价值也值得进一步研究。如果能减少术后并发症，患者术后死亡率降低，对于新辅助放化疗后疗效显著的患者再予以手术治疗，带来的局部控制提高的优势转化为总生存的获益是有可能的。

四、小结

综上所述，关于食管癌新辅助放化疗后疗效显著患者该如何选择后续的序贯治疗，目前随机临床研究结果报道较少，现有的检查手段尚不能准确评估患者治疗的疗效反应，获得临床完全缓解可能与病理完全缓解并无正确的相关性。如完全根据临床疗效来选择性地治疗，对这些患者延迟或者取消手术治疗，则有可能将患者置于错误的处理方式，增加复发风险。随着外科技术的发展和患者术后死亡率的降低，将潜在可手术的食管癌患者由于放化疗后达到临床完全缓解而转为非手术性干预，目前尚不能成为标准的治疗模式。进一步的研究期待能发现理想的相关性因素或指标，严格准确地评估放化疗疗效及疾病预后，从而有针对性地实现手术或者非手术的个体化治疗。

54. 胃癌新辅助化疗——机遇与挑战

杨　林

中国医学科学院北京协和医学院肿瘤医院内科

进展期胃癌综合治疗模式目前大致分为三种：手术加术后放化疗，手术加术前和术后（围手术期）化疗，以及手术加术后辅助化疗。之所以存在这种差异，原因是多方面的。而这些治疗模式的建立，都是来自目前已有的循证医学证据[1,2,3,4,5,6,7,8]。

胃癌 D_2 根治术已成为标准术式。INT0116[1] 和 MAGIC[3] 等几个早期在西方国家进行的重要Ⅲ期临床研究，由于其手术质量较差（D_2 手术比例太低）而受到批评。近年来在亚洲国家进行的 2 个大型Ⅲ期临床研究均采用 D_2 手术，但即使是做的规范的 D_2 手，术后仍需要辅助化疗以进一步提高生存。但研究的亚组分析表明，术后辅助化疗对Ⅲ期胃癌患者生存的改善并不显著[6,7]。而在我国，初诊的住院胃癌患者中Ⅲ、Ⅳ期占 50%~60%。$T_{3\sim4}$、淋巴结阳性（N+）患者手术难度及风险较大，且扩大手术并不能带来治愈率的提高，术后局部复发及远处转移的发生率仍然较高，5 年生存率一般为 30%~50%，治疗效果差。

一般认为，新辅助化疗有以下潜在优势：术前患者身体一般状况良好，可以较好的耐受足量化疗，患者依从性较好；新辅助化疗有可能使肿瘤降期，增加手术切除率以及 R0 切除率；早期化疗可杀灭微小转移病灶；通过术前化疗预测药物的敏感性，为术后化疗方案的选择提供依据等。但目前尚缺乏有关胃癌新辅助化疗的高水平循证医学证据。很多问题有待通过临床研究来得到答案。

一、新辅助化疗是否能改善胃癌患者生存？

由于近年来，尤其在西方国家，食管腺癌及近端胃癌发生率逐渐升高，已发表的有关胃癌综合治疗的研究（包括新辅助、围手术期、辅助治疗）纳入的患者包括了胃癌、食管腺癌甚至鳞癌以及食管胃结合部腺癌（AEG）。FFCD9703 研究[2] 共纳入 224 例可切除患者，其中胃癌仅占 21.9%，AEG 占 57.6%，下段食管腺癌占 9.8%。该研究表明，采用顺铂+5-FU 的 CF 方案进行围手术期化疗，R0 切除率（分别为 84%和 73%，$P=0.04$）、5 年总生存率（OS，分别为 38%和 24%，$P=0.02$）、5 年无复发生存率（DFS，分别为 34%和 19%，$P=0.003$）均显著高于单纯手术组。MAGIC 研究[3] 纳入的胃癌患者比例较高，入组的 503 例患者中胃腺癌占 74%、AEG 占 11%、食管腺癌占 15%。该研究表明，采用表柔比星+顺铂+氟尿嘧啶的 ECF 方案进行围手术期化疗可显著降期（两组术后病理 T_1/T_2 比率分别为 51.7% 比 36.8%，$P=0.002$，N_0/N_1 比率分别为 84.4%比 70.5%，$P=0.01$）。新辅助化疗组 5 年 OS 较单纯手术组明显提高（分别为 36%和 23%，$P=0.009$）。但新辅助化疗并不增加 R0 切除率（分别为 69.3%和 66.4%）。EORTC40954 研究[9] 只入组了胃和 AEG（AEG 占 52.8%，不包括 AEG Ⅰ型）。94%患者均行 D_2 根治术。新辅助化疗方案为 PF 方案（无术后化疗）。该研究由于入组困难而提前终止。中位随访 4.4 年后，67 例入组患者死亡。新辅助化疗组的 R0 切除率显著高于单纯手术组（分别为 81.9% 和 66.7%；$P=0.036$）。新辅助化疗组淋巴结转移率也较更低（61.4% 比 76.5%；$P=0.018$）。但新辅助化疗组与单纯手术组间并未见到明显的生存差异（HR，0.84；95% CI，0.52~1.35；$P=0.466$），原因之一可能是由于样本量不足。

一般认为，食管腺癌、AEG与胃癌的预后不同，这三个部位肿瘤的基因表达谱也存在较大的差异。这类疾病虽然多归为胃癌，但以AEG癌为代表的近端胃癌，在诊断和治疗中有其特殊性。近端胃癌的生物学行为更加恶性，比一般定义的胃癌预后更差，对治疗的反应也有所不同。

对14项随机对照临床研究单个患者数据进行的一项meta分析表明[10]，围手术期化疗可使胃和食管胃结合部癌的5年生存率绝对值提高9%。但亚组分析发现，围手术期化疗对AEG（HR 0.69，95%CI 0.54~0.87）比对食管癌（HR 0.87，95%CI 0.73~1.05）和胃癌（HR 0.94，95%CI 0.82~1.06）的生存提高更显著。一项回顾性分析[11]也发现，术前化疗对AEG比对GC更能提高生存。考虑到不同部位肿瘤有不一样的生物学行为、预后及对治疗的反应，一项对仅纳入胃癌的新辅助化疗研究的meta分析[12]表明，新辅助化疗不能增加胃癌患者的R0切除率和生存。因此，有学者认为，AEG可能是一类独立的疾病，在今后的研究中应该给予区别开来。新辅助化疗对胃癌是否有益，还需要进一步开展随机对照临床研究。

二、新辅助化疗有无合适的生存替代终点？

评价新辅助化疗近期疗效的常用方法包括影像学和病理学评价。日本学者在食管癌和胃癌研究中[13,14]均发现，与影像学评价（RECIST标准或/和JCGA标准）相比，病理缓解与生存的一致性更高，是最好的生存替代终点。但另有研究却认为病理缓解并不能预测生存，化疗后淋巴结状态及是否血管神经受侵犯才是独立的生存相关因素[15,16]。Davies AR[17]等总结了584例可切除食管腺癌和AEG（Ⅰ/Ⅱ型）患者，其中68%新辅助化疗后手术。其余患者仅手术治疗。新辅助化疗前均经过多学科团队讨论，按照标准流程，采用内镜、内镜下超声（EUS）、CT以及后来的PET-CT进行临床分期（cTNM），化疗后行CT检查进行再分期（并不要求所有患者均行超声或EUS或PET-CT）。与术后病理分期（pTNM，根据UICC第7版）进行比较。病理缓解（pTRG）采用Mandard的标准进行1~5级的分级[18]。结果发现，化疗后44%获得了降期，降期患者R0切除率明显高于未降期的患者（74%比40%，$P<0.001$），局部复发率（6.3%比13.3%，$P=0.03$）和远处转移率（19%比29%，$P=0.027$）也更低。89%降期患者也获得了1~4级的病理缓解。生存分析显示，新辅助化疗后的分期（而不是化疗前的初始分期）才是决定患者生存的独立预后因素（$P<0.001$）。

无论病理缓解分级还是新辅助化疗后准确的再分期，对于生存的预测都只能在手术后才能进行。多项研究发现[19,20]，新辅助化疗后CT再分期的准确性仅40%左右。如何在治疗开始后早期判断出哪些患者不能从术前化疗获益？FDG-PET可能作为早期预测AEG化疗疗效的手段[21]。英国的MUNICON试验表明，应用FDG-PET能筛选出对新辅助化疗不敏感的患者，且这部分患者往往预后不良[22]。而对FDG-PET无反应者行挽救性同步放化疗虽然能提高病理缓解率，但并不能提高R0切除率和总生存[23]。目前还缺乏预测化疗疗效的分子标志物。杜楠等[29]教授的研究表明，循环肿瘤细胞（CTC）数量下降可能是局部进展期胃癌的潜在疗效预测和预后因子。

三、新辅助化疗有无合适的化疗方案和治疗时间？

目前没有能够准确预测化疗疗效的方法，晚期胃癌化疗的客观缓解率可作为新辅助化疗方案的选择依据。早年的Ⅲ期研究中，新辅助化疗采用老的方案，如ECF和PF方案，缓解率23%~41%。研究显示，奥沙利铂替代顺铂、卡培他滨替代5-FU，疗效相似，不良反应更降低。S1在东亚的病人中耐受好，与铂类（顺铂或奥沙利铂）联合缓解率超过50%。目前正在进行的大多数研究（如日本的JCOG0501、中国的Neo-CLASSIC、RESLOVE、RESONANCE等）采用的方案都为铂类与口服氟尿嘧啶类药物联合的两药方案。由于含顺铂的方案作为术后辅助化疗耐受性较差[24,25]，日本学者将不含铂的方案（紫杉醇联合S1）与标准的顺铂+S1（SP方案）进行了比较，两组的3年OS并无显著差异（64.3%比60.9%，$P=0.9$）[26]。

晚期胃癌的研究表明，三药联合方案缓解率和生存时间显著优于两药方案[27,28]。Ⅱ期试验发现，多西他赛联合铂类和氟尿嘧啶类的三药方案用于新辅助化疗缓解率可高达 75%，且降期明显[29]。韩国开展了一项Ⅲ期研究（PRODIGY，ClinicalTrials. gov ID：NCT01515748），旨在确定多西他赛联合奥沙利铂和 S1 的三药方案（DCS）行 3 周期新辅助化疗后联合术后 1 年单药 S1 辅助化疗，与单纯 S1 辅助化疗相比，能否提高 $T_{2\sim3}$/N（+）或 T_4/N（+/-）患者的无进展生存。COMPASS-D 研究的目的是比较两药（SP）和三药（SP+多西他赛）方案作为新辅助化疗的 DFS 是否存在差异。

靶向药物在胃癌围手术期治疗中的作用也正在进行探索。杜楠等[30]在Ⅲ期胃癌中的一项Ⅱ期随机对照研究（N=80），采用多西他赛联合奥沙利铂和 5-FU 的 DOF 方案与贝伐珠单抗联合作为围手术期化疗，与单用 DOF 相比，联合贝伐珠单抗能提高缓解率（75%比 60%，$P<0.05$）、手术切除率（77.5%比 52.5%，$P<0.05$）、R0 切除率（75%比 50%，$P<0.05$）和 DFS（$P=0.013$），但 OS 未见提高（17.6 个月比 16.4 个月，$P=0.776$）。HerFLOT 是一项围手术期采用氟尿嘧啶联合奥沙利铂、多西他赛每 2 周为一周期的 FLOT 方案，与曲妥珠单抗联合，治疗 HER2 阳性（IHC 3+或 2+且 FISH/SISH/CISH 扩增）局部晚期可切除胃癌或 AEG（Ⅰ～Ⅲ型）（uT2～4，任何 N，M_0 或任何 T，N+，M_0）的多中心、探索性Ⅱ期研究。2014 年初步报告入组患者中 57 例进行了手术切除，病理完全缓解率（pCR）高达 28%。病理淋巴结阴性率为 57.9%[31]。其他新药如 panitumomab，catumaxomab，lapatinib 等也在进行新辅助治疗的探索。

同样，在缺乏有效的疗效预测手段的情况下，新辅助化疗的周期数也是要探讨的问题。如果化疗时间过长，有可能因疾病进展而使可切除病变发展为不可手术切除。一项随机对照的Ⅱ期研究（COMPASS）比较了术前行 2 周期还是 4 周期化疗（每 28 天为 1 周期）更好。结果发现，2 周期化疗组可获得 10%的病理完全缓解（pCR），而 4 周期化疗组无 pCR。但两组的 3 年 OS 并没有差异（64.3%比 61%，$P=0.7$）[26]。目前正在进行的研究中，多选择行 2～4 周期（2～3 个月）的新辅助化疗。

四、新辅助化疗后术后治疗部分是否有意义？

对现有临床研究结果的荟萃分析发现，围手术期化疗的术后化疗部分作用尚不明确[10]。西方国家关于胃癌术后辅助化疗的研究中，多数结果显示术后辅助化疗并不提高患者生存。MAGIC 研究[3]中，术后化疗完成率虽不足 50%，仍获得了生存的提高。因而有学者认为围手术期化疗只是对不充分的手术（该研究中 D_2 手术率不足 10%）的一个补充手段，也说明生存获益主要来自于术前化疗。EORTC40954 研究[9]中所有患者均行 D_2 手术，新辅助化疗组没有设计术后化疗部分，结果显示新辅助化疗不延长 OS（也可能与病例数不足有关）。波兰正在进行一项研究（STOPEROCHEM，ClinicalTrials. gov ID：NCT01787539）对单纯术前化疗与围手术期化疗进行头对头比较，期待能从中得到答案。

鉴于近年来关于胃癌术后辅助化疗已达成共识[32,33]，几乎所有关于新辅助化疗的研究都包含了术后化疗部分，并对术后化疗方案进行了探讨。ST03 研究[34]是一项术前行表阿霉素+顺铂+卡培他滨的 ECX 方案新辅助化疗，术后随机分为单用 ECX 或 ECX 联合贝伐珠单抗治疗可切除胃癌、AEG 或食管下段腺癌的Ⅲ期临床研究。CRITIC 试验[35]采用术前 3 周期表阿霉素+顺铂+卡培他滨的 ECC 方案，术后随机分为继续 3 周期 ECC 单纯化疗，或采用放疗联合卡培他滨和顺铂方案化疗进行对比。

五、小结

随着手术技术的规范和进步，以及辅助化疗的应用，可切除胃癌的生存有了明显提高。但对于局部晚期可切除胃癌患者来说，术后辅助化疗对生存的改善并不显著，新辅助化疗有可能是一个很好的手段。目前这方面的研究开展了很多，期待有能够改变我们临床实践的研究成果。而多学科广泛而紧密的合作是这些研究能够顺利进行的保障。

参 考 文 献

1. Macdonald JS, Smalley SR, Benedetti J, et al. Chemoradiotherapy after surgery compared with surgery alone for adenocarcinoma of the stomach or gastroesophageal junction. N Engl J Med, 2001, 345 (10): 725-730.
2. Ychou M, Boige V, Pignon JP, et al. Perioperative chemotherapy compared with surgery alone for resectable gastroesophageal adenocarcinoma: an FNCLCC and FFCD multicenter phase Ⅲ trial. J Clin Oncol, 2011, 29: 1715-1721.
3. Cunningham D, Allum WH, Stenning SP, et al. Perioperative chemotherapy versus surgery alone for resectable gastroesophageal cancer. N Engl J Med, 2006, 355: 11-20.
4. Okines A, Verheij M, Allum W, et al. Gastric cancer: ESMO Clinical Practice Guidelines for diagnosis, treatment and follow-up. Ann Oncol, 2010, 21 Suppl 5: v50-54.
5. Yoshikawa T, Sasako M. Gastrointestinal cancer: Adjuvant chemotherapy after D2 gastrectomy for gastric cancer. Nat Rev Clin Oncol, 2012, 9: 192-194.
6. Sasako M, Sakuramoto S, Katai H, et al. Five-year outcomes of a randomized phase Ⅲ trial comparing adjuvant chemotherapy with S-1 versus surgery alone in stage Ⅱ or Ⅲ gastric cancer. J Clin Oncol, 2011, 29: 4387-4393.
7. Bang YJ, Kim YW, Yang HK, et al. Adjuvant capecitabine and oxaliplatin for gastric cancer after D2 gastrectomy (CLASSIC): a phase 3 open-label, randomised controlled trial. Lancet, 2012, 379: 315-321.
8. Japanese Gastric Cancer A (2011) Japanese gastric cancer treatment guidelines 2010 (ver. 3). Gastric Cancer 14: 113-123.
9. Schuhmacher C, Gretschel S, Lordick F, et al. 2010. Neoadjuvant Chemotherapy Compared With Surgery Alone for Locally Advanced Cancer of the Stomach and Cardia: European Organisation for Research and Treatment of Cancer Randomized Trial 40954.
10. Ronellenfitsch U, Schwarzbach M, Hofheinz R, et al. (2013) Perioperative chemo (radio) therapy versus primary surgery for resectable adenocarcinoma of the stomach, gastroesophageal junction, and lower esophagus. Cochrane Database Syst Rev, 5: CD008107.
11. Reim D, Gertler R, Novotny A, et al. (2012) Adenocarcinomas of the esophagogastric junction are more likely to respond to preoperative chemotherapy than distal gastric cancer. Ann Surg Oncol, 19 (7): 2108-2118.
12. Xu AM, et al. PLoS One, 2014, 9 (1): e86941.

55. 精准医学时代的胃肠肿瘤临床研究——机遇与挑战

袁　瑛

浙江大学医学院附属第二医院

精准医学（precision medicine）是以个体医疗为基础，随着基因组测序技术快速进步、生物信息及大数据科学交叉应用而发展起来的新型医学概念和医疗模式。通过基因组学、蛋白组学等平台，找到疾病的精确原因和治疗靶点，对某一疾病不同状态和过程进行亚分类，最终达到个体化精准治疗的目的。这个名词因 2015 年 1 月 20 日美国总统奥巴马在一年一度的国情咨文中提到而在一时间闻名于世。在中国有望列入国家“十三五”科技发展规划。

恶性肿瘤作为一种严重威胁人类生命的重要疾病，由于存在着较大的异质性，精准医疗迫在眉睫。要做到精准医学，在肿瘤领域需要解决的内容是：早期预警预测、治疗方案的精确选择以及治疗转归的精确判断。这其中有两个要点，一是关口前移，精准的筛查，早期干预；二是不同肿瘤，不同患者实施个体化治疗，精准用药，以达到最大的疗效。近十余年来，特别是在分子靶向药物问世之后，如何选择有效获益患者、如何精准用药逐步成为临床迫切需要解决的问题，而各种分子生物学技术和各种组学平台的快速发展也为解决这个问题提供了可能性。以下简单围绕胃肠肿瘤的临床研究现阶段的机遇与挑战，就个人的一些思考做些分享。

一、肿瘤存在显著异质性

同一肿瘤不同部位取材的基因信息分析都存在很大差别，同一类型肿瘤之间差异更大。如结直肠癌，我们已经知道直肠癌不同于结肠癌，右半结肠癌又不同于左半结肠癌，但是目前的临床诊治还无法做出诧异的治疗策略，因此我们急需分子分型。但是目前已有的各种分子分型的尝试都不甚理想，难以实际临床实践中开展。

二、肿瘤是个多基因、多步骤的发展过程

某一阶段可能有多个基因参与，不同阶段每个基因发挥的作用又不相同。同样以结直肠癌为例，大家熟知的 1988 年 Volgestain 教授的结直肠癌分子模型就是一个实例。我们目前对肿瘤发生的认识尚浅，目前的认识不足以解释所有。在结直肠癌中，从 2008 年我们用 KRAS 基因开启了个体化治疗之门，2013 年又进步到全 RAS 的概念，但是全 RAS 尚不能完全解释抗 EGFR 单抗的疗效。所以继续寻找 driver 基因是精准医学的必要前提。在正在进行的 2015 年 ASCO 中，我们看到意大利学者报告在晚期结直肠癌中有 5%左右的患者存在 Her-2 的高表达，而这些经过所有结直肠癌标准药物治疗失败的复治患者，采用曲妥朱单抗和拉帕替尼联合的抗 Her-2 治疗依然可以获得 87.5%的有效率和 5.5 个月的中位 PFS。

三、各种组学的研究也可助力精准医疗的实施

例如，蛋白质是一切 DNA 最终的、实施功能的表达产物。利用血清蛋白质组学，结合一群蛋白

质质峰来预测疗效也在摸索中前进。我们中心已经采用血清蛋白质模型成功预测晚期结直肠癌癌标准化疗的疗效，帮助临床选择化疗方案。

四、现阶段肿瘤领域的热门话题

免疫治疗我们也在今年 ASCO 年会上看到一些疗效相关报导。如抗 PD-1 的药物近年来在各种恶性肿瘤中都展示了很好的疗效。今年大会的 LBA1 报告在恶性黑色素瘤患者中如 PDL-1 的表达>5%，患者 PFS 和 OS 均可明显获益。而在结直肠癌免疫治疗中最令人惊喜的是发现 dMMR 的患者才是抗 PD-1 的获益人群，而 pMMR 患者不能获益。

精准医疗的时代已经到来，我们已经出发，一点点在进步，但是也必须看到存在的很多问题，如对 driver 基因的认识不足、各种分子检测的不统一不规范等等。

56. 胃癌内科研究新进展

张弘纲

中国医学科学院北京协和医学院肿瘤医院

胃癌目前是全球第二大癌症死因，总生存率仅为15%~20%。手术是可切除胃癌的根治性治疗的重要手段之一，即使在胃癌根治术中采用更广泛的淋巴结清扫术，仍有部分患者复发转移。荟萃分析表明辅助放化疗可提高根治术后胃癌的生存率，晚期胃癌姑息化疗可使中位生存期提高到7.5~12个月。随着肿瘤发生、发展和转移过程中分子生物学、分子病理学研究的深入发展，分子靶向治疗成为继手术、化疗、放疗后的一种新的治疗手段，具有高效、低毒等特点。继肺癌、乳腺癌、结肠癌和食管癌等方面取得了良好的疗效后，分子靶向药物单药或与常规化疗药物联合治疗胃癌的临床研究也取得了一定的进展。在国际上，目前已经进行了多项胃癌的分子靶向治疗和免疫治疗的临床试验，这些研究主要针对EGFR信号通路、VEGF信号通路、c-met信号通路、PD-1信号通路等开展。

2015年ASCO GI研讨会于1月15日~17日在美国旧金山举行。在此次会议上，研究人员报告了一项Ⅱ期试验对局部可切除晚期胃癌的新辅助化疗方案进行比较（COMPASS生存期结果分析）。这是一项随机Ⅱ期试验，利用一种2×2析因设计，对S-1/顺铂（SC）或者紫杉醇/顺铂（PC）的2个或者4个疗程和方案进行了比较。关键的符合标准是：①在硬癌和交界肿瘤病例中$T_{2\sim3}/N_+$或者$T_{4a}N_0$，主要分支动脉$T_{2\sim3}$伴有N_+，$T_{4a}N_+$，T_{4b}，主动脉旁淋巴结转移，或者通过腹腔镜检查确认可切除最小腹膜转移，以及②没有其他远端转移。患者们接受S-1（80mg/m^2，维持21天，休息1周）/顺铂（60mg/m^2，在第8天）或者紫杉醇/顺铂（分别为80mg/m^{2}和25mg/m^2，在第1，8和15天，休息1周）作为新辅助化疗。然后，患者以治愈为目的接受D_2胃切除术。主要终点是3年总生存期。83例患者被分配到SC组（n=41，两个疗程组：21名；四个疗程组：20名）和PC组（n=42，两个疗程组：21名；四个疗程组：21名）。病理缓解率在SC组是42%（17/42），PC组为33%（14/42），两个疗程组为36%（15/42），四个疗程组是39%（16/41）。病理CR，在两个疗程组为0%（0/42），四个疗程组是10%（4/41）。由化疗引起的3/4级不良事件和根据Clavien-Dindo分类定义的3/4级手术并发症在每一个组均低于10%，没有治疗相关的死亡。此外，3年总生存期分别为，SC组是60.9%（95% CI：44.3%~73.9%），PC组为64.3%（95% CI：47.9%~76.7%），两个疗程组是64.3%（95% CI：47.9%~76.7%），四个疗程组为61.0%（95% CI：44.4%~74.0%）。研究结果表明，S-1/顺铂的两个疗程治疗方案，作为新辅助化疗，是可以推荐作为局部可切除晚期胃癌患者下一步Ⅲ期研究的一个试验组。

卡培他滨联合顺铂对比S-1联合顺铂治疗晚期一线胃癌患者——一项多中心随机Ⅱ期研究，选择复发或转移Her2阴性进展期胃癌患者，XP组和SP组病例数为1∶1。XP组应用卡培他滨（1000mg/m^2 po bid d1~14），顺铂（80mg/m^2 iv D1）治疗，XP组应用S-1（40mg/m^2 po bid d1~21），顺铂（60mg/m^2 iv d8）治疗。主要研究终点为PFS，次要研究终点为OS，TTF，ORR，安全性。SP组PFS为25W，OS为58W，ORR为27.5%，CBR为54.9%；XP组PFS为23W。

OS为56W，ORR为32.7%，CBR为50.0%；根据组织学类型进行不同亚组PFS分析，其中弥漫型SP组PFS为24W，XP组PFS为21W；肠型SP组PFS为25W，XP组PFS为23W。研究结果表明

XP、SP 方案均可作为进展期胃癌一线治疗方案，未来可计划进行组织学相关的 biomarker 分析。

XP 方案治疗 S-1 辅助化疗后复发的晚期胃癌患者Ⅱ期研究共纳入 37 例，平均治疗周期数 6.1，中位治疗周期数 4.5。主要终点为独立中心评估的客观缓解率（ORR）为 21.6%，疾病控制率（DCR）为 59.5%，次要终点无进展生存（PFS）20W 和总生存（OS）77w。试验结果表明，对于 S-1 辅助治疗失败预后相对较差的患者，XP 方案安全有效。由于 S-1 和卡培他滨的特性并不相同，XP 方案应推荐为日本的标准一线方案。

瑞戈菲尼（REG）是一种口服的多激酶抑制剂，作用于血管生成（VEGFR1~3，TIE-2），肿瘤微环境（PDGFR-β，FGFR），和肿瘤发生（RAF，RET 及 KIT）相关的激酶，在其他实体瘤显示出抗瘤活性，如结直肠癌和 GIST。INTEGRATE 研究——一项双盲安慰剂对照的瑞戈菲尼治疗经治的晚期胃癌患者的Ⅱ期研究，目的是观察瑞戈菲尼在胃癌中的有效性和安全性，以期作为后续Ⅲ期临床研究的依据。该研究共纳入 152 例一、二线治疗失败的晚期胃食管癌患者，随机分入瑞戈菲尼组和对照组。主要终点为无进展生存（PFS）和总生存（OS），次要终点为客观缓解率（ORR）和 2 个月的临床获益率（CBR）。试验组纳入 100 例患者，中位 PFS 为 11W，中位 OS 为 25W，客观缓解率为 3%，2 个月的临床获益率为 46%；对照组纳入 52 例患者，中位 PFS 为 8W，中位 OS 为 19W，客观缓解率为 2%，2 个月的临床有效率为 18%。由化疗引起的 3/4 级不良事件在每一个组均低于 10%，没有治疗相关的死亡。

口服高选择性 MET 抑制剂 AMG337 在 MET 扩增的胃食管交界，胃和食管癌人群中的临床活性：在 13 例 MET-扩增的肿瘤患者中，接受每天一次的 AMG-337 治疗，一种小分子 MET 抑制剂，8 例患者部分或接近完全缓解。AMG-337 是一种有效的选择性抑制剂，靶向野生型和某些 MET 突变形式。MET 扩增的胃食管交界处癌，胃癌和食管癌患者子集对治疗有反应。一例应答者出现超过 90%的肿瘤缩小。根据这些Ⅰ期结果，在 MET-扩增的胃食管交界处癌，胃癌和食管癌的Ⅱ期试验正在进行中。

Li-Tzong Chen 教授汇报了Ⅲ期 NAPOLI-1 试验结果，该试验发现 MM-398 联合 5-FU/亚叶酸钙化疗的组合方案在之前接受以吉西他滨为基础治疗的胰腺癌患者中，与单独使用 5-FU/亚叶酸钙相比较，会带来生存期的改善。总生存期分析显示患者采用组合 MM-398+5-FU/亚叶酸钙会带来优势（6.1 个月 *vs* 4.2 个月；分层风险比［HR］=0.57；$P=0.0009$）。分配到单独 MM-398 的患者，与单独 5-FU/亚叶酸钙相比较，没有显著的生存优势。

KEYNOTE-012 研究共纳入 162 例复发或转移性胃癌或胃食管结合部腺癌患者（通过免疫组化方法进行 PD-1 配体（PD-L1）筛查，入组基质或≥1%肿瘤细胞 PD-L1 染色的患者）。给予 Pembrolizumab 每 2 周 1 次直至 24 个月或直至疗效评估为完全缓解、进展或出现不可耐受的毒性反应。主要终点为独立中心评估的客观缓解率（ORR），次要终点包括缓解持续时间、无进展生存（PFS）和总生存（OS）。其中，65 例（40%）为 PD-L1 阳性，其中 39 例（19 例来自亚太地区）入组，中位年龄 63 岁，67%的患者既往接受了≥二线治疗。中位随访 8.8 个月，13 例（33%）患者仍在接受治疗，独立中心评估的 ORR 为 22%。中位至缓解时间为 8 周，中位缓解持续时间为 24 周，PD-L1 表达水平与 ORR 相关。6 个月 PFS 率为 24%，OS 率为 69%。4 例患者发生 3~4 级的治疗相关不良反应，包括周围感觉神经病变、疲劳、食欲减退、低氧血症和肺炎，低氧血症患者药物相关死亡。研究者称，Pembrolizumab 显示出了可控的毒性和有潜力的抗肿瘤活性，支持在胃癌患者中开展进一步的研究。

上海复旦大学附属肿瘤医院、默克中国、香港玛丽医院联合开展了一项研究，以中国胃癌（gastric carcinoma）患者为对象，分析肿瘤细胞 PD-L1 表达的预后价值及其与肿瘤浸润淋巴细胞（tumor-infiltrating lymphocytes，TILs）的关系。样本为 2007 年 10 月~2010 年 2 月间在同一机构进行切除手术的Ⅰ~Ⅳ期胃癌患者组织。肿瘤蜡块形式存档，患者手术前均没有接受化疗或放疗。患者的中位数年龄为 60 岁（范围 21~87 岁）。用免疫组化方法进行 TILs 定型和 PD-L1 表达定量。用 non-zero correlation 试验分析 TIL 与 PD-L1 表达间的关系。用 Kaplan-Meier 生存曲线和 log-rank 试验分析不同胃癌亚组间的生存分布。用 multivariate Cox regression 模型分析预后因素（TNM 分期、Lauren 分型、TIL 密度、PD-L1 表达）对总生存期（OS）的影响。中位数随访时间为 44.3 个月（范围 0.1~79.9 月）。结果显示，14%的胃癌患者为肿瘤细胞 PD-L1 表达阳性。PD-L1 表达阴性患者的中位数总生存期为 61.1 个月。PD-L1 表达阳性患者的中位数总生存期尚不能计算。在 PD-L1 表达阳性的肿瘤组织中，96%（55/57）组织存在 TILs，肿瘤细胞 PD-L1 表达量与 TILs 密度呈正相关关系（$P=0.0018$）。PD-L1 表达与 Lauren 分型或 TNM 分期无相关性。多变量分析结果显示，中密度 TIL（$HR=0.585$，$P=0.045$）和高密度 TIL（$HR=0.109$，$P=0.003$）是总生存期的独立预后因素。PD-L1 表达与总生存期无统计学相关性（$HR=0.766$，$P=0.322$）。这项研究结果表明，PD-L1 抑制剂可能对胃癌某些亚型的患者具有潜在治疗作用。

目前胃癌研究已进入了个体化治疗时代，但一些临床研究结果不理想，其中可能的原因是分子靶标不明确，缺乏可靠的分子靶标来分层、筛选受益人群。因此根据不同分子靶点的表达情况，对患者进行分层筛选，有针对性的进行分子靶向治疗是值得我们继续探索的方向。

57. 胃癌抗 Her-2 治疗的进展

周爱萍

中国医学科学院北京协和医学院肿瘤医院

胃癌的靶向治疗起步较晚，针对 HER-2 的曲妥珠单抗是目前唯一获得批准的靶向药物（2010 年）。ToGa 试验中，曲妥珠单抗联合化疗治疗晚期胃癌较单纯化疗不仅提高了客观缓解率（47.3% *vs* 34.5%，$P=0.0017$），而且显著延长了中位无进展生存时间（PFS）（6.7 *vs* 5.5，$P=0.0002$）和总生存时间（13.5% *vs* 11.0 个月，$P=0.0046$），优势亚组人群（IHC 2+/FISH+或 IHC 3+患者）的中位生存达到了 16.0 个月。近年来，胃癌针对 Her-2 靶向治疗的研究越来越深入，不仅在可手术切除胃癌的新辅助治疗中取得了令人鼓舞，而且新颖的抗 Her-2 药物以及抗 Her-2 治疗失败的后续治疗也可望成为胃癌治疗的新亮点。本文介绍了胃癌抗 Her-2 领域的新进展和研究方向。

一、曲妥珠单抗在进展期胃癌新辅助治疗中的研究

新辅助治疗可以提高进展期胃癌的生存，但传统的 ECF 和 CF 方案的病理缓解率低。如何进一步提高新辅助化疗的降期效应和病理缓解率是目前胃癌新辅助化疗面临的重要课题。鉴于曲妥珠单抗联合化疗可以提高 Her-2 阳性晚期胃癌的客观缓解率，因此可望在胃癌的新辅助化疗中发挥作用。目前的一些Ⅱ期临床研究结果已经显示了令人鼓舞的结果。

2014 年 ASCO 报道了德国的 HER FLOT 研究（NCT01472029），这是一项Ⅱ期多中心前瞻性研究，研究选取 HER2 阳性的 $cT_{2\sim4}$和/或 N_+，M_0 的进展期胃或胃食管结合部（GEJ）腺癌患者，给予术前术后分别 4 个周期的 HER-FLOT 方案：曲妥珠单抗 4mg/kg（首次 6mg/kg），ivgtt，d1；多西他赛 50mg/m^2，ivgtt，2h，d1；奥沙利铂 85mg/m^2，ivgtt，2h，d1；亚叶酸钙 200mg/m^2，ivgtt，1h，d1；5-FU：2600mg/m^2，24h，ivgtt，d1；q2w。随后给予曲妥珠单抗 9 个周期的单药维持治疗，主要终点为 pCR，次要终点为 PFS、OS、R0 切除率和安全性。58 例患者入组该研究，中位年龄 62 岁，其中 40 例患者为 GEJ 腺癌，52 例患者淋巴结阳性。术前 4 个疗程的 HER-FLOT 治疗未出现非预期的不良事件，3~4 级 AE 主要为中性粒细胞减少 28%、腹泻 8%和恶心 8%。结果，R0 切除率为 93%，8 例（14%）患者发生吻合口漏，1 例患者术后死亡。12 例（21%）患者达到 pCR，另有 13（22.8%）例患者接近病理完全缓解。该联合方案达到主要研究终点，69%的患者完成了计划内的术前/术后联合治疗，研究者认为该研究是安全可靠的，生存数据还在进一步随访中。同时正在准备开展 HER-FLOT +/−pertuzumab 的 AIO 试验。

2015 年 ASCO GI 报道了西班牙 NEOHX 研究（NCT01130337）的生存更新结果，这是一项期多中心前瞻性研究，入组对象为 HER2 阳性的 $T_{1\sim2}N+M_0$ 或 $T_{3\sim4}N_xM_0$ 的胃或胃食管结合部腺癌患者，研究设计同 HER-FLOT 研究，治疗方案为的 XELOX-T 方案（术前术后各 3 个周期）（卡培他滨：2000mg/m^2d1~14；奥沙利铂 130mg/m^2，d1，曲妥珠单抗 8mg，6mg/kg d1，q3w），随后给予曲妥珠单抗 12 个周期的维持治疗，主要终点：18 个月 DFS。次要终点：pCR；R0 切除率；ORR；R0 切除患者的 DFS；安全性。36 例患者入组该研究，中位年龄 65 岁，15 例患者为 GEJ 腺癌。31 例患者淋巴结阳性。2 例患者死于手术并发症，24 例患者接受辅助治疗，其中 22 例接受了曲妥珠单抗辅助治疗，7

例患者因为 AE 终止治疗（3/4 级 AE：腹泻 33%，恶心呕吐 8%）。R0 切除率为 78%。32 例可评估患者中，14 例 PR（43.75%），18 例 SD（56.25%），3 例（8%）例 pCR。中位随访 24.1 个月，18 个月 DFS 率 71%（95% CI：53~83%），24 个月 DFS60%，达到了预期的达到主要研究终点。研究者认为该研究给药方案切实可行，疗效确切。但仍需要大型Ⅲ期随机对照研究来证实。

除以上两个研究之外，还有如下的局部进展期或Ⅳ期胃癌抗 HER2 治疗的探索，但目前尚未公布数据。

研究题目	研究期别	方案	目标入组人数
Neoadjuvant Chemotherapy for HER2-positive Stage Ⅳ advanced gastric cancer with S-1/Cisplatin/Trastuzumab	Ⅰ	cisplatin trastuzumab TS-1	6
Treatment of peritoneal dissemination in Stomach Cancer patients with cytoreductive surgery and hyperthermic intraperitoneal chemotherapy	Ⅰ/Ⅱ	capecitabine docetaxel oxaliplatin trastuzumab	20~30
Feasibility Study of Chemoradiation, TRAstuzumab and Pertuzumab in Resectable HER2+Esophageal Carcinoma：the TRAP Study	Ⅰ/Ⅱ	pertuzumab trastuzumab	336（Part 1：40 and Part 2：296）
Feasibility study of combination Docetaxel, Cisplatin, and S-1 as neoadjuvant chemotherapy for advanced gastric cancer	Ⅱ	cisplatin docetaxel trastuzumab TS-1	20
INtegratioN of Trastuzumab, With or Without Pertuzumab, Into periOperatiVechemotherApy of HER-2 posiTIvestOmachcaNcer：the INNOVATION-TRIAL	Ⅱ	pertuzumab trastuzumab	220
A Phase Ⅲ Trial Evaluating the Addition of Trastuzumab to Trimodality Treatment of Her2-Overexpressing Esophageal Adenocarcinoma	Ⅲ	trastuzumab（Ⅳ）	480
Prospective Multicenter Phase Ⅲ Trial Using CRS with/without Hyperthermic Intraperitoneal Chemotherapy（HIPEC）after Preoperative Chemotherapy in Patients with Peritoneal Carcinomatosis of Gastric Cancer Incl. Adenocarcinoma of the Esophagogastric Junction.	Ⅲ	capecitabine cisplatin epirubicin mitomycin C oxaliplatin（Ⅳ） trastuzumab	180

二、新颖的抗 Her-2 靶向药物

帕妥珠单抗和 T-DM1 是两个针对 Her-2 的新颖靶向药物，在晚期乳腺癌的治疗中取得了成功。这两药在 Her-2 阳性晚期胃癌中的作用期待Ⅲ期临床研究的回答。

帕妥珠单抗也是针对 HER-2 的人源化单克隆抗体，通过结合 HER2 的二聚体结合域，阻滞了 HER2 与其他 HER 受体的二聚化，从而减缓了肿瘤的生长。临床前研究表明帕妥珠单抗与曲妥珠单抗联合使用能对 HER2 通路产生更强的抑制。目前 FDA 已批准帕妥珠单抗用于 HER2 阳性转移性乳腺癌一线治疗及局部进展期乳腺癌的新辅助治疗。

Joshua 研究是一项帕妥珠单抗治疗 HER2 阳性晚期胃癌的Ⅱ期剂量探索性研究。2013 年 ESMO 报道了初步的结果，共纳入 30 例 HER2 阳性晚期胃癌患者，给予帕妥珠单抗联合曲妥珠单抗+XP（卡培他滨+顺铂）方案治疗，其中帕妥珠单抗分为 840mg 与 420mg 两个剂量，患者 1∶1 入组。高剂量组与低剂量组的 ORR 分别为 55%和 86%。两组的耐受均良好。3/4 级 AE 主要有：中性粒细胞减少，腹泻，食欲缺乏，恶心，黏膜炎等。由于发现低剂量组患者帕妥珠单抗血药浓度较低，而高剂量组患

者血药浓度与乳腺癌研究中的帕妥珠单抗血药浓度类似，因此选择 840mg 作为下一步Ⅲ期临床试验（JACOB 研究）的剂量。

JACOB 研究是一项全球开放性、随机对照、多中心Ⅲ期临床研究，研究目的为比较在 HER2 阳性晚期患者一线使用帕妥珠单抗联合曲妥珠单抗+XP 方案与曲妥珠单抗+XP 的疗效，主要研究终点为 OS，目前该研究正在入组中。该研究最终可望回答帕妥珠单抗在 HER-2 阳性胃癌中的作用。

Ado-trastuzumabemtansine（T-DM1）是一种新型的偶联毒素，由曲妥珠单抗和小分子细胞毒素 DM1 偶联而成。DM1 是一种微管抑制剂，具有很强的细胞毒作用。T-DM1 通过曲妥珠单抗结合至细胞膜上 HER2 受体的亚结构区Ⅳ，经受体介导的内化作用将 DM1 转入细胞内，被溶酶体溶解后最终在细胞内释放出 DM1，DM1 结合至微管蛋白破坏细胞内微管网络，导致细胞周期阻滞和凋亡性细胞死亡。体外研究已证明与曲妥珠单抗相似，T-DM1 具有抑制 HER2 受体信号、抗体介导-细胞依赖的细胞毒作用和抑制 HER2 细胞外结构区的脱落的作用。因此 T-DM1 既有曲妥珠单抗的靶向作用，又具有 DM1 的细胞毒作用，是一种高效的生物导弹。目前，FDA 已批准 TDM1 用于 HER2 阳性转移性乳腺癌的二线治疗。

T-DM1 单药与紫杉类药物比较二线治疗 HER2 阳性晚期胃癌的随机对照的Ⅲ期全球多中心临床研究（GATSBY）正在进行之中。研究对象为既往经铂类和氟尿嘧啶类药物失败的局部晚期或转移性 HER2-阳性胃癌患者，随机分组给予 T-DM1 或紫杉醇/多西他赛治疗，主要终点为 OS。研究分为两阶段，第一阶段 T-DM1 分为两个剂量以组探索合适的剂量，目前该阶段已完成，最终选择了 2.4 mg/（kg · w）作进一步研究的推荐剂量。目前正在开展第二阶段的扩大研究，共计划入组 412 例患者。

帕妥珠单抗和 T-DM1 有望进一步拓展胃癌的抗 HER-2 靶向治疗，我们期望能获得与乳腺癌同样的成功，为 HER-2 阳性胃癌提供更多更为丰富的手段。

三、曲妥珠单抗耐药的后续治疗

如何克服曲妥珠单抗的耐药是目前临床面临的重要课题。阿法替尼是一种小分子 TKI，是表皮生长因子受体（EGFR）和人表皮受体 2（HER2）酪氨酸激酶的不可逆抑制剂。阿法替尼与多个 ErbB 家族受体不可逆转结合的特性能够提供选择性更高、作用更持久和更强大的信号传导抑制，从而带来独特的抗癌效应。阿法替尼单药一线治疗 EGFR 外显子 19 缺失突变或外显子 21（L858R）替代突变的转移性非小细胞肺癌（NSCLC）的中位 PFS 达到了 11.1 个月，显著优于顺铂联合培美曲赛的 5.6 个月，阿法替尼单药治疗的 ORR 为 50.1%。因此于 2013 年获得美国 FDA 的批准用于治疗基因突变的晚期非小细胞肺癌。

由于阿法替尼是多靶点抑制剂，且具有潜在克服耐药的功能，因此可望在 HER2 阳性的胃癌及乳腺癌的治疗中发挥作用。2015 年 ASCO GI 上来自 Memorial Sloan Kettering Cancer Center 的研究者报道了一项阿法替尼治疗曲妥珠单抗难治性的 HER2 阳性转移性食管胃腺癌的Ⅱ期研究（NCT01522768），引起了与会学者的高度兴趣。该研究纳入了 20 例患者，中位年龄 61 岁，进展前曲妥珠单抗中位给药周期数 2 周期（1~4），其中 67%患者 IHC 3+。研究对曲妥珠单抗治疗前、治疗进展后以及阿法替尼给药一周后的组织标本进行了二代测序（NGS）及蛋白质组学分析。结果显示，阿法替尼中位治疗时间为 5.1 个月（1.7~13 个月），有 2 例 PR 和 6 例 SD，4 个月时的疾病控制率（DCR）为 42%（4~13 个月），结果达到了预期假设。主要的不良事件包括：皮肤干燥或皮疹（1/2 级：80%），腹泻（1/2 级：60%），恶心呕吐（1/2 级：40%），疲乏（1/2 级：25%）。这一研究为胃癌的抗 HER-2 治疗拓展了新的方向，具有重要的意义。

四、抗 Her-2 治疗后基因改变的意义

近年来，一些研究发现抗 Her-2 治疗后胃癌组织的基因可能发生改变。这些研究具有重要的临床意义，不仅有助于阐释抗 Her-2 治疗耐药的原因，更有助于指导临床进一步制定治疗策略。

上述来自 Memorial Sloan Kettering Cancer Center 的研究中，发现阿法替尼治疗的 2 例 PR 及 1 例 SD 患者有 EGFR 基因的扩增，1 例患者曲妥珠单抗治疗耐药后出现了诸如 PIK3CA，ERBB3 and mTOR 等十余个新的突变，2 例患者均新检测到了 TP53 基因的改变，提示曲妥珠单抗耐药或许与这些新发生的突变或旁路的激活有关。2015 年 ASCO GI 上还报道了另一项 HER2 阳性胃食管癌患者曲妥珠单抗治疗后 HER2 表达缺失的研究。研究者回顾性的分析了 84 例经过曲妥珠单抗+化疗治疗的 HER2 阳性胃食管癌患者（57 IHC 3+，27 IHC2+/FISH+），中位 PFS 9.4 个月，OS 20.3 个月。Trastuzumab 治疗进展后有 24 例取得了活检组织，进行 NGS 发现，曲妥珠单抗治疗后一些基因的表达发生了改变，其中 EGFR 扩增、TP53 基因的突变细胞周期介导的细胞周期素依赖的激酶表达改变和 PI3K/AKT/mTOR 通路活化的发生率分别为 13%、92%、42%和 21%。8 例（35%）。上述研究结果提示，抗 HER-2 治疗不可避免地会引起其他信号通路的适应性改变，反之，这些适应性改变的信号通路也可能影响抗 HER2 治疗的敏感性和持久性。另外该研究还发其中 8（35%）例患者的肿瘤组织 HER2 阳性丢失（4-IHC 0，4 FISH 阴性）。部分患者 HER2 表达缺失与曲妥珠单抗耐药的关系尚有待进一步阐明。

这些研究结果提示，重复活检对于 HER2 靶向治疗方案来说，有助于准确指导合适的用药。

58. 淋巴瘤的免疫治疗：在挑战中稳步前行

崔久嵬，李　薇

吉林大学第一医院肿瘤中心

近年来，淋巴瘤的发病率快速增加，已居全球所有肿瘤发病率第9位（Globocan 2012）。在我国，2000~2011年的10年中，城市的淋巴瘤发病率翻了一倍，从4.3/10万增加到了9.7/10万，2012年我国有44700例淋巴瘤新发病例，死亡病例达到27537人（Globocan 2012）。然而，在过去的50年中，虽然传统化疗手段不断发展并使一些淋巴瘤亚型获得良好疗效，但大多数淋巴瘤患者仍无法治愈，并且化疗的毒副作用对患者的影响不容忽视。因此毒副作用小又同时具有特异性的治疗方法——免疫治疗在呼声中不断进展。免疫治疗是生物治疗手段之一，通过增强患者的自身免疫系统功能来发挥其抗肿瘤作用。随着对免疫治疗研究的深入，淋巴瘤的免疫治疗方法不断涌现，从以肿瘤为靶点的免疫治疗逐渐扩展为以改善肿瘤免疫微环境为主的免疫靶向治疗。目前淋巴瘤的免疫治疗方法主要有以下几类：主动免疫治疗方面有免疫调节剂（immunomodulators）和肿瘤疫苗（therapeutic cancer vaccines）；被动免疫治疗方面有单克隆抗体（monoclonal antibodies）治疗以及过继性免疫细胞治疗（adoptive cell transfer therapy）。尽管淋巴瘤的免疫治疗作用机制复杂，存在有效性、毒性等限制因素，但近20年来，免疫治疗的应用显著改善了淋巴瘤患者的预后，使一些难治性或复发的淋巴瘤患者取得部分或完全缓解，为淋巴瘤患者带来了希望。

一、单克隆抗体

单克隆抗体（monoclonal antibodies，mAb）治疗是淋巴瘤免疫治疗中临床应用最广泛最成熟的手段。mAb主要针对细胞表面分化抗原，例如CD19，CD20，CD22，CD30，CD40，CD52等，通过抗体依赖性细胞介导的细胞毒效应（antibody dependent cell mediated cytotoxicity，ADCC）和补体依赖的细胞毒效应（complement dependent cytotoxicity，CDC）来发挥抗肿瘤作用。1997年利妥昔单抗（rituximab，针对CD20的mAb）获得美国食品和药物管理局（Food and Drug Administration，FDA）批准应用于B细胞淋巴瘤患者，也是首个获准应用于人类肿瘤治疗的mAb，其单独应用取得了显著的反应率（response rates，RRs），与化疗联合应用不仅提高了RRs，还能延长总生存期（Overall survival，OS），使RCHOP（rituximab，cyclophosphamide，doxorubicin，vincristine，prednisone）方案成为目前弥漫大B细胞淋巴瘤的一线治疗选择，也使淋巴瘤治疗进入了新时代。由于利妥昔单抗是人鼠嵌合mAb，人体可能会产生抗鼠源抗体并影响药物的再次使用，因此研制出了人源化的mAb，如Obinutuzumab（GA101，Gazyva™），一种人源化的Ⅱ型抗CD20 mAb，已于2013年由FDA批准与Chlorambucil（Cb）联用治疗未曾治疗过的慢性淋巴细胞白血病（chronic lymphocytic leukemia，CLL）。另外，为了加强mAb的局部杀伤活性，一方面利用mAb的靶向性特点，将mAb与放射性核素、化学毒素或生物毒素结合成共轭物开发出放射免疫疗法（radioimmuno therapy，RIT），免疫毒素疗法（immunotoxic therapy）以及抗体-药物共轭物（antibody-drug conjugates，ADCs），例如FDA分别在2002年和2003年批准了Y^{90} ibritumomab tiuxetan和^{131}I tositumomab两种RIT用于复发或难治性

CD20+的滤泡性 B 细胞非霍奇金淋巴瘤的治疗，2009 年批准前者用于一线化疗后取得部分缓解（partial response，PR）或完全缓解（complete response，CR）的滤泡性非霍奇金淋巴瘤患者的巩固治疗，ADCs 中获准应用的 Brentuximab vedotin，是嵌合的 CD30 抗体与抗微管药物 MMAE（monomethy lauristatin E）的轭合物，用于治疗自体干细胞移植失败的霍奇金淋巴瘤（Hodgkin lymphoma，HL）和至少已用了一轮多药化疗失败的间变性大细胞淋巴瘤患者，而免疫毒素疗法研究较少，由于其疗效不佳及副作用，并未应用于临床；另一方面将两种针对不同靶位的 mAb 的可变区结合在一起，研制出双特异性抗体 BiTEs，如目前该领域领军的研究 Blinatumomab（AMG 103，MT103），一种 CD19/CD3 特异性 BiTEs，通过同时连接淋巴瘤细胞的 CD19 抗原和 T 细胞的 CD3 抗原来激活 T 细胞，从而杀伤淋巴瘤细胞，其在 B 细胞急性淋巴细胞白血病（acute lymphocyte leukemia，ALL）和非霍奇金淋巴瘤（non-Hodgkin lymphoma，NHL）临床试验中取得较好效果。另外，靶向趋化因子受体 4（CC chemokine receptor 4，CCR4）的抗体 Mogamulizumab（KW-0761），不仅可通过 ADCC 作用杀伤 CCR4（+）的淋巴瘤细胞，并利用抗体的封闭作用防止淋巴瘤细胞迁移到皮肤，在日本被准许应用于复发或难治性 CCR4+的成人 T 细胞白血病/淋巴瘤及成人 T 淋巴细胞白血病。

二、过继性免疫细胞治疗

过继性细胞免疫治疗（adoptive cell transfer therapy）通过体外扩增和激活免疫细胞，再回输到患者体内发挥治疗肿瘤的作用。细胞免疫治疗有很多种类，特异性免疫细胞治疗如针对 EB 病毒的细胞毒性 T 细胞治疗、嵌合体抗原受体（chimeric antigen receptor，CAR）T 细胞和 TCR 修饰的 T 细胞两种基因修饰的 T 细胞治疗，非特异性免疫治疗如 NK 细胞治疗。

CAR T 细胞治疗为目前淋巴瘤治疗中的研究热点，根据胞内区的结构不同可划分为三代，一代 CAR T 细胞结合了针对肿瘤抗原的特异性抗体和信号转导部分 CD3-ζ，二代 CAR T 细胞加入了一个共刺激信号分子如 CD28，4-1BB，OX-40 和 ICOS，三代则是加入两个或以上共刺激信号。转导基因的载体主要有慢病毒、腺病毒和逆转录病毒等。其中靶向 CD19 的 CAR T 细胞（CTL019）研究最多：2011 年一项应用 CTL019 治疗 CLL 的临床实验显示，治疗后此患者完全缓解并持续至少 10 个月。同年，一项纳入 6 位复发或难治性 NHL 患者的实验中，2 人疾病稳定并持续了 10 个月。2013 年的几项治疗 ALL 的研究效果显著，其中一项 CTL019 用于复发的 B 细胞 ALL 的临床实验，在纳入的 13 人中有 10 人取得完全缓解。2014 年的一项治疗 ALL 的实验结果更是喜人，在所有 30 位患者中（25 名儿童，5 名成人），有 27 人（90%）达到完全缓解，治疗后 6 个月，无事件生存率为 67%，总体生存率达到 78%。另外，一项应用 CTL019 治疗进展期 B 细胞恶性肿瘤的Ⅰ/Ⅱ期实验显示，在 13 个患者中有 12 位达到缓解（8 人完全缓解 和 4 人部分缓解），反应率达到了 92%；在 2014 年的美国血液病年会（ASH）上，Sadelain 等报道了应用 CTL019 治疗淋巴瘤的实验纳入的 6 例患者均达到了完全缓解。

CTL019 治疗 ALL 的有效率达到 70%~90%，被 FDA 誉为 ALL 治疗中的突破性进展，其治疗淋巴瘤的小规模临床实验疗效确切，实验数量正在不断增加。尽管如此，其安全性问题一直以来备受关注。过去几年中 Pennsylvania 大学和 Juno 实验中 5 例治疗相关死亡病例，且至少有 5 个 CTL019 实验半路叫停，因此其副作用不容忽视，细胞因子释放综合征。其他问题包括细胞制备时需要特殊的技术和无菌实验室等限制了其大规模的应用。但与此同时，更多的解决方案也在逐步被研发，如将可诱导的 caspase 9 基因引入相应的载体以控制 CAR T 细胞在体内的扩增，保证其抗肿瘤活性，还能减少不良反应。

三、免疫调节剂

免疫调节剂（immunomodulators）是能增强或抑制免疫反应的物质，如细胞因子、T 细胞表面分子激动剂，后者如治疗淋巴瘤的正向调节的药物如 4-1BB/CD137 Urelumab（BMS-663513），其临床试验正在进行中。检测点阻滞剂（checkpoint inhibitors）是免疫调节剂的一种，目前研究较多。检测点是使免疫细胞不过度活化以保持其作用平衡的调控免疫系统的负性调控信号，如调节 T 细胞早期活化的细胞毒性 T 细胞相关蛋白 4（Cytotoxic T-lymphocyte-associated protein 4，CTLA-4）和限制外周组织中 T 细胞活性的程序性死亡受体-1（Programmed-death receptor 1，PD-1）。

检测点阻滞剂中结果最出色的是抗 CTLA-4 mAb 和抗 PD-1 mAb，另外抗 CD27 抗体 CDX-1127（Varlilumab）的研究也在开展。检测点阻滞或免疫调节药物使以肿瘤为靶点的免疫治疗扩展为以改善肿瘤免疫微环境为主的免疫靶向治疗。

抗 CTLA-4 mAb Ipilimumab（Yervoy）主要在黑色素瘤中应用，其Ⅲ期临床实验大大提高了患者的中位总生存期，由使用糖蛋白 100 肽疫苗的 6.4 个月增加到 10 个月。目前主要有两个 Ipilimumab 治疗淋巴瘤的Ⅰ期临床试验正在开展，（NCT01729806；NCT01822509）和（NCT01896999）。

PD-1 表达于激活后的 T 细胞，使其失去应答能力或耗竭，在 HL 中高表达。淋巴瘤细胞能通过上调自身及肿瘤微环境中的抑制性受体 PD-1（CD279）来逃脱免疫监视。抗 PD-1 mAb 可逆转肿瘤导致的免疫抑制，因而可以有效修复宿主的抗肿瘤反应。抗 PD-1 mAb Nivolumab 的Ⅰ期试验结果显示，23 位应用过其他可能的治疗方法而无效的复发或难治性霍奇金淋巴瘤患者中，87%的患者取得部分或完全缓解，6 个月后 86%的患者仍存活并持续应答，且多数患者治疗后一年仍反应良好。由于 Nivolumab 临床试验的成功，FDA 将其指定为复发性霍奇金淋巴瘤的突破性治疗方法。另外，Pidilizumab 和 Pembrolizumab 也是两种有潜力的抗 PD-1 mAb。

抗 CTLA-4 mAb 和抗 PD-1 mAb 在非小细胞肺癌、黑色素瘤中的淋巴细胞绝对值和 PD-L1 的表达提示与治疗反应相相关，而在淋巴瘤免疫治疗中评估治疗反应的相关预测指标尚在研究中。

四、肿瘤疫苗

肿瘤疫苗（cancer vaccines）是利用肿瘤特异性抗原或肿瘤相关抗原来激活患者的免疫系统，从而特异性地攻击带有相应抗原的肿瘤细胞的治疗方法，可根据抗原成分的不同分为分子疫苗和细胞疫苗两类。

研究最透彻的淋巴瘤分子疫苗是 B 细胞淋巴瘤表达的免疫球蛋白的独特型部分（Id）——独特型疫苗。尽管 Id 在自然状态下是一种不强的抗原，它可以化学联结一个载体蛋白，如 Keyhole limpet hemocyanin（KLH），或与免疫刺激物联用，如 GM-CSF，来增加免疫原性。以此机制制造的 BiovaxID®疫苗是目前疗效最好的独特型疫苗，来自美国国立癌症研究所的一项长达 8 年的随机Ⅲ期结果显示滤泡淋巴瘤患者，平均无病生存时间达 44.2 个月，与接受对照疫苗组患者的 30.6 个月相比，延长了 47%，目前在美国、加拿大和欧盟待审批应用。由于此种疫苗必须个体化、特异性地针对每位病人生产，且制造过程需要至少 6 个月，一些患者会在疫苗完成之前复发，价格又十分昂贵，因而用在每个患者的淋巴细胞上都表达的特异性靶位来制造通用疫苗对于独特型疫苗的应用十分重要，例如处于临床前期的表达于许多种 B 淋巴瘤细胞上而只选择性表达在正常细胞上的 T 细胞白血病/淋巴瘤 1（T-cell leukemia/lymphoma 1，TCL1）蛋白的疫苗——TCL1 疫苗。而细胞疫苗目前应用较少。

目前来看，肿瘤疫苗的效果不佳，并且很难重复，应用十分有限。由于肿瘤疫苗是一种主动免疫治疗方法，其效果会受免疫系统的影响，怎样改善患者的免疫抑制状态，怎样优选适当的应用时机将是未来研究的方向。

五、结语

淋巴瘤的免疫治疗的核心是增强自身免疫系统的抗肿瘤作用，免疫调节剂、肿瘤疫苗、单克隆抗体治疗以及过继性免疫细胞治疗是当前主要的治疗方法，由于淋巴瘤的微环境复杂，从占有一线治疗地位的利妥昔单抗到无效停产的肿瘤疫苗，不同作用机制的治疗手段效果参差不齐。免疫治疗的应用时机、效果评价以及如何与其他药物联合应用等问题还有待解决。虽然在很多方面存在争议，但随着对治疗手段研究的深入，相信淋巴瘤的免疫治疗一定会在不久的将来挣脱束缚，破茧而出。

59. 从清髓移植、非清髓移植到微移植：我们的启示和思考

艾辉胜

中国人民解放军第三〇七医院

从20世纪50年代的脾细胞注射和骨髓细胞输注到世界首例同基因骨髓移植成功，又到20世纪90年代的非清髓移植问世，再到近年来微移植相关研究文章在国际上承认和发表，造血干细胞移植走过了50余年的曲折发展历程，期间，以Thomas获诺贝尔医学奖为标志，Allo-SCT不但对血液病和肿瘤科学研究及对治疗水平的提高和进展起到了巨大的推动作用，尤其造血干细胞移植从经典的清髓移植（AST）、非清髓移植（NST）到微移植的发展给我们的启示和思考更是无可估量的。

（一）预处理模式的更新和发展

众所周知，经典的移植理念均认为预处理的主要目的是抑制受者的免疫功能、为供体细胞植入腾出空间，以及最大限度地清除肿瘤细胞。因此，无论AST或NST均强调要有足够强度的预处理，两者不同的是，AST强调淋巴系和髓系的彻底清除，而NST则更强调淋巴系的彻底清除，而减弱了对髓系的细胞毒预处理强度，因此，NST只是对AST预处理理念的改进或补充。而微移植则与此完全不同，微移植不但不要求对受者的免疫系统进行清除，而且还鼓励保留受者健康的免疫功能；它虽然也强调一定强度的预处理是必要的，但只是为了更好地杀灭肿瘤（白血病）细胞，此在理念和观念上与AST和NST是完全不同的。

（二）供体细胞植入理念的改变

20世纪90年代，供体细胞的完全稳定植入被认为是移植成功的根本标志，而供体细胞的混合植入往往是不被接受的；随着NST的引入，供体细胞的混合植入虽被逐渐接受，并被视为NST重要的植入模式之一，但是，供体完全植入仍是移植成功的根本标志，而且，供体细胞植入率<2.5%则被认为是移植失败或移植排斥。与AST和NST不同，微移植不但不要求供体细胞的完全植入，甚至也不刻意追求供体细胞的混合植入，微移植要求的只是供体细胞的微量植入-即供体细胞<1%~2.5%。对肿瘤及白血病的清除，一定需要长期稳定的供体植入吗？Slaiv学者对此进行较为系统的实验研究，发现供体发挥作用仅需在2周内有一定比例的植入，不需持久及稳定植入即可发挥其抗肿瘤/白血病效应。

（三）抗肿瘤/白血病效应观念的改变

由于AST完全稳定的供体植入，其诱导的GVL效应也是最强的，NST形成了FDC或经MC转为FDC，因而也保留了较强的GVL效应。但是，微移植仅有供体细胞的微量植入，郭梅等的研究也证明微移植可以诱发间断性的GVL效应，但是，除GVL效应外，微移植还诱导了受者抗肿瘤/白血病效应（RVT/RVL），此在AST和NST研究中尚未见报告，分析除了移植模式不同外，可能也与微移植保留了受者的免疫功能有关，而且通过输注大量HLA不全相合造血干细胞包括大量供体淋巴细胞等，在对受者免疫重新激活和重置以打破对肿瘤的耐受可能起到较为重要的作用。

（四）造血功能恢复观念的调整

众所周知，移植恢复造血功能的作用是非常明确的，不但恶性血液病或肿瘤病人移植后可快速恢

复造血，即使是受到超大剂量辐射损伤的放射病病人接受移植后也可快速恢复造血。文献中也把清髓移植后中性粒细胞>0.5×10^9/L 作为供体细胞植入的间接证据。与 AST 和 NST 相似，微移植同样也可以较快速地恢复三系血细胞，但是，微移植的供体细胞仅不足 2.5%，因此，微移植恢复的是受者造血，此与 AST 和 NST 的恢复供者造血是完全不同的。

（五）GVHD 的观念和理念的转变

文献报告，AST 后Ⅱ~Ⅵ度急性 GVHD 的发生率占 15%~25%或更高，HLA 不相合 GVHD 的发生率更高达 30%~50%以上。虽然多数文献认为 NST 可减轻 GVHD，但也有文献认为，NST 的 GVHD 并未减轻和减少。我国 NST 协作组的结果，Ⅱ~Ⅵ度急性 GVHD 的发生率约占 20%。而且，GVHD 的发生时间相对延迟，国外文献已有所谓迟发性急性 GVHD 的报告。但是，与 AST 和 NST 完全不同，微移植虽然输注了较大量的 HLA 不相合甚至完全不相合的供者细胞，而且未做 GVHD 预防，但是，老年 AML 和中青年 AML 微移植后除个别病例移植早期出现短暂的皮疹外，未出现确定的临床 GVHD，实际上在临床上实现了 GVT/（L）的分离，Thomas 教授在 JCO 的评述中也称微移植可能是分离 GVT/L 效应与 GVHD 的新模版。此结果的临床价值和科学意义非常之大，它对相关学科的潜在辐射作用及可能的“蝴蝶”效应更令人期待。

（六）移植和细胞免疫治疗概念的拓展

最初的移植的概念是指将植物移动到其他地点种植。以后又引申为将生命体或生命体的部分通过手术或其他途径迁移到同一个体或另一个体的特定部位，并使其继续存活的方法。骨髓移植或造血干细胞移植简单地说就是将正常的骨髓或造血干细胞移植到不正常或失去造血功能的病人体内，使其恢复造血功能。因此，微移植既然具备了预处理、较大剂量供体细胞输入，而且有少量供体细胞持续存活，并恢复了病人造血功能及诱发了抗肿瘤/白血病效应，因此，微移植符合经典的移植定义。但是，如前所述，微移植毕竟与经典的 AST 和 NST 有很多不同，而且，NEJM 等虽然也报告了肾、肝等脏器移植后可以有微量的供体细胞持续存活的证据，但是微量的供体植入与大量和完全的供体植入毕竟还是有很多不同的。此外，无论是 AST、NST 或微移植虽然都属于细胞免疫治疗的大范畴，但是，它们与普通的 CIK 等所谓细胞免疫治疗仍有很大甚至根本的不同。过去，由于受移植本身的毒副反应的影响，AST 和 NST 受到很大限制，现在，随着微移植安全简便等优势被临床接受，必将会对白血病和恶性肿瘤的细胞免疫治疗起有极大的推动作用。实际上，老年 AML 和 MDS 病人微移植治疗所显示的初步良好治疗效果，已展示了微移植作为一种更加安全简便高效的新的移植免疫治疗良好前景。

长期以来，人们对异基因移植的关注点主要集中在预处理和供体植入，尤其是 GVHD。近年来，国内外对 GVL/T 效应的研究虽已明显增多，但仍显不足。微移植即使输注大量 HLA 不相合甚至完全不合的供体细胞而且未用 GVHD 预防，但却巧妙的避免了临床 GVHD，此很可能将引导血液和移植专家更多甚至集中于对 GVL/T 效应的研究。另一方面，微移植的白血病复发率要高于 AST 和 NST 移植，从临床需求上也将进一步推动对加强抗白血病效应和降低白血病复发率的研究。不断研发新的增强 GVL/T 效应和（或）RVL/T 效应的新策略、新产品和新方法，把白血病和肿瘤的治疗和治愈提高到新水平。

（七）微移植反映了医学科学发展的必然趋势

众所周知，不但植物学的嫁接技术早已完成了从整体嫁接到枝和花嫁接的转变，外科学也早已完成了从整体手术到微创手术的发展。而且，即使器官移植也早已发现了微量供体细胞可以在受者体内长期存活的证据。因此，移植五十年的历史，尤其从大移植、小移植到微移植的发展历程实际上与整个大科学甚至哲学理念的发展轨迹是一致的。此外，人类历史的发展是螺旋形的，科学的发展有时也是螺旋形的，Allo-SCT 从最初的单纯骨髓输注到骨髓和免疫彻底清除的 AST，再到减毒性预处理但强调免疫彻底清除的 NST，再到保留免疫的微移植，实际上也经历了类似的螺旋形发展。但应注意，此种螺旋形发展并不是简单的圆形回归或简单的历史重复，微移植的免疫不清除也完全不同于五十年前的单纯骨髓输注。而是在既往 AST、NST 基础上，将移植与细胞免疫治疗和化疗有机结合的混合体，而且，微移植一方面用化疗杀灭肿瘤和白血病细胞，另一方面通过输注健康的供体细胞诱发 GVL/T 效应清除残留的白血病/肿瘤细胞，同时，又因保留了受者健康的免疫功能，诱发了 RVL/T 效应，构成了新的化疗和免疫治疗的体系，并隐隐与道家的和谐哲学等有某种相合之处。是一种螺旋攀升、发展和升华的过程，相信未来科学和移植也必将沿此轨迹以更快的速度向更高更宽的未来迈进。

60. Aurora A 抑制剂和抗 PD1 单抗治疗恶性淋巴瘤的临床研究

曹军宁

复旦大学附属肿瘤医院

一、Aurora A 抑制剂

Aurora 丝氨酸/苏氨酸激酶家族包括 Aurora A、B、和 C，对调节细胞有丝分裂具有重要功能。其中，Aurora A 激酶（AAK）位于有丝分裂细胞中心体和靠近纺锤体极端的纺锤体微管。AAK 通过磷酸化多种底物影响细胞的有丝分裂，包括控制中心体的成熟，有丝分裂纺锤体的聚集等。干扰 AAK 导致有丝分裂纺锤体的缺陷，有丝分裂延迟和细胞死亡。一系列证据表明，AAK 过表达与肿瘤形成有关。AAK 过表达与异倍体和中心体扩增有关，这种现象通常见于肿瘤细胞。实验研究发现 AAK 具有致癌性，可以将正常细胞转化为肿瘤细胞。在多种实体肿瘤，包括膀胱癌、乳腺癌、肠癌、头颈部癌、非小细胞肺癌、卵巢癌、胰腺癌和血液肿瘤，AAK 基因被发现存在扩增和（或）过度表达。在 DLBCL 小鼠动物模型中，Alisertib 可以显著抑制肿瘤生长。在侵袭性淋巴瘤细胞系实验研究中，Alisertib 具有直接抗增殖、核内复制（有染色体复制，而无细胞分裂）产生多倍性和直接凋亡的作用。因此，AAK 对于实体肿瘤和淋巴造血系统肿瘤都是一个理想的抗肿瘤靶点。

近年来，已经有近 30 种 Aurora 小分子抑制剂在进行临床前和临床研究。部分化合物为泛 Aurora 激酶抑制剂，同时抑制 AAK 和 Aurora B（ABK），部分化合物还抑制 Aurora C。选择性 AAK 或 ABK 抑制也正在被研发中。与泛-Aurora 抑制剂相比，选择性抑制剂具有不同的治疗疗效和毒性，是否具有优势仍然需要确证。

Alisertib（MLN8237）是一种小分子抑制剂，选择性抑制 AAK。包括各种实体肿瘤患者的 Ⅰ 期临床试验结果显示（Cervantes，CCR 2012），中性粒细胞减少和黏膜炎是最主要的剂量限制性毒性。最大耐受剂量为 50mg 每日 2 次口服，用药 7 天，每 21 天重复。药效学研究显示，治疗后患者皮肤活检标本呈现有丝分裂和凋亡细胞累积，在肿瘤活检标本中显示了特征性的纺锤体和染色体异常，支持 MLN8237 抑制了 AAK。在入选的实体肿瘤中有 6 例患者疾病稳定超过 6 个月。

2014 年 JCO 报道了 Alisertib 治疗 48 例 B 细胞和 T 细胞淋巴瘤的 Ⅱ 期临床试验（Friedberg，JCO 2014）。研究入组了 DLBCL、MCL、PTCL、转化 FL 和 Burkitt's 淋巴瘤患者。Alisertib 剂量为 50mg 每日 2 次口服，用药 7 天，每 21 天重复。常见的 3 度以上毒性包括中性粒细胞减少（63%），贫血（35%），血小板减少（33%），黏膜炎（15%），乏力（6%）。脱发发生率 48%，1～2 度嗜睡 44%，1 例患者嗜睡大于等于 3 度。入选 48 例患者中 13 例达到 CR 或 PR，有效率 27%，包括 DLBCL（3/21），MCL（3/13），Burkitt's 淋巴瘤（1/1），转化性 FL（2/5），T 细胞淋巴瘤（4/8）。

由于临床前和临床研究均显示 Alisertib 对 T 细胞淋巴瘤的疗效，已经开展了进一步的临床研究，包括：Alisertib 单药治疗复发/难治的非皮肤 T 细胞淋巴瘤（clinicaltrials. gov NCT01466881）；全球多中心 Ⅲ 期随机研究，比较 Alisertib 和研究者选择的药物治疗 T 细胞淋巴瘤（clinicaltrials. gov NCT01482962）。

二、抗 PD1 单抗

程序性死亡蛋白 1（programmed cell death protein 1，PD1）作用在于通过效应 T 细胞在周围组织中识别抗原来调节免疫反应。活化 T 细胞上调 PD1 并在组织中持续表达。组织炎症信号诱导 PD1 配体的表达，后者下调 T 细胞活性，以限制由于微生物感染产生炎症对相应组织的损伤。PD-1 是一个检查点，以限制 T 细胞介导的免疫反应。PD1 配体，PDL-1 和 PDL-2，与 PD1 受体结合，诱导 PD1 信号通路和相关的 T 细胞耗竭（一种可逆的 T 细胞活性和增殖性的抑制）。肿瘤细胞通过表达细胞表面的 PD1 配体，并与免疫效应细胞的 PD1 受体结合以逃避免疫反应。抗 PD1 单抗治疗实体肿瘤的临床研究已经开展多项，观察到了抗肿瘤疗效，安全性可控。

临床前研究表明，霍奇金淋巴瘤（HL）的 RS 细胞过度表达 PD1 配体。HL 细胞染色体 9p24.1 存在 PDL1 和 PDL2 复合扩增，提示 PD1 受体而非选择性配体的阻断是合适的治疗靶点。

Nivolumab 是一种抗 PD1 的全人源化的 IgG4 单克隆抗体。在一项复发或难治的血液肿瘤的 Ⅰ 期临床试验，开展了 Nivolumab 剂量递增试验，剂量递增至 3mg/kg 未达到最大耐受剂量。在扩展试验中入选了复发或难治的 HL 患者（Anesll，NEJM 2015），Nivolumab 3mg/kg 第 1 和第 4 周给药，然后每 2 周给药 1 次，至疾病进展、完全缓解或最多 2 年。入组的 23 例 HL 患者中，78%患者接受过自体移植，87%接受过 Brentuximab 治疗，其中 15 例患者为上述两种治疗均失败。主要不良反应为皮疹（22%）和血小板减少（17%）。3 度毒性包括 MDS、胰腺炎、肺炎、黏膜炎、肠炎、脂肪酶升高和白细胞减少等。无 4~5 度毒性发生。总体肿瘤缓解率为 87%，其中 4 例 CR（17%），16 例 PR（70%）。12/20 例 CR 和 PR 患者中，出现首次缓解中位时间为 8 周（3~39 周）。24 周 PFS 达到 86%。中位随访 40 周，中位 OS 未达到。

对于移植失败的 HL 患者，美国已经批准应用 Brentuximab，但其缓解期并不持久。Nivolumab 对于复发难治的 HL 能够获得 87% 的缓解率和 86% 的 24 周 PFS，其疗效非常值得期待。但 Nivolumab 的自身免疫性反应相关的毒性需要临床更多的重视。

Pidilizumab 是抗 PD1 的人源化的 IgG1 单抗。针对血液肿瘤的 Ⅰ 期临床试验显示 Pidilizumab 耐受性良好，并且在一例 FL 患者中获得了持久的疗效。在随后的单中心 Ⅱ 期研究中（Westin，Lancet Oncol 2014），入选了 1~4 线治疗失败的利妥昔单抗敏感的 FL 患者，接受 Pidilizumab 加利妥昔单抗治疗。入选了 32 例患者，在 30 例可以评价毒性的患者中，未发现自身免疫反应和 3 度及以上治疗相关毒性。在 29 例可评价疗效的患者中，19 例（66%）有临床疗效，其中 CR 15/29（52%），PR 4/29（14%）。中位达疗效时间为 88 天，中位疗效持续时间为 20.2 个月。

Pidilizumab 加利妥昔单抗治疗复发的 FL，疗效可能优于单药利妥昔单抗，需要随机对照临床试验验证。两者合用未增加毒性，特别是 Pidilizumab 的自身免疫性毒性较其他 PD1 单抗为轻。

在另一个 Ⅱ 期临床研究（Armand，JCO2013），Pidilizumab 单药治疗自体造血干细胞移植后的 DLBCL 患者。72 例 DLBCL 患者接受了至少一次 Pidilizumab 治疗，主要的 3~4 度不良反应为中性粒细胞减少（19%）和血小板减少（8%），无自身免疫反应。66 例患者可评价疗效，16 个月的 PFS 为 0.72，OS 为 0.85。35 例患者移植后存在可评价病灶，接受 Pidilizumab 治疗后 12 例（34%）达 CR，6 例（17%）达 PR，ORR 为 51%。

抗 PD1 单抗在各种亚型的恶性淋巴瘤中的疗效和安全性，需要前瞻性随机临床试验确证，多项单药和联合治疗的临床研究正在开展，其结果值得期待。

61. 多发性骨髓瘤治疗回顾及展望

方美云

大连医科大学附属第一医院血液科

多发性骨髓瘤（multiple myeloma，MM）是一种血液系统恶性肿瘤，我国医科院血液病研究所对既往十余年一项回顾分析显示：累计 432 例 MM 患者中，发病年龄在 20~87 岁之间，中位发病年龄为 57 岁，55~65 岁年龄段发病患者最多见，40 岁以下患者占 10.8%，高于西方文献报告（2%），男女之比为 2.35∶1，与欧美等国家报告相似，且患者疾病分型多为 IgG 型（50%~60%），其次为 IgA 及轻链型，各占 20%左右，而不分泌型及 IgD 型患者仅占 1%。需要重视的是该病有增多趋势，且国内年轻患者比例较高。

迄今为止，多发性骨髓瘤（MM）仍然无法治愈（除异基因造血干细胞移植以外），对于不适合移植的患者，仍主要依靠化学药物的联合治疗。1969 年，将 MP 方案用于治疗多发性骨髓瘤，使患者的生存质量得到提高，并在一定程度上改善了患者预后，但因患者 5 年总生存率低于 10%，改良 M2 方案随后出现。在欧美等国家的研究中，应用改良 M2 方案治疗的患者，ORR 可达到 60%~87%，CRR 在 8.1%左右，中位 PFS 22.1 个月，中位 OS 37.1 个月，但 CR 率极低。20 世纪 90 年代起 VAD/VADT 方案开始在临床上广泛应用，改善了疗效。国外文献显示，VADT 有效率为 81.2%，完全缓解率 15.4%。硼替佐米是一种在硼酸盐基础上的二肽蛋白酶体抑制剂，能够抑制骨髓瘤细胞活动，并诱导其迅速凋亡。2000 年后是第一个进入临床应用的蛋白酶体抑制剂。单用硼替佐米（1.3mg/m^2）治疗的患者，有效率可达到 40%~52%，完全缓解率为 5%~10%；当其联合地塞米松后，有效率可达到 67%~88%，完全缓解率 18%~21%；与阿霉素联合应用时，有效率为 89%~95%，完全缓解率 16%~29%，但不良事件增多。沙利度胺是一种免疫调节药物，具有细胞毒性作用、抗肿瘤血管新生和抗肿瘤的免疫激活等作用，并能够改变骨髓微环境。当硼替佐米联合地塞米松、沙利度胺治疗 MM 患者时，其有效率为 92%~95%，完全缓解率 18%~35%。

近 10 余年来，在全球学者持续的努力下，许多新的诊治进展出现在多发性骨髓瘤治疗领域，美国食品药品监督管理局（FDA）已经批准应用治疗多发性骨髓瘤的新兴药物除来那度安外还包括卡非佐米（carfilzomib）、泊马度胺（pomalidomide）。治疗复发难治性多发性骨髓瘤的多种药物正在研究中，如蛋白酶体抑制剂 oprozomib，marizomib，ixazomib、组蛋白去乙酰酶抑制剂 panobinostat，ricolinostat，quisinostat、单克隆抗体 daratumumab，elotuzumab，SAR650984、酪氨酸激酶抑制剂 ibrutinib 等。

泊马度胺是一种免疫调节药物，于 2013 年上旬获得美国食品药品监督管理局 FDA 批准用于治疗复发难治性多发性骨髓瘤。泊马度胺（pomalidomide）通常用于已经接受 2 疗程（或 60 天）硼替佐米及来那度胺治疗，但仍疾病进展的多发性骨髓瘤（MM）患者。其应用方法为：泊马度胺（pomalidomide）4mg/d d1~21，每 28 天为 1 疗程。其最常见的 3~4 级不良事件：中性粒细胞减少、贫血、血小板减少，若患者出现上述不良事件，可通过减少该药的剂量来得到改善。应该注意的是该药的一个严重副作用深静脉血栓，目前可通过预防性的应用抗凝药物，使深静脉血栓的发生率显著降低。与其他的免疫调节药物相比，如沙利度胺，泊马度胺占据很大的优势，其骨髓抑制作用较轻，皮疹的发生率降低，并且与沙利度胺相比，其神经损伤、便秘、镇静作用等副作用均减轻。并且泊马度胺可能引起的深静脉血栓的发生率也同样明显低于其他的免疫调节药物。来那度胺需要根据患者肾功能情况来调整剂量，但是在一项泊马度胺联合小剂量地塞米松治疗肾功能不全的 MM 患者的临床试验中表明，无论是轻度肾损伤的（肌酐清除率≥60ml/min）应用泊马度胺 4mg/d 的患者，还是重度肾损伤（肌酐清除率<30ml/min）应用泊马度胺 2mg/d 或 4mg/d 的患者，均能良好耐受（均为连续应用 21 天，28 天为 1 疗程）。Lacy 等人做了一项研究，在这项研究中，平均年龄为 66 岁的 60 名曾经接受过 1~3 疗程联合治疗的多发性骨髓瘤复发患者，接受泊马度胺 2mg/d 联合小剂量 DEX 治疗，DEX40mg/d，d1、8、15、22，28 天 1 疗程，有效的患者 63%，且中位 PFS 是 11.6 个月。复发难治 MM 患者应用泊马度胺 2mg/d 联合小剂量 DEX（40mg/d，1 周 1 次）同样被证明有效。

卡非佐米是一种四肽环氧酮类蛋白酶体抑制剂，其作为新一代的 Proteasome inhibitors，与硼替佐米最主要的区别在于其化学结构上。正是因为它的这种结构，可以抑制脱靶酶的活性，使卡非佐米所致的周围神经损伤的作用弱于硼替佐米。卡非佐米也通常用于已经接受 2 疗程（60 天）硼替佐米及免疫调节治疗的 MM 患者，这一点与泊马度胺相似。卡非佐米的剂量是根据患者的体表面积决定，目前推荐用法为卡非佐米第 1、2、8、9、15、16 天应用，28 天一疗程，第 1 疗程其剂量为 $20mg/m^2$，第二疗程 $27mg/m^2$。卡非佐米最适剂量的研究也正在进行中，其中一项研究结果显示，当卡非佐米 $70mg/m^2$，每周 1 次时，患者可耐受且疗效佳。

卡非佐米也被研究作为新诊断的 MM 患者的一线治疗，在一项Ⅱ期试验中，对新诊断的 MM 患者应用卡非佐米联合 CTX 及 DEX 治疗，该研究证明，应用该联合治疗后，多发性骨髓瘤患者 1 年的无进展生存期 PFS 为 86%，1 年的总生存期 OS 为 87%。卡非佐米不仅在复发难治性 MM 中起重要作用，同样也可能成为新诊断 MM 患者的一线治疗。

目前研究中用于治疗 MM 的新药还有抗单克隆抗体 CD38、组蛋白去乙酰酶抑制剂、新型络氨酸激酶抑制剂等。可以预见在新药不断出现的时代，MM 的治疗效果一定能不断提高。

其次引入治疗决策中的重要概念是分层治疗。根据细胞遗传学（FISH）的结果，分为标准危险组：超二倍体，t（11；14），t（6；14）；中度危险组：t（4；14），Del 13 或低二倍体，PCLI>3%）；高度危险组：Del17p，t（14；16），t（14；20）。根据危险分层，选择合适的治疗方案，无疑可改进治疗效果。

62. 长链非编码 RNA 在弥漫性大 B 细胞淋巴瘤中的价值研究

冯继锋

江苏省肿瘤医院　南京医科大学附属肿瘤医院

弥漫性大 B 细胞淋巴瘤（diffuse large B-cell lymphoma，DLBCL）是非霍奇金淋巴瘤中最常见的类型，占我国成人非霍奇金淋巴瘤的50%以上。其具有高致病率、易复发、难治愈和极易广泛转移等特性，即使是近年来随着化疗体系的完善、靶向新药及造血干细胞移植的应用，仍有部分患者极易缓解后复发甚至耐药，成为临床治疗的重点和难点。基于上述原因，寻找 DLBCL 发生、发展的分子机制以及在此理论基础上为临床提供有效的治疗靶点成为 DLBCL 研究的重点与热点。以前关于 DLBCL 的研究主要聚焦于病毒、环境、化学因素对其发生、发展的影响，但是对其发病机制至今尚不清楚，临床 DLBCL 患者 5 年生存率低于 40%。因此，探索研究在 DLBCL 中具有重要临床意义的新基因，对揭示 DLBCL 发生发展的确切分子机制，进而设计合理的治疗靶点及判断预后，提高 DLBCL 的诊断和治疗水平具有重要意义。

长链非编码 RNA（long non-coding RNA，lncRNA）是一类转录长度超过 200nt 的，不具有翻译能力的 RNA 分子。基因组中 80%的转录本是长链非编码 RNA，并且它们开始展示出重要的生物学功能，如 lncRNA 可参与基因组印记和染色质修饰、转录调控、蛋白质调节等多种重要的信号转导调控过程。lncRNA 的这些调控作用在生理和疾病过程中，特别是肿瘤的发生、发展过程中扮演的重要角色也逐渐引起人们广泛的关注。但是，至今我们对参与肿瘤发生、发展的 lncRNA 具体功能知之甚少。尤其是关于 lncRNA 对 DLBCL 调控作用和机制的研究目前未见报道。

我们通过生物信息学的方法鉴定出了一组在 DLBCL 与非淋巴瘤组织中差异表达的 lncRNA。通过临床分析和基础研究，我们在国际上首先发现并证实了 lncRNA PEG10（PEG10）在 DLBCL 中的重要临床意义和生物学功能[1]。首先，通过对大量临床样本（n = 107）的研究，我们发现 PEG10 在 DLBCL 组织中表达显著升高；通过构建 ROC 曲线我们证实 PEG10 可作为 DLBCL 诊断的新的分子标志物。随后，通过对患者临床资料的统计学分析，我们揭示 PEG10 的表达与患者的 B 症状、IPI 评分、CHOP 样（CHOP-like）治疗及利妥昔单抗的使用等临床特点密切相关；通过对 DLBCL 患者总生存时间（OS）的分析，我们发现 PEG10 高表达的患者具有较差的 OS。进一步，通过细胞层面的研究，我们证实 PEG10 在 DLBCL 细胞系中的表达显著升高，借助于 RNA 干扰等分子生物学技术，我们发现抑制淋巴瘤细胞中的 PEG10 表达，可通过诱导淋巴瘤细胞的凋亡来抑制癌细胞的生长。我们的研究显示，PEG10 有可能作为 DLBCL 预后判定的标志物和治疗靶点。

参　考　文　献

Peng W，Fan H，Wu G，et al. Upregulation of long noncoding RNA PEG10 associates with poor prognosis in diffuse large B cell lymphoma with facilitating tumorigenicity. Clinical and experimental medicine. 2015. doi：10. 1007/s10238－015－0350－9.

63. 关于滤泡淋巴瘤治疗几个问题的探讨

高玉环

河北医科大学第四医院血液内科

滤泡淋巴瘤常表现为惰性的临床过程，患者常常没有症状，确诊时除少数患者为局限期外，大多数患者已处于Ⅲ/Ⅳ期。在前美罗华时代，除了局限期滤泡淋巴瘤认为在接受放疗后有治愈的机会以外，进展期的滤泡淋巴瘤以姑息性治疗为主，虽然目前认为进展期滤泡淋巴瘤还是一个不能治愈的疾病，但近年来在诊断（分子生物学标记、免疫表型以及 PET）以及治疗（以单克隆抗体为代表的新药及其与传统化疗的联合）方面的进步，已经使本病的治疗取得很大改观，一些问题应运而生，有必要重新评估此前的各种治疗策略。本文就滤泡淋巴瘤临床诊疗常遇到的几个问题进行探讨。

一、放疗是局限期（Ⅰ/Ⅱ）滤泡淋巴瘤的标准治疗吗?

15%~25% 的滤泡淋巴瘤诊断时为Ⅰ/Ⅱ期。滤泡淋巴瘤对放疗高度敏感，一系列的研究表明，受累野或扩大野放疗可以使患者获得长期的无病生存，并且有可能使疾病得到治愈。因此国内外的指南对这些患者均推荐放疗。但是需要注意的是，这些研究均是回顾性研究，没有研究对放疗和其他治疗手段进行比较，并且当时美罗华还没有用于临床，此外，照射野和照射剂量也没有明确的定义。因此，放疗作为局限期滤泡淋巴瘤的标准治疗还缺乏足够科学的依据。

最近 National LymphoCare Study 的一个调查表明：临床上，人们并不是严格按照这个标准来执行的，在这个调查中，471 例Ⅰ期的滤泡淋巴瘤患者中，只有不到 1/3 的患者接受了单纯放疗，而其他的患者或是单纯进行观察、或是接受利妥昔单药、或是接受利妥昔单抗联合化疗加或不加后继放疗。由此可见，在大多数局限期滤泡性淋巴瘤中，放疗并没有作为一个标准治疗。甚至有分析显示：观察等待的治疗策略可能并不比放疗的结果差。

局限期滤泡淋巴瘤治疗的多样性以及疗效的差异，原因可能是多方面的，其中尤其需要注意分期的准确性：临床所确定的Ⅰ/Ⅱ期是否就真的就是局限期病变，对于临床表现为局限期的病变，是否在疾病的早期就已经出现了播散。因此，初始治疗前的精确分期就尤为重要了。PET 在滤泡淋巴瘤的分期方面具有很好的敏感性，与常用的 CT 等分期比较，可以识别出更大范围的淋巴结和结外病变，从而对治疗方案的确定具有指导意义。一项回顾性的研究比较了 CT 和 PET 在“早期”滤泡淋巴瘤分期中的意义，发现 PET 可以改变 31%患者的 CT 分期，有 45%的患者在 PET 分期后治疗也发生相应的改变。Scott 及其同事的研究也发现，分期中加入 PET 后，34%患者的治疗计划会发生改变，其中部分患者转入姑息性治疗，由 PET 确定的Ⅰ/Ⅱ期滤泡淋巴瘤，在接受放疗后具有非常好的疗效。最近 Luminari 的研究显示，与传统的 CT 扫描比较，PET/CT 在 43%的患者中可以显示不同的病变，在 34%的患者中可以发现更多的病变，在 142 例患者中，有 15 例患者的分期上调、5 例患者的分期下调。甚至在 Wirth 的研究中发现，大多数（24 例中的 15 例）CT 分期为局限期的患者，经 PET/CT 分期实际上是进展期。综合目前相关研究，PET 可以使大约 19%（95%可信区间为 14%到 23%）的患者分期发生改变。由此可见，PET/CT 的精准分期有助于准确的确定早期病变，避免了一些实际上是进展期的患者“误划”到早期患者而接受放疗。此外，即便分期没有改变，PET/CT 也有助于准确确定病变的范围，从而指导放疗照射野的确定。

但我们必须承认的是，对于局限期的滤泡性淋巴瘤，目前还没有被广泛接受的、具有确凿科学依据的标准治疗；目前亟需在前瞻性的随机临床研究中比较各个治疗方案（利妥昔+放疗、免疫化疗+放疗、利妥昔单药）的疗效；需要开发出新的标记物，以识别出哪些患者需要立即治疗、哪些患者疾病为惰性过程，可以暂观察。

在临床实践中，局限期患者，需要根据其年龄、一般状况、疾病相关症状（B 症状）、有无大包块以及其他危险因素（LDH、beta-2-MG），确定个体化的治疗策略：对于年轻、耐受治疗的患者，可以考虑利妥昔单抗联合放疗、甚至免疫化疗联合放疗的治疗策略，以期获得长生存；对于老年、治疗耐受性差的患者，可以采取利妥昔单药甚至观察等待的治疗策略。

二、无症状、低肿瘤负荷的进展期（Ⅲ/Ⅳ期）滤泡淋巴瘤患者，早期干预有无意义?

考虑到滤泡淋巴瘤的惰性过程、目前缺乏根治或延长生存的有效手段，对于无症状、低肿瘤负荷的患者，主要是采取观察等待的治疗策略，出现疾病相关的症状时再开始治疗。这一策略在几个前瞻性的随机临床研究中得到进一步的确认，从而表明，系统性的细胞毒药物治疗可以推迟到患者出现治疗指征时再给与，而对于患者的最终结果没有不良影响。

但是需要注意的是，这些研究都是在前美罗华年代进行的，新药时代，治疗策略是否需要进行调整呢？此外，对于患者来说，他们时时意识到自己患有一种恶性肿瘤，而“没有得到治疗”！有相当的患者处于焦虑之中，watch and wait 也就变成了 watch and worry。因此，一些研究开始对这些策略进行重新的评价，并分析早期利妥昔单抗干预有无价值及意义所在?

已有的研究显示，在低肿瘤负荷的患者，应用利妥昔单药后，患者可以获得比较长的 EFS。Ardeshna 等报道了一个前瞻性随机研究的初步结果：患者分别接受观察等待、每周一次的利妥昔单抗共四个剂量、每周一次的利妥昔单抗共四个剂量+2 年利妥昔单抗维持治疗。每周一次的利妥昔单抗共 4 个剂量治疗组提前终止，另外两组的分析显示：早期利妥昔干预可以明显推迟化疗或放疗的进行，而且没有明显的不良反应。但需要注意的是，这些研究随访时间尚短，暂时还不能获得 OS 的数据，并且两组研究中，一组计算的是延缓首次治疗的时间，而另一组计算的是延缓二次治疗的时间，两者是不平衡的，此外，还需要延长随访以评估早期利妥昔单抗治疗治疗是否会影响后继免疫化疗的反应。

还需要注意的是，在采取观察等待的治疗策略时，有 46%的患者在前三年是不需要治疗的，那么，上述的早期干预策略，意味着有将近一半的患者“过度治疗”了。另外，利妥昔单抗 2 年的维持治疗也有争议，短疗程的利妥昔能获得同样的疗效。来自 ECOG 的 RESORT 研究显示，患者在接受四周的利妥昔单抗治疗后分为两组，一组继续接受利妥昔单抗维持治疗，直至疾病进展，另一组则停止治疗，直至疾病复发时再给与治疗，经过中位将近 4 年的随访，两者的治疗无失败时间分别为 3.9 个月和 3.6 个月，但第一组接受了 15.8 个剂量的利妥昔，而后者仅接受 4.5 个剂量的利妥昔。

综上，虽然早期的利妥昔单抗干预在一些患者中显示出了一定的优势所在，但对于没有症状的低肿瘤负荷的患者，仍旧采取观察等待的治疗策略。

三、有症状或高肿瘤负荷的进展期（Ⅲ/Ⅳ期）患者的一线治疗：哪个方案更具有优势?

对于高肿瘤负荷、有症状的患者，一线的标准治疗是利妥昔单抗联合化疗。备选的几个方案包括：R-CVP、R-CHOP、R-FM，其中 R-CVP 虽然毒性较小，但反应率偏低，而 R-FM 则毒性偏高，因此比较而言，在滤泡淋巴瘤的一线治疗中似乎更推荐 R-CHOP 方案。Rummel 在其前瞻性、随机临床研究中，比较了 R-CHOP 和 R-苯达莫斯汀两个方案，发现后者具有更高的反应率和更长的 PFS，且毒性更低，但两者的总生存没有差异。但随后进行的另外一个研究需要引起重视，这个研究比较了 R-CHOP、R-CVP 和 R-苯达莫斯汀方案，发现三者之间在反应率和无进展时间之间并没有显著的差异，R-苯达莫斯汀反而观察到了更多的不良反应。R-苯达莫斯汀方案并不劣于 R-CHOP，因此也作为有症状或高肿瘤负荷的进展期（Ⅲ/Ⅳ期）患者的一线治疗备选方案。

现代免疫化疗可以使患者获得 90%以上的反应率，有 20%~60%的患者可以获得完全缓解，进而患者可以获得长达 4~5 年的无进展生存，利妥昔单抗加入化疗，是进展期滤泡淋巴瘤治疗中取得的重要进步之一。

四、缓解后巩固、维持治疗的意义？

进展期滤泡淋巴瘤在初始治疗后，有相当一部分患者在几年后仍旧要复发、进展。为了延缓进展的出现，人们尝试了放免巩固治疗、自体干细胞移植巩固治疗和利妥昔单抗维持治疗等多种治疗策略。其中比较引人注目的是缓解后的利妥昔单抗维持治疗。已经有多个前瞻性的随机临床研究显示了利妥昔单抗维持治疗在未治疗或复发滤泡淋巴瘤患者中的意义。PRIMA 研究则进一步确立了利妥昔单抗维持治疗作为 R-CHOP、R-CVP、R-FM 初始治疗后获得首次缓解的滤泡淋巴瘤患者的标准治疗，利妥昔单抗维持治疗可以显著延长患者的 PFS（6 年 PFS 在维持治疗组和未维持治疗组分别为 59. 2%和 42. 7%），并且，这种维持治疗在不同年龄组、不同 FLIPI 危险分组均能使患者获益，并且可以进一步增加完全缓解率。

虽然目前还没有关于利妥昔单抗维持治疗对于总生存率影响的数据，但免疫化疗后 2 年利妥昔单抗维持治疗已经被认为是进展期滤泡淋巴瘤的新的标准治疗。

但是需要注意的是，维持治疗伴随有费用及毒性的增加。同时，我们还要注意分析连续的维持治疗是否真的有必要？患者复发后的再治疗是否同样有效甚至具有更高的性价比？2 年的利妥昔单抗维持治疗是太长了还是太短了？这些问题需要在进一步的临床研究中得到解决。

五、PET/CT 在滤泡淋巴瘤中的意义？

PET/CT 推荐用于滤泡淋巴瘤的初始分期、组织学转型的评估以及一线治疗后治疗反应的评价。PET/CT 在滤泡淋巴瘤分期中的意义如前述。最近，人们开始关注 PET/CT 在滤泡淋巴瘤预后评估方面的意义，Luminari 及其同事的研究发现，PET/CT 扫描可以改变 24%患者的 FLIPI 危险分组。Le Dortz 等发现，PET 扫描中的骨摄取、6 个或更多的淋巴结部位能够预测化学免疫治疗的不良预后。

治疗后的 PET 扫描同样具有预后意义。研究显示，治疗后 PET 扫描阴性患者较阳性患者具有更好的 2 年 PFS（87% *vs* 51%）。并且在多参数分析中发现，治疗后的 PET 扫描较 FLIPI 具有更强的预测价值。

滤泡淋巴瘤的组织学转型一直是人们关注的问题。早期研究发现，惰性淋巴瘤的 SUV 值较低，当某一活检部位的 SUVmax 值大于 10 时，有 81%的特异性提示侵袭性的组织学类型。Bodet-Milin 的研究发现，经活检确诊组织学转化的患者，其平均 SUVmax 为 18. 5（范围为 11. 7~41. 2），而未转化的患者，其平均 SUVmax 则为 8. 6（范围为 1. 7~17），当以 14 作为 cutoff 值时，其阳性预测值为 94%。Karam 及其同事的资料显示，组织学转化时，平均 SUVmax 是 20. 4，而未转化时，其 SUVmax 是 6. 5. Noy 及其同事报道，惰性淋巴瘤中，发生组织学转化部位的平均 SUVmax 是 14（范围为 3~38）。综合上述资料可见：通过 PET/CT 扫描，以 SUVmax 部位指导活检，有助于发现滤泡淋巴瘤的组织学转化。

六、新药时代，如何把握滤泡淋巴瘤的治疗？

伴随着对淋巴瘤研究的深入以及医药科技的进步，越来越多的新药涌入临床。这些药物包括抗体类药物如新一代的抗 CD20 单抗以及针对 B 细胞其他抗原位点的单抗、作用于肿瘤微环境的免疫调节剂如沙利度胺和雷那度胺、作用于细胞信号通路的硼替佐米和伊鲁替尼等。如何把握这些药物的应用时机、是单药还是与其他药物联合，是临床医生面临解决的问题。

七、滤泡淋巴瘤治疗的目标是什么？

新药的大量涌现，我们需要重新评价我们之前的治疗策略。医药科技的快速发展，使淋巴瘤患者的疗效逐渐提高，我们也需要重新评估我们的治疗目标。对于年轻患者，根除疾病、使患者治愈呢，可能是一个比较理想的目标。但大多数的滤泡淋巴瘤患者为老年人，因此，控制疾病、使滤泡淋巴瘤成为一个慢性病，仅在必要给予最低限度的治疗，使患者带病生存可能是一个更现实的目标。

64. EB 病毒阳性的老年 DLBCL

郭　晔

复旦大学附属肿瘤医院

在 2008 年有关淋巴造血系统肿瘤的 WHO 分类中，出现了一种新的弥漫大 B 细胞淋巴瘤（diffuse large B-cell lymphoma，DLBCL）的亚型，称为 EB 病毒阳性的老年 DLBCL（Epstein-Barr virus-positive diffuse large B-cell lymphoma of the elderly）。要定义上述疾病需要满足 3 个条件，首先需要具有 EBV 阳性大 B 细胞的单克隆增生，其次不能具有免疫缺陷性疾病，最后年龄需要大于 50 岁。需要指出的是年龄的界限并不是绝对的，在年轻患者中也有可能发生这一特殊类型的 DLBCL。

在流行病学方面，EB 病毒阳性的老年 DLBCL 的中位年龄是 71 岁（范围：50~91 岁），男性略多于女性（比例：1.4：1）。在以往的报道中，亚洲的发病率（8.7%~11.4%）要明显高于西方国家（<5%）。在我国天津的一项报道中，作者分析了 212 例 DLBCL 患者，仅有 8 例（3.8%）具有 EBV 编码 RNA（EBV-encoded RNA，EBER）阳性。但需要指出的是，上述研究采用的 EBER 阳性的界值是 50%，而有些研究采用的界值 20%，目前迫切需要确定阳性界值的标准从而明确 EB 病毒阳性的老年 DLBCL 的确切发生率。

对于 EB 病毒阳性的老年 DLBCL 的发病机制，很多研究推测是由于机体的免疫系统在 EB 病毒的作用发生了一定程度的免疫缺陷所致，这与移植后的免疫相关淋巴增殖性疾病（immunodeficiency-associated lymphoproliferative disorders，LPDs）具有类似之处。同时，EB 病毒感染的潜伏类型也与 LPDs 相似，属于 3 型潜伏状态，可以表达所有 6 种 EBV 核抗原（EBNA1，2，3A，3B，3C 和 LP）、3 种潜伏膜抗原（LMP1，2A 和 2B）以及 EBER。大部分 EB 病毒阳性的老年 DLBCL 具有 NF-κB 信号传导系统的激活，表现为活化 B 细胞（activated B-cell，ABC）的免疫表型。有趣的是，在生发中心 B 细胞（germinal center B-cell，GCB）起源的 EB 病毒阳性的老年 DLBCL 中也发现 NF-kB 系统的激活，提示 EBV 与这一系统的密切联系。

Dojcinov 等分析了 122 例 EBV 阳性的 LPD 患者，将他们分成了 4 种类型：①反应性淋巴组织增生；②多形性结外淋巴增殖性疾病；③多形性结内淋巴增殖性疾病；④DLBCL，其 5 年生存率分别是 100%、93%、57%和 25%。作者指出这 4 种类型的界定并不是一成不变的，可以具有相互转化的可能。根据组织学形态，EB 病毒阳性的老年 DLBCL 可以分为多形性和单形性，但前者占绝大多数。Montes-Moreno 将多形性患者又分为 3 种类型：①经典的大 B 细胞肿瘤；②具有霍奇金淋巴瘤特征的 DLBCL；③具有多形性 LPD 样特征的 DLBCL，但目前没有证据显示形态学分类具有临床和预后指导意义。

在免疫表型方面，EB 病毒阳性的老年 DLBCL 表达几乎所有的 B 细胞抗原，不表达 T 细胞抗原。同时，往往具有 ABC 型细胞起源的免疫表型（CD10-，BCL6-和 MUM1+）。BCL2 和 CD30 往往是阳性的，CD15 为阴性，通常具有较高的 Ki-67 指数。绝大部分的肿瘤细胞表达 EBER，LMP1 和 EBNA2 的表达分别为>90%和 15%~30%。

在临床表现方面，EB 病毒阳性的老年 DLBCL 的肿瘤侵袭性往往较强，中位生存仅有 2 年左右。以往的文献认为结外病变是这一类型的好发部位，但近年来的报道显示淋巴结内病变并不少见。在一项来自韩国的研究中，作者分析了380例DLBCL患者，EBV阳性的比例为9%，其治疗预后显著差于EBV阴性的患者。在相关性分析中，EBV阳性与高龄（>60岁），晚期，大于1个结外病变，高IPI和B症状具有相关性，提示这种类型具有侵袭性的肿瘤生物学行为。在另一来自西方的报道中，EB病毒阳性的老年DLBCL的预后要差于EBV阴性的ABC型患者。由于EB病毒阳性的老年DLBCL对于现有的标准治疗方案如R-CHOP的疗效欠佳，目前迫切需要探索新的治疗手段。

对于EB病毒阳性的老年DLBCL的新兴治疗，目前理论上有4种潜在的方式：①EBV特异性获得性免疫治疗；②miRNA相关靶向治疗；③针对EB病毒的抗病毒治疗；④针对NF-κB信号传导系统的特异性靶向治疗。目前，上述治疗模式均处于研究阶段，由于EB病毒阳性的老年DLBCL的发生率相对罕见，国际多中心的合作不可或缺。

65. 滤泡性淋巴瘤的分层治疗

洪小南

复旦大学附属肿瘤医院肿瘤内科

滤泡性淋巴瘤（FL）是欧美国家最常见的惰性淋巴瘤，占淋巴瘤的20%左右。中国约6%。近30年全球FL发病率都在增长。

应根据病理亚型、分级、临床分期、预后因素进行分层治疗。原位FL，儿童FL，原发皮肤FL恶性程度低，应避免过度治疗。

1，2级FL临床过程惰性，3B级侵袭性强。3A的性质尚无定论。有学者根据免疫表型，认为它的生物学特征与1，2级类似，而有的学者认为3A和3B的临床表现转归无差异。

惰性早期FL（Ⅰ、Ⅱ期，无大肿块），累及部位放疗仍是标准治疗，可治愈40%～50%患者。加化疗可增加PFS，但总生存未见延长。在一个FL治疗后死亡原因分析中，106例中14例发生第二肿瘤，年龄、性别配对的SEER资料显示未显著增加累计肿瘤发生率，第二肿瘤的发生与放射剂量无相关。National LymphoCare Study注册研究和2013年的一个国际多中心研究发现观察等待组的总OS与积极治疗（单纯放疗，放疗+化疗，化疗+免疫治疗，免疫治疗）无统计学差异。早期惰性FL多种治疗方式的利弊需更多前瞻性，大规模长时期的临床试验。

大肿块和有治疗指征的晚期FL建议免疫化疗，或姑息性放疗。一般情况差，年迈可选烷化剂或利妥昔单抗单药。联合方案从TTF、PFS方面看，R-CHOP和R-FM优于R-CVP，比较危险和获益，R-CHOP优于R-FM。近年的研究结果还显示BR（苯达莫司汀+利妥昔单抗）在PFS、OS和安全性方面比R-CHOP更有优势。

一线和二线治疗缓解后利妥昔单抗维持治疗都有获益。

66. B细胞惰性淋巴瘤治疗选择——中国医生的思考

黄慧强，白　冰

中山大学肿瘤防治中心内科　华南肿瘤学国家重点实验室　肿瘤医学协同创新中心
中山大学血液病研究所

B细胞惰性非霍奇金淋巴瘤（indolent B-cell non-Hodgkin lymphomas，iB-NHL）描述了一类的惰性生物学行为的非霍奇金淋巴瘤（non-Hodgkin lymphoma，NHL），通常为晚期且无法治愈。一般来说，常见的iB-NHL包括滤泡淋巴瘤（follicular lymphoma，FL），小淋巴细胞淋巴瘤/慢性淋巴细胞白血病（small lymphocytic lymphoma/chronic lymphocytic leukemia，SLL/CLL）和边缘区淋巴瘤（marginal zone lymphoma，MZL）。每年全世界大约有300000例新诊断的NHL，iB-NHL在其中所占的比例不一，在美国和欧洲，iB-NHL约占NHL病例的41%，而在中国香港约占21%。在传统治疗模式下，iB-NHL中位总生存期（OS）8~10年，近年来，随着新的有效的药物和新的治疗方式的开展，超过70%的患者可以存活至少10年。FL是最常见的iB-NHL，其生物学行为和治疗模式可供其他的iB-NHL参考。本文拟以FL为主，简要介绍iB-NHL的治疗及进展，并在立足于指南治疗原则的基础上，结合中国的具体情况，提出一些治疗的体会和建议，供同行参考。

一、FL概述及中国FL的特点

FL的临床表现多种多样，部分患者可无症状多年，而其他人可能出现病情进展迅速。其治疗模式决定于组织学分级，临床分期，肿瘤的负担等因素。FL的组织学分级系统为已经标准化的Mann and Bérard分级。Ⅰ/Ⅱ级FL为惰性淋巴瘤，而3b级FL作为侵袭性NHL。在复发/难治性疾病，通常需要重新活检以排除组织学转化为复发性侵袭性NHL。滤泡淋巴瘤国际预后指数（follicular lymphoma international prognostic index，FLIPI）有助于决策的风险分层和治疗。FL的治疗模式包括：观察和等待、放疗、化疗、化疗+免疫治疗、化疗/化疗+免疫治疗联合放射治疗等。评估患者的治疗指征可参考GELF标准（Groupe d'Etude des lymphomes folliculaires），包括：病变>7cm、3个淋巴结>3cm、实质性脾肿大、压迫症状（输尿管，硬膜外）、浆膜腔积液、和血细胞减少等。NBLI指南（National British Lymphoma Investigation）也可用于治疗指证评估。考虑到患者的生存时间改善，减少长期毒性的治疗策略越来越重要。

在中国，FL占的新诊断NHL的8.1%~23.5%，低于西方国家的比例（22%至35%）。而且，与西方国家相比，与西方国家的报道相比，中国的滤泡性淋巴瘤患者有明显不同的人口学及临床特点：发病年龄轻；乙肝患者比例高；病理级别高的比重大；临床分期早的患者多及初诊时有骨髓侵犯的患者少。近年来，FL的发病率有所上升，推测与生活方式改变，病毒感染增加等因素有关。

二、常规化疗方案的选择

化疗/化疗联合免疫治疗仍是进展期和复发难治性FL的基础治疗模式。NCCN指南推荐的方案包括：R-CVP（利妥昔单抗、环磷酰胺、长春新碱、泼尼松）、R-CHOP（利妥昔单抗、环磷酰胺、阿霉素、长春新碱、泼尼松）、BR（苯达莫司汀联合利妥昔单抗）。R-CHOP方案是iB-NHL乃至所有B

细胞 NHL 的经典方案。相比 R-CVP，R-CHOP 已被证明拥有更好的 ORR 和 PFS，但二者的 OS 获益类似。然而，从 PRIMA 研究的间接数据和北美 lymphocare 研究表明，R-CHOP 在预后不良的患者中也有延长生存时间的趋势。

氟达拉滨是一种嘌呤类似物，在 iB-NHL 中具有显著活性和毒性。单剂氟达拉滨表现出卓越的 CR 率 38.6%相比，在 CVP 臂 15%新确诊的晚期 NHL。PRIMA 研究和意大利 FOLL05 研究显示，与 R-CHOP 方案相比，含氟达拉滨方案，如 R-FCM（利妥昔单抗、氟达拉滨、环磷酰胺和米托蒽醌）和 R-FM（利妥昔单抗、氟达拉滨、米托蒽醌），在初治 FL 中具有类似的 ORR。在大多数试验中，氟达拉滨与更多的 3~4 级血液学毒性和造血干细胞的毒性，这不利于后续的自体造血干细胞移植。因此，含氟达拉滨方案，如 FR，R-FC，和 R-FCM 在 SLL/CLL 为优先选择的方案，但在其他 iB-NHL 如 FL 和 MZL 中，由于其显著的毒性，并非一线方案。

苯达莫司汀是一种兼具烷基化合物和嘌呤类似物特性的药物。BR 在 iB-NHL 患者产生令人鼓舞的 ORR（96%）与 CR 率（64%）。而且在部分国外 FL 相关研究中，BR 相比 R-CHOP 拥有更好的缓解率和 PFS 以及更低的毒性。尽管在 NCCN 指南中，BR 在一线方案中是一类推荐，但笔者个人体会是，与氟达拉滨类似，BR 的延迟性骨髓抑制、干细胞毒性和免疫抑制均比 R-CHOP 更为明显，似乎从长期治疗和生存质量的角度来看，并不是很理想的一线方案。并且目前苯达莫司汀在国内尚未上市，其在中国人群中的疗效和毒性也缺乏足够病例数的研究，苯达莫司汀在国内还不能广泛应用。

克拉屈滨也是一种嘌呤类似物，最早被用于毛细胞白血病，在 NCCN 指南中，也推荐用于 SLL/CLL。克拉屈滨在 iB-NHL 中也有较多研究。Tondini 曾报告单药氟达拉滨或克拉屈滨治疗 60 例复发难治低度恶性 NHL 患者的随机对照研究，结果提示两种药物之间无显著差异（ORR：68% *vs* 72%，CR：48% vs. 38%）。在另一项 Ⅱ 期临床试验中，克拉屈滨联合利妥昔单抗治疗复发 iB-NHL 患者，ORR 为 90%，CR 为 70%。一项来自波兰的随机对照试验对比了克拉屈滨+环磷酰胺（RC）、单药克拉屈滨（C）、和环磷酰胺、长春新碱、泼尼松（CVP）方案在初治 iB-NHL 中的疗效，197 例患者随机接受以上三种方案治疗，结果显示 RC 相比 C 和 CVP，提高了 CR 率（分别为 45.8%，22.4%和 6.7%，$P<0.05$），延长了 3y-PFS（分别为 61.2%，48.3%和 21.8%，$P<0.05$），但未延长 3y-OS（分别为 77.0%，76.4%和 75.8%,）。另外，澳洲 Stephen Mulligan 教授首次领导国际多中心研究，随机比较了单药克拉屈滨、氟达拉滨和 Chlorambucil 治疗初治和复发 CLL 223 例的远期疗效，结果克拉屈滨组的 PFS 优于氟达拉滨和 Chlorambucil 组，根据上述资料和笔者的个人体会，R-CC 方案（利妥昔单抗、克拉屈滨、环磷酰胺），具有较高的 ORR 和 PFS，毒性可以接受，而且 CR 的比例较高，并且，CR 患者的生存期明显延长，其值得在临床试验中进一步观察疗效和毒性。

三、细胞因子提高传统免疫化疗的疗效

化疗联合免疫治疗仍是进展期和复发难治性 FL 的基础治疗模式，学者们一直在研究如何进一步增加传统化疗的疗效。常规的手段是增加非交叉耐药的药物组合、提高剂量强度以及维持/巩固治疗等，但往往伴随毒性的增加。2008 年 JCO 杂志上报道了一项临床研究，共纳入 33 例复发或进展的 FL 患者，采用粒细胞-巨噬细胞刺激因子（GM-CSF，5μg/kg/d，d1~8）联合利妥昔单抗（d5）的方案，21 天一个周期，共 4 个周期，总缓解率 70%以上，CR 39%，优于既往利妥昔单抗单药治疗（CRR 6%），且不良反应轻。联合 GM-CSF 治疗后，CR 患者与 PR 患者的 PFS 分别可达 34 个月和 7.6 个月。该研究提示 GM-CSF 可能通过增强患者机体巨噬细胞的功能，间接增强了利妥昔单抗的 ADCC 功能（抗体依赖的细胞介导的细胞毒性作用），从而增强了疗效，不明显增加毒性。

四、免疫调节剂的应用

沙利度胺（thalidomide）、来那度胺（lenalidomide）作为免疫调节剂（immunomodulatory drug，IMiDs）在 iB-NHL 中有广泛的应用。其作用靶点已被证实是 CRBN，CRBN 与 DDB1 形成一个大的蛋

白质复合物，DDB1-CRBN。其抗肿瘤作用机制包括诱导氧化应激、抑制血管生成，调节免疫反应（提高白介素-2水平、肿瘤坏死因子、刺激自然杀伤细胞）。沙利度胺已被FDA批准用于复发/难治性多发性骨髓瘤（MM），骨髓异常增生综合征（MDS）。在iB-NHL中，Kaufmann等报道了沙利度胺联合利妥昔单抗治疗16例复发难治MCL患者的疗效，ORR为81%，CR率为31%，中位PFS为20.4月，其结果优于单药利妥昔单抗的疗效（ORR：33%）。Smith等报告沙利度胺单药治疗复发难治惰性淋巴瘤的Ⅱ期临床试验，共24例患者入组，ORR为12.5%。Kay等报告沙利度胺单药治疗28例复发难治CLL，结果 提示CR率为4%，PR为7%。沙利度胺常见的不良反应包括口干、乏力、嗜睡、眩晕、皮疹、便秘、恶心、腹痛、面部水肿，可能会引起多发性神经炎、过敏反应等。

来那度胺（Lenalidomide）是第二代免疫调节剂，作用于淋巴瘤的微环境，。与沙利度胺相比，来那度胺疗效更强，毒性更低，尤其是嗜睡、眩晕、皮疹、便秘、恶心等副作用明显减少。来那度胺最早被批准用于MDS和MM，之后在NHL中的结果令人鼓舞，单药来那度胺在初治iB-NHL中ORR为23%，CR 7%。来那度胺联合利妥昔单抗在初治和复发iB-NHL中有83.3%~90%的ORR和33~65%的CR。其不良反应轻，血液学毒性主要是27%的中性粒细胞减少，非血液学毒性包括皮疹和深静脉血栓形成等。CALGB 50401临床研究表明在复发iB-NHL中，美罗华联合来那度胺优于单药来那度胺（ORR：75% *vs* 49%；EFS：2年 *vs* 1.2年）。

在来那度胺之后，第三代iMiD泊马度胺（pomalidomide）也被批准用于MM。iMiDs以及iMiDs联合利妥昔单抗的活性和安全性值得进一步研究。

五、其他新药的应用

Ibrutinib（PCⅠ~32765）是针对布鲁顿酪氨酸激酶（BTK）的一个新型口服不可逆抑制剂。单药ibrutinib在iNHL产生42%的ORR，疗效显著，毒性轻微。Ibrutinib复发SLL/CLL表现出了44%的有效率。FDA已批准其用于MCL及SLL/CLL。针对iB-NHL，目前有多项临床试验探索在标准免疫化疗基础上联合Ibrutinib治疗，如BR+ Ibrutinib，R-CHOP+ Ibrutinib等，尽管试验仍在进行，笔者个人体会ibrutinib疗效确切，毒性可以接受，有望成为未来的标准治疗。

利妥昔单抗是第一个抗CD20单克隆抗体，引领抗淋巴瘤治疗进入了一个新纪元。其它新的抗CD20抗体也在不断的开发和研究中，包括ofatumomab、veltuzumab及obinutuzumab（GA101）等。GA101具有一个新的Ⅱ型糖基化位点，增强了诱导ADCC的能力。几项临床试验都表明GA101在FL患者中安全性和有效性较好。

磷脂酰肌醇3-激酶（PI3K）是细胞代谢的一种重要的蛋白质。PI3K有几个重要的生理亚型（α、β、δ、和γ）。GS-1101是一种δ抑制剂，单药GS-1101已报道在复发FL中有效率为62%。进一步研究GS-1101作为单药或联合化疗正在进行。

六、病毒性肝炎的防治

在治疗惰性淋巴瘤的免疫化疗中，与西方国家同行不同，中国医生面临不同的挑战为，在NHL患者具有较高的乙型肝炎病毒（HBV）再激活的风险，尤其是当接受化疗加或不加利妥昔单抗时。HBV的激活可能导致致命的肝功能衰竭。乙型肝炎表面抗原（HBsAg）和乙肝核心抗体（HBcAb）的检测在抗淋巴瘤治疗前是必不可少的。HBsAg和/或抗-HBc阳性的患者应进行基线定量PCR。在约20%至50%例HBsAg阳性和3%至45%的HBcAb阳性的患者中，观察到化疗后HBV再激活。一项荟萃分析显示当接受利妥昔单抗联合化疗时，HBcAb（+）的患者有较高的HBV再激活的风险（相对危险［RR］=5.52，95% CI 2.05~14.85，P=0.0007）。对于接受免疫抑制治疗NHL患者，预防性抗病毒治疗是预防HBV再激活的建议，包括HBsAg阳性或抗-HBc阳性的患者。拉米夫定预防已被证明减少HBsAg阳性的淋巴瘤患者接受免疫抑制细胞毒性药物的HBV再激活的风险（RR=0.21；95% CI，0.13~0.35）。恩替卡韦、替诺福韦和替比夫定具有更好的抗病毒疗效与更低的耐药性。根据

NCCN 指南，常规抗原抗体检测推荐所有患者无抗 CD20 单克隆抗体治疗化疗/开始之前。HBV 病毒载量应在治疗期间每月监测，治疗完成后每 3 个月监测。如果病毒载量持续检测不到，抗病毒治疗预防仍应继续至治疗后 6~12 个月。特别应注意的一点是，在利妥昔单抗维持治疗期间，仍应定期监测 HBV，其中 HBsAg 阳性或抗-HBc 阳性的患者应接受抗病毒治疗。

七、PET/CT 的价值

PET-CT 已经广泛用于多种肿瘤的分期、疗效评价及预后评估。在淋巴瘤中，也用于 DLBCL 和 HL 的临床分期、评价疗效、指导治疗等，但在 iB-NHL 中价值有限。常见的 iB-NHL 中，仅 FL 对 18F-FDG 具有一定的摄取活性，而 SLL/CLL 和 MZL 的摄取活性极低。对 FL 而言，PET/CT 在常规分期、疗效评价、中期评估方面意义较小，可能更多的用于隐匿性病灶的检测以及协助诊断 FL 是否转化为侵袭性淋巴瘤。

67. 多发性骨髓瘤的治疗现状

姜 华，侯 健

第二军医大学长征医院全军骨髓瘤与淋巴瘤疾病中心

在过去的20年里，由于蛋白酶体抑制剂（PI）硼替佐米（BTZ）及免疫调节剂（IMiDs）沙利度胺（Thal）、来那度胺（LEN）在多发性骨髓瘤诱导、巩固、维持治疗多阶段的纳入，已大幅度改善了患者的预后及生活质量。近期研究显示，与预后密切相关的各项细胞遗传学异常的比例，在中国骨髓瘤患者与西方患者间并无显著差别，但存在中位发病年龄较低、病情分期较晚、IgD型比例显著增高（约6%）等特征，其中诊断时分期较晚和IgD型均为预后不良的高危因素[1,2]。多项数据显示以新药（尤其是硼替佐米或来那度胺）为基础的一线诱导方案可以显著提高总体缓解率及缓解质量，特别对于ISS Ⅲ期的高危患者能明显延长生存期。而诱导后采用自体干细胞移植（ASCT）或新药为基础的方案继续进行巩固治疗及新药的长期维持，也是继续提高缓解质量、推迟疾病进展与复发的重要措施。但由于新药的高昂费用及并未纳入我国医保，在我国能够采用新药进行一线治疗，并继续巩固维持或实施ASCT巩固的MM患者比例均明显低于西方及新加坡、日本等发达国家，因此严重限制了整体疗效的提高。

虽然近年来在MM治疗领域已取得了巨大的进展，但对于MM的治疗原则及标准在许多方面还存在很大争议。近来的一系列大型随机临床研究（RCT）结果，不断地为我们的治疗决断提供着强有力的循证医学证据，指引我们去寻找更准确的治疗时机；同时在提高疗效、降低毒副反应及追寻经济成本效益间取得更好的平衡；此外微小残留病（MRD）检测技术的进步，帮助我们更准确地评估疾病缓解深度，有助于指导巩固维持治疗的强度及持续时间。以下就目前的治疗现状及争议点进行简述。

一、MM开始治疗的时机

从前我们认为只需要对症状性MM患者进行治疗，而对于冒烟型MM（SMM）仅采取观望态度。随着愈来愈多的证据提示SMM向症状性MM进展存在很大的异质性，其中的“高危”群体中位进展时间仅为2年左右。来自西班牙的RCT研究也已证实，对于高危SMM给予早期治疗（RD方案诱导继以LEN维持）可以显著延长PFS和OS（3年OS 94% *vs* 80%，$P=0.03$）[3]，该结果不但提示早期干预可以显著改善高危SMM的预后，同时也提醒我们MM的诊断标准也许需要重新审视和判定。国际骨髓瘤工作组（IMWG）因此也提出诊断“早期MM”的三个标准“克隆性浆细胞≥60%；sFLC≥100；或MRI检测>1处骨质破坏”。然而，迄今对于SMM高危人群的定义以及究竟是否应该早期干预还存在着争议和疑问，仍需更多的RCT研究来证实。

（一）SMM的危险分层还有待商榷

Mayo Clinic建立的超高危标准（骨髓浆细胞广泛浸润 克隆性浆细胞≥60%；sFLC≥100）基于小规模回顾性研究，而且其提出的高危标准（骨髓浆细胞≥10%；血清M蛋白≥3 g/dL；FLC（κ/λ）比值<0.125或>8）与PETHEMA的标准（异常/正常骨髓浆细胞≥95%；免疫麻痹）在划分患者危险分层的一致性上仅为28.6%[4]。目前唯一的基于前瞻性研究的危险分层系统—SWOG S0120，除了临床参数（包括血清M蛋白>3 g/dL、受累FLC >25 mg/dL）外，还纳入GEP分析参数（GEP-70危险评分>-0.26)[5]。但鉴于 GEP 的推广难度，预计短期内难以得到广泛的应用和验证。

（二）SMM 早期治疗仍存在争议

近期的 MM 发病及耐药机制研究提示，MM 患者体内存在多种肿瘤细胞克隆，各个克隆在肿瘤微环境中相互竞争共存。早期治疗可能祛除了敏感的主要克隆，但原先的次要克隆由于失去了主要克隆的竞争和抗衡，可能会大量增殖成为耐药克隆，进而导致复发。目前尚不确定早期干预是否会导致耐药克隆的筛选。

因此，在确定早期干预作为高危 SMM 的标准治疗之前，尚需更多的 RCT 研究统一高危 SMM 的特征，并确证能从早期干预中获益的特定患者群。

二、诱导治疗

近年来以 BTZ/IMiDs 为基础联合烷化剂或其他细胞毒药物和地塞米松（Dex）的三药联合方案（如 VCD、PAD、DVD、RAD、VRD）显著提高了治疗的总反应率，特别是高质量缓解（CR 和≥VGPR）比例，已经成为初诊 ASCT 候选患者的标准方案。曾经尝试的四药联合方案（如 VRD+CTX 等）仅获得与以上三药联合方案相当的疗效，同时却引发更高的不良反应发生率[6]。对于年老或不适合 ASCT 的年轻患者，经评估患者的个体情况，包括一般状况、年龄、肾功能、有无近期血栓栓塞事件、基础病变及经济状况等，仍旧首选以新药为基础的方案，包括以 BTZ 为基础的 MPV、BTZ-Pred 或以 IMiDs 为基础 RD（Rd）、MPT、TCyP 等。最近来自 IFM 的大型 RCT 研究结果提示，持续给予 Rd 直至疾病进展，较经典的 MPT（12 周期）或仅 18 周期的 Rd 治疗，显著延长了 PFS（中位 PFS 25.5 个月 *vs* 21.2 个月 *vs* 20.7 个月，$P<0.001$），而且中期分析显示持续 Rd 治疗较 MPT 具有显著的 OS 优势（4 年 OS 59% *vs* 51%，$P=0.02$）。特别是以往 MPR 治疗中较高的第二肿瘤（SPM）发生率在持续 Rd 治疗组反而低于 MPT 组，进一步提示 SPM 发生与既往或同时给予的美法仑有关[7]。基于上述发现，持续 Rd 治疗可能成为初诊非 ASCT 候选者的新标准方案。当然，随着更新的蛋白酶体抑制剂（PI）和 IMiDs（如卡非佐米、ixazomib、泊马度胺等）的陆续纳入，相信初始诱导治疗的疗效会不断地被刷新。

三、巩固与维持治疗

（一）自体移植在新药时代是否依然必要？

ASCT 作为诱导后的巩固治疗，无论诱导方案是否包含新药，都能进一步提高 MM 的缓解质量，而缓解质量与患者生存呈显著的正相关，因此一直以来 ASCT 都作为适合移植患者的首要巩固治疗手段。然而，近年来以 BTZ 和 IMiDs 等新药为基础的两药或三药联合诱导方案，不但显著提高了诱导阶段的总反应率和缓解质量，而且继续作为诱导后的巩固治疗手段可以进一步提升缓解质量、推迟疾病进展。来自北欧的 NMSG 15/05 RCT 研究就证实了诱导方案中不包括 BTZ 的患者，在 ASCT 后采用单药 BZ 进行巩固，显著提高了获得 VGPR 以上的患者比例，并延长了 PFS（27 个月 *vs* 20 个月，$P=0.05$）[8]（Mellqvist et al. Blood 2013；121（23）：4647-4654）。该研究排除了诱导方案中纳入新药 BTZ 的影响，真实地反映了 BTZ 单药作为巩固方案的疗效。纳入新药的巩固方案的卓越疗效不禁让人质疑：在新药时代，ASCT 是否还必要？著名的 Palumbo 教授研究组于 2014 年底，报道了对<65 岁的年轻患者，在接受 4 疗程 RD 方案诱导后随机采用双次 ASCT 或 6 周期的 MPR 进行巩固，界标分析（landmark analysis）显示 ASCT 较 MPR 显著延长了 PFS（中位 PFS 43.0 个月 *vs* 22.4 个月，$P<0.001$）和 OS（4 年 OS 81.6% *vs* 65.3 %，$P=0.02$）[9]。该 RCT 研究结果提示即使在新药时代，ASCT 作为巩固方案的地位仍然不可撼动，至少对以 LEN 为基础的方案如此；但对于起效更为迅速的 BTZ 为基础的方案或者强强联合的 RVD，甚至纳入二代 PI 或 IMiDs 等新药的联合方案而言，是否依然如此，还需要专门的 RCT 研究来加以证实。目前进行中的 DFCI 10~106（NCT01208662）RCT 临床试验，旨在比较年轻患者接受三疗程 RVD 诱导后，随机给予 ASCT 和另外三疗程 RVD 作为巩固，或者直接 5

个疗程的 RVD 作为巩固，两组均以 LEN 单药维持。该研究设计科学合理，将较强的 RVD 三药联合方案与 ASCT 做比较，两组在诱导方案、后续的 3 个疗程 RVD 巩固以及 LEN 长期维持方面完全平行，其结果应该会给我们一个满意的答案。

除了 ASCT 的必要性，ASCT 的时机也颇具争议：究竟应该诱导后早期进行还是可以延迟至疾病复发或进展时再实施？尽管 2005 年来自 Fermand 等的一项 RCT 研究提示早期 ASCT 可以获得显著延长的 EFS，但那时采用的是传统的诱导方案[10]。随后的 2 项回顾性研究，采用含 IMiDs 或其他新药的诱导方案治疗，发现早期（自诊断之日 12 个月内）或延迟 ASCT，无论在 TTP 还是 OS 方面均无明显差异[11,12]。但回顾性研究结果毕竟证据级别不高，在现今的新药时代，需要设计合理的 RCT 研究以明确。目前有 3 项进行中的 RCT 研究（IFM-DFCI、EMNMM-RV-441、GIMEMA MM-RV-209）旨在比较早期和延期 ASCT 的疗效差别。其中 GIMEMA 研究的初步结果已经证实早期 ASCT 可延长 PFS，但未显示出 OS 优势[13]。随着以上研究数据的不断完善，将会为我们揭晓：不同患者群是否具有不同的 ASCT 最佳时机，早期或延迟 ASCT 对 QoL 的影响及延迟 ASCT 导致的新药使用增加的经济成本效益等问题。

因此，基于目前的研究结果，对于 ASCT 候选患者，仍然推荐新药为基础的方案诱导治疗后，联合早期 ASCT 进行巩固。

1. ASCT 的几个相关问题

（1）ASCT 与不良细胞遗传学改变：迄今为止的多项回顾性研究均显示，ASCT 不能改善包括 t（4；14）、t（14；16）、Del 17p、Del 1p21 等细胞遗传学异常所致的不良预后[14~21]。然而，至今也未有任何 RCT 研究证实某种细胞遗传学异常不能接受 ASCT 或者能特别获益于 ASCT。

我们中心通过 134 例的回顾性病例对照研究，发现 ASCT 可显著延长具有 t（4：14）/Del 17p 及 ISS Ⅱ/Ⅲ期的高危组患者的 PFS（30.5 个月 *vs* 11.2 个月，$P<0.001$）和 OS（85.5 个月 *vs* 34.0 个月，$P=0.015$）。

因次，对于具有高危细胞遗传学改变的患者，除了强烈推荐进入临床试验以外，目前在考虑 ASCT 方面与其他患者并无不同。

（2）预测 ASCT 预后的新系统：HCT-CI 指数。

近来的几项关于年长（>65 岁）患者接受 ASCT 的回顾性研究结果进一步证实，年龄>65 岁不是实施 ASCT 的绝对禁忌[22~24]。这几项研究中，年龄 65~75 岁与 60~65 岁的患者接受 ASCT 后预后方面无明显差别。而且对于年长患者，可通过采用降低强度的预处理方案（MEL100）以提高 ASCT 的安全性[25]。最近发现相对年龄而言，原先用于预测异基因 SCT 后非复发相关死亡（non-relapse mortality，NRM）的预后系统——造血细胞移植合并症指数（Hematopoietic cell transplant comorbidity index，HCT-CI，可能能更好地预测 ASCT 相关的风险[26]。HCT-CI 囊括了心功能、肺功能、炎症性肠病、肝肾功能损害等 17 项全身指标，每项 1~3 分，与 KPS 评分系统具有很好的相关性。对于 HCT-CI>2 分或 KPS<90 的患者，需要认真评估 ASCT 的安全性。

（二）Post-ASCT 巩固治疗

Post-ASCT 巩固治疗指 ASCT 后再给予数个疗程与诱导方案类似的联合化疗以进一步清除残余病变，获得更深层次的缓解质量。来自 GIMEMA 的一项单臂试验结果证实 ASCT 后取得 VGPR 以上疗效的患者接受 VTD 巩固后，分子生物学缓解（mCR）比例显著提升（18% *vs* 3%），而且 VTD 巩固后残余肿瘤负荷低于中位值者 PFS 显著延长[27]。该研究中获得的持续 mCR 的缓解质量在非 allo-SCT 情况下非常难以获得。然而，迄今关于 ASCT 后继续采用新药为基础的方案进行再巩固的 RCT 研究为数不多，包括 BTZ 单药 *vs* 无巩固对照组［NMSG 15/05）[28]、VTD *vs* TD（GIMEMA）[29]、Thal-Pred *vs* Pred 单药[30]］，除了最后一项来自澳大利亚的研究提示 ASCT 后采用 Thal-Pred 巩固 12 个月较无巩固组显著延长了 PFS 和 OS，其他两项结果均提示 ASCT 后以 BTZ 为基础的方案巩固仅可延长 PFS，但未显示 OS 优势。而来自 HOVON65/GMMG-HD4 的分析结果显示具有 Del（17p13）的高危患者可特别获益于 ASCT 前后以 BTZ 为基础的治疗，PFS（26.2 个月 *vs* 12.0 个月，$P=0.024$）及 3 年 OS（69% *vs* 17 %，$P=0.028$）均显著延长[31]。

因此笔者认为，在出现更有说服性的 RCT 研究结论之前，可以有选择地在 MRD 检测的前提下实施 ASCT 后巩固治疗：对于 ASCT 后未达 VGPR 以上疗效，或者对于存在高危不良遗传学异常（如 Del17p13）、追求高质量缓解的患者，同时未出现治疗相关的严重不良反应，可考虑继续采用新药为基础的方案进一步巩固；同时最好能监测 MRD 以防治疗过度或强度不够。否则，直接进入维持治疗阶段。

（三）维持治疗

目前多项研究结果提示，诱导巩固治疗后继续采用 IMiDs 或 BTZ 等新药进行维持治疗，能显著延长 PFS 甚至 OS。IFM 在 2006 年首次通过 RCT 研究证实了 VAD 诱导-双次 ASCT 后，采用 Thal 维持较无 Thal 维持组显著延长 EFS（$P=0.002$）、RFS（$P=0.003$）及 OS（$P=0.04$）[32]。此后的几项前瞻性研究[33-35]仅证实了 Thal 单药或联合皮质激素（Dex 或 Pred）较无 Thal 维持组（单用激素或无维持治疗）具有延长 PFS 优势，并无 OS 优势，而且 Thal 维持组出现的显著神经系统、乏力、便秘等不良反应及健康相关 QoL（HRQoL）的明显下降严重限制了 Thal 的长期应用。此外，来自英国 Morgan 教授研究组通过分析 MRCⅨ试验数据，还发现长期 Thal 维持反而不利于具有高危遗传学预后因素患者的总生存[36]。自 2012 年以来，有 3 项前瞻性研究比较 ASCT 后随机采用 LEN 或安慰剂进行维持的疗效，其中仅 CALGB 结果[37]支持 LEN 维持具有延长 PFS 及 OS（$P=0.003$）的双重优势，其余 2 项来自欧洲的结果仅显示 PFS 优势[9,38]，其中 2 项在 LEN 维持组还出现了显著增高的 SPM[37,38]。最近的一篇 meta 分析纳入迄今的 8 项 ASCT 后采用 IMiDs 维持的 RCT 研究（6/8 项基于 Thal 维持），结果显示 IMiDs 维持显著改善 OS 和 PFS，亚组分析提示 Thal 维持具有 OS 和 PFS 双重改善，但 LEN 维持仅延长 PFS，其对 OS 的影响可能还需更长的随访时间才能明确[39]。对于非 ASCT 患者，MM-015[40]及最新的 Palumbo 研究组结果（NCT00551928）[9]均证实 LEN 维持可显著延长 PFS。

迄今关于 BTZ 维持治疗的 RCT 资料较少，尽管 HOVON65MM/GMMG-HD4[41]研究显示 BZ 较 Thal 维持显著延长 PFS（35 个月 *vs* 28 个月，$P<0.001$）和 OS（$P=0.049$）；PETHEMA/GEM[42]研究也提示采用 VT/V-Pred 维持较无 BTZ 组显著延长 PFS。但以上研究在试验设计上并非有意在比较 BTZ 或非 BTZ 维持治疗的疗效，存在诱导方案不同或对照组维持方案不合理等各种混杂因素，因此循证医学证据级别不高。

鉴于以上结果，目前推荐除非存在禁忌证，可采用 IMiDs（Thal 和 LEN）进行维持治疗；因 LEN 可显著改善生存，同时耐受性较好，可作为大多数患者的首选方案。对于存在肾功能不全或伴有不良染色体改变的患者，可考虑采用 BTZ 维持。

四、挽救治疗

（一）何时开始挽救治疗?

当患者出现疾病复发时，不要急于马上给予挽救治疗，首先应对复发情况进行判断，究竟为缓慢无症状复发还是快速有症状性复发。前者通常仅表现为生化检验指标异常，为疾病的缓慢进展，肿瘤负荷较低，患者体力状态好，无明显临床症状，一般不伴有高危细胞遗传学异常；而后者则完全相反，疾病快速进展，伴有高肿瘤负荷，临床症状显著、器官功能受损、患者体力状态差，多伴有高危细胞遗传学异常。对于仅表现为生化复发的患者，我们可以先采取“watch and wait”策略，而对于快速症状性复发患者，需要立即给予积极治疗。

（二）挽救治疗方案

确定挽救方案需要考虑以下几个方面的关键因素：首先为疾病相关因素，包括复发类型（惰性、单部位或侵袭性、多部位）、复发部位（浆细胞白细胞、中枢浸润、髓外病变等）、细胞遗传学特征、肾功能情况等；其次为患者情况，如一般状况、合并症等；最后即为治疗相关因素：包括既往治疗方案及疗效、疗效持续时间、治疗相关的不良反应及改善情况等。对于不同年龄的复发患者，可遵循以下原则：对于年轻 ASCT 后复发者，早期复发（ASCT 后 12 个月内）可选无交叉耐药的联合挽救方案如（VDT-PACE/VDL-PACE/DECP 等），或临床试验新药甚至降低预处理强度的 Allo-SCT；对于 ASCT 后晚期复发（>2~3 年）可重复初始诱导方案或新药为基础的联合诱导，并可考虑再次 ASCT 巩固。对于老年患者，如果在维持治疗阶段出现轻微的生物学复发，应先尝试增加维持药物剂量或加入激素；否则换用不同作用机制的药物或临床试验新药；若一般状况较差，则仅给予姑息治疗（如口服 CTX-Pred）。

五、展 望

随着临床试验新药的不断推陈出新，相信 MM 的治疗效果会不断被刷新。新一代的 PI、IMiDs 已经显示了或提高疗效或降低毒副反应的显著优势，而高效低毒性的各种单克隆抗体类药物，以及 HDAC 抑制剂、信号转导调节剂 Perifosine 等也都已经蓄势待发。在上述新药与经典药物的联合治疗下，相信大部分的患者均可获得疾病的长期稳定控制。随着对 MM 发病及克隆演变机制的逐步揭示，未来需要重点研究具有高危因素及经过多线治疗的复发难治患者、浆细胞白血病及髓外病变的治疗策略。

参 考 文 献

1. Kim K，Lee JH，Kim JS，et al. Clinical profiles of multiple myeloma in Asia-An Asian Myeloma Network study. Am J Hematol，2014，89（7）：751-756.
2. Lu J，Lu J，Chen W，et al. Clinical features and treatment outcome in newly diagnosed Chinese patients with multiple myeloma：results of a multicenter analysis. Blood Cancer J，2014，4：e239.
3. Mateos MV，Hernandez MT，Giraldo P，et al. Lenalidomide plus dexamethasone for high-risk smoldering multiple myeloma. N Engl J Med，2013，369（5）：438-447.
4. Cherry BM，Korde N，Kwok M，et al. Modeling progression risk for smoldering multiple myeloma：results from a prospective clinical study. Leuk Lymphoma，2013，54（10）：2215-2218.
5. Dhodapkar MV，Sexton R，Waheed S，et al. Clinical，genomic，and imaging predictors of myeloma progression from asymptomatic monoclonalgammopathies（SWOG S0120）. Blood，2014，123（1）：78-85.
6. Kumar S，Flinn I，Richardson PG，et al. Randomized，multicenter，phase 2 study（EVOLUTION）of combinations of bortezomib，dexamethasone，cyclophosphamide，and lenalidomide in previously untreated multiple myeloma. Blood，2012，119（19）：4375-4382.
7. Benboubker L，Dimopoulos MA，Dispenzieri A，et al. Lenalidomide and dexamethasone in transplant-ineligible patients with myeloma. N Engl J Med，2014，371（10）：906-917.
8. Mellqvist UH，Gimsing P，Hjertner O，et al. Bortezomib consolidation after autologous stem cell transplantation in multiple myeloma：a Nordic Myeloma Study Group randomized phase 3 trial. Blood，2013，121（23）：4647-4654.
9. Palumbo A，Cavallo F，Gay F，et al. Autologous Transplantation and Maintenance Therapy in Multiple Myeloma. N Engl J Med，2014，371（10）：895-905.
10. Fermand JP，Katsahian S，Divine M，et al. High-dose therapy and autologous blood stem-cell transplantation compared with conventional treatment in myeloma patients aged 55 to 65 years：long-term results of a randomized control trial from the Group Myelome-Autogreffe. J Clin Oncol，2005，23：9227-9233.
11. Kumar SK，Lacy MQ，Dispenzieri A，et al. Early versus delayed autologous transplantation after immunomodulatory agents-based induction therapy in patients with newly diagnosed multiple myeloma. Cancer，2012，18：1585-1592.
12. Dunavin NC，Wei L，Elder P，et al. Early versus delayed autologous stem cell transplant in patients receiving novel therapies for multiple myeloma. Leuk Lymphoma，2013，54：1658-1664.
13. Cavallo F，Spencer A，Gay F，et al. Early autologous stem cell transplantation improves survival in newly diagnosed multiple myeloma patients [abstract]. Haematologica，2014，S1338.

14. Facon T, Avet-Loiseau H, Guillerm G, et al. Chromosome 13 abnormalities identified by FISH analysis and serum beta2-microglobulin produce a powerful myeloma staging system for patients receiving high-dose therapy. Blood, 2001, 97: 1566-1571.

15. Chang H, Sloan S, Li D, et al. The t (4; 14) is associated with poor prognosis in myeloma patients undergoing autologous stem cell transplant. Br J Haematol, 2004, 125: 64-68.

16. Moreau P, Facon T, Leleu X, et al. Recurrent 14q32 translocations determine the prognosis of multiple myeloma, especially in patients receiving intensive chemotherapy. Blood, 2002, 100: 1579-1583.

17. Chang H, Qi C, Yi QL, et al. p53 gene deletion detected by fluorescence in situ hybridization is an adverse prognostic factor for patients with multiple myeloma following autologous stem cell transplantation. Blood, 2005, 105: 358-360.

18. Chang H, Qi X, Jiang A, et al. 1p21 deletions are strongly associated with 1q21 gains and are an independent adverse prognostic factor for the outcome of high-dose chemotherapy in patients with multiple myeloma. Bone Marrow Transplant, 2010, 45: 117-121.

19. Avet-Loiseau H, Attal M, Moreau P, et al. Genetic abnormalities and survival in multiple myeloma: the experience of the Intergroupe Francophone du Myelome. Blood, 2007, 109: 3489-3495.

20. Fonseca R, Blood E, Rue M, et al. Clinical and biologic implications of recurrent genomic aberrations inmyeloma. Blood, 2003, 101: 4569-4575.

21. Neben K, Jauch A, Bertsch U, et al. Combining information regarding chromosomal aberrations t (4; 14) and del (17p13) with the International Staging System classification allows stratification of myeloma patients undergoing autologous stem cell transplantation. Haematologica, 2010, 95: 1150-1157.

22. Merz M, Neben K, Raab MS, et al. Autologous stem cell transplantation for elderly patients with newly diagnosed multiple myeloma in the era of novel agents. Ann Oncol, 2014, 25: 189-195.

23. Ozaki S, Harada T, Saitoh T, et al. Survival of multiple myeloma patients aged 65-70 years in the era of novel agents and autologous stem cell transplantation. A multicenter retrospective collaborative study of the Japanese Society of Myeloma and the European Myeloma Network. Acta Haematol, 2014, 132: 211-219.

24. Bashir Q, Shah N, Parmar S, et al. Feasibility of autologous hematopoietic stem cell transplant in patients aged ≥70 years with multiple myeloma. Leuk Lymphoma, 2012, 53: 118-122.

25. Palumbo A, Bringhen S, Petrucci MT, et al. Intermediate-dose melphalan improves survival of myeloma patients aged 50 to 70: Results of a randomized controlled trial. Blood, 2004, 104: 3052-3057.

26. Saad A, Mahindra A, Zhang MJ, et al. Hematopoietic cell transplant comorbidity index is predictive of survival after autologous hematopoietic cell transplantation in multiple myeloma. Biol Blood Marrow Transplant, 2014, 20: 402-408.

27. Ladetto M, Pagliano G, Ferrero S, et al. Major tumor shrinking and persistent molecular remissions after consolidation with bortezomib, thalidomide, and dexamethasone in patients with autografted myeloma. J Clin Oncol, 2010, 28 (12): 2077-2084.

28. Mellqvist UH, Gimsing P, Hjertner O, et al. Bortezomib consolidation after autologous stem cell transplantation in multiple myeloma: a Nordic Myeloma Study Group randomized phase 3 trial. Blood, 2013, 121: 4647-4654.

29. Spencer A, Prince HM, Roberts AW, et al. Consolidation therapy with low-dose thalidomide and prednisolone prolongs the survival of multiple myeloma patients undergoing a single autologous stem-cell transplantation procedure. J Clin Oncol, 2009, 27: 1788-1793.

30. Cavo M, Pantani L, Petrucci MT, et al. Bortezomib-thalidomide-dexamethasone is superior to thalidomide-dexamethasone as consolidation therapy after autologous hematopoietic stem cell transplantation in patients with newly diagnosed multiple myeloma. Blood, 2012, 120: 9-19.

31. Neben K1, Lokhorst HM, Jauch A, et al. Administration of bortezomib before and after autologous stem cell transplantation improves outcome in multiple myeloma patients with deletion 17p. Blood, 2012, 119 (4): 940-948.

32. Attal M, Harousseau JL, Leyvraz S, et al. Maintenance therapy with thalidomide improves survival in patients with multiple myeloma. Blood, 2006, 108: 3289-3294.

33. Maiolino A, Hungria VT, Garnica M, et al. Thalidomide plus dexamethasone as a maintenance therapy after autologous hematopoietic stem cell transplantation improves progression-free survival in multiple myeloma. Am J Hematol, 2012, 87: 948-952.

34. Stewart AK, Trudel S, Bahlis NJ, et al. A randomized phase 3 trial of thalidomide and prednisone as maintenance therapy after ASCT in patients with MM with a quality-of-life assessment: the National Cancer Institute of Canada Clinicals Trials Group Myeloma 10 Trial. Blood, 2013, 121: 1517-1523.
35. Morgan GJ, Gregory WM, Davies FE, et al. The role of maintenance thalidomide therapy in multiple myeloma: MRC Myeloma IX results and meta-analysis. Blood, 2012, 119: 7-15.
36. Brioli A, Kaiser MF, Pawlyn C, et al. Biologically defined risk groups can be used to define the impact of thalidomide maintenance therapy in newly diagnosed multiple myeloma. Leuk Lymphoma, 2013, 54 (9): 1975-1981.
37. McCarthy PL, Owzar K, Hofmeister CC, et al. Lenalidomide after stemcell transplantation for multiple myeloma. N Engl J Med, 2012, 366: 1770-1781.
38. Attal M, Lauwers-Cances V, Marit G, et al. Lenalidomide maintenance after stem-cell transplantation for multiple myeloma. N Engl J Med, 2012, 366: 1782-1791.
39. Ye X, Huang J, Pan Q, Li W. Maintenance therapy with immunomodulatory drugs after autologous stem cell transplantation in patients with multiple myeloma: a meta-analysis of randomized controlled trials. PloS One, 2013, 8: e72635.
40. Palumbo A1, Hajek R, Delforge M, et al. Continuous lenalidomide treatment for newly diagnosed multiple myeloma. N Engl J Med, 2012, 366 (19): 1759-1769.
41. Sonneveld P, Schmidt-Wolf IG, van der Holt B, et al. Bortezomib induction and maintenance treatment in patients with newly diagnosed multiple myeloma: results of the randomized phase Ⅲ HOVON-65/GMMG-HD4 trial. J Clin Oncol, 2012, 30 (24): 2946-2955.
42. Rosinol L, Oriol A, Teruel AI, et al. Maintenance Therapy After Stem-Cell Transplantation for Multiple Myeloma with Bortezomib/Thalidomide Vs. Thalidomide Vs. alfa2b-Interferon: Final Results of a Phase Ⅲ Pethema/GEM Randomized Trial. ASH 2012 (Abstract 334)

68. 淋巴瘤治疗的新靶点、新药物和新技术

姜文奇，孙 鹏

中山大学肿瘤防治中心

随着我国淋巴瘤的发病率节节攀升，目前我国每年新发淋巴瘤患者超过8万人，死亡人数超过4万人。因此，提高淋巴瘤的治疗效果已经成为我国肿瘤医生和研究人员的关注热点。由于淋巴瘤基础研究的不断深入，越来越多的淋巴瘤治疗靶点被发现，大量新的治疗药物和治疗手段不断涌现，呈现日新月异的变化。本文将在信号通路、靶向治疗、免疫治疗新技术等几个方面分别阐述恶性淋巴瘤治疗的最新进展，并且汇报我们团队的有关研究工作成果。

一、淋巴瘤治疗中的新分子靶点

近年来分子生物技术的不断发展，细胞凋亡、血管生成和细胞运动的基因和分子机制等被更加清晰的阐明。在恶性淋巴瘤领域，相关的信号通路以及基因的表达和调控等分子生物机制的研究也取得了不小的突破。

B细胞受体（BCR）和BTK激酶抑制剂Ibrutinb近年来被称为是治疗B细胞淋巴瘤的突破性成果。BCR复合物及其介导的下游信号途径在正常B细胞及多种B细胞肿瘤中发挥着至关重要的作用，调控其途径关键分子的活性可以选择性地促进或抑制特定B细胞扩增。其中，BTK和SYK位于BCR通路远端，可放大下游BCR通路信号。BTK属于非受体酪氨酸激酶Tec家族的成员，在B淋巴细胞、嗜碱性粒细胞、单核细胞等细胞中均有表达。BTK信号通路的持续活化，会抑制B细胞的分化与凋亡，最终诱发淋巴瘤的发生。

BCR信号转导可以使PI3K/Akt/mTOR信号通路的PI3K活化，并导致PDK1和PDK2激活。活化的PDK1和PDK2可进一步激活AKT。活化的AKT通过磷酸化作用激活或抑制其下游靶蛋白，mTOR则是其中的关键成分。PI3K/AKT/mTOR信号通路在多种NHL中存在异常表达；特别是在GCB型弥漫大B细胞淋巴瘤中（DLBCL），PTEN的缺失导致了PI3K/Akt/mTOR信号通路的异常激活，为该通路的靶向治疗在GCB型DLBCL中的应用提供了基础理论依据。

SYK是BCR信号通路的下游信号分子，其活化后促进第二信使的产生，使BCR相关蛋白激酶与一些信号通路桥接起来，导致多种下游分子磷酸化，其中就包括了BTK激酶。活化的BTK可进一步导致MAPKs和NF-κB信号通路的活化，调控B细胞的存活、增殖和分化。

NF-κB是一种广泛分布的转录调节因子，与肿瘤的发生发展有密切关系。NF-κB通路的异常激活可以上调一系列抗凋亡基因的表达（Bcl-2、TRAFs和IAPs等），是诱导细胞持续恶性增殖的重要原因。近期研究表明在多种类型的非霍奇金淋巴瘤中（例如ABC-DLBCL、MALT淋巴瘤、套细胞淋巴瘤和成人T细胞淋巴瘤等）均已被证实存在NF-κB信号通路的异常活化。

组蛋白乙酰基转移酶（HATs）和组蛋白脱乙酰基转移酶（HDACs）在细胞基因转录水平发挥重要调节作用。HATs通过把乙酰基添加到组蛋白上，从而疏松染色质DNA结构，促进转录因子结合。HDACs则负责从组蛋白上脱去乙酰基从而中断转录。组蛋白乙酰化酶（HAT）和组蛋白去乙酰化酶（HDACs）之间的动态平衡维持了机体的遗传稳定性。细胞内的这种平衡被打破后即会导致正常的细

胞周期和代谢行为的改变而诱发肿瘤。肿瘤细胞内的 HDACs 高表达，抑制促分化和促凋亡基因的转录，表现为恶性增殖。

CDK 是推动细胞周期运转的主要动力，其活性主要受 Cyclins 蛋白的严格调控，Cyclin D1 则是其中最重要的蛋白。在套细胞淋巴瘤中，存在特异性的染色体易位 t（11；14），促进了 Cyclin D1 在淋巴瘤细胞内的过度表达。Cyclin D1 过表达可使细胞失去对生长因子的依赖，使 G1/S 调控点失控，细胞恶性重复增殖。此外，Cyclin D1 还可以作为协同因子，增加其他癌基因（ras、src 和 E1A）的癌转化作用。

Bcl-2 是抗细胞凋亡蛋白之一，通过抑制细胞内质网中钙离子的释放、调节抗氧化途径抑制 p53 蛋白作用从而调控细胞增殖和凋亡。特别是在滤泡型淋巴瘤中，由于染色体发生特殊易位，bcl-2 基因在免疫球蛋白重链基因启动子调控下过表达，诱导淋巴瘤细胞恶性增殖。

JAK-STAT 通路由 JAK 家族和 STAT 家族信号转导蛋白组成，能够调节正常细胞周期及细胞因子的作用，JAK-STAT 通路由于成员较多，作用复杂，在细胞炎症及免疫中均有重要作用。研究发现 JAK-STAT 在霍奇金淋巴瘤（HL）、ABC 型 DLBCL、原发纵隔 B 细胞淋巴瘤（PMLBCL）、NK/T 细胞淋巴瘤中均异常表达。在霍奇金淋巴瘤和原发性纵隔 B 细胞淋巴瘤的细胞株中，JAK2 与 JMJD2c 基因相互作用，改变表观基因组的表达，促进 myc 基因的表达。

PD-1 是 CD28 共刺激受体超家族的膜蛋白，主要表达于 B 淋巴细胞、T 淋巴细胞、NK 细胞、NKT 细胞以及巨噬细胞表面。被抗原激活的 T 淋巴细胞表面会短暂地表达 PD-1，而 PD-1 的持续表达可能会导致 T 细胞功能紊乱和免疫抑制。淋巴瘤细胞在其表面表达 PD-1，并通过 PD-1 对 T 细胞的抑制作用逃避免疫监视。临床前研究发现，使用封闭 PD-1 和 PD-L1 的抗体可使肿瘤浸润淋巴细胞的 PD-1 和 PD-L1 的表达下降，增强抗肿瘤反应、延缓肿瘤生长和促进攻击肿瘤细胞的免疫反应。在霍奇金淋巴瘤和原发性纵膈大 B 细胞淋巴瘤细胞系中，PD-L1 表达增加，JAK-STAT 通路激活，表现为不受控制的细胞增殖。在 NK/T 细胞淋巴瘤中，PD-1 和 PD-L1 的高表达被发现同不良预后密切相关。

二、淋巴瘤治疗的新靶向药物

自从 15 年前利妥昔单抗作为抗 CD20 抗体发明和应用于临床之后，在 B 细胞淋巴瘤的治疗上取得了划时代的进步，但对难治复发性淋巴瘤和 T 细胞淋巴瘤的疗效不甚理想。近年来通过对淋巴瘤发病机制的研究，一些各种类型淋巴瘤的新的靶向药物已在全球进行了多项多中心国际临床试验并且获得很大的进展。

（一）作用于细胞表面标志的单克隆抗体

CD20 是恶性淋巴瘤靶向治疗最早的作用靶点，CD20 单克隆抗体——美罗华的问世开创了肿瘤靶向治疗的先河。新的人源化抗 CD20 单抗通过对 Fc 段进行重组设计，降低了免疫原性并增加了对 FcγRⅢa 受体的亲和力，包括 Ofatumumab（OFA）、GA101 等。

OFA 是一种完全人源化的抗 CD20 单抗，可更好地结合 CD20 细胞外环，有效地杀死靶细胞。OFA 不仅可杀伤对利妥昔单抗敏感的细胞，也可有效杀伤对利妥昔单抗耐药的细胞。在一项 OFA 与 CHOP 联合用于一线治疗滤泡性淋巴瘤的Ⅱ期临床试验中，59 例患者的总有效率为 90%～100%，CR 或不确定 CR 率为 62%，O-CHOP 被证明是安全有效的针对滤泡性淋巴瘤患者的一线治疗方案。2015 年 Lancet 发表了一项大宗Ⅲ期临床研究结果，447 例初治的 CLL 患者随机接受了 OFA 联合克拉屈滨治疗或单用克拉屈滨治疗，联合组取得了明显的 PFS 的延长。

GA101 是一种人源化的抗 CD20 的单克隆抗体。现有的临床研究结果提示，利妥昔单抗治疗过或治疗无效的患者，GA101 仍然有效。GAUGUIN 研究分别在Ⅰ期和Ⅱ期试验中观察了 GA101 在复发难治的慢性淋巴细胞白血病（CLL）中的有效性和安全性。该研究结果显示，GA101 单药治疗复发难治的 CLL，中位无进展生存（PFS）和中位肿瘤缓解持续时间（DOR）分别达到了 10.7 个月和 8.9 个月。目前多项研究正在观察 GA101 联合化疗治疗初治或复发难治的 B 细胞淋巴瘤的疗效，结果值得期待。

Brentuximab vedotin（SGN-35）是由 CD30 单克隆抗体偶联可分裂蛋白酶链接肽与微管蛋白阻滞剂的抗体-化疗药物结合物，可靶向结合至 CD30 表达细胞后发生内化，蛋白水解裂解释放微管蛋白阻滞剂，阻滞细胞周期杀伤靶细胞。该药物是近几年治疗霍奇金淋巴瘤和 CD30 阳性的间变大细胞淋巴瘤的“明星药物”。2014 年的一项有关 SGN-35 的Ⅱ期研究对初治 HL 先给予该药两疗程续以 ABCD 方案治疗进行了评估，结果提示 SGN-35 两个疗程后的代谢缓解率高达 92%。对于复发/难治 HL，SGN-35 联合苯达莫司汀获得了高达 82%的 CR 率，可使得此类患者在移植前达到最大程度的缓解。2015 年最新的荟萃分析显示，SGN-35 的使用明显延长了移植后复发难治 HL 患者的总生存。Jacobsen 等报道了 SGN-35 用于 49 例 CD30 阳性弥漫大 B 细胞淋巴瘤患者的研究结果，显示了 44%的总有效率。对于 CD30 阳性的非霍奇金淋巴瘤，SGN-35 的疗效值得期待。

（二）BTK 和 PI3K 抑制剂

BTK 抑制剂 Ibrutinib 是近年 B 细胞 NHL 的突破性药物，在 MCL、CLL/SLL、DLBCL 等瘤种中均疗效显著。2014 年 NEJM 发表了 Ibrutinib 和 Ofatumumab 在复发难治 CLL/SLL 中的头对头比较的研究结果。总计入组 391 例患者，在中位随访 9.4 个月后，Ibrutinib 未能观察达到中位 PFS，为另一组 PFS 为 8.1 个月；ORR 分别为 42.6%和 4.1%，1 年的 OS 分别为 90%和 81%，各项指标均具有统计学差异。针对携带 17p 缺失突变的 CLL/SLL 患者开展的最大的前瞻性研究中，Ibrutinib 单药取得了 82.6%的总有效率，1 年 PFS 为 79%，OS 为 88.3%。该研究证实，即使是携带染色体异常缺失突变的高风险群体以及多线难治的患者群体，Ibrutinib 亦可产生明显获益。对于复发/难治性 MCL，Ⅱ期临床研究显示 Ibrutinib 单药总有效率为 67%，中位缓解持续时间为 17.5 个月。而 Ibrutinib 联合利妥昔单抗治疗 MCL 在Ⅱ期研究中则取得更高的有效率（87%），特别是 Ki-67<50%的患者中疗效更好。在 DLBCL 中，亚型不同，Ibrutinib 的有效率也不同。Willson 等报道，Ibrutinib 在 ABC-DLBCL 中有效率为 40%，而在 GCB-DLBCL 中有效率仅为 5%。

ONO-4059 是继 Ibrutinib 之后又一个 BTK 抑制剂，有望成为淋巴瘤患者的新选择，Ⅰ期研究中该药物在高危以及复发/难治性 CLL 患者中取得了 84%的总有效率。另外的一些更新的 BTK 抑制剂，如 PLS-123 则在体外实验中显示出了较 Ibrutinib 更强的活性，需要体内研究的进一步结果。

Idelalisib（CAL-101）是选择性 PI3Kδ 小分子抑制剂，目前 FDA 批准了 Idelalisib 用于联合利妥昔单抗治疗复发性 CLL，单药治疗复发性 FL 和复发性 SLL。同时，欧盟还批准了 Idelalisib 一线用于 17p 缺失或 p53 突变的 CLL 患者。在对比 Idelalisib 联合利妥昔单抗与利妥昔单抗单药在难治 CLL 中有效性和安全性的Ⅲ期随机对照研究中，联合用药组相比于单药组显著改善了中位 PFS（未达到 *vs* 5.5 个月）、ORR（81% *vs* 13%）和 1 年 OS（92% *vs* 80%），且在 17p 缺失的患者中取得了 100%的 ORR 率。对于复发性 FL，Idelalisib 单药也取得了 54%的总有效率，中位缓解时间为 12 个月。Brown 在一项Ⅰ期临床研究中探索了另一种泛 PI3K 抑制剂——Pilaralisib 的疗效，60%的患者观察到了肿瘤显著缩小（>50%），56%的患者取得了半年以上的 PFS。

（三）蛋白酶体抑制剂

硼替佐米（Bortezomib）是一种可逆性的 26S 蛋白酶体抑制剂，对肿瘤细胞活化 NF-KB 信号通路有很强的抑制作用，阻断 NF-κB 的信号传导过程，最终诱发肿瘤细胞的凋亡，已批准用于治疗多发性骨髓瘤和 MCL。此外，有临床研究表明相比 GCB 型的 DLBCL，硼替佐米在 ABC 型 DLBCL 中有更好的抗肿瘤活性，可能和 ABC 型 DLBCL 依赖 NF-κB 的信号传导有关。

2015 年 NEJM 杂志报道了硼替佐米用于初治套细胞淋巴瘤的研究结果，这项Ⅲ期临床试验纳入 487 名新诊断的不适合或不考虑干细胞移植的 MCL 成人患者，随机分配接受 R-CHOP 或 VR-CAP（硼替佐米替代了长春新碱）方案的治疗，R-CHOP 组和 VR-CAP 组的中位 PFS 分别为 16.1 个月和 30.7 个月。该研究进一步证实了硼替佐米在 MCL 一线治疗中的疗效。2015 年 Horton 等还报道了硼替佐米联合异环磷酰胺、长春瑞滨治疗复发难治 HL 的Ⅱ期研究，总计取得了 83%的总有效率。硼替佐米在其他类型 NHL 中的进一步探索研究值得期待。

Carfilzomib 是一种新型的蛋白酶体抑制剂，在体外实验中显示出了不错的抗肿瘤细胞活性，但 2015 年最新报道的Ⅰ期临床试验中其疗效并不明确。

（四）mTOR 抑制剂

雷帕霉素是最早发现的 mTOR 抑制剂，但是由于其生物利用度较低、水溶性差等缺点，在临床上并未广泛应用。目前 FDA 批准的 mTOR 抑制剂有依维莫司（Everolimus）和西罗莫司（Temsirolimus）。2010 年芝加哥大学的一项Ⅱ期临床实验结果显示西罗莫司在 FL 治疗上的应用前景，单药治疗复发进展的 FL 患者的 ORR 为 53.8%，其中 CR 率为 25.6%，中位 PFS 到达 12.7 个月。2011 年 Witzig 等作者在一项Ⅱ期临床试验中报道了依维莫司单药治疗多种类型的 B-NHL 的疗效，对复发难治 DLBCL、MCL 和 FL 患者的总 ORR 均为 30%左右，中位缓解时间约为 5.7 个月。目前该系列小分子抑制剂联合化疗的临床试验仍在进行中。2014 年 Wang 等报道了一项伊维莫斯治疗难治性或不能耐受硼替佐米的 MCL 患者的Ⅱ期单臂研究，结果显示 PFS 和 OS 分别为 4.4 个月和 16.9 个月。2015 年 Blood 杂志报道了伊维莫斯用于 T 细胞淋巴瘤体外实验和Ⅱ期临床研究的结果。该项研究第一次证实了伊维莫斯在体外和体内的抗 T 细胞淋巴瘤的活性，入组了总计 16 例各型 T 细胞淋巴瘤患者，取得了 44%的 ORR，PFS 和 OS 分别为 4.1 个月和 10.2 个月。

（五）调节肿瘤微环境和针对免疫通路的药物

免疫调节药物是治疗淋巴瘤的有效药物，近年研究较多的是来那度胺。目前研究发现这类药物具有拮抗肿瘤血管生成、促进免疫监视、抑制 AKT/MAPK/STAT3 通路和调 NF-κB 通路等作用，但其抗淋巴瘤的具体机制并未完全阐明。美国 FDA 批准来那度胺治疗复发套细胞淋巴瘤（MCL）是基于 EMERGE 研究的结果。2015 年 EMERGE 研究报道的长期随访结果显示，既往接受过两种或两种以上的疗法 MCL 患者群体，应用来那度胺治疗后取得了 28%的 ORR%，中位缓解持续时间和总生存分别为 16.6 个月和 20.9 个月，中位 PFS 为 4.0 个月，其中 Ki-67 较低者生存时间相对较长。在欧洲多中心Ⅱ期临床研究 SPRINT 中，比较了来那度胺单药和研究者自行选择的其他单药治疗复发/难治 MCL 的疗效，显示来那度胺显著改善了 ORR 和 PFS。CALGB50501 研究的最终结果显示，来那度胺联合硼替佐米在复发/难治 MCL 中有效率为 30%，1 年 OS 为 68%。

而在 DLBCL 中，一项国际多中心临床研究在复发/难治 DLBCL 中将来那度胺与研究者选择的单药进行对比，结果显示来那度胺在传统的 R-CHOP 方案疗效欠佳的非 GCB 亚型中可显著改善 ORR、PFS 和 OS。此外，在 REAL 07 研究中，来那度胺联合 R-CHOP21 方案在初治老年 DLBCL 患者中也显示了良好的安全性和有效性。

2014 年 Lancet Oncology 报道了一项来那度胺联合美罗华用于惰性淋巴瘤的开放性Ⅱ期研究的结果，总计纳入 110 例患者（50 例 FL，30 例 MZL 和 30 例 CLL/SLL），取得了高达 90%的 ORR（63% CR，27%PR），且毒副作用可以耐受。另一项对比来那度胺联合美罗华和单纯化疗治疗 FL 的Ⅲ期随机对照研究（NCT01476787）亦在进行之中。我们期待在未来的研究中，来那度胺这类药物的作用机制以及疗效预测因子能被进一步揭示。

针对肿瘤免疫的靶向治疗是近年来的热点之一，其中程序性细胞死亡因子 1（PD-1）单克隆抗体药物在黑色素瘤、非小细胞肺癌等实体瘤中均取得了显著的效果。PD-1 的抗体在淋巴瘤中的治疗作用近期逐渐得到明确。2015 年 NEJM 杂志公布了 PD-1 单克隆抗体 Nivolumab 治疗霍奇金淋巴瘤的Ⅰ期临床试验结果。该研究共纳入 23 例复发难治 HL 患者（既往都接受包括 Brentuximab vedotin 和移植在内的治疗），中位随访 40 周，ORR 高达 87%，其中 4 例取得完全缓解，16 例部分缓解，结果令人振奋。Pembrolizumab 的Ⅰ期临床试验结果同样令人鼓舞，入组 29 例复发难治 HL 患者，ORR 达到了 66%（6 例 CR、13 例 PR），纳入的患者都是 Brentuximab vedotin 治疗失败或干细胞移植治疗失败的复发难治 HL 患者。此外，Pidilizumab 联合利妥昔单抗在复发 FL 中的 ORR 为 66%（CR 52%），且耐受性良好。

CTLA-4 是一种白细胞分化抗原，是 T 细胞上的一种跨膜受体，与 CD28 共同享 B7 分子配体，而 CTLA-4 与 B7 分子结合后诱导 T 细胞免疫逃避，参与免疫反应的负调节（免疫抑制）。2011 年美国 FDA 批准的免疫检查点抑制剂 Ipilimumab，可靶向免疫检查点受体细胞毒性 T 淋巴细胞抗原 4（CTLA4），即被证明可有效治疗晚期黑素瘤。在早年的Ⅰ期临床研究中，Ipilimumab 显示了一定的抗 B-NHL 的活性，期待进一步的研究结果。

（六）组蛋白去乙酰化酶抑制剂（HDACi）

组蛋白去乙酰化酶抑制剂（HDACi）在外周 T 细胞淋巴瘤治疗研发方面取得较大成果。Romidepsin 单药治疗复发/难治性外周 T 细胞淋巴瘤（PTCL），可获得 25%的 ORR，超过半数达到 CR/CRu 的患者可获得一年以上的缓解。Romidepsin 联合 CHOP 方案对于初治 PTCL，在 Ro-CHOP Ⅰ B/Ⅱ期研究中可获得 41%的 ORR，对 T/NK 细胞淋巴瘤、AITL、PTCL-NOS 等各亚型均有不错的疗效。2015 年 NCI1312 研究结果公布，84 例皮肤 T 细胞淋巴瘤和 47 例 PTCL 患者入组，总有效率为 38%，特别是在多线治疗的 PTCL 中也取得了 32%的有效率。在 PTCL 中对比 CHOP 和 Ro-CHOP 方案的Ⅲ期多中心临床研究也正在进行中。

特别值得一提的是，由我国自主研发的西达本胺（爱谱沙）是国内企业——深圳微芯生物自主研发的具有全球专利保护的全新分子体、国际上首个亚型选择性组蛋白去乙酰化酶（HDAC）口服抑制剂、国家 1.1 类新药，于 2014 年 12 月 23 日获国家食品药品监督管理总局（SFDA）批准上市。西达本胺从发现到获批前后历时 12 年，是国家“863”、十一五及十二五“重大新药创制”专项课题。西达本胺注册性Ⅱ期临床试验结果表明，其单药治疗应用的主要疗效指标客观缓解率为 28%，三个月的持续缓解率为 24%，与国外同类药物基本相当，但安全性和耐受性更优，具有广阔的应用前景。

（七）其他靶向治疗药物

Obtoclax 是一种诱导凋亡的药物，可以与许多 BCL-2 家族成员结合，包括 BCL-2、BCL-XL 和 MCL-1。Obtoclax 联合氟达拉滨、利妥昔单抗治疗复发 CLL 的Ⅰ期临床研究中，有 54%的患者达 PR。Navitoclax（ABT-263）与 BCL 家族蛋白均有较高的亲和性，并与蛋白酶体抑制剂、CD20 单克隆抗体有协同作用。ABT-263 单药在 B 细胞淋巴瘤中疗效不明显，仍处于临床试验中。ABT-199 是口服有效的 BCL-2 小分子抑制剂，具有高度选择性。ABT-199 在Ⅰ期临床试验中用于 67 例复发难治 CLL/SLL 患者，全组人群取得了 84%的总有效率。体外研究甚至发现 ABT-199 和 Ibrutinib 联合加强对 CLL 的作用。

Fostamatinib 是首批用于抑制 BCR 途径的药物之一，为 SYK 激酶抑制剂 R406 的前体药物，该药物能够抑制 BCR 信号转导，抑制恶性 B 细胞的增殖。2010 年 Blood 杂志报道了应用 Fostamatinib 治疗复发难治性 B 细胞淋巴瘤的Ⅰ/Ⅱ期的临床试验结果。受试者包括 23 例 DLBCL，21FL，11 例 CLL 及 9 例 MCL 患者。ORR 分别为 10%（FL 和 MCL）、22%（DLBCL）及 55%（CLL）。

Flavopiridol 是第一个进入肿瘤治疗临床实验的 CDK 抑制剂，可通过抑制 CDK 的生物学活性达到抑制肿瘤细胞增殖的效果。并且在Ⅰ、Ⅱ期临床试验中针对多种肿瘤（白血病、多发性骨髓瘤、淋巴瘤等）显示出良好的抑瘤效应。2014 年 Jones 等报道了 Flavopiridol 用于复发难治 NHL 的Ⅰ期临床研究结果，总计 26%的患者取得了临床获益，14%的患者取得了肿瘤的部分缓解。

三、淋巴瘤的免疫治疗新技术

（一）免疫治疗——治愈淋巴瘤的“明日之星”

过继 T 细胞疗法（adoptive cell transfer therapy，ACT 疗法）包括肿瘤浸润 T 细胞（TIL）疗法、嵌合抗原受体 T 细胞疗法（CAR-T）、和 T 细胞受体疗法（TCR）。嵌合型抗原受体基因修饰的 T 细胞（CAR-T）是通过基因修饰的手段，使能特异性识别靶抗原的单克隆抗体的单链可变区（scFv）表达在 T 细胞表面，同时 scFv 通过跨膜区与人工设计的 T 细胞胞内的活化增殖信号域相偶联。这样，T 细胞的免疫功能与单克隆抗体对靶抗原的特异性识别相结合起来，发挥特异性的杀伤作用。此外 CAR-T

还能够以非 MHC 限制性的方式杀伤靶细胞。

2010 年，美国国立癌症研究所的 Kochenderfer 首次报道了抗 CD19 的 CAR-T 细胞成功治疗复发难治 FL 的病例。2012 年 Kochenderfer 报道了 8 例复发难治 B-NHL 患者接受 CAR-T 细胞治疗的结果，其中 3 例 FL，4 例 CLL，1 例脾边缘区 B 细胞淋巴瘤（SMZL）。经 CAR-T 细胞治疗后 1 例 CR，5 例 PR，1 例 SD。2013 年的 ASH 会议上 Kochenderfer 报道了更大样本量的研究，14 例复发难治 B-NHL 患者接受 CAR-T 细胞治疗，其中 8 例原发纵隔大 B 细胞淋巴瘤（PMBCL）或 DLBCL，4 例 CLL，1 例 SMZL，1 例惰性 B-NHL。8 例 PMBCL 或 DLBCL 中有 5 例在细胞治疗后达到 CR 或 PR。来自 Pennsylvania 大学的 CAR-T 细胞治疗也取得不错的疗效。2013 年 ASH 会议上 Pennsylvania 大学报道了他们的最新研究结果。14 例复发难治 CLL 患者接受 CAR-T 细胞治疗，8 例患者有效（有效率 57%），其中 3 例患者达到 CR 且均未复发，5 例患者达到 PR。目前 CAR-T 疗法在临床研究上处于领先地位的药物是诺华的 CLT019。CLT019 在一项复发难治 B 细胞急性白血病的临床研究中取得了近 90% 的完全应答率，治疗 6 个月的无进展生存率 67%，最长的肿瘤缓解时间达到两年。

此外，抗 CD20 的 CAR-T 细胞治疗亦有部分研究报道。Till 等在 2012 年 Blood 杂志上报道了他们的探索性研究结果。4 例复发难治的惰性淋巴瘤和套细胞淋巴瘤患者，接受了抗 CD20 的 CAR-T 细胞治疗后，2 例患者取得了长期的无病生存。

（二）Toll 样受体激动剂治疗淋巴瘤的新思路

淋巴瘤的发生是机体受外环境的不良刺激和机体内在易感性共同作用的结果。免疫调节紊乱，免疫监控能力下降，导致机体易患淋巴瘤。反之，从免疫途径对该病进行干预，对淋巴瘤也可起到治疗作用。因此，通过免疫综合疗法，激活人体自身免疫系统进行抗肿瘤治疗，是淋巴瘤治疗的新方向。Toll 样受体（TLR）是参与非特异性免疫的一类重要分子，也是机体免疫系统中，连接非特异性免疫和特异性免疫的桥梁。2011 年度诺贝尔医学和生理奖授予了 Bruce A. Beutler 和 Jules A. Hoffmann，正是由于他们发现了第一个 Toll 样受体 TLR-4。小分子 Toll 样受体激动剂可以高效无毒性的提高机体的免疫活性，具有分子量小、易于合成改造、不影响机体的免疫系统、体内稳定和代谢途径清晰等特点。Toll 样受体激动剂诸多的优点是其成为现今肿瘤免疫治疗的又一新突破口。

我们研究小组在国内首次使用具有自主知识产权的 Toll 样受体激动剂进行淋巴瘤治疗的创新性研究（*Journal of Hematology and Oncology*，4 March 2015）。实验显示，此 TLR-7 激动剂在体外对 T 淋巴瘤细胞 EL4 无促凋亡作用，且不造成细胞周期变化，无体外抗肿瘤活性，但在体内可诱导 IL-12 等免疫因子的生成，并激活免疫系统，明显抑制肿瘤生长。Toll 样受体激动剂结合化疗等疗法，既可通过 Toll 样受体激动剂激活免疫系统，抑制和杀伤肿瘤，亦可通过化疗法杀伤肿瘤后，释放肿瘤特异性抗原（TSA），刺激免疫系统产生特异性抗体，增加记忆了 T 细胞对肿瘤特异性抗原 TSA 的记忆性，达到抗肿瘤效果，从而可能克服一直以来阻碍淋巴瘤治疗的核心问题——高复发率，并且提高长期存活率，此项研究淋巴瘤的治疗提供新的思路。

69. 淋巴瘤的病理诊断

李 敏，高子芬

北京大学基础医学院病理学系 北京大学第三医院病理科

恶性淋巴瘤是来源于淋巴造血系统的恶性肿瘤，其发病率近年增长迅速，已进入我国常见恶性肿瘤的前十位。随着对淋巴瘤研究的不断深入，目前淋巴瘤的病理诊断与分型、分期和治疗方法等多方面均有了较大的进展。

恶性淋巴瘤是一组异质性很强的疾病。在目前广泛使用的 WHO 分类中，恶性淋巴瘤被分为霍奇金淋巴瘤和非霍奇金淋巴瘤两大类。HL 又分为结节性淋巴细胞为主型和经典型，经典型霍奇金淋巴瘤（CHL）包括结节硬化、富于淋巴细胞、混合细胞以及淋巴细胞消减型四种亚型，中国人以混合细胞型与结节硬化型最为多见。虽然 CHL 病理诊断及检测项目很明确，但是在诊断中仍然存在着比较大的误诊问题。结节性淋巴细胞为主型与大 B 细胞淋巴瘤的鉴别也是个很困难的问题。NHL 分为 T 细胞和 B 细胞淋巴瘤两类，每一类根据肿瘤细胞成熟程度又分为前驱淋巴细胞肿瘤和成熟淋巴细胞肿瘤，前驱淋巴细胞肿瘤多见于儿童和青少年，老年人也可见。前驱淋巴细胞白血病/淋巴瘤相当多数的病例伴有髓细胞分化，诊断时需非常谨慎。尤其是前驱 T 淋巴细胞白血病/淋巴瘤（T-LBL）往往以包块的形式出现，病理科医师容易忽略髓系分化的可能，而导致临床在治疗 T-LBL 后又出现了髓细胞肿瘤的事件。在成熟 T 或 B 细胞淋巴瘤根据不同的组织形态学、免疫表型以及分子遗传学特点又各分为几十种亚类。中国常见的 T 细胞淋巴瘤为依多见分别为 NK/T 细胞淋巴瘤、外周 T 细胞淋巴瘤、淋巴母细胞淋巴瘤、间变性大细胞淋巴瘤及血管免疫母细胞性 T 细胞淋巴瘤等，而常见的 B 细胞淋巴瘤为弥漫性大 B 细胞淋巴瘤、结外边缘区 B 细胞淋巴瘤，黏膜相关淋巴组织细胞型及滤泡性淋巴瘤。不同类型或亚型淋巴瘤的临床表现、治疗和预后各不相同，即使同一类型的淋巴瘤起起源不同、发病机制不同，其生物学行为也会有比较大的差异，从而导致临床治疗选择的不同。因此，恶性淋巴瘤的诊断和正确分类有重要的临床意义。

恶性淋巴瘤最终诊断需要病理医生做出，临床各种治疗必须是在准确的病理诊断基础上进行。当今的病理报告不但要给出确切的淋巴瘤类型，还需要给出有关预后的提示、肿瘤细胞增生的活跃程度、靶向治疗指标信息，甚至肿瘤细胞分子遗传学异常的特点。简而言之，没有精准的病理诊断，就没有规范化和个体化的临床治疗。那么，恶性淋巴瘤的病理诊断是如何作出的呢？

一、病理诊断的基础

（一）肿物活检

恶性淋巴瘤的诊断主要依靠肿物活检来确立。因此成功活检是成功诊断的先决条件。依照美国国立综合癌症网络（NCCN）指南，初次诊断淋巴瘤时需切除一个完整的肿大淋巴结或一个完整的病灶，以提供足够的样本便于病理医生对肿瘤的组织结构、细胞特点进行观察，并进行必要的进一步工作。淋巴结活检部位的选择十分重要，通常以颈部、腋窝淋巴结活检最为理想，腹股沟部位淋巴结由于下肢、会阴部疾病的影响，故不推荐作为活检的首选部位；当同一部位出现多个淋巴结肿大时，活检宜取病变明显者。近年来，微创技术广泛应用于 B 超及 CT 引导下穿刺活检，受到医生及患者的青睐，应用越来越普遍。但由于淋巴瘤结构及细胞的复杂性，穿刺组织获得样本很小，常不能真实反映疾病的全貌，导致诊断分型不明确甚至错误的诊断。如滤泡性淋巴瘤的诊断需依赖结节状生长的结构特点，常由于穿刺组织过小，结构判断困难，可能造成与其他小B细胞类淋巴瘤的混淆，且穿刺活检难以准确对滤泡性淋巴瘤进行组织学分级。因此如临床医生高度怀疑淋巴瘤，应建议患者进行完整肿物活检而非穿刺活检。如果患者及肿物情况所限无法常规活检，也尽量选择穿刺粗针活检或多点穿刺取材，以获取尽可能多的病变组织。对于所谓复发的淋巴瘤患者，还是建议再次取肿物活检，以评价是否为肿瘤复发还是新类型的再发。

（二）组织处理及制片

标本的处理也是淋巴瘤病理学诊断的关键之一。活检组织应尽快固定，需将样本置于大于组织10倍体积的10%中性福尔马林缓冲液中进行固定，若组织过大，则需对最大面剖开后进行固定。组织固定的好坏直接影响到形态学的观察，尤其是对抗原及核酸物质的保存会影响对蛋白水平及分子遗传学的检测，影响诊断的准确性。须避免酒精固定，否则将影响抗原的保存。优秀的制片以及染色也会影响组织形态学观察的正确性，甚至可能造成对疾病性质的错误判断甚至误诊。

（三）免疫组化染色

当今诊断淋巴瘤可以说免疫组化检测免疫表型是必需的。一张良好的免疫组化染色切片的获得需要每一步实验步骤均具有良好的质控，如抗体的选择、各种液体的配置、实验条件的设置等步骤均可能影响染色效果从而影响医生对染色结果的判读从而影响最终的诊断。实际工作中，相当比例的误诊是由制片及染色质量欠佳造成的。

（四）临床信息

一份准确全面的病理诊断单依靠病理医生通过形态学观察和免疫标记是很难获得的，需要临床医生的协助。一方面临床医生需要提供尽量详尽的临床信息以及临床思考，是病理医生在诊断以及鉴别诊断时重要的参考，可避免病理医生在诊断绕一些没必要的弯路，节省诊断时间以及无谓的检查；同时在疑难病例诊断时，病理医生可通过与临床医生的沟通，了解可能被临床医生忽视但很重要的诊断线索，了解临床医生需要获取的诊断信息，从而可以为临床医生提供更切合临床治疗的病理诊断报告。准确的病理诊断报告离不开临床医生的参与与协助。

二、病理诊断流程（诊断思路）

形态学是病理诊断的基础。通过对组织结构和细胞形态的观察，可以初步得出是否为淋巴瘤以及可能的肿瘤类型。当然要结合患者的年龄及临床情况综合分析。病理科医师要具备临床相关科室疾病的基本知识，需要具有丰富的综合病理诊断经验及亚专科知识。

免疫组化染色在淋巴瘤的诊断及分型中非常重要，病理医生会结合形态学以及免疫标记的结果综合分析进行病理诊断。实际工作中如何选择合适的免疫组化标记物非常重要，应该立足于诊断和鉴别诊断的基础上选择标记物，绝不可以只要是淋巴组织就是全套标记，既浪费时间，又浪费金钱。通过免疫表型仍然不能确诊的病例，需要使用分子生物学手段如基因重排分析、FISH（荧光原位杂交）和基因表达谱分析等辅助诊断时，也要进行很好的评估。

三、疑难病例会诊

淋巴瘤的病理诊断在临床病理诊断中是一个非常疑难的领域，非血液病理亚专科专长的病理医生可能会出现误诊或难以定论的情况。无论是良性误诊为恶性还是恶性误诊为良性，都会对患者造成极大的影响。因此，必要时需进行疑难病例会诊。

在哪些情况下需要推荐进行病理会诊呢？

1. 未明确淋巴瘤诊断的病例　例如诊断报告中出现“*不排除*”或“*高度怀疑*”淋巴瘤的字样时，需要进行会诊，因为无法进行治疗。

2. 未明确淋巴瘤病理分型的病例　例如诊断报告为“*非霍奇金淋巴瘤-B细胞来源*”，甚至只诊断为“*非霍奇金淋巴瘤*”，面对这样的诊断报告，临床医生无法进行规范化及个体化的治疗。此时需要进行会诊确定淋巴瘤的具体类型如“*非霍奇金淋巴瘤，弥漫性大B细胞淋巴瘤，非特指型*”。

3. 与治疗相关的信息不完善的病例　例如弥漫性大B细胞淋巴瘤，近年研究显示肿瘤细胞起源与预后明显相关，生发中心起源的预后优于非生发中心起源。R-CHOP方案可明显改善非生发中心起源的弥漫性大B细胞淋巴瘤的生存率。所以，诊断弥漫性大B细胞淋巴瘤时须同时进行肿瘤细胞起源的检测，由于很多基层单位不具备齐全的标志物，需要进行专科会诊以指导治疗方案的制定。

4. 治疗效果不理想或疾病进展的病例　某些病例在确诊后进行了规范化或个体化的治疗，但未能获得理想的效果，或病情仍在进展，提示可能最初的病理诊断存在偏差或工作存在不完善之处，需要进行会诊。

5. 需要进行分子检测的病例　某些病例为难治复发，可能存在发病机制方面的特殊性，需要进行PCR，FISH等技术检测的，如是Bcl-2蛋白和C-myc蛋白双重表达的弥漫性大B细胞淋巴瘤，需要证实是否存在双重打击淋巴瘤，应该推荐到具有检测能力和资质的上级医院完成。

临床医生获取病理报告之后，如果诊断结果与临床信息存在差异甚至矛盾之处，需及时与诊断医生联系沟通，切勿在诊断尚存疑问之时急切进行治疗。病理报告并非诊断的结束，病理诊断医生与临床治疗医生的沟通，对病理诊断报告合理充分的解读，应用于临床治疗的指导，亦是病理医生工作的延伸与价值所在。

对于建议会诊的病例，需要临床医生提供临床病历摘要以及完备的病理资料，包括全部HE切片及免疫组化切片，并需提供普通白片1张进行HE染色，白胶片15张或蜡块（按照NCCN的标准需提供具有代表性病变的蜡块1枚）进行必要的免疫组化或分子检测，这些资料可到手术医院病理科有偿获取。对于多家会诊的疑难病例，更需与诊断医生进行沟通，提供多家会诊意见以节约诊断与鉴别诊断的时间。

由于淋巴瘤种类繁多、形态多样、免疫表达复杂，诊断难度较大，以上情况并不少见，获得准确的诊断往往需要1~2周的时间甚至更长的时间。患者及家属通常都心急如焚，担心延误治疗，但与诊断不准确造成后续治疗的不当及经济负担相比，花费在病理诊断上的时间和金钱实在是微不足道的，也是非常必要的。患者、临床医生以及病理科医生三方良好的交流与配合对确切诊断和有效治疗是非常重要的。

70. 淋巴瘤病理研究新进展

李小秋

复旦大学附属肿瘤医院病理科　复旦大学上海医学院肿瘤学系

淋巴瘤是一组生物学特点迥异的疾病的总称，这些疾病的定义和识别，建立于对其形态、免疫表型、遗传学以及临床特点综合认识的基础之上。世界卫生组织（WHO）于2008年修订的第四版淋巴瘤分类（以下称"2008年分类"）与之前的第三版以及修订的欧美淋巴瘤（REAL）分类都采用这种多参数的标准来定义真正意义上的淋巴瘤病种。这种分类方法不但有助于人们诊断、鉴别已知疾病，而且还有助于人们发现、定义新的病种或深化对已知疾病的认识。2008年分类出版以来的6年期间，国际淋巴瘤病理研究领域又取得新的进展。以下分别就促使分类不断演进的动力、成熟B细胞淋巴瘤以及T细胞和NK细胞淋巴瘤病理相关的主要知识更新作一简介。

一、促使淋巴瘤分类演进的动力

长期以来，淋巴瘤的分类一直处于动态变化状态，促使其不断演进的主要动力就是临床实践的需求以及日积月累的知识更新。例如，近年来，人们愈发认识到年龄、部位、特殊的临床表现等诸多因素对于淋巴瘤、特别是一些特殊类型的弥漫性大B细胞淋巴瘤（DLBCL）和发生于儿童的某些肿瘤的生物学行为有着明显的影响，深入研究发现这些肿瘤大多具有独特的免疫表型或遗传学改变，因此，在2008年分类中，它们都被作为独特病种或暂定类型列出。同时，临床治疗方面的进步也对淋巴瘤分类提出更多、更高的期望。对于高侵袭性肿瘤，危险度评估和预后相关性分子指标亟待筛选。对于相对惰性且低危的肿瘤，探讨更为合理的命名方法和更为保守的处理原则也在情理之中。此外，分子靶向治疗也已由单一的抗CD20的单克隆抗体逐渐扩展到针对特定遗传学异常［如间变性淋巴瘤激酶（ALK）基因异常等］和信号途径（例如：B细胞受体以及NF-κB、mTOR信号路径等）的诸多药物。标准化、个体化和分子水平诊疗时代的到来，必然会对淋巴瘤常见类型的进一步分层分析、特别是有关发病机制方面的研究提出更高的要求。

另一方面，研究方法，特别是细胞遗传和分子生物学技术的进步，也为人们深化对淋巴瘤的认识以及完善其分类提供了必要的条件和保障。更多新抗体被应用于免疫组织

化学和流式细胞分析，人们得以更精确地观察免疫系统在正常和病理状态下的表型特点。众多商业化探针的面世，也使得应用荧光原位杂交（FISH）在石蜡包埋组织检测各种遗传学异常成为常规技术。高通量遗传学和分子生物学研究（例如：阵列比较基因组杂交、基因表达谱分析等）曾对某些肿瘤（例如：DLBCL）分类的演进起到至关重要的作用。第二代全基因组测序作为一种全方位检测遗传异常（特别是某些重要的基因突变）的新技术，应用于淋巴瘤发病机制和分类研究的前景也被看好。

二、成熟B细胞肿瘤

近年来，B细胞淋巴瘤病理研究新进展主要包括：①某些肿瘤类型的特征性遗传异常被发现（例如：毛细胞白血病中的BRAF V600E突变[1]、淋巴浆细胞性淋巴瘤中MYD88 L265P突变[2]等）；②

对于高侵袭性肿瘤，着重探讨如何更好地在生物学或分子遗传学基础之上建立起与临床治疗密切相关的分类；③新近认识到某些克隆性淋巴组织增生并不具备普通意义的恶性淋巴瘤那样的恶性生物学行为，或者虽然有一定恶性潜能但风险极低，对于这部分病变，如何更好地识别并合理处置至关重要。

（一）侵袭性B细胞淋巴瘤

DLBCL是侵袭性淋巴瘤的代表类型之一，包括了一组生物学高度异质的肿瘤，对于这组疾病如何更合理地分类一直备受人们关注。如前所述，2008年分类在考虑部位、年龄、病因等因素后区分出一些独特类型/亚型的DLBCL，这些病种绝大部分都具有独特的临床、病理和生物学特征。另一方面，对于更为常见的非特指性DLBCL（DLBCL，NOS），如何根据生物学危险度不断优化亚型区分的方法对于指导临床实践的重要性不言而喻。众所周知，根据基因表达谱印记的不同可将DLBCL，NOS进一步分为预后较好的“生发中心B细胞样（GCB）”和预后较差的“活化B细胞样（ABC）”这两种亚型，且这种差别即便在R-CHOP（利妥昔单抗-环磷酰胺+多柔比星+长春新碱+泼尼松）免疫化疗时代依然存在。以Hans分类为代表的免疫组织化学分类能否像基因分类那样准确区分DLBCL的预后亚群，一度曾有争议，但近来部分研究数据似乎仍较支持可以通过有限的抗原检测有效预测肿瘤基因亚型的观点[3,4,5]。此外，还有研究者采用不同的分类聚簇方法，发现DLBCL根据其特征性的基因表达谱印记可以分为“氧化磷酸化”、“B细胞受体/增殖”以及“宿主反应”这三种亚型，尽管三者的预后在R-CHOP免疫化疗时代似乎并无明显差别，但这一发现对于揭示DLBCL潜在发病机制以及开创新的分子靶向治疗策略无疑有着重要的意义[6]。有*MYC*基因异常（基因易位、扩增等）的DLBCL以及在*MYC*基因异常基础上出现遗传学“双重打击”或“三次打击”（合并*BCL*2、*BCL*6、*BCL*1等基因的异常）特征的DLBCL也是近来受到关注的热点。这些肿瘤通常侵袭性极高，患者预后也相应较差。相比基因层面的异常或“双重打击”（或“三次打击”），近来有研究显示MYC、BCL2等分子在蛋白层面的高水平共同表达同样也能很好地预测DLBCL患者的不良预后[7,8]。最近甚至有研究表明，ABC和GCB型DLBCL的预后差别主要归因于MYC/BCL2蛋白的共表达，而非ABC或GCB亚型本身的差异，即有MYC/BCL2共表达（免疫组化层面的“双重打击”）的DLBCL具有更高的临床侵袭性，由于MYC/BCL2共表达更多见于ABC亚型，从而导致后者总体预后较差[9]。有趣的是，并非所有MYC蛋白高表达的病例都有*MYC*基因的易位或扩增，从而提示可能还有其他分子机制参与MYC蛋白表达的调控。2008年分类还列出了两类高侵袭性、不能分类的B细胞淋巴瘤（BCL-U），分别是具有DLBCL和伯基特淋巴瘤（BL）中间特征的BCL-U以及具有DLBCL和经典型霍奇金淋巴瘤（CHL）中间特征的BCL-U。关于前者，除了形态、表型介于DLBCL和BL之间，相当一部分病例遗传学呈现“双重打击”或“三次打击”特征，但需要强调的是，“双重打击”或“三次打击”淋巴瘤除了这些BCL-U病例，还包括了相当一部分形态并无特殊、普通的DLBCL，NOS病例。另外一种BCL-U则以兼具原发性纵隔/胸腺大B细胞淋巴瘤（PMBL）和结节硬化性CHL特点的纵隔肿瘤（也被称作灰区淋巴瘤，GZL）为原型，GZL的发病机制可能涉及表观遗传学层面的B细胞程序的调控失常，最近一项关于CpG岛甲基化模式的分析表明GZL的表观遗传学印记有别于PMBL或CHL，提示前者是不同于后二者的疾病[10]。

套细胞淋巴瘤（MCL）侵袭性的差异可能与细胞起源相关。有研究结果表明，大部分病例起源于未受抗原刺激的幼稚B细胞，对应于较低负荷的*IgVH*突变和较差的预后，而少数起源于记忆B细胞的病例则以较高负荷*IgVH*突变、SOX11阴性、非淋巴结病灶和相对较好的预后为特征[11]。

（二）“原位淋巴瘤”与惰性克隆性B细胞淋巴组织增生

与其他系统相似，淋巴系统肿瘤的发生、发展和类型的转化也是一个在环境和遗传学因素参与下的多步骤过程。但相比其他系统，淋巴肿瘤形成（lymphoid neoplasia）过程中早期病变的识别更为困难。此外，长期以来，人们普遍认同淋巴瘤没有“良性肿瘤”的观点，这可能与淋巴细胞具有循环流动的特性（肿瘤也相应具有播散性而不固定于某一解剖部位）有关。但是，最近有研究显示，在某些淋巴瘤发生的早期阶段，伴有遗传学异常、单克隆增生的肿瘤细胞可以局限于相应正常细胞分布的组织学部位而不侵犯相邻结构，即构成所谓“原位淋巴瘤”。这部分病变的恶性潜能通常十分有限。迄今为止，得到公认的“原位淋巴瘤”主要包括原位滤泡性淋巴瘤（FLIS，也称为滤泡内肿瘤形成）和原位套细胞淋巴瘤（MCLIS）这两种形式。前者是指其余均正常的淋巴结或结外淋巴组织中出现孤立、散在的滤泡被具有 t（14；18）且强表达 bcl-2 和 CD10 蛋白的单克隆性 B 细胞程度不等地殖入。而后者则是指具有 t（11；14）和 CD5、cyclin D1 蛋白异常表达的 B 细胞局限分布于滤泡套区内层的早期病变。滤泡性淋巴瘤（FL）相关的某些遗传学异常（如 BACH2、TNFRSF14 等）在 FLIS 中亦有检出[12]。最近一项研究显示，有 t（14；18）的记忆 B 细胞必须反复返回生发中心并获得额外致瘤性打击后才导致 FL 的发生，在此过程中，会形成 FLIS 样病变[13]。FLIS/MCLIS 可以和明显的 FL/MCL 乃至非克隆相关的淋巴瘤成分组合存在或序贯发生[14,15]。但是，绝大部分不伴明显淋巴瘤（OL）成分且无相应病史的“原位淋巴瘤”病例不会进展为 OL，预后故而较好。“原位淋巴瘤”的处理原则主要依据有无合并 OL，对于合并 OL 的患者，原位病变应视作肿瘤的早期累犯，并按 OL 类型进行治疗，对于不合并 OL 的患者，可予以观察随访。

与“原位淋巴瘤”相似的情形还包括原发于十二指肠的 FL、健康成人外周血中伴有 t（14；18）的单克隆循环性记忆 B 细胞以及单克隆性 B 细胞淋巴细胞增多症（MBL）和意义不明的单克隆性 γ 球蛋白血症（MGUS）等。前二者均有 t（14；18），但并无发展为播散性病变或 OL 的风险。部分 MBL/MGUS 病例尽管与慢性淋巴细胞性白血病（CLL）/浆细胞肿瘤有着相似的免疫表型乃至遗传学改变，进展为后者的几率却非常低。有趣的是，最近有学者发现，MBL 也有对应的组织学病变，表现为 CLL 样细胞局限性累犯淋巴组织但不破坏其结构，也不会导致其明显肿大，这种早期病变的预后显著优于 CLL/小淋巴细胞性淋巴瘤（SLL），作者称之为“意义不明的 CLL/SLL 样细胞组织累犯”[16]。此外，还有一部分克隆性 B 细胞淋巴组织增生性病变虽然已被命名为淋巴瘤，但它们发生组织学或临床高度恶性转化的潜能仍然十分有限，患者接受保守治疗甚至不作临床干预也有较好的结局。这部分病变除了原发十二指肠的 FL，还包括部分幽门螺杆菌相关、但无遗传学异常的胃部早期黏膜相关淋巴组织（MALT）结外边缘区淋巴瘤、分化良好的髓外浆细胞瘤以及儿童型 FL 和儿童型边缘区淋巴瘤等。

三、成熟 T 细胞和 NK 细胞淋巴瘤

针对非特指性外周 T 细胞淋巴瘤（PTCL，NOS）的基因表达谱分析未能发现有 DLBCL 那样具有预后意义的亚型，但发现细胞毒表型可能与预后较差相关[17]。有趣的是，基因组分析表明部分 PTCL，NOS 的遗传学改变乃至组织学形态和淋巴瘤型成人 T 细胞白血病/淋巴瘤十分相似[18]。另一方面，T 或 NK 细胞受体亚型的不同可能与某些 T/NK 细胞淋巴瘤类型相关，但却不是定义这些类型或提示其生物学行为的决定性因素。例如，鼻型结外 NK/T 细胞淋巴瘤（NKTCL）可以起源于 NK 细胞，也可以起源于 γδ 或 αβ 型 T 细胞[19]。如，非肝脾型 γδT 细胞淋巴瘤基因表达谱特征可以和 NKTCL 或肠病相关 T 细胞淋巴瘤十分近似。又如，按照 2008 年分类的定义，皮下脂膜炎样 T 细胞淋巴瘤必须是 αβ 型 T 细胞肿瘤且多呈惰性经过，而原发性皮肤 γδT 细胞淋巴瘤则多为高侵袭性，但近来有证据表明二者均有例外存在[20,21]。ALK^+ ALCL 的发病涉及 JAK3/STAT3 和 PI3K/Akt 信号路径异常，克唑替尼（crizotinib）这一小分子 ALK 抑制剂的问世，为复发、难治性病例的治疗带来了新的希望。血管免疫母细胞性 T 细胞淋巴瘤（AITL）源自滤泡辅助者 T 细胞（TFH）的发现也引起人们关注，但 TFH 表型似乎并不局限于 AITL，滤泡变异型的 PTCL、部分 PTCL，NOS 以及一部分皮肤淋巴瘤也可呈现同样表型，这些肿瘤之间的关系尚不清楚，但很显然 AITL 的诊断不能仅凭有 TFH 样表型，近来发现 IDH2 和 TET2 基因突变可能有助于 AITL 与其他类型鉴别[22,23]。除此之外，EB 病毒（EBV）相关的 T/NK 细胞 LPD（包括侵袭性 NK 细胞白血病、儿童系统性 EBV^+T 细胞 LPD、水疱-痘疮样 T 细胞淋巴瘤等）的诊断标准以及相互之间的关系也有待进一步阐明。

类似地，也有相当一部分克隆性 T 或 NK 细胞淋巴组织增生性病变临床呈现惰性经过或恶性潜能

十分有限，这包括人们熟知的原发性皮肤 CD30⁺ T 细胞淋巴组织增生性疾病（PCCD30⁺LPD）以及近年来提出的原发性皮肤 CD4⁺小/中 T 细胞淋巴瘤、原发于耳或胃肠道的惰性 CD8⁺LPD[24,25]、NK 细胞淋巴瘤样胃肠病[26,27]等疾病。有关 PCCD30⁺LPD 的新进展包括皮肤间变性大细胞淋巴瘤（ALCL）相关的 6p25.3/*IRF*4（*DUSP*22）[28,29]这一遗传学异常的发现和淋巴瘤样丘疹病新亚型（D 和 E 型）[30,31]的报道。前者在 30%的原发性皮肤 ALCL 和 20% 系统性 ALK⁻ALCL 中有检出，但不存在于 ALK⁺ ALCL 以及淋巴瘤样丘疹病。原发于头颈区黏膜[32]以及乳房植入物（浆液瘤）相关[33]的 ALCL 也均为相对惰性的肿瘤，生物学行为更接近 PCCD30⁺LPD，而与其他部位发生的 ALK⁻ALCL 明显不同。充分了解这些惰性淋巴瘤/LPD 的生物学特性至关重要，在临床实践中，尤其应注意避免对其过度诊断和过度治疗。

参考文献

1. TIACCI E，TRIFONOV V，SCHIAVONI G，et al. BRAF mutations in hairy-cell leukemia. N Engl J Med，2011，16，364（24）：2305-2315.
2. TREON SP，XU L，YANG G，et al. MYD88 L265P somatic mutation in Waldenström's macroglobulinemia. N Engl J Med，2012，367（9）：826-833.
3. OTT G，ZIEPERT M，KLAPPER W，et al. Immunoblastic morphology but not the immunohistochemical GCB/non-GCB classifier predicts outcome in diffuse large B-cell lymphoma in the RICOVER-60 trial in the DSHNHL. Blood，2010，116（23）：4916-4925.
4. MEYER PN，FU K，GREINER TC，et al. Immunohistochemical methods for predicting cell of origin and survival in patients with diffuse large B-cell lymphoma treated with rituximab. J Clin Oncol，2011，29（2）：200-207.
5. VISCO C，LI Y，XU-MONETTE ZY，et al. Comprehensive gene expression profiling and immunohistochemical studies support application of immunophenotypic algorithm for molecular subtype classification in diffuse large B-cell lymphoma：a report from the International DLBCL Rituximab-CHOP Consortium Program Study. Leukemia，2012，26（9）：2103-2113.
6. MONTI S，SAVAGE KJ，KUTOK JL，Molecular profiling of diffuse large B-cell lymphoma identifies robust subtypes including one characterized by host inflammatory response. Blood，2005，105（5）：1851-1861.
7. Johnson NA，SLACK GW，SAVAGE KL，et al. Concurrent expression of MYC and BCL2 in diffuse large B-cell lymphoma treated with rituximab plus cyclophosphamide，doxorubicin，vincristine，and prednisone. J Clin Oncol，2012，30（28）：3452-3459.
8. Green TM，YOUNG KH，VISCO C，et al. Immunohistochemical double-hit score is a strong predictor of outcome in patients with diffuse large B-cell lymphoma treated with rituximab plus cyclophosphamide，doxorubicin，vincristine，and prednisone. J Clin Oncol，2012，30（28）：3460-3467.
9. Hu S，XU-MONETTE ZY，TZANKOV A，et al. MYC/BCL2 protein co-expression contributes to the inferior survival of activated B-cell subtype of diffuse large B-cell lymphoma and demonstrates high-risk gene expression signatures：a report from The International DLBCL Rituximab-CHOP Consortium Program Study. Blood，2013，121（20）：4021-4031.
10. EBERLE FC，RODRIGUEZ-CANALES J，WEI L，et al. Methylation profiling of mediastinal gray zone lymphoma reveals a distinctive signature with elements shared by classical Hodgkin's lymphoma and primary mediastinal large B-cell lymphoma. Haematologica，2011，96（4）：558-566.
11. FERNANDEZ V，SALAMERO O，ESPINET B，et al. Genomic and gene expression profiling defines indolent forms of mantle cell lymphoma. Cancer Res，2010，70（4）：1408-1418.
12. MAMESSIERE，SONG JY，EBERLE FE，et al. In situ follicular lymphoma：A genetic viewpoint. Hematol Oncol，2013，31（Suppl 1）：120-121.
13. ROULLAND S，SUNGALEE S，MORGADO E，et al. Iterative germinal centre re-entries of memory B cells with t（14；18）translocation and early steps of follicular lymphoma progression. Hematol Oncol，2013，31（Suppl 1）：97.
14. JEGALIAN AG，EBERLE FC，PACK SD，et al. Follicular lymphoma in situ：clinical implications and comparisons with partial involvement by follicular lymphoma. Blood，2011，118（11）：2976-2984.

15. CARVAJAL-CUENCA A, SUA LF, SILVA NM, et al. In situ mantle cell lymphoma: clinical implications of an incidental finding with indolent clinical behavior. Haematologica, 2012, 97 (2): 270–278.
16. GIBSON SE, SWERDLOW SH, FERRY JA, et al. Reassessment of small lymphocytic lymphoma in the era of monoclonal B-cell lymphocytosis. Haematologica, 2011, 96 (8): 1144–1152.
17. IQBAL J, WEISENBURGER DD, GREINER TC, et al. Molecular signatures to improve diagnosis in peripheral T-cell lymphoma and prognostication in angioimmunoblastic T-cell lymphoma. Blood, 2010, 115 (5): 1026–1036.
18. NAKAGAWA M, NAKAGAWA-OSHIRO A, KARNAN S, et al. Array comparative genomic hybridization analysis of PTCL-U reveals a distinct subgroup with genetic alterations similar to lymphoma-type adult T-cell leukemia/lymphoma. Clin Cancer Res, 2009, 15 (1): 30–38.
19. PONGPRUTTIPAN T, SUKPANICHNANTS, ASSANASEN T, et al. Extranodal NK/T-cell lymphoma, nasal type, includes cases of natural killer cell and αβ, γδ, and αβ/γδ T-cell origin: a comprehensive clinicopathologic and phenotypic study. Am J Surg Pathol, 2012, 36 (4): 481–499.
20. KOH MJ, SADARANGANI SP, CHAN YC, et al. Aggressive subcutaneous panniculitis-like T-cell lymphoma with hemophagocytosis in two children (subcutaneous panniculitis-like T-cell lymphoma) [J]. J Am Acad Dermatol, 2009, 61 (5): 875–881.
21. MARGO CN, WANG X. Indolent primary cutaneous γ/δ T-cell lymphoma localized to the subcutaneous panniculus and its association with atypical lymphocytic lobular panniculitis. Am J Clin Pathol, 2012, 138 (1): 50–56.
22. CAIRNS RA, IQBAL J, LEMONNIER F, et al. IDH2 mutations are frequent in angioimmunoblastic T-cell lymphoma. Blood, 2012, 119 (8): 1901–1903.
23. LEMONNIER F, COURONNE L, PARRENS M, et al. Recurrent TET2 mutations in peripheral T-cell lymphomas correlate with TFH-like features and adverse clinical parameters. Blood, 2012, 120 (7): 1466–1469.
24. PETRELLA T, MAUBEC E, CORNILLET-LEFEBVRE P, et al. Indolent CD8-positive lymphoid proliferation of the ear: a distinct primary cutaneous T-cell lymphoma? Am J Surg Pathol, 2007, 31 (12); 1887–1892.
25. PERRY AM, WARNKE RA, HU Q, et al. Indolent T-cell lymphoproliferative disease of the gastrointestinal tract. Blood, 2013, 122 (22): 3599–606
26. Takeuchi K, Yokoyama M, Ishizawa S, Lymphomatoid gastropathy: a distinct clinicopathologic entity of self-limited pseudomalignant NK-cell proliferation. Blood, 2010, 116 (25): 5631–5637.
27. MANSOOR A, PITTALUGA S, BECK PL, et al. NK-cell enteropathy: a benign NK-cell lymphoproliferative disease mimicking intestinal lymphoma: clinicopathologic features and follow-up in a unique case series. Blood, 2011, 117 (5): 1447–1452.
28. DIERKS C, ADRIAN F, FISCH P, et al. The ITK-SYK fusion oncogene induces a T-cell lymphoproliferative disease in mice mimicking human disease. Cancer Res, 2010, 70 (15): 6193–6204.
29. FELDMAN AL, LAW M, REMSTEIN ED, et al. Recurrent translocations involving the IRF4 oncogene locus in peripheral T-cell lymphomas. Leukemia, 2009, 23 (3): 574–580.
30. SAGGINI A, GULIA A, ARGENYI Z, et al. A variant of lymphomatoid papulosis simulating primary cutaneous aggressive epidermotropic CD8+ cytotoxic T-cell lymphoma. Description of 9 cases. Am J Surg Pathol, 2010, 34 (8): 1168–1175.
31. KEMPF W, KAZAKOV DV, SCHARER L, et al. Angioinvasive lymphomatoid papulosis: a new variant simulating aggressive lymphomas. Am J Surg Pathol, 2013, 37 (1): 1–13.
32. SCIALLIS AP, LAW ME, INWARDS DJ, et al. Mucosal CD30-positive T-cell lymphoproliferations of the head and neck show a clinicopathologic spectrum similar to cutaneous CD30-positive T-cell lymphoproliferative disorders. Mod Pathol, 2012, 25 (7): 983–992.
33. RODEN AC, MACON WR, KEENEY GL, et al. Seroma-associated primary anaplastic large-cell lymphoma adjacent to breast implants: an indolent T-cell lymphoproliferative disorder. Mod Pathol, 2008, 21 (4): 455–463.

71. 复发难治弥漫大 B 细胞淋巴瘤治疗策略

李 艳

中国医科大学附属第一医院血液科

弥漫大 B 细胞淋巴瘤（DLBCL）是最常见的一类非霍奇金淋巴瘤（NHL），占 NHL 的 30%～35%，具有高度的异质性和复杂性。2008 年 WHO 的分类中 DLBCL 的相关分类多达近 10 种，其中最常见的为非特指型（NOS），我们谈及 DLBCL 的治疗一般也集中在这一部分群体中。NOS 根据基因表达谱（GEP）又分为生发中心型和活化 B 细胞型；最近针对生发中心型还出现了一种新的亚型分类，即根据 B 细胞相关基因标志物（B-cell associated gene signatures，BAGS）谱系分类；了解这些分类方法对于我们更好理解 DLBCL 的治疗反应和预后有一定的帮助。大量的临床研究以及临床实践已经证实了利妥昔单抗（R）在 DLBCL 治疗中的地位，以 R 为基础的联合化疗已经成为 DLBCL 的一线治疗方案，但是一线治疗后仍有 30%～40%的患者最终成为难治或者复发，所以这一部分群体是值得引起临床医生和基础研究者关注的，本次主题围绕三个部分进行：①复发/难治 DLBCL 的定义。②复发/难治 DLBCL 的影响因素和可能的分子机制：包括 IPI 评分、病理类型、染色体和基因异常。③复发/难治 DLBCL 的治疗：包括常规推荐治疗、造血干细胞移植（HSCT）的地位和意义、新药的临床前及临床研究。相信通过对复发/难治 DLBCL 疾病本质的深入了解和研究，临床医生将使更多患者取得最大程度的获益。

72. NK/T 细胞淋巴瘤的分期和预后评分系统研究进展

李志铭

中山大学肿瘤防治中心内科

在 NK/T 细胞淋巴瘤的分期上，目前仍多沿用 Ann Arbor 分期，但这样并不能很好的指导治疗和预后，因此新分期系统成为了讨论热点，曾有人建议在原有分期上进行改动，比如把 IE 期的患者分为局限期和超腔期。中山大学肿瘤防治中心通过临床研究提出针对鼻型结外 NK/T 细胞淋巴瘤新的分期系统，与旧系统相比，新分期系统中的患者分布和指导临床预后更具有合理性；另有研究表明 Lugano 分期系统适用于原发胃肠道的 NK/T 细胞淋巴瘤；其他部位的 NK/T 细胞淋巴瘤是否需要新的分期尚待进一步研究。

在 NK/T 细胞淋巴瘤的预后上，除了开始的 IPI 评分系统，后来出现的 KPI 评分系统能更好的分辨不同危险度的患者，两者为目前常用的预后评分系统。近年，一些其他临床指标如性别、原发部位；检验指标如：血清 CRP、脂蛋白、血红蛋白、β_2-MG；免疫组化指标如：LPM-1、CD52、CD16、Skp2；基因指标如：miR-15a 等也在一些研究中体现出独立预后作用，NCCN 指南近年建议将局部浸润情况、EB 病毒负荷、Ki-67 指数等作为危险因素进行评分，但其他的指标尚需要进一步的验证。

73. 多发性骨髓瘤分子靶向与免疫治疗进展

林全德，宋永平

郑州大学附属肿瘤医院　河南省肿瘤医院　河南省血液病研究所

多发性骨髓瘤（MM）是血液系统第二位常见恶性肿瘤，其发病率随着年龄的增长逐年增高。近年来，随着新型分子靶向药物的临床应用以及生物免疫治疗的发展，使MM患者的缓解率得到进一步提高，明显地改善了患者的预后。

一、靶向治疗药物研究

（一）新型蛋白酶体抑制剂

第一代蛋白酶体抑制剂硼替佐米的上市显著改善MM的缓解率及预后，但其较高的周围神经毒性及耐药问题仍是困扰MM治疗的难题之一。随着新一代蛋白酶体抑制剂carfilzomib、ixazomib等药物进入临床试验，并取得了令人鼓舞的结果，这些问题有望得到解决。

1. Carfilzomib　FDA于2012年批准第二代蛋白酶体抑制剂carfilzomib单药用于既往至少使用二线或二线以上（包括既往使用过硼佐替米及免疫调节治疗）的MM患者。复发MM中来那度胺联合地塞米松为目前指南的推荐方案，而联合carfilzomab、来那度胺及地塞米松的研究在一些早期的临床研究中显示出临床疗效。

Stewart教授等报道了一项carfilzomib联合来那度胺及地塞米松治疗复发MM的Ⅲ期研究（ASPIRE）中期结果显示，carfizomib组的中位无进展生存期（PFS）为26.3个月，高于对照组的17.6个月（$P=0.001$）。在总生存率（OS）方面，两组患者均未达到中位OS，24个月OS率比较，carfilzomib组略高于对照组（73.3% *vs* 65.0%）（$P=0.04$）。缓解率方面的比较，carfilzomib组的完全缓解（CR）（包括严格的完全缓解，sCR）率为31.8%，而对照组仅为9.3%（$P<0.001$），carfilzomib组患者中非常好的部分缓解（VGPR）率也高于对照组（69.9% *vs* 40.4%，$P<0.001$），同样，在总缓解率（ORR）方面，carfilzomib组为87.1%，高于对照组的66.7%（$P<0.001$）。除此之外，在药物不良反应监测方面，三药联合组患者在腹泻，乏力，咳嗽，发热，上呼吸道感染，低钾血症，肌肉痉挛，呼吸困难，高血压，急性肾衰，心功能衰竭及缺血性心脏病等≥3级非血液学毒性事件的发生率并无明显增加，而且，通过欧洲癌症研究治疗机构（EORTC）QLQ-C30生活质量评分检测，carfilzomib组较对照组能获得更高的生活质量评分。

2. Ixazomib　ixazomib（MLN9708）作为首个进入Ⅲ期临床试验的口服蛋白酶体抑制剂，目前正在研究用于MM、全身性轻链淀粉样变（AL）和其他恶性肿瘤。2011年，ixazomib在美国和欧洲被认定为用于MM的孤儿药，2012年，在美国和欧洲被认定为用于AL的孤儿药。它是第一种进入Ⅲ期临床试验的口服蛋白酶体抑制剂。今年的ASH会议上也发布了武田药品工业株式会社（TSE：4502）的一项Ⅱ期开放研究的结果，该研究评估口服ixazomib（MLN9708）单药用于多发性骨髓瘤（MM）患者巩固治疗的安全性和有效性，这些患者已接受过ixazomib、来那度胺和地塞米松诱导治疗。该试验数据显示，ixazomib-来那度胺-地塞米松治疗12个周期后，接受ixazomib单药巩固治疗可能是有效的，患者可得到进一步缓解，并且耐受性良好。

该研究的主要指标是获得 VGPR 或更佳（定义为 CR+VGPR）患者的百分比。Ⅱ期队列研究中，共有 50 例患者入组并接受 ixazomib、来那度胺和地塞米松诱导治疗，最多接受 12 个周期，每个周期 28 天。符合移植条件的患者，可在 6 个周期后退出研究，接受自体干细胞移植（ASCT）。继续参与研究或接受 ixazomib 巩固治疗的患者，治疗可持续至疾病进展或出现无法接受的毒性反应。所有接受 ixazomib 巩固治疗的患者均在诱导治疗后出现缓解。诱导治疗期间（第 1~12 周期），共有 29 例患者退出研究治疗，主要是接受自体干细胞移植（ASCT）（14/50）。其他退出原因包括 AE（6/50）、患者退出（4/50）、疾病进展（2/50）、缓解不满意（1/50）及其他（2/50）。共有 21 例患者完成诱导治疗，进入 ixazomib 单药巩固治疗研究，中位周期 19 个周期（范围 3~23），中位疗程 29.0 个月（范围 14.3~33.3 个月）。结果显示，52%的患者（11/21）达到 CR 或更佳，71%的患者（15/21）达到 VGPR 或更佳。巩固治疗期间，48%的患者（10/21）获得进一步缓解，包括 2 例 VGPR 至接近 CR（2/10）、5 例 VGPR 至 CR（5/10）、1 例 VGPR 至 sCR（1/10）和 2 例 CR 至 sCR（2/10）。该研究的 ixazomib 单药巩固治疗期间，没有不良反应（AE）所致的停药，也没有患者在研究期间死亡。ixazomib 巩固治疗期间，14%的患者（3/21）发生药物相关的 3 级 AE，包括研究者报告的低血钾、血小板减少和白内障患者各 1 例。巩固治疗期间未见 4 级药物相关 AE 报告。巩固治疗期间，19%的患者（4/21）报告严重 AE，包括 3 级急性心肌梗死、3 级肺炎、3 级直立性低血压和 2 级室性期外收缩；上述均判定为与治疗无关。仅 2 例患者因 AE（神经痛、周围神经病变）而需降低 ixazomib 剂量。目前研究结果均显示了 ixazomib 良好的安全性和可靠的疗效，更进一步的研究结果值得期待。

（二）新一代免疫调节药物——pomalidomide

与沙利度胺和来那度胺相比，第三代免疫调节剂 pomalidomide 有着疗效更好，不良反应较少，耐受性良好等优势，已于 2013 年 2 月获美国 FDA 批准用于复发/难治 MM 的治疗，该药的批准为其他药物治疗无效的 MM 患者带来了新的治疗选择。一项代号为“MM-003”的Ⅲ期临床试验显示，经过中位 10 个月的随访，接受 pomalidomide 联合小剂量地塞米松治疗患者的 PFS 为 4.0 个月，而使用较大剂量地塞米松治疗患者的 PFS 仅为 1.9 个月，两组的 3 ~ 4 级非血液系统不良反应则无明显差异。关于来那度胺耐药的 MM 患者接受 pomalidomide 联合硼替佐米和地塞米松（PVD）的一项研究正在进行中，pomalidomide 剂量为 4mg/d，d1~21 口服，硼替佐米 1.0mg/m^2，d1，8，15，22，静脉或皮下给药，地塞米松 40 mg/d，d1，8，15，22，口服，28 天 1 周期。所有患者均接受过来那度胺治疗。中位随访 9 个月，PFS 率达 72%。其中 3 例患者发生 3 级以上不良反应包括中性粒细胞减少，白细胞减少，肺部感染，呼吸困难和晕厥。34 例（81%）患者可以观察到可明确的治疗反应（PR，VGPR，或 CR），包括 SCR（3 例），CR（5 例），VGPR（8 例），PR（18 例）。11 例高危患者中的 9 例（82%）出现治疗反应，中位无进展生存期为 17.7 个月（95%CI：9.5-NA）。该研究结果提示对于来那度胺耐药的难治复发 MM 患者，PVD 方案具有较高的缓解率和良好的耐受性，可以作为复发/难治 MM 的一个非常效的方案值得我们选择。

（三）抗 CD38 单克隆抗体

1. Daratumumab　daratumumab（DARA）为 Genmab/杨森公司研发的抗人 CD38 分子单克隆抗体，从已经公布的Ⅰ期及Ⅱ期研究数据来看，DARA 治疗 MM 患者反应率高并且持久，该药已成为 FDA 治疗复发难治性多发性骨髓瘤的首个具有突破性治疗标识的单克隆抗体。初步研究数据显示，无论是在初治还是在难治复发的 MM 患者中，DARA 均显示出了较好的疗效和耐受性。Philippe 等报道了一项针对 17 例（VD 5 例，VTD 6 例，VMP 6）初治 MM 患者的临床研究，所有患者均接受 DARA 16 mg/kg 的治疗，治疗中位时间为 44 天（1~113 天），除了 4/17 的患者在第一疗程的第一天输注时发生相关不良反应，经过对症治疗后症状消失，有 3 例患者出现 3 度以上的中性粒细胞减少以及 1 例患者出现 3 度贫血，并没有 3 度以上的非血液学毒性事件的发生。

2. SAR650984　来自加州大学旧金山分校的 Thomas Martin 博士在第 56 届 ASH 年会上报告了由 Sanofi Oncology 公司研发的另一个抗 CD38 单克隆抗体 SAR650984 与来那度胺和地塞米松联合治疗复

发性/难治性多性骨髓瘤的早期试验数据。共有 31 例复发性或难治性疾病的患者，其中有 13 名患者接受递增剂量 SAR650984，18 例患者接受了最高剂量。进行了中位数为 9 个月的随访后，研究显示，该联合用药在 Ib 期试验中治疗应答率达 58%。PFS 为 6.2 个月。共有 15 例患者达到 PFS，其中 1 例死亡与治疗无关、14 例出现进展。该研究发现联合用药组耐受性良好，治疗中出现的非血液学不良反应包括，疲劳、恶心、上呼吸道感染和腹泻等与对照组无差异。尽管针对 CD38 单克隆抗体 DARA 和 SAR650984 在复发难治 MM 患者中的Ⅰ/Ⅱ期研究结果显示出较好的疗效和良好的耐受性，但其长期疗效及安全性尚待更多的临床观察数据进行评价。

（四）其他单克隆抗体

1. Ibrutinib 最近研究表明，ibrutinib 可以抑制破骨细胞的活性，并可抑制破骨细胞来源的肿瘤生长因子的释放，提示 ibrutinib 可以发挥抗 MM 作用。一项正在进行的关于 ibrutinib 剂量递增的，开放的Ⅱ期研究，共有 69 例患者入组，中位随访 15.2 个月，中位年龄 64 岁（43~81 岁），其中 20%的患者伴有 17P-或 p53 缺失，80%患者接受过自体造血干细胞移植，65 例患者接受过免疫调节剂和蛋白酶体抑制剂治疗。初步结果显示，最高临床获益率达到 25%，其中 1 例患者 PR，4 例 MR 和 5 例患者 SD，在随后的扩大研究中，14 例患者联合和地塞米松治疗，1 例患者 PR，9 例患者表现为 SD，提示 ibrutinib 无论作为单药或者是地塞米松的组合，均表现出抗 MM 活性。

2. Panobinostat panobinostat 是一种口服泛去乙酰化酶抑制剂，与硼替佐米和地塞米松联合可以增加抗骨髓瘤活性。Miguel 博士公布了来自 PANORAMA1 的研究结果，这是一项 768 例患者入组的多中心，随机双盲，安慰剂对照的 3 期研究，所有患者均为难治/复发或者之前接受过 1~3 种方案治疗。所有患者随机分为 panobinostat 组和安慰剂组，所有患者接受 21 天一周期的硼替佐米联合地塞米松治疗，其中 panobinostat 组共有 387 例 MM 患者在硼替佐米联合地塞米松治疗基础上加用 panobinostat，另有 381 例患者为安慰剂组。结果显示，panobinostat 组平均 PFS 为 11.99 个月（95%CI 10.33~12.94），而安慰剂组 8.08 个月（95%CI 7.56~9.23），panobinostat 组增加了 8.1~12 个月（$P<0.0001$），总生存期数据尚未获得。panobinostat 组的 CR 或 nCR 率为 27.6%，高于安慰剂组的 15.7%（$P<0.00006$），中位持续缓解时间相比，panobinostat 组也较安慰剂组更长（13.14 个月 *vs* 10.87 个月）。总生存率的数据尚未获得，截至目前，对照组中位总生存期为 30.39 个月，panobinostat 组中位总生存期为 33.64 个月。严重不良事件发生率在 panobinostat 组为 60%，安慰剂组为 42%。

此外，Kaufman 博士在 2014 年 ASH 会议上报告了 panobinostat 联合 carfilzomib 治疗难治复发 MM 患者的一项多中心Ⅰ期研究结果，共有 32 例患者入组，该研究的最初目的是确定 panobinostat 联合 carfilzomib 的最大耐受剂量，以确定其疗效及安全性，panobinostat 剂量为 15~20mg，口服给药，1 周 3 次，4 周为一周期。carfilzomib 第 1，2，8，9，15，和 16 天给药，4 周重复 1 次，剂量从 20/27 mg/m^2 to 20/45mg/m^2。截至目前，共有 20 例患者完成第一周期治疗，共有 3 例患者出现剂量限制性毒性，其中 1 例患者出现 4 级血小板减少及 3 级急性肾损伤，1 例患者出现持续 4 级血小板减少，但无出血，1 例患者出现药物难以控制的 3 级腹泻。panobinostat 和 carfilzomib 的最大耐受剂量分别是 20mg 和 20/36 mg/m^2。PR 率达 30%，VGPR 或更好的反应率为 20%，中位 PFS 期为 14.3 个月。目前研究结果显示出 panobinostat 对于难治复发 MM 患者的较好疗效，总体耐受性良好，但仍需长期随访，以进一步确定其对总生存的影响。

除了上述新型靶向治疗及免疫调节药物外，尚有其他正处在研发或者临床试验阶段针对不同作用靶点的新药，如 Elotuzumab 是靶向作用于细胞表面糖蛋白 CSl 的人源化的 IgGl 型单体，在联合来那度胺及地塞米松用于难治复发 MM 患者的研究中，PR 率高达 80%，PFS 也得到明显延长；而其他单克隆抗体包括抗 CD138、CD56、CD40 抗体、AKT 通路抑制剂 Perffosine 及热休克蛋白 90 剂（HSP-90）Tanespimyci 的研究数据也显示出了良好的应用前景。此外，IL-6 抗体，MM 细胞表面受体单抗［elotuzomab（MoAb）］，骨髓微环境中的细胞因子［抗 B 细胞激活因子（BAFF）单抗］，靶向骨髓微环境［类浆细胞树突状细胞（pDC）分化调节药物，及DKK-1单抗］等，在目前正在进行的体内外试验中均证实其在骨髓瘤细胞存活中具有重要作用。

二、生物免疫治疗研究

由于MM存在特征性的体液及细胞免疫缺陷，包括TH1减少和TH2、TH17相关因子及T调节细胞的增加。新兴的细胞生物免疫治疗已显示出显著的抗骨髓瘤效果。

（一）人源化的IgG1单克隆抗体

CT-011是一种新研发的PD-1单抗，可加强自然杀伤细胞迁移能力，提高自然杀伤细胞抗自身多发性骨髓瘤细胞的功能，促进免疫复合物形成。可作为肿瘤治疗的新靶标。Benson等证明雷利度胺不仅激活自然杀伤细胞，还可下调骨髓瘤细胞上PD-L1的表达，强化自然杀伤细胞的杀伤功能，故与CT-011有协同效应。除对自然杀伤细胞的效应外，CT-011还可阻滞PD-1/PD-L1相互作用，体内体外实验中均加强骨髓瘤特异性T细胞免疫。而且，CT-011可加强自体树突细胞-骨髓瘤细胞融合疫苗对T细胞的反应性。使用CT-011治疗的患者周围血中CD4阳性、T细胞百分比升高，耐受性较好。联合免疫调节药物，宿主抗多发性骨髓瘤免疫进一步加强。

（二）DCs疫苗的抗骨髓瘤效应

肿瘤疫苗的作用主要是通过激发机体对肿瘤特异性抗原的免疫反应而达到治疗的目的。MM细胞分泌的个体基因型（Id）蛋白被视为肿瘤特异性抗原之一，Id调节的DCs的疫苗接种不仅可以促进活化的Id特异性细胞毒性T细胞的免疫活性，通过介导穿孔素通路和FasL-Fas通路，而且还可以激发体液免疫应答，从而识别与溶解骨髓瘤细胞。有关DCs疫苗的抗MM作用研究也是当前MM细胞生物治疗的研究热点之一。研究发现，Id特异性$CD4^+$ Th1细胞可以直接诱导肿瘤细胞凋亡，并且可以与FasL-Fas交联，间接抑制骨髓瘤细胞的生长。随着更多的MM相关抗原被发现，如多态上皮黏蛋白MUC1，睾丸癌抗原（CTA），精子蛋白17，DKK-1、MAGE-1，MAGE-3，MAGE-C2、MAGE-C1，MAGE-A1、MAGE-A3，PRAME，WT1、SSX1 SSX4、SSX5、SSX2等。有研究报道，MUC1是一种高分子量糖蛋白，表达于骨髓瘤细胞表面和MM患者血清中。DCs调控的MUC1和hTERT九肽可以发挥细胞毒性作用，从而促进MM细胞凋亡。研究发现CTA在MM细胞表面也有表达，一些CTAs显示肿瘤特异性细胞毒性T细胞，如MAGE家族和NY-ESO-1，此外，将肿瘤抗原添加蛋白转导域可以使抗原由细胞膜向胞浆转运增加，并且将抗原递呈给HLA-Ⅰ类分子，从而使肿瘤特异性的细胞毒性T细胞肿瘤特异性反应，与DCs荷载后从而可以发挥抗MM作用。目前研究发现，DKK-1在MM细胞系和患者MM细胞上均有表达，针对DKK-1研发的DC疫苗对于U266、IM-9等MM细胞系细胞和患者MM细胞均显示出了良好的细胞毒性T细胞肿瘤特异性反应。总之，将肿瘤相关特异性抗原荷载DCs，从而可以发挥DCs的潜在抗MM作用，目前正在进行针对复发难治MM患者的Ⅰ/Ⅱa期临床试验已显示出理想的疗效和较好的耐受性。

（三）嵌合抗原受体T细胞（CAR-T）治疗MM的研究

基因修饰治疗在最近几年的研究中显示出了良好的抗肿瘤治疗潜能，目前，将自身T细胞经过嵌合抗原受体修饰，从而发挥抗肿瘤效应在血液肿瘤的生物免疫治疗研究中也有了突破性进展。与髓外疾病如淋巴瘤相比，由于MM的骨髓瘤细胞主要局限于骨髓，并且自体造血干细胞移植后淋巴细胞缺失可以增强过继性T细胞治疗的疗效，因此，CAR-T免疫治疗对于MM具有良好的适应性。目前研究显示，针对MM的CAR-T免疫治疗最为理想的靶点是CD138，CD38及CD56，一项超过300例患者检测的研究结果显示，其抗原表达率分别为100%，100%及78.7%。中国人民解放军总医院进行的针对CD138的CAR-T免疫治疗今年已经进入Ⅰ/Ⅱ期临床试验，进一步的研究结果值得期待。针对CD38及CD56的CAR-T免疫治疗也处于临床前研究阶段。Mihara等研究显示，针对CD38的第二代CAR-T免疫治疗技术对于$CD38^+$的MM细胞系细胞和患者MM细胞体外实验均显示出了较高的细胞毒性。Marco等进行的针对$CD56^+$MM细胞的CAR-T免疫治疗在体外及体内试验中均显示出了良好的抗MM

效应，在体内试验中，5×10^6的 CAR-T 细胞使 MM 肿瘤完全缓解。此外，针对 Kappa 轻链和 Lewis Y 碳水化合物抗原的第二代 CAR-T 免疫治疗技术也取得了令人振奋的抗 MM 效果，体内研究结果显示可以延缓 MM 瘤体生长提高荷瘤小鼠生存，目前已于 2012 年开展了 Ⅰ 期临床研究。B 细胞成熟抗原（BCMA）及 MM 细胞内抗原 NY-ESO-1 也是目前第二代 CAR-T 免疫治疗技术抗 MM 研究的理想靶点，相关体内外实验均显示出抗 MM 效应。虽然针对 MM 的 CAR-T 免疫治疗研究结果不如其他 B 淋巴细胞肿瘤疗效显著，但是也为我们进行抗 MM 研究敲开了另一扇靶向治疗研究之门。

随着对 MM 细胞的生物学特性以及其赖以生存的骨髓微环境和靶向生物免疫治疗研究的逐渐深入，MM 的治疗策略也在不断演变，新型的治疗方法与传统化疗药物联合，将会是未来 MM 治疗的发展方向，但新的靶向治疗药物对总生存的影响及远期不良反应仍需更多的临床试验来证实，生物免疫治疗在 MM 治疗中的作用及地位尚需更多的临床前研究数据和临床试验结果来进一步评估。

74. 造血干细胞移植在NK/T细胞淋巴瘤治疗中的价值

刘　鹏

中国医学科学院北京协和医学院肿瘤医院内科

成熟的NK/T细胞淋巴瘤是T/NK细胞来源的非霍奇金淋巴瘤中相对少见而独特的亚型；以结外NK/T细胞淋巴瘤（ENKL）为主，其中大部分是鼻型（ENKL-Nasal Type）。国际T细胞淋巴瘤登记确诊的T细胞或NK细胞淋巴瘤患者（n=1153）中，12%为结外NK/T细胞淋巴瘤（ENKL）；亚裔较欧美裔发病率差异显著（22% *vs* 5%）。SEER数据显示：1992~2005年间，ENKL鼻型患者的发病率，以每年11%增加；研究显示ENKL患者5年总生存率（OS）为32%，中位OS仅8个月[1,2]。ENKL鼻型往往局限于上消化和呼吸道，包括鼻腔、鼻窦、鼻咽、扁桃体和咽喉。鼻外受累病变或出现广泛受侵时最常见的部位包括皮肤、睾丸和胃肠道。ENKL的最常见的临床特征是鼻腔肿块、鼻塞或鼻出血[3,4]。与仅侵及鼻腔及周围的患者相比，临床更多见到呈现鼻外受侵的晚期患者（占全部患者的68%），更多患者具有预后不良因素：肿瘤直径大于5厘米（68%）、有2个以上的结外受累（55%）、LDH水平升高（60%）和伴有B症状（54%）。仅侵犯鼻腔及周围的ENKL患者预后较好，与晚期（ⅡE/Ⅳ期）患者相比，具有较高的5年生存率（42% *vs* 9%）和较长的中位OS（19个月 *vs* 4个月）[1,5]。

由于晚期或具有不良预后因素患者生存率与IE期患者的显著差异，NCCN指南中建议一线治疗失败患者接受二线解救治疗达到缓解（CR/PR）后，常规接受高剂量化疗联合造血干细胞移植；建议ENKL鼻型Ⅱ/Ⅳ期患者及鼻外原发患者一线治疗达缓解（CR/PR）后，常规接受高剂量化疗联合造血干细胞移植；甚至ENKL鼻型Ⅰ期患者如一线治疗未达CR，也需要接受高剂量化疗联合造血干细胞移植作为巩固治疗。

多项回顾性研究显示：高剂量化疗联合自体造血干细胞移植治疗，作为一线治疗达到缓解患者的巩固治疗；其无复发生存率和疾病无进展时间均明显改善[6-8]。研究显示：一线化疗达到完全缓解（CR）的患者，其5年无病生存率在移植组明显高于作为历史对照的非移植组（87% *vs* 68%）。针对NK/T细胞预后指数的危险度分层分析显示：低危患者组未见显著的生存获益（87% *vs* 69%），而高危患者中，移植的生存获益尤为显著（100% *vs* 52%）[8]。同时有研究显示：多数长期生存的患者为CR1/CR2[9]。

在一项旨在比较自体移植与异基因移植效果的研究中，与自体造血干细胞移植相比，在接受异基因移植的患者中，Ⅳ期患者更为多见（64% *vs* 33%），而低IPI评分患者较少（34% *vs* 62%）。因此，接受自体造血干细胞移植的患者具有更好的预后：2年OS率明显高于异基因造血干细胞移植（69% *vs* 41%）[10]。

虽然，造血干细胞移植的作用不被质疑，但目前针对NK/T细胞淋巴瘤接受造血干细胞移植的临床研究中仍存在如下问题：

（1）多数研究中，往往将PTCL中的其他亚型与NK/T细胞淋巴瘤一并统计。

（2）对于CR1/CR2/PR1/PR2和复发的病例，一并分析（未进行分层）。

（3）自体移植与异基因移植的治疗效果，一并统计。

（4）绝大多数报告来源于回顾性研究，其本质存在选择偏倚。

（5）不同研究单位、甚至同一项研究中，移植前的一线/解救治疗和移植中预处理方案的选择存在较多差异性。

（6）对于复发的患者，其解救治疗的方案中多采用新药，对于近期 3~4 年来总生存率（OS）的统计产生影响。

因而，对于何种患者需要接受造血干细胞移植（适宜人群）、什么时候接受造血干细胞移植（适宜时机）、选择何种造血干细胞移植（合理方式），尚缺乏充分证据支持；而较之个案报告和回顾性分析，具有更高的循证医学证据的临床研究仍值得期待。

参 考 文 献

1. Au W-y, Weisenburger DD, Intragumtornchai T, et al. Clinical differences between nasal and extranasal natural killer/T-cell lymphoma: a study of 136 cases from the International Peripheral T-Cell Lymphoma Project. Blood, 2009, 113: 3931-3937.
2. Abouyabis AN, Shenoy PJ, Lechowicz MJ, et al. Incidence and outcomes of the peripheral T-cell lymphoma subtypes in the United States. Leuk Lymphoma, 2008, 49: 2099-2107.
3. Chan JKC, Quintanilla-Martinez L, Ferry JA, et al. Extranodal NK/T-cell lymphoma, nasal type. In: Swerdlow SH, Campo E, Harris NL, et al., eds. WHO classification of tumours of haematopoietic and lymphoid tissues (ed 4th). Lyon: IARC, 2008: 285-288.
4. Liang R. Advances in the management and monitoring of extranodal NK/T-cell lymphoma, nasal type. Br J Haematol, 2009, 147: 13-21.
5. Vose J, Armitage J, Weisenburger D. International peripheral T-cell and natural killer/T-cell lymphoma study: pathology findings and clinical outcomes. J Clin Oncol, 2008, 26: 4124-4130.
6. Au WY, Lie AKW, Liang R, et al. Autologous stem cell transplantation for nasal NK/T-cell lymphoma: a progress report on its value. Ann Oncol, 2003, 14: 1673-1676.
7. Kim HJ, Bang SM, Lee J, et al. High-dose chemotherapy with autologous stem cell transplantation in extranodal NK/T-cell lymphoma: a retrospective comparison with non-transplantation cases. Bone Marrow Transplant, 2006, 37: 819-824.
8. Lee J, Au W-Y, Park MJ, et al. Autologous hematopoietic stem cell transplantation in extranodal natural killer/T cell lymphoma: a multinational, multicenter, matched controlled study. Biol Blood Marrow Transplant, 2008, 14: 1356-1364.
9. Suzuki R, Suzumiya J, Nakamura S, et al. Hematopoietic stem cell transplantation for natural killer-cell lineage neoplasms. Bone Marrow Transplant, 2006, 37: 425-431.
10. Suzuki R, Kako S, Hyo R, et al. Comparison of Autologous and Allogeneic Hematopoietic Stem Cell Transplantation for Extranodal NK/T-Cell Lymphoma, Nasal Type: Analysis of the Japan Society for Hematopoietic Cell Transplantation (JSHCT) Lymphoma Working Group [abstract]. Blood, 2011, 118: Abstract 503.

75. 白血病异基因造血干细胞移植复发预防的策略

刘启发

南方医科大学南方医院血液病研究所

异基因造血干细胞移植（allo-HSCT）是当今治疗白血病的最主要手段、甚至是治愈某些白血病的唯一方法[1]。影响 allo-HSCT 疗效的最主要原因是移植后白血病复发，根据国际骨髓移植登记处资料 allo-HSCT 后大约 1/3 患者出现复发，目前针对移植后复发患者尚无十分有效的方法，最终大部分患者因复发而死亡。因此，为降低移植后白血病复发、提高移植后患者生存，移植后预防是当今 allo-HSCT 研究领域的重点。

移植后复发包括受者和供者复发两种类型，其中绝大部分为受者复发、供者复发罕见[2]。移植后复发机制包括：白血病细胞的免疫逃逸、免疫调节失调和白血病细胞耐药等[3-5]。当前预防移植后复发的策略主要包括移植前和移植后策略，移植前策略包括：移植时机、供者选择、移植前微小残留病（MRD）和预处理方案选择等[6~8]；移植后策略包括：移植物抗宿主病（GVHD）预防、诱导移植物抗白血病效应（GVL）和靶向治疗等[9~12]。有关移植时机选择不同类型白血病存在不同移植时机，通常在完全缓解（CR）后经过 2~3 疗程强化治疗后进行移植其复发率低。对于高危包括移植前没有缓解白血病病人选择 HLA 不相合供者移植其复发率比 HLA 完全相合供者移植低，但是 HLA 不相合移植有高移植相关死亡。移植前 MRD 水平与移植后复发密切相关，移植前低 MRD 比高 MRD 其移植后复发低。Allo-HSCT 疗效依赖预处理强度和 GVL，高强度预处理能降低移植后白血病复发率、尤其是移植前未缓解病人，但同时增加移植后相关死亡[13]；在不同类型白血病对预处理强度和 GVL 依赖性存在差异[14]，因此，需根据不同类型白血病选择不同预处理方案和预处理强度，同时需注意预处理疗效和毒性平衡[15]。为降低预处理毒性，研究者们采用挽救性化疗序贯预处理策略取得较好的疗效[16-19]。在移植后预防复发策略中，GVHD 预防策略与复发密切相关，理论上是既能有效抑制 GVHD、又不明显影响 GVL 是最佳的 GVHD 预防方案，一些新的免疫抑制剂如西罗莫司、免疫调节细胞如 Treg 和 MSC 用于 GVHD 预防展示了对 GVL 影响较小的前景[9,20~22]。应用诱导移植后 GVL 是当前降低移植后复发的研究重点，临床常用的手段包括：早期减量免疫抑制和供体淋巴细胞输注（DLI）[10,23]。预防性和抢先性治疗预防复发在当前受到高度关注，其手段包括：靶向药物（TKI/DNA demethylase 药物/FLT3 抑制剂）和免疫活性细胞（NK/CTL）[11,12,24~26]等。抢先性治疗是基于 MRD 情况给予处理。

目前用于临床预防 allo-HSCT 后复发任何策略均存在一些不足，联合这些策略应用可能优于单一策略。我们为预防移植前未缓解的急性白血病 allo-HSCT 复发，采用序贯超强预处理联合移植后诱导 GVL 的策略能使难治性急性白血病 allo-HSCT 后复发率降低在 20%以下，5 年无病生存在 50%[18,19]。

参 考 文 献

1. Alyea EP, et al. Biol Blood Marrow Transplant. 2010, 16 (8): 1037-1069.

2. Wiseman DH. Biol Blood Marrow Transplant. 2011, 17 (6): 771-789.

3. Vago L, et al. N Engl J Med. 2009, 361 (5): 478-488.
4. Toffalori C, et al. Blood. 2012, 119 (20): 4813-4815.
5. Stolzel F, et al. Transplantation. 2012, 93 (7): 744-749.
6. Chen R, Campbell JL, Chen B. Onco Targets Ther. 2015, 8: 405-412.
7. Kongtim P, et al. Biol Blood Marrow Transplant. 2015, 21 (4): 713-719.
8. Huang XJ, et al. Blood. 2012, 119 (23): 5584-5590.
9. Rodriguez R, et al. Blood. 2010, 115 (5): 1098-1105.
10. Yan CH, et al. Blood. 2012, 119 (14): 3256-3262.
11. Chapuis AG, et al. Sci Transl Med. 2013, 5 (174): 174ra27.
12. Choi I, et al. Biol Blood Marrow Transplant. 2014, 20 (5): 696-704.
13. Martino R, et al. Bone Marrow Transplant. 2013, 48 (6): 761-770.
14. Marks DI, et al. Biol Blood Marrow Transplant. 2006, 12 (4): 438-453.
15. Alyea EP, et al. Biol Blood Marrow Transplant. 2006, 12 (10): 1047-1055.
16. Schmid C, et al. Blood. 2006, 108 (3): 1092-1099.
17. Schmid C, et al. J Clin Oncol. 2005, 23 (24): 5675-5687.
18. Liu QF, et al. Biol Blood Marrow Transplant. 2009, 15 (11): 1376-1385.
19. Liu QF, et al. Blood. 2013, 122 (21): 702, p206 (abstract-oral presentation).
20. Ning H, et al. Leukemia. 2008, 22 (3): 593-599.
21. Brunstein CG, et al. Blood. 2011, 117 (3): 1061-1070.
22. Di Ianni M, et al. Blood. 2011, 117 (14): 3921-3928.
23. Tomblyn M, Lazarus HM. Bone Marrow Transplant. 2008, 42 (9): 569-579.
24. Kebriaei P, et al. Biol Blood Marrow Transplant. 2012, 18 (4): 584-592.
25. Platzbecker U, et al. Leukemia. 2012, 26 (3): 381-389.
26. Tarlock K, et al. Pediatr Blood Cancer. 2015, 62 (6): 1048-1054.

76. 淋巴组织肿瘤的规范化病理诊断

刘卫平，李小秋，周小鸽，王　哲，高子芬

北京大学第三医院病理科

肿瘤的规范化病理诊断是肿瘤治疗前提，关系到治疗及患者的预后评估。国家卫生计生委医院管理研究所、卫生计生委病理质量控制与评价中心（PQCC）组织国内相关领域病理学家讨论与撰写部分肿瘤规范化的病理诊断标准，淋巴组织肿瘤是其中的一部分。在此，就淋巴组织肿瘤规范化病理诊断（稿）向各位临床医师进行简要介绍。

一、术语与定义

淋巴瘤：也称恶性淋巴瘤，是淋巴细胞及其前体细胞克隆性增生而形成的一类恶性肿瘤。淋巴瘤可原发于淋巴结和结外淋巴组织。由于淋巴细胞是机体免疫系统的主要成分，故淋巴瘤也是机体免疫系统的免疫细胞发生的一类恶性肿瘤，发生肿瘤性增殖的细胞有淋巴细胞（B 细胞、T 细胞和自然杀伤细胞）及其前体细胞等。

淋巴组织肿瘤：包括淋巴瘤和淋巴组织中其他细胞来源的肿瘤，如组织细胞、Langerhans 细胞和树突状细胞来源的肿瘤等。

基因重排：免疫球蛋白和 T 细胞受体基因重排技术用于检测 B 和 T 淋巴细胞的克隆性。正常情况下，淋巴细胞在其分化过程中发生抗原受体基因重排，结果是每个淋巴细胞都有各自独特的基因型，DNA 电泳为涂层（smear），提示多克隆性增生；淋巴瘤是淋巴细胞分化阻断在其细胞分化的某一阶段并发生增殖，这些细胞具有相同的基因编码，扩增的片段长度相同，其 DNA 电泳为单一条带，提示单克隆性增生。采用毛细管电泳技术是通过观察在目标范围内扩增峰的有无及其峰度情况来判断基因重排与否。

二、标本类型及固定

（一）样本类型

样本的类型有淋巴结活检样本、结外器官、组织切除/切取样本、淋巴结或结外器官、组织钳夹或空芯针穿刺活检样本、淋巴结或结外器官、组织穿刺细胞学样本、体液细胞学样本，以及新鲜或冷冻样本等。

1. 淋巴结活检样本　宜行淋巴结完整切除或部分切取活检。应选择有代表性的淋巴结进行活检。有多处淋巴结肿大者，宜优先选择颈部及腋下淋巴结活检，而不宜选择腹股沟淋巴结活检。宜根据检测项目对淋巴结活检样本进行适当的切分、使用与保存，并分别用于组织病理检查，以及相关辅助诊断技术。

2. 结外器官、组织切除/切取样本　宜参照相应器官、组织样本的处理原则进行处理。

3. 淋巴结或结外器官、组织空芯针穿刺活检样本

不推荐使用空心针穿刺活检样本作为淋巴增生性疾病的诊断与分型的首选方法。穿刺活检样本疑淋巴组织肿瘤时应及时建议患者行病变组织切除/切取活检。对于难以行手术切除活检的病例，如深

部淋巴结、纵隔或腹膜后等部位的占位性病变的穿刺病理检查应结合辅助检查（免疫组织化学、相关的分子检测等）结果进行综合分析与判断。

4. 穿刺细胞学样本　细胞学样本不适用于淋巴组织肿瘤的病理诊断与组织学分型。有明显体腔积液或以体腔积液为首发表现的患者，细胞涂片检查可提示淋巴增生性疾病之可能。对于富含细胞的体液样本宜制备细胞块，利用细胞块进行免疫表型和抗原受体基因重排检测，结合形态学观察可确诊部分淋巴组织肿瘤并分类。

5. 手术中冷冻检查样本　不应采用手术中冷冻切片病理检查进行淋巴组织肿瘤的病理诊断与分型。若在手术冷冻切片病理检查考虑为淋巴增生性疾病时，应告知临床医生，并建议临床再取适量组织用于常规病理检查，以满足后继的免疫组化染色和分子检测的需要，保证淋巴增生性疾病的病理诊断质量。

（二）样本标识

样本的标识应符合国内相关行业规范及本标准总则的相关要求。样本宜采用双标识。所谓“双标识”即是每位患者的组织或细胞样本上应有两个唯一的标识，可作为标识的有患者的姓名、病理编号、患者的住院或门诊登记号或身份证号码等。

（三）样本固定

应采用4%的中性甲醛溶液，溶液体积应为样本的体积的4～10倍。样本离体后应尽快固定，样本的固定时间应为6～48小时。

（四）组织处理

淋巴组织肿瘤的样本处理应遵从国内相关行业规范及本标准总则的相关要求。

（五）样本制片

淋巴组织样本的组织切片应满足病理行业规范的相关要求。高质量的HE染色切片是淋巴瘤病理诊断的重要依据。实践中，相当一部分病例诊断困难的原因实际是由于制片质量不理想所导致。一张淋巴瘤HE染色切片质量优劣与否，取决于组织处理、切片、染色、封固等诸多技术环节的质量控制。其中，即时而充分的固定、浸蜡前彻底脱水以及封片前透明这些步骤尤为关键。淋巴组织样本富含细胞成分，其组织切片宜薄，以2～4μm为宜。

（六）病理检查申请表

病理检查申请表应满足行业规范及本标准总则的相关要求，还应注意提供与该类肿瘤诊断相关的实验室及影像学检查信息。

三、取材及大体描述规范

标本获得、组织处理和切片制作直接关系到淋巴瘤病理诊断的准确性，这一环节处理不当，难以补救。这不但影响做出明确的组织病理诊断，而且无法进一步做细胞遗传学和分子生物学检测。

足量的诊断性组织是对淋巴瘤做出病理诊断最重要的物质基础。对那些不适合做组织学评估（如严重的器械性损伤或大片坏死、梗死而导致诊断性组织过少）的标本，可建议重复活检。组织学标本根据其获得途径又可分为切除活检标本以及切取、钳取或空芯针穿刺活检标本等。淋巴结、脾或某些结外病灶的完整切除标本，有助于病理医师对整个病变进行全面评估，且可保证有充足的组织用于辅助研究，是诊断淋巴瘤最为理想的标本。如有多个解剖区域的淋巴结病灶，一般宜选择颈部病灶。手术时应注意选择最有代表性（明显肿大，位于深部，且不伴严重变性、坏死，必要时可通过冷冻切片检查予以确认）的淋巴结予以完整切除。手术动作宜轻柔，尽可能避免组织因牵拉、钳夹等造成机械性损伤。对于难以完整切除的病灶，通常可通过开放手术、内镜活检或空芯针穿刺等方法获得小块组织样本供病理学检查，多数能满足诊断需要。缺点是有时不能获得数量充足或质量满意的诊断性组织而需要重复活检。空芯针穿刺也是骨髓以及胸腹腔等深部病灶活检最常用的方法。

原则上，所有淋巴结或体积较大的淋巴瘤组织标本均应在新鲜、湿润状态下尽快送到病理科进行处理，不能及时送检的标本亦可短暂放置4℃冰箱保存。病理科在接收标本后应予尽快处理。较大的淋巴结标本应垂直其长轴作平行切分（每片组织厚度2~3mm）并作印片检查，小于1cm的淋巴结可按淋巴结长轴的最大径切开。印片检查提示为淋巴瘤的病例，应选择一到两片最大的组织片以厚滤纸作双面衬裱后置于包埋盒中，再浸于足量固定液中固定。固定液应选用4%中性甲醛溶液，固定时间通常为12~24小时。剩余的组织则分别用于组织库存档、流式细胞分析、细胞遗传学检查、电镜检查、病原微生物检测等。对于非淋巴瘤或疑似感染性病变的标本，应尽快将所有组织固定。对于脾脏标本，巨检时应称重并测量大小，多作切面并仔细寻找病灶所在。对于体积较小的切取、钳取或穿刺活检标本，应先固定再送病理科检查，且应将所有组织包埋、制片观察。对于骨髓活检标本，还应事先进行脱钙处理。标本组织在固定后还需进行脱水、透明、浸蜡、包埋等程序化加工才能制作切片，上述组织处理步骤目前多在自动组织处理仪中完成。

四、病理诊断分类、分级和分期方案

临床疑诊为淋巴组织肿瘤者应通过组织病理学检查明确诊断。淋巴组织肿瘤的病理诊断应结合形态学，免疫表型，分子、细胞遗传学改变（需要时）和临床表现进行综合分析与判断。淋巴组织肿瘤的病理分型应采用国内外公认或通用的标准。宜采用世界卫生组织（WHO）关于淋巴组织肿瘤的分类。

HE染色的常规石蜡切片对淋巴瘤的组织形态进行分析尤为重要。一方面，特征性的形态改变本身就对某些类型淋巴瘤的诊断有着决定性的提示作用；另一方面，相当多的辅助检查，例如免疫表型分析、分子遗传学检测等，都必须在形态分析的基础上予以合理选择、使用。不但如此，这些辅助研究的结果，也只有结合形态予以正确解读才具有诊断价值。实践证明，形态分析作为一种经典的研究方法，不但能为淋巴瘤的诊断提供丰富而又可靠的循证医学证据，而且还往往是通向正确诊断的有效捷径。淋巴瘤种类繁多、形态多样，不同专家对于淋巴瘤形态分析的思路与技巧也各有独到之处。但总体而言，淋巴瘤形态分析的基本原则和其他实体肿瘤十分相似，不外乎从肿瘤细胞的生长方式、肿瘤细胞的形态以及间质反应这几个方面对肿瘤的特点予以观察、比较和总结。恶性肿瘤一些共同特性，例如瘤细胞的异型性和侵犯性生长等，在各种淋巴瘤中也有相应的表现，而且是淋巴瘤和反应性病变作鉴别的重要依据。

五、免疫组化和分子病理检测及其质量控制

（一）免疫组织化学染色

应采用免疫组织化学染色技术辅助淋巴组织肿瘤的诊断与分型。免疫组化染色抗体的选择应遵从本标准总则的要求。淋巴增生性疾病的免疫组织化学染色应根据形态学观察所提供的线索选择相关的抗体；宜选择一组抗体，包括诊断和鉴别诊断相关的抗体。应规范免疫组织化学染色的技术与流程，质量控制，以保证免疫组化染色结果准确。

1. 免疫组化检测在淋巴组织肿瘤诊治中的作用 免疫组化检测在淋巴组织肿瘤病理诊断中的作用主要体现在以下几个方面：

（1）明确肿瘤细胞的属性：通过细胞系标志物检测来辅助判断肿瘤细胞类型（如B细胞、T细胞和NK细胞肿瘤等）。

（2）了解肿瘤的细胞所处的分化阶段：结合形态学及相关的免疫表型检测结果来判断细胞所处的发育阶段，进而确定肿瘤的具体类型。

（3）了解特征性的遗传学改变：检测肿瘤独特的遗传学改变所导致的蛋白异常高表达

（4）有助于区别淋巴瘤与反应性淋巴增生。另外，免疫组化检测对于指导某些淋巴瘤的分子靶向治疗（如抗CD20、抗ALK单抗的应用）和预后判断也有极重要的意义。

2. 免疫组化检测及其结果判读与分析中应注意的问题　免疫组化检查首先应确保染色质量。各种因人为错误或技术、仪器原因所产生的假阴性、假阳性或欠理想的染色结果往往会导致诊断困难甚至误诊，因此要从组织处理、制片、抗原修复、抗体选择、染色程序等诸多环节加强监控，并通过设置合理的阴性与阳性对照作平行染色，以确保染色质量稳定保持在较高水平。其次，要熟悉各类淋巴瘤组织学形态和免疫表型，在形态分析基础上，有所针对地选择必要的抗体组合来证实诊断或帮助鉴别。不应该使用数量庞大的抗体组合进行不必要的过度检测。最后，应学会正确判读免疫组化染色结果。这要求我们：

（1）熟悉各种抗体的预期染色结果，并通过适当内、外对照来判断染色成功与否。

（2）在形态分析基础上正确判断何种细胞成分表达何种抗原（例如，不能把某些反应性病变中CD30+的转化大淋巴细胞或CD15+的组织细胞误认为霍奇金淋巴瘤中的H/RS细胞）。

（3）熟悉各种抗体的反应谱系和适用范围，避免片面或错误解读阳性结果（例如，CD15+的异型大淋巴细胞，除了H/RS细胞外，还可表达于感染巨细胞病毒的淋巴细胞等）。

（二）抗原受体基因重排检测的应用及需注意的问题

1. 下列情况宜使用淋巴细胞克隆性分析助诊

（1）疑淋巴组织肿瘤的小组织活检样本，如腔镜或穿刺活检，局部钳夹活检等。

（2）混合性淋巴细胞增生性病变，经形态学观察和免疫表型分析仍然不能确定病变性质者。

（3）皮肤淋巴增生性病变。

（4）疑似黏膜相关淋巴组织结外边缘区淋巴瘤病变。目前国际上普遍采用的是BIOMED-2引物和方法用于Ig和TCR基因重排分析。在DNA扩增产物的分析和结果判读方面，毛细管电泳技术优于凝胶成像方法。淋巴细胞克隆性增生有助于辨别淋巴瘤和反应性淋巴增生，同时，Ig和TCR基因重排结果也能提示淋巴瘤的细胞系起源。

需注意的问题有：

（1）Ig和TCR基因重排并非完全局限于B或T细胞谱系，有时会有交叉，因此，单一Ig或TCR重排可提示肿瘤细胞系，但Ig和TCR同时有重排时，就只能说明有淋巴细胞克隆性增生，而不能提示细胞谱系。

（2）因PCR技术高度敏感，在标本量少或高负荷B细胞淋巴瘤中含少量反应性T细胞的情况下，因无足量的细胞产生多克隆背景，少量反应性细胞可产生类似克隆或寡克隆的PCR产物，故基因重排检测结果需结合组织病理学特征予以合理解读与综合评价。另外，规范基因重排检测技术与流程和质量控制是保证检测结果准确的关键。

（三）荧光原位杂交检测在淋巴组织肿瘤诊断中的应用

应用荧光原位杂交技术（fluorescence in situ hybridization，FISH）协助某些特殊类型的淋巴组织肿瘤的诊断与分型。FISH技术是采用不同荧光素标记已知碱基序列的寡聚核苷酸分子作为探针，与变性后的组织以及细胞或分离中期染色体的待测核酸按碱基互补配对原则进行杂交，进而对组织、细胞或染色体上的待测核酸进行定性、定位和相对定量分析。FISH所使用的探针主要有两类，一是断裂分离探针，二是融合探针。FISH技术在淋巴增生性疾病中的应用有：

1. 帮助确诊具有特征性遗传学改变的淋巴瘤类型，如Burkitt淋巴瘤，滤泡淋巴瘤、套细胞淋巴瘤、黏膜相关淋巴组织结外边缘区淋巴瘤以及间变大细胞淋巴瘤等。

2. 协助灰区淋巴瘤的诊断，如“双重打击”淋巴瘤，“三重打击”淋巴瘤等。

3. 治疗或预后相关基因异常的检测，如在大B细胞淋巴瘤，无论是GCB或非GCB来源的肿瘤有*MYC*易位均提示预后不良。B细胞慢性淋巴细胞白血病/小B淋巴细胞性淋巴瘤的套餐（*p53/ATM/D13S319/13q34/CEP12*）检测和浆细胞瘤的套餐（*CDKN2C/IGH-CCND1/IGH-FGFR3/IGH-MAF*）检测为临床提供了肿瘤生物学行为、对治疗反应及预后相关的重要信息。

（四）病原学检测

对于某些病原微生物相关淋巴组织肿瘤应进行相关病原微生物的检测。EB病毒相关淋巴增生性疾病相对多见，对于疑诊为EB病毒相关淋巴增生性疾病可采用原位杂交技术检测EB病毒编码的小分子mRNA（EBER），如经典型霍奇金淋巴瘤、结外鼻型NK/T细胞淋巴瘤、EB病毒阳性T细胞淋巴增生性疾病（包括种痘水疱病样淋巴瘤，儿童的系统性EB病毒阳性T细胞淋巴瘤）、Burkitt淋巴瘤、老年人EB病毒阳性大B细胞淋巴瘤以及一些免疫缺陷相关淋巴增生性疾病/肿瘤等。胃和肠的黏膜相关淋巴瘤标本的幽门螺杆菌（*Hp*）和空肠弯曲菌（*C. jejuni*）检测；眼黏膜相关淋巴淋巴瘤的鹦鹉热衣原体（*C. psittaci*）检测；脾脏淋巴瘤的HBV和HCV检测等。

六、病理报告内容及规范

临床疑诊为淋巴组织肿瘤或淋巴增生性疾病者应通过组织病理学检查明确诊断。淋巴组织肿瘤的病理诊断应结合形态学，免疫表型，分子、细胞遗传学改变（需要时）和临床表现进行综合分析与判断。淋巴组织肿瘤的病理分型应采用国内外公认或通用的标准。宜采用世界卫生组织（WHO）关于淋巴组织肿瘤的分类。

（一）病理诊断报告的内容与规范

规范的淋巴组织肿瘤的病理诊断报告书的基本内容包括一般信息、病变组织形态描述、各种辅助检查结果以及最终诊断意见等部分内容并经诊断医师签署生效。在特定情形下，在病理报告中整合、加入标本巨检所见、临床信息以及诊断医师的评论、参考文献等方面内容，会使得报告所包含的信息更为详尽、完整。具体如下：

1. 一般信息　应包括标本识别号（病理号）、门诊/住院号、床位号、患者姓名、性别、年龄（或出生年月）、种族以及标本收到的时间。

2. 诊断内容　应包括标本的解剖部位、组织类型以及获得标本方法（如淋巴结切除活检标本、穿刺活检标本等）。宜采用WHO关于淋巴组织肿瘤分类中的术语进行诊断与分型，必要时并可附注ICD-O代码。报告中应列出免疫组化检测所有抗体名称以及阳性和阴性结果。部分淋巴瘤病例、特别是罕见、疑难或有特征性大体或镜下形态改变者，应在报告中对其病变的形态进行详细描述。

某些肿瘤还可在报告中提供更多的诊断信息，如肿瘤的亚型、变型、生长模式和细胞学分级等。对于两种或两种以上组织学类型肿瘤并存的情况（如组合型淋巴瘤或低级别肿瘤进展为高级别肿瘤）亦应加以必要的说明。对于罕见疾病，最好能附注疾病的英文名称。对于疑难病例，可在诊断意见或评论部分对病变的组织学改变以及辅助检查结果加以描述，并阐述诊断医师个人的倾向性意见或进一步处置的建议等。

3. 辅助检查　FCM以及Ig/TCR基因重排、EBV原位杂交和FISH等所有特殊检查的结果以及相应的检测编号、检测日期、报告医师等信息。

4. 评论、参考文献等　病理医师在做出诊断的同时，若认为有必要特别提请相关临床医师或其他病理医师注意或做一些解释和说明等，可在评论中予以交代。对于罕见、疑难疾病，还可附注主要参考文献以协助临床医师正确了解疾病并处理患者。

（二）院际会诊病理诊断

对于不具备相关条件的机构应将病例提请上级医院会诊。院际病理会诊是解决淋巴瘤疑难病例诊断的有效途径之一。申请会诊的医师、医院或患者方需向接受会诊的单位或专家提供所有的病理检查材料（HE染色、组织化学、免疫组化以及原位杂交切片原件或复制件）以及相应的文书记录（诊断报告书原件或复制件）。还应尽量提供必要的临床资料（详细病史、出院小结、病情简介等）和影像、内镜以及其他实验室检查结果以助参考。对于皮肤病变的患者，会诊医师通常希望看到皮损的大体形态（建议患者本人前往就诊或提供皮损照片）。对于需重复或补充辅助检查的病例，申请会诊的医师或院方应协助提供必要的病理材料（蜡块、未染色的病变组织切片等）。会诊专家在出具病理会诊意见书后，应归还原诊断单位病理切片和蜡块，并将诊断意见反馈给申请会诊的医师或单位。需注意的是，会诊医师所出具的会诊报告仅代表该医师个人意见，并不能取代原诊断单位或首诊医师对该病例作出最终诊断。

参 考 文 献

1. Swerdlow SH, Campo E, Harris NL, et al. World Health Organization classification of tumor haematopoietic and lymphoid tissue. Lyon: IARC, 2008.
2. Jaffe ES, Harris NL, Vardiman JW, et al (Eds): Hematopathology, SAUNDERS ELSEVIER, 2011.
3. Medeiros L. J. Diagnostic pathology. Lymph nodes and spleen with extronodal lymphomas. AMIRSYS, 2011.
4. Kumar V, Abbas AK, Fausto N, et al. Robbins Pathologic Bases of Disease. 8th ed. Elsevier, 2010: 589-632.
5. Loachim HL and Medeiros LJ. (Eds): IOACHIM's Lymph Node Pathology, Wolters Kluwer Lippincott Williams & Wilkins, 2009.
6. Gattuso P, Reddy VB, David O, Spitz DJ and Haber MH, l (Eds): Differential Diagnosis in Surgical Pathology, 2nd ed ELSEVIER, 2010.
7. Langerak AW, Groernen PJTA, Brüggemann M, et al. EuroClonality/BIOMED-2 guidelines for interpretation and reporting of Ig/TCR clonality testing in suspected lymphproliferations. Leukemia, 2012.

77. 白血病靶向治疗的新进展

吕　跃，刘成成

中山大学附属肿瘤医院血液肿瘤科　中山大学肿瘤防治中心白血病和骨髓瘤研究中心
华南肿瘤学国家重点实验室血液肿瘤研究室

近年来，随着国内外现代生物医学技术如免疫学、分子生物学、细胞遗传学、基因组学和蛋白组学、药物研发的发展和进步，对血液肿瘤（白血病、淋巴瘤、骨髓瘤）的发病机制有了深入的认识，白血病的诊断趋势逐渐进入精细化分层诊断，治疗趋势逐渐演化为新型靶向药物整合到传统的化疗、放疗、造血干细胞移植治疗中，因此把握这种白血病精细化分层诊断和个体化靶向治疗的发展趋势非常重要。

在急性早幼粒细胞白血病（APL）和慢性粒细胞白血病靶向治疗获得了巨大成功，使人们加强了在其他类型白血病靶向治疗的研究，并取得了突飞猛进的进步。

成人急性髓细胞白血病（AML）是成人白血病的主要类型（占60%左右）。上世纪70年代末采用DA方案诱导化疗可使69%患者获得完全缓解（CR）。80年代开始以IA方案诱导化疗使CR率达到73%，但不论采用何种化疗方案总有很多的患者复发。近年来，研究发现绝大多数急性髓细胞性白血病（AML）肿瘤细胞表面都存在CD33的表达，而在正常造血多能干细胞以及非造血细胞上却不存在这种糖蛋白。因此，可成为靶向免疫治疗的目标。美罗他格（GO，Mylotarg）是人源化抗CD33单克隆抗体与强效抗肿瘤抗生素—乙酰棘孢霉素偶联物，与髓性白血病细胞表面CD33抗原结合，进入细胞后释放棘孢霉素，对髓细胞白血病细胞有明显杀灭作用，用于治疗复发、难治的CD33+急性髓细胞白血病，获得良好疗效。2000年5月，美罗他格获美国FDA批准用于治疗60岁以上不适于接受其他化疗的复发CD33+急性髓细胞白血病（AML）患者，为急性髓细胞白血病治疗开辟了新途径。

还有一类为FLT3受体酪氨酸激酶抑制剂，在初始诊断的AML患者中约1/3发生FLT3的激活突变，并且突变与不良预后有关。索拉非尼、安斯泰来（quizartinib、AC220）等是目前研究的FLT3抑制剂，第56届美国血液学会（ASH）年会报道，根据新的研究表明，新诊断为急性髓系白血病（AML）的年轻患者标准化疗方案中加入索拉非尼（Sorafenib）可提高缓解率和无事件生存期。使用索拉非尼的患者3年无事件生存率达40%，相比安慰剂组22%（$P=0.013$）。此外，索拉非尼治疗组的中位无事件生存期以及无复发生存率都比安慰剂组更优，分别为21个月 vs 9个月和58% vs 36%（$P=0.017$）。总生存期无提高。

急性淋巴细胞白血病（ALL）是淋巴造血细胞的一种高侵袭性恶性疾病，表现在异常T/B原始淋巴细胞骨髓、外周血及髓外组织的克隆性增生。CD20抗原在前B细胞ALL中表达率为40%～50%，而成熟B细胞ALL的表达率可高达90%。使用利妥昔单抗可显著提高CD20表达患者的无瘤生存和总生存率。

嵌合抗原受体（chimeric antigen receptor，CAR）T细胞是将能识别某种肿瘤抗原的抗体的抗原结合部与CD3-ζ链或FcεRIγ的胞内部分在体外偶联为一个嵌合蛋白，通过基因转导的方法转染患者的T细胞，使其表达嵌合抗原受体，由于这些T细胞是应用基因修饰患者自体的T细胞，利用抗原抗体结合的机制，能克服肿瘤细胞通过下调主要组织相容性复合体（major histocompatibility complex，

MHC）分子表达以及降低抗原递呈等免疫逃逸，最终达到精确地靶向清除特异性肿瘤的作用。CAR T 细胞相关的临床研究在各种血液肿瘤中展开，临床疗效令人惊喜。2014 年 10 月新英格兰医学杂志发表了一项重要的 CAR T 细胞免疫疗法的研究结果，该研究应用 CTL019（CD19 定向 CAR）治疗复/难治急性淋巴细胞白血病，共有 30 例儿童及成人难治/复发 ALL 患者接受了治疗。结果显示，患者的完全缓解率达 90%（n = 27/30），6 个月的无病生存率（disease-free survival，DFS）和总生存率（overall survival，OS）分别为 67%及 78%。尽管 CAR T 细胞疗法的缓解率显著高于现行的抗细胞毒性药物，临床发现接受 CART 细胞治疗时，约有 27%的患者出现了严重的细胞因子释放综合征。目前认为，这种细胞因子风暴带来的严重并发症与患者自身的肿瘤负荷较高显著相关。而且，这种并发症可通过临床使用抗 IL6 受体抗体 Tocilizumab 得到有效控制。

BiTE 抗体是基于双特异性 T 细胞衔接系统（bispecific T cell engager，BiTE）开发的一种双特异性抗体，它通过将肿瘤细胞上的 CD19 蛋白呈递给 CD3 蛋白，进而激活免疫系统识别和杀灭肿瘤细胞。BiTE 抗体技术代表了一种全新的免疫治疗方法，能够在很低浓度下发挥作用，帮助人体自身免疫系统对抗肿瘤，从而实现分子水平的 CR。美国 FDA 快速通道批准了 BiTE 抗体 Blinatumomab，用于治疗 Ph 阴性难治/复发 B 细胞 ALL。与其相关的一项Ⅱ期全球多中心单臂开放的 Blinatumomab 临床试验结果，去年底在 Lancet Oncol 杂志发表，从 2012 年 1 月至 2013 年 10 月，该临床试验共入组原发耐药及复发的 Ph 阴性的 ALL 患者 189 例。在 Blinatumomab 单药 2 个疗程的治疗后，81 例患者（43%）达到 CR 或骨髓 CR 伴外周血细胞数部分恢复，其中 CR63 例（33%），骨髓 CR 伴外周血细胞数部分恢复 18 例（10%）。另一项关于 Blinatumomab 的临床试验，在 2014 年的美国血液学会会议上也备受关注。Blinatumomab 用于治疗微小残留病灶（minimal residual disease，MRD）阳性的前体 B 细胞 ALL。首个临床试验入组 21 例 MRD 阳性病例，80%获得完全的分子学缓解且多数在治疗 1 疗程结束时即已显现。研究结果提示，Blinatumomab 能够使伴有 MRD 的患者产生更深层次的缓解。

慢性淋巴细胞白血病（CLL）是一种 CD5+B 淋巴细胞在外周血、骨髓及淋巴结、肝脾聚集为特征的恶性血液病。随着对 CLL 分子遗传学、细胞生物学认识的不断深入以及新药的不断开发，CLL 的临床治疗取得了快速进展，如新型 CD20 单克隆抗体、B 细胞受体（BCR）信号通路抑制剂、Bcl-2 抑制剂等。

GA101 是首个糖基化的Ⅱ型抗 CD20 单克隆抗体，与Ⅰ型抗 CD20 单克隆抗体相比，GA101 增强抗体依赖性细胞毒性作用（ADCC）及直接的细胞死亡诱导作用，降低了补体依赖的细胞毒性作用（CDC）。CLL11 试验第二阶段比较了 GClb 组［GA101（Obinutuzumab）+苯丁酸氮芥］和 RClb 组（利妥昔单抗+苯丁酸氮芥）在初治“不适合”CLL 患者中的作用。GClb 组患者 ORR 率、CR 率、PFS 率及 MRD 率阴性均优于 RClb 组（78% *vs* 65%，21% *vs* 7%，26.7 个月 *vs* 15.2 个月，29.4% *vs* 2.5%），两组 OS 差异无统计学意义。耐受性方面，GClb 组中 3 级以上输注相关不良反应和中性粒细胞减少的发生率较高（20% *vs* 4%和 33% *vs* 27%），但两组感染发生率差异无统计学意义。Galton Ⅰb 试验初步报道了 Obinutuzumab 联合氟达拉滨+环磷酰胺（G-FC）或联合苯达莫司汀（G-B）作为 CLL 患者一线治疗的有效性和安全性。

初步临床试验显示，以 CD19 为靶抗原的 CD19-CAR T 治疗复发/难治 CLL 的有效率 46%，且对 p53 异常等高危 CLL 患者也具有良好疗效。宾夕法尼亚州立大学的研究者公布了为复发/难治 CLL 患者输注 CAR T 细胞（CTL019 细胞）的Ⅱ期临床试验的前期结果。CAR T 细胞可在体内持续性扩增 3 年以上，27 例入组的复发/难治 CLL 患者随机进入输注 5×10^8或 5×10^7转化的 CAR T 细胞研究组。其中 3 例患者 T 细胞不能有效扩增。所有患者在接受 CAR T 细胞输注时疾病均为活动状态。清除淋巴细胞的预处理方案为氟达拉滨+环磷酰胺、喷他司汀+环磷酰胺或苯达莫司汀。10 例接受治疗的患者未出现输注相关不良反应。9 例可评估的，中位随访时间 3 个月，CR 2 例，PR 2 例，ORR 40%。其他输注 CART 细胞的患者也出现了持续的淋巴结缩小，提示 CAR T 细胞在体内具有持续的抗肿瘤作用。无患者疾病进展。70%患者出现延迟的细胞因子释放综合征（CRS），表现为高热、恶心、肌痛、毛细血管渗漏，此现象与 CAR T 细胞扩增的高峰有关，并可引起血清 IL-6 的显著增高，其中 2 例患者 CRS 需要治疗。目前为止，CAR T 细胞输注未显示出剂量相关的疗效和不良反应，其效果需更长的随访期证明。2013 年 ASH 会议上 Pennsylvania 大学再次报道了他们的最新研究结果。14 例复发难治 CLL 患者接受 CART 细胞治疗。8 例患者有效（有效率 57%），其中 3 例患者达到 CR（分别随访 11，34 和 35 个月），且均未复发。5 例患者达到 PR（中位随访 11 个月），其中 2 例在输注细胞后 4 个月出现复发。

BTK 抑制剂 Ibrutinib 的出现为 CLL 的治疗带来了革命性的进展，研究者们主要针对 Ibrutinib 在高危和复发/难治 CLL 患者的疗效进行了研究。2013 年 6 月 Byrd 等在《新英格兰医学杂志》报道了一个 lb-2 期临床试验，复发/难治 CLL 患者，每日一次口服 ibrutinib420mg 或 840mg，2 个剂量组的 ORR 相同 71%（除 420mg 的 2 例 CR 外，均为 PR），另外 2 组分别有 20%、15%的患者达到淋巴细胞增多的 PR（partial remission with lymphocytosis，PRL），疗效与治疗前的临床和遗传学危险因素包括疾病晚期、既往接受方案数及 17p-等均无关（P53 缺失与无缺失的 ORR 分别为 68%及 71%，ATM 基因缺失与无缺失患者的 ORR 则分别为 77%及 65%）。Ibrutininb 治疗初始伴有淋巴细胞增多常同时淋巴结/脾缩小，原因不是疾病进展，而是由于药物的独特的作用机制，将 CLL 细胞从骨髓、淋巴结及脾脏动员至外周血。随访 26 个月时的预计 PFS 及 OS 分别为 75%、83%。11 例 PD 患者中，10 例（91%）为 17p-或 11q-。28 例 p53 缺失患者的 26 个月时的预计 PFS、OS 分别为 57%及 70%（明显优于既往其他治疗）；令人惊奇的是，传统治疗预后差的 U-IGHV 者较突变者起效更快、疗效更好（ORR 分别为 77%与 33%），与既往基础研究一致，进一步证明了 BCR 通路在 U-IGHVCLL 发病中发挥更重要的作用。治疗过程中副作用不大，主要为 1～2 级一过性腹泻、疲乏及呼吸道感染。Byrd 等的Ⅲ期临床试验比较 ibrutinib 与 oftumumab 在复发/难治 CLL/SLL 中的疗效，ORR42. 6% *vs* 4. 1%，且另外有 20%的 ibrutinib 治疗患者达 PRL。中位随访 9. 4 月，ibrutinib 显著改善 PFS，中位 PFS 未达到，6 个月为 88%，oftumumab 的中位 PFS 为 8. 1 月；尽管 oftumumab 组进展时可交叉至 ibrutinib 组，12 个月时 ibrutinib 组明显长于 oftumumab 组（90%vs 81%）。

Idelalisib 是一种选择性 PI3K 抑制剂，Furman 等的Ⅲ期临床试验比较 idelalisib+RTX 与安慰剂+RTX 治疗复发 CLL 患者（n=200，44%p53 基因异常，84%U-IGHV），IDELA+R 组与安慰剂+R 组相比，中位 PFS 更长（未达到 *vs* 5. 5 个月），且不受 del（17p）/TP53 突变或者 IgVH 未突变的影响。IDELA+R 组的 ORR 和淋巴结缓解率（LNR）均高于对照组（81% *vs* 13%和 93% *vs* 4%），且 OS 也更长（HR=0. 28）。IDELA+R 组绝大多数不良事件为 3 级以下，与安慰剂+R 组差异无统计学意义。提示在接受过强烈化疗的复发 CLL 患者中，IDELA+R 组疗效显著，且耐受性好。

随着免疫学、细胞/分子遗传学及分子生物学的发展，白血病的治疗迅速发展，越来越多的靶向药物进入了临床，免疫治疗可为肿瘤患者的长生存甚至治愈提供了光明的前景，未来白血病有望实现个体化、更精准的治疗。

78. CD20阳性经典型霍奇金淋巴瘤的病理分型特点及临床预后

秦　燕，石远凯*，何小慧，周立强，周生余，刘　鹏
杨建良，张长弓，董　梅，桂　琳，杨　晟，宋永文，王维虎，康愫意

中国医学科学院北京协和医学院肿瘤医院

目的：分析 CD20 阳性的经典型霍奇金淋巴瘤（classical Hodgkin lymphoma，CHL）的病理亚型特点、与 EB 病毒（epstein-barr virus，EBV）感染的关系以及预后特点。**方法：**回顾性分析中国医学科学院肿瘤医院 2007 年 9 月至 2014 年 3 月收治的有明确病理诊断、CD20 分子免疫组化检测结果、完整治疗记录以及接受标准方案治疗的初治 CHL 患者。收集 CD20 阳性与阴性患者的人口学特点、病理亚型、CD15/CD30 表达情况、EBV 感染情况以及分期和治疗方案，随访患者的生存并分析预后。**结果：**共收集符合要求的患者 265 例，全组中位年龄 29 岁（3~74 岁），男女比例为 149∶116，Ⅰ/Ⅱ期 186（70.2%）例，Ⅲ/Ⅳ期 79（29.8%）例。其中 CD20 阳性患者 75 例，占 28.3%。170 例患者进行了 EBV 检测，50（29.4%）例结果为阳性。病理亚型中，结节硬化型 134（50.6%）例、混合细胞型 80（30.2%）例、淋巴细胞丰富型 22（8.3%）例、淋巴细胞消减型 3（1.1%）例、未具体分型的 CHL 26（9.8%）例。CD15 和 CD 30 的阳性率分别为 65.8% 和 95.5%。淋巴细胞丰富型 CHL 患者中 CD20 阳性的比例最高（68.2%），其次为混合细胞型（34.7%）和结节硬化型（18.7%）。CD20 阳性和阴性患者中，EBV 的阳性率分别为 52.8% 和 18.8%（$P<0.0001$）。中位随访 26 个月，CD20 阳性和阴性患者的无进展生存时间（progression free survival，PFS）分别为 76% 和 87.4%（$P=0.02$），总生存时间（overall survival，OS）分别为 97.9% 和 94.7%（$P=0.167$）。EBV 阳性与阴性患者的 PFS 分别为：85% 和 72%（$P=0.031$），OS 分别为：86% 和 100%（$P<0.0001$）。**结论：**CD20 阳性经典霍奇金淋巴瘤并不少见，约占 1/4。淋巴细胞丰富型 CHL 中 CD20 阳性的比例最高，其次为混合细胞型。CD20 阳性 CHL 中，EBV 阳性患者的比例明显增高。单因素分析结果显示，CD20 阳性及 EBV 阳性均为不良预后因素。

79. 多发性骨髓瘤的分子细胞遗传学与克隆性演变研究

邱录贵，安　刚，秦小琪，徐　燕，李　菲，邓书会，邹德慧

中国医学科学院血液病医院淋巴肿瘤中心

多发性骨髓瘤（MM）与实体肿瘤类似，存在严重的染色体不稳定，分子及细胞遗传学异常在疾病的发生和发展中起着重要的始动和促进作用。分子细胞遗传学异常是MM最重要的预后因素，在疾病发生发展过程中出现的克隆性衍化与肿瘤的难治和耐药密切相关。我们中心自2007年起逐渐建立起了系统的MM遗传学研究体系，并完成了500余例初诊和200余例复发/难治患者的遗传学检测，并对85例具有初诊及至少一次复发标本的患者进行了克隆性衍化的监测，现将结果报告如下：

一、MM主要分子细胞遗传学异常及其临床意义

1. 免疫磁珠分选CD138阳性细胞显著提高MM遗传学异常检出率　利用13q14（RB-1）和IgH异位探针对42例患者同时进行了分选和不分选的的FISH检测。CD138磁珠分选后13q14缺失和IgH异位的检出率分别为56.8%和63.6%，而未分选直接FISH检测组则分别为21.4%和31.8%，两组的检出率具有显著性差异（$P<0.001$）

2. 初诊患者主要遗传学异常及其临床意义　至2014年12月31日应MACS-FISH技术共完成512例初诊MM患者的遗传学检测，遗传学异常检测位点包括：1q21（CKS-1β）扩增、13q14（RB-1）缺失、IgH异位（14q32，IGHC/IGHV）、17p13（TP53）缺失，以及12p13.31（CD27）和1p32.3（CDKN2C）缺失。对于具有14q32（IGHC/IGHV）异常患者，进行t（11；14）（11q13；14q32）、t（14；16）（14q32；16q23）、t（4；14）（4p16；14q32）。初诊患者这些主要分子细胞遗传学异常的检出率分别为：50.6%、48.0%、62.5%、8.2%、10.9%和9.1%，t（11；14）、t（14；16）和t（4；14）分别为23.0%、22.5%和4.2%，遗传学异常的总结出率超过90.0%。

初诊MM患者主要遗传学异常的临床意义：对2013年底前诊断的333例患者的随访生存分析显示：①单因素分析显示全部遗传学异常均是不良预后因素；②多因素分析显示1q21扩增、17p缺失和高β2-MG是无进展生存（PFS）和总生存（OS）的共同独立不良预后因素；③t（4：14）是生存的不良预后因素，但这一不良预后可被多疗程硼替佐米治疗所克服；④t（11：14）是中等预后因素，结合CD20表达可将其区分为伴有CD20表达的预后良好亚群和不伴有CD20表达的预后不良亚群；12p缺失患者预后不良，1p缺失多为大片段缺失且预后不良。

3. 复发/难治患者的遗传学异常　与初诊患者比较，复发/难治患者的遗传学异常检出率更高（超过97%），主要表现为获得性遗传学异常如1q21扩增、13q和17p缺失检出率显著高于初诊患者。

4. 原发性浆细胞白血病和继发性浆细胞白血病的遗传学具有明显差异。

5. 获得性异常学异常（1q21扩增、13q和17p缺失）存在不同克隆比例（大小）的差异并对预后具有明显的影响。

二、MM的克隆性衍化及其临床意义

1. 单色FISH检测分析MM克隆性衍化　对具有初诊和至少一次复发/进展时完整FISH检测结果

的85例患者克隆分析显示，34/85（40.0%）在疾病复发/进展时发生克隆衍化，另51例（60.0%）表现为克隆稳定型。克隆稳定型、克隆进展型两组OS分别为71.46（95%CI：58.99~83.93）个月、42.67（95% CI：32.15~53.19）个月，比较两组OS差异有统计学意义（P=0.010）。进一步分析复发/进展后的生存，克隆稳定型、克隆进展型两组OS分别为37.61（95%CI：27.30~47.92）个月、14.79（95% CI：10.01~19.56）个月，比较两组OS差异有统计学意义（P=0.003）。

2. 应用单细胞多色定量FISH（M-FISH）监测MM克隆衍化：应用我们独有的M-FISH技术对25例MM患者进行了初诊、单次或多次复发/进展时共62个时间点的克隆类型进行了检测和分析。结果显示：36%（9/25）的患者表现为克隆稳定型，32%（8/25）的患者表现为线性进展模式，另外32%（8/25）表现为分枝进化模式。

生存分析表明不同克隆进展模式组的OS具有明显差异。克隆稳定型、线性进展型、分枝模式进展型三组OS分别为87.00（95%CI：74.53~99.47）个月、24.99（95% CI：16.58~33.39）个月、35.70（95% CI：27.10~44.30）个月，比较三组OS差异有统计学意义（P=0.004）。进一步分析复发/进展后的生存，克隆稳定型、线性进展型、分枝模式进展型三组OS分别为34.00个月、8.06个月和22.75个月（P=0.007）。

结论：中国MM患者的遗传学异常及其临床意义与西方MM相似，但高危遗传学的比例更高，获得性遗传学异常是MM进展的重要因素。我们首次应用M-FISH技术进行了MM克隆衍化的较大系列研究，并在国际上第一次报告不同克隆衍化模式患者的生存具有显著性差异。

80. EBV 相关淋巴瘤的细胞免疫治疗

任汉云

北京大学第一医院血液科

EBV 是于 1964 年由 Epstein 和 Barr 首次发现的线性双链 DNA 病毒，属疱疹病毒 γ 亚科，全球超过 90%的人口感染该病毒，是人类发现的第一个与肿瘤发生有关的病毒。目前已知 EBV 是导致某些类型淋巴瘤发病的重要因素，EBV 的潜在膜蛋白 LMP1 和 LMP2 具有膜受体的特点，可激活淋巴细胞增殖、抗凋亡的细胞信号转导系统而诱导正常细胞恶性转化。目前研究发现，肿瘤组织及血液 EBV+是淋巴瘤预后不良的独立危险因素，EBV+淋巴瘤相对于 EBV-淋巴瘤患者对化疗的效果明显降低、生存期明显缩短。

EBV 相关淋巴瘤的治疗是目前淋巴瘤治疗的难点，目前使用的核苷类似物如更昔洛韦和阿昔洛韦几乎无疗效，联合化疗缓解率低且疗效维持时间短。由于化疗药物造成的免疫功能抑制使 EBV 复制加速，可能造成肿瘤的迅速进展甚至发展为 EBV 相关的噬血细胞综合症而造成患者的死亡。由于 EBV 潜在膜蛋白 LMP1 和 LMP2 表达于淋巴瘤细胞表面，且在正常组织不表达此类蛋白，因此可应用此类蛋白为靶点进行细胞免疫治疗。有关 EBV 特异性 CTL 的来源可分为：①自体细胞分离培养 EBV 特异性 CTL 细胞，过继性治疗后能够增强 T 细胞的反应，迁移至肿瘤发生部位抑制肿瘤生长。Bollard CM 等临床研究显示，14 例复发 EBV 相关霍奇金淋巴瘤患者输注 EBV 特异性 CTL 使得其中 5 例完全缓解、1 例部分缓解。四聚体检测和功能分析显示 LMP2 特异性的 CTL 在外周血中扩增，并到达病灶部位。②健康供者淋巴细胞输注：由于 EBV 感染的普遍性，在成人体内一般存在 EBV 抗原特异性 CTL 细胞，通过进行 HLA 相合或不全相合供者淋巴细胞输注（DLI），可达到输注 EBV 特异性 CTL 的目的。Kenneth G 等证明，供者 DLI 后在受者体内可检测到 EBV 特异性 CTL 细胞，伴随 CTL 细胞在体内的扩增，血液中 EBV 的拷贝数明显降低，且对 EBV+肿瘤起到明显治疗作用。目前使用的 DLI 包括 HLA 全相合同胞供者、HLA 不全相合亲属供者和 HLA 全相合无关供者。通过进行 DLI 提供 EBV 特异性 CTL 细胞虽可起到对 EBV 相关淋巴瘤的治疗作用，但明显的缺点是发生移植物抗宿主病。③ EBV 特异性 CTL 的第二来源为细胞因子诱导的杀伤细胞（CIK）。上述供者来源的淋巴细胞在细胞因子的作用下进行扩增，其 CTL 细胞也得到了明显扩增，通过输注扩增的 CTL 细胞，同样可起到治疗 EBV 相关淋巴瘤的目的。应用 EBV 抗原 LMP1 或 LMP2 负载的树突状细胞进行扩增 CIK 细胞，可起到更明显的 EBV 特异 CTL 细胞扩增目的。我们用该方法进行 CTL 制备进行临床研究，12 例患者 11 例有明显疗效，5 例患者达到 CR。④制备 LMP1 或/和 LMP2 特异性 CTL 细胞。当 LMP1 或/和 LMP2 负载的树突状细胞和 EBV 转化的 B 细胞共同或序贯处理外周血淋巴细胞可产生大量 LMP 特异性 CTL 细胞，这些细胞输注后可进入肿瘤组织抑制和杀伤肿瘤细胞。Bollard 等应用此方法治疗 21 例 EBV 相关淋巴瘤患者，11 例达到完全缓解，2 例达到 VGPR（JCO 2014）。

总之，通过 EBV 特异 CTL 治疗尤其是 LMP1 或/和 LMP2 特异 CTL 可使相当部分患者达到有效的治疗。进一步可通过提高 CTL 细胞的扩增效率达到更好的临床治疗效果。

81. 淋巴瘤的精准化医疗实践之我见

苏　航

中国人民解放军第三〇七医院

2015年1月20日，奥巴马在国情咨文演讲中提出了“精准医学（Precision Medicine）”计划提议，1月30日他正式向国会推介该计划草案，提议在2016财年向该计划投入2.15亿美元，以推动计划的实施。简单来说，“精准医学”就是指根据每个病人的个人特征量体裁衣式地制定个性化治疗方案。它是由“个性化医疗”联合最新的遗传检测技术发展而来。

遗传检测是通过对受检者相关的遗传物质（包括DNA、RNA、染色体）及其产物（如蛋白质、代谢物及小分子）进行检测，为疾病的诊断、治疗、预后过程管理提供信息线索与指导。

目前已有的一些新型基因组学标志物，包括全基因组DNA序列、全外显子组DNA序列、表达谱、小RNA、表观遗传修饰、蛋白质组、代谢组检测等，这些标志物涉及多个层面的组学信息，能够更加全面、深刻、准确的反映疾病的本质特征，帮助找到疾病发生、发展和转归的精准关键点，进而达到精准化对症施治。

一、恶性淋巴瘤——精准化医疗实践的先锋

恶性淋巴瘤是一类严重影响人类健康的恶性疾病。据统计，全球年发病率约450 000例，死亡约225000人；并且随着生活水平和生活方式的改变，恶性淋巴瘤的发病率上升速度在近年来跃居前茅，特别在我国，近年来其患病增长率接近恶性肿瘤发病率增长的首位。

迄今为止，系统性化疗仍然是大部分恶性淋巴瘤的最有效治疗手段，尽管在这一病种疾病上化疗取得了较其他系统恶性肿瘤更加令人瞩目的成功，但是目前仍然有约70%的T细胞淋巴瘤、约40%的B细胞淋巴瘤和约20%的霍奇金淋巴瘤最终难以控制导致治疗失败。过去的三十年间，科学家进行了不懈的努力，通过对淋巴瘤的组织和分子遗传特征进行不断的深入的认识和细分，目前其病理分型已达到约60种，但除了1998年上市的针对CD20+B细胞淋巴瘤的靶向性单克隆抗体rituximab之外，真正与这些病理类型淋巴瘤相对应的治疗药物和手段仍乏善可陈。

Rituximab应该是医学领域第一个成功基于细胞生物标志物研发的精准靶向性的治疗药物，并在临床实践中取得了非常良好的效果。基于此，CD20+ B细胞淋巴瘤的疗效有了明显的提高，特别对于DLBCL，其治愈长期生存率从rituximab应用前的40%～55%提高到了应用后的55%～65%。由于CD20单抗的成功，此后，基于细胞生物靶标的针对性药物制剂的研发应用如雨后春笋般出现，截止到目前，针对恶性淋巴瘤的分子生物标志物和基因组、表观遗传学、蛋白质组学、代谢机制的研究已有了长足的发展和进步，基于淋巴瘤发生、发展和转归路径上的多样化的分子靶标而研发的对应性靶向制剂已达十余种，为淋巴瘤的精准化治疗提供了有力的理论支持和物质基础。

二、恶性淋巴瘤——精准化医疗的当前实践和未来

对淋巴瘤遗传学分子水平认识的进步得益于全基因组测序、全外显子二代测序、RNA测序、基因组比对杂交等现代医学技术的创建与发展，并由此发现了许多重要的有关基因突变及染色体修饰的

相关因子。目前已能够针对不同亚型的淋巴瘤进行精确的分子图谱的绘制。通过二代测序技术的大规模应用，科学家发现每个淋巴瘤个体似乎都具有自己独有的基因组变化，导致不同的分子学差异，大部分我们既往认为确定类型的淋巴瘤亚型实际在分子水平存在很大异质性，从而也解释了为什么临床以病理分型为基础的循证医学治疗为何可以对治疗反应上产生较大的差异，从而导致最终疗效的差异化。目前已经发现，不同组织学亚型的淋巴瘤细胞具有不同形式的基因突变，其功能涉及免疫监督、染色质修饰、BCL6 蛋白活性调节、细胞周期及凋亡调控以及多种信号通路功能蛋白表达等等。鉴于此，借助于目前已有的分子生物理论进展和基因信息技术的进步，作为一类异质性非常高的独特病种，淋巴瘤的精准化诊疗尝试已经开始并在不断探索完善的进程中。

三、霍奇金淋巴瘤的精准化医疗实践

霍奇金淋巴瘤（Hodgkin's disease，HD）是有希望治愈的淋巴系统恶性肿瘤。目前面临的问题有：①遗传易感性对 HD 发生、发展的影响程度；②复发难治患者怎样选择高效治疗靶标；③长期生存患者第二肿瘤发生的风险预测。

研究表明遗传学因素是 HD 发生的中度影响因素，基于一级亲属患病的风险增加 5 倍，单卵双生较双卵双生患病几率增加 100 倍。2014 年 ASH 芬兰研究者报告提示 HD 存在隐性遗传模式特征，已发现 35 个基因变异。通过蛋白质功能分析发现 13 个可能的新基因突变，包括 57bp 的纯合型 ACAN 的框内缺失、LY75-CD302 的终止密码子的缺失、KIAA0140 的无义突变以及 10 个错义型单核苷酸变异。可能与经典型 HD 隐性遗传易感性相关。另外，通过对儿童及青少年 HD 进行遗传多态性分析，发现 8 号染色体的 PVT1 内及附近的 SNV 和 HD 有较强的相关性。MHC 区域的 rs6903608、rs204999 及 rs2248462 发生 SNV，可能为影响儿童/青少年 HD 的危险因素。

长期生存的 HD 患者继发第二肿瘤，与化放疗后基因损伤相关。治疗后 DNA 损伤的修复能力与后期的第二肿瘤发生呈负相关。进一步研究提示，与细胞周期相关基因 TBX21 和 E2F1 表达与 60Co 诱导 DNA 损伤损伤相关。可见，通过基因组学技术提示细胞周期的改变、修复、解毒、应激反应通路可能参与 HD 及继发肿瘤的发生。

在 HD 的生物靶标对应药物开发上，经过数十年研究，目前已有两类新药进入临床。Brentuximab vedotin 系由抗 CD30 单克隆抗体 brentuximab 和微管蛋白破坏剂 monomethyl auristatin E 经连接剂结合所组成，利用抗体的靶向选择性将细胞毒药物直接带至表达 CD30 的肿瘤细胞中释放。PD-1 通路抑制剂在 HD 中也取得较好结果，Pembrolizumab 和 nivolumab 为抗 PD-1 抗体，Ⅰ期研究显示客观反应率分别为 53%、87%。另外，目前包括 Nivolumab、新型 HDAC 抑制剂、PI3K 激酶抑制剂、雷帕霉素等等靶向药物均在临床前及临床研究中。

四、非霍奇金淋巴瘤的精准化医疗实践

（一）外周 T 细胞淋巴瘤

外周 T 细胞淋巴瘤是一组异质性疾病的总称，其亚型多样，临床表现也各异。主要包括外周 T 细胞淋巴瘤-非特异型（Peripheral T-cell lymphoma-unspecified，PTCL-U），间变大细胞淋巴瘤（ALK+ 和 ALK-），血管免疫母细胞淋巴瘤（Angioimmunoblastic T-cell lymphoma，AITL），肠病相关 T 细胞淋巴瘤（Enteropathy-associated T-cell lymphoma，EATL），结外 NK/T 细胞淋巴瘤鼻型（Extranodal NK/T-cell lymphoma，nasal type）等。外周 T 细胞淋巴瘤总体疗效差，大部分患者 5 年总生存率仅为 30% ~40%。

为提高外周 T 细胞淋巴瘤的疗效，临床经过了长期、艰难的尝试，但是无论是提高化疗强度还是改变给药方式，其长期生存率没有显著的提高。正因外周 T 细胞淋巴瘤的异质性，其基因表达谱、免疫表型均有差异，精准的个体化治疗成为迫切的需求，精准医学用于外周 T 细胞淋巴瘤的治疗，具有巨大的潜在前景。

从基因水平上看，尽管已经突变的基因难以逆转，但是基因的表达调控却可以加以人工干预和影响；组蛋白去乙酰化酶过程对染色体修饰和基因表达调控发挥重要作用。研究证实，组蛋白乙酰化的增加，导致基因表达的上升。因此组蛋白去乙酰化抑制剂可以导致一系列生物学反应-细胞凋亡、抑制细胞增殖、诱导细胞分化、调节免疫反应、抑制血管新生等等。目前已经进入临床或在临床试验中的可用于的组蛋白去乙酰化抑制剂有：Vorinostat，romidepsin，Belinostat，Depsipeptide，Panabinostat，Enzastaurin 等。叶酸是 DNA 合成的必需物质，而叶酸代谢抑制剂 Pralatrexate 可以在基因水平影响肿瘤基因的复制，从而达到抗肿瘤的作用，也是目前美国 FDA 唯一批准的治疗难治复发 PTCL 的药物。在研究纳入 111 例 PTCL 患者，Pralatrexate 单药 $30mg/m^2/w\times6/7$ 周。尽管总反应率不高，但是 1 年的 PFS 为 22%，OS 56%，作为单药治疗复发难治 PTCL，其结果令人鼓舞。进一步分析显示，Pralatrexate 可能具有逆转耐药的作用，其有效率高于之前化疗的疗效。

在蛋白的表达和修饰方面，蛋白酶体抑制剂如硼替佐米和 MLN9708，信号通路抑制剂如 Syk 抑制剂 Fostamatinib disodium，以及各种激酶抑制剂（PDGFRβ 抑制；TKI/Src 抑制剂；JAK2-Stat 抑制剂；mTOR 抑制剂）都在蛋白表达的各个水平发挥作用。精确检测患者肿瘤组织中蛋白的表达水平，就有可能个体化的对患者采用不同的干预手段，以达到精准治疗肿瘤的目的。

虽然近年来不同机制和靶点的药物层出不穷，但是大多数药物治疗 T 细胞淋巴瘤的有效率仍不高，如何提高靶向药物的有效性是关键因素。基于不同患者的基因谱和蛋白表达差异，怎样精确选择不同药物联合，或许能够提高外周 T 细胞淋巴瘤的总体疗效。如 mTOR 抑制剂 Temsirolimus 联合 lenalidomide 治疗复发难治淋巴瘤的研究等，这类探索的有效性有待观察。

（二）B 细胞非霍奇金淋巴瘤

B 细胞性非霍奇金淋巴瘤为最常见的淋巴瘤类型，最常见的为弥漫大 B 细胞淋巴瘤（DLBCL），比例约 40%，另外，惰性 B 细胞淋巴瘤，如滤泡性、边缘区、套区、伯吉特淋巴瘤等占比约 20%。近年来，靶向药物的介入和治疗方案的改良使弥漫大 B 细胞淋巴瘤患者长期存活率提高到 60%，但仍然有近一半的患者复发难治，最终约 1/3 患者死亡；而对于惰性 B 细胞淋巴瘤，仍然属于无法治愈的慢性疾病；患者不得不反复承受各种毒性药物的治疗。因此，未来的精准化治疗对于此类疾病具有重要意义。

目前临床已经证实，生发中心 B 细胞起源的弥漫大 B 细胞淋巴瘤（GCB-DLBCL）接受以 rituximab 联合的化疗方案治疗后，其预后明显好于非生发中心来源的弥漫大 B 细胞淋巴瘤（Non-GCB DLBCL），除此以外，含有 MYC 基因转位的弥漫大 B 细胞淋巴瘤对于含 rituximab 的一线治疗方案更加不敏感。二代测序技术显示 EZH2 突变引起与细胞周期相关的关键的抗增殖和肿瘤抑制子比如 CDNK1A 转录沉默，导致的淋巴瘤发生。选择性 EZH2 抑制子如 GSK126、El1 和 E7438，对于 EZH2 突变的 DLBCL 细胞株具有抗增殖作用。PI3K/Akt/mTOR 是 GCB DLBCL 发生过程中的另外一条活化通路，往往与 PTEN 缺失相关。因此 PI3K 抑制剂如 LY294002 具有选择性抗 PTEN 缺失的 GCB DLBCL 的作用。此外，针对 mTOR 的抑制子 Everolimus 和 temsirolimus 同样在抗 DLBCL 中显示出一定的疗效。BCL2 是 DLBCL 发生中与抗凋亡相关的分子，针对 BCL2 的 ABT263 和 ABT-199 制剂显示出良好效果，尤其是 ABT-199，目前已经进入Ⅱ期临床实验。对于 ABC DLBCL，因 NK-kB 活化导致 IRF4 过表达是一个重要的标志性事件。CARD11、BCL-10 和 MALT1 形成的接头蛋白信号复合物引起 BCR 依赖的 NK-κB 信号途径活化。靶向 NK-κB 信号途径对于 ABC DLBCL 患者肿瘤控制具有选择性效果，比如硼替佐米和 Carfilzomib 与化疗进行联合，对于复发难治的 ABC DLBCL 的治疗探索也已进入临床试验中，结果尚需等待。除此之外，BTK 特异的抑制剂如 Ibrutinib 也已在临床治疗中显示出较好的治疗效果。

综上所述，基于基因组信息、分子学信息和遗传学信息为支撑的精准医疗在恶性淋巴瘤的治疗实践中已经取得了很大的成功，并将在未来的淋巴瘤防治道路上继续带来光明。但是必须认识的是，尽管精准医疗作为肿瘤未来的治疗手段给患者带来巨大的希望，但如何实行，其道路依然非常漫长。即使科学的进步能够达到希望的结果，但目前能够驾驭精准医学进行淋巴瘤治疗的临床医生仍然相当稀少，因为开展精准医疗实践本身对医生自身素质（包括知识层面、临床经验、用药方式等）要求非常高，也即医生的智能价值（intelligence value）需要达到很高水平，如何培养和造就出一大批符合精准医疗要求的医生，其项目本身就是对医学界的巨大挑战。

尽管精准医疗更具个性化、精确化和人文化，但目前仍不能取代肿瘤临床在预防、诊断、筛选中经长期实践获得成功的有效方法和治疗策略。精准医疗——正如屈原诗句中所描述：“路漫漫其修远兮，吾将上下而求索”，我相信光明的未来会很快的来到。

82. 套细胞淋巴瘤的诊疗进展及我们的思考

王华庆，闵　琦，梁绍平

南开大学天津人民医院肿瘤防治中心

套细胞淋巴瘤是近年来倍受淋巴血液界关注的一类B细胞非霍奇金淋巴瘤亚型，该亚型无论在西方欧美国家还是我国的发病率均较低，仅占非霍奇金淋巴瘤的5%左右。临床上该型淋巴瘤兼具惰性与高度侵袭性特征，且规范化治疗后容易复发。近年来随着以靶向治疗为特色的新药不断出现，我们需要重新审视该型淋巴瘤的治疗策略。本文仅就套细胞淋巴瘤的国际诊疗共识及新进展进行综述。

分子生物学及遗传学研究发现，套细胞淋巴瘤具有标志性的染色体异位，即t（11：14）（q12；32），导致Cyclin D1过度表达；同时转录因子SOX11过表达也是重要的诊断因子。此外，高Ki-67增殖指数、P53基因突变和P16缺失也与套细胞淋巴瘤的侵袭性亚型高度关联。形态学分类已确认套细胞淋巴瘤有4种细胞学亚型，包括小细胞亚型、套区亚型、弥漫亚型、母细胞亚型。临床上，根据Caballer D等的报告，套细胞淋巴瘤的中位发病年龄为67~70岁，其中男性更常见，男女比例为2.3~2.5∶1。患者就诊时大多数为Ⅲ~Ⅳ期，90%表现为全身性淋巴结病变，骨髓浸润和脾肿大较常见。30%~50%的患者出现结外器官受累，消化道、肝脏、乳腺、肺、皮肤、软组织、唾液腺、眼眶、中枢神经系统皆可累及。

应用传统方案诸如CHOP治疗套细胞淋巴瘤，其中位总生存期（OS）不足3年；而高剂量方案如造血干细胞移植或应用利妥昔单抗虽然延长患者的生存，但近半数患者在治疗后5年内出现复发，故新药和新方案的研发仍然是肿瘤临床工作者的课题之一。

截至目前，ESMO和NCCN尚未推出针对套细胞淋巴瘤的诊疗指南。多数专家共识认为，套细胞淋巴瘤应采取分层治疗的策略。对于初治套细胞淋巴瘤患者，如无症状可采取观察等待的策略，并定期复查；对于有症状的患者，则分为高龄组（>65岁）和年青患者两组。高龄组推荐应用R-CHOP方案，若有效可以美罗华维持治疗。对于65岁以下的年青患者，以MIPI评估危险因素，低危者仍沿用R-CHOP方案治疗，但高危组则推荐Nordic方案（北欧淋巴瘤研究组方案，即R-maxiCHOP21与R-大剂量阿糖胞苷21交替），对于诱导治疗达到完全缓解的患者进行自体干细胞移植；复发难治性套细胞淋巴瘤患者，推荐BVR方案（利妥昔单抗+苯达莫司汀+硼替佐米），总体有效率（ORR）为71%，2年无进展生存率（PFS）为47%，有效者仍建议行自体造血干细胞移植。

2014年Dreyling M等报告，复发难治的套细胞淋巴瘤除使用BVR方案外，年轻患者也可采取R-DHAP方案治疗，其他治疗策略有异基因造血干细胞移植、放射免疫治疗等。高龄患者可以考虑诸如BR（苯达莫司汀+美罗华），R-FC（美罗华、氟达拉滨和环磷酰胺）等方案。此外，近年多数新型研究集中到靶向治疗方面，如替西罗莫司、硼替佐米、依鲁替尼及来那度胺等。

一、硼替佐米

无论是美国或欧洲，循证医学皆支持硼替佐米作为二线治疗复发的套细胞淋巴瘤。NCCN指南2014年第4版已将硼替佐米列为2A级证据。基础研究发现，硼替佐米通过多种方式诱导套细胞淋巴瘤细胞的凋亡，如可以促进促凋亡蛋白Noxa的活化，促进活性氧簇ROS的生成，抑制NF-KB通路表达以及降低 Cyclin D1 的过表达等。多项Ⅱ期研究已证明硼替佐米单药的疗效，见表 1。

表 1　硼替佐米单药治疗 MCL 的疗效

时间	研究	例数	剂量	ORR（%）	CR	中位 PFS（月）	中位 OS（月）
2005	O'Conner	10	1. 5mg/m^2	50	10		
2006	PINNACLE	141	1. 3 mg/m^2	33	8	6. 5	23. 5
2006	Strauss SJ	24	1. 5 mg/m^2	29	5		
2009	O'Conner	40	1. 5 mg/m^2	47	13	5. 3	

不良事件包括周围神经病变（13%）、疲乏、血小板减少、腹泻及呼吸困难等，上述不良反应均在可控范围内。对于复发难治的老年患者应重视骨髓抑制所带来的感染，必要时可应用 G-CSF 预防性支持造血。硼替佐米的联合方案也展示出较好的疗效，见表 2。

表 2　硼替佐米联合方案治疗 MCL 的疗效

时间	研究	例数	方案	ORR（%）	CR	中位 PFS（月）	中位 OS（月）
2009	Weigert O	8	Bort+Cyt+Dex	50	25	5	15. 5
2010	Agathocleous	19	Bort+R	58	16		
2011	Lamm W	16	Bort+R+Dex	81	44	12. 1	38. 7
2011	KourouKis CT	25	Bort+G	60	12	11. 4	
2012	Rule S	23	Bort+CHOP	83	35	15. 7	36. 1

注：Cyt 阿糖胞苷，Dex 地塞米松，R 美罗华，G 吉西他滨。

其中，我国学者参与的 LYM3002 国际多中心Ⅲ期临床试验，由瑞士 Cavalli 教授牵头，在 JCO 在线发表（2014，5）。该研究选择不适合干细胞移植的初治套细胞淋巴瘤患者，应用利妥昔单抗、环磷酰胺、多柔比星、泼尼松联合长春新碱（R-CHOP）或联合硼替佐米（VR-CAP）治疗。即利妥昔单抗 375mg/m^2 d1，多柔比星 50mg/m^2 d1，环磷酰胺 750 mg/m^2 d1，泼尼松 100 mg/m^2 po d1~5，联合长春新碱 1. 4 mg/m^2 d1 或硼替佐米 1. 3mg/m^2，d1、4、8、11。结果：完全缓解率（CR+CRu）：VR-CAP 组 48%，R-CHOP 组 41%，P 值 0. 075。至下次治疗时间：VR-CAP 组 44. 5 月，R-CHOP 组 24. 8 月，P 值<0. 001。中位 PFS：VR-CAP 组 30. 7 个月，R-CHOP 组 16. 1 个月，P 值<0. 001。但中位 OS 和 4 年 OS 尚未出现差异。基于Ⅲ期结果，2014 年 10 月，FDA 批准硼替佐米用于初治套细胞淋巴瘤的治疗。

2015 年 NCCN 套细胞淋巴瘤治疗指南第二版中，对初治 MCL 的诱导治疗除了 Hyper-CVAD、NORDIC、RCHOP、RDHAP 外，VR-CAP 和苯达莫司汀联合美罗华也列入其中。

二、苯达莫司汀

苯达莫司汀（bendamustine）作为抗淋巴瘤的有效药物，近年来广泛受到关注，它具有与环磷酰胺和苯丁酸氮芥相似的化学结构。单药诱导治疗，推荐剂量为 90mg/m^2，d1~2，每 3~4 周为 1 周期；联合治疗，苯达莫司汀剂量下调至 60~70mg/m^2，d1~2，每 3~4 周为 1 周期。若患者合并肝肾功能不全，则需酌情减量。该药物的毒副反应包括：骨髓抑制、感染、输注反应、肿瘤溶解综合征、皮疹等。

2013 年柳叶刀杂志发表了 Stil NHL 1-2003 试验的结果。该研究对 BR 与 R-CHOP 方案治疗 CD20

阳性的 FL、CLL 和老年 MCL 的疗效进行比较。结果：PFS 方面，苯达莫司汀联合美罗华优于 R-CHOP 方案。对于套细胞淋巴瘤患者，BR 组的 PFS 为 35 个月，而 R-CHOP 组仅为 22 个月，且 BR 组的毒性更低，该研究支持 BR 可作为 MCL 的一线治疗方案。目前正在进行的美国 ECOG 研究，对初治 MCL 患者应用 BR 和 BVR 方案，即在 BR 方案基础上加入硼替佐米（E1411 研究）。而维持治疗则在美罗华基础上加入来那度胺，研究结果尚未公布。

三、Ibrutinib（依鲁替尼）

在 2014 年 ASH 大会上，美国 MD Aderson 肿瘤中心的 Michael Wang 报告了依鲁替尼联合利妥昔单抗治疗复发性套细胞淋巴瘤的Ⅱ期临床试验。单中心入组 50 例 MCL 患者，其中 Ibrutinib，每日 560mg，连续口服 28 天；利妥昔单抗 375mg/m^2，每周 1 次，共 4 次。见表 3。

表 3　Ki-67 与缓解情况的相关性

评价例数	ALL 45 例	Ki-67<50% 33 例	Ki-67≥50% 12 例
ORR	39（87%）	33（100%）	6（50%）
CR	17（38%）	16（48%）	1（8%）
PR	22（49%）	17（52%）	5（42%）
SD	2（4%）	0	2（17%）
PD	4（9%）	0	4（33%）

该研究结果提示美罗华联合依鲁替尼对复发难治性 MCL 高度有效；Ki-67<50%的患者获益更加明显，且耐受性良好。

此外，来那度胺、Everolimus、Idelalisib、Vorinostat 等靶向治疗目前也在临床试验中。

83. WHO 淋巴瘤分类第四版再版（2016）瞻望

王晋芬

山西省肿瘤医院

自2004年的Real分类作为国际通用的淋巴瘤分类以来，随着临床治疗、免疫学与细胞遗传学技术的不断进步，淋巴瘤的分类一直处于动态的变化之中。有幸聆听了2014年Steven H. Swerdlow教授在第三十届国际病理会议所做的专题讲座，以及2015年5月9日Elaine S Jaffe教授在太原举办的淋巴瘤研讨会上所做的报告，第四版WHO淋巴瘤分类硬皮版本以及电子图书将在2016年初出版，分类不断地更新，但不是尽善尽美的，有些只做了大概的修订，2016年将出版的是第四版的修订，而非第五版，蓝皮书和电子书都会出版，修订主要根据已经发表的文献，主要变化简述如下：

一、有关B细胞淋巴瘤的变化

（一）淋巴肿瘤形成的早期病变

1. 单克隆B淋巴细胞增生症（MBL）　单克隆B淋巴细胞增生症（MBL）的定义被大家广泛接受，分为低细胞计数型MBL和临床型MBL两种亚型，需要使用流式细胞仪器进行检测。低细胞计数型MBL，B细胞计数<50/μl，进展的风险非常低，属于衰老的B细胞，临床不需要随访观察；临床型MBL，淋巴细胞增多，B细胞计数500～5000/μl，5%～9%发生细胞遗传学的异常，需要临床随访观察，但不需要治疗（非常类似于CLL的初期）。

另外，在诊断CLL时强调应估计增殖中心，出现大的融合的增殖中心时，视为组织学侵袭性的CLL，临床可能呈现为侵袭性淋巴瘤。

2. 原位滤泡性肿瘤(in situ follicular neoplasia）与原位套细胞肿瘤（in situ mantle cell neoplasia）在某些淋巴瘤发生的早期阶段，伴有遗传学异常、单克隆增生的肿瘤细胞可以局限于相应正常细胞分布的组织学部位而不侵犯相邻结构，即构成所谓“原位淋巴瘤”。这部分病变的恶性潜能通常十分有限。迄今为止，得到公认的“原位淋巴瘤”主要包括原位滤泡性淋巴瘤（FLIS，也称为滤泡内肿瘤形成）和原位套细胞淋巴瘤（MCLIS）这两种形式。前者是指其余均正常的淋巴结或结外淋巴组织中出现孤立、散在的滤泡被具有t（14；18）且强表达bcl-2和CD10蛋白的单克隆性B细胞程度不等地殖入。而后者则是指具有t（11；14）和CD5、cyclin D1蛋白异常表达的B细胞局限分布于滤泡套区内层的早期病变。滤泡性淋巴瘤（FL）相关的某些遗传学异常（如BACH2、TNFRSF14等）在FLIS中亦有检出。最近一项研究显示，有t（14；18）的记忆B细胞必须反复返回生发中心并获得额外致瘤性打击后才导致FL的发生，在此过程中，会形成FLIS样病变。FLIS/MCLIS可以和明显的FL/套细胞淋巴瘤（MCL）乃至非克隆相关的淋巴瘤成分组合存在或序贯发生。但是，绝大部分不伴明显淋巴瘤（OL）成分且无相应病史的“原位淋巴瘤”病例不会进展为OL，预后故而较好。“原位淋巴瘤”的处理原则主要依据有无合并OL，对于合并OL的患者，原位病变应视作肿瘤的早期累犯，并按OL类型进行治疗，对于不合并OL的患者，可予以观察随访。在诊断FLIS/MCLIS时应注意与FL的部分累及以及MCL的套区分布型相鉴别。单独的HE切片不能诊断。必须依靠免疫组化方能进行鉴别诊断。

（二）年龄在某些肿瘤中起关键作用

包括儿童和老年人。

1. 儿童滤泡性淋巴瘤　是儿童淋巴瘤中罕见的亚型（1～2%），好发于扁桃体、鼻咽、胃肠道、睾丸以及淋巴结，男性明显多于女性，85%为限局性（Ⅰ或 Ⅱ期），组织学形态显示典型的高级别（3A/3B），不能明确定义为实体肿瘤，节内型与节外型尚不能区分。免疫标记 CD10+，BCL6+，BCL2-，MUM1-，常见 IRF4 基因断裂，偶见 BCL6 基因断裂。

2. 年龄相关 EBV 阳性弥漫大 B 细胞淋巴瘤　由于 EBV 阳性弥漫性大 B 细胞淋巴瘤可以发生在各个年龄组，因此将老年 EBV+ 弥漫性大 B 细胞淋巴瘤修订为 EBV+ 弥漫性大 B 细胞淋巴瘤。

（三）区分淋巴浆细胞淋巴瘤（LPL）与其他低级别 B 细胞淋巴瘤的新进展

淋巴结活检标本检测 MYD88 基因的突变状态对鉴别诊断 LPL，MZL 及 CLL/SLL 是一种非常有价值的标记，MYD88 L265P 见于大于 90%的巨球蛋白血症患者（WM），10～15%的 MZL 和 CLL，约30%的 DLBCL-ABC，在睾丸/中枢神经系统 DLBCL 中，MYD88 基因的突变高达 70%，基于现有文献，MYD88 基因突变没有完全的特异性，但是对交界性病例的鉴别诊断是有帮助的

（四）关于侵袭性 B 细胞淋巴瘤

以 Hans 分类为代表的免疫组织化学分类能否像基因分类那样准确区分 DLBCL 的预后亚群，ABC 和 GCB 型 DLBCL 的预后差别主要归因于 MYC/BCL2 蛋白的共表达，而非 ABC 或 GCB 亚型本身的差异，即有 MYC/BCL2 共表达（免疫组化层面的“双重打击”）的 DLBCL 具有更高的临床侵袭性，在去除 MYC/BCL2 共表达的影响因素后，GCB 和 ABC 亚型的基因表达谱和预后差异均不复存在。这一发现对于揭示 DLBCL 潜在发病机制以及开创新的分子靶向治疗策略无疑有着重要的意义。关于 MYC 基因的检测方法，还是以 FISH 最为可靠。

对于不能分类的 B 细胞淋巴瘤（BCL-U），分别是具有 DLBCL 和伯基特淋巴瘤（BL）中间特征的 BCL-U，建议概念应仅限于有“双重打击”或“三次打击”（除了 MYC 和 BCL2 基因重排，还合并 BCL6 异常）的肿瘤。

对于 NLPHL 与 TCHRLBCL 之间的关系，仍然有争议。

二、有关 T 细胞淋巴瘤的变化

儿童系统性 EBV+ T 细胞增殖性疾病修订为儿童系统性 EBV+ T 细胞淋巴瘤。

间变性大细胞淋巴瘤，只有 ALK 阳性才能诊断，不存在 ALK 阴性的间变性大细胞淋巴瘤。

肠病型 T 细胞淋巴瘤分为Ⅰ型和Ⅱ型，Ⅰ型表达 α 与 β，欧洲多见，Ⅱ型表达 γ 与 δ，亚洲多见。

整合了血管免疫母细胞性 T 细胞淋巴瘤和其他 TFH 淋巴瘤。基因表达谱和基因突变分析示淋巴结外周 T 细胞淋巴瘤 NOS 与 AITL 相互有交叉，都有可能起源于滤泡辅助性 T 淋巴细胞（TFH）。在 AITL 中 20%～45%发生 IDH2，DNMT3A 和 TET2（神经胶质瘤和急性髓系白血病发病机制相关的）的基因改变，60%以上的 TFH 起源的外周 T 细胞淋巴瘤出现 *TET2* 突变，*RHOA* 突变可见于在 60% AITL 和一些 PTCL，NOS 中，他们都同时有 TET2 的突变。

胃肠道低度恶性潜能的惰性的 T 淋巴增生性疾病是暂时新增的一种类型，临床出现多发黏膜息肉，可累及整个胃肠道，常见于小肠结肠，少见于胃及口腔黏膜，非常低的增殖指数，没有腺体的破坏，无细胞异形性，温和的浸润，暂时不进行治疗。

原发性皮肤 CD4+小/中 T 细组织增殖性疾病，可能不是淋巴瘤。

肢体皮肤原发 CD8+ T-细胞淋巴瘤，是暂定的一种新的淋巴瘤。

ALK 阴性移植相关的间变性大细胞淋巴瘤：可见于多种乳房植入物，包括生理盐水和硅胶，通常发生于植入数年后，主要症状为植入物周围腔隙积液，细胞学检查可作出诊断，肿瘤细胞在植入物周围腔隙及囊腔壁内层生长，通常没有浸润。

慢性活动性EBV感染与EBV相关嗜血细胞性淋巴组织细胞增生症以及系统EBV阳性T细胞淋巴瘤的鉴别诊断及具有挑战性，均有EBV感染的单克隆性的T细胞或NK细胞。慢性活动性EBV感染要求病史大于6个月，EBV相关嗜血细胞性淋巴组织细胞增生症预后不良的因素，包括血清铁蛋白及胆红素的明显升高（Kogawa et al. 2014），T细胞克隆性检测有助于这些疾病的诊断，但不是决定性的乳房移植物物相关间变大细胞淋巴瘤为一个暂定的类型。

随着当前基因组学革命的迅猛发展，独特的临床特征和分子生物学新发现可能会在分类继续演进的道路上发挥愈发重要的作用。

84. 自体造血干细胞移植治疗淋巴瘤研究进展

闫新星，胡　凯，杨　萍，田　磊，王继军，克晓燕

北京大学第三医院血液科

淋巴瘤是起源于单个淋巴细胞的一组异质性恶性肿瘤，居各类癌症发病的第 8 位，2009 年我国恶性淋巴瘤发病率为 6.68/10 万人，占全部癌症发病的 2.34%；目前淋巴瘤的治疗手段包括手术切除、化疗、放疗、干细胞移植、免疫治疗（包括单克隆抗体和细胞治疗等）。

干细胞医疗技术的临床应用始 1967 年，纳尔・托马斯完成了世界上第 1 例骨髓移植术治疗白血病获得成功，开创了应用干细胞移植重建造血组织治疗血液和免疫系统疾病的先河。1999 年，巴西的 Ferreira 开展了世界上第 1 例自体脐血干细胞移植治愈 1 例神经胶质瘤患者。此后造血干细胞移植被大量用于治疗某些恶性血液病和肿瘤。

依据 2014 年 NCCN 指南，ASCT 治疗淋巴瘤适应证包括：①霍奇金淋巴瘤：复发难治 HL 经二线治疗能达到 CR 或 PR 患者，对初治的高危患者尚有争议；②滤泡淋巴瘤：组织学存在大细胞转化达到 CR 或 PR 后的高危患者或拯救性治疗后达 CR 或 PR 的复发患者；③套细胞淋巴瘤：Ⅱ期大包块及Ⅲ、Ⅳ期患者 CR 后的患者；④弥漫大 B 细胞淋巴瘤：Ⅰ、Ⅱ期化疗后 PR 的患者或Ⅲ、Ⅳ期化疗后 CR 的患者或经二线治疗后能 CR/PR 的复发难治者；⑤Burkitt 淋巴瘤：复发的低危患者或首次完全缓解的高危患者；⑥外周 T 细胞淋巴瘤：ALK+经治疗达 CR/PR 的难治复发患者或 ALK-的间变大细胞、PTCL-nos、AITL、EATL 治疗达 CR 的淋巴瘤患者；⑦NK/T 细胞淋巴瘤：Ⅱ～Ⅳ期达 CR 或 PR 者；⑧多发性骨髓瘤——无自体移植禁忌者。

复发/难治的 HL 自体造血干细胞移植的不良预后因素包括：复发时间小于 1 年、肿瘤处于Ⅲ～Ⅳ期、一般状态差、贫血、ASCT 前疾病状态、放射野肿瘤复发、年龄、过去难治复发、化疗敏感性、低白蛋白、B 症状、结外病变、低淋巴细胞血症、移植前 PET-CT 结果。

Philip 等于 1995 年报道了 PARMA 研究（Philip T，et al. N Engl J Med 1995；333（23）：1540-1545）：在这项随机对照研究中，215 名 65 岁以下第一次或第二次复发 NHL 患者接受两个周期 DHAP 方案（地塞米松、大剂量 Ara-C 及顺铂）的挽救性化疗，然后将 109 名 CR 或 PR 患者随机分成两组，一组（54 名）接受 4 个疗程的 DHAP+放疗，另一组（55 名）接受大剂量化疗（HDT）和 ASCT 加放疗。化疗组的总有效率为 44%，其中 5 年 OS 率为 32%，EFS 率为 12%；8 年 OS 率为 27%，EFS 率为 11%。移植组 5 年 OS 率为 53%，EFS 率为 46%；8 年 OS 率为 47%，EFS 率为 36%。两组 5 年 OS 率比较 $P=0.038$，EFS 率比较 $P=0.001$；两组 8 年 OS 率比较 $P=0.042$，EFS 率比较 $P<0.002$；两组整体 OS 率比较 $P=0.038$，EFS 率比较 $P=0.001$。上述结果提示高剂量化疗联合自体骨髓移植和放疗较化疗联合放疗显著改善化疗敏感 NHL 患者的 EFS 和 OS。因此，两个周期的挽救治疗联合 HDT+ASCT 成为化疗敏感复发 NHL 的标准治疗。PARMA 研究奠定了 ASCT 支持下 HDT 作为复发或难治性 NHL 的标准解救治疗方案的基础。

目前国际上有多项研究评估了大剂量化疗联合 ASCT 在复发难治霍奇金淋巴瘤（HD）患者治疗中的疗效，有关比较 HDT+ASCT 和化疗作为高危 HL 治疗的疗效的临床试验见表 1。

表 1　HDT+ASCT 和化疗作为高危 HL 治疗的疗效的临床试验

研究小组	研究对象	内容	结果结论	
SNLG HD3 试验	高危HL	比较3个疗程联合化疗+ASCT与5个疗程联合化疗	两组治疗失败时间相似	ASCT组与化疗组间无统计学意义
欧洲协作组试验	预后不良HL	比较4疗程ABVD化疗后接受 ASCTvs4周期常规化疗	5年无病生存率，OS，和无复发率均相似	对以蒽环类药物为基础的化疗敏感、伴不良预后因素者早期进行ASCT并未获益
H97-HR试验	高危IIB-IV期	比较早期进行强化的非清髓化疗VABEM和4个周期 ABVD+BEAM+ASCT	II期临床试验中二者5年FFTF无显著性差异	ABVD是目前高危HL的标准治疗方法
EORTC	MOPP/ABV化疗后CR	随机分为受累野放疗和观察组 比较	CR的两组病人EFS和OS相似	PR病人中做累及区放疗的获得与CR病人相同的生存期
GHSG HD15 PET	初次化疗后	PET结果阳性的病例用BEACOPP+巩固性RT	PET阴性病人12个月PFS与阳性者差异显著	提示PET阳性预后较差 提示PET阳性预后较差，RT对PR患者获益。 11

SNLG HD3 试验和欧洲协作组试验未发现两种方法的 DFS、OS 有明显差异。H97-HR 试验检测了早期做强化的非清髓化疗（VABEM）和 4 个周期 ABVD 化疗联合后期清髓性强化治疗的疗效。认为 ABVD 是目前高危 HL 的标准治疗方法。放疗急性毒性作用少，易于普遍接受。EORTC 报道了目前用放疗做巩固性治疗的研究结果。患者在接受 MOPP/ABV 混合化疗后 PR 病人做 IFRT（累及区放疗）获得与 CR 患者相同的生存期。GHSG HD15-PET 试验提示，初次化疗后做 FDG-PET 检测利于预后的评估。

Study (year)	Patients (n)	Source of stem cells	Conditioning regimen†	TRM (%)	Median follow-up	Outcome
Lazarus *et al.* (2001)	414	BM, PB	Various	7	46 months	63% 3-year OS
Argiris *et al.* (2000)	40	PB	BEAM	3	28 months	69% 3-year PFS
Moskowitz *et al.* (2001)	56	PB	CY + VP16 + TBI or CBV	4	43 months	68% 3-year EFS
Sureda *et al.* (2001)	494	BM, PB	Various	9	30.5 months	45% 5-year EFS
Akpek *et al.* (2001)	104	BM, PB	Various	16	5.1 months	26% 10-year EFS
Schmitz *et al.* (2002)	161	BM, PB	BEAM	NS	39 months	55% 3-year TTF
Moskowitz *et al.* (2004)	75	BM	Various	10	10 years	45% EFS
Nieto *et al.* (2012)	80	PB	Bu-Mel BEAM GEM-Bu-Mel	1	43 months	52% 2-year EFS
Visani *et al.* (2010)	15	BM, PB	BeEAM	0	Not reached	55%
			Bendamustine + cytarabine + etoposide + melphalan			2-year PFS

还有一些研究并没有设置化疗组平行对照，并且由于诱导方式周期、大剂量化疗方案以及移植方式不同也影响了对 ASCT 作用的比较和评价。相关研究有如下（Expert Rev. Hematol. 2013，6（4），451-464）：

Lazarus 报道 414 例 HD 患者 HDT+ASCT 结果：移植相关死亡率（TRM）为 7%，中位随访时间为 46 个月，3 年总生存率（OS）为 63%；Argiris 报道 40 例 HD 患者在使用 BEAM 方案化疗后 ASCT 的结果：移植相关死亡率（TRM）为3%，中位随访时间为28个月，3年无进展生存率（PFS）为69%；Moskowitz报道56例HD患者CY+VP16+TBI or CBV后ASCT的结果：移植相关死亡率（TRM）为4%，中位随访时间为43个月，3年无失败生存率（EFS）为68%；Sureda报道494例HD患者HDT+ASCT结果：移植相关死亡率（TRM）为9%，中位随访时间为30.5个月，5年无失败生存率（EFS）为45%；Akpek报道104例HD患者HDT+ASCT结果：移植相关死亡率（TRM）为16%，中位随访时间为5.1个月，10年年无失败生存率（EFS）为26%；Schmitz报道161例HD患者使用BEAM方案化疗后ASCT的结果：中位随访时间为39个月，3年治疗失败时间（TTF）为55%；Moskowitz报道75例HD患者HDT+ASCT结果：移植相关死亡率（TRM）为10%，中位随访时间为10个月，无失败生存率（EFS）为45%；Nieto报道80例HD患者HDT+ASCT结果：移植相关死亡率（TRM）为1%，中位随访时间为43个月，2年无失败生存率（EFS）为52%；Visani报道15例HD患者HDT+ASCT结果：移植相关死亡率（TRM）为0%，2年无进展生存率（PFS）为55%。

2002年的一项前瞻性研究（Bone Marrow Transplantation（2002）29，833-842）比较了HDT+ASCT与单纯CT（化疗+放疗）对高危HD的一线治疗疗效比较：高危HD患者150名（Ⅳ期患者；纵隔大包块（MM>0.45）；一线治疗未获得完全缓解）先接受3个疗程ABVD方案化疗，42名患者入移植组，108名患者入化疗结合放疗组。移植组预处理方案为BEAM、CBV、TBI+Cy，化疗组为ABVD方案或七药联合治疗。具体方案如下：

BEAM方案：BCNU：300mg/m ^{2} day 1；etoposide：200 mg/m ^{2} days 2～5；aracytine：400 mg/m^2 days 2～5 and melphalan：140 mg/m ^{2} day 6）。

CBV方案：cyclophosphamide：1500 mg/m ^{2} days 1～4；BCNU：300 mg/m^2 day 1；and etoposide：200 mg/m^2 days 2～4）。

total body irradiation（TBI）of 12 G in six fractionsover 3 days plus cyclophosphamide（60 mg/kg/day for 2 consecutive days。

七药联合治疗方案：cyclophosphamide：4000 mg/m ^{2}；epirubicin：240 mg/m ^{2}；vincristine：4 mg/m^2；vinblastine：18mg/m^2；etoposide：900 mg/m ^{2}；methotrexate：180 mg/m ^{2}；bleomycin：60 mg/m ^{2}；plus methylprednisolone：500mg/m^2。

两组5年无时间生存率（EFS）ASCT组为81%，CT组为51%；5年总生存率（OS）ASCT组为85%，CT组为71%。结果提示高危HD患者在采用大剂量化疗联合移植可以明显获益。

最近ASCT治疗CR1的进展期滤泡性淋巴瘤随机前瞻研究（J Clin Exp Hematop 54（1）：39-47，2014），提示ASCT组在无进展生存率（PFS）明显优于CT组。

Study group (year)	GLSG (2004) 13	GELA (2006) 11	GOELAMS (2009) 14	GITMO (2008) 15
N	307	401	166	136
Median age Auto vs CT	49 vs 49	49 vs 49	51 vs 50	51 vs 51
Conditioning	TBI/Cy	TBI/Cy/VP-16	TBI/Cy	MITO/MEL
Median follow-up (months)	50	92	108	51
OS Auto vs CT	Not reported	76% vs 71% (7 yrs)	76% vs 80% (9 yrs)	81% vs 80% (4 yrs)
PFS Auto vs CT	65% vs 33% (5 yrs)	38% vs 28% (7 yrs)	64% vs 39% (9 yrs)	61% vs 28% (4 yrs)
TRM Auto vs CT	< 2.5% in both arms	Not reported	Not reported	3 vs 2 (100 days)
Secondary malignancy Auto vs CT	3.5% vs 0% (MDS/AML)	11 vs 14	12 vs 1	6.6% vs 1.7% (4-yr MDS/AML)

另外，GELA/GOELAMS FL2000（Haematologica 2011；96（8）：1128－1135）研究对比了 ASCT 组与 CT 组，比较 3 年无时间生存率（EFS）ASCT 为 73%，CT 组为 39%；3 年总生存率（OS）ASCT 为 92%，CT 组为 63%。结果表明无论是否使用一线的利妥昔单抗，将自体干细胞移植用于首次复发的滤泡性淋巴瘤患者可获得明显获益。

	Nordic 12	MDACC 11	HOVON 13	GOELAMS 14	GELA
No. of patients	160	97	62	17	60
CR/CRu rate, %	60	87	64	92	78
ORR rate, %	96	97	70	96	82
PFS/TTF/EFS	4-year PFS 73%	Median TTF 5.9 y	4-year FFS 46%	3-year EFS 75%	5-year EFS 64%
OS	4-year 81%	Projected 10-year: 64%	4-year 79%	3-year 76%	5-year 75%

高剂量 Ara-C 联合 ASCT 用于套细胞淋巴瘤（MCL）一线治疗的部分研究如下（Blood. 2013；121（1）：48–53）：

以上研究涵盖了利妥昔单抗的使用和高强度诱导治疗联合干细胞自体移植，整体总生存率（OS）的延长较为理想。

Year	Author	*n*	High-dose regimen	Histologic subtypes	Response pro ASCT	Follow-up (months)	DFS/PFS	OS
2002	Gisselbrecht [14]	189 (84 PTCL)	ACVBP/CEOP-ECVBP	19% non-ALCL 5% ALCL	63% CR PR1 No data	60	39% (5 y)	46% (5 y)
2004	Mounier [15]	28	BEAM/CBV	56% PTCL-NOS 44% precursor	100% CR	78	44% (5 y)	54% (5 y)
2006	Corradini [16]	62	Mito/Mel or BEAM	45% PTCL-NOS 30% ALK + ALCL 16% AITL	56%CR 16% PR	76	30% (12 y)	34 (12 y)
2007	Rodriguez [17]	26	BEAM	42% PTCL-NOS 31%ALK + ALCL 27% AITL	65% CR 8% PR	35	53% (3 y)	73% (3 y)
2008	Mercadal [18]	41	BEAM/BEAC	49% PTCL-NOS 29% AITL 5% HSTL 5% NK/T	49% CR 10% PR	38	30% (4 y)	39% (4 y)
2009	Reimer [19]	83	TBI-C	39% PTCL-NOS 16% ALK-ALCL 33% AITL	47% CR 24% PR	33	36% (3 y)	48% (3 y)
2009	Nickelsen [20]	33	Mega-CHOEP	33% PTCL-NOS 39% ALK-ALCL 12% AITL	49% CR 6% PR	53	26% (3 y)	45% (3 y)
2012	D'Amore [21]	166 (115 underwent ASCT)	BEAM/BEAC (at Finnish centers)	39% PTCL-NOS 19% ALK-ALCL 19% AITL 13% EATL 4% panniculitis like 3% T/NK nasal type 3% HSTC	83% CR/Cru 31% PR (130 pts. response assessable)	60.5	51% (5 y)	44% (5 y)

目前，应用 HDT+ASCT 作为一线治疗外周 T 细胞淋巴瘤（PTCL）的前瞻性研究有如下：

结果显示 HDT+ASCT 在改善 PTCL 患者治疗结果方面具有潜在作用，HDT+ASCT 是难治性或复发性患者的最佳治疗方案，尽管未能改善总生存率（OS）。最好采用随机对照试验（RCT）来评估 HDT+ASCT 作为一线治疗对治疗失败时间（TTF）和总生存率（OS）的影响。

自体移植后是否需要维持治疗？该如何维持治疗？

有Ⅲ期临床试验（J Clin Oncol. 2012 Dec 20；30（36）：4462-9）观察 DLBCL 自体移植后应用美罗华维持治疗，维持组 122 例，观察组 120 例，结果显示 4 年无事件生存率（EFS）：维持组为 53%，观察组为 52%，无明显差异。

但也有研究表明：复发难治 FL 自体移植后维持治疗，10 年无进展生存期（PFS）维持组为 54%，观察组为 37%，$P=0.012$，说明维持治疗可以带来获益。

国际上还有许多关于 NHL 和 MM 使用利妥昔单抗、沙利度胺、来那度胺维持治疗的临床试验，但多数未显示获益水平有明显差异。

近期，在第 56 届美国血液学会（ASH）有研究者指出，应用 brentuximab vedotin 维持治疗可延长高危霍奇金淋巴瘤（HD）移植后无进展生存期（PFS）。中位随访时间 2 年，移植后接受 brentuximab 组无进展生存（PFS）达 65%，较观察组的 45%，整整提高了 20%。

我院采用的移植后的维持治疗方案有：移植后 3 个月，6 个月巩固化疗 2 疗程；移植后口服 MTX +6-MP；残留病灶进行补充局部放疗；B-NHL 移植后美罗华单药维持；骨髓瘤移植后采用沙利度胺或来那度胺维持；CIK 治疗。

PFS（%）	1年	2年	3年
自体移植+CIK组	82.6	59.7	44.8
自体移植组	68.0	36.0	18.0

OS（%）	1年	2年	3年
自体移植+CIK组	95.7	90.3	69.7
自体移植组	79.8	70.9	49.8

我院自体移植+CIK 细胞治疗难治淋巴瘤与单纯 ASCT 疗效比较：

自体移植+CIK 细胞治疗组患者的总生存率（OS）及无进展生存期（PFS）均高于单独自体移植组，其中 PFS 的差异具有统计学意义。对于高危患者自体移植后联合自体 CIK 细胞免疫治疗，有可能进一步提高疗效，改善患者的预后。

Comparative Table of Outcomes of HDT-ASCT in Elderly with NHL

Reference	Patients	Prep Regimen	Early TRM (100 d)	Late TRM (1 yr)	OS, %	PFS, %	HCT-CI	MDS AML
Jantuen et al. Haematolog 2008, [16]	n = 463 DLBCL Age ≥ 60	BEAM 73%	4.4%	8.7%	3 yr 60%	3 yr 51%	Not reported	3 yr: 2.5%. 5 yr: 7.5%.
Jantuen et al. Ann Onco 2012, [18]	n = 79 MCL Age ≥ 65	BEAM 72%	3.8%	3.8%	5 yr 61%	5 yr 29%	Not reported	Not reported
Hosing et al. Ann Onco 2008, [17]	n = 99 NHL Age ≥ 65	BEAM 90%	3%	8% 26 mo	3 yr 61%	3 yr 48%-69%	No effect	8 patients median 20 mo
Chihara et al. Biol Blood Marrow Transplant 2014, [15]	n = 484 DLBCL Age ≥ 60	Variable	4.1%	5.9%	2 yr 58%	2 yr 48%	Not reported	Not reported
MSKCC data, present study	n = 202 NHL Age ≥ 60	BEAM 74%	4%	4%	3 yr 73%	3 yr 60%	No effect	7 (4%) patients median 35 mo

目前关于老年 NHL 患者自体移植的临床试验有如下（2014 American Society for Blood and Marrow Transplantation）：

其中一项研究 N=202，中位年龄为 65 岁，移植相关死亡率（TRM）：100 天为 4%，1 年 4%；二次肿瘤发生率（MDS/AML）4%；3 年无进展生存（PFS）60%，3 年总生存率（OS）73%。其耐受性和有效率与年轻患者类似，说明年龄不是老年患者 ASCT 限制因素。

综上，自体移植适合高危，难治，复发性淋巴瘤巩固或拯救治疗。移植前化疗、动员化疗及预处理要综合考虑。移植后要密切监测，以便早期发现复发。移植后维持治疗方案尚有待研究。自体移植联合 CIK 细胞治疗，对于移植后复发高危患者，能够提高疗效改善预后。老年患者自体移植需要综合考虑患者移植前缓解情况及总体状态，年龄不是老年患者 ASCT 限制因素。

85. 结外NK/T细胞淋巴瘤诊治进展

杨顺娥

新疆维吾尔自治区肿瘤医院

结外NKT细胞淋巴瘤（extranodal natural/killer T-cell lymphoma，ENKTL）鼻型，属于非霍奇金淋巴瘤（NHL）中一种特殊类型，占NHL的2%~10%[1]。结外NKT细胞淋巴瘤是一组发生于淋巴结外，具有以血管为中心的多形性淋巴细胞浸润，有明显的坏死和血管破坏的特征；多数原发于鼻腔，因此称鼻型NK/T细胞淋巴瘤；也可局限于韦氏环，上呼吸道外和消化道。结外NKT细胞淋巴瘤具有高侵袭性、预后差等特点，迄今仍未有标准的治疗方法，目前主要采用单纯放疗、序贯化放疗或同步放化疗及自体或异基因造血干细胞移植。

一、流行病学

结外NKT细胞淋巴瘤发病有地域或种族易感性，亚洲多见，尤其在中国，在所有T淋巴瘤亚型中占22%，但西欧及北美少见，约占5%[2~3]。男性多于女性，男女比例2~4：1，中位年龄约45岁。

二、病因及发病机制

结外NKT细胞淋巴瘤的发病机制尚不完全清楚，目前发现与EB病毒感染关系密切，尤其是鼻腔病例，80%~100%都存在EB病毒感染，而鼻外部位NK/T细胞淋巴瘤EB病毒的检出率则相对较低，约15%~50%。其最常见的细胞遗传学异常是6q21，q25缺失或6p10插入；p53的异常表达、SHP-1基因表达下调、Fas基因突变等分子生物学的异常有关[4]。

1. 病理诊断　结外NKT细胞淋巴瘤病理组织学特征为弥漫性多形性淋巴细胞浸润和炎性细胞如粒细胞、吞噬细胞、浆细胞，混合广泛性缺血性坏死。淋巴细胞由多形性大淋巴细胞和大量有丝分裂的不典型小淋巴细胞组成，血管中心性和血管侵袭性浸润也常见。典型NK/T细胞淋巴瘤表达CD2，CD56，胞质CD3ε阳性，胞膜CD3阴性，大部分肿瘤细胞表达细胞毒性颗粒相关蛋白，如颗粒酶B（Granzyme B）、细胞毒性蛋白（TIA-1）、穿孔素（Perforin）及EB病毒（EBV-EBER）等[4]。

2. 鉴别诊断　结外NK/T细胞淋巴瘤早期临床表现不典型，容易误诊造成对疾病的认识不足，另外临床上病理取材不当在活检时应在坏死灶与病变组织交界处取材，必要时反复多点取材，避免挤压导致细胞变形，病理诊断时由于肿瘤细胞变异较大且有的病变并发感染，诊断相当困难，很容易与坏死组织伴炎性浸润混淆。因此，临床上NK/T细胞淋巴瘤需与炎症性病变、Wegener肉芽肿、低分化癌、外周T细胞淋巴瘤、蕈样肉芽肿等疾病相鉴别。诊断过程中注意该病变以弥漫的肿瘤细胞形成血管中心浸润及血管破坏现象为主，间质可见大片凝固性坏死的特点。另外注意本病免疫组化表达的NK细胞相关抗原；T细胞相关抗原；细胞毒性颗粒相关蛋白及原位杂交大部分EBER阳性。

三、临床表现

原发于鼻腔的结外NK/T细胞淋巴瘤主要临床表现为鼻或面部早期出现局部肿胀、鼻塞、流涕、局部糜烂坏死出血、溃疡形成；鼻或面部晚期出现中线的破坏性病变，如上腭、鼻中隔穿孔，鼻梁洞穿性损伤。而鼻型NK/T淋巴瘤也可侵及鼻腔外其他部位，包括皮肤、睾丸、上呼吸道和胃肠道、中枢神经系统及脾脏等器官和组织，伴体重下降、高热、肝功能损害、血细胞减少等[5]。

四、分期及预后

目前结外NK/T细胞淋巴瘤分期，NCCN指南仍推荐采用Ann Arbor分期，但此分期在临床上尚存争议。中国学者林桐榆等分别在2008年、2014年ASCO会议上报告了中国广州中山大学肿瘤中心和中国西南临床肿瘤协作组（CSWOG）鼻型结外NK/T细胞淋巴瘤的新分期系统的结果，新分期确立如下，Ⅰ期：鼻咽狭窄损害或鼻咽无局部浸润（鼻窦或骨或皮肤侵袭）；Ⅱ期：局部病变伴随局部侵袭；Ⅲ期：局部病变伴随有区域淋巴结受累（颈部淋巴结）；Ⅳ期：弥漫性疾病（横膈两侧淋巴结肿大，多发性结节）。该新分期系统经过最终诊断共有821例ENKTL患者参与研究。(年龄范围9~90岁）。其中588人参与2000年1月2008年6月之间的回顾研究，233人参与从2008年7月到2012年12月前瞻性研究。患者分别使用新的分期方式与Ann Arbor分期的分布比为，Ⅰ期：19.6%比56.9%；Ⅱ期：38.1%比20.1%；Ⅲ期：17.8%比7.2%；Ⅳ期：24.5%和15.8%。在回顾性研究中，使用新的分期方式时，Ⅰ期至Ⅳ期的5年总生存率分别为63%，51%，38%和29%，使用Ann Arbor分期的5年总生存率分别为55%，45%，15%和29%。对于前瞻性研究，使用新的分期方式时，Ⅰ期至Ⅳ期的5年总生存率分别为82%，73%，67%和54%，而使用Ann Arbor分期时，其5年总生存率Ⅳ期则高于Ⅲ期（74%比47%）。结果发现，新的分期方式与Ann Arbor分期方式相比，具有更为均衡的分布和优越的预后差异，特别适合于ENKTL，在日后应该被推荐使用。

此外，韩国学者依据长期生存、预后放疗疗效的不同将结外NK/T细胞淋巴瘤患者分为局限期及广泛期，局限期包括非上呼吸消化道Ⅰ/Ⅱ期和上呼吸消化道Ⅰ/Ⅱ期（无周围肿瘤侵犯）患者；广泛期包括非上呼吸消化道Ⅲ/Ⅳ期、上呼吸消化道Ⅰ/Ⅱ期（有周围肿瘤侵犯）及Ⅲ/Ⅳ期患者[6]。结果发现，不同种类分期对其OS（总生存时间），预后及治疗疗效都存在差异。

NK/T细胞淋巴瘤预后不良因素包括：①年龄≥60岁；②B症状；③ECOG体能状态评分≥2分；④区域淋巴结受侵；⑤局部组织受侵，如骨或皮肤；⑥LDH升高；⑦高Ki-67指数；⑧EBV DNA滴度≥6.1×10^7拷贝/ml等。其他不良预后指标有：微环境Treg细胞数与生存、肿瘤相关巨噬细胞（TAM)、EBV-DNA治疗后的下降速度、血清和肿瘤间质炎性因子、C反应蛋白（CRP）高预后不良及治疗后下降速度、β_2微球蛋白>2.5、IL-9、铁蛋白、survivin及治疗前血红蛋白水平等。NCCN指南根据所有患者血清LDH水平，B症状，淋巴结N1-N3期未达到M1期及Ann Arbor Ⅳ期为预后危险因素，将患者的预后分为低危（0分），低/中危（1分），高/中危（2分）及高危（3或4分）。在亚洲原发于鼻腔的NK/T细胞淋巴瘤中位生存时间显著高于鼻腔以外的NK/T细胞淋巴瘤。

五、治疗原则

由于结外NK/T细胞淋巴瘤总体发病率低，目前全世界还没有标准的治疗方案，大部分试验数据均来自回顾性分析和小样本前瞻性研究。2015版中国恶性淋巴瘤诊疗规范中也指出结外NK/T细胞淋巴瘤对放疗较敏感，对CHOP方案化疗耐药，新的化疗方案有可能提高疗效。诊疗规范带给我们新的治疗策略：①原发鼻腔的Ⅰ期、无不良预后因素患者，可选择单纯放疗、序贯化放疗或同步放化疗；②对原发鼻腔的Ⅰ期、有不良预后因素和Ⅱ期患者，可选择同步化放疗或序贯化放疗；③对原发鼻腔的Ⅳ期和原发鼻腔外的Ⅰ、Ⅱ和Ⅳ期患者，可选择同步化放疗或以左旋天门冬酰胺酶（或培门冬酶）为主的联合化疗± 放疗，但同步放化疗要注意毒副反应。化疗方案可以选择左旋门冬酰胺酶联合吉西他滨、甲氨蝶呤、异环磷酰胺、铂类、依托泊苷和皮质醇激素等方案。自体或异基因造血干细胞移植治疗可考虑用于初治高危和复发难治的患者[7]。

（一）放射治疗

结外NK/T细胞淋巴瘤对放疗敏感，对于Ⅰ/Ⅱ期无预后不良因素的早期结外NK/T细胞淋巴瘤患者，共识是推荐单纯的局部放射治疗。其 CR 率可高达到 66%~83%，SD+PD 仅为 8%~22%。对于Ⅰ/Ⅱ期有预后不良因素的早期结外 NK/T 细胞淋巴瘤患者，虽然放射治疗局部控制率 60%以上，但是仍然有大于 50%的患者最终复发，5 年 OS 约 40%~60%，因此采用放化疗联合的治疗方案也是有必要的。同时，研究提示设计合理很重要，较大剂量的放疗远期生存率较高，且要求放疗野设置要足够，放射常规分割剂量 55Gy 左右[8]。

（二）化学治疗

既往临床多使用 CHOP 或 CHOP 类化疗方案作为Ⅰ/Ⅱ期早期的结外 NK/T 细胞淋巴瘤一线化疗，研究结果提示效果欠佳，CR 的患者大多小于 40%，且 SD+PD 的患者高达 33%~49%，5 年生存率仅为 13%~29%[9~10]。究其原因，大多数结外 NK/T 细胞淋巴瘤表达多耐药基因的 mRNA 及其表达产物 P-糖蛋白（PgP），引起肿瘤对多柔比星等脂类细胞毒性药物产生耐药性。结外 NK/T 细胞淋巴瘤晚期或复发的患者预后不佳，5 年 OS 仅 7%~31%，对此类患者的治疗，目前推荐同步化放疗或序贯化放疗。近些年来，国内外的临床研究显示含左旋门冬酰胺酶联合化疗方案（SMILE 方案，GLIDE 方案，在治疗结外 NK/T 细胞淋巴瘤中有较好的治疗结果[11~14]。其原理在于 L-ASP 可以将血清中的门冬酰胺酶水解为门冬氨酸和氨，使肿瘤细胞缺少必要的氨基酸，使 DNA、RNA 及蛋白质的合成受抑制，以致肿瘤细胞增殖受抑制并大量破坏，从而起到抗肿瘤作用。但 SMILE 方案虽然疗效肯定，因不良反应较大，部分患者难以坚持。而近年来国内研究显示 Peg-ASP 方案（PEG-ASP+CHOP 及 PEG-ASP+Gemox），疗效要优于 L-ASP，且副作用轻[15]，因此，在 2015 年 NCCN 指南中将 AspaMetDex（培门冬酶，甲氨喋呤，地塞米松）方案作为Ⅰ类推荐。

（三）造血干细胞移植

由于结外 NK/T 细胞淋巴瘤预后较差，且有较少患者伴有骨髓侵犯，近年来已有多位学者尝试自体造血干细胞移（AHSCT）治疗，认为这是一种有效的治疗方法。来自亚洲研究提示长期生存率在 50%~70%[16~18]。此外，异基因造血干细胞移植近年来也被用于治疗结外 NK/T 细胞淋巴瘤，异基因造血干细胞移植可能是治疗晚期或复发患者的唯一办法。与 AHSCT 相比，异基因造血干细胞移植的优势在于可能存在移植物抗肿瘤效应。在日本学者回顾性分析研究中，接受异基因干细胞移植，移植后 2 年无疾病复发，提示异基因造血干细胞移植可能治愈结外 NK/T 细胞淋巴瘤[19]。同时在 NCCN 指南中指出：①化疗敏感复发的患者可接受 AHSCT 巩固治疗；②有合适供者的条件下，推荐异基因造血干细胞移植。

总之，尽管 ENKTL 侵袭性强，预后不佳。迄今仍未有标准的治疗方法，而我国学者在 ENKTL 的综合治疗上做出了大量的努力，使得 NK/T 淋巴瘤的治疗效果有了比较明显的提高，且部分成就也得到了国际同仁的认可。目前比较公认的推荐，对于早期局部的 ENKTL，采用局部放疗为主联合诱导化疗，晚期患者以全身化疗为主。含 L-ASP 的化疗方案越来越受到重视，广州中山大学肿瘤医院黄慧强教授等研究结果显示：PEG-ASP（培门冬酶）联合 Gemox 方案有效率高、且毒性低值得临床推广。自体造血干细胞移植巩固治疗有助改善高危的初治患者及对化疗敏感的复发患者远期生存，而靶向治疗、特异性 CTL 治疗及其他包括抑制炎症的治疗值得我们进一步关注探索。

参 考 文 献

1. Jaffe ES, Harris NL, Stein H, et al. World Health organization classification of tumotlrs: pathology and genetics of tumours of haematopoietic and lymphoid tissues. Lyon: IARC Press, 2008, 9719-9713.
2. Harris NL, Jaffe ES, Diebold J, et al. Lymphoma classification from controversy to consensus: the REAL and WHO classification of lymphoid neoplasms. Ann Oncol, 2000, 11: 3.
3. Vose J, Armitage J, Weisenburger D, et al. International peripheral T-cell and natural killer/T-cell lymphoma study: pathology findings and clinical outcomes. J Clin Oncol, 2008 Sep 1, 26 (25): 4124-4130.
4. Barrionuevo C, Zaharia M, Martinez MT, et al. Extranodal NK/T-cell lymphoma, nasal type: study of clinicopathologic and prognosis factors in a series of 78 cases from Peru. Appl Immunohistochem Mol Morphol, 2007 Mar, 15 (1): 38-44.
5. Kohrt H, Advani R. Extranodal natural killer/T-cell lymphoma: current concepts in biology and treatment Leukemia Lymphoma. 2009 November, 50 (11): 1773-1784.
6. Tae Min Kim, Heo DS. Extranodal NK/T-cell lymphoma, nasal type: new staging system and treatment strategies. Cancer Sci, 2009, 100: 2242-2248.
7. 石远凯，孙燕，刘彤华. 中国恶性淋巴瘤诊疗规范（2015 年版）. 中华肿瘤杂志 . 2015, 37 (2): 148-157.
8. Kim GE, Cho JH, Yang WI, et al. Angiocentric lymphoma of the head and neck: patterns of systemic failure after radiation treatment. J Clin Oncol. 2000 Jan; 18 (1): 54-63.
9. Cheung MM, Chan JK, Lau WH, et al. Early stage nasal NK/T cell lymphoma: clinical outcome, prognostic factors, and the effect of treatment modality. Int J Radiat Oncol Biol Phys, 2002 Sep 1, 54 (1): 182-90.
10. Ma HH, Qian LT, Pan HF, et al. Treatment outcome of radiotherapy alone versus radiochemotherapy in early stage nasal natural killer/T cell lymphoma. Med Oncol, 2010 Sep; 27 (3): 798-806.
11. Lee KW, Yun T, Kim DW, et al. First-line ifosfamide, methotrexate, etoposide and prednisolone chemotherapy +/- radiotherapy is active in stage Ⅰ/Ⅱ extranodal NK/T cell lymphoma. Leuk Lymphoma, 2006, 47 (7): 1274-1282.
12. Kwong Y L, Kim WS, Lim ST, et al. SMILE for natural killer/T-cell lymphoma: analysis of safety and efficacy from the Asia Lymphoma Study Group. Blood, 2012, 120 (15): 2973-2980.
13. Lin N, Song Y, Zhu J et al. A prospective phase Ⅱ study of L-asparaginase-CHOP plus radiation in newly diagnosed extranodal NK/T cell lymphoma, nasal type. J Hematol Oncol, 2013, 6 (1): 44.
14. Liang Wang, Wang ZH, Chen XQ et al. First-line combination of gemcitabine, oxaliplatin, and L-asparaginase (GELOX) followed by involved-field radiation therapy for patients with stage IE/ⅡE extranodal natural killer/T-cell lymphoma. Cancer, 2013, 119 (2): 348-355.
15. Gao Y, Huang H Q, Cai Q C, et al. Presented at the 55th ASH Annual Meeting and Exposition, December 7-10, 2013, New Orleans, LA.
16. Au wY, Lie AK, Liang R, et al. Autologous stem cell transplantation for nasal NK/T cell lymphoma: A progress report on its value. Ann Oncol, 2003, 14 (11): 1673-1676.
17. Suzuki R, Suzumiya J, Nakamura S, et al. Hematopoietic stem cell transplantation for natural killer cell lineage neoplasms. Bone Marrow Transplant, 2006, 37 (4): 425-431.
18. Kim HJ, Bang SM, Lee J, et al. High-dose chemotherapy with an tologous stem cell transplantation in extranodal NK/T cell lymphoma: A retrospective comparison with non-transplantation cases. Bone Marrow Transplant, 2006, 37 (9): 819-824.
19. Murashige N, Kami M, Kishi Y, et al. Allogeneic haematopoietic stem cell transplantation as a promising treatment for natural killer cell neoplasms. Br J Haematol, 2005, 130 (4): 561-567.

86. 左旋门冬酰胺酶治疗鼻型结外NK/T细胞淋巴瘤未来研究的思考

勇威本

北京大学肿瘤医院淋巴瘤科

鼻型结外 NK/T 细胞淋巴瘤（ENKTL）是非霍奇金淋巴瘤少见的特殊亚型。ENKTL 表现侵袭性病程，预后不良。传统的 CHOP 类化疗方案或联合放疗疗效不佳，5 年生存率Ⅰ~Ⅳ患者为 17.7%~49.5%，晚期患者仅为 6%~25%。近 15 年来应用了一系列含左旋门冬酰胺酶（L-ASNase）方案诸如 LVDex（左旋门冬酰胺酶、长春新碱和地塞米松）、SMIL（地塞米松、异环磷酰胺、左旋门冬酰胺酶和依托泊甙）、AspaMetDex（左旋门冬酰胺酶、甲氨蝶呤和地塞米松）和 GDL（吉西他滨、地塞米松和左旋门冬酰胺酶）等方案，进行了回顾性和前瞻性治疗 ENKTL 的临床研究，显著改善了患者的疗效和预后。含 L-ASNase 方案联合 IF 放疗治疗Ⅰ~Ⅳ期病例，包括难治或复发病例 5 年生存率 50%~66.9%。含 L-ASNase 方案也作为一线化疗方案联合局部病灶野（IF）放疗治疗Ⅰ、Ⅱ期患者 2 年生存率为 86%和 88.5%，3 年生存率为 79%。袁和魏等报告一项多中心回顾性研究，含 L-ASNase 方案对比 CHOP 方案一线治疗 ENKTL，进一步证明了 L-ASNase 方案组（112 例）的疗效显著优于 CHOP 方案组（69 例），5 年生存率分别为 65.1%和 28.4%（$P=0.000$）。L-ASNase 以其特殊的作用机制治疗 ENKTL 取得了显著疗效。L-ASNase 已成为治疗 ENKTL 的关键性化疗药物。本文结合 L-ASNase 的药代和药效动力学讨论进一步提高含 L-ASNase 方案治疗 ENKTL 疗效的途径。

一、左旋门冬酰胺酶的药代和药效动力学

L-ASNase 特异性水解血浆门冬酰胺，脱氨基为 L-门冬氨酸和氨，使血浆和细胞内门冬酰胺迅速缺失。某些肿瘤细胞特别是急性淋巴细胞白血病和 ENKTL 自身缺乏门冬酰胺合成酶，不能补偿缺乏的门冬氨酸，导致瘤细胞死亡。目前临床应用三种 L-ASNase 制剂：埃希氏菌属大肠杆菌 L-ASNase（E. coli L-ASNase）、欧文氏菌属 L-ASNase（Erwinia L-ASNase）和培门冬酰胺酶（Pegaspargase），前两者分别提取自埃希氏菌属大肠杆菌和欧文氏菌属，培门冬酶为为聚乙二醇化的 E. coli L-ASNase。三者的分子量分别为 141000 、138000 和 145000 道尔顿。

L-ASNase 药物清除率遵循一级动力学。上述三种 L-ASNasenase 的半衰期不同，E. coli L-ASNase、Erwinia L-ASNase 和培门冬酶半衰期分别为 1.24±0.17 天，0.65±0.13 天和 5.73 ±3.24 天。三者血浆峰浓度时间分别为 24~48 小时，24 小时内和 72~96 小时。培门冬酶的半衰期明显长于 E. coli 和 Erwinia L-ASNase。Silverman 等报告急性淋巴细胞白血病（ALL）患者诱导治疗期接受单一剂量培门冬酶（2500 IU/m^2，静滴）后第 11 天 113 例中 95%的患者，第 18 天 112 例中 88%的患者血清 L-ASNase 活性水平≥0.1 U/ml。实验研究接受高剂量 E. coli L-ASNase（25,000U/m^2）患者组与低剂量 E. coli L-ASNase（2,500 U/m^2）患者组的半衰期分别为 1.24±0.17 天和 1.35±0.30 天（$P=.2$），两组无显著性差异。上述研究表明 L-ASNase 的半衰期的长短取决于不同的 L-ASNase 制剂，不取决于 L-ASNase 的剂量。近年多数研究者认为持续维持血浆 L-ASNase 活性浓度>0.1U/ml，足以使血浆门冬酰胺达到足够的缺失，导致瘤细胞死亡，取得临床疗效。目前评估血浆门冬酰胺缺失多参考 Boos 等的

分级标准：完全缺失≤0.2μM；几乎完全缺失>0.2-≤0.5μM；中等减少>0.5-≤1μM；轻度减少>1-≤2.5μM；无减少>25μM。陈等报告采用 VDLP（D）方案治疗 15 例 ALL 患儿，L-ASNase 每次 10000 U/m^2，静脉滴注，隔天 1 次，共 10 次，分别检测疗程前、疗程中及疗程后多个时间点患儿血浆 L-ASNase 活性及门冬酰胺浓度。结果在用药过程中，血浆 L-ASNase 活性峰值有逐渐增高的趋势，而血浆中门冬酰胺浓度始终维持在“几乎完全缺乏”甚至“完全缺乏”的状态。停药后，血浆中 L-ASNase 活性保持 100 U/L 以上持续 7 天，同时门冬酰胺浓度也持续 7 天保持在“几乎完全缺乏”水平，随后门冬酰胺浓度逐渐上升至用药前水平。说明目前 L—ASNase 常规剂量能够完全耗竭血浆中门冬酰胺，并且 L-ASNase 停药后可持续 7 天。可见目前 L-ASNase 用量及用药间隔时间尚有改善余地。血清 L-ASNase 药物活性检测方法较血浆门冬酰胺浓度检测更直接、准确并且简单，适于临床应用。

二、探讨提高门冬酰胺酶疗效的研究途径

1. 应用门冬酰胺酶血浆活性检测提高门冬酰胺酶的疗效　目前应用的 L-ASNase 是提取埃希氏菌属大肠杆菌或欧文氏菌属的自外源性蛋白质，人体常产生抗 L-ASNase 抗体（antiasparaginase antibodies，AAAs）。可引起 L-ASNas 的临床过敏反应和沉默失活（silent inactivation）。所谓沉默失活（或称亚临床过敏反应）即患者体内产生了抗 L-ASNase 抗体但不出现任何临床过敏反应的体征和症状。L-ASNase 临床治疗中常发生过敏反应和沉默失活。ALL 患者初次接受 L-ASNase 治疗过敏反应的发生频率分别为 E. coli L-ASNase11.8%~32.5%，培门冬酶 3%~24%，Erwinia L-ASNase 6%~30%。含 L-ASNase 方案治疗 ENKTL 临床过敏反应的发生率约 4%~50%。已报告 ALL 患者初次接受 E. coli L-ASNas 治疗产生 AAA 的发生频率差异很大约 25%~79%。不同的 L-ASNase 制剂抗体的发生率有所差异。Dinndorf 报告 AAAs 发生率 E. coli L-ASNase 28%（16/57 例）高于培门冬酶 12%（7/56 例）。AAAs 能够中和 L-ASNase，迅速清除减低血循环中 L-ASNase 的活性，导致 L-ASNase 活性缺失，同时无血浆门冬酰胺缺失。Tong 等报告 89 例患者接受培门冬酶治疗，22%发生临床过敏反应，8%表现沉默失活，发生过敏反应患者血清培门冬酶活性检测为零，过敏反应和沉默失活患者检测无血浆门冬酰胺缺失。Panosyan 等报告高危 ALL 儿童按照 CCG-1961 方案治疗，中期分析接受 E. coli L-ASNase 治疗患者 70%（196/280 例）AAAs 阳性，其中 41%（115/280 例）表现临床过敏反应，29%（81/280 例）为无临床过敏反应的沉默失活，监测血清 L-ASNase 活性水平均迅速下降或完全缺失，同时血浆门冬酰胺反跳回升。AAAs 阳性的沉默失活患者组（81 例）一直接受 coli L-ASNase 治疗，疗效显著差于 AAAs 阴性患者组和因出现过敏反应及 AAAs 阳性替换为 Erwinia L-ASNase 治疗的患者组（$P=0.01$）。Jaccard 等报告 16 例接受 AspaMetDex 方案治疗，无 AAAs 形成的患者（8 例）的 OS 和 PFS 生存曲线优于产生 AAAs 患者（8 例）（$P=0.045$ 和 $P=0.041$）。因此，L-ASNase 发生过敏反应和沉默失活常导致治疗延迟或中断治疗，从而降低 L-ASNase 临床疗效。血浆 L-ASNase 活性水平监测可早期发现 L-ASNase 失活包括沉默失活，避免继续应用失活的 L-ASNase 制剂，并提示及早更换 L-ASNase 制剂，同时血浆 L-ASNase 活性水平监测也有助于调节 L-ASNase 用药剂量、间隔时间和疗程，使用药更趋合理和个体化，达到最佳疗效。

2. 门冬酰胺酶制剂的抗体免疫交叉反应与制剂的合理应用　E. coli L-ASNase、Erwinia L-ASNase 和培门冬酶三种制剂的免疫原性有所差异。最近研究 E. coli L-ASNase 和培门冬酶抗体间常存在抗体的免疫交叉反应，由于 E. coli L-ASNase 和培门冬酶均提取自埃希属大肠杆菌有关，但与 Erwinia L-ASNase 间无抗体免疫交叉反应。Wang 等报告 ALL 和淋巴瘤共 24 例接受诱导期单一 E. coli L-ASNase 治疗，E. coli L-ASNase 抗体阳性率 29%（7/24 例），与培门冬酶间抗体免疫交叉反应阳性率 17%（4/24 例），但与欧文 L-ASNase 间无抗体免疫交叉反应，阳性率为 0%（0/24 例）。因此，患者一线应用 L-ASNase 制剂治疗，一旦发生过敏反应或沉默失活应更换门冬酰胺酶制剂，以取得最大疗效。目前已趋向 Erwinia L-ASNase 作为对 E. coli L-ASNase 或培门冬酶过敏或沉默失活的替代制剂，从而完成 L-ASNase 的治疗计划。Erwinia L-ASNase 作为替代制剂可达到有效的血浆 L-ASNase 活性水平，

取得临床疗效。Panosyan 等报告初治高危 ALL 儿童按照 CCG-1961 方案治疗，中期分析 115 例接受 E. coli L-ASNase 治疗出现临床过敏反应和抗 E. coli L-ASNase 抗体阳性后，改换为 Erwinia L-ASNase 治疗。此组患者治疗结果明显优于 81 例无临床过敏反应但 AAAs 阳性，继续接受 coli L-ASNase 治疗的沉默失活患者组（$P=0.01$）。Vrooman 等报告按照 DFCI-ALL 00-01 方案治疗新诊断的 ALL 儿童患者，其中 42 例患者因对 E coli L-ASNase 发生过敏反应，替换为 Erwinia L-ASNase 继续治疗，剂量为 25,000U/m^2，肌注，2/周。38 例的可评价检测标本中 89%血清 L-ASNase 活性浓度至少 1 次≥0.1U/ml。一次用药后三天血清 L-ASNase 活性浓度谷值中位数为 0.247U/mL。随诊时间中位数 5.4 年，此 42 例的无事件生存率和无 E. coli L-ASNase 过敏反应的 170 例相比较分别为 86±5%和 81±3%，两组间无显著性差异（$P=0.55$）。目前对于 Erwinia L-ASNase 作为对 E. coli L-ASNase 或培门冬酶过敏或沉默失活的替代制剂的治疗剂量、用药间隔、疗程和疗效评价尚缺乏足够临床研究和共识，有待进一步深入研究取得共识。

3. 培门冬酶取代 E. coli L-ASNase 作为一线药物治疗 ENKTL　近来报告比较培门冬酶与 E. coli L-ASNase 治疗 ALL 结果表明两者疗效和不良反应无统计学差异。新近也已报告应用含培门冬酶方案作为一线化疗治疗 ENKTL 也取得了与含 E. coli L-ASNase 方案同样良好的疗效。双跃荣回顾性分析含培门冬酶方案治疗组（20 例）与含 E. coliL ASNase 方案治疗组（36 例）比较三年 OS 率无显著性差异分别为 66.5%和 63.9%，过敏反应培门冬酶方案组较 E. coliL-ASNase 方案组低，分别为 0%和 41%。鉴于培门冬酶与 E. coli L-ASNase 相比有效作用时间较持久、免疫原性较低、产生抗体较少，以及两者疗效及安全性相似，并且培门冬酶临床应用更方便。因此，近来的临床研究推荐培门冬酶取代 E. coliL-ASNase 作为一线药物治疗 ALL 和 ENKTL。

4. 探讨标准的含 L-ASNase 治疗方案　上述一系列含 L-ASNase 方案由于不同方案的药物组成不同和收治病例的不可比性，对其治疗结果难以进行比较。为了进一步比较和评价不同含 L-ASNase 方案治疗 ENKTL 的疗效和寻求具有更高疗效和安全性的标准含 L-ASNase 方案，今后需要进行前瞻性、多中心、较大的随机临床研究。

回顾 1953 年 Kidd 发现正常豚鼠血清对小鼠移植淋巴瘤的抗淋巴瘤作用，1963 年 Broome 由豚鼠血清鉴定出具有抗白血病作用的门冬酰胺酶，1978 年美国 FDA 批准 E. coli L-ASNase 用于治疗 ALL，1994 年批准培门冬酶用于治疗 ALL，2006 年批准培门冬酶用于一线治疗 ALL；2011 年批准 Erwinia L-ASNase 用于治疗对 E. coli ASNase 过敏的 ALL 患者，并且进行了大量的实验室和临床研究。借鉴 L-ASNase 治疗 ALL 发展衍变过程的研究成果和经验将有助于合理应用 L-ASNase 治疗 ENKTL，以提高疗效。

87. 复发难治性 NK/T 细胞淋巴瘤的治疗

孔令喆，王先火，张会来

天津医科大学肿瘤医院淋巴瘤科
中美淋巴血液肿瘤诊治中心

结外 NK/T 细胞淋巴瘤（Extranodal NK/T-cell lymphoma，ENKL）鼻型，系我国外周 T 细胞淋巴瘤的常见亚型，其恶性细胞大部分来源于成熟 NK 细胞，少部分来源于 NK 样 T 细胞，因此称之为 NK/T 细胞淋巴瘤。NK/T 细胞淋巴瘤病变多原发鼻腔，常局限于上呼吸道和消化道，也可完全发生或播散至鼻外部位，如皮肤、胃肠道、睾丸等，极少数病例发病初期即表现为全身播散，而无明显鼻腔受累。常见症状为鼻塞、鼻出血和面部肿胀，有时伴恶臭，B 症状常见。该病多发于亚洲及拉丁美洲，在欧美国家较少见，其发病与 EB 病毒（EBV）感染高度相关，具有侵袭性强、预后差等特点[1]。其病理表现独特，具有以血管为中心的弥漫性淋巴细胞浸润、血管破坏生长等特点，导致组织缺血坏死以及黏膜溃疡。根据美国国家癌症综合网络（NCCN）2015 年第二版指南，结外 NK/T 细胞淋巴瘤鼻型的分期及治疗原则见图 1。

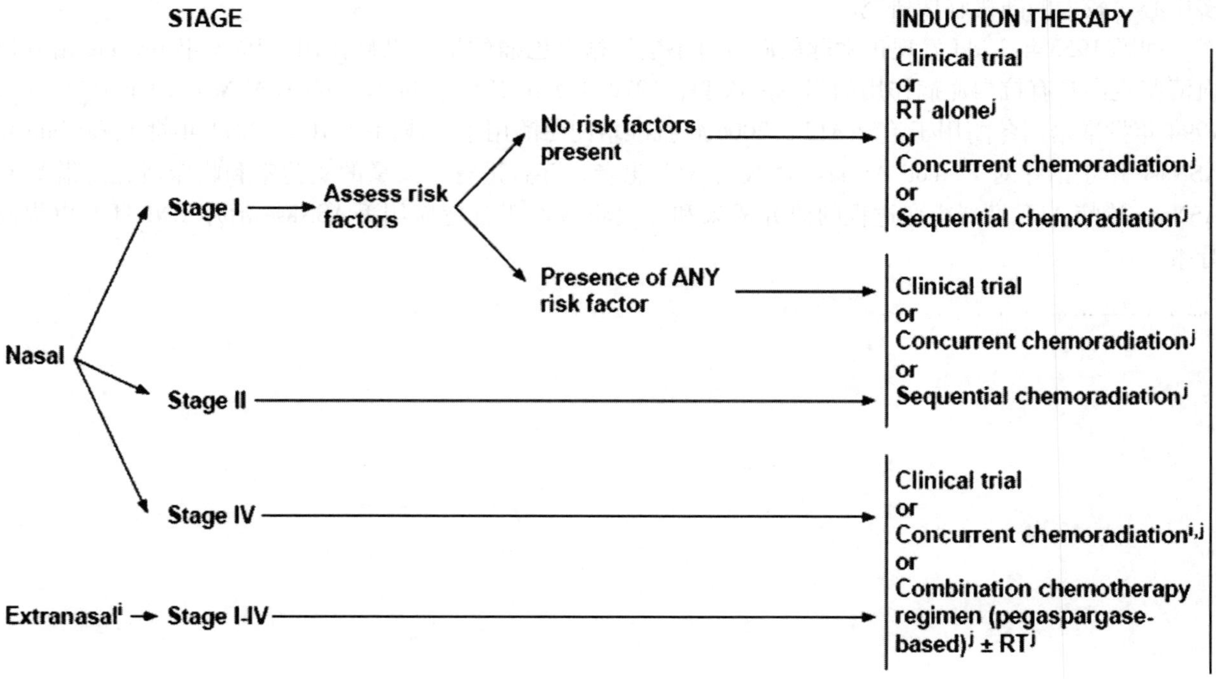

图 1　2015 年 NCCN 指南结外 NK/T 细胞淋巴瘤鼻型分期及推荐治疗

ENKL 诊断时多为局限期（Ann Arbor 分期 Ⅰ、Ⅱ 期），对放疗较为敏感，治疗上多首选放疗，经单纯放疗或放化疗结合模式治疗的患者 5 年生存率（OS）为 40～60%；晚期或复发难治患者由于放疗已不足以控制病情，含蒽环类药物的方案疗效不甚理想，非蒽环类药物的方案尤其是含左旋门冬酰胺酶的方案近年来显示出较好的治疗效果，尽管如此但其5年生存率仍然仅为7%~31%。因此，复发难治性NK/T细胞淋巴瘤的治疗仍是当前淋巴瘤研究领域的热点和难点。

一、挽救性化疗

近年来的多项研究显示，基于左旋门冬酰胺酶（或培门冬酶）的联合化疗方案对复发难治性NK/T细胞淋巴瘤患者是一个合理的选择[2~3]。左旋门冬酰胺酶水解血清中的门冬酰胺，使某些缺乏门冬酰胺合成酶的癌细胞缺少必要的氨基酸，从而导致DNA、RNA和蛋白合成受到抑制，诱导癌细胞凋亡[4~6]。

1. 基于蒽环类药物的传统化疗方案　结外NK/T细胞淋巴瘤鼻型治疗失败的主要模式为远处或者结外播散，复发难治性患者往往预后很差。对于晚期（Ⅲ/Ⅳ期）及播散型的NK/T细胞淋巴瘤，首选全身化疗。

20世纪80年代发展起来的以蒽环类为基础的化疗是侵袭性淋巴瘤的标准治疗方案。主要用于二线挽救化疗的方案包括CHOP、EPOCH、IMVP16、DHAP和m-BACOD等。但多项回顾性研究表明，无论初诊或复发难治性NK/T细胞淋巴瘤对传统的化疗方案皆不敏感，这可能与NK/T细胞淋巴瘤表达多药耐药基因（MDR-1）及p-糖蛋白有关[7]。

2. 基于左旋门冬酰胺酶（L-ASP）的新化疗方案　国内勇威本教授[2]于1992年率先开始尝试在复发难治NK/T细胞淋巴瘤中使用含左旋门冬酰胺酶的挽救化疗方案（L-ASP，长春新碱，地塞米松），共计45名复发难治ENKL患者接受1~6个周期治疗，CR率达56%，ORR为82%，5年生存率为67%，相关不良反应主要有骨髓抑制、肝功能损害、过敏反应等，均可耐受。结果显示L-ASP在复发难治NK/T细胞淋巴瘤的挽救治疗中取得了良好的疗效。

（1）SMILE方案：有多位学者报告，以左旋门冬酰胺酶为基础的SMILE方案对复发难治性NK/T细胞淋巴瘤疗效较好。*Yamaguchi*等[8]进行的一项Ⅱ期临床试验报道，38例新诊断的Ⅳ期、复发或难治性ENKL患者接受以左旋门冬酰胺酶为基础的SMILE方案（地塞米松、甲氨蝶呤、异环磷酰胺、左旋门冬酰胺酶和依托泊苷），2周期化疗后其ORR和CR率分别为74%和38%，提示SMILE方案是治疗复发难治性ENKL的有效方案。2012年Kwong等[9]的研究也发现，无论是初诊还是复发难治性NK/T细胞淋巴瘤，SMILE方案都能获得高达80%的总缓解率。

（2）AspaMetDex方案：法国一项前瞻性Ⅱ期临床试验报道，采用AspaMetDex（左旋门冬酰胺酶、甲氨蝶呤、地塞米松）方案治疗复发难治性NK/T细胞淋巴瘤，取得了61%的完全缓解率[10]。研究进一步证实了左旋门冬酰胺酶在治疗NK/T细胞淋巴瘤中的显著效果。

（3）小结：由于L-ASP为基础的化疗联合方案在挽救治疗中疗效卓越，许多中心已经将该方案作为中晚期NK/T细胞淋巴瘤一线治疗的首选方案，但对于复发难治性NK/T细胞淋巴瘤目前仍然没有有效的治疗方案。2015年第二版NCCN指南针对难治性结外鼻型NK/T细胞淋巴瘤有如下表述：鼻腔Ⅰ期难治性NK/T细胞淋巴瘤推荐基于培门冬酶的二线化疗辅以支持治疗，获得缓解后的患者推荐异基因造血干细胞移植（Allo-HSCT）；鼻腔Ⅱ、Ⅳ期及鼻腔外鼻型各期难治性NK/T细胞淋巴瘤推荐基于培门冬酶的二线化疗辅以支持治疗，基于培门冬酶的二线联合治疗包括AspaMetDex（pegaspargase，methotrexate and dexamethasone）方案和SMILE（steroid [dexamethasone]，methotrexate，ifosfamide，pegaspargase and etoposide）方案，见图2。

3. 基于吉西他滨的化疗方案　吉西他滨已广泛用于淋巴瘤的挽救治疗，在T细胞淋巴瘤的治疗中也显示良好疗效。即使以左旋门冬酰胺酶为基础的化疗方案治疗复发难治性NK/T细胞淋巴瘤后，仍有半数患者死于进展。Ahn等[11]人探索了吉西他滨单药或联合化疗治疗复发难治性NK/T细胞淋巴瘤的疗效，总有效率40%。可见吉西他滨作为以左旋门冬酰胺酶为基础的化疗方案治疗失败后的补救方案是很有前景的。

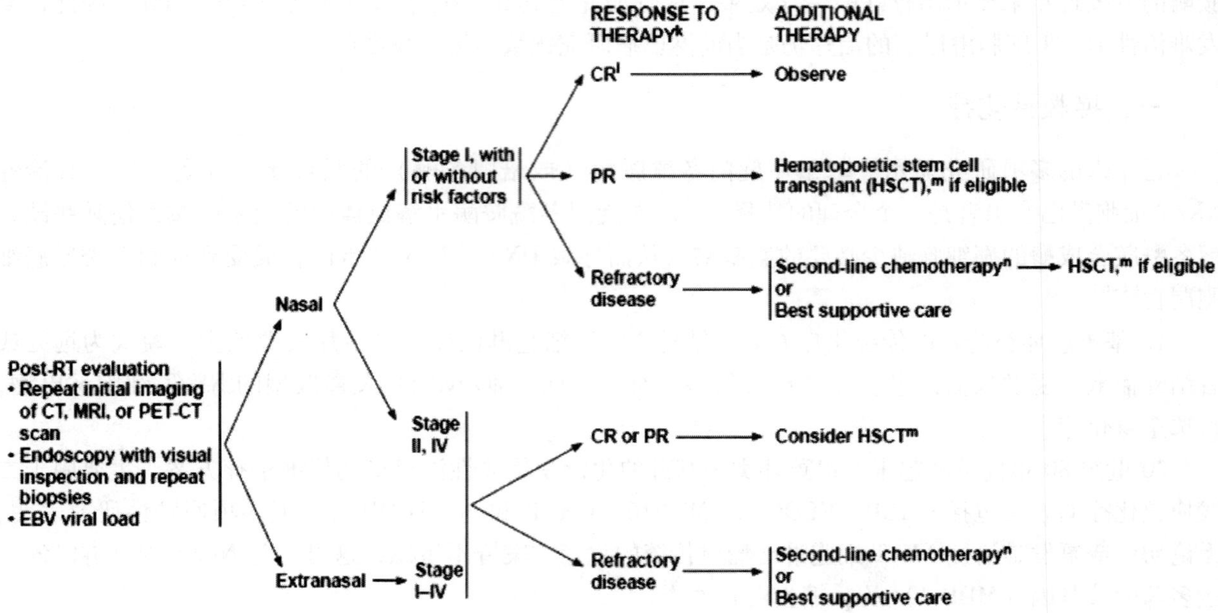

图 2　2015 年 NCCN 指南结外 NK/T 细胞淋巴瘤鼻型治疗指导原则

4. 其他联合方案　2011 年 CSCO 学术年会刊登复旦大学肿瘤医院开展的一项前瞻性Ⅱ期临床研究显示，DICE（地塞米松，异环磷酰胺，顺铂，依托泊苷）方案挽救治疗复发难治性 NK/T 细胞淋巴瘤 2 年无进展生存率和总生存率分别为 36% 和 55.8%，提示 DICE 方案作为挽救治疗复发难治性 NK/T 细胞淋巴瘤疗效确切且毒性可耐受。在 2013 年 ASCO 大会上，中山大学肿瘤医院的林桐榆教授等报道了对早期结外 NK/T 细胞淋巴瘤进行 CHOP-B/IMVD/DHAP-三联循环方案（CID-ATT）的治疗结果，发现与 CHOP 组相比，CID-ATT 组患者的 OS 和 PFS 均显著延长，血液学毒性较 CHOP 组大，但是可耐受，没有治疗相关性死亡。

也有一些研究者尝试探索其他非蒽环类化疗药用于复发难治性 NK/T 细胞淋巴瘤的可能。比如墨西哥的 Aviles 等[12]采用“三明治法”CMED（cyclophosphamide，methotrexate，etoposide，dexametasone）联合放疗治疗初治进展期的 32 例患者，CR 率 65%，中位随访 69.1 个月，达 CR 者均未复发，其 5 年 EFS100%，全组 5 年 OS 65%。鉴于传统化疗对进展期病例疗效极差，本研究结果令人惊讶，尚需扩大样本量证实。

另有报道，DeVIC（地塞米松+依托泊苷+异环磷酰胺+卡铂）方案、IMEP（IFO + MTX + VP16 + Prednisone）方案、VIPD（依托泊苷+异环磷酰胺+顺铂+地塞米松）方案等在挽救治疗复发难治性 NK/T 细胞淋巴瘤中亦取得较好的治疗结果。

二、造血干细胞移植

由于 ENKL 尤其是晚期患者经治疗缓解后易复发，长期生存低，故许多学者尝试应用造血干细胞移植治疗。Lee 等[13]采用大剂量化疗联合自体造血干细胞移植治疗复发难治性 NK/T 细胞淋巴瘤发现，Ⅲ/Ⅳ期患者移植后 2 年总生存较非移植者好（$P=0.001$），提示自体造血干细胞移植治疗可作为Ⅲ～Ⅳ期复发难治性 NK/T 细胞淋巴瘤的首选治疗方案。异基因造血干细胞移植比自体造血干细胞移植有更长的长期生存率。Yokoyaman 等[14]采用 Allo-HSCT 治疗 5 例进展期 ENKL，经随访 5 年余，均无病存活，尤其是以含左旋门冬酰胺酶方案诱导治疗显示更好效果。因此，大剂量化疗联合造血干细胞移植可作为治疗复发难治性 NK/T 细胞淋巴瘤的一种挽救方法，而且有一定前景。

三、分子靶向治疗

NK/T 细胞淋巴瘤具有某些特定表达的分子标记，可针对这些分子标记的抗体设计出相应的靶向药物，为初诊或复发难治性 NK/T 细胞淋巴瘤的治疗提供新的选择。比如 NK 细胞标志物 CD56 在 80%的病人中高表达，CD30 也存在于 70%的 ENKL 病例，后者为 brentuximabvedotin（一种 CD30 抗体药物结合物）的临床运用提供了可能[15~16]。

蛋白酶体抑制剂硼替佐米能抑制核转录因子（NF-κB）活性，目前是治疗复发性多发性骨髓瘤最有效的药物，近年关于该药应用于恶性淋巴瘤领域的临床研究亦相当活跃。香港的一个研究小组[17]发现，NK/T 细胞淋巴瘤存在持续性的 NF-κB 激活，而 NF-κB 通路的上调可能促进 ENKL 的侵袭性增加。有研究利用 NK-κB 抑制剂治疗 NK/T 细胞淋巴瘤。临床前研究显示 NK-κB 蛋白酶体抑制剂硼替佐米诱导 NK 淋巴瘤细胞凋亡。然而与体外实验不符的是，2012 年由 CISL 研究小组发起的一项Ⅱ期临床试验在 2015 年 ASCO 会议报道[18]，采用硼替佐米联合 CHOP 方案治疗 ENKL 的 ORR 仅为 40%，而在皮肤 T 细胞淋巴瘤（CTCL）则为 100%，故此联合化疗方案对 CTCL 有效，但对 ENKL 疗效欠佳，有关硼替佐米与其他化疗方案的联合尚需进一步探索。

2015 年 3 月发表的一篇文献第一次报道[19]称，正常人 NK 细胞表达相对低的 CD38，绝大多数 ENKL 患者 CD38 表达也呈阳性，但后者约半数表现为 CD38 强阳性，与患者的预后不良呈显著性相关，这为 CD38 作为 ENKL 的治疗靶点提供了可能。而 CD38 的靶向药物 Daratumumab 在多发性骨髓瘤（MM）的应用已经进入了 FDA 的快速审批通道，有关 CD38 的分子靶向药物是否能用于 NK/T 细胞淋巴瘤的治疗拭目以待。

此外，IL-2R 地尼白介素、阿仑单抗（Alemtuzumab）和组蛋白去乙酰化酶抑制剂如缩酚酸肽（SAHA，Vorinostat）以及维甲酸类也有可能成为治疗复发难治性 ENKL 新型分子靶向药物。

四、免疫治疗

对 NK/T 细胞淋巴瘤的病因及发病机制的研究发现，无论患者种族如何，肿瘤细胞的 EBV 多为阳性，提示 EBV 在该病的发生、发展中可能起了重要的作用。潜伏膜蛋白-1（LMP-1）是 EBV 编码的一种膜蛋白，在细胞恶性转化的调控中起关键作用[20]。ENKL 多数病例存在 EB 病毒感染，80%~100%病例病灶内可检测到 EBV 病毒 DNA，50~70%的患者表达 LMP1，40%的患者表达 LMP2A。因此，选择性抑制病毒癌基因的表达，比如 Kenney 等[21]人提出 LMP1 反义基因治疗，可能对结外 NK/T 细胞淋巴瘤鼻型的治疗有积极意义，也为复发难治性 NK/T 细胞淋巴瘤带来新的希望。Bollard 等[22]人的研究表明，用自体潜伏膜蛋白特异性细胞毒性 T 淋巴细胞（LMP-CTLs）治疗 EBV 阳性的 NK/T 细胞淋巴瘤，其 CR 高达 80%。因此，过继 LMP-CTLs 治疗未来可能会成为针对该亚型的有效治疗手段。

五、展望

近年来，随着对 NK/T 细胞淋巴瘤的发病机制和生物学行为认识的不断增加，许多新的治疗方案不断涌现，特别是靶向治疗药物的加入让复发/难治性 NK/T 细胞淋巴瘤的治疗重现曙光，免疫治疗在今年的 ASCO 会议上大放异彩，经过基因修饰的 T 细胞免疫疗法也为我们探索复发难治 NK/T 细胞淋巴瘤提供新方法和新思路，我们有理由相信，在不久的将来 NK/T 细胞淋巴瘤的治疗必将迎来的一个崭新的未来。

参 考 文 献

1. Kanavaros P，Briere J，Emile JF，et al. Epstein-Barr virus in T and natural killer（NK）cell non-Hodgkin's lymphomas.

Leukemia, 1996, 2: 84-87.

2. Yong W, Zheng W, Zhu J, et al. L-asparaginase in the treatment of refractory and relapsed extranodal NK/T-cell lymphoma, nasal type. *Ann Hematol*, 2009, 88 (7): 647-652.
3. Reyes VE Jr, Al-Saleem T, Robu VG, et al. Extranodal NK/T-cell lymphoma nasal type: efficacy of pegaspargase. Report of two patients from the United Sates and review of literature. *Leuk Res*, 2010, 34 (1): e50-54.
4. Codegoni AM, Biondi A, Conter V, et al. Human monocytic leukemia expresses low levels of asparagine synthase and is potentially sensitive to L-asparaginase. *Leukemia*, 1995, 9: 360-361.
5. Scherf U, Ross DT, Waltham M, et al. A gene expression database for the molecular pharmacology of cancer. *Nat Genet*, 2000, 24 (3): 236-244.
6. Ando M, Sugimoto K, Kitoh T, et al. Selective apoptosis of natural killer-cell tumours by l-asparaginase. *Br J Haematol*, 2005, 130 (6): 860-868.
7. Yamaguchi M, Kita K, Miwa H, et al. Frequent expression of P-glycoprotein/MDR1 by nasal T-cell lymphoma cells. *Cancer*, 1995, 76 (11): 2351-2356.
8. Yamaguchi M, Kwong YL, Kim WS, et al. Phase Ⅱ study of SMILE chemotherapy for newly diagnosed stage Ⅳ, relapsed, or refractory extranodal natural killer (NK) /T-cell lymphoma, nasal type: the NK-Cell Tumor Study Group study. *J ClinOncol*, 2011, 29 (33): 4410-4416.
9. Kwong YL, Kim WS, Lim ST, et al. SMILE for natural killer/T-cell lymphoma: analysis of safety and efficacy from the Asia Lymphoma Study Group. *Blood*, 2012, 120 (15): 2973-2980.
10. Jaccard A, Gachard N, Marin B, et al. Efficacy of L-asparaginase with methotrexate and dexamethasone (AspaMetDex regimen) in patients with refractory or relapsing extranodal NK/T-cell lymphoma, a phase 2 study. *Blood*, 2011, 117 (6): 1834-1839.
11. Ahn HK, Kim SJ, Hwang DW, et al. Gemcitabine alone and/or containing chemotherapy is efficient in refractory or relapsed NK/T-cell lymphoma. *Invest New Drugs*, 2013, 31 (2): 469-472.
12. Avilés A, Cleto S, Castañeda C, et al. CMED in the treatment of nasal natural killer cell lymphoma with distant metastases. *Hematology*, 2007, 12 (3): 241-244.
13. Lee J, Park YH, Kim WS, et al. Extranodal nasal type NK/T-cell lymphoma: elucidating clinical prognostic factors for risk-based stratification of therapy. *Eur J Cancer*, 2005, 41 (10): 1402-1408.
14. Yokoyama H, Yamamoto J, Tohmiya Y, et al. Allogeneic hematopoietic stem cell transplant following chemotherapy containing l-asparaginase as a promising treatment for patients with relapsed or refractory extranodal natural killer/T cell lymphoma, nasal type. *Leuk Lymphoma*, 2010, 51 (8): 1509-1512.
15. Wang L, Wang Z, Xia ZJ, et al. CD56-negative extranodal NK/T cell lymphoma should be regarded as a distinct subtype with poor prognosis. *TumourBiol*, 2015 May 3.
16. Kim WY, Nam SJ, Kim S, et al. Prognostic implications of CD30 expression in extranodal natural killer/T-cell lymphoma according to treatment modalities. *Leuk Lymphoma*, 2014, 14: 1-9.
17. Chan KK, Shen L, Au WY, et al. Interleukin-2 induces NF-kappaB activation through BCL10 and affects its subcellular localization in natural killer lymphoma cells. *J Pathol*, 2010, 221 (2): 164-174.
18. Cheah CY, Oki Y, Fanale MA. Novel treatments for T-cell lymphoma. *ASCO Education Book*, 2015: e468-e478.
19. Wang L, Wang H, Li PF, et al. CD38 expression predicts poor prognosis and might be a potential therapy target in extranodal NK/T cell lymphoma, nasal type. *Ann Hematol*, 2015 Apr 14.
20. Wang H, Li H, Xing X, et al. Genotypic analysis and latent membrane protein 1 expression of Epstein-Barr virus in extranodal NK/T-cell lymphoma from Northern Chinese patients. *Arch Virol*, 2015 May 26.
21. Kenney JL, Guinness ME, Curiel T, et al. Antisense to the epstein-barr virus (EBV) -encoded latent membrane protein 1 (LMP-1) suppresses LMP-1 and bcl-2 expression and promotes apoptosis in EBV-immortalized B cells. *Blood*, 1998, 92 (5): 1721-1727.
22. Bollard CM, Gottschalk S, Torrano V, et al. Sustained complete responses in patients with lymphoma receiving autologous cytotoxic T lymphocytes targeting Epstein-Barr virus latent membrane proteins. *J ClinOncol*, 2014, 32 (8): 798-808.

88.“双重打击”弥漫大 B 细胞淋巴瘤现行与新的治疗

张 乐，魏立强，王景文

首都医科大学附属北京同仁医院血液科

最近，被称为“双重打击”淋巴瘤（DHLs）疾病获得大家重视，这类疾病预后差，目前尚不明确如何更好地治疗。严格地说，“双重打击”至少存在影响 MYC/8q24 位点的染色体断裂点及其他重现性断裂点，常见的有 BCL2（t（14；18）（q32；q21）），但是也有罕见的 BCL6+/MYC+“双重打击”或 BCL2+/BCL6+/MCY+“三重打击”淋巴瘤。绝大部分 DHLs 在组织学上归类于弥漫大 B 细胞淋巴瘤（DLBCL）或介于 DLBCL 和 BL 之间无法分类的 B 细胞淋巴瘤。在过去几年中，许多研究小组用免疫组织化学（IHC）方法发现有相当一部分 DLBCL 患者存在 MYC 和 BCL2 蛋白高表达，但是常常无染色体易位。用标准 R-CHOP 方案治疗后，这种“双表达”病例的预后仍然较差（与无 MYC 和 BCL2 高表达的病例相比）。考虑到这些患者的预后，就出现了很重要的临床问题，这些 DHLs 该如何治疗？细胞遗传学和免疫组织化学确定的双表达病例是否都应该用标准 R-CHOP 方案治疗？本章综述该病分类、目前应用的治疗以及正处于临床研究中的新治疗方案。

一、存在 MYC 和 BCL2 重排的 DLBCL：R-CHOP 治疗的效果

虽然 *BCL2* 或 *BCL6* 重排分别在约 1/3 DLBCL 中存在，但应用 FISH 只在 5%~14% DLBCL 中检测到 *MYC* 重排。尽管报道结果不尽相同，但是单纯 *BCL2* 或 *BCL6* 重排对预后的不利影响还未被完全确定。无论是利妥昔单抗时代之前还是之后的几篇文献已经证实，CHOP 或 R-CHOP 治疗后，*MYC* 重排仍对预后有不利影响。在 Burkitt 淋巴瘤中存在典型的“*MYC*-simple”核型并与 TCF3/ID3 通路突变相关，而存在 *MYC* 重排的 DLBCL 病例通常携带复杂核型及额外的分子异常。可能由于肿瘤中这些额外打击及复杂基因改变，是其预后不良的原因。许多研究小组评价了 DHL 临床特征，大多数病例诊断时中位年龄 60 多岁。这很重要，因为这类人群难以耐受比 R-CHOP 更强烈的化疗方案。另外，大多数患者处于疾病晚期，乳酸脱氢酶水平更高，并且存在结外累及病灶，仅在少数病例中病情呈惰性淋巴瘤过程。

许多研究观察了 *MYC* 及其他重排对预后的影响（表 1）。以前 Barrans 等人研究评价了 303 例初治 DLBCL 患者接受 R-CHOP 治疗，用 FISH 方法在 14% 患者中检测到 MYC 重排，而且有趣的是，83%患者携带 *BCL2*（74%）或 *BCL6* 重排，因此，83%病例为双重打击或三重打击淋巴瘤。与无重排病例相比，存在 *MYC* 重排的病例 IPI 评分更高、更多来源于 GCB。*MYC* 重排患者 OS 明显下降为 35%，在 FISH 阴性患者中两年 OS 为 61%。在另一项研究中，BCCA（British Columbia Cancer Agency）报道了 135 例 DLBCL 患者接受 R-CHOP 治疗，其中 9% 病例存在 *MYC* 重排，其中 25%（3/12）同时存在 *BCL2* 易位。*MYC* 重排病例 5 年 OS 仅有 33%，无重排病例则高达 72%。*MYC* 重排与肿瘤增殖能力强以及更易出现中枢神经系统复发相关。BCCA 近期报道了 167 例 R-CHOP 治疗的 DLBCL 患者，发现在 5%病例中同时存在 *MYC* 和 *BCL2* 易位，这些患者 5 年 OS 仅有 27%，且大多数患者为 GCB 来源相关。与这些研究不同，英国一项研究比较了在大于 60 岁患者中应用 14 天或 21 天 R-CHOP 方案，

发现经其他临床因素调整后 MYC 重排并非预后不良因素。有趣的是，在这项研究中，出现额外 BCL2 易位者两年 OS 也未更差（双重打击组为 63%，非双重打击组为 85%；*P*=0.06）。在大多数病例中存在非 IG-*MYC* 易位模式，近期研究发现 IG-*MYC* 易位模式存在于 41% *MYC* 易位阳性淋巴瘤中，而不存在于分子学诊断 Burkitt 淋巴瘤中。*MYC* 易位模式对预后的影响仍未被阐明，是目前研究热点。

Table 2. Impact of double expression of MYC and BCL2 on outcome in DLBCL

Study	*N*	Type of study	High MYC/BCL2 %	Treatment	Outcome
Green et al[11]	193	Retrospective cohort study	29%	R-CHOP	3-y PFS of 39% vs 75% ($P < .001$)and OS of 43% and 86% ($P < .001$) for high MYC/BCL2 vs others
Johnson et al[10]	167	Retrospective cohort study	21%	R-CHOP	OS HR for $MYC^+/BCL2^+$ cases was 3.2 vs 0.47 for $MYC^+/BCL2^-$ vs. 1.6 for $MYC\text{-}/BCL2^-$ ($P = .001$, $P = .11$, $P = .17$)*
Hu et al[13]	466	Retrospective cohort study	34%	R-CHOP	5-y PFS of 27% vs 73% ($P < .0001$) and OS of 30% vs 75% ($P < .0001$) for high MYC/BCL2 expression vs all others
Dunleavy et al[25]	66	Retrospective analysis from a prospective study	20%	EPOCH-R	10-y survival compared in 4 groups: $MYC^+/BCL2^+$ vs all others ($MYC^+/BCL2^-$, MYC^-BCL2^+, $MYC^-/BCL2^-$). Global $P = .5$ (PFS) and $P = .8$ (OS).
Perry et al[24]	106	Retrospective cohort study	44%	R-CHOP or CHOP-like	High MYC/BCL2 expression, independent predictor of EFS ($P = .0017$) and OS ($P < .001$)

PFS indicates progression-free survival; and HR, hazard ratio.
*Results from the training cohort remained significant in the validation cohort.

二、用 IHC 方法检测 MYC 和 BCL2 蛋白共表达

尽管早期研究重点关注 *MYC* 和 *BCL2* 重排，现已认识到 MYC 和 BCL2 能够通过其他机制被激活，导致蛋白高表达。FISH 并非容易实施的检查，其价格昂贵且耗时较长，因此近期的研究已经用 IHC 检测 MYC 和 BCL2 蛋白高表达，并探索其对预后的影响：即双表达病例（表 2）。丹麦一项研究评价了 193 例单用 R-CHOP 方案治疗的 DLBCL 患者，并应用 FISH 检测 *MYC* 及 *BCL2* 重排，同时用 IHC 检测蛋白过表达。虽然正如所期，6% FISH 检测为 DHL 患者预后不良，但有趣的是，IHC 检测存在 MYC 与 BCL2 过表达的双重打击评分为 2（DHS-2）的患者比例占 29%，他们的 OS 显著缩短。研究者对 DHL 与 FISH 阴性的 DHS-2 患者进行了比较，两者均存在预后不良。有意思的是，几乎所有 DHL 患者（91%）均为 GCB 来源，而 FISH 阴性的 DHS-2 者大多数（73%）病例为非 GCB 来源。DHS 在 GCB 与非 GCB 组中均有提示预后的意义。BCCA 在单用 R-CHOP 治疗原发性 DLBCL 患者中进行了相似研究，通过 IHC 发现 21%患者存在 MYC 和 BCL2 共同高表达，尽管经高危险临床因素和同时存在 *MYC/BCL2* 易位等调整，OS 仍明显更短。有趣的是，与丹麦研究一样，大多数细胞遗传学定义的 DHL 病例为 GCB 来源，大多数细胞遗传学阴性的双表达病例为 ABC 来源（通过基因表达谱）。其他研究已经证明在 R-CHOP 治疗后，高表达 MYC 和 BCL2 对预后有相似的不良影响。一项来源于国际 R-CHOP 治疗 DLBCL 的项目分析了 466 例应用 R-CHOP 治疗的患者，MYC/BCL2 共表达高与侵袭性临床特征和不良预后相关，并且在 ABC 亚组中更常见。

三、DHLs 除 R-CHOP 之外的治疗

由于 DHLs 少见，目前无前瞻性研究数据。尽管有几个应用 R-CHOP 替代方案治疗的报道，但大

宗报道罕见（表3）。

Table 2. Impact of double expression of MYC and BCL2 on outcome in DLBCL

Study	N	Type of study	High MYC/BCL2 %	Treatment	Outcome
Green et al[11]	193	Retrospective cohort study	29%	R-CHOP	3-y PFS of 39% vs 75% ($P < .001$)and OS of 43% and 86% ($P < .001$) for high MYC/BCL2 vs others
Johnson et al[10]	167	Retrospective cohort study	21%	R-CHOP	OS HR for MYC$^+$/BCL2$^+$ cases was 3.2 vs 0.47 for MYC$^+$/BCL2$^-$ vs. 1.6 for MYC-/BCL2$^-$ ($P = .001$, $P = .11$, $P = .17$)*
Hu et al[13]	466	Retrospective cohort study	34%	R-CHOP	5-y PFS of 27% vs 73% ($P < .0001$) and OS of 30% vs 75% ($P < .0001$) for high MYC/BCL2 expression vs all others
Dunleavy et al[25]	66	Retrospective analysis from a prospective study	20%	EPOCH-R	10-y survival compared in 4 groups: MYC$^+$/BCL2$^+$ vs all others (MYC$^+$/BCL2$^-$, MYC$^-$BCL2$^+$, MYC$^-$/BCL2$^-$). Global $P = .5$ (PFS) and $P = .8$ (OS).
Perry et al[24]	106	Retrospective cohort study	44%	R-CHOP or CHOP-like	High MYC/BCL2 expression, independent predictor of EFS ($P = .0017$) and OS ($P < .001$)

PFS indicates progression-free survival; and HR, hazard ratio.
*Results from the training cohort remained significant in the validation cohort.

Table 3. Treatment and outcome of double-hit lymphoma

Study	DHL (N)	Type of study	Treatment	Comments	Outcome
Johnson et al[8]	54	Retrospective analysis	CHOP ± R; (63%); HD chemo; Other	52% were >60 y of age; DLBCL or BCLU in 98%	Median OS 1.4 y and 1 y in R-CHOP and CHOP
Li et al[27]	52	Retrospective analysis	R-CHOP or R-Hyper-CVAD	Median age 55 y; DLBCL or BCLU in >90%	Median OS of 18.6 mo; more intense therapy ($P = .54$) or SCT ($P = .73$) was not associated with a better outcome
Gamdhi et al[28]	106	Retrospective analysis	R-CHOP; DA-EPOCH-R; R-Hyper-CVAD; CODOX-M/IVAC	Median age 60 y; DLBCL or BCLU in >95%	Median PFS and OS of 9 and 12 mo; DA-EPOCH-R resulted in superior CR compared with R-CHOP ($P = .01$) and other intensive regimens ($P = .07$); lower rate of primary refractory disease with DA-EPOCH-R compared with R-CHOP ($P = .005$); no improvement in OS in CR patients receiving SCT vs not ($P = .02$)
Oki et al[29]	56	Retrospective analysis	CHOP ± R; Hyper-CVAD; DA-EPOCH-R; Other	Median age 62 y	Median EFS and OS of 8 and 18 mo; CR with R-CHOP was 20% and lower than DA-EPOCH-R (68%, $P = .008$) or R-Hyper-CVAD/MA (70%, $P = .003$); no improvement in EFS in CR patients receiving SCT vs not ($P = .155$)

EFS indicates event-free survival; and PFS, progression-free survival.

Li 等人分析了 52 例 *MYC/BCL2* 的 DHL 患者，其中大多数接受高剂量化疗，主要为 R-Hyper-CVAD。但中位 OS 仅有 18.6 个月，且强化治疗及自体造血干细胞移植（ASCT）并未改善结局。近期一项大规模、多中心、回顾性研究分析了 15 个中心中对 DHL 患者进行诱导治疗及巩固性 ASCT 的情况，研究中 DHL 定义在组织学上并不局限于 DLBCL，大部分病例为介于 DLBCL 和 Burkitt 淋巴瘤之间未分类B细胞淋巴瘤，还有少部分Burkitt样淋巴瘤，在早期报道中包括106例患者，大部分（89%）存在*MYC*和*BCL2*重排。研究中替代R-CHOP方案包括R-Hyper-CVAD、R-CODOX-M/IVAC（利妥昔单抗、环磷酰胺、长春新碱、多柔比星、甲氨蝶呤、异环磷酰胺、依托泊苷、阿糖胞苷）以及DA-EPOCH-R。与R-CHOP（$P=0.01$）及其他强化方案（$P=0.07$）相比，DA-EPOCH-R完全缓解率更高。此外，与R-CHOP（$P=0.05$）及其他方案（$P=0.03$）相比，难治性病例在DA-EPOCH-R方案治疗组中发生率较低。总之，达到完全缓解的患者，并未从巩固性ASCT中获益，但接受移植的病例数较少。M. D. Anderson研究小组近期也发表了过去15年中有关DHL的研究，56例患者中大多数存在MYC或BCL2重排，该回顾性研究并未提出最佳治疗方案，接受一线ASCT的患者其生存率与未移植患者相比未见明显差异。在这两个研究中，大多数患者之前有惰性淋巴瘤病史，这与先前的研究有所不同。

尽管这些研究强调了组织学DHL的不良预后，但是并未提出如何治疗这些患者的建议。CHOP样方案在快速增殖的DLBCL以及Burkitt淋巴瘤中效果甚微。由于DA-EPOCH-R在Burkitt淋巴瘤及快速增殖的GCB-DLBCL病例中非常有效，在一项NCI和GALGB研究中对MYC重排的预后作用进行了回顾性分析，用DA-EPOCH-R方案治疗59例DLBCL，10%可以检测到MYC重排，在MYC重排阳性及阴性组之间临床及IPI特点相似，中位随访期为4年时，两组无事件生存率相似（MYC重排组为83%，无MYC重排组为76%：$P=0.46$）。这项分析研究近期被加入了更多的病例，并其分析*BCL2*的作用。MYC重排并不提示不良预后，这个发现是国家级NCI-组间研究中要包括MYC重排DLBCL组的基础，这个研究目前在多个中心对Burkitt淋巴瘤治疗方案进行评价。该研究纳入合格研究对象也包括“特征介于Burkitt淋巴瘤和DLBCL之间的B细胞淋巴瘤”类型，许多DHLs包含在该类型中。与“标准的”Burkitt淋巴瘤治疗方案不同，DA-EPOCH-R在老年患者中耐受性好且有可行性，这项研究将是一个更大规模的多中心前瞻性研究，评价DA-EPOCH-R治疗这类淋巴瘤的效果、BCL2重排和蛋白过表达及其在MYC重排DLBCL中的作用。

四、用IHC确定的MYC和BCL2过表达病例的治疗方法

与DHL病例一样，用标准方案治疗双表达病预后较差，且最佳治疗方案仍未确定。在不同亚型中，MYC和BCL2蛋白高表达可能是由不同肿瘤生物学因素所驱动，因此需要仔细考虑细胞起源。然而，鉴于IHC潜在的缺陷，其在确定MYC和BCL2预后的作用应进行前瞻性研究。在一项小型究中，用IHC方法检测DA-EPOCH-R治疗的DLBCL患者中MYC和BCL2共表达情况，未发现二者共表达与不良预后之间有统计学相关性。但是，非GCB来源细胞对不良预后有预测作用，并且与其他研究中发现的一样，$MYC^+/BCL2^+$病例与非GCB亚型是分离的。

双表达病例中存在治疗矛盾，并且目前仍不清楚是否应该使用与不存在双表达病例不同的方案进行治疗。由于许多研究表明，这些病例中大多数为非GCB或ABC来源，应当考虑把包含直接作用于NF-kB及其他ABC靶点新药的临床试验用于非GCB/ABC病例中。进一步而言，在前瞻性研究中对双表达病例结合严格和可重复的病理学诊断标准，且应用强有力的细胞来源分析或预测来尝试更清晰地阐明这些疾病潜在的生物学特征极为重要。

五、治疗DHL的新药

包括MYC和BCL2特异性抑制剂在内的靶向药物在该类患者中很有应用前景。关于MYC，近期研究表明，在大部分GCB-DLBCL患者中存在肿瘤基因表达抑制子PTEN（phosphatase and tensin homology）表达，通过组成性激活PI3K/AKT通路导致MYC上调。PI3K抑制对PTEN缺陷的GCB-DLBCL模型有选择性毒性作用，表明PI3K抑制剂在这些疾病中有一定作用。几种能够直接作用于不同PI3K亚型的PI3K抑制剂仍在研究中，并且在其他淋巴瘤中显示出活性。BET（bromodomain and extraterminal）结构域蛋白的小分子抑制剂，如JQ1和I-BET151，在MYC方面也很有吸引力。近期研

究表明，JQ1 能够抑制 MYC 在 DLBCL 细胞系中的表达。有趣的是，BET 和组蛋白去乙酰化酶抑制剂能够协同杀伤 MYC 诱导的小鼠淋巴瘤，表明在这些疾病中，此类药物的联合应用可能很有前景。Aurora 激酶抑制剂也是令人感兴趣的药物，因为有研究表明，在维持 MYC 驱动的淋巴瘤中需要 Aurora 激酶。Aurora 激酶抑制剂尚在研究中，并且其中之一 Alisertib、一个选择性 Aurora 激酶 A 抑制剂，在复发难治的侵袭性 B 和 T 细胞淋巴瘤中显示出有效性，且在有效患者中包括一个 Burkitt 淋巴瘤患者和一个通过 IHC 检测有高表达 MYC 和 BCL2 的转化淋巴瘤患者。MYC 过表达肿瘤中其他重要的可能治疗靶点包括人线粒体肽去甲酰酶以及线粒体 sirtuin SIRT4。

BCL2 是一个药物治疗靶点，许多 BCL2 家族的抑制子仍在研究中。Navitoclax 的研究处于 2 期试验。ABT-199 是一个血小板保留 BCL2 抑制子，一期研究报道在 DLBCL 中应用大剂量有一定效果。BCL6 小分子抑制剂也在研究中。这些药物与 CHOP 以外的更有效的化疗方案联合应用，将为改变 DHLs 的治疗结局提供更多机会。

89. NK/T 细胞淋巴瘤合并噬血细胞综合征对比其他类型 T 细胞淋巴瘤合并噬血细胞综合征的临床特征分析及治疗

张明智，常　宇

郑州大学第一附属医院

噬血细胞综合征（HPS），又称噬血细胞性淋巴组织细胞增生症（Hemophagocytic lymphohistocytosis，HLH），是一种由遗传性或获得性免疫调节异常导致的过度炎症反应综合征。这种免疫调节异常主要表现为淋巴细胞和组织细胞过度活化以及炎性细胞因子过度生成，引起以发热、肝脾肿大、全血细胞减少等为主要特征的一系列临床症状和体征。根据致病原不同，HLH 可分为原发性 HLH 和继发性 HLH 两大类。前者通常发生于儿童，与 PRF1、STX11 及 UNC13D 等基因突变有关。后者可由各种感染、肿瘤、免疫性疾病等引起，成人中较为常见。淋巴瘤相关噬血细胞综合征（LAHS）是肿瘤所致 HLH 中最常见的类型，预后较差，其临床表现、疗效不仅仅取决于 HPS，也与淋巴瘤密切相关。根据 WHO 2008 年造血与淋巴组织肿瘤分类，NK/成熟 T 细胞淋巴瘤包括 NK/T 细胞淋巴瘤和其他成熟 T 细胞淋巴瘤。NK/T 细胞淋巴瘤包括结外鼻型（NKTCL）和侵袭性 NK 细胞白血病（ANKCL）。其他成熟 T 细胞淋巴瘤包括外周 T 细胞淋巴瘤（PTCL）、系统性间变大细胞淋巴瘤（ALCL）、皮下脂膜炎样 T 细胞淋巴瘤（HSTL）等等。NK/成熟 T 细胞淋巴瘤异质性强，较成熟 B 细胞淋巴瘤侵袭性更强、预后更差。NK/T 和 T 细胞淋巴瘤一旦合并噬血细胞综合征后预后更差。Han et al. 的一项研究提示绝大多数（82.8%）LAHS 为 NK/T 或 T 细胞淋巴瘤所致，且其预后较 B 细胞淋巴瘤相关 HPS 更差。Takahashi et al. 的一项研究发现 NK/成熟 T 细胞淋巴瘤相关 HPS 的预后差，中位生存时间仅为 1~2 个月。进而他们猜测该组患者预后差极有可能是因为 NK/T 细胞淋巴瘤占该组患者的 70%所致。NK/T 细胞淋巴瘤在亚洲和南美占所有非霍奇金淋巴瘤（NHL）的 10%，但在西方国家少见，仅占不到 1%。因而 NK/T-LAHS 也多报道于亚洲国家，其预后较其他淋巴瘤相关噬血细胞综合征更差。最佳的治疗方案尚不确定。

目前国内外尚无关于 NK/T-LAHS 的大宗病例报道，也无标准的治疗方案。本文回顾性分析了 23 例 NK/T-LAHS 患者和 16 例 T-LAHS 患者，对比两组患者的临床特征、治疗效果和预后因素。

一、方法

（一）患者

共收集 2008 年 12 月至 2014 年 10 月间在郑州大学第一附属医院诊断为 NK/T-LAHS 的 23 例患者和 T-LAHS 的 16 例患者。HPS 的诊断依据 HLH-2004）标准：①发热（≥38.5℃）；②脾大；③外周血两系或三系减少（Hb<90 g/L；血小板<100×10 ^{9}/L，中性粒<10×10 ^{9}/L）；④高甘油三脂血症（≥3.0 mmol/L）和/或低纤维蛋白原血症（≤1.5 g/L）；⑤骨髓、脾脏或淋巴结中发现噬血细胞；⑥高铁蛋白血症（≥500 μ g/L）；⑦NK 细胞活性减低或丧失；⑧可溶性 CD25≥2400 U/mL。入组患者需满足 8 条标准中的 5 条，且淋巴瘤的诊断依据 WHO2008 造血与淋巴组织肿瘤分类。

（二）实验室检查和组织病理学评价

所有患者均接受体格检查、血液学检查，包括血常规、肝肾功能、LDH、β_2-微球蛋白（β_2-

MG）、血清铁蛋白、凝血功能和EBV抗体滴度检查。EBV血清学阳性患者需检查EBV-DNA。重新评估病理活检组织及骨髓涂片、活检。免疫组化包括CD2、CD3、CD43、CD56、TIA-1、granzyme B、CD30、ALK-1、EBER和Ki-67。

（三）分期和疗效评价

患者均进行CT或PET-CT检查，T细胞淋巴瘤分期依据Ann Arbor分期标准，鼻腔NK/T细胞淋巴瘤的分期依据改良Ann Arbor分期标准。体能状况评分依据肿瘤东部协作组评分标准。根据Cheson疗效评价标准分为完全缓解（CR）、部分缓解（PR）、疾病稳定（SD）和疾病进展（PD）。每2~3周进行随访。

（四）统计学分析

临床和实验室数据对比应用Fisher精确概率法、t检验、Mann-Whitney U检验以及Wilcoxon配对符号秩检验法。总生存时间（OS）是从确诊日期开始至死亡日期或最后随访日期，应用Kaplan-Meier法。生存率对比应用log-rank检验。预后风险因素分析应用单变量分析。认为$P<0.05$为具有统计学差异。应用SPSS17.0进行统计学分析。

二、结果

（一）临床特征

LAHS患者（25位男性和14位女性）的中位年龄是32.62±2.55岁。NK/T-LAHS组中，19例患者诊断为NKTCL（82.60%），4例患者诊断为ANKCL（17.40%）。T-LAHS组中，7例患者为外周T细胞淋巴瘤，非特指型（PTCL-NOS），5例为ALCL（3例位ALK+，2例为AKL-），2例为SPTCL，2例为HSTL。所有患者的Ann Arbor分期均为Ⅲ~Ⅳ期。NK/T-LAHS组中，16例患者以HPS为首发临床表现，7例患者在淋巴瘤进展期合并HPS。T-LAHS组中，12例患者在淋巴瘤诊断时即合并HPS，4例在淋巴瘤复发时合并HPS。我们统计的数据中，患者临床表现有发热（100%）、脾大（93.10%）、肝大（44.83%）、多浆膜腔积液（58.62%）、黄疸（13.79%）。大部分患者（86.21%）IPI评分为中高危或高危，NK/T细胞淋巴瘤患者较T细胞淋巴瘤患者的IPI评分更高，差异具有统计学意义（$P=0.045$）。

（二）实验室检查

两组患者在血细胞减少（$P<0.05$）、骨髓出现噬血现象（$P=0.710$）、淋巴瘤骨髓侵犯（$P=1.000$）、LDH（$P=0.315$）和β2-MG（$P=0.235$）水平上无统计学差异。AST（$P=0.183$）、白蛋白（$P=0.091$）、直接胆红素和间接胆红素（$P=0.616$；$P=0.485$）、铁蛋白（$P=0.073$）、甘油三酯（$P=0.827$）以及血清铁蛋白水平（$P=0.894$）也无统计学差异。然而，NK/T-LAHS组EBV阳性率更高（$P=0.025$）。NK/T-LAHS与T-LAHS组患者的AST水平均显著高于ALT（$P=0.005$；$P=0.019$）。NK/T-LAHS组中DBIL水平较IBIL升高的更明显（$P=0.047$），而另一组中两者水平无明显差异（$P=0.124$）。

（三）疗效和总生存

NK/T-LAHS组中3例患者仅接受了激素治疗，2例患者未接受治疗，18例患者接受了不同方案的化疗。18例患者中11例接受了含有培门冬酶的DDGP方案，同时联合环孢素、地塞米松、依托泊苷等治疗噬血细胞综合征的治疗。所有患者的总有效率（ORR）为47.83%（CR21.74%；PR 26.09%），而11例接受含有培门冬酶方案患者的总有效率为72.73%。中位生存时间为28天。12例患者死亡，原因包括多脏器衰竭（MODS）、弥散性血管内凝血（DIC）、败血症和出血。接受与未接受含培门冬酶方案治疗患者的中位生存时间分别为116天和15天，具有显著差异（$P=0.003$）。其中1例患者接受了含有培门冬酶方案化疗后进行了自体造血干细胞移植，至今随访12个月。T-LAHS组中15例患者接受不同方案的化疗，包括地塞米松、依托泊苷、环磷酰胺、吉西他滨。1例患者仅接受了激素治疗。总有效率为46.67%，包括2例CR及5例PR。中位生存时间为33天。9例患者死于重度骨髓抑制、呼吸循环衰竭、出血和败血症。最后随访时 4 例患者存活，由于接受长期化疗导致免疫功能低下，1 例患者流感病毒感染，3 例患者存在肺部感染。NK/T-LAHS 和 T-LAHS 患者的 OR 和中位生存时间无明显差异（$P=1.000$；$P=0.726$）。所有患者的生存曲线见图 1。然而 OS 分析发现 NK/T-LAHS 患者接受与不接受含有培门冬酶方案治疗具有显著差异，见图 2。

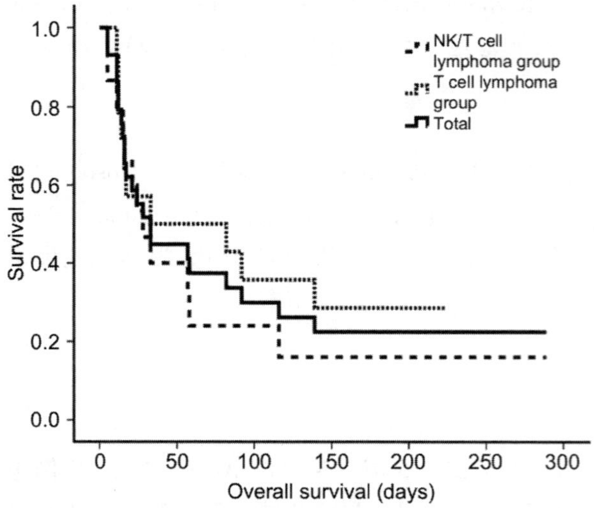

图 1 NK/T-LAHS 和 T-LAHS 患者的 Kaplan-Meier 总生存。$P=0.726$（log-rank test）

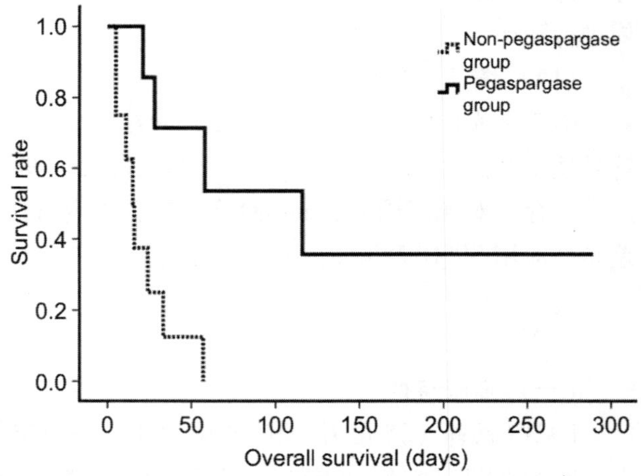

图 2 NK/T-LAHS 组接受与不接受含培门冬酶方案治疗的 Kaplan-Meier 总生存。中位生存时间为 116±48.77 天 vs15±3.54 天。$P=0.003$（log-rank test）

（四）预后因素

应用单变量分析法评价 NK/T-LAHS 与 T-LAHS 患者的预后因素（表 1）。以下因素提示 NK/T-LAHS 患者预后较差：HPS 发生在淋巴瘤确诊初期（$P=0.041$），高 Ki-67 指数（$P=0.047$），对治疗反应差（$P=0.004$）。T-LAHS 患者中存在多浆膜腔积液（$P=0.001$），β2-MG（$P=0.015$）及 DBIL 水平（$P=0.033$）升高，血小板偏低（$P=0.002$），对治疗反应差（$P=0.001$）均提示预后差。其他表 5 中列举的一些因素在两组患者预后中无统计学意义。然而 Cox 多变量分析不能因为有限的病例数而得出。

表 1 预后因素

预后因素	P 值 NK/T 细胞淋巴瘤	T 细胞淋巴瘤
男性	0.594	0.872
多浆膜腔积液	0.511	0.001
ANC（$\leqslant 1.0\times10^9$/L）	0.299	0.291
Hb（≤90g/L）	0.157	0.179
PLT（$\leqslant 25\times10^9$/L）	0.895	0.002
AST（>80U/L）	0.282	0.204
DBIL（>10umol/L）	0.860	0.033
LDH（≥1000U/L）	0.706	0.079
β_2-MG（≥5mg/L）	0.209	0.015

续 表

预后因素	P 值 NK/T 细胞淋巴瘤	T 细胞淋巴瘤
FIB（<1.5g/L）	0.246	0.651
Ferritin（≥2000μg/L）	0.179	0.630
骨髓可见吞噬细胞	0.054	0.589
EBV 阳性	0.843	0.691
EBER 阳性	0.594	
预后指数	0.471	0.066
淋巴瘤初诊时合并 HPS	0.041	0.188
高的 Ki-67	0.047	0.877
治疗效果差	0.004	0.001

三、讨论

本文对比了 NK/T-LAHS 与 T-LAHS 患者的临床特征、实验室检查、疗效及预后因素。IPI 预后评分系统最初是在 B 细胞淋巴瘤中提出，鉴于 NK/T 细胞淋巴瘤的特殊生物学特性，并不能反应其预后。2015 年非霍奇金淋巴瘤 NCCN 临床治疗指南中针对结外 NK/T 细胞淋巴瘤的预后模型，称为 Korean 预后指数，包括 B 症状、LDH 水平、分期及区域淋巴结受侵。Gallamini et al 也针对外周 T 细胞淋巴瘤建立了一个预后模型，包括年龄、PS 评分、LDH 水平和骨髓受侵。我们分别针对不同淋巴瘤亚型进行具体预后评分，再进行比较。本文结果显示 NK/T-LAHS 组有较高的预后指数，是由于 NK/T 细胞淋巴瘤较 T 细胞淋巴瘤具有更大的异质性和更强的侵袭性。较高的预后评分与更差的预后相关，因此，NK/T-LAHS 组预后更差。

EBV 与 NK/T 细胞淋巴瘤的发生发展密切相关，有研究提示鼻腔 NK/T 淋巴瘤与慢性活动性 EBV 感染相关。其他类型淋巴瘤中也可以出现 EBV 阳性，例如 EBV 相关的弥漫大 B 细胞淋巴瘤、Burkitt 淋巴瘤、血管免疫母细胞淋巴瘤和霍奇金淋巴瘤等。一些研究提示 EBV 不仅在 EBV 相关 HPS 中发挥着重要作用，在 LAHS 中同样重要。EBV 可以感染 NK 或 T 细胞，从而活化 T 淋巴细胞，使其分泌前炎症因子例如 TNF-α。EBV 感染的 T 淋巴细胞表达潜伏膜蛋白-1（LMP-1），LMP-1 是 TNF 受体家族的成员且可以活化 NF-κB。活化的 NF-κB 可以协助 EBV 感染的 T 淋巴细胞抵抗 TNF-α 诱导的凋亡，这些可以解释其耐药及较差的预后。然而 NK/T-LAHS 确切的发生机制尚不清楚，目前认为 IL-1、IL-6、IL-10、TNF-α、IFN-γ 等细胞因子在噬血细胞综合征的发病中发挥了重要作用，导致了过度的 T 细胞、巨噬细胞活化，从而产生“细胞因子风暴”，从而引起严重的临床症状。

HPS 中肝脏常常受侵。Ost 通过尸检 27 名死于 HPS 的儿童发现，81%患者的肝脏门管区存在淋巴细胞浸润和部分组织细胞，表现类似于成人慢性肝炎。由于这样的表现几乎不出现于儿童，因而高度提示 HPS 的诊断。目前的研究显示肝脏是 HPS 最常累及的器官之一，导致肝细胞损伤表现为 AST、ALT 水平升高。大量浸润的淋巴瘤细胞阻塞脉管系统可以导致 DBIL 和 IBIL 升高，从而引起阻塞性黄疸。Filipovich 提出的 HLH-2009 诊断标准包括了肝脏活检为肝炎样表现。然而这个标准目前并未在临床广泛应用。

Takahashi 分析了 20 例 NK/成熟 T-LAHS 患者，表明 HPS 作为疾病最初表现的患者较疾病晚期发生 HPS 的患者有着更差的治疗效果和预后，这与我们的结果一致。仅仅针对 HPS 而非淋巴瘤的化疗会导致较高的死亡率。在 Lima 的研究中 Ki-67 阳性细胞比例是结外 NK/T 细胞淋巴瘤的预后因素。更高的 Ki-67 阳性细胞预示更高的淋巴瘤细胞增殖活性，预后更差。相反，我们发现升高的 β_2-MG、

DBIL 和降低的血小板计数是 T-LAHS 患者的预后不良因素，该结果在 Fardet 的研究中同样被证实。然而在 Tong 的一项研究中发现血清 β_2-MG 水平在 T 细胞淋巴瘤合并或不合并 HPS 的患者中均升高，两组间有显著差异。因此 β_2-MG 水平升高不包含在 HPS 的诊断标准中。

目前研究显示 NK/T-LAHS 和 T-LAHS 组的 OS 并无差异。Han et al 回顾了 29 例 B 细胞和 T 细胞淋巴瘤合并 HPS 的患者，其中位生存时间为 36 天。如果排除 B-LAHS，其生存时间会更差。Sano H 回顾了 12 个中心的 35 例 LAHS 患者，发现 NK/T-LAHS 患者较 B-LAHS 的早期死亡率更高（62.5%对比 10.5%，$P=0.0033$）。NK/T-LAHS 患者预后较差的原因可能有以下几点：①由于其复杂的临床表现及缺乏特异性的指标导致早期诊断 HPS 十分困难，疾病进展后 HPS 诊断确立，但患者通常已经存在 MODS，错过可最佳的治疗时机；②NK/T-LAHS 组中 4 例患者在疾病晚期并发 HPS，11 例患者以 HPS 为疾病的最初表现，肝脏、脾脏、骨髓及心包受侵，已经是疾病的终末期和广泛期，患者在诊断时一般状况较差。Takahashi 同样报道 HPS 经常发生于 NK/T 细胞淋巴瘤晚期，预后极差；③NK/T 细胞淋巴瘤对标准化疗抵抗也是其预后较差的重要原因。有报道称局限期的 NKTCL 由于 NK/T 淋巴瘤细胞中高表达 P-糖蛋白，从而导致大部分患者应用 CHOP 或 CHOP 样方案后疾病进展。对于晚期 NKTCL，包括 ANKCL，预后极差且无标准化疗方案。

本文的 NK/T-LAHS 组患者接受培门冬酶的治疗后中位生存时间延长，提示应用培门冬酶可以改善患者预后。NK/T 肿瘤研究组进行的一项含有 L-门冬酰胺酶化疗方案治疗初治Ⅳ期、复发或难治性 NK/T 细胞淋巴瘤/白血病的临床实验，初步证实可以有效提高疗效。河南省淋巴瘤诊疗中心目前正在开展的关于 NK/T 细胞淋巴瘤的临床试验，截至目前共纳入 NK/T 细胞淋巴瘤 200 余例，中期结果显示Ⅰ/Ⅱ期患者应用含有培门冬酶、吉西他滨的 DDGP 方案总有效率显著优于 VIDP 方案（95.0 % *vs* 72.0 %），Ⅲ/Ⅳ期患者应用 DDGP 方案总有效率显著优于改良 smile 方案（70.83% *vs* 57.37%）。目前已知肿瘤低表达门冬酰胺合成酶，L-门冬酰胺酶可以水解血清 L-门冬酰胺，导致门冬酰胺缺乏和肿瘤生长受限。虽然 L-门冬酰胺酶可以有效提高 NK/T 淋巴瘤患者疗效，但其不良反应不可避免，比如过敏、胰腺炎和凝血功能异常。培门冬酶是聚乙二醇化的 L-门冬酰胺酶，较 L-门冬酰胺酶具有更少的过敏反应和更长的半衰期，每周期（3 周）只需应用 1 次，更为便利。培门冬酶既往用于急性淋巴细胞白血病，耐受性更好，更少出现 3/4 度不良反应。Reyes et al 报道 2 例 CHOP 抵抗的 NK/T 细胞淋巴瘤患者对单药培门冬酶有效。本文中 11 例患者接受了含有培门冬酶方案的化疗方案，3 例达到 CR，5 例达 PR，不良反应轻微，除了 2 例出现低蛋白血症和肝脏转氨酶升高。培门冬酶是否可以提高 NK/T-LAHS 患者的 OS 仍需更多的临床证据。

截至目前，对于原发性噬血细胞综合征进行造血干细胞移植的报道较多，LAHS 仅有极少数病例应用 HSCT，其作用尚不确定。Machaczka 报道 1 例 T-LAHS 患者接受异基因造血干细胞移植后达到 CR 且长期存活。Yu 也报道 2 例 T-LAHS 患者接受基因造血干细胞移植后预后较好。Suzuki 的文章提示 NK/T 细胞淋巴瘤患者在达到 CR 后行 HSCT 较未达 CR 行 HSCT 的患者疗效好。我们的研究中 1 例患者在接受了含有培门冬酶方案化疗达 CR 后进行了自体造血干细胞移植，至今随访 12 个月仍为 CR。对于尚存活的患者，HSCT 可能是获得长期缓解的手段。

LAHS 患者常常被误诊为感染而接受长时间的抗生素治疗，从而延误了最佳治疗。关于疾病诊断、治疗方面有以下几点需要注意：①对于无淋巴瘤病史的患者，进行相关组织或淋巴结的活检应越早越好；②对于淋巴瘤既往接受过化疗的患者，当出现一系列症状如发热、血细胞减低、肝功能损伤时应该考虑到 HPS 的可能，而非化疗不良反应；③一旦 LAHS 诊断明确，治疗淋巴瘤和 HPS 同样重要，如果患者仅接受 HPS 的治疗，淋巴瘤进展会导致病情更为棘手，死亡率更高。剂量调整的 LAHS 化疗方案加上最佳的对症支持治疗（例如成分输血、静脉营养）是必需的。一些报道提示血浆置换对治疗 HPS 有效，由于其可以降低细胞因子如 IL-6。然而需要更大样本的深入研究需要明确血浆置换在 LAHS 中的作用。

综上，NK/T-LAHS 较 T-LAHS 患者具有更高的 IPI 评分和更高的 EBV 表达。NK/T-LAHS 的预后差可能与早期诊断困难、疾病进展迅速、标准化疗效果差等有关。早期诊断及有效的质量是挽救生命的关键。应用培门冬酶和吉西他滨可以提高 NK/T-LAHS 患者的疗效并可能获得长期生存。获得 CR 后进行 HSCT 可能改善预后。然而对于此种少见却危重的疾病还需要开展前瞻性多中心的实验来确定最佳的治疗方案。

90. 原发乳腺淋巴瘤

张清媛

哈尔滨医科大学附属肿瘤医院

一、简介

原发乳腺淋巴瘤是一种比较少见的结外淋巴瘤，占乳腺恶性淋巴瘤的 0.5%，占非霍奇金淋巴瘤的 1%，占结外淋巴瘤的不到 3%。超过 98%的患者为女性，而罕见男性 PBL 的报道。PBL 的定义最早由 Wiseman 和 Liao 提出：①病灶应与乳房组织密切相邻；②除了同侧腋下淋巴结无其他乳腺以外的受累区域；③初次诊断为淋巴瘤；④具有足够诊断的组织病理学标本。

二、临床特点

PBL 中位发病年龄为 62~64 岁，东亚国家的发病年龄较西方国家平均低 5~10 年，其中弥漫大 B 细胞淋巴瘤为最常见 PBL。在临床上，PBL 很难与其他乳腺恶性肿瘤区分，因为这两者均以无痛性乳房肿物为首发症状，但 PBL 肿物平均直径偏大。右乳发病较左乳多，尤其是右侧乳腺的上象限。PBL 仅有 4%的患者具有全身症状，如皮肤表现、乳头凹陷、泌乳等，一般患者具有全身症状可能提示有疾病的扩散。

三、诊断及分期

患者往往因发现乳腺肿物就诊，其 X 线特征与乳腺癌有所不同，乳腺肿物较大、边缘较乳腺癌清晰且很少有钙化，锯齿状消失，周围组织结构扭曲。超声及 MRI 影像诊断不具有特异性，因此主要依靠乳腺肿块切取或穿刺活检以明确诊断。

PBL 分期诊断与结内弥漫大 B 细胞淋巴瘤相似，应当包括：乳腺 MRI、胸部 CT、PET-CT 以及骨髓穿刺活检。大部分 PBL 患者累及单侧乳腺伴或不伴同侧淋巴结，属于早期阶段，为 I_E 或 II_E 期，若同时累及双侧乳腺则按Ⅳ期处理。此外 PBL 患者还应当接受神经系统检查，包括头部 CT 及脑脊液检查，从而筛查 CNS 复发。

四、治疗

（一）手术治疗

手术只需要满足病理确诊的标本即可，乳房切除术会增加风险及延误治疗时间。在一项研究中，仅给予患者手术治疗，I_E 期及 II_E 期患者的 5 年 OS 分别为 40.5%和 20.5%。因此应当避免除了活体组织检查之外的手术干预治疗。若最初将 PB-DLBCL 误诊为乳腺恶性肿瘤而进行了手术切除的患者，应当在伤口愈合后尽快行化学免疫治疗及放射治疗。

（二）化疗

化疗是一种主要的治疗方式。早些的数据表明，接受化疗的患者在局部及远处的疾病控制上较好。一项正在韩国进行的多中心研究正在尝试评估将 21 天为一周期的 R-CHOP 方案加上鞘内注射甲氨蝶呤作为PB-DLBCL的参考性治疗方案。R-CHOP被广泛应用于结内DLBCL，也已经成为了PB-DLBCL的常规治疗方案。IELSG-15研究强调了使用蒽环类化疗药物的重要性，其中接受R-CHOP+放疗的患者5年PFS及OS分别为40%和50%。一系列的数据表明R-CHOP方案化疗+放疗的患者5年PFS及OS由50%增长至70%。并且数据表明减少化疗的周期会影响化疗的疗效。在更近的一次研究中，62%的患者接受了美罗华的治疗，Yhim等人发现接受大于4个周期的患者有较好的5年PFS和OS。

Aviles尝试用增加烷化剂的剂量来提高CHOP方案的疗效，在14天为一周期的R-CEOP的二期试验中（环磷酰胺1500mg/m^2，表柔比星100 mg/m^2，长春新碱1.4 mg/m^2，利妥昔单抗375mg/m^2，泼尼松100 mg/m^2）所有PB-DLBCL患者都接受放疗，患者都为年轻人（平均年龄45岁），大部分为IE期患者且全身状态良好，但与CHOP方案相比并没有提高疗效，仅仅在赵曙等人的研究中使用了美罗华的病人在5年PFS上略有提高。

（三）放疗

放疗的主要作用是为了巩固系统化疗而达到疗效，尤其是同侧乳腺（最常见的首次复发部位）的放疗可以减少复发的风险。有限的回顾性分析表明，对于乳腺上有疾病进展的患者控制住其病情，意味着在生存期上的获益。最大的支持巩固性放疗的回顾性试验IELSG-15表明：与单化疗或单放疗相比，含蒽环类药物的化疗联合放疗可以提高OS。Aviles等人报道了六周期CHOP方案化疗联合同侧乳腺及淋巴结的放疗与单化疗或单放疗相比会提高预后。因此，化学免疫治疗及巩固性放疗被视为PB-DLBCL的标准治疗方案。

对于PB-DLBCL的巩固性放疗的理想剂量是有争议的。放疗目前常用剂量为30~45Gy。较早的文献表明：应当对同侧的乳腺及局部淋巴结+/-对侧乳腺进行最小剂量的放射治疗，但后两者的获益并不明确。

（四）CNS鞘内预防性化疗

对于是否常规进行CNS鞘内预防性化疗，现在仍存在争议。一些研究表明PBL的CNS复发率较结内NHL常见，发生率为10%左右，但Feugier和Villa报道表明PBL在CNS复发率仅为4%~5%，DLBCL也只有3%~5%的CNS复发率。若患者出现CNS复发，患者预后极差，所以预防性鞘内化疗应当成首选治疗，但考虑到复发率较低，这样大部分患者将会接受过度治疗。并且美国一回顾性分析表明，12例PBL患者，其中6例复发于脑实质，4例复发于脑膜，2例同时复发于脑实质与脑膜，且所有患者的复发均出现于诊断为PBL后的2.8年内，这12例患者均接受了鞘内预防化疗，但其中12%的患者并没有减少CNS的复发率，因此，CNS鞘内预防性化疗的关键在于选择合适的人群。一些研究表明CNS复发的风险因素包括：双侧乳腺受累、肿物大于5cm、IPI评分高、LDH升高、PS评分差，因此，对于无危险因素的$Ⅰ_E$或$Ⅱ_E$期PBL患者不需要常规接受CNS鞘内预防性化疗。

（五）推荐治疗

IPI评分0~1分及无高危因素的患者应当接受4~6周期含蒽环类药物的化疗+利妥昔单抗靶向治疗。有高危因素（IPI评分2~4分、双侧乳腺受累或肿物大于5cm）应当接受利妥昔单抗+含蒽环类药物的化疗，所有患者都应当接受单侧乳腺的巩固性ISRT来预防CNS复发。双侧乳腺受累的病人属于高危组，对于较敏感药物（如R-HyperCVAD/R-MA,），评价其在年轻且无其他并存疾病的患者身上的疗效是有有意义的。

五、病理类型

最常见的病理类型为DLBCL（占PBL的56%~84%），边缘区淋巴瘤（占PBL的9%~28%）[1~7]，滤泡性淋巴瘤（占PBL的10%~19%%）[6~8]，BL（占PBL的<6%）。罕见的病理类型包括间变性大细胞淋巴瘤、外周T细胞淋巴瘤、小淋巴细胞淋巴瘤、淋巴浆细胞淋巴瘤、MCL和HL。在这里我们会介绍一些较为重要的罕见病理类型。

（一）弥漫大 B 细胞型淋巴瘤（DLBCL）

DLBCL 为最常见的病理类型，约占 PBL 的 56%～84%。关于 DLBCL 的大型临床试验的基线数据表明，25%～37%的患者有全身症状。这项试验总共 906 名患者，其中只有 45 名（5%）有 B 症状表现，绝大多数 DLBCL 患者早期只表现为明显的乳房肿块。此外，国际结外淋巴瘤研究小组对 PB-DLBCL 进行了一项大型研究结果表明，42% 的患者最初复发于乳腺。DLBCL 分为生发中心型（germinal center B-cell，GCB）及非生发中心型（non-GCB）。多项研究表明 non-GCB 型在 PB-DLBCL 中占较高比例，但与 GCB 型在总生存率及无进展生存生存率上无显著差异。此外，活化的 B 细胞型占 PB-DLBCL 的 62%～77%。

（二）边缘区淋巴瘤（MZL）

PB-MZL 倾向发生于年老的女性，平均年龄为 68 岁，并没有研究证实其与慢性感染有关。PB-MZL 为惰性淋巴瘤，最大的回顾性研究中其 5 年 PFS 和 OS 分别为 56%和 92%。因为缺乏前瞻性研究，因此没有标准的治疗方案。有研究表明应当避免广泛的手术切除，而放疗可以较好地控制疾病进展。IELSG 研究没有包括接受美罗华治疗的患者，同时，由于接受化疗的患者数量太少，没有关于美罗华治疗效果的结论。局限期的患者应该接受放疗，有远处复发的患者应当接受化学免疫治疗。虽然没有专门针对 PB-MZL 患者的前瞻性研究，但美罗华联合苯达莫司汀（BR）、环磷酰胺、长春新碱和强的松（R-CVP）或苯丁酸氮芥，对于治疗 MZL 都是合理的选择。

（三）滤泡性淋巴瘤（FL）

与 PB-MZL 相似，PB-FL 也很罕见。IELSG 研究中包括了 36 名 PB-FL 患者，他们的中位年龄为 62 岁，5 年 PFS 和 OS 较 PB-MZL 略差，分别为 49% 和 64%。如 PB-MZL 一样，PB-FL 不推荐乳房切除治疗，而接受了放疗的患者其放射区域的病情可以较好地控制，大部分患者都复发于较远区域。因此，局部放疗应当被视为一线治疗。对于有多处远处病灶复发的患者，我们应当给予适合结内 FL 的化疗药物，比如：BR、R-CVP 或者 R-CHOP。若复发的区域可以安全地包含于一个放疗野内，可以考虑给予患者再次的放射治疗。

（四）套细胞淋巴瘤（MCL）

MCL 经常累及结外区域，但累及乳腺是较罕见的。大部分病人可以发现其内脏及骨髓有所累及。此外，局限期 MCL 患者有限的数据表明他们与进展期疾病的患者预后是相似的，因为放疗会提高 PFS。对于 PB-MCL 及全身性 MCL 的治疗是一致的，应给予化学免疫治疗，若乳腺病灶为疾病的主要病灶，在自体干细胞移植后考虑给予乳腺的放射治疗。

（五）伯基特淋巴瘤（BL）

原发乳腺的 BL 是一类罕见、易发生于年轻女性，侵袭性较大且预后较差的疾病，它通常与哺乳及怀孕有关。这表明此病的发病机理很可能与性激素有关。最近一次研究观察了 28 例患者，平均年龄为 28 岁，大部分累及双侧乳腺，发生于哺乳或怀孕期间，并且他们的预后较差，这些哺乳及怀孕的病人生存率分别为 14. 3%和 30. 8%。尽管没有前瞻性试验可以证实，但推荐给予 BL 患者预防 CNS 复发的化学治疗，比如环磷酰胺、长春新碱、阿霉素、甲氨蝶呤、异环磷酰胺及阿糖孢苷。

（六）与乳房植入物相关的间变性大细胞淋巴瘤（breast implant associated anaplastic large cell lymphoma，BIA-ALCL）

此病 90%以上为 B 细胞淋巴瘤，也有少数为 T 细胞淋巴瘤。近期一个关于 BIA-ALCL 的综述表明，美容用途的硅胶假体隆胸会引起这种罕见的疾病，最近一项研究认为此病起因为大量的硅凝胶渗漏及其引起的慢性异物的刺激作用。Miranda 等人最近报道了关于 BIA-ALCL 一项较大型的病例，包括了 60 名女性（42 例积液型，18 例肿块型），其中位年龄为 52 岁。从隆胸到诊断为 BIA-ALCL 的中位时间为 9 年且 93%有局部疾病浸润（83%为Ⅰ期，10%为Ⅱ期）。93%的病人实行了包膜体囊切除术，71%病人实行了化疗，55%病人进行了放疗。结果是可观的，积液型 3 年 OS 为 100%，肿块型 3 年 OS 为 82%。没有其他的预后影响因素被证实过。值得重视的是，有 16 名没有接受化疗的患者在最后的随访中还生存着，疾病完全缓解，其中有一例为局部进展但接受放疗后疾病被控制了。从有限的数据可以看出，积液型 BIA-ALCL 病人应当进行局部治疗，包括包膜体囊切除术和放疗。相反，肿块型病人可能从化疗联合放疗的治疗中获益。从前瞻性数据中，我们建议 4~6 周期的 CHOP 方案化疗联合对乳腺进行放射治疗。

91. 原发纵隔大B细胞淋巴瘤的治疗选择与优化

张伟京

军事医学科学院附属医院

原发纵隔大B细胞淋巴瘤（PMBL）是弥漫大B细胞淋巴瘤（DLBCL）中的一个特殊亚型，20世纪80年代西方学者首先提出此概念，近年来对其认识越来越深入，确定这是一种独立的病种，不同于弥漫大B细胞淋巴瘤非特指型，前上纵隔肿块是其突出临床表现。国外报告其发病占NHL中2%~3%，占弥漫大B细胞淋巴瘤的10%。但是我国南方3222例B细胞NHL中，PMBL仅占1%。30~40岁的较年轻患者多见，女性更多见，男女比例约1∶2。近年来有一些性的进展，有必要重新认识该病，为临床医生的正确诊治提供参考。

一、病理和预后

病理形态学镜下有大量较大淋巴肿瘤细胞浸润，可见到单核的R-S样变异细胞。纤维增生较为常见，并有较细分隔化。免疫组化显示肿瘤细胞阳性表达B细胞抗原，主要包括CD19、CD20、CD22和CD79a等；有一些转化因子的阳性表达，包括PAX5、、BOB.1、Oct-2和PU.1等；另外80%的患者Bcl-2阳性，常见CD30弱阳性表达，CD10不常见阳性，CD15和CD21阴性，sIg不表达。HLA I类和Ⅱ类抗原低水平表达或缺失。

常见的染色体变化包括+9p、+12q、+Xq、-1p、-3p、-13q、-15q、-17p等。NF-κB的激活和JAK/STAT6通路的变化可能是发病的重要因素。一些肿瘤相关基因有不同的表达率，例如FIG1高表达，MAL 70%，BCL6 33%，TP53和c-MYC均<20%，CDKN2A 15%。基因芯片研究发现PMBL的基因表达谱更类似于经典型霍奇金淋巴瘤（cHL），而与DLBCL差别较大。通过基因学研究，目前认为胸腺B细胞发生恶变有两个主要发展方向，其一是发生原发纵膈大B细胞淋巴瘤，另一个方向是发生结节硬化型霍奇金淋巴瘤，少数情况介于两者之间，成为灰区淋巴瘤。PMBL与DLBCL相比，其PFS和OS均优于DLBCL，但是有研究显示利妥昔单抗的应用可能缩小这种差异（表1）。

IPI和aaIPI在PMBL的预后预测方面的作用较为有限。主要是因为该病年龄分布于30~40岁区间多见，病变通常局限于纵膈，50%的患者为IPI低评分。Zinzani PL等根据其临床病例多因素分析认为年龄增大、男性、全身情况差、进展期、诱导化疗是影响OS的独立因素，据此其提出的三个不良预后因素为男性、全身情况差、进展期病情。其研究还显示IPI 0~1分的患者预后优于IPI >2的患者。英国British Columbia研究所的一项研究认为年龄大于40岁、血清LDH水平两倍于正常上限和全身状况评分 >2分是该病的主要不良预后因素。Rieger等一项824例包括PMBL和DLBCL的研究显示，其主要不良预后因素是aaIPI分数>1、大肿块和是否用利妥昔单抗治疗。但关于生存情况两种疾病间没有明显差异，可能和应用利妥昔单抗有关。

表 1　426 例 PMBL 病人的临床特征

临床特征	发生例数或比例
男：女	165：261
年龄：中位年龄	32 岁
年龄范围	13~87 岁
>60 岁	5%
B 组症状	182
LDH 异常	280
PS 评分<2	85%
>2	15%
纵隔受累	100%
腹部受累	50（12%）
大肿块	351（83%）

二、PMBL 的一线治疗

初治 PMBL 患者的一线治疗原则应该是以化疗和靶向治疗为主，辅以放疗，必要时给予造血干细胞移植治疗。一线化疗方案的选择至关重要。尽管人们做了很多尝试和研究，但是到目前还没有标准方案。

一线治疗选择 CHOP 还是第三代化疗方案？由于人们在应用 CHOP 方案治疗 DLBCL 中获得了较为丰富的成功经验，因此也将此经验移植到 PMBL 中，但是结果并不理想，长期生存率约 40%。所谓第三代化疗方案是指 MACOP-B、VACOP-B、ProMACE/CytaBOM 等化疗强度强于 CHOP 的方案。Lazzarino M 等回顾性分析 138 例初治 PMBL，用第三代方案 MACOP-B 与 CHOP 方案进行治疗对照研究，在低危组的 CR/CRu 率上第三代方案均明显高于 CHOP 方案组，分别为 83.8%和 51.5%（$P<0.0001$），中/高危组 CR/CRu 率分别为 66.6%和 50%（$P>0.05$）。两组长期总生存率分别为 73%和 36%（$P<0.01$）。IELSG 2002 年回顾性研究了 426 例初治的 PMBL，共 277 例应用第三代化疗方案，包括 MACOP-B（n=204），VACOP-B（n=34）和 ProMACE CytaBOM（n=39）方案。应用 CHOP 方案 105 例，另外 44 例应用自体造血干细胞移植治疗（ASCT）。结果显示在总生存方面以 ASCT 组最佳，第三代方案组其次，但生存曲线两者较为接近，均明显高于 CHOP 组（$P<0.0001$）。上述研究显示第三代化疗方案较 CHOP 方案有优势。但是缺少大组病例的前瞻性对照研究结果。

利妥昔单抗应用于 DLBCL 获得了成功，提高了该病的远期生存率。应用于 PMBL 是否可以获得良好的疗效？THEODOROS P. V 等 2012 年报告了 121 例 PMBL 的一项回顾性研究显示，R-CHOP 的 5 年 FFP 81%，EFS 80%，OS 89%；而对照组 CHOP 方案为 FFP 48%，EFS 47%，OS 69%，两组结果比较均有非常显著的统计学差异。MInT 研究是一项前瞻性随机对照研究，共 714 例患者入组，其中 PMBL 77 例，DLBCL 557 例。PMBL 患者中化疗+利妥昔单抗组与单纯化疗组的 CR/Cru 率分别是 80%和 54%（$P=0.015$），DLBCL 患者两组分别是 86.9%和 71.6%（$P<0.001$），似乎利妥昔单抗对提高完全缓解率的作用 PMBL 强于 DLBCL，但两者生存曲线比较没有统计学差异。该项研究是多中心前瞻性对照研究，遗憾的是 PMBL 的样本较小。总之，尽管有些研究显示含利妥昔单抗的化疗方案明显优于单纯相似化疗方案，但是仍然缺少大样本的前瞻性对照研究结果。

R-CHOP 方案和第三代化疗方案疗效均优于单纯 CHOP 方案，但是这两者之间谁更优是我们想知道答案的问题。Savage 等报告了一个回顾性研究结果，128 例 PMBL 患者分为 3 组，R-CHOP 组 18 例，MACOPB/VACOPB 组 47 例，CHOP 组 63 例。结果显示 3 组 5 年 OS 分别为 82%、87%和 71%。

R-CHOP 组和 MACOPB/VACOPB 组之间 OS 没有明显差异，但是均优于 CHOP 方案组（$P=0.048$）。因此，有学者应用利妥昔单抗+第三代化疗方案希望进一步提高生存率。2009 年 Zinzani 等报告了 45 例 PMBL 患者的单臂回顾性研究结果。他应用 MACOP-B/VACOP-B plus 利妥昔单抗+放疗（RT），CR 80% 5yOS 80%，5yRFS 88% 。生存情况没有明显好于单纯第三代化疗方案，但应该进行随机分组对照研究。令人兴奋的是 2013 年 NCI 报告的一项前瞻性非随机对照研究，疗效好于以往任何方案。该研究应用含利妥昔单抗的 R-DA-EPOCH 方案治疗 51 例 PMBL，5 年 EFS 93%，OS 97%；文中比较了 Stanford 大学回顾性研究的结果，同样应用 R-DA-EPOCH 方案治疗 16 例，5 年 EFS 100%，OS 100%；历史对照 DA-EPOCH 方案治疗 18 例，5 年 EFS 67%，OS 87%，与前瞻性研究组比较有统计学差异（$P=0.007$ 和 $P=0.01$），提示加利妥昔单抗有优势。这项研究化疗后没有做巩固放疗。但是，以往多项研究均显示第三代化疗方案化疗后或 ASCT 后增加受累野照射（IFRT）可以提高 CR 率和远期生存率。但是也有一项回顾性对照研究显示无论是 R-CHOP 或 CHOP 方案治疗后加或不加 IFRT，其 5 年 FFP 和 OS 均无明显统计学差异。因此，关于放疗仍然需要进一步研究，特别是应用利妥昔单抗后放疗的作用尚待研究。

三、关于自体造血干细胞移植治疗

对于高危 PMBL 一线开展 ASCT 已经有一些研究，并取得初步疗效。Hamlin 的回顾性对照研究显示 ASCT 组 EFS 优于 CHOP 样方案组，与 NHL-15 的大剂量化疗组相似（G-CSF 支持），在总生存上 ASCT 组没有显示明显优势。Rodríguez 报告 71 例高危患者，经过化疗后 CR 率为 49%，PR32%，行 ASCT 后提高 CR 率到 75%。CR1 患者 4 年 OS 84%，PFS 81%；而 PR1 组的 4 年 OS 49%，PFS 42%，难治患者行 ASCT 后生存情况仍然很差。因此作者建议高危患者化疗后达 CR 或 PR1，应考虑行一线行 ASCT，难治患者预后不好，应考虑其他治疗方法。但是，目前尚缺乏大足病例的前瞻性随机对随研究结果。

四、小结

PMBCL 是 DLBCL 的一个独立亚型，具有不同的临床病理特征和预后。IPI 对于该病预后判断有局限性，其他预后体系值得参考。目前该病还没有标准治疗方案，单纯 CHOP 方案的疗效并不满意，R-CHOP 可提高疗效。第三代化疗方案疗效优于 CHOP 方案，与 R-CHOP 方案相似，但后者的毒副作用会小些，第三代化疗方案联合利妥昔单抗是否进一步改善生存尚需进一步研究。R-DA-EPOCH 和 DA-EPOCH 方案的应用值得关注。放射治疗可以改善单纯化疗的疗效，但是化疗联合利妥昔单抗治疗后放疗的作用仍需进一步研究。ASCT 可能改善高危 CR1 和 PR1 患者的生存情况，对难治复发患者的生存状况改善并不满意，但总体上相关研究仍然不够充分。总之，针对 PMBCL 不同情况还应该更广泛的开展大组病例的前瞻性随机对照研究。

92. 老年淋巴瘤的特点与治疗选择

朱宏丽

中国人民解放军总医院老年血液科

老龄化是未来我国乃至全世界面临的主要问题，2010 年全世界 60 岁以上老人已达 1.78 亿，占总人口 13.26%，到 2025 年老年人口将增至 19.2%，达到 2.7 亿，与 0~14 岁少儿人口数量相等，到 2050 年老年人口总数预计超过 4 亿。现有的临床流行病学资料已证明，在相同基础疾病的情况下，高龄是一个独立的危险因素。高龄人群具有“三最”特点：即最高患病率、最高伤残率和最高医疗资源利用率。2007 年底中国统计局公布：60 岁以上老年残疾人有 4416 万，占老年人总人口的 53.24%。目前，心脑血管病、恶性肿瘤、糖尿病等患病率随年龄增长而增加，这些疾病是导致高龄老年人口高患病率、高伤残率和高医疗利用率特点的重要因素。

随年龄增长，淋巴瘤在老年人群中的发病比例逐年增高，老年淋巴瘤的治疗也成为近年来国际研究的热点。国外对于老年淋巴瘤的临床试验很多，Gela 证实在 60~80 岁的老年人中 R-CHOP21 治疗老年 DLBCL 有生存获益。德国 2 项 研究提示 CHOP14 比 CHOP21、R-CHOP14 比 CHOP14 生存有改善。LNH03-6B 中期分析：多中心，Ⅲ期开放性，随机试验，评估 R-CHOP14 和 R-CHOP21 的疗效，现已入组 202 例，中位随访 2 年，前期研究结果表明 R-CHOP21 与 R-CHOP14 的疗效未发现明显区别。

高龄患者心、肺、肾等基础疾病多，耐受性更差，一般化疗药物均存在不同程度心、肝、肾毒性，常常因为与治疗相关的感染、心功、肾衰竭、肝脏损害等情况被迫终止治疗，甚至可以引发死亡等严重后果。有报道称应用该方案治疗相关死亡率接近 6%，此外还有近 20%的心脏相关不良反应出现。高龄患者均具有多系统的慢性疾病，因此，如何保证治疗的顺利进行是一个关键。预先的防范措施非常重要，特别是治疗前明确心、肺、肝、肾等重要脏器的功能水平，并予以针对性的治疗，使其达到一定程度的稳定。在这些条件都准备好的情况下，高龄 NHL 患者是可以接受化疗的。老年淋巴瘤治疗原则为：加强支持治疗，给予个体化治疗，选择安全、有效的药物。支持治疗：主要包括：预防感染、IVIG、胸腺肽、早期治疗、造血生长因子、脏器功能的保护。脏器保护：心脏病患者：对于心脏基础差，存在不稳定性心绞痛的患者，在脂质体阿霉素使用前，可以提前扩冠治疗，并给予心肌保护药物，如果出现心律失常，则立即停止输注，予以吸氧，Dex2~5mg，必要时可予以硝酸甘油含服，当病情稳定后重新按照由慢到快速度滴注脂质体阿霉素，同时配合大剂量的维生素 B_6，可以减轻皮肤损害、脱发等副作用。治疗过程中要防治不良反应的发生。因为高龄 NHL 患者，机体各方面的反应并不明显，有时不良反应已经发生，但高龄患者表现不敏感。因此，美罗华治疗过程中全程使用心电监护，严密记录生命体征，特别是血压和心率。确定患者出现并发症，必须及时处理。注意对患者进行心理开导，减少其对疾病的顾虑，保证治疗能够顺利进行。对于糖尿病病人，化疗期间需要动态检测每日 3 餐前后及睡前血糖，及时予以皮下注射短效胰岛素，以控制血糖在理想水平。我科的 NHL 患者平均年龄 84 岁，B 组症状的占 65.5%，IPI 指标 3~5 分的为 22 例，占 53.7%，对于这些高龄 NHL 患者，我们采用脂质体阿霉素为基础的个体化联合治疗，达到了 88.5%左右的总有效率（OS），3 年的无进展生存率达到 62.9%左右，同时可以使化疗的毒副作用达到优化，无治疗相关死亡，具有较高的安全性和有效性。

因此，老年非霍奇金淋巴瘤应根据其肿瘤类型结合预后因素制定合理的个体化治疗方案。对于高龄 NHL 患者，个体化治疗同样可以取得很好的治疗效果。淋巴结等活体组织病理检查是非霍奇金淋巴瘤确诊的必要依据，积极的支持治疗是老年淋巴瘤治疗的有力保证，甚至是治疗成功的前提。

93. 乳腺癌治疗决策：从个体化治疗到精准医学

江泽飞

军事医学科学院中国人民解放军第三〇七医院乳腺肿瘤科

第14届St Gallen国际乳腺癌会议于2015年3月召开，为期两年一次的会议主题就是“个体化医疗到精准医学”，讨论更新国际早期乳腺癌专家共识（St Gallen共识）。共识专家团汇集了来自全球的乳腺癌外科治疗、内科治疗、放疗、基础研究、预防和公共卫生等各个领域的各国专家。会议聚焦早期乳腺癌治疗决策的个体化、精准医学、和大数据等内容。下面就会议成果谈几点个人体会。

一、大数据时代临床研究结果解读

（一）临床研究优化治疗方案

乳腺癌的外科治疗，从1896年乳腺癌根治术开启了乳腺癌标准化的手术治疗，到2002年公布了保乳手术长期随访的结果。内分泌治疗，从1900年用卵巢切除术治疗乳腺癌，发展到20世纪60年代发现乳腺癌的雌激素受体（ER），随后他莫西芬、芳香化酶抑制剂不断临床研究和应用。辅助化疗，从1974年CMF临床研究到1997年抗HER2开启了靶向治疗时代。乳腺癌的综合治疗的模式越来越成熟，早期乳腺癌的治疗效果不断提高。

两百年来大量的临床研究数据弥补了既往传统的医学模式和单纯个体的医生临床经验的不足，能够增加人类对乳腺癌的认识和了解，更有利于全面的评价和比较现有的治疗方案，以更好地论证新的治疗方法疗效和安全性，进而探索疾病的防治策略，从而改变治疗领域的临床实践指南。

辅助化疗领域的临床研究结果不断改变可手术患者的术后治疗模式，需要化疗患者的辅助化疗标准已经建立。通过B-15研究、US9735研究、E1199等临床研究，我们更清晰地选择合理的化疗方案和疗程。如AC方案代替了CMF，AC-T方案（多柔比星+环磷酰胺序贯紫杉类）的方案优于AC，而加用卡培他滨或吉西他滨并没有改善预后[1]；而不含蒽环的TC方案优于AC。化疗基础上加用1年曲托株单抗，可以显著提高Her-2阳性患者疗效。同时NSBAP B-36的结果，危险度不高的早期患者，6个周期的FEC方案（5-氟尿嘧啶+表柔比星+环磷酰胺）疗效等于4个周期的AC[2]。而BCIRG 005研究证实AC-T的疗效等于TAC[3]。所以早期乳腺癌术后化疗基本就是三套方案，即AC、TC和AC续贯T。至于紫杉药物的选择，可以优选紫杉醇两周一次的密集方案，或者多西他赛3周疗法，当然还可以选择紫杉类周疗。

（二）临床研究推动治疗指南的制定和修改

近年来进行的临床研究，逐步回答了辅助内分泌治疗中的一些关键问题，即不同月经状况患者的药物选择和最佳疗程。对于激素受体阳性患者早期辅助治疗的选择与是否需要将疗程延长到10年，ATLAS、aTTom研究数据已给予了临床实践肯定的回答。aTTom和ATLAS共同证实5年后持续TAM治疗在随后年份中降低复发率。ATLAS研究入组6 846例绝经前HR^+患者，证实10年TAM治疗能够进一步降低乳腺癌复发率和乳腺癌死亡率[4]。MA17试验是TAM治疗5年后，再序贯使用来曲唑5年的研究，研究显示后续辅助内分泌治疗使用AI对合适患者有效；亚组分析显示，诊断时绝经前但

TAM 治疗后达到绝经者，来曲唑后续强化辅助治疗后，较诊断时绝经后的患者获益更为显著[5]。鉴于这些结果，绝经前 HR+患者 TAM 治疗 5 年后，如果仍然处于绝经前状态，可以选择继续 TAM 治疗至 10 年；如果已经处于绝经后状态，可以选择 AI 继续治疗 5 年。

至于绝经前激素受体阳性患者，是否需要卵巢功能抑制，是否加用芳香化酶抑制剂。2014 年 ASCO 会议公布的 TEXT 和 SOFT 联合分析中，卵巢功能抑制联合芳香化酶抑制剂（OFS+AI）优于卵巢功能抑制联合 TAM（OFS+TAM），为绝经前 HR^+早期乳腺癌患者的内分泌治疗提供了新的治疗选择[6]。但同年的 SABCS 公布的 SOFT 研究结果，在 TAM 基础上加用 OFS，总人群 5 年 DFS 无疗效优势（$P=0.10$）[7]。

但是在 SOFT 研究的亚组分析中，未接受化疗患者的低危患者，联合 OFS 治疗获益并不显著，而既往接受化疗亚组患者 OFS 获益则较为明显：5 年 BCFI 比较，TAM+OFS 较 TAM 绝对获益 4.5%，AI +OFS 较 TAM 绝对获益 7.7%。更引人注意的是 OFS 获益在年龄<35 岁亚组中非常显著：TAM+OFS 较 TAM 5 年 BCFI 绝对获益 11.2%，AI+OFS 较 TAM　5 年 BCFI 绝对获益 15.7%。基于这些结果，在 2015 年 St Gallen 共识专家投票中，更多数专家支持小于 35 岁患者，累及 4 个或以上淋巴结的患者选择加用 OFS；对于化疗后仍处于绝经前的患者/Grade Ⅲ级患者，半数以上专家支持选择 OFS。对于选择 OFS 后，联合 AI 还是 TAM，考虑到临床收益与副作用等问题，专家更倾向于在 4 个或以上淋巴结转移和其他因素的高危患者，采用 OFS+AI。

（三）临床研究带来新的医学策略思考与变革

ATAC 研究针对绝经后的患者，随访 10 年的数据证实了 AI 较 TAM 可以显著改善无疾病生存[8]，确立了 AI 在绝经后早期乳腺癌患者辅助治疗中的地位。为了进一步权衡 AI 和他莫西芬在辅助治疗中的副作用和花销与临床获益，寻求更好的治疗模式，对 BIG1～98 研究中患者的病理临床因素（包括 ER，PR，HER2，Ki-67，年龄，肿瘤大小，淋巴结阳性数目，肿瘤周围血管浸润情况）在不同治疗组进行预后的比较，判断不同患者群适宜的治疗模式。把不同因素进行了组合之后将患者分为了低危、中危、高危组患者。今后高危组患者（细胞学分级 3 级或 Ki-67 高表达，累及 4 个或以上淋巴结）更应选择 5 年的 AI 治疗[9]。

基于研究证据，我们知道，在绝经后晚期患者的治疗中，辅助治疗使用 TAM 的患者复发转移后可以选择换用芳香化酶抑制剂，但是对于辅助治疗中使用 AI 后复发/转移的“后 AI 时代”患者，晚期内分泌治疗应当如何选择呢？Global Confirm 研究在证实在经内分泌治疗的绝经后 HR+乳腺癌患者中，氟维司群 500 mg 的疗效优于 250 mg[10]。2014 年 SABCS 中报道的 China Confirm 研究，则在中国人群中再次证实了氟维司群 500 mg 二线治疗的疗效优于 250 mg 这一结论，并且亚组分析表明在经 AI 治疗后复发转移的患者中，氟维司群 500 mg 治疗组患者的 PFS 较 250 mg 治疗组延长 1 倍（5.8 个月 *vs* 2.9 个月，HR=0.65），这提示对于 AI 治疗失败的患者选择氟维司群 500 mg 可增加临床获益。

对于 AI 失败后（辅助治疗/晚期一线解救治疗）的晚期内分泌治疗，AI 联合依维莫司也是一种治疗选择，一项 Meta 分析间接比较了依维莫司联合依西美坦与氟维司群 250mg 和 500mg 在晚期乳腺癌的有效性，但两种治疗方案目前尚无头对头临床研究。FIRST 研究比较了一氟维司群 500mg 对比 AI（阿那曲唑 1mg）在晚期一线中的疗效，氟维司群组患者的 TTP 较阿那曲唑组显著延长（23.4 个月 vs 13.1 个月，HR=0.66，95% CI：0.47～0.92，$P=0.01$）[11]。氟维司群组患者的 OS 比阿那曲唑组显著延长 5.7 个月（54.1 个月 *vs* 48.4 个月，HR=0.70，95%CI：0.50～0.98，$P=0.041$）。可见，氟维司群 500 mg 在晚期一线治疗绝经后 ER 阳性晚期乳腺癌患者带来了更大优势。因而基于目前的证据，对于 AI 治疗后的晚期内分泌治疗选择，应考虑患者既往内分泌治疗中所使用药物的种类和内分泌治疗线数，治疗持续时间和至复发的间隔时间，来综合评估是否存在内分泌耐药问题和内分泌治疗的敏感性，合理进行药物的选择。

正如 AI 称为了标准带来了后 AI 时代的思考，随着临床研究的进步和时代的发展，在一种治疗模式称为“标准”的时候，会为后续治疗带来新的问题，引出我们对于医学策略的进一步讨论。

二、个体化治疗的发展，精准医疗的诞生

尽管临床研究带来了大量数据，从整体而言提高了对于一个疾病的诊疗水平，然而毋庸置疑的是，这些大数据并不万能。肿瘤细胞存在异质性，每一位患者存在个体差异。因而大数据并不能保证为每一位患者打造最优化和完美的治疗方案。而需要针对每一位个体提供个体化的医疗服务，针对这一个体的肿瘤分子分型，危险因素制定相应的方案。

人类基因组计划让基因检测走入临床实践，如何能够在医疗中更好地应用这些技术成为了更加重要的问题。精准医疗正是以个体化医疗为基础，伴随着基因组、蛋白质组测序技术的快速进步，将生物信息与大数据科学进行充分的交叉应用，进而更好地对肿瘤的生物特性进行诊断，预测肿瘤的发展，对治疗进行预测，在治疗过程中更为微观地观察肿瘤和患者的变化。

从诊断和监测的角度，PET-CT 可以使医生从影像学上更为精准地识别患者全身的肿瘤瘤灶，而循环肿瘤细胞（CTC）检测技术提高使得我们更为精准地识别到了肿瘤动态的变化。通过 PET-CT、病理检测、肿瘤标记物、CTC，ctDNA 的全面监测，新的手段帮助我们更精准地去监测肿瘤的变化和对治疗的反应，更好地预测患者生存。

在选择合理药物治疗方面，精准医疗模式通过对患者肿瘤的基因序列分析绘制每一位患者的基因分子图谱，更加准确地判断个体患者致病的分子、基因类型，从而实施更加精确的医疗行为。例如，在依维莫司试验中发现的膀胱癌患者的意外应答，该患者完全缓解并保持 2 年。通过后续对该患者肿瘤及产生部分应答的其他参与者肿瘤进行了基因测序，识别了 TSC1 突变。TSC1 可调节一种信号通路，该通路正是依维莫司的靶点。这一发现改变了对肿瘤治疗的思维模式，根据遗传分析的改变，对试验抗癌药物与患者进行匹配，而不必考虑患者是乳腺癌还是肺癌抑或其他的肿瘤类型，重要的是识别出患者是否具有预选的与治疗相关的分子标志物。而“篮子试验”正是将有相同分子靶点的几种不同类型癌症类型的患者参与到同一试验中，针对共同的分子靶点进行试验，选择获益人群和预测靶点。再如，正常细胞在向肿瘤细胞转化过程中会有癌症驱动基因的参与，通过精准医疗的思维模式，找到靶向癌症的驱动基因，来抑制癌基因使肿瘤缩小，比如抗 Her-2 治疗在乳腺癌的成功。同时由于存在肿瘤的异质性，在靶向驱动基因治疗的过程中，往往带来耐药的发生，无法从根本上治疗肿瘤，在精准医学时代，可以通过超深度测序、循环 DNA 检测找到致命亚克隆，来及时调整治疗策略。总之，精准医学带来更为精准的诊断、分类和治疗，可以了解不同个体间抗药性的差异，也可以给予每一位患者基于个体差异的更为适合的靶向药物。更远期的可能可以对个体基因进行健康管理，针对个体进行疾病预防。

未来的临床肿瘤学的三大革命将是大数据、精准医学和患者支付方式的变革。在大数据爆炸密集化的今天，反思回顾过去的治疗发展历史，从大量的临床研究中我们获取了更多地优化的治疗方案，这些临床研究为肿瘤的标准化综合治疗提供了有力依据，改变了治疗指南和专家共识。

但是当越来越多的研究数据叠加在一起时，我们是否应该思考为患者的治疗选择合理化“瘦身”，为患者的治疗方法做一做“减法”。首先，应在治疗的伊始就通过对既往各类研究中所获得的有效数据综合考量患者的高危因素，决定其治疗的药物类型、序贯种类、疗程选择；治疗过程中能够不忘初衷，而不是经常重新选择，造成治疗方案中不必要的叠加甚至是矛盾。再者，期待未来随着精准医疗理念的深入，基因组学技术的发展和普及，对患者的诊断、治疗、随访都能更为个体化、进行差异化区分，减少不必要的药物应用，而能够达到更好的治疗效果。

94. 三阴性乳腺癌临床进展

姜佳怡，毛晓韵，金　锋

中国医科大学附属第一医院乳腺外科

三阴性乳腺癌（triple-negative breast cancer，TNBC）是指雌激素受体（ER）、孕激素受体（PR）和人表皮生长因子受体 2（HER2）表达均为阴性的乳腺癌。TNBC 作为乳腺癌的一种特殊亚型，具有特殊的生物学行为、临床和病理学特征，对乳腺癌内分泌治疗和赫赛汀靶向治疗均不敏感，其治疗方法有限、预后差而备受关注。

通过基因集群序列表达检测，将 TNBC 分为 7 个亚型：基底细胞样 1（BL1）、基底细胞样 2（BL2）、免疫调节（IM）、间充质样细胞（M）、间充质样干细胞（MSL）和管样雄激素受体（LAR），以及不稳定的集群（UNS）

TNBC 患者的预后，区别于其他类型乳腺癌在于近期生存率较差，达到病理完全缓解（pCR）患者预后好于未达到 pCR 患者。近期临床试验 CALGB40603 探讨传统新辅助结合卡铂和/或贝伐单抗可提高 TNBC pCR 率。2014 年圣安东尼奥乳腺癌会议（SABCS）上报道了一项卡铂对比多西他赛一线治疗晚期 TNBC 或 BRCA1/2 突变乳腺癌的临床研究（TNT 研究）。结果显示，在未经选择的 TNBC 中，两种药物的主要观察终点（客观有效率）和次要观察终点（无疾病进展时间）均相似，无显著差异。而在 43 例存在 BRCA 突变的患者中研究显示，卡铂治疗组客观有效率显著高于多西他赛治疗组。该研究提示在未经选择的 TNBC 中，卡铂并不优于多西他赛，但在 BRCA1/2 突变患者中卡铂治疗存在显著的优势。

TNBC 综合治疗仍多种存在争议，目前达到部分共识：紫杉类是有效的；蒽环类的作用存在疑点；其他药物值得探索，比如卡培他滨；荟萃分析：TNBC 辅助化疗加用希罗达获益显著；标准辅助化疗方案（根据直接比较、亚组分析、化疗毒性等）：剂量密集型 AC → 紫衫类药物；其他可选方案：TC、AC 或 CMF。

在 2015 年 3 月举行 14 届 St. Gallen 会议中，专家对 TNBC 争议问题进行投票表决，对某些探讨点达到共识：TNBC 新辅助化疗的 pCR 率较高，会议秉持了紫衫类和蒽环类作为 TNBC 新辅助治疗有效药物组合的观点；认为铂类是除紫衫类和蒽环类药物外的重要选择，对 BRCA1 突变型 TNBC 的新辅助治疗似乎更敏感，但能否转化为远期疗效仍然需要进一步观察；将紫杉类和蒽环类序贯或联合辅助化疗作为 TNBC 基本化疗方案的观点近年已经形成共识，本次会议得到进一步确认；剂量密集化疗方案可作为选择；而铂类药物在 TNBC 辅助治疗中的证据仍显不足，专家组未给予进一步支持；卡培他滨和抗血管生成类药物是近期 TNBC 辅助治疗中值得关注的药物，与基底样型 TNBC 分子分型结合，或可为 TNBC 的个体化治疗作出贡献。

2015 年 ASCO 会议为 TNBC 诊疗提供新的思路。TNBC 预后因子包括雄激素受体（AR）抗体、E-钙黏蛋白和 ki-67。近 30%的 TNBC 表达雄激素受体，抗雄激素药物恩杂鲁胺可能是雄激素受体阳性 TNBC 的新治疗方案。

本次 ASCO 会上专家对 BRCA 基因突变携带者的筛查、监测和管理做了详细的探讨。一项实用单药奥拉帕尼的 I 期临床研究发现，该药在 64%的 BRCA1、BRCA2 基因突变携带者中有良好的治疗指证和临床反应，而对散发性乳腺癌患者治疗反应欠佳。

EGFR 在 TNBC 中常常过表达。研究显示 Rac1 过表达可增加对 EGFR 抑制剂的抵抗，Rac1 在乳腺癌中常常过表达。Rac1 抑制剂可增加 TNBC 对 EGFR 抑制剂的敏感性，二者联合应用是否可用于 TNBC 目前尚无大规模临床数据

程序性死亡受体-1（PD-L1）抗体治疗 TNBC 的 Ⅰa 期临床试验初步结束，以 PD-L1 为靶点的单克隆抗体药物 MPDL3289A 在晚期 TNBC 中表现出持久的疗效，似乎对转移性 TNBC 安全有效。

TNBC 的预后与确诊后的体重指数及体育活动有关。来自范德堡大学医学中心的前瞻性队列研究表明，生活方式方面的因素如体重指数（BMI）及体育活动（PA）对于乳腺癌的整体预后有影响，并进行了充分研究。对 1 695 例 TNBC 病理平均随访 9.5 年，作者发现，体育活动增加与乳腺癌相关生存改善及总生存率改善有关，但这一点仅在高水平体育锻炼时具有统计学意义。

TNBC 由于其自身独特的分子特征及其生物学行为得到越来越多的关注，这部分患者除化疗外尚无其他有效的全身治疗措施，且疗效和预后也存在个体化。我们期待随着信号传导途径研究的深入和更多靶向药物的出现能在 TNBC 的治疗有个大的飞跃，从而通过精准医疗改善 TNBC 患者生存。

95. 激素依耐型晚期乳腺癌治疗现状及未来

李　青

中国医学科学院北京协和医学院肿瘤医院内科

一、激素依耐型晚期乳腺癌必须行化疗吗?

国内外多个专家共识中提出：对于激素依耐型晚期乳腺癌，除非有危及生命或症状明显的转移病变，均应首先内分泌治疗。内分泌治疗不仅可以控制病情发展推迟化疗开始时间，而且缓解期较长、毒副反应低，可以使患者保持良好的生活质量。一项来自欧洲的回顾性分析 400 多例晚期患者一线治疗选择，其结果显示：对于激素受体阳性 HER2-患者，首选内分泌治疗中位无进展生存期（PFS）22.9 个月、而选择化疗患者为 19.7 个月，可见内分泌优先策略带来更长的 PFS。如一线内分泌治疗能够获益且维持时间 6 个月以上患者，在疾病进展后，若未发生有症状的内脏转移，仍然可选择不同机制的二线或三线内分泌治疗药物，共识中指出只有当三线内分泌治疗无效提示内分泌耐药后，可考虑使用细胞毒药物化疗。中国晚期乳腺癌诊治专家共识也主张对于病变局限在乳腺、骨和软组织以及无症状、肿瘤负荷不大的内脏转移患者，应优先选用内分泌治疗。

二、目前内分泌治疗药物选择

目前内分泌药物主要分为雌激素受体拮抗剂（他莫昔芬、托瑞米芬）、LH-RH 受体拮抗剂（戈舍瑞林、亮丙瑞林）、芳香化酶抑制剂（阿那曲唑、来曲唑、依西美坦）以及雌激素受体灭活或下调剂（氟维司群）。

绝经前患者复发转移后，首选卵巢去势（药物或手术切除）联合内分泌治疗，对辅助治疗接受过他莫昔芬（TAM）治疗的人群，首选卵巢去势联合芳香化酶抑制剂（AI）；如辅助治疗中未使用过他莫昔芬或中断超过 1 年患者，也可选用他莫昔芬联合卵巢功能抑制。一项回顾性研究显示，卵巢抑制+TAM 与单用 TAM 相比有效率分别为 48%和 28%、PFS 分别为 9.7 和 5.6 个月、总生存分别为 3.7 年和 2.9 年。卵巢抑制+AI 与卵巢抑制+TAM 比较，有效率分别为 80%和 53%、PFS 分别为 12.1 和 8.3 个月，因此对于绝经前患者首选卵巢去势+AI 。

绝经后复发转移患者，首选 AI 或换用不同机制的内分泌治疗。一线治疗 AI 与 TAM 相比，中位 PFS 分别为 10.7 和 6.4 个月。既往辅助内分泌治疗用过 AI 的患者，一线治疗也可选氟维司群或换用不同类型的 AI。激素受体阳性绝经后乳腺癌一线治疗的随机Ⅱ期开放研究（FIRST 研究），比较氟维司群（芙仕得）500mg 和阿那曲唑得疗效，结果显示：两组临床获益率分别为 72.5%和 67%（$P=0.386$），TTP 分别为 23.4 月和 13.1 月（$P=0.01$），两组预设的不良事件发生率没有显著性差异，表明绝经后晚期患者一线选用氟维司群可取得较好疗效，期待Ⅲ期临床研究进一步验证。EFECT 研究比较了绝经后激素受体阳性晚期乳腺癌患者经非甾体类 AI 治疗失败后分别给予氟维司群（250mg）和依西美坦的疗效，结果显示两组 TTP、ORR 及 CRB 均相当。CONFIRM 临床研究比较了芙仕得 500mg 与 250mg 的疗效，结果显示氟维司群 500mg 的生物学活性较 250mg 更大，可带来有临床意义的获益。因此目前氟维司群的标准剂量是 500mg，根据其疗效，也可作为绝经后激素受体阳性患者的一线用药。

三、内分泌耐药后的用药选择

内分泌耐药机制可能与多种信号通路激活有关，未来内分泌药物与各类靶向药物联合应用是必然趋势。这些靶向药物包括 m-TOR 抑制剂依维莫司、细胞周期 CDK4/6 抑制剂、PIK3 抑制剂及组蛋白酶抑制剂等。

在 BOLERO~2 临床试验中，经非甾体比较芳香化酶抑制剂失败的患者分别进入剂依维莫司+依西美坦或安慰剂+依西美坦治疗，结果显示：中位 PFS 分别为 7.82 个月和 3.19 个月（$P<0.0001$）。TAMRAD 研究则对 AI 耐药患者分别给予 TAM+RAD001 或单一 TAM，临床获益率分别为 61.1%和 42.1%（$P=0.45$）、TTP 分别为 8.6 月和 4.5 个月（$P=0.0026$）。此外，已有报道对 AI 耐药患者给予依维莫司+剂依维莫司，取得了 13%有效率和 45%的临床获益率。美国 FDA 已批准 m-TOR 抑制剂依维莫司作为非甾体类芳香化酶抑制剂耐药后的治疗选择。

细胞周期依耐性激酶（CDK）4/6 抑制剂 Palbociclib 是目前美国 FDA 新批准的药物，与来曲唑联合作为晚期一线内分泌治疗取得了显著疗效，中位 PSF 达到 20.2 个月，是单一来曲唑的 2 倍。对于 AI 耐药后 Palbociclib+氟维司群联合应用的Ⅲ期临床研究（PALOMA-3）结果有望在今年 ASCO 会议中公布。

PI3K 抑制剂 Pictilisib（GDC-0941）联合氟维司群与氟维司群联合安慰剂治疗 ER+、AI 耐药的晚期或转移性乳腺癌的 FERGI Ⅱ 期研究结果显示，有效率分别为 7.9%和 6.3%、中为 PFS 分别为 6.6 个月和 5.1 个月，有所延长但统计学意义不明显，PIK3CA 突变状态不能预测在氟维司群基础上加用 Pictilisib 是否能够带来获益，因此有待寻找新的可预测疗效的生物标记物。

乙酰组蛋白酶抑制剂硼替佐米联合氟维司群或氟维司群单药治疗对 AI 耐药的激素受体阳性转移性乳腺癌的Ⅱ期随机研究，其结果显示：显著减少疾病进展率（HR 0.73，$P=0.06$），将 1 年 PFS 率由 14%大幅度提高到 28%（$P=0.03$），联合用药组发生了更多的 1~2 级恶心、腹泻和感觉神经病变，只有很少的 3 级不良事件发生，未出现 4 级不良事件，说明联合方案耐受性良好，18%的患者在氟维司群单药进展后交叉至联合用药组仍然有效，相关预测疗效的生物标记物研究正在继续开展。

96. 三阴性乳腺癌临床诊治的困惑与探索

马　飞，徐兵河

中国医学科学院北京协和医学院肿瘤医院内科

乳腺癌是我国女性最常见的危及生命的恶性肿瘤。乳腺癌具有特定的生物学、形态学、组织学和临床行为学特点，其中包括复杂的遗传及基因产物的缺陷和表观遗传的改变。根据组织学和基因表型的不同，乳腺癌可分为多种类型。其中三阴性乳腺癌（triple-negative breast cancer，TNBC）是一类特殊的乳腺癌临床亚型，其特征性临床表型为雌激素受体（ER）、孕激素受体（PR）、表皮生长因子2受体（HER-2）均为阴性，约占全部乳腺癌的15%~20%[1]。TNBC通常好发于年轻妇女，恶性程度高、分化差、侵袭性强、预后较差，社会危害性更强[2,3]。由于缺乏ER、PR和HER-2受体的表达，TNBC通常对内分泌治疗和抗HER-2靶向治疗均不敏感，目前有效的系统治疗方法仅为化疗，并且缺乏疗效特异的化疗药物[4]。因此，TNBC是目前临床治疗的重点与难点。

在TNBC临床实践与研究过程中，我们面临了很多困惑，诱发了我们深入地思考与探索，努力通过各种途径去解释、解决，力图为TNBC的临床诊治寻求突破。

一、TNBC中PARP抑制剂的疗效?

TNBC通常表现出基底样乳腺癌细胞特征和乳腺癌易感基因1（BRCA1）及其产物的异常[5]。BRCA1是乳腺癌抑制基因，在有家族史的乳腺癌患者中具有高突变率[6]。BRCA1可以与RNA聚合酶Ⅱ以及组蛋白去乙酰化酶等相互结合，在DNA双链断裂修复、基因转录、转录调控、蛋白泛素化和细胞生长死亡信号传导等过程中发挥重要作用。其中，BRCA1参与DNA同源重组修复过程（Homologous recombination，HR）是其最重要的功能之一[7]。

目前国内外针对BRCA1缺失的TNBC的治疗，常规使用DNA损伤性药物（如铂类药物）。铂类药物的主要作用机制是造成细胞DNA链内和链间交联，造成DNA损伤，抑制细胞周期S期中DNA复制叉的功能，阻止癌细胞分裂，导致癌细胞凋亡。由于BRCA1参与的DNA同源重组修复正是铂类药物造成DNA损伤后的重要修复机制，BRCA1缺失的TNBC对铂类药物异常敏感[8]。

近年来，针对BRCA1缺失TNBC的分子机制研究和临床试验表明，多聚腺苷二磷酸核糖聚合酶1［poly（ADP-ribose）polymerase 1，PARP1］抑制剂成为TNBC最有前景的潜在靶向治疗药物[9~10]。PARP1是以DNA为基础的切除修复酶，在DNA单链断裂所涉及的碱基切除修复（base excision repair，BER）过程中发挥重要作用[11]。利用PARP1抑制剂治疗BRCA1缺失的TNBC，其潜在的分子机制是通过PARP1和BRCA1的共同抑制杀伤肿瘤细胞。在BRCA1缺失的肿瘤细胞中，使用PARP1抑制剂，可以抑制PARP1的活性，阻断单链DNA损伤的BER修复机制，其结果将导致DNA双链断裂；而BRCA1的缺失又使得细胞无法通过DNA同源重组修复断裂的DNA双链，最终通过协同致死效应（synthetic lethality）导致肿瘤细胞死亡[12]。事实上PARP1抑制剂也的确在TNBC的临床前研究和早期临床研究中显示出不错的疗效[13~14]，也促使了更多针对TNBC或BRCA1相关乳腺癌的Ⅲ期临床研究开展[15]。然而最新的国际多中心临床研究结果却表明，PARP1抑制剂应用于TNBC的治疗效果并不如预期的理想，患者甚至不能够从PARP1抑制剂中获得额外的生存获益[16]。

为什么会出现这样的临床研究结果？这些给我们针对 TNBC 的治疗带来了极大的困惑。其实除了同源重组修复，在 BRCA1 缺失的肿瘤组织中，还存在其他重要 DNA 修复基因的异常，例如 p53 结合蛋白 1（p53 binding protein 1，53BP1）的缺失或损伤。细胞学研究发现，53BP1 缺失可导致 BRCA1 缺失肿瘤细胞对 PARP1 抑制剂的耐受[17]。53BP1 蛋白参与 DNA 的损伤修复过程，在 DNA 双链断裂后的修复过程中扮演重要角色[18]。在 BRCA1 缺失的人类乳腺癌细胞中，53BP1 蛋白的功能异常可能导致细胞内 BRCA1 非依赖性 DNA 双链同源重组修复，因此导致 TNBC 细胞对 PARP1 抑制剂的耐受[17~19]然而目前，在 PARP1 抑制剂处理下，BRCA1 和 53BP1 共同缺失的 TNBC 细胞恢复 DNA 同源重组修复的分子机制尚未阐述清楚；也不明确 53BP1 缺失对于 TNBC 患者确切的临床治疗价值与预后价值，需要进一步开展深入研究。

二、如何评价 TNBC 预后异质性？

长期的临床实践发现，TNBC 在诸多方面存在显著的异质性，包括药物疗效、复发风险、转移特征、分子分型等方面。尤其在预后方面，TNBC 显示出尤为显著的异质性。部分 TNBC 容易早期复发，甚至早期死亡，然而 5 年以后 TNBC 的复发风险显著低于非 TNBC，此时很多 TNBC 患者能够获得长期的无病生存[20]。因此，TNBC 异质性的研究，成为目前临床亟待解决的热点问题。

近年来研究表明，部分基因的扩增或异常表达可能与 TNBC 的预后有关，如 EGFR、P53、VEGFR、FGFR2、poly ADP-ribose polymerase1（PARP1）、CK5/6、CD44、BRCA1 等[21]，然而目前缺乏大宗的临床研究证实。我们前期研究发现，TNBC 中存在较高比例的肿瘤干细胞，肿瘤干细胞的比例与 TNBC 的预后相关。同期分子分型的研究也发现，乳腺癌中存在一类特殊亚型，表现为显著的肿瘤干细胞特性，以及多种 Claudin 蛋白的低表达。目前该亚型被命名为 Claudin-low 亚型，在乳腺癌整体人群中占 5%~10%，临床特征多为 TNBC[22]。

Claudin 蛋白属于紧密连接蛋白家族，具有多种亚型，作为调节因子参与细胞内信号传递。Claudin 低表达的肿瘤经常富含免疫细胞浸润，具有肿瘤干细胞样标志及上皮-间质细胞样转化（EMT）标记[23~24]。而乳腺癌肿瘤干细胞样表型与乳腺癌三阴状态正相关，亦是乳腺癌独立的预后因素[23]。Claudin 低表达的乳腺肿瘤中，一些 EMT 诱导因子高表达，如 SNAI1、SNAI2、TWIST1、TWIST2 和乏氧诱导因子-1a[23]。另外，Claudin1 可调节很多与肿瘤浸润、转移有关基因[24]。临床上，Claudin1 低表达的乳腺癌患者，无病生存期及总生存显著缩短[25]。分子分型中确认的 Claudin-low 亚型，多数存在多种 Claudin 蛋白的低表达，例如 Claudin1、2、3、4、7 等。以上研究提示，Claudin-low 亚型可能与临床 TNBC 的复发转移及预后密切相关，有望成为 TNBC 异质性的评价指标。

Claudin-low 的分子分型得益于基因微阵列分析、基因表达谱等技术的发展，然而其检测对肿瘤标本的要求高、设备昂贵、操作复杂、检测成本高，目前罕有医疗机构能够开展，均限制了其临床应用。Claudin-low 亚型的临床表型有可能代替分子分型，成为具有临床应用价值的检测指标，其中最主要的表性就是 Claudin 蛋白的表达水平。而免疫组织化学染色法检测 Claudin 蛋白表达，设备简单、技术成熟、成本低廉、利于临床普及。通过临床研究，我们最终发现，CLDN1 阴性患者复发率 63.5%，远远高于阳性患者复发率 11.7%，CLDN1 是 TNBC 独立的预后因素，CLDN1 阴性可能是一类特殊的 TNBC 亚型，更容易复发、预后差、需要更为激进的治疗策略[26]。

三、TNBC 高度恶性行为的根源？

TNBC 高增殖、高侵袭、高复发、高耐药的生物学特征，与肿瘤干细胞（cancer stem cells，CSC）的特征十分类似，提示 TNBC 与 CSC 之间可能存在某种联系。为此，我们从细胞、动物、临床等不同层面开展了系统的研究[27,28]。首先，分别采用 ALDH1$^+$、CD44$^+$/CD24$^-$ 等 CSC 标记，在细胞水平和临床病例中均证实，TNBC 中存在更高比例的 CSC；其次，通过 CSC 分选，证实 TNBC 细胞中存在的 CSC 显著影响了 TNBC 的增殖活性、侵袭活性、化疗耐药性、成瘤活性等恶性行为；最后，在 158 例

TNBC 患者中检测 ALDH1$^+$的 CSC 比例，结果发现 ALDH1 阳性患者的 5 年 RFS 与 OS 均显著低于阴性患者。最终得出结论，CSC 是 TNBC 高度恶性生物学行为的根源。为最终进一步提高 TNBC 的治疗效果提供了新思路。

参 考 文 献

1. Bauer KR, Brown M, Cress RD, et al. Descriptive analysis of estrogen receptor (ER) -negative, progesterone receptor (PR) -negative, and HER2-negative invasive breast cancer, the so-called triple-negative phenotype: a population-based study from the California cancer Registry. Cancer. 2007, 109 (9): 1721-8.
2. 关印，徐兵河. 三阴性乳腺癌的临床病理特征及预后分析. 中华肿瘤杂志 . 2008，30 (3)：196-9.
3. 张萍，徐兵河，马飞，李俏. 年轻三阴性乳腺癌患者的临床病理特征及预后分析. 中华肿瘤杂志，2010，32 (2)：128-31.
4. Cleator S, Heller W, Coombes RC. Triple-negative breast cancer: therapeutic options. Lancet Oncol. 2007, 8 (3): 235-44.
5. Boyle P. Triple-negative breast cancer: epidemiological considerations and recommendations. Ann Oncol. 2012, 23 Suppl 6: vi7-12.
6. Venkitaraman AR. Linking the cellular functions of BRCA genes to cancer pathogenesis and treatment. Annu Rev Pathol. 2009, 4: 461-87.
7. Jasin M. Homologous repair of DNA damage and tumorigenesis: the BRCA connection. Oncogene. 2002, 21: 8981-93.
8. Liu M, Mo QG, Wei CY, Qin QH, Huang Z, He J. Platinum-based chemotherapy in triple-negative breast cancer: A meta-analysis. Oncol Lett. 2013, 5 (3): 983-91
9. Bryant HE, Schultz N, Thomas HD, Parker KM, Flower D, Lopez E, Kyle S, Meuth M, Curtin NJ and Helleday T. Specific killing of BRCA2-deficient tumours with inhibitors of poly (ADP-ribose) polymerase. Nature. 2005, 434: 913-7.
10. Farmer H, McCabe N, Lord CJ, Tutt AN, Johnson DA, Richardson TB, Santarosa M, Dillon KJ, Hickson I, Knights C, Martin NM, Jackson SP, Smith GC and Ashworth A. Targeting the DNA repair defect in BRCA mutant cells as a therapeutic strategy. Nature. 2005, 434: 917-21.
11. Helleday T, Bryant HE and Schultz N. Poly (ADP-ribose) polymerase (PARP-1) in homologous recombination and as a target for cancer therapy. Cell Cycle. 2005, 4: 1176-8.
12. Warrener P, Kim S, Williams SM, Biery M, Gordon M, Toniatti C, Cleary MA, Linsley PS, Carleton M. Synthetic lethality of PARP inhibition in BRCA-network disrupted tumor cells is associated with interferon pathway activation and enhanced by interferon-γ. Apoptosis. 2012, 17 (7): 691-701.
13. Liang H, Tan AR. Iniparib, a PARP1 inhibitor for the potential treatment of cancer, including triple-negative breast cancer. IDrugs. 2010, 13 (9): 646-56.
14. Chan SL and Mok T. PARP inhibition in BRCA-mutated breast and ovarian cancers. Lancet. 2010, 376: 211-3.
15. Reeder-Hayes KE, Carey LA, Sikov WM. Clinical trials in triple negative breast cancer. Breast Dis. 2010, 32 (1-2): 123-36.
16. Gonçalves A. PARP inhibitors and breast cancer: update and perspectives. Bull Cancer. 2012, 99 (4): 441-51.
17. Bouwman P, Aly A, Escandell JM, Pieterse M, Bartkova J, van der Gulden H, Hiddingh S, Thanasoula M, Kulkarni A, Yang Q, Haffty BG, Tommiska J, Blomqvist C, Drapkin R, Adams DJ, Nevanlinna H, Bartek J, Tarsounas M, Ganesan S and Jonkers J. 53BP1 loss rescues BRCA1 deficiency and is associated with triple-negative and BRCA-mutated breast cancers. Nat Struct Mol Biol. 2010, 17: 688-95.
18. Morales JC, Xia Z, Lu T, Aldrich MB, Wang B, Rosales C, Kellems RE, Hittelman WN, Elledge SJ, Carpenter PB. Role for the BRCA1 C-terminal repeats (BRCT) protein 53BP1 in maintaining genomic stability. J Biol Chem. 2003, 278 (17): 14971-7.
19. Bunting SF, Callen E, Wong N, Chen HT, Polato F, Gunn A, Bothmer A, Feldhahn N, Fernandez-Capetillo O, Cao L, Xu X, Deng CX, Finkel T, Nussenzweig M, Stark JM and Nussenzweig A. 53BP1 inhibits homologous recombination in Brca1-deficient cells by blocking resection of DNA breaks. Cell. 2010, 141: 243-54.

20. Eichhorn JH. Medullary carcinoma, provocative now as then. Semin Diagn Pathol. 2004; 21: 65–73.
21. Teng YH, Tan WJ, Thike AA, et al. Mutations in the epidermal growth factor receptor (EGFR) gene in triple negative breast cancer: possible implications for targeted therapy. Breast Cancer Res. 2011; 13 (2): R35.
22. Perou C. M. Molecular Stratification of Triple-Negative Breast Cancers. The Oncologist 2010; 15 (suppl 5): 39–48.
23. Polyak K, Weinberg RA: Transitions between epithelial and mesenchymal states: acquisition of malignant and stem cell traits. Nat Rev Cancer 2009, 9: 265.
24. Giatromanolaki A, et al. The $CD44^{+}/CD24^{-}$ phenotype relates to 'triple-negative' state and unfavorable prognosis in breast cancer patients. 2010; Apr 20. [Epub ahead of print]
25. Morohashi S, Kusumi T, Sato F, et al. Decreased expression of Claudin-1 correlates with recurrence status in breast cancer. Int J Mol Med. 2007; 20 (2): 139–143.
26. Ma F, Ding X, Fan Y, et al. A CLDN1-negative phenotype predicts poor prognosis in triple-negative breast cancer. PLoS One. 2014; 9 (11): e112765.
27. Huihui Li, Fei Ma, Haijuan Wang, et al. Stem cell marker aldehyde dehydrogenase 1 (ALDH1) -expressing cells are enriched in triple-negative breast cancer. Int J Biol Markers. 2013; 28 (4): e357–64.
28. Fei Ma, Huihui Li, HaijuanWang, et al. Enriched $CD44^{+}/CD24^{-}$ population drives the aggressive phenotypes presented in triple-negative breast cancer (TNBC). Cancer Lett. 2014; 353 (2): 153–9.

97. 要改变我国乳腺癌骨转移的临床现状

宋三泰

中国人民解放军第三〇七医院

骨转移是乳腺癌常见的转移部位之一，但是中国肿瘤内科界一直认为骨转移难以用药物治疗，而RECIST 评价标准也排除单纯骨转移患者参加新药临床研究，因此大家都感到十分迷茫及困惑。

但是广大骨转移患者迫切需要合理的全身药物治疗。虽然近年来我国有了好几版骨转移的专家共识及指南，主要以推广双磷酸盐为主，对于抗癌治疗的评价涉及很少，甚至还有误导。

因为骨转移的影像学检查不光是为了初次确诊，还应当涵盖药物治疗后的疗效评价及随访。我们以 2009 版的《中国抗癌协会乳腺癌诊治指南与规范》中的“骨转移的诊断方法”为例，至少有四个问题没有说清楚。

第一，指南把磁共振放在检查方法的最前面，那么究竟选择磁共振好，还是 CT 好；第二，指南笼统说应用 CT 扫描，没有说清楚应当应选用哪一种 CT 扫描；第三，指南提到 X 线拍片检查，但是为什么现在用得很少；第四，指南说“应该针对可疑骨转移部位进行 MR 或 CT 或 X 线拍片检查，以确诊骨转移诊断，并了解骨破坏的严重程度”。但是没有说清楚，用上面哪种方法，来了解什么样的骨破坏的严重程度。

在临床工作中，不管医生及患者都误认为在磁共振及 CT 之间，选择一种检查就可以，而大多数人更青睐磁共振的检查。而指南把它放在第一位无疑是一种误导。因为磁共振检查原理就是体内氢原子的成像，它属于脂肪和水为主的软组织成像，它对软组织病变具有很高分辨率，但是对骨骼的钙质变化却非常迟钝。

所以对一个骨转移的患者，在治疗及随访中，不去关注骨骼的变化，只是用磁共振追踪软组织的变化，显然不符合临床实际需求。但是对椎体转移的患者，那就必须通过它了解有无脊髓压迫征象。一旦发现，就应当及早通过手术或放疗干预，避免截瘫的发生。这是磁共振最重要的作用。

中国专家共识没有讲清楚的第二个问题是，应当选用什么样的 CT，来诊断骨转移及随访骨转移的药物疗效。其实大家都应当知道，CT 扫描必须依据不同的观察组织，设定不同的窗宽及窗位，才能得到合适的 CT 值及灰度，以便我们看清楚不同组织的 CT 图像。

毫无疑问，检查骨转移就必须要用骨窗扫描；绝对不能用肺窗扫描，也不能用纵膈窗扫描，也不能用软组织窗扫描。对于肋骨转移，因为特殊的解剖结构，难以通过横断位体层扫描看清它们的全貌。为了临床观察方便，我们常要求放射科在骨窗扫描的基础上，进行合适的三维重建，并充分剪裁，去除无关组织结构，以凸显 12 根完整的肋骨及其病变。

但是中国实际情况，影像科不提供骨窗扫描片子，更不去做三维重建。即使做了也不裁剪，原生态地让肋骨与无关组织混杂堆放在一起，影响阅读及判断。虽然影像科医生可以在电脑上读片，写报告，但是临床医生及患者根本不接触骨窗扫描的图像，很多医生还没有听到过“骨窗扫描”的名词，更不用说如何结合临床情况去分析病变，指导治疗。

第三个问题，X 线平片能不能评价骨转移的疗效。在过去没有 CT 的年代，都是用 X 线平片检查，但是有时会受到拍摄条件的影响，产生虚假的结果。现在 CT 骨窗扫描可以看到更细致的结构，所以后者已经替代X线平片成为目前最重要的检查及评价疗效的手段。

第四个问题，在骨转移诊断及评效过程中最需要了解在CT骨窗扫描或X线平片上究竟表现为溶骨性转移，还是成骨性转移。前者显示病变的恶化及进展；而后者则是好转修复的表现。如果是混合性转移，就需要在药物治疗过程中跟踪随访两者的消长趋势。我们应当非常认真地完整记录治疗前后的图像，细致分析比较其变化以指导下一步治疗。

但是在临床实践中，很多人只要看到骨扫描的浓聚病灶，或磁共振检查的异常信号考虑骨转移，根本不管是成骨还是溶骨病灶，就开始应用双磷酸盐+局部放疗。而骨扫描及磁共振检查都不具备分辨溶骨或成骨的能力。

早在1981年的WHO骨转移疗效评价标准中写道，溶骨性转移病灶在治疗中出现钙化是骨转移的PR表现。这个标准至今还在指导我们临床应用，有非常重要的现实意义。

但是我们并不认同1981年标准中关于“成骨性病灶如果密度减低，至少四周，也是PR”的说法。因为我们经过多年的仔细追踪观察，发现了完全相反的结果。如果病灶密度降低，可能是将要出现溶骨性破坏的恶化信号。而成骨转移的有效患者也同样表现为成骨成分的继续增多。

我们在2004年，对一组137例用化疗及内分泌治疗的溶骨性转移患者，以上述WHO的PR标准，进行生存分析。发现其中79例临床获益患者，中位生存期达到74个月；而没有获益的58例患者只有33个月（$P=0.0005$）。

我们还曾分析过345例骨转移患者，其中累及内脏的有211例，达到61.2%。不管是抗乳腺癌的化疗，还是内分泌治疗，只要能够推迟内脏转移的出现时间到6个月以上，它的预后就明显改观。而这种推迟内脏转移的作用，只能由抗乳腺癌的药物治疗才能完成。

也就是说骨转移与其他部位的转移一样，同属于全身播散性疾病，唯有抗乳腺癌的全身药物治疗才是他们的首要选择。只有播散性的乳腺癌病灶得到控制，才有可能获得较好的预后。而双磷酸盐本身并没有抗乳腺癌的效果，必须在有效的抗乳腺癌治疗基础上，才能更好地发挥它们的辅助作用。千万不要颠倒了抗乳腺癌药物和双磷酸盐的关系，更不要以为骨转移患者应用双磷酸盐就算是规范治疗。

因为双磷酸盐的治疗目的是减少或推迟骨转移相关事件的发生。例如疼痛加剧、高钙血症、承重长骨的病理性骨折、椎体转移的脊髓压迫、因为骨转移病情加重而需要进行的手术及放射治疗。如果患者没有以上情况，尽管可以不用双磷酸盐，并不是每一个骨转移患者都必须应用双磷酸盐的。

而最令人费解的是，我们国家大多数患者并非借助双磷酸盐来推迟放疗或不做放疗，而是在诊断骨转移后作为常规套餐同时应用，这不仅仅是医药资源的浪费，而且因为放射野内骨转移病灶的致密钙化，将无法再用这个部位来评价其后的药物治疗效果，硬是把骨转移的抗癌治疗绕到了不可评价的死胡同里。

在骨转移的临床实践中，我们要清醒认识到骨扫描只是初筛，它不能确诊骨转移，更不能评价疗效；而PET-CT虽然对恶性病变的诊断精准，但是患者检查受到太多的辐射，费用也贵，因为看不到明细的形态改变，病种的诊断都未必清楚，更难以用它来评价疗效。合理的做法是把骨扫描及PET-CT查出来的所有阳性部位都逐一变成CT骨窗扫描，以留作疗前的基线记录。

如果检查是溶骨性转移或者混合性转移，根据ER/PR/HER2状态选择解救用药。如果激素受体阳性，肯定首选内分泌治疗；如果年轻患者，我会切除双侧卵巢+依西美坦等AIs。要是治疗后出现钙化成分的增加，列为PR；要是没有达到PR，也没有出现新的溶骨表现，可以认为是SD。则按“效不更方”的原则处理。

如果治疗中出现新的溶骨性病灶；或原来的溶骨性病灶继续扩大；或原来的成骨病灶变成了溶骨性病灶；或出现其他部位的转移均判为PD，按“无效必改”的策略治疗。

如果一发现就是单纯的成骨患者，表明该病变一发现就处于稳定状态，可暂不用化疗。要是该病灶在辅助内分泌治疗阶段出现的，那继续应用原有治疗，不换药；如果是原来没有用药的患者，可以观察，也可以启用新的内分泌手段，以巩固这种成骨疗效。我们之所以不急于用化疗的理由是，成骨病灶的治疗迫切性远不如溶骨患者那么强烈，还不值得应用影响生活质量的化疗；而且成骨患者的疗效评价更困难，不容易根据疗效确定其该不该用化疗、用多久化疗。但是如果成骨性转移患者还伴有内脏或软组织转移，则可随其他病灶一并化疗，并共同评价疗效。

在骨转移的全身药物治疗中还需要明确几个理念。第一，人们经常想当然地担心骨转移起效缓慢。其实骨转移与其他转移病灶一样，不论化疗，还是内分泌治疗，起效都很快。有效患者在治疗后1个月，就可以看到好转的迹象，甚至是PR的证据。我们见到最快的1例，切卵巢当天晚上就疼痛减轻，停用止痛药。

第二，对成骨的认识有偏颇，招致临床处理的混乱。①影像科医生看到新出现的钙化修复，会误报“病情明显恶化进展，从溶骨性转移，变为成骨性转移”。所以我们提倡临床医生要自己读片，在治疗中只要患者临床症状减轻，再结合片子上有成骨修复，就可以坚信是好转的表现，可以继续用药。②临床医生在治疗过程中，碰到成骨病灶增多，误认为病变进展就改治疗，结果越改越乱。其实在有效治疗后，不仅溶骨破坏转向了成骨修复，而且还有不少治疗前尚未来得及表现溶骨破坏的部位，也出现了成骨修复，因此成骨修复的病灶数目往往会多于原来溶骨破坏的地方。

总之，乳腺癌骨转移是一个仁者见仁，智者见智的非常纠结，甚至混乱领域。但是实践是检验真理的唯一标准，我们希望大家不要缺位不作为，而应当在临床实践中认真探索。首先影像科要提高为临床服务的意识，常规出具CT骨窗扫描的片子，并根据临床需要对特殊部位进行三维重建。其次临床医生要结合患者的主诉认真阅读片子，给予合理的治疗；并追踪随访治疗结果，不断积累临床经验及教训，修正及完善乳腺癌骨转移的治疗思路及理念。

98. HER2阳性早期乳腺癌靶向治疗进展

佟仲生　贾勇圣

天津医科大学肿瘤医院乳腺内科

人表皮生长因子受体2（HER2/Neu/ErbB2）具有配体诱导的酪氨酸蛋白激酶活性，与表皮生长因子结合后可启动细胞核内相关基因表达，促进细胞分裂增殖。1987年Slamon等[1]对189例乳腺癌研究发现，其中30%存在HER2扩增或过表达。HER2是有别于肿瘤大小、淋巴结及激素受体外的乳腺癌重要预后因子，是影响乳腺癌患者复发和生存的独立预后因子。

早期乳腺癌患者通常以手术为主，结合化、放疗和内分泌治疗。但相当一部分患者即使严格按照指南规定的标准综合治疗后，仍出现复发，尤其在术后18~24个月及术后5年（复发高峰期），在HER2阳性的患者中尤为突出。HER2阳性乳腺癌患者易早期复发或转移，导致生存率下降，同时，预示对某些化疗和内分泌治疗药物耐药。我国的HER2阳性乳腺癌的治疗现状不容乐观，一项针对5480名肿瘤患者的全国性调查报告显示，只有57%的患者进行了HER2检测，不到一成的患者得到了正确的HER2阳性乳腺癌的基础治疗。今年5月4日发布了2015年St. Gallen早期乳腺癌治疗国际专家共识：个体化治疗—改善早期乳腺癌管理。本文就其中有关HER2阳性早期乳腺癌靶向治疗进行系统回顾，以期为我国早期乳腺癌的规范化HER2靶向治疗提供循证医学依据。

一、HER2阳性乳腺癌的辅助方案评价

曲妥珠单抗（赫赛汀，Herceptin）能特异结合HER2受体细胞外段，干扰HER2与其他ErbB家族成员形成异源二聚体，从而抑制肿瘤细胞增殖，促进肿瘤细胞凋亡。1998年，美国FDA批准治疗HER2过度表达的转移性乳腺癌药物赫赛汀上市。研究表明，HER2扩增的乳腺癌患者可以从赫赛汀治疗获益，而未扩增的患者疗效不明显。赫赛汀的应用，同样为术后辅助治疗带来革命性变化。入选患者总数超过13 000例[2]的四大临床研究（HERA[3]、NCCTG N9831[4]、NSABP B-31[5]和BCIRG 006[6]试验）结果一致表明，HER2阳性乳腺癌患者在术后辅助化疗的基础上接受1年赫赛汀治疗能显著延长无病生存（DFS）和总生存（OS），使早期乳腺癌患者复发风险降低36%~52%，死亡风险降低33%。根据这些研究结果，欧盟、美国和中国分别于2005年、2006年与2008年批准赫赛汀用于HER2阳性早期乳腺癌的术后辅助治疗。2014年11月《JCO》杂志报道了NSABP B-31和NCCTG N9831随访10年的结果：赫赛汀联合化疗与单独化疗相比，可以相对提高37%的OS，10年OS由75.2%提高到84%，DFS也相对提高40%，10年DFS由62.2%提高到73.7%[7]。以上研究结果奠定了HER2阳性乳腺癌在术后辅助化疗基础上接受1年靶向治疗作为HER2阳性乳腺癌的标准治疗方案。

二、强化方案探索

HER2靶向辅助治疗究竟应持续多长时间是乳腺癌研究关注的重要问题。乳腺癌术后辅助内分泌治疗时间的延长，能够显著改善激素受体阳性患者的总生存和无病生存时间，并降低乳腺癌死亡率，复发风险，以及对侧乳腺癌发生率。这种强化治疗的思路是否也适用于HER2阳性乳腺癌的靶向治疗

呢？下面的临床试验在这方面做出了有益的尝试研究。

（一）2 年辅助曲妥珠单抗：HERA 试验

HERA 是国际乳腺研究组织开展的一项大型国际性Ⅲ期研究，入组了 5000 多名患者的研究评估赫赛汀辅助治疗 HER2 阳性早期乳腺癌女性患者的益处。该研究的主要终点是无病生存期（DFS），次要终点为总生存期（OS）和心脏安全性。HERA 研究结果，最初发表于 2005 年，2013 年 HERA 试验的最终结果表明：接受为期 1 年的赫赛汀治疗，与 2 年相比，在无病生存期方面没有差异，达到研究次要终点。然而 2 年组的 3~4 级不良事件发生率多于 1 年组（20.4% vs 16.3%）；出现左室射血分数下降人数也高于 1 年组（7.2% vs 4.1%）。为期平均 8 年的随访发现，与观察组相比，接受为期 1 年赫赛汀治疗的患者组，在无病生存期和总生存期方面改善方面具有统计学意义的显著改善。因此，HERA 试验证实为期 1 年赫赛汀治疗，仍然是早期 HER2 阳性乳腺癌的标准治疗[8]。

（二）贝伐单抗联合曲妥珠单抗：BETH 试验

BETH 试验—贝伐单抗和曲妥珠单抗辅助治疗 HER2 阳性乳腺癌，是一项大样本、随机对照、Ⅲ期临床试验，评估术后化疗方案中增加贝伐单抗和曲妥单抗是否可以改善 HER2 阳性、已发生淋巴结转移或极易复发的乳腺癌患者的预后。BETH 试验总共纳入 3 509 位患者。大多数（3231 位）患者在组 1 中，这部分患者被随机分配到接受 TCH（多西他赛，卡铂和曲妥单抗联合）治疗方案组或 TCH+贝伐单抗联合治疗方案组。组 2 样本量较小，278 位患者随机分配到应用蒽环类（表柔比星）+曲妥珠单抗+贝伐单抗治疗方案组或蒽环类（表柔比星）+曲妥单抗组。经过中位时间为 38 个月随访，组 1（TCH）中的两个治疗组的无病生存率均为 92%，研究者表示这是 HER2 阳性乳腺癌辅助治疗中见到的最好的研究结果。组 2 中，蒽环类+曲妥珠单抗治疗方案组的患者的无病生存率为 89%。这些结果的重要性在于 TCH 方案较蒽环+曲妥单抗方案的疗效相同，安全性更高。HER2 阳性乳腺癌辅助化疗方案中增加贝伐单抗的疗效并不理想，并不能改善患者的预后。但是这可能是因为经过中位时间为 38 个月的随访，TCH 对照组中患者的无病生存率达 92%，将很难研究出一种比这一方案缓解率更高的方案。

（三）双重抗 HER2：ALTTO 研究

一项Ⅲ期 ALTTO 试验的首个结果，比较拉帕替尼单药、曲妥珠单抗单药、曲妥珠单抗→拉帕替尼序贯治疗和曲妥珠单抗+拉帕替尼联合辅助抗 HER2 治疗（1 年）HER2 阳性早期乳腺癌的疗效。拉帕替尼是一种小分子酪氨酸激酶抑制剂。拉帕替尼和/或曲妥珠单抗最优化治疗（ALTTO）试验是一个随机、Ⅲ期试验，比较了 3 种包含拉帕替尼的方案和曲妥珠单抗单药治疗的疗效，每种方案都作为 HER2 阳性早期乳腺癌的辅助治疗，应用一年。中位随访时间 4.5 年，与曲妥珠单抗单药治疗相比，拉帕替尼+曲妥珠单抗序贯治疗或同时治疗，患者的无病生存事件的风险较低，但是无显著性差异。3 个治疗组患者的 4 年无病生存率相似，其中曲妥珠单抗组 86%，拉帕替尼+曲妥珠单抗同时治疗组 88%，序贯治疗组 87%。与曲妥珠单抗单药治疗相比，联合治疗组某些不良反应的发生率更高，例如腹泻、皮疹和肝功能损害。该试验的另一个主要发现是，严重的心脏相关不良反应的发生率极低。ALTTO 试验组中，充血性心力衰竭的发生率低于 1%，即使 95%的患者应用蒽环霉素化疗。与曲妥珠单抗单药治疗相比，拉帕替尼+曲妥珠单抗序贯治疗或同时治疗 HER2 阳性早期乳腺癌没有明显的优势。治疗组患者的 4 年无病生存率相似。

（四）双重抗 HER2：ExteNET 研究

Neratinib 是一种口服、不可逆、泛 ErbB 受体酪氨酸激酶抑制剂，能有效抑制 ErbB1 和 ErbB2，作用机制类似拉帕替尼。ExteNET 研究是一项双盲、安慰剂对照Ⅲ期研究，在 2812 例已接受手术和赫赛汀辅助治疗的早期 HER2 阳性乳腺癌女性患者中开展，患者在完成赫赛汀一年辅助治疗后，再随机分配接受为期一年的 Neratinib 或安慰剂辅助治疗，患者随机化分配之后开始进行 2 年时间的随访，研究主要终点为无病生存期（DFS）。结果表明，与安慰剂相比，Neratinib 使 DFS 改善 33%，具有显著统计学差异（$P=0.0046$）。此外，与安慰剂相比，Neratinib 使次要终点导管原位癌无病生存期

(DFS-DCIS) 改善达 37%，同样具有统计学显著差异（$P=0.0009$）。美国 Puma 生物公司于 2014 年 7 月 22 日媒体发布，有可能通过美国 FDA 批准。

（五）双重抗 HER2：APHINITY 试验

目前正在开展的 APHINITY 试验为帕妥珠单抗结合化疗以及曲妥单抗辅助治疗 HER2 阳性早期乳腺癌，检验帕妥珠单抗是否优于拉帕替尼。APHINITY 研究将比较几种术后 HER2 阳性早期乳腺癌的治疗方案，包括帕妥珠单抗、曲妥单抗、曲妥单抗联合化疗以及化疗。APHINITY 的结果要在 2016 年才能获得，早期乳腺癌患者的治愈率能够被提高多少，我们将拭目以待。

（六）双重抗 HER2：Katherine 研究

Ⅲ期 EMILIA 研究表明，TDM-1 可明显提高 HER2 阳性转移性乳腺癌女性患者的生存率，目前正在进行新辅助治疗后 TDM-1 治疗与继续曲妥珠单抗治疗 HER2 阳性患者比较（Katherine 研究）。

三、降级方案研究

从 2005 年开始，12 个月的辅助曲妥珠单抗治疗已经成为 HER2 阳性早期乳腺癌的标准治疗方案。然而，曲妥珠单抗治疗的最佳持续时间还正在争论当中。如何缩短赫塞丁给药时间，延长生存期是靶向治疗研究的另一方向。在 PHARE 试验中[9]，研究人员则对比了 6 个月曲妥珠单抗治疗与 12 个月曲妥珠单抗治疗对早期乳腺癌的疗效。遗憾的是，经过 3.5 年随访，PHARE 非劣效性研究结果未能证明 6 个月曲妥珠单抗辅助治疗的 DFS 不劣于 1 年治疗（$P=0.29$）；亚组分析发现，在 ER 阴性乳腺癌中，1 年曲妥珠单抗治疗组的 DFS 显著优于 6 个月组（$P=0.037$）。尽管接受 12 个月辅助曲妥珠单抗治疗会有较高的心血管事件发生风险，但研究人员还是建议将 12 个月辅助曲妥珠单抗治疗作为 HER-2 阳性早期乳腺癌的标准治疗方案。基于以上研究，目前曲妥珠单抗辅助治疗时间仍维持原有标准（1 年），短疗程可能效果不佳。

目前还有研究 6 个月的赫塞丁给药方式如 Persephone、Hellenic 研究的远期疗效，以及 3 个月的赫塞丁给药方式如 SOLD、Short-HER 研究，不远的将来会进一步回答降级给药方式的可行性。

四、新辅助研究的启示

在大量开展的新辅助治疗研究中，曲妥珠单抗同样体现出对 HER2 阳性乳腺癌患者的治疗优势。NOAH、NeoALTTO、GeparQuinto 及 NeoSphere 等应用曲妥珠单抗新辅助治疗的随机临床研究结果显示：对于 HER2 阳性乳腺癌患者，多种新辅助化疗方案联合曲妥珠单抗治疗可最大化影响疾病进程，双靶向药物联合新辅助治疗的疗效更具优势。曲妥珠单抗联合化疗提高 pCR 率，部分研究（NOAH）可以转化生存优势，双靶向联合化疗进一步提高 pCR 率，部分研究 pCR 率更高的双重抗 HER2 治疗可能更适合用于化疗降级的新辅助治疗中。曲妥珠单抗+帕妥珠单抗新辅助治疗的适应证仅在美国获批，因此 2015 ST. Gallen 专家委员仍推荐蒽环序贯紫杉烷+抗 Her2 治疗（56.4%），次选是紫杉烷 + 曲妥珠单抗+ 帕妥珠单抗（占 23.1%），蒽环序贯紫杉烷+抗 Her2 治疗是合理的，超过半数的专家委员选择该方案；但未特别指明哪种抗 HER2 治疗。

五、HER2 以外的生物标记物指导方案

目前 HER2 治疗依然缺乏有效的标记物改善治疗，需要鉴别抗 HER2 耐药的患者，鉴别不需要强化方案的患者，鉴别无需化疗的患者。$HER2^+$乳腺癌的生物学特点和疾病驱动因素是转化医学研究的重点，2014 年 10 月一项研究了采用双或单抗 HER2 治疗联合新辅助化疗治疗的 HER2 阳性乳腺癌患者中 PIK3CA 基因型和 pCR 率之间的关联。结果显示，PIK3CA 突变的 HER2 阳性乳腺癌不易达到 pCR[10]。同样，在 NSABP B-31 临床试验中也探讨了分子亚型、PIK3CA 突变对预测曲妥珠单抗辅助治疗乳腺癌的获益程度的影响。结果显示，1 578 例病理标本中有 741 例（47.0%）为 HER2 高表达（HER2E）亚型，其中有 166 个（24.7%）为 PIK3CA 突变。与在进展期和新辅助临床试验中所得到

的结果不同，NSABP B-31 中 PIK3CA 和 PAM50 内在亚型不是曲妥珠单抗辅助治疗的预测标记物。同时表明，进展期和新辅助方案可能并不总是适合于辅助治疗方案。

总之，有两个试验对 HER2 阳性乳腺癌曲妥珠单抗的最佳治疗时间进行了研究。HERA 试验的研究表明与 1 年曲妥珠单抗相比，2 年曲妥珠单抗并未使患者得到更多获益，而 PHARE 试验未能证实 6 个月曲妥珠单抗非劣效于 1 年的曲妥珠单抗。因此，HER2 阳性乳腺癌曲妥珠单抗的标准治疗时间仍然是 1 年。对于 HER 靶向强化治疗的探索研究，ExteNET 研究中 Neratinib 序贯赫赛汀辅助治疗取得的明显的无病生存期改善，其他抗 HER-2 靶向药物如拉帕替尼、帕妥珠单抗等在术后辅助治疗中尚未取得有效阳性结果，目前尚不推荐应用。目前，抗 HER2 治疗仍然存在一些未解的问题：对小肿瘤该如何开展靶向治疗？联合其他新靶向药物是否可进一步提高疗效？当 HER2 和 ER 都受到抑制的情况下，是否所有患者都需要化疗？哪些患者能从抗 HER2 治疗中获益而哪些不能？Ⅰ期和Ⅱ期辅助抗 HER2 治疗的推荐没有变化。最佳方案是蒽环序贯紫杉烷联合曲妥珠单抗。对于 T1b 肿瘤，紫杉醇+曲妥珠单抗是合理并更被专家委员接受。没有推荐辅助治疗采用双重抗 HER2，曲妥珠单抗+帕妥珠单抗方案的研究 APHINITY 试验正在进行中。

参 考 文 献

1. Slamon, D. J.; Clark, G. M.; Wong, S. G.; Levin, W. J.; Ullrich, A.; McGuire, W. L. Human breast cancer: Correlation of relapse and survival with amplification of the her-2/neu oncogene. *Science* 1987, 235, 177–182.
2. Baselga, J.; Perez, E. A.; Pienkowski, T.; Bell, R. Adjuvant trastuzumab: A milestone in the treatment of her-2-positive early breast cancer. *The oncologist* 2006, 11 Suppl 1, 4–12.
3. Piccart-Gebhart, M. J.; Procter, M.; Leyland-Jones, B.; Goldhirsch, A.; Untch, M.; Smith, I.; Gianni, L.; Baselga, J.; Bell, R.; Jackisch, C., et al. Trastuzumab after adjuvant chemotherapy in her2-positive breast cancer. *The New England journal of medicine* 2005, 353, 1659–1672.
4. Perez, E. A.; Romond, E. H.; Suman, V. J.; Jeong, J. H.; Davidson, N. E.; Geyer, C. E., Jr.; Martino, S.; Mamounas, E. P.; Kaufman, P. A.; Wolmark, N. Four-year follow-up of trastuzumab plus adjuvant chemotherapy for operable human epidermal growth factor receptor 2-positive breast cancer: Joint analysis of data from ncctg n9831 and nsabp b-31. *Journal of Clinical Oncology* 2011, 29, 3366–3373.
5. Tan-Chiu, E.; Yothers, G.; Romond, E.; Geyer, C. E., Jr.; Ewer, M.; Keefe, D.; Shannon, R. P.; Swain, S. M.; Brown, A.; Fehrenbacher, L., et al. Assessment of cardiac dysfunction in a randomized trial comparing doxorubicin and cyclophosphamide followed by paclitaxel, with or without trastuzumab as adjuvant therapy in node-positive, human epidermal growth factor receptor 2-overexpressing breast cancer: Nsabp b-31. *Journal of Clinical Oncology* 2005, 23, 7811–7819.
6. Slamon, D.; Eiermann, W.; Robert, N.; Pienkowski, T.; Martin, M.; Press, M.; Mackey, J.; Glaspy, J.; Chan, A.; Pawlicki, M., et al. Adjuvant trastuzumab in her2-positive breast cancer. *The New England journal of medicine* 2011, 365, 1273–1283.
7. Perez, E. A.; Romond, E. H.; Suman, V. J.; Jeong, J. H.; Sledge, G.; Geyer, C. E., Jr.; Martino, S.; Rastogi, P.; Gralow, J.; Swain, S. M., et al. Trastuzumab plus adjuvant chemotherapy for human epidermal growth factor receptor 2-positive breast cancer: Planned joint analysis of overall survival from nsabp b-31 and ncctg n9831. *Journal of Clinical Oncology* 2014, 32, 3744–3752.
8. Goldhirsch, A.; Gelber, R. D.; Piccart-Gebhart, M. J.; de Azambuja, E.; Procter, M.; Suter, T. M.; Jackisch, C.; Cameron, D.; Weber, H. A.; Heinzmann, D., et al. 2 years versus 1 year of adjuvant trastuzumab for her2-positive breast cancer (hera): An open-label, randomised controlled trial. *Lancet* 2013, 382, 1021–1028.
9. Pivot, X.; Romieu, G.; Debled, M.; Pierga, J. Y.; Kerbrat, P.; Bachelot, T.; Lortholary, A.; Espie, M.; Fumoleau, P.; Serin, D., et al. 6 months versus 12 months of adjuvant trastuzumab for patients with her2-positive early breast cancer (phare): A randomised phase 3 trial. *The Lancet. Oncology* 2013, 14, 741–748.
10. Loibl, S.; von Minckwitz, G.; Schneeweiss, A.; Paepke, S.; Lehmann, A.; Rezai, M.; Zahm, D. M.; Sinn, P.; Khandan, F.; Eidtmann, H., et al. Pik3ca mutations are associated with lower rates of pathologic complete response to anti-human epidermal growth factor receptor 2 (her2) therapy in primary her2-overexpressing breast cancer. *Journal of Clinical Oncology* 2014, 32, 3212–3220.

99. 乳腺癌抗 HER2 治疗共识与进展

王红霞

上海仁济医院

1987 年，斯拉蒙等报道了人表皮生长因子受体 2（human epidermal growth factor receptor 2，HER2）在人类乳腺癌发病机制中的作用。约 20% 乳腺癌患者 HER2 表达阳性。人表皮生长因子受体 2（human epidermal growth factor receptor 2，HER2）是表皮生长因子酪氨酸激酶受体家族的成员，该基因定位于人染色体 17p21。正常情况下，细胞表面 HER2 蛋白约 1 万~5 万个，15%~20%的乳腺癌患者 HER2 基因扩增或受体蛋白高表达 HER2[1]。HER2 表达量可多达 200 万个，为正常细胞的 10~100 倍。在 HER2 靶向治疗之前，$HER2^+$乳腺癌预示着预后差的群体。1997 年 FDA 批准抗 HER-2 的分子靶向治疗药物——曲妥珠单抗治疗，为晚期乳腺癌开创了分子靶向治疗时代的到来[2]。近年来，随着另外 3 个 HER2 靶向治疗药物——拉帕替尼（Tykerb）、帕妥珠单抗（Perjeta）和抗体偶联药物 T-DM1（Kadcyla）的批准应用，进展期 HER2 阳性乳腺癌患者的预后得到进一步显著改善。转移性 HER2+ 乳腺癌不再呈现快速进展的病程，平均存活时间超过 3 年。这些新的 HER-2 靶向治疗药物的批准促使 2014 年 5 月 ASCO 第一个特异性针对晚期 HER2 阳性乳腺癌全身治疗临床指南的发布。由于大脑是 HER2 阳性乳腺癌患者的庇护所，HER2 阳性患者脑转移的发生比率高达 50%，ASCO 同期也发布了关于这一特殊亚型患者脑转移管理的指南。

目前抗 HER2 治疗已广泛应用于 HER2 阳性乳腺癌术前新辅助治疗、术后辅助治疗及转移性患者的姑息治疗。随大量随机对照临床研究的进行，肿瘤界就抗 HER2 治疗的作用机制及临床疗效基本达成共识，但同时也存在一些争议。比如：预测抗 HER2 治疗疗效的有效生物学标志物缺乏，抗 HER2 治疗耐药问题显著；抗 HER2 治疗联合化疗、内分泌治疗有效性的探讨及其最佳方案、时机、用药顺序、最佳疗程等。本文笔者就乳腺癌抗 HER2 治疗的共识与进展进行了系统回顾与探讨。

一、抗 HER2 治疗在 HER2 阳性乳腺癌新辅助治疗中的应用

新辅助治疗达到病理学完全缓解（pCR）的患者，肿瘤复发率显著降低，生存期显著延长。与单纯化疗相比，曲妥珠单抗联合化疗用于新辅助治疗，能显著提高 HER2 阳性乳腺癌的 pCR 率。Buzdar[3]等报道了 42 例 HER2+乳腺癌患者随机接受紫杉醇序贯 FEC 化疗；化疗+曲妥珠单抗，结果显示：曲妥珠单抗组 pCR（65% vs 26%）和 3 年 DFS 率（100% vs 85.3%）显著提高。Ⅲ期 NOAH[4]研究对 235 例局部晚期乳腺癌和炎性乳癌患者采用曲妥珠单抗联合或单纯化疗在新辅助治疗中的应用，主要研究终点是无事件生存期（event-free survival，EFS）。结果显示在化疗基础上加用曲妥珠单抗能显著提高 pCR（43% vs 22%；$P=0.0007$）和 3 年 EFS 率（71% vs 56%，HR 0.59；$P=0.013$）。ACOSOG Z1041[5]证实：曲妥珠单抗联合蒽环和紫杉类化疗方案，无论是 P 周疗-FEC+曲妥珠单抗，还是 FEC-P 周疗+曲妥珠单抗，两组的 pCR 相同（54.2% vs 56.5%）。

第二代方案双重抗 HER2 与化疗的联合，国际多中心开放Ⅱ期 NeoSphere 研究探讨 TH（多西他赛+曲妥珠单抗）、THP 或 HP 方案的新辅助疗效。417 例 HER2 阳性（IHC3+或 FISH+）乳腺癌患者（Ⅱ期或Ⅲ期，包括局部进展）随机接受术前 TH、THP、HP 或 TP4 个周期的新辅助治疗，显示 THP

治疗组获得的 pCR 显著高于 TH 组（$P=0.0141$）和 TP 组（$P=0.003$），多西他赛+曲妥珠单抗联合帕妥珠单抗组患者获得显著更高的 pCR 率（45.8%）。

曲妥珠单抗+拉帕替尼联合新辅助亦有几项研究结果公布，但未有肯定性结果。其中 NeoALTTO 研究[6]分为三组：①拉帕替尼联合紫杉醇；②曲妥珠单抗联合紫杉醇；③拉帕替尼联合曲妥珠单抗及紫杉醇。三组 pCR 分别为 24.7% vs 29.5vs 51.3%（$P=0.0001$）。2013 年圣安东尼奥会议上公布的 EFS 和 OS 分析更新结果显示 P 值无统计学差异。NSABP B-41 研究得出的也是阴性结论。其他三个研究 CALGB 40601、CHER-LOB 与 TRIO B07 均是小样本研究，其中 TRIO B07 研究显示 TCH 方案与 H+L 联合双靶向相比 pCR 率相仿。

研究和方案,%	pCR：曲妥珠单抗 H	pCR：拉帕替尼 L	pCR：H + L
NeoALTTO（N=455）	27.6	20.0	46.8
NSABP B-41（N=519）	49.4	47.4	60.2
CALGB 40601（N=299）	43.0	29.0	52.0
CHER-LOB（N=121）	25.0	26.3	46.7
TRIO B07（N=128）	47.0	25.0	51.0

二、抗 HER2 治疗在 HER2 阳性乳腺癌辅助治疗中的应用

4 项经典的大型临床研究 NCCTG N9831、NSABP-B31、HERA、BCIRG-006 探讨了抗 HER2 治疗在辅助治疗中的应用，结果均显示：曲妥珠单抗降低了乳腺癌患者的复发和死亡风险[7]。NCCTG N-9831 研究表明曲妥珠单抗与紫杉醇同时应用较序贯应用患者肿瘤复发风险还能进一步降低 25%，因此建议曲妥珠单抗与紫杉醇同时使用。HERA[8]研究中随机分为曲妥珠单抗 1 年治疗组、2 年治疗组及观察组。中位随访 2 年结果显示：1 年治疗组疾病复发风险降低 36%，死亡风险降低 34%；延迟用药患者也显示生存获益；2 年延长用药无病生存无显著统计学差异。BCIRG-006[9]研究探讨了①AC-TH 方案；②TCH 方案化疗；③对照组为不含曲妥珠单抗的 AC-T 方案。2009 年报道了平均随访 65 个月的结果：两试验组的 5 年 DFS 率分别为 84%和 81%，均显著高于对照组（75%）；5 年 OS 率分别为 92%和 91%，均显著高于对照组（87%）。两试验组 DFS 和 OS 无显著差异。不含蒽环类的 TCH 方案心脏安全性优于 AC-TH 方案。

帕妥珠单抗基于Ⅱ期临床研究中 pCR 的显著获益于 2013 年 9 月获得 FDA 加速审批用于早期乳腺癌的新辅助治疗。AFFINITY 研究（NCT01358877）评估了其在辅助治疗中的应用。Katherine 研究（N=1448）对接受新辅抗 her2 及化疗后未达到病理完全缓解的患者对比赫赛汀与 T-DM1 治疗的疗效。试验正在进行，预计将于明年年底完成。KAITLIN 研究设计探讨了 T-DM1+帕妥珠单抗取代紫杉醇+曲妥珠单抗+帕妥珠单抗在辅助治疗中的应用。这些临床研究结果的公布会为我们提供更多的临床选择与依据。

ALTTO 研究是曲妥珠单抗和拉帕替尼序贯给药及联合给药的Ⅲ期辅助治疗研究，比较单用拉帕替尼、单用曲妥珠单抗、曲妥珠单抗序贯或联合拉帕替尼的疗效，2010 年 1 月招募入组 7165 例患者。中国部分医院也参加了这项临床试验。结果表明拉帕替尼联合/序贯曲妥珠单抗（T+L 或 T→L）和曲妥珠单抗单药组（T）相比，未增加 DFS/OS 获益。

那拉提尼（neratinib）是一种口服不可逆泛 ErbB 受体酪氨酸激酶抑制剂，能有效抑制 ErbB1 和 ErbB2。2014 年 7 月Ⅲ期临床研究（ExteNET）数据公布。对 2812 例早期 HER2 阳性乳腺癌患者在完成赫赛汀辅助治疗后，随机分配接受 1 年 neratinib 或安慰剂辅助治疗。数据表明，neratinib 与安慰剂相比使 DFS 改善 33%，$P=0.0046$。此外，neratinib 使次要终点原位性管腺癌无病生存期（DFS-

DCIS）改善达 37%，同样具有统计学显著差异（$P=0.0009$）。同年 4 月，neratinib 一项Ⅱ期研究（I-SPY2）的积极数据亦表明 neratinib 用于 HER2 阳性乳腺癌时疗效罗氏赫赛汀，可能成为未来抗 HER2 治疗的一剂重磅药物。

三、抗 HER2 治疗在 HER2 阳性转移性乳腺癌治疗中的应用

2014 年 5 月 6 日，ASCO 在《临床肿瘤学杂志》上在线发布了两个关于 HER2 阳性晚期乳腺癌治疗的临床指南。专家建议抗 HER2 靶向治疗应贯穿于一线、二线及抗 HER2 治疗进展后的多线治疗中。

多项研究显示曲妥珠单抗与多种化疗药有相加或协同作用，其中曲妥珠单抗与紫杉类联合可作为一线首选方案。曲妥珠单抗与长春瑞滨、吉西他滨、卡培他滨、脂质体阿霉素联用有效率分别为 30%~86%。一项随机对照研究比较了紫杉类和长春瑞滨分别联合曲妥珠单抗一线治疗 HER2 阳性晚期乳腺癌的疗效，有效率（40% vs 51%）和疾病进展时间（8.5m vs 6m）无显著统计学差异。

两项Ⅲ期随机对照研究比较了紫杉类联合曲妥珠单抗基础上加用卡铂的三药联合方案是否优于两药联合方案。其中一项研究显示三药联合组的有效率（52% vs 36%）和无进展生存期（10.7m vs 7.1m），均显著优于两药联合组。BCIRG007 研究却显示在多西紫杉醇联合曲妥珠单抗的基础上加用卡铂并不能使疗效进一步提高，但由于三药联合组的多西紫杉醇剂量小，患者耐受性更好。总之，目前研究显示：含曲妥珠单抗三药联合较两药联合方案略有优势。

对于晚期 HER2 阳性乳腺癌的一线治疗基于 CLEOPATRA Ⅲ期随机对照研究结果，推荐帕妥珠单抗+曲妥单抗+紫杉类药物的联合。帕妥珠单抗是人源化 HER2 单克隆抗体，与曲妥珠单抗作用位点不同，它能抑制 HER2 同源性和异源性二聚体形成。CLEOPATRA 研究[10]显示帕妥珠单抗联合可显著提高 PFS（18.5m vs 12.4m，$P<0.001$）与 OS（37.6m vs 没有达到，$P=0.0008$），两组患者生活质量基本相同。对于何种紫衫类药物与靶向的联合目前没有界定，CLEOPATRA 研究中采用了多西他赛 3 周方案，尽管没有紫杉醇与双重抗 HER2 的数据，但认为可临床替代使用，以每周给药联合为优化选择（紫杉醇每周给药>三周给药）。此外，我们寄望于 PERUSE（NCT01572038）研究结果，该研究评价了帕妥珠单抗和曲妥单抗与不同紫杉烷类（紫杉醇，多西他赛，或白蛋白结合紫杉醇［Abraxane］）的联合，将有助于阐明哪一种紫杉烷是最佳的联合治疗方案。考虑到累积毒性，建议后 4~6 个月或达到最大临床反应时停止紫杉烷药物，维持双重 HER2 靶向治疗。对激素受体阳性患者可后期加入内分泌治疗。维持阶段疾病再次进展后，可考虑紫杉类药物再启用或换用二线治疗方案。

抗体药物偶联物 T-DM1（ado-trastuzumabemtansine，Kadcyla）在一线治疗中的地位尚未确定。EMILIA 试验中只有一小样本亚组比较了卡培他滨和拉帕替尼对比 T-DM1 一线治疗中的应用，因此目前证据仍不充分。正在进行的 MARIANNE 研究（NCT01120184）比较了一线：①T-DM1+帕妥珠单抗；②紫杉类+曲妥珠单抗；③T-DM1+安慰剂三组的疗效，该研究结果可能改变 HER2 阳性患者一线治疗的选择。如同样有效，由于副反应更小，一线 T-DM1 可提供更优化选择。

哺乳动物雷帕霉素靶蛋白 mTOR 是 PI3k-AKT 信号途径的下游靶点，依维莫司（RAD001）能够抑制 mTOR 的活性。曲妥珠单抗耐药与 PI3k-AKT 信号途径的激活相关。临床前实验显示 RAD001 能增强曲妥珠单抗的抗瘤活性，并能逆转曲妥珠单抗耐药。2009 年圣安东尼奥乳腺癌会议报道了 RAD001 联合曲妥珠单抗和化疗药（长春瑞滨或紫杉醇）治疗 74 例 HER2 阳性转移性乳腺癌患者的两项Ⅰ期临床试验的联合分析结果，患者用过多个治疗方案并且对曲妥珠单抗耐药，其中 25 例之前还用过拉帕替尼。结果显示总有效率为 27%，临床获益率为 82.4%。

四、HR+/HER2+ 乳腺癌

对该部分患者的优化管理仍存在不确定性。现推荐对绝大多数患者考虑化疗加 HER2 靶向治疗，

无论激素受体状态如何。对于HER2靶向治疗禁忌或有合并症、低肿瘤负荷、疾病进展/复发缓慢的患者可考虑进行单独内分泌治疗方案的研究设计，使其免予化疗。但在大规模循证医学证据之前，需要对此持慎重态度，因为既往一些研究结果显示，单独内分泌治疗后会出现短时间内疾病进展[11~12]。

内分泌治疗与靶向的联合通常推荐用于一线紫杉类药物与靶向治疗后的使用。需要指出的是，既往循证证据显示内分泌治疗与抗HER2靶向联合相比较单独内分泌治疗只表现PFS的延长，而无OS的显著获益，当然我们也可以认为其部分原因为部分内分泌治疗患者交叉到靶向联合组的结果。对于该部分人群应该一线靶向+内分泌（延迟化疗）还是一线化疗+靶向？目前也缺乏循证医学证据。HER2阳性患者可大体分为两个亚群——HR阳性组和HR阴性组，这是两个分子生物学行为不同的亚组，因此在临床诊治中应该分而治之。目前在该领域，我们需要进行的研究设计还有很大空间可为。

五、预测抗HER2治疗疗效的有效生物学标志物缺乏

目前为止，尚没有除外HER2的更好的生物学标记物来预测抗HER2治疗的疗效。尽管有时运用了两种抗HER2治疗，相当一部分患者的治疗反应率仍然不高。更合适地、个体化地运用抗HER2治疗仍然是目前的研究热点。2015年1月5日J Clin Oncol上一篇文章中，荷兰癌症研究所Ian J. Majewski等探讨了磷脂酰肌醇3-激酶（PI3K）催化亚基编码基因（PIK3CA）突变与乳腺癌新辅助抗人表皮生长因子受体2（HER2）靶向治疗疗效之间的关系。对NeoALTTO研究中HER2阳性早期乳腺癌患者中进行PIK3CA突变鉴定。研究表明23% HER2阳性肿瘤中发现PIK3CA突变，在所有治疗组别中这些突变均与不良结局相关。接受曲妥珠单抗联合拉帕替尼治疗的野生型PIK3CA患者整体病理学完全缓解率（pCR）达53.1%，而在PIK3CA活化突变肿瘤的患者中降至28.6%。研究表明，在HER2阳性乳腺癌患者中，PIK3CA突变预示新辅助抗HER2靶向治疗后较低的pCR率。因此，抗HER2联合PI3K抑制剂治疗正在研究之中。

六、抗HER2治疗耐药问题显著

尽管抗HER2治疗在乳腺癌患者取得了一定疗效，但是，其耐药情况日益明显。有一部分患者为原发耐药，另一部分患者在接受抗HER2治疗并获得疗效后，逐渐出现继发耐药。其耐药机制繁多复杂，涉及到了HER2及其下游传导通路、HSP90、端粒酶、VEGF抑制剂等等，亟待进一步研究。

最近，美国冷泉港（CSHL）的一项研究结果有望为HER2阳性乳腺癌的治疗带来一种强大的新方法。相关研究结果发表在2014年5月18日的《自然·化学生物学》（Nature——Chemical Biology）。PTP1B为蛋白质酪氨酸磷酸酶（PTPs）超家族的一员。这项研究发现，当用一种PTP1B抑制剂（MSI-1436或trodusquemine）处理HER2阳性乳腺癌小鼠模型时，能够抑制HER2蛋白信号，肿瘤生长与肺部转移得以广泛抑制。trodusquemine和相关类似物的开发目前正在进行中[13]。

七、其他

抗HER2单抗怎样与化疗联合使得病人最大程度受益，与内分泌治疗联合治疗是否具有临床意义，如何与其他靶向治疗联合以获得更好疗效。更多的临床试验急需开展，以解答这些问题，从而使抗HER2治疗最大限度地发挥作用。此外，对于极少一部分在系统性全身治疗后获得临床缓解的患者，长期抗HER2靶向治疗的期限与终身管理是一个未知的问题。抗HER2治疗取得临床疗效的同时带来昂贵的经济费用，因此有必要对该部分患者纳入经济效益分析。

HER2阳性转移性乳腺癌最佳的方案和后续治疗的顺序仍没有很好的定义。正在进行的观察性研究——SystHERS前瞻性队列研究（NCT01615068）将会为治疗模式的选择进行很好的解答。此外，HER-2靶向治疗过程中心功能损伤也是临床关注的问题。SAFE-心脏试验（NCT01904903）研究评估轻度降低射血分数患者HER2靶向治疗的心脏安全性，为使用这些药物过程中心功能的监护定义可靠

的安全参数。

参考文献

1. Zhu X, Verma S. Targeted therapy in her2-positive metastatic breast cancer: a review of the literature. Curr Oncol, 2015; 22: S19-28.
2. Pernas Simon S. Neoadjuvant therapy of early stage human epidermal growth factor receptor 2 positive breast cancer: latest evidence and clinical implications. Ther Adv Med Oncol, 2014; 6 (5): 210-21.
3. Buzdar A, Ibrahim N, Francis D, et al. Significantly higher pathologic complete remission rate after neoadjuvant therapy with trastuzumab, paclitaxel, and epirubicin chemotherapy: Results of a randomised trial in human epidermal growth factor receptor 2-positive operable breast cancer. J Clin Oncol, 2005; 23: 3676-85.
4. Gianni L, Eiermann W, Semiglazov V, et al. Neoadjuvant chemotherapy with trastuzumab followed by adjuvant trastuzumab versus neoadjuvant chemotherapy alone, in patients with HER2-positive locally advanced breast cancer (the NOAH trial): a randomised controlled superiority trial with a parallel HER2-negative cohort. Lancet, 2010; 375 (9712): 377-84.
5. Buzdar AU, Suman VJ, Meric-Bernstam F, et al. Fluorouracil, epirubicin, and cyclophosphamide (FEC-75) followed by paclitaxel plus trastuzumab versus paclitaxel plus trastuzumab followed by FEC-75 plus trastuzumab as neoadjuvanttreatment for patients with HER2-positive breast cancer (Z1041): a randomised, controlled, phase 3 trial. Lancet Oncol, 2013; 14 (13): 1317-25.
6. Baselga J, Bradbury I, Eidtmann H, et al. Lapatinib with trastuzumab for HER2-positive early breast cancer (NeoALTTO): a randomised, open-label, multicentre, phase 3 trial. Lancet, 2012; 379 (9816): 633-40.
7. Perez EA, Romond EH, Suman VJ, et al. Four-year follow-up of trastuzumab plus adjuvant chemotherapy for operable human epidermal growth factor receptor 2-positive breast cancer: joint analysis of data from NCCTG N9831 and NSABP B-31. J Clin Oncol, 2011; 29 (25): 3366-73.
8. Piccart-Gebhart MJ, Procter M, Leyland-Jones B, et al. Trastuzumab after adjuvant chemotherapy in HER2-positive breast cancer. N Engl J Med, 2005; 353 (16): 1659-72.
9. Slamon D, Eiermann W, Robert N, et al. Adjuvant trastuzumab in HER2-positive breast cancer. N Engl J Med, 2011; 365 (14): 1273-83.
10. Baselga J, Cortés J, Kim SB, et al. Pertuzumab plus trastuzumab plus docetaxel for metastatic breast cancer. N Engl J Med, 2012; 366 (2): 109-19.
11. Huober J, Fasching PA, Barsoum M, et al. Higher efficacy of letrozole in combination with trastuzumab compared to letrozole monotherapy as first-line treatment in patients with HER2-positive, hormone-receptor-positive metastatic breast cancer—results of the eLEcTRA trial. Breast 21: 27-33, 2012.
12. Schwartzberg LS, Franco SX, Florance A, et al. Lapatinib plus letrozole as first-line therapy for HER-2+ hormone receptor-positive metastatic breast cancer. Oncologist 1 122-129, 2010.
13. Navasona Krishnan, Dorothy Koveal, Daniel H. Miller, Bin Xue, Sai DipikaaAkshinthala et al. Targeting the disordered C terminus of PTP1B with an allosteric inhibitor. Appears online ahead of print Sunday, May 18, 2014 in Nature Chemical Biology.

100. 化疗期乳腺癌患者的心理干预策略

王丕琳

首都医科大学附属北京天坛医院乳腺科

得益于医疗水平的发展，乳腺癌的综合治疗逐步规范化，女性乳腺癌患者的病死率显著下降，5年生存率不断提高[1]。但乳腺癌的诊疗也给患者带来了不容忽视的负面影响。在患者的生命得以保障的基础上，实现身心同治、全面提高患者的生活质量已逐渐成为乳腺癌治疗备受关注的新目标。在乳腺癌的综合治疗中，化疗仍然是最重要的手段，也是患者在整个治疗过程中最痛苦、最难以忍受的阶段之一，容易出现显著的心理问题和严重的副反应，有时甚至会导致化疗疗程的中断，进而影响疾病的转归。心理干预已经被证实可以有效缓解患者的部分躯体症状，改善心理状况，提高免疫力，改善生活质量。[2]因此，如何开发适用于化疗期乳腺癌患者的心理干预策略是肿瘤临床医护人员值得关注的问题。

一、化疗期乳腺癌患者的心理问题

恶性肿瘤患者普遍存在恐惧死亡、担心治疗副作用、对疾病的不确定感、害怕复发和转移、情绪和睡眠障碍、疲乏等诸多心理问题。由于乳房对女性的特殊意义，女性第二性征的损毁更加重了患者的心理负担，使女性自尊心受损，更容易出现情感、功能等方面的紊乱，产生较多的心理问题。[3]

在化疗过程中，副反应往往会造成乳腺癌患者生理和心理的双重障碍。化疗药物可以导致骨髓抑制、胃肠道症状（恶心、呕吐、腹泻等）、脱发、肌肉疼痛、手足麻木感、皮肤过敏等躯体症状。在诸多躯体问题中，患者对恶心、呕吐、脱发尤为敏感。另一方面，生理症状的出现容易导致患者产生心理痛苦，出现恐惧、抑郁、焦虑、悲伤等诸多不良情绪。不良情绪的产生可能降低患者的痛觉阈及耐受力，放大副作用，最终形成生理和心理问题相互促进的恶性循环，严重影响患者的身心健康，降低治疗的依从性。

同时，化疗期乳腺癌患者对疾病及其治疗存在有不同程度的认知偏差。相当一部分患者不了解何为化疗，视化疗为洪水猛兽；有些患者对化疗的重要性了解不足，认为病灶被切除就相当于治疗结束，完全没有必要再化疗；有些患者则夸大了化疗副反应，认为头发脱落后不能复生，骨髓抑制等同于白血病。错误的认知往往会影响患者的心境，并体现在患者的行为中，可以出现逃避、进食和睡眠障碍、自闭、暴躁、偏执等异常表现。

二、化疗期乳腺癌患者心理干预策略

（一）心理干预技术

1. 认知干预：纠正患者存在的认知偏差　1979年，贝克正式提出认知行为疗法。[4]认知行为治疗方法认为：不合理的想法导致心理障碍，因此，心理障碍治疗的关键即认知重建，用新的、更合理的信念来取代不合理信念，从而改变行为和情绪后果。

具体的实施方法为向患者讲解乳腺癌化疗的相关知识，鼓励患者提出自己的疑问并给予解答，提出应对策略，纠正患者存在的认知偏差，从而打消患者的顾虑，消除恐惧、焦虑情绪。

2. 生物反馈疗法：放松训练和冥想技术的应用　放松训练（relaxation training）是指身体和精神由紧张状态朝向松弛状态的过程。放松主要是消除肌肉的紧张。在所有生理系统中，只有肌肉系统是我们可以直接控制的。当压力事件出现时，紧张不断积累，压力体验逐渐增强。渐进性肌肉放松训练是一种放松疗法，通过有意识地按一定的顺序逐步绷紧和放松全身肌肉，诱导人体进入松弛状态，降低应激水平，从而达到减轻负性情绪、改善生理功能、提高生活质量的目标。国外已将这一技术应用于多种心身疾病的临床治疗中，有效地帮助患者减轻负性情绪，适应治疗，改善生理功能。[5]

冥想（meditation），是一种自我控制的心理调整方法，通过调节认知、情绪、行为而达到生物学效应。通常用于促进平静思绪、放松身体，使人们变得幸福、平静和安详。临床研究报告，冥想训练有助于治疗慢性疼痛、焦虑、抑郁、失眠症、物质滥用、酒精依赖、饮食障碍、心脏疾病和癌症等心身疾病。[6]

肌肉放松训练和冥想需要选择安静的环境，找到舒适的姿势和合适的时机，并需要经过一段时间循序渐进的练习才能受到更好的效果。北京天坛医院乳腺科运用放松训练和冥想技术对化疗期乳腺癌患者进行行为干预，达到了调节情绪、舒缓身心的目的，取得了较好的干预效果。

3. 暗示疗法：弱化不良暗示，强化积极暗示　暗示治疗（therapy of suggestive），是精神疗法的一种，通过语音、动作或其他形式，给予患者积极的正面暗示，同时消除消极的负面暗示，从而实现消除疾病症状或加强某种治疗方法效果的目的。医护人员在与化疗患者交流时，应注意尽量采用积极的词句，如“今天感觉很好吧?”“你今天看起来精神状态很好”等；避免消极词句，如“吐了吗?”“是不是不舒服?”等；并避免在床旁摆放盛放呕吐物的器皿、塑料袋等具有不良暗示意义的物品。另一方面，可以通过语言指导患者对化疗过程进行积极的想象，如“能杀死肿瘤细胞的药物正在流向体内”等，也可以指导患者完成顺时针轻柔按摩腹部、缓慢深呼吸等动作，暗示患者此类动作可以减少化疗不良反应，如呕吐、恶心等。

4. 分散注意力法　人的注意力可以通过主动的引导转向中性或愉快的事件上，从而从忧虑性思维和观念中解脱出来，阻止焦虑反应。具体的方法包括聊天、听音乐、看报纸、做运动等，尽量选择自己喜欢的运动。

5. 正强化　正强化（positive reinforcement）指任何导致我们以后进行该行为的可能性增加的结果。行为会带来一些结果，这些结果又会影响我们下一步的行为。当行为的结果导致我们以后进行该行为的可能性增加时，正强化就发生了。具体的方法包括，对患者在化疗中的良好感受给予高度的肯定，对患者脱发后的形象给予积极的鼓励，对家属给予患者的照顾行为给予正面的评价等。

6. 病友支持　来自病友间的情感支持是最容易引起患者心灵共鸣的心理支持来源，病友间特有的“战友情谊”会在患者间形成相互支持、相互促进的良性循环效应。北京天坛医院乳腺科于2013年成立了由康复期病友组成的志愿者小组，通过定期探视病房，面对面交流积极患病体验，分享居家养护知识等，给予在院接受手术、化疗的乳腺癌患者来自同伴间的心理干预。[7]

（二）多维度的心理支持网的建立

心理干预可以来自于医生，也可以来自于家庭和社会。医生在恶性肿瘤患者的疾病诊疗中可以给予患者及时的心理支持，却难以在患者脱离医生的环境下给予她们直接的心理干预。因此充分利用来自于家庭和社会的其他心理支持资源将有益于乳腺癌患者身心乃至社会功能的全面康复。

建立多维度的心理干预网可以给予患者全面、有力的心理支持。北京天坛医院乳腺科在对化疗期乳腺癌患者的心理干预策略中，尝试建立了以医生为核心，医护、患者家属、康复期病友共同组成，多方紧密联系、相互促进的心理干预小组，并在实践中得到了预期的干预效果。

（三）肿瘤医生在心理干预过程中的角色定位

肿瘤医生在乳腺癌患者心理干预中的作用常常被忽略。由于国内心理咨询工作不够普及，乳腺癌患者难以认识到自身存在的心理问题，不会主动寻求专业的心理咨询。此外，我国妇女由于中国传统观念的影响，多保守、含蓄，对罹患乳腺癌视为自己的隐私，或对去看心理医生觉得有羞耻感，更不习惯于将此类情感向陌生人倾诉。研究数据表明，我国只有不到5%的癌症患者能得到有效的心理支持[8]。相对而言，患者对肿瘤专科医生较为信任，情感上亦较为依赖。另一方面，肿瘤专科医生熟悉掌握乳腺癌的诊疗流程，对患者的病情、诊疗时机及疗效、预后等有较好的专业判断。因而，肿瘤临床医生在乳腺癌患者的心理干预中应该起到及早识别患者的心理问题、积极的决策、组织和引导实施有效的心理干预技术等作用。

基于对肿瘤医生在心理干预中应起到先导作用的理解，北京天坛医院乳腺科团队探索建立了以乳腺科医生为主导的心理干预模式，以期望给予患者更及时、更系统的心理干预，并在分组对比研究中取得了较好的效果评价，证实该模式可以有效地缓解化疗期乳腺癌患者的躯体症状和不良情绪，提高患者的生活质量。

三、心理干预的效果评价

心理干预的效果评价是通过科学、客观、标准的测量手段对人的特定素质进行测量、分析、评价，目前常用的评价方法包括量表评价和调查分析。心理评测量表是指依据一定的心理学理论，使用一定的操作程序，给人的能力、人格及心理健康等心理特性和行为确定出一种数量化的价值。调查分析是指研究者通过实地面谈、提问调查等方式收集、了解事物详细资料数据，并加以分析的方法。这种方法通常用来探测、描述或解释社会行为、社会态度或社会现象，较多地被社会科学和人文科学研究人员大量使用。另一方面，基于生理心理学（Wilhelm Wundt，1874 年）理论，心理干预可以用客观的、生理学的方法加以研究和评价，从神经、生理和脑功能等方面探讨心理现象和行为的研究逐步成为热点。

四、小结和展望

癌症及其治疗常会影响患者的社会心理反应，而社会心理问题也会影响疾病的治疗效果，在关注癌症患者躯体症状的同时应及时给予合理的心理支持。乳腺癌的治疗不仅仅是手术、放疗和药物治疗，还应包括针对社会心理问题的治疗手段。将心理社会肿瘤学整合入肿瘤临床是大势所趋。我国癌症患者的心理干预研究处于起步阶段，进一步的发展离不开多学科队伍的建设，需要肿瘤相关科室的医护人员、心理学家、志愿者和社会工作者携手为患者提供全方面的心理支持。

参 考 文 献

1. Zurrida S，Veronesi U. Milestones in Breast Cancer Treatment. Breast J 2015，21（1）：3-12.
2. Jimmie C，Andersen B，Breadboard W，et al. Distress management clinical practice guidelines. National Comprehensive Cancer Network 2010. v. 1.
3. Cordova MJ，Giese-Davis J，Golant M，Kronenwetter C，Chang V，Spiegel D. Breast cancer as a trauma：post-traumatic stress and post-traumatic growth. Journal of Clinical Psychology in Medical Settings 2007，14：308~319
4. Pat Fobair，Cheryl K oopman，Sue Dimiceli，et al. Psychological：intervention for Lesbians with primary breast cancer [J]. Psycho-oncology 2002，11（5）：427-438
5. Goldin P，Ramel W，Gross J. Mindfulness meditation training and self-referential processing in social anxiety disorder：Behavioral and neural effects [J]. Journal of Cognitive Psychotherapy 2009，23（3）：242-257
6. Cheung YL，Molassiotis A，Chang AM. The effect of progressive muscle relaxation training on anxiety and quality of life after stoma surgery in colorectal cancer patients. Psycho-oncology 2003；12（3）：254-266
7. 苏娅丽，王丕琳，朱强，王林，刘均娥. 创办团体心理康复俱乐部“汝康沙龙”的实践与效果［J］. 护理管理杂志 2014，14（10）：755-756.
8. 王丕琳，朱强，苏娅丽，乳腺癌患者的心理康复［J］. 中国康复理论与实践 2010，6，16（6）：549-551.

101. 介导乳腺癌干细胞药物抵抗的信号转导通路研究

魏敏杰

中国医科大学药学院

目的 研究Hedgehog（Hh）信号通路及Wnt信号通路在乳腺癌干细胞（breast cancer stem cells, BCSCs）药物抵抗中的作用及机制。**方法** 通过CCK-8 assay和球囊形成实验检测MCF-7细胞和无血清非黏附悬浮培养富集BCSCs的MCF-7 mammosphere（MCF-7 MS）对紫杉醇和盐霉素反应的差异。应用Western blot等检测MCF-7和MCF-7 MS细胞中Hh通路关键因子PTCH、SMO、Gli1、Gli2以及Wnt通路关键因子Wnt1、p-LRP6、β-catenin等的表达，并考察紫杉醇或盐霉素处理后MCF-7和MCF-7 MS细胞中上述蛋白的表达变化差异。进一步检测比较Hh通路主要配体Shh、Wnt通路主要配体Wnt-3a或SMO抑制剂环巴明处理前后，MCF-7 MS细胞对盐霉素或紫杉醇药物反应的不同。通过免疫组化检测紫杉醇或盐霉素对MCF-7 MS细胞移植瘤内Hh通路活性的影响与荷瘤鼠药物敏感性的关系。此外，在290例临床乳腺癌病理组织中，免疫组化检测及卡方检验分析了SMO及Gli1的阳性表达与BCSCs特异标记物$CD44^{+}/CD24^{-}$表达的相关性。**结果** MCF-7 MS具有BCSCs的$CD44^{+}/CD24^{-/low}$表型、高表达干细胞标记物OCT4、具有强的克隆形成能力、强的侵袭迁移能力、分化潜能及强的在体成瘤能力等干细胞特性。MCF-7 MS对紫杉醇抑制增殖作用不敏感，而对盐霉素高度敏感，不同于MCF-7细胞对紫杉醇敏感，而对盐霉素不敏感。MCF-7 MS细胞的Hh通路主要因子PTCH、SMO、Gli1、Gli2的表达及Wnt通路关键因子Wnt1、p-LRP6、β-catenin的表达均明显高于MCF-7细胞。盐霉素（而非紫杉醇）可明显抑制MCF-7 MS细胞中Hh通路因子的表达，也可抑制Wnt通路因子的表达，但对Hh通路的抑制作用更为明显；盐霉素和紫杉醇均对MCF-7细胞中的这些蛋白表达无抑制作用。Shh激活或环巴明抑制Hh通路分别下调或上调了MCF-7 MS对盐霉素或紫杉醇的敏感性。Wnt通路激活未见明显的抵抗盐霉素抑制MCF-7 MS增殖及球囊形成作用。盐霉素也抑制了MCF-7 MS荷瘤鼠移植瘤的生长，并抑制了移植瘤中Hh通路主要因子的表达，而对荷瘤鼠移植瘤生长无明显抑制作用的紫杉醇对这些因子的表达无影响。在临床乳腺癌病理组织中，SMO及Gli1的阳性表达与$CD44^{+}/CD24^{-}$表达正相关，$CD44^{+}/CD24^{-}$表达且伴有SMO阳性或Gli1阳性表达的乳腺癌患者化疗效果及预后不良。**结论** 相比Wnt信号通路，Hedgehog信号通路是介导乳腺癌干细胞药物抵抗的重要信号转导通路。

102. 早期乳腺癌脑转移预测模型的建立和分析

吴世凯，王秋生

中国人民解放军第三〇七医院放疗中心

随着乳腺癌综合治疗水平的提高，患者的总生存期明显延长，脑转移的发生率显著增高[1,2]，而患者一旦发生脑转移，其预后较差，即使接受脑放疗，中位生存期也仅有4~10个月[3]。因此，如何筛选出乳腺癌脑转移发生的高危人群，以便早期干预和诊治，自然成为乳腺癌临床研究的关注之一。我们拟通过对早期术后乳腺癌患者，长期随诊后脑转移发生的状况进行对比分析，来探讨脑转移发生的相关危险因素，并建立数学预测模型，探索其对乳腺癌脑转移的预测价值。

一、资料和方法

（一）患者资料

1. 统计数据　回顾性统计了2005.1.1至2010.1.1间我院收治的早期术后乳腺癌患者的疾病资料。入组标准：①经病理学确诊的Ⅰ~Ⅲ乳腺癌患者；②接受规范化外科手术、辅助治疗的患者；③病历资料及随诊资料完整的患者；④不合并严重致死性疾病的患者。排除标准：①首诊为Ⅳ期的患者；②合并有严重的内科疾病没有接受规范化治疗的患者；③合并其他肿瘤的患者，（如有的患者诊断出宫颈癌、甲状腺癌等）；④随访期内资料不完整的患者。

2. 统计变量　患者发病年龄、初诊时绝经状态、从确诊乳腺癌到脑转移发生的时间，TNM分期、同侧腋窝淋巴结转移状况，病理类型、组织分级、手术方式、ER、PR、HER-2、是否接受辅助化疗、辅助放疗及辅助内分泌治疗、首次转移部位、随访结束时的脑转移状况。

（二）统计方法

统计分析　应用SPSS 16.0统计软件进行处理，自变量和因变量之间的统计分析用Logistic regression方法完成。先进行各单变量和脑转移事件的单因素Logistic regression分析，统计结果有意义的变量采用逐步法进行多因素Logistic regression分析。用多因素分析中有统计意义的变量建立预测模型。若P值<0.05则认为有统计学意义。以预测概率数值为检验变量，脑转移状况为状态变量，绘制ROC曲线，评估该模型预测能力。

二、结果

（一）生存情况及DFS事件发生率统计

本研究依据入排标准，共纳入824例患者资料，随访截止时间为2013年12月15日，随访时间为8~106个月，中位随访时间为68个月。生存情况：死亡344例，生存480例。199（24.2%）例发生了脑转移，625（75.8%）例没有发生脑转移。在发生脑转移的患者中，28例首发转移即为脑转移，DFS为23.7（8~63）个月，其余171例患者DFS为21.6（2~78）个月，从首次复发转移到脑转移的时间为19.7（1~83）个月。在没有发生脑转移的625例患者中，302例发生了DFS事件，DFS为22.4（2~55）个月，其余323例没有发生DFS事件。

（二）统计分析

1. 单因素分析　对脑转移组和非脑转移组的单因素分析显示，肿瘤组织分级3、绝经前、HER-2

(+)、ER（-）发病年龄<35 岁、，有腋窝淋巴结转移，临床分期晚、无辅助化疗和无辅助内分泌和脑转移发生密切相关。在两组间并未发现病理类型、肿瘤大小、手术方式、辅助放疗和脑转移有关（*P* 值分别为 0.995、0.787、0.435、0.713）[见表 1]。

2. 多因素分析及建立数学模型　将以上单因素分析有统计学意义的变量采用逐步法运用多因素 logistic 回归分析，得出确诊年龄、是否绝经、临床分期、组织分级、ER（-）和 HER-2（+）有统计学意义［见表 1］，采用最大似然法得出回归系数，并对这些系数进行检验［见表 2］，用这些变量和回归系数建立预测模型。脑转移发生概率 $Y=e^x/(1+e^x)$，

X=-3.435-（0.556×age）　≦35 岁=1 >35 岁=2

+（1.006×绝经）　是=1　否=2

+（1.185×分级）　1 或 2 级=1　3 级=2

+（1.234×分期）　Ⅰ/Ⅱ期=1，Ⅲ期=2

+（0.851×ER）　ER 阳性=1，ER 阴性=2

+（1.644×HER-2）　HER-2 阴性=1，HER-2 阳性=2

三、ROC 曲线

我们建立的数学模型可以预测每位患者发生脑转移的概率，以该数值为检验变量，患者真实的临床情况为状态变量绘制 ROC 曲线［见图 1］。AUC=0.743，标准误=0.018。95%置信区间为（0.707~0.779），*P*<0.001。说明该模型的预测能力中等。

表 1　单因素和多因素分析结果

	单因素分析			多因素分析		
变量	OR	95%CI	P	OR	95%CI	P
确诊年龄 ≤35 岁 *vs*>35 岁	0.368	0.244~0.554	<0.001	0.573	0.353~0.932	0.025
是否绝经 是 *vs* 否	4.355	2.904~6.531	<0.001	4.081	2.584~6.452	<0.001
腋窝淋巴结转移（有 *vs* 无）	0.622	0.448~0.864	0.005			
临床分期 Ⅰ/Ⅱ期 *vs* Ⅲ期	3.472	1.796~4.699	<0.001	3.436	1.957~6.024	<0.001
组织分级 1/2 级 *vs*3 级	2.511	1.779~5.56	<0.001	3.268	2.179~4.902	<0.001
ER 阳性 *vs* 阴性	1.560	1.086~2.424	0.016	7.396	1.532~3.580	<0.001
HER-2 阴性 *vs* 阳性	4.149	2.967~5.802	<0.001	2.342	3.517~7.613	<0.001
辅助内分泌 无 *vs* 有	0.427	0.308~0.591	<0.001			
辅助放疗 无 *vs* 有	1.063	0.767~1.475	0.713			
辅助化疗 无 *vs* 有	0.311	0.108~0.897	0.031			

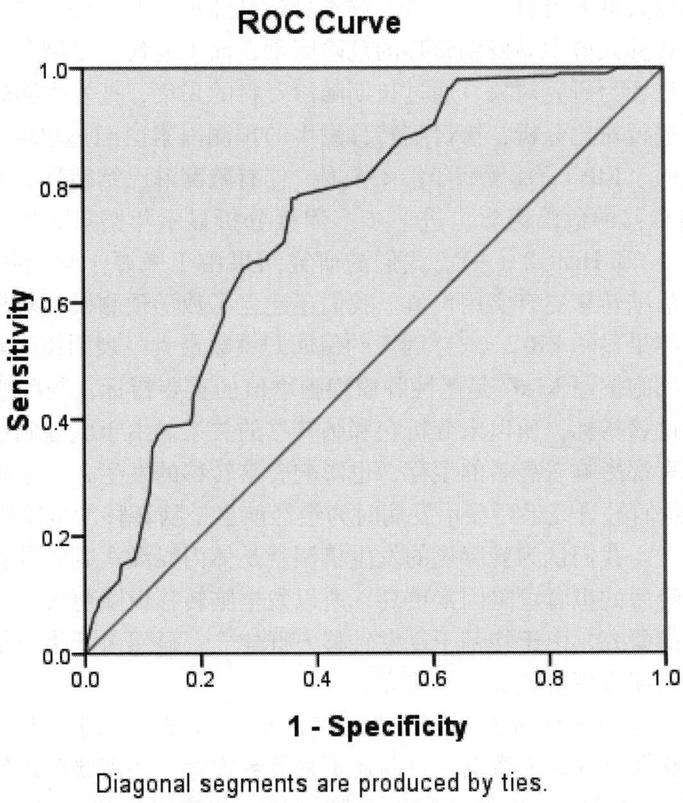

图 1　根据数学预测模型和真实临床结果建立的 ROC 曲线

表 2　参数估计和检验

患者特征	偏回归系数	标准误	Wald	自由度	P 值	标准化回归系数
常数项	−3. 435	1. 240	0. 123	1	<0. 05	
年龄	−0. 556	0. 248	5. 040	1	<0. 05	−0. 175
是否绝经	1. 006	0. 234	6. 224	1	<0. 05	0. 245
组织分级	1. 185	0. 208	3. 553	1	<0. 05	0. 316
临床分期	1. 234	0. 287	3. 523	1	<0. 05	0. 341
ER	0. 851	0. 217	5. 434	1	<0. 05	0. 215
HER-2	1. 644	0. 197	5. 278	1	<0. 05	0. 395

四、讨论

随着乳腺癌发生率的上升，以及患者生存期的延长，发生脑转移的患者越来越多[1,2,9,10]，乳腺癌脑转移的问题在临床中越来越突出[11]。大多数的乳腺癌脑转移发生在其他脏器转移之后，有研究报道约 20%为首发脑转移[12]，我们的研究结果为 14. 6%，较国外报道的结果稍低。乳腺癌患者一旦出现脑转移预后极差，因此寻找早期乳腺癌发生脑转移的危险因素，并对易发脑转移的危险人群进行防治，一直是业界关注的问题。

国内外已有不少研究[4-8]对此从不同角度进行了探讨。Dayan 的研究发现乳腺癌的脉管浸润状况可能与脑转移发生相关[13]。Slimane、Ryberg 等学者的研究显示脑转移发生的危险因素与 ER/PR

(−)[4,8,13-16]、HER-2（+）[8,13,16,17]、伴有颅外转移[14,15]、颅外多部位转移[8,16]等相关。但这些研究均来自于复发转移后乳腺癌人群的资料分析，该人群本身就是经过复发事件筛选出的预后较差人群，得出的结论只能代表复发转移人群中易发脑转移的危险因素，而不能代表早期乳腺癌人群。

我们以早期乳腺癌患者为研究对象，通过长期随诊资料的采集，把发生脑转移、未发生脑转移两组患者的完整疾病资料进行对比分析，探讨脑转移发生的预测因素。经过单因素分析显示组织分化 3 级、绝经前、HER-2（+）、ER（−）发病年龄<35 岁、伴有腋窝淋巴结转移、临床分期晚、无辅助化疗和无辅助内分泌为脑转移的危险因素，进一步多因素分析显示年龄<35 岁、绝经前、组织分化 3 级、临床Ⅲ期、ER（−）和 HER-2（+）。我们的研究结果由于来源于早期初诊阶段的肿瘤基本信息，显然对指导临床诊治脑转移更有实用价值。我们还建立了数学预测模型对早期乳腺癌患者发生脑转移的风险进行量化，结果显示 ER-2（+）因素的偏回归系数最大，表明该因素是预测脑转移发生的最重要指标。肿瘤增殖细胞抗原 Ki-67 是恶性肿瘤细胞增值的重要指标，与肿瘤预后密切相关，但本研究入组患者多数未提供该指标，所以未分析它和脑转移的关系。由于乳腺癌患者病程较长，复发转移后解救治疗的诸多因素都影响着患者的生存，也影响着脑转移的发生，对于脑转移高危因素的分析也会产生干扰。此外，我们的研究果还显示发病时为绝经前也是脑转移的危险因素，而国外研究只是表明年龄是危险因素之一。我们认为乳腺癌的发生机制就是体内雌激素刺激乳腺组织而发病，而发病时为绝经前的患者较绝经后的患者危险因素更高，所以发生脑转移风险更大。一些相似的关于建立数学模型预测脑转移发生的研究，由于均基于复发转移人群建立，显然对于指导早期乳腺癌患者人群随诊、筛查脑转移发生，临床应用价值逊于本研究。

本研究的目的在于筛选脑转移高危人群，进而进行早期筛查、早期诊治，但由于没有应用 CT、核磁共振成像进行脑转移筛查的研究数据，目前还不是业界推荐，还需要深入研究。对于存在脑转移高风险的患者采取早期干预措施，比如预防性全脑放疗，其应用价值已经在小细胞肺癌中得到证实[18]，但目前在早期乳腺癌中的应用价值还未见评价。基于本研究结果的推荐，筛选出可脑转移高危人群，开展预防性全脑放疗的临床试验，可以成为今后的研究方向。

参 考 文 献

1. Crivellari D, Pagani O, Veronesi A, et al. High incidence of central nervous system involvement in patients with metastatic or locally advanced breast cancer treated with epirubicin and docetaxel [J]. Ann Oncol 2001, 12 (3): 353-356.
2. Abali H, Celik I. High incidence of central nervous system involvement in patients with breast cancer treated with epirubicin and docetaxel [J]. Am J Clin Oncol 2002, 25 (6): 632-633.
3. Andrews DW, Scott CB, Sperduto PW, et al. Whole brain radiation therapy with or without stereotactic radiosurgery boost for patients with one to three brain metastases: phase Ⅲ results of the RTOG 9508 randomised trial [J]. Lancet 2004, 363 (9422): 1665-1672.
4. Evans AJ, James JJ, Cornford EJ, et al. Brain metastases from breast cancer: identification of a high-risk group [J]. Clin Oncol (R Coll Radiol) 2004, 16 (5): 345-349.
5. Hicks DG, Short SM, Prescott NL, et al. Breast cancers with brain metastases are more likely to be estrogen receptor negative, express the basal cytokeratin CK5/6, and overexpress HER2 or EGFR [J]. Am J Surg Pathol 2006, 30 (9): 1097-1104.
6. Pestalozzi BC, Zahrieh D, Price KN, et al. Identifying breast cancer patients at risk for Central Nervous System (CNS) metastases in trials of the International Breast Cancer Study Group (IBCSG) [J]. Ann Oncol 2006, 17 (6): 935-944.
7. Tham YL, Sexton K, Kramer R, et al. Primary breast cancer phenotypes associated with propensity for central nervous system metastases [J]. Cancer 2006, 107 (4): 696-704.
8. Graesslin O, Abdulkarim BS, Coutant C, et al. Nomogram to predict subsequent brain metastasis in patients with metastatic breast cancer [J]. J Clin Oncol 2010, 28 (12): 2032-2037.
9. Lai R, Dang CT, Malkin MG, et al. The risk of central nervous system metastases after trastuzumab therapy in patients with

breast carcinoma [J]. Cancer 2004, 101 (4): 810-816.

10. Dawood S, Broglio K, Esteva FJ, et al. Defining prognosis for women with breast cancer and CNS metastases by HER2 status [J]. Ann Oncol 2008, 19 (7): 1242-1248.
11. Engel J, Eckel R, Aydemir U, et al. Determinants and prognoses of locoregional and distant progression in breast cancer [J]. Int J Radiat Oncol Biol Phys 2003, 55 (5): 1186-1195.
12. DiStefano A, Yong Yap Y, Hortobagyi GN, et al. The natural history of breast cancer patients with brain metastases [J]. Cancer, 1979, 44 (5): 1913-1918.
13. Dayan A, Koca D, Akman T, et al. The factors that have an impact on the development of brain metastasis in the patients with breast cancer [J]. J Cancer Res Ther 2012, 8 (4): 542-548.
14. Slimane K, Andre F, Delaloge S, et al. Risk factors for brain relapse in patients with metastatic breast cancer [J]. Ann Oncol 2004, 15 (11): 1640-1644.
15. Ryberg M, Nielsen D, Osterlind K, et al. Predictors of central nervous system metastasis in patients with metastatic breast cancer. A competing risk analysis of 579 patients treated with epirubicin-based chemotherapy [J]. Breast Cancer Res Treat 2005, 91 (3): 217-225.
16. 薛军，黄晶，杨劲松，等. 乳腺癌脑转移预测模型的研究 [J]. 中华实验外科杂志 2013, 30 (8): 1714-1716.
17. Lekanidi K, Evans AL, Shah J, et al. Pattern of brain metastatic disease according to HER-2 and ER receptor status in breast cancer patients [J]. Clin Radiol 2013, 68 (10): 1070-1073.
18. Slotman B, Faivre-Finn C, Kramer G, et al: Prophy-lactic cranial irradiation in extensive small-cell lung cancer. N Engl J Med 357: 664-672, 2007

103 三阴性乳腺癌 BRCA1 基因甲基化与临床病理特征及预后的相关性研究

杨红鹰

中国医学科学院北京协和医学院肿瘤医院

目的 本研究拟通过对 239 例散发性三阴性乳腺癌 BRCA1 基因启动子甲基化的检测，探讨 BRCA1 基因启动子甲基化与散发性三阴性乳腺癌的临床病理特征及预后因素的相关性。**方法** 收集中国医学科学院肿瘤医院 1999 年 1 月 1 日~2008 年 12 月 31 日术前未接受任何治疗的 239 例散发性三阴性乳腺癌患者的临床、病理资料，追踪随访患者的生存信息，复阅病理切片，择取有代表性的肿瘤组织行 CK5/6，EGFR 组织微阵列（tissue microarray，TMA）免疫组织化学染色检测（immunohistochemistry，IHC），进行分子分型。同时对 239 例三阴性乳腺癌病例行甲基化特异性 PCR 检测（methylation-specific PCR，MSP），分析 BRCA1 基因启动子甲基化状态，探讨 BRCA1 基因启动子甲基化与散发性三阴性乳腺癌临床病理特征、分子亚型、治疗及预后的关系。**结果** 在 239 例散发性三阴性乳腺癌中，137 例（57.3%）BRCA1 基因启动子出现甲基化。三阴性乳腺癌中基底细胞样型（basal-like breast cancer，BLBC）和非基底细胞样型（non-basal-like breast cancer，non-BLBC）分别为 60.7%和 39.3%。BRCA1 基因在基底细胞样型乳腺癌中的甲基化频率明显高于非基底细胞样型（71.7% vs 35.1%，$P<0.05$）。多因素分析显示，BRCA1 基因启动子甲基化是散发性三阴性乳腺癌无病生存期（DFS，$P=0.023$；HR=2.32；95% CI，1.12~4.81）和总生存期（OS，$P=0.022$；HR=2.36；95% CI，1.13~4.90）的独立性影响因素。**结论** 本研究显示 BRCA1 基因表观遗传学的甲基化改变与散发性三阴性乳腺癌无病生存期和总生存期短有关，且 BRCA1 基因在基底细胞样型乳腺癌中甲基化频率明显高于非基底细胞样型乳腺癌。结果提示 BRCA1 基因甲基化状态可作为散发性三阴性乳腺癌/基底细胞样型乳腺癌预后评估的分子生物学标记，在此基础上经过进一步的研究有望为潜在靶标治疗提供一定的理论基础和依据。

104. 乳腺癌保乳手术切缘的评价

张永渠，黄文河，张国君

汕头大学医学院附属肿瘤医院乳腺中心

乳腺癌的手术治疗经过了从根治术到扩大根治术到改良根治术，再到保乳手术的过程[1]，演绎了有效的最小手术治疗逐步替代可耐受的最大手术治疗的发展趋势，也体现了人性化和个体化的治疗理念，目前保乳手术已经成为当前治疗早期乳腺癌的常规外科术式之一，在我国较多医院已陆续开展。随着乳腺专科在各个医院的成立，该术式也逐渐走向规范。

大量的研究均显示手术切缘状态与局部复发有关。前瞻性临床随机对照试验证实，乳腺癌局部复发率在3%~20%之间。进入现代以来，多中心前瞻性临床试验已经证实乳腺癌保乳术10年局部复发率已经少于10%。在这些试验中影响局部复发率的是年轻、高级别、淋巴脉管癌栓、更大的肿瘤或者4枚或者以上淋巴结转移以及切缘的状态。值得我们关注的是众多影响因素中，唯独手术切缘是可干预的。多项临床实验已经证实[2-6]保乳术与根治术对比，乳腺癌术式并不会影响乳腺癌的局部复发率，唯独 Milan I[7]实验证明保乳术局部复发率高于改良根治术，综合分析该实验结果原因是该试验中，T1 肿瘤患者仍接受了乳腺癌根治术、象限切除术及放疗。Early Breast Cancer Trialists' Collaborative Group（EBCTCG）荟萃分析认为，局部复发率在淋巴结阳性组中明显高于淋巴结阴性组。他们认为影响局部复发率不是肿瘤切缘，恰恰是淋巴结状况，当然目前术中切缘阴性被认为是保乳手术成功的关键[8~11]。因此，明确所切除肿块的安全瘤缘距离是确保手术成功的首要条件，但在确保标本边缘无肿瘤浸润的同时也应尽可能少切除正常乳腺组织，以保持乳房的外形，保乳手术的一项基本要求是原发病灶完全切除后要获得安全的手术切缘宽度，即所谓阴性切缘，其目的是切除病变乳腺中的可见肿瘤组织，并通过术后的放射治疗清除可能存在于保留的乳腺组织中的隐匿病灶或镜下可见病灶。一旦手术切缘阳性，则肿瘤细胞残留的风险达50%，术后残余肿瘤组织在相对乏氧的瘢痕环境中，更有可能耐受放射治疗而生存；即使术后局部放疗，仍有较高的局部复发风险[12]。因此，如何能够保证完整切除肿瘤，而又最大限度保留正常乳腺组织，是保乳手术的关键问题。

一、切缘阴性的真正含义是什么？

准确地评估和处理原发灶手术切缘是保乳手术实施过程中的一个非常关键的问题。而目前为止，还没有一个得到普遍认同的阴性切缘距离定义。目前很多临床医生认为切缘阴性即认为乳腺中没有孤立肿瘤病灶的存在，但事实并非如此。Holland 等人[13]研究发现在264例乳腺癌根治术标本中，只有39%的临床无多灶乳腺癌最后经病理证实无多个肿瘤病灶，而41%的经术后病理发现的肿瘤病灶距离原发病灶是超过2cm的。因此，切缘阴性并非预示着无残留肿瘤病灶，而切缘阳性则不是肯定有残留病灶。

NSABP 和美国哈佛医学院放射治疗联合中心（JCRT）研究结果均显示，切缘距瘤缘镜下阴性者，5年局部复发率为3%；切缘距瘤缘1mm者，5年复发率为2%，两者复发率差异无统计学意义。手术中切缘送冷冻检查，不失为一种明确切缘安全度的可靠方法，术中对切除标本边缘的快速冷冻病理检查应为常规，是减少局部复发的措施之一。有证据表明，一旦切缘阳性即使再切除，仍有50%可能有癌细胞残留，放疗后复发的可能性大，故在两次切除后切缘仍阳性者应行全乳切除。

2005 年意大利米兰保乳共识大会多数专家认为浸润性导管癌保乳安全切缘至少 1～2mm，而 1mm、2mm、5mm 手术切缘则显示不影响局部复发率。2015 年圣加伦乳腺癌会议多数参与投票专家（91%）认为只要墨迹切缘无癌细胞则可认为切缘阴性。在此之前，外科肿瘤学会（SSO）、美国放射肿瘤学会（ASTRO）共同制定乳腺癌手术切缘新指南，该指南是基于一项对同侧乳腺肿瘤复发（IBTR）患者切缘宽度的 Meta 分析，共纳入 33 项研究，涉及 28162 例患者，这些罹患Ⅰ期或Ⅱ期浸润性乳腺癌，接受全乳照射治疗，最短中位随访时间为 4 年。研究并未纳入接受新辅助化疗患者或单纯导管原位癌（DCIS）患者，该指南提出如下临床实践建议：①阳性切缘定义为墨水染色区有浸润性癌或导管原位癌侵犯，使 IBRT 风险至少增加 2 倍，这种风险增加不能被加强放疗、全身治疗或有力生物学特征抵消；②阴性切缘染色区无肿瘤可减少 IBTR，但是，扩大切缘并不显著降低此风险；③应用全身治疗可降低 IBTR 发生率，而对没有接受辅助全身治疗的患者是否需采用此无瘤切缘更宽的切缘，尚无明确证据；④全乳照射技术、分割和加强剂量的选择不应该取决于切缘宽度；⑤对于浸润性小叶癌，无需采取比无瘤切缘更广泛的切缘切除，切缘处经典小叶原位癌并不是再切除的指征。切缘处多形性小叶原位癌意义尚不明确；⑥年轻与保乳术后 IBTR、乳房切除术后胸壁局部复发风险增加相关，不良生物学和病理学特征更多见，没有任何证据表明，扩大切缘可抵消年轻患者 IBTR 风险增加；⑦广泛导管内成分（ECI）意味着 DCIS 行保乳术后有较大肿瘤负荷残留可能，没有证据显示，切缘阴性时 IBTR 风险增加与 EIC 相关。

目前早期乳腺癌再切除率高达 20%～25%，该指南的发布或可使接受乳房肿瘤切除术的早期乳腺癌患者的再次手术率降低。新指南规定，在多学科综合治疗时代，采用“切缘无肿瘤累及”作为浸润性癌的安全手术切缘标准，并指出常规临床实践中采用比无瘤切缘更广泛的切缘或不可取。

安全手术切缘的定义一直存在争议[14]。所以，制定一份明确的保乳手术切缘指南，以最大限度减少不必要的手术，同时保证外科手术、放射治疗的良好疗效，是十分必要的。

二、保乳手术术中如何确定手术切缘?

目前多数外科医生主要是通过对肿瘤病灶的触摸选择原发灶切除范围，但这样容易遗漏可能存在的隐匿性病灶、微小病灶和多发病灶，其次，不易辨别恶性组织和纤维化组织，而且由于年轻女性的乳腺组织比较坚硬，也不易检测肿瘤组织的边缘，保乳手术对切缘的要求是病理检查切缘阴性。但切除范围距离肿瘤组织多宽为安全，目前尚缺乏循证医学证据。传统判断切缘切除是否充分的方法，多以肿瘤距切缘的最短距离和切缘的病理点状取材来判断，具有较大的随意性和不确定性。墨水染色技术使得该手术有了较客观的操作与评估方式。它是将切除肿瘤的表面分别用不同颜色的染料完整涂抹，再进行病理取材。其对切缘的“阴性”和“阳性”的描述，较为直观可靠。

目前，多数医院对于术中切缘宽度的把握仍主要依靠手术医师肉眼观察及手触。当前运用的术中切缘评价方法主要有：导丝引导肿瘤定位法（运用放射线导丝定位肿瘤与样本之间的垂直边缘）、印迹细胞法（运用薄刮片法刮取肿瘤侧组织，如有癌则切缘为阳性），还有术中超声、钼靶引导肿瘤切除法，另外一种则为完整切除肿瘤瘤腔边缘来区分是否有阳性，这种方法临床使用较多。

然而上述方法仍存在局限性，如导丝引导肿瘤定位 法（WGL），无法提供清晰的三维肿瘤边缘，导致切缘阳性率高（38%～43%），此外术前、术中导丝可能发生移动，影响定位准确性。印迹细胞法则受细胞量及病理学经验影响较大，难以术中明确病理诊断；超声引导下

肿物切除（IOUS），其切缘阳性率较低（3%～11%），由于其对钙化不敏感，容易遗漏导管内癌组织；术中钼靶（intraoperative specimen radiography，ISR）无法判定小的、非钙化组织。其对阳性切缘判定的敏感性、特异性和总的准确性仅为 49%、77%和 62%。

由于其敏感性很低，术中钼靶无法单独成为切缘状态判定的工具。

目前正在研发的确定切缘的方法有：①术中便携式数字影像探测器定位肿瘤切缘：钙化是乳腺癌

保乳手术后残留或复发最重要的征象，手术中即刻进行乳腺X线检查的重要目的就是判断肿瘤是否被切除干净，这对原先表现为钙化的病变尤其重要，文献显示43%的肿瘤复发表现为钙化[15]作为新一代的数字X射线成像技术，其最明显的优势在于尺寸比影像增强器要小很多，重量要比后者小很多，因此可以更轻便的使用，更利于相关仪器设备的安装，为术中使用确定肿瘤边缘是否有癌残留带来了可能，目前美国已推出X射线数字影像探测器。乳腺x线检查作为乳腺癌的筛检手段、诊断方法已越来越引起重视，是目前诊断乳腺癌应用最广泛的影像学检查方法，但是由于乳腺影像特征的多变性，因此单纯运用乳腺癌X线诊断评估切缘情况仍有较高的假阳性率，而与术中快速冰冻病理结合则可有效减少因术者经验差别带来的偏倚。②术中放射导引的隐匿性肿瘤定位（ROLL）：该技术自1996年开始使用便携式gamma探测仪，检测瘤内注射的非特异性放射性核素。③PET imaging利用便携式探头，术中提供实时、动态的肿瘤定位及切缘信息。但其空间分辨率低，对于小于1cm的肿瘤显示不加；另外，其特异性低，非恶性组织也可出现放射性探针浓聚；最后，其具有放射性且价格昂贵。④近红外荧光影像（NIRF）：其特点是能够实时、动态、安全性高、操作简便、快速、分辨率高、价格相对便宜、无放射性。但是，由于光的吸收和散射，加上自身荧光物质的影响，将会降低探测敏感性。

综上所述，近年来保乳手术切缘问题成为瞩目焦点，究竟阴性切缘宽度达多少才足够一直是讨论的热点。SSO和ASTRO共同制定的Ⅰ、Ⅱ期乳腺癌保乳手术切缘新指南指出，采用“切缘无肿瘤累及”作为浸润性乳腺癌保乳手术切缘标准是安全、合理的。对于以往所谓特定宽度的阴性切缘标准，其实在临床手术中很难严格保证。以新证据为基础的指南提供了令人信服的证据，使得保乳手术切缘标准在临床更易实施，并且可能在未来会减少保乳术后的再切除率。然而，对于指南未涉及的临床情况，包括Ⅲ期乳腺癌、新辅助化疗、单纯DCIS以及不能接受乳腺放疗的患者，应根据患者的具体情况做相应的临床处理。

参 考 文 献

1. Fisher B, Anderson S, Bryant J, et al. Twenty-year follow-up of a randomized trial comparing total mastectomy, lumpectomy, and lumpectomy plus irradiation for the treatment of invasive breast cancer. N Engl J Med, 2002; 347: 1233-41.

2. Arriagada R, Le MG, Rochard F, et al.: Conservative treatment versus mastectomy in early breast cancer: Patterns of failure with 15 years of follow-up data. Institut Gustave - Roussy Breast Cancer Group. J Clin Oncol, 1996; 14: 1558-156

3. Veronesi U, Cascinelli N, Mariani L, et al.: Twenty-year follow-up of a randomized study comparing breast-conserving surgery with radical mastectomy for early breast cancer. N Engl J Med, 2002; 347: 1227-1232.

4. Florentine BD, Kaushal NK, Puig MR et al. Breast-conservation treatment outcomes: a community hospital's experience. Breast J, 2009, 15 (1): 76-84

5. Yau TK, Soong IS, Sze H, et al. Trends and patterns of breast conservation treatment in Hong Kong: 1994-2007. Int J Radiat Oncol Biol Phys, 2009 May 1; 74 (1): 98-103

6. Parmar V, Nair NS, Badwe RA, Hawaldar R, Shet T, Desai S. et al. Pathological complete response in locally advanced breast cancer: determinants and predictive significance. Natl Med J India, 2012, 25 (3): 132-6.

7. Veronesi U, Cascinelli N, Mariani L et al. Twenty-year follow-up of a randomized study comparing breast-conserving surgery with radical mastectomy for early breast cancer. N Engl J Med, 2002, 17; 347 (16): 1227-32.

8. Houssami N, Macaskill P, Marinovich L, et al. The association of surgical margins and local recurrence in women with early-stage invasive breast cancer treated with breast-conserving therapy: A meta-analysis. Ann Surg Oncol, 2014; 21: 717-730.

9. Darby S, McGale P, Correa C, et al. Effect of radiotherapy after breast-conserving surgery on 10-year recurrence and 15-year breast cancer death: Meta-analysis of individual patient data for 10, 801 women in 17 randomised trials. Lancet, 2011, 378: 1707-1716.

10. Mannino M, Yarnold JR et al. Local relapse rates are falling after breast conserving surgery and systemic therapy for early breast cancer: Can radiotherapy ever be safely withheld? Radiother Oncol, 2009, 90: 14–22.
11. Kiess AP, McArthur HL, Mahoney K, et al. Adjuvant trastuzumab reduces locoregional recurrence in women who receive breast-conservation therapy for lymph node-negative, human epidermal growth factor receptor 2-positive breast cancer. Cancer, 2012, 118: 1982–1988.
12. Jacobs L et. al. Positive margins: the challenge continues for breast surgeons [J]. Ann Surg Oncol, 2008, 15 (7): 1271.
13. Holland R, Veling SH, Mravunac M, et al.: Histologic multifocality of Tis, T_{1-2} breast carcinomas. Implications for clinical trials of breast-conserving surgery. Cancer 1985; 56: 979–990.
14. Azu M, AbrahamseP, Katz SJ, et al.: Whatisanadequatemarginfor breast-conserving surgery? Surgeon attitudes and correlates. Ann Surg Oncol 2010; 17: 558–563.
15. Riebe E, Günther K, Schulz K, et al. Recurrent disease after breast preserving therapy (BPT) and radiation therapy for breast cancer--diagnostic yield of palpation, mammography and ultrasonography. Ultraschall Med, 2007, 28 (4): 394–400. Epub 2007 Jul 3.

105. 化疗在宫颈癌治疗中的作用

黄曼妮

中国医学科学院北京协和医学院肿瘤医院妇瘤科

在宫颈癌的治疗中，手术和/或放疗一直占着主导地位。众多研究表明早期宫颈癌患者（Ⅰ-ⅡA）单纯根治性手术与单纯根治性放疗两者治疗效果相当，5年生存率、死亡率、并发症几率是相似的。但其中一些具有不良预后因素的患者预后仍较差，5年生存率可下降至50%，甚或更低。影响早期宫颈癌术后预后因素是宫颈局部肿瘤体积大、淋巴结转移、切缘阳性、脉管瘤栓、宫旁浸润以及肌层浸润深度等。对于ⅡB以上中晚期宫颈癌，在过去传统治疗中公认的首选方法是放射治疗。自上个世纪九十年，随着国内外大量的有关宫颈癌同步放化疗与单纯放疗的随机分组临床研究的开展，结果表明以顺铂为基础的同步放化疗较单纯放疗提高了生存率、降低了死亡风险。目前含铂类化疗药物的同步放化疗成为中晚期宫颈癌治疗的模式。对于既不能手术又不适合放疗的晚期和复发患者，目前化疗是其主要的治疗手段。但疗效差，患者生存期短，当今仍属姑息治疗，也是子宫颈癌治疗中最棘手的问题之一。随着仪器设备的更新换代，以及手术技能的提高和放疗技术进步，局部控制率已取得较大提高，相应地，远处转移所占复发比例增加。控制远处转移引起了重视。学者们把目光集中到药物治疗上，越来越多的新药研制成功，不少临床研究显示出化疗效果。目前化疗已成为宫颈癌重要的辅助治疗手段，包括复发进展肿瘤的姑息化疗、新辅助化疗、放疗同步化疗和巩固化疗。

一、晚期、复发宫颈癌的化疗

对于晚期和复发患者，化疗是其主要的治疗手段，尽管化疗药物、化疗方案在这领域研究众多，但其疗效差，患者生存期短，当今仍是子宫颈癌治疗中最棘手的问题之一。

（一）单药方案

近几十年来，有多种细胞毒药物用于子宫颈癌的治疗研究，包括顺铂、卡铂、异环磷酰胺（IFO）、环磷酰胺、长春瑞滨、吉西他滨、足叶乙甙、紫杉醇、拓扑替康等。其中顺铂单药治疗复发子宫颈癌的疗效最好，公认为单药治疗的首选药物。

在不同研究中，顺铂的给药方案有所不同。GOG 26（Thigpen，1981年）Ⅱ期临床研究中，采用的剂量是50 mg/m^2，每3周给药1次，对进展期和复发鳞癌的总有效率达38%，毒性反映可耐受。为了提高疗效，有研究对高剂量顺铂化疗进行了评价 GOG43（Bonomi，1985）研究比较了顺铂的常规化疗与剂量密集化疗的疗效。497例子宫颈癌患者随机分组，对照组50 mg/m^2；试验组：100mg/m^2；试验组分两种给药方式：一次给药或20 mg/m^2/d×5天，3种给药方式均为3周1个疗程。结果缓解率分别是20.7%、31.4%和25%。其中前两种给药剂量的缓解率有明显差别（P=0.015）。但是缓解期、无进展生存期（PFS）和总生存期（OS）三组间无统计学差异。这一结果表明，顺铂剂量加倍并没有克服耐药，疗效未获提高。

与顺铂相比，其他铂类单药方案，如卡铂、异丙铂和奥沙利铂（McGuire et al. 1989；Weiss et al. 1990；Fracasso et al. 2003）和非铂类单药方案包括丝裂霉素C、异环磷酰胺、紫杉类（紫杉醇、多西他赛)、喜树碱类（拓扑替康、伊立替康)、吉西他滨、长春瑞滨等均未优于顺铂（Sutton et al. 1989；Thigpen et al 1995，McGuire et al. 1996；Curtin et al. 2001)。

（二）联合用药方案

单药化疗的有效率仍较低，研究者希望通过不同机理的联合用药提高疗效。用于临床研究的联合化疗的药物有 5-FU、吉西他滨、IFO、拓扑替康、博来霉素、紫杉醇、长春碱等。基于单药化疗的研究结果，顺铂作为治疗复发子宫颈癌疗效最好的单药，成为多数Ⅱ、Ⅲ期研究中评价联合化疗方案的对照组用药。

GOG110（Omura，1997 年）研究发现异环磷酰胺联合顺铂的有效率较顺铂单药明显提高（31% vs 18%，$P=0.004$)，并提高无病生存期（4.6 vs 3.2 月，$P=0.003$)，但毒副反应发生率增加，未能延长总生存（8.3 个月 vs 8.0 个月，P=NS)。GOG149（2002 年）针对顺铂+异环磷酰胺是否联合博来霉素是否获益进行研究，结果显示：增加了博来霉素，有效率、无病生存和总生存率不能均未提高，且增加了肺毒性。

GOG（Miglietta L，2006 年）Ⅱ期临床试验，针对局部晚期和局部复发的宫颈癌患者，采用三周方案，顺铂 75mg/m^2+紫杉醇 175mg/m^2，共四个周期，同时行根治性放疗。结果显示：27 例患者达到临床完全缓解，2 例局部晚期患者分别于 22 和 24 个月时出现远处转移，1 例局部复发患者治疗结束 6 个月后出现局部进展。随访 23 个月以上未出现远期副反应。

GOG169（Moore D，2004 年）Ⅲ期临床试验，紫杉醇联合顺铂用于ⅣB 期、复发型和未控的宫颈癌患者，共入组 264 例，有效率为 19% vs 36%，无病生存期为 4.8vs2.8 个月。但两组间总生存无差异（9.7 个月 vs 8.8 个月)。

GOG（Miller DS，2014 年）Ⅱ期试验结果显示，培美曲塞 500 mg/m^2 和顺铂 50 mg/m^2 q3w 方案用于晚期、持续、复发性宫颈癌患者的治疗安全有效，研究者建议进行顺铂-紫杉醇联用贝伐单抗与顺铂-培美曲塞联用贝伐单抗的对比试验。该研究中，中位无病生存期为 5.7 个月及中位生存时间为 12.3 个月，总有效率为 31.4%。中值缓解期为 7.6 个月。既往接受顺铂加放疗治疗产生缓解的有 26%，没有接受顺铂产生缓解的有 37% 。该方案耐受性好，有 26%的患者接受了 9 个周期以上的治疗。

GOG179（Long，2005 年）结果显示顺铂联合拓扑替康较顺铂单药提高总生存（9.4 个月 vs 6.5 个月，$P=0.017$)、延长无病生存期（4.6 个月 vs 2.9 个月，$P=0.014$)、提高有效率（27% vs 13%，$P=0.004$)。顺铂联合拓扑替康虽然增加了 3～4 级血液学毒性，但并不影响患者自评估生活质量。GOG179 得出的中位生存期相比既往的研究并未提高，分析研究认为 GOG179 研究入组病例中 56.2%既往接受过化疗，而 GOG169 中仅 29.9%接受过放化疗。

GOG204（Monk，2009 年）对四种含铂方案进行了研究（紫杉醇、长春瑞滨、吉西他滨、拓扑替康)，共 513 例，其中 70%既往接受放化疗。结果显示，紫杉醇联合顺铂的有效率、无病生存和总生存率有更优的趋势，但无统计学意义。

二、早期宫颈癌的新辅助化疗

对于早期宫颈癌术前新辅助化疗目前尚无明确的结论。

2013 年发表的一项新辅助化疗后手术对比直接手术的 META 分析，结果显示新辅助化疗的可达到缩瘤、减少淋巴结转移、降低远处转移的效果，从而降低辅助放疗比率，但未提高总生存。

另一项 meta 分析了研究新辅助化疗对于不同病理类型（鳞癌、腺癌和腺鳞癌）宫颈癌的作用，共选入 11 项研究，其中 2 项 RCT、9 项回顾性研究，共 1559 例。RCT 结果显示，短期内鳞癌的有效率（全部缓解+部分缓解）较非鳞癌更高［6.57（95%CI 1.72～25.12）］。RCT 的长期结果显示行新辅助化疗的鳞癌患者的五年总生存和无病生存较非鳞癌高［1.47（95%CI 1.06～2.06）］，而观察性研究显示为［1.96（95%CI 1.61～2.38）］。结果显示新辅助化疗的远期效果可能与病理类型有关，鳞癌获益更多，期别为ⅡB期者获益更多。

三、同步化疗

目前已明确以铂类为基础的同步放化疗可提高宫颈癌患者生存，降低死亡风险。

1999年美国先后报道了由GOG、RTOOG、SWOG进行的5个以顺铂为基础的同步放化疗大样本前瞻性随机对照临床研究结果，尽管各研究组内临床期别、放射剂量、放射方法及含顺铂的化疗方案不尽相同，但结果都证明铂类为基础的同步放化疗能明显改善生存率，使死亡危险下降30%~50%，因而奠定了同步放化疗在官颈癌综合治疗中的地位，被NCI（National Cancer Institute）推荐为接受放射治疗的宫颈癌患者的治疗标准，在此基础上，NCCN指南及ESMO指南推荐的单药顺铂每周方案或以顺铂为基础的联合方案做为同步化疗方案。

四、宫颈癌根治术后/放疗后的巩固化疗

对于早期和局部晚期患者，可行手术/根治性放疗/手术+辅助放疗，但对于存在较多危险因素者，复发、转移风险仍较高，故有研究初次根治性治疗后继续行辅助化疗对预后的影响。

2012年的一项研究[13]对宫颈癌同步放化疗后应用TC巩固化疗的疗效和副反应进行了评估，样本量较少，共37例，其中19例ⅠB1~ⅡA术后行同步放化疗及巩固化疗；18例ⅡB~ⅣA行根治性同步放化疗后巩固化疗。采用紫杉醇联合顺铂三周方案。研究显示，与既往研究相比，巩固化疗后PFS降低、OS降低，毒副反应无差异；研究者认为：早期、高危宫颈癌患者经过手术+辅助同步放化疗或根治性同步放化疗达到完全缓解后继续巩固化疗不可行。

五、总结

宫颈癌的主要治疗手段为手术或同步放化疗，化疗为辅助治疗手段。对于复发、持续进展的宫颈癌患者，化疗是姑息治疗的重要手段，然而仅约1/3左右患者治疗有效，中位生存时间仅5~9个月；关于靶向治疗药物的研究虽多，但目前得出明确结论者仅有关于贝伐单抗的研究GOG240，已将顺铂+紫杉醇+贝伐单抗方案列为一线联合用药方案，但治疗选择方案需考虑多方面因素。对于宫颈癌的新辅助化疗和巩固化疗，尚无明确结论。

106. 宫颈癌的化疗

李　斌

中国医学科学院北京协和医学院肿瘤医院

宫颈癌是全球妇女中第三大最常见的恶性肿瘤，在我国它一直居妇科恶性肿瘤首位。早期宫颈癌以手术治疗为主，中晚期则以同步放化疗为主。化疗在宫颈癌的应用包括新辅助化疗、术后辅助化疗、放疗同步化疗及晚期复发患者的姑息性化疗。

一、流行病学

2008年全球新发宫颈癌病例超过52.9万例，死亡病例超过27.5万例。其中85%的病例发生于发展中

国家。近30年来世界范围内宫颈癌的发病率和死亡率均有明显下降趋势。我国每年约有7.5万女性被诊断为宫颈癌，3.4万女性死于宫颈癌。我国宫颈癌死亡分布情况总体上农村略高于城市，中西部地区约为东部地区的两倍。然而值得关注的是宫颈癌的平均发病年龄在逐渐降低，有年轻化趋势。我国宫颈癌患者平均发病年龄是51岁，但主要好发于两个年龄段，以40~50岁为最多，60~70岁又有一高峰出现，20岁以前少见。

二、病因学

高危型乳头状瘤病毒（HPV）感染是宫颈癌的首要病因。目前已发现和鉴定出超过100种不同亚型的HPV，大约有54种可以感染生殖道黏膜。依据各型HPV与宫颈癌发生的危险性不同。高危型如（HPV16、18、31、33、35、39、45、51、52、56、58、59、68型）与子宫颈癌的发生相关，尤其是HPV16和18型关系最为密切。其他可能的致病因素包括：①性生活混乱、性卫生不良，性传播疾病；②月经及孕产因素：经期、产褥期卫生不良，早婚、早育，多孕多产；③吸烟；④宫颈裂伤、外翻、糜烂及慢性炎症的长期刺激；⑤社会经济地位低下，受教育程度低；⑥遗传易感性；⑦营养状况不良，营养失调如维生素A、C的缺乏、微量元素的失衡等。

三、病理学

宫颈癌主要包括宫颈鳞状细胞癌、腺癌、腺鳞癌及其他少见类型。其中鳞状细胞癌约占80%，腺癌约占20%。随着宫颈癌普查的开展，宫颈鳞状细胞癌的发生率及死亡率均呈下降趋势。然而，近30年来，腺癌的发生率却呈上升趋势。目前宫颈癌病理类型主要参照世界卫生组织公布的病理分型（WHO，2008）：

（一）上皮性肿瘤

1. 鳞状上皮肿瘤及其癌前病变：①鳞状细胞癌，非特异型：角化型，非角化型，基底细胞样，疣状，湿疣状，乳头状，淋巴上皮瘤样，鳞状上皮移行细胞癌；②早期浸润癌（微小浸润性）；③鳞状细胞癌；④鳞状上皮内肿瘤：宫颈鳞状上皮内肿瘤（CIN）3级/原位鳞状细胞癌。

2. 腺体肿瘤及其癌前病变：①腺癌：粘液腺癌，宫颈型，肠型，印戒细胞型，微小偏离型，绒

毛腺型；②子宫内膜样腺癌；③透明细胞腺癌；④浆液性腺癌；⑤中肾管型腺癌；⑥早期浸润性腺癌；⑦原位腺癌；⑧腺体非典型增生；⑨良性腺体病变：米勒源性乳头状瘤，宫颈息肉。

3. 其他上皮性肿瘤：①腺鳞癌：毛玻璃细胞亚型；②腺样囊性癌；③腺样基底细胞癌；④神经内分泌肿瘤：类癌，非典型性类癌，小细胞癌，大细胞神经内分泌癌；⑤未分化癌。

（二）间叶性肿瘤和瘤样病变

①平滑肌肉瘤；②子宫内膜样间质肉瘤，低度恶性；③未分化宫颈管肉瘤；④葡萄状肉瘤；⑤腺泡状软组织肉瘤；⑥血管肉瘤；⑦恶性外周神经鞘肿瘤。

（三）上皮和间叶混合性肿瘤

①癌肉瘤（恶性米勒源性混合瘤，化生性癌）；②腺肉瘤；③Wilms 肿瘤；④腺纤维瘤；⑤腺肌瘤。

（四）黑色素细胞肿瘤

①恶性黑色素瘤；②蓝痣；③其他肿瘤。

（五）生殖细胞型肿瘤

①卵黄囊瘤；②表皮样囊肿；③成熟性囊性畸胎瘤。

（六）淋巴组织和造血组织肿瘤

①恶性淋巴瘤（特殊类型）；②白血病（特殊类型）。

（七）转移性肿瘤

四、临床表现

1. 症状　一些早期癌，甚至少数的晚期癌患者可无症状，只是在普查时才被发现。主要症状有阴道
阴道

出血及阴道分泌物增多。阴道出血可表现为接触性出血、绝经后出血或不规则阴道出血。亦可因组织坏死而有臭味。肿瘤累及盆壁组织（神经、骨、淋巴结）则有剧痛。若侵及膀胱则有尿频、尿痛、血尿及尿瘘等症状。若侵及直肠，则有排便困难、便血、里急后重及直肠阴道瘘等症状。

2. 体征　因阴道出血及合并感染，可导致贫血貌及一般情况不良。肿瘤转移可导致浅表淋巴结肿大。妇科检查可发现宫颈肿瘤，表现为外生型（菜花状、结节状），或颈管内生型。肿瘤可侵犯阴道造成狭窄、穹窿消失。肿瘤侵犯宫旁软组织造成宫旁韧带缩短、增厚、弹性不良，子宫活动度下降。晚期肿瘤还可侵犯直肠、膀胱形成瘘。

五、分期

宫颈癌的国际妇产科联盟（FIGO）分期（2009）

Ⅰ期	肿瘤局限于宫颈
ⅠA 期	镜下浸润癌。间质浸润深度≤5mm，水平浸润范围≤7mm
ⅠA1 期	间质浸润深度≤3.0mm，水平浸润范围≤7.0mm
ⅠA2 期	间质浸润深度>3.0mm，但不超过 5.0mm，水平浸润范围≤7.0mm
ⅠB 期	临床肉眼可见病灶局限于宫颈，或是临床前病灶>ⅠA 期[*]
ⅠB1 期	临床肉眼可见病灶最大直径≤4.0cm
ⅠB2 期	临床肉眼可见病灶最大直径>4.0cm
Ⅱ期	肿瘤已经超出宫颈，但未达盆壁，或未侵及阴道下 1/3
ⅡA 期	无宫旁浸润
ⅡA1 期	临床肉眼可见病灶最大直径≤4.0cm
ⅡA2 期	临床肉眼可见病灶最大直径>4.0cm
ⅡB 期	有明显宫旁组织浸润

Ⅲ期	肿瘤侵及盆壁和/或侵及阴道下1/3和/或导致肾盂积水或无功能肾**
ⅢA期	肿瘤侵及阴道下1/3，未侵及盆壁
ⅢB期	肿瘤侵及盆壁和/或导致肾盂积水或无功能肾
Ⅳ期	肿瘤超出真骨盆或侵及膀胱或直肠黏膜（活检证实），泡状水肿不能分为Ⅳ期
ⅣA期	肿瘤侵及临近器官
ⅣB期	肿瘤侵及远处器官

*所有肉眼可见病灶即便是浅表浸润也都定义为ⅠB期。

**直肠检查时，肿瘤与盆壁间没有无肿瘤浸润的间隙。任何不能找到其他原因的肾盂积水及无功能肾都应包括在内。

六、诊断与鉴别诊断

（一）诊断

宫颈癌的诊断一般包括了解病史、一般查体、妇科查体、组织病理学检查、影像学检查等。

1. 宫颈/阴道细胞学涂片检查　它是目前发现宫颈癌前病变（宫颈上皮内瘤变，CIN）和早期宫颈癌主要手段，特别是对临床体征不明显的早期病变的诊断（宫颈/阴道细胞学诊断Bethesda报告）。阴道细胞涂片无损伤、简单易行，如有怀疑，可以多次重复，是筛查早期宫颈癌的最好方法。

2. HPV检测　1974年，Zur Hausen首次提出HPV感染与宫颈肿瘤密切相关。经过多年研究，2004年，国际癌症研究署（IARC）发布声明：HPV是宫颈癌前病变及宫颈癌发生的必要因素。依据HPV与癌瘤的关系，可将HPV分类为高危型及低危型。高危型HPV（包括16，18，26，31，33，35，45，51，52，55，56，58，59，66，67，68，82型等）是宫颈癌的首要病因，宫颈癌的早诊早治及病情监测需包括高危型HPV检测。

3. 腔镜检查

（1）阴道镜检查：阴道镜可将病变放大6~40倍，因此可在直视下早期发现宫颈的癌前病变及细小癌灶，提高宫颈活检的阳性率，是宫颈癌前病变及早期宫颈癌诊断的必需方法。

（2）膀胱镜、直肠镜检查：临床可疑膀胱或直肠受侵者应行相应腔镜检查。

4. 宫颈活检　宫颈活组织病理学检查是宫颈癌诊断的金标准。早期宫颈癌应该在阴道镜指导下取活检，对阴道镜检查不满意或病变伸入宫颈管者应行宫颈管刮术，以提高活检的阳性率。所有宫颈癌都必须有病理组织切片证实并区分肿瘤的病理类型和分级。

5. 临床查体

（1）一般查体：除了常规查体外，着重检查体表淋巴结，包括锁骨上及腹股沟淋巴结。

（2）盆腔检查：宫颈癌的分期依据妇科盆腔检查，要求至少两位高年资医师共同进行。应详细记录宫颈触诊、宫体位置及大小、宫颈前后、宫旁组织有无粘连、增厚等，决定临床分期。

6. 影像学检查　B超或阴道彩超、CT及核磁共振（MRI）等特殊检查有助于确定宫颈癌的侵犯范围以及有无远处转移。

7. 血清肿瘤标记物　SCC是宫颈鳞状细胞癌的重要标志物，用于诊断及病情监测，血清学水平超过1.5ng/ml被视为异常。CA199、CEA及CA125对宫颈腺癌的诊断具有参考意义。NSE（神经元特异性烯醇化酶）对宫颈神经内分泌癌的诊断具有辅助作用。

（二）鉴别诊断

1. 宫颈良性病变　如宫颈重度糜烂，宫颈结核，生长活跃的息肉，宫颈黏膜下肌瘤等。

2. 宫颈良性肿瘤或原发恶性肿瘤　如宫颈肌瘤、宫颈乳头状瘤、宫颈淋巴瘤及宫颈黑色素瘤等。

3. 邻近器官的原位癌转移至宫颈者　常见有子宫内膜癌及阴道癌，较少见的宫颈转移癌来自远处器官癌，如乳腺癌、大肠癌及食管癌等。

七、治疗

（一）治疗原则

1. 早期宫颈癌（Ⅰ~ⅡA 期） ⅠA1 期可行宫颈锥切术或全子宫切除术。ⅠA2 期不要求保留生育功能的患者可行改良型广泛性子宫切除术。ⅠA2 期且要求保留生育功能的年轻宫颈癌患者可选择行宫颈锥切术或根治性宫颈切除术。对于肿瘤最大径<2cm 的ⅠB1 期，且要求保留生育功能的患者可选择行根治性宫颈切除术。其余的早期宫颈癌患者则选择行广泛性子宫切除术。对于ⅠA2 期以上患者手术均应包括盆腔淋巴结清扫术±腹主动脉旁淋巴结取样术。术后具有不良预后因素者，需辅助同步放化疗。

对选择手术治疗的患者附件的处理：对要求保留卵巢功能的未绝经患者，一般认为早期宫颈鳞癌卵巢转移的几率较低可以保留卵巢，但术中需探查卵巢情况。有人认为腺癌发生隐匿性卵巢转移的几率较高，故不应保留卵巢，但资料有限无法客观评价这一看法。对保留的卵巢，手术时应常规将所保留的卵巢移位（如腹腔内结肠旁沟），以避免术后盆腔放疗对卵巢功能的损伤。

2. 局部晚期宫颈癌（ⅠB2 期与ⅡA2 期） 对于原发肿瘤>4cm 的ⅠB2、ⅡA2 期患者，可选择同步放

化疗或根治性手术。两种治疗方式尚存在争议。选择根治性手术的患者，手术范围包括广泛性子宫切除+盆腔淋巴结清扫术+腹主动脉旁淋巴结取样术。术后具有不良预后因素者，进行相应的辅助治疗。

3. 中晚期宫颈癌（ⅡB~Ⅳ期） ⅡB~ⅣA 期患者选择同步放化疗。ⅣB 期患者治疗以铂类基础的

姑息性全身化疗为主。另外，还可给予个体化放疗以控制盆腔及其他部位的病变。

（二）新辅助化疗

宫颈癌的新辅助化疗效果存在争议。2007 年 Eddy 的研究中，145 例ⅠB2 期宫颈癌患者术前接受三疗程新辅助化疗（VP：VCR+DDP），另 143 例患者则直接行手术治疗，结果显示两组的 5 年无复发生存率及 5 年总生存率无统计学差异（$P>0.05$）。但多项研究证明对于局部晚期宫颈癌，新辅助化疗后手术的效果优于单纯手术的疗效。2006 年，Cai 等的研究证明术前新辅助化疗不仅能够有效地降低术后病理危险因素，还能够改善局部晚期患者的长期生存。文献报道新辅助化疗的有效率可高达 67%~100%。新辅助化疗的理论依据是：在局部血管未被破坏前给予化疗可能更有效。局部大块肿瘤的周围可能存在小的转移灶，化疗可以消除这些难以切净的隐患，进而提高手术切除率并降低局部复发率。此外，化疗对远处潜在转移也有一定的作用。

（三）辅助治疗

宫颈癌根治术后如存在病理危险因素，则建议行术后辅助治疗。对于腹膜后淋巴结阴性的ⅠA2 期、ⅠB1 期及ⅡA1 期患者，如局部肿瘤较大、深肌层浸润和/或淋巴脉管间隙受累，建议行术后放疗（NCCN 1 类证据）和/或以铂类为基础的同步化疗（NCCN 2B 类证据）。一项随机对照试验（GOG 92）对ⅠB 期且腹膜后淋巴结阴性的宫颈癌患者是否有必要进行辅助放疗进行了研究。该研究入组了术后存在至少两个中危因素（如局部肿瘤>4cm，淋巴脉管间隙受累，深肌层浸润）的患者，排除淋巴结转移及切缘不净者，经过长达 12 年的随访，术后辅助放疗组患者的总体生存率较无治疗组明显提高。

对于术后存在高危因素（腹膜后淋巴结转移，切缘阳性，宫旁转移）的患者，建议行盆腔放疗联合以铂类为基础的化疗（NCCN 1 类证据）和/或阴道腔内放疗。对于阴道切缘阳性者，阴道腔内放疗可能有效。存在术后高危因素的早期宫颈癌患者，术后辅助同步放化疗可明显提高总生存率。有研究显示根治术后存在高危因素的ⅠA2、ⅠB、ⅡA 期患者，明显受益于术后同步放化疗。

（四）同步放化疗

同步放化疗主要应用于ⅡB~ⅣA 期宫颈癌患者。20 世纪末，美国先后进行的 5 个大样本前瞻性

随机对照研究，结果证明同步放化疗较单纯放疗能使死亡风险下降30%~50%，并明显改善患者的生存，从而奠定了同步放化疗在中晚期宫颈癌治疗中的地位。

放化疗同步治疗中化疗的主要作用是提高放疗的敏感性。增敏化疗是以化疗药物的副作用不影响放疗进程为原则，化疗剂量应相对较低。化疗的增敏作用表现为：化疗抑制了放疗中肿瘤细胞损伤的修复，降低了肿瘤细胞的再增殖；化疗可促进肿瘤细胞同步化，使 G_0 期细胞进入放射敏感的M期，提高放疗的杀伤力；化疗可提高细胞的氧合状态；化疗的细胞毒作用对肿瘤细胞有独立的杀伤作用。

（五）晚期患者治疗

晚期转移（ⅣB期）和复发癌的化疗疗效不佳，属姑息治疗。

1. 一线治疗　主要包括顺铂（DDP）/紫杉醇（PTX）；卡铂（CBP）/紫杉醇；顺铂/拓扑替康（TPT）；顺铂/吉西他滨（GEM）。

2. 二线治疗　可选择的药物有贝伐单抗、多西他赛（DTX）、5-FU、吉西他滨、异环磷酰胺（IFO）、伊立替康（CPT-11）、丝裂霉素（MMC）、拓扑替康（TPT）、培美曲塞、长春瑞滨。

（五）常用方案

1. 新辅助化疗方案　因患者接受3个疗程的新辅助化疗后需接受宫颈癌根治术，如发现有高危因素术后还要辅助放化疗，

故新辅助化疗选择毒性适中的方案为妥。常用的新辅助化疗方案：

（1）TC方案

PTX 135~175mg/m^{2}静脉滴注　d1

CBP　　AUC 4~5　　　　静脉滴注　d2

每3~4周重复，共1~3疗程

（2）TP方案

PTX135~175mg/m^{2}静脉滴注　d1

DDP50~75mg/m^{2}静脉滴注 d2

每3~4周重复，共1~3疗程

（3）PVB方案

DDP 20mg/m^{2}静脉滴注 d1~5

长春新碱（VCR）1mg/m^{2}静脉滴注　d1

博来霉素（BLM）15mg　静脉滴注 d1~3

每3~4周重复，共1~3疗程

（4）BEP方案

DDP 20mg/m^2　　　　静脉滴注 d1~5

VP16 70~100mg/m^{2}静脉滴注 d1~5

BLM 15mg　　　　静脉滴注 d1~3

每3~4周重复，共1~3疗程

（5）BIP方案

IFO 1g/m^{2}静脉滴注　d1~3

DDP 50mg/m^{2}静脉滴注 d1

BLM 15mg　静脉滴注　d1~3

每3~4周重复，共1~3疗程

2. 放疗期间增敏化疗的方案：

（1）FP方案

DDP50~70mg/m^2　静脉滴注　放疗第1、29天

5-FU4g　　　静脉持续泵入（96小时）　放疗第1~4天，29~32天

(2) DDP 周疗：30~40mg/m^2，放疗第 1、8、15、22、29 和 36 天。

3. 晚期患者的化疗方案　临床实际应用时，须结合患者的一般状况及耐受情况对剂量进行适当调整。常用的姑息化疗方案有：

(1) TP 方案

PTX	135~175mg/m^2	静脉滴注	d1
DDP	50~75mg/m^2	静脉滴注	d2

每 3~4 周重复

(2) TC 方案

PTX	135~175mg/m^2	静脉滴注	d1
CBP	AUC 4~5	静脉滴注	d2

每 3~4 周重复

(3) PTX/NDP 方案

PTX	135~175mg/m^2	静脉滴注	d1
NDP	70~80mg/m^2	静脉滴注	d2

每 3~4 周重复

(4) BIP 方案

IFO	1g/m^2	静脉滴注	d1~3
DDP	50mg/m^2	静脉滴注	d1
BLM	15mg	静脉滴注	d1~3

每 3~4 周重复。

除此之外，文献报道的可能有效的化疗方案还包括 DDP/GEM；DDP/TPT；CPT-11/NDP 以及贝伐单抗等靶向治疗。

八、预后

宫颈癌的预后因素和临床分期、组织学类型等因素有关。2006 年国际妇产科协会（FIGO）对 1999~2001 年治疗的 11755 例宫颈癌患者的生存分析显示，ⅠA1 期，ⅠA2 期，ⅠB1 期，ⅠB2 期，ⅡA1 期，ⅡA2 期，ⅢA 期，ⅢB 期，ⅣA 期，ⅣB 期的 5 年生存率分别为 97.5%、94.8%、89.1%、75.7%、73.4%、65.8%、39.7%、41.5%、22.0%、9.3%。可见，临床分期是影响预后的最主要因素。特殊病理类型宫颈癌，如小细胞型、神经内分泌型和透明细胞型预后较差。

参考文献

1. Jemal A, Bray F, Center MM, et al. Global cancer statistics. CA Cancer J Clin, 2011. 61: 69-90.
2. Kamangar F, Dores GM, Anderson WF. Patterns of cancer incidence, mortality, and prevalence across five continents: defining priorities to reduce cancer disparities in different geographic regions of the world. J Clin Oncol, 2006. 24: 2137-50.
3. Eddy GL, Bundy BN, Creasman WT, et al. Treatment of ("bulky") stage ⅠB cervical cancer with or without neoadjuvant vincristine and cisplatin prior to radical hysterectomy and pelvic/para-aortic lymphadenectomy: a phase Ⅲ trial of the gynecologic oncology group. Gynecol Oncol. 2007. 106: 362-9.
4. Cai HB, Chen HZ, Yin HH. Randomized study of preoperative chemotherapy versus primary surgery for stage ⅠB cervical cancer. J Obstet Gynaecol Res. 2006. 32: 315-23.
5. Peters WA, Liu PY, Barrett RJ, et al. Concurrent chemotherapy and pelvic radiation therapy compared with pelvic radiation therapy alone as adjuvant therapy after radical surgery in high-risk early-stage cancer of the cervix. J Clin Oncol. 2000. 18: 1606-13.
6. Gong L, Lou JY, Wang P, et al. Clinical evaluation of neoadjuvant chemotherapy followed by radical surgery in the

management of stage Ⅰ B2-Ⅱ B cervical cancer. Int J Gynaecol Obstet. 2012. 117: 23-6.

7. Mickiewicz E, Gobinoc, Hurtado F, et al. Paclitaxel (Taxol) and carboplatin (paraplatin) as a first line treatment for advanced carcinoma of the cervix. Pro Soc Clin Oncol, 2001, 20: 825.
8. Bloss JD, Blessing JA, Behrens BC, et al. Randomized trial of cisplatin and ifosfamide with or without bleomycin in squamous carcinoma of the cervix: a Gynecologic Oncology Group study. J Clin Oncol, 2002, 20: 1832-7.
9. Moore DH, McQuellon RP, Blessing JA, et al. A randomized phase Ⅲ study of cisplatin versus cisplatin plus paclitaxel in stage ⅣB, recurrent or persistent squamous cell carcinoma of the cervix: A Gynecologic Oncology Group study. Pro Soc Clin Oncol, 2001, 20: 801.
10. Tao X, Hu W, Ramirez PT, et al. Chemotherapy for recurrent and metastatic cervical cancer. Gynecol Oncol. 2008, 110 (3 Suppl 2): S67-71.

107. 妇科肿瘤靶向治疗进展

李晓光

中国医学科学院北京协和医学院肿瘤医院

妇科肿瘤靶向治疗在卵巢癌方面研究及应用较多，近年在其他肿瘤治疗方面也有初步研究进展

一、AURELIA——为铂类耐药复发卵巢癌患者提供超过 6 个月的无铂间隔

该研究将 361 例患者随机分配分为贝伐珠单抗联合化疗和单纯化疗组，受试者接受治疗直至病情进展，不可接受的毒性，或者同意退出。在进展期，患者在化疗组被允许跨越到贝伐珠单抗单药治疗，贝伐珠单抗联合化疗组患者进展后不再继续使用贝伐珠单抗。

两组的人口统计学和疾病特征无差异，约 25%的人无进展期少于 3 个月。

AURELIA 试验结果符合它最初的设计目的，给铂类耐药卵巢癌患者使用贝伐珠单抗，显著地改善了患者无进展生存期从 3. 4 个月增加至 6. 7 个月（$P<0.001$）。此外，对比单纯化疗（包括紫杉醇，拓扑替康，和脂质体阿霉素），贝伐珠单抗改善了中位总生存期由 13. 3 个月增加到 16. 6 个月，但是差异没有统计学意义。

没有单药显示其优于每周一次使用紫杉醇，拓扑替康，和脂质体阿霉素，铂类耐药的卵巢癌中位生存期一般为 12 个月左右。AURELIA 试验是首次Ⅲ期研究用于评估铂类耐药卵巢癌患者使用贝伐珠单抗

这项研究是有局限的，因为总生存期没有达到显著差异，同时也由于化疗组病人非随机交叉使用了贝伐珠单抗。其中 72 例受试者跨越到贝伐珠单抗，获得了中位数为 4. 5 个周期的治疗。

亚组分析

在总生存期的探索性亚组分析中，紫杉醇与贝伐珠单抗联合都是赢家。在脂质体阿霉素治疗的人群中，随机分配到贝伐珠单抗加化疗中位总生存期为 13. 7 个月，只化疗的是 14. 1 个月。在拓扑替康治疗的人群，中位无进展生存期分别为 13. 8，13. 3 个月。然而，在紫杉醇受试组，加贝伐珠单抗时中位总生存期为 22. 4 个月，对照组是 13. 2 个月，贝伐珠单抗带来 35%的相对改善。

对比之前 2012 年的安全性分析，最新的数据没有显示任何新的安全问题，在贝伐珠单抗组主要的 3 级或 3 级以上的毒性是高血压（7. 8%）和蛋白尿（2. 2%）。

二、ICON7 [2]

ICON7 试验，此前公布了无进展生存期的初步分析，表明在卵巢癌的标准化疗方案中添加贝伐珠单抗是有效的：分别为 19 和 17. 3 个月（$P=0.0041$）

最终生存期分析显示，两组的中位总生存期为 58 个月。然而，预后不良的患者如果接受贝伐珠单抗，将会有 4. 8 个月的延长（从 34. 5 至 39. 3 个月）。

在整个实验中生存期 0. 9 个月通常是没有临床意义的。然而在高风险亚组中，贝伐珠单抗显示为 4. 8 个月的临床获益。

这项研究是在世界 263 个地方选择 1528 名妇女随机分配为两组，一组为每三周一次使用卡铂/紫

杉醇，共六个周期；另一组为卡铂/紫杉醇联合贝伐珠单抗 5~6 个周期，并在化疗结束后接受 12 个周期的贝伐珠单抗治疗直至疾病恶化。1/3 受试者被认为是高风险的（>1 厘米残留病灶的Ⅲ期患者；Ⅳ期；未进行减灭术）。

患者根据分期，减灭术范围以及治疗时间进行提前分级。

主要研究结果

中位随访 49 个月，两组之间的无进展生存期没有显著区别，与之前报道类似。两组间的差异是 0.9 个月，没有统计学意义或者临床意义。

在预先定义为高风险群的患者中，这两个组的整体存活曲线分开，贝伐珠单抗组在整个研究中走势更好，相比于对照组有 4.8 个月的改善。这种区别是“非常具有临床意义，在高风险患者中治疗和存活有明显的作用。”

根据肿瘤分期和残留病灶的数量，贝伐珠单抗有显著地作用，并对更高分期和更大疾病负担的病人有更大的影响。

三、GOG218

GOG218 研究是一项大型双盲、安慰剂对照Ⅲ期临床研究，评价了贝伐珠单抗联合标准化疗方案在卵巢癌初始治疗和维持治疗中的作用。研究入组 1873 例患者，按 1：1：1 的比例随机分为 3 组，均接受 6 个周期的标准 PC 化疗［卡铂（AUC 6）+紫杉醇（175 mg/m^2）］和后续 16 个周期的维持治疗。A 组为对照组，采用标准化疗+安慰剂初始治疗，安慰剂维持治疗；B 组采用标准化疗+贝伐珠单抗 15 mg/kg，安慰剂维持治疗；C 组采用标准化疗+贝伐珠单抗初始治疗，贝伐珠单抗维持治疗。结果显示，贝伐珠单抗维持治疗组的 PFS 期（18.0 个月）较标准化疗组（12.0 个月）显著延长（P <0.0001），而无维持治疗组的 PFS 为 12.7 个月，与标准化疗组无明显差异。延长 6 个月 PFS，降低复发风险 35.5%

四、OCEANS 研究

一项随机、双盲、安慰剂对照 OCEANS 研究结果。该研究比较了化疗单用或联合贝伐珠单抗治疗铂敏感复发上皮性卵巢癌、原发性腹膜癌或输卵管癌患者（既往接受过 1 个化疗方案，未用过贝伐珠单抗，体能状态评分为 0 或 1，有可测量病灶）的疗效和安全性。

研究将纳入患者随机分为 2 组：A 组为卡铂（AUC 4，d1）+吉西他滨（1000 mg/m^2，d1 和 d8）（GC）+安慰剂（d1）静脉滴注，每 21 天 1 个周期，6 个周期后安慰剂维持，每 21 天 1 次静脉滴注直至疾病进展或出现不可耐受的毒性作用；B 组为 GC 方案+贝伐珠单抗（15 mg/kg，d1）静脉滴注，每 21 天 1 个周期，6 个周期后采用贝伐珠单抗（15 mg/kg）维持治疗，每 21 天 1 次静脉滴注直至疾病进展或出现不可耐受的毒性作用。主要研究终点是研究者评估的 PFS 期（RECIST 标准评估）。次要终点包括 ORR、OS、缓解时间和安全性。自 2007 年 4 月至 2010 年 1 月，研究共招募 484 例患者（每组 242 例），中位随访 24 个月。

结果显示，贝伐珠单抗联合 GC 组较 GC 组显著改善 PFS 期（12.3 个月对 8.6 个月，HR=0.451，P<0.0001）和 ORR（78.5% vs 58.4%，P<0.0001）。OS（32.9 个月 vs33.6 个月）。两组 OS 数据结果无显著差异原因可能是受到后续研究药物的交叉，以及进展后的长期生存的干扰 。贝伐珠单抗治疗的安全性数据和既往其他研究相似。该研究是首项证实抗血管生成治疗可使铂敏感复发卵巢癌患者明显临床获益的Ⅲ期临床研究。EMA 根据 OCEANS 研究，批准贝伐珠单抗用于铂类敏感复发卵巢癌

五、GOG240

GOG240 研究证实，相比单用化疗，化疗联合贝伐珠单抗可延长晚期宫颈癌患者约 4 个月的生存期。

该试验共纳入了452例晚期及复发性宫颈癌患者。绝大多数为复发患者（72%）；少数为持续进展性患者（11%）。患者按照1∶1∶1∶1比例随机分为以下4组：拓扑替康联合紫杉醇；拓扑替康联合紫杉醇+贝伐珠单抗；顺铂联合紫杉醇；顺铂联合紫杉醇+贝伐珠单抗。贝伐珠单抗治疗的患者，每三周接受一次15mg/kg的贝伐珠单抗治疗直至疾病进展或出现不能耐受的毒副反应。

中期分析时，中位随访12.5个月，拓扑替康联合紫杉醇+/-贝伐珠单抗相比顺铂联合紫杉醇+/-贝伐珠单抗具有更高的疾病进展风险（HR=1.39；95% CI：1.09~1.77），但死亡风险无显著差异（HR，1.20；99% CI：0.82~1.76），并且死亡风险在根据既往铂类暴露情况进行亚组分析后仍无显著差异。

最终分析时，平均随访时间为20.8个月，271例患者死亡（总研究人群的60%）。接受贝伐珠单抗治疗的患者具有更高的缓解率（48%比36%；P=0.008），更长的中位总生存期（17 vs 13.3个月；HR=0.71；P=0.004）及无进展生存期（8.2 vs 5.9个月；HR 0.67；95% CI：0.54~0.82）。接受贝伐珠单抗治疗的患者出现了更多的不良反应。接受贝伐珠单抗治疗的患者出现了更多的2级或以上的高血压（25% vs 2%，P<0.001），但并没有患者因此而停用贝伐珠单抗。3级或以上的胃肠道或泌尿生殖道瘘（6%vs0；P=0.002）及3级或以上的血栓栓塞事件（8%vs1%；P =0.001）在贝伐珠单抗治疗的患者中更为常见。致命性不良事件没有差异（1.8% vs 1.8%）。

尽管贝伐珠单抗组出现了一些健康相关的生活质量评分的下降，但相较对照组并无统计学差异。

108. 卵巢癌临床研究的现状和展望

王　静

中南大学湘雅医学院附属肿瘤医院

卵巢癌是女性生殖器官常见的恶性肿瘤之一，发病率仅次于子宫颈癌和子宫体癌而列居第三位。我国每10万人中就有3.4人罹患卵巢癌，其中1.4人因为卵巢癌而死亡。早期卵巢癌患者的5年生存率在94%以上，但中晚期卵巢癌患者的5年生存率仅有28%，从2013年至今，关于卵巢癌临床研究的文章发表了465篇，主要集中于诊断新方法、治疗新手段以及标记物的预测这些方面。本文将从卵巢癌的诊断、治疗和预测三个方面来阐述卵巢癌临床研究的最新进展和对将来的展望。

一、诊断新进展

（一）2013 FIGO分期 vs1998 FIGO分期

1973年FIGO首次发布卵巢癌、卵管癌和腹膜癌的分期，1988年有过一次修订，2013年是第三个版本。更新如下：

Ⅰ期　Ⅰ期主要改动是ⅠC期。1998版“ⅠC期：肿瘤局限于单或双侧卵巢并伴有如下任何一项：包膜破裂；卵巢表面有肿瘤；腹水或腹腔冲洗液有恶性细胞”。而2013版ⅠC期分得更细致，分为ⅠC1期、ⅠC2期、ⅠC3期，具体如下“ⅠC期：肿瘤局限于单或双侧卵巢或输卵管，并伴有如下任何一项：ⅠC1（T1c1-N0-M0）：手术导致肿瘤破裂；ⅠC2（T1c2-N0-M0）：手术前肿瘤包膜已破裂或卵巢、输卵管表面有肿瘤；ⅠC3（T1c3-N0-M0）：腹水或腹腔冲洗液发现癌细胞。”

Ⅱ期　2013版较1998版在Ⅱ期的改动在于，Ⅱ期不仅仅是“肿瘤累及一侧或双侧卵巢或输卵管，伴有盆腔蔓延（在骨盆缘以下）”并增加了“或腹膜癌”。

ⅡA期原版“肿瘤蔓延至和（或）种植于子宫和（或）输卵管和（或）卵巢”；新版增加了“腹水或腹腔冲洗液无恶性细胞”。

ⅡB期在原版“肿瘤蔓延至盆腔的其他腹膜内组织”基础上增加了“腹水或腹腔冲洗液无恶性细胞”。

新版删除了旧版的“ⅡC期”。

Ⅲ期　新版增加了ⅢA_1期和ⅢA_2期，并按转移灶大小分为ⅢA1（i）期和ⅢA1（ii）期。“ⅢA1（T3a1-N1-M0）：仅有腹膜后淋巴结阳性（细胞学或组织学证实）。ⅢA1（i）期：转移灶最大直径≤10mm；ⅢA1（ii）期：转移灶最大直径>10mm；ⅢA2（T3a2-N0/N1-M0）：显微镜下盆腔外腹膜受累，伴或不伴腹膜后阳性淋巴结。”

ⅢB、ⅡC期均增加了“伴或不伴腹膜后阳性淋巴结”。

Ⅳ期　Ⅳ期新版分为ⅣA、ⅣB期，“ⅣA：胸腔积液中发现癌细胞；ⅣB：腹腔外器官实质转移（包括肝实质转移和腹股沟淋巴结和腹腔外淋巴结转移）”；特意将转移至胸水和转移至腹腔外其他器官区分。

（二）术前使用 ADNEX 模型区分良性，交界性，早期和晚期浸润性，继发转移性的卵巢癌的风险评估

由于卵巢的胚胎发育、组织结构及内分泌功能较复杂，早期症状不典型，术前鉴别卵巢肿瘤的组织类型及良恶性非常困难。2014 年发表在 BMJ 上的一篇名为“术前使用 ADNEX 模型区分良性，交界性，早期和晚期浸润性，继发转移性的卵巢癌的风险评估：前瞻性多中心诊断性研究”文章，提出了 ADNEX 模型，能够在术前有效判别良性，交界性，Ⅰ期，Ⅱ~Ⅳ期和转移继发卵巢肿瘤[2]。

ADNEX（Assessment of Different NEoplasias in the adneXa）模型，是基于临床和超声数据的一种预测模型，包括 3 种临床指标和 6 种超声指标：年龄，血清 CA125，诊治中心的类别（肿瘤中心 vs. 其他医院），病灶最大直径，实性组织的比例，是否超过 10 个囊腔，乳头突起的数目，回声影，以及腹水情况。

这项研究采用前瞻性收集的临床和超声数据观察诊断研究，在 10 个国家的 24 个超声波中心，招募了 5909 例附件区肿块的患者，均接受了术前标准化的超声检查。主要观察指标：组织学分类和盆块手术分期。通过多变量分式多项式这个方法，选择变量并确定使用分段多项式将计量资料进行最优转换。

结果发现，在该模型中，用于区分良性和恶性肿瘤的接受者操作特征曲线下面积（AUC）为 0.94（0.93~0.95），AUC 0.85 用于区分良性 vs. 交界性，0.92 用于区分良性 vs. Ⅰ期癌症，0.99 用于区分良性 vs. Ⅱ~Ⅳ期癌症，0.95 用于区分良性 vs. 继发转移病灶。恶性肿瘤各个亚型的 AUC 波动于 0.71~0.95 之间，AUC 0.75 用于区分交界性 vs. Ⅰ期癌症，0.82 用于区分Ⅱ~Ⅳ期癌症 vs. 继发转移病灶。

ADNEX 模型能鉴别良，恶性肿瘤以及四种类型的卵巢恶性肿瘤。使用 ADNEX 模型可能改善分类和治疗策略，从而减少发病率和死亡率。

二、治疗新进展

参考 NCCN 的《卵巢癌临床实践指南》卵巢癌主要治疗方法包括手术、化疗、放疗。手术：分期探查术、附件切除术、肿瘤细胞减灭术等；化疗：肿瘤减灭术后化疗、腹腔化疗、肿瘤挽救性化疗等；放疗：术后辅助放疗，孤立转移灶的姑息放疗等。本文将从手术、化疗、靶向治疗三方面阐述最新的进展。

（一）手术治疗方面

1. 卵巢癌个体化外科治疗方案：安德森算法　手术是公认的可延长卵巢癌患者生存期的治疗手段。无论是对于原发的初治病人还是复发的病人，都至关重要。新版 NCCN 指南认为肿瘤细胞减灭术力求使残余肿瘤病灶直径<1 cm，最好切除所有肉眼可见病灶；因为 R0 切除的病人似乎有最好的总预后，为了避免不必要的初期细胞减瘤术，术前和术中评估已经很常见了。血清 CA125 水平，体格检查和 CT 影像都不能准确的评估病灶是否能达到最佳减瘤的效果。因此，一个能识别出哪些患者在初次手术时最有可能达到完全切除肿瘤的运算法则有望提高患者生存期。

MD 安德森癌症中心提出了一种卵巢癌个体化外科治疗方案，即安德森算法[3]。

该方案要求：只有能达到 R0 切除的患者才实行初次减瘤术，不能达到 R0 切除的患者则在接受 NACT 后行间期减瘤术。

安德森算法：MD 安德森癌症中心对所有可疑晚期卵巢癌的患者都会进行两个外科医生的腹腔镜肿瘤评估；进行有效的综合评分：<8 分，初次细胞减瘤术，≥8 分，NACT+间期减瘤术。综合评分标准如下：

安德森算法的可行性评估：①初次减瘤术时完全切除率显著提高——安德森模式实施前 R0 率 20%，实施后 84%；50%患者接受 NACT；②在手术实行阶段，不需要第三方手术意见；③接受 NACT 的患者，完全切除率提高——安德森模式实施前 65%，实施后 100%；④在本报告时间，患者

Table 2 | Laparoscopic predictive index value to determine disease distribution[51]

Tumour site distribution	Laparoscopic predictive index score = 2	Laparoscopic predictive index score = 0
Peritoneal carcinomatosis	Unresectable massive peritoneal involvement plus miliary pattern of distribution	Carcinomatosis involving a limited area surgically removable by peritonectomy
Diaphragmatic disease	Widespread infiltrating carcinomatosis or confluent nodules to most of the diaphragmatic surface	Isolated diaphragmatic disease
Mesenteric disease	Large infiltrating nodules or involvement of the root of the mesentery assumed based on limited movements of various intestinal segments	Small nodules potentially treatable with argon-beam coagulation
Omental disease	Tumour diffusion up to the large curvature of the stomach	Isolated omental disease
Bowel infiltration	Bowel resection assumed to be required or miliary carcinomatosis at the mesenteric junction	No bowel resection required and no miliary carcinomatosis at the mesenteric junction
Stomach infiltration	Obvious neoplastic involvement of the gastric wall	No obvious neoplastic involvement of the gastric wall
Liver metastasis	Any surface lesions	No surface lesions

的疾病没有远处转移，初次减瘤术和间期减瘤术的手术并发症没有差异；⑤我们期望 R0 切除率的增加，能提高患者的 PFS 和 OS。

2. 降低卵巢癌风险的附件切除术　*BRCA*1 和 *BRCA*2 突变已经明确是乳腺癌和卵巢癌的高危风险因素。目前认为预防性双侧附件切除术（RRSO）是最有效的卵巢癌预防措施。但 RRSO 在高风险非携带者、最佳手术年龄、手术时发现的临床隐匿性肿瘤的解剖学起源中的潜在受益，仍存在不确定性。

JCO 近期发表的一篇关于降低卵巢癌风险的输卵管-卵巢切除术的文章认为，BRCA1/2 突变、绝经后状态、异常的术前 CA125 和（或）经阴道超声结果等指标是与 RRSO 能否发现癌症的相关因子[4]。

预防性双侧附件切除术（RRSO）是最有效的卵巢癌预防措施，但具体的操作流程是什么？2015 版指南适时推荐了针对 BRCA/HBOC 综合症患者的降低卵巢癌风险的附件切除术操作程序：①腹腔镜探查术；②探查上腹部、肠管表面、大网膜、阑尾和盆腔器官；③对任何有异常的腹膜进行活检；④抽取盆腔冲洗液进行细胞学检查（50 ml 生理盐水灌注后立即送检）；⑤行双附件切除术，切除卵巢悬韧带 2 cm，完整切除输卵管达宫角部，切除卵巢和输卵管周围所有的腹膜，特别是在输卵管和/或卵巢与盆壁之间粘连的腹膜；⑥使用仔细处理输卵管和卵巢，完整切除防止细胞剥落；⑦使用取物袋将输卵管和卵巢从盆腔取出；⑧卵巢和输卵管必须进行分段取材病理检查；⑨如发现有隐匿恶性疾病或确诊 STIC，转诊至妇科肿瘤专科医师。

（二）化学治疗方面

“铂类+紫杉醇类”作为经典方案已经应用临床超过 17 年；目前，在未找到替代药物之时，主要通过两个方面来改进其疗效：①增加合用药物；②改进用药方法。

1. 增加合用药物　四大前瞻性随机对照的Ⅲ期临床试验项目：GOG-0218、ICON7、OCEANS、AURELIA 结果都证实：常规化疗联合贝伐单抗的方案能够显著改善客观缓解率（ORR）和延长无疾病进展期（PFS）。2013 年指南不仅在初治方案，更在复发治疗方案中推荐贝伐单抗与紫杉醇和铂类药物联合治疗。

但 2015 年指南多数专家组成员认为不应该推荐贝伐单抗加入卡铂/紫杉醇的一线化疗方案中或者将它作为维持治疗。可能原因如下：①GOG0128、AURELIA 和 ICON7 随机对照试验显示化疗加贝伐单抗可提高中位 PFS。但是两组总生存率无明显差异[5~6]；②ICON7 随机对照试验标准化疗联合贝伐珠单抗治疗可能与患者生活质量轻度但显著下降相关[5]；③AURELIA 随机对照试验贝伐单抗组副作用发生率更高，包括 2 级以上高血压，蛋白尿，而胃肠道穿孔的发生率为 2.2%[6]。

NCCN 专家组鼓励医患者参与临床试验，以对抗血管形成药物的效果进行更进一步的评价。

2. 改进用药方法　日本 JGOG 3016 试验以及近期的 JGOG 3016 长期疗效比较的随机、对照、开放式研究，均认为剂量密集型给药（卡铂 D1 AUC 6mg/mL/min；紫杉醇 D1，8，15　$80mg/m^2$）较传统模式给药（卡铂 D1 AUC 6mg/mL/min；紫杉醇 D1 $180mg/m^2$），能显著改善患者的 PFS、OS[7]。在意大利的另一项临床研究 MIT0-7 也支持密集型给药的方法[7]。

低剂量周疗联合用药方案得到新版 NCCN 指南的认可，新版指南对老年人和一般状态不良患者，推荐了一个新的低剂量周疗联合用药化疗方案：紫杉醇 60 mg/m^2>1 小时+卡铂 AUC2>30 min，每周 1 次，共 18 周。

（三）　靶向治疗方面

1. 卵巢癌维持治疗结合帕唑帕尼的研究　2014 年发表在 JOC 上关于“卵巢癌维持治疗结合帕唑帕尼”的研究认为：在一线方案化疗期间疾病没有进展的晚期卵巢癌患者的维持治疗接受帕唑帕尼 PFS 增加了 5.6 个月，OS 没有差别[8]。同样新版指南指出：Ⅱ、Ⅲ、Ⅳ 期病人完成了初始全部治疗、获得完全缓解后可考虑加入第二辅助治疗，帕唑帕尼作为ⅡB 类推荐。

3. 复发性卵巢癌加入奥拉帕尼的研究　近期在柳叶刀发表的“铂类敏感复发性卵巢癌西地尼布、奥拉帕尼联合与奥拉帕尼单药治疗的一项随机 2 期研究”，结果显示：联合治疗和单药治疗组的中位 PFS 分别为 17.7 个月和 9.0 个月[19]。联合用药似乎改善复发性铂类敏感的高级别浆液性或子宫内膜卵巢癌的 PFS。2015NCCN 指南推荐：复发疾病优选治疗中加入奥拉帕尼。

三、卵巢癌预测的最新进展

（一）卵巢癌与 DNA 损伤的相关性

近期一项研究的结果显示：卵巢癌患者内在的 DNA 损伤水平显著高于健康的志愿者，铂类敏感的患者内在的 DNA 损伤水平显著高于铂类耐药的人；因此异常的 DNA 修复途径与卵巢癌细胞的药物敏感性相关[11]。

另一项研究认为 DNA 损伤蛋白 Nibrin 高表达与低 ORR，短 PFS，短 OS 明显相关。因此复发的浆液性卵巢癌患者，高表达的 nibrin 似乎与更差的临床疗效相关[12]。

（二）预测卵巢癌相关药物疗效的标记物

有研究报道蛋白质组学分析提示治疗前高表达 pS209-eIF4E 和 FOXO3a 与奥拉帕尼和卡铂药物反应时间相关[13]。

一项研究显示：mesothelin，FLT4，AGP，结合 CA-125 作为标志物能识别对贝伐单抗更有效的 EOC 患者[14]。

相关研究认为 BRCA1 的表达与 OS 相关，与 PFS 无关；BRAC1 表达的降低提高了顺铂加紫杉醇腹腔内化疗患者 36 个月的生存期[15]。异常 BRCA1 的表达是有更长生存期的 IP 组的独立预后因子

目前卵巢癌的标准治疗方法包括手术切除和药物化疗。不幸的是，晚期卵巢癌患者的 5 年生存率只有 25%至 30%。因此，鉴定出卵巢癌早期诊断的分子标记和治疗靶标对巢癌的早期诊断和治疗具有十分重要的意义。

总结

70%~80%卵巢癌患者发现时已是晚期，70%~80%卵巢癌患者治疗后复发，卵巢癌病死率高居妇科恶性肿瘤的首位，攻克卵巢癌的难关是一项巨大的挑战。随着诊断方法不断发展，手术方式不断改进，化疗方案不断优化，新的预测标记物不断发现，卵巢癌的治疗将会取得令人瞩目的进展。

参　考　文　献

1. David G. Mutch, Jaime Prat. 2014 FIGO staging for ovarian, fallopian tube and peritoneal cancer, 2014 [J]. Gynecologic

Oncology, 2014, 133: 401-404.

2. Ben Van Calster professor, Kirsten Van Hoorde doctoral researcher. Evaluating the risk of ovarian cancer before surgery using the ADNEX model to differentiate between benign, borderline, early and advanced stage invasive, and secondary metastatic tumours: prospective multicentre diagnostic study. BMJ, 2014, 349: g5920.
3. Alpa M. Nick, Robert L, Coleman, Pedro T, Ramirez and Anil K. Sood. A framework for a personalized surgicalapproach to ovarian cancer, 2015 [J]. Nat. Rev. Clin. Oncol, 2015.
4. Mark E. Sherman, Marion Piedmonte et al. Pathologic Findings at Risk-ReducingSalpingo-Oophorectomy: Primary Results FromGynecologic Oncology Group Trial GOG-0199, 2014 [J]. Journal of Clinical Oncology, 2014, 32 (29): 3275-83.
5. Stark D, Nankivell M, Pujade-Lauraine E et al. Standard. chemotherapy with or without bevacizumab in advanced ovarian cancer: quality-of-life outcomes from the International Collaboration on Ovarian Neoplasms (ICON7) phase 3 randomised trial, 2013 [J]. Lancet Oncol, 2013, 14 (3): 236-43.
6. Eric Pujade-Lauraine, Felix Hilpert et al. Bevacizumab combined with chemotherapy for platinum-resistant recurrent ovarian cancer: The AURELIA open-label randomized phase Ⅲ trial, 2014 [J]. J Clin Oncol, 32 (13): 1302-8.
7. Noriyuki Katsumata, Makoto Yasuda et al. Long-term results of dose-dense paclitaxel and carboplatin versus conventional paclitaxel and carboplatin for treatment of advanced epithelial ovarian, fallopian tube, or primary peritoneal cancer (JGOG 3016): a randomised, controlled, open-label trial, 2013 [J]. Lancet Oncol, 2013, 14: 1020-26.
8. Sandro Pignata, Giovanni Scambia et al. Carboplatin plus paclitaxel once a week versus every 3 weeksin patients with advanced ovarian cancer (MITO-7): a randomised, multicentre, open-label, phase 3 trial, 2014 [J]. Lancet Oncol, 2014, 15 (4): 396-405.
9. du Bois A, Floquet Aet al. Incorporation of pazopanib in maintenance therapy of ovarian cancer, 2014 [J]. J Clin Oncol, 2014, 32 (30): 3374-82.
10. Joyce F Liu, William T Barry et al. Combination cediranib and olaparib versus olaparib alonefor women with recurrent platinum-sensitive ovariancancer: a randomised phase 2 study, 2014 [J]. Lancet Oncol, 2014, 15: 1207-14.
11. Dimitra T. Stefanou, Aristotelis Bamias et al. Aberrant DNA Damage Response Pathways
May Predict the Outcome of Platinum Chemotherapy in Ovarian Cancer, 2015 [J]. PLoS ONE 2015, 10 (2): e0117654.
12. Bradley J. Monk et al. Nibrin is a marker of clinical outcome in patients with advanced serousovarian cancer treated in the phase Ⅲ OVA-301 trial, 2014 [J]. Gynecologic Oncology, 132 (2014): 176-180.
13. Lee JM et al. Phase Ⅰ/Ib study of olaparib and carboplatin in BRCA1 or BRCA2 mutation-associated breast or ovarian cancer with biomarker analyses, 2014 [J]. J Natl Cancer Inst. 2014, 106 (6).
14. Fiona Collinson et al. Predicting Response to Bevacizumab in Ovarian Cancer: A Panel of Potential Biomarkers Informing Treatment Selection, 2013 [J]. Clin Cancer Res, 2013, 19 (18); 5227-39.
15. J L Lesnock, K M Darcy et al. BRCA1 expression and improved survivalin ovarian cancer patients treated withintraperitoneal cisplatin and paclitaxel: a Gynecologic Oncology Group Study, 2013 [J]. Br J Cancer, 2013, 108 (6): 1231-7.

109. 卵巢上皮癌药物治疗进展

吴令英，李　宁

中国医学科学院北京协和医学院肿瘤医院妇瘤科

卵巢癌的治疗是手术联合化疗的综合治疗。近些年来随着靶向治疗的不断进展，抗血管生成药物以及二磷酸腺苷核糖多聚酶（PARP）抑制剂等靶向药物在卵巢癌的治疗中也取得了一定的疗效。本文主要就这一年来卵巢癌的化学治疗和靶向治疗进展做简要的回顾。

化疗方面，自从 20 世纪 90 年代确定了紫杉醇联合铂类在卵巢癌的一线化疗地位以来，其他化疗药物在卵巢癌中也进行了尝试，但均没有显示出优于紫杉醇联合铂类的疗效。由此有不少研究探讨紫杉醇和铂类的不同给药方式、给药途径等，希望改善疗效或增加安全性。2015 年美国国家综合癌症网络（NCCN）卵巢癌诊治指南基于 2014 年发表在《Lancet Oncology》上的一项多中心Ⅲ期随机分组研究[1]结果指出，老年或体弱者可以考虑紫杉醇周疗联合卡铂周疗的静脉给药方案。

Pignata 等[1]将紫杉醇联合卡铂的周疗方案（紫杉醇 60 mg/m^2+卡铂 AUC 2，每周 1 次）与标准 3 周方案（对照组）作为晚期卵巢癌术后辅助化疗进行了对比，结果发现周疗方案组患者的生活质量好于 3 周方案组，3/4 度骨髓毒性和 2 度以上神经毒性的发生率在周疗方案组更少见。意大利和法国的 67 家中心参与了该项研究，共纳入 822 例 Ic～Ⅳ期的卵巢癌、输卵管癌或原发腹膜癌患者。按 1∶1 的比例随机分为两组：周疗组与 3 周疗组。周疗组的方案如上，每周 1 次，共 18 次；3 周方案即为标准的紫杉醇 175 mg/m^2+卡铂 AUC 6，每 3 周 1 次，共 6 疗程，两组均为静脉给药。研究的主要终点指标包括对生活质量的评估和无进展生存期（PFS）的比较。结果显示，3 周疗组的患者在化疗后 1 周时生活质量明显下降，在下一周期化疗前又有所回升。但周疗组患者的生活质量始终较好，保持平稳，没有明显的波动。而且周疗组的骨髓毒性和神经毒性反应的发生情况好于对照组。在中位随访 22.3 个月后，周疗组与 3 周疗组的中位 PFS 分别为 18.3 和 17.3 个月，没有明显差异。但研究同时也指出，周疗组患者需要每周来院化疗 1 次，也影响了部分患者的依从性。研究认为，紫杉醇卡铂周疗方案的疗效与标准 3 周方案相当，不失为晚期卵巢癌的治疗选择之一。随着老龄化社会的到来，老年卵巢癌患者越来越多。老年患者全身器官机能减退，合并症多，对常规的化疗方案、耐受性较差。新版 NCCN 指南基于该研究结果，在晚期卵巢癌术后辅助化疗选择中新增了这一方案：紫杉醇 60 mg/m^{2}静滴>1 小时+卡铂 AUC2，静滴>30 min，每周 1 次，共 18 周，并指出可用于老年人和一般状态不良患者。目前还有两项国际多中心随机研究 GOG 262 和 ICON8 研究正在进行中，研究将进一步比较紫杉醇/卡铂周疗给药与 3 周给药的优劣，对于这两项研究结果我们拭目以待。

靶向治疗在卵巢癌的尝试较多，但多数没能取得理想的疗效。目前为止，美国 FDA 或欧盟 EMA 批准用于卵巢癌的靶向药物有贝伐珠单抗和奥拉帕尼。GOG 218 和 ICON 7 的研究结果显示，初次减瘤术后辅助化疗的基础上联合抗血管药物贝伐珠单抗有助于延长 PFS，对总生存的影响还有待明确。另外，对于复发卵巢癌，OCEANS 研究和 AURELIA 研究分别以铂敏感和铂耐药复发卵巢癌为研究对象，探讨了化疗联合贝伐珠单抗+贝伐珠单抗维持治疗的意义。结果表明在化疗基础上增加贝伐珠单抗有助于延长 PFS 约 3～4 个月。

贝乏珠单抗常见的副作用有头痛、高血压和蛋白尿等，最严重的并发症是肠穿孔、出血和血栓栓塞（1%~2%）。为避免或减少严重消化道副反应（包括末次治疗后30天内出现穿孔、瘘道、坏死或出血）的发生风险，进一步分析提示，肠道的炎性疾病（IBD）、小肠及大肠切除与严重消化道副反应的发生明显相关（*P* 值分别为0.020、0.032和0.016）。此外，既往化疗方案数越多与发生肠穿孔的风险越高。治疗前CT扫描提示肠壁厚、肠道受累或者存在肠梗阻也是发生肠穿孔的高危因素。

PARP抑制剂能够抑制细胞DNA的单链断裂后碱基切除修复能力，具有促进肿瘤细胞凋亡的作用。人体内DNA损伤修复过程主要有两种，一种是DNA单链断裂后的碱基切除修复，另一种是同源重组修复。如果这两种DNA损伤修复能力都受到抑制则可以促进细胞的凋亡。BRCA1/2基因参与DNA的同源重组修复，存在BRCA1/2突变的肿瘤中存在同源重组修复障碍，应用PARP抑制剂具有较好的抗肿瘤作用。

PARP抑制剂奥拉帕尼，它在卵巢癌中的作用，尤其是在BRCA1/2基因功能缺失的卵巢癌中的作用早在2011年和2013年的美国临床肿瘤学会（ASCO）年会上进行了报道。2011年来自伦敦大学肿瘤医院的Leddermann等报道，olaparib作为化疗结束后的维持治疗（400mg po bid）有助于延长铂类敏感复发卵巢癌、腹膜癌和输卵管癌的PFS。2013年的年会上该研究回顾性的分析了患者外周血BRCA1/2胚系突变（gBRCAm）以及肿瘤组织中二基因的体系突变情况（tBRCAm），并将突变状况与PFS的相关性进行分析。结果表明无论是gBRCAm还是tBRCAm，奥拉帕尼组较安慰剂对照组的PFS明显延长。其中，gBRCAm者PFS获益最大，PFS延长了8个月（11.2个月vs 4.1个月），而无突变者则PFS获益不明显。

2014年ASCO年会上一项Ⅱ期临床研究在铂敏感复发的高级别浆液性癌（卵巢癌、输卵管癌及原发腹膜癌）中将奥拉帕尼联合抗血管药物与奥拉帕尼单药的疗效进行了比较。该研究中的抗血管药物为血管内皮生长因子受体（VEGFR）1/2/3的小分子抑制剂——cediranib。两种药物均为口服药物，给药方便。在这项研究中，纳入铂敏感复卵巢癌患者90例。研究的入组标准对病理类型及分化程度提出了要求，需为高级别浆液性癌或子宫内膜样癌，如非这两种病理类型，则需为BRCA1/2基因胚系致病突变的携带者。之所以制定这样的入组标准，主要是因为已有的研究显示，绝大多数BRCA1/2基因突变携带者为高级别浆液性癌或子宫内膜样癌。值得注意的是，患者入组后直接接受双药联合治疗，替代传统化疗，而非作为化疗后的维持治疗。结果表明，经两药联合治疗后获得的无进展生存期（PFS）较单药组延长了8.7个月（17.7个月vs 9.0个月）。在分层分析中，无论是BRCA突变携带者还是BRCA突变状态未知的亚组中，两药联合的优势仍然保持。另一方面，两药主要的毒副反应较少交叉。cediranib的副作用主要是乏力、腹泻和高血压，而奥拉帕尼主要引起骨髓抑制、恶心和乏力。两者联合用药后副反应可耐受，3/4度副反应主要为乏力、腹泻和高血压，总的发生率约70%。两种靶向药物联合安全、有效，但与目前临床上用于铂敏感复发的含铂联合化疗相比，疗效孰优孰劣，值得进一步探讨。

总之，这一年内卵巢癌的内科治疗取得了一定的成果，化疗和靶向治疗发挥了重要的作用。如何将不同作用机理的药物相互配合，取得更好的疗效，仍需开展更多设计严谨的随机研究来为我们提供答案。

参考文献

1. Pignata S, Scambia G, Katsaros D, et al. Carboplatin plus paclitaxel once a week versus every 3 weeks in patients with advanced ovarian cancer (MITO-7): a randomised, multicentre, open-label, phase 3 trial. Lancet Oncol, 2014; 15 (4): 396-405.

110. 宫颈癌的化学治疗

张　蓉

中国医学科学院北京协和医学院肿瘤医院妇瘤科

宫颈癌是发生于宫颈上皮的恶性肿瘤，近年来由于普查、普治使早诊断、早治疗率提高，患病率、死亡率逐年下降。但中晚期宫颈癌的5年存活率并未提高，综合治疗特别值得关注，随着化疗药物的发展，化疗在宫颈癌治疗中的作用越来越引起重视。

一、宫颈癌的一般治疗原则

1. 宫颈上皮内病变（CINⅡ-Ⅲ）；采用宫颈锥形切除或筋膜外子宫切除术。

2. 镜下浸润深度<3mm者，宽度<7mm，行宫颈锥形切除或筋膜外子宫切除术。

3. ⅠA_2期（镜下浸润深度3~5mm，宽度<7mm者）及ⅠB_1期（局部肿瘤≤4cm）采用根治性子宫切除加盆腔淋巴结清扫术，

4. ⅠB_2，A_2期（局部肿瘤>4cm）的治疗原则分歧较大，不同治疗方法

（1）根治性手术：直接治性子宫切除加盆腔淋巴结清扫术或+腹主动脉旁淋巴结清扫。

（2）术前新辅助化疗或放疗后行根治性手术加盆腔淋巴结清扫术或+/-腹主动脉旁淋巴结清扫。

对根治性术后病理组织学检查发现宫旁受侵、切缘不净、或盆腔淋巴结转移等高危因素患者，术后放疗或放-化疗同时应用。

（3）选择与中、晚期患者相同的治疗方法，根治性放疗或同步放-化疗。

5. ⅡB~ⅣA期患者，各家观点较为一致，采用根治性放疗或同步放-化疗。

6. 术后盆腔复发者主张放-化疗同时应用。

7. 根治性放疗化疗后中心性复发则以选择全子宫切除或除脏术。

8. 术后或根治性放疗化疗后远处转移患者接受化疗。

二、子宫颈癌化疗的发展

半个多世纪来，宫颈癌中、晚期的经典治疗方法是体外及腔内相结合的放射治疗，由于其解剖特点可使放射源直接放入阴道及宫腔内，贴近肿瘤组织，故使子宫颈癌的放射治疗疗效一直优于其他肿瘤，取得了一定成绩。近20多年来国际公认的ⅡB、Ⅲ、Ⅳ期5年生存率分别为：65%~75%；35%~50%；15%~20%。但近年来各种高能、高精度的放疗设备的发展，计算机应用与放疗计划系统的设置及腔内治疗中各种类型施源器的发展，虽均对放疗疗效有一定的改进，但仍未能使其疗效有突破性的发展。这一直是妇科肿瘤治疗专家们考虑的问题。

化疗在宫颈癌治疗中的应用历史比较长远，但因药物单一，无有效方案，疗效差，一直未受到重视。随着药物不断更新发展，方案更加规范，部分患者从化疗中受益。因此化疗在宫颈癌的应用越来越受到重视。有关化疗在宫颈癌中应用的文献报道逐渐增多。国际上多个治疗中心组织开展对放-化疗相结合的问题进行了研究。早期单用羟基脲（Hydroxyurea）或与其他药物联合与放疗相结合，因疗效与单纯放疗相比较无改善而放弃。直到1999年，国际上相继发表了五篇目前认为是较经典的前

瞻性随机分组研究的结果（美国 NCI 组织的临床实验组所做），其中主要对中、晚期患者，也包括了ⅠB、ⅡA 期根治性术后具有高危因素者，如经术后病理组织学检查发现宫旁浸润、切缘不净及盆腔淋巴结受侵等，采用放疗同时合并含顺铂（PDD）的不同方案的化疗，它们均显示出疗效的提高，使各期相对死亡危险率降低了 30%～50%。这些结果给予妇科肿瘤医生很大鼓舞，依此美国 NCI（National Cancer Institute）于 1999 年 2 月发表一罕有的，针对某一疾病的具体治疗原则的声明，强调含铂类药物化疗与放疗同时应用的优越性。NCI 认为："随着将来资料的进一步完善，以及对治疗患者随诊时间的延长，一些现有数据会有所改变，但是放-化疗同时合并应用所具有的肯定意义不会改变"。并且 NCI 的临床实验监督委员会（Safety Monitoring Boards of Clinical Trials Cooperative Groups）一致投票通过停止该委员会领导下的一切现在进行着的任何单纯以放疗方案为研究目的的实验研究。由此可见 NCI 对这一治疗结果的重视程度。

三、放疗同时合并化疗

1. 放疗同时合并化疗的机理　化疗抑制了放射治疗中肿瘤细胞的修复；降低了肿瘤细胞的再增殖；化疗可能促使肿瘤细胞同步化，如使 G_0期细胞进入放射敏感的 M 期等；化疗还可改善细胞的氧合状态，减少肿瘤细胞的低氧部分，提高放疗敏感性。化疗对肿瘤细胞的独立杀伤作用，

2. 放疗同时合并化疗的原则　所用药物剂量应小于独立应用时的剂量，所产生的毒副作用应不影响放疗的进程，特别是不中断放疗为前提，否则因此影响了放疗本身的疗效，也就失去了放疗增敏的意义。由于合并化疗药物使用剂量偏小，因此对放射野外之远处转移灶作用小。

3. 放疗同时合并化疗的适应范围

（1）ⅡB 期以上的中晚期患者，行根治性放疗同时合并增敏化疗。

（2）ⅠB、ⅡA 期根治性术后具有高危因素者，体外放疗同时合并增敏化疗。

4. 放疗同时合并化疗的方案　1999 年，国际上相继发表了 5 篇对中、晚期患者，也包括了ⅠB、ⅡA 期根治性术后具有高危因素者，对比研究单纯放疗与放疗同时合并化疗，均显示出放疗合并化疗疗效提高，所采用的化疗方案有：①单药 DDP40m/m^2每周一次，连续 6 周；②DDP50mg/m^2 d1 d29 + 羟基脲 2g/m^2口服，每周 2 次，连续 6 周；③DDP70mg/m^2+5Fu 4g/$m^2$96 小时，Ⅳ 或 5Fu 1g/m^2每天，连续 4 天，3 周重复，3～4 程。在随后的临床应用中常采用单药 DDP40m/m^2每周一次，连续 6 周或 DDP60mg/m^2+5Fu 4g/m^2 96 小时，Ⅳ 或 5Fu 1g/m^2/每天，连续 4 天，3 周重复，3～4 程。NCCN 指南采用单药 DDP 或 DDP +5Fu 方案 增敏化疗。随着化疗药物的发展，临床试验中多种方案相继应用于晚期宫颈癌同步放化疗。Duenas-Gonzalez（2012 年）报到，澳大利亚三期临床试验 DDP40mg/m^2+健择 125mg/m^2每周一次，连续 6 周。Vrdojak（2005 年）报道 DDP75mg/m^2　3 小时 iv 点 +IFO2mg/m^2 24 小时 iv 滴。Zhang（2010 年）报道：ⅡB～ⅢB 期患者放疗同时化疗，用紫杉醇（Taxol）35mg/m^2+ 奈达铂 20mg/m^2每周一次，连续 6 周。

2011 年 Schefter 报道宫颈癌ⅠB～ⅢB 常规放疗同时 DDP40mg/m^2，每周增敏化疗时增加贝伐单抗 10mg/kg，两周一次共 3 程，的可行性及耐受性，但因随诊时间短，长期疗效有待进一步证实。

各研究所采用的方案不同，但孰为最佳方案目前还不能肯定。各方案所观察随诊时间还不够长，毒副作用资料也尚不完全。因此今后的任务是研究如何取得疗效好及毒性小的方案。目前文献报道的其他方案有：

1. 健择 300mg/m^2，每周 1 次，iv，连续 5 周。

2. 和美新（Topotecan），0. 5mg/m^2，iv，d1～d5，3～4 周重复，连续 2 程

放疗后，特别是开展放-化疗同时应用于临床研究后，为了提高疗效对一些临床疗效不满意者，常规放化疗后采用原方案，或增加联合方案所用药物种类及剂量再继续延用 2～4 个疗程，倒是越来越普遍，文献已有不少报道。Chol（2011 年）报道常规放化疗后一组无进一步治疗，另一组采用 DDP60mg/m^2+5Fu 1g/m^2每天，连续 5 天，3 周重复，共 3 程。其结果显示巩固化疗与常规组比：远

处转移 7.7%比 23.1%（$P=0.06$），无瘤存活率 70.1%比 55.1%（$P=0.079$），临近统计学意义。总存活率 92.7%比 69，9%（$P=0.042$），澳大利亚三期临床试验 515 例患者入组，放疗同时化疗，采用 DDP40mg/m^2+健择 125mg/m^{2}每周一次，连续 6 周，放化疗结束后 A 组再接受 2 程 DDP50mg/m^2 d1 +健择 1000mg/m^2 d1　d8，21 天重复。B 组观察。3 年无瘤存活率 A 组 74.4%，B 组 65.0%，（$P=0.029$），有计学意义。Vrdojak（2005 年）报道Ⅱ期临床试验：放疗同步化疗 DDP75mg/m^2 1 小时 iv 点 + IFO2mg/m^2　24 小时 iv 滴，放化疗结束后巩固化疗 4 程，采用 DDP75mg/m^2 1 小时 iv 点 + IFO 2mg/m^2 3 小时 iv 滴，连续 3 天，3 周重复。临床完全反应 100%，3 年总存活率 91%，无瘤存活率 84%。

2011 年 Sehouli 报道德国一项Ⅲ期临床试验，对早期宫颈癌术后存在高危因素的患者进一步分为术后紫杉醇 175mg/m^2+卡铂 AUC5 化疗 4 程，之后再行放疗比术后常规放疗+DDP40mg/m^{2}增敏化疗。其结果显示；2 年 PFS 87.2%比 81.2%，$P=0.235$；5 年 OS 85.8%比 78.9%，$P=0.25$。均无差异。

三、新辅助化疗

1. 术前新辅助化疗　多数文献报道ⅠB～ⅡA 期局部肿瘤小于或等于 4cm 直径的宫颈癌患者行根治性手术或单纯放疗者其疗效基本相同，5 年存活率可达 92.5%，而肿瘤直径大于 4cm 的 $Ⅰ_{B2}$～$Ⅱ_{A}$ 期患者 5 年存活率仅 50.6%～72%，局部肿物大于 4cm 者，因其术后发现宫颈深间质浸润、宫旁受累、切缘不净、淋巴结转移情况明显高于局部肿瘤小于 4cm 者，Landoni 报道：其发生率可高达 84%，一些妇科肿瘤医生及放疗专家主张ⅠB_2期及ⅡA（局部肿瘤>4cm）患者首选根治性放疗，特别是对年龄比较大的患者。但不论单纯手术或放疗其疗效均不理想，预后差，并且目前年轻患者比例较前增加，为了能保留年轻患者的卵巢功能，提高疗效，寻找新的治疗方法。自从 20 世纪 80 年代开始新辅助化疗逐渐应用于局部晚期宫颈癌治疗，国内外文献对新辅助化疗在局部晚期宫颈癌中的应用已有较多报道，多以铂类为基础的联合化疗方案。术前采用新辅助化疗的目的为了缩小局部肿瘤，降低手术难度，消灭亚临床转移，提高手术切除率，减少复发转移，延长生存期。目前新辅助化疗+手术对局部晚期宫颈癌的应用在几个方面仍存在争议：什么方案是最有效的化疗方案？是 10 天或 3 周一疗程？几个疗程最佳？长期疗效是否有提高？能否降低术后不良预后因素？降低术后辅助放化率？Hwang 报道 10 年的结果，采用 PVB 方案术前新辅助化疗，3 周重复，1～6 程，平均 3.1 程，80 例ⅠB～ⅡB 患者入组，反应率 93.7%，病理显示降期达 66.2%，完全缓解或仅为微小浸润达 20 例（25%），总 5 年，10 年无瘤存活率 82.0%，79.4%，认为改善了长期存活率。Gonalez 报道ⅠB_2～$Ⅱ_{A}$ 期患者采用 Taxol 175mg/m^2+CBP 按 ACU 6 计算，3 周重复，平均 3 程，反应率达 95%，手术切除率 95.3%，病理完全缓解率 17%。张蓉报道（2011 年）70 例患者紫杉醇联合铂类新辅助化疗，PR+CR 51 例，总有效率 72.9%，临床完全缓解 14 例占 20%，其中病理完全缓解 12 例，缓解率 17.1%，手术率 97.1%。术后淋巴结转移率 16.2%较文献报道 39%低。Panici 报道多中心随诊研究，新辅助化疗+手术与放疗相比，5 年存活率 56.5%，比放疗组绝对值提高 10%的长期存活率。Chen 报道随诊研究新辅助化疗+手术组比单纯手术组有更长的无瘤存活期，差异有统计学意义 $P=0.041$。但也有持反对意见认为新辅助化疗不能提高患者长期存活率，GOG141 临床试验采用长春新碱 1mg/m^2+顺铂 50mg/m^2，10 天间隔，共 3 程新辅助化疗后手术与单纯手术比，其结果显示无瘤存活率，总存活率两组间均无差异。文献报道的新辅助化疗方案很多，不同新辅助化疗方案其应用及疗效存在很大差异，应用较早较广泛的方案有：PVB、PV、PIB 或 PDD+5-FU+MMC 等，其有效率 25%～85%，Park 报道紫杉醇 60mg/m^2+顺铂 60mg/m^2，10 天间隔，应用于宫颈癌新辅助化疗有效率 90.7%，病理完全反应率 11.6%；Agostio，Buda 报道：紫杉醇+顺铂+表阿霉素或异环磷酰胺用于宫颈癌新辅助化疗，临床反应率 78.5%～87.7%，但 3 药方案毒副反应明显重于两药方案。Termrungruanglert 报道：宫颈癌ⅠB_2期接受 DDP70mg/m^{2}第 1 天+健择 1000mg/m^{2}第 1，8 天 3 周重复新辅助化疗，总反应率 88.9%，临床完全反应 33.3%，3 年存活率 88.9%。术前新辅助化疗有多种方案，最佳方案并没得到统一认识，但目前应用较多的方案紫杉醇+铂类，反应率较高。Hwang 报道术前新辅助化疗 1~6 程，平均 3.1 程，多数文献为 2~3 疗程。宫颈癌对化疗是否有效，1~2 疗程后方可评价出疗效，如果无效再增加疗程数并不能提高反应率，反而延误治疗，术前新辅助化疗的疗程数最好不超过 3 疗程。目前术前新辅助化疗一般采用 10 天或 3 周重复，应用较多的为 3 周方案。新辅助性化疗最大的缺点是，如果治疗无效，则可能延误治疗时间。目前宫颈癌术前新辅助化疗仍不是标准治疗方案，

文献报道较多的术前新辅助化疗方案：

（1）TP　　Taxol　　$175mg/m^2$　　iv d1

　　DDP$70mg/m^2$分 d2~3，或 CBP　AUC 4~5　d 2

（2）PVB　　PDD　$60mg/m^2$　iv　d_1

　　VCR　$4mg/m^2$　iv　d_{1-2}

　　BLM　10mg/d　iv　d_{1-3}

（3）G+P　　Gemcitabine　$1000mg/m^2$　iv　$d_{1,8}$

　　PDD　$70mg/m^2$　iv　d_1

2. 放疗前新辅助化疗　放疗前有计划的使用新辅助化疗，多数放疗前新辅助化疗的研究，是前瞻性随机分组研究，7 篇报道放疗前的新辅助化疗对预后没有改善，其中两篇 Tattersall 和 Souhami 报道，特别强调单纯放疗的预后较好，甚至采用新辅助化疗组中有些患者因毒性大而中断放疗。Tattersall 报道它的研究中，因中途发现新辅助化疗加放疗较单纯放疗预后差（$p=0.02$）而终止了实验。Chauvergne 的看法有所不同，认为若化疗能引起完全或部分反应时，则其后加用的放疗疗效好，反之则差。

总之目前尚无随机分组研究能证明放疗前的新辅助化疗较常规放疗改善了预后，一些头颈肿瘤的治疗经验已表明，这可能反映了化疗后的肿瘤细胞对放疗出现了较大抵抗或是新辅助化疗引起了肿瘤克隆源性细胞的加速再群体化所至。

四、Ⅳ期和复发转移患者的挽救性化疗

宫颈癌Ⅳ期和手术或放疗后复发、转移患者的治疗很困难，预后差。

一般. 治疗原则：①ⅣA 期可依前面所述放-化疗同时应用；ⅣB 期以化疗为主；②手术后盆腹腔复发者以放-化疗为主；③而放-化疗后局部未控者考虑手术，而盆腔复发无法手术者行化疗，但因放疗后纤维化使化疗的反应率低；④若出现远处转移一般来讲则应首选化疗，特别是在原放疗野外出现病灶时，化疗作用较好，肺等单个远处转移者可手术，不能手术者也可放疗。

1981 年 GOG26C 二期临床试验 34 例Ⅳ期和复发患者采用单一顺铂 $50mg/m^2$，3 周疗法，获得 38%的有效率，此试验奠定了顺铂在晚期、复发宫颈癌治疗的基础。1985 年 GOG 43 试验在 497 例手术和放疗未治愈的患者中 比较了 DDP$50mg/m^2$，DDP$100mg/m^2$，DDP$20mg/m^2$x 5 天的应用，结果显示高剂量 DDP 没有取得生存优势。1997 年 GOG110 试验 在ⅣB 期、复发和未控 454 例患者中比较了单一顺铂 $50mg/m^2$，顺铂 $50mg/m^2$+二溴脱氧已六醇（MTL）$180mg/m^2$口服 d2~6，顺铂 $50mg/m^2$+IFO$5mg/m^2$，结果显示联合化疗提高了晚期复发宫颈癌治疗的有效率，$P=0.04$，但没有提高总生存率（OS），$P>0.05$。2002 年 GOG149 临床试验采用顺铂 $50mg/m^2$+IFO$5mg/m^2$，BLM30U+顺铂 $50mg/m^2$+ IFO$5mg/m^2$，三药比单药提高了晚期复发宫颈癌治疗的有效率，但没有提高总生存率。2004 年 GOG169 试验共入组 264 例，比较了 DDP$50mg/m^2$单药 134 例与 Taxol $135mg/m^2$ d1 联合 DDP$50mg/m^2$ d1130 例在晚期复发宫颈癌治疗，其反应率（RR）、无瘤存活（PFS）、OS 分别为 19%比 36%（$P<0.001$）、2.8 月比 4.8 月（$P<0.001$）、9.0 月比 9.7 月（$P=0.06$）。Taxol+DDP 提高了反应率，无瘤存活期，总存活时间有延长，但统计学无意义。2005 年 GOG179 试验比较了三组方案，单药 DDP$50mg/m^2$，和美新 $0.75mg/m^2$ d1~3+ DDP$50mg/m^2$ d1，氨甲蝶呤 $30mg/m^2$ d1 d15 d2 +长春碱 $3mg/m^2$ d1 d15 d22 +多柔比星 $30mg/m^2$ d2 + DDP$70mg/m^2$ d2，第三组 63 例治疗过程中因 4 例治疗相

关死亡而关闭该组试验。前两组各有 135 例和 139 例比较疗效，反应率 13%比 26.9%（$P=0.04$），PFS 2.9 月比 4.6 月（$P=0.014$），OS 6.5 月比 9.4 月（$P=0.017$），和美新 DDP 比单药 DDP 总的反应率、无瘤和总存活期都明显提高和延长。2008 年 GOG 204 比较 Taxol 135mg/m^{2}联合 DDP50mg/m^2，长春瑞滨 30mg/m^2 d1，d8 + DDP50mg/m^2，健择 1000mg/m^2 d1，d8+ DDP50mg/m^2，和美新 0.75mg/m^2 d1~3+ DDP50mg/m^2 d1，其反应率分别为 26.2%、18.5%，21.4%，23.4%，几组间无差异。

GOG227C 试验显示与历史数据相比贝伐珠单抗单药在复发/顽固宫颈癌的治疗中，疗效值得肯，6m-PFS 率 24%，mOS 7.3 个月。GOG 240 研究紫杉醇 135 或 175mg/m^2 iv+顺铂 50mg/m^2 iv 比紫杉醇 135 或 175mg/m^2 iv+顺铂 50mg/m^2 iv+贝伐单抗 15mg/kg iv，紫杉醇 175mg/m^2 iv+拓扑替康 0.75 mg/m^2 D1~3 比紫杉醇 175mg/m^2 iv+拓扑替康 0.75 mg/m^2 D1~3+贝伐珠单抗 15mg/kg iv，结果显示：化疗+贝伐单抗比单纯化疗总存活时间、无瘤存活时间延长，具有统计学意义，P 值分别为 0.0035、0.0002。顺铂/紫杉醇+贝伐、拓扑替康/紫杉醇+贝伐的总存活时间比相同方案单纯化疗长，具有统计学意义。贝伐珠单抗联合化疗显著改善ⅣB 期/复发/顽固宫颈癌的 OS，因此 2015 年 NCCN 指南对晚期复发宫颈癌治疗Ⅰ类证据选择顺铂/紫杉醇/贝伐单抗，拓朴替康/紫杉醇/贝伐单抗，顺铂/紫杉醇。但总的来说化疗对晚期复发宫颈癌治疗取得的疗效是有限的，也是短暂的。

二、化疗方案

1. 紫杉醇 135 或 175mg/m^2 iv 或顺铂 50mg/m^{2}iv+贝伐单抗 15mg/kg iv
2. TP Taxol 135~175mg/m^2 iv d_1+PDD 50~75mg/m^2 iv d_2
3. 紫杉醇 175mg/m^2 iv+拓扑替康 0.75mg/m^2 D1~3+贝伐珠单抗 15mg/kg iv
4. Taxol 135~175mg/m^2 iv d_1+CBP AUC 4~5 iv d_2

和美新 0.75mg/m^2 d1~3+DDP50mg/m^2 d1

紫杉醇 175mg/m^2 iv+拓扑替康 0.75mg/m^2 D1~3

三、化疗疗效

文献中所报道的联合用药方案很多，彼此之间的反应率相差很大。目前仍无确定的资料证明那个方案最好，但联合化疗比单药效果好。文献中大量研究的内容是顺铂及其联合方案，并且认为既往未用过化疗或放疗者，不论单药或联合用药其反应率较用过化疗或放疗者高，反应率为 33%~50%比 5%~25%。

参 考 文 献

1. Hreshchyshyn MM, Aron BS, Boronow RC, et al. Hydroxyurea or placebo combined with radiation to treat stages ⅢB and Ⅳ cervical cancer confined to the pelvis. Int J Radiat Oncol Biol Phys, 1979, 5: 317.
2. Stehman FB, Bundy BN, Thomas G, et al. Hydroxyurea versus misonidazole with radiation in cervical carcinoma: long-term follow-up of a Gynecologic Oncology Group trial. J Clin Oncol, 1993, 11: 1523.
3. Consensus Statement: National Institutes of Health Development Conference Statment on Cervical Cancer. Gynecol Oncol, 1997, 66: 351.
4. Wong U, Ngan HYS, Cheung ANY, et al. Chemoradiation and adjuvant chemotherapy in cervical cancer. J Clin Oncol, 1999, 17: 2055.
5. Thomas GM, Improved treatment for cervical cancer—Concurrent chemotherapy and radiotherapy. N Engl J Med, 1999, 340: 1198.
6. Varia MA, Bundy BN, Deppe G, et al. Cervical carcinoma metastatic to paraaortic nodes: extended-field radiation therapy with concomitant 5-fluorouracil and cisplatin chemotherapy: a Gynecologic Oncology Group study. Int J Radiat Oncol Biol Phys, 1998, 42: 1015.
7. Kim PY, Monk BJ, Chabra S, et al. Cervical cancer with paraaortic metastases: significance of residual paraaortic disease

after surgical staging. Gynecol Oncol, 1998, 69: 243.
8. Lee Y-N, Wang KL, Lin M-H, et al. Radical hysterectomy with pelvic lymph node dissection for treatment of cervical cancer: a clinical review of 954 cases. Gynecol Oncol, 1989, 32: 135.
9. Coia L, Won M, Lanciano R, et al. The Patterns of Care Outcome Study for cancer of the uterine cervix. Results of the second national practice survey. Cancer, 1990, 66: 2451.
10. Landoni F, Maneo A, Colombo A, et al. Randomised study of radical surgery versus radiotherapy for stage Ib-Ⅱa cervical cancer. Lancet, 1997, 350: 535.
11. Sardi JE, Giaroli A, Sananes C, et al. Long-term follow-up of the first randomized trial using neoadjuvant chemotherapy in stage Ib squamous carcinoma of the cervix: the final results. Gynecol Oncol, 1997, 67: 61.
12. Tattersall MHN, Larvidhaya V, Vootiprux V, et al. Randomized trial of epirubicin and cisplatin chemotherapy followed by pelvic radiation in locally advanced cervical cancer. Am J Clin Oncol, 1995, 13: 444.
13. Souhami L, Gil R, Allan S, et al. A randomized trial of chemotherapy followed by pelvic radiation therapy in stage ⅢB carcinoma of the cervix. Int J Radiat Oncol Biol Phys, 1991, 9: 970.
14. Chauvergne J, Rohart J, Heron JF, et al. Essai randomise de chimiotherapie initiale dans 151 carcinomes du col uterin localement etendus (T2b-N1, T3b, MO). Bull Cancer, 1990, 77: 1007.
15. Morris M, Eifel PJ, Lu J, et al. Pelvic radiation with concurrent chemotherapy compared with pelvic and paraaortic radiation for high-risk cervical cancer. N Engl J Med, 1999, 340: 1137.
17. Rose PG, Bundy BN, Watkins J, et al. Concurrent cisplatin-based chemotherapy and radiotherapy for locally advanced cervical cancer. N Engl J Med, 1999, 340: 1144.
18. Peters WAI, Liu PY, Barrett R, et al. Concurrent chemotherapy and pelvic radiation therapy compared with pelvic radiation therapy alone as adjuvant therapy after radical surgery in high-risk early- stage cancer of the cervix. J Clin Oncol, 2000, 18: 1606.
19. Whitney CW, Sause W, Bundy BN, et al. Randomized comparison of fluorouravil plus cisplatin versus hydroxyurea as adjunct to radiation therapy in stage Ⅱb-Ⅳa carcinoma of the cervix with negative para-aotic lymphnodes: a Gynecologic Oncology Group and Southwest Oncology Group Study. J Clin Oncol, 1999;, 17: 1339.
20. Keys HM, Bundy BN, Stehman FB, et al. Cisplatin, radiation, and adjuvant hysterectomy for bulky stage ⅠB cervical carcinoma. N Engl J Med, 1999, 340: 1154-1156.
21. Benedetti P, Scambia G, Greggi S, et al. Neoadjuvant chemotherapy and radical surgery in locally advanced cervical carcinoma. Prognostic factors for response and survival. Cancer, 1991, 67: 372.
22. Lee MY, Wu HG, Kim K, et al. Concurrent radiotherapy with paclitaxel/carboplatin chemotherapy as a definitive treatment for squamous cell carcinoma of the uterine cervix. Gynecol Oncology, 2007, 104: 95.
23. Zhang MQ, Liu SP, Wang XE, et al. Concurrent cheroradiotherapy with paclitaxel and nedaplatin followed by consolidation chemotherapy in locally advanced squamous cell carcinoma of the uterine cervix: preliminary results of a phase Ⅱ study. In J Radiation Oncology Biol Phys, 2010, 78: 821.
24. Duenas-Gonzalez A, Zarba J J, Patel F, et al. Phase Ⅲ, open-label, randomized study comparing concurrent gemcitabine plus cisplatin and radiation followed by adjuvant gemcitabine and cisplatin verus concurrent cisplatin and radiation in patients with stage ⅡB to ⅣA carcinoma of the cervix. J of Clinical Oncology, 2011, 29: 1678.
25. Hwang YY, Moon H, Cho SH, et al. Ten-year survival of patients with locally advance, stage ⅠB-ⅡB cervical cancer after neoadjuvant chemotherapy and radical hysterectomy. Gynecologic Oncology, 2001: 88-93.
26. Eddy GL, Bundy BN, Creasman WT, et al. Treatment of ("bulky") stage ⅠB cervical cancer with or without neoadjuvant vincristine and cisplatin prior to radical hysterectomy and pelvic/para-aortic lymphadenectomy: A phase Ⅲ trial of the gynecologic oncology group. Gynecol Oncol 2007, 106: 362-369.
27. Chen H, Liang C, Zhang L, et al. Clinical efficacy of modified preoperative neoadjuvant chemotherapy in the treatment of locally advanced (stage ⅠB_2 to Ⅱ$_B$) cervical cancer: A randomized study. Gynecol Oncol 2008,
28. 张蓉，李斌，白萍，等. 紫杉醇联合铂类在局部晚期宫颈癌新辅助化疗中的应用. 中华肿瘤杂志，2011，33：616.
29. Long HJ, Bundy BN, Grendys EC, et al. Radomized phase Ⅲ trial of cisplatin with or without topotecan in carcinoma of the uterine cervix: a gynecologic oncology group study. J Clin Oncol, 2005. 23: 4626.

111. 妇科恶性肿瘤分子分型与精准治疗

周　琦，王海霞

重庆市肿瘤医院妇瘤科

组织病理学诊断是明确肿瘤性质的金标准，是提供临床诊疗方案的主要依据。但在同一恶性肿瘤中，具有相似临床病理特征（如相同的手术-病理分期、组织病理学分级）的患者采取同样的治疗方案，患者的治疗效果及预后却不尽相同，究其原因是肿瘤在分子水平上存在个体差异，即肿瘤的异质性。基于肿瘤分子异质性的个体化诊疗已成为未来恶性肿瘤诊疗的发展方向，而对恶性肿瘤进行精准的分子分型则是实现个体化诊疗的重要基础。

一、卵巢癌

卵巢癌是死亡率最高的女性生殖系统恶性肿瘤，2014 年美国预计新增卵巢癌患者 21980 例，因卵巢癌死亡的患者高达 14270 例。上皮性卵巢癌约占所有卵巢癌 80%。上皮性卵巢癌是一种起源于苗勒氏管的高度异质性肿瘤，主要包括浆液性腺癌，可分为高级别浆液性腺癌和低级别浆液性腺癌、透明细胞癌、子宫内膜样癌和性癌等，各种类型的卵巢癌，在期别分布（透明细胞癌、子宫内膜样腺癌癌和性腺癌更容易发生在早期）、组织起源（癌前病变）及分子遗传与分型均存在差异。

（一）浆液性卵巢癌

组织学分级是上皮性卵巢癌重要的预后因素之一。临床上使用 WHO 的三级分级系统将浆液性卵巢癌分为三级，即分为 1 级（高分化）、2 级（中分化）、3 级（低分化）。直至 2004 年，Malpica 等[4]提出了两级分级系统，该系统根据细胞核的异型程度及核分裂象计数将浆液性卵巢癌分为高级别浆液性卵巢癌（high-grade serous carcinoma，HGSC）和低级别浆液性卵巢癌（low-grade serous carcinoma，LGSC），其区别在细胞核异型、核分裂指数和染色质分布均质性等差异。随着两级分级系统的提出，分子遗传学的深入研究发现 HGSC 和 LGSC 不仅组织学特征不同，而且在细胞起源及肿瘤发生演进过程上也有所不同。

1. 高级别浆液性卵巢癌（high-grade serous carcinoma，HGSC）

（1）概述：浆液性卵巢癌约占所有上皮性卵巢癌的 75%左右，其中 HGSC 约占 70%左右。分娩、母乳喂养、输卵管结扎和口服避孕药可以降低 HGSC 的风险，但这些因素是否与低级别浆液性卵巢癌（low-grade serous carcinoma，LGSC）相关仍不清楚[6-9]。输卵管上皮内瘤变被认为是 HGSC 的癌前病变，HGSC 呈高度侵袭性，进展迅速，前驱病变很难发现，对化疗敏感，但晚期病例居多，预后较差。

（2）分子分型：HGSC 患者常常携带 Ki67 和 P53 基因的突变并在 HGSC 的发生、演进过程中，起重要的促进作用。Ahmed 等[11]研究发现，在 96. 7%的 HGSC 中存在 P53 基因突变。大量文献报道，HGSC 组织中 Ki-67 阳性指数明显高于 LGSC。除 Ki67 和 P53 基因的突变之外，BRCA1/2 的突变等也常出现在 HGSC 中。大量研究报道，通过对 BRCA 基因突变携带者行预防性输卵管及卵巢切除术对输卵管标本行病理学检查，4%～17%的患者存在早期小灶状浸润性 HGSC 或输卵管上皮内癌。伴有 BRCA1 或 BRCA2 基因功能失调的 HGSC 患者中，体细胞突变占 6%[16~17]，启动子甲基化占 13～

31%，EMSY 扩增占 7.9~17%，FANCF 启动子高甲基化占 13.2%。

（3）精准治疗策略：对于携带 BRCA 突变的卵巢癌患者给予聚腺苷二磷酸-核糖聚合酶（poly-ADP-ribose polymerase，PARP）抑制剂，能够抑制肿瘤细胞 DNA 损伤修复、促进肿瘤细胞发生凋亡，从而使患者受益。

2. 低级别浆液性卵巢癌（low-grade serous carcinoma，LGSC）

（1）概述：LGSC 是由交界性肿瘤进展而来，约占浆液性卵巢癌的 30%左右，与 HGSC 相比，LGSC 发病患者年龄相对年轻，进展缓慢，对化疗的敏感性相对较差，容易产生耐药，但疾病无进展生存期和 5 年生存率相对较高。

（2）分子分型：HGSC 患者 PR 和 ER 常常呈阳性。文献报道，60%左右的卵巢癌 ER 阳性，因此卵巢癌被认为是激素敏感的肿瘤。另外，KRAS、BRAF 基因突变引发的 MAPK 信号通路异常激活，是其发生的早期事件。多个研究发现，在约 2/3 的卵巢低度恶性潜能（或交界性）肿瘤、LGSC 组织及邻近低度恶性潜能肿瘤组织中形态学良性的浆液性囊腺瘤的上皮中，存在 KRAS 或 BRAF 基因突变，而单纯形态学良性的浆液性囊腺瘤中未检测到这些基因突变。

（3）精准治疗策略：尽管 NCCN 指南推荐彻底的肿瘤细胞减灭术联合铂类/紫杉醇化疗是上皮性卵巢癌的首选治疗方法，但大量研究表明，LGSC 对卵巢癌的一线化疗药物抵抗。一项回顾性研究显示，112 例初治Ⅱ期的 LGSC 患者联合手术和铂类为基础的化疗后，在 92 例完成理想肿瘤细胞减灭术的患者中，仅有 48 例（52%）的患者达到临床无瘤生存。LGSC 分子通路的靶向治疗可能成为有效的辅助治疗手段。由于 LGSC 患者 ER/PR 常常呈阳性，因此对复发性 LGSC 患者采用激素治疗（如芳香化酶抑制剂）可能有一定的抗肿瘤活性。

（二）透明细胞癌（Clear cell carcinoma of the ovary，OCCC）

1. 概述　OCCC 以特征性透亮细胞和鞋钉样细胞为特征，是一种罕见的上皮性卵巢癌，其发病率与种族相关，在亚洲国家，尤其是日本，发病率相对较高，约占上皮性卵巢癌的 15%~25%，而在欧洲和北美相对较低，占 1%~10%。与其它病理类型的上皮性卵巢癌相比，OCCC 的临床异质性显著，发病年龄较浆液性腺癌年轻，诊断时期别较早，肿瘤多发生于单侧卵巢，常常表现为巨大的盆腔包块，且常并发子宫内膜异位症、深静脉血栓及恶性高钙血症；对铂类为基础的化疗耐药，肿瘤虽生长缓慢，但预后较差。非典型的子宫内膜异位症或交界性腺纤维瘤被认为是 OCCC 的前驱病变，特别是子宫内膜异位症，大量研究表明，OCCC 是卵巢癌中最常合并子宫内膜异位症的肿瘤之一。

2. 分子机制　文献报道 HNF-lβ 在卵巢 OCCC 中阳性表达率高达 82.5%，可成为 OCCC 区分其它上皮性卵巢癌的重要标志，其特异性 92.1~95.2%，超过 70%的 OCCC 组织有中-强度的 HNF-1β 的表达，而 14/15 的组织 ER 表达呈阴性，余下 1 例 ER 染色呈局灶阳性但 HNF-1β 呈弥漫性强表达。高频率的 ARID1 基因突变经常出现在子宫内膜相关的卵巢癌中，ARID1 基因突变被认为是子宫内膜异位症相关的 OCCC 的早期事件，且与 PI3KCA 可以共同出现在约 46%~57%的 OCCC 中。

3. 精准治疗策略　大部分 OCCC 对铂类和/或紫杉醇类为基础的化疗药物抵抗，因此晚期病例预后差。临床前期和Ⅰ期临床试验已经证实 PI3K/AKT 通路抑制剂能够克服卵巢癌的化疗抵抗，这可能为常见化疗抵抗的 OCCC 患者带来希望。由于雌、孕激素受体在 OCCC 组织中表达很低，因此雌、孕激素治疗对 OCCC 患者无效；然而全盆放疗可能对 OCCC 患者有效。来自美国安德森癌症中心的研究显示，对 OCCC 患者尤其是局部复发性 OCCC 患者进行区域放疗有效 。此外，对于 VEGF 表达阳性的 OCCC 患者，贝伐单抗也可供治疗选择。

（三）子宫内膜样腺癌

1. 概述　子宫内膜样腺癌约占上皮性卵巢癌的 11%，患者常常合并子宫内膜异位症，发病中位年龄 56 岁，诊断时期别较早，Ⅰ期子宫内膜样腺癌约占 50%，Ⅱ 期约占 15%。它是最常见的高分化卵巢癌类型，与浆液性腺癌相比，子宫内膜样腺癌预后，尤其是早期病例预后更好。

2. 分子机制　正如 OCCC 一样，PI3K/PTEN 通路异常激活也常常出现在子宫内膜样腺癌中。文献报道，20%左右的低级别子宫内膜样腺癌有 PTEN 基因突变，而该突变在其它类型的卵巢癌中却很少发生。此外，经典的 Wnt/β-catenin 信号通路激活也常出现在子宫内膜样腺癌中，研究发现，子宫内膜样腺癌中，该通路的异常激活高达 40%，最常发生突变的基因就是编码 β-catenin 的 CTNNB1 基因。肿瘤抑制基因 ARID1A 是另一个在子宫内膜样腺癌组织中常出现突变的基因。Wiegan 等和 Jones 等的研究发现 ARID1A 突变出现在 30% 的子宫内膜样腺癌中。子宫内膜样腺癌免疫表型与子宫内膜癌具有相似的标记物，两者均表达 vimentin、ER 和 PR，然而 p16、P53 和 WT-1 等基因表达常常呈阴性，尽管目前仍存在争议，但如果 p53、p16 或 WT-1 表达出现在疑似子宫内膜样腺癌组织中，则该组织病理类型可能更倾向于 HGSC。

3. 精准治疗策略　NCCN 指南推荐分期后或经肿瘤细胞减灭术后，所有ⅠA 期分化 3 级或ⅠB、ⅠC 期分化 2~3 级的患者，可以考虑给予卡铂/紫杉醇静脉化疗，而所有 Ⅱ~Ⅳ 期的患者考虑给予腹腔内化疗。一项 GOG 回顾性研究显示，对于早期子宫内膜样腺癌患者来说，给予 3 个疗程化疗的无瘤生存期与 6 个疗程的化疗相比，并无明显差异。目前专门针对子宫内膜样腺癌治疗的研究较少，但由于子宫内膜样腺癌组织中 ER/PR 染色常常呈阳性，因此，对于子宫内膜样腺癌患者，尤其是复发的患者可以考虑使用激素治疗，如果复发得到控制，患者有可能获得第二次减瘤术的机会。

（四）性囊腺癌

1. 概述　性囊腺癌与其他病理类型上皮性卵巢癌的区别在于，它包含明显的从良性到交界性再到恶性分化的连续性病变。原发性和转移性性囊腺癌可通过肿瘤大小和偏侧性来区分：80%的原发性性囊腺癌发生在单侧，且肿瘤直径大于 10cm；而 94%的性囊腺癌多发生在双侧，且有不同部位的转移。转移性性囊腺癌的原发灶 45%来自于胃肠道，20%来自于胰腺，13%来自于宫颈，8%来自于乳腺，5%来自于子宫。分娩、母乳喂养和口服避孕药并不能降低发生性囊腺癌的风险，但吸烟能增加其发生风险。

2. 分子机制　与 LGSC 相似，性囊腺癌中 K-Ras 基因突变（40~50%）明显高于 HGSC（5%）、子宫内膜样腺癌（10%）和 OCCC（0%）。相反，TP53、BRCA 1/2 突变则很少出现在性囊腺癌。另外，18~20%的性囊腺癌有 HER2 基因扩增，

3. 精准治疗策略　对于早期性囊腺癌的手术并不推荐行淋巴结切除术，与早期浆液性腺癌的处理相反，浆液性腺癌中 10~25%有淋巴结转移。大部分性囊腺癌对铂类药物抵抗，氟尿嘧啶是胃肠道恶性肿瘤的标准治疗药物，因此对于性囊腺癌患者选择氟尿嘧啶治疗可能是一个合理的选择。这一假设已经在细胞和动物研究中得到证实，联合应用奥沙利铂和 5-氟尿嘧啶治疗性囊腺癌的疗效优于铂类和紫杉醇类，曲妥珠单抗可能用来治疗 HER2 阳性的性囊腺癌的患者。

二、子宫内膜癌

子宫内膜癌是欧洲和北美国家第四大常见的女性恶性肿瘤，每年发病率占新发癌症病例的 6%，死亡率占癌症死亡总数的 3%。近年发病率在世界范围内呈上升趋势。75%的子宫内膜癌诊断时为早期（FIGO Ⅰ/Ⅱ期），5 年生存率约为 74~91%；而 FIGO Ⅲ期或Ⅳ期子宫内膜癌的 5 年生存率分别约为 57~66%和 20~26% 。根据临床表现、内分泌和代谢特点及流行病学资料，目前将子宫内膜癌分为两种发病类型：Ⅰ型为雌激素依赖型，Ⅱ为非雌激素依赖型。

（一）Ⅰ型子宫内膜癌

1. 概述　Ⅰ型子宫内膜癌占子宫内膜癌的大多数，多见于绝经前女性，与肥胖、雌激素过多、子宫内膜增生相关，病理类型为子宫内膜样腺癌，组织多为高中分化、激素受体多呈阳性，临床进展缓慢，预后较好。

2. 分子机制　目前认为 PTEN、PIK3CA、KRAS、CTNNB1 等基因突变和微卫星不稳定与Ⅰ型子宫内膜癌的发生相关。其中，PENT 基因的功能缺失被认为是发生子宫内膜样腺癌的早期事件。55%的子宫内膜增生组织中检测到 PTEN 基因突变，而 80%的子宫内膜样腺癌中有 PTEN 基因的突变和缺

失。KRAS基因突变的发生率为43%。子宫内膜样腺癌也常伴有经典的Wnt/β-catenin信号通路的激活，47%的子宫内膜样腺癌中有β-catenin的核内聚集，而浆液性腺癌中则不到3%。CTNNB1（β-catenin）功能突变体出现在25%的子宫内膜样腺癌组织中，但在浆液性腺癌中很少见。微卫星不稳定，即由于MLH1启动子高甲基化导致的重复性核苷酸序列长度的改变也经常发生子宫内膜样腺癌中，约占散发的子宫内膜样腺癌的1/3，相反浆液性腺癌中微卫星不稳定则很少见。

3. 精准治疗策略　肥胖与子宫内膜癌的密切关系，二甲双胍已被证实在对抗子宫内膜癌中显示出卓越的疗效。Schuler等研究显示，对于肥胖的子宫内膜癌患者，术前连续4周每天给予二甲双胍850 mg口服，术后患者肿瘤组织中与增殖相关的分子Ki-67、p-AMPK、p-Akt的表达降低，mTOR信号通路被抑制，糖、脂代谢发生改变。术前给予子宫内膜癌患者阿那曲唑（一种芳香化酶抑制剂）14天的治疗后，术后患者肿瘤组织中的Ki-67表达明显下降，表明肿瘤的增殖受到抑制。研究表明，雷帕霉素靶蛋白（mammalian target of rapamycin，mTOR）抑制剂依维莫司能使晚期或转移性子宫内膜癌患者受益，可作为二线或三线药物用于晚期子宫内膜癌的治疗。

（二）Ⅱ型子宫内膜癌

1 概述　Ⅱ型子宫内膜癌多见于老年体瘦女性，不合并内分泌和代谢紊乱，病理形态为少见类型，如子宫内膜浆液性癌、透明细胞癌等，发病与雌激素无明确关系，而与子宫内膜萎缩相关，组织分化差，激素受体多呈阴性，侵袭性高，预后不佳。

2. 分子机制　Ⅱ型子宫内膜癌多发生P53基因突变和HER2基因扩增。由于子宫内膜浆液性上皮内瘤变（公认的侵袭性浆液性腺癌的前驱病变）中75%的病例含有P53基因突变，因此P53基因改变被认为是子宫内膜浆液性腺癌的早期病变；浆液性腺癌中P53基因突变率高达90%。PPP2R1A基因突变也经常发生在浆液性腺癌中，其发生率约为40%，而PPP2R1A基因突变是否在子宫内膜浆液性腺癌的发生发展中发挥作用仍未可知。

3. 治疗策略　曲妥珠单抗用于HER2过表达的进展期和复发转移的子宫内膜癌患者有应答，仅为几篇个案报道。GOG的研究未发现HER2过表达和扩增与肿瘤应答、PFS或OS有关，最终导致该研究提前关闭 。尽管子宫内膜癌中存在PI3K/AKT/mTOR通路的激活，但临床研究证实，靶向干扰该通路的单药治疗并不能使患者受益。

三、宫颈癌

宫颈癌是可以预防的癌症，尽管近年来其在发达国家的发病率已显著下降，但在世界范围内，宫颈癌是女性第三大常见恶性肿瘤，在导致女性死亡的癌症中占第四位，由于宫颈癌的发生与经济水平低下有关，因此83%的新发病例发生在发展中国家，而发达国家仅占3.6%。目前研究认为，HPV感染是发生宫颈癌的必要条件，超过96%的宫颈癌患者检测到高危型HPV阳性，尤其是HPV16型在宫颈癌及其癌前病变中最常见，其它常见类型包括18型、52型、58型、31型、33型等。HPV感染导致的恶性转化与三种蛋白相关：E5、E6和E7，在宫颈癌中，E6和E7基因持续表达，通过降解P53基因和灭活Rb基因来调节恶性转化。不同于其他妇科恶性肿瘤的手术-病理分期，宫颈癌的分期主要采用的是FIGO的临床分期，治疗原则是早期病例行根治性手术，中晚期病例可行放射治疗及同步化疗；铂类为基础的化疗仍是宫颈癌化疗的一线药物。绝大多数宫颈癌病理类型为鳞癌，其次为腺癌，仅占1025%，但随着近年来宫颈癌细胞学筛查的普遍开展，鳞癌的发病率明显下降，而腺癌发病率则呈上升趋势[110]。除常见的宫颈鳞状细胞癌和非特异类型的腺癌以外，宫颈癌尚有几种罕见的类型，如宫颈恶性腺瘤、透明细胞腺癌、小细胞癌和宫颈恶性黑色素瘤等，它们或是在明确诊断方面有困难，或是预后与鳞癌不同，或是治疗上有区别，因此充分认识这些特殊病理类型的宫颈癌，对指导临床临床治疗及改善患者预后十分重要。提倡女性应定期接受宫颈癌筛查，做到早诊早治，可以以降低疾病所带来的健康威胁。

（一）宫颈恶性腺瘤（adenoma malignum，AM）

1. 概述　AM又称微小偏离腺癌，是宫颈腺癌的罕见亚型，发病率占所有宫颈腺癌的1%~3%，最常见的临床表现为异常阴道流血或水样分泌物。由于病灶位于较深的宫颈管内间质，因此，本病很难通过宫颈涂片或活检钳取材的宫颈活检诊断，最终往往依靠手术标本的组织病理学检查来确诊。AM 呈内生性生长，超声检测常显示宫颈增大，伴实性成分的多囊样肿块，内含均质低回声液体 。AM 的预后很大程度上取决于期别的早晚，过去由于很多 AM 在较晚期才确诊，因此形成该病预后差的概念，近些年，由于诊疗水平的提高，多数病例能早期发现，预后有所改善。

2. 分子机制及治疗策略　免疫组化显示，AM 细胞中抗胃幽门腺体单抗 HK1803 阳性，Urusagi 等报道 90%的 AM 患者该抗体阳性。Mercer 等研究认为，CEA 可用于区分 AM 与高分化腺癌及其他病变。由于该病罕见，目前尚无统一标准的治疗方案，手术被认为是主要的治疗方法，但文献报道手术范围不一，推荐行根治性广泛子宫切除术。至于放疗及化疗等辅助治疗效果，由于病例少见，无从考证。

（二）宫颈小细胞癌（small cell cervical cancer，SCCC）

1. 概述　SCCC 也是宫颈癌中极少见的病理类型，发病率在宫颈癌中<5%。SCCC 在早期，甚至淋巴结阴性时，即有较高的侵袭性和转移率，是宫颈癌中预后较差的病理类型。5 年生存率为 0～51%，仅在早期患者可以获得较长的生存期。Cohen 等报道早期患者的中位生存期 3752%，晚期 10%25% 。吸烟可能是导致 SCCC 发生的共同致癌因素之一。有关宫颈鳞癌的流行病学调查显示，吸烟与 HPV 感染是相互关联的。

2. 分子机制　来自美国安德森癌症中心一项研究显示，TOP2A（85%）、TOPO1（55%）、BCRP（91%）和 MRP1（100%）在 SCCC（75 例）组织中呈高表达，而 ERCC1 呈低表达（11%），4. 5%的 SCCC 患者出现 HER2 扩增，而所有组织中均未发现 EGFR 的扩增；基因序列分析显示 SCCC 组织中 TP53（23%）和 KRAS（18%）的突变率明显高于 HPV（+）的宫颈癌组织，而 PIK3CA 突变率则相对较低（15% vs. 26%）。

3. 治疗策略　由于 SCCC 发病率低，因此很难收集大量病例进行前瞻性的随机对照性的临床研究制定一套完整的、满意的治疗方案。在早期 SCCC 的治疗方案中，根治性子宫切除术是重要治疗方案之一。John 等认为仅在宫颈肿瘤<2cm、切缘阴性的患者，术后可以获得长期无瘤生存。Kasamatsu 等研究发现，给予 10 例ⅠB～ⅡB 期的 SCCC 患者手术加术后化疗/放疗治疗后，仅肿瘤间质浸润深度<6mm 的 3 例 SCCC 患者术后没有发现复发，表明手术治疗早期浸润的 SCCC 患者是有效的。放疗是宫颈癌患者的重要治疗手段，但从多个临床小样本的研究中发现，SCCC 患者似乎并未从中受益。多个研究发现，对于早期 SCCC 患者术后给予 PE 或 VAC/PE 治疗，与其它化疗方案相比，能明显提高生存期，甚至对于那些有淋巴结转移的患者也有明显的生存优势；并认为 PE 比 VAC/PE 更有优势。高表达的 TOP2A 和 TOPO1 可能解释患者之所以对依托泊苷和拓扑替康敏感的原因，而 ERCC1 低表达可能解释了为什么对铂类不敏感。

（三）宫颈透明细胞腺癌（clear cell cervical carcinoma，CCAC）

1. 概述　CCAC 是宫颈癌的少见病理类型，发病率约占宫颈腺癌的 4%，它的病原学和发病机制目前仍不清楚。应用乙烯雌酚（diethylstilbestrol，DES）、母亲有流产史、秋季出生和早产被认为是 CCAC 的高危因素。该病多发生于宫内曾接触 DES 的年轻女性，而 DES 在 1970s 时曾被大量应用于防治早期流产的孕妇。CCAC 最常见症状是不规则的阴道流血，经常被误诊为青春期功血或无排卵性月经失调，阴道和宫颈的脱落细胞学检查常常呈阴性，且妇科检查不易触及肿块，因此很难做出诊断。90%的 CCAC 诊断是在早期（FIGO Ⅰ/Ⅱ），但转移可以发生在肿瘤很小的时候，最常见的盆腔外复发转移灶包括肺、肝、骨。与 CCAC 预后密切相关的指标是期别、肿瘤大小和淋巴血管侵犯。与鳞癌相比，5 年生存率较差。

2. 分子机制及治疗策略　分子遗传学分析显示，CCAC 组织中 P53 蛋白表达升高。其它与 CCAC 相关的分子生物学机制包括微卫星的不稳定、HPV 感染及 Bcl-2 过表达。在治疗上，推荐采取与常见的浸润性宫颈癌相似的治疗方法，以手术治疗为主，但须特别注意对于年轻女性行保留生育功能的手术，术后根据患者情况或辅以放疗/化疗。

（四）恶性黑色素瘤

1. 概述　恶性黑色素瘤主要起源于上皮基底层黑色素细胞，多见于头颈部及四肢的皮肤，也可发生于脏器黏膜，而女性生殖系统的发病率不足恶性黑色素瘤的2%，原发于宫颈的恶性黑色素瘤则更为罕见。发病年龄广泛，可发生于20岁~83岁的女性，好发于围绝经期妇女。最常见的临床表现为阴道流血，其次为性交后出血、盆腔痛；妇科检查见原发于宫颈的息肉状、菜花状、结节状的棕褐色或蓝黑色肿块。宫颈恶性黑色素瘤的诊断必须先排除转移的可能才能确诊为原发，光镜下细胞胞质中或间质内见到黑色素颗粒可作为确诊依据。

2. 分子机制及治疗策略　免疫组化染色HMB-45、Melan-A阳性有较高的特异性，S-100、vimentin常为阳性，而CK、EMA、SMA、LCA常为阴性。国外文献显示，所有报道的宫颈恶性黑色素瘤组织中HMB-45和S-100免疫组化染色均为阳性。目前针对宫颈恶性黑素瘤尚无成熟的、标准的治疗方案，常借鉴其它部位恶黑的治疗方案，手术仍是早期恶性黑色素瘤的首选治疗手段，并保证2 cm的安全切缘。晚期病例推荐化疗和免疫疗法，常用化疗药物包括达卡巴嗪、顺铂、IL-2和长春花碱。达卡巴嗪（dacarbazine，DTIC）是1975年美国FDA最早批准用于治疗晚期恶黑的药物，但有报道称其客观有效率仅7%~13%，随后细胞因子白介素-2（IL-2）被用于治疗Ⅳ期恶黑，疗效反应不一。近年许多新型的生物和分子靶向治疗相继用于恶黑的辅助治疗，但终因病例数量有限，未能达成有效的共识，具体疗效尚在探索和评估中。与原发于皮肤的恶性黑色素瘤相比，宫颈恶性黑色素瘤恶性程度更高，预后更差，放化疗效果不佳，文献报道，5年生存率仅7.14%。

总之，肿瘤是一类分子水平高度异质性的疾病，通过对肿瘤病理类型基础上的分子分型，作为临床分期、传统的病理分型和分级，已经成为必然。将有助于临床医生更精确地判断肿瘤的生物学行为、估计预后，为患者选择或研究更有针对性的个性化治疗方案提供依据，从而使患者获得最佳的治疗效果，提高肿瘤生存期。

参 考 文 献

1. R Siegel, J Ma, Z Zou, et al. Cancer statistics, 2014 [J]. a cancer journal for clinicians, 2014; 64 (1): 9-29.

2. Bodurka DC, Deavers MT, Tian C, Sun CC, Malpica A, Coleman RL, et al. Reclassification of serous ovarian carcinoma by a 2-tier system: a Gynecologic Oncology Group Study [J]. Cancer, 2012; 118 (12): 3087-94.

3. Kuhn E, Kurman RJ, Vang R, et al. TP53 muta-tions in serous tubal intraepithelial carcinoma and concurrent pelvic high-gradeserous carcinoma-evidence supporting the clonal relationship of the twolesions [J]. J Pathol, 2012; 226: 421-6.

4. SundovD, Caric A, Mrklic I, et aL. P53, MAPK, topoisomerase Ⅱ alpha andKi67 immunohistochemical expression and KRAS/BRAF mutation in ovarian serouscarcinomas. Diagn Pathol. 2013, 8: 21.

5. Ledermann J, Harter P, Gourley C, et al. Olaparib maintenance therapy in patients with platinum-sensitive relapsed serous ovarian cancer: a preplanned retrospective analysis of outcomes by BRCA status in a randomised phase 2 trial [J]. Lancet Oncol, 2014; 15 (8): 852-61.

6. Pothuri B. BRCA1-and BRCA2-related mutations: therapeutic implications in ovarian cancer [J]. Ann Oncol, 2013; 24 Suppl 8: viii22-viii27.

7. BodurkaDC, Deavers MT, Tian C, et al. Reclassification of serous ovariancarcinoma by a 2-tier system [J]. Cancer, 2012; 118 (12): 3087-3094.

8. Hannibal CG, Vang R, Junge J, et al. A binary histologic grading system forovarian serous carcinoma is an independent prognostic factor: a population-based studyof 4317 women diagnosed in Denmark 1978-2006 [J]. Gynecologic oncology, 2012; 125 (3): 655-660.

9. Fader AN, Java J, Ueda S, et al. Gynecologic Oncology Group (GOG). Survival in women with grade 1 serous ovarian carcinoma [J]. Obstet Gynecol, 2013; 122 (2 Pt 1): 225-32.

10. Chan KK, Leung TH, Chan DW, et al. Targeting estrogen receptor subtypes (ERα and ERβ) with selective ER

modulators in ovarian cancer [J]. J Endocrinol, 2014; 221 (2): 325-36.
11. Grisham RN, Iyer G, Garg K, DeLair D, Hyman DM, Zhou Q, et al. BRAF mutation is associated with early stage disease and improved outcome in patients with lowgrade serous ovarian cancer [J]. Cancer, 2013; 119 (3): 548-54.
12. Tsang YT, Deavers MT, Sun CC, et al. KRAS (but not BRAF) mutations in ovarian serous borderline tumour are associated with recurrent low-grade serous carcinoma [J]. J Pathol, 2013; 231 (4): 449-56.
13. Mayr D, Hirschmann A, Löhrs U, et al. KRAS and BRAF mutations inovarian tumors: a comprehensive study of invasive carcinomas, borderline tumors andextraovarian implants [J]. Gynecol Oncol, 2006; 103 (3): 883-7.
14. [ ] Sundov D, Caric A, Mrklic I, et al. P53, MAPK, topoisomerase Ⅱ alpha and Ki67 immunohistochemical expression and KRAS/BRAF mutation in ovarian serous carcinomas [J]. Diagn Pathol, 2013; 8: 21.
15. Gershenson DM, Sun CC, Iyer RB, et al. Hormonal therapy for recurrent low-grade serous carcinoma of the ovary or peritoneum [J]. Gynecol Oncol, 2012; 125 (3): 661-6.
16. Farley J, Brady WE, Vathipadiekal V, et al. Selumetinib in women with recurrent low-grade serous carcinoma of the ovary or peritoneum: an open-label, single-arm, phase 2 study [J]. Lancet Oncol, 2013; 14 (2): 134-40.
17. Rahman MT, Nakayama K, Rahman M, et al. Prognostic and therapeutic impact of the chromosome 20q 13. 2 ZNF211 locusamplification in ovarian clear cell carcinoma [J]. Cancer, 2012. 118 (11): 2846-2857.
18. Uekuri C, Shigetomi H, Ono S, et al. Toward an un-derstanding of the pathophysiology of clear cell carcinoma of the ovary (Review) [J]. Oncol Lett, 2013; 6 (5): 1163-73.
19. Kondi-Pafiti A, Papakonstantinou E, Iavazzo C, et al. Clinicopathological characteristics ofovarian carcinomas associated with endometriosis [J]. Arch Gynecol Obstet, 2012; 285 (2): 479-83.
20. Kao, Y. -C., et al., Utility of hepatocyte nuclear factor-ip as a diagnostic marker in ovarian carcinomas with clear cells [J]. Histopathology, 2012; 61 (5): 760-768.
21. Fadare O, Liang SX. Diagnostic utility of hepatocyte nuclearfactor 1-beta immunoreactivity in endometrial carcinomas: Lack of specificity for endometrial clear cell carcinoma [J]. ApplImmunohistochem Mol Morphol, 2012; 20: 580-587.
22. Hoang LN, Han G, McConechy M, et al. Immunohistochemical characterization of prototypical endometrial clear cell carcinoma--diagnostic utility of HNF-1β and oestrogen receptor [J]. Histopathology, 2014; 64 (4): 585-96.
23. Ayhan A, Mao TL, Seckin T, et al. Loss of ARID1A Expression Is an Early Molecular Event in Tumor Progression From Ovarian Endometriotic Cyst to Clear Cell and Endometrioid Carcinoma [J]. Int J Gynecol Cancer, 2012; 22 (8): 1310-5.
24. Yamamoto S1, Tsuda H, Takano M, et al., PIK3CA mutations and loss of ARID1A protein expression are early events inthe development of cystic ovarian clear cell adenocarcinoma [J]. Virchows Archiv, 2012. 460 (1): 77-87.
25. Yamamoto S1, Tsuda H, Takano M, et al. Loss of ARID 1A protein expression occurs as an early event in ovarianclear-cell carcinoma development and frequently coexists with PIK3CA mutations [J]. Mod Pathol, 2012; 25 (4): 615-24.
26. Yamamoto S, Tsuda H, Takano M, et al. PIK3CA mutation is an early event in the development ofendometriosis-associated ovarian clear cell adenocarcinoma [J]. The Journal of Pathology, 2011; 225 (2): 189-194.
27. Chandler RL, Damrauer JS, Raab JR, et al. Coexistent ARID1A-PIK3CA mutations promote ovarian clear-cell tumorigenesis through pro-tumorigenic inflammatory cytokine signalling [J]. Nat Commun, 2015; 6: 6118.
28. Yamashita Y, Akatsuka S, Shinjo K, et al. MET is the most frequently amplified gene in endometriosis-associated ovarian clear cell adenocarcinoma and correlates with worsened prognosis [J]. PLoS One, 2013; 8 (3): e57724.
29. Kim JJ, Kurita T, Bulun SE. Progesterone action in endometrial cancer, endometriosis, uterine fibroids, and breast cancer [J]. Endocr Rev, 2013; 34 (1): 130-62.
30. Banerjee S, Kaye SB. New strategies in the treatment of ovarian cancer: Current clinical perspectives and future potential [J]. Clin Cancer Res, 2013; 19 (5): 961-8.
31. Brown AP, Jhingran A, Klopp AH, et al. Involved-field radiation therapy for locoregionally recurrent ovarian cancer [J]. Gynecol Oncol, 2013; 130 (2): 300-5.
32. Macrie BD, Strauss JB, Helenowski I B, et al. Patterns of recurrence and role of pelvic radiotherapy in ovarian clear cell adenocarcinoma [J]. Int J Gynecol Cancer, 2014; 24 (9): 1597-602.
33. Groen RS, Gershenson DM, Fader AN. Updates and emerging therapies for rare epithelial ovarian cancers: One size no longer fits all [J]. Gynecol Oncol, 2015; 136 (2): 373-83.

34. Storey DJ, Rush R, Stewart M, et al. Endometrioid epithelial ovarian cancer: 20 years of prospectively collected data from a single center [J]. Cancer, 2008; 112 (10): 2211-20.
35. Zaino RJ, BradyMF, Lele SM, et al. Advanced stage mucinous adenocarcinoma of the ovary is both rare and highly lethal: a Gynecologic Oncology Group study [J]. Cancer, 2011; 117 (3): 554.
36. Tonin PN, Maugard CM, Perret C, et al. A review of histopathological subtypes of ovarian cancer in BRCA-related French Canadian cancer families [J]. Fam Cancer, 2007; 6 (4): 491-7.
37. Siegel R, Naishadham D, Jemal A. Cancer statistics, 2013 [J]. CA Cancer J Clin 2013; 63 (1): 11-30.
38. Wartko P, Sherman ME, Yang HP, et al. Recent changes in endometrial cancer trends among menopausalage U. S. women [J]. Cancer Epidemiol, 2013; 37 (4): 374-77.
39. Matias-Guiu X, Prat J. Molecular pathology of endometrial carcinoma [J]. Histopathology, 2013; 62 (1): 111-23.
40. Dedes KJ, Wetterskog D, Ashworth A, et al. Emerging therapeutic targets in endometrial cancer [J]. Nat Rev Clin Oncol, 2011; 8 (5): 261-71.
41. Salvesen HB, Haldorsen IS, Trovik J. Markers for individualized therapy in endometrial carcinoma [J]. Lancet Oncol, 2012; 13 (8): e353-61.
42. Weigelt B, Banerjee S. Molecular targets and targeted therapeutics in endometrial cancer [J]. Curr Opin Oncol, 2012; 24 (5): 554-63.
43. McConechy MK, Ding J, Cheang MC, et al. Use of mutation profiles to refine the classification of endometrial carcinomas [J]. J Pathol. 2012; 228 (1): 20-30.
44. Rudd ML, Price JC, Fogoros S, et al. A unique spectrum of somatic PIK3CA (p110α) mutations within primary endometrial carcinomas [J]. Clin Cancer Res, 2011; 17 (6): 1331-40.
45. Cheung LW, Hennessy BT, Li J, et al. High frequency of PIK3R1 and PIK3R2 mutations in endometrial cancer elucidates a novel mechanism for regulation of PTEN protein stability [J]. Cancer Discov, 2011; 1 (2): 170-85.
46. Urick ME, Rudd ML, Godwin AK, et al. PIK3R1 (p85α) is somatically mutated at high frequency in primary endometrial cancer [J]. Cancer Res, 2011; 71 (12): 4061-67.
47. Schuler KM, Rambally BS, DiFurio MJ, et al. Antiproliferative and metabolic effects of metformin in a preoperative window clinical trial for endometrial cancer [J]. Cancer Med, 2015; 4 (2): 161-73.
48. Thangavelu A, Hewitt MJ, Quinton ND, et al. Neoadjuvant treatment of endometrial cancer using anastrozole: a randomised pilot study [J]. Gynecol Oncol, 2013; 131 (3): 613-8.
49. Ray-Coquard I, Favier L, Weber B, et al. Everolimus as second-or third-line treatment of advanced endometrial cancer: ENDORAD, a phase Ⅱ trial of GINECO [J]. Br J Cancer, 2013; 108 (9): 1771-7.
50. Konecny GE, Santos L, Winterhoff B, et al. HER2 gene amplification and EGFR expression in a large cohort of surgically staged pa-tients with nonendometrioid (type Ⅱ) endometrial cancer [J]. Br J Cancer, 2009; 100 (1): 89-95.
51. McConechy MK, Anglesio MS, Kalloger SE, et al. for the Australian Ovarian Cancer Study Group. Subtype-specifi c mutation of PPP2R1A in endometrial and ovarian carcinomas [J]. J Pathol 2011; 223 (5): 567-73.
52. Shih IM, Wang TL. Mutation of PPP2R1A: a new clue in unveiling the pathogenesis of uterine serous carcinoma [J]. J Pathol, 2011; 224 (1): 1-4.
53. Santin AD, Bellone S, Roman JJ, et al. Trastuzumab treatment inpatients with advanced or recurrent endometrial carcinoma overexpressing HER2/neu [J]. Int J Gynaecol Obstet, 2008; 102 (2): 128-31.
54. Jewell E, Secord AA, Brotherton T, et al. Use of trastuzumab in the treatmentof metastatic endometrial cancer [J]. Int J Gynecol Cancer, 2006; 16 (3): 1370-3.
55. Villella JA, Cohen S, Smith DH, et al. HER-2/neu overexpres-sion in uterine papillary serous cancers and its possible therapeutic implications [J]. Int J Gynecol Cancer 2006; 16 (5): 1897-902.
56. Fleming GF, Sill MW, Darcy KM, et al. Phase Ⅱ trial of trastuzumab in women with advanced or recurrent, HER2-positive endometrial carcinoma: a Gynecologic Oncology Group study [J]. Gynecol Oncol, 2010; 116 (1): 15-20.
57. Oza AM, Elit L, Tsao MS, et al. Phase Ⅱ study of temsirolimus in women with recurrent or metastatic endometrial cancer: a trial of the NCIC Clinical Trials Group [J]. J Clin Oncol, 2011; 29 (24): 3278-85.
58. Trédan O, Treilleux I, Wang Q, et al. Predicting everolimus treatment effi cacy in patients with advanced endometrial carcinoma: a GINECO group study [J]. Target Oncol, 2013; 8 (4): 243-51.

59. Jemal A, Bray F, Center MM, et al. Global cancer statistics [J]. CA Cancer J Clin. 2011; 61 (2): 69-90.
60. Kim MK, Kim HS, Kim SH, et al. Human papillomavirus type 16 E5 oncopro-tein as a new target for cervical cancer treatment [J]. Biochem Pharmacol, 2010; 80 (12): 1930-5.
61. Werness BA, Levine AJ, Howley PM. Association of human papillomavirustypes 16 and 18 E6 proteins with p53 [J]. Science, 1990; 248 (4951): 76-9.
62. Mountzios G, Soultati A, Pectasides D, et al. Developments in the systemictreatment of metastatic cervical cancer [J]. Cancer Treat Rev, 2013; 39 (5): 430-43.
63. Lu Q, Ma D, Zhao S. DNA methylation changes in cervical cancers [J]. Methods Mol Biol. 2012; 863: 155-76.
64. Solmaz U, Dereli L, Mat E, et al. Adenoma malignum of the cervix diagnosed after surgery based on a prediagnosis of ovarian cancer [J]. J Obstet Gynaecol, 2015; 35 (1): 108-9.
65. Lim KT, Lee IH, Kim TJ et al. Adenoma malignum of the uterine cervix: Clinicopathologic analysis of 18 cases [J]. Kaohsiung J Med Sci, 2012; 28 (3): 161-4.
66. Ki EY, Byun SW, Park JS, et al. Adenoma malignum of the uterine cervix: report of four cases [J]. World J Surg Oncol, 2013; 11: 168.
67. Ishii K, Katsuyama T, Ota H, et al. Cytologic and cytochemical features of adenoma malignum of the uterine cervix [J]. Cancer, 1999; 87 (5): 245-253.
68. Urusagi K, Hirai Y, Takeshima N, et al. Utility of the monoclonal antibody HIK 1083 in the diagnosis of adenoma malignum of the uterine cervix [J]. Gynecol Oncol, 1999; 75 (3): 345-348.
69. Mercer LJ, Ludtke LJ. Adenoma malignum presenting as urinary incontinence [J]. Int J Gynecol Obstet, 1991, 36 (2): 149-153.
70. Lim KT1, Lee IH, Kim TJ, et al. Adenoma malignum of the uterine cervix: Clinicopathologic analysis of 18 cases [J]. Kaohsiung J Med Sci, 2012; 28 (3): 161-4.
71. Crowder S, Tuller E. Small cell carcinoma of the female genital tract [J]. Semin Oncol, 2007; 34 (1): 57-63.
72. Chen J, Macdonald OK, Gaffney DK. Incidence, mortality, and prognostic factorsof small cell carcinoma of the cervix. Obstet Gynecol. 2008; 111 (6): 1394-1402.
73. Huang CY, Chen YL, Chu TC, et al. Prognostic factors in women with earlystage small cell carcinoma of the uterine cervix [J]. Oncol Res, 2009; 18 (5-6): 279-286.
74. Chan JK, Loizzi V, Burger RA, et al. Prognostic factors in neuroendocrine smallcell cervical carcinoma: a multivariate analysis [J]. Cancer, 2003; 97 (3): 568-574.
75. Cohen JG, Kapp DS, Shin JY, et al. Small cell carcinoma of the cervix: treatmentand survival outcomes of 188 patients [J]. Am J Obstet Gynecol, 2010; 203 (4): 347. e1-6.
76. Szarewski A, Jarvis MJ, Sasieni P, et al. The effect of stopping smoking on cervical Langerhans' cells and lymphocytes [J]. BJOG, 2001; 108 (3): 295-303.
77. Frumovitz MM, Burzawa1 JK, Coleman1 RL. Identifying therapeutic options in small cell cervical cancer by multiplatform evaluation of biomarker alterations. 2015。
78. Chan JK1, Loizzi V, Burger RA, et al. Prognostic factors in neuroendocrine small cell cervical carcinoma: a multivariate analysis [J]. Cancer, 2003; 97 (3): 568-74.
79. Kasamatsu T, Sasajima Y, Onda T, et al. Surgical treatment for neuroendocrine carcinoma of the uterine cervix [J]. Int J Gynaecol Obstet, 2007; 99 (3): 225-8.
80. Lee JM, Lee KB, Nam JH, et al. Prognostic factors in FIGO stage ⅠB-ⅡA smallcell neuroendocrine carcinoma of the uterine cervix treated surgically: results of amulti-center retrospective Korean study [J]. Ann Oncol, 2008; 19 (2): 321-326.
81. Sheets EE, Berman ML, Hrountas CK, et al. Surgically treated, earlystage neuroendocrine small-cell cervical carcinoma [J]. Obstet Gynecol, 1988; 71 (1): 10-4.
82. Chang TC, Lai CH, Tseng CJ, et al. Prognostic factors in surgically treated smallcell cervical carcinoma followed by adjuvant chemotherapy [J]. Cancer, 1998; 83 (4): 712-8..
83. Sevin BU, Method MW, Nadji M, Lu Y, Averette HA. Efficacy of radical hysterectomy as treatment for patients with small cell carcinoma of thecervix [J]. Cancer, 1996; 77 (8): 1489-1493.

84. Boruta DM, Schorge JO, Duska LA, et al. Multimodality therapy in early-stage neuroendocrine carcinoma of the uterine cervix [J]. Gynecol Oncol 2001; 81 (1): 82-7.

85. Fukuoka M, Furuse K, Saijo N, et al. Randomized trial of cyclophosphamide, doxorubicin, and vincristine versuscisplatin and etoposide versus alternation of these regimens in small-cell lungcancer [J]. J Natl Cancer Inst, 1991; 83 (12): 855-861.

86. Roth BJ, Johnson DH, Einhorn LH, et al. Randomized study of cyclophosphamide, doxorubicin, and vincristine versusetoposide and cisplatin versus alternation of these two regimens in extensivesmall-cell lung cancer: a phase Ⅲ trial of the Southeastern Cancer Study Group. JClin Oncol 1992; 10 (2): 282-291.

87. Melnick S, Cole P, Anderson D, et al. Rates and risks of diethylstilbestrol-related clear cell adenocarcinoma of the vagina and cervix: an update [J]. N Engl J Med, 1987; 316: 514-516.

88. Baykara M, Benekli M, Erdem O, et al. Clear cell adenocarcinoma of the uterine cervix: a case report and review of the literature [J]. J Pediatr Hematol Oncol, 2014; 36 (2): e131-3.

89. Thomas MB, Wright JD, Leiser AL, et al. Clear cell carcinoma of the cervix: a multi-institutional review in the post-DES era [J]. Gynecol Oncol, 2008; 109 (3): 335-339.

90. McNall RY, Nowicki PD, Miller B, et al. Adenocarcinoma of the cervix and vagina in pediatric patients [J]. Pediatr Blood Cancer, 2004; 43 (3): 289-294.

91. Boyd J, Takahashi H, Waggoner SE, et al. Molecular genetic analysis of clear cell adenocarcinomas of the vagina and cervix associated and unassociated with diethylstilbestrol exposure in utero [J]. Cancer, 1996; 77 (3): 507-513.

92. Hanselaar A, van Loosbroek M, Schuurbiers O, et al. Clear cell adenocarcinoma of the vagina and cervix: an update of the central Netherlands registry showing twin age incidence peaks [J]. Cancer, 1997; 79 (11): 2229-2236.

93. Waggoner SE, Anderson SM, Van Eyck S, et al. Human papillomavirus detection and p53 expression in clear cell adenocarcinoma of the vagina and cervix [J]. Obstet Gynecol, 1994; 84 (3): 404-408.

94. Fujiwara H, Mitchell MF, Arseneau J, et al. Clear cell adenosquamous carcinoma of the cervix: an aggressive tumor associated with human papillomavirus 18. Cancer. 1995; 76 (9): 1591-1600.

95. Waggoner SE, Baunoch DA, Anderson SA, et al. Bcl-2 protein expression associated with resistance to apoptosis in clear cell adenocarcinomas of the vagina and cervix expressing wildtype p53 [J]. Ann Surg Oncol, 1998; 5 (6): 544-545.

96. Matthews KS, Numnum TM, Conner MG, et al. Fertility-sparing radical abdominal trachelectomy for clear cell adenocarcinoma of the upper vagina: a case report [J]. Gynecol Oncol, 2007; 105 (3): 820-2.

97. Pusceddu S, Bajetta E, Carcangiu ML, et al. A literature overview of primary cervical malignant melanoma: An exceedingly rare cancer [J]. Crit Rev Oncol Hematol, 2012; 81 (2): 185-95.

98. Piura B. Management of primary melanoma of the femal eurogenital tract [J]. Lancet Oncol, 2008; 9 (10): 973-981

99. Zhang J, Cao Y, Xiao L, et al. A peculiar siteMelanoma of the cervix [J]. Am J Obstet Gynecol, 2011; 205 (5): 508. e1-3

100. Singh N, Tripathi R, Mala YM. Primary malignant melanoma of uterine cervix withprobable origin from benign cervical melanosis [J]. BMJ Case Rep, 2013; 2013. pii: bcr2013010042.

101. Avril MF, Aamdal S, Grob JJ, et al. Fotemustine com-pared with dacarbazine in patients with disseminatedmalignant melanoma: a phase Ⅲ study [J]. J Clin Oncol, 2004; 22 (6): 1118-1125

102. Hauschild A, Weichenthal M, Rass K, et al. Efficacy of low-dose interferon {alpha} 2a 18 versus 60 months of treatment in patients with primary melanoma of >= 1. 5 mm tumor thickness: results of a randomized phase Ⅲ DeCOG trial [J]. J Clin Oncol, 2010; 28 (5): 841-846.

103. Chapman PB, Hauschild A, Robert C, et al. Improvedsurvival with vemurafenib in melanoma with BRAFV600E mutation [J]. N Engl J Med, 2011; 364 (26): 2507-2516.

104. Duggal R, Srinivasan R. Primary amelanotic melanoma ofthe cervix: case report with review of literature [J]. J Gynecol Oncol, 2010; 21 (3): 199-202.

112. 迅速增加的乳头状甲状腺癌对其他实体肿瘤诊治的影响

陈振东

安徽医科大学第二附属医院肿瘤中心

甲状腺癌是近20年来上升速度最快的恶性肿瘤之一[1]，其发病高峰在45~54岁，但70%的死亡却发生在65岁之后[2]。其高发病率和高生存率必然会带来更多的不明原因转移癌、多原发癌的鉴别诊断及选择相应治疗方案的问题。

乳头状癌占甲状腺癌的大多数，也见于全身许多器官。如果转移癌分化较好，有可能与肺、乳腺、肾脏、胃肠道等部位的同样形态的肿瘤不易区别；如果分化差，确定组织来源将更为困难。然而，中外文献中几无这方面的论述，本文根据作者的临床经验对此问题进行讨论，以期引起临床医生的重视。

一、甲状腺癌的发病率与死亡率

（一）发病率及变化趋势

我国甲状腺癌的发病率在1988~1992年为1.78/10万，2009年上升至6.56/10万，期间增长了2.36倍，平均年增幅5.92%。女性发病率增加更快，从1988年的2.71/10万上升至2009年的10.09/10万；男性发病率的增加幅度明显低于女性，1988年为0.92/10万，2009年为3.11/10万[1]。甲状腺癌的上升趋势在经济发达地区尤其明显，东部地区的发病率约为中西部地区的1.98倍[3]，城市的发病率约为农村的2.71倍[4]，推测与经济发达地区健康检查的频率及诊断水平较高有关。

世界范围内的甲状腺癌发病趋势与中国相近，2012年国际肿瘤中心数据显示，甲状腺癌在北美、欧洲的发病率分别为16.5/10万和7.1/10万，是发展中国家的3倍[[5]。1975年，美国甲状腺癌男性发病率为3.14/10万，女性为6.45/10万，2010年则分别为7.63/10万和21.15/10万；1980至1996年甲状腺癌发病率的年度增加率为2.5%，1996至2010年的年度变化高达6.6%[6]。Davies等根据1975~2009年美国SEER（Surveillance，Epidemiology，and End Results）数据库，发现不分性别的甲状腺癌发病率从4.91/10万增加到14.3/10万，所增加的病理类型主要是乳头状癌，从3.4/10万增加到12.5/10万。女性增加的幅度约为男性的4倍（6.5/10万到21.4/10万 vs 3.1/10万到6.9/10万）[7]。

在韩国，2010年新增202 053例癌症患者，其中甲状腺癌患者所占比例为17.8%，是发病率最高的癌症。韩国女性甲状腺癌在1996年为10.6/10万，而2010年达到了111.3/10万[8]。这个数字相当惊人，因为我国居第一位的肺癌发病率也仅为35.23/10万，在所有恶性肿瘤中只占19.59%[9]。

（二）死亡率及变化趋势

尽管甲状腺癌的发病率增加迅速，死亡率增长却并不明显。2012年国际肿瘤中心的数据显示，甲状腺癌死亡数只占全部癌症死亡人数的0.5%左右。刘玉琴[10]等调查发现，2003~2007年间我国甲状腺癌死亡率为0.44/10万，女性甲状腺癌的死亡率甚至还有下降的趋势。这说明，甲状腺癌本身的流行病学特征其实没有什么变化，而是没有症状的肿瘤被提前诊断的结果。西班牙[11]和芬兰[12]的两个研究表明，生前没有甲状腺肿瘤相关表现的人群中，甲状腺癌的尸检发现率分别为24%和36%。

美国甲状腺癌发病率以45~54岁人群最高（平均50岁），白种人和亚洲人的发病率相近（女性20.4/10万 vs 18.5/10万，男性6.4/10万 vs 5.7/10万）。初诊时的分期：局限性于甲状腺内68%，局限于区域淋巴结26%，远处转移4%，未能分期2%；相应的五年生存率分别为99.9%、97.6%、54.7%和88.1%；死亡在各年龄段的分布：<20岁，0.1%；20~34岁，0.8%；35~44岁，2.1%；45~54岁，7.8%；55~64岁，17.7%；65~74岁，24.4%；75~84岁，28.9%；>84岁，18.1%。甲状腺癌的高峰年龄在45~54岁（平均50岁），但70%的死亡却发生在65岁之后，死亡时的中位年龄为73岁。

美国2014年所有的癌症中，甲状腺癌位列第九，前八位是：前列腺癌、乳腺癌、肺癌、结直肠癌、膀胱癌、非霍奇金淋巴瘤、肾癌及肾盂癌，第十位是子宫内膜癌。

二、乳头状癌的常见部位

乳头状癌归属于腺癌，又称乳头状腺癌。除甲状腺外，肾、乳腺、肺、胃、结直肠、膀胱等部位均有不同比例的乳头状癌存在。

乳头状甲状腺癌（papillary thyroid carcinoma，PTC）在甲状腺癌中最为常见，约占60%~70%。它们与滤泡状甲状腺癌（follicular thyroid carcinoma，FTC）及很少数的Hürthle细胞肿瘤或嗜酸性细胞肿瘤，统称为分化型甲状腺癌（differentiated thyroid cancer，DTC），占全部甲状腺恶性肿瘤的90%以上。PTC由于其生物学行为接近良性，因此也被称为低危甲状腺肿瘤[13]。

肾脏乳头状癌是一类分化好的肾细胞癌，占肾细胞癌的7%~14%，预后好于最常见的透明细胞癌（约为85%）[14]。

肺乳头状腺癌为肺腺癌中的少见亚型，一般认为肿瘤中乳头状结构至少应占75%以上才可诊断为乳头状腺癌，以年轻女性较多见，预后较好[15]。

乳腺乳头状腺癌归属特殊类型的浸润性癌，较少见，好发于中老年女性，10年生存率为50%~60%[16]。

鼻咽乳头状腺癌：起源于表面上皮鼻咽癌呈乳头状，产生黏液，CK和CEA阳性，预后较好。还有些腺癌形态学上酷似甲状腺乳头状癌，甚至表达甲状腺转录因子（Thyroid transcription factor，TTF）-l。这些类型的鼻咽癌发生淋巴结转移，尽管理论上甲状腺球蛋白（Tg）染色呈阴性，但有时与PTC并不易区别。

胃、结直肠、胆管的乳头状腺癌的预后也明显优于同部位的其他类型的肿瘤。

三、经常需要与乳头状甲状腺癌鉴别诊断的肿瘤

甲状腺癌的发病率逐年增加，但以乳头状癌为主的DTC高度惰性，20年死亡率PTC为1%~2%，FTC为10%~20%[17]。其发病高峰在45~54岁，但70%的死亡却发生在65岁之后（中位年龄73岁）。如此多的病人群体和如此长时间的生存，必然有部分患者面临其他部位也有乳头状癌、或有不明原因转移癌或多原发癌的问题，这些肿瘤均可能与甲状腺癌先后或同期出现，此时的鉴别诊断及选择相应治疗方案有可能相当困难。

甲状腺癌女性明显高于男性，比例约为3：1~4：1，使得鉴别诊断的问题在女性病人尤其突出。因为，女性的乳腺癌同样预后较好，非小细胞肺癌由于TKI、ALK抑制剂等有效药物的问世生存明显改善，卵巢癌也有较长时间的生存，较小的肾癌甚至可以观察而不予干预[14]。

依据笔者的临床经验，原发或继发甲状腺癌需要与其他实体肿瘤鉴别诊断的情形可归纳为：

1. PTC已被控制多年（≥5年），其他一处或多处部位新出现病灶，原发性或转移性难以判定。例如，肺内新出现较大的孤立性病灶，病理为乳头状腺癌，伴或不伴骨、脑的病灶，即使运用免疫组

化检查，肺部病灶的来源有时也难以确定，因为肺转移性腺癌的重要鉴别指标 TTF-1 在大多数 PTC、75%的 NSCLC、少数乳腺癌均有表达。如果肺内病灶由于各种原因无法获得病理，例如肺内多发或弥漫的小结节或健康状况不允许活检，则诊断只有依靠病史、体征、影像学等临床特征做出大致推测。肾脏或乳房新发现的乳头状腺癌有时也会遇到同样的困境，胃肠道、膀胱等处的乳头状癌问题可能会小一些，因为肿瘤转移到这些部位毕竟罕见。

2. PTC 和其他部位的乳头状转移性腺癌同时或在不太长的时间先后出现且均被证实，但第三或更多部位的转移灶无法归属于哪个肿瘤的转移。

3. 甲状腺和其他部位的病灶由于种种原因均暂时无法明确性质。

4. 原发病灶不明转移癌。这种情况下必然要对各部位进行全面检查，可能出现的结果：①仅发现 PTC，但由于其惰性特征和常见，有无其他隐藏的肿瘤病灶没有被发现并无绝对把握；②其他部位发现转移性乳头状腺癌但来源不明，隐匿性的 PTC 不能完全除外；③其他部位发现肿瘤但甲状腺肿瘤性质不明。

5. 甲状腺以外的癌症已经确诊，但甲状腺和（或）其他部位的占位病灶由于各种原因无法明确。

6. 甲状腺肿瘤被认为是转移癌。最常见的转移瘤为头颈部鳞癌，其次为恶性黑色素瘤、乳腺癌和肺癌等。然而，大多数甲状腺转移瘤都很小，均为显微镜下水平，取材常有困难。如能获得病理标本，前两个肿瘤由于病理类型不同多不难区别。但如果是后两者，则可能不易界定。转移性肾癌可在甲状腺内形成较大瘤结节且可为乳头状癌，此时确定病灶来源反而可能有难度。

四、乳头状甲状腺癌对其他部位肿瘤治疗的影响

由于 PTC 与其他部位乳头状腺癌的治疗原则、具体方案有明显的不同，在上述需要鉴别诊断的情况下，治疗上有可能会面临：

1. PTC 已被控制多年（≥5 年），其他一处或多处部位新出现病灶，其原发或转移性质难以判定。如果临床证据倾向于其他部位的病灶为非甲状腺癌，优先以原发病灶不明转移癌的原则处理[18]，反之则先以 PTC 处理，治疗过程中酌情调整方案。

2. PTC 和其他部位的乳头状转移性腺癌同时或在不太长的时间先后出现且均被证实，但第三或更多部位的转移灶无法归属于哪个肿瘤的转移。处理原则以其他部位的乳头状腺癌为主要对象，酌情兼顾 PTC。

3. 甲状腺和其他部位的病灶由于种种原因均暂时无法明确性质。这时的处理原则自然是积极检查和观察，如果临床证据强烈支持为恶性肿瘤，可在充分知情同意下谨慎地予以相应的抗肿瘤治疗。

4. 原发病灶不明转移癌。处理参照“上述”的第一条。

5. 甲状腺以外的癌症已经确诊，但甲状腺和（或）其他部位的占位病灶由于各种原因无法明确。处理参照“上述”第二条，因为 PTC 对健康的威胁相对较小。

6. 甲状腺肿瘤被认为是转移癌　如果转移癌的来源清楚，当采取相应的治疗策略。如果转移癌的来源不清楚，根据转移癌病理类型决定治疗方案。

五、甲状腺结节及甲状腺癌的诊断

所有甲状腺结节患者均应检测血清促甲状腺激素（TSH）水平，因为 DTC 都有较高 TSH 背景，如 TSH 水平低于正常，结节为 PTC 的可能性小[19]。

所有甲状腺结节患者均应行颈部超声检查。超声检查可协助鉴别甲状腺结节的良恶性：如果是纯囊性结节，几乎全部为良性；如果是多个小囊泡占据 50%以上结节体积、呈海绵状改变的结节，99. 7%为良性。以下超声征象提示甲状腺癌的可能性大：①实性低回声结节；②结节内血供丰富（TSH 正常情况下）；③结节形态和边缘不规则、晕圈缺如；④微小钙化、针尖样弥散分布或簇状分布的钙化；⑤同时伴有颈部淋巴结超声影像异常，如淋巴结呈圆形、边界不规则或模糊、内部回声不

均、内部出现钙化、皮髓质分界不清、淋巴门消失或囊性变等[20]。当然，超声诊断的准确性取决于相关医师的经验和水平。

细针穿刺活检（FNAB）是评估甲状腺结节良恶性特别是 PTC 的最有效方法，超声引导下 FNAB 可以提高取材成功率。但是，FNAB 对 FTC 的价值有限，因为确诊 FTC 需要有肿瘤突破包膜外侵或血管侵犯的证据。FNAB 诊断为（或疑为）FTC 的病例 80%最终为良性滤泡状腺瘤，仅 20%最终能被组织病理证实[21]。

直径>1 cm 且伴有血清 TSH 降低的甲状腺结节，应行甲状腺^{131}I 或^{99}Tcm 核素显像，以判断结节是否有自主摄取功能。热结节绝大部分为良性，一般不需 FNAB。基因重组技术人工合成的 rhTSH 与垂体分泌的内源性 TSH 具有相似的理化性质及生物学效应，可使血清 TSH 在短期内迅速升高，对于正在使用甲状腺素抑制 TSH 的病人，连续 2 d 肌内注射（0.9 mg/d），第 2 天注射 24 h 后血清 TSH 达到高峰，该状态可维持约 4 d。在血清 TSH 水平高峰状态下行^{131}I 全身显像（WBS）可极大提高病灶的检出率[22]。

不建议用血清 Tg 来评估甲状腺结节的良恶性，因为多种甲状腺疾病均可引起血清 Tg 水平升高，包括 DTC、甲状腺肿、甲状腺组织炎症或损伤、甲状腺功能亢进症（甲亢）等。但在已清除全部甲状腺（手术和^{131}I 清甲后）的 DTC 患者，体内不再有 Tg 的来源，如果血清中检测到 Tg，往往提示 DTC 病灶残留或复发。Tg 抗体（TgAb）存在时，会降低血清 Tg 的化学发光免疫分析方法检测值，影响通过 Tg 监测病情的准确性。分化低的 DTC 不能合成和分泌 Tg 或产生 Tg 有缺陷，检查 Tg 的价值受限[19]。

不建议将 CT、MRI 和^{18}F-FDG PET 作为评估甲状腺结节的常规检查，因为它们不优于超声[20]。

不建议也不反对在甲状腺结节的良恶性评估中使用血清降钙素（Ct）检测，它只对部分甲状腺髓样癌的诊断有用[19]。

经各种检查仍不能定性的甲状腺结节，可对穿刺标本进行甲状腺癌分子标记物检测，如 BRAF 突变、Ras 突变、RET/甲状腺乳头状癌重排等[19]。

六、乳头状腺癌免疫组化诊断及其局限

确定恶性肿瘤具体的病理类型，经常要依靠免疫组化，确定乳头状腺癌的组织来源更是如此。

甲状腺乳头状腺癌：TTF-1、Tg、CK（cytokeratin，细胞角蛋白）7、CK8/18、CK19、Vimentin 阳性表达，CK20、CK5/6 阴性表达。

乳腺乳头状腺癌：CK7 阳性，CK20 阴性，Villin 阳性，WT-1（Wilms Tumor-1）阴性，可基本排除乳腺癌。52%~63%的乳腺癌 ER 和（或）PR 阳性。

肺原发及转移性乳头状腺癌：TTF-1 阳性，表面活性蛋白 A（SPA）（+）/CK7（+）/CK20（-）是重要的诊断依据。Napsin A 是区分肺腺癌和鳞癌敏感性和特异性较高的标志物，与 TTF-1 同时应用，可能会将 PTC 误诊为肺腺癌。增加 PAX8 检查有助于两者的鉴别，因为肺腺癌不表达 PAX8，若强阳性则支持甲状腺来源[23]。Tg 阳性也有助于 PTC 的诊断。如 CK7 和 CK20 均为阳性，泌尿道上皮来源可能性大；雌、孕激素受体阳性/CK7 阳性/CK20 阴性，提示可能来自卵巢；CK7 阴性、CK20 阳性、CDX2 阳性，提示为结直肠癌肺转移。

然而，免疫组化检查本质上属于实验室检查，假阳性、假阴性或模棱两可的情况时有发生。免疫组化项目的组合，通常是病理专家依据临床资料灵活做出的选择。如果临床与病理沟通不够，病理专家有可能不会选用足够和合适的免疫组化项目。如果临床医生强调某疾病，则有可能误导病理专家。这些情况均有可能造成病理的误判并给临床处理带来困难。

七、甲状腺结节、微小乳头状癌、微乳头状癌的定义

1. 甲状腺结节的定义　虽能触及、但在超声检查中未能证实的结节，不能诊断为甲状腺结节。

体检未能触及、而在影像学检查偶然发现的结节称作甲状腺意外结节。甲状腺结节很常见。一般人群中通过触诊的检出率为3%~7%，借助高分辨率超声的检出率可高达20%~76%。5%~15%的甲状腺结节为恶性[19]。

2. 微小乳头状癌的定义 根据肿瘤的大小和浸润范围，甲状腺癌分为微小乳头状癌（肿瘤直径小于10mm）、甲状腺内和甲状腺外三种类型。微小乳头状癌可伴有淋巴结转移，部分病例以颈部淋巴结转移为首发症状，但预后仍然良好。

3. 微乳头状癌的定义 1993年，Siraungul 和 Tavassoli[24]首先把具有微乳头状结构的乳腺癌称之为浸润性微乳头状癌（invasive micropapillary carcinomas，IMPC），此类肿瘤具有较高的腋窝淋巴结转移性。其后发现，IMPC还可发生在甲状腺、肺、卵巢、胃肠、胆管、膀胱、涎腺等器官。在病理形态上，微乳头状结构实际上是假乳头状结构，乳头中央缺乏纤维血管轴心，乳头与周围纤维间质之间可见透明腔隙，腔隙内黏蛋白染色阴性。除卵巢癌、卵巢交界性浆液性肿瘤外，其他部位的IMPC均具有较高的淋巴结转移率，预后较差。甲状腺、大涎腺、胃、结肠、胆管、肾、膀胱有微乳头状癌则侵袭性更高并经常是独立预后因素。

参 考 文 献

1. 孙嘉伟，许晓君，蔡秋茂，等. 中国甲状腺癌发病趋势分析［J］. 中国肿瘤，2013，22（9）：690-693.
2. Available at：http：//seer. cancer. gov/statfacts/html/thyro. html.
3. 陈万青，郑荣寿，王宁，等. 中国东部与中西部地区恶性肿瘤发病率的比较研究［J］. 中国肿瘤，2013，22（3）：161-167.
4. 王宁，袁延楠，郑荣寿，等. 中国恶性肿瘤城乡发病差异分析［J］. 中国肿瘤，2013，22（3）：168-173.
5. Ferlay，J，Bray F，pisani P，et al. Cancer incidence and mortality worldwide：sources，methods and major patterns in GLOBOCAN 2012［J］. Int J Cancer，2015，136（5）：E359-386.
6. Howlader N，Noone AM，Krapcho M，et al. SEER Cancer statistics review（CSR）1975-2010［EB/OL］. 2013，Available at：http：//seer. cancer. gov/csr/1975_ 2010/.
7. Davies L，Welch HG. Current thyroid cancer trends in the United States［J］. JAMA Otolaryngol Head Neck Surg，2014，140（4）：317-322.
8. Kweon SS，Shin MH，Chung IJ，et al. Thyroid cancer is the most common cancer in women，based on the data from population-based cancer registries，South Korea［J］. Jpn J Clin Oncol，2013，43：1039-1046.
9. 陈万青，张思维，曾红梅，等. 中国2010年恶性肿瘤发病与死亡［J］. 中国肿瘤，2014，23（1）：1-5.
10. 刘玉琴，张书全，陈万青. 中国2003-2007年甲状腺癌发病死亡现状及流行趋势分析［J］. 中国流行病学杂志，2012，33（10）：1044-1048.
11. Martinez-Tello FJ，Martinez-Cabruja R，Fernandez-Martin J，et al. Occult carcinoma of the thyroid. A systematic autopsy study from Spain of two series performed with two different methods［J］. Cancer，1993，71：4022-4029.
12. Harach HR，Franssila KO，Wasenius VM. Occult papillary carcinoma of the thyroid. A "normal" finding in Finland. A systematic autopsy study［J］. Cancer，1985，56：531-8.
13. Brito JP，Hay ID，Morris JC. Low risk papillary thyroid cancer［J］. BMJ，2014 Jun 16；348：g3045. doi：10. 1136/bmj. g3045.
14. National Comprehensive Cancer Network（NCCN）Clinical Practice Guidelines in Oncology： Kidney Cancer. V3. 2015. National Comprehensive Cancer Network，2015，Available at：http：//www. nccn. org/professionals/physician_ gls/pdf/kidney. pdf.
15. National Comprehensive Cancer Network（NCCN）Clinical Practice Guidelines in Oncology： Non-Small Cell Lung Cancer. V6. 2015. National Comprehensive Cancer Network，2015，Available at：http：//www. nccn. org/professionals/physician_ gls/pdf/nscl. pdf
16. National Comprehensive Cancer Network（NCCN）Clinical Practice Guidelines in Oncology： Breast Cancer. V2. 2015. National Comprehensive Cancer Network，2015，Available at：http：//www. nccn. org/professionals/physician_ gls/pdf/

breast. pdf

17. Cooper DS，Doherty GM，Haugen BR，et al. Revised American Thyroid Association management guidelines for patients with thyroid nodules and differentiated thyroid cancer［J］. Thyroid，2009，19：1167-214.
18. 何倩，李红霞，魏芬芬. 甲状腺癌［M］//陈振东，王雅杰，唐金海，等. 肿瘤综合治疗学. 第1版. 安徽：安徽科学技术出版社，2015：65-74.
19. 中华医学会内分泌学分会、中华医学会外科学分会内分泌学组、中国抗癌协会头颈肿瘤专业委员会中华医学会核医学分会. 甲状腺结节和分化型甲状腺癌诊治指南［J］. 中华内分泌代谢杂志，2012，28（10）：779-797.
20. Leenhardt L，Erdogan MF，Hegedus L，et al. 2013 European Thyroid Association Guidelines for Cervical Ultrasound Scan and Ultrasound-Guided Techniques in the Postoperative Management of Patients with Thyroid Cancer［J］. Eur Thyroid J，2013，2：147-159.
21. Ustun B，Chhieng D，Van Dyke A，et al. Risk stratification in follicular neoplasm：A cytological assessment using the modified bethesda classification［J］. Cancer Cytopathol，2014，122：536-545.
22. 中华医学会核医学分会. ^{131}I 治疗分化型甲状腺癌指南（2014 版）［J］. 中华核医学与分子影像杂志，2013，34（4）：265-278.
23. Chernock RD，E1-Mofty SK，Becker N，et a1. Napsin A expression in anaplastic，poorly differentiated，and micropapillary pattern thyroid carcinomas［J］. Am J Surg Pathol，2013，37（8）：1215-1222.
24. Siriaunkgul S，Tavassoli FA. micropapillary carcinomas/Siraungul/breast Invasive micropapillary carcinoma of the breast［J］. Mod Pathol，1993，6（6）：660-662.

113. 转移性鼻咽癌的一线治疗及预后因素研究进展

何小慧

中国医学科学院北京协和医学院肿瘤医院

鼻咽癌（nasopharyngeal carcinoma，NPC）是一种发生于鼻咽部黏膜上皮的恶性肿瘤，以我国南方及东南亚地区常见。鼻咽癌在病因、发病机制、生物学行为上与其他头颈部肿瘤均有所不同，与其他头颈肿瘤相比更容易发生远处转移。鼻咽癌的病因尚未完全明确，但在我国高发地区，EB 病毒感染是鼻咽癌的重要发病机制之一，EB 病毒的持续感染与鼻咽癌的预后不良密切相关[1]。

鼻咽癌对放射治疗高度敏感，对化疗也具有较好的敏感性。目前对于早期（Ⅰ、Ⅱ期）的鼻咽癌采用单纯放射治疗，5 年生存率可达 80%以上[2]。对于局部晚期（Ⅲ~ⅣB 期）的鼻咽癌的标准治疗为同步放化疗，与单纯放疗相比可显著降低患者的复发率，延长生存期。但对于有远处转移的鼻咽癌患者，目前的治疗效果仍不理想，患者的中位生存时间仅为 12~20 个月[3]。目前对于转移性鼻咽癌的最佳治疗策略仍无定论，通常认为全身化疗是主要的治疗手段，而放疗等其他治疗的作用仍在研究中。

一、全身化疗

鼻咽癌对化疗敏感，全身化疗被认为是治疗转移性鼻咽癌的基本手段。尽管目前缺少随机对照研究对比化疗与最佳支持治疗，多项Ⅱ期临床研究结果显示，一线含铂类的两药或三药联合方案有效率可达 50%~80%，中位无进展生存期（PFS）为 5~11 个月[4~11]。顺铂联合氟尿嘧啶的方案（PF 方案）是既往研究中最常使用的方案，有效率在 66%~74%，中位总生存期（OS）可达 11~14 个月[4~6]，毒副反应耐受性较好，因此被认为是转移性鼻咽癌的一线标准化疗方案。其他Ⅱ期临床研究报道了铂类（顺铂、卡铂或奥沙利铂）联合吉西他滨、紫杉醇、多西他赛、卡培他滨等药物的疗效，其中研究较多的为联合吉西他滨和紫杉醇类药物的方案。Ji 等报道采用多西他赛联合顺铂方案作为一线治疗 47 例复发转移性鼻咽癌患者，有效率为 70.2%，中位无进展生存期（PFS）为 9.6 个月，中位 OS 为 28.5 个月[7]。Chen 等报道采用紫杉醇、顺铂和氟尿嘧啶三药联合方案（TPF 方案）治疗 95 例复发转移性鼻咽癌患者，有效率为 78.9%，中位 PFS 和 OS 分别为 8.6 和 22.7 个月[8]。Nagan 等报道采用吉西他滨联合顺铂（GP）方案治疗 44 例复发或转移性鼻咽癌患者，有效率为 73%，中位 PFS 为 10.6 个月，中位 OS 为 15 个月，1 年生存率为 62%[9]。Ma 等报道采用吉西他滨联合奥沙利铂方案治疗 42 例复发或转移性鼻咽癌患者，有效率为 56.1%，中位无进展生存期为 9 个月，中位总生存期为 19.6 个月[10]。Chua 等报道了采用顺铂联合卡培他滨方案治疗 44 例复发或转移性鼻咽癌患者，有效率为 53.8%，中位无进展生存期为 7.3 个月，中位总生存期为 28 个月[11]。

目前仍缺少前瞻性随机对照研究比较不同化疗方案间的疗效。一项回顾性研究比较了 5 种不同的含铂类化疗方案：顺铂/5-FU（PF）、紫杉醇/顺铂（TP）、吉西他滨/顺铂（GP）、紫杉醇/顺铂/5-FU（TPF）、博来霉素/顺铂/5-FU（BPF），结果显示在有效率方面，TPF 和 GP 方案高于 PF 方案，TPF 高于 TP 方案，但 5 种方案的 PFS 和 OS 并无显著性差异，三药联合方案的毒副反应较两药方案更高[12]。

部分研究探讨了可用于预测化疗疗效的肿瘤分子标志物。核苷酸切除修复交错互补基因 1（ERCC1）的高表达及基因多态性被认为可能预测鼻咽癌患者接受含铂类方案化疗的疗效及无进展生存期[13]。在另一项研究中，核糖核苷酸还原酶 1（RRM1）的高表达与肿瘤对含吉西他滨方案的耐药性相关[14]。这些结果仍需前瞻性的临床研究进一步证实。

二、放疗

放疗在转移性鼻咽癌一线治疗中的应用目前仍有争议。传统观点认为，对于转移性鼻咽癌，放疗仅适用于对局部原发灶或转移灶症状明显的患者行姑息性放疗，以缓解症状和改善生活质量，一般不主张对原发灶及转移灶行根治性剂量的放疗。但近年来的部分研究显示，除局部症状控制和提高生存质量外，局部根治性剂量的放疗与全身化疗联合，可能有助于延缓疾病进展，并显著延长患者的总体生存。因此，放疗在转移性鼻咽癌中的作用受到更多的重视。

一项回顾性研究评估了化疗联合高剂量放疗对 105 例新确诊的转移性鼻咽癌患者的疗效[15]。在这项研究中，全部患者均接受了 PF 方案的全身化疗和对头颈原发灶的高剂量放疗（>30Gy），部分患者接受了针对转移灶的局部治疗。分析结果显示，全组患者的中位生存期达到 25 个月，且高剂量放疗并未明显增加患者的 3/4 度不良反应。预后因素分析显示对头颈原发灶的根治性放疗剂量（>65Gy）是有利的预后因素之一。另一项回顾性研究比较了不同的治疗策略对于新确诊的 234 例转移性鼻咽癌患者预后的影响[16]，结果显示：接受化疗联合放疗患者的 3 年生存率显著高于仅接受化疗的患者（48.2% *vs* 12.4%，$P<0.001$），且治疗模式为一项独立的预后因素。进一步的亚组分析显示，对于全身化疗后达 CR 或 PR 的患者，对鼻咽及颈部原发灶行根治性放疗后的 3 年生存率可高达 59.6%，提示这部分患者可能从根治性放疗中获益更大。一项包括 408 例患者的回顾性研究也证实了局部放疗对患者生存的改善。这项研究结果显示，仅接受化疗或放疗的患者和接受放化疗联合治疗的患者相比，死亡风险增加了 130%（$P<0.001$）[17]。最近报道的一项Ⅱ期前瞻性临床研究评价了对转移性鼻咽癌患者采用全身化疗后续贯同步放化疗及维持化疗的疗效[18]。39 例转移性鼻咽癌患者接受了西妥昔单抗联合顺铂和多西他赛的方案诱导化疗后，对原发及转移灶性予同步放化疗，并对于诱导化疗有效的患者在同步放化疗后继续予卡培他滨联合塞来昔布维持治疗 3 年。该研究中全组患者的中位 OS 和 PFS 分别达到 43.7 和 21 个月，其中初诊转移患者的 PFS 和 OS 显著长于复发转移的患者（5 年总生存率：56.4% *vs* 32.8%，$P=0.021$；5 年无进展生存率：43.2% vs 22.5%，$P=0.148$），这说明放化疗联合的强化治疗方案对于部分转移性鼻咽癌患者可获得长期的疾病缓解甚至潜在的治愈可能。近期的多项个案报道也报道了对于部分转移灶较为局限的鼻咽癌患者在接受了全身化疗及对局部转移灶的根治性放疗后，获得了较长时间的无病生存[19-21]。上述研究结果均提示，全身化疗联合根治性放疗可进一步改善转移性鼻咽癌患者的总体生存，有望成为转移性鼻咽癌新的治疗趋势。

三、预后因素

转移性鼻咽癌患者的整体预后不佳，但不同个体间的预后相差较大，生存时间可从数个月至数年不等。有多项研究分析了转移性鼻咽癌患者的预后因素，但结果不尽相同。目前提出的预后因素大致包括以下几方面：患者的临床特征（年龄、KPS 评分）、实验室指标及肿瘤标志物（LDH、Hb、ALP、CRP、D-D 二聚体、EBV-DNA、CYFRA21～1 等）、转移灶的部位及数目、不同的治疗模式、对治疗的疗效反应等。高龄、一般状况差（ECOG PS≥2 或 KPS<80）、EBV-DNA 升高、LDH 升高、贫血、CRP 升高、D-D 二聚体升高、肝转移、多发部位转移、既往治疗的疗效差或缓解期短等因素均与预后不良相关，而单发部位转移、采用放化疗综合治疗等被认为是有利的预后因素[16,17,22-32]。

部分肿瘤标志物与鼻咽癌预后的关系是目前研究的热点。其中，血清 EBV-DNA 拷贝数是鼻咽癌最重要的预后标志物之一。患者治疗前的 EBV-DNA 拷贝数是预测预后的重要因素，疗前 EBV-DNA 升高与肿瘤的分期较晚、出现远处转移及预后不良密切相关[22]。对于经化放疗联合治疗的局部晚期鼻咽癌患者，若治疗后的 EBV-DNA 拷贝数仍然升高，则预示着肿瘤未控或有较高的复发转移的风险。部分患者的血清 EBV-DNA 可在出现临床肿瘤复发前的 3~7 个月即出现升高，提示其可用于判断患者是否存在亚临床病变[1]。对于转移性鼻咽癌，血清 EBV-DNA 同样具有重要的预后意义。在一项针对 127 例接受姑息性化疗的复发转移性鼻咽癌患者的研究中，治疗前血清 EBV-DNA 水平较低（$<2.33\times10^5$/ml）的患者的生存时间显著优于 EBV-DNA 水平较高（$>2.33\times10^5$/ml）者（18.9 个月 vs 15.3 个月，$P<0.001$），治疗后血清 EBV-DNA 降至检测水平以下的患者的肿瘤缓解情况和总生存期明显优于 EBV-DNA 持续升高者（18.9 个月 vs 14.5 个月，$P<0.001$）[23]。此外，治疗后 EBV-DNA 的早期下降（在化疗一程后即降至可检测水平以下）与患者生存期的延长也具有显著的相关性。在多因素分析中，治疗前 EBV-DNA 水平及治疗后 EBV-DNA 拷贝数的早期下降均是转移性鼻咽癌患者的独立预后因素。

除了 EBV-DNA 外，表皮生长因子受体（EGFR）也是具有预后意义的标志物之一。一项包括 16 项研究 1179 例患者的 META 分析结果显示，EGFR 过表达对于鼻咽癌患者的总生存期（OS）、无疾病生存期（DFS）以及肿瘤局部区域控制率均有不利的影响，但与患者的远处转移发生之间无显著的关联[24]。Met 酪氨酸激酶蛋白的过表达也与预后相关。一项包括 66 例晚期鼻咽癌患者的研究结果显示，肿瘤组织中 Met 蛋白的表达水平与患者的生存时间呈负相关，Met 蛋白低表达和高表达患者的中位生存期分别为 118 个月和 52 个月（$P=0.0004$）[25]。其他具有潜在预后价值的标志物还包括 CYFRA21-1、Cystatin A、nm23-H1 等[26-28]。

部分研究基于上述预后因素建立了转移性鼻咽癌不同的预后评分模型。一项包括 390 例患者的回顾性研究建立了一项包括以下 6 项独立预后因素的评分模型：肝转移、肺转移、贫血、ECOG 评分≥2、初诊时伴有远处转移以及根治性放疗后 6 个月内出现的复发转移，将患者分为低危、中危、高危三组，三组患者的中位生存期分别为 19.5 个月、10 个月和 5.8 个月[29]。另一项基于 797 例患者的回顾性研究建立了一个包括年龄、KPS 评分、LDH、血红蛋白、ALP 和 EBV-DNA6 项预后因素在内的预后评分模型，将患者分为低危、中危和高危三组，其中位生存期分别为 25.5 个月、15.1 个月和 7 个月[30]。但上述评分模型仍需更多的临床研究进一步证实。

总之，转移性鼻咽癌仍是临床治疗的难点之一，尽管治疗手段较前有所提高，但患者的总体预后仍较差。目前含铂类方案的全身化疗仍是一线治疗的重要手段，不同的含铂类方案之间的疗效仍需更多的随机对照研究进行比较，以确定最佳的治疗方案。对局部病灶的根治性放疗与全身化疗联合应用对于转移性鼻咽癌的患者可能改善生活质量、延缓疾病进展并延长总生存期，值得进一步研究。目前对于转移性鼻咽癌提出了多种不同的预后相关因素及评分模型，其中具有预后意义的肿瘤标志物是目前的研究热点，上述研究的深入可以帮助临床医生更好地判断晚期鼻咽癌患者的预后，并在将来可能有助于指导治疗方案的选择。

参 考 文 献

1. Lin JC et al. Quantification of plasma Epstein-Barr virus DNA in patients with advanced nasopharyngeal carcinoma. N Engl J Med, 2004, 350 (24): 2461-70.

2. Lee AW, et al. Treatment results for nasopharyngeal carcinomain the modern era: the Hong Kong experience. Int J Radiat Oncol Biol Phys, 2005, 61 (4): 1107-16.

3. Chan AT. Nasopharyngeal carcinoma. Ann Oncol, 2010, 21 (Suppl 7): vii308-12.

4. Au E, et al. A phase Ⅱ trial of 5-fluorouracil and cisplatinum in recurrent ormetastatic nasopharyngeal carcinoma. Ann Oncol, 1994, 5 (1): 87-89.

5. Chi KH, et al. A phase Ⅱ study of outpatient chemotherapy with cisplatin, 5-fluorouracil and leucovorin in nasopharyngeal carcinoma. Cancer, 1994, 73 (2): 247-52.

6. Wang TL, et al. Cisplatin and 5-fluorouracil continuous infusionfor metastaticnasopharyngeal carcinoma. Ann Acad

MedSingapore, 1991, 20: 601-3.
7. Ji JH, et al. A prospective multicentre phase Ⅱ study of cisplatin and weekly docetaxel as first-line treatment for recurrent or metastatic nasopharyngeal cancer. Eur J Cancer, 2012, 48 (17): 3198-204
8. Chen C, et al. Triplet combination with paclitaxel, cisplatin and 5-FU is effective in metastatic and/or recurrent nasopharyngeal carcinoma. Cancer Chemother Pharmacol, 2013, 71 (2): 371-8.
9. Ngan RK, et al. Combination gemcitabine and cisplatin chemotherapy for metastatic or recurrent nasopharyngeal carcinoma: report of a phase Ⅱ study. Ann Oncol, 2002, 13 (8): 1252-58.
10. Ma BBY, et al. Multicenter phase Ⅱ study of gemcitabine and oxaliplatin in advanced nasopharyngeal carcinoma—correlation with excision repair cross-complementing-1 polymorphisms. Ann Oncol, 2009, 20 (11): 1854-59.
11. Chua DT, et al. Phase Ⅱ trial of capecitabine plus cisplatin as first-line therapy in patients with metastatic nasopharyngeal cancer. Head Neck. 2012, 34 (9): 1225-30.
12. Jin Y, et al. Comparison of five cisplatin-based regimens frequently usedas the first-line protocols in metastatic nasopharyngeal carcinoma. J Cancer Res Clin Oncol, 2012, 138: 1717-25.
13. Huang PY, et al. Expression of ERCC1 predicts clinical outcome in locoregionally advanced nasopharyngeal carcinoma treated with cisplatin-based induction chemotherapy. Oral Oncol, 2012, 48 (10): 964-68.
14. Zhao LP, et al. Expression of RRM1 and its association with resistancy to gemcitabine-based chemotherapy in advanced nasopharyngeal carcinoma. Chin J Cancer, 2012, 31 (10): 476-83.
15. Lin S, et al. Combined High-dose Radiation Therapy and Systemic Chemotherapy Improves Survival in Patients With Newly Diagnosed Metastatic Nasopharyngeal Cancer. Am J Clin Oncol, 2012, 35 (5): 474-9.
16. Zeng L, et al. Retrospective Analysis of 234 Nasopharyngeal Carcinoma Patients with Distant Metastasis at Initial Diagnosis: Therapeutic Approaches and Prognostic Factors. PLoS One, 2014, 9 (9): e108070.
17. Chen MY, et al. Locoregional radiotherapy in patients with distant metastases ofnasopharyngeal carcinoma at diagnosis. Chin J Cancer, 2013, 32 (11): 604-13.
18. Lin TY, et al. Perspective study of intensive therapy makes newly diagnosed distant metastatic nasopharyngeal cancer (mNPC) potential curable. 2014 ASCO Annual Meeting. Abstract Number: e17007.
19. Khot A, et al. Long-Term Disease Control in a Patient With Recurrent Bone-Only Oligometastatic Nasopharyngeal Carcinoma. J Clin Oncol, 2014. pii: JCO. 2013. 51. 3549.
20. Lim A, et al. Prolonged Remission in a Patient With Nasopharyngeal Carcinoma With a Solitary Bone Metastasis. J Clin Oncol, 2011, 29 (6): e135-7.
21. Setton J, et al. Definitive treatment of metastatic nasopharyngeal carcinoma: Report of 5 cases with review of literature. Head Neck, 2012, 34 (5): 753-757.
22. LoYM et al. Molecular prognostication of nasopharyngeal carcinoma by quantitative analysis of circulating Epstein-Barr virus DNA. Cancer Res, 2000, 60 (24): 6878-6881.
23. An X, et al. Plasma Epstein-Barr virus DNA level strongly predicts survival in metastatic/recurrentnasopharyngeal carcinoma treated with palliative chemotherapy. Cancer, 2011, 117 (16): 3750-3757.
24. Sun W, et al. Prognostic role of epidermal growth factor receptor in nasopharyngeal carcinoma: a meta-analysis. Head Neck, 2014, 36 (10): 1508-1516.
25. Qian CN, et al. Met protein expression level correlates with survival in patients with late-stage nasopharyngeal carcinoma. Cancer Res, 2002, 62 (2): 589-596.
26. Cao XJ, et al. Prognostic value of expression of EGFR and nm23 for locoregionally advanced nasopharyngeal carcinoma. Med Oncol, 2012, 29 (1): 263-271.
27. Wei Z, et al. Prognostic value of the pretreatment serum level of cytokeratin fraction 21 - 1 in undifferentiated nasopharyngeal carcinoma: a study of 332 cases. Head Neck, 2014, 36 (1): 71-76.
28. Xiao L, et al. Biomarker discovery of nasopharyngeal carcinoma by proteomics. Expert Rev Proteomics, 2014, 11 (2): 215-225.
29. Ong YK, et al. Design of aprognostic index score for metastatic nasopharyngeal carcinoma. Eur J Cancer, 2003, 39: 1535-1541.
30. Jin Y, et al. To build a prognostic scoremodel containing indispensible tumor markers for metastatic

nasopharyngealcarcinoma in an epidemic area. Eur J Cancer, 2012, 48 (6): 882-888.

31. Chen WH, et al. Elevated levels of plasma D-dimer predict a worse outcome in patients with nasopharyngeal carcinoma. BMC Cancer, 2014, 14: 583.

32. Jin Y, et al. Serum lactic dehydrogenasestrongly predicts survival in metastatic nasopharyngeal carcinoma treated withpalliative chemotherapy. Eur J Cancer, 2013, 49 (7): 1619-1626.

114. 鼻咽癌预后相关肿瘤标志物的研究

潘建基，许元基

福建省肿瘤医院

鼻咽癌是东南亚和我国南方地区高发病，放射治疗是首选的治疗方法。目前，早期鼻咽癌接受单纯放疗的预后较好，其5年生存率可达90%[1]。但是，由于鼻咽解剖位置特殊，早期症状隐匿，75%~90%的鼻咽癌患者就诊时已属晚期[2]，而晚期患者即使采用放化疗等综合治疗，其生存率仅50%左右[3]，局部复发和远处转移成为其治疗失败的主要模式。因此，寻找简单、有效的肿瘤标志物用于早期诊断、评估治疗疗效、判断预后及随访检测是目前鼻咽癌防治的重点。

鼻咽癌与EB病毒（Epstein-Barr virus，EBV）感染密切相关，EBV在正常鼻咽黏膜上皮组织中几乎不存在，即使在鼻咽癌邻近黏膜上皮组织也极低表达。因此，EBV可能是鼻咽癌最佳的肿瘤标志物，可通过检测EBV基因产物来协助鼻咽癌的诊断。EBV非编码转录产物EBER1和EBER2已作为临床病理诊断的常规检测指标[4]。膜潜伏蛋白-1（LMP-1）是EBV潜伏感染时表达的1种重要转化膜蛋白，是EBV编码产物中被证实具有癌基因功能的蛋白质之一，LMP-1可通过一系列复杂的调节机制促进肿瘤的转移。Zhao等[5]发现鼻咽癌组织中LMP-1高表达，其表达量与鼻咽癌的远处转移呈正相关，对早期鼻咽癌患者进行LMP-1检测是预测远处转移的一个切实可行的方法。另外，在鼻咽癌患者的血清中也可检测到EBV相关潜伏和裂解蛋白的抗体。虽然有研究发现在EBV EBNA-IgA和VCA-IgA持续升高人群中，鼻咽癌的发病风险逐年升高，但作为鼻咽癌早期诊断指标，其特异性及敏感性均不甚理想，如EBV VCA-IgA阳性人群中鼻咽癌检出率仅为3.2%[6]。

循环血肿瘤细胞DNA是近年来研究比较热门的新型潜在肿瘤标志物。循环血或凋亡的鼻咽癌细胞可能释放EBV DNA入血，故循环血EBV DNA可能成为潜在的鼻咽癌肿瘤标志物。1998年Mutirangura等[8]首次报道循环血EBV DNA可在鼻咽癌患者的血清和血浆中检测到，后续的大多研究都表明血浆EBV DNA具有潜在的临床应用价值，可用来早期诊断及判断预后。台湾Lin的研究团队发现鼻咽癌患者血浆EBV DNA高表达（>90%），且表达水平与预后相关[8]；Leung等[9]报道血浆EBV DNA与鼻咽癌UICC/AJCC分期一样也是预测鼻咽癌患者生存的独立预后因素，血浆EBV DNA与鼻咽癌分期相结合可更好地判断预后。目前，血浆中EBV DNA已被中国NCCN指南规定为鼻咽癌患者治疗前必须检查项目。

另外，鼻咽癌治疗中EBV DNA水平变化可早期预测疗效亦备受关注，2014年香港中文大学Leung等[10]报道170例患者，如果放疗中外周血中DNA仍未下降至0，则预后较差；广州中山市肿瘤医院的Ji等[11]检测了825例鼻咽癌高发区人群的血浆EBV DNA，发现病期越晚EBV DNA水平越高，而早期患者的阳性率较低。故血浆EBV DNA用于高危人群筛查的价值可能有限。而且，目前临床上尚无诊断血浆EBV DNA的标准方法，大多研究中心采用q-PCR法可以检测出不同鼻咽癌患者的血浆EBV DNA水平，但不同实验室之间诊断标准及诊断有效率存有较大的差异，同时其诊断可重复性也不甚理想，这不利于临床推广使用。此外，尽管目前大多学者认为鼻咽癌血浆EBV DNA可能是由于凋亡的鼻咽癌细胞释放入血产生，但鼻咽癌患者的血浆EBV DNA真正来源至今仍未明确。因此，血浆EBV DNA是否能作为理想的肿瘤标志物有待进一步研究。

MicroRNA（miRNA）是一种21~25个核苷酸的小分子非编码RNA，它通过与靶mRNA完全或不完全的互补配对进行基因转录后调控。作为一类参与基因表达调控的重要分子，miRNA代表了一种新的基因表达调控网络，部分miRNA在恶性肿瘤中表达失调，参与了多种恶性肿瘤的致瘤过程。据文献报道[12][13]，通过检测癌症患者循环血miRNA即可用以肿瘤早期诊断、肿瘤分期、评估治疗疗效、判断预后及随访监测，是一种潜在的极具前景的肿瘤标志物。鼻咽癌细胞产生两类miRNA，一类是宿主细胞基因组产生的miRNA（细胞miRNA）；另一类是EBV基因组产生的miRNA（病毒RNA），分为BHRF1和BART两个家族，其中BARTs miRNA主要表达于鼻咽癌组织中。近年来，国内外多项研究也表明人类miRNA在鼻咽癌和健康人群的血液中差异表达，且部分差异表达的miRNA与预后密切相关，可作为潜在的肿瘤标志物。2013年广州中山大学附属肿瘤医院的Liu[14]分析了512例鼻咽癌患者血清中miR-22、miR-572、miR-638和miR-1234的表达情况，发现不同预后的鼻咽癌患者之间四种miRNA存有差异；随后基于此四种miRNA的表达水平划分为高、低风险组，结果表明高风险组较低风险组具有较低的总生存率和无远处转移生存率，且四种miRNA表达水平及临床分期分别是影响鼻咽癌总生存率和无远处转移生存率的独立预后因素，四种miRNA表达水平结合临床TNM分期对鼻咽癌具有更好的预后价值。2014年广州南方医院的Lu等[15]报道血浆miR-9在鼻咽癌患者中低表达，其表达水平与分期相关，可较好地判断鼻咽癌复发或转移，且放疗结束后miR-9表达上调。另一项来自香港大学与我院的合作研究系统性地分析了鼻咽癌患者与非鼻咽癌患者血浆中的BARTs miRNA表达差异，发现EB病毒表达的miR-BART7和miR-BART13在鼻咽癌血浆中特异性高表达，在健康者或非鼻咽癌癌症患者中低表达或不表达，其表达水平也与N分期、临床分期相关，且在放疗结束后表达水平降低接近0[16]。鼻咽癌血浆中miR-BART7和miR-BART13表达水平是否也能用来准确预测预后及随访监测鼻咽癌复发或转移，这有待于后续研究予以进一步证实。由于EBV在鼻咽癌细胞中只表达个别病毒蛋白（EBNA-1和LMP1/2），但却大量表达BARTs miRNA，迄今研究发现EBV共编码22个BARTs miRNA前体（pre-miRNA），形成44个成熟的miRNA，故进一步研究BARTs miRNA的生物学功能有助于阐释鼻咽癌的发生发展机制。此外，鼻咽癌细胞产生的血浆miRNA性质相对稳定，检测具有简单、方便、可重复性的特点，具有较高的临床运用价值，有利于开发理想的鼻咽癌肿瘤标志物，用于早期诊断、疗效评估、预后判断及随访检测。

鼻咽癌预后相关肿瘤标志物除了EBV病毒相关基因，还包括其他分子标志物。2010年中南大学Feng等报道，通过对比鼻咽癌细胞系（CNE2）和放射抗拒的鼻咽癌细胞系（CNE2-IR），发现14-3-3σ、Maspin、GRP78、Mn-SOD等可能作为潜在的预测鼻咽癌放射敏感性的肿瘤标志物[17]。2011年由中山大学邵建永教授牵头进行的国际多中心回顾性研究报道，从209例鼻咽癌患者中检测出18个肿瘤分子标志物，包括LMP1、CD147、caveolin-1、phospho-P70S6等，通过支持向量机（SVM）的方法，提出鼻咽癌SVM预后分型，并进一步在1059例鼻咽癌患者中进行了验证，发现这种分子病理分型能够预测患者的无瘤生存，且可能有助于鼻咽癌患者个体化疗策略的制定[18]。2013年我院采用组织免疫组化方法分析了128例首诊无远处转移鼻咽癌的COX-2、VEGF及EGFR的表达情况，发现COX-2、VEGF、EGFR的高表达是影响鼻咽癌患者的总生存、无瘤生存、无局部区域复发生存以及无远处转移生存的独立预后因素[19]。

综上所述，对于鼻咽癌的早期诊断、疗效评估、预测预后及随访检测，分子生物标志物扮演着越来越重要的角色。一方面治疗前可通过检测鼻咽癌组织或外周血中预后相关肿瘤标志物，预测治疗后生存情况，有利于采取针对性治疗方案及指导个体化治疗，从而降低复发率和转移率。由于鼻咽癌患者外周血容易获取，检测简便，同时又便于治疗后随访监测，从而早期发现鼻咽癌复发或转移并及早给予相应干预措施，故外周血中肿瘤标志物的研究更具前景，是目前研究的热点。另一方面，针对鼻咽癌预后相关的肿瘤标志物，可以研发相应的靶点治疗药物，实施多靶点治疗方案，最大程度提高鼻咽癌患者的总生存率，给鼻咽癌患者带来真正福音。

115. 碘难治性甲状腺癌的核医学诊断及治疗

杨　珂，林岩松

中国医学科学院北京协和医学院北京协和医院

分化型甲状腺癌（differentiated thyroid cancer，DTC）包括甲状腺乳头状癌（papillary thyroid carcinoma，PTC）和甲状腺滤泡状癌（follicular thyroid carcinoma，FTC）。多数患者通过规范化的手术切除、后续的放射性碘（radioactive iodine，RAI）治疗及甲状腺素替代抑制疗法预后较好，生存期可长达 30 年以上。尽管如此，在 5%～20% 的 DTC 患者治疗过程中会呈现碘难治性（RAI-refractory，RAIR）特征使 RAI 治疗效果不尽如人意，导致疾病进展甚至患者死亡。因此 RAIR-DTC 成为甲状腺癌治疗的难点及重点。RAIR-DTC 的早期判断对疾病的诊疗至关重要。本文就碘难治性甲状腺癌目前的核医学诊断及治疗进展进行综述。

一、RAIR-DTC 的发生机制

DTC 中钠碘转运体（NIS）的表达及功能是病灶摄碘的生理基础，其表达下降及功能障碍是 DTC 失分化的特征之一，是导致病灶发生 RAI 抵抗的关键因素。目前研究引起 DTC 失分化及引起 NIS 异常的可能分子机制包括：

1. MAPK 通路的异常激活　通过 RET/PTC 重排、RAS 突变，BRAF 突变可异常激活 MAPK 信号通路并导致 NIS 的表达下降及膜定位障碍[1-3]。

2. PI3K/AktmTOR 信号转导通路激活。PIK3CA 基因突变或异常扩增、Akt 激酶活性增加，PTEN 抑制基因失活、BRAF 或 RAS 突变等激活 PI3K/Akt 信号通路，在甲状腺肿瘤发生发展中扮演着重要角色，并下调 NIS mRNA 转录水平及甲状腺细胞碘摄取[4-6]。

3. 表观遗传学改变　如 DNA 甲基化及组蛋白脱乙酰化作用可阻碍基因启动子区转录从而导致基因沉默，是肿瘤发生机制中的基本分子事件之一。DNA 高甲基化可引起染色体结构改变，导致其转录过程的障碍。NIS、TSHR、pendrin、SL5A8 和 TTF-1 等基因启动子区域甲基化使这些基因 mRNA 表达下调，导致甲状腺癌失去摄碘能力[7-8]。

4. 垂体瘤转化基因（PTTG1）的高表达　PTTG 是 1997 年分离出的新型原癌基因，是一种强有力的肿瘤转化基因[9]。PTTG1 的高表达主要见于 FTC 中，并可下调 NIS 上游增强子（NUE）的活性。而 PTTG1 不同的辅因子对各自的目标基因也起到调控作用，其中抑制 NUE 活性的是 PTTG1 结合因子（PBF）。在 NUE 中，PTTG1/PBF 复合体对 PAX8 及与 PAX8 重叠的上游转录因子（USF-1）的负性调节起到重要作用[10-11]。PTTG1 的高度表达与 DTC 的碘难治性也存在密切关系，因此推测在甲状腺癌中 PTTG1 和 PBF 对 NIS 的表达起到负性调节作用，从而影响甲状腺对碘的摄取。另一方面，PBF 还可以影响 NIS 的膜定位。研究发现 PBF 可以促使 NIS 定位于细胞质中，在表达 NIS 的 Cos-7 细胞中，外源性的 PBF 使 NIS 碘摄取及膜表面定位显著减少[11]，提示 PTTG1/PBF 的高表达可通过下调 NIS 的表达及导致 NIS 膜定位障碍使 NIS 的摄碘功能下降，进而影响甲状腺癌患者的 ^{131}I 治疗效果。

5. PAX8-PPARγ 重排　PPAR 是一类由配体激活的核转录因子，属于类固醇-甲状腺-维甲酸受体超家族，对维持甲状腺细胞正常生长、增殖及分化具有重要作用。PAX8-PPARγ 染色体重排可导致

PAX8 基因与 PPARs 基因的融合，最终使 PAX8-PPARγ 融合蛋白（PPFP）表达增高。该分子事件可见于 50%的 FTC，而在 PTC 中则较少发生[12]。PPFP 一方面可以通过下调 PAX8 的表达活性抑制 NIS 的表达[13]，另一方面还能降低 PPAR-γ 的表达并干扰 PPAR-γ 与其反应元件（PPREs）的结合，促使甲状腺细胞快速增殖与异常分化[14-15]。以调节 PPARs 通路作为靶点的治疗，如维甲酸及 PPAR-γ 激动剂噻唑烷二酮类可诱导 DTC 再分化，在一定程度上恢复 NIS 的表达，进而增强病灶的摄碘能力。

二、RAIR-DTC 诊断方法

(一) ^{18}F-FDG PET/CT

1987 年人们就观察到甲状腺癌复发转移病灶可以摄取^{18}F-FDG[16]，并发现部分患者虽然病灶不再摄^{131}I，但却有^{18}F-FDG 代谢活性。后续研究显示，复发或转移甲状腺癌摄碘病灶的糖代谢活性较低，反之，失去摄碘功能病灶^{18}F-FDG 浓聚明显，并将这种不匹配的放射性分布描述为“Flip-flop”现象[17]。有关^{18}F-FDG PET 对复发转移灶的诊断效能的 meta 分析显示，其灵敏度为 45%～100%，特异度为 42%～90%[18]。同时患者血清 Tg 增高的水平也与^{18}F-FDG 能否发现阳性病灶相关，目前 ATA 指南建议对^{131}I-WBS 阴性且 TSH 抑制状态下 Tg>10ng/ml 的患者可行^{18}F-FDG PET/CT 探查病灶。另有学者对^{131}I-WBS 阴性但 Tg 增高患者行^{18}F-FDG PET/CT 检查，并分别用抑制性 Tg 和刺激性 Tg 水平与 PET/CT 结果进行分析显示，当抑制性 Tg 的诊断界值为 1.9ng/ml 时，其病灶检测的灵敏度和特异度分别为 89%和 65%；而刺激性 Tg 界值为 38.2ng/ml 时的特异度明显增高（80%）[19]。关于 TSH 水平和病灶^{18}F-FDG 代谢活性的研究中，体外实验已证实 TSH 可以促进葡萄糖转运蛋白-1 的表达，并相应使^{18}F-FDG 摄取增加[20]。meta 分析显示，对^{131}I-WBS 阴性但 Tg 增高的复发转移性 DTC 在 TSH 刺激状态下行^{18}F-FDG 显像可以增加病灶探查的阳性率（OR = 2.45）[21]。而应用重组 TSH（rhTSH）后发现阳性病灶的敏感性更高（95% *vs* 81%），但因此改变治疗计划者仅占到所有患者的 6%[22]，因此，国际指南尚未推荐在 TSH 刺激状态下行^{18}F-FDG PET/CT 检查。除用于对 RAIR-DTC 病灶的定位，^{18}F-FDG 摄取也与患者的预后密切相关，其摄取与生存期存在显著的负相关，提示该显像可用于预测 RAIR-DTC 的恶性程度[23-25]。

（二）整合素受体显像

近年来人们逐渐认识到整合素（Integrin）在肿瘤血管生成过程中所发挥的作用，其中整合素 αVβ3 的作用尤为关键，研究显示 αVβ3 介导的内皮细胞与细胞外基质之间的黏附对血管内皮生长因子受体-2（VEGFR-2）的激活至关重要，αVβ3 协同强化了 VEGF-A165 引起的 VEGFR-2 的磷酸化及促有丝分裂作用，参与了 VEGF-A165 对 VEGFR-2 的完全激活，从而促进肿瘤血管生成[26]。αVβ3 高表达在肿瘤新生血管内皮细胞表面和某些肿瘤细胞表面（肺癌、骨肉瘤、成神经细胞瘤、神经胶质细胞瘤、乳腺癌），而在正常血管和组织中不表达或表达很低，由于其在肿瘤生长和转移过程中的高度限制性表达，使 αVβ3 成为一个非常有吸引力的靶点-用于肿瘤的特异性诊断和治疗。含有 RGD 三肽序列的配体与 αVβ3 具有特异性和高亲和力。在过去十年间，使用不同放射性核素标记的环状 RGD 多肽作为 SPECT 和 PET 分子探针已被广泛研究。而在 RAIR-DTC 的探查方面，Lin YS 等人[27]在国际率先应用^{99m}Tc 标记的 RGD（^{99m}Tc-3PRGD2）探查摄碘较差病灶，发现该显像剂可浓聚在 131I-WBS 阴性的病灶，反映了肿瘤新生血管的情况。同时分析显示病灶对示踪剂的摄取值与其生长速率呈明显的正相关。这一发现一方面为 RAIR 病灶的判断提供了一种新的分子靶向显像技术，从肿瘤新生血管的特征探讨 RAIR 可能的发生机制，另一方面，还可以用于评价针对抗血管生成类药物的疗效，对 RAIR 判断、评估、指导治疗（特别是抗新生血管的分子靶向治疗）和预后判断具有重要价值。

（三）生长抑素受体(SSTR）显像

SSTR 在多种神经内分泌肿瘤（NEN）中可见表达，而标记 SSTR 的核素显像已成功应用于 NEN 的诊断。目前很多研究表明失分化的 DTC 也可以不同程度表达 SSTR 2、3、5[28-29]，而生长抑素受体显像用于探查^{131}I-WBS 阴性病灶则最早报导于 1996 年[30]。近几年已发展出多种标记 SSTR 的示踪剂以探查复发转移性 DTC，如^{99m}Tc-HYNIC-TOC、^{99m}Tc-HYNIC-TATE Octreotide、^{68}Ga-DOTA-TATE 及^{68}Ga-DOTA-NOC。研究显示在局部复发或远处转移的 DTC 患者，采用在生长抑素受体显像可探测到 65%~75%的患者的病灶，但其灵敏度略低于^{18}F-FDG PET 显像（72%~78.9%）[31-32]。综上的研究表明虽然生长抑素受体显像在复发转移性 DTC 患者身上可探查到阳性病灶，但受不同病灶表达 SSTR 的程度不同，就病灶探查的灵敏度方面仍不及^{18}F-FDG。

（四）TSH 受体（TSHR）显像

RAIR-DTC 对^{131}I 治疗反应差的主要原因在于病灶失去摄碘能力，而这主要是由于 NIS 的表达下降及膜定位障碍造成的，尽管如此，这部分 RAIR-DTC 仍可分泌 Tg 及不同程度的表达 TSHR。近期研究显示，利用^{99m}Tc 标记的重组 TSH 类似物（TR1401）对转移性低分化甲状腺癌动物模型进行定位[33]。目前有关 TSHR 受体显像的研究还未进行人体试验，而应用^{18}F 或^{68}Ga 标记的 TSHR 显像以及 TSHR 介导的放射性核素靶向治疗将成为未来研究的方向。

（五）^{99m}Tc-MIBI 显像

^{99m}Tc-MIBI 是一种亲脂性阳离子药物，主要通过跨膜电势被动进入胞质和线粒体，并在线粒体内滞留。2006 年的一篇文献报道 28 例^{131}I-WBS 阴性 Tg 增高的 DTC 患者进行^{99m}Tc-MIBI SPECT/CT 显像后分析，此显像手段对颈部、肺及骨转移病灶探测的灵敏度分别为 94.4%，63.6%，100%。总灵敏度为 83.3%，特异度为 50%，阳性预测值为 96.2%[34]。由此可见^{99m}Tc-MIBI SPECT/CT 显像可以弥补碘难治 DTC ^{131}I-WBS 探测手段的不足。但^{99m}Tc-MIBI SPECT/CT 显像对小淋巴结转移灶及粟粒性肺转移灶的检出率较低，且^{99m}Tc-MIBI SPECT/CT 显像的灵敏度及准确度均远不及^{18}F-FDG PET/CT[35]。其中一个重要原因是空间分辨率的问题，SPECT 技术分辨率在 10~12mm，PET 可达到 4-6mm。由于分辨率的限制，近期关于^{99m}Tc-MIBI 在甲状腺癌中的研究不多。但^{18}F-FDG PET/CT 费用较高，从目前我国医疗条件及患者经济能力考虑，在客观条件限制时可用^{99m}Tc-MIBI 显像代替^{18}F-FDG 显像探测失分化 DTC 病灶。

三、RAIR-DTC 的核医学治疗进展

分子靶向治疗近年来取得了令人瞩目的成绩，目前针对局部复发或转移性的晚期进展型 DTC，索拉非尼（Sorafenib）及乐伐替尼（Lenvatinib）已经获得 FDA 的批准。而在诱导分化治疗方面，除了传统的维甲酸及噻唑烷二酮类可有限地恢复 RAIR-DTC 的摄碘能力，部分酪氨酸激酶抑制剂（tyrosine kinase inhibitors，TKI）也显示出其在诱导分化治疗方面的前景，使 RAIR-DTC 的治疗选择更加多样化。另一方面，生长抑素介导的放射性核素靶向治疗也可用于部分高表达 SSTR 的 RAIR-DTC。

（一）维甲酸（RA）对甲状腺癌诱导再分化治疗

RA 又称视黄酸或维生素 A 酸，是维生素 A 的一种生物活性代谢产物，具有控制细胞分化、增殖和凋亡的能力。RA 通过与 RA 受体结合而诱导多种肿瘤细胞再分化，使其恢复类似正常细胞的表型和某些功能。有报道，显示 RA 诱导甲状腺癌 NIS 基因表达及增强 RAIR-DTC 患者摄碘功能的有效率一般在 20%~50%[36-39]，但多数实验表明其增加病灶摄碘能力有限，并经^{131}I 治疗后肿瘤负荷多数无明显减少，这限制了其临床推广应用。

（二）PPAR-γ 激动剂

PPAR-γ 激动剂噻唑烷二酮类抗糖尿病药物如罗格列酮、吡格列酮及曲格列酮等，不仅是胰岛素增敏剂，还能抑制肿瘤细胞的异常增殖活化。其作用机制主要其是其与 PPAR-γ 结合并激活 PPAR-γ 信号通路下游的分子事件，维持细胞正常生长分化。体外研究显示曲格列酮通过细胞周期阻滞及细胞凋亡机制显著抑制细胞生长，且能诱导失分化癌细胞再现分化表型，在下调甲状腺癌 FTC-133 细胞株的 CD97 表达的同时上调了其 NIS mRNA 的转录，这提示 PPAR-γ 有望成为 RAIR-DTC 治疗候选靶点[40]。RAIR-DTC 患者罗格列酮Ⅱ期临床试验显示，虽然部分患者经治疗后病灶重新恢复了一定的摄碘能力，但其对 RAIR-DTC 的诱导分化研究结果尚不尽如人意，多数患者肿瘤负荷仍无明显减

小[39,41-42]。这些结果提示 PPAR-γ 激动剂对 RAIR-DTC 的诱导分化治疗效果尚不确切。

（三）酪氨酸激酶抑制剂（TKI）

一项针对进展型 DTC 的研究发现，MAPK 激酶 MEK1、MEK2 抑制剂司美替尼可有效增加 ADTC 病灶对^{131}I 的摄取及滞留，尤其是伴有 NRAS 突变的患者，结果显示，在经过司美替尼连续 4 周治疗后，20 例中有 12 例（4 例 BRAF 突变、5 例 RAS 突变）患者的肿瘤病灶摄碘能力增加，其中 8 例（包括 5 例伴有 RAS 突变者）患者再次接受^{131}I 治疗后，5 例出现部分缓解，3 例疾病呈现稳定，Tg 水平呈降低趋势[43]。近期，针对 $BRAF^{V600E}$突变的 TK 抑制剂达拉非尼也同样观察到其可诱导 RAIR-DTC 再分化并恢复摄碘能力的作用[44]。目前其他作用于 MAPK 信号转导通路的分子靶向药物能否恢复 RAIR-DTC 摄碘能力还待进一步的研究，但 TKI 在本身可抑制肿瘤生长的同时可为诱导分化治疗提供一种新的选择，这将为 RAIR-DTC 的治疗提供可更加多样化的解决方案，靶向药物与^{131}I 治疗联合或序贯应用将有望成为 RAIR-DTC 新的治疗模式。

（四）肽受体介导的放射性核素治疗（PRRT）

目前生长抑素介导的放射性核素治疗的相关研究主要集中于对 NEN，而近年来利用部分 RAIR-DTC 可表达 SSTR 的特征，PRRT 为 RAIR-DTC 的治疗提供了一种新的思路。文献报道应用^{111}In、^{90}Y、^{177}Lu 标记的生长抑素（^{111}In-octreotide，^{90}Y-DOTA-TOC，^{90}Y-DOTA-lanreotide 和^{177}Lu-DOTA-TATE）对 RAIR-DTC 的治疗可起到一定疗效。应用^{90}Y-DOTA-TOC 针对进展型 RAIR-DTC 及甲状腺髓样癌进行治疗，已初步显示其治疗疗效，肿瘤负荷也相应减轻，其副作用较轻，主要包括恶心、无力及短暂的血液毒性[45-48]。目前尚需大样本长期的随访研究来确认患者的最终受益。

四、小结

RAIR-DTC 由于其对^{131}I 及其他传统肿瘤疗法不敏感成为目前甲状腺癌临床治疗的难点。对其早期诊断及个体化的规范治疗是 RAIR-DTC 诊治的关键。RAIR-DTC 发病机制错综复杂，涉及信号转导通路异常及表观遗传学改变等多个基因异常事件，致使 NIS 表达下降及细胞膜靶向定位障碍，使患者对^{131}I 治疗不敏感。传统的^{18}F-FDG PET/CT、^{99m}Tc-MIBI SPECT 显像以及近年的整合素受体、SSTR、TSHR 显像等多种分子影像学手段有望及时、有效地监测并定位失分化病灶。针对恢复 RAIR-DTC 病灶摄碘功能的诱导再分化治疗，尤其是近两年有关 TKI 增加失分化病灶摄碘的研究报道，为 RAIR-DTC 患者的治疗提供新的解决方案。

116. 中国恶性肿瘤现状与趋势

陈万青

中国医学科学院北京协和医学院肿瘤医院
全国肿瘤防治研究办公室

通过我国现有恶性肿瘤发病数据的趋势分析，了解我国恶性肿瘤发病的变化规律，掌握下一步肿瘤防治的重点，为制定肿瘤防治策略提供基础。对全国肿瘤登记中心数据进行整理，分析目前我国恶性肿瘤发病、死亡、生存以及变化情况。我国目前每年新发恶性肿瘤病例约 337 万，死亡 211 万。城市发病率略高于农村地区，但农村地区死亡率则高于城市。恶性肿瘤总体 5 年相对生存率为 30.9%，农村仅为城市的一半，除食管癌外，几乎所有肿瘤的生存率均为农村低于城市。近 10 年来，恶性肿瘤发病率和死亡率呈持续上升趋势，但年龄调整后保持平稳。大多数癌种的发病率呈明显上升趋势，其中乳腺癌、肺癌、结直肠癌趋势明显。据预测，2015 年恶性肿瘤新发病例将达到 394 万。5 年恶性肿瘤患病人数约为 727 万。随着我国登记登记覆盖面的逐年增加，登记数据质量的不断提高，肿瘤监测工作在防治工作中将发挥越来越大的作用。我国目前恶性肿瘤的疾病负担日益严重，发病率上升明显，应加大防治力度，特别是普及健康教育，扩大癌症早诊早治和筛查覆盖面以及推广规范化诊断与治疗。

117. EGFRIs 相关皮肤不良反应的全程管理

崔慧娟

中日友好医院中西医结合肿瘤科

近年来，肿瘤分子靶向治疗的应用使疗效大幅提高。2014 年肺癌突变联盟进行的 1 项试验中，264 例有驱动基因的肺腺癌应用相应靶向药物进行治疗，中位生存期达 3.5 年；313 例已知驱动基因，未进行靶向治疗者中位生存期 2.4 年；361 例无驱动基因，中位生存期 2.1 年（Lung Cancer Mutation Consortium , Supported by American Recovery and Relief Act Grand Opportunity Grand-Paul Bunn Pl NCI RC2 CA148394-01）。凸显了靶向治疗对于非小细胞肺癌靶向治疗的优越性，同时也意味着这些患者将长期生存。

目前研究最为广泛、深入的靶向药是表皮生长因子抑制剂（epidermal growth factor receptor, EGFRIs），表皮生长因子受体（EGFR）在多种肿瘤细胞过量表达，如胰腺癌、乳腺癌、结肠癌和非小细胞肺癌等，因而可以用于多种肿瘤的治疗。

EGFRIs 的主要副反应与化疗明显不同，主要有皮肤不良反应、乏力、腹泻、间质性肺炎等等，其中比较严重的是皮肤不良反应。EGFRIs 导致的皮肤不良反应表现为：痤疮样皮疹甚至脓疱样丘疹；皮肤干燥；甲沟炎及甲裂；毛发改变；超敏反应及黏膜炎。TRUST 研究报道皮肤不良反应总发生率 70%。吉非替尼的皮肤不良反应发生率每天 250mg 组为 44% ，每天 500mg 组为 61%[1]；厄洛替尼为 75%，其中 3~4 级毒性占 4.8%[2]；西妥昔单抗为 90% ，其中 3~4 级毒性占 4.8%[3]。痤疮样皮疹一般出现在开始治疗的 8 至 10 天之后，并持续 1 至 113 天。皮肤干燥通常发生在用药 2~3 个月时，甚至更早，通常逐渐加重，伴有严重瘙痒，脱屑，甚至出现皮肤感染，往往伴随整个 EGFRIs 治疗期间[4]。

EGFRIs 引起的皮肤毒性虽然对患者的器官功能及日常活动影响不明显，但却明显地影响了其生活质量，降低了治疗的依从性，重度的皮疹甚至会需要调整用药剂量从而影响到最佳用药剂量的顺利使用。

一、EGFRIs 相关痤疮样皮疹的处理

1. 皮肤护理有预防作用　对于需要口服 EGFRIs 类药物的患者，皮肤不良反应的预防措施很重要。患者日常生活中需减少使用对于皮肤刺激性大的化妆品、洗浴用品，使用性质柔和的乳液，尽量避免阳光暴晒，注意皮肤卫生。

2. 根据皮疹的严重程度分级处理　对于已经出现皮肤不良反应的患者，则应根据其分级不同而采取不同的处理方法。通常情况下，轻度不良反应可以进行观察或仅局部用药，中重度不良反应除局部用药外，还需配合口服药物甚至静脉用药。

轻度反应者常使用具有抗炎作用的抗痤疮或抗红斑痤疮制剂，如甲硝唑凝胶或霜、红霉素凝胶或乳液、克林霉素凝胶或乳液、过氧化苯甲酰凝胶或乳液等；中度皮肤反应者除上述治疗措施外，还可口服抗组胺药物或局部应用薄荷醇霜，对于以瘙痒为主要症状的患者，还可用 1/5000 的呋喃西林溶液外敷加强止痒作用；重度皮肤反应者在以上治疗措施均实施的前提下，应加用抗生素类药物（美

满霉素 100mg 一日 2 次）防止继发感染，并可考虑使用冲击剂量的甲强龙，若皮肤症状持续无法缓解，应考虑将 EGFRIs 类药物减量甚至停用。

3. 中药外用宜早　EGFRIs 类药物导致的痤疮样皮疹与寻常型痤疮相似，中医学对于痤疮的治疗有着极为丰富的经验和良好的临床疗效。为此，我们从 2006 年开始进行相关研究。EGFRIs 类药物导致的痤疮样皮疹有其独特的临床表现，不同于寻常型痤疮的是，同时伴有明显的瘙痒和皮肤干燥，合并感染时出现大量渗出，表现为脓疱样丘疹。中医辩证属于肺经湿热，治疗宜清热解毒，利湿止痒。我们创制“止痒平肤液（面膜）”以治疗 EGFRIs 类药物相关的痤疮样皮疹皮疹，经临床应用，取得了较好疗效[5]。

二、EGFRIs 相关皮肤干燥的处理

因为痤疮样皮疹、皮肤瘙痒发生在早期，而皮肤干燥脱屑多发生在较后的时间，所以大家比较关注对前者的研究，对皮疹的发生率、发生时间、好发部位、变化规律以都有详尽报道，对皮疹的处理研究稍多，而对皮肤干燥的报道不够具体，只描述皮肤干燥、瘙痒常出现于躯干和下肢[6]。Guttman YE 等[7]报道 1 组应用 EGFRIs 的患者，皮疹发生率 60%～80%，皮肤干燥发生率 4%～35%。Galimont-Collen 等[8]报道痤疮样皮疹是最常见的皮肤不良反应，发生率 60%～80%，其他不良反应多在 10%左右，不超过 40%，对皮肤干燥的处理也没有太多关注。

1. 生活护理有必要　目前对于皮肤干燥，强调早期便采取措施，进行必要的生活护理和预防，如减少洗澡次数，需减少使用对于皮肤刺激性大的化妆品、洗浴用品，使用性质柔和的乳液，尽量避免阳光暴晒，注意皮肤卫生。

2. 外用药各有千秋　采用自身前后对照法，选取 10 例正在接受表皮生长因子受体抑制剂治疗出现不同程度的皮肤干燥症状的恶性肿瘤患者。每人同时在四肢应用 4 种外用药物，每日两次；14 天为一个观察周期，在观察周期结束后，由 2 名医师共同判定的客观指标；同时由受试者判断疗效。观察皮肤干燥，皮肤脱屑、脱皮，皮肤皲裂，皮肤瘙痒治疗前后的变化；判断 4 种药物治疗的有效率及安全性。

研究结果：

（1）重组人表皮生长因子凝胶症状改善时间最短 4 天，最长 10 天，平均 7.40±2.12 天，中位时间为 7.50 天，在改善皮肤皲裂方面效果最佳，药物舒适度及方便程度最优，但保湿效果差，症状改善的维持时间段；

（2）维生素 E 乳症状改善时间最短 3 天，最长 10 天，平均 5.60±2.37 天，中位时间为 5.0 天，在改善皮肤脱屑、脱皮方面最佳，保湿效果好，但药物舒适度及方便程度欠佳；

（3）“滋燥养肤霜”症状改善时间最短 2 天，最长 7 天，平均 4.80±1.54 天，中位时间为 5.0 天，在治疗皮肤干燥、皮肤瘙痒方面效果最佳，保湿效果好，但药物舒适度及方便程度欠佳；

（4）尿素软膏症状改善时间最短 7 天，最长 14 天，平均 10.30±2.31 天，中位时间为 10.5 天，在改善 EGFRIs 治疗相关皮肤毒性反应中均有一定疗效，但总体效果欠佳，方便程度尚可。

结论：4 种药物均可以在不同程度上改善 EGFRIs 相关的皮肤干燥症状，在治疗上各有优缺点。

3. 口服中药可以改善其他干燥症状　外用保湿剂存在有效时间短的缺点，每天需要多次用药，患者负担较重，并且不能改善患者其他干燥症状，如口干、咽干、鼻干、眼干等等；重组人表皮生长因子喷剂、维生素 K 其作用机理均与 EGFR 下游信号阻断相关，是否会影响 EGFRIs 的治疗效果未得到证实。因此而导致的 EGFRIs 类药物减量或停用事件常有发生，严重限制了该类药物的临床应用。

单纯应用润肤乳剂，不能很好地改善患者的干燥症状，因此，探索一种新型、能够改善全身干燥症状、有效的治疗 EGFRIs 相关皮肤干燥的药物显得十分必要。既往报道中药治疗因慢性湿疹导致的皮肤瘙痒、干燥、肥厚及苔藓样变有效[9]、治疗干燥综合征[10]，经治疗后，口干、眼干、鼻干、关节痛症状均有明显缓解，无不良反应。目前我们应用中药治疗 EGFRIs 引起的干燥症状正在研究中。

三、甲沟炎的处理

甲沟炎的处理目前没有太好办法。勤剪指甲，甲沟炎初期多用润肤剂，保持甲周清洁。当甲周炎影响生活时口服美满霉素。

参 考 文 献

1. Martin H. Cohen, Grant A. Williams, Rajeshwari Sridhara, et al. FDA Drug Approval Summary: Gefitinib（ZD1839）（Iressa®）Tablets［J］. The Oncologist, 2003, 8（4）: 303-306
2. Martin H. Cohen, John R. Johnson, Yeh-Fong Chen, et al. FDA Drug Approval Summary: Erlotinib（Tarceva®）Tablets［J］. The Oncologist, 2005, 10（7）: 461-466
3. Lynch TJ Jr, Kim ES, Eaby B, et a1. Epidermal growth factor receptor inhibitor—associated cutaneous toxicities: An evolving paradigm in clinical management.［J］. Oncologist, 2007, 12（5）: 610
4. Giovannini M, Gregorc V, Belli C, et al. Clinical significance of skin toxicity due to EGFR-targeted therapies［J］. Journal of oncology, 2009, 2009: 849051
5. 王红岩，邹超，崔慧娟等. 外用清热利湿中药治疗表皮生长因子受体拮抗剂相关皮疹 120 例临床研究［N］. 北京中医药大学学报，2013，20（4）：14-17
6. Agero AL, Dusza SW, Benvenuto-ANDRADE c, et al. Dermatologic side effects associated with the epidermal growth factor receotor inhibitors［J］J AM Acad Dermatol, 2006, 55: 657
7. Guttman-Yassky E, Nograles KE, Krueger JG. Contrasting pathogenesis of atopic dermatitis and psoriasis-part II: immune cell subsets and therapeutic concepts［J］. J Allergy Clin Immunol, 2011, 127（6）: 1420-32
8. AFS. Galimont-Collen, LEVos, APM, Lavrijsen, et al. Classi. fication and management of skin, hair, nailand mucosal side-effects of epidermal growth factor receotor（EGFR）inhibitors［J］. Eur J Cancer, 2007, 43: 845
9. 张红霞，王海洪，刘桂卿. 滋燥养荣汤加减治疗慢性湿疹（血虚风燥证）35 例［J］. 亚太传统医学，2011，7（9）：76-77
10. 郭亮. 滋燥养荣汤加味治疗干燥综合征 30 例［J］. 内蒙古中医药，2010，16（8）：3-4

118. 重组人血管内皮抑素对恶性浆膜腔积液膜血管微环境影响的研究

高文斌，亓崇东，毛泽树

大连大学附属中山医院　大连大学中山临床学院

恶性浆膜腔积液是晚期恶性肿瘤常见的并发症之一，主要包括恶性腹腔积液、恶性胸腔积液和恶性心包积液等，最常见于消化道恶性肿瘤、妇科肿瘤、肺癌和乳腺癌等，其中约50%的患者可以恶性浆膜腔积液为其首发症状或就诊症状。近些年来，恶性浆膜腔积液的发生率呈明显的上升趋势。如在肺癌患者中约20%合并有恶性胸腔积液（malignant pleural effusion，MPE），肺腺癌是其主要的病理类型，并与恶性肿瘤新生血管生成相关，常规治疗方法效果较差，患者中位生存时间为4~6个月。恶性浆膜腔积液的临床处理较为困难和棘手，也受到肿瘤大小、浆膜腔积液量、积液增长速度、预计生存期和患者治疗耐受性等因素密切相关。其治疗的主要目的在于改善患者的生活质量，延长生存期。

目前，临床上采用的治疗恶性浆膜腔积液的方法较多，常规的方法即是单纯浆膜腔内穿刺引流和（或）局部药物的灌注治疗，此方法在短时间内可以直接、快速、有效地抽出浆膜腔内集聚的异常潴留液体，降低局部压力，缓解临床症状。但是，此操作受到很多限制，包括患者身体衰竭状态的耐受性，放液治疗导致的蛋白质、水和电解质大量丢失，增加局部感染机会，无干预性穿刺放液治疗局部复发较快，形成恶性循环。化疗药物、生物制剂的局部灌注治疗虽然可以抑制或杀灭播散的肿瘤细胞，但受到晚期肿瘤患者身体耐受性较差和药源性不良反应的限制，即便配合药物的个体化优选，局部热疗以及放射治疗等措施，均未见明显提高治疗疗效。因此，进一步明确恶性浆膜腔积液产生的机制和探究适合的治疗方法始终是目前恶性浆膜腔积液诊疗的主要内容。

恶性浆膜腔积液产生的机制研究由来已久，传统观点认为：其形成是一个复杂的、多因素参与过程，主要是浆膜腔的脏层膜与壁层膜之间压力失衡，以及胶体渗透压、神经内分泌因素结合而导致的动态平衡失衡所致。此外，积液的产生还主要来自于肿瘤细胞阻塞膈下淋巴管，增加了淋巴液流体静压，使得淋巴系统对于水和蛋白质的再回吸收减少，液体被动潴留于浆膜腔内；肿瘤的转移与复发，使得肿瘤细胞直接侵袭腹膜和肠壁，血管内皮细胞受损，血管通透性增加等因素参与。但是，针对上诉原因的治疗手段有时候并不能很好的控制恶性浆膜腔积液的产生和治疗效果的长久维持，提示尚有其他引发积液的原因仍需要我们进行探究。

Verheul研究发现，在浆膜腔积液中，血管内皮生长因子（vascular endothelial growth factor，VEGF）的浓度明显增高，拮抗VEGF可以减少积液的形成。VEGF具有强大的促进血管新生和增加血管通透性的作用，是目前已知的作用最强的血管渗透剂，对血管的通透性比组胺大50000倍，是浆膜腔积液形成中的关键因子，也是提示预后、评价治疗效果的独立预后因素。成为了浆膜腔积液诊疗研究的主要方向和热点，此研究也奠定了利用VEGF可能成为诊疗恶性浆膜腔积液的基础。此外，VEGF还能够刺激内皮细胞产生多种基质金属蛋白酶（matrix metalloproteinase，MMPs），引发激活基

本研究受“吴阶平医学基金会临床科研专项资助基金项目（项目编号：320.6750.1360）”和“大连大学2015年大学生创新创业训练计划项目（创新训练项目）”资助

质降解的作用，呈现“瀑布式反应”效应，使得肿瘤细胞更加容易穿透基质组织，影响肿瘤细胞的浸润、转移。VEGF 与 MMP 之间的相互作用，进一步促进新生肿瘤血管形成，促进肿瘤组织侵袭、转移等作用，MMP 同时也具有抑制凋亡、调节自然免疫等与转移、肿瘤生长相关的作用，均是浆膜腔积液产生的主要作用机制之一。提示了恶性浆膜腔积液形成的机制研究中，除了与浆膜腔局部解剖学差异所致的原因以外，还与浆膜腔膜结构、功能的改变，膜血管微环境差异，以及浆膜腔积液中生物学介质以及组成成分之间具有相关性。提示我们应用抗血管生长抑制剂治疗恶性浆膜腔积液可能成为一种大胆的尝试，也是进一步指导浆膜腔积液治疗的主要方向之一。

1971 年，Folkman J 教授首次提出“肿瘤血管理论”即肿瘤生长依赖于血管生成，阻断血管生成是遏制肿瘤生长的有效策略，这一学说，为恶性肿瘤的抗血管治疗提供了理论依据和新的治疗途径，即抑制肿瘤新生血管生成。O’ Reilly 等在 1997 年首先在鼠血管内皮细胞瘤（EOMA）培养液中分离出来的一种鼠源性的、内源性的血管生成抑制剂，并鉴定为可以有效的抑制血管内皮细胞的增殖、迁徙和成血管能力，拮抗肿瘤新生的血管生成，从而阻断肿瘤的血液供应，使肿瘤处于“饿死”的状态，达到肿瘤生长受到抑制，促进内皮细胞凋亡，使其细胞周期停滞的效应。大量的基础研究和临床应用研究表明，血管内皮抑素能够显著的抑制恶性肿瘤血管内皮细胞的增殖，抑制肿瘤新生血管的形成。血管内皮抑素具有的特异性受体结合作用，其效应表达在与血管内皮生长因子受体的结合上，发生显著性阻滞恶性肿瘤的肿瘤血管、肿瘤新生血管的生成。血管内皮抑素的主要作用靶点显示在对肿瘤血管、肿瘤新生血管以及肿瘤血管内皮细胞的作用上，发挥着多种肿瘤细胞抑制作用和肿瘤血管抑制效应。包括其可以有效的抑制血管内皮细胞的增殖、迁徙和血管形成作用，拮抗肿瘤新生的血管生成，从而阻断肿瘤的血液供应，抑制肿瘤生长，促进血管内皮细胞的凋亡，促使细胞的增殖周期停滞，抗血管治疗的主要目的是抑制肿瘤血管增殖，使肿瘤维持在休眠状态。我国学者罗永章等人利用大肠杆菌作为工程菌载体表达的一种新型的重组人血管内皮抑制素（rh-Endostatin）很好的保持了与天然内皮抑素相同的生物学效应，并延长了半衰期，明显提高了其生物学、药效学的活性以及稳定性，解决了蛋白质复性难题，保证了产品的纯化，生产产品质量稳定可靠。在临床应用中也获得了满意的疗效，有效率、临床总收益率和疾病进展时间（time to progression，TTP）明显获益，患者的生活质量（quality of life，QOL）明显提高，并被列为中国版 NCCN 指南非小细胞肺癌（non-small cell lung cancer，NSCLC）一线治疗药物。此外，国内学者还在 NSCLC 以外的其他多种肿瘤进行了大量的临床观察研究，同样获得了较好的治疗效果，极大地拓展了药物应用的适应证。

在恶性浆膜腔积液的诊疗上，rh-Endostatin 也显示了其令人振奋的结果。正如 VEGF 水平可以较好的反应良恶性积液的判断以及与疾病分期有关。VEGF 与恶性腹腔积液形成关系密切，许多肿瘤的腹膜转移依赖于 VEGF 水平，VEGF 越高腹腔积液增长的速度越快。通过对 VEGF 的阻滞，可以减少腹腔积液的形成，对 VEGF 活性的抑制也是恶性腹腔积液治疗的重要靶点之一。国内外众多学者开展了局部浆膜腔内 rh-Endostatin 灌注，获得满意的疗效和基础研究结果，使得浆膜腔内注射可以较好的控制恶性浆膜腔积液的形成，研究提示该技术具有着复杂的作用机制，包括：Rh-Endostatin 特异性的作用于新生血管内皮细胞，并通过下调 VEGF 等生物活性因子达到抑制肿瘤新生血管的形成，从而影响腹膜微血管通透性等因素减轻恶性浆膜腔积液的产生。rh-Endostatin 防止恶性胸、腹腔积液的形成和复发，且与化疗药物具有协同作用，提高抗癌疗效、改善生活质量、增强免疫功能、延长生存期且安全性高。这些效应的发挥与既往传统的包括细胞毒性化疗药物在内的一般药物都具有着的明显的“剂量-效应线性”关系不同，存在着最佳的作用剂量范围，并与该药物的“倒 U”药物代谢动力学曲线相关。此外，尚与抑制内皮细胞迁移，调节并诱导细胞凋亡；调节肿瘤细胞表面血管内皮生长因子的表达及蛋白水解酶的活性；阻碍增生内皮细胞与基质蛋白的相互作用，减少 Bcl-2、Bcl-xL 抗凋亡蛋白，抑制细胞增殖，抑制血管生成；识别并结合内皮细胞表面多种整合素 α5β1、αVβ3 等抑制肿瘤侵袭转移；内皮抑素可诱导黏着斑激酶及桩蛋白的酪氨酸磷酸化作用，表现出类似成纤维细胞生长因子（fibroblast growth factor 2，FGF-2）共同作用于内皮细胞时，抑制肿瘤细胞黏附侵袭。此外，研究中发现与细胞凋亡相关的存活素（Survivin）、Caspase-3、Caspase-9 和 Bcl-2 等在恶性浆膜腔积液中也表现出相应的变化。诱导缺氧诱导因子-1α（hypoxia inducible factor-1α，HIF-1α）调节细胞内氧代谢，诱导 VEGF 和糖酵解相关酶的表达，增加供血、供氧、供能，改善这一失衡状态。也使得细胞的乏氧耐受性有所增强，改善局部乏氧状态和使得肿瘤细胞能适应缺氧微环境的作用，使异常的肿瘤血管"正常化"。

细胞外基质是细胞间黏附，血管生成的主要支持物，也是各种血管生成与调控因子贮存的场所，细胞外基质还具有转化成为血管生成调控因子的效应，包括 rh-Endostatin 在内的血管内皮抑素是细胞外基质（extracellular matrix，ECM）成分胶原XIII的水解片段。这些也是肿瘤血管的微环境的组成组成，也是抑制细胞、基质间的黏附效应，保证细胞、基质结构的完整性，抑制肿瘤细胞的浸润和侵袭的发生的重要因素。

我们的研究团队自 2006 年起即针对 rh-Endostatin 在恶性浆膜腔积液的诊疗中开展了系列的基础与临床研究。研究观察发现：静脉滴注 rh-Endostatin 治疗恶性肿瘤合并浆膜腔积液的患者时，恶性浆膜腔积液的治疗疗效远远优于实体肿瘤，局部浆膜腔内 rh-Endostatin 应用对于恶性浆膜腔积液的控制更是获得了意想不到的疗效和维持治疗效果，患者并具有较好的临床应用安全性。这些观察结果也引发我们更好地进行 rh-Endostatin 浆膜腔内灌注治疗恶性浆膜腔积液的动物实验研究和临床疗效观察、临床应用安全性评价。

我们选择 BALB/C 小鼠，采用 H22 肝癌腹水瘤细胞株腹腔内注射建立 H22 腹水瘤实验模型实验性探究治疗恶性浆膜腔积液的作用机制。这些研究的结果为 rh-Endostatin 治疗恶性浆膜腔积液做了方法学和机制研究的初步探索。通过我们的研究显示：①rh-Endostatin 具有明显的改善实验鼠生活状况，抑制小鼠恶性腹腔积液的生成和延长荷瘤小鼠生存期的作用，中剂量组（10mg/kg）较其他单药剂量组显示较好的效果，rh-Endostatin 和顺铂联合应用具有明显的协同作用；②rh-Endostatin 通过下调荷瘤小鼠腹腔积液中 VEGF 的产生和表达阻断血管生成，抑制恶性腹腔积液的形成，此效应在 rh-Endostatin 中剂量应用组中表现更优，并可能与顺铂联合应用具有明显的协同作用；③rh-Endostatin 对腹膜的常规 HE 染色无明显改变，但具有降低荷瘤鼠腹膜微血管密度绝对值的效应。在超微电镜观察中发现，其具有改善腹腔积液腹膜微血管超微结构的效应，降低膜血管通透性，修复细胞基底膜的损害结构，细胞间连接紧密，改善线粒体水肿、空泡化状态，引发线粒体代偿性增多，促进血管正常化。此效应在 rh-Endostatin 与顺铂联合给药中更加明显；④rh-Endostatin 可能通过降低腹腔积液及腹膜组织中 VEGF、MMP-2、MMP-9、Survivin、HIF-1α 和 Bcl-2 等肿瘤相关因子的表达，升高 Caspase-3、Caspase-9 表达，与 BCL-XL 关系不明显，降低血管通透性，保持基底膜完整性，诱导肿瘤细胞凋亡，改善肿瘤缺氧微环境，抑制恶性浆膜腔积液的生成。此效应与不同给药方法之间具有一定的差异；⑤rh-Endostatin 可以显著的降低荷瘤鼠腹膜组织中 MMP-2、VEGF 和 Survivin 的 mRNA 表达水平以及蛋白表达水平。rh-Endostatin 治疗恶性浆膜腔积液的产生是一个多因素综合作用的结果。浆膜腔内 rh-Endostatin 给药的治疗剂量，给药方式，间隔时间等均具有着有别于静脉用药的特殊性特点。

rh-Endostatin 是由我国自主开发的，具有我国自主知识产权的新型血管靶向治疗药物。我国学者在临床研究中发现，其在 NSCLC、恶性黑色素瘤等实体肿瘤以及其他肿瘤的治疗上均获得了相当令人振奋的结果。与此同时，在恶性浆膜腔积液的治疗上也开展了大量的临床研究，由我国学者组织的多中心研究为其新适应证的拓展研究奠定了坚实的临床资料和基础研究结果，并显示了其以内皮细胞为主的多靶点作用特征。相信通过大家的努力和进一步研究，必将阐明 rh-Endostatin 治疗恶性浆膜腔积液的主要机制，并为临床治疗提供直接的评价、监测和预测指标，更好的指导临床应用。

119. 恶性肿瘤出凝血异常诊治进展

高　勇

上海东方医院

恶性肿瘤出凝血异常是导致肿瘤患者死亡的主要因素，临床主要表现为两类截然不同的状态：①大血管为主型，也即发生在大血管内血液的高凝状态，典型的包括高凝所致的 VTE（静脉血栓形成）、DVT（深静脉血栓形成）和 PE（肺栓塞）；②微血管为主型，也即发生在微血管中的血液高凝与纤溶亢进状态，通常表现为血小板下降，皮肤淤斑、淤点等，严重者发生急慢性 DIC（弥漫性血管内凝血）。由于肿瘤患者通常又伴有高龄、感染、卧床、血管损伤、手术、化放疗、肿瘤局部压迫等高危因素或者诱因，尤其是近期研究证实循环肿瘤细胞 CTC 在其中也伴有重要角色，使得临床对此类问题的诊断和处理非常棘手，本文就上述两类问题分别论述。

一、大血管为主型

（一）恶性肿瘤为何高发 VTE?

肿瘤患者发生 VTE 的风险比非肿瘤患者高数倍，住院的肿瘤患者及接受化疗患者发生 DVT 的风险更大。基于人群的研究发现，肿瘤患者及接受化疗患者较正常人群血栓形成的风险分别增加 4. 1 倍和 6. 5 倍。其实目前报道远远低估了肿瘤患者 VTE 的发生率（4%~20%），有报道尸检发现肿瘤患者 VTE 发生率高达 50%。

根据 Trousseau 理论，肿瘤患者发生血栓的机制包括：血流淤滞、高凝状态、血管损伤三大诱因，下面分而论之。

1. 血流淤滞　导致肿瘤患者血流淤滞的因素主要包括肿瘤压迫、水肿、长时间卧床、外科手术等致静脉回流受阻或者血流淤滞。比如肿瘤住院患者一般长时间卧床，尤其是手术患者处于长期制动状态，术后伤口疼痛、使用止血药等，均可使血流动力学发生改变，导致血流缓慢、血液淤滞。腹腔大手术后各种增加腹压的因素（如腹胀、尿潴留和使用腹带）以及盆腔水肿增加了下肢静脉回流的阻力，导致血流速度减慢。这些均导致术后发生 VTE 的风险增加。研究表明，与非肿瘤患者相比，肿瘤患者接受外科手术后 DVT 风险增加 2 倍，致命性 PE 风险增加 3 倍。

2. 高凝状态　Khorana 等报道某些部位的恶性肿瘤有较高的 VTE 发生率，在实体肿瘤中发生率依次为胰腺（8. 1%）、肾脏（5. 6%）、卵巢（5. 6%）、肺（5. 1%）和胃（4. 9%）；在造血系统恶性肿瘤中，骨髓瘤（5. 0%）、非霍奇金淋巴瘤（4. 8%）和霍奇金病（4. 6%）VTE 发生率最高。诊断时已有转移的患者比无转移患者 VTE 发生风险高 1. 4~21. 5 倍。这种差异与肿瘤所致的凝血机制异常关系密切，肿瘤患者多有凝血机制异常，实验室检查表现为纤维蛋白降解产物（FDP）增高、血小板增多、血小板聚集功能亢进、纤维蛋白溶解低下和高纤维蛋白原血症等。同时，当单核巨噬细胞与恶性肿瘤细胞相互作用时会产生肿瘤坏死因子（TNF）、白细胞介素-1（IL-1）、白细胞介素-6（IL-6）等，这些细胞因子可造成血管内皮损伤；单核巨噬细胞与恶性肿瘤细胞相互作用还能活化血小板、因子Ⅻ、因子 X，导致血小板的黏附并聚集于受损的血管内皮，为血栓形成提供了基础。此外，肿瘤细胞中的半胱氨酸蛋白酶和组织因子都有促凝作用，这些促凝物质能直接活化因子 X。组织因子（包括单核巨噬细胞释放的）能诱导因子Ⅶ的活化从而促进血栓的形成。最新的研究证实，循环肿瘤细胞在血液中可以活化血小板，导致血小板聚集，释放凝血因子也是导致高凝的重要因素。

3. 血管损伤　导致肿瘤患者血管内皮细胞损伤的因素包括化放疗、手术和肿瘤直接侵犯。

（二）预防与治疗

1. 恶性肿瘤住院患者　美国临床肿瘤协会（ASCO）和美国国立综合癌症网络（NCCN0）都发布了肿瘤患者静脉血栓栓塞防治指南。在两个指南中，都建议对无出血和无其他抗凝禁忌证的癌症患者给予抗凝药物预防 VTE。主要推荐药物为低剂量普通肝素和 LMWH。但是指南制定依据的研究中，只有一小部分的患者为肿瘤患者。虽然许多临床医生和专家认为将这些试验的结果外推至肿瘤患者是合理的，但是仍需要住院的恶性肿瘤患者 VTE 风险的直接证据。

2. 恶性肿瘤接受外科手术患者　ASCO 指南建议所有接受恶性肿瘤相关手术的患者都应给予预防血栓栓塞的治疗。接受腹腔镜手术、腹腔镜检查或开胸时间超过 30 分钟的患者都应接受低剂量普通肝素或 LMWH 的治疗，除非患者有活动性出血或出血高风险。抗凝治疗应在术前给予，或者术后尽早实施。非药物治疗可作为药物治疗的辅助手段，但只有患者因活动性出血有抗凝禁忌证时才能单独使用非药物手段预防 VTE。对于手术患者尤其是高危患者，联合应用非药物方法与药物治疗可更有效地预防 VTE。术后抗凝药物的应用至少持续 7~10 天。术后有残留病灶、肥胖或既往有 VTE 史的高危患者接受腹部或盆腔大手术，抗凝治疗应延长至 4 周。

3. 恶性肿瘤伴有 VTE 患者及未确诊 VTE 的恶性肿瘤患者　ASCO 指南建议已发生 VTE 的肿瘤患者应使用 LMWH 5~10 天作为起始治疗；至于长期的抗凝治疗，LMWH 应使用至少 6 个月。如果不能应用 LMWH，可应用维生素 K 拮抗剂长期治疗，使 INR 达 2~3。6 个月后对于有转移或接受化疗的活动期肿瘤患者应继续给予抗凝治疗。但这是基于专家的共识，尚缺乏临床试验的证据。腔静脉滤网的置入仅适用于有抗凝禁忌证或尽管经过长期 LMWH 治疗仍反复发生 VTE 的患者。不建议无 VTE 的癌症患者抗凝治疗以提高生存率。应鼓励肿瘤患者参加评价抗凝药物的临床研究。同时指南建议对于中枢神经系统肿瘤的患者、活动性颅内出血、近期的外科手术、有出血倾向（血小板计数<50000/L）或有凝血疾病者为其抗凝的禁忌证。因而对于这类患者抗凝治疗仅应用于已发生 VTE 的患者，并且应密切监测以减少出血并发症。

二、微血管为主型

受凝血途径的激活，弥漫性血管内凝血（DIC）是个动态的病理过程。在血管损伤、创伤、肿瘤、手术等应激条件下，凝血因子水平（血小板、凝血因子Ⅴ和Ⅷ、纤维蛋白原）下降以及继发性纤溶亢进可导致出血不止。反之，纤维聚集可导致微血栓形成、器官功能障碍、微血管病性的溶贫。那么，肿瘤引发的 DIC 有哪些特征呢?

（一）肿瘤相关 DIC 发生机制

与感染和创伤引起的 DIC 不同，实体瘤并发的 DIC 通常没有显著的临床表现，只出现实验室检查的异常。部分病人将会出现过多的流血，动静脉栓塞或非细菌性心内膜炎，小部分患者有可能出现或者同时出现微血管病性溶血性贫血、血小板减少症。腺癌最容易引发 DIC 的一种亚型，通常起源于胃肠道（尤其是印戒细胞癌）胰腺。主要是因为肿瘤自身所分泌的组织因子及单核细胞、巨噬细胞表面组织因子表达增加。组织因子产生后结合在Ⅶ因子表面，进而激活 IX、X 因子。血管内皮细胞表达组织因子增多，会引起蛋白 C、蛋白 C 途径抑制因子以及血栓生成素表达发生变化，进而促进血液的凝集，但是此类机制的影响程度尚不清楚。此外，部分肿瘤产生半胱氨酸蛋白酶可直接激活 X 因子，前炎性细胞活素、肿瘤坏死因子以及化疗可进一步促进凝血的发生。

弥漫性血管内凝血 ISTH 评分

实验室结果	分数
PLT	
>100，000/μl	0
<100，000/μl	1
<50，000/μl	2
Fib	
>100mg/dl	0
<100mg/dl	1
PT	
延长<3 秒	0
延长 3~5 秒	1
延长≥6 秒	2
D-dimer 或 FDP	
正常	0
中等增加	2
显著增加	3

DIC 诊断评分系统。当 DIC 指数≥5，可以明确实验室诊断，若 DIC 指数<5 建议 1~2 天后复查。

有关 DIC 与实体瘤的最大样本量的前瞻性研究由 Sallah 等开展。根据 ISTH 的标准，这篇研究在 1117 名患者中诊断出 76 个合并 DIC（6.8%）。进一步来说，合并 DIC 的肿瘤患者中，76%处于Ⅲ或Ⅳ期；59%的患者出血；34%的患者发生血栓；7%同时合并血栓和出血。这些肿瘤常见原发部位为肺、乳腺、前列腺、结肠、直肠，这与那些不合并 DIC 的患者的肿瘤类型无明显差异。而两个组之间唯一有差别的是年龄和肝转移的发生率。对这 1117 名患者的多因素分析发现，和 DIC 相关的独立预后因素为老年、男性、高分期、乳腺癌以及肿瘤标本的坏死。一些患者接受的抗凝治疗是普通肝素和低分子肝素、抗凝血酶Ⅲ浓缩液。而需要止血的患者给予的措施是输注血小板、新鲜冷冻血浆等。进展期肿瘤合并 DIC 的患者中位生存期为 9 个月，而无 DIC 的为 14 个月。有趣的是，在Ⅰ期和Ⅱ期患者中，合并 DIC 的中位生存期为 16 个月，而无 DIC 的为 44 个月。因此，无论癌症患者处于早期还是晚期，只要合并 DIC，生存期就明显缩短。可以推测，只要原发肿瘤可以治疗并且病人 PS 评分不差，化疗可能就对生存期有帮助。

（二）DIC 的诊断指南

尽管 D-二聚体的检测有非常重要的阴性预测价值，但没有一项实验室检查能够完全诊断或者排除 DIC。因此，国际出凝血协会（ISTH）制定了评分系统。其他一些协会的指南都是在 ISTH 制定的指南的基础上做了细微修改。尽管 ISTH 的 DIC 评分的敏感性有 93%、特异性有 98%，但是都是基于非实体瘤等 DIC 病因的研究，还缺乏针对实体瘤患者合并 DIC 的大样本前瞻性研究。

根据 SITH 的指南，评分>5 分可以诊断 DIC，但前提是有能诱发 DIC 的基础疾病。如果小于 5 分，一两天内应该重测。

（三）实体瘤患者合并 DIC 的治疗

任何合并 DIC 的患者的首要治疗措施是尽量消除 DIC 的病因。因此，对于实体瘤患者能够承受化疗的，必须实施化疗。另外，还必须追问以下一些问题，是否需要进行凝血因子缺失的替代治疗？是否要考虑用肝素治疗 DIC？

1. 替代治疗　病人有低纤维蛋白原水平、低血小板计数、延长的凝血酶原时间，如果病人有活

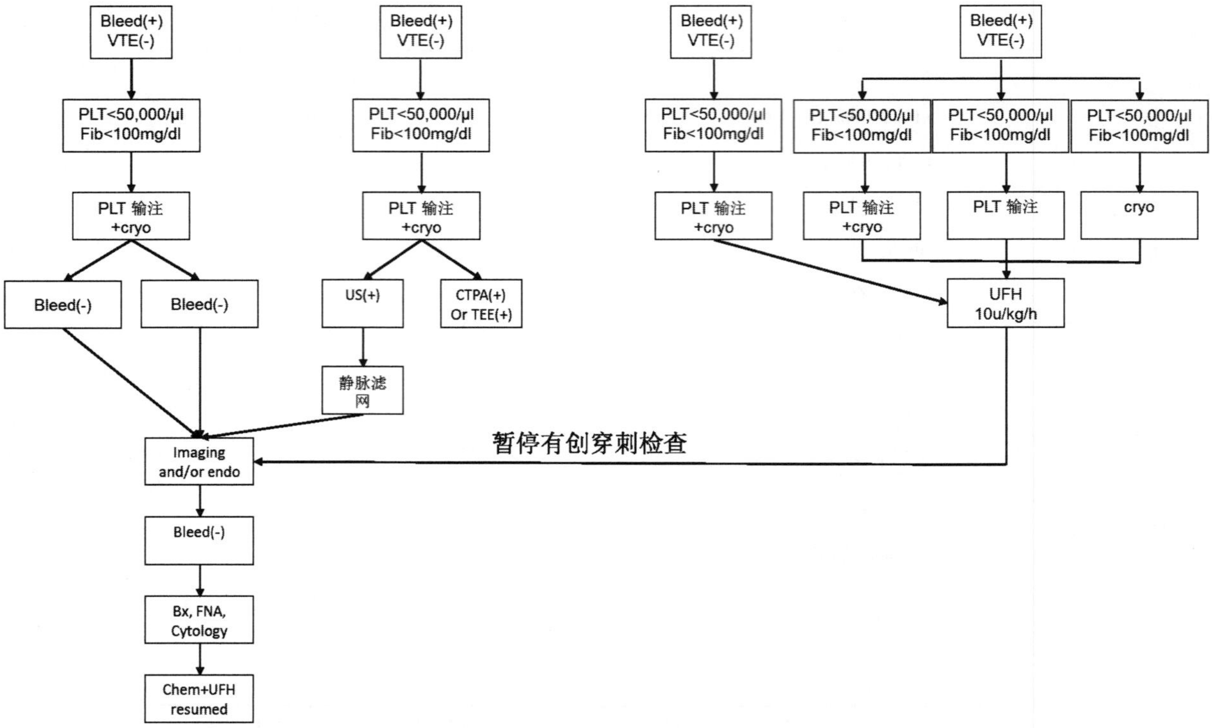

图：肿瘤患者或者怀疑肿瘤患者，DIC 指数≥5 时临床诊治流程图。

注：VTE=深静脉血栓；PLT=血小板；Fib=纤维蛋白原；cryo=冷沉淀物；endo=内镜；UFH=低分子肝素；Bx=活检；FNA=细针穿刺

动性出血或需要有创途径进行出血的诊断和管理，或者两者都有，也许有必要试图取代适当的止血因素，这通常意味着输注冷凝蛋白质、血小板浓缩液，或偶尔输注新鲜冷冻血浆。当病人等血容量或高血容量时，用更新的未激活浓缩液而不是使用大量血浆来至少部分纠正维生素 K 依赖凝血因子缺乏可能是更好的方法。关于替代疗法可能“助燃”并导致血栓形成的争议可能在理论上是正确的，但这已被证明是偶尔发生的。

2. 抗凝治疗　如果患者合并 DIC 和动静脉栓塞，而无出血，须首先考虑行抗凝治疗，将纤维蛋白原水平维持在 100mg/L 以上、PLC 在 50×10^9/L 以上。持续输注 UFH 的起始剂量在 10 IU/（kg·h）。如果纤维蛋白原和血小板的水平维持住了，接下来的 24h 肝素的剂量可以增加到 100～200U/h，q4h。密切监测 APTT 时间，其延长应不超过 1.5 到 2 倍。密切监测出血征象（静脉穿刺点、便隐血、尿色、头痛等）。如果 DIC 病因未明、且怀疑实体瘤需要有创诊断操作，那么肝素治疗应暂停、行组织活检以明确。

有时合并 DIC 的患者既有严重出血又有静脉栓塞。这种情况下，不应抗凝，需放置下腔静脉过滤器。另外，应提高凝血因子水平、控制局部出血、并且在出血相对稳定后行抗凝治疗。

3. 何时开始化疗　如果肿瘤的来源和类型已明确，只要 DIC 相关的临床问题控制住，马上开始化疗。如果肿瘤来源和类型尚不明确，必须不放过任何蛛丝马迹，比如影像学、内镜、病理组织活检、刷检、细胞学等检查。倘若无证据表明出血或血栓栓塞，需考虑开始抗凝治疗，因为化疗会加重 DIC 的程度。不幸的是，出凝血并发症都是难以预测的，所以何时开始抗凝治疗显得很困难。如果开始抗凝治疗，UFH 静脉输注起始剂量在 10 IU/（kg·h），同时监测纤维蛋白原和血小板的水平。

尽管 Sakuragawa 的研究结果表明 LMWH 比 UFH 略微好点，但是在一些情况下 UFH 更有优势，比如半衰期较短、可逆性较好。所以当患者凝血状态稳定、无其他危险因素时，就可以开始化疗。

一旦开始化疗，就要根据纤维蛋白原和血小板的水平，不断调整肝素的剂量。一旦指标稳定、无出凝血并发症，即可考虑低到中度剂量用 LMWH 替代 UFH。有趣的是，如果病人对化疗有反应，在治疗的前 2 周，DIC 情况就会逐渐好转。

参考文献

1. Kuderer NM，Ortel TL，Francis CW. Impact of venous thromboembolism and anticoagulation on cancer and cancer survival. J ClinOncol. 2009；27：4902-11.
2. Carrier M，Khorana AA，Zwicker JI，Noble S，Lee AY，on behalf of the subcommittee on Haemostasis and Malignancy for the ssc of the isth Management of challenging cases of patients with cancer-associated thrombosis including recurrent thrombosis and bleeding：guidance from the ssc of the isth：a reply to a rebuttal. J ThrombHaemost. 2014；12：116-17.
3. Gould MK，Garcia DA，Wren SM，et al. on behalf of the American College of Chest Physicians Prevention of vte in nonorthopedic surgical patients：antithrombotic therapy and prevention of thrombosis，9th ed：American College of Chest Physicians evidence-based clinical practice guidelines. Chest. 2012；141（suppl）：e227S-77S.
4. Khorana AA，Francis CW，Culakova E，et al. Thromboembolism is a leading cause of death in cancer patients receiving outpatient chemotherapy. J ThrombHaemostasis. 2007；5：632-4.
5. Bick RL，Strauss，JF，Frenkel EP. Thrombosis and hemorrhage in oncology patients. HematolOncolClin North Am. 1996；10：875-907.
6. Feinstein DI. Disseminated intravascular coagulation in patients with solid tumors. Oncology（Williston Park）. 2015；29：96-102.
7. Hay CRM. Thrombosis and Recombinant Ⅶa. J ThrombHaemostasis. 2004；2：1698-9.
8. Mast C，Ramanathan RK，Feinstein DI，Rosen P. Disseminated intravascular coagulation secondary to advanced pancreatic cancer treated successfully with combination chemotherapy. Oncology. 2014；87：266-9.
9. WC，Bennett J，et al. editors. Hemostasis and thrombosis，basic principles and clinical practice. 6th ed. Philadelphia：
10. Sallah S，Wan JY，Hguyen NP，et al. Disseminated intravascular coagulation in solid tumors：clinical andpathologic study. ThrombHaemost. 2001；86：828-33.
11. Mast C，Ramanathan RK，Feinstein DI，Rosen P. Disseminated intravascular coagulation secondary to advanced. pancreatic cancer treated successfully with combination chemotherapy. Oncology. 2014；87：266-9.

120. 副肿瘤综合征诊治探讨

高云阁

中国人民解放军第三〇六医院血液肿瘤科

副肿瘤综合征（paraneoplasic syndrome）泛指因肿瘤存在产生间接或远隔效应引发的各种临床表现，而并非由肿瘤直接蔓延、浸润、压迫、转移入某器官所产生的相应症状。

100 年前人们就认识到临床上一些症状不能归因于肿瘤疾病本身，1940s 提出副肿瘤综合征这一名词。发生率文献报道为 8%左右，但随着医学进步，病人生存期延长，发病率应会增加，该综合征有时先于肿瘤局部症状出现，甚至成为首发症状，如能及早认识，提供诊断线索，使肿瘤获得早期治疗的机会，但目前很少有前瞻性临床试验指导实践。

副肿瘤综合征发病机制不清，目前研究认为肿瘤分泌激素、活性肽、细胞因子在肿瘤组织和正常组织间发生交叉免疫反应所致。副肿瘤综合征累及不同组织、器官及系统，主要累及内分泌、神经系统、皮肤关节、血液系统。常见肿瘤为小细胞肺癌、乳腺癌、妇科肿瘤、血液肿瘤。治疗包括寻找潜在肿瘤、免疫抑制剂和纠正电解质和激素水平紊乱。

一、内分泌系统副肿瘤综合征

1. SIADH 综合征即抗利尿激素分泌失调综合征（syndrome of inappropriate antidiuretic hormone secretion，SIADH）　是指由于多种原因引起的内源性抗利尿激素（ADH，即精氨酸加压素 AVP）分泌异常增多，血浆抗利尿激素浓度相对于体液渗透压而言呈不适当的高水平，从而导致水潴留、尿排钠增多以及稀释性低钠血症等有关临床表现的一组综合征。发病率 1%～2%。小细胞肺癌常见，约占 10%～45%，其他肿瘤见于胰腺癌、淋巴肉瘤、霍奇金病、网状细胞肉瘤、胸腺癌、十二指肠癌、膀胱癌、前列腺癌。

临床症状及治疗：SIADH 诊断依据容量状态。患者高容量、无水肿、无体位性生命体征变化、中心静脉压正常、血尿酸小于 237. 9mmol/L，尿素氮小于 3. 57mmol/L，尿渗压大于 100mOsm/Kg，尿钠大于 40 mmol/L，提示存在 SIADH。临床症状出现及轻重依据低钠血症出现速度及程度。轻者有头痛、乏力、记忆力减退。如血钠低于 125mmol/L，大于 48 小时可出现精神异常、癫痫、昏迷、呼吸衰竭甚至死亡。低钠血症持续时间长可无神经系统症状，但影响 SIDH 治疗。48h 内出现低钠血症第 1 个 24h 内每小时补钠提升 1～2mmol/L，总量 8～10mmol/L。快速纠正低钠血症，可能出现脑脊髓炎脱髓鞘永久性神经系统损伤，如构音障碍、痉挛、嗜睡等。根本性治疗是针对肿瘤治疗，有望使血钠正常。治疗期间应限制液体量小于 1000ml/d.

2. 高钙血症　10% 进展期肿瘤合并高钙血症，预后差。30 天死亡率为 50%。

发病机制：肿瘤分泌甲状旁腺激素相关蛋白，占 80%，鳞癌多见。在骨和肾与甲状旁腺激素受体结合调节骨吸收和肾脏对钙和磷吸收。20%左右病人骨转移病灶溶骨活性增加，如乳腺癌、多发性骨髓瘤、淋巴瘤等通过该机制引起高钙血症。罕见原因有肿瘤分泌维生素 D，见于淋巴瘤，肿瘤分泌异位甲状旁腺激素导致高钙血症。

临床上出现恶心、呕吐、昏睡、昏迷、肾衰。症状严重程度不仅依赖于血钙水平，与患者神经系统基础疾病及肾功能情况有关。

治疗：肿瘤治疗是理想治疗。推荐治疗方法：①停止使血钙升高药物，如噻嗪类利尿剂、含钙抗抑郁药等，停用加重精神异常药物；②补液利尿；③应用双磷酸药物，该药2~4天内血钙降低，4~7天血钙下降最明显，持续时间达3周；④糖皮质激素也用药高钙血症患者，其作用机制是抗肿瘤作用，如淋巴瘤，同时抑制胃肠钙吸收；⑤降钙素用于肾功能不全患者不能应用双磷酸盐患者；⑥透析。对肾功能不全、心功能不全不能耐受补液及双磷酸盐患者。

3. Cushing syndrome　5% Cushing syndrome是内分泌副肿瘤综合征，50%~60% Cushing syndrome为肺神经内分泌副肿瘤综合征。发病机制为肿瘤分泌促肾上腺皮质激素和促肾上腺皮质激素释放因子所致。肿瘤诊断前出现Cushing syndrome，该综合征复发预示肿瘤复发。检查血尿皮质醇及行地塞米松抑制试验可明确Cushing syndrome为副肿瘤综合征。行生长抑素受体扫描明确肿瘤部位。

治疗病因治疗，包括隐匿性肿瘤筛查，予抑制皮质醇激素产生药物如氨鲁米特、奥曲肽，也可选择行肾上腺切除。

6. 低糖血症　肿瘤相关低糖血症少见，典型表现见于进展期老年患者，个别患者低糖血症见于隐匿性肿瘤。肿瘤见于胰岛肿瘤和胰腺旁肿瘤。治疗首选切除肿瘤。药物治疗目标是维持适当血糖水平。紧急情况给予补充50%葡萄糖。周期性或者长期低血糖患者给予生长激素、奥曲肽、胰高血糖素等。

二、血液系统相关副肿瘤综合征

该综合征罕见，往往在肿瘤确诊后才发现血液系统综合征。与疾病进展有关，无特殊治疗办法，肿瘤治疗后病情会改善。

1. 嗜酸性粒细胞增多症。

2. 肿瘤分泌细胞因子如IL-3，IL-5，GM-CSF致嗜酸性粒细胞增多症。常见肿瘤是淋巴瘤、白血病、肺癌、胃肠肿瘤、妇科肿瘤。典型嗜酸性粒细胞增多副肿瘤综合征临床无症状，偶有哮喘和呼吸困难。对激素治疗有反应。羟基脲、干扰素、伊马替尼为常用药物。

3. 粒细胞增多症　病因不清，见于肺癌、胃肠肿瘤、脑肿瘤、乳腺癌、肾癌、妇科肿瘤。与白血病相比，改变发生淤滞几率很小，不必要行去除白细胞治疗。

4. 纯红再障　常与胸腺瘤有关，也见于淋巴瘤和白血病。可能机制与大颗粒T细胞对红细胞自体免疫功能紊乱有关。

治疗：诊断肿瘤治疗和免疫抑制剂。免疫抑制剂可选用糖皮质激素、抗胸腺细胞球蛋白、咪唑硫嘌呤、环孢素、环磷酰胺。

5. 血小板增多症　35%肿瘤患者发生血小板计数升高，血小板升高定义为大于400×10^9/L与肿瘤分泌IL-6有关。该病变与发生血栓性疾病无关，无需特殊治疗，但与疾病进展和预后相关。

三、皮肤和风湿病相关副肿瘤综合征

该综合征常常早于肿瘤，针对副肿瘤综合征治疗很少有效。

1. 皮肌炎　发生率为10%~25%，常见肿瘤有乳腺癌、卵巢癌、肺癌、前列腺癌。多发性肌炎与肿瘤相关性罕见。抗肿瘤治疗能减轻症状，约1/3患者遗留皮损。

2. 黑棘皮病　黑棘皮病患者皮肤增厚、皮肤颜色深，颈后和腋窝部皮肤明显。与胰岛素抵抗有关，胃腺癌多见。手掌部黑棘皮病变90%与肿瘤有关，50%患者黏膜受浸。发病机制推测与肿瘤产生转化生长因子和表皮生长因子有关。局部激素疗效不明显，主要针对肿瘤治疗。

3. 肥大骨关节病　90%患者为副肿瘤综合征，肺癌患者10%出现杵状指。与肿瘤分泌EGFR、血小板生长因子、前列腺素E2有关。治疗针对肿瘤治疗，疼痛给予止痛治疗。

3. 白细胞破碎性血管炎　常见于血液系统肿瘤、胃肠肿瘤、泌尿系肿瘤。患者特征性临床表现为下肢疼痛性紫癜伴瘙痒，有烧灼感。可有发热，周身不适。胃肠、肾脏受累罕见。病因与肿瘤相关粒细胞抗原有关，先于肿瘤，抗肿瘤治疗有效。可给予秋水仙碱，类固醇治疗。顽固性病例可用IVIG。

4. 天疱疮相关副肿瘤综合征　典病因考虑抗原抗体反应所致型见于B-淋巴增生性疾病。病因考虑抗原抗体反应所致。治疗给予抗肿瘤治疗和免疫调节剂治疗。

5. Sweet syndrome　20%患者发生于隐匿性肿瘤患者中，常见于急性髓系白血病或其他类型白血病。实体肿瘤见于乳腺癌、泌尿系肿瘤、胃肠肿瘤。治疗肿瘤治疗和类固醇激素治疗。很少有效。

四、神经系统相关副肿瘤综合征

1. 神经系统副肿瘤综合征　可累及神经系统的任何部位，因此，在临床上会有许多种神经系统副肿瘤综合征的临床表现。它可以累及中枢神经系统产生弥漫性灰质脑病、小脑变性、癌性脊髓病及边缘系统脑炎等；可以累及周围神经系统产生多发性神经病、复合性单神经炎；以及累及神经肌肉接头而产生重症肌无力、Lambert-Eaton 肌无力综合征、神经性肌强直及皮肌炎/多发性肌炎等。

2.副肿瘤综合征共同的临床特点

（1）多数患者的 PNS 症状出现于肿瘤之前，可在数年后才发现原发性肿瘤。

（2）亚急性起病，数天至数周症状发展至高峰，而后症状，体征可固定不变，患者就诊时多存在严重的功能障碍或劳动能力丧失。

（3）PNS 的特征性症状包括小脑变性，边缘叶脑炎等，均提示副肿瘤性，小脑变性患者除眩晕，复视及共济失调。

（4）脑脊液细胞数增多，蛋白和 IgG 水平升高，电生理检查可见相应的周围神经或肌肉病变。

3. 患者血清和 CSF 中可检出五种与本综合征有关的主要抗体

（1）抗-Hu 抗体（抗神经元抗体），与副肿瘤性脑脊髓炎有关。

（2）抗-Yo 抗体，是特异性抗小脑 Purkinje 细胞抗体（anti-Purkinje cell antibody，APCA），与副肿瘤性小脑变性和生殖系统或妇科肿瘤有关。

（3）抗-Ri 抗体（抗神经元骨架蛋白抗体），与副肿瘤性斜视性眼肌阵挛-肌阵挛和乳腺癌相关。

（4）癌症相关性视网膜病（CAR）抗体。

（5）抗电压门控钙通道抗体，见于 LEMS 及僵人综合征（SMS）患者，前三种抗体具有相当的特异性，可证实癌肿的存在，使医生针对相关的脏器进行检查。

4. 目前认为免疫因素肯定是十分重要的发病因素之一　肿瘤抗原引起对肿瘤本身的抗原抗体反应，产生大量的抗体。这种抗体可以与神经系统内的某些类似抗原性的成分发生交叉性免疫反应，这种交叉性免疫反应既抑制肿瘤的生长，使肿瘤变小或生长缓慢，但也损害了神经系统，造成神经功能障碍。

探讨发病机制有助于阐明自身免疫病的发病机制及肿瘤免疫学。目前有关的发病机制有以下假说：抗体介导学说、细胞免疫机制、遗传因素。

5. 治疗方法　针对肿瘤治疗和针对副肿瘤综合征治疗，后者包括糖皮质激素、环磷酰胺、血浆置换、IVIG。患者预后不佳。

总之，由副肿瘤综合征所造成的损害而出现的临床表现，要较肿瘤本身更早，并更为严重。因而，在临床上需要对此综合征有高度的重视，这对恶性肿瘤的早期诊断也具有重要的意义。在未出现肿瘤转移的情况下，即已产生影响远隔的自身器官，而引起功能障碍的疾病。

121. 中枢神经系统肿瘤的功能影像学

耿道颖

复旦大学附属华山医院放射科

一、颅内肿瘤性病变影像检查方法的选择

颅内肿瘤性病变影像学检查首选常规 MRI，需要定性诊断时再行增强 MRI 检查，CT 检查可以在需要识别病灶内有无钙化，观察颅骨有无破坏等时考虑；需要进一步分级诊断或鉴别诊断可以选择功能 MRI 成像方法包括弥散加权成像、灌注加权成像、MR 波谱分析及 Bold-fMRI 等，DWI 技术通过测定肿瘤内增强和非增强区域及水肿区各自不同的 ADC 值，以区别肿瘤与非肿瘤，识别肿瘤内部囊变和坏死区。PWI 技术及其量化参数可以显示肿瘤血管丰富程度及血管通透性程度，鉴别肿瘤的良恶性甚至有助于肿瘤的分级。同时在评估放、化疗疗效，探查术后残留、复发及鉴别肿瘤复发及放射性坏死方面意义重大。MRS 在脑内肿瘤与非肿瘤的鉴别诊断中具有重大价值，同时结合其代谢物比值（NAA/Cr，Cho/Cr）的测定对识别肿瘤边界，鉴别肿瘤复发与放射性坏死方面功不可没，也有助于评价治疗效果，尤其是放疗效果的早期评估。Bold-fMRI 的出现扩大了 MRI 在临床中的应用，术中导航的研究显示术前对功能区正确评估，术中可指导最大限度保护功能区及肿瘤邻近代偿区的解剖结构的完整性，减少失语或偏瘫的术后并发症；而且对立体定向放射外科计划的制定同样有指导价值。CTA 及 MRA 仅用于显示肿瘤与大血管的关系，CTV 或 MRV 可在了解肿瘤与静脉窦关系时选择性应用。

二、颅内肿瘤性病变的诊断思路及难点

颅内肿瘤性病变的诊断思路先定位再定性，定位诊断即明确脑内肿瘤还是颅内脑外肿瘤，定性诊断即明确颅内外肿瘤性病变的良恶性，如有可能进一步分级诊断并对肿瘤的边界、血供情况、与脑内重要结构的关系，肿瘤所造成的脑功能的破坏与邻近代偿情况进行评估，为临床手术的可切除性及综合治方案的疗选择提供客观依据。目前，功能 MRI 在脑肿瘤术前定界、术中导航及术后评估方面正成为研究热点，部分成果已经在临床推广应用，愈来愈多的患者从中获益。但在功能 MRI 的量化参数的价值、分子影像学的介质以及与影像与病理的一一对照研究方面尚需要继续努力。

三、功能影像学在审计系统肿瘤中临床应用

（一）功能 CT 技术及其临床价值

1. CT 灌注增强（DPC）　是评价血流动力学和功能成像的一种方法。动态 CT 扫描有助于了解肿瘤的强化过程、包括动脉灌注期、实质期及静脉期，行动态观察. 其时间-密度 DPC 反映了造影剂快速注射后靶区密度（CT 值）随时间而发生的动态变化，它间接反映了检查区域的血管分布和血流通过情况。曲线峰值前，说明靶区的血流灌注和血管分布情况；峰值后，则说明靶区组织内造影剂残留量的多少，可提示血-脑屏障形成和破坏情况。研究表明动态 CT 不但可以反映肿瘤内的，而且可以反映肿瘤间的不同程度的新生血管状况和血-脑屏障破坏情况，对肿瘤定级诊断提供可靠依据。

DCT 以其快速、动态观察等优点，结合曲线参数在术前评估肿瘤血供及血-脑屏障破坏情况方面优于 MRI 和 CCT（普通 CT），但在定性诊断、显示瘤周解剖结构等方面 DCT 不及 MRI，而略优于 CCT。

2. CT 血管造影（CTA） 是经周围静脉高速注入碘对比剂，在靶血管内充盈的高峰期，用螺旋 CT 进行快速体积数据采集，获得的图像再经各种计算机处理技术，合成三维血管影像[4]。目前，在图像后处理技术中，常使用最大强度投影（MIP）和表面遮盖显示（SSD 或 3D）法。SSD 像立体感强，不能体现相邻结构间 CT 值的微小变化，不易将钙质同腔内造影剂区分。MIP 和 DSA 图像较为相似。在图像编辑时，还可采用靶重建、CTA 像与原始图像相结合及立体画观察法等方法，对诊断颇有帮助。目前 CTA 对脑血管病变有重要诊断价值，它可发现颅内 3mm 以上的动脉瘤，可用于动脉瘤的诊断、筛查及动态随访观察。由于 CTA 对畸形血管团、引流静脉和主要供血动脉显示满意，可明确诊断 AVM。但对显示细小或多支、多源性的供血动脉不及 DSA。由于 CTA 既可显示烟雾病的血管异常又可显示其继发改变，可作为首选检查方法。同时 CTA 可以显示颅内粗大动脉及其主要分支的狭窄。在脑肿瘤诊断方面 CTA 可观察血管的立体结构，包括肿瘤的血供及与周围血管的关系。为术前准确定位、定性提供重要的依据。

（二）功能 MR 成像技术及其临床价值

1. 弥散加权 MRI（DWI）与弥散张量成像 基于 EPI 技术测定水分子的布朗运动的一项新技术，用弥散系数（ADC）来表示。DWI 是目前唯一能在体检测体内水分子扩散的方法，是基于 MR 在磁场不均匀情况下对质子运动的敏感性，反映的是移动水所携带的质子在横向磁化上所产生的相位位移。临床实际应用中，常用表观扩散系数（ADC）来代替扩散系数，ADC 反映物理因素如：温度、黏滞度和半透膜和组织对分子运动的限制。ADC 的差异可以反映细胞分布、细胞膜渗透性、细胞内外弥散和组织结构。早期 DWI 主要用于研究脑梗死、多发性硬化、假性脑肿瘤和正常压力性脑积水。DWI 技术用于脑肿瘤的研究，测定肿瘤内增强和非增强区域及水肿区各自不同的 ADC 值，以区别肿瘤与非肿瘤，识别肿瘤内部囊变和坏死区。对脑肿瘤的早期研究示：在异常区域各向异性通常下降，这反映正常组织结构丧失；坏死、水肿、囊变区与正常组织比较 ADC 上升。

2. 磁共振灌注成像（PWI） 是基于示踪剂稀释原理，运用动态磁敏感性增强（DSC）效应而评价脑血流动力学改变的一项 MR 新技术。根据造影剂首过局部脑组织所引起的信号强度变化与时间的关系，绘制出信号强度-时间曲线，从而获得部分血流动力学参数的相对值，通过工作站绘成各种血流动力学指标图像。最常用的有三种指标，即局部相对脑血容量（rCBV）、局部相对脑血流量（rCBF）、造影剂平均通过时间（MTT）。

临床应用价值：国内外学者认为 PWI 在评估放、化疗疗效，探查放、化疗或术后残留、复发的肿瘤组织；确定肿瘤确切的侵犯范围，指导手术及放疗；良恶性肿瘤的鉴别和肿瘤的分级。研究显示 rCBV 显示数值最大的区域是肿瘤生长最活跃、恶性程度最高的部位，提示肿瘤有较丰富的新生血管，而新生血管不仅为肿瘤生长提供营养，而且其本身就是肿瘤向周围及远处扩散的重要通道。常规 T_1WI 增强反映的是血-脑屏障破坏程度；而 PWI 反映微血管的丰富程度。研究显示脑肿瘤的 MTT 大多数增加，其原因，可能是肿瘤本身的新生血管或正常毛细血管受累破坏，造影剂通过微循环时，所通过的肿瘤组织不再是简单的单一隔室模型，造影剂以某一速率进入组织间隙，与组织间隙内的质子通过偶极-偶极作用产生弛豫效应所致。

3. 磁共振动态增强（DMRI） 原理为在静脉注射造影剂后，对检查区域所选定的层面进行一系列短时快速扫描，然后在重建后的图像上利用计算机软件测定感兴趣区的信号强度，绘制时间信号强度曲线，以观察靶区血流动力学改变。动态 MRI 扫描除可用于脑血管性病变如脑梗死、动静脉畸形、动脉瘤等的诊断外；还可观察脑肿瘤的血流灌注，研究表明：肿瘤组织的强化程度与强化形式及时间-密度曲线的形态和参数主要与肿瘤内血管分布状况和血-脑屏障的破坏有关。根据肿瘤的血管分布状况将脑肿瘤分为血管丰富型、正常血管型和乏血管型三种。

4. 质子磁共振波谱（^{1}HMRS） 是基于化学位移原理测定体内化学成分的一种无创伤性技术。

MRS 能检测到颅内多种生化成分，最常见的是 NAA、Cr 和 Cho，病理状态下有时可检测到 Lac。Cho 峰位于 3.2ppm，PCr/Cr 峰位于 3.0ppm，NAA 峰位于 2.0ppm，Lac 峰位于 1.3ppm。

脑肿瘤中主要代谢物变化及临床意义：①N-乙酰天门冬氨酸：在恶性脑肿瘤中，几乎均有 NAA 浓度及峰值的降低，提示正常神经元受侵，功能受损。若治疗有效，由于残存神经元代谢的增强或神经元内线粒体未受损，NAA 可以回升。进展期恶性肿瘤 NAA 明显降低甚至消失。放射性坏死和瘢痕组织中，NAA 几乎测不到。起源于脑外的肿瘤如脑膜瘤、垂体瘤、神经鞘瘤及转移瘤等，由于不含神经元，测不到 NAA。②胆碱：在评价脑肿瘤细胞代谢的化合物中，胆碱起首要的作用。恶性脑肿瘤中胆碱常明显升高，在肿瘤的进展期及手术区域残留肿瘤中，胆碱常明显升高，若经有效治疗，其峰值及浓度逐渐降低。在放射性坏死及瘢痕组织，常无胆碱信号。在恶性肿瘤的治疗过程中胆碱信号强度的变化总是先于肿瘤大小的变化，因此可以作为肿瘤治疗后随访的依据。③乳酸：乳酸是无氧酵解的终产物，是能量代谢缺乏的指标，含量升高常说明脑肿瘤生长旺盛。在恶性脑肿瘤及放射性坏死组织中，乳酸峰常升高。④脂质（lipids）：在 0.9ppm 与 1.3ppm 之间宽的脂质峰信号强度的增加，可作为脑肿瘤恶性度分级的辅助征象。在帮助制定治疗决策方面 ^{1}H-MRS 可以了解脑肿瘤代谢特性，反映肿瘤生长潜能，评价不同治疗方法的疗效，从而对选择正确的治疗方案提供帮助。单纯脑肿瘤体积的缩小并不能作为评价治疗反应的可靠指标。CHO 信号强度的变化是肿瘤代谢活动及进展可靠的指示器。Cho/NAA 比率可以作为预测脑肿瘤的量化的指标，三维 MR 波谱及其代谢成像（3DMRSI）不仅对术前肿瘤鉴别诊断、肿瘤分级以及手术方案的确定有重要作用，而且对肿瘤术后病人的随访可以较早发现肿瘤形态和代谢的变化，对确定放疗或化疗方案意义重大。

5. 血氧饱和依赖法功能 MR 成像（bold-fMRI）　是以脱氧血红蛋白的磁敏感效应为基础的 MR 成像技术。fMRI 的出现扩大了 MRI 在临床中的应用。脑肿瘤患者进行 fMRI 定量研究，以手指复杂运动模式激发，结果显示术前对功能区正确评估可最大限度保护功能区的解剖结构的完整性。fMRI 不仅对脑肿瘤患者术前进行功能评估，而且对立体定向放射外科计划的制定同样有指导价值。fMRI 不仅能直接显示功能激活区的部位、大小、范围，而且可直接显示激活区所在确切位置，为精准医学的研究提供有力支撑！

122. 诱导化疗后淋巴结状态对晚期口腔鳞癌远期生存的预后分析——附109例

郭　伟，吕　炯，任国欣，吴云腾，张陈平，邱蔚六

上海交通大学医学院附属第九人民医院

一、前言

口腔/口咽癌是指发生在口腔和口咽部的一种恶性肿瘤，是头颈部常见的恶性肿瘤，其发病率有逐年增高的趋势，与生活习惯、病毒感染、射线照射等因素相关，女性比男性发病率低，病理类型主要以口腔鳞状细胞癌为主。治疗多以手术切除为首选方法。但因为亚临床转移灶的存在，机体中的肿瘤细胞始终不能完全杀尽，即使在根治性切除术后，患者仍然有肿瘤复发与转移的风险。在原发部位出现的与原来肿瘤类似的病灶称为复发；在远处找到与原发肿瘤相似的肿瘤类型称为转移。口腔鳞状细胞癌的复发转移率较高，临床缓解期有所差异，与多种因素相关。

在头颈鳞状细胞癌中，颈部淋巴结转移情况是一项非常重要的预后因素，多个颈部淋巴结肿瘤转移患者相比局限的1~2个淋巴结转移或淋巴结无肿瘤转移患者远期生存明显较差。而诱导化疗则可以在肿瘤根治前减小肿瘤体积，也有可能减少亚临床淋巴结转移数量甚至消除淋巴结转移灶。而化疗后淋巴结转移的状态是否仍然是预后因素尚不清楚。本研究目的是探索化疗后淋巴结转移状态对晚期口腔鳞癌患者远期生存的预后影响。

二、材料及方法

我们回顾性分析了2008年至2011年在我院接受了诱导化疗及手术的病例资料。入选标准包括：Ⅲ~Ⅳa期口腔初治恶性肿瘤，病理明确诊断为鳞状细胞癌。化疗后一月内接受包括颈清在内的根治性手术。其化疗方案TPF，即d1 CDDP75mg/m^2，d1 TXT 75mg/m^2，d1-d5 5-Fu 750mg/m^2；d1，d8。近期疗效评价参照RECIST标准。共有109名患者纳入分析。所有患者术前接受2周期诱导化疗，诱导化疗后4周内进行了根治性手术及单/双侧颈清，术后92.6%的患者接受了术后放疗。术后病理检查包括原发灶的连续切片检查及所有切除淋巴结的检查。原发灶病理缓解定义为原发灶肿瘤消失或仅余留局限小灶病变；淋巴结阳性定义为可见肿瘤细胞，未见肿瘤细胞或有纤维化等改变则为淋巴结阴性。

患者临床情况见表1。

三、结果

术后病理评价提示：原发灶-32名患者化疗后原发灶明显缓解；淋巴结-48名患者淋巴结阴性，46名患者存在1~3阳性淋巴结，13名患者存在4~9阳性淋巴结，2名患者有10个以上阳性淋巴结。将术后淋巴结状态同术前患者及肿瘤一般情况作统计分析发现其与淋巴结分期及病理分级有显著关联。25.3%初始N分期为N1及N2的患者表现为淋巴结阴性，而78.9%初始N分期为N0的患者表现为淋巴结阴性。而对于初始N+的患者，原发灶缓解者和淋巴结阴性相关（41.6% VS 17.0%，$P=0.024$）。阳性淋巴结0，1~3，3以上患者的远处转移率是0/48，4/46，2/15。

表 1　患者及肿瘤一般状况

特征	No.	%
性别		
男	76	69.7
女	33	30.3
年龄		
范围（平均）	32~75（55）	
<60	80	73.4
≥60	29	26.6
T 分期		
T1	2	1.8
T2	4	3.7
T3	59	54.1
T4	44	40.4
N 分期		
N0	38	34.9
N1	48	44.0
N2	23	21.1
N2a	2	1.8
N2b	14	12.8
N2c	7	6.4
肿瘤分期		
Ⅲ	51	46.8
Ⅳa	58	53.2
病理分级		
高	32	29.4
中	72	66.1
低	5	4.6
吸烟		
有	48	44.0
无	61	56.0

所有患者平均随访时间为 45 月，3 年 DFS 和 OS 分别是 69.6%和 70.6%。单因素分析表明术后淋巴结状态和 OS 及 DFS 显著相关（*P* 均为 0.000）。初始 N 分期也和 OS 及 DFS 显著有关（p 分别为 0.034 和 0.011）。原发灶病理缓解和 DFS 有关（*P*=0.031）。多因素分析表明，只有术后淋巴结状态是 DFS 和 OS 独立预后因素（p 分别为 0.002 和 0.005）。

表 2　化疗后淋巴结状态和一般临床特征的关系

特征	总数	化疗后阳性淋巴结数量			
		0	1~3	≥4	P
患者数	109	48	46	15	
T 分期					0.265
T1	2	1	1	0	
T2	4	1	2	1	
T3	59	20	29	10	
T4	44	26	14	4	
N 分期					0.000
N0	38	30	8	0	
N1	48	17	28	3	
N2	23	1	10	12	
临床分期					0.062
Ⅲ	51	20	27	4	
Ⅳ	58	28	19	11	
分化					0.006
高	32	22	9	1	
中	72	25	35	12	
低	5	1	2	2	
原发灶病理					0.423
缓解	32	17	12	3	
无缓解	77	31	34	12	

表 3　多因素分析结果

	DFS		OS	
	P-value	风险比（95.0% CI）	P-value	风险比（95.0% CI）
淋巴结状态				
（1~3　vs. pN0）	0.013	4.804（1.394~16.555）	0.050	2.919（0.998~8.533）
（>3　vs. pN0）	0.000	18.390（3.621~93.396）	0.001	12.275（2.724~55.318）

Abbreviation：DFS=disease free survival；OS=overall survival；CI=confidence interval

四、讨论

口腔鳞状细胞癌术后复发的相关因素复杂多样。有文献报道一旦淋巴结出现转移远期生存下降50个百分点。所以应该对患者的临床分期、病理分级、手术治疗状况并且结合患者自身状况等因素进行全面的综合考量。对明确患者的治疗和预后有显著的临床价值，并且指导医生采用精准的治疗手段，有效地提出预防措施，降低口腔鳞状细胞癌患者术后的复发风险。在实际运用中，只有充分了解患者的病理类型、临床分期以及结合患者自身的状况，应用现在已有的治疗方法，采取合理的、有计划的治疗，对有复发高危因素的患者采取积极的化放疗等综合治疗措施，并紧密随访，一旦发现肿瘤复发转移的征象，采取术后辅助化疗，可延长患者生存期，提高其生活质量。

术前诱导化疗能否提高晚期口腔黏膜鳞状细胞癌患者总生存率的问题尚有争议，但已有不少文献

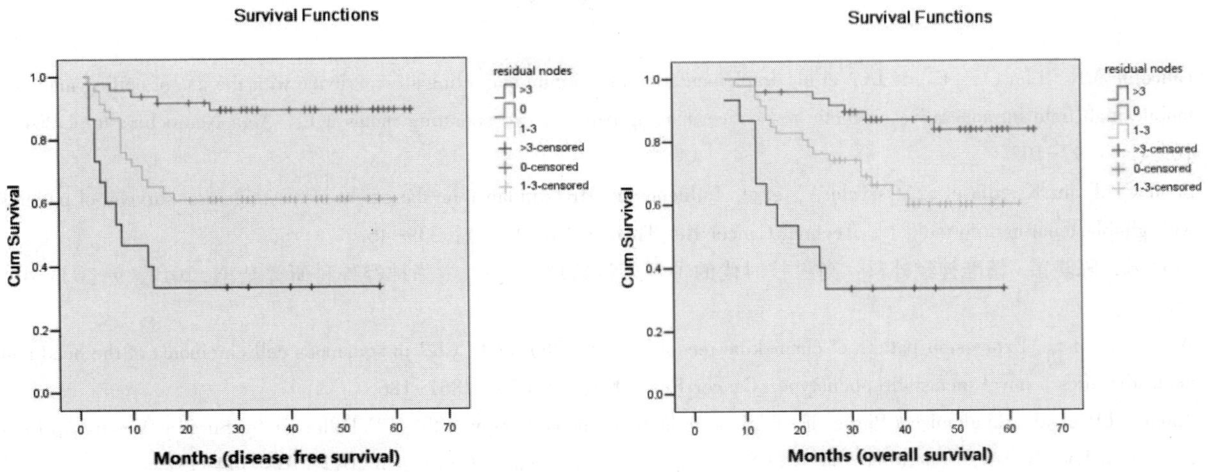

图 1　不同化疗后淋巴结状态患者 DFS 和 OS

DFS and OS in OSCC patients according to post-ICT nodes status

提示其具有延长总生存率（OS），即诱导化疗有效者与无效者相比 OS 统计学分析有显著性差异，并可以提高肿瘤切除率及减少远处转移的“降期”作用；认同诱导化疗可作为综合治疗的组成部分。近年来临床报道的 TPF 方案优于 TP/PF 方案。多西他赛作为一种新型抗癌药，由于其独特的抗癌机理，广谱抗癌性和较强的抗癌活性，逐渐受到广大临床医生的重视。多烯紫杉醇是一种半合成的紫杉烷类抗肿瘤化疗药物，其作用机理为加快微管蛋白聚合和抑制其解聚，从而使细胞不能正常的进行有丝分裂而停止在 G_2/M 期，使细胞的微管失去正常功能，导致癌细胞的死亡。与天然紫杉相比，其活性更强，抗癌谱更广。近年来大量研究表明多烯紫杉醇在胃癌的治疗中显示出较明显的效果，可以联合其他活性药物组成联合方案以增强治疗效果。中位生存时间和长期生存时间均得以延长，且毒性反应无明显增加。这些研究均提示 TPF 方案有较高的受益率。5-Fu 是周期特异性药物，采用 5-Fu 持续静脉给药能够充分利用亚叶酸钙的生物调节增效作用，对癌细胞杀伤作用增强，从而提高治疗效果。顺铂为周期特异性抗癌药，与 5-Fu 联合可起到增效作用。

本研究中，采用回顾性研究的方法对患者进行随访记录，资料比较完整，随访率高。研究表明不同情况的区域淋巴结侵犯、邻近血管侵犯、邻近神经侵犯、手术切缘状况、鳞癌的病理分化级别、年龄、性别等与术后复发有相关性，各个发生率均有统计学意义（$P<0.05$）；原发肿瘤的大小与口腔鳞癌术后复发也有明显相关性。有研究报道，原发肿瘤切除时是否有邻近血管侵犯和神经侵犯与肿瘤的复发转移相关性不明显。本文是回顾性研究，存在一定的局限性，样本量不足够大，可能会产生一定的偏差。对于口腔鳞状细胞癌术后相关因素的探索有待进一步的深入临床研究。

综上所述，口腔鳞状细胞癌术后复发的相关因素复杂多样，应该对患者的临床分期、病理分级、手术治疗状况并且结合患者自身状况等因素进行全面的综合考虑，对明确患者的治疗和预后有显著的临床价值，并且指导医生采用综合的治疗手段，有效地提出预防措施，降低口腔鳞状细胞癌患者术后的复发风险

五、结论

化疗后残余的颈部淋巴结状态仍然是非常显著的独立预后因素。化疗后无阳性淋巴结患者相比残余多个淋巴结患者有更好的远期生存。我们认为根据化疗后淋巴结状态来进行术后辅助治疗的调整对于晚期口腔鳞状细胞癌精准治疗以及增加远期生存有意义。

参 考 文 献

1. Chicoine MR, Lim CC, Evans JA, et al. Implementation and preliminary clinical experience with the use of ceiling mounted mobile high field intraoperative magnetic resonance imaging between two operating rooms [J]. Acta Neurochir Suppl. 2011, 109 (3): 97-102.
2. Senft C, Franz K, Blasel S, Oszvald A, et al. Influence of iMRI-guidance on the extent of resection and survival of patients with glioblastoma multiforme [J]. Technol Cancer Res Treat. 2010, 9 (4): 339-46.
3. 许百男，陈晓雷. 精准神经外科：高科技时代的神经外科新理念［J］中华神经外科研究杂志 . 2010，9（6）：481-3.
4. Wang, J. et al. Expression pattern of chemokine receptor 6 (CCR6) and CCR7 in squamous cell carcinoma of the head and neck identifies a novel metastatic phenotype. Cancer Res. 2004, 64 (5): 1861-1866.
5. Zhong, LP et al. Randomized Phase Ⅲ Trial of Induction Chemotherapy with TPF Followed by Surgery Versus up-front Surgery in Locally Advanced Resectable Oral Squamous Cell Carcinoma. J Clin Oncol 2013, 31: 744-751.
6. Dasgupta S, Jang JS, Shao C, Mukhopadhyay ND, Sokhi UK, et al. SH3GL2 is frequently deleted in non-small cell lung cancer and downregulates tumor growth by modulating EGFR signaling. J Mol Med (Berl) 2013, 91: 381-393.
7. Shang C, Guo Y, Fu S, Fu W, Sun K SH3GL2 gene participates in MEK-ERK signal pathway partly by regulating EGFR in the laryngeal carcinoma cell line Hep2. Med Sci Monit 2010, 16: BR168-173.
8. Ma J, Liu Y, Yang X, et al. Induction chemotherapy in patients with resectable head and neck squamous cell carcinoma: A meta-analysis. World J Surg Oncol 2013, 11: 67.
9. Jan JC, Hsu WH, Liu SA, et al. Prognostic factors in patients with buccal squamous cell carcinoma: 10-Year experience. J Oral Maxillofac Surg 2011, 69: 396.
10. Kies MS, Boatright DH, Li GJ, et al. Phase Ⅱ trial of induction chemotherapy followed by surgery for squamous cell carcinoma of the oral tongue in young adults. Head Neck 2013, 34: 1255.
11. Yoon DH, Cho Y, Kim SY, et al. Usefulness of interim FDG-PET after induction chemotherapy in patients with locally advanced squamous cell carcinoma of the head and neck receiving sequential induction chemotherapy followed by concurrent chemoradiotherapy. Int J Radiat Oncol Biol Phys. 2011, 81: 118-125.
12. Abgral R, Le Roux PY, Keromnes N, et al. Early prediction of survival following induction chemotherapy with DCF (docetaxel, cisplatin, 5-fluorouracil) using FDG PET/CT imaging in patients with locally advanced head and neck squamous cell carcinoma. Eur J Nucl Med Mol Imaging. 2012, 39: 1839-1847.

123. 肺神经内分泌癌治疗进展

黄　诚，徐海鹏

福建省肿瘤医院

肺神经内分泌癌包括低级别的典型类癌（typical carcinoid，TC）、中等级别的不典型类癌（atypical carcinoid，AC）以及另外两种高级别肿瘤，大细胞神经内分泌癌（large cell neuroendocrine carcinoma，LCNEC）和小细胞肺癌（small cell lung cancer，SCLC）. TC、AC 在临床表现、流行病学和遗传学方面均与 LCNEC 和 SCLC 有较大差异。因此，类癌和后两种高级别肿瘤应该代表两种生物学行为独立的实体瘤。

一、流行病学及病理

肺典型类癌和不典型类癌是一种少见的肿瘤，在美国和欧洲的发病率约 0. 2/10 万~2/10 万，比例大约（8~10）：1，但近 30 年，却是以 6%的速度递增[1]，这个增加的趋势主要考虑与人们的重视与检查手段的进步，如诊断中使用免疫组化等有关。肺类癌女性多于男性，常发生于 40~60 岁之间，TC 发病的平均年龄为 45 岁，而 AC 为 55 岁。与高级别的肺神经内分泌癌不同，肺类癌的发生与吸烟关系不大。

肺类癌的分类目前根据 WHO 2004 年病理分型进行，以核分裂像数和是否存在坏死进行区分，TC 核分裂像<2 个/10HPF 且无坏死，AC 核分裂像 2~10 个/10HPF，部分伴有坏死（圈点样坏死）。2010 年 WHO 将胃肠道神经内分泌癌分为 G1、G2、G3，但肺神经内分泌癌仍延续原来的名字，Rindi 于 2013 年将肺神经内分泌癌根据核分裂像数、坏死、Ki-67 也将其分为 G1、G2、G3，也能很好的提示预后[2]。肺类癌分期仍依据 UICC/AJCC（7TH）采用 TNM 分期。

二、诊断

肺类癌分为中央型和外周型，呼吸系统症状一般出现于中央型，外周型一般于影像学检查时被发现，典型的临床症状通常表现为呼吸困难、咯血、咳嗽和气道阻塞症状，极少数病例是因为激素分泌异常被发现的。一少部分肺类癌（小于 5%）伴有 MEN1 综合征（多发性内分泌腺瘤综合征），基因突变检测及功能分析对于这部分病人是必要的。肺类癌患者常规行肝肾功能检测、血清钙、血糖、血清 CgA[3~5]，在伴有类癌综合征的患者，24 小时 5-HYAA 推荐进行检测[6~8]，伴有库欣综合征的患者则推荐血清皮质醇、24 小时尿皮质醇、ACTH（促肾上腺皮质素）。部分肺类癌患者伴随生长激素释放激素（GHRH）和胰岛素样生长因子 1（IGG-1）可表现为指端肥大症，临床需要注意对 GHRH 和 IGG-1 的检测。大约 40%的病例是体检是由 X 线发现的，但影像学诊断的金标准为增强 CT。核医学技术在肺类癌的诊断中具有一定的地位，具有更有特异性和预测疗效（PRRT）的优点。18F-FDG PET/CT 在诊断纵膈淋巴结转移上的意义 AC 明显优于 TC[9]，然而，DOTA-PET、C11-5-hydroxytryptophan PET 和 64 Cu DOTATATE 明显优于普通 PET，但这些经验均是单中心的[10~11]。另外，支气管镜、肺功能检测、心功能检查、脑 MRI 根据情况进行选择性检查。

三、外科治疗

手术治疗是治愈肺类癌的治疗手段。手术方式依赖于肿瘤的位置、大小及病理类型。

对于外周型的肺类癌，肺叶或肺段切除术可考虑选择，但应做到 R0 切除，也就是最少要包括六组淋巴结，其中三组纵膈淋巴结（包含隆突下淋巴结）。对于中央型肺癌，袖带切除术要优于全肺切除术，淋巴结清扫是必要的[12]。

对于增殖比较慢的进展期肺类癌或因原发肿瘤引起的症状比较明显的进展期肺类癌，也可考虑给予手术切除。特别对于肝转移病例，若无远处转移，且肿瘤 90%可切除，为了控制症状，也可考虑手术切除，而对于不能切除的肝转移病例，可考虑 RF、TAE 或 TACE。

特别要提出的是，因肺类癌多数表达生长激素受体 2，可以被 Indium-111 标记的生长激素类似物和 Gallium-68 标记的生长激素类似物识别和扫描，故 PRRT（肽受体介入疗法）可使用于进展期的肺类癌治疗[7,13]。

术后是否应给予术后辅助治疗目前无共识，只有那些肺不典型类癌伴有纵膈淋巴结阳性，且 KI67 比较高的病例可考虑下给予术后辅助治疗。

2012 年，欧洲胸外科协会对于胸外的专家进行了调查提示，对于肺类癌的外科治疗，目前无明确的共识，而依据外科专家的经验及病例的特点进行治疗选择。

四、药物治疗

进展期肺类癌药物治疗上的目的有两个：①控制激素引起的相关症状；②控制肿瘤生长。提高生活质量是治疗的核心目的。与其他部位神经内分泌癌不同的是，肺类癌有相对多样化的激素相关症状；类癌综合征也可能发生于未有肝转移的病例；诊断时较少的远处转移；若发生转移，骨、皮肤、脑为常见的转移部位；较少伴有 MEN1 综合征。

药物的选择上，因病例少，且缺乏大型的临床试验进行指引，故安全性是选择的第一标尺。

（一）SSAs

进展期肺类癌约 30%有激素引起的相关症状，类癌综合征表现为腹泻和面部潮红，在进展期肺类癌中最常见，生长激素类似物（SSAs）是治疗类癌综合征的金标准药物。在胃肠道的神经内分泌肿瘤中，其控制症状的有效率可达 50%以上[14,15]，一项观察短效奥曲肽在肺不典型类癌控制类癌综合征的研究中发现，控制率可达 100%[16]。库欣综合征在进展期肺类癌中发生率约 1%~2%，其控制主要使用酮康唑、美拉替酮、依托咪酯及米非司酮等药物。对于异位生长抑素综合征，SSAs 也是有效的药物。特别要提及的是，部分病例为了预防术后发生类癌综合征，术前预防性给予足量 SSAs 是必要的。

（二）化疗

进展期肺类癌可考虑化疗。人们探索了几种化疗药物如阿霉素、5-FU、达卡巴肼、顺铂、VP-16、替莫唑胺，或是以以上药物为基础的联合化疗方案，其 ORR 率仅 20%~30%[17]。替莫唑胺因其安全性及有效性，并对脑转移患者有效，常被用作推荐药物。联合化疗一般是以铂类或以链唑霉素为基础的，但因病例较少，目前随机对照试验较少。Sun[18] 曾进行了一项Ⅲ期随机对照试验，共入组 249 例类癌病例，其中肺类癌 22 例，将进展期肺类癌分为阿霉素联合 5-FU 和链唑霉素联合 5-FU。阿霉素联合 5-FU 组 ORR 率 15.9%，链唑霉素联合 5-FU 组 16%，OS 分别为 15.7 月、24.3 月。两种方案有效率均不超过 20%。链唑霉素联合 5-FU 改善了 OS，但 RR 率及 PFS 无明显差异。一项回顾性分析评估了 48 例肺类癌病例，其中包括 33 例 TC，15 例 AC，37 例有远处转移，11 例无远处转移，分别给予生长抑素类似物和化疗（FDE 方案 5-FU 联合达卡巴肼、表柔比星；或 XELOX 方案，奥沙利铂联合卡培他滨），PFS 分别为 72 月（TC），38 月（AC），5 年生存期为 93%，73%。OS 在无转移的病例为 68 月（TC 78 月；AC 58 月），转移的病例为 36 月（TC 42 月，AC 32 月）[19]。总的来讲，化疗疗效是令人失望的，并且因为病例少、临床试验中的病例常混合不同的原发部位，造成总生存数据存不是令人信服。但化疗仍是晚期肺类癌的标准治疗，化疗药物当中，替莫唑胺是常规推荐药物。

（三）雷帕霉素抑制剂

依维莫司目前可作为肺类癌治疗失败后的选择。雷帕霉素目前被发现为肺类癌信号传导通路中的PI3K 的关键位点[20]。RADIANT 2 评估了依维莫司 10mg/d 联合长效奥曲肽 30mg/28d，与安慰剂联合长效奥曲肽 30mg/28d 相比，是否可以延长高分化或中分化晚期 NET 伴类癌综合征患者的 PFS。在肺类癌的亚组分析中（共 44 例），试验组中（33 例），依维莫司+长效奥曲肽组的中位 PFS 较安慰剂+长效奥曲肽组延长 8 个月（13.63 个月 VS 5.59 个月）。虽然没有统计学差异（$P=0.228$），但是仍然存在临床获益，对总体 RADIANT-2 的多因素分析发现，肿瘤部位（肺 VS 其他部位）对 PFS 有显著影响，对基线水平的不均衡（包括肿瘤部位和其他不均衡因素）调整之后，显示出依维莫司+长效奥曲肽的显著获益。[21,22]（注：研究的局限性：样本量小（n=44）；两组间样本量不均衡；既往认为肺NET 患者仅有 2%～5%伴有激素特异性症状，因此预估总体 RADIANT-2 研究会入组较少的肺 NET 患者，所以未根据肿瘤部分分层，导致依维莫司+长效奥曲肽组入组较多的肺 NET 患者。而最终试验结果发现 10%为肺 NETs 患者，说明伴有激素特异性症状的肺 NET 患者可能并不少见。对亚组数据的评估是回顾性的）。目前还在进行的试验包括 LUNA（在分化好的肺和胸腺 NET 患者中评估单用长效帕瑞肽或依维莫司，或者两药联用的有效性和安全性的多中心三臂临床试验），RADIANT 4 是第一个评估依维莫司用于无功能胃肠道和肺 NET 疗效和安全性的三期临床研究，患者入组前 6 个月疾病有进展，按 2∶1 的比例接受依维莫司 10mg/d 或安慰剂治疗（两组均联用最佳支持治疗，但不可使用 SSA类药物，除非出现类癌危象）。根据肿瘤部位、之前是否使用过 SSA 类药物和 WHO PS 评分来对患者进行分层。主要终点是 PFS，次要终点为 OS，共筛查 388 例患者，最终入组 302 例，其中肺 NET 占29.8%。其无交叉设计以及按已知预后因素分层的前瞻性设计均有利于评估疗效，减少混杂因素。其研究目前仅在今年的 ASCO-GI 上面报道了基线情况，主要研究结果预计 ESMO 会报道，我们期待更好的结果。

（四）抗血管生成药物

抗血管生成药物在肺类癌中的地位目前还不十分肯定。舒尼替尼对多个受体的酪氨酸激酶（receptor tyrosine kinases，RTKs）活性有抑制作用，包括血管内皮生长因子受体（VEGFR）1、2、3，血小板生长因子受体（PDGFR），KIT，FLT3 和 RET。一项二期临床研究评估了舒尼替尼对于类癌的作用，ORR 为 2.4%，疾病稳定率可达 83%，TTP 10.2 月，1 年疾病控制率可达 83.4%[23]。

PAZONET 评估了帕唑帕尼在肺类癌中的作用，疾病稳定率可达 85%。贝伐单抗[24]、索拉非尼[25]也均进行了探讨，但均缺乏高级别的证据。

（五）EGFR 和 EGFR 抑制剂

Rickman[26]在肺类癌（共 24 例 TC，7 例 AC）中研究了 ErbB 基因家族酪氨酸激酶受体的表达情况，免疫组化检测显示：45.8%典型类癌和 28.6%不典型类癌表达 EGFR，但在分子水平上分析，却未能在这些肿瘤中发现 EGFR 突变，该项研究亦采用基因测序检测了 KARS 状态，提示均为野生型。尽管研究的这些肺类癌缺乏活化的 EGFR 激酶突变，但采用厄洛替尼作用于于类癌细胞株（H727，表达 EGFR），可通过 EGFR 通路抑制细胞的增殖，提示厄洛替尼可能有潜在的治疗作用，值得进一步研究。

五、治疗展望

肺类癌只占肺癌的一小部分，由于检测手段的变化及对肺类癌认识的加深，既往的病理诊断受到了一定的挑战，标准需进一步完善，以更好的指引临床治疗。手术仍是类癌主要手段，因缺乏大型的Ⅱ期、Ⅲ期临床试验，化疗在类癌治疗中的地位需要进一步的评估。在靶向治疗研究中，依维莫斯联合长效奥曲肽治疗晚期肺类癌初露曙光，许多研究开始着眼于分子水平研究以期找到有效治疗靶点，全面系统阐明类癌基因谱有助于进一步筛选有效治疗靶点。2014ASCO一项大样本回顾分析了支气管肺 NETs 细胞增殖信号途径常见驱动基因的异常，与肺腺癌相比，类癌增殖信号途径的驱动基因突变率非常低。另外，一项全基因组测序研究表明：肺类癌基因谱明显区别于 SCLC、LCENC，RB1、P53 突变罕见，且染色体重塑相关基因突变成为高频事件，这一研究将成为类癌靶向治疗的新起点。

参 考 文 献

1. Modlin, I. M., K. D. Lye and M. Kidd, *A 5-decade analysis of* 13, 715 *carcinoid tumors.* Cancer, 2003. 97 (4): p. 934-59.
2. Rindi, G., et al., *Grading the neuroendocrine tumors of the lung: an evidence-based proposal.* Endocr Relat Cancer, 2014. 21 (1): p. 1-16.
3. Bajetta, E., et al., *Chromogranin A, neuron specific enolase, carcinoembryonic antigen, and hydroxyindole acetic acid evaluation in patients with neuroendocrine tumors.* Cancer, 1999. 86 (5): p. 858-65.
4. Ferolla, P., et al., *The biological characterization of neuroendocrine tumors: the role of neuroendocrine markers.* J Endocrinol Invest, 2008. 31 (3): p. 277-86.
5. Baudin, E., et al., *Neuron-specific enolase and chromogranin A as markers of neuroendocrine tumours.* Br J Cancer, 1998. 78 (8): p. 1102-7.
6. Lim, E., et al., *Proceedings of the IASLC International Workshop on Advances in Pulmonary Neuroendocrine Tumors* 2007. J Thorac Oncol, 2008. 3 (10): p. 1194-201.
7. Oberg, K., et al., *Neuroendocrine bronchial and thymic tumors: ESMO Clinical Practice Guidelines for diagnosis, treatment and follow-up.* Ann Oncol, 2012. 23 Suppl 7: p. vii120-3.
8. Daddi, N., et al., *Surgical treatment of neuroendocrine tumors of the lung.* Eur J Cardiothorac Surg, 2004. 26 (4): p. 813-7.
9. Pattenden, H. A., et al., *Test performance of PET-CT for mediastinal lymph node staging of pulmonary carcinoid tumours.* Thorax, 2015. 70 (4): p. 379-81.
10. Pfeifer, A., et al., *Clinical PET of neuroendocrine tumors using 64Cu-DOTATATE: first-in-humans study.* J Nucl Med, 2012. 53 (8): p. 1207-15.
11. Orlefors, H., et al., *Whole-body (11) C-5-hydroxytryptophan positron emission tomography as a universal imaging technique for neuroendocrine tumors: comparison with somatostatin receptor scintigraphy and computed tomography.* J Clin Endocrinol Metab, 2005. 90 (6): p. 3392-400.
12. Detterbeck, F. C., *Management of carcinoid tumors.* Ann Thorac Surg, 2010. 89 (3): p. 998-1005.
13. Phan, A. T., et al., *NANETS consensus guideline for the diagnosis and management of neuroendocrine tumors: well-differentiated neuroendocrine tumors of the thorax (includes lung and thymus).* Pancreas, 2010. 39 (6): p. 784-98.
14. Oberg, K., et al., *ENETS Consensus Guidelines for the Standards of Care in Neuroendocrine Tumors: biotherapy.* Neuroendocrinology, 2009. 90 (2): p. 209-13.
15. Modlin, I. M., et al., *Review article: somatostatin analogues in the treatment of gastroenteropancreatic neuroendocrine (carcinoid) tumours.* Aliment Pharmacol Ther, 2010. 31 (2): p. 169-88.
16. Filosso, P. L., et al., *Long-term survival of atypical bronchial carcinoids with liver metastases, treated with octreotide.* Eur J Cardiothorac Surg, 2002. 21 (5): p. 913-7.
17. Beasley, M. B., et al., *Pulmonary atypical carcinoid: predictors of survival in* 106 *cases.* Hum Pathol, 2000. 31 (10): p. 1255-65.
18. Sun, W., et al., *Phase* Ⅱ/Ⅲ *study of doxorubicin with fluorouracil compared with streptozocin with fluorouracil or dacarbazine in the treatment of advanced carcinoid tumors: Eastern Cooperative Oncology Group Study E*1281. J Clin Oncol, 2005. 23 (22): p. 4897-904.
19. De Dosso, S., et al., *Pulmonary carcinoid tumours: indolent but not benign.* Oncology, 2007. 73 (3-4): p. 162-8.
20. Hay, N., *The Akt-mTOR tango and its relevance to cancer.* Cancer Cell, 2005. 8 (3): p. 179-83.
21. Yao, J. C., et al., *Everolimus for advanced pancreatic neuroendocrine tumors.* N Engl J Med, 2011. 364 (6): p. 514-23.

22. Pavel, M. E., et al., *Everolimus plus octreotide long-acting repeatable for the treatment of advanced neuroendocrine tumours associated with carcinoid syndrome (RADIANT-2): a randomised, placebo-controlled, phase 3 study.* Lancet, 2011. 378 (9808): p. 2005-12.
23. Kulke, M. H., et al., *Activity of sunitinib in patients with advanced neuroendocrine tumors.* J Clin Oncol, 2008. 26 (20): p. 3403-10.
24. Yao, J. C., et al., *Targeting vascular endothelial growth factor in advanced carcinoid tumor: a random assignment phase Ⅱ study of depot octreotide with bevacizumab and pegylated interferon alpha-2b.* J Clin Oncol, 2008. 26 (8): p. 1316-23.
25. Castellano, D., et al., *Sorafenib and bevacizumab combination targeted therapy in advanced neuroendocrine tumour: a phase Ⅱ study of Spanish Neuroendocrine Tumour Group (GETNE0801).* Eur J Cancer, 2013. 49 (18): p. 3780-7.
26. Rickman, O. B., et al., *Analysis of ErbB receptors in pulmonary carcinoid tumors.* Clin Cancer Res, 2009. 15 (10): p. 3315-24.

124. 中医外治放化疗性口腔黏膜炎的研究

贾立群

中日友好医院中西医结合肿瘤内科

一、概述

放化疗性口腔黏膜炎（oral mucositis，OM）是肿瘤患者因放化疗而引起的以红斑（充血）、糜烂及溃疡为主要表现的临床损害。典型的放化疗性 OM 表现为一种进行性加重的口腔黏膜病变，多是以口咽部不适、红肿、咽干或灼热感为首发症状，继而出现口腔黏膜溃疡或伴假膜形成，严重者可导致吞咽困难，甚至危及患者生命。放化疗性 OM 发病率高，接受细胞毒性药物化疗的患者为 15%～40%，头颈部放疗或同步放化疗的患者为 85%～100%，接受清髓治疗或干细胞移植的血液病患者可达 90%～100%。

二、中医认识

放化疗性口腔黏膜炎属中医“口疮”、“口糜”等范畴，火热毒邪致病，热邪耗伤气阴是口腔炎的基本病机。“口疮”之名始见于《内经》。《素问·气交变大论》曰：“岁金不及，炎火上行……民病口疮，甚则心痛。”指出口疮以火热为邪。后历代医家又有深层认识，《丹溪心法·口齿》篇曰：“口疮，服凉药不愈者，因中焦土虚，且不能食，相火冲上无制。”指出脾气虚弱与口疮的关系。清朝齐秉惠《齐氏医案·口疮》认为：“口疮上焦实热，中焦虚寒，下焦阴火，各经传遍所致，当分辨阴阳虚实寒热而治之。”《寿世保元·口舌》曰：“口疮者，脾气凝滞加之风热而然也。”以上分别指出上焦实火熏灼、下焦阴火上炎、中焦虚寒或脾虚湿困皆为本病之病机，须辨病求因而治。

现代医家认为，外感火热毒邪是致病主因。中医学认为放疗是一种具有“火热毒邪”为特点的射线，《内经》：“诸热瞀瘛，皆属于火”，口疮的主要临床特征是口腔黏膜局限性浅表性溃疡，周围充血，灼热疼痛，乃火热炽盛的表现。化疗药物耗气伤阴，表现多为疼痛，溃疡暗红或发白，口唇干裂，阴虚津伤、瘀血内阻症状明显。同时化学治疗作为一种外邪损伤脾胃，易有脾虚表现，湿邪偏重。

外感火热毒邪是致病主因，脏腑内伤亦是本病的病因。情志不畅，心烦不寐，五志化火，心火上炎；肝郁气滞，失其疏泄，冲任经脉不调，经行不畅而致心胃之火上炎；脏腑积热上攻所致，火热内盛，循经上攻，腐肉成溃。饮食失节、劳倦思虑太过，脾胃中气受损、阴火内生；寒体阴虚，或久病阴分受损，气血不足，复加劳伤过度，以致阴液亏损，虚火上炎。“火热毒邪”直接灼伤口腔黏膜，引起阴液耗损，日久导致脾气虚衰，运化失司，痰湿内阻。火热内盛、拂郁气机、令血行不畅；或火热煎熬，耗伤津液，令血液稠浊。热壅血滞痰热互结是本病重要的病理机制。瘀血是病理产物，也是致病因素。多表现为标实本虚，热壅阴伤互为因果转化，病程中存在热壅血滞、痰热互结病理的机制。热与癌毒互搏，而致毒热互蕴。虚（气阴两虚）、火（实火虚火）、瘀（气滞血瘀、气虚血瘀）三者互为因果。

三、临床研究

采取随机分组法，将 40 例放化疗性口腔黏膜炎患者分为观察组和对照组，每组各 20 例。观察组给予溃疡油（黄芪、紫草、红花等）治疗，对照组给予康复新液，均治疗一个疗程。对患者口腔炎及疼痛情况每日进行评估，观察记录口腔炎发生的程度（美国国立癌症研究所常见毒性事件标准第3版）、疼痛（NRS评分标准）及持续时间，并进行分析比较。结果显示：治疗前、后观察组20例患者口腔炎的分级程度及疼痛分级存在显著性差异；两组患者总有效率比较，$X_2=1.11$，$P>0.05$，无显著性意义。两组患者疼痛缓解比较，$X_2=7.02$，$P<0.01$，有极显著性意义。7~9级重度疼痛组，观察组与对照组两组间有非常显著统计学差异。两组患者治疗起效时间经检验：$t=5.60$，$P<0.05$，有统计学差异，疼痛缓解起效时间经检验：$t=4.58$，$P<0.01$，有统计学差异。两组患者继发感染情况经X_2检验，$X_2=7.62$，$P<0.01$，有显著统计学差异。结论：溃疡油可有效促进肿瘤治疗相关口腔黏膜炎的愈合，缓解口腔疼痛效果显著。在疼痛缓解方面较康复新液有明显优势，而其疼痛缓解优势在重度疼痛组表现更明显。在治疗口腔炎及缓解疼痛时，相较康复新液而言起效更为迅速。对于口腔炎患者口腔继发感染控制情况优于康复新液。且观察组所有患者均未出现与使用溃疡油有关的毒副作用，说明溃疡油能有效治疗肿瘤治疗相关口腔黏膜炎，且安全可靠。

四、实验研究

（一）材料与方法

将40只雄性BALB/c小鼠，随机分为空白对照组、模型组、中药凝胶组、康复新组，每组10只。参照Seung-Hee RYU等的方法造模，模型组、中药凝胶组和康复新组于放疗前4小时给予单药顺铂腹腔注射，小鼠麻醉后固定在塑料架上进行放疗，单次剂量为20Gy，总共照射1次。从造模第一天起，将中药凝胶剂、空白凝胶剂及康复新液分别用棉签涂在相应组小鼠的口腔黏膜炎病损部位，每天2次，给药后1小时内禁食并禁水，连续应用7天为1个周期。

（二）结果

1. 体重　与空白对照组相比，模型组、中药凝胶组及康复新组小鼠体重均明显下降（$P<0.01$），第1~5天，模型组、中药凝胶组及康复新组三组小鼠体重比较无明显差异；第6天，中药凝胶组体重高于模型组（$P<0.05$）；第7天，中药凝胶组、康复新组体重明显高于模型组（$P<0.01$），且中药凝胶组明显高于康复新组（$P<0.05$）（图1）。

2. 口腔黏膜评分　第0~3天，4组小鼠间口腔黏膜评分比较无明显差异，经过非参数检验分析，$P>0.05$；第4天，模型组、中药凝胶组、康复新组的口腔黏膜评分明显高于空白组（$P<0.05$），前

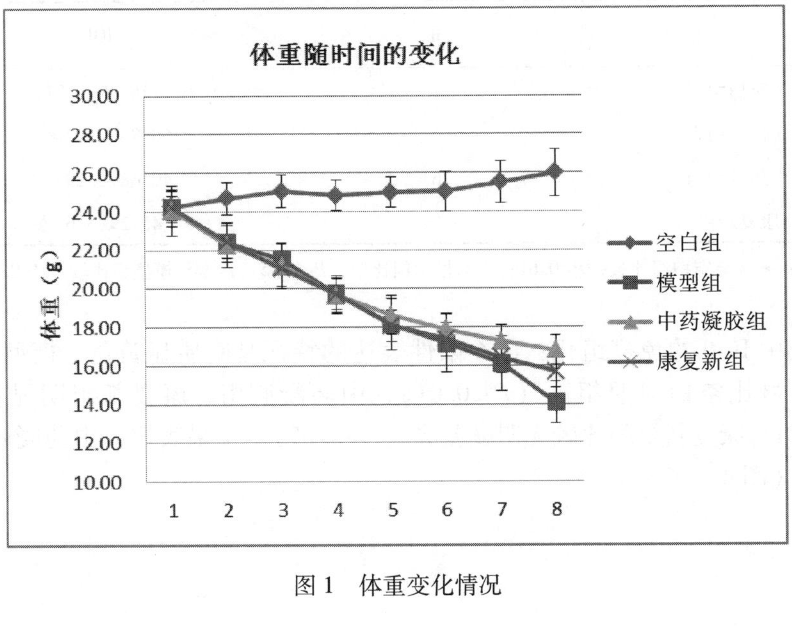

图1　体重变化情况

三组之间比较差异无统计学意义（$P>0.05$）；第7天，中药凝胶组、康复新组与空白组比较无明显差异（$P>0.05$），模型组评分与空白组有显著性差异（$P<0.01$），模型组、中药凝胶组、康复新组比较无明显差异（$P>0.05$）。

3. 唾液表皮生长因子　与空白对照组相比，模型组、中药凝胶组及康复新组唾液EGF含量明显下降（$P<0.01$），中药凝胶组及康复新组明显高于模型组（$P<0.01$），而中药凝胶组与康复新组比较组间无显著差异（$P>0.05$），说明中药凝胶剂可以使唾液中EGF含量升高。（表1）

表1　唾液EGF含量的变化

	n	唾液EGF含量（pg/ml）
空白组	6	13.09±1.83
模型组	6	3.00±1.16＊＊
中药凝胶组	6	7.47±2.96△△
康复新组	6	6.36±2.55△△

注：＊＊与空白组比较，$P<0.01$；△△与模型组比较，$P<0.01$

4. 病理形态　正常对照组黏膜组织在光镜下表现为上皮结构完整，基底层细胞排列整齐，黏膜下层无炎性细胞浸润。模型组可见上皮变薄，上皮下有大量炎症细胞浸润，毛细血管扩张充血，固有层细胞核出现浓缩现象，鳞状上皮坏死脱落，形成溃疡，部分地方还可见完整的上皮钉突。中药凝胶组和康复新组亦出现模型组病变，但较之改变轻微。黏膜上皮较正常组变薄，固有层细胞核浓缩不明显，部分可见毛细血管扩张，上皮下有炎症细胞浸润，溃疡病变较模型组减轻。（图2）

5. 免疫组化

（1）肿瘤坏死因子TNF-α的免疫组化：经免疫组化染色后，TNF-α免疫阳性细胞胞质呈棕黄色。模型组、中药凝胶组、康复新组中TNF-α的表达明显高于空白对照组（$P<0.01$），模型组的表达明显高于中药凝胶组和康复新组（$P<0.05$），中药凝胶组与康复新组比较，无统计学意义，但P值非常接近0.05。结果表明，中药凝胶剂可以降低口腔黏膜组织中TNF-α的含量。（图3、表2）

表2　TNF-α在口腔黏膜的表达

	n	IOD
空白组	6	18.35±4.31
模型组	6	50.80±4.27＊＊
中药凝胶组	6	40.68±3.29△△
康复新组	6	45.29±3.61△

注：＊＊与空白组比较，$P<0.01$；△与模型组比较，$P<0.05$；△△与模型组比较，$P<0.01$

（2）口腔黏膜中IL-6的免疫组化：IL-6阳性表达的特征是胞质显黄色。模型组、中药凝胶组、康复新组的表达明显比空白对照组高（$P<0.01$），中药凝胶组、康复新组明显低于模型组（$P<0.05$），中药凝胶组与康复新组间比较无明显差异（$P>0.05$）。结果表明，中药凝胶剂可降低口腔黏膜中IL-6的含量。（图4、表3）

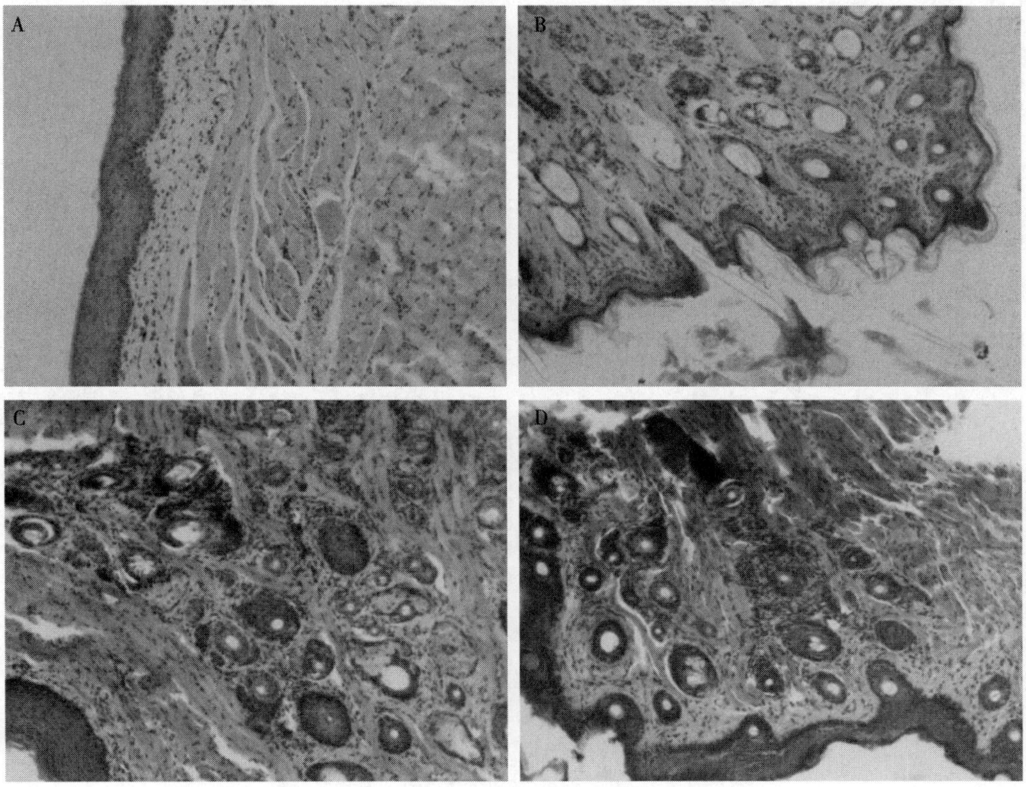

图 2　HE 染色图（×200）

A 空白对照组　B 模型组　C 中药凝胶组　D 康复新组

表 3　IL-6 在口腔黏膜的表达

	n	IOD
空白组	6	18. 85±5. 74
模型组	6	53. 39±8. 02＊＊
中药凝胶组	6	43. 29±4. 11△△
康复新组	6	45. 10±5. 29△

注：＊＊与空白组比较，$P<0.01$；△与模型组比较，$P<0.05$；△△与模型组比较，$P<0.01$

（三）讨论

EGF 是一种多肽类细胞生长因子，通过与黏膜钙通道结合，钙通道构象改变，使钙内流黏膜 DNA 合成增加，具有促进鳞状上皮和血管内皮生长的作用，且可调节蛋白的合成，从而加快溃疡的愈合速度。本实验证明中药凝胶剂可通过提高唾液中 EGF 的含量加速放化疗性 OM 愈合。

TNF-α 和 IL-6 是由单核巨噬细胞分泌的参与炎症反应和免疫应答的重要因子，具有广泛的生物学活性。TNF-α 出现在炎症的早期，可诱导产生多种炎症介质和细胞因子，起到调节血管内皮细胞功能、调节免疫活性细胞和抗感染等作用。IL-6 对内、外源性刺激主要起防御作用，可杀死病原微生物，并调节免疫功能，促使创面愈合。有研究表明，TNF-α 和 IL-6 的表达与炎症轻重程度呈正相关性，且 IL-6 可减弱组织的修复能力，使炎症反应加重。通过降低 TNF-α 和 IL-6 的含量，缓解局部炎症反应可能是中药凝胶剂的作用机制之一，有待进一步研究。

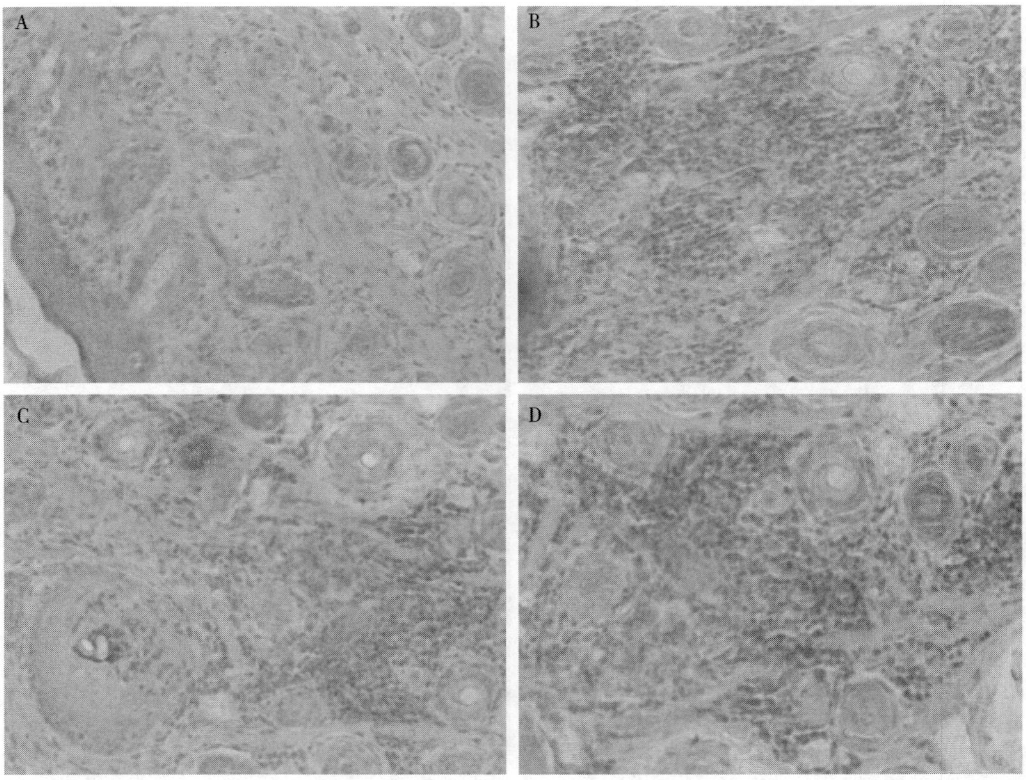

图 3　TNF-α 的免疫组化图（×400）

A 空白对照组；B 模型组；C 中药凝胶组；D 康复新组

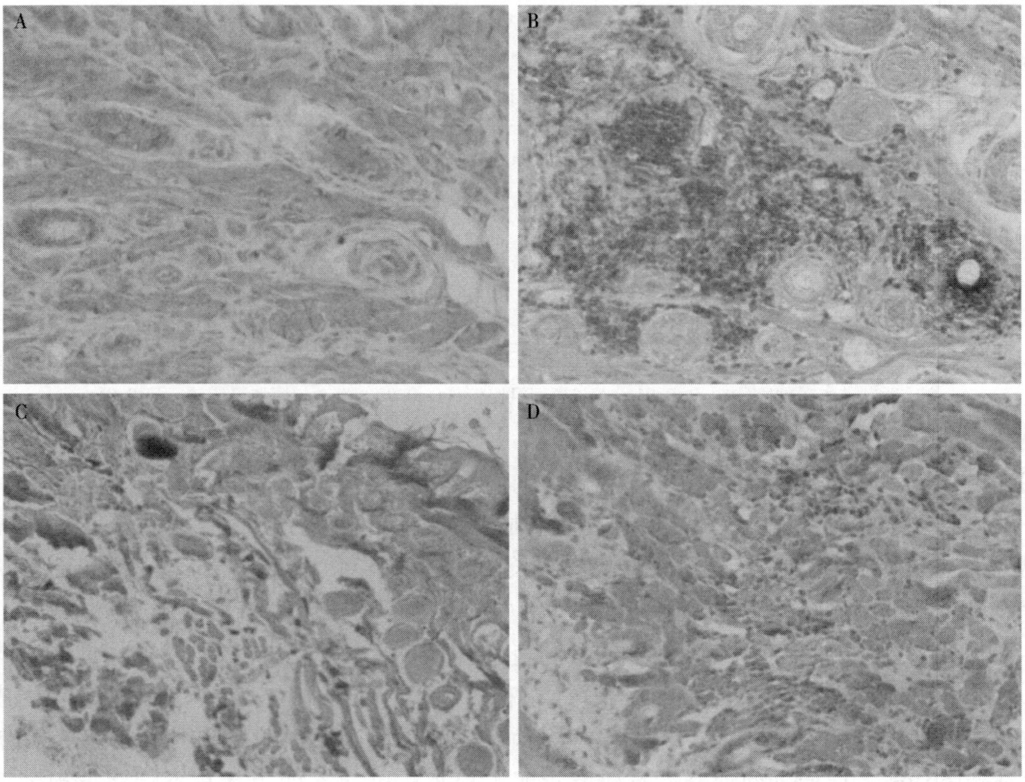

图 4　IL-6 的免疫组化图（×400）

A 空白对照组；B 模型组；C 中药凝胶组；D 康复新组

五、展望

关于放化疗性口腔黏膜炎的治疗报道样本较小，实验研究及临床研究均不够系统深入，缺乏前瞻性的全面严格的临床科研设计。今后应加强对口腔炎的辨证分型研究，引进现代新技术、新方法。中药外治法近年来广泛用于肿瘤治疗并发症的治疗，且方法多样。凝胶剂属于中药口腔生物黏附制剂，是一种采用生物黏附聚合物制备的固定于口腔黏膜的药物释放系统，中药口腔生物黏附制剂具有吸收速度快、生物利用度高、生物相容性好、易于涂展和清洗及缓释作用等特点。今后应加大对中药黏附制剂的临床和实验研究。临床当中关于预防肿瘤治疗相关口腔黏膜炎的报道较少，根据中医“治未病”的理念，应注重以预防为主，防治结合，从而提高防治口腔炎的疗效水平。

125. 肿瘤的质子重离子放疗
——临床试验的初步结果报告

蒋国梁

上海市质子重离子医院　复旦大学肿瘤医院质子重离子放疗中心

上海市质子重离子医院（Shanghai Proton and Heavy Ion Cancer，SPHIC）/复旦大学肿瘤医院质子重离子放疗中心（以下简称项目）历经10余年的建设已经完成。于2014年6月开始了临床试验，本文介绍了该项目的基本情况和临床试验的初步结果。

一、项目介绍

1. 历史　对项目的调查开始于1998年。2005年获得原卫生部批文，批准引进质子和重离子放疗技术。2007年项目筹建组成立后，再次调查了全球粒子肿瘤放疗的状况，先后走访了美国、德国和日本的主要粒子放疗中心，经过了多次全国有关专家的讨论和论证，决定了引进粒子放疗的技术路线：质子加重离子放疗技术。2008年项目筹建组进行了项目招标。西门子公司的粒子放疗系统中标。经过了与西门子公司的6个月谈判签订了合同。2008年下半年筹建组经历了项目立项、论证、政府有关部门审批各项程序。2008年底开始了基建的设计，审批，基建招标等。2009年8月18日项目破土动工，历时2年基建完成。2011年年中，西门子公司开始设备安装和调试，该工作历时2年半完成。2014年上半年西门子的粒子放疗系统通过了由国家食品药品监督局（CFDA）委托的北京医疗器械检测所的各项技术的检测和数据收集。

SPHIC位于上海市浦东“上海国际医学园区”。SPHIC是一个肿瘤放疗中心，下设临床放疗科、放射物理科、影像诊断科、核医学科和其他辅助科室。另外设有质子重离子研究和发展中心，从事放射物理学及生物学研究。SPHIC提供肿瘤患者全方位的放疗，包括质子、碳离子和光子。

2. 硬件　西门子的IONTRIS粒子放疗系统主要包括：21米直径的同步加速器；4个放射治疗室（1个45度射线，3个水平线束）；放射治疗计划设计和验证系统。西门子粒子放疗系统拥有以下技术：①能产生50~250MeV的质子和85~430MeV的碳离子，足以治疗皮下30cm深部的肿瘤。两种离子射线的切换时间为15秒左右；②患者治疗体位的机器人摆位技术；③患者体位验证设备；④三维射线扫描技术（raster scanning）；⑤呼吸门控技术（Anzai）；⑥Syngo平台的网络系统。除了粒子放疗技术外，SPHIC还拥有2台瓦里安的TreaBeam和全套光子放疗的附属设备。影像和核医学的设备有：CT、MRI、PET/CT、SPET/CT，以及生产核素的回旋加速器。

3. 软件　SPHIC的技术人员除来自复旦大学肿瘤医院外，还从海内外招聘了技术人员，包括全职的来自新加坡的常务副院长，放射物理科主任和主要物理师：3位来自美国Loma Linda大学质子放疗中心等，2位来自德国，1位来自新加坡。兼职的4位来自美国的放射物理师、IT工程师、临床放射肿瘤学家和放射生物学家。SPHIC的运营和管理模式将借鉴国际医院的经验。SPHIC的3年目标是成为现代化和国际化的粒子放疗中心；5年的目标是在临床治疗和基础研究方面跻身国际一流的粒子放疗中心。

二、临床试验

1. 入组患者　按国家 CFDA 要求，我们进行临床试验。自 2014 年 6 月到 12 月，共有 35 例患者入组，其中 31 例男性，4 例女性，中位年龄 69 岁（36～80 岁）。头颈部肿瘤 10 例（颅底脊索瘤 9 例，均为手术后复发；鼻腔腺样囊腺癌手术后复发 1 例），胸部肿瘤 4 例（非小细胞肺癌 3 例，结肠癌手术后两肺转移 1 例），原发性肝癌在技术上无法切除 1 例，腹膜后未分化多形性肉瘤手术后复发 1 例，前列腺癌 19 例（高危 8 例，中危 9 例，低危 2 例）。35 例中 17 例患者不适合手术治疗，其原因是麻醉高风险 5 例，肿瘤在手术的技术上不可切除 12 例，其余 18 例患者拒绝手术。

2. 放疗　根据肿瘤类型以及肿瘤的解剖部位选择射线种类，接受碳离子照射 22 例，质子照射 13 例。照射剂量：碳离子照射的分割剂量范围从 2.74GyE/次至 10GyE/次，质子分割剂量范围为 2GyE/次至 5GyE/次，放疗的总剂量从 40GyE 到 66GyE。放射剂量的优化技术有两种：一种是“单束野优化”；另一种是“束流强度调制优化”。

IONTRIS 使用 Raster beam 扫描技术来给予放射剂量。在临床试验过程中，4 个治疗室进行每日的质控检测，测量质子束和碳离子束，每种线束检测 3 种不同的放射线能量。每种能量测量的绝对剂量偏差都在±1.0%以内，表明 Raster beam 扫描技术给予的绝对剂量是可靠的、稳定的。在三种能量和两种粒子束之间的偏差都在 2.0%以内，证明了在均匀介质中实际给予的剂量与计划剂量的误差非常小，精确度很高。为了保证放射剂量给予的精确性和每个能量层中的粒子强度，在放疗计划设计后，实施放疗前，对于每位患者的每个放射野都要进行水箱的剂量验证。测量的结果与标准照射计划剂量比较后，对于碳离子束，测量的平均值相比计划值偏差为-0.2%，其标准误为 0.4%；对于质子束，测量的平均值相比计划值偏差为-0.4%，其标准误为 0.7%。治疗期间共拍摄体位验证片 1314 张，需要校正的治疗床的幅度在 0.21～0.95mm，治疗床的水平旋转和头脚方向以及左右方向倾斜的调整幅度<2 度。对随呼吸而运动的肿瘤，如肺癌和原发性肝癌，在本临床试验中试用了 3 种控制肿瘤运动的方法：①腹部压迫技术；②主动呼吸控制技术（ABC）；③呼吸门控技术（Respiratory gating），该技术是这次临床试验中最困难的技术，我们建立了该技术并成功的应用于 3 例肺癌患者。

3. 放疗耐受性和放疗毒副作用　35 例患者对粒子治疗的耐受性很好，患者一般情况（ECOG 评分）和体重在放疗期间没有明显的改变。在 843 次分次照射中没有因为放疗的毒副作用而中止或者终止治疗。在放疗以及随访期间 25 例（71.4%）发生了与粒子放疗相关的 AE 事件 33 个，均为 1 级。临床表现为放射区域内皮肤的色素沉着、脱发、口干、小便次数增多等。在放疗结束后 6 个月时，还存在 3 个 1 级 AE。

4. 疗效

（1）头颈肿瘤：10 例患者中 8 例（80%）放疗前已经出现临床症状，包括颅神经麻痹症状，其中 2 例同时伴头痛。至放疗结束后 6 个月末次随访时的症状如下：1 例患者颅神经麻痹症状完全缓解；6 例患者颅神经麻痹症状有不同程度的改善；1 例颅神经麻痹症状稳定。肿瘤的反应：与放疗前基线 MRI 比较，至末次随访时，所有患者肿瘤体积未见增大，疗效评价均为稳定（SD）。

（2）胸部肿瘤：临床症状改善：4 例放疗的患者中有 3 例在放疗前有症状：胸闷伴咳嗽 1 例；另外偶发痰血 1 例，偶发胸背疼痛 1 例。至放疗结束 6 个月时，2 例痰血或胸闷消失，1 例患者的胸闷伴咳嗽症状改善。肿瘤的反应：以 CT 作为评价方法。末次随访时 2 例显示肿瘤退缩明显，为部分缓解（PR），另 2 例为稳定（SD）。

（3）前列腺癌：全组 4 例（21%）患者伴有不同程度的尿频尿急、夜尿增多，或排尿不畅中的 1 个或多个上述症状，包括 2 个尿频尿急、3 个夜尿增多和 2 个排尿不畅。在放疗后的随访中症状逐渐好转，在随访结束时，4 例中 3 例症状完全缓解，1 例明显改善。肿瘤标志物 PSA 评价：19 例患者中 17 例（中高危）患者在碳离子放疗前已经开始了抗雄激素的内分泌治疗。放疗后 6 个月时，16 例患者的 PSA 值在≤0.2ng/ml，为生化完全控制（CR）。其余 3 例的 PSA 值>0.2ng/ml，但是比他们放疗前的 PSA 下降，故为生化部分控制（PR）。

（4）腹盆腔肿瘤：1 例原发性肝癌患者，在碳离子放疗前没有明显的临床症状。放疗后 6 个月随访的 MRI 检查，疗效评价为 CR。另外 1 例腹膜后未分化多形性肉瘤手术后复发的患者，在碳离子放疗前没有明显的临床症状。随访 3 个月时的 MRI 检查显示，腹膜后肿瘤大小缩小，疗效评价 SD。

5. 结论　本临床试验 35 例患者，中位年龄 69 岁，最大 80 岁，超过 75 岁的有 8 例，伴发的其他疾病比较多，但所有患者仍能承受全部的放射治疗。35 例患者中有 25 例（71.4%）患者发生了与粒子放疗相关的 AE 事件 33 个，均为 1 级，粒子放疗的毒副作用发生率和文献报告的在同一水平。因此 IONTIRS 粒子放疗系统治疗患者是安全的。

35 例病例放疗后 6 个月时，粒子放疗后肿瘤引起的临床症状显著改善，近期疗效明显，有效率与国际上有关文献的报告类似。

根据本临床试验的结果和国外文献报告的临床经验，IONTRIS 粒子放疗设备治疗肿瘤患者是安全的，近期疗效好。该放疗技术适合于局限性的恶性肿瘤，包括头颈部、胸部、腹盆腔部和四肢，提供了一种无创的治疗技术。特别是对患者因为伴发疾病不适合手术，或肿瘤在技术上无法彻底切除的肿瘤。

126. 生物学指导下的肿瘤个体化治疗

李　健

北京大学肿瘤医院

自循证医学模式取代传统的经验医学模式以来，以单纯的两药/两方案对比的随机对照临床试验数据为基础的治疗理念成为肿瘤治疗主流，近年来，得益于具有特异靶点的分子靶向药物的陆续出现，生物学指导下的肿瘤个体化治疗模式悄然兴起，并成为新的肿瘤治疗发展方向。

多年以前，针对细胞毒药物的疗效预测因子的探寻已经兴起，包括DPD酶、TS酶、TP酶对氟尿嘧啶类药物疗效的预测、ERCC1、XRCC1对铂类药物的疗效预测等，但限于特异性与敏感性，截至目前，除MSI与UGT1A1等少数基因外，绝大多数检测的基因均未能用于细胞毒药物的个体化临床实践。分子靶向药物由于具有相对特异的作用靶点，从而使利用肿瘤基因分型进行的个体化药物治疗得以真正实现。

以表皮生长因子受体（EGFR）为作用靶点的抗EGFR单抗个体化治疗RAS基因野生型的晚期结直肠癌成为该领域的典范，RAS基因的筛选，使得真正治疗获益患者得到了最佳治疗，获得了最佳的生存益处，也避免了约半数患者接受无谓的无效治疗。对于RAS通路下游基因状态的深入研究，又使得RAS基因野生型患者在接受抗EGFR单抗治疗前接受了进一步筛选，使得治疗更加精确化、获益最大化。这种以分子分型为基础的肿瘤个体化治疗在多种实体瘤治疗均取得了历史性的突破，包括晚期胃癌、乳腺癌HER2基因检测指导下的抗HER2单抗的治疗，晚期非小细胞肺癌EGFR基因与ALK基因突变指导下的个体化分子靶向治疗等。同时，目前如火如荼的PD-1单抗的免疫治疗也为MSI-H晚期结直肠癌患者带来了新的治疗希望。

但是，基于分子分型指导下的肿瘤个体化治疗模式取得重要成果同时，也带来了进一步的挑战。尚有很多临床实践问题有待于解决，诸如：抗EGFR单抗治疗晚期结直肠癌的耐药问题、抗VEGF与VEGFR单抗治疗晚期结直肠癌疗效预测因子探寻、曲妥珠单抗治疗晚期胃癌的原发与继发耐药、c-met抑制剂在c-met基因蛋白表达阳性患者疗效不佳等。

生物学指导下的肿瘤个体化治疗已成为实体瘤治疗新的趋势与方向，机遇与挑战并存，在临床实践中去发现问题，在转化医学研究去解决问题，最终服务于肿瘤的个体化诊疗。

127. 复发胶质瘤的治疗

李文斌

世纪坛医院

一、概述

脑胶质瘤占颅内肿瘤的 35.26% ~ 60.96%（平均 44.69%），发病率约 5/10 万。高级别胶质瘤（Ⅲ、Ⅳ级）占所有胶质瘤的 77.5%，其中Ⅳ级 GBM 占所有胶质瘤的 54%。生存期（OS）：WHO Ⅱ级约为 5 年，Ⅲ级为 2~3 年间，Ⅳ级 GBM 为 12~15 个月，而复发 GBM 中位 PFS 和 OS 分别为 10 周和 30 周。目前对复发胶质瘤无标准的治疗方案。

二、手术

手术治疗目的：治愈；减压；减瘤；明确病理诊断；为其他治疗方法提供途径。

2014 年一篇回顾性研究显示复发胶质母细胞瘤（GBM）切除>80%的患者可生存获益。

三、放射治疗

1. 既往的观点认为对复发胶质瘤再进行放疗需慎重，主要是正常脑组织对射线的耐受量限制。现在更多的开展三维适形放疗（3D-CRT）和 调强放疗（IMRT），安全性良好，但在随机试验中未观察到改善生存。正在进行的 RTOG 1205 Ⅱ期试验：观察放疗（IMRT 35Gy/15f）同时联合安维汀对 OS 的影响。

2. 假性进展　胶质瘤放疗后，影像学上表现为原有肿瘤内强化范围增大或出现新的强化区，为一种治疗后反应，不是真的肿瘤进展或复发，普通 MRI 难以鉴别。放疗结束 3 个月内，假性进展发生率为 20%~37%。放疗期间合用 TMZ 会提高假性进展的发生率。

发生机制：主要为血管内皮细胞死亡，血脑屏障破坏，导致对比增强范围增加、水肿形成。

鉴别手段：MRS（磁共振波谱成像）、PWI（磁共振灌注成像）、DWI（磁共振弥散加权成像）PET-CT。目前临床上没有有效手段来鉴别假性进展和肿瘤进展，鉴别金标准：组织病理学诊断。

治疗：脱水、激素、神经营养药物、扩血管药物。

大部分患者随访半年可逐渐自行消退。

四、化学治疗

1. 替莫唑胺(TMZ)　1999 年由 FDA 批准用于临床治疗胶质瘤，有效率达到 50% 左右，属于第 2 代烷化剂咪唑四嗪类衍生物，口服吸收率可达 100%，可透过血脑屏障后进入脑脊液，血浆药物浓度比接近 30% ~ 40%，作用于肿瘤细胞分裂的各个时期。

复发胶质瘤对多次 TMZ 治疗方案也仍敏感。

标准的 TMZ 治疗方案：150~200 mg/m^2，d1~5/28d。

其他方案：150 mg/m^2 · d，d1~7/14d，6 个月 PFS 为 44%，有效率为 10%（2007，JCO）。

75mg/m^2 · d，　d1~21/28d。

75 mg/m^2 · d，d1~42/70d。

50 mg/m^2 · d，6month：6 个月 PFS 为 35.7%，1 年生存率为 28.6%（2010，JCO）。

2009 JCO 一项Ⅱ期临床研究结果显示：150 mg/m^2，7/14 天方案优于 50 mg/m^2/天 6 个月方案，2013 年 RTOG 0525 Ⅲ期试验显示剂量密集（21/28）TMZ 与标准 5/28 TMZ 相比无优势，“剂量密集型”替莫唑胺并不能提高生存率。

2. 亚硝脲类：尼莫司汀（ACNU）、卡莫斯汀（BCNU）、洛莫司汀（CCNU）是挽救性化疗常用药物。用于复发性胶质瘤的治疗：单药或联合用药：PCV 方案（CCNU 110 mg/m^2 d1 口服，甲基苄肼（PCB）60mg/m^{2}d8～21 口服，长春新碱（VCR）1.4mg（≤2）mg/m^2 d8，d29 静脉注射，Q8 周，不超过 6 周期），6 个月无进展生存期约为 20% ～52 %。

五、靶向治疗

1. 贝伐珠单抗（安维汀） 2009 年 FDA 批准用于复发 GBM 的治疗，作用于血管内皮生长因子（VEGF）的单克隆抗体，贝伐珠单抗治疗 GBM 的 PFS 为 4～4.2 个月，OS 为 7.8～9.2 个月。

2014 年发表在新英格兰杂志的一篇研究显示贝伐珠单抗可改善患者生存质量，延长 PFS，但对患者 OS 没有改善。BELOB 研究显示对复发 GBM 贝伐单抗联合洛莫斯汀优于单用贝伐珠单抗或洛莫斯汀。正在进行的 EORTC 26101 为治疗复发的胶质母细胞瘤Ⅲ 期研究，对比贝伐珠单抗 +洛莫斯汀 vs 洛莫斯汀，等待验证 BELOB 试验的结果。

存在的问题：贝伐珠单抗的维持治疗时间尚没有定论，大部分患者应用直至疾病进展，对于病情稳定的患者，维持治疗的时间不间断应用贝伐珠单抗可诱导更具有侵袭性的肿瘤表型，同时中断治疗后可因对水肿的治疗效应减弱而引起临床症状反跳。再次进展后，如再选择含有安维汀的联合方案，治疗效果很差（中位 PFS 2m，OS 5.2m）。

2. 脑胶质瘤最常见的为 EGFR 扩增（GBM 40%～50%，间变性星形细胞瘤 17%）和过表达，其次为 EGFRv Ⅲ重排（GBM 20%～30%）。EGFR 酪氨酸激酶抑制剂及单克隆抗体（厄洛替尼、吉非替尼、西妥昔单抗）均未在 GBM 观察到明显的疗效。

EGFR 抑制剂治疗失败的原因可能与下游基因的改变有关：RTKs、PIK3CA、PTEN，如患者存在抑癌基因 PTEN 缺失，则下游的 PI3K 信号通路持续激活，导致对 EGFR 酪氨酸激酶抑制剂耐药。有学者开始应用胞内区抑制剂及 EGFR 通路抑制剂来治疗 GBM。

mTOR 蛋白：PI3K 信号通路关键的介导因子，mTORC1（一种 mTOR 蛋白的多分子复合物）在胶质母细胞瘤患者中过度激活可能是由治疗引起的一种致癌性转化。雷帕霉素可抑制 mTOR，雷帕霉素类似物：依维莫司（everolimus）、temsirolimus 、ridaforolimus，正在进行临床试验。

六、免疫治疗

CAR-T、细胞因子 、树突状细胞 、疫苗。

Ipilimumab：抗 CTLA-4（细胞毒 T 淋巴细胞抗原 4）人源化 IgG1 单克隆抗体。

Nivolumab：抗程序性死亡分子-1（PD-1）全人源化 IgG4 单克隆抗体。

正在进行的Ⅱ期临床试验。

七、小结

在肿瘤复发时尽可能地取到肿瘤组织；局部的再次放疗是安全的，并有利于控制肿瘤；临床上仍较多的依赖于影像学技术来鉴别假性进展和真性进展；复发后胶质瘤最常用的化疗药物为 TMZ 和亚硝脲类；贝伐珠单抗可减轻症状，提高生活质量，延长 PFS；尽管对胶质瘤的基因异质性、分子表型及肿瘤微环境比以前有了更深入的认识，但复发胶质瘤的治疗仍疗效欠佳。

128. 姑息治疗与抗肿瘤治疗整合，我们能做什么？

刘嘉寅[1]，刘　巍[2]

[1]河北省肿瘤医院；[2]北京大学肿瘤医院

1971 年由美国国会发起，并由时任美国总统理查德·尼克松宣布的“抗癌之战”，其愿景是希望提高对“癌症疾病”的公众意识，从而汇集不同力量和资源抗击癌症。然而，30 年多年过去了，2004 年美国《财富》杂志刊登了一篇《为什么我们输掉了抗癌之战》，文中指出癌症医疗人员们习惯于治疗癌症，而不是设法直接预防或控制癌症。2014 年发表在《柳叶刀》的三篇文章从不同层面分析了抗癌之战的“得与失”，正如文章作者所说虽然我们已经赢得了一些“战斗”，但我们尚没有完全赢得这场“抗癌之战”。此刻，肿瘤的姑息治疗渐渐由配角变成主角。我们在思考，姑息治疗与抗肿瘤治疗整合，我们能做什么？

一、越发强化和深化姑息治疗贯穿肿瘤治疗的全方位、全程

WHO 在肿瘤工作的综合规划中确定了预防、早期诊断、根治治疗和姑息治疗四项重点。由此可见，姑息治疗是癌症控制方面一个必不可少的内容。WHO 对于姑息治疗特别强调症状控制、患者支持、提升生活质量等多方面的内涵。需要注意：姑息治疗应在“病程早期”与放化疗共同应用，是放化疗的有效补充，让临床医生从癌症治疗的初始就可以“更好的了解和管理令人痛苦的临床并发症”。

此外，全球各大权威机构 ASCO、ESMO、NCCN 、EAPC 等均强调需要在疾病的全过程强化对癌症患者生理症状、心理和精神需求的管理。

（一）姑息治疗应贯穿肿瘤治疗的全过程

事实上，1998 年，ASCO 就提出：肿瘤专家以及姑息团队的职责不仅仅在于治疗癌症，而是应该将姑息治疗与标准抗肿瘤治疗结合贯穿疾病治疗的全过程。然而，那个时间尚缺乏将姑息治疗与抗肿瘤治疗整合的循证证据。2009 年后，美国麻省总医院专家发表在《新英格兰杂志》上的一篇文章让世界为之振奋，该研究将初诊转移性 NSCLC 患者随机分为常规的标准抗癌治疗组和在标准抗癌治疗基础上加上早期姑息治疗组。主要观察终点为 12 周时的生活质量，次要观察终点为生存期等，结果发现在接受随机入组的 151 例患者中，12 周时分配至早期姑息治疗组的患者比单纯标准抗癌治疗组的患者具有更好的生活质量，焦虑和抑郁的发生率均较低，尤其改善抑郁更加明显。而令世人哗然的是尽管早期姑息治疗组患者较少接受了强化的临终治疗（33% *vs* 54%，$P=0.05$），但其中位生存期显著延长（11.6 个月 *vs* 8.9 个月，$P=0.02$）。与标准治疗组相比，早期姑息治疗组患者显著延长中位生存期达 2.7 个月，这项研究告诉我们：早期姑息治疗显著改善了转移性 NSCLC 患者的生活质量和情绪，与单纯标准抗癌治疗患者相比，早期姑息治疗的患者生存期同样得到明显延长。随后，这个团队继续发表了关于：转移性非小细胞肺癌患者的早期姑息治疗亚组分析，发现早期姑息治疗组没有明显降低转移性 NSCLC 患者各阶段化疗的比率，只是静脉化疗的发生随着临终时间的临近明显下降，口服化疗组无明显差异；与单纯标准治疗组相比，早期姑息治疗显著增加患者最终化疗到死亡的间隔天数以及临终关怀时间。由此我们领悟到早期姑息治疗的介入使得患者的治疗模式优化；临床医生更

加关注患者的生活质量和一般状况，避免了临终期患者的过度治疗，这样可以提高其临终生存期和生活质量；早期姑息治疗的合理加入使患者在保障生活质量的前提下能够耐受充分的化疗，使得患者总生存期延长的同时，也在末次化疗后有较长时间高生活质量的临终关怀期，这些研究都引发我们的思考，而如何践行更是重中之重。正是一系列临床研究的不断出台，因而在2012年ASCO颁布的临床指南中，我们读到：所有转移性非小细胞肺癌（NSCLC）患者在诊断初期，除了标准癌症治疗外，还应提供姑息治疗。

（二）姑息治疗应贯穿肿瘤治疗的全方位

随着姑息治疗日益得到肿瘤学界的重视，美国麻省总医院专家的研究团队后续发表了多篇文章，其中针对早期姑息治疗模型和实施经验的总结非常有价值，认为早期姑息治疗模型大致应包括：建立姑息治疗团队、决策制定、教育/支持等；设立的患者治疗目标包括：生理、心理、社会、精神、伦理；具体步骤包括：关注生活质量（包括躯体、心理症状）、建立对疾病的正确认知、积极的应对行为、随后模式将更好地配合抗肿瘤治疗或者临终关怀，最终达到康复状态或者尊严辞世的要求。姑息治疗不仅限于临床医生范畴，肿瘤护理更是姑息治疗的重要方面。接下来这个团队探讨了早期姑息治疗在肿瘤的全程护理的意义，研究终点：①早期姑息治疗的关键随访要素；②关键要素的随访时间点；③早期姑息治疗与肿瘤护理记录在病情进展时的差异。入组人群以老年患者为主。早期姑息治疗内容包括：建立互信关系；处理症状如症状评估和检查、症状管理；解决应对包括应对能力、精神和信仰、情感状态、适应社会角色等；建立对疾病正确认知如对目前病情及预后的认识，对癌症治疗的认识等；设立临终计划如抢救方式的选择、讨论临终计划等；家庭成员的支持沟通等。研究中将姑息治疗在不同时期，内容各有侧重如：初期建立信任关系，加强疾病理解，讨论癌症治疗影响作为主导内容；治疗期间以解决症状，积极应对，提高患者疾病的认知，加强家庭支持。生命末期更关注于临终关怀及抢救措施的选择，关注治疗决策变化及后续计划。研究结果提示：早期姑息治疗侧重全程管理、症状控制、疾病宣教和预后的理解程度，从而使患者更加获益。正如2013年《新英格兰杂志》的述评提到：随着关于早期姑息治疗临床研究的成功，正在逐渐改变着医生、患者及患者家属对待姑息治疗的整体态度和理念。

（三）姑息治疗的强化和深化

近年来，姑息治疗的研究逐渐深入，例如2014年ASCO大会发表了一项关于癌症照顾者的ENABLE研究。研究入组人群122名非专业照料人员，随机分为早期干预组及延迟干预组。早期干预组立刻启动ENABLE（生命终结前的教育、建议），延迟干预组在随机化分组12周后启动ENABLE。ENABLE电话为基础的双重干预、由高级护士辅助，记录谈话过程。针对照顾者谈话包括：什么是姑息治疗？你作为家庭照顾者的重要作用？如何处理困难、与患者如何沟通、陪伴，协助进一步治疗计划等 。应用癌症患者照顾者生活质量量表、流调中心用抑郁量表及Montgomery Borgatta照料者负担量表［包含主观负担（SB）、客观负担（OB）及要求负担（DB）］。测定照料者的生活质量（QOL）、抑郁及负担状况，测定时间为第0、6、12、18、24周；24周至患者去世或研究完成期间。研究结果提示：早期干预组中照料者的抑郁及SB水平更低，QOL也有提高的趋势。肿瘤姑息治疗应越早越好，以最大程度地为照料者带来获益。由此可见，改善照料者的精神健康及舒适度同样是姑息治疗的重要组成部分。”

此外，终末期化疗与否同样是姑息治疗的关注领域，美国的一项前瞻性队列研究，入组386人（医生判断生存期不足半年的晚期转移性癌症患者），姑息化疗216人（56%）（入组时正在进行化疗）；最佳支持治疗组170人。主要研究终点：①在死亡前1周接受有创性积极抢救的比例；②患者死亡地点。次要研究终点：①生存期；②临终关怀的介入时间（死亡前>1周）；③实际死亡地点是否与各自生前希望的地点相同。研究入组中人群以中老年为主。研究结果提示：终末期仍接受化疗的患者接受临终关怀较少，在临终前1周接受心肺复苏及机械通气概率较高；同时，此部分患者死于ICU的概率更高，而非化疗患者在家中或其他自己希望的地点去世的比例相对更高。这项研究反映出激进的化疗对生命末期患者存在潜在危害性，可能会违背患者的治疗意愿，影响生活质量；强调医生需要与患者就终末期化疗的实施和影响进行有效沟通。

二、姑息治疗内涵升华，不仅仅“治病”，更强调“救人”

一直以来倡导的姑息治疗不仅仅治疗疾病本身，更要关注患者本人。正如心理社会肿瘤学缔造者吉米·霍兰教授所讲：医学不仅仅是装在瓶子里的药！世界癌症宣言的九大目标：强调重视癌症的全程管理和控制、重视康复、姑息和支持治疗、有效的控制癌痛和心理痛苦。目前疼痛被世界公认为第五大生命体征，而心理痛苦则就被很多学术组织称为第六大生命体征。关注痛苦的研究也在方兴未艾，2001 年一项流行病学研究共纳入 4496 位患者，14 种癌症类型。在各类型癌症的心理痛苦发生率均较高约在 40%左右。我国的一项关于成人癌症患者抑郁和焦虑发病情况的荟萃分析同样显示，3497 名癌症患者中 30%~40%抑郁及焦虑的发生。在不同癌症、不同的治疗过程中均容易发生心理痛苦。此刻，引用 Dr. Martin Chasen 的评论：需要转化思维来启发临床医生、患者和家属，在积极的化疗和放疗之外，还有许多事情可以做。

近期一项回顾性研究显示，“全方位”服务项目能够改善疾病过程。这项研究为癌症患者制定了 4 项推荐：给癌症患者提供社会心理支持，优化癌症患者的身体功能。给予癌症患者角色支持，从而使他们能够继续工作或担任其他重要的角色，例如照顾家庭。关注社会功能，减少癌症患者不愉快经历，通过宣传使大家了解癌症影响（例如脱发的解释），从而减少患者的孤独感。研究结果提示：癌症患者的康复措施有利于改善患者的心理障碍及营养和功能状态等。与此同时，2014 年《柳叶刀》一项多中心研究表明，多学科综合抗抑郁治疗可使癌症患者的抑郁症状得到显著改善。研究结果清晰表明，除药物治疗外，利用多学科团队还应加强日常的心理疏导与精神科医生指导下的加强型护理，在生活质量各方面会取得更佳的效果。

2014 年《柳叶刀》另一项多中心晚期癌症患者的早期姑息治疗：一项整群随机对照研究，主要终点：每 3 个月时 FACIT-Sp（慢性疾病治疗-精神健康功能评估量表）的得分变化。次要终点：第 4 个月时 FACIT-Sp 的得分变化，以及第 3 个月和第 4 个月时其他量表（生命终点生活质量评估［QUAL-E］量表）、治疗满意度（FAMCARE-P16）、治疗相互作用问题（癌症康复评估系统药物相互作用亚量表［CARES-MIS］）等）评分的改变。共有 24 个临床门诊部经随机化分组，共有 461 例患者完成基线评测估（干预组 228 例，对照组 233 例）；入组患者均为Ⅳ期（肺癌、胃肠道肿瘤、泌尿生殖系统、乳腺、妇科肿瘤）患者、ECOG 为 0~2，临床预后为 6~24 个月。干预组包括：门诊、住院、家庭护理、护理方式等不同方面。研究结果提示：与标准治疗组相比，早期姑息治疗增加了临床症状、临床心理评估、护理方式及姑息治疗培训、随访等方面。研究结论：伴随着门诊临床医生和护士每月一次的专业姑息治疗及干预，患者精神健康水平和生活质量随之提高，患者的满意度也得到改善。

三、姑息治疗各种指南推陈出新，需立足本土发展提升

自“NCCN 指南《palliative care》、持续更新后，EAPC 制定欧洲临终关怀和姑息治疗标准和规范，2014 年 ASCO、ESMO 新颁布多项姑息领域指南，《survivorship》指南 2013 年颁布，更加关注癌症生存者，我国在中国抗癌协会癌症康复与姑息治疗专业委员会前任主委于世英教授，现任主委王杰军教授等专家团队不懈努力下，也制定了多项我国姑息领域指南。此外，国内外诸多肿瘤姑息心理干预模式在实操层面也给予了我们肿瘤临床工作者以指引，如美国杜克大学的“Seven Pillars ”：hope、balance、inner strengths、self care、support、spirit、life review。加拿大学者创立的 CALM 模式（Managing Cancer And Living Menaginfully）全称是“晚期癌症患者症状管理与生存意义”，是一种专门为癌症患者特别是晚期癌症患者设计的短期心理治疗。目的：帮助晚期癌症患者更好地面对死亡、绝望和各种痛苦的煎熬，帮助他们了解生命的意义，提高生活质量，同时提高肿瘤临床工作人员与晚

期癌症患者沟通的能力。2014 年在 IPOS 发表了多篇关于 CALM 模式的研究。此外还有重视医患沟通模式（SHARE 模型）等等。台湾安宁疗护模式的五全照护，全人、全家、全程、全队、全社区的关照；我们团队在多年肿瘤姑息治疗经验的基础上，总结了自己的肿瘤姑息心理干预模式，WARM 模式：W-Whole 肿瘤的治疗应贯穿肿瘤治疗全过程、多学科团队：医生、护理、家庭社会支持等团队，身心灵的呵护；A-Action 医护人员的慈心善行；R-Re-evaluation 动态评估和反馈；M-Manage 姑息心理治疗团队管理。

面对国际姑息治疗领域的迅速发展，我国如何实现在姑息治疗领域的不同地区、不同国家的“互联互通”，以及我国本土的各省市，地区间的互联互通推行姑息理念和方法也是亟待解决的问题。

四、结语

正如吴孟超院士所讲：医学是一门以心灵温暖心灵的科学。整合姑息治疗与抗肿瘤治疗，这是一个新的传统治疗时代的到来，我们有理由相信，通过更加系统、全面、客观、科学的姑息临床研究所得出的结论将更有实际意义，也衷心希望能够为真正实现我们中国本土肿瘤患者的“私人定制”的抗癌治疗做出贡献。

129. 表观遗传调控与肿瘤综合治疗

鲁先平

深圳微芯生物科技公司

肿瘤是危害人类健康最主要的疾病之一。根据《2012中国肿瘤登记年报》数据，全国每年新发肿瘤病例估计约为312万例，每分钟有6人被诊断为恶性肿瘤。尽管新型靶向药物的临床应用使肿瘤治疗的有效率有所提升，但肿瘤患者的长期生存率并没有得到有效的改善，超过90%的肿瘤患者最终死于肿瘤的转移和复发。研究表明，肿瘤细胞表观遗传模式的紊乱导致了异质性、可塑性、干细胞样以及免疫逃逸等特性，而后者正是肿瘤耐药、转移和复发的内在原因。组蛋白去乙酰化酶（HDAC）是表观遗传调控的重要酶类之一。随着国内外针对HDAC的药物走向临床应用，它们通过逆转紊乱的表观遗传模式而产生的抗肿瘤作用机制和临床应用价值也被深入研究。

西达本胺是亚型选择性的HDAC抑制剂，是新一代的表观遗传药物。基础研究表明，西达本胺与国外上市的非选择性抑制剂在药代动力学、药效动力学和体内代谢特征方面都存在差别，从而带来了不同的生物学效应，并最终体现为在临床疗效、安全性和联合用药的差异。西达本胺诱导肿瘤细胞的周期阻滞和凋亡，是针对肿瘤细胞的直接作用。西达本胺通过对DNA损伤的诱导及对EMT的抑制作用，可以与化、放疗药产生协同作用并能抑制肿瘤转移。另外，西达本胺下调Treg、诱导和激活NK和CD8+CTL介导的抗肿瘤细胞免疫反应，从而对免疫功能进行调节。上述研究证明，西达本胺的作用不仅仅针对肿瘤细胞本身，还表现在对免疫反应、细胞增敏、抑制转移及微环境等一系列生物学行为的调控上。因此，除了单药应用外，西达本胺还更有希望应用于肿瘤的综合治疗，比如联合化疗、放疗和细胞免疫治疗等。

2014年底，西达本胺单药获CFDA批准用于复发或难治PTCL。关键性2期研究结果显示安全有效。服用西达本胺总体患者的中位OS为21.4个月，数据对比后发现，这可能是现有的针对复发或难治PTCL治疗方案（包括化疗和新药等）中最长的，因此患者的获益非常明显。研究还发现，除了CR和PR，SD患者的总生存期也得到显著延长。这些现象恰恰也是肿瘤免疫治疗的特征之一，这也再次证明了免疫调节机制对于西达本胺疗效的贡献。在单药疗效的基础上，研究者们正在探索西达本胺参与T淋巴瘤综合治疗的价值，目的是增加疗效、减少复发。我们与医科院肿瘤医院合作的西达本胺联合放疗治疗NK/T淋巴瘤的临床研究即将招募患者。另外，单药用于维持治疗，以及联合化疗及靶向药的研究也在准备阶段中，有些研究的预试验已经开始，初步结果令人鼓舞。我们可以期待，基于这些探索，现有T细胞淋巴瘤的综合治疗水平将得到明显的提升。

除了T淋巴瘤，西达本胺为核心的综合治疗针对其他肿瘤的研究也将陆续开展。例如，在血液淋巴系统肿瘤中，联合靶向药治疗多发性骨髓瘤、联合免疫化疗治疗B淋巴瘤的研究方案正在与研究者沟通准备中。在实体瘤方面，西达本胺联合化疗针对NSCLC的2期试验患者入组已经结束，结果即将揭盲。联合芳香化酶抑制剂治疗乳腺癌的3期试验也即将开展。与此同时，西达本胺单药治疗淋巴瘤及联合用药治疗乳腺癌的临床研究也在美国、日本和欧洲开展中。

总之，作为新一代的表观遗传药物，西达本胺将作为肿瘤综合治疗的核心，通过与放疗、化疗、细胞免疫治疗和靶向药等治疗的协同作用，期待改善肿瘤治疗的疗效，最终延长患者的生存。

130. 靶向微环境的肿瘤免疫治疗研究进展

罗荣城，刘新会

南方医科大学肿瘤中心（中西医结合医院）

肿瘤微环境（tumor microenvironment，TME）是1979年由Lord提出的一个复杂的综合系统，它包括许多的基质细胞以及在其中传递微环境与肿瘤细胞相互信息的细胞因子。越来越多研究证实，肿瘤的发生发展不仅是肿瘤细胞基因突变，更是突变细胞对TME的适应过程。近年来，肿瘤免疫治疗尤其是靶向TME的免疫治疗发展迅速，2013年《Science》杂志将肿瘤免疫治疗列为年度世界十大科技进展之首[1]。本文主要对靶向TME的肿瘤免疫治疗研究进展进行综述。

一、免疫抑制分子

TME中存在多种类型的免疫抑制细胞和抑制分子，抑制机体抗肿瘤免疫效应，其中近年来免疫抑制分子的研究热点主要集中在细胞毒T淋巴细胞相关抗原（cytotoxic T lymphocyte-associated antigen-4，CTLA4）和程序性死亡受体1（programmed death1，PD-1），多种抗体药物在临床试验中取得可喜的效果。

CTLA4又称为CD152，是成熟免疫T细胞表面的跨膜受体，与CD28竞争结合APCs表面的B7分子，影响免疫过程中TCR通路信号转导，抑制T细胞活化，参与肿瘤免疫的负性调节。Ipilimumab和Tremelimumad均为针对CTLA4的单克隆抗体，可以有效地逆转CTLA-4对效应T细胞的抑制，同时也可阻断CTLA-4对免疫抑制细胞的激活[2]。研究证实和单用达卡巴嗪相比较，Ipilimumab联合达卡巴嗪用于恶性黑色素瘤可以显著延长患者的2个月的中位总生存期（overall survival，OS）[3]。2011年FDA批准Ipilimumab用于晚期恶性黑色瘤的治疗。后续临床研究中证实Ipilimumab联合沙莫司亭生存收益更加明显，且毒性反应可以耐受[4]。但近期其用于转移性去势抵抗前列腺癌的Ⅲ期临床研究尽管表明有一定的有效性，但患者的OS无显著的获益[5]，因此需要进一步的研究证实。尽管如此，Ipilimumab在多种其他肿瘤中仍有良好的治疗前景，积极探寻该药治疗效果的指标也有重要意义。最近研究结果表明IL-2R的缺失会抑制Ipilimumab的抗肿瘤免疫作用，有可能作为其疗效预测的指标之一。

PD-1是位于T、B和巨噬细胞表面的抑制性受体，属于CD28/CTLA4的免疫球蛋白家族成员，其主要配体有PDL-1和PDL-2，其中PDL-1在多种肿瘤细胞的表达中更加广泛[6]。PD-1与PD-L1结合后可负性调节T细胞受体信号，降低TCR介导的免疫效应细胞杀瘤效应，促进肿瘤免疫逃逸过程。Pembrolizumab和Nivolumab是目前FDA批准的抗PD-1单抗，可以逆转PD-1的免疫抑制作用。基于Pembrolizumab用于恶性黑色素瘤的大型Ⅰb期临床研究（KEYNOTE-001）结果，2014年9月4日获批准用于治疗不可切除的或转移性黑色素瘤[7]。后续临床研究发现与Ipilimumab相比较，Pembrolizumab生存收益更加明显。对于Ipilimumab和（或）BRAF抑制剂治疗后复发的患者，Nivolumab比化疗更能带来生存收益并产生较少的毒性作用[8]，基于此，获得FDA批准用于其他药物没有应答的不可切除的或转移性恶性黑色素瘤。也有临床研究证实，在无BRAF突变的恶性黑色素瘤患者中Nivolumab有显著的治疗收益[9]。Nivolumab与抗CTLA4单抗联合应用有协同促进作用，可显著延长恶性黑色素瘤患者 OS[10]。目前其在 NSCLC、肾细胞癌、尿道上皮细胞癌、头颈部鳞癌、多发性骨髓瘤和恶性黑色素瘤的临床试验仍在进行中。有研究证实，Nivolumab 在转移性鳞性 NSCLC 和淋巴瘤患者中有良好的治疗前景[11,12]，基于此，2015 年 3 月 4 日 FDA 批准用于治疗在经铂为基础化疗期间或化疗后发生疾病进展的转移性鳞性 NSCLC。目前，多种抗 PD-1/PDL-1 单抗，如 MEDI0680、pidilizumab、BMS-936556、MEDI4736、MPDL3280A、MSB0010718C 都处于 Ⅰ ~ Ⅲ 期的临床研究阶段[13]。

二、免疫抑制细胞

TME 中聚集了大量的抑制性免疫细胞，例如调节性 $CD4^+$ $Foxp3^+$ T 细胞（Treg cells）和髓样抑制细胞（myeloid-derived suppressor cells，MDSC），可以通过抑制效应 T 细胞的活性，发挥促肿瘤发生发展的作用。

Treg 细胞的特征性标志为 Foxp3，可能通过分泌抑制性细胞因子、颗粒酶和穿孔素抑制免疫效应细胞功能和杀伤效应细胞，从而在肿瘤免疫逃逸过程中发挥重要作用。有研究发现 CD39-CD73-Adenosine 通路在其中发挥重要作用[14]，进一步研究针对 Treg 参与肿瘤免疫的通路和靶点为肿瘤免疫治疗提供了新的思路。有研究已证实采用环磷酰胺或 CD25 抗体等可以有效抑制或清除 Treg 细胞，从而增强肿瘤特异性肽疫苗的免疫反应[15]。

MDSC 能通过抑制 T、NK 和 DC 细胞发挥免疫活性，参与肿瘤免疫逃逸[16]。在动物模型中，MDSC 已经被证明能促进肿瘤转移和进展[17]，针对其细胞表面特定分子的抗体 Peptibody 可以特异性结合并清除 MDSC[18]。目前已发现一些药物如氟尿嘧啶、吉西他滨可以抑制 MDSC 的扩增，SHP-1 也可以调节肿瘤形成过程中 MDSC 的功能，对 MDSC 的深入研究和新靶点的选择可能发现新的克服免疫抑制的方法，为免疫治疗提供新策略[19]。

三、免疫细胞及免疫刺激因子

越来越多研究证实肿瘤与炎症反应的密切关系，作为参与炎症反应的重要组成部分，TEM 中的免疫细胞和细胞因子在肿瘤的发生发展过程中发挥着重要作用。

肿瘤过继性细胞免疫疗法经过了几代的发展，嵌合抗原受体 T 细胞（chimeric antigen receptors-modified T cells，CAR-T）成为近年来的研究热点。它主要是利用基因工程技术，将以非 MHC 限制性的方式识别目标抗原的嵌合受体，通过转染 T 细胞，使之具有特异性识别和杀伤肿瘤细胞的能力[20]。目前，临床研究证实靶向 CD19 的 CAR-T 细胞（CTL019）在 ALL 中有良好的治疗效果[21,22]，已获得 FDA 突破性治疗药物资格，在各种类型淋巴瘤、白血病、神经胶质瘤均已进入Ⅱ期临床研究。

双特异性 T 细胞连接（bispecific T cell engager，BiTE）单抗是可以同时结合 T 细胞表面刺激分子和肿瘤细胞的双特异性单链抗体，进一步激活免疫系统识别和杀伤肿瘤细胞[23]。Blinatumomab 可以通过结合肿瘤细胞通用抗原 CD19 和 T 细胞表面的 CD3，发挥杀伤肿瘤作用，2014 年 12 月 FDA 批准用于治疗包括 Ph 阴性 B 细胞急性白血病在内的急性白血病。近期，有研究报道了其用于前体 B 细胞急性淋巴细胞白血病的Ⅱ期临床研究结果[24]。除此之外，Blinatumomab 用于 NHL 、ALL 、B-ALL 、DLBCL 的临床研究也正在进行中。

肿瘤相关巨噬细胞（tumor associated macrophage，TAM）是 TEM 中由外周血单核细胞浸润到实体肿瘤组织中而演变成的巨噬细胞。在不同的环境中，TAM 可活化成为具有不同分子和功能特征的亚群 M1 和 M2。TAM 不仅可以发挥抗肿瘤效应，还可以通过分泌特殊的细胞因子和生长因子（如 IL-1、IL-10、VEGF 和 TGF-β 等），发挥促肿瘤发展转移过程。有研究表明 TAM 表面的 SIRPα 可以识别肿瘤细胞表面 CD47，抑制 TAM 对肿瘤细胞的吞噬作用，设计 SIRPα 突变体竞争性结合 CD47 有可能会促进肿瘤细胞的吞噬作用[25]。进一步深入研究 TAM 功能的实现以及调控机制，可能寻找到新的抗肿瘤治疗靶点[26]。除此之外，TEM 中 NK、NKT 细胞都具有重要的免疫调节作用，但在特定微环境下的具体功能和机制仍需要进一步研究。

免疫细胞因子主要来源于活化的免疫细胞和肿瘤细胞，如 IL-2、IL-12、TGF-β、IFN-γ、VEGF 等。IFN-γ 和 IL-12 等细胞因子的应用虽然在临床前研究证实可以改变 TME，诱导抗肿瘤免疫作用，然而在临床上应用仍有毒性过大和花费过高的限制因素。随着对其抗肿瘤机制研究的深入，开发有效的替代品成为一项重要的研究思路。另外，一些基因重组的细胞因子（如 IL-2 等）可以促进免疫细胞效应的杀瘤作用，目前多被用于过继性细胞免疫治疗中激活免疫细胞，并且在多种实体瘤中开展了试验，并取得了一定的疗效[27,28]。除此之外，靶向 CD40/CD154、OX40、CD137、CD27 等免疫共刺激分子的激动性抗体也处于各期临床试验中[29-31]。

四、树突状细胞（dendritic cells，DC）

DC 具有启动特异性免疫应答和诱导肿瘤免疫耐受的双重功能，是目前发现的功能最强大的专职 APC，具有直接激活 $CD4^+T$ 和 $CD8^+T$ 细胞的能力。有研究表明 DC 的成熟和活化障碍不能有效地提呈抗原，基于 DC 的肿瘤疫苗研究主要是通过体外经各种免疫调节剂的激活，和（或）用抗原修饰 DC，提高 DC 的成熟及抗原提呈能力，以打破肿瘤免疫耐受，发挥强大的抗肿瘤作用。2010 年 FDA 批准了首个治疗性 DC 疫苗 Sipuleucel-T（Provenge）用于转移性对非激素依赖性前列腺癌。目前大多数 DC 用于恶性黑色素瘤、前列腺癌、肾癌、膀胱癌、肺癌等临床试验正在进行中，但其安全性和有效性仍待进一步证实和改进，并且仍需寻找预测 DC 免疫治疗收益的指标和对免疫反应监测方法进行标准化。联合 DC 疫苗和靶向肿瘤抑制或刺激分子的治疗策略相结合，可能增强免疫反应成为肿瘤免疫治疗的新策略之一[32]。

五、肿瘤血管形成相关细胞

TME 中固有免疫细胞及其释放的血管活性因子（如 VEGR、PDGF、MMP9 等）可以刺激肿瘤血管生成和增强肿瘤细胞迁移、侵袭和转移[33]。目前阻断或抑制基底膜降解、抑制血管生成因子通路和直接靶向血管内皮细胞成为肿瘤抗血管免疫治疗的新手段，如贝伐珠单抗、索拉非尼、舒尼替尼等阻断血管内皮细胞的迁移、增殖和肿瘤血管的生成，AGM-1470、内皮抑素等通过诱导肿瘤内皮细胞的凋亡而阻断血管生成。目前贝伐珠单抗已在多个国家和地区获批用于结直肠癌、非小细胞肺癌、肾癌、卵巢癌、神经胶质瘤等多个适应证[34]，2014 年 FDA 批准其联合化疗用于晚期宫颈癌。但由于肿瘤血管生成和正常血管生成存在共同环节，抗肿瘤血管生成药物的某些毒副作用仍需要进一步的观察。其他抗肿瘤血管生成药物，如 HMPL-013、阿帕替尼、Ramucirumab、Vatalanib 等仍处于各期临床试验阶段。

六、肿瘤干细胞（cancer stem cells，CSC）

CSC 细胞启动和维持肿瘤生长促进肿瘤的进展、转移、治疗抵抗和复发，具有自我更新、增殖和不完全分化的能力。目前以 CSC 为靶的免疫治疗具有一定的理论依据和可行性，认识其在侵袭转移中的作用，并寻找针对肿瘤干细胞的治疗方法，为抗肿瘤转移治疗提供新思路。而且有研究已经证明，正常干细胞在体外接触到 TEM 会变成 CSC[35]。TEM 中的巨噬细胞通过多种细胞因子（如 TGF-β1）、生长因子和靶向 EFGR/Stat3/Sox-2 通路等调节 CSC 的活性[36]。分析 TEM 对诱导 CSC 的具体机制，寻找 TEM 中 CSC 治疗新靶点为肿瘤免疫治疗提供了新思路。

综上所述，肿瘤免疫治疗在经过漫长的研究过程，已经成为肿瘤治疗的一种有效手段。由于 TEM 对肿瘤发生发展的双重作用，靶向 TEM 的肿瘤免疫治疗成为新的治疗策略，不论是从免疫促进因素因子，还是从免疫抑制因素及刺激肿瘤血管形成和 CSC 分化的各种活性成分，都应引起充分的重视。从 TEM 的各个方面深入研究，寻找打破肿瘤的免疫耐受和抑制免疫逃逸的新靶点，从而为肿瘤的免疫治疗提供一个更为广阔的前景。

参 考 文 献

1. Couzin-Frankel J. Breakthrough of the year 2013. Cancer immunotherapy [J]. Science, 2013, 342 (6165): 1432-1433.
2. Davies M. New modalities of cancer treatment for NSCLC: focus on immunotherapy [J]. Cancer Manag Res, 2014, 6: 63-75.
3. Robert C, Thomas L, Bondarenko I, et al. Ipilimumab plus dacarbazine for previously untreated metastatic melanoma [J]. N Engl J Med, 2011, 364 (26): 2517-2526.
4. Hodi F S, Lee S, Mcdermott D F, et al. Ipilimumab plus sargramostim vs ipilimumab alone for treatment of metastatic melanoma: a randomized clinical trial [J]. JAMA, 2014, 312 (17): 1744-1753.
5. Kwon E D, Drake C G, Scher H I, et al. Ipilimumab versus placebo after radiotherapy in patients with metastatic castration-resistant prostate cancer that had progressed after docetaxel chemotherapy (CA184-043): a multicentre, randomised, double-blind, phase 3 trial [J]. Lancet Oncol, 2014, 15 (7): 700-712.
6. Henick B S, Herbst R S, Goldberg S B. The PD-1 pathway as a therapeutic target to overcome immune escape mechanisms in cancer [J]. Expert Opin Ther Targets, 2014, 18 (12): 1407-1420.
7. Robert C, Ribas A, Wolchok J D, et al. Anti-programmed-death-receptor-1 treatment with pembrolizumab in ipilimumab-refractory advanced melanoma: a randomised dose-comparison cohort of a phase 1 trial [J]. Lancet, 2014, 384 (9948): 1109-1117.
8. Weber J S, D'Angelo S P, Minor D, et al. Nivolumab versus chemotherapy in patients with advanced melanoma who progressed after anti-CTLA-4 treatment (CheckMate 037): a randomised, controlled, open-label, phase 3 trial [J]. Lancet Oncol, 2015, 16 (4): 375-384.
9. Robert C, Long G V, Brady B, et al. Nivolumab in previously untreated melanoma without BRAF mutation [J]. N Engl J Med, 2015, 372 (4): 320-330.
10. Postow M A, Chesney J, Pavlick A C, et al. Nivolumab and Ipilimumab versus Ipilimumab in Untreated Melanoma [J]. N Engl J Med, 2015.
11. Ansell S M, Lesokhin A M, Borrello I, et al. PD-1 blockade with nivolumab in relapsed or refractory Hodgkin's lymphoma [J]. N Engl J Med, 2015, 372 (4): 311-319.
12. Rizvi N A, Mazieres J, Planchard D, et al. Activity and safety of nivolumab, an anti-PD-1 immune checkpoint inhibitor, for patients with advanced, refractory squamous non-small-cell lung cancer (CheckMate 063): a phase 2, single-arm trial [J]. Lancet Oncol, 2015, 16 (3): 257-265.
13. Topalian S L, Drake C G, Pardoll D M. Immune Checkpoint Blockade: A Common Denominator Approach to Cancer Therapy [J]. Cancer Cell, 2015, 27 (4): 450-461.
14. Tanoue T, Honda K. Induction of Treg cells in the mouse colonic mucosa: a central mechanism to maintain host-microbiota homeostasis [J]. Semin Immunol, 2012, 24 (1): 50-57.
15. Bos P D, Rudensky A Y. Treg cells in cancer: a case of multiple personality disorder [J]. Sci Transl Med, 2012, 4 (164): 144f-164f.
16. Li H, Han Y, Guo Q, et al. Cancer-expanded myeloid-derived suppressor cells induce anergy of NK cells through membrane-bound TGF-beta 1 [J]. J Immunol, 2009, 182 (1): 240-249.
17. Boutte A M, Mcdonald W H, Shyr Y, et al. Characterization of the MDSC proteome associated with metastatic murine mammary tumors using label-free mass spectrometry and shotgun proteomics [J]. PLoS One, 2011, 6 (8): e22446.
18. Qin H, Lerman B, Sakamaki I, et al. Generation of a new therapeutic peptide that depletes myeloid-derived suppressor cells in tumor-bearing mice [J]. Nat Med, 2014, 20 (6): 676-681.
19. Ghansah T. A novel strategy for modulation of MDSC to enhance cancer immunotherapy [J]. Oncoimmunology, 2012, 1 (6): 984-985.
20. Chicaybam L, Sodre A L, Bonamino M. Chimeric antigen receptors in cancer immuno-gene therapy: current status and future directions [J]. Int Rev Immunol, 2011, 30 (5-6): 294-311.
21. Maude S L, Frey N, Shaw P A, et al. Chimeric antigen receptor T cells for sustained remissions in leukemia [J]. N Engl

J Med, 2014, 371 (16): 1507-1517.

22. Grupp S A, Kalos M, Barrett D, et al. Chimeric antigen receptor-modified T cells for acute lymphoid leukemia [J]. N Engl J Med, 2013, 368 (16): 1509-1518.

23. Zou J, Chen D, Zong Y, et al. Immunotherapy based on bispecific T-cell engager with hIgG1 Fc sequence as a new therapeutic strategy in multiple myeloma [J]. Cancer Sci, 2015.

24. Topp M S, Gokbuget N, Stein A S, et al. Safety and activity of blinatumomab for adult patients with relapsed or refractory B-precursor acute lymphoblastic leukaemia: a multicentre, single-arm, phase 2 study [J]. Lancet Oncol, 2015, 16 (1): 57-66.

25. Weiskopf K, Ring A M, Ho C C, et al. Engineered SIRPalpha variants as immunotherapeutic adjuvants to anticancer antibodies [J]. Science, 2013, 341 (6141): 88-91.

26. Mantovani A, Allavena P. The interaction of anticancer therapies with tumor-associated macrophages [J]. J Exp Med, 2015, 212 (4): 435-445.

27. Zhao H, Fan Y, Li H, et al. Immunotherapy with cytokine-induced killer cells as an adjuvant treatment for advanced gastric carcinoma: a retrospective study of 165 patients [J]. Cancer Biother Radiopharm, 2013, 28 (4): 303-309.

28. Lee J H, Lee J H, Lim Y S, et al. Adjuvant Immunotherapy With Autologous Cytokine-Induced Killer Cells for Hepatocellular Carcinoma [J]. Gastroenterology, 2015.

29. Vonderheide R H, Bajor D L, Winograd R, et al. CD40 immunotherapy for pancreatic cancer [J]. Cancer Immunol Immunother, 2013, 62 (5): 949-954.

30. Shibahara I, Saito R, Zhang R, et al. OX40 ligand expressed in glioblastoma modulates adaptive immunity depending on the microenvironment: a clue for successful immunotherapy [J]. Mol Cancer, 2015, 14 (1): 41.

31. Yonezawa A, Dutt S, Chester C, et al. Boosting Cancer Immunotherapy with Anti-CD137 Antibody Therapy [J]. Clin Cancer Res, 2015.

32. Sabado R L, Bhardwaj N. Directing dendritic cell immunotherapy towards successful cancer treatment [J]. Immunotherapy, 2010, 2 (1): 37-56.

33. Fokas E, Mckenna W G, Muschel R J. The impact of tumor microenvironment on cancer treatment and its modulation by direct and indirect antivascular strategies [J]. Cancer Metastasis Rev, 2012, 31 (3-4): 823-842.

34. Tripathy D. FDA and Avastin: crossroads in an era of targeted therapies [J]. Oncology (Williston Park), 2010, 24 (11): 989-990.

35. Chen L, Kasai T, Li Y, et al. A model of cancer stem cells derived from mouse induced pluripotent stem cells [J]. PLoS One, 2012, 7 (4): e33544.

36. Yang J, Liao D, Chen C, et al. Tumor-associated macrophages regulate murine breast cancer stem cells through a novel paracrine EGFR/Stat3/Sox-2 signaling pathway [J]. Stem Cells, 2013, 31 (2): 248-258.

131. 三位一体的肿瘤个体化诊疗：靶向肿瘤血管和淋巴管

罗永章

清华大学生命科学学院

Endostatin is a potent endogenous inhibitor of both angiogenesis and ymphangiogenesis. Wehave reported that cell surface nucleolin is anovel receptor of endostatin, which is specificallyexpressed on endothelial cell surface of angiogenicblood vessels in tumor tissues. Recently, wehave further revealed that endostatin inducesthe complex formation of nucleolin with integrinα5β1 and urokinase-type plasminogen activatorreceptor (uPAR) on cell surface. Cholesterolsequestration with nystatin, an anti-fungal drug, manipulates the endocytic routes of endostatin andsignificantly increases the uptake and efficacy ofendostatin in tumors. Additionally, we have furtherdemonstrated that nystatin promotes the uptakeof EGFR-targeting agents (including monoclonalantibody and antibody-drug conjugate), resultingin enhanced therapeutic efficacies of these agentsin tumors. Moreover, our latest study shows thatendostatin has ATPase activity.

Previously we discovered that the CXCL12 (SDF-1α) /CXCR4 axis regulates pericyte recruitmentand local vascular remodeling in platelet-derivedgrowth factor-BB (PDGF-BB) overexpressingtumors. Recently we have identified that theCXCL12 (SDF-1α) /CXCR4 axis is a potent positiveregulatorof lymphangiogenesis. In addition, targeting both CXCL12 and VEGF-C pathwaysresults in a synergistic inhibitory effect on tumorlymphangiogenesis and lymphatic metastasis. These results demonstrate that the CXCL12 (SDF-1α) /CXCR4 axis is directly involved in both tumorangiogenesis and lymphangiogenesis. The CXCL12 (SDF-1α) /CXCR4 axis may emerge as a potentialtarget for anti-angiogenic and anti-lymphangiogenictherapies which can affect both tumor growth andmetastasis.

We have also found that the primary tumor canelicit the destabilization of pulmonary vasculaturesand prepare a niche to facilitate distant metastasis, through the upregulation of three proteins. Inaddition, we have illuminated the targets of specificmiRNAs and investigate their roles in pre-metastaticlungs, especially in the process of pulmonaryvascular destabilization and BMDC recruitment.

Clinical studies show that serum Hsp90α is a noveltumor biomarker.

132. Ad-CEA 肿瘤特异性治疗疫苗的转化研究

任 军

首都医科大学附属北京世纪坛医院 肿瘤治疗性疫苗北京市重点实验室

肿瘤治疗性疫苗是利用肿瘤细胞或肿瘤抗原物质诱导机体的特异性细胞免疫和体液免疫反应，增强机体的免疫功能，从而抑制肿瘤生长及复发转移。基因疫苗通过某种载体将治疗基因导入到细胞或组织中，使其表达治疗基因，从而达到治疗肿瘤的目的。其最基本问题是如何将目的基因高效地运输到勒细胞中，并有效的表达，因此，载体的选择十分关键。目前常用的载体有病毒类载体和非病毒类载体，在病毒载体中腺病毒载体具有较高的转染效率，其构建、制备、扩增相对简便，且病毒滴度较高，已经成为了基因治疗研究及临床试验中应用最广的病毒载体之一。人类腺病毒有 A、B、C、D、E、F 6 个不同亚属，其中腺病毒 C 亚属中的 5 型（Ad5）在基因治疗中应用最多。为了提高腺病毒介导基因治疗的疗效，研究者们利用肿瘤细胞特异启动子调控病毒复制所必需基因的表达，构建肿瘤靶向性溶瘤腺病毒，使其能在肿瘤细胞中特异性复制，导致肿瘤细胞的裂解和死亡。研究发现，癌胚抗原（CEA）阳性肿瘤瘤谱广，发病率高，其中 90%左右的消化道恶性肿瘤、70%左右的非小细胞肺癌和 50%左右的乳腺癌均为 CEA 阳性肿瘤，因此，利用 CEA 启动子调控腺病毒复制必需基因 E1A 的表达可获得相对特异的肿瘤靶向作用，从而达到高效、安全的抗癌目的。

Jiseph 等报道一项 Ad5［E1-，E2b-］-CEA（6D）疫苗治疗晚期结肠癌的Ⅰ/Ⅱ期临床研究，结果显示该疫苗具有良好的安全性和免疫原性经过长期随访观察，20%的患者长期生存期（中位生存期 11 个月），没有长期不良反应。免疫接种后细胞毒性 T 细胞反应增加，随访 5 例患者癌胚抗原（CEA）特异性细胞免疫活性下降，检测 $CD4^+$ 和 $CD8^+$ T 细胞具有免疫高活性，其中 3 例 Treg 细胞减少。基于良好的安全性及免疫源性数据，研究者将扩大研究。

CEA 疫苗的研发，除了以腺病毒为载体，还有以痘病毒、热杀伤酵母等为载体的转化研究。

美国 Therion Biologics 公司研发的 PANVAC-VF，由主疫苗 PANVAC-F 和强化疫苗 PANVAC-V 组成，PANVAC-F 是痘毒疫苗，可刺激免疫反应，靶向表达癌胚抗原（CEA）和 MUC-1 的癌细胞。PANVAC-V 则是该公司的专利共刺激分子三联体 TRICOM（B7.1、ICAM-1 和 LFA-3）[20]，在 PANVAC-F 给药后给药，能提高和维持靶向癌细胞的免疫反应。Ⅰ期研究中靶向 CEA 和 MUC1 的病毒疫苗用于 10 例进展期胰腺癌患者，接受免疫治疗患者中位生存时间为 6.3 个月，并且产生抗原特异性免疫反应的患者与无免疫反应患者相比生存时间明显延长（15.1 *vs* 3.9 月，$P=0.002$），不良反应主要为注射部位反应. 在入组 255 例转移性胰腺癌患者的Ⅲ期随机临床研究中，携带共刺激分子并表达 CEA 和 MUC1 抗原的牛痘病毒疫苗 PANVAC-V 与标准的以吉西他滨为主的化疗相比，遗憾的是结果显示疫苗治疗不能改善患者的总生存。该疫苗治疗乳腺癌的临床研究也在同步进行。

GI-6207 是以热杀伤酵母为载体的 CEA 疫苗，Ⅰ期临床研究入组 25 例 CEA 阳性晚期肿瘤患者，包括结肠癌 20 例，直肠癌 2 例，非小细胞肺癌 1 例，胰腺癌 1 例，甲状腺髓样癌 1 例，分三个剂量组，每 2 周皮下注射 7 次，以后每月一次至疾病进展。患者平均疾病进展时间为 70（27～529）天，主要不良反应为注射局部反应。疫苗治疗后患者特异性 $CD4^+$ 和 $CD8^+$T 细胞增加，Treg 细胞下降，CEA 下降或保持稳定。

影响肿瘤疫苗疗效的关键因素除了载体以外，治疗基因的选择也是至关重要的。白细胞介素（interleukin12，IL-12）是由巨噬细胞等抗原提呈细胞产生的异二聚体细胞因子，具有多种生物学活性，不仅对肿瘤有直接的抑制作用，而且能有效激发和调节细胞免疫应答，使机体免疫系统有效发挥抗肿瘤作用。近年来，IL-12 在肿瘤免疫应答中的作用引起人们的广泛关注。研究发现，IL-12 可以结合肿瘤细胞表达的抗原多肽，通过主要组织相容性复合体（MHC）Ⅰ类分子将肿瘤抗原提呈到细胞表面，从而激活肿瘤特异性的 $CD8^+$ 的细胞毒性 T 淋巴细胞（CTL）反应。IL-12 与 T 细胞的增值也密切相关，可以促进它的增值，IL-12 也可活化自然杀伤细胞（NK 细胞），诱导产生非 MHC 限制性免疫应答，发挥抗肿瘤的作用。此外，IL-12 还可与树突状细胞（DCs）表面特异性受体结合，促进 DCs 的成熟，诱导产生抗原特异性细胞毒 T 淋巴细胞（CTL）反应。

我们课题组制备特异性肿瘤治疗性疫苗 Ad-CEA 及 Ad-IL-12，并检测 Ad-CEA 及 Ad-hIL-12 转染后的表达。建立了 CEA 高表达荷瘤小鼠模型，分别以 Ad-CEA，Ad-IL-12，Ad-CEA 联合 Ad-IL-12 疫苗接种小鼠。研究结果显示 Ad-CEA 能够诱导 CEA 特异性抗体产生，Ad-hIL-12 促进小鼠 DC 成熟。在动物试验中优化疫苗注射剂量的试验中，以 Ad-CEA 免疫小鼠，将不同剂量的 Ad-CEA 接种小鼠足垫，14 天重复接种，21 天处死动物。分离脾细胞，采用 ELISPOT 方法检测 CEA 特异性 CTL 数目。结果显示：Ad-CEA 能够诱发 CEA 特异性免疫反应，CTL 数目与接种 Ad-CEA 剂量呈剂量依赖。Ad-hIL-12 联合 Ad-CEA 免疫小鼠，Ad-IL-12 能够显著增强 CEA 特异性 CTL 数目，并且能够增强 CEA 诱发的 CEA 抗体滴度，免疫接种后 21 天 CEA 抗体滴度较高，联合组 CEA 抗体滴度高于单独使用 CEA 疫苗组。Ad-IL-12 免疫小鼠，动态监测血清 IL-12 滴度，ELISA 结果显示接种 Ad-IL-12 后，IL-12 能够持续表达。作为对照组的 IL-12 蛋白接种后，无持续表达，从而揭示联合使用 IL-12，使用病毒载体优于使用 IL-12 蛋白。结论：联合使用 IL-12 疫苗能够增强 CEA 特异性 T 细胞反应及体液反应。

与国外相比，国内免疫治疗水平相对落后，缺乏原始创新的肿瘤疫苗用于临床治疗。以首都医科大学附属北京世纪坛医院和美国杜克大学为依托单位的肿瘤治疗性疫苗北京市重点实验室较早开展了一系列肿瘤特异性治疗性疫苗研发及转化研究，逐步建立了治疗性疫苗研发评估平台。

133. 肿瘤营养疗法

石汉平

中山大学附属第一医院外科

肿瘤营养疗法（Cancer nutrition therapy）是计划、实施并评价营养干预，以治疗肿瘤及其并发症或身体状况，从而改善肿瘤患者预后的过程，包括营养筛查/评估、营养干预、疗效评价（包括随访）三个阶段。肿瘤营养疗法是与手术、化疗、放疗、靶向治疗、免疫治疗等肿瘤基本治疗方法并重的另外一种治疗方法，它贯穿于肿瘤治疗的全过程，融汇于其他治疗方法之中。营养疗法是在营养支持（nutrition support）的基础上发展起来的，当营养支持不仅仅是补充营养素不足，而是被赋予治疗营养不良、调节代谢、调理免疫等使命时，营养支持则升华为营养治疗。作为一种治疗手段，肿瘤营养疗法的兴起得益于肿瘤营养学（nutritional oncology）的发展，后者是应用营养学的理论与方法，进行肿瘤预防及治疗的一门新兴交叉学科。它以肿瘤为研究对象，以代谢和营养为研究内容，以肿瘤的营养预防、营养治疗为切入点，以降低肿瘤发病率、延长生存时间、提高生活质量为目的[1]。

一、营养筛查/评估

目前临床上常用的营养筛查与评估工具包括：营养风险筛查 2002（Nutritional Risk Screening 2002，NRS 2002）、主观整体评估（Subjective Globe Assessment，SGA）、患者主观整体评估（Patient-Generated Subjective Global Assessment，PG-SGA）、微型营养评估（Mini Nutritional Assessment，MNA）、营养不良通用筛查工具（Malnutrition Universal Screening Tools，MUST）等[2,3]。

PG-SGA 是在 SGA 基础上发展而成的。最先由美国 Ottery 于 1994 年提出[4]，是专门为肿瘤患者设计的营养状况评估方法，由患者自我评估部分及医务人员评估部分两部分组成，具体内容包括体重、摄食情况、症状、活动和身体功能、疾病与营养需求的关系、代谢方面的需要、体格检查等 7 个方面，前 4 个方面由患者自己评估，后 3 个方面由医务人员评估，总体评估包括定量评估及定性评估两种。定性评估将肿瘤患者的营养状况分为 A（营养良好）、B（可疑或中度营养不良）、C（重度营养不良）三个等级。定量评估为将 7 个方面的记分相加，得出一个最后积分，根据积分将患者分为 0~1分（无营养不良）、2~3 分（可疑营养不良）、4~8 分（中度营养不良）、≥9 分（重度营养不良）[5]。

有人认为 PG-SGA 是筛查方法，也有人认为它是评估方法。无论如何，临床研究提示，PG-SGA 是一种有效的肿瘤患者特异性营养状况评估工具，因而得到美国营养师协会（American dietetic association，ADA）等单位的大力推荐，是 ADA 推荐用于肿瘤患者营养评估的首选方法，中国抗癌协会肿瘤营养与支持治疗专业委员会推荐使用[6]。

所有肿瘤患者入院后应该常规进行营养筛查/评估，以了解患者的营养状况，从而确立营养诊断。一个完整的肿瘤患者的入院诊断应该常规包括肿瘤诊断及营养诊断两个方面。中国抗癌协会肿瘤营养与支持治疗专业委员会推荐的肿瘤患者营养疗法临床径路如下[7]：肿瘤患者入院后应该常规进行营养筛查/评估，根据积分多少将患者分为无营养不良、可疑营养不良、中度营养不良及重度营养不良四类。无营养不良者，无需营养干预，直接进行抗肿瘤治疗；可疑营养不良者，在营养教育的同时，实施抗肿瘤治疗；中度营养不良者，在营养治疗的同时，实施抗肿瘤治疗；重度营养不良者，应该先进行营养治疗1~2周，然后在继续营养治疗的同时，进行抗肿瘤治疗。无论有无营养不良，所有患者在完成一个疗程的抗肿瘤治疗后，应该重新进行营养筛查/评估。见图1。

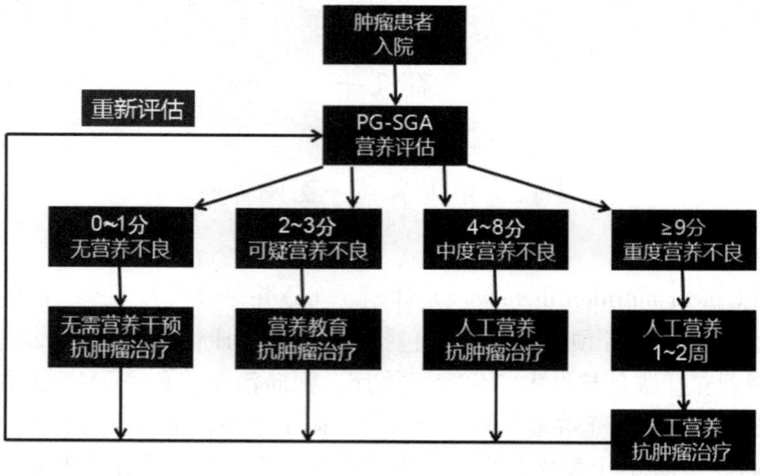

图1 中国抗癌协会肿瘤营养与支持治疗专业委员会推荐的肿瘤患者营养治疗临床路径

说明：抗肿瘤治疗泛指手术、化疗、放疗、免疫治疗等，营养治疗特指口服营养补充（oral nutritional supplement，ONS）、肠内营养（enteral nutrition，EN）及肠外营养（parenteral nutrition，PN），营养教育包括饮食指导、饮食调整与饮食咨询

二、营养干预

（一）原则

营养干预的内容包括营养教育、营养治疗（ONS、EN、PN）。肿瘤患者的营养干预应该明确区分无肿瘤病灶患者与荷瘤患者，前者按良性疾病处理，后者的营养干预具有明显的特异性。营养干预的最高目标是代谢调节、控制肿瘤、提高生活质量、延长生存时间，基本要求是满足肿瘤患者目标需要量的70%以上能量需求及100%蛋白质需求[7-8]。营养干预的实施方法应该遵循阶梯原则，首先选择营养教育，再选ONS，次选EN，最后选PN。当下一阶梯不能满足目标需要量70%能量需求时，应该选择上一阶梯。见图2。

（二）适应证

肿瘤营养疗法的目的并非仅仅提供能量及营养素、治疗营养不良，其更加重要的目标在于代谢调节、控制肿瘤。由于所有荷瘤患者均需要代谢调节治疗，所以，其适应证为：①荷瘤肿瘤患者；②营养不良的患者。

（三）时机与疗程

实施营养干预的时机是越早越好，考虑到营养干预的临床效果出现较慢，建议以4周为一个疗程。

（四）能量

尽管肿瘤患者的代谢情况差异较大，但是整体上肿瘤患者处于高代谢状态，所以肿瘤患者的能量需求高于正常人群。能量需求的实用计算方法有HB公式计算法及拇指法则计算法。建议采用20~25kcal/（kg·d）计算非蛋白质热卡（肠外营养），25~30kcal/（kg·d）计算总热卡（肠内营养）。应该考虑患者的应激系数和活动系数。

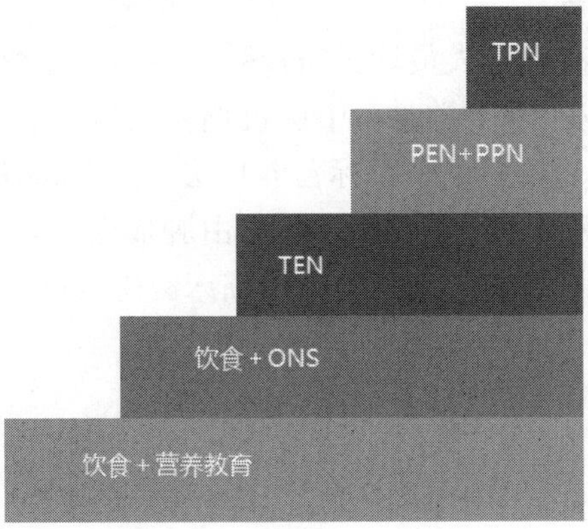

图 2　肿瘤患者营养干预五阶梯方案

说明：TPN，total parenteral nutrition，全肠外营养；TEN，total enteral nutrition，全肠内营养；PPN，partial parenteral nutrition，部分肠外营养；PEN，partial enteral nutrition，部分肠内营养；ONS，oral nutritional supplement，口服营养补充；营养教育包括饮食指导、饮食调整与饮食咨询

（五）三大营养素

非荷瘤状态下三大营养素的供能比例为：碳水化合物 50%～55%、脂肪 25%～30%、蛋白质 15%；荷瘤患者应该减少碳水化合物在总能量中的供能比例，提高蛋白质、脂肪的供能比例，按 1.5～2.0g/(kg·d) 计算蛋白质需要量，具体见表 1。优先选择中/长链脂肪酸、N3 脂肪酸、N9 脂肪酸、富含 BCAA 的氨基酸制剂及水解蛋白等短肽制剂。

表 1　三大营养素供能比例

	荷瘤患者	非荷瘤患者
EN	C：F：P＝30～45：40～25：25～30	C：F：P＝50～55：25～30：15
PN	C：F＝40～60：60～40	C：F＝70：30

说明：EN，enteral nutrition，肠内营养；PN，parenteral nutrition，肠外营养；C，carbohydrate，碳水化合物；F，fat，脂肪；P，protein，蛋白质

（六）微量营养素

按照需要量 100%补充矿物质及维生素，根据实际情况可调整其中部分微量营养素的用量。

三、疗效评价与随访

（一）疗效评价

考虑到营养干预的特殊性，可以将营养干预的疗效评价指标分为三类：

1. 近期指标（实验室参数）　血常规，电解质，肝功能、肾功能、炎症参数（IL-1、IL-6、TNF、CRP）、血乳酸、营养套餐（白蛋白、前白蛋白、转铁蛋白、视黄醇结合蛋白、游离脂肪酸）等，每周检测 1～2 次。

2. 中期指标　人体测量参数、人体成分分析、生活质量评估、体能评估、肿瘤病灶评估（双径法）、肿瘤代谢活性（PET-CT）。每 4～12 周评估一次。

3. 远期指标　生存时间，每年评估一次。

（二）随访

所有肿瘤患者出院后均应该定期（至少每 3 个月一次）到医院营养门诊或接受电话营养随访。

四、实施人员

参与实施肿瘤营养疗法的所有医务人员均必需接受肿瘤营养专业培训，经考试合格持证上岗，每年应该接受肿瘤营养继续教育至少 10 个学时。中国抗癌协会肿瘤营养与支持治疗专业委员会在全国推广的《全国规范化肿瘤营养培训项目——目标营养疗法，goal nutrition therapy，GNT》是目前国际、国内唯一的肿瘤营养专业培训课程。营养筛查/评估：由肿瘤营养培训资质的临床医生、护士和营养师实施；营养干预：由肿瘤营养培训资质的营养师和临床医生实施。

参 考 文 献

1. 石汉平，凌文华，李薇. 肿瘤营养学. 北京：人民卫生出版社，2012. Shi HP
2. 石汉平，李薇，齐玉梅，等. 营养筛查与评估. 北京：人民卫生出版社，2014.
3. Jones JM. The methodology of nutritional screening and assessment tools. J Hum Nutr Diet，2002，15（1）：59-71.
4. Ottery FD. Rethinking nutritional support of the cancer patient：the new field of nutritional oncology. SeminOncol，1994，21（6）：770-778.
5. 石汉平，李薇，王昆华. PG-SGA——肿瘤病人营养状况评估操作手册. 北京：人民卫生出版社，2013.
6. 石英英，张晓伟，袁凯涛，等. PG-SGA 操作标准介绍. 中华肿瘤防治杂志，2013，20（22）：1779-1782.
7. 石汉平. 肿瘤新疗法——代谢调节治疗. 肿瘤代谢与营养电子杂志，2014，1（1）：3-5.
8. 李薇. 肿瘤支持治疗新概念. 肿瘤代谢与营养电子杂志，2014，1（1）：6-9.

134. 重组人血管内皮抑素心包腔灌注治疗恶性心包积液的初步探讨

石建华

山东省临沂市肿瘤医院内二科

恶性心包积液（malignant pericardial effusion）指的是恶性肿瘤引起的心包腔液体过度积聚，是晚期恶性肿瘤常见的并发症，其发生率为10%~21%。临床观察发现，恶性心包积液原发于心脏和心包的很少，绝大多数为转移瘤引起，原发灶常见于肺癌、乳腺癌、淋巴瘤、白血病、纵隔肿瘤等，其中以肺癌居多，占28%~59%。心包积液的症状主要是由心排出量下降和静脉系统充血所致，常见临床表现有呼吸困难、发绀、咳嗽、胸痛、静脉怒张、下肢水肿、胸腹腔积液及肝脾肿大，其他尚可有吞咽困难、咯血、晕厥、呃逆、心悸等。恶性心包积液约15%最后发展成心包填塞症，严重影响患者的心肺功能，对患者的生活质量和生存期都有不利影响，也往往预示着患者的预后不良，若不能及时有效地处理，常常导致患者短期内死亡。目前，对于中等量以上的心包积液通常采用心包腔内置管引流、腔内应用抗肿瘤药物等局部治疗，但是疗效不尽如人意。

近年来，随着血管内皮抑素在恶性胸、腹腔积液等治疗中取得的显著疗效，我们不禁设想，血管内皮抑素是否在恶性心包积液治疗中也有相应疗效，并已在临床工作中作出一定尝试。本文旨在探讨恶性心包积液产生的机制、血管生成因子与本病治疗的相关性以及血管内皮抑素心包腔灌注治疗恶性心包积液的研究状况。

一、恶性心包积液产生机制初探

正常情况下心包腔内有微量滑液起润滑作用，其产生和吸收处于动态平衡，恶性肿瘤病人如心包内液体超过50ml，即应考虑有恶性心包积液的可能。恶性心包积液常可见于原发性支气管肺癌直接蔓延、纵隔淋巴结转移性恶性肿瘤经淋巴管逆行播散、各种原发性肿瘤血行转移到心脏和心包脏层，其产生的机制是由于肿瘤细胞弥散性的广泛播散在心包腔表面，引起心包本身分泌和重吸收积液的机能受损所致。

研究表明，肿瘤新生血管生成和渗透性增高是浆膜腔内液体产生增多的重要原因，尤其是血管内皮生长因子（VEGF）和金属基质蛋白酶（MMPs）等在恶性浆膜腔积液的生成中起关键性作用；研究显示，肿瘤新生血管的高度无序、迂曲、膨胀等状态，导致血流紊乱、缺氧，缺氧状态致使癌细胞分泌大量VEGF等促血管生长因子，进一步诱导新生血管生成，形成恶性循环；而这种异常的肿瘤血管管壁细胞间隙增宽，开口多，肿瘤血管内皮细胞表现为形态异常、连续性较差、基底膜不完整等，这些改变导致肿瘤血管泄漏增加，造成红细胞及大分子量蛋白容易从血管渗出，因此恶性心包积液多为血性积液。

二、恶性心包积液治疗现状

恶性心包积液的治疗既取决于积液量的多少，更取决于其临床症状的轻重。因为造成心包积液症状的有无和轻重，与积液积聚的速度有非常直接的关系，急性产生者，积液量虽然较少（<250ml），

但其临床症状可能很重；而积液产生速度较慢者，量虽较大（>1000 ml），其症状仍可能较轻。对于无症状或者症状轻微的患者，可先进行有效的全身治疗，如白血病、恶性淋巴瘤、小细胞肺癌等对化疗敏感的肿瘤，所引起的恶性心包积液，暂不作局部处理，可先以全身化疗为主；对于症状明显，严重影响生活质量的患者，应首选局部治疗。

目前常用的局部治疗方法主要有：①心包穿刺和导管引流术，这是一种改善心搏出量最安全、有效、快捷的方法，应作为首选，但应与心包腔内灌药联合使用，腔内注药主要有三种：细胞毒药物：如PDD、Cab、奈达铂、5-FU等；硬化剂：如滑石粉、四环素及红霉素等；生物反应调节剂：IL-2、高聚金葡素等。②心前区放疗：对放疗敏感的肿瘤有杀灭作用，可减少心包积液的产生。放射剂量一般为25~35Gy。③外科治疗：包括心包切除术及心包开窗术，但对于恶性心包积液作用不大。

但是关于恶性心包积液的治疗，目前还面临着诸多难题和挑战，上述的几种局部治疗方法虽有一定疗效，但效果都不很理想，积液量往往减少不明显、且复发较快，而几乎所有治疗都有不同程度的毒副反应，如腔内灌注药物的毒副作用、心脏的放射性损伤等。因此，寻找新的药物和治疗策略有着重要的临床意义和实用价值。而针对恶性心包积液产生的机制，选择以VEGF等为靶点的抗血管靶向治疗，则可能会成为治疗恶性心包积液的有效途径。

三、血管内皮抑素局部腔内治疗恶性心包积液的初步探讨

由于恶性心包积液的产生与心包肿瘤新生血管生成和渗透性增高关系密切，因此抑制新生血管生成和平衡血管渗透性可能是控制恶性心包积液的直接有效方法。应用血管生成抑制剂，来拮抗生长因子引起的某些异常表型，使肿瘤血管趋于正常化，比如VEGF使血管通透性增加，阻断VEGF就能阻止血管的渗出；另外，通过去除新生的幼稚血管，使杂乱的肿瘤血管得到部分的修剪，而趋向正常血管网，进而使血管渗透性趋于正常。

血管表皮生长因子（VEGF）是已知最强的血管渗透剂和促血管生成因子。VEGF与其受体结合后，可以通过一系列信号传导机制导致血管内皮细胞分裂增殖，同时，明显地增加血管通透性，使血浆蛋白外渗，为浆膜腔积液的形成提供了合适的微环境。有多位学者研究已发现，阻滞VEGF及其作用，能够明显地减少恶性浆膜腔积液的形成。另有研究亦发现，恶性心包积液中的VEGF明显增高，认为VEGF与恶性心包积液的发生、发展密切相关，抗VEGF治疗可以控制心包积液。

恩度（Endostar）是我国学者自主研发的新型人血管内皮抑制素（rh-endostatin），改造双硫键和在其肽链N端添加了9个氨基酸序列后，半衰期延长，生物活性（药效）和稳定性明显提高，是高效的血管生成抑制剂，在抗肿瘤血管生成的一系列环节中发挥作用。实验研究发现，恩度联合PDD能够增加抑制血管形成的敏感性，呈现协同的抗血管形成作用。

新近的研究表明，恩度能够直接抑制内皮细胞增殖、迁移、分化，促进内皮细胞凋亡，并对抗VEGF促进新生血管形成和增加血管通透性作用，能有效地抑制胸腹腔积液的形成和腔内出血。动物模型实验表明，无论是腹腔内直接给予恩度还是给予表达血管内皮抑素的转基因治疗，都可以控制腹腔内肿瘤的生长，并能有效防止恶性腹腔积液的形成和再发，且与化疗药物具有协同作用。国内已有多位学者在临床上积极尝试采用恩度单药胸、腹腔内灌注给药，能够较好地控制恶性胸、腹腔积液，同时，恩度与某些化疗药物联合具有一定的协同增效作用，而不增加毒副反应。

笔者所在科室与南京解放军八一医院肿瘤中心合作，自2009年10月至2011年3月间，采用心包置管引流后，腔内给予恩度单药或联合铂类化疗药物，治疗大量恶性心包积液6例，有效率达100%，相关论文已发表在《临床肿瘤学杂志》2011年第4期。目前已扩大病例数，并与单药PDD心包腔内灌注做对照观察。

四、具体操作方法

患者取半卧位，超声下监察和定位，选取最佳穿刺点行心包穿刺，在心包腔内留置中心静脉导

管，连接无菌引流袋持续缓慢引流 1~3 天，待腔内积液充分引流后，由导管注入重组人血管内皮抑素 30mg，或联合 PDD 20~40mg，注药后封管，保留药物于腔内；3~5 天后开放引流，若无液体流出，且超声检查证实心包积液已消失时，可以拔除导管；若仍有心包积液，则继续引流，并重复上述药物治疗；最多用药 3 次。治疗结束后，定期复查超声，了解积液情况和观察随访。

五、结语

恶性心包积液的发生机制可能是由于肿瘤细胞转移播散到心包膜上，阻塞其血管和淋巴管，使心包积液回流吸收受阻，并刺激新生血管生成，导致总的毛细血管内膜面积增加和血管通透性增高，进而引起心包积液。依据恶性心包积液的产生特点，采用血管内皮抑制素单药或联合铂类心包腔灌注治疗恶性心包积液，有其理论基础并已取得初步临床显效，且安全性好。目前关于血管内皮抑制素心包腔灌注治疗恶性心包积液的研究尚处初级阶段，还有许多未知问题需要解答，如血管内皮抑制素心包腔灌注最佳剂量是多少、对心脏有否长期或潜在的副作用等。我们期待更多大样本、前瞻性临床研究来进一步明确血管内皮抑制素对恶性心包积液的治疗作用及安全性测评，为患者提供一种低毒高效的治疗手段。

135. 精准医学时代肿瘤内科治疗的发展方向

石远凯，孙　燕

中国医学科学院北京协和医学院肿瘤医院内科
国家药品临床研究基地
抗肿瘤分子靶向药物临床研究北京市重点实验室

21世纪的今天，临床肿瘤学研究已经取得了显著地成就，带瘤长期生存在许多肿瘤中已不再是梦想，过去60年见证着肿瘤患者生存期的延长、肿瘤治疗手段的多样化及肿瘤治疗的个体化趋势。对于患者生活质量的重视也在不断改革治疗手段，促进新药研发。随着全球癌症负担的不断增加，生物医学技术的进一步发展，肿瘤治疗理念的不断更新，抗肿瘤药物的日新月异，肿瘤患者必将迎接新的曙光，肿瘤治疗必将迎来新的时代——精准治疗。

近代内科肿瘤学的发展历程可以分为三大时期：细胞毒性药物主导、个体化分子靶向治疗兴起和基因驱动的精准治疗，目前我们正处在技术飞速发展的过渡时期，在汲取历史精华和前人经验的基础上走向肿瘤治疗理念的全新变革和治疗体系的重建。

一、细胞毒类药物治疗——现代肿瘤内科治疗的开始

早在公元前约400年，被尊为”西方医学之父”的古希腊医师希波克拉底（Hippocrates）就根据肿瘤狰狞的外表和周身蔓生的血管用”carcinos”和“carcinoma”描述肿瘤，在希腊语中，这些词语意指”螃蟹”，后来罗马医师塞尔苏斯（Celsus）将其翻译为”cancer”。祖国医学也早在千年前就对肿瘤有过形象的描述，蕴含着的是先贤们对于这种人类未知的致死性疾病的恐惧。过去的60年，人类见证了肿瘤化学治疗的一个个里程碑。1946年Gilman和Philips尝试用氮芥来治疗淋巴瘤[1]，并取得惊人的疗效，这被认为是近代肿瘤化疗的开端。1957年，环磷酰胺和5-氟尿嘧啶分别被Arnold和Duschinsky合成，并成功的应用于临床，直到今天，这两个药物仍然在很多类型肿瘤的治疗中扮演着重要角色。随着20世纪70年代顺铂和阿霉素等有效的细胞毒类抗肿瘤药物不断进入临床，肿瘤内科在睾丸生殖细胞肿瘤、滋养叶细胞肿瘤、霍奇金淋巴瘤和儿童白血病等肿瘤的治疗上已取得了根治性的效果。如今，临床应用的细胞毒类抗肿瘤药物已达100多种，显著地改善了恶性肿瘤的治疗效果。然而，传统细胞毒类抗肿瘤药物的局限性和不足之处有目共睹。首先，细胞毒类抗肿瘤药物缺乏特异性，在杀伤肿瘤细胞的同时也对机体正常的组织细胞产生了毒性和损伤，导致药物的不良反应，有时这种严重的不良反应甚至可以危及生命；其次，细胞毒类化学药物治疗杀灭肿瘤细胞多遵循一级动力学规律，理论上不能杀灭全部肿瘤细胞；再者，细胞毒类化学药物治疗对于“休眠”状态中的肿瘤细胞作用有限，而正是这些“休眠”的肿瘤细胞会成为肿瘤复发、转移的隐患和根源。如今，虽然细胞毒类化学药物治疗成功地延长了部分肿瘤患者的生存期，但其治疗效果已经达到平台期。同时，患者药物选择的非特异性和药物治疗的毒副作用等不利因素的存在，也限制了此类药物的广泛应用和进一步发展。

二、分子靶向治疗——肿瘤内科治疗进入新的时代

如果说化疗是“无准星”的机关枪，那随着癌症基因组学、蛋白质组学、代谢组学、信号组学、

临床标记物的研究和发展，过去十年的探索引领靶向治疗登上了肿瘤治疗的大舞台。自从 2005 年美国临床肿瘤学会（American Society Of Clinical Oncology，ASCO）公布首篇临床癌症进展报告[2]，这十年已见证了肿瘤学领域在预防、诊断、治疗、研究上的飞跃，超过 60 种抗肿瘤新药获得了美国食品和药物管理局（Food and Drug Administration，FDA）的批准，多种靶向药物进入国内，靶向治疗自此为我们所知。顾名思义，这些靶向药物可以靶向作用于肿瘤细胞生长、存活或扩散所必需的特异性分子或分子簇。十年内，我们亲自见证了利妥昔单抗、曲妥珠单抗、甲磺酸伊马替尼、西妥昔单抗、吉非替尼、厄洛替尼在淋巴瘤、乳腺癌、白血病、胃肠道肿瘤、非小细胞肺癌等多种恶性实体瘤及血液病中的疗效，亲身感受到了靶向治疗的优越性，它在优化肿瘤患者生存的同时，革新了肿瘤治疗学的理念，推动了肿瘤学的发展。在此期间，我国紧跟时代的步伐，自主研发的盐酸埃克替尼、甲磺酸阿帕替尼和西达本胺等药物分别于 2011 年和 2014 年上市[3~8]。

2011 年我国恶性肿瘤的发病率是 250.28 /10 万，死亡率 156.83/10 万，同年全国恶性肿瘤死亡第 1 位是肺癌，每年死亡病例约 52 万，其次为肝癌、胃癌、食管癌和结直肠癌[9]。随着人口老龄化和生活方式的改变，中国肿瘤的发病率仍呈上升趋势，内科治疗是肿瘤综合治疗的重要组成部分，具有巨大的需求和广阔的前景。

以我国发病率和死亡率最高的肺癌为例，针对非小细胞肺癌（non-small-cell lung cancer，NSCLC）的分子靶向治疗在过去十年间已经取得了显著进展，成为肿瘤分子靶向治疗的成功范例。由于分子靶向治疗的出现和发展，NSCLC 的病理分型由传统的组织学分型逐步发展成为基于分子生物学的分型，并用以指导临床的分子靶向治疗。表皮生长因子受体（epithelial growth factor receptor，EGFR）和棘皮动物微管结合蛋白 4（echinoderm microtubule-associated protein-like4，EML4）与间变淋巴瘤激酶（anaplastic lymphoma kinase，ALK）融合基因是目前临床上肺癌治疗两个最成熟的靶点，EGFR 基因敏感性突变是目前研究最多、证据最充分、了解最深入的分子靶点。自 2004 年 Thomas Lynch 发现 EGFR 基因 19 和 21 外显子突变是表皮生长因子受体酪氨酸激酶抑制剂（epithelial growth factor receptor tyrosine kinase inhibitors，EGFR-TKI）治疗的敏感靶点后[10]，NSCLC 以 EGFR 基因 19 和 21 外显子敏感突变为基础的靶向治疗就此开启。IPASS 研究确证了在 EGFR 基因敏感突变阳性的晚期肺腺癌患者中，一线吉非替尼治疗组患者的无进展生存期（progression-free survival，PFS）明显长于化疗组，生活质量较化疗组亦明显改善[11]，随后的 WJTOG 3405[12]、OPTIMAL[13]、EURTAC[14]、LUX-Lung 3[15]、LUX-Lung6[16] 等研究进一步证实了吉非替尼、厄洛替尼、阿法替尼等 EGFR-TKI 在 PFS、生活质量以及耐受性方面与传统化疗相比均具有显著优势，奠定了 EGFR-TKI 在 EGFR 基因敏感突变阳性晚期 NSCLC 治疗中的地位。EGFR 基因敏感突变的发生率具有明显的种族差异，高加索晚期肺腺癌患者只有 17%[17]，而我国患者却高达 50.2%[18]，意味着我国有更多的患者可以接受 EGFR-TKI 治疗。然而，EGFR-TKI 治疗过程中的耐药是普遍存在的问题，T790M 突变是发生耐药最主要的原因，MET 扩增或转化为小细胞肺癌等均是耐药的原因，还有部分患者的耐药机制仍不清楚。EGFR-TKI 耐药后的治疗不能一概而论，应该根据不同的耐药原因采取不同的治疗策略，动态地、适时地进行患者肿瘤基因变化情况的检测是了解病情变化的有效手段。诸多耐药基因对应的化合物正在不断研发中，最受瞩目的是针对 T790M 突变的第三代 EGFR-TKI AZD9291[19]，作为一种强效口服不可逆的 EGFR-TKI，AZD9291 对于 T790M 耐药突变的肺癌患者疗效显著，针对既往接受过 EGFR-TKI 治疗并进展的亚洲和西方晚期 NSCLC 患者的Ⅰ期临床试验结果显示了其良好的疗效和安全性。该研究纳入 253 EGFR-TKI 治疗后疾病进展的晚期肺癌患者，将 AZD9291 用于 T790M 突变导致的 EGFR-TKI 耐药患者，整体客观缓解率（overall response rate，ORR）为 51%。127 例明确检测到 T790M 突变阳性的 ORR 为 61%（95% CI，52 to 70），而在 61 例 EGFR T790M 突变阴性的患者中 ORR 仅为 21%（95% CI，12 to 34）。无进展生存时间（progression free survival，PFS）在 T790M 耐药突变阳性患者为 9.6 个月，显示了其良好的抗肿瘤活性，而在 T790M 突变阴性患者中仅为 2.8 个月（95% CI，2.1 to 4.3）[20]。EGFR-TKI T790M 突变耐药后的另一个选择是 Rociletinib（CO1686）[21]。尽管 AZD9291 使 TKI 耐药患者看到了希望，但很快人们发现 AZD9291 也面临着耐药的考验[22]，耐药机制的研究已初结硕果，研究发现 EGFR C797S 突变是导致该其耐药的机制之一，同时具有该突变的细胞系对 CO1686 也耐药。对于耐药机制的探究和针对耐药机制进行新药研发成为肿瘤学的热点，也是肿瘤学研究的方向。我们可以从 NSLCL 治疗的不断推进和发展中看到未来肿瘤治疗的缩影和肿瘤学发展的轨迹。

EML4-ALK 融合基因抑制剂——克唑替尼于 2005 年合成，是 cMET 和 ALK 的强效抑制剂。这是继 EGFR-TKI 之后、NSCLC 分子靶向治疗发展历程中的又一个重要的里程碑。2007 年首次报道染色体 2p 的倒位造成 EML4 的 N-端与 ALK 的激酶区融合，次年在 ALK 阳性的 NSCLC 患者中观察到克唑替尼的临床疗效，由此开启了克唑替尼治疗 ALK 阳性晚期 NSCLC 的新篇章，一系列临床试验的结果确认了克唑替尼的疗效和安全性，使得克唑替尼成为 ALK 阳性晚期 NSCLC 的标准治疗选择[23]，但克唑替尼同样存在耐药的问题，其耐药机制复杂，已经发现的有二次突变的 ALK 酪氨酸激酶结构域（最常见的是 L1196M 突变）、ALK 拷贝数增加以及出现新的驱动基因（如 EGFR 和 KRAS 突变）等。2014 年 4 月，色瑞替尼作为第二代的 ALK 抑制剂被 FDA 批准用于治疗 ALK 阳性、经克唑替尼治疗疾病进展或不能耐受的转移性 NSCLC 患者[24]，其对初治和克唑替尼治疗失败患者的 ORR 分别为 66% 和 55%。另一个第二代选择性的 ALK 抑制剂是 Alectinib，对于克唑替尼无效的 ALK 阳性 NSCLC 患者也表现出显著疗效，Ⅱ期临床研究结果显示，46 例 ALK 阳性未经克唑替尼治疗患者的 ORR 为 93.5%，其中 2 例达完全缓解（complete response，CR），41 例达部分缓解（partial response，PR），1 例病情稳定（stable disease ，SD）[25]。除 EGFR 基因敏感突变、EML4-ALK 融合基因外，针对 NSCLC 的 BRAF 基因突变（达拉非尼、曲美替尼）、ROS1 基因突变、RET 融合基因及 c-MET 基因扩增（克唑替尼）、Her-2 过表达或扩增（曲妥珠单抗、阿法替尼）、KRAS 基因突变（司美替尼、SEL、AZD6244）、PIK3CA 基因突变（BKM120、GDC0941）、DDR2 基因突变（达沙替尼）的靶向药物的临床研究正在进行中，为 NSCLC 患者的治疗带来了新的选择和希望。

2014 年美国 FDA 批准的 41 个新药中抗肿瘤药物有 9 个，而且有 4 个获得美国 FDA 的“突破性药物（breakthrough therapy）”认定，分别是色瑞替尼（Ceritinib）、派姆单抗（Pembrolizumab）、Idelalisib（商品名：Zydelig）和 Blinatumomab（商品名：Blincyto）。Idelalisib 是第一个阻断 PI3Kδ 的新药[26]，可用于三种血液系统恶性肿瘤的治疗，包括在利妥昔单抗治疗或标准化疗后复发的慢性淋巴细胞白血病（chronic lymphocytic leukemia，CLL）患者中联合利妥昔单抗使用，该联合治疗相比于美罗华单药在患者无进展生存时间（PFS）、总生存时间（OS）上具有显著优势。Blinatumomab 则是一种双特异性 T 细胞单链抗体（BiTE），通过将肿瘤细胞上的 CD19 蛋白呈递给 T 细胞，激活免疫系统识别并杀灭肿瘤细胞，用于费城染色体阴性（Ph-）复发／难治性 B 前体细胞白血病。上述两种靶向药物已经为白血病的治疗带来了新的变革，为化疗难治或耐药的患者带来了新的希望[27]。

免疫治疗在近十年中发展迅猛，继细胞毒性 T 淋巴细胞相关抗原 4（cytotoxic T lymphocyte associated antigen 4，CTLA-4），抑制剂易普利姆玛（Ipilimumab，商品名：Yervoy）进入临床之后，针对 T 细胞共抑制受体程序性细胞死亡蛋白 I（Programmed Cell Death 1，PD-1）信号通路的抑制剂迎来了研究热潮，它们通过对抗 T 细胞免疫监视的抑制作用杀死肿瘤细胞，成为癌症免疫疗法最具吸引力的靶点。2014 年 9 月，美国 FDA 批准了第一个 PD-1 抑制剂 Pembrolizumab（商品名：Keytruda）用于治疗晚期或无法手术切除的对其他药物无效的黑色素瘤。这是基于一项 173 例黑色素瘤患者的非对照Ⅰ期临床试验的结果[28]，最新的Ⅲ期临床研究对比 ipilimumab 和 pembrolizumab 在治疗晚期黑色素瘤患者中的疗效，834 患者入组该研究，Pembrolizumab 治疗组患者的 PFS、OS、ORR 均优于 ipilimumab，因而在黑色素瘤的治疗中显示出更大的优势[29]。除 PD-1 抑制剂外，作为 PD-1 配体的 PD-L1（Programmed death-ligand 1 ）的单克隆抗体 Nivolumab（商品名：Opdivo）已被批准用于转移性肺鳞癌的治疗。CheckMate 057 试验则为 Nivolumab 取代多西紫杉醇成为新的转移性非小细胞肺癌二线标准治疗做了铺垫，研究将 Novolumab 与多西紫杉醇对比，患者平均生存期分别为 12.2 和 9.4 个月，一年生存率分别为 51%和 39%，且患者肿瘤组织 PD-L1 的表达状态与治疗效果密切相关，表达

1%以上、5%以上和10%以上的患者的平均生存期分别为17.2、18.2和19.4个月，提示对于患者肿瘤组织中相关靶点的检测具有疗效预测意义[30]。2015年ASCO年会上报道的一项针对小细胞肺癌（small cell lung cancer，SCLC）患者外周血中CTLA4、PD-1和PD-L1分布的研究再次应证了这一观点，该研究揭示了在SCLC患者的外周血中CTLA4、PD-1的分布特点及治疗前后的改变可能对疗效有预测作用。免疫治疗的联合应用在今年ASCO也被报道，抗PD-L1单抗Nivolumab联合抗CTLA-4单抗Ipilimumab的使用优于两个药物单独应用治疗转移性黑色素瘤。CheckMate 067试验结果显示，两药联合治疗的ORR为57.6%，Nivolumab单药的ORR为43.7%，Ipilimumab单药的ORR为19%。两药联合治疗的CR率为11.5%，平均PFS为11.5个月，预示该组合将会成为新的转移性黑色素瘤的标准治疗[31]。

嵌合抗原受体（chimeric antigen receptor，CAR）-T细胞作为一种新型的免疫细胞治疗方案开始进入人们的视野，CAR-T不仅用于急性淋巴细胞性白血病（acute lymphoblastic leukemia，ALL），也用于CLL的治疗。已有两项小型的研究证实CAR-T可以针对B细胞表面抗原CD19，这可能是针对儿童及成人复发ALL首个最有效的治疗方法[32]。目前，19-28z CAR T [33]和CTL-019 CAR T治疗尚在临床试验，FDA已将其列入快速审批通道。

三、基于分子变异特征精准选择治疗——肿瘤内科未来之路

肿瘤的治疗模式正在发生着革命性的变化，驱动基因在肿瘤发生、发展过程中的作用得到发现和认识，针对特定驱动基因抑制剂的研发和应用为肿瘤治疗开辟了一个崭新的天地，升华了人类对肿瘤本质的认识。但是我们必须清醒的看到，癌症是机体内在因素和外部环境等多种因素共同作用的结果，包括先天易感性和后天的基因损伤等。所以，攻克癌症远比人类想象的复杂，依然是任重道远。随着基因测序技术的不断发展，对于肿瘤发生的新认识将改变肿瘤危险度评估、诊断分类、治疗决策等，越来越多的靶向药物将被设计用来阻断驱动分子的作用。正是在过去十年中肿瘤分子靶向治疗和相关领域研究取得的成果，2011年美国医学界提出了“精准医学（Precision Medicine）”的概念[34]，即通过基因组、蛋白质组等组学技术和医学前沿技术，对于大样本人群与特定疾病类型进行生物标记物的分析与鉴定、验证与应用，从而精确寻找到疾病的原因和治疗的靶点，最终实现对于疾病和特定患者进行个性化精准治疗的目的。这一计划包括通过分析美国志愿者的基因信息，更好地了解疾病形成机理，进而为开发相应药物、实现“精准施药”铺平道路，希望以此“引领一个医学新时代”[35]。癌症形成机理及其治疗药物的相关研究是这一计划研究的核心内容，通过搜集每例患者的基因组学、表观基因学、蛋白组学、信号传导学、临床症状体征及临床实验室检测数据，结合体内微生物学、外环境暴露学、社会学等资讯，建立个体信息港，建立生物学信息数据库，寻找疾病的分子基础及驱动因素，打破2000多年来以症状和部位来命名疾病的方式，将疾病重新分类，开展有针对性的循证医学研究，对有相同病因、共同发病机制的患者亚群实现精准的评估、治疗、预防。虽然精准医学的终极目标是解决各方面的健康问题，但是这当中最先面对的是肿瘤，通过对肿瘤组织和周围健康组织的生物学特点进行剖析，寻找致病驱动基因网络，开放针对特定通路的药物，并使用包括影像学及血清标志物对疗效进行检测。精准医学的提出和肿瘤信息库的建立是顺应时代发展的结果，美国提出精准治疗的短期目标是包括肿瘤治疗中的靶向治疗、联合治疗及克服耐药三方面。长期目标则是共享人群基因、环境、生活方式和电子病历等信息来促进人类健康和疾病的治疗，为实现多种疾病的个体化治疗提供有价值的信息。2015年6月1日，2015 ASCO年会新闻发布会宣布了TAPUR和NCI-MATCH两项致力于扩展精准医疗范畴的临床研究计划。即将于2015年7月启动的NCI-MATCH临床试验整合了以特定基因突变为靶点的20余种在研药物或药物组合，将患者与针对其肿瘤分子异常的治疗加以匹配，患者将在肿瘤缩小或保持稳定的情况下持续接受靶向药物治疗。以此为起点，今后的癌症治疗可能不再以肿瘤类型划分，比如肺癌、食管癌、乳腺癌等，而是以基因变化的类型划分，如EGFR、HER2等。这无疑是一个根本的转变，这意味着一个特定基因改变的胃癌患者可能不再与其他胃癌患

者接受同样的治疗，而是和其他有着相同基因改变的其他器官肿瘤患者采取同样的治疗策略，就是我们中医所倡导的“同病异治、异病同治”的理论。最新的研究结果显示，至少90%的肿瘤存在基因拷贝数的变化以及基因的融合现象，以现有数据估计，约有40.2%的患者可以接受至少一类FDA批准的靶向药物治疗，另外有33.1%的患者即使无法利用现有靶向药物进行治疗，也可以选择接受正在临床试验的靶向药物治疗，这使得癌症的精准治疗成为可能[36]。

由于精准医学的开展，肿瘤的内科治疗将会改变传统细胞毒类药物化疗选择性差、疗效不满意和毒副反应大等弱点，使患者在正确的时间获得正确剂量的正确的药物治疗，达到疗效最佳，副反应最小，生活质量最优，从而开辟肿瘤内科和肿瘤药物治疗的新纪元，传统细胞毒类化疗药物与分子靶向治疗、免疫治疗等新兴的治疗手段的有效结合，会大幅度的提高治疗效果，并最终导致肿瘤综合治疗体系的革命性变化和重建。

参 考 文 献

[1] Gilman A, Philips F S. The biological actions and therapeutic applications of the B-chloroethyl amines and sulfides [J]. Science, 1946, 103 (2675): 409-415.

[2] Herbst R S, Bajorin D F, Bleiberg H, et al. Clinical Cancer Advances 2005: major research advances in cancer treatment, prevention, and screening-a report from the American Society of Clinical Oncology [J]. J Clin Oncol, 2006, 24 (1): 190-205.

[3] Shi Y, Zhang L, Liu X, et al. Icotinib versus gefitinib in previously treated advanced non-small-cell lung cancer (ICOGEN): a randomised, double-blind phase 3 non-inferiority trial [J]. Lancet Oncol, 2013, 14 (10): 953-961.

[4] Camidge D R. Icotinib: kick-starting the Chinese anticancer drug industry [J]. Lancet Oncol, 2013, 14 (10): 913-914.

[5] Li J, Qin S, Xu J, et al. Apatinib for chemotherapy-refractory advanced metastatic gastric cancer: results from a randomized, placebo-controlled, parallel-arm, phase II trial [J]. J Clin Oncol, 2013, 31 (26): 3219-3225.

[6] Dong M, Ning Z Q, Xing P Y, et al. Phase I study of chidamide (CS055/HBI-8000), a new histone deacetylase inhibitor, in patients with advanced solid tumors and lymphomas [J]. Cancer Chemother Pharmacol, 2012, 69 (6): 1413-1422.

[7] Zhao B, He T. Chidamide, a histone deacetylase inhibitor, functions as a tumor inhibitor by modulating the ratio of Bax/Bcl-2 and P21 in pancreatic cancer [J]. Oncol Rep, 2015, 33 (1): 304-310.

[8] Y. Shi, M. Dong, X. Hong, et al. Results from a multicenter, open-label, pivotal phase II study of chidamide in relapsed or refractory peripheral T-cell lymphoma [J]. Annals of Oncology, 2015, [In press].

[9] 陈万青，郑荣寿，曾红梅，等. 2011年中国恶性肿瘤发病和死亡分析 [J]. 中国肿瘤，2015 (01): 1-10.

[10] Lynch T J, Bell D W, Sordella R, et al. Activating mutations in the epidermal growth factor receptor underlying responsiveness of non-small-cell lung cancer to gefitinib [J]. N Engl J Med, 2004, 350 (21): 2129-2139.

[11] Fukuoka M, Wu Y L, Thongprasert S, et al. Biomarker analyses and final overall survival results from a phase III, randomized, open-label, first-line study of gefitinib versus carboplatin/paclitaxel in clinically selected patients with advanced non-small-cell lung cancer in Asia (IPASS) [J]. J Clin Oncol, 2011, 29 (21): 2866-2874.

[12] Akamatsu H, Inoue A, Mitsudomi T, et al. Interstitial lung disease associated with gefitinib in Japanese patients with EGFR-mutated non-small-cell lung cancer: combined analysis of two Phase III trials (NEJ 002 and WJTOG 3405) [J]. Jpn J Clin Oncol, 2013, 43 (6): 664-668.

[13] Zhou C, Wu Y L, Chen G, et al. Erlotinib versus chemotherapy as first-line treatment for patients with advanced EGFR mutation-positive non-small-cell lung cancer (OPTIMAL, CTONG-0802): a multicentre, open-label, randomised, phase 3 study [J]. Lancet Oncol, 2011, 12 (8): 735-742.

[14] Rosell R, Carcereny E, Gervais R, et al. Erlotinib versus standard chemotherapy as first-line treatment for European patients with advanced EGFR mutation-positive non-small-cell lung cancer (EURTAC): a multicentre, open-label, randomised phase 3 trial [J]. Lancet Oncol, 2012, 13 (3): 239-246.

[15] Yang J C, Hirsh V, Schuler M, et al. Symptom control and quality of life in LUX-Lung 3: a phase III study of afatinib or

cisplatin/pemetrexed in patients with advanced lung adenocarcinoma with EGFR mutations [J]. J Clin Oncol, 2013, 31 (27): 3342-3350.

[16] Wu Y L, Zhou C, Hu C P, et al. Afatinib versus cisplatin plus gemcitabine for first-line treatment of Asian patients with advanced non-small-cell lung cancer harbouring EGFR mutations (LUX-Lung 6): an open-label, randomised phase 3 trial [J]. Lancet Oncol, 2014, 15 (2): 213-222.

[17] Shi Y, Au J S, Thongprasert S, et al. A prospective, molecular epidemiology study of EGFR mutations in Asian patients with advanced non-small-cell lung cancer of adenocarcinoma histology (PIONEER) [J]. J Thorac Oncol, 2014, 9 (2): 154-162.

[18] Shi Y, Au J S, Thongprasert S, et al. A prospective, molecular epidemiology study of EGFR mutations in Asian patients with advanced non-small-cell lung cancer of adenocarcinoma histology (PIONEER) [J]. J Thorac Oncol, 2014, 9 (2): 154-162.

[19] Janne P A, Yang J C, Kim D W, et al. AZD9291 in EGFR inhibitor-resistant non-small-cell lung cancer [J]. N Engl J Med, 2015, 372 (18): 1689-1699.

[20] Janne P A, Yang J C, Kim D W, et al. AZD9291 in EGFR inhibitor-resistant non-small-cell lung cancer [J]. N Engl J Med, 2015, 372 (18): 1689-1699.

[21] Sequist L V, Soria J C, Goldman J W, et al. Rociletinib in EGFR-mutated non-small-cell lung cancer [J]. N Engl J Med, 2015, 372 (18): 1700-1709.

[22] Thress K S, Paweletz C P, Felip E, et al. Acquired EGFR C797S mutation mediates resistance to AZD9291 in non-small cell lung cancer harboring EGFR T790M [J]. Nat Med, 2015, 21 (6): 560-562.

[23] Solomon B J, Mok T, Kim D W, et al. First-line crizotinib versus chemotherapy in ALK-positive lung cancer [J]. N Engl J Med, 2014, 371 (23): 2167-2177.

[24] Shaw A T, Engelman J A. Ceritinib in ALK-rearranged non-small-cell lung cancer [J]. N Engl J Med, 2014, 370 (26): 2537-2539.

[25] Seto T, Kiura K, Nishio M, et al. CH5424802 (RO5424802) for patients with ALK-rearranged advanced non-small-cell lung cancer (AF-001JP study): a single-arm, open-label, phase 1-2 study [J]. Lancet Oncol, 2013, 14 (7): 590-598.

[26] Markham A. Idelalisib: first global approval [J]. Drugs, 2014, 74 (14): 1701-1707.

[27] Thomas X. Blinatumomab: a new era of treatment for adult ALL? [J]. Lancet Oncol, 2015, 16 (1): 6-7.

[28] Robert C, Ribas A, Wolchok J D, et al. Anti-programmed-death-receptor-1 treatment with pembrolizumab in ipilimumab-refractory advanced melanoma: a randomised dose-comparison cohort of a phase 1 trial [J]. Lancet, 2014, 384 (9948): 1109-1117.

[29] Burki T K. Pembrolizumab for patients with advanced melanoma [J]. Lancet Oncol, 2015, 16 (6): e264.

[30] Brahmer J, Reckamp K L, Baas P, et al. Nivolumab versus Docetaxel in Advanced Squamous-Cell Non-Small-Cell Lung Cancer [J]. N Engl J Med, 2015.

[31] Larkin J, Chiarion-Sileni V, Gonzalez R, et al. Combined Nivolumab and Ipilimumab or Monotherapy in Untreated Melanoma [J]. N Engl J Med, 2015.

[32] Lee D W, Kochenderfer J N, Stetler-Stevenson M, et al. T cells expressing CD19 chimeric antigen receptors for acute lymphoblastic leukaemia in children and young adults: a phase 1 dose-escalation trial [J]. Lancet, 2015, 385 (9967): 517-528.

[33] Davila M L, Riviere I, Wang X, et al. Efficacy and toxicity management of 19-28z CAR T cell therapy in B cell acute lymphoblastic leukemia [J]. Sci Transl Med, 2014, 6 (224): 224r-225r.

[34] New N R C U, Disease T O. Toward Precision Medicine: Building a Knowledge Network for Biomedical Research and a New Taxonomy of Disease [M]. Washington (DC): National Academies Press (US), 2011.

[35] Reardon S. Precision-medicine plan raises hopes [J]. Nature, 2015, 517 (7536): 540.

[36] Cully M. Anticancer drugs: Advancing precision medicine in silico [J]. Nat Rev Drug Discov, 2015, 14 (5): 311.

136. 癌症相关疼痛

Stuart A Grossman，Suzanne Nesbit
王荣荣，王文娜，李倩（译），罗 健（校）

中国医学科学院北京协和医学院肿瘤医院

癌症疼痛可以影响30%以上的正接受抗癌药物治疗的患者，超过70%的癌症晚期患者会发生中度至重度的疼痛。癌性疼痛会明显地影响生活质量。

一、疼痛的病因学及发病率

癌性疼痛可以分为伤害感受性疼痛，神经病理性疼痛和交感神经维持性疼痛（sympathetically maintained pain，SMP）。见表1。疼痛可以是肿瘤侵犯直接引起的（70%），可以是评估或治疗过程引起的（20%），或是由与恶性肿瘤无关的疾病引起的（<10%）。

表1 癌性疼痛的分类

类型	特点	举例	主要治疗方法
躯体痛	持续的，钝痛，烦恼性疼痛，好定位	骨转移	治疗原发肿瘤，抗炎药，镇痛药
内脏痛	持续的，钝痛，常伴随恶心	胰腺癌	治疗原发肿瘤，镇痛药，神经阻滞
神经病理性痛	阵发性，触电样疼痛，烧灼痛，紧缩感	神经丛病变 带状疱疹后遗神经痛	治疗原发肿瘤，镇痛药，神经阻滞，经皮神经电刺激
交感神经维持性疼痛（sympathetically maintained pain）	严重的烧灼感，压榨性，或局部水肿紧缩感	反射性交感神经失养症	交感神经阻滞，物理疗法，辅助镇痛药

1/4~1/2 新诊断的恶性肿瘤患者、1/3 的正在接受治疗的患者以及超过 3/4 的晚期癌症患者都伴随着疼痛。确定疼痛的病因是恰当治疗的关键。在疼痛治疗过程中应该通过详细的病史，体格检查以及特定的实验室检查对疼痛进行全面的评估。85%的患者可以通过简单的，花费少的，低技术含量的口服镇痛剂来缓解疼痛。另外通过增加恰当的辅助镇痛剂、改变阿片类药物的使用途径、抗肿瘤治疗、非药物疗法、神经刺激技术、局部麻醉镇痛技术以及神经破坏术可以为几乎所有的癌痛患者提供满意缓解。

二、癌症疼痛管理的现状

来自宁养院（hospices）和世界卫生组织示范站点的研究表明85%的癌痛患者可通过口服阿片类药物而缓解疼痛。对剩下的15%癌痛患者也有很多有效的措施。这些措施包括肠外、经皮、经黏膜、经鼻或经脑脊液阿片类药物给药，糖皮质激素，抗炎及辅助药物，抗肿瘤药物治疗和麻醉、神经外科

译者注：Abeloff 临床肿瘤学（第 5 版，主编：John E Niederhuber 等，ELSEVIER 出版）由孙燕院士主译，即将付梓。

治疗。

虽然95%的癌痛患者经合适有效的治疗后应该并且能够很好地控制疼痛，但是疼痛在全世界范围内治疗仍然不足。在大部分国家，口服阿片类药物的缺乏是主要原因。即使是在英国、美国这些阿片类镇痛药及给药途径丰富的国家，多项研究显示疼痛仍然不能被充分治疗。一项针对肿瘤学家的调查强调他们不愿进行常规的疼痛评估并处方合适的镇痛剂。这些报道激发了很多国家对癌痛治疗的积极性并且促进了癌痛指南的发展。

三、提供充足镇痛所面临的困难

在发达国家及地区，癌痛患者治疗不足的理由有很多。其中一些理由直接关系到卫生保健提供者，包括：未能体会到他们的患者所经历的疼痛程度；不愿去评估疼痛的原因；缺少对疼痛管理的培训；过度关注对阿片类药物处方的监管。

四、癌症疼痛的处理

将近85%的伴有疼痛的癌症患者应用传统的口服药后，疼痛可以得到很好地控制。另外10%的患者在应用侵袭性的治疗后疼痛可以缓解，只有剩下的一小部分癌痛患者疼痛不能充分缓解。

（一）药物疗法

药物疗法是最常见的用于治疗癌痛的方法，因为它们有效、安全而且通常不是很贵。这些方法可分为非阿片类药物疗法、阿片类药物疗法及辅助镇痛药物疗法。WHO 的止痛阶梯被作为镇痛治疗的框架。阿司匹林、对乙酰氨基酚或非甾体类抗炎药被用于轻至中度疼痛。如果这些药物不能很好地控制疼痛，可待因、羟考酮或氢考酮常常能起到很好的缓解。对于那种持久性或极严重的疼痛，有效的阿片类药物可以代替可待因或其同类药物。对于有严重疼痛的患者可能刚开始就需要强阿片类药物来控制疼痛。

非阿片类药物的作用位点主要在外周神经系统。这些药物不具有躯体依赖性、耐受性或成瘾性，而且它们都有最大镇痛剂量。其中很多可与弱阿片类药物组成复方制剂。阿司匹林及 NSAID 和环氧化酶 2（COX-2）抑制剂的抗炎成分对因骨转移、感染或对肌腱、肌肉、胸膜及腹膜压迫所引起的躯体性疼痛以及非梗阻性内脏痛的患者都有效。

大多数中至重度疼痛的患者主要应用阿片类镇痛剂控制癌痛。大部分患者的疼痛经口服阿片类药物可以得到很好地控制。虽然，对阿片类药物会产生耐受性，但是肿瘤的侵袭发展是增加阿片类药物剂量的主要原因。阿片类药物剂量的增加很轻易地就能克服药物耐受性。

阿片类药物主要作用于中枢，同时也有干扰痛觉的作用。可分为 3 类：①可以竞争性结合 μ 和 κ 受体的吗啡样阿片类激动剂（比如：可待因、芬太尼、二氢吗啡、吗啡、氢考酮及美沙酮）；②没有受体激动剂的阿片拮抗剂（如纳洛酮）；③兼有激动-拮抗效用药物（镇痛新或布托菲诺）或部分激动剂（如丁丙诺啡）。兼有激动-拮抗效用的药物在癌痛患者中的使用应受到限制，因为这类药物的副作用，以及在接受过阿片类激动剂治疗的患者中可能导致阿片类戒断。

一些最初被用于治疗其他病情而并非控制疼痛的药物被证实在一些特定的情况下可被用作辅助镇痛药。抗抑郁药和抗痉挛药能很好地控制神经性疼痛。兴奋剂会降低阿片类所致的镇痛效果。糖皮质激素是有效的抗炎药，也被用于减少脑水肿和硬膜转移所引起的疼痛。肌松药、抗焦虑药、解痉药和安定药也有特定的适应证。双磷酸盐可减少骨并发症的发生率，尤其是对于骨髓瘤和乳腺癌的患者。在应用具有镇静作用的辅助药物时要谨慎，因为阿片类药物的剂量不能因这些二线药物的毒性而受到打折扣的影响。

虽然大多数患者的疼痛可以通过口服阿片类药物得到缓解，但是，寻找可替代的镇痛方法也是十分必要的。阿片类药物可以采用皮下注射、静脉注射、经皮、经黏膜或是鞘内注射的途径间断给药、持续输注或者这两种方法同时给药，两种方法同时给药是患者控制癌痛的常见情况。

（二）抗肿瘤治疗

如果能够减少肿瘤的浸润或压迫周围正常组织，抗肿瘤治疗也会有镇痛效果。对于因肿瘤侵犯而产生局部疼痛的大多数患者来说，放疗是很好地选择。常被用于有症状的骨、脑、硬膜外或神经丛转移的治疗。全身性放射性药物比如锶-89 和钐常常被用于骨转移疼痛的治疗。化疗可以从根本上显著缓解对化疗敏感的恶性肿瘤的疼痛。手术可以缓解肠梗阻、病理性骨折及梗阻性脑积水所引起的疼痛。

（三）非药物治疗

神经刺激技术如经皮电神经刺激是安全、无创、经济且易与其他镇痛方法联用的技术。经皮电神经刺激可使癌症患者获得短期效益，2~4 周的试验常常能决定其临床有用性。非药物疗法如渐进式肌肉放松、按摩、热疗或冷疗、意向引导、生物反馈、催眠及针灸是有效地控制疼痛的辅助手段。虽然心理治疗往往适用于疼痛相关的抑郁症，但是，未能缓解的疼痛可能导致抑郁症，而治疗抑郁症最好的办法就是镇痛治疗。

（四）侵袭性的治疗

虽然大多数癌痛经前述的几种方法可以被很好地控制，但是有些疼痛仍然是很顽固的，而且，尽管应用中枢兴奋剂、镇吐药以及通便药，很多患者仍然对阿片类药物有持续的副反应。在一些特定的患者中局部镇痛或神经毁损疗法可能会很大程度地降低药物的剂量。尤其对骨转移的患者可以通过侵袭性较小的治疗方法如椎体成形术、椎体后凸成形术及射频消融术等达到治愈的效果。对于实体瘤骨转移的患者，神经外科手术已经超过放疗被作为一线治疗方案。

（五）局部镇痛

局部镇痛可以通过应用长效局麻药而产生长达 3~12 小时的镇痛效果，神经松解药（酒精或苯酚）或是将阿片类药物注射到硬膜外腔或蛛网膜下腔会产生长达几周到几个月的镇痛效果。局部麻醉作为一种诊断性阻滞方法往往在神经松解术之前应用，这样可以方便麻醉师确定局部治疗的效果，同时可以让患者了解疼痛缓解后出现的麻木是否可以耐受。

（六）神经破坏疗法

由于很多传统疗法的有效应用，神经破坏疗法在癌症患者中应用不是很多。经常用的手术方法有射频消融术、开放性的单侧前侧脊索切开术、经皮脊索切开术及联合脊髓切开术。

（七）难治性疼痛

对于存在以下情况的患者最容易出现疼痛处理困难：神经病理性疼痛、阵发或者偶发疼痛、认知或者社交障碍、有药物滥用史者的疼痛，对于存在以上难治性疼痛的患者，可以考虑转诊到富有经验的多学科癌痛治疗团队接受治疗。

五、结论

疼痛常见于癌症患者，尽管已经有很多镇痛方法，但疼痛仍是疾病最可怕的一面。最佳镇痛的关键是综合评估患者的疼痛，包括疼痛程度、原因，认真确定镇痛方案，在治疗后重复评估疼痛缓解情况。大多数癌痛均可以通过常规方法得到良好的控制。这些方法包括非阿片类镇痛药、阿片类镇痛药、辅助药、抗肿瘤治疗、非药物治疗以及非侵入性神经刺激术。局部麻醉或者神经外科技术可以用于缓解那些之前使用了足够镇痛治疗方法不满意或者无法耐受药物毒性的患者。这些创伤性方法也可以用于那些可以通过一些低风险操作而赢得理想镇痛的患者，这些情况包括分布在同一皮区域内的胰腺癌痛或者胸痛。对于复杂疼痛，需要富有经验的多学科疼痛治疗梯队。

尽管经过仔细评估并且给予了恰当镇痛治疗，95%的癌痛患者均获得了良好镇痛，但癌痛仍然没有完全控制。医生、护士、药剂师需要提供最佳的癌痛缓解评估技术，因为这些患者的诊断、治疗和社会问题是复杂和持续改变的。正确面对这些挑战会取得很令人满意的效果，患者和家属也会因为疼痛能够持续得到控制而心存感激，正如美国临床肿瘤协会（ASCO）对于癌痛的叙述："癌症患者有权利获得有效镇痛"，"评估和治疗癌痛"是每个医务人员的责任。

137. 肿瘤免疫治疗的热点问题

王印祥

贝达药业股份有限公司

肿瘤免疫疗法被肿瘤临床医学界评为最具价值和发展潜力的治疗手段。据花旗集团全球市场部分析，肿瘤免疫疗法在未来 10 年将成为治疗 60%的肿瘤患者的核心疗法。肿瘤免疫疗法的策略主要有增强免疫正调节（push）和抑制免疫负调节（pull）。增强免疫正调节的方法主要包括过继性 T 细胞治疗（如 CAR-T）和肿瘤疫苗。抑制免疫负调节的方法主要包括针对免疫检查点的抗体（如 PD-1 单抗）。目前针对免疫检查点的药物开发取得了激动人心的临床进展，PD-1 和 CTLA-4 的单抗已成功上市。CAR-T 细胞疗法在血液肿瘤领域中显示出强大的治疗潜力，并已开始初步探索其在实体瘤的安全性和疗效。肿瘤疫苗方面，安进的溶瘤病毒 T-Vec 获得 FDA 高票支持上市。与这些激动人心的临床进展并存的是很多新的挑战。一个很关键的的问题是如何运用生物标志物依照个性化医疗的原理来筛选潜在受益人群，目前主要的研究方向有 PD-L1 的表达、TIL 的数量等肿瘤微环境指标，肿瘤的突变负荷等。另外肿瘤免疫疗法有一定的延迟效应，标准常用的 WHO 或 RECIST 标准评价 ORR 可能低估免疫治疗的潜在受益，选择合适的评价标准和临床终点也是一大挑战。

138. 恶性肿瘤与糖尿病相关性研究的临床进展

吴密璐

青海大学附属医院肿瘤内科

糖尿病和恶性肿瘤是目前影响人类健康的两大主要疾病，其发病率正逐年攀升。流行病学研究表明，糖尿病患者某些恶性肿瘤患病风险升高，二者存在共同的或相关的发病机制，当它们并存时可以相互作用，导致病情恶化。近几年有关恶性肿瘤与糖尿病的关系成为研究的热点，但确切机制尚无一致性结论，二者之间的关系仍有待深入探讨，以寻求一个确切的规律，从而指导临床实践工作。本文就糖尿病与肿瘤之间关系研究现状进行综述。

一、糖尿病患者的恶性肿瘤风险增加

（一）糖尿病患者恶性肿瘤的患病率增加

2006 年 9 月，日本以大约 10 万人为研究对象的一项研究报告结果显示，糖尿病患者的致癌危险与非糖尿病患者进行比较，所有肿瘤患者中，男性 27%，女性 21%。在男性糖尿病患者中，与健康正常人相比较，肝癌的危险性上升 2.24 倍，肾癌上升 1.92 倍，胰腺癌上升 1.85 倍；在女性糖尿病患者中，肝癌为 1.94 倍，胃癌为 1.61 倍。20 世纪 60 年代基于人群的研究就已发现，2 型糖尿病患者罹患各系统肿瘤的风险升高，其中肝癌、胰腺癌、子宫内膜癌较对照组高 2 倍甚至更多；结/直肠癌、乳腺癌、膀胱癌的风险较对照组高 1.2~1.5 倍。

（二）糖尿病患者恶性肿瘤的死亡率增高，预后更差

研究发现，合并糖尿病者乳腺癌的死亡率是无糖尿病者的 1.39 倍（$P<0.0001$）、早期生存率更低。一项评估糖尿病对结肠癌切除术后长期预后影响的研究，在调整了年龄、性别、种族、肿瘤的 TNM 分期和肿瘤的分化程度等因素后的数据显示：糖尿病组和无糖尿病组 5 年总的生存数分别为 57%和 66%（$P<0.0001$），糖尿病组的结肠癌患者生存中值是 6 年，无糖尿病组是 11.3 年，同时糖尿病组癌症的复发率也较无糖尿病组为高；合并糖尿病的子宫内膜癌患者死亡率是无糖尿病者的 2.38 倍；糖尿病伴前列腺癌组的死亡率高于非糖尿病组。另一项研究表明，糖尿病伴恶性肿瘤患者较无糖尿病者死亡危险增加 41%。

二、流行病学研究

（一）恶性肿瘤并发糖尿病

1. 肝癌　肝癌患者糖代谢异常表现为糖耐量减低，餐后高胰岛素血症和高 C 肽血症。胰高血糖素经过肝脏后，约有一半被肝细胞蛋白水解而灭活。当肝细胞受损时，胰高血糖素的灭活减低，即可出现胰高血糖素升高，引起高血糖。

2. 白血病　急性白血病患者易发生血糖代谢异常导致疾病缓解率低。原因是白血病细胞浸润肝脏、胰腺，即可出现糖利用减低，导致高血糖。

3. 胰腺癌　研究发现约 17%的胰腺癌患者在发现肿瘤占位病灶之前已有糖代谢异常。在肿瘤形成之初，部分胰腺癌的肿瘤细胞具有自分泌或旁分泌功能，产生多种激素样物质，干扰机体的糖代

谢。这些因子使胰岛细胞对血糖的敏感性降低。另一方面，不少胰腺癌肿瘤细胞表现为多克隆发生，其发展快、浸润转移早，肿瘤一旦发生，正常胰腺包括胰岛的结构和功能很快遭到破坏。这些因素交互作用，导致糖代谢紊乱。

4. 结肠癌　结肠癌患者中糖尿病高发的原因可能与缺少运动及摄入高热量、高脂肪而缺少纤维素的生活方式相关 。

5. 肺癌　肺是一种具有内分泌功能的器官，肺癌细胞可分泌二十多种生物活性物质和激素，其中促肾上腺皮质激素（ACTH）为血糖升高的主要原因。

（二）糖尿病并发恶性肿瘤

1. 结肠癌　2 型糖尿病人群中结直肠癌的患病率和死亡率与正常人群相比明显增加。Seow 等对 63257 例年龄在 45~74 岁的新加坡华裔居民进行的一项为期 9 年的前瞻性研究发现：校正年龄、性别、种族等影响因素后，糖尿病人群结直肠癌发病率增加 50% 。Larsson 等在瑞典的一项为期 6 年的大样本前瞻性研究显示：糖尿病人群结直肠癌发病率增加 49%（RR：1.49，95% CI：1.14 ~1.96）。Coughlin 等在美国的一项长达 16 年的前瞻性研究亦得出相似结论。在对 1966~2005 年间发表的有关糖尿病与恶性肿瘤关系的数据进行了整理研究后，Larsson 等发现无论男女糖尿病都增加了结直肠癌的发病风险 。胡水清等采用病例对照的方法，研究了 364 例结直肠癌患者和 733 例非肿瘤患者与糖尿病的关系，发现糖尿病患者患结直肠癌的危险度是非糖尿病患者的 1.72 倍（95%CI：1.29~2.31），有糖尿病史的结直肠癌患者发生转移的危险度是无糖尿病史的 1.94 倍（95%CI：1.22~3.08）。曾春平等的研究证实糖尿病患者罹患结直肠癌的风险是非糖尿病患者的 1.886 倍（95%CI：1.45~3.57），提示糖尿病是结直肠癌发生的独立危险因素，发生结直肠癌的危险性是随着糖尿病病程的增加而增加的，可能与胰岛素抵抗、代谢综合征等多因素有关。

2. 肝癌　近年来对原发性肝癌的病因学研究发现，除病毒性肝炎、饮酒等因素外，糖尿病与原发性肝癌的关系也甚为密切。Lawson 等在 105 例肝癌患者中观察到 T2DM 患病率是普通人群的 4 倍，首先提出 T2DM 患者肝癌的发生概率可能会升高。Davila 等对美国 2061 名肝癌和 6183 名非肝癌对照者进行了病例对照研究后发现，糖尿病患者发生肝癌的风险增加了 2~3 倍，提示糖尿病是肝癌的一个独立危险因素。Wang 等 4 分析表明，与非糖尿病患者相比，糖尿病患者患肝癌的风险增加 2. O1 倍（95% CI：1.61~2.51），且这种关联独立于饮酒、肝硬化及乙型肝炎病毒感染史。此外，糖尿病与肝癌的死亡率也呈正相关（OR：1.56，95%CI：1.3O~1.87）。

3. 胰腺癌　有调查显示，72%的胰腺癌患者患有 2 型糖尿病，特别是糖尿病初发年龄大于 60 岁者。糖尿病可能是胰腺癌的一种危险因素，或者糖尿病既是胰腺癌的病因，同时又是胰腺癌的并发症。Ben 等研究证实，糖尿病是胰腺癌的独立危险因素（OR：1.94；95% CI：1.66 ~2.27）。同时发现，糖尿病病程 1~4 年 的患者（O R：1.95；95% C I：1.65 ~2.31）比糖尿病病程超过 4 年的患者（OR：1.49；95%CI：1. O5~2.12）发生胰腺癌的风险更高，但明显低于糖尿病病程少于 1 年的患者（RR：5.38；95%C I：3.49~8.30）。Wang 等对 l499 例 T2DM 患者进行随访，结果显示 T2DM 可能是胰腺癌的首发症状。胰岛素拮抗通常发生在肿瘤的早期，是胰腺癌症状出现之前发生糖尿病的原因，认为糖尿病并不是胰腺癌的一个危险因素而是胰腺癌所引起的后果之一。Inoue 等的大型前瞻性研究发现，男性糖尿病患者中胰腺癌的发生率明显增加，肿瘤细胞直接破坏胰岛细胞所致的胰岛素产生减少是胰腺癌继发糖尿病的直接原因。

4. 乳腺癌　乳腺癌与糖尿病的联系在绝经后的女性中尤其明显（RR：1.08，95%CI：1.01~1.16）。The Swedish Diabetes-Cancer Match Study 发现，所有男性和女性糖尿病患者中乳腺癌的发病率都明显上升，男性 RR：2.0，95%CI：1.0~3.4；女性 RR：1.3，95%CI：1.2~1.4。Wolf 等认为，2 型糖尿病患者中，发生乳腺癌的概率与对照组相比增高 10%~20%。Michels 等对 116488 名护士进行了 20 年的随访，发现女性 2 型糖尿病患者中乳腺癌的患病率明显增加（RR：1.17，95%CI：1.01~1.35）。Wu 等通过对 1248 例亚裔美国人进行糖尿病与乳腺癌发病关系的调查研究，发现伴有糖尿病的女性患者乳腺癌的发病率明显增加（比值比 OR：1.68）。

5. 胃癌　糖尿病患者胃癌的发生率均高于正常对照组（男性 RR：1.23，95%CI：0.98~1.54；女性 RR：1.61，95%CI：1.02~2.54）。Inoue 等通过对 97771 例年龄在 40~69 岁的日本居民进行糖尿病与癌症发生风险性的前瞻性调查研究，发现胃癌的发生率显著高于正常对照组。胃癌发病率与 1 型糖尿病（T1DM）关系密切，T1DM 患者患胃癌的危险性在 15 年后才开始升高，且是正常人的 3 倍以上。

6. 膀胱癌　Larsson 等研究显示，与非糖尿病患者相比，糖尿病患者的膀胱癌风险显著增加（RR：1.24；95%CI：1.08~1.42）。MacKenzie 等研究发现，糖尿病患者膀胱癌发病风险比值比 O R 为 2.2（95% CI：1.3~3.8），同时在糖尿病病史较长（病史大于 16 年，O R：3.6；95% CI：1.1~11.2）和口服降糖药（O R：3.3；95% C I：1.5~7.1）的患者中这种风险更强 。研究结果均表明，糖尿病患者膀胱癌风险增加 。

7. 子宫内膜癌　子宫内膜癌患者常伴有其他合并症，如高血压、糖尿病等，故有学者将肥胖、高血压、糖尿病称为子宫内膜癌三联征。有研究提示，2 型糖尿病与子宫内膜癌显著相关（RR：1.5，95%CI：1.0~2.1），在校正了肥胖、生产史、雌激素替代治疗、高血压等因素后，仍有类似的结果。且合并糖尿病的子宫内膜癌患者，其肿瘤的肌层浸润深度及淋巴结转移情况较未合并者严重。此外，有糖尿病的子宫内膜癌患者其预后情况相对较差。

8. 非霍奇金淋巴瘤　荟萃分析均证实糖尿病与非霍奇金淋巴瘤发病风险呈正相关。免疫缺陷是糖尿病和非霍奇金淋巴瘤共同的发病机制 。糖尿病可以降低免疫功能，削弱免疫监视，容易诱发恶性淋巴瘤，是淋巴瘤的危险因素之一。Chao 等研究得出，糖尿病可使非霍奇金淋巴瘤的发病风险提高 1.28 倍（95%CI：1.07~1.53）。就性别而言，女性糖尿病患者发生非霍奇金淋巴瘤的风险（RR：1.38；95% CI：1.06~1.80）高于男 性（RR：0.98；95%CI：0.79~1.22）。而就糖尿病类型而言，1 型糖尿病患者（年龄小于 3O 岁）发生非霍奇金淋巴瘤的风险为非糖尿病患者的 1.27 倍（95% C I：0.82 ~1.99），而 2 型糖尿病患者（年龄大于 3O 岁）的发生非霍奇金淋巴瘤的风险为 1.32 倍（95% CI：0.93~1.86）。总之，多项研究分析均显示，糖尿病在一定程度上使非霍奇金淋巴瘤的发病风险增加 。

9. 前列腺癌　迄今为止，荟萃分析均提示糖尿病与前列腺癌之间存在相反关系 。Bonovaa 等对 2003 年以前文献进行 meta 分析，包括 14 项研究。结果二者还是有显著关系，但却是负性关系，糖尿病减少此癌 9%风险（R R：0.91；95% CI：0.86~0.96）。Kasper 等在搜索 19 篇文献进行荟萃分析发现糖尿病与前列腺癌存在负相关（RR：0.84；95%CI：0.7 6~O.93）。

10. 其他肿瘤　Jee 等在韩国的一项为期 10 年的前瞻性研究发现除胰腺癌、大肠癌、肝癌发病增加外，食管癌、胆管癌的发病也有增加。Inoue 等发现男性糖尿病患者肾癌的发生率显著高于正常人群（RR：192，95%CI：1.06~3.46）。糖尿病患者不论男女、年龄、随访时间、有无肾癌其他危险因子（如肥胖、高血压），发生肾癌的危险性均会明显增加。此外，糖尿病与肺癌的关系也有报道。

三、糖尿病与肿瘤发生风险的关系

二者在发病机制方面有着共同危险因素：

1. 二者有着相似的生活方式和环境危险因素（高体重指数、中心性肥胖、体力活动少、摄食高热量、高脂肪等）　控制体重可使糖尿病高危人群的发病率下降 58%，降低体重也可以减少恶性肿瘤的发生风险。高脂、高热量、低膳食纤维饮食是诱发糖尿病的重要因素，而少红肉，多蔬菜、水果和全谷类食物的膳食和许多恶性肿瘤的相对低风险有关。

2. 运动对于糖尿病的保护作用已被证实　研究表明，每周至少 5 天，每次 30 min 适当强度的运动可以使发展为 2 型糖尿病的风险下降 25%~36%，流行病学研究表明，体力活动越多，结肠癌、绝经后乳腺癌、子宫内膜癌的风险越低；运动也可能有助于预防其他一些癌症，包括肺癌和侵袭性的前列腺癌。运动可能提高乳腺癌和结/直肠癌患者的生存率。

3. 吸烟是糖尿病的一个独立危险因素，可增加心血管疾病、视网膜病变和其他糖尿病并发症的风险；而吸烟除与支气管肺癌密切相关，也与咽喉癌、上消化道癌、膀胱癌、肾癌、胰腺癌、白血病、肝癌和宫颈癌相关。

4. 过量的酒精摄入也是糖尿病的一个危险因素 同时，即使是适度摄入酒精也会增加多种恶性肿瘤的风险，其中包括口腔癌、咽喉癌、食管癌、肝癌、结/直肠癌和乳腺癌。

5. 2 型糖尿病患者存在免疫功能紊乱，而肿瘤的发病也与免疫系统功能失调密切相关。

四、相关机制研究

（一）恶性肿瘤继发性糖尿病的发病机制

1. 异位激素分泌 发生于内分泌腺的恶性肿瘤如胰腺癌、肾上腺肿瘤等，可产生胰高血糖素、血清胰淀粉样肽、肾上腺皮质激素等胰岛素拮抗激素，从而使血糖升高。一些非内分泌腺的恶性肿瘤如肺癌、肝癌、中枢神经系统肿瘤也会产生异位激素如促肾上腺皮质激素、促性腺激素、异源生长激素等，从而影响糖代谢。

2. 肿瘤破坏 胰腺癌是最典型的例子，肿瘤细胞直接破坏胰岛细胞，使得胰岛素产生减少。此外，胰腺癌还会阻塞胰腺导管，导致胰岛纤维化，进一步加重胰岛细胞的损害。

3. 细胞因子的影响 肿瘤细胞可通过分泌大量的肿瘤坏死因子（INF）、白细胞介素以及多种可溶性细胞因子，影响肝脏的糖代谢通路，干扰胰岛素的外周作用，造成胰岛素敏感性降低及胰岛素抵抗。

4. 化疗药物 许多化疗药物都可引起胰腺炎，使胰岛功能降低而导致血糖升高。2006 年 8 月美国国立癌症研究所新版《常见不良事件评价标准》（CTCAE，Version3. 0）第一次将化疗对恶性肿瘤患者血糖的影响和化疗对恶性肿瘤合并糖尿病患者的影响纳入了化疗毒副作用评价体系。

（二）糖尿病导致恶性肿瘤患病率增加的可能机制

1. 高血糖

（1）肿瘤细胞的生存能量供应是必不可少的，而肿瘤细胞只能以葡萄糖为原料进行无氧酵解来供给能量。因此，葡萄糖是肿瘤细胞的惟一能量来源，可为肿瘤细胞的生长提供能量，高血糖状态可作为营养基而促进肿瘤细胞的生长。

（2）长期的血糖增高可以导致细胞有氧代谢障碍，无氧酵解增加，正常细胞可通过适应这种高血糖状态而发生恶性转化变为肿瘤细胞。无氧酵解增强可诱导内皮细胞通透性改变并诱导基底膜的结构改变。从而促进肿瘤细胞的浸润转移。

（3）高血糖可以使体内产生大量自由基，同时可诱导活性氧簇（R0s）蓄积并导致氧化应激，导致对 DNA 的氧化损伤，当损伤程度超出其自我修复能力时，可能引起基因突变，使细胞不受控制无限增殖，促进正常细胞的癌变。

（4）长期高血糖状态会使糖尿病患者粪便胆汁酸浓度升高，后者对人体结直肠黏膜具有致癌作用，从而导致结直肠癌的。

（5）Meksandrovs 提出了一个假说：长期高血糖可能在本质上影响肿瘤的发生与发展。因为高血糖会引起蛋白激酶 C（PKc）家族调控的重要细胞信号系统的功能障碍，而 PKc 功能的正常化可以抑制肿瘤的发展以及转移。

2. 胰岛素及胰岛素样生长因子 胰岛素抵抗与高胰岛素血症是 2 型糖尿病患者的主要病理生理改变，而胰岛素作为一种生长因子对癌症的形成以及发展具有关键的作用。

（1）高胰岛素血症：①胰岛素具有促有丝分裂作用，在促进肿瘤发生和发展中起重要作用。基于众多流行病学证据，Sandhu 等提出了所谓胰岛素抵抗-结肠癌假设，认为连接糖尿病和肿瘤的桥梁是高胰岛素血症。临床研究也发现，在胰岛素水平升高时，胰腺癌发生的风险性增加了 2 倍（RR：

2.13，95%CI：1.04~4.35）。②高水平胰岛素使胰岛素样生长因子（IG F）信号转导系统过度激活，将促进细胞增殖和分化，并抑制肿瘤细胞的凋亡。③胰岛素作为 IG F 的刺激物，影响 mTOR 信号通路的激活，而 mTO R 将能量、营养代谢和细胞生长分裂联系在一起，因而在糖尿病和癌症的发生、发展起着纽带作用。④胰岛素受体在肿瘤发生上起着直接的作用。胰岛素受体与胰岛素偶联可以导致一些肿瘤细胞株的增殖。⑤胰岛素可以调控血管内皮生长因子（VEGF），上调 VEGF 的表达，促使肿瘤组织血管生成，增加肿瘤的血供而促进肿瘤的生长和转移。

（2）胰岛素样生长因子（IGF）的作用：IGF 的生物学作用也主要是由 IGF-1R 受体介导的。IGF-1R 是恶性肿瘤的重要促发因子，是重要的促有丝分裂因子，促进肿瘤的发生。

3. 血管内皮生长因子（VEGF）的作用　血管内皮生长因子（V E G F）作为特异性的血管内皮细胞分裂素，作用于体内血管内皮细胞，引起内皮细胞分裂增殖，诱导血管形成，是目前已知的作用最强的促血管生成因子，与多种肿瘤的生长、转移和预后密切相关。同时 V E G F 可以增加血管的通透性，引起血浆蛋白渗漏到细胞外基质沉着，为成纤维细胞和血管内皮细胞的迁入提供条件基质，为肿瘤细胞的生长和新生毛细血管网的建立提供营养。糖尿病患者高水平的胰岛素及 IG F 均能显著增加细胞 V E G F 的分泌，促进肿瘤血管新生，增加肿瘤血液供应，从而促进肿瘤的发生、发展。

4. 转化生长因子（TGF）的作用　研究发现 2 型糖尿病患者早期血清 TGF-Bl 的水平显著高于正常对照者。TGF-B1 是一种多功能的多肽类细胞因子，肿瘤细胞常常分泌大量的细胞因子，可由肿瘤细胞或其周围的基质细胞通过旁分泌产生，并获得了由其导致的对生长抑制的耐受，造成恶性肿瘤的异常增殖。

5. 免疫系统的作用　糖尿病患者免疫功能均有不同程度的降低，体内存在细胞免疫调节功能紊乱，T 淋巴细胞亚群比例失调。免疫功能受损、免疫监视作用减弱，突变的细胞能逃逸宿主的免疫监视而继续存活、增生而诱发恶性肿瘤。

6. 内皮素　糖尿病患者血浆中内皮素水平增加，与糖尿病血管并发症有关。在肿瘤发生中，内皮素通过与其受体结合，可以促进肿瘤细胞的分裂、增殖以及肿瘤的血管生成。

7. 脂联素　脂联素是一种脂肪组织分泌的细胞因子，与肥胖和胰岛素抵抗呈负相关关系。有研究证实脂联素水平降低的男性中结、直肠癌的发病风险显著升高，故推测 2 型糖尿病患者脂联素水平的降低对恶性肿瘤的发生起着一定的促进作用。

8. 微量元素　糖尿病患者由于体内代谢障碍，可造成多种微量元素如铬、锌、锰、硒、镁、铁等体内微量元素缺乏. 这些微量元素的异常在一定程度上可以促进恶性肿瘤的发生和发展。

9. 激素性激素水平　糖尿病诱导体内激素水平的改变，影响与内分泌相关肿瘤的发生。如睾酮的血浆浓度与前列腺癌的风险呈正相关。而前列腺癌患者中糖尿病患病率较低，这可能与糖尿病患者较低的血浆睾酮浓度有关。女性糖尿病患者内源性雌激素水平升高，不仅影响肾癌的发展，也是乳腺癌的致病因素。此外，子宫内膜也是雌激素的靶器官之一，长期受到无孕激素拮抗的高雌激素的影响，可导致子宫内膜增生进而癌变。

10. 药物

（1）降血糖药物对肿瘤的影响：

1）二甲双胍：近年研究发现应用二甲双胍可减少糖尿病患者恶性肿瘤发生风险。Landman 等在荷兰前瞻性研究二甲双胍与癌症死亡率的关系。用二甲双胍 289 例，未用者 1064 例，中位随访时间 9.6 年，因癌死亡 122 例。在基线时用二甲双胍者与未用者相比，至终点校正后的癌症死亡危险比（HR）0.43（95%CI：0.23~0.80）。目前，二甲双胍抗癌作用的可能机制包括：其可同时通过 p53 基因介导减少癌细胞集落形成及引起部分癌症细胞周期停滞在 G 期；抑制肝糖原输出，改善胰岛素敏感性，降低循环胰岛素和血糖浓度，降糖作用可减少甚至断绝机体对癌细胞的能量供应；通过激活 AMP 激酶，抑制肿瘤细胞生长和增殖。

2）胰岛素：胰岛素治疗是否可增加癌症风险一直存在争议。目前的随机对照研究一致显示甘精胰岛素不增加肿瘤风险。现有临床试验证据其中 5 年随机对照临床研究和 31 项随机对照研究的荟萃分析均显示，不支持长期外源性胰岛素治疗与癌症风险增加有关。国内外各权威学会组织一致认为，没有证据表明甘精胰岛素增加肿瘤风险。美国糖尿病协会和美国癌症协会联合发布的一份共识指出，癌症风险不应该作为大多数患者在选择现有降血糖治疗方案中的一个主要考虑因素。

（2）化疗相关性药物：

目前常用的化疗药物量效曲线陡直，治疗量与中毒量相近。因此，化疗药物对包括胰腺在内的正常组织有很大的损伤作用，使胰岛素分泌减少，加重糖尿病的代谢紊乱。化疗可引起血糖代谢异常，甚至出现酮症酸中毒。可能的机制：

1）某些化疗药物对胰岛 B 细胞有直接毒性，抑制胰岛素的合成与分泌，出现血糖代谢异常。

2）大部分药物经肝肾代谢，胰岛素主要在肝脏灭活，如果化疗药物导致肝、肾功能损害，肝细胞损害超过 80%时，就会影响糖代谢。

3）化疗药物多可引起一定程度的胃肠反应，造成机体糖摄入或吸收障碍，引起血糖波动。

4）化疗药物抑制糖尿病患者糖酵解中 3 个关键酶，己糖激酶、磷酸果糖激酶、丙酮激酶活性，使糖消耗减少。

5）某些化疗药物特殊的应用要求会对血糖的影响。如：① 紫杉类药物引起的血糖代谢异常，其中一个主要原因可能与使用地塞米松预防过敏有关。地塞米松通过促进糖原异生、减慢葡萄糖分解、减少机体组织对葡萄糖的利用等途径，升高血糖；通过提高肝脏蛋白分解酶的活性，促进蛋白质分解，使肝细胞中的氨基酸转化为糖原和葡萄糖；地塞米松通过促进脂肪分解、抑制其合成，并抑制外周组织对糖的利用，促进脂肪酸的氧化分解，可能诱发酮症。②草酸铂、卡铂等需要葡萄糖注射液作为溶媒的药物，直接应用葡萄糖对血糖的影响可能较大。③植物类抗肿瘤药如长春碱类和紫杉类的作用靶点在微管和微丝系统，治疗肿瘤的同时也抑制胰岛素颗粒的排泌与释放，引起血糖升高。④甲氨蝶呤可引起突发性糖尿病及骨质疏松，阿糖胞苷、环磷酰胺可使少数患者发生胰腺炎，顺铂在少数患者存在胰腺毒性，可诱发糖尿病，建议在化疗中最好避免长期应用顺铂，以免引起胰腺损伤。

6）患者自身血糖调节机制、脏器功能、对化疗药物的敏感性等因素。

五、展望

综上所述，糖尿病可以通过多种机制导致肿瘤的发生，二者有着共同的高危因素，又有着错综复杂的联系。因此，有必要进行更大规模的前瞻性研究来了解肿瘤和糖尿病的关系。应做好糖尿病的早期防癌措施及提高糖尿病易患肿瘤的警惕性。在肿瘤防治策略中，加入“遏制肥胖及糖尿病流行”已是刻不容缓。肿瘤科的医护人员在为合并糖尿病的肿瘤患者制定综合治疗计划时，应强调个体化治疗。

139. 2015 年生存指南更新解读

吴晓明

中国医学科学院北京协和医学院肿瘤医院

美国国家综合癌症网络（NCCN）于 2015 年 2 月 27 日发布了 2015 年第一版癌症幸存者临床实践指南。该指南包括了癌症幸存者的一般生存原则，身体、心理问题的近期及远期影响及卫生防疫等方面的内容。

一、一般原则

推荐对所有生存者进行周期性评估，了解其需求并给予必要干预，了解是否有症状的可逆性或加重因素存在，如：目前疾病状态、功能状态、药物治疗、伴随疾病、既往肿瘤治疗史等。

二、近期或远期的心理及躯体问题

在这部分除了 2013、2014 年指南中提过的六大症状和体征外，新增加了“蒽环类药物对心脏的毒性作用”。指南指出，癌症治疗可以导致多种心血管问题。尤其是蒽环类治疗可能引起的心力衰竭或心肌病。因此需了解患者是否接受过蒽环类药物治疗［如多柔比星，表柔比星，柔红霉素，AC 方案（多柔比星+环磷酰胺）］，询问患者在体力活动后有气短或胸痛吗？或平躺时有气短、夜间阵发性呼吸困难或持续性的腿肿吗？要知道蒽环类药物引起的心力衰竭可能要在几年甚至 10 年才会表现出来。数据表明心功能不全可以在症状出现之前就被发现。如果早期发现，心脏保护治疗还可能对蒽环类致心衰有效，虽然这方面前瞻性研究还很少。生存者可能有心衰的危险因素（被称为 A 期心衰），或已经有结构性心脏疾病（被称为 B 期心衰），虽然他们可能没有症状。使用过蒽环类药物的患者就有心衰的危险因素，可以称为 A 期心衰。使用过蒽环类药物伴有其他的心血管危险因素，就会增加进展性心衰的风险。我们强调要特别注意对于合并高血压、高脂血症和糖尿病等心衰危险因素的患者的基础护理。心血管问题的风险大小因蒽环类药物的种类和累积剂量而不同。在指南中，强调了临床心力衰竭的早期识别和预防，以及高危患者为预防心肌重构的早期保护心脏的治疗。因此，对于高危生存者，强调要在蒽环类治疗完成的 1 年内就开始筛查心衰。

首先要对已接受蒽环类药物治疗［如多柔比星、表柔比星、柔红霉素、AC 方案（多柔比星素+环磷酰胺）］的患者进行评估。评估心衰的症状和体征，询问患者在体力活动后有气短或胸痛吗？或平躺时有气短、夜间阵发性呼吸困难或持续性的腿肿吗？评价心衰存在的危险因素如：高血压、高血脂、糖尿病、心肌病家族史、年龄>65 岁和有无其他心血管并发症（心房纤颤、冠心病等）；既往心血管危险因素：吸烟、酗酒、肥胖、心肌病或其他心脏病家族史；既往药物治疗史；既往肿瘤病史（既往蒽环类药物累积量、既往系统治疗史和胸部放射治疗史）；其他曲妥珠单抗、帕妥珠单抗（其他 HER2 靶向治疗）、VEGF 信号传导抑制剂、紫衫类联合蒽环类治疗。多普勒超声心动研究认为生存者在 1 年内完成蒽环类药物治疗后，有一个或更多的心脏危险因素。结合超声心动可将心衰分为 A 期、B 期、C 期和 D 期。A 期心衰：病人尚无心包、心肌或心脏血管的结构或功能异常，从未出现心力衰竭的症状和体征，但处于发展为心力衰竭的高度危险中。例如：高血压、冠状动脉疾病、糖尿病、有使用心脏毒性药物治疗史（包括蒽环类药物）胸部放射治疗史、或酒精滥用史、风湿热病史、心肌病家族史；B 期心衰：病人有导致心力衰竭的心脏结构异常，但从未出现心力衰竭症状或体征。例如：左室肥厚或纤维化、左室扩张、无症状的瓣膜疾病、曾发生心肌梗死；C 期心衰：病人有结构性心脏疾病并有或曾经有心力衰竭症状。D 期心衰：病人有严重结构性心脏疾病，尽管经过充分治疗，仍在休息时有明显的心力衰竭症状，需要特殊治疗。对于 A 期心衰要解决潜在的危险因素如降低血压、控制肥胖和糖尿病，推荐有规律的体力活动和健康的饮食习惯，也可考虑推荐心脏病专家就诊；B 期心衰：采取和 A 期心衰同样的措施并推荐心脏病专家就诊；C 期和 D 期心衰建议心脏病专家就诊。

三、预防保健

指南鼓励所有的幸存者获得并维持健康的生活方式，并注重体重管理，身体锻炼及养成健康的饮食习惯。健康的生活习惯与总体健康和生命质量的改善相关。对于某些癌症，健康的生活方式可以降低生存者的复发风险和死亡率。

健康的生活方式包括：①在整个生命过程中获得并维持健康体重，饮食摄入与运动消耗的热量保持平衡，获得并维持正常的体重指数（BMI），每周测量体重以监控体重变化。②规律性进行身体活动：避免不动：每天进行一般身体活动（如走楼梯，在停车场的后面停车），每周坚持至少 150 分钟的中度或 75 分钟的高强度运动，在一周中分散进行。③评估每日摄入的水果、蔬菜、加糖或脂类的食物或饮料、加工食品、红肉、酒精和甜点，评估饮食习惯，包括分量饮食、宵夜、零食习惯、外出就餐频率，鼓励慎重选择食物，确保饮食的多样性和足够的营养摄入，维持富含水果、蔬菜、全谷物且低红肉、低加工肉类、低糖、低脂的健康饮食，以促进体重的控制并避免肥胖。④避免烟草摄入：如果目前在吸烟或使用无烟烟草，则应尝试戒烟。⑤避免阳光伤害：使用 SPF 至少 30 的防水防晒霜以防止紫外线的伤害，日常使用防晒霜或在游泳或过度排汗后，应每 2 个小时重新使用一次，尽量遮阳（如帽子、有袖衬衫），避免阳光最强时的直接照射。

指南认为除某些食物摄入不足或患有其他并发症（例如，骨质疏松症、眼科疾病、肝硬化）的患者，大多数的癌症生存者不推荐使用营养补充剂。目前尚缺乏足够研究数据证明维生素或其他营养补充剂有助于癌症的预防、控制或康复。服用维生素补充剂不能替代健康的饮食习惯。应尽一切可能从饮食中摄取营养。应定期评估营养补充剂的效果，确认营养补充剂的使用原因和营养成分，部分癌症生存者由于治疗原因而导致缺乏维生素，应及时进行评估并补充所需的维生素。

140. 癌症局部治疗模式变革的思考

夏廷毅

中国人民解放军空军总医院放疗科

最新的《世界癌症报告》显示：癌症仍是威胁人类健康的第一杀手，目前每年约1400万癌症患者中，我国患者就占21.8%，死亡患者占26.9%，全球范围内发病率和死亡率最高的仍是肺癌。在我国，根据全国肿瘤登记中心《2012中国肿瘤登记年报》，每分钟就有6人确诊为癌症。由于早期筛查重视度不够，多学科联诊联治机制不完善以及医疗资源投入不足等诸多问题，使我国多数患者癌症发现较晚、多学科综合治疗规范化程度不高、部分患者没有经费接受治疗等，成为本国癌症治愈率明显低于发达国家的主要原因。面对我国癌症治疗结果存在差距的客观事实，根据现代肿瘤局部治疗手段进展的发展变化与治疗结果改善的相应转化，提出癌症治疗模式变革的思考，供同道参考。

一、癌症特征与治疗现状

癌症是一类全身性慢性疾病，病因还没有搞清，临床症状不典型，整体治疗预后相对较差。纵观这一类特殊性疾病的临床治疗，发现一些有趣的现象：同一种肿瘤有很多手段都可以治疗，各科医生都愿意治疗，每个医生好像都很有自信主动推荐自己的专业手段，但更多只是从技术方法层面做决定，而很少从治疗结果角度做决策。因此，在医患医学信息不对称，肿瘤患者就诊顺序摸不清，医生专业知识有局限，推荐治疗手段不全面以及患者选择治疗正确与否又没裁判等深层问题影响下，有时会误导治疗手段的合理选择，而最终影响治疗效果提高。

二、治癌手段与时代变迁

1. 早癌早治效果好　癌症治疗主要有手术，放疗和化疗等多种方法。就早期和局限期病灶而言，主要以手术，放疗或其他局部微创治疗为选择手段。值得高度关注的是：投入癌症防治的资源相当巨大，而目前最见成效的有效措施是早诊早治。要实现早癌早治效果好的目标，就必须让全社会高度关注早癌筛查，让肿瘤专科医生参与筛查，同时采用有效手段筛查，并对高危人群高频度筛查，重视筛查并全面提高早癌诊治水平应成为我国癌症防治的重大战略。

2. 不同期别差别大　癌症到中、晚期无论什么手段治疗效果都较差。以肝癌为例，直径<3cm的早期肝癌手术治疗5年生存率达80%左右，采用微波、射频消融及局部高剂量放疗5年生存率也可达60%左右；但当肝癌直径>10cm手术以及放疗5年生存率<20%，可见癌症早期诊断的意义有多大。

3. 手段选择在变化　癌症治疗手段的选择不是一成不变的，是随着医学技术进展而不断发展变化的。因此，在癌症治疗手段选择也是随时代发生动态变化的。例如，在20世纪近50年的时期内早期非小细胞肺癌以手术切除作为当然的首选根治手段，Ⅰ期患者手术5年生存率为50%~70%，而当时因医学原因不能手术Ⅰ期非小细胞肺癌患者采用常规放疗5年生存率仅10%左右。但时至今天，随着影像诊断技术，放疗设备和技术的快速发展，精准施照和高剂量聚焦放疗技术的进展，早期非小细胞肺癌采用体部立体定向放疗（SBRT）的局控率达90%以上，5年生存率和手术相当，且副作用轻微，并可避免手术治疗带来的任何风险，美国2014年NCCN指南中已明确不能手术的早期非小细胞肺癌可选择 SBRT 或根治性放疗。笔者采用我国体部伽马刀技术治疗 72 例早期非小细胞肺癌患者的 1、3 年局控率分别为 95%和 91%，3 年生存率为 91%，为老年和因医学原因不能耐受手术或拒绝手术的患者开辟了非手术治疗的选择。

4. 手段选择讲原则　临床常遇到同一部位的局限性肿瘤有多种治疗手段可选择，通常有指南约束，必须严格规范操作。但指南并非能精确到每一细节，指导临床治疗选择无可挑剔。因此，在临床实践中对治疗手段选择除参照相关指南和共识外，还应该遵守以下四个原则：治疗肿瘤彻底性、治疗过程安全性、器官功能保存性和治疗以后再治性。根据四个原则，比较肿瘤大小、位置以及患者个体状态和自愿程度，为患者推荐合理、有效、安全的治疗方法。应拒绝有手段就上，见患者就抢的职业惯性。

三、治癌手段与创新发展

癌症局部治疗手段主要有手术、放疗和微创治疗等方法，且各自都在发展，进步和完善。相对传统优势的手术治疗而言，近年来微创治疗和放射治疗发生的变化受到了更多的关注，为了便于和传统外科治疗比较研究，临床易于理解和交流，下面将局部治疗手段分别以手术外科，微创外科和放射外科名称加以介绍。

（一）手术外科

1. 手术治癌贡献最大　手术治疗局限期癌症一直占据主导地位，且局控率和生存率较高。手术切除最大优势是不用考虑肿瘤细胞敏感性和异质性；术后可获得提供准确诊断、分期和分子信息的组织标本；手术切除器官和组织容易做到统一规范；手术切除肿瘤效果一目了然，容易被患者接受。因此，在各种癌症局部治疗手段的漫长发展历程中，手术外科治疗肿瘤的种类和患者最多，发挥的作用和贡献最大。

2. 手术治癌也有局限　手术切除本身需要麻醉，并受到围手术期管理和手术创伤患者耐受能力等因素的影响，对患者身体条件和器官功能状态有较高要求。因此，手术外科治疗受年龄和内科疾病因素限制；同时受血管、气管、肝门胆管以及功能部位等诸多因素限制，当肿瘤与这些部位紧密相关时，手术可能不能切或切不净。因此，不是所有肿瘤都适合手术，也不是所有肿瘤手术切除效果都会好。当然近年腔镜下手术已有较大进展，可明显减小创伤，降低患者接受手术的条件要求，为手术治疗肿瘤拓展了适应证。

（二）微创外科

这里的微创外科指采用局部高温、冷冻或放射性粒子等物理方法，通过微创技术实施肿瘤治疗的创新技术，如射频消融、微波消融、氩氦刀和放射性粒子植入等。微创治疗有创伤小，一次性完成治疗，临床操作方便等优势，只要适应证掌握得当，有较高的局控率和生存率。陈敏华等报道采用射频消融治疗<3cm 的肝癌 5 年生存率 61.9%，董宝玮报道采用微波消融治疗<3cm 肝癌的 5 年生存率 56.7%，大量临床结果证明采用^{125}I 放射性粒子植入治疗低危早期前列腺癌的 5、10 年局控率和生存率与手术和调强放疗无统计学差异。因此，微创外科是局部治癌手段的重要补充，在临床上发挥着重要作用。

但是，微创适合治疗病灶体积较小，治疗部位和治疗肿瘤类型较有限，且操作不当，适应证不严，有人为种植和刺激快速生长的风险，应引起临床高度关注。

（三）放射外科

1. 概念内涵与治疗原理　放射外科是头部立体定向放射外科（SRS）、立体定向放射治疗（SRT）、体部立体定向放疗（SBRT）和立体定向放射消融治疗（SBAR）概念的统一叫法。目的是便于统一学术认知，利于医患交流和理解。放射外科在效果上有彻底消除肿瘤的外科治疗特征，从手段上有用放射刀完成治疗的临床过程。放射外科通过立体定位，射线聚焦和精准施照等过程将高能射线一次或多次照射到肿瘤部位达到治疗目的。

2. 技术特征与临床特征　放射外科有各种类型的治疗刀，主要根据射线类型不同分为γ刀，X刀和质子刀等。在γ刀中分为头部γ刀和体部γ刀，X刀中根据各厂家生产设备性能有不同类型X刀。这些刀都具有立体定位、准确施照，靶区内剂量高度聚焦，靶区外剂量下降陡峭的技术特征。放射外科治疗过程用放射刀，治疗适应证只限于实质器官，治疗目的追求高剂量彻底控制肿瘤。放射外科有手术刀样的效果，但不存手术刀样的风险，特别是身体差不能耐受手术的患者或不能手术部位肿瘤都可采用，因此适应证较广。

3. 适应范围与临床结果　放射外科是放射治疗技术发展到高级阶段的产物，它改变了传统常规放疗剂量模式，改变了唯手术切除才能根治肿瘤的治癌模式，开创了非手术根治实质器官肿瘤新时代。放射外科治疗适应证主要为并行器官和相应区域的肿瘤，如脑、肺、肝、胰腺、肾、骨等区域的肿瘤，治疗肿瘤体积越小效果越好。因此，最好治疗肿瘤直径<6cm。对于不符合放射外科治疗条件的肿瘤患者可选择调强放疗等先进放疗技术。

放射外科用于颅内疾病治疗已有半个多世纪，大量临床结果证明采用放射外科技术治疗颅内脑膜瘤、听神经瘤、垂体瘤、AVM、三叉神经痛等良性肿瘤和功能性疾瘤的肿瘤局控率和有效率达90%以上，副作用小，治疗风险低，治疗脑单发或多发转移瘤患者的症状改善率快，肿瘤局控率高，将传统全脑放疗的3个月中位生存期提升到11.2个月，且副作用和治疗风险极低。放射外科在颅内肿瘤和功能性疾瘤治疗中的巨大作用被誉为神经外科的里程碑。

放射外科用于颅外肿瘤治疗晚于颅内肿瘤20多年。虽起步晚，但发展快。近20年来，放射外科在早期非小细胞肺癌、肝癌、胰腺癌、肺转移、肝转移及骨转移等治疗上获得令人振奋的临床结果。特别是治疗不能手术早期非小细胞肺癌的局控率和生存率可与外科手术结果相媲美，同时治疗不能手术的局限性胰腺癌获得了17%的5年生存率，且毒副反应轻微，避免了手术治疗的任何风险，为很多不能或不愿手术的早期肿瘤患者开辟了非手术的根治新方法。

4. 存在不足和治疗局限　放射外科有无创的极大优势，但对影像诊断技术发展水平的依赖相当高，因此，没有高水平的影像诊断很难获得高质量的放射外科治疗结果。同时，放射外科是高剂量直接消融破坏肿瘤细胞，治疗前的影像诊断和病理活检是唯一证据，因此，细针活检成为病理诊断的主要途径。但是，临床病例中，实际却面临很多穿刺难，取材少，病理诊断不清的局面，严重影响病理诊断，临床分期和治疗决策。放射外科治疗仍受到很多因素限制：如胃肠肿瘤，器官蠕动，肿瘤位置不固定，肿瘤和肠壁混存高剂量照射易致溃疡出血，穿孔等并发症；肿瘤体积过大，影像显示不清；少数情况下癌细胞存在射线的高抗拒性等，因此，临床实践中，应充分考虑放射外科的不足和局限并加以避免，选择适合病例治疗，才能让患者获得生活质量提高，生存时间延长的巨大获益。

四、技术进展与模式变革

1. 治癌格局有待完善　医疗技术发生着快速进展，但带给肿瘤患者的临床获益却相当有限；传统治疗手段仍占主要治疗高地，先进医疗技术还未能发挥应有的作用；真正多学科综合治疗还仅停留于形式；以专业惯性为特征的各自为战格局并未打破，以病种为医疗单元的多学科联诊联治模式尚未形成。

2. 治癌认知需要提高　癌症治疗是打一场现代反恐战争。既要考虑摧毁基地组织的大本营（原发病灶），还要考虑随时消灭人肉炸弹恐怖袭击（转移病灶），在这场反恐战争中需要多兵种合作：影像病理属于情报部队，手术外科属于特种部队，放射外科属于导弹部队，化疗药物属于生化部队，中药免疫属于维和部队。要充分认识到各部队的过去，现代发展历程，结合多种部队，整合优势，扬长避短，形成拳头力量，歼灭敌人。

3. 治癌观念必须转变　以现代放疗技术进展，治疗结果改变为例，提出改变放疗传统观念的新观点（别的学科技术发展也同样需要转变观念）。①现代放疗显著提高了肿瘤局控效果。现代放疗可根治很多早期肿瘤，不能手术切除的肿瘤不代表现代放疗不能根治，放疗效果不取决放射敏感性，提高放疗剂量可提高肿瘤局控率。②现代放疗是治癌效价比最高的方法。2014 年美国联邦医疗局统计数据显示，所有癌症的医疗总费用中放疗仅占 5%，而放疗却在治愈癌症比例中>50%。③现代放疗治癌优势明显。放疗可治疗任何实质部位肿瘤，治疗无创伤、无风险、副作用轻微，对患者身体条件要求不高，不能耐受手术外科患者和手术外科不能切除的肿瘤也可治疗，且放疗也可与其他方法，包括化疗、靶向治疗以及免疫治疗等有机联合治疗。因此，现代放疗对早期病灶单独采用可达到根治效果，对中、晚期肿瘤与其他方法联合治疗有显著提高肿瘤局控率和延长生存的效果。

4. 治癌模式急需变革　癌症已成为人类健康的第一杀手。对癌症预防，早诊和治疗必须用一盘棋的战略思维，改变肿瘤治疗各自为战的局面，根据学科发展和技术进展优势和特色重新建立科学合理的专业学科，调整适合肿瘤治疗原则的临床诊治路径和诊疗顺序，组建多学科统一作战集团指挥部，组建以病种为圆心的多学科医疗单元或团队，在指挥部统一指导下，开展深层次 MDT 整合治癌新模式。

综上所述，随着各学科技术发展进步，对癌症生物学行为的深入了解，治癌方法与治疗结果的不断转化，特别是针对治癌现状存在的诸多问题，从事癌症诊疗的同道们，必须突破传统观念束缚，突破学术固化藩篱，突破专业技术局限，组成抗癌共同体，创新治癌模式破解治癌难题。

141. 中国临床戒烟指南（2015 年版）概述

肖　丹

中日友好医院

控制吸烟，包括防止吸烟和促使吸烟者戒烟，是人群疾病预防和个体保健最重要与可行的措施。大量研究证据表明，戒烟可降低或消除吸烟导致的健康危害。戒烟意愿是吸烟者本人成功戒烟的基础。然而，对于大部分吸烟者，尤其是已经罹患烟草依赖的吸烟者，戒烟是困难的，需要卫生计生人员的专业化戒烟干预。有效的专业化戒烟干预能够强化吸烟者戒烟的信心和决心，帮助其缓解戒断症状，解决戒烟过程中的问题，从而提高戒烟的成功率。

为了更好地指导戒烟干预工作，国家卫生和计划生育委员会委托世界卫生组织烟草或健康合作中心组织国内戒烟领域专家，编写了《中国临床戒烟指南（2015 年版）》（以下简称《指南》）。《指南》在《2007 年版中国临床戒烟指南（试行本）》的基础上，参考近年来国际临床戒烟领域最新的证据和已取得的临床试验结果，结合我国戒烟干预工作的特点编写。以下将对《指南》的主要内容进行简要介绍。

一、戒烟干预

吸烟可以成瘾，称为烟草依赖。烟草依赖是一种慢性疾病，其国际疾病分类（ICD-10）编码为 F17.2。对吸烟者应判断其是否患有烟草依赖并对严重程度进行评估。烟草依赖者戒烟常需依靠专业化的戒烟干预。

（一）烟草依赖的表现

烟草依赖表现在躯体依赖和心理依赖两方面。躯体依赖表现为，吸烟者在停止吸烟或减少吸烟量后，出现一系列难以忍受的戒断症状，包括吸烟渴求、焦虑、抑郁、不安、注意力不集中、睡眠障碍等。一般情况下，戒断症状可在停止吸烟后数小时开始出现，在戒烟最初 14 天内表现最强烈，之后逐渐减轻，直至消失。大多数戒断症状持续时间为 1 个月左右，但部分患者对吸烟的渴求会持续 1 年以上。心理依赖又称精神依赖，俗称“心瘾”，表现为主观上强烈渴求吸烟。

（二）烟草依赖的诊断与评估

1. 烟草依赖的诊断标准　参照 ICD-10 中关于药物依赖的诊断条件，烟草依赖的临床诊断标准为：在过去 1 年内体验过或表现出下列 6 项中的至少 3 项，可以做出诊断。

（1）强烈渴求吸烟。

（2）难以控制吸烟行为。

（3）当停止吸烟或减少吸烟量后，出现戒断症状。

（4）出现烟草耐受表现，即需要增加吸烟量才能获得过去吸较少量烟即可获得的吸烟感受。

（5）为吸烟而放弃或减少其他活动及喜好。

（6）不顾吸烟的危害而坚持吸烟。

2. 烟草依赖严重程度的评估　对于存在烟草依赖的患者，可根据以下量表评估其严重程度。见表 1。量表的累计分值越高，说明吸烟者的烟草依赖程度越严重，该吸烟者从强化戒烟干预，特别是戒烟药物治疗中获益的可能性越大。

表 1　烟草依赖评估量表 *

评估内容	0 分	1 分	2 分	3 分
您早晨醒来后多长时间吸第一支烟？	>60 分钟	31~60 分钟	6~30 分钟	≤ 5 分钟
您是否在许多禁烟场所很难控制吸烟？	否	是		
您认为哪一支烟最不愿意放弃？	其他时间	晨起第一支		
您每天吸多少支卷烟？	≤10 支	11~20 支	21~30 支	>30 支
您早晨醒来后第 1 个小时是否比其他时间吸烟多？	否	是		
您患病在床时仍旧吸烟吗？	否	是		

0~3 分：轻度烟草依赖；4~6 分：中度烟草依赖；≥7 分：重度烟草依赖

* 法氏烟草依赖评估量表（Fagerström test for nicotine dependence，FTND）

（三）强化戒烟干预

强化戒烟干预包括联合使用多种干预方法、进行多次随访、增加每次干预的时间、几位医生共同进行干预等，适用于烟草依赖较为严重并愿意接受强化干预的吸烟者。强化戒烟干预应由经过培训的临床医生实施。

1. 干预方法

（1）对于暂时没有戒烟意愿的吸烟者采取“5R”干预措施增强其戒烟动机：

“5R”包括：

1）相关（Relevance）：使吸烟者认识到戒烟与其自身和家人的健康密切相关。

2）危害（Risk）：使吸烟者认识到吸烟的严重健康危害。

3）益处（Rewards）：使吸烟者充分认识到戒烟的健康益处。

4）障碍（Roadblocks）：使吸烟者知晓和预估戒烟过程中可能会遇到的问题和障碍。同时，让他们了解现有的戒烟干预方法可以帮助他们克服这些障碍。

5）反复（Repetition）：反复对吸烟者进行上述戒烟动机干预。

（2）对于愿意戒烟的吸烟者采取“5A”戒烟干预方案：

“5A”包括：

1）询问（Ask）并记录所有就医者的吸烟情况。

2）建议（Advise）所有吸烟者必须戒烟。

3）评估（Assess）吸烟者的戒烟意愿。

4）提供戒烟帮助（Assist）。①向吸烟者提供实用的戒烟咨询；②向吸烟者提供戒烟资料，介绍戒烟热线（全国戒烟热线 400-808-5531、400-888-5531，卫生热线 12320）；③推荐有戒烟意愿的吸烟者使用戒烟药物。

5）安排（Arrange）随访：吸烟者开始戒烟后，应安排随访至少 6 个月，6 个月内随访次数不宜少于 6 次。

（3）对于已戒烟者采取措施防止复吸：复吸多发生在戒烟后较短的时间内，新近戒烟者面临较高的复吸风险，但戒烟数月后甚至数年后仍可发生复吸。

1）对于开始戒烟者，医生应给予充分肯定，并强调戒烟对健康的巨大益处，并帮助他们解决戒烟中遇到的问题。

2）医生应持续关注戒烟者的戒烟进程，并告知戒烟者若出现复吸倾向应主动向医生寻求帮助。

3）对戒烟成功者，医生可与他们探讨戒烟的经验，进一步巩固戒烟状态。

4）告诫戒烟成功者可能还会遇到诱导其复吸的因素，应有所戒备并加以抵制。

5）告知戒烟者如有复吸发生，应尽早报告医生以获得及时干预，不要“羞于”报告。

2. 成功戒烟的过程　对于戒烟干预的结果，不应简单地理解为“戒”或“没戒”，而是递增的、阶段性的“成功”过程（图1）。多数吸烟者会经历全部或大部分戒烟阶段，最后才完全成功戒烟。临床医生要帮助每个吸烟者解决戒烟各阶段遇到的问题，最终成功戒烟。

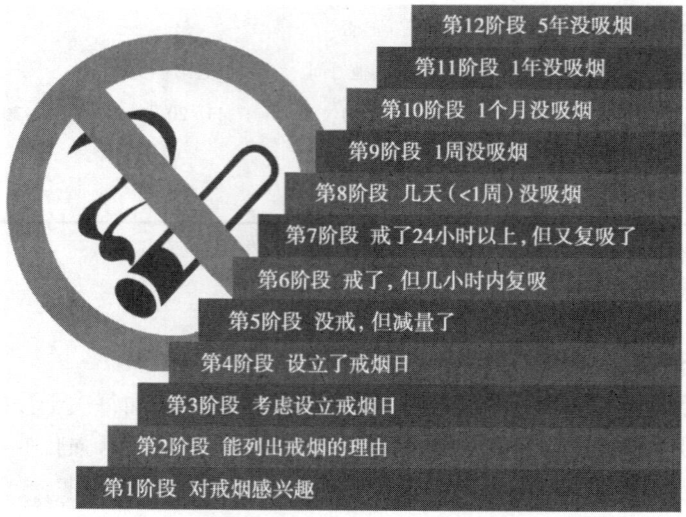
第12阶段 5年没吸烟
第11阶段 1年没吸烟
第10阶段 1个月没吸烟
第9阶段 1周没吸烟
第8阶段 几天（<1周）没吸烟
第7阶段 戒了24小时以上，但又复吸了
第6阶段 戒了，但几小时内复吸
第5阶段 没戒，但减量了
第4阶段 设立了戒烟日
第3阶段 考虑设立戒烟日
第2阶段 能列出戒烟的理由
第1阶段 对戒烟感兴趣

图1　成功戒烟的12个阶段

3. 戒烟药物

（1）戒烟药物可以缓解戒断症状，辅助有戒烟意愿的吸烟者提高戒烟成功率。

（2）不是所有吸烟者都需要使用戒烟药物才能成功戒烟，但医生应向每一位希望获得戒烟帮助的吸烟者提供有效戒烟药物的信息。

（3）对于存在药物禁忌或使用戒烟药物后疗效尚不明确的人群（如非燃吸烟草制品使用者、少量吸烟者、孕妇、哺乳期妇女以及未成年人等），目前尚不推荐使用戒烟药物。

（4）目前我国已被批准使用的戒烟药物有：

1）尼古丁贴片、尼古丁咀嚼胶（非处方药）。

2）盐酸安非他酮缓释片（处方药）。

3）伐尼克兰（处方药）。

（5）关于各药品的详细说明见有关产品说明书。

（四）简短戒烟干预

卫生计生机构在提供医疗卫生服务过程中，应建立首诊询问吸烟史制度，明确建议吸烟者戒烟。对于有戒烟意愿的吸烟者，应提供进一步戒烟指导和帮助；对于尚无戒烟意愿的吸烟者，应激发其戒烟动机。这些干预一般耗时不超过3分钟，但可促进吸烟者尝试戒烟并提高戒烟成功率。

简短戒烟干预的具体方法（图2）包括：

1. 每位卫生计生人员在首次接触就医者时均应问询并记录其吸烟状况。

2. 向吸烟者提供关于吸烟危害健康和吸烟与其自身疾病或健康有关的信息。

3. 建议所有吸烟者必须戒烟。

4. 向有戒烟意愿的吸烟者提供戒烟帮助。对于需要进一步戒烟干预的吸烟者，可推荐至戒烟门诊或建议拨打戒烟热线（全国戒烟热线400-808-5531、400-888-5531，卫生热线12320）。

二、对戒烟干预的行政支持和管理

临床戒烟是一项社会性、政策性很强的工作，需要给予充分的政策和条件支持。卫生计生机构应严格执行国家有关政策，明确各级领导在临床戒烟工作中的职责，并将之纳入管理考核体系，积极推

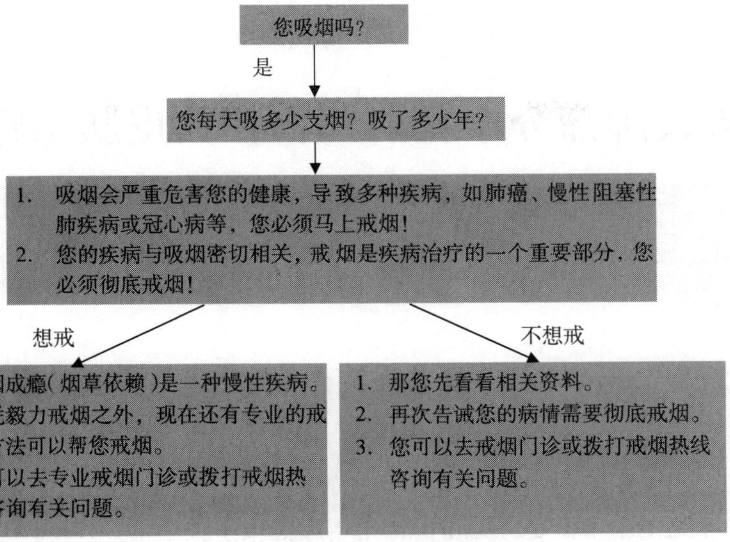

图 2　简短临床戒烟问诊流程

动临床戒烟工作的开展。

（一）无烟政策

所有卫生计生机构均应推行严格的无烟政策，包括：

1. 卫生计生场所全面禁止吸烟。
2. 鼓励所有吸烟员工及就医者戒烟，并向他们提供戒烟帮助。

（二）控烟与临床戒烟培训

卫生计生机构应对全部员工进行多种形式的戒烟培训，至少包括：

1. 所有员工入职培训中包括简短戒烟培训。
2. 每年对员工进行戒烟的强化培训。

（三）设立控烟及戒烟提示

在显著位置设立控烟及戒烟提示标识。有条件的医院在门诊、住院病历、信息系统中设戒烟界面。

（四）评估和反馈

应采取有效方法评估进行戒烟干预的情况，并定期反馈结果。建议将评估结果纳入综合考核体系。

（五）奖惩机制

建议设立奖惩机制促进卫生计生人员对吸烟者实行戒烟干预。督促员工中的吸烟者戒烟并为其提供戒烟帮助。

（六）配备专业戒烟干预人员

有条件的卫生计生机构可配备经过专业培训并获得资格认证的医务人员进行专业戒烟干预。

（七）戒烟门诊

戒烟门诊是对吸烟者进行专业化戒烟干预的一种有效途径与方式，其对象主要是简短干预效果不佳或自愿接受强化戒烟干预的吸烟者。

1. 医院及主管部门应积极在相关科室建立戒烟门诊并给予相应的政策支持。
2. 有条件的卫生计生机构可设立单独诊室供戒烟医生进行戒烟干预。
3. 有条件的卫生计生机构可配备经过专业培训并获得资格认证的戒烟医生。
4. 应配备相关的检查设备，如呼出气一氧化碳检测仪等。
5. 通过多种方式宣传戒烟门诊，引导吸烟者到戒烟门诊接受专业化戒烟干预。

142. 再议肿瘤分子靶向药物相关皮肤毒性研究进展

谢晓冬，郭　放

沈阳军区总医院全军肿瘤诊治中心

岁月如歌，时光飞逝，转眼间3年光阴即去，似曾记得3年前在北京与肿瘤学界同道相聚的场景，CSMO年会上丰盛的学术盛宴历历在目，当年我汇报了关于“EGFR-TKI相关性皮疹的全球研究现状和诊治进展”的学术报告，会后引起了广大学者的热烈讨论，究其原因可能是由于肿瘤临床诊治水平不断提高，国际治疗理念已从“仅关注生存期”向“生存期与生活质量并重”转变，美国FDA、英国医学研究所、ASCO指南和ESMO指南相继提高了患者QOL在临床试验和药物审批中的权重。近几年国内外学者在该领域又进行了更深入的研究和探索，现将研究进展及部分结果与大家分享，希望能够推动国内肿瘤诊治领域的发展。

分子靶向治疗作为这个时代肿瘤诊治的风向标，无论是单克隆抗体还是小分子化合物，人们不断通过各种基因检测手段，探索能够预测疗效和改变预后的重要分子靶点，揭示各种基因之间的相关性，试图将药物从单靶点向多靶点转化。近年来在此方面开展了大量临床和基础研究并取得的一定成果，期待能够获得重要突破，让分子靶向治疗在诊治疗效方面获得进一步提升。然而，世界万物均具有双面型，分子靶向治疗亦不除外。近年来，随着靶向药物在临床上的应用逐渐增多，其毒性反应揭开了朦胧的面纱，特别是皮肤毒性反应最为常见，不仅影响了患者的生活质量（QOL），严重者甚至导致中止治疗，极大降低了药物的疗效和患者的预后。在2005年Shepherd教授主持的BR.21研究中，人们就已发现皮肤毒性的发生率高达76%，约14%患者因此被迫减量或中止治疗。随后2008年TRUST研究提示皮肤毒性反应可能是EGFR-TKI的疗效预测因素，但对患者的QOL产生了巨大影响。2010年日本研究者针对EGFR野生型患者进行了0705号试验，发现EGFR野生型患者应用厄洛替尼仍然有效，但皮肤毒性的发生率高达96%，在获得疗效的同时失去QOL，这样的效价比值得人们深思。随着人们对肿瘤诊治模式的转变，QOL已逐渐成为当代肿瘤学专家学者的关注重点，2011年美国纽约纪念史隆凯特林癌症中心（Memorial Sloan-Kettering Cancer Center，NY，USA）牵头成立了全球知名的MASCC（Multinational Association for Supportive Care in Cancer）皮肤毒性管理协作组，由Mario教授担任组长，起初成员来自全球7个国家，包括皮肤病学、肿瘤姑息治疗，药理毒理学和生活质量评估等多个领域，目前已有100余位知名研究者参与其中。MASCC协作组的口号为：“当接受分子靶向治疗时，请关注你的皮肤、毛发和指甲。”他们在诊治疾病力求获得最佳疗效的同时，更注重人文医学理念的推广，将患者的QOL作为评估的重点，寻求在疗效和QOL之间找到最佳的契合点。MASCC协作组在经历了多年研究后，推出以NCI-CTCAE 4.0为基础，以QOL、患者日常活动度（activities of daily life，ADL）和自述的预后情况（patient reported outcomes，PRO）为关注重点的分子靶向治疗相关皮肤毒性治疗指南，兼顾了生活质量与生存期，值得向临床推广。

在基础研究方面，研究热点为皮肤毒性的发病机制，皮肤毒性作为分子靶向治疗药物特别是EGFR-TKI，最常见的不良反应之一，占50%~85%，常见临床表现为面部和躯干部的丘疹脓疱性皮疹、皮肤干燥发痒、甲周炎伴或不伴畸形、脱发、睫毛和面部毛发增生等。虽很少危及生命，但可严重影响QOL，甚至中止治疗，目前发病机制尚不清楚，但多种学说从不同角度对皮疹的产生进行了探讨。目前普遍认可的学说出自 2006 年《Nat Rev Cancer》杂志上来自美国 Lacouture M 教授的研究。他认为 EGFR-TKI 相关性皮疹的发病过程，首先在 EGFR-TKI 治疗前，基底层和基底上层 EGFR 磷酸化，丝裂原活化蛋白激酶（MAPK）、Ki-67、周期蛋白依赖性激酶抑制剂（p27）、角蛋白 1（KRT1）和信号转导与转录激活子-3（STAT3）等正常表达，在接受治疗后表皮细胞中磷酸化 EGFR 被废除，MAPK 表达下降，使 EGFR 调控的角质细胞生长和分化不成熟，p27、KRT1 和 STAT3 上调。随后炎症细胞化学诱导物 CXCLs 和 CCLs 在白细胞的参与下释放各种酶，引起组织坏死和细胞凋亡，最终导致角质细胞凋亡、血管膨胀，最终出现表皮层厚度下降，薄角质层缺乏原有的坚韧特点，提示分化异常。此外，美国 Emma 教授等研究发现 EGFR-TKI 相关性皮疹的病理演变过程具有一定特异性，且与痤疮和 EGFR-TKI 引起的非皮疹样改变存在一定差异。痤疮早期表现为脂肪增生，脂类释放入毛囊，随后粉刺形成，痤疮病毒进行性生长，导致滤泡壁破裂，滤泡内容物释放，粉刺增长迅速，最终中性粒细胞介入引起炎症。而 EGFR-TKI 引起的非皮疹样改变病理表现为早期损坏皮脂腺和滤泡上皮，进而因发育不全导致毛囊皮脂腺收缩，滤泡管内现多种毛球，随后引起毛发生长周期失常，角质层上皮分化变异。对于 EGFR-TKI 相关性皮疹与前两者的病理演变过程存在一定差异，首先早期表现为损坏皮脂腺和滤泡上皮，随后释放炎症介导的细胞因子，进而导致 DC、T-cell、巨噬细胞涌入，最终使潜在的病毒增殖引起结构异常改变。从临床表现上来看，皮疹的发展进程主要分为四个阶段：治疗后第 0~1 周，患者皮肤可出现红斑及水肿伴感觉障碍；第 1~3 周，出现丘疹脓疱样皮疹，局部破溃，可出现剧烈瘙痒，部分患者耐受性较差，严重者需药物减量或终止治疗。治疗后第 3~5 周，局部皮疹开始出现结痂，瘙痒和皮肤破溃症状略减轻；第 5~8 周出现局部红斑，导致毛细血管扩张症。美国 Roman 教授等在 2012 年美国临床肿瘤学年会（ASCO）上针对皮疹出现的时间窗进行了一项研究报道，研究发现大多数患者继发于厄洛替尼的皮疹在 2 周内出现，峰值在 3~5 周，随后逐渐减退，如非必须，不应减量。出疹时间达 10 周的患者，OS 较好，这提示我们治疗时间窗将在 EGFR-TKI 相关性皮疹的治疗中占有重要作用，有关 EGFR-TKI 相关皮肤毒性反应的发病机制更加深入的研究值得人们关注。

在临床诊治方面，除了 3 年前提高的欧洲、美国等国家专业组织的共识推荐外，美国 MASCC 专家组组长 Lacouture 教授在 2015 年第 20 届 NCCN 会议上对靶向治疗药物相关皮肤毒性的治疗进行了最新总结。他认为最佳治疗策略是早期干预，这是预防癌症治疗皮肤副作用恶化的关键。预防性治疗可以减少患者皮肤损害或防止恶化，然而大多数临床医生仍然习惯在发生皮疹或其他皮肤毒性反应后才进行治疗，推荐患者开始靶向药物治疗后，皮肤毒性发生之前，应准备好能有效治疗任何可能皮肤毒性的药物，推荐 EGFR 抑制剂治疗患者使用外用类固醇、口服抗生素、保湿剂来治疗皮肤毒性。而对 B-Raf 抑制剂（如 Vemurafenib 和 Dabrafenib）和抗血管生成药物（如索拉非尼、舒尼替尼和 Regorafenib）造成的皮肤毒性，可在手足皮肤上涂抹含有尿素或水杨酸成分的保湿剂。我国在 2008 年由王洁教授执笔推出了“EGFRI 相关皮肤不良反应中国临床治疗指导原则”，提出了加强医患沟通，用药前应告之可能出现的皮肤毒性反应，正确解释皮疹严重程度与生存获益的关系，增强患者信心等观点和注意事项，为临床提供了依据和参考。2014 年由中华医学会呼吸病学会肺癌学组牵头编写了“晚期非小细胞肺癌分子靶向治疗专家共识（2013 版）”，其中皮肤毒性作为组成部分也进行了详细讲解。此外，中医药可能在分子靶向治疗相关皮肤毒性领域发挥一定作用。中医认为本病属于“中药毒”“药毒疹”等疾病的范畴，发病机制是由于患者先天禀性不耐，遭受药毒内侵，导致风、热、湿毒率先滞于皮肤腠理所致。禀赋为血热之体，遭受药毒，则导致血热夹毒壅盛于肌肤，出现以红色斑疹为主的血热发疹证。禀赋为湿热之体，遭受药毒侵扰，则导致湿热夹毒壅滞肌肤，出现以红色斑疹及水疱为主的湿热发斑证。如中药毒深重，外发肌肤则发生斑、水疱、大疱，内侵脏腑则出现气营两燔证。后期症状减退，因热病伤阴耗气故表现出热盛伤阴证。例如目前报道的“三两三”疗法、“祛疹透邪”疗法等均取得了不错的疗效。

总而言之，分子靶向药物相关皮肤毒性的预防和处理愈加受到人们关注，已成为临床医生常需向患者交代和处理的棘手问题。近几年开展的相关诊治手段逐渐趋于规范化、系统化、个体化，但国内鲜有影响力的大型临床研究，多数研究均发表在二级期刊，其中以中西医结合治疗颇多。如何整合国内医疗资源？如何将祖国医学与现代诊治理念有机结合？如何发挥中医药的诊疗优势？可能是国人在分子靶向治疗相关皮肤毒性反应领域研究的一个崭新突破点。

143. CAR-T 及 CAR-T 在治疗实体肿瘤中的应用——前景展望和现实问题

徐玉清

哈尔滨医科大学附属第二医院肿瘤内科

2015 年 4 月，美国《科学》杂志出版“cancer immunology and immunotherapy”专刊，在卷首语中有这样一段文字：“在肿瘤治疗领域，2011 年标志着一个新时代的开始!...... 科学家们已经积累了足够多的临床数据以证明——肿瘤免疫治疗堪当“游戏改变者（game-changer）”。毫无疑问，2011 年以后，在肿瘤免疫治疗（cancer immunotherapy）方面，一系列重要研究结果的发布，宣告了“让免疫细胞披甲上阵去杀伤肿瘤细胞（harnessing immune cells to fight cancer）的科学设想已经变成了现实。这些研究进展中，最受瞩目的重要事件是两种获得突破性进展的免疫治疗策略：一种是免疫监测点阻滞（immune check-point blocking）策略，应用“监测点阻滞剂（check-point blockade）”解除人体 T 细胞免疫抑制信号，使得 T 细胞去杀伤肿瘤细胞的方法，如 PD-1/PD-L1 单抗的应用。另一种策略则是一种新的细胞过继治疗（adoptive cell transfer）。与以往细胞过继治疗完全不同的是，新的细胞过继治疗方法使用了全新的基因工程修饰的“人造生物工程 T 细胞（synthetic biologic engineer T cells）”，这是一种应用基因工程（genetically engineered）方法改造人体自然 T 细胞，使之成为“肿瘤细胞猎杀者”（cancer hunter cells），再经体外培养扩增，转输到人体内，用以杀伤肿瘤细胞的治疗策略。2015 年 4 月，肿瘤免疫治疗方面的著名专家，美国的 Steven A. Rosenberg 在《科学》杂志“肿瘤免疫与免疫治疗”专刊上撰文，称这种新的细胞过继治疗（adoptive cell transfer，ACT）是一种治疗人类肿瘤的靶向性的、个体化的免疫治疗。这种治疗策略目前主要有两种形式：一种是改变 T 细胞上固有的 T 细胞受体（T cell receptors TCR）对肿瘤细胞 MHC 抗原的亲和性和特异性的方法。而另一种方式则是采用在细胞膜上嵌合某种特定肿瘤抗原受体的基因工程修饰的 T 细胞（engineer modified T cells），经体外扩增，转输体内，用以杀伤肿瘤的方法。这种细胞，就是我们今天要讨论的“嵌合抗原受体 T 细胞（chimeric antigen receptors T cells）”—— CAR-T 细胞。

CAR-T 细胞实际上是一个用“CAR”（chimeric antigen receptor）“武装”的 T 细胞，这种 T 细胞通常是 CD8+的 T 细胞（cytotoxic T lymphocyte，CTL），其细胞表面表达一个“CAR”，CAR 是一种基因工程方法合成的融合蛋白（fusion proteins），由细胞膜外抗体类型的识别结构域（antibody-type recognition domains）与细胞膜内 T 细胞信号蛋白（T cell signaling proteins）融合而成。CAR 重新定向了 T 细胞的功能活性，赋予了 CAR-T 细胞可以识别特定细胞表面抗原的能力。CAR-T 细胞通过绑定针对特定细胞（如肿瘤细胞）表面靶点的“抗原特异性抗体”识别“靶细胞”，因而具有“靶向性杀伤”作用。这彻底改变了自然 T 细胞（CTL 细胞）无法识别肿瘤细胞的状态。

CAR-T 细胞的功能很大程度上取决于 CAR 的特性。目前，CAR 已被探索性的设计应用于各种特定的细胞表面靶点，并与各种跨膜的以及细胞内的信号结构域融合。CAR 结构的不同，导致了 CAR-T 细胞功能特性的差异。第一代 CAR-T 上的 CAR 仅仅是膜外受体结构与单一信号结构域的融合，一般这个信号蛋白来源于 T 细胞 TCR/CD3 复合体中的 CD3zeta 链（CD3zeta chain）；第二代 CAR-T 中 CAR 模块的设计则引入了另外的信号结构域（如 CD28、CD137、CD134），激活共刺激信号途径

（co-stimulatory pathways），使得 CAR-T 细胞的功能更强大。这样做还导致了 T 细胞内编码抗凋亡蛋白基因的上调，增加了细胞因子的分泌。再进一步，研究人员正在探索设计第三代 CAR-T，CAR 结构域中将包括双共刺激信号结构，如 CD28+CD137 或 CD28+CD134，即在 CD3zeta 跨膜结构域上同时连接 CD28 和 4-1BB（CD137）。第三代 CAR 被认为可同时提高 CAR-T 细胞在体内的生存能力和功能活性。

理论上，CAR-T 细胞可以特异性、靶向性地杀伤肿瘤细胞，同时为个体化的（personalized）肿瘤免疫治疗提供了无限可能性，前景乐观。

临床实践的情况怎样呢？2010 年，美国 NIH 的 Steven A. Rosenberg 首先报道了应用他们自己构建的抗 CD19 分子的 CAR-T 细胞使得一名淋巴瘤患者的病情得到缓解；随后，Carl H. June 和 David L. Porter 等人发布了三例常规治疗失败，被宣布“无药可治”的慢性淋巴细胞白血病患者，经他们使用基因工程（genetically engineered）改造的自体 T 淋巴细胞回输获得完全缓解的报告，获得了极大轰动！新英格兰医学杂志（The New England Journal of Medicine）接受了他们只有 3 名患者临床研究数据的论文。而后，陆续还有一些其他的研究报道。最新一篇关于 CAR-T 治疗的较大规模的临床研究论文发表在 2014 年 10 月的新英格兰医学杂志上，题目是“Chimeric Antigen Receptor T Cells for sustained Remissions in Leukemia”，文中 Shannon L. Maude 等人详细报道了他们应用 CD19 靶向的自体 CAR-T 细胞（CTL019）回输治疗急性淋巴细胞白血病（acute lymphoblastic leukemia，ALL）的情况。研究纳入了 30 例儿童和成人急性淋巴细胞白血病病人，这些病人都是经过各种常规治疗方法治疗失败而复发的 ALL 病人。这些病人经过输注每千克体重 $0.76\times10^6\sim20.6\times10^6$ 剂量的 CTL019 细胞，27 例病人获得了完全缓解（complete remission），缓解率达到 90%。其中包括 15 例做过造血干细胞移植（stem-cell transplantation）的病人，平均持续缓解期达到 6 个月、无事件生存的病人达到 67%，6 个月总生存率（overall survival rate）78%。该研究得出的结论是：抗 CD19 的 CAR-T 细胞治疗复发、难治的急性淋巴细胞白血病有效。CD19 靶向的 CAR-T 细胞治疗 ALL 具有很高的缓解率，最长的缓解期达到了 24 个月！

毫无疑问，CAR-T 细胞治疗淋巴细胞白血病取得了极大的成功，CAR-T 细胞的抗肿瘤应用前景令人鼓舞。然而，在治疗实体肿瘤方面，人们能否复制这样的成功？早期临床试验都以失败而告终。新的、正在进行的临床研究尚未见成功的报道。由此而引发了人们对 CAR-T 抗实体肿瘤可行性的怀疑。

CAR-T 在实体肿瘤治疗中的应用前景如何？将会面临哪些现实问题？

事实上，CAR-T 在治疗淋巴细胞白血病上取得的疗效，证明了两个关键问题，一是 CAR-T 能够很好地识别肿瘤细胞；二是 CAR-T 对肿瘤细胞具有可信的杀伤能力。因而，有理由相信 CAR-T 在人类抗击实体肿瘤的过程中将会发挥重要作用。

目前，CAR-T 在抗实体肿瘤的诸多临床研究中还没有达到其在治疗白血病中的疗效，一个根本的问题是，CAR-T 可能面临更复杂的肿瘤微环境（tumor microenvironment，TME）。

提高 T 淋巴细胞（CTL）对肿瘤细胞的杀伤能力，不仅仅是能够制造出“肿瘤特异性 T 淋巴细胞”，还需要使这些细胞能够在体内长期生存，同时必须形成有效的交通路径，使足够多的效应 T 淋巴细胞到达肿瘤细胞周围，并与之直接接触以发挥其细胞毒作用。即便达到了以上这些条件，当 CAR-T 细胞一旦进入到了实体肿瘤内部，即刻便会陷入一个严酷的免疫抑制微环境（immunosuppressive micro-environment）之中。近年来的研究证明，肿瘤细胞似乎具有一种“免疫特权（immune privilege）”，它通过各种机制削弱甚至破坏免疫监视系统，排斥 T 细胞。这在很大程度上依赖一些特定的肿瘤微环境（tumor microenvironment，TME），包括免疫抑制细胞（immune suppressor cells）的存在，如 regulatory T cells（Treg）、M2 型肿瘤相关巨噬细胞（M2 tumor-associated macrophages）、myeloid derived suppressor cells 等。一些细胞因子，如 TGF-β、IL-10，以及肿瘤细胞表面表达的具有抑制 T 细胞功能的相关蛋白（B7-H family members，Fas ligand）等，肿瘤微环境中的某些化学因子也会成为限制 CAR-T 细胞发挥作用的障碍。有研究表明，一些特殊受体的激活可能阻碍 T 细胞进入肿瘤组织内部。Kandalaft LE 等人曾经报道，内皮素 B 受体（endothelin B receptor）具有阻止 T 细胞侵入卵巢癌组织的功能，药物阻断该受体，可以促进 T 细胞的浸润，提高免疫治疗的临床疗效。以上诸多研究使人们联想到，在未来的 CAR-T 治疗中可以联合靶向药物。而目前一个触手可及的治疗“搭档”可能是免疫检测点阻滞剂 PD-1/PD-L1。

若要排除肿瘤微环境中众多妨碍 CAR-T 发挥作用的因素，除了更深入、精细的基础研究之外，CAR-T 制造过程及 CAR-T 本身的优化也是一个关键问题。如何优化？恐怕我们必须回答这样一些问题：①为了获得最佳的抗肿瘤效果，应该选择哪些 T 细胞亚群用以“制造”CAR-T 细胞？这些 T 细胞应具有体内长期生存和长期记忆的潜能，Tn（naïve T）or Tcm？（central memory T）。②怎样的基因工程和扩增程序可以获得足够数量的活性细胞？哪些细胞因子或细胞因子组合更能诱导 T 细胞扩增？③什么是理想的 CAR 配置？需要联合那些“构件”使得 CAR-T 治疗更安全、有效？如何定义安全、有效的靶向抗原标准？靶向“肿瘤干细胞（cancer stem cells）”会有效吗？需要靶向多个抗原以扩展抗肿瘤效果吗？④T 细胞工程如何提高 CAR-T 在体内的“能力”？如肿瘤侵入的能力及与肿瘤微环境相互作用中获得优势的能力。⑤如何消除或减小 CAR-T 的免疫原性（immunogenicity）？⑥如何解决靶抗原重叠而导致的正常组织损伤？

继续发问下去吗？还会有更多的问题！

无论是 CAR-T 细胞，还是 CAR-T 细胞抗实体肿瘤的临床应用都还处于他们成长发展的婴幼儿时期，他们还很弱小、很幼稚，但却生机勃勃，充满希望！

CAR-T 已经在治疗血液系统肿瘤上取得了初步成功，这很大程度上得益于靶向抗原选择适当和适宜的血液环境。一种免疫学治疗方法能否获得成功，很大程度上取决于能否选择、确定适合于免疫攻击（immunologic attack）的抗原。Rosenberg 认为：“Cancers that express target molecules shared with nonessential normal organs represent potential targets for human cancer immunotherapy using ACT.”而 CD19 恰恰是这样的靶向抗原！在实体肿瘤中我们还很难找到这样的靶向抗原。另外，高度特异性的肿瘤抗原也是很好的靶点。最近正在研究中的 EGFRvⅢ mutation—在 40%的高级别胶质母细胞瘤中表达的抗原—就是一个少见的例证。在肿瘤免疫治疗领域，我们必须重视个案的临床意义。也许有人会说，一种免疫治疗方法（如 CAR-T 治疗）是否有效，要看他是否能在大规模的随机试验中改善无进展生存（progression-free survival，PFS）和总生存（overall survial，OS）。这样传统的疗效评价标准是否适合于免疫治疗？更具体的说，是否适合于像 CAR-T 这样的细胞过继治疗（adoptive cell therapy，ACT）？细胞过继治疗是一种区别于其他形式免疫治疗的相当复杂的治疗方法，尤其是像 CAR-T 这样的治疗。尽管它常常被诟病过于昂贵，难于推广应用，可是它恰恰能够为每一位病人提供高度个体化的靶向治疗。它完全不同于在某种程度上是大的制药公司主导的所谓“标准化”的传统治疗模式。在肿瘤免疫治疗领域，越是有效的治疗可能越是个性化的治疗。可以预见，未来会有越来越多的罹患实体肿瘤的病人要求更加适合于他们的个性化治疗。而类似 CAR-T 这样的靶向性细胞过继治疗能够为他们提供理想的技术服务平台。

144. 胸腺瘤的诊断与内科治疗

许建萍

中国医学科学院北京协和医学院肿瘤医院

原发（狭义的）胸腺肿瘤指来源于胸腺上皮细胞的肿瘤。它有别于胸腺非上皮来源的肿瘤，如淋巴瘤、精原细胞瘤、脂肪瘤等。胸腺瘤的发病率低，约为0.15/10万，占纵隔肿瘤的20%左右，在所有恶性肿瘤中占0.2%~1.5%，多位于前上纵隔，少数位于前下纵隔、后纵隔和颈部等其他部位。中位发病年龄为45岁，男女比例差别不大。恶性胸腺瘤属胸腺上皮源性肿瘤，发病率较低。自1901年Laquer等首先报道1例伴重症肌无力（MG）的胸腺瘤患者后，1910年德国的Von haberer进行了首例胸腺瘤切除术。由于胸腺肿瘤常合并重症肌无力等诸多疾病，组织学形态的多样性，以及胸腺瘤良性组织学表现与潜在恶性临床肿瘤生物学行为之间的不一致性，使得临床上极为复杂，一个世纪以来始终是临床研究的热点。

一、病理诊断

胸腺瘤主要由胸腺上皮细胞和胸腺淋巴细胞这两种细胞成分组成。1961年Bernatz根据胸腺细胞的形态和肿瘤中上皮细胞和淋巴细胞的比例将胸腺瘤分为四种类型即L-B分类：①上皮细胞为主型，以上皮细胞增生为主，淋巴细胞数量少，散在于上皮细胞之间；②淋巴细胞为主型，以淋巴细胞增生为主，形成弥漫结节样增生，上皮细胞不多；③混合型，两种细胞均匀的增生，间质中结缔组织增生明显；④梭形细胞型。诸多研究表明，此分类不能提示预后，无法判断良恶性。1978年Levine等首次提出将胸腺瘤分为良恶性，即肿瘤的浸润是诊断恶性的重要指标，并得到广泛的认可及应用。Levine等将恶性胸腺瘤分为Ⅰ型（恶性胸腺瘤）：肿瘤有浸润，侵犯包膜或胸腺外组织器官；Ⅱ型（胸腺癌）：细胞形态显示恶性，可有不同的组织类型，大部分浸润较明显。1985年Muller-Hermelink等按胸腺的组织发生学提出新的胸腺瘤分类，也就是M-H分类，将胸腺瘤分为髓质型、混合型、皮质为主型、皮质型和分化好的胸腺癌。此分类可提示临床恶性程度及预后。具体分为：①良性：髓质型、混合细胞型，通常包膜完整，无浸润；②恶性：皮质为主型、皮质型及分化好的胸腺癌（WDTC），一般有包膜浸润或无完整包膜形成。该分类原则是基于细胞的异型性，从理论上讲，应与预后呈平行关系，一些研究使用了这种组织分类，发现皮质型胸腺瘤比髓质型胸腺瘤更有侵袭性，故此分类不失为一有价值的分类。1999年WHO公布了新的分型方案，依据形态学和上皮、淋巴细胞比例的不同将胸腺肿瘤分为6个不同的亚型（A、AB、B1、B2、B3和C）：

A型：梭形/卵圆形肿瘤上皮细胞均匀分布，缺乏核异型性，无或很少见非肿瘤性淋巴细胞；

AB型：肿瘤由具有A型特征的局限小灶和富含淋巴细胞的局限小灶混合而成；

B1型：肿瘤表现为类似于正常功能胸腺样组织，即由与正常胸腺皮质无法区别的膨大区和与其相连的近似胸腺髓质的区域组成；

B2型：肿瘤表现为在大量的淋巴细胞背景中，散在分布着饱满的带有囊状核及清晰核仁的肿瘤细胞，血管周围区域正常；

B3型：肿瘤主要由圆形或多角形、表现为中度异型性的上皮细胞组成，其间夹杂少量淋巴细胞和鳞状化生灶；

C 型：胸腺癌，组织学呈恶性表现，根据组织学形态的不同，分为鳞癌、淋巴上皮瘤样癌、肉瘤样癌（癌肉瘤）、透明细胞癌、基底细胞样癌、黏液表皮样癌、小细胞癌、鳞状小细胞癌、腺癌、腺鳞癌及类癌。

新的 WHO 分类与 Muller-Hermelink 分类的关系（表 1）。5%的胸腺瘤为 A 型，1/3 为 AB 型，10%~20%为 B1 型，20%~35%为 B2 型，10%~15%为 B3 型。Okumura 等总结了 286 例胸腺瘤患者，A、AB、B1、B2、B3 各型中侵袭性胸腺瘤的比例分别为 11.1%、41.6%、47.3%、69.1%、84.6%，10 年生存率分别为 100%、87%、94%、59%、36%。可以看出与 A、AB、B1 型比较，B2、B3 型肿瘤侵袭性较高，患者生存期较短。

表 1　胸腺瘤 WHO 分类与 Muller-Hermelink 分类的关系

WHO 分类	Muller-Hermelink 分类
A 型胸腺瘤	髓质型胸腺瘤
AB 型胸腺瘤	混合型胸腺瘤
Bl 型胸腺瘤	皮质为主型胸腺瘤
B2 型胸腺瘤	皮质型胸腺瘤
B3 型胸腺瘤	分化好的胸腺癌
C 型胸腺瘤	分化差的胸腺癌

目前几项研究探讨了形态学分类系统与肿瘤侵袭性和预后的关系，发现髓质型（A 型）和混合型（AB 型）大多为非侵袭性，通常Ⅰ、Ⅱ期多见；而皮质型（B1、B2、B3 型）多为侵袭性，以Ⅲ、Ⅳ期更常见。

二、临床分期

目前常用的是 1981 年 Masaoka 总结的分期方案，其与预后有明显的相关性。

1994 年 Masaoka 修订分期：

Ⅰ期：肉眼所见，完整的包膜，显微镜下，包膜未受侵；

Ⅱa 期：显微镜下见包膜受侵；

Ⅱb 期：肉眼所见，周围脂肪组织或纵隔胸膜受侵；

Ⅲ期：肉眼所见，邻近器官受侵（如心包、大血管或肺）；

a 期：没有侵犯大血管；

b 期：侵犯大血管；

Ⅳa 期：胸膜或心包播散；

Ⅳb 期：淋巴系统或血行转移。

三、临床表现

胸腺瘤的临床表现各异。一般生长缓慢，30%~50%的胸腺瘤患者可无症状，多在偶然的体检 X 线片检查时发现。有症状的患者常见的表现有：肿块引起的症状如咳嗽、胸痛、呼吸困难，也可见吞咽困难、声音嘶哑、喘鸣、霍纳综合征、上腔静脉综合征及心包填塞、脊髓受压等症状。全身症状有发热、体重下降、食欲减退、盗汗等，通常见于侵袭性强的肿瘤。值得重视的是，胸腺瘤具有特异性表现——合并多种副瘤综合征（paraneoplasticsyndromes），其中重症肌无力是最常见的一种。1/3~1/2 的胸腺瘤患者伴重症肌无力，5%~10%患者存在红细胞发育不良即单纯红细胞再生障碍性贫血，

5%患者伴低丙种球蛋白血症，还可合并多发性肌炎、系统性红斑狼疮、类风湿关节炎、甲状腺炎、溃疡性结肠炎等 10 余种疾病。一些研究还发现胸腺瘤患者患第 2 种肿瘤的发病率较高，平均约为 15%（9%～27%）。研究发现，10%～15%的重症肌无力患者患有胸腺瘤，55%有胸腺异常增生。早在 1899 年德国学者首先发现胸腺瘤与重症肌无力之间存在相关性，但原因至今仍未明确。

胸腺瘤最常见的转移是胸内转移（如胸膜、心包），胸外和血行转移少见。但由于治疗手段的改进使患者生存期延长及现在影像检查手段的改进使诊断准确性的提高等原因，有报道远处转移可达 30%～45%。Dettertbeck 等对 100 余例胸腺瘤患者的临床资料分析发现，初次就诊时Ⅰ期最多见，约为 40%，Ⅱ期和Ⅲ期患者约各占 25%，Ⅳ期约占 10%。

四、治疗

（一）手术治疗

手术切除是胸腺瘤最主要的治疗方式，对于非侵袭性胸腺瘤，手术治疗是最重要的治疗手段；而对于侵袭性胸腺瘤中约 20%的病例，手术并不能达到根治，前者 10 年生存率为 75%～80%，而后者仅为 35%～50%。Maggi 等报道，侵袭性胸腺瘤肿瘤完全切除与次全切除患者的 5 年和 10 年生存率分别为 80%、59%和 73%、44%。2003 年 Kondo 等报道Ⅰ、Ⅱ、Ⅲ、Ⅳ期胸腺瘤患者肿瘤完全切除后的复发率分别为 0.9%、4.1%、28.4%、34.3%。

（二）放射治疗

一般情况下，胸腺瘤对放疗是敏感的，各种组织学类型的肿瘤对放疗的敏感性差别不大。侵袭性胸腺瘤术后的复发率较高，大多数研究结果表明Ⅲ期胸腺瘤患者术后辅助放疗能降低肿瘤局部复发的概率，延长生存期。对于不可手术或局部晚期患者，实施放疗可使肿块缩小，从而获得手术机会。Monden 等报道在未完全切除的Ⅳ期胸腺瘤放疗组与未放疗组相比降低了局部复发率（44%*vs*75%）。目前已有大量回顾性研究证实，放疗是侵袭性胸腺瘤有效的辅助治疗，提高了局部肿瘤控制率及总生存。

（三）化疗

由于侵袭性胸腺瘤患者手术治疗后生存率较低，尤其是在次全切除术后或存在术后残留病灶的患者，即使接受纵隔放疗，疗效仍不令人满意；故而，化疗在侵袭性胸腺瘤治疗中所起的作用正日益受到重视。近来国外已开展将手术切除前、后辅以化疗作为胸腺瘤的治疗，有较高的疗效和完全缓解率。多项研究的结果分析显示，有效的术前化疗使Ⅲ期患者肿瘤完全切除率由单纯手术的 50%提高到 72%，5 年生存率也从 65%提高为 78%。因此对Ⅲ～Ⅳ期侵袭性胸腺瘤应行化疗，对术后判断为Ⅱ期及其以上的胸腺瘤患者应辅以术后辅助性化疗，以减少复发。1995 年 Cowen 等研究结果表明，预后不良与以下四个因素有关：①出现纵隔压迫症状；②未施行化疗；③年龄小；④分期为Ⅲ期以上者。因而化疗可以作为Ⅲ、Ⅳ期患者术后的辅助治疗。术前化疗可使肿块缩小从而提高手术切除率。对于晚期不能手术，或复发、转移的患者可作为姑息治疗。目前，对于出现复发或转移的Ⅲ～Ⅳ期患者的治疗，国际上普遍采用化疗，均认为化疗可使部分患者肿瘤得到缓解，并使生存时间得到延长。

既往曾认为化疗对胸腺瘤疗效不确定，但多项研究结果支持以顺铂为主的联合方案作为晚期或复发、转移的恶性胸腺瘤的首选治疗方案。尽管顺铂（DDP）的单药有效率经 ECOG 组织的多中心随机研究观察仅 10%，中位生存期仅 76 周，然而临床上用含顺铂的联合化疗方案治疗手术、放疗后进展或出现远处转移的病例，多可取得满意疗效。有报道以顺铂（DDP）为基础的联合化疗能明显提高疗效. 总有效率为 84 %，而不含 DDP 者为 58%。疗效与 DDP 剂量相关，小剂量 DDP（50 mg/m^2）疗效不明显。

虽然胸腺瘤和胸腺癌的起源肿瘤细胞相同，但胸腺癌更具侵袭性，化疗的效果也较差，发生远端转移的可能性高。B1 型胸腺瘤的 10 年生存率能够达到 95%，而胸腺癌的 5 年生存率仅为 30%～50%。研究显示，以铂类药物为基础的化疗方案治疗胸腺癌，虽然试验例数都较少，但 55%～90%的患者获得客观缓解，5 年生存率为 30%~55%。而对于铂类化疗失败的患者，目前仍没有标准治疗方案。由于预后差，胸腺癌缺乏全身性治疗方法的困境现状更为突出，一些靶向治疗药物的疗效也不尽如人意。

Loehrer 等采用 CAP 方案化疗，在 30 例手术未能切除的局限期恶性胸腺瘤患者，具体方案为 DDP50mg/m^{2}静脉滴注，第 1 天；CTX0. 5/m^{2}静脉推注，第 1 天；ADM50mg/m^{2}静脉推注，第 1 天；3 周为 1 周期，化疗 2~4 周期，病情缓解或稳定者予以胸部放疗（54Gy）。结果显示，完全缓解（CR）3 例，部分缓解（PR）l2 例，总有效率（CR+PR）69. 6%，中位生存期 38 个月。5 年生存率 32%。未见明显毒副作用。作者认为，CAP 方案化疗加放疗可提高患者生存期，是局限期未能切除的恶性胸腺瘤较理想的方案。

Giaccone 等用 PE 方案（DDP+VP-16）治疗了 16 例晚期或复发性恶性胸腺瘤。具体方案为 DDP 60mg/m^{2}静脉滴注，第 1 天；VP-16 120mg/m^{2}静脉滴注，第 1、2、3 天，3 周为 1 周期，每个患者平均化疗 6 个周期。结果显示：CR5 例，PR4 例，有效率 56. 3%，中位无瘤生存期及生存时间分别为 2. 2 年、4. 3 年。该方案毒副作用不大，主要为白细胞计数降低、恶心、呕吐、脱发，患者可耐受，可见 PE 方案不失为恶性胸腺瘤的有效化疗方案之一。

Fornasiero 等采用由阿霉素（ADM）、DDP、长春新碱（VCR）、环磷酰胺（CTX）组合的 ADOC 方案（DDP 50mg/m^2 dl，ADM 40mg/m^2 dl，VCR 0. 6mg/m^2 d3，CTX 700mg/m^2 d4，21 天一周期）治疗 37 例晚期浸润型胸腺瘤，RR91. 8%，CR43%，16 例 CR 患者中 7 例随后接受根治手术达到病理 CR（PCR），中位生存期 15 个月。Koizumi 等报道一组 8 例胸腺癌患者应用 ADOC 方案化疗，总临床有效率为 75%，中位生存期 19 个月。

2001 年 Loehrer 等报道了应用 VIP 方案治疗 34 例晚期胸腺瘤及胸腺癌患者，依托泊苷（VP-16）75mg/m^2 d1~4，异环磷酰胺（IFO）1. 2g/m^2 d1~4，DDP 20mg/m^2 d1~4，21 天为一周期，化疗 4 周期。可评价疗效者 28 例，无 CR 病例，PR9 例，总有效率（CR+PR）32%，中位至进展时间 11. 9 个月，中位生存期 31. 6 个月，1 年和 2 年生存率分别为 89% 和 70%，毒副反应可耐受。因而认为 VIP 方案适合用于晚期胸腺瘤及胸腺癌患者。

日本的研究显示 CODE（DDP+VCR+ADM+VP-16）方案在 12 例晚期胸腺癌患者中的疗效，PR9 例，PD1 例，总有效率 42%，中位生存期 46 个月，1 年和 2 年生存率分别为 80% 和 58%，毒副反应轻微。2007 年日本 Yokoi 等报道应用 CAMP 方案：顺铂、阿霉素、甲基泼尼松龙，治疗 14 例晚期侵袭性胸腺瘤患者，有效率高达 92. 9%，5 年和 10 年生存率皆为 80. 7%。

2006 年 ASCO 报道了培美曲塞治疗复发性胸腺瘤或胸腺癌的Ⅱ期临床试验，23 例患者中 CR2 例，PR2 例，PD5 例。从而认为对于以前曾经多次治疗过的复发性胸腺瘤患者，培美曲塞是一种非常有效的药物。

有学者报道奥曲肽与泼尼松联合可作为治疗复发或转移的晚期胸腺瘤的新方法。38 名患者接受奥曲肽 0. 5mg 皮下注射，每日 3 次，2 个月后如病情进展则退出治疗组，如治疗有效则继续奥曲肽单药治疗，如病情稳定则行奥曲肽联合泼尼松 0. 6mg/kg 口服，每日 1 次治疗。接受奥曲肽单药治疗的 38 名患者中 4 例部分缓解（PR）占 10. 5%。其中 21 人行奥曲肽与泼尼松联合治疗，2 例达完全缓解（CR），6 例部分缓解（38%）。全组总的有效率为 31. 6%（12/38）。联合治疗组的患者无进展生存期（progression-free survival，PFS）较好，患者获得了更好的生活质量和更长的生存期。

目前公认的治疗恶性胸腺瘤有效药物有：顺铂、多柔比星、环磷酰胺、异环磷酰胺、皮质类固醇，而其他一些药物尚有争议。研究显示侵袭性胸腺瘤是一种对以 DDP 为基础的联合化疗方案敏感的肿瘤，含铂类化疗方案的患者缓解率及远期生存率优于使用非铂类方案的患者。

（四）靶向治疗

近年来，一些研究报道了胸腺瘤中的分子转变，提示也许可以在有选择的患者中应用靶向治疗。有研究显示 20 名胸腺瘤及 15 名胸腺癌患者经免疫组化检测，其中 5%（1/20）胸腺瘤患者 c-kit 阳性，73%（11/15）胸腺癌患者 c-kit 阳性。而在胸腺瘤患者中表皮生长因子受体（EGFR）的表达高于胸腺癌患者。另一项研究发现，p53 在胸腺癌中的表达高于胸腺瘤，并且 p53 的高表达与晚期及不可切除两因素相关。90%的混合型和淋巴细胞型胸腺瘤为 CD20 阳性，因此采用美罗华（Rituximab）治疗胸腺瘤也将是令医生感兴趣的课题。

胸腺癌患者血清中可检测到高浓度的 VEGF 和 b-FGF。据报道，80% 的胸腺癌中发现 KIT 过表达，10%的这类病例携带编码该受体的基因突变型。胸腺上皮细胞可见 PDGF 和 PDGFRα 的过表达。有研究曾经提示，以 VEGF、KIT 和 PDGF 为治疗靶点的药物可能对胸腺上皮癌有疗效。Strobel 等报道了舒尼替尼治疗 4 例胸腺癌患者，其中 3 例有效。有记录显示胸腺上皮肿瘤患者出现一定程度的免疫功能障碍，免疫监视异常可能导致肿瘤发生和肿瘤进展。据报道，舒尼替尼可调节免疫细胞从而提高 T 细胞功能，并且逆转免疫抑制作用。

Thomas 等进行了舒尼替尼治疗胸腺上皮肿瘤的Ⅱ期临床试验，旨在探讨舒尼替尼对于接受过至少一种铂类药物化疗后疾病进展的胸腺上皮肿瘤患者的疗效。这项试验开展于 2012 年 5 月 15 日至 2013 年 10 月 2 日期间，入选患者既往接受过至少一种含铂类方案的药物化疗后疾病进展，患者每日一次口服 50mg 舒尼替尼，6 周为一周期（即治疗 4 周停药 2 周），服药直到肿瘤进展或出现不可耐受的毒性反应。该研究共入组 41 例患者，其中胸腺癌 25 例，胸腺瘤 16 例。1 例胸腺癌入组后经确认未符合入选标准，故没有按方案进行治疗。1 例接受治疗的患者由于死亡而未能评价。试验的中位随访期为 17 个月。23 例能够进行评估的胸腺癌中，6 例部分缓解，15 例疾病稳定，2 例进展。16 例胸腺瘤中，1 例部分缓解，12 例疾病稳定，3 例进展。常见的Ⅲ、Ⅳ度治疗相关毒副反应为淋巴细胞减少症（8 例）、乏力（8 例）和口腔黏膜炎（8 例）。5 例患者出现左心室射血分数（LVEF）下降，其中 3 例为Ⅲ度毒副反应。治疗期间死亡患者 3 例，其中 1 例患者死于心脏骤停，可能与治疗相关。研究认为，舒尼替尼在胸腺癌治疗中表现出抗肿瘤活性，需要进一步研究以确定可能的有关生物标志物。该研究系首个靶向治疗对复治胸腺癌患者能够产生持久肯定疗效的临床试验。在胸腺癌患者中的客观缓解率达到 26%，中位缓解持续时间为 16.4 个月，由于本研究大多数胸腺癌患者之前接受了多线治疗，其中 58%的患者治疗无效，因此本研究的结果意义深远。

五、小结

目前胸腺瘤的发病原因尚不清楚，由于恶性胸腺瘤发病率低，其化学治疗至今尚无大宗报告，但从目前文献而言，可以认为胸腺瘤和胸腺癌的化疗指征是：手术不能完全切除的侵袭性患者，Ⅲ、Ⅳ期或术后、放疗后复发、转移的患者。有效的化疗方案有 CAP、PE、COAP、PACE 等。对术前肿瘤太大而难以手术切除者术前化疗可能有利于手术完整切除。对于化疗后复发的患者可考虑其他方案再次化疗，仍有望缓解。今后在提高胸腺瘤化疗及靶向治疗疗效、探索一些新的治疗方式以及准确地预测肿瘤的恶性程度等方面仍需进一步的研究。

145. 实体瘤疗效评价：能仅看实体吗？
——伴特殊影像征肺癌疗效评价标准的选择

杨等霞，周　婵，王心悦，孔　倩，刘竹君，李　凯

天津医科大学肿瘤医院肺部肿瘤内科

1981 年 WHO 首次在 Cancer 杂志上发表了实体瘤双径测量的疗效评价标准[2]，提出了四个判定等级：完全缓解（CR），部分缓解（PR），疾病稳定（SD），疾病进展（PD），CR+PR 为有效率。在随后的几十年内，一些合作组织及制药公司为了适应新技术或解决新问题常修改 WHO 标准，这导致了评价的混乱[3]。1998 年欧洲癌症研究与治疗组织（EORTC）、美国国立癌症研究所（NCI）及加拿大国立癌症研究所召开专题研讨会，确定了新的实体瘤疗效评定标准，即 Response Evaluation Criteria In Solid Tumor（RECIST）标准，并于 2000 年 2 月由 Therasse 等发表在美国国立癌症研究所杂志[4]。随后，RECIST 被认同并广泛应用，并在 2009 年更新为 RECIST1. 1 版[5]。然而，在应用这些标准时还存在许多问题，例如太过重视靶病灶长径大小而忽视了其短径和瘤体内形态学征象改变，如肿瘤内空洞、治疗后密度改变等；此时如仍用 RECIST 标准进行评价则可能曲解临床疗效。为此，本研究比较了新的疗效评价方法与 RECIST1. 1 标准评价有特殊影像征肺癌疗效以及预测此类 PFS 的能力，旨在为其选择最佳疗效评价标准。

一、资料及方法

（一）病例资料

1. 入选标准　①天津市肿瘤医院 2011 年 1 月 1 日至 2012 年 12 月 31 日收治的肺癌患者。②入选前均未行任何抗肿瘤治疗。③入选后均未行全肺切除、肺叶切除、肺段切除等手术治疗。④开始治疗前两周内曾查胸 CT 检查，随后在 3 个月内复查胸 CT 进行疗效评价，靶病灶最大直径至少 1cm。⑤选择治疗前存在基线空洞者；治疗后出现空洞者；治疗后仅密度改变、且≥15%者；治疗后仅短径改变、且减小≥30%或增大≥20%者。⑥患者病例资料及影像学检查在本院病历查询系统及影像查询系统详细记录。⑦截止至疾病进展日期未失访。

2. 患者治疗方式　包括含铂类化疗、不含铂类化疗、放疗、靶向治疗、化疗联合抗血管生成治疗、化疗联合放疗、化疗联合靶向治疗、其他治疗等。肺癌空洞定义为肺实质内出现的含液体或气体的空腔[6]。胸部 CT 检查应用 16 排螺旋 CT 机，肺癌空洞、密度改变及短径改变经至少 3 名影像学诊断医师独立证实。以患者治疗后首次复查胸 CT 时间定为疗效评价时间、约 1 个月后第二次 CT 检查为疗效确认时间。PFS 为从入院时间到出现影像学肿瘤进展或死亡时间，对于没有疾病进展证据的患者则确定在最后检查日期。通过病历查询系统及影像查询系统进行随访，有疑问者通过电话随访证实，随访时间截止至 2014 年 10 月 1 日。

（二）疗效评价标准

1. RECIST1. 1 标准[5]。

2. mRECIST 标准　即改良的 RECIST 标准，肿瘤最大径用肿瘤总长径减去同一水平空洞最长径来计算，即只测量肿瘤实性组分[7]，如图 1。

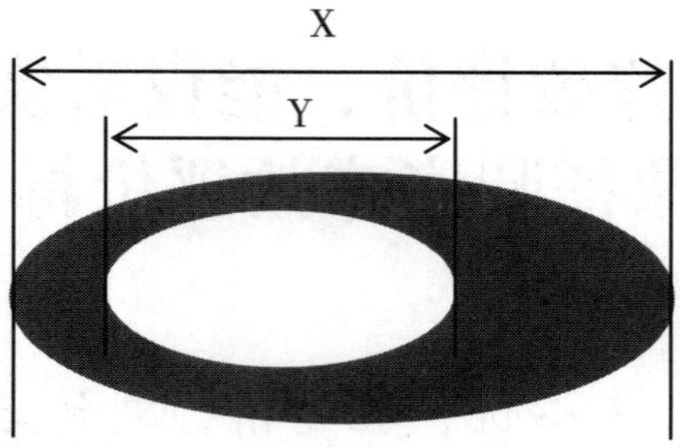

X：肿瘤总长径；Y：空洞长径

RECIST 测量方法：肿瘤最长径=X；包括实性组分和空洞组分；

mRECIST 测量方法法：肿瘤最长径=X-Y；肿瘤的实性组分。

图 1　肿瘤空洞的测量方法

3. 密度标准　当治疗后肿瘤大小不变仅密度改变时，密度减小≥15%定义为 PR，密度增加≥15%定义为 PD，介于二者之间定义为 SD[8]。

4. 短径标准　当治疗后肿瘤长径不变仅短径改变时，短径减小≥30%定义为 PR，短径增大≥20%定义为 PD，介于二者之间定义为 SD。

（三）统计学处理

数据录入 SPSS21. 0 软件进行统计分析，应用对数秩检验（Log-Rank）比较应用四种疗效评价方法时不同疗效者的 PFS，以 $P<0.05$ 为有统计学意义。

二、结果

从天津市肿瘤医院 2011. 1. 1-2012. 12. 31 收治的 943 例肺癌患者中共纳入 105 例，入选时即存在空洞（基线空洞）者 51 例、治疗后出现空洞者 23 例、治疗后仅密度改变者 22 例及仅短径改变者 9 例，患者基线特征及治疗情况见表 1。

表 1　105 例特殊影像改变肺癌患者基线特征及治疗情况

基线特征及治疗情况		基线空洞	治疗后空洞	治疗后仅密度改变	治疗后仅短径改变
例数		51	23	22	9
年龄（岁）	中位年龄	66	59	62. 5	61
	范围	41~84	43~87	49~78	52~76
性别	男	37（72. 5%）	21（91. 3%）	10（45. 5%）	2（22. 2%）
	女	14（27. 5%）	2（8. 7%）	12（54. 5%）	7（77. 8%）
吸烟史	吸烟	36（70. 6%）	17（73. 9%）	11（50. 0%）	6（66. 7%）
	不吸烟	15（29. 4%）	6（26. 1%）	11（50. 0%）	3（33. 3%）
KPS 评分	≥70	49（96. 1%）	23（100%）	21（95. 5%）	9（100%）
	<70	2（3. 9%）	0（0%）	1（4. 5%）	0（0%）
病理类型	鳞癌	33（64. 7%）	13（56. 5%）	8（36. 4%）	3（33. 3%）
	腺癌	12（23. 5%）	6（26. 1%）	12（54. 5%）	4（44. 4%）
	小细胞癌	3（5. 9%）	4（17. 4%）	2（9. 1%）	2（22. 2%）
	腺鳞癌	2（3. 9%）	0（0%）	0（0%）	0（0%）
	肺泡癌	1（2. 0%）	0（0%）	0（0%）	0（0%）

续 表

基线特征及治疗情况		基线空洞	治疗后空洞	治疗后仅密度改变	治疗后仅短径改变
位置类型	中央型	22（43.1%）	20（87.0%）	12（54.5%）	4（44.4%）
	周围型	29（56.9%）	3（13.0%）	10（45.5%）	5（55.6%）
分期	Ⅰ~ⅢA	8（15.7%）	2（8.7%）	3（13.6%）	3（33.3%）
	ⅢB	2（3.9%）	4（17.4%）	14.5%）	0（0%）
	Ⅳ	41（80.4%）	17（73.9%）	18（81.8%）	6（66.7%）
治疗方式	含铂类化疗	28（54.9%）	16（69.6%）	17（77.3%）	4（44.4%）
	不含铂类化疗	7（13.7%）	1（4.3%）	0（0%）	0（0%）
	放疗	5（9.8%）	2（8.7%）	2（9.1%）	3（33.3%）
	靶向治疗	0（0%）	0（0%）	1（4.5%）	0（0%）
	化疗联合抗血管生成治疗	2（3.9%）	1（4.3%）	1（4.5%）	0（0%）
	化疗联合放疗	2（3.9%）	1（4.3%）	0（0%）	0（0%）
	化疗联合靶向治疗	2（3.9%）	0（0%）	0（0%）	0（0%）
	其他治疗	5（9.8%）	2（8.7%）	1（4.5%）	2（22.2%）
疗效评价时间（月）	中位疗效评价时间	1.5	1.5	1.3	1.7
PFS（月）	中位 PFS	7.3	5.1	8.5	10.3
	95%CI	5.6~9.0	1.2~9.0	6.5~10.5	4.9~15.7

分别应用 RECIST1.1 及 mRECIST 标准评价存在基线空洞患者的疗效，结果为：应用 RECIST1.1 标准进行疗效评价时客观反应率（OR）为 78.4%，应用 mRECIST 标准评价为 60.8%；分别对应用两种疗效评价方法评价的不同疗效间 PFS 进行比较（表 2）。RECIST1.1 标准评价预测存在基线空洞者 PFS 的能力较 mRECIST 标准更佳、不同疗效者之间存在差异（P=0.076），分别比较 SD 与 PD 者之 PFS 存在显著差异（P=0.012）、疗效为 SD 者 PFS 较 PD 者长；（PR+SD）者与 PD 者的 PFS 也存在显著差异（P=0.032）；另外，我们发现疗效 SD 者与疗效为（PR+PD）者 PFS 存在差异（P=0.053），SD 时 PFS 较长，但 PR 与 SD 者以及 PR 与 PD 者的 PFS 均无显著差异。应用 mRECIST 标准评价时不同疗效之间 PFS 均无显著差异。

分别用 RECIST1.1 及 mRECIST 标准评价治疗后出现空洞者的疗效，应用 RECIST1.1 标准时客观反应率（OR）为 60.9%、mRECIST 标准时是 73.9%。比较经两种评价方法确认之不同疗效者间的 PFS（表 2）发现，用 RECIST1.1 标准进行疗效评价时不同疗效者的 PFS 间均无显著差异。而用 mRECIST 标准时不同疗效者的 PFS 间存在显著差异（P=0.004），其中 PR 与 PD 者、SD 与 PD 者的 PFS 均存在显著差异（P=0.003，0.034），PR 及 SD 者 PFS 均较 PD 者长；疗效为（PR+SD）者与疗效为 PD 者 PFS 也存在显著差异（P=0.001）、前者 PFS 长；疗效为 PR 与 SD 者的 PFS 无显著差异。

分别用 RECIST1.1 标准及密度标准评价治疗后仅密度改变 22 例患者发现，应用 RECIST1.1 标准评价时，除 1 例患者出现远处转移评价为 PD 外，其他患者均为 SD，SD 者与 PD 者 PFS 无显著差异（P=0.235），而应用密度标准评价时则 15 例 PR，7 例 PD，两种疗效患者 PFS 也无显著差异（P=0.419）。

同样，分别用 RECIST1.1 标准及短径标准评价治疗后仅短径改变者的疗效（表 3）发现，9 例治疗后仅短径改变者用 RECIST1.1 标准评价时均为 SD，用短径标准评价时则 7 例 PR，2 例 PD，对两种疗效患者 PFS 进行比较，发现存在显著差异（P=0.004），疗效为 PR 者较 PD 者 PFS 长。

表 2　基线空洞者与治疗后空洞者疗效评价

标准	RICIST1. 1 标准			mRECIST 标准		
	例数 n（%）	中位 PFS（月）	*P* 值	例数 n（%）	中位 PFS（月）	*P* 值
基线空洞者			0. 076[a]			0. 550[a]
PR	8（15. 7）	4. 5	0. 409[b]	14（27. 5）	6. 4	0. 258[b]
SD	32（62. 7）	8. 2	0. 574[c]	17（33. 3）	8. 2	0. 913[c]
PD	11（21. 6）	4. 3	0. 012[d]	20（39. 2）	5. 0	0. 407[d]
PR+SD	40（78. 4）	7. 9	0. 657[e]	31（60. 8）	8. 0	0. 549[e]
SD+PD	43（84. 3）	7. 3	0. 032[f]	37（72. 5）	6. 5	0. 575[f]
PR+PD	19（37. 3）	4. 3	0. 053[g]	34（66. 7）	6. 2	0. 276[g]
治疗后空洞者			0. 477[a]			0. 004[a]
PR	2（8. 7）	4. 9	0. 200[b]	15（65. 2）	8. 0	0. 566[b]
SD	12（52. 2）	6. 9	0. 557[c]	2（8. 7）	12. 9	0. 003[c]
PD	9（39. 1）	3. 6	0. 507[d]	6（26. 1）	3. 5	0. 034[d]
PR+SD	14（60. 9）	6. 6	0. 298[e]	17（73. 9）	8. 7	0. 184[e]
SD+PD	21（91. 3）	4. 8	0. 972[f]	8（34. 8）	3. 6	0. OO1[f]
PR+PD	11（47. 8）	3. 6	0. 369[g]	21（91. 3）	4. 7	0. 373[g]

a：PR *vs* SD *vs* PD；b：PR *vs* SD；c：PR *vs* PD；d：SD *vs* PD；e：PR *vs*（SD+PD）；f：（PR+SD）*vs* PD；g：SD *vs*（PR+PD）

表 3　治疗后仅密度改变者与仅短径改变者疗效评价

标准	RICIST1. 1 标准			密度标准			短径标准		
	例数 n（%）	中位 PFS（月）	*P* 值	例数 n（%）	中位 PFS（月）	*P* 值	例数 n（%）	中位 PFS（月）	*P* 值
仅密度改变者			0. 235[h]			0. 419[i]			
PR	0（0）	-		15（68. 2）	9. 4				
SD	21（95. 5）	8. 5		0（0）	-				
PD	1（4. 5）	15. 0		7（31. 8）	7. 9				
仅短径改变者									0. 004[i]
PR	0（0）	-					7（77. 8）	11. 0	
SD	9（100）	10. 3					0（0）	--	
PD	0（0）	--					2（22. 2）	5. 8	

h：SD *vs* PD；i：PR *vs* PD

三、讨论

用 RECIST1. 1 标准评价存在基线空洞者应疗效发现，疗效为 SD 患者 PFS 最长，其次为 PR 者，PD 者 PFS 最短；而用 mRECIST 标准时则不同疗效者的 PFS 间均无显著差异。这表明更适合用 RECIST1. 1 标准评价存在基线空洞的肺癌患者疗效。用 RECIST1. 1 标准对治疗后出现空洞者进行疗效评价时不同疗效者的 PFS 间均无显著差异，而应用 mRECIST 标准时不同疗效之间 PFS 存在显著差异。由此可见，相对于 RECIST1. 1 标准而言，mRECIST 标准能够更好的预测和治疗后出现空洞的肺癌患者的 PFS。

用 RECIST1. 1 标准及密度标准评价治疗后仅密度改变者疗效，发现不同疗效患者的 PFS 均无显著差异，提示治疗后仅密度改变对 PFS 预测意义不显著。

用 RECIST1.1 标准评价治疗后仅短径改变者的疗效均为 SD，应用短径标准评价则为 PR 及 PD、且两种疗效患者 PFS 存在显著差异，PR 者 PFS 较 PD 者长。因此，我们认为治疗后短径对 PFS 更具预测意义、适用短径标准进行疗效评价。

总之，对于基线空洞应用 RECIST1.1 标准、治疗后出现空洞患者应用 mRCIST 标准、治疗后仅短径改变患者应用短径标准能更好地预测患者 PFS，而治疗后仅密度改变对 PFS 预测意义不显著。此结果提示，临床工作中对治疗后出现空洞及仅短径改变患者通过测量肿瘤长径改变进行疗效评价是不适宜的。

146. 恶性胸膜间皮瘤的诊治现状及进展

杨　睿，刘基巍

大连医科大学附属第一医院肿瘤科

恶性胸膜间皮瘤（malignant pleural mesothelioma，MPM）是一种起源于胸膜间皮组织的罕见恶性肿瘤[1][2][3]。因早期诊断困难，侵袭性极强，缺乏有效的治疗手段，故预后极差，自然生存期不到1年。目前其发病率在急剧上升，需要更多的关注和研究。

一、诊断与分期

（一）临床表现

恶性胸膜间皮瘤起病隐匿，临床表现通常为呼吸困难、胸痛以及咳嗽等呼吸系统等症状[4]，呼吸困难早期可为胸腔积液引起，晚期通常由于胸膜增厚导致限制性通气障碍，胸痛则多为侵及神经及胸壁引起的弥漫性疼痛[5]。

（二）血清标志物

目前尚无特异性的血清标志物用于MPM早期诊断、疗效检测及预后评估。常见的肿瘤标志物如CYFRA21~1、TPA、CA153、CA19-9及CEA特异性较低[6]。一些新型的血清标志物如骨桥蛋白(osteopontin)、可溶性间皮瘤相关蛋白（Soluble mesothelin related proteins，SMRP）、巨核细胞促进因子（Megakaryocyte Potentiat-ing Factor，MPF）尚处于研究中[7]。

（三）影像学诊断

B超检查对胸腔积液和胸膜增厚的鉴别亦有较高的灵敏度[8]。胸部X线是一种简单、实用的MPM影像学检查方法[9]，但是查确诊率低[10]。CT是广泛应用于临床的主要检查手段。Tamer等[11]在一项对219例MPM患者的CT成像研究中发现其主要征象为胸膜增厚（90%），其中弥漫性增厚占63%，结节性增厚占22%，胸膜肿物占7%，另有79%患者发现胸腔积液，分别有73%和78%患者有叶间裂和纵隔胸膜受累，25%出现纵隔淋巴结肿大[12]。MRI对肿瘤TNM分期及治疗方案的制定具有一定的指导作用[13]。PET-CT诊断恶性胸膜间皮瘤敏感度约88.2%，特异度约92.9%，均较CT、MRI有优势[14]。PET-CT可以精确的显示胸腔内外的肿大淋巴结及转移性病变，对肿瘤分期进行更准确的判断，是MPM诊断的重要补充[15]。

（四）病理诊断

MPM确诊有赖于组织病理学或细胞学检查，获取标本的手段包括胸腔积液细胞学检查、经皮胸膜活检、胸腔镜及开胸活检等[3]。胸腔镜活检具有创伤小、获取活检标本较充足的优点，同时可一并处理胸腔积液、兼行胸膜粘连固定术，其诊断率>90%[16]。间皮瘤是一种有着多种组织病理学特点的肿瘤，组织学分型包括上皮型、肉瘤型及混合型，文献报道阳性标志物D2-40、钙结合蛋白和阴性标志物CEA、TTF-1对鉴别MPM和腺癌的敏感性和特异性均较好[17]。

（五）分期

MPM有多种分期方式描述肿瘤累及范围，其中Butehart分期是基于对疾病简单描述的分期，其中病变局限在壁层胸膜腔以内为Ⅰ期，侵犯胸壁或纵隔组织为Ⅱ期，累及腹膜为Ⅲ期，远处转移为Ⅳ期[18]。目前最实用分期是TNM分期，该分期对外科治疗具有一定的指导作用，同时在一定程度上可以反映患者预后[3]。

二、治疗

（一）手术治疗

一般情况良好的患者建议首选手术，以争取达到肉眼下肿物完全切除。减瘤胸膜剥脱术/胸膜切除术（pleurectomy/decortication，P/D），胸膜外肺切除（extrapl-eural pneumonectomy，EPP），胸膜固定术为临床三种主要的手术方式[19]。

胸膜切除术一般适用于Ⅰ期或部分Ⅱ期患者[20]。胸膜外肺切除术适应证包括活检为非肉瘤样MPM，临床/病理分期是$T_{1\sim3}$、$N_{0\sim1}$、M_0的患者，辅助化疗或者一侧胸廓辅助放疗等[3]。其并发症为心律失常声带麻痹、脓胸、急性呼吸窘迫综合征等[21~22]。有文献报道EEP手术患者中位总生存期18个月，1、2、3年生存率分别65%、41%、27%[23]。一项纳入24个临床研究的荟萃分析指出，胸膜外肺切除术短期死亡率（围术期和术后30天内）明显高于胸膜切除术（4.5%和1.7%，$P<0.05$），但两者的术后2年死亡率无显著差异[24]。另有一项多中心研究指出接受P/D和EPP患者中位生存期分别为20.5个月和18.8个月[25]。

（二）化疗

因恶性胸膜间皮瘤确诊时常为晚期，因此化疗是MPM的重要治疗手段之一。目前Ⅱ~Ⅲ期能耐受手术的患者推荐新辅助化疗，对于不能耐受手术者、临床分期为Ⅳ期及组织学分型为肉瘤型者只推荐化疗[26]。早期化疗单药有效率多在10%左右，对生存期无明显改善[18]。第3代化疗药物如培美曲塞、雷替曲塞等已较多应用于恶性胸膜间皮瘤的治疗中。

1. 培美曲塞　2003年一项顺铂联合培美曲塞和单药顺铂疗效对比的研究发现，缓解率（RR）提高（41%和17%），中位总生存时间（OS）及疾病进展时间（TTP）显著延长，分别为12.1个月和9.3个月，5.7个月和3.9个月[27]。基于上述研究，培美曲塞联合顺铂化疗被FDA认证为恶性胸膜间皮瘤一线标准化疗方案。其他研究报道一线顺铂联合培美曲塞化疗，疾病控制率为80%左右，中位无进展时间为7.2~8.2个月，中位总生存时间为11.3~19.9个月[28~30]。Santoro[31]等人的研究发现卡铂代替顺铂对于部分年老体弱不能耐受顺铂毒副反应的患者，两者中位进展时间（7.0个月和6.9个月）及1年生存率（63.1%和64%）相近。国内亦有类似研究报道[32]。

2. 雷替曲塞　一项雷替曲塞Ⅲ期临床试验对比了雷替曲塞/顺铂和顺铂单药的治疗效果，发现雷替曲塞组的缓解率（24%和14%）和中位生存期（11.4个月和8.8个月）都有延长趋势[33]。Woods[34]等人对比雷替曲塞联合顺铂和培美曲塞联合顺铂疗效发现，两者在总缓解率、中位无进展生存时间及中位生存期均无显著差异。目前欧洲及加拿大已批准雷替曲塞用于MPM患者的治疗。

3. 吉西他滨　一项Ⅱ型临床研究发现，吉西他滨联合顺铂的一线治疗缓解率12%，中位无进展生存时间6个月，中位总生存期10个月[35]。有研究对比了一线顺铂联合培美曲塞或者吉西他滨的疗效，发现培美曲塞组的缓解率（35%和15%）、中位生存期（7.2个月和4.8个月）和中位总生存期（19.9个月和10.2个月）都有延长趋势，但均无显著统计学差异[30]。其他研究也得出相似结论[36~38]。

4. 长春瑞滨　一项对比化疗组（丝裂霉素、长春花碱联合顺铂组或者长春瑞滨单药组）和最佳支持治疗组的Ⅲ期临床研究表明，化疗组较支持治疗组无生存优势，中位总生存期分别为8.5和7.6个月，但亚组分析时发现长春瑞滨组中位生存期延长至9.4个月[39]。Sørensen[40]等人的研究发现长春瑞滨联合顺铂治疗1、2、3年生存率分别为61%、31%、4%，缓解率29.6%，中位OS和中位PFS分别为16.8个月和7.2个月。

5. 二线化疗　二线治疗的数据较少，目前有较多的Ⅱ/Ⅲ期临床试验研究，但尚无确切详尽的MPM标准二线化疗方案[3]。Mutlu[41]等人报道二线治疗中，化疗较最佳支持治疗中位OS有延长趋势，20.3个月和14.7个月，但差异无统计学意义。一些研究表明二线化疗总疾病控制率为52%~

69%，中位无进展生存期3.8~4.3个月[28,42-43]。Jassem[44]等临床研究发现，二线培美曲塞单药化疗较最佳支持治疗缓解率和疾病控制率显著提高，分别为18.7%和1.7%，59.3%和19.2%。一项多中心研究指出二线化疗以培美曲塞为基础比未包含培美曲塞有更高的疾病控制率，同时可显著降低死亡风险[42][45]。一项回顾性研究纳入60例二线接受吉西他滨单药、长春瑞滨单药或者两药联合化疗的患者，发现缓解率2%，疾病控制率47%，吉西他滨单药和长春瑞滨单药中位PFS分别为1.7和1.6个月[46]。另外一项回顾性研究纳入了59例一线培美曲塞化疗失败后二线接受长春瑞滨单药化疗的患者，发现二线RR15.2%，DCR49.1%，中位PFS和中位OS分别为2.3和6.2个月[47]。

（三）放疗

目前临床上尚无最佳的放疗技术，包括标准分次模式及放疗剂量等[48]。Kara[49]等报道了21例MPM患者胸腔镜检查后行外科通路处Dt21Gy，7Gy/次，≥3天的12MeV电子线照射，无1例发生种植，且耐受性良好。Froment[50]等的研究也得出相似结论。Rice[51]等报道了63例患者EPP术后行IMRT，其中位生存期达14.2个月，3年生存率20%，3例（5%）患者发生照射野内的肿瘤复发。然而近来有研究报告IMRT并发严重的肺炎，指南建议EPP后放疗只用于临床试验[3]。

（四）靶向治疗

近年来，分子靶向治疗药物的发展给MPM患者的治疗带来了希望，包括EGFR酪氨酸激酶抑制剂（吉非替尼、厄罗替尼），VEGF抑制剂（贝伐珠单抗、沙利度胺），PDGF受体抑制剂（伊马替尼），多靶点抑制剂（伐他尼布、索拉菲尼）等。

美国癌症和白血病B组（CALGB）进行的一项纳入43例的Ⅱ期临床研究显示吉非替尼缓解率4%，疾病控制率53%，1年存活率32%，中位PFS2.6个月，并没有获得理想的疗效[52]。丹麦一项40例的Ⅱ期临床研究显示接受沙利度胺的患者，有27.5% TTP超过6个月，中位生存期延长至7.7个月[53]。而另外一项旨在评估沙利度胺作为培美曲塞一线化疗后的维持治疗药物价值的临床研究显示其并不能改变PFS和OS[54]。重组人血管内皮抑素注射液（Endostar，YH-16，恩度）是我国自主创新研发的新型人血管内皮抑素[55]，有文献报道了一例恩度联合吉西他滨、顺铂治疗晚期伴发大量胸腹水的MPM患者的病例，发现其中位PFS长达27个月，胸腹水明显减少，临床症状明显改善[56]。

三、预后因素

恶性胸膜间皮瘤恶性程度高，缺乏有效治疗手段，生存期短。中位生存期9.3~22.9个月，1、2、3总生存率分别为44%~47%、20%~26%、10%~15%[57-60]。有多项研究恶性胸膜间皮瘤的预后因素分析中，年龄、性别、体力状态评分、分期、组织学亚型、血小板计数高、低血红蛋白水平和化疗被认为是独立预后因素[25,38,58]。

总之，恶性胸膜间皮瘤是一种恶性度高、生存期短、预后较差的肿瘤。MPM多起病隐匿，主要诊断方法包括影像诊断和胸膜活检，一般情况良好的患者可首选手术，术后可联合放化疗进行综合治疗。目前针对MPM的研究尚少，仍需进一步的大型临床研究为治疗提供更多有效的选择，同时期待更多新技术、新药物的开发，以提高患者生活质量，改善患者生存。

参 考 文 献

1. Delgermaa V，Takahashi K，Park EK，et al. Global mesothelioma deaths reported to the World Health Organization between 1994 and 2008. Bull World Health Organ，2011，89（10）：716-24，724A-724C.
2. Zandwijk NV，Clarke C，Henderson D，et al. Guidelines for the diagnosis and tratment of malignant pleural mesothelioma. J Thorac Dis，2013，5（6）：E254-E307.
3. Scherpereel A，Astoul P，Baas P，et al. Guidelines of the European Respiratory Society and the European Society of Thoracic Surgeons for the management of malignant pleural mesothelioma. Eur Respir J，2010，35（3）：479-495.
4. Najmi K，Khosravi A，Seifi S，et al. Clinicopathologic and survival characteristics of

mlignant pleural mesothelioma registered in hospital cancer registy. Tanaffos, 2014, 13 (2): 6-12.

5. British Thoracic Society Standards of Care Committee. BTS statement on malignant mesothelioma in the UK, 2007. Thorax, 2007, 62 Suppl 2: ii1-ii19.
6. Mori T, Tajima K, Hirama M, et al. The N-ERC index is a novel monitoring and prognostic marker for advanced malignant pleural mesothelioma. J Thorac Dis, 2013, 5 (2): 145-148.
7. Greillier L, Baas P, Welch JJ, et al. Biomarkers for malignant pleural mesothelioma: current status. Mol Diagn Ther, 2008, 12 (6): 375-390.
8. Villena Garrido MV. Pleural Ultrasound Applications. Arch Bronconeumol, 2012, 48 (8): 265-266.
9. 王震，吴一龙. 恶性胸膜间皮瘤的诊断分期及预后. 中国处方药，2010，9（2）：50-53.
10. 潘纪戍，张国祯，蔡祖龙. 胸部 CT 鉴别诊断学. 北京：科学技术文献出社，2003：357-374.
11. Tamer Dogan O, Salk I, Tas F, et al. Thoracic computed tomography findings in malignant mesothelioma. Iran J Radiol. 2012, 9 (4): 209-211.
12. Yamamuro M, Gerbaudo VH, Gill RR, et al. Morphologic and functional imaging of malignant pleural mesothelioma. Eur J Radiol, 2007, 64 (3): 356-366.
13. Podobnik J, Kocijancic I, Kovac V, et al. 3T MRI in evaluation of asbestos-ralated thoracic diseases——preliminary results. Radiol Oncol. 2010, 44 (2): 92-96.
14. Zahid I, Sharif S, Routledge T, et al. What is the best way to diagnose and stage malignant pleural mesothelioma? Interact Cardiovasc Thorac Surg, 2011, 12 (2): 254-259.
15. Nickell LT, Lichtenberger JP, Khorashadi L, et al. Multimodality imaging for charac characterization, classification, and staging of malignant pleural mesothelioma. Radiographics, 2014, 34 (6): 1692-1706.
16. Nakas A, Martin Ucar AE, Edwards JG, et al. The role of video assisted thoracoscopic pleurectomy/decortication in the therapeutic management of malignant pleural mesothelioma. Eur J Cardiothorac Surg, 2008, 33 (1): 83-88.
17. Ordóñez NG. Application of immunohistochemistry in the diagnosis of epithelioid mesothelioma: a review and update. Hum Pathol, 2013, 44 (1): 1-19.
18. Mott FE. Mesothelioma: a review. Ochsner J, 2012, 12 (1): 70-9.
19. 韩敬泉，曹守强，董庆，等. 胸腔镜石粉胸膜固定术延长恶性胸膜间皮瘤患者生存时间的临床分析. 中国内镜杂志，2013，(19)：823~827.
20. Rice D. Surgical therapy of mesothelioma. Recent Results Cancer Res, 2011, 189: 97-125.
21. Bille A, Belcher E, Raubenheimer H, et al. Induction chemotherapy, extrapleural pneumonectomy, and adjuvant radiotherapy for malignant pleural mesothelioma: experience of Guy's and St Thomas' hospitals. Gen Thorac Cardiovasc Surg, 2012, 60 (5): 289-296.
22. Sharif S, Zahid I, Routledge T, et al. Extrapleural pneumonectomy or supportive care: treatment of malignant pleural mesothelioma? Interact Cardiovasc Thorac Surg, 2011, 12 (6): 1040-1045.
23. Spaggiari L, Marulli G, Bovolato P, et al. Extrapleural pneumonectomy for malignant mesothelioma: an Italian multicenter retrospective study. Ann Thorac Surg, 2014, 97 (6): 1859-1865.
24. Taioli E, Wolf AS, Flores RM. Meta-analysis of survival after pleurectomy decortication versus extrapleural pneumonectomy in mesothelioma. Ann Thorac Surg. 2005, 99 (2): 472-480.
25. Bovolato P, Casadio C, Billè A, et al. Does surgery improve survival of patients with malignant pleural mesothelioma?: a multicenter retrospective analysis of 1365 consecutive patients. J Thorac Oncol, 2014, 9 (3): 390-396.
26. Ettinger DS, Krug LM, Akerley W. Malignant pleural mesothelioma V. 1. 2014. NCCN Clinieal Practice Guidelines in Oneology.
27. Vogelzang NJ, Rusthoven JJ, Symanowski J, et al. Phase Ⅲ study of pemetrexed in combination with cisplatin versus cisplatinalone in patients with malignant pleural mesothelioma. J Clin Oncol, 2003, 21 (14): 2636-2644.
28. Reck M, Stahel RA, von Pawel J, et al. Pemetrexed in the treatment of malignant mesothelioma: results from an expanded access program in Germany. RespirMed, 2010, 104 (1): 142-8.
29. Knuuttila A, Salomaa ER, Saikkonen S, et al. Pemetrexed in malignant plural mesothelioma and the clinical outcome. Clin Respir J, 2012, 6 (2): 96-103.
30. Shukuya T, Takahashi T, Imai H, et al. Comparison of cisplatin plus pemetrexed and cisplatin plus gemcitabine for the

treatment of malignant pleural mesothelioma in Japanese patients. Respir Investig, 2014, 52 (2): 101-106.

31. Santoro A, O'Brien ME, Stahel RA, et al. Pemetrexed plus cisplatin or pemetrexed plus carboplatin for chemonaïve patients with malignant pleural mesothelioma: results of the International Expanded Access Program. J Thorac Oncol, 2008, 3 (7): 756-763.

32. 屈蕾蕾，张衡中，刘丽君，等. 恶性胸膜间皮瘤两种化疗方案治疗效果比较. 中国综合临床，2012，28（3）：253-255.

33. van Meerbeeck JP, Gaafar R, Manegold C, et al. European Organisation for Research and Treatment of Cancer Lung Cancer Group; National Cancer Institute of Canada. Randomized phase Ⅲ study of cisplatin with or without raltitrexed inpatients with malignant pleural mesothelioma: an intergroup study of the European Organisation for Research and Treatment of Cancer Lung Cancer Group and the National Cancer Institute of Canada. J ClinOncol, 2005, 23 (28): 6881-6889.

34. Woods B, Paracha N, Scott DA, et al. Raltitrexed plus cisplatin is cost-effective compared with pemetrexed plus cisplatin in patients with malignant pleural mesothelioma. Lung Cancer, 2012, 75 (2): 261-267.

35. Kalmadi SR, Rankin C, Kraut MJ, et al. Gemcitabine and cisplatin in unresectable malignant mesothelioma of the pleura: a phase Ⅱ study of theSouthwest Oncology Group (S-WOG 9810). Lung Cancer, 2008, 60 (2): 259-263.

36. Elkiran ET, Kaplan MA, Sevinc A, et al. Multicentric study on malignant pleural mesothelioma in Turkey: Clinicopathologic and survival characteristics of 282 patients. Med Oncol, 2012, 29 (5): 3147-3154.

37. Habib EE, Fahmy ES. Chemotherapy management of malignant pleural mesothelioma: a phase Ⅱ study comparing two popular chemotherapy regimens. ClinTransl Oncol, 2013, 15 (11): 965-968.

38. Kucukoner M, Ali Kaplan M, Inal A, et al. Clinical characteristics, treatment and survival outcomes in malignant pleural mesothelioma: an institutional experience in Turkey. J BUON, 2014, 19 (1): 164-170.

39. Muers MF, Stephens RJ, Fisher P, et al. Active symptom control with or without chemotherapy in the treatment of patients with malignant pleural mesothelioma (MS01): a multicentre randomised trial. Lancet, 2008, 371 (9625): 1685-1694.

40. Sørensen JB, Frank H, Palshof T. Cisplatin and vinorelbine first-line chemotherapy in non-resectable malignant pleural mesothelioma. Br J Cancer, 2008, 99 (1): 44-50.

41. Mutlu H, Buyukcelik A, Karaca H, et al. Secondline chemotherapy versus best supportive care in patient with malignant pleural mesothelioma: a retrospective study. Asian Pac J Cancer Prev, 2013, 14 (6): 3887-3889.

42. Zucali PA, Simonelli M, Michetti G, et al. Second-line chemotherapy in malignant pleural Mesotheliom: a: results of aretrospective multicenter survey. Lung Cancer, 2012, 5 (3): 360-367.

43. Margery J, Rivière F, Planchard D, et al. Second-line therapy in patients with malignant pleural mesothelima. A French retrospective study (2005-2006). Rev Pneumol Clin, 2010, 66 (4): 255-259.

44. Jassem J, Ramlau R, Santoro A, et al. Phase Ⅲ trial of pemetrexed plus best supportive care compared with best supportive care in previously treated patients with advanced malignant pleural mesothelioma. J Clin Oncol, 2008, 26 (10): 1698-1704.

45. Ceresoli GL, Zucali PA, De Vincenzo F, et al. Retreatment with pemetrexed-based chemotherapy in patients with malignant pleural mesothelioma plural mesothelioma. Lung Cancer, 2011, 72 (1): 73-77.

46. Zauderer MG, Kass SL, Woo K, et al. Vinorelbine and gemcitabine as second- or third-line therapy for malignant pleural mesothelioma. Lung Cancer, 2014, 84 (3): 271-274.

47. Zucali PA, Perrino M, Lorenzi E, et al. Vinorelbine in pemetrexed-pretreated patients with malignant pleural mesothelioma. Lung Cancer, 2014, 84 (3): 265-270.

48. MacLeod N, Chalmers A, O'Rourke N, et al. Is Radiotherapy Useful for Treating Pain in Mesothelioma?: A Phase Ⅱ Trial. J Thorac Oncol, 2015 May 6.

49. Kara P, Ugur I, Misirlioglu C, et al. Prevention of malignant seeding at drain sites by hypofractionated radiotherapy in patients with pleuralmesothelioma. Asia Pac J Clin Oncol, 2010, 6 (3): 187-190.

50. Froment MA, Fréchette E, Dagnault A. Prophylactic irradiation of intervention sites in malignant pleural mesothelioma. Radiother Oncol, 2011, 101 (2): 307-310.

51. Rice DC, Stevens CW, Correa AM, et al. Outcomes after extrapleural pneumonectomy and intensity-modulatedradiation therapy for malinant pleural mesothelioma. Ann Thorac Surg, 2007, 84 (5): 1685-1692.

52. Govindan R, Kratzke RA, Herndon JE, et al. Gefitinib in patients with malignant mesothelioma: a phase Ⅱ study by the

Cancer and Leukemia Group B. Clin Cancer Res, 2005, 11 (6): 2300-2304.

53. Baas P, Boogerd W, Dalesio O, et al. Thalidomide in patients with malignant pleural mesothelioma. Lung Cancer, 2005, 48 (2): 291-296.

54. Buikhuisen WA, Burgers JA, Vincent AD, et al. Thalidomide versus active supportive care for maintenance in patients with malignant mesothelioma after first-line chemotherapy (NVALT 5): an open-label, multicentre, randomised phase 3 study. Lancet Oncol, 2013, 14 (6): 543-551.

55. 刘秀峰，秦叔逵，王琳，等. 恩度与化疗联合治疗多种晚期恶性肿瘤的临床观察. 临床肿瘤杂志，2007，12 (4): 241-250.

56. Chen X, Liu Y, Yin Y, et al. Recombinant human endostatin (endostar) decreased recurrent ascites, pleural fluid and ascitic VEGF in a case of advanced mesothelioma. J Chemother, 2012, 24 (4): 231-236.

57. Dogan M, Utkan G, Hocazade C, et al. The clinic opathological characteristics with long-term outcomes in malignant mesothelioma. Med Oncol, 2014, 31 (10): 232.

58. van der Bij S, Koffijberg H, Burgers JA, et al. Prognosis and prognostic factors of patients with mesothelioma: a population-based study. Br J Cancer, 2012, 107 (1): 161-164.

59. Helland Å, Solberg S, Brustugun OT. Incidence and survival of malignant pleural mesothelioma in norway: a population-based study of 1686 cases. J Thorac Oncol, 2012, 7 (12): 1858-1861.

60. Baud M, Strano S, Dechartres A, et al. Outcome and prognostic factors of pleural mesothelioma after surgical diagnosis and/or pleurodesis. J Thorac Cardiovasc Surg, 2013, 145 (5): 1305-1311.

147. 重复癌

张丽娟，胡长路

安徽省立医院

重复癌（multiplisity cancer，MPC），又称多原发癌，是指同一患者体内单个或多个器官组织同时或先后发生两种或两种以上的原发性恶性肿瘤，是恶性肿瘤中一种特殊类型。随着恶性肿瘤治疗水平的提高，重复癌的发生率有上升的趋势。临床上，MPC 易与恶性肿瘤的转移和复发相混肴而被误诊。转移癌和多原发癌虽然都表现为患者体内出现新的癌灶，但转移癌本质上来源于原发癌，其病理学性质与原发癌完全相同；而 MPC 则是癌症患者体内出现的另一类新癌灶，这种癌灶与原有癌灶的性质完全不同，因此 MPC 治疗和预后与转移癌和复发癌有所不同。

一、重复癌的诊断

早在 1889 年，Billroth 就报道了关于重复癌的案例，这是至今为止有据可循的最早发现。1932 年 Warren 和 Gates 提出了重复癌的诊断标准使 MPC 的评价有章可循[1]，其后刘复生[2]对此做了补充，其包括：①各个肿瘤均呈恶性组织学表现；②每个肿瘤有其独特的病理形态，肿瘤部位彼此分离，癌瘤之间正常黏膜间隔最少在 2cm 以上，或发生在同一部位的肿瘤相隔 5 年或 5 年以上，发生在不同部位或器官；③必须排除新出现的肿瘤为非转移癌和复发癌。Brownson 等[3]根据各原发肿瘤发生时间上的差异，MPC 可分为同时性和异时性，6 个月内发生属于同时性 MPC，超过 6 个月发生属于异时性 MPC。Kim C[4]回顾性分析 3066 例行胃癌根治术患者，其中重复癌的发生率为 2.5%，45.7%为同时重复癌，而异时重复癌则占 54.3%。

二、重复癌的发生率

MPC 的发生率报道不一，国外文献报告其发生率 3.8%~10.5%，Shirai K[5]报道放疗食管癌患者中 MPC 的发生率多达 33.5%（56/167）；国内多为 0.5%~3%[6]。国内报道明显低于国外报道。存在差异的原因可能与文献发表时间有关，也与地区、种族、医疗水平、对 MPC 的认识水平和统计方法等有关。第二原发癌多发生于第一原发癌发生后 1~3 年内，3 年以内发生者达 52.11%。Haughey 等对 24 篇关于头颈癌患者重复癌的文献分析表明，头颈重复癌占确诊头颈部恶性肿瘤的 14.2%，头颈癌的第 2 原发癌多见于肺、食道、尿道。朱莉菲等[7]对 65 例 MPC 中双重癌发生率 0.4%，三重癌发生率 0.1%，四重癌发生率 0.02%。从 MPC 构成比看，双重癌占 71%、三重癌占 25%、四重癌占 4.6%。可见 MPC 的发生以双重癌为主，三重癌较少，四重及以上癌罕见。对于六重癌也仅见于个案报道[8]。

徐玲玲[9]回顾分析 170 例重复癌患者，研究证实，MPC 主要发生在成对器官或同一系统器官，尤以胃肠道发生率高。在消化道重复癌中，胃食管重复癌最常见。宋丽杰[10]等研究发现 1528 例胃镜检查发现食管癌患者中有 99 例为食管多原发癌，检出率达 6.48%。从发病性别角度考虑，男性还以头颈部癌和呼吸系统癌常见[11]，女性以乳腺癌常见。

此外，同时重复癌和异时重复癌有着不同的发病分布。JH K[12]研究韩国胃重复癌的发病中发现，异时重复癌的最常见的第二癌分布为：结直肠癌，甲状腺，肺，肾，乳腺。然而，同时重复胃癌的部位分布表现出不同的顺序：头颈，食管，肺，肾。

三、重复癌的病因

重复癌的病因至今未明，病因学研究涉及以下几个方面：

1. 宿主的易感性　癌症患者往往具有易感体质[13]，患重复癌的机会是正常人的11倍，对环境中的致癌因子较为敏感；Slaughter DP等[14]提出“区域癌化”学说，即长期暴露于烟、酒等致癌因素的呼吸道和消化道黏膜易在本系统内发生多个原发癌灶或多个部位的癌前病变，从而在先证癌发病的不同时期发生重复癌。Tian SZ[15]研究81例喉癌多原发癌中以口腔癌、鼻咽癌、肺癌、食管癌最为常见，更是证实了“区域癌化”学说。

2. 遗传因素方面　鼻咽癌多原发癌往往伴有遗传基因的异常，病人中常常有明显的家族史[16]，重复癌中27%有肿瘤家族史。研究发现如BRCAI和BRCA2基因的突变、ALDH2的失活、微卫星不稳定性、DNA复制错误、17号染色体的数目畸变等在鼻咽癌的发病中发挥着极重要作用。

3. 化学药物作用　化学抗癌药物在治疗肿瘤的同时也具有致癌性[17]，其发病机制可能为化疗药物致免疫受抑制、DNA一蛋白质交联和（或）引起DNA链断裂及细胞转化、突变、染色体畸变等。

4. 放射物理射线作用　放射治疗导致第二癌发生已得到公认，放射治疗引起重复癌的发生多在放疗后10~20年。其发病机制可能与癌基因被激活、DNA损伤、抑癌基因丢失、免疫功能降低有关。鼻咽癌放疗后远期诱发的头颈部肿瘤逐渐增多，有报道鼻咽癌放疗后发生异时性外耳道癌、颞下颌关节低分化鳞状细胞癌、上颌窦低分化鳞状细胞癌等。Cooper等[18]报道121例鼻咽部原发癌放疗后二重癌，总发生率为4.1%，其中放疗8年后发生率为8%，且主要位于上呼吸道或消化道。放射治疗在杀伤肿瘤细胞的同时，也可引起照射野内的正常细胞突变，有时会在同一部位发生另一个类型完全不同的肿瘤。放射线有“致”癌和“治”癌的双重性，研究认为能够消失第一原发癌的放射剂量，足以诱发第二原发癌。Nakashima M[19]研究原子弹辐射对多原发癌的发生率的影响，分析了在长崎原子弹爆炸幸存者的第二原发癌的发生率与照射距离的关系，提出与第一原发癌相比，照射距离效应对幸存者的第二原发癌发生具有更强的联系。

5. 生活环境及生活方式　重复癌的发生除患者的内在因素外，还受多种因素影响，如空气及辐射污染、工作及生活压力、高脂肪及低纤维素饮食等，这些不良因素均可能导致再次发生肿瘤。Kanbay A等[20]报道，大量吸烟和饮酒、肺癌、上呼吸道及消化道的肿瘤家族史为上呼吸道及消化道重复癌的致病因素，高煜等[21]研究喉鼻咽重复癌的发病原因中EB病毒发挥着不同程度的作用。

现代医疗技术的进步，使第一癌能够被早期诊断及有效治疗并获长期生存，为产生第二癌提供了足够长的生长时间；人们健康意识增强，定期体检，使重复癌得以早期被发现。

四、重复癌的治疗选择

早期诊断和治疗是影响MPC患者生存期的主要因素。根据不同原发恶性肿瘤采取个体化综合治疗，才能达到延长生存的最佳疗效。Fu JJ等[22]回顾性分析39例多原发大肠癌（MPCC）的诊断、治疗及随访生存，3例早期MPCC行根治性手术后的五年生存率达100%，30例中晚期MPCC行根治性手术+辅助性化疗，1、3、5年生存率分别为93.33%、83.33%、73.33%，3例中晚期MPCC行姑息性手术+姑息性化疗，1年和3年生存率分别为66.67%和0，3例中晚期MPCC仅行姑息性化疗，1年和3年生存率也分别为66.67%和0。结果提示根治性手术和化疗对中晚期多原发大肠癌患者的生存与预后明显有益。周鸿飞等[23]研究全组81例食管贲门癌与其他器官重复癌患者，皆行手术治疗，手术切除75例，切除率92.6%。朱莉菲等[7]研究的65例MPC患者中以首发癌发病后的生存期计算，3年观察期内存活43例，死亡22例，3年生存率为66%；5年观察期内存活26例，死亡39例，5年生存率为40%，显示3年及5年生存率较单原发癌均未见明显降低。研究显示，食管癌合并其他部位原位癌的手术预后并不比单纯食管癌的手术预后差。因此，一旦明确为同时性食管胃重复癌，同期手术切除为首选治疗方法。然而，Natsugoe S[24]发现食管重复癌的存在增加了手术困难，食管重复癌患者接受手术治疗中，术后病死率相对较高（8.5%~9.3%）。

五、重复癌的预后

同时性和异时性 MPC 患者的生存期存在显著差异。MPC 若都能早期发现并进行干预治疗，其预后明显优于单原发恶性肿瘤的复发或转移。Feng Jiao[25]发表一篇关于一例四原发恶性肿瘤患者生存超 20 年的个案报道，其累及器官包括：小肠、结肠、肾和胰腺。研究显示 MPC 患者 5 年的生存率可达 40%，提示只要治疗及时、到位，MPC 患者常可获得同第一原发癌一样的根治性效果。Shirai K[5]随访 167 例食管癌放疗患者，总体 5 年生存率比 MPC 组 5 年生存率相对较好（46.1% *vs* 26.7%），但进行单因素分析时差异未达到统计学意义（$P=0.09$）。该研究表明，食管癌放射治疗后患者的预后主要由临床分期来决定，与存在重复癌无关。Koide 等[26]观察表明：食管癌合并其他部位原发癌，其预后并不比单纯食管癌预后差。有人观察认为 MPC 的预后取决于重复癌所累及的器官、病理类型、肿瘤期别和治疗方式。Dasgupta P[27]对澳大利亚的多原发结直肠癌患者的生存分析中显示 MPC 为重要的预后危险因素。

多数研究认为异时重复癌患者比同时重复癌的患者预后更好。然而，也有不同的声音，Kim C [28]应用多因素 Logistic 回归分析行胃癌手术的重复癌患者的预后生存，无论异时性或同时性重复癌患者的生存率明显差于没有重复癌的胃癌患者，而两者之间比较，则异时性重复癌患者的远期生存率更为糟糕。

六、重复癌的思考

重复癌容易漏诊误诊，可能与下列原因有关：①临床医师对重复癌认识不足。同时性重复癌诊断过程中，常由于满足已发现的癌灶，而漏诊系统内其他器官的重复癌，且同一器官的多发癌，术前确诊率不高，常在术中和术后才发现，漏诊率较高[29]。临床医生不能满足于一个癌的诊断，要根据患者的症状提高对重复癌的警觉，手术方案的制订也要以考虑多脏器治愈切除为目标。②医技检查造成漏诊。如食管癌合并胃癌，只申请做食管镜或食管钡餐检查，而使胃部病变漏诊；还有在病变高度狭窄时，钡剂和内镜难以通过狭窄段，无法观察梗阻以下病灶，造成重复癌漏诊[30]。Yang ZH [31]研究发现在上消化道检查中低张双重造影对重复癌的诊断可提供病变的准确信息，位置和大小。Kaida H[32]提出 PET-aT 在下咽癌的重复癌诊断中具有高敏感性、高特异性、高准确性特点。③对重复癌再次出现症状时，往往仅凭影像学改变即诊断癌复发或转移，未取活组织行病理检查。在实际工作中病理医师对形态相似肿瘤的诊断和鉴别需借助于免疫组织化学和分子生物学技术或由于治疗使原发灶病理组织发生变形或由于肿瘤的异质性使其形态多样化，仅凭组织形态学不易区分重复癌足多原发癌还是转移灶。使用免疫组化方法很有帮助。④对首发癌数年后的复查容易忽视。一般重复癌的发生在首发癌后 3~5 年之内，但在 10 年以上出现重复癌的仍为数不少[6]。为了减少重复癌的漏诊误诊，应增强对重复癌的认识。对高危群体，除针对首发癌作相应的检查和随访外，提倡将全身作为一个整体去检查对待；而对同一器官不同部位或 2 个器官的癌肿出现不能用原疾病来解释的症状时，不要轻易诊断复发或转移，而应取活检获得病理检查结果。

七、总结

重复癌的发生并非罕见，且有日趋增多之势。MPC 患者生存期的长短取决于恶性程度最高的肿瘤病灶，而与 MPC 肿瘤的数量无关。因此，治疗 MPC 的第二、三原发癌应像对待第一原发癌那样施行根治性治疗，只要能及时发现、识别、确诊，并施以合理的综合治疗，就能收到良好的治疗效果。加强对 MPC 发病规律的认识，做到早期诊断、积极治疗，可以延长生存期、改善预后。

参 考 文 献

1. Warren S, Gate O. Multiple primary malignant tumors: a survery of literature and a satatistical study. Am J Cancer, 1932, 16: 1358-1414.
2. 刘复生. 多原发癌172例临床病理分析. 中华肿瘤杂志. 1979, 1 (2): 113.
3. Brownson RJ, Sessions DG, Porubsky ES, et a 1. Simulhaneous malignant tUmors in patients with head and neck cancel Arch. Otolaryngol, 1973, 97 (4): 347-349.
4. Kim C, Chon H J, Kang B, et al. Prediction of metachronous multiple primary cancers following the curative resection of gastric cancer. Bmc Cancer, 2013, 13 (1): 147-147.
5. K S, Y T, Y K, et al. Prognosis was not deteriorated by multiple primary cancers in esophageal cancer patients treated by radiotherapy.. Journal of Radiation Research, 2013, 54 (4): 706-711.
6. 杨建光，李晓霞，孔凡民. 多原发癌临床特征分析. 现代肿瘤医学，2011，19 (12): 2551-2553.
7. 朱莉菲，薛鹏，王理伟. 65例多原发癌的临床回顾性研究. 复旦学报：医学版，2010，37 (5): 591-593.
8. 任静，李学. 多原发癌（六重癌）1例. 中日友好医院学报，2010，24 (2): 123-124.
9. 徐玲玲，顾康生. 170例多原发恶性肿瘤的临床分析. 安徽医科大学学报，2011，46 (12): 1318-1321.
10. 宋丽杰，吴华星，付丽娜. 同时性食管多原发癌99例内镜检查分析. 实用肿瘤学杂志，2008，22 (3): 244-245.
11. 钟海鸣，陈景胜，吴昱冶等. 多原发癌86例临床分析. 广东医学院学报，2009，27: 433-434.
12. JH K, SY R, C K, et al. Clinicopathologic features of metachronous or synchronous gastric cancer patients with three or more primary sites.. Cancer Research & Treatment, 2010, 42 (4): 217-224.
13. 倪新初，孙苏平，张旭光等. 多原发癌的临床诊治和预后分析. 医学研究杂志，2009，38 (9): 35-37.
14. Slaughter DP, southwick HW, Smejkal W. Field cancerization in oral stratified squamous epithelium; clinical implications of multicentric origin. Cancer, 1953, 6 (5): 963-968.
15. SZ T, FJ C, ZY Z, et al. Clinical report of 81 cases of multiple primary cancers in laryngeal carcinoma. Chinese journal of otorhinolaryngology head and neck surgery, 2006, 41 (10): 767-772.
16. 朱从月. p21、p73及PTEN在头颈部多原发癌中的表达及意义. 山东大学耳鼻喉眼学报，2007，21: 388-392.
17. 沈志祥，陈志术. 抗瘤治疗引起的第二肿瘤. 肿瘤，1993，(6): 274-276.
18. Cooper JS, Scott C, Marcial V, et a1. The relationship of nasopharyngeal carcinomas and second independent malignancies based on the radiation therapy oncology group experience. Cancer, 1991, 67: 1673-1677.
19. Nakashima M, Kondo H, Miura S, et al. Incidence of multiple primary cancers in Nagasaki atomic bomb survivors: Association with radiation exposure. Cancer Science, 2008, 99 (1): 87-92.
20. Kanbay A, Ciftci TU, Kokturk O. Could obstructive sleep apnea syndrome be a component of metabolic syndrome?. Turk J Med Sci, 2009, 39: 161-166.
21. 高煜，王东，郭琴等. 喉鼻咽重复癌中病毒感染初探. 山西医药杂志，2011，40 (3): 236-238.
22. J F, Z H, Y L, et al. Clinical analysis of 39 cases of multiple primary colorectal carcinoma. Journal of Southern Medical University, 2013, 33 (4).
23. 周鸿飞，张铁流，张超南等. 食管贲门癌与其他器官重复癌81例手术治疗. 河北医学，2010，16 (11): 1332-1334.
24. Natsugoe S, Matsumoto M, Okumura H, et al. Multiple primary carcinomas with esophageal squamous cell cancer: clinicopathologic outcome.. World Journal of Surgery, 2005, 29 (1): 46-49.
25. F J, H H, LW W. Quadruple primary malignancy patient with survival time more than 20 years. World Journal of Gastroenterology Wjg, 2013, 19 (9): 1498-1501.
26. Koide N, Adachi W, Koilke S, et a1. Synchronous gastric tumors-associated with esophageal cancer: a retrospective study of twenty four patients. Am J Gastroenteml, 1998, 93 (5): 758-762.
27. Dasgupta P, Youlden D R, Baade P D. Multiple primary cancers among colorectal cancer survivors in Queensland, Australia, 1996-2007. Cancer Causes & Control, 2012, 23 (8): 1387-1398.
28. Kim C, Chon H J, Kang B, et al. Prediction of metachronous multiple primary cancers following the curative resection of

gastric cancer. Bmc Cancer, 2013, 13 (1): 147-147.

29. 林宗武，葛棣，王群. 同期双原发食管癌胃癌的外科治疗. 中国临床医学，2011，18（4）：483-484.

30. 黄娟，林佐光. 电子胃镜诊断同时性食管胃重复癌 56 例. 中国实用医药，2010，05（10）：102-102.

31. ZH Y, JB G, SW Y, et al. X-ray diagnosis of synchronous multiple primary carcinoma in the upper gastrointestinal tract. World Journal of Gastroenterology, 2011, 17 (14): 1817-1824.

32. H K, M I, S K, et al. The utility of FDG-PET for detecting multiple primary cancers in hypopharyngeal cancer patients. Nuklearmedizin, 2009, 48 (5): 179-184.

148. 放射性肺损伤的研究与治疗的进展

郑苗丽，冯勤付

中国医学科学院北京协和医学院肿瘤医院放射治疗科

放射治疗是肿瘤的重要治疗方法之一，所有新诊断肿瘤的患者中约有60%的人需要接受放疗[1]。放疗不仅可提高恶性肿瘤患者的生存期，而且放疗剂量每增加1Gy，可提高1%的3~5年生存率并且减少3%的死亡率[2]，但放疗同样对正常的细胞有杀伤作用，导致正常组织和器官的不同损伤。肺、乳腺、血液等恶性肿瘤在胸部放疗后常会发生的一种严重的并发症，即放射性肺损伤（RILI），包括急性放射性肺炎（RP）和放射性肺纤维化。肺癌放疗后放射性肺炎发生文献报道不一，为15%~36%不等。放射性肺损伤，不仅影响续后的治疗，还影响患者治疗后的生存质量。本文将对近几年有关放射性肺损伤的研究进行简单的概括总结。

一、正常肺部结构及RILI的病理生理及分子生物学改变

肺是以支气管反复分支形成的支气管树为基础构成的。支气管在肺内反复分支可达23~25级，最后形成肺泡。正常成人的肺有3亿个肺泡，总呼吸表面积约为50~100平方米。肺泡表面覆盖有两种肺泡上皮细胞：Ⅰ型肺泡上皮细胞呈扁平状，占肺泡表面的90%；Ⅱ型肺泡上皮细胞呈立方形，数量少，能分泌肺表面活性物质，具有降低肺表面张力、维持肺泡直径及小气道通畅、防止肺萎陷的功能。相邻肺泡之间的薄层结缔组织为肺泡隔，内有稠密的连续毛细血管网与肺泡壁相贴，还有成纤维细胞、巨噬细胞、浆细胞和肥大细胞等。当接受放疗时，上述所有细胞都会参与改变，导致发展为RILI。

当肺组织受到放射损伤时，Ⅱ型细胞的表面活性物质释放增多，发生肺泡萎陷、膨胀不全。同时毛细血管的内皮物质渗入肺泡腔，进一步形成肺泡壁内充血、肺泡间质水肿，造成气体交换障碍等。随后是炎性细胞的浸润，主要是淋巴细胞为主，形成淋巴细胞性肺泡炎。肺泡Ⅱ型细胞细胞浆内板层小体减少，细胞变形、肿胀脱落入肺泡腔内，此时为急性放射性肺炎阶段。数周后，由于损伤后的修复作用，成纤维细胞和Ⅱ型细胞的增殖增生，使间质性肺水肿转变为胶原纤维，胶原沉积，毛细血管闭塞，肺泡间隔增厚，逐渐进入纤维化期，形成放射性肺纤维化[5,6]。放射性损伤过程实质上是一个复杂的多方面的过程，损伤与修复并存。至今为止，没有发现任何一个因子可以对致病过程起独立的决定性作用；而是多种因子相互作用持续存在，最终导致了纤维化细胞因子的表达，产生了晚期损伤的特征性表现纤维化[7]。余荣等[8]人将33只雌性小鼠分组进行比较，观察到单纯放疗组小鼠第3周肺毛细血管充血，肺泡间隔增宽且水肿，可见中性粒细胞和单核巨噬细胞浸润，导致肺泡张力变化，肺的顺应性降低，肺泡塌陷或者不张；第8周肺泡间隔进一步增宽，纤维细胞和胶原纤维增生；有大量中性粒细胞和单核巨噬细胞浸润，小鼠肺中等支气管及血管周围均有炎性细胞聚集，第24周部分肺泡腔消失、萎缩，肺泡壁断裂，肺泡腔内可见脱落的肺泡上皮及蛋白渗出液。肺泡隔明显增宽，炎症细胞浸润较第8周时减轻，纤维细胞增生及胶原纤维沉积在肺泡间隔内肺泡炎明显。第24周时，大量肺泡腔可见巨噬细胞，巨噬细胞激活后释放的成纤维细胞生长因子能够促进成纤维细胞的增生，并合成和分泌大量的胶原纤维使肺组织纤维化[9]。

许多研究从分子生物学角度探究 RILI 的发生机制，发现放射性肺损伤的生物过程涉及多种细胞因子及其信号转导，如白细胞介素类、肺表面活性物质、细胞黏附分子、基质金属蛋白酶、肾素血管紧张素系统等[10]。不仅细胞因子间相互作用，而且细胞因子与细胞和细胞间也相互作用。在放射性损伤中，首先放射性损伤敏感性受宿主基因支配：有研究[11]报道了 236 名患者（其中 39 人发生≥2 级的 RILI）的 20 种基因接受放疗时单核苷酸的多态性，发现 RILI 与 ATM-131717 T/G，ATM-111A/G，和 ATM-126713A/G 的多态性有明显的关联。其中 ATM-111 AG + GG 基因型（OR = 3.43，P = 0.006）、ATM-126713 AG + AA 基因型（OR = 2.11，P = 0.017）、ATM-131717 TG + GG 基因型（OR = 3.69，P = 0.007）可大大提高发展为 2 级以上 RILI 的风险。多变量分析时发现 d ATM-111A >G AG + GG 基因型是 RILI 单独的预测基因型（P = 0.031）。其次各种细胞因子起启动、调节和放大作用：放射性肺损伤的进展是炎症反应的早期激活的结果，炎症反应激活了细胞因子瀑布样的表达及维持[12]。TGF-β1 水平升高被认为是放射性肺损伤的标志[13]。Kim 等[14]研究发现放射性肺炎患者血浆 TGF-β1 水平在放疗结束时开始上升，至放疗结束后 4 周 TGF-β1 水平明显高于未发生放射性肺炎者。TGF-β1 可以由肿瘤细胞分泌，照射引起肿瘤细胞的死亡可以解释和放射性肺损伤无关；而照射也可以对正常组织造成损伤，这些损伤的正常组织却可以产生更多的 TGF-β1，故可以解释其水平升高作为放射性肺损伤预测因子的原因。另外，放疗反应是主动免疫反应所致，受野内外的免疫细胞影响：有研究显示白介素类（IL）是一类白细胞表达的作为通信工具的细胞因子。其中，IL-1 和 IL-6 在研究影响放射性肺损伤中最为常见。有学者对 C57Bl/6J 鼠进行单次 10Gy 胸部照射后，发现 IL-1β 的表达在放疗后 8 周至 28 周都处于较高水平，IL-1α、TNF-α 和 IL-6 的表达则从放疗后 4 周就开始升高并持续至 28 周，并且，巨噬细胞的激活程度和这些因子表达升高的幅度吻合[15]。最后晚期肺毒性可被抗细胞毒性因子、抑制剂或受体阻断剂缓和、逆转或被预防：TNF-α 是由活化的巨噬细胞产生，通过诱导黏附分子的表达和前列腺素及其他炎性介质的产生来介导放射性肺炎和肺纤维化形成，并引发 IL-1、IL-6 等因子的瀑布式释放。有动物实验表明[16]，C57BL 小鼠接受 12Gy 照射后，其肺组织中 TNF-α 等促炎因子于照射后数小时内（1～6 小时）即明显升高，而第 2 个峰值出现在照射后 8 周左右，这正好同组织病理学上的急性放射性肺炎出现的时间相吻合。

二、RILI 的诊断、治疗、预防及预后

RILI 按照有无症状可分为有症状的放射性肺损伤（SRILT）和无症状的放射性肺损伤，又可根据发生时间的顺序分为急性放射性肺炎（RP）和放射性肺纤维化。两种分类方法并没有明确的分界。在接受胸部放疗的患者中，报道显示 1%～37%可发展为 SRILT[17~19]。SRILI 诊断是依据患者接受胸部放疗时肺受照体积和剂量，临床表现发热、气短、咳嗽等症状及肺部影像学改变，并排除由其他原因导致的上述表现。

放射性肺炎：一般 RP 发生在放疗后 6 月内，最常发生在 1～3 月内，最常见的症状是呼吸困难，可重可轻，通常伴随干咳和低热。还偶可伴有胸痛、胸闷、乏力及疲劳症状。大多数患者无明显阳性体征，少数患者可在照射区闻及湿啰音或胸膜摩擦音。照射区的皮肤可能会出现红斑，但这与肺损伤的严重程度无关。血象为中性粒细胞比例稍高，其余检验无特异之处，激素或抗生素治疗后也并未改变这一特点；但是放疗本身和放射性食管炎也会对血象产生影响。经典 RILI 的影像学表现为渗出、实变或纤维化的改变局限于放射野内，无解剖结构的限制，即病灶边缘与放射野一致的边缘平直征[20]。在目前三维适形放疗和调强放疗中，放射性肺炎的影像学改变，不同于常规放疗时的那种典型表现，范围相对分散和范围大。Morgan 和 Breit[21]的全身免疫学说解释了部分患者影像改变可不典型，也可出现在放射野外。胸部 CT 在放射性损伤的诊断中，特别是对放射性肺炎的诊断敏感，能早期诊断放射性肺炎，甚至发现无症状性放射性肺炎的改变。另外，还能了解处于渗出期为主，还是纤维化为主，有利于放射性肺炎的治疗，在渗出期为主时治疗效果好，而实变期或纤维化期治疗效果差。胸部放疗一定剂量后，均会产生不同程度的放射性肺纤维化，部分会继续发展为永久性的严重的

肺纤维化，导致影响肺功能。

放射性肺纤维化：是放射损伤的一种修复表现，可与急性肺损伤同时存在，导致放射性损伤的治疗的复杂性。尽管RP的症状及体征可自行消退，但仍有许多患者会继续发展为永久性的肺纤维化。典型的肺纤维化是进行性的不可逆的，最常发生在放疗后的6~24个月之间[22]，只有少数人会在6个月内发生临床综合征。临床发现未发生临床性RP的患者也可能会在数年后发生肺纤维化。尽管纤维化开始可能会比较严重，但放疗2年后纤维化会相对稳定[23]，但最终患者可能遗留终生的不同程度的肺功能损伤，获得性的肺部感染易感性。目前最常用的RILI分级方法是1987年的RTOG/EORTC标准，其是根据患者的临床表现和辅助检查将RILI按严重程度分级的（表1）。

表1　放射性肺损伤反应评分标准（RTOG/EORTC 1987）

肺损伤	0级	1级	2级	3级	4级
急性肺炎	无变化	轻度干咳或用力性呼吸困难	需麻醉药、镇咳药的持续咳嗽/轻微活动时呼吸困难	麻醉药、镇咳药无效的严重咳嗽或休息时呼吸困难/有临床或放射学证据的肺炎/需间隙吸氧或激素治疗	严重呼吸不足/持续吸氧或辅助通气
肺纤维化	无变化	无症状或轻微症状（干咳）轻微放射影像征象	中度有症状的纤维化或肺炎（严重咳嗽）/低热/斑点状放射影像征象	严重有症状的纤维化或肺炎/致密状放射影像征象	严重呼吸不足/持续吸氧或辅助通气

目前RILI的治疗主要是来自临床经验及专家委员会的权威意见[21]，对于不同级别的放射性肺损伤的治疗尚无一个指南及规范。但放射性肺炎的治疗原则为足量、足疗程的糖皮质激素治疗，抗菌素预防感染、镇咳祛痰、适当吸氧等对症处理。如何应用糖皮质激素、何种糖皮质激素效果好仍无明确定论。

中国医学科学院肿瘤医院徐慧敏等[24]人对80例SRILI的患者进行临床回顾性研究：87%的3级（CTC3.0标准）SRILI及部分伴发热的2级SRILI的治疗以激素为主，至于激素的初始剂量、维持时间和减量速度均没有规律及询证医学证据。本实验采取教科书推荐剂量34：泼尼松当量20.0~66.7 mg/d，中位有效剂量为泼尼松当量33.3 mg/d，并逐步减量，治疗总时间中位数33 d。65%患者激素敏感，32%激素依赖。由于放射性肺炎的病理生理改变是一个相对较缓和较长期的过程，开始治疗前胸部CT很有帮助，让我们了解是处于以渗出期还是纤维化期为主。采用糖皮质激素治疗以长效的地塞米松或强的松地激素治疗效果较好，使用剂量除症状非常严重者，建议从相当于5mg地塞米松开始，在3~5天依症状的改善程度调整剂量达最低有效的维持剂量，一般为5~10mg即可，在维持治疗时也可改用副作用小的糖皮质激素。在高剂量者，维持治疗期间可适当降低剂量，以免增加治疗副作用。一般情况下使用糖皮质激素治疗后症状至少改善或消退80%以上，判断为治疗疗效和维持剂量。维持剂量治疗的时间一般在三周以上或四周，而后逐步缓慢减量到停药。在激素治疗的同时需预防应用一线抗生素，因肿瘤患者本身免疫力低再加上长期的激素治疗，需用抗生素预防肺部感染。对于SRILI的治疗主要包括以下几个方面：①吸氧、止咳祛痰、支气管扩张剂：针对SRILI进行对症处理，保证呼吸道通畅，解除危及生命的风险。②激素治疗：因人而异，需要更多的大规模前瞻性研究以探究其规律，目前建议用强的松，逐渐减量，总时间为4~6周[24]。③抗生素的应用：RILI属于无菌性炎症反应，运用抗生素可治疗并预防患者的炎症反应。

由于放射性损伤是不可逆，因此，对SILI的预防要比治疗更重要，预防措施包括：

1. 临床上的预防　放疗前，了解患者的一般状况、肺功能、既往是否行过放化疗等情况，利用胸部增强CT或PET-CT准确地勾画靶区，保护危及器官，使得照射剂量及体积在肺组织可耐受的范围内；放疗中，密切关注患者的病情变化，做到早发现早治疗。由于很多放射性肺炎发生在治疗后，在患者治疗结束时，要交待注意事项，使患者能早期就诊和治疗，达到更好效果。IVAN R. VOGELIUS 等[25]通过鉴定 1021 个研究，总结出一些临床因素可增加 RP 的风险：合并症（OR=2.27，P=0.007），年龄偏大（OR=1.66，P=0.0001），损伤部位在中下部（OR=1.87，P=0.002），持续吸烟（OR=0.62，P=0.008），序贯化疗（OR=1.6，P=0.01）。

2. 放射防护剂的应用　中国医学科学院肿瘤医院冯勤付[26]等将 Fisher-344 雌性大鼠分为荷瘤组和无瘤组，再将每组分为照射加阿米福汀组、单用阿米福汀组及单纯放射组，检测羟脯胺酸和 TGFβ1 作为评价肺损伤的指标。结果发现：肿瘤生长延迟和肿瘤生长情况（P=0.685）及因肿瘤肺转移死亡贡献生存率（P=0.884），用药与未用药者相似。无瘤大鼠单纯照射组的平均呼吸频率增加早（第 9 周开始）、幅度高（125~127 次/分），照射加药组在第 12 周开始，115~118 次/分（P<0.001）。单纯照射组羟脯胺酸含量明显高于照射加药组（P=0.042）、单用药组和对照组（P<0.01）。血浆 TGFβ1 含量在照射后 1~3 个月增加、2 个月达高峰，单放组的 TGFβ1 含量明显高于用药组（P=0.038）。因此说明阿米福汀在分次照射时，能增加肺组织对放射性损伤的耐受，对肿瘤无保护作用，毒性反应轻。Zahid 等[27]研究发现细胞外的超氧化物歧化酶（EC-SOD）的超表达可减少放疗后的急性肺部损伤，因为 EC-SOD 一方面通过对巨噬细胞反应的减毒作用，另一方面通过对 TGFβ1 活化的减弱，使得促纤维化的 TGFβ 旁路得以下调。咖啡的酸苯乙基酯（CAPE）是一种酚类的抗氧化剂，是由抗炎成分的蜂胶构成的[28,29]，而且是转录因子 NF-κB 的特异性抑制剂[30,31]。Miao-Fen Chen 等[32]发现可以减弱胸部放疗后造成正常肺组织毒性前的炎症瀑布式串联反应，这是日后肺部肿瘤治疗的临床研究中联合 CAPE 和胸部放疗的原理基础。余荣等[33]采用动物模型，将 33 只雌鼠分为正常空白对照（C）组、单纯照射（RT）组、α1 胸腺肽加照射（T+RT），经小鼠胸水、肺系数、病理组织学肺泡壁肿胀与炎性细胞浸润评分和肺纤维化积分、肺泡灌洗液的细胞计数、蛋白定量分析，初步证明 α1 胸腺肽与照射同期使用可明显减轻放射性肺损伤的发生。Yunhai Chuai 等[34]认为大部分的放射性细胞损伤是因为氢氧根，因此在放疗时雾化吸入富含氢的溶液可能会减少放射性损伤。

3. SRLI 的预测指标　有研究表明 PET-CT 中脱氧核苷酸 F18 对放射性肺损伤有预测功能[35,36]。SONG Hao 等[37]给 41 人放疗前后均行（FDG-PET/CT）检查，分别给予不同的摄入量并比较发展为放射性肺炎的人数。最终发现平均标准化摄取量（SUV）是 RP 的预测指标之一，FDG-PET/CT 可能在放射性肺损伤的研究中承担重要的作用。

4. 注意化疗药物对肺损伤的协同作用　尽管在目前显示放化疗同步结合治疗恶性肿瘤有益处，但是，肺损伤的发生率增加了。伊立替康是拓扑异构酶 I 抑制剂，在美国和欧洲被用于有转移的结直肠肿瘤中，其本身引起肺损伤的概率很低；但有研究表明，当伊立替康合并放射治疗时会有 56%的患者发生肺损伤。泰素增加放射性肺损伤，随剂量的增加可出现放射性肺损伤增加从 21 增加到 36%。骨髓移植的放化疗治疗乳腺癌的研究中，发现 64%的患者发生间质性肺炎，需要进行激素治疗。因此，急慢性放射性肺损伤是胸部肿瘤，特别是肺癌放射治疗或放化疗中常见而又严重并发症。它不仅限制了肿瘤的放射剂量，导致治疗疗效下降，也影响疗后生存质量差，甚至危及生命。中国医学科学院肿瘤医院冯勤付[38]等为了观察紫杉醇在放射性肺损伤中的作用，将小鼠分为正常对照组、单用紫杉醇（CT）组、单纯照射（RT）组、紫杉醇后 10d 加照射（CT+RT）组、RT+CT 组、照射紫杉醇同步（CRT）组观察小鼠肺损伤的区别，结果发现：照射加紫杉醇 3 个组的肺纤维化、肺泡灌洗液中蛋白含量及细胞总数均比其余两组高，并且加紫杉醇的 3 组之间的各项观察指标差别不大。由此得出紫杉醇可加重肺组织的放射性损伤。Inoue A 等[39]针对 RILI 患者的危险因素及长远预后进行了一项回顾性研究，统计了 1988 年 6 月到 1998 年 5 月的 191 名接受胸部放疗的患者，其中 94 名（49%）发展为 SRILI，包括 69 名（36%）症状较轻的和 25 名（13%）症状较重的。结果发现发展为 RP 的、症状较轻 RP 和症状较重 RP 的 3 年生存率分别是 33.4%、38.2%和 0%，且症状较重 RP 的生存率明显低于其余两组之和（P=0.0028）。发生症状较重 RP 的因素有 2 个：低氧（<80mmHg）（P=0.004）和高 C-反应蛋白（>1.0 ng/ml）（P=0.013）。多变量分析得到低氧是发展为症状较重 RP 的风险因素，同时症状较重 RP 是造成低生存率最重要的因素（$P=0.0065$）；是否使用激素治疗对生存率并没有统计学的意义。

参 考 文 献

1. Perez C, Brady LW. Principles and Practice of Radiation Oncology. Lippincott-Raven; Philadelphia: 2003.
2. Kong FM, Ten Haken RK, Schipper MJ, et al. High-dose radiation improved local tumor control and overall survival in patientswith inoperable/unresectable non-small-cell lung cancer: long term resultsof a radiation dose escalation study. Int J Radiat Oncol Biol Phys. 2005, 63: 324-333
3. Ying WB ed. Radiation therapy oncology. 3rd. Beijing: Peking Union Medical College Press, 2002: 667-683. [殷蔚伯主编. 肿瘤放射治疗学. 第三版. 北京：中国协和医科大学出版社，2002：667-683.]
4. Ying WB ed. Radiation therapy oncology. 4rd. Beijing: Peking Union Medical College Press, 2007. 636. [殷蔚伯主编. 肿瘤放射治疗学. 第四版. 北京：中国协和医科大学出版社，2007. 636.]
5. Williams J, Chen Y, Rubin, et al. The biological basis of a comprehensive grading system for the adverse effects of cancer treatment. Semin Radiat Oncol, 2003, 13 (3): 182-188.
6. 余荣，孙宇，蔡庆，等. α1 胸腺肽减轻放射性肺损伤. 中国肺癌杂志，2011，3-14（3）：187-193
7. Li BY, Liu YH, Xiao DG, et al. The role of alveolar macrophages in pulmonary fibrosis in mice. Basic Clin Med, 1996, 16 (4): 36-39. [李保玉，刘玉和，肖德刚，等. 肺巨噬细胞在小鼠肺纤维化发生中的作用. 基础医学与临床，1996，16（4）：36-39.]
8. Kong FM, Ten Haken R, Eisbruch A, et al. Non-small cell lung cancer therapy-related pulmonary toxicity: an update on radiation pneumonitis and fibrosis. Semin Oncol, 2005, 32 (2 suppl 3): S42-54
9. Zhang L, Wang M, Yang D, et al. Association of DNA repair and inflammatory cytokinesgene polymorphismswith radiation-induced toxicity in lung cancer. Int J Radiat Oncol Biol Phys, 2007, 69: S60-S61
10. Rubin P, Johnston CJ, WilliamsJP, et al. A perpetual cascade of cytokinespostirradiation leadsto pulmonary fibrosis. Int J Radiat Oncol Biol Phys, 1995, 33: 99-109
11. Neal R, Matthews RH, Lutz P, et al. Antioxidant role of N -acetyl cysteine isomers following high dose irradiation. Free Radic Biol Med, 2003, 34 (6): 689-695.
12. Kim JY, Kim YS, Kim YK, et al. The TGF-β1 dynamics during radiation therapy and its correlation to symptomatic radiation pneumonitis in lung cancer patients. Radiat Oncol, 2009, 4: 59.
13. Mahmood J, Jelveh S, Calveley V, et al. Mitigation of radiation-induced lung injury by Genistein and EUK-207. Int J Radiat Biol, 2011, 87 (8): 889-901
14. Rube CE, Wilfert F, Palm J. Irradiation induces a biphasic expression of pro-inflammatory cytokines in the lung. Strahlenther Onkol, 2004, 180 (7): 442-448.
15. Movsas B, Raffin TA, Epstein AH, et al. Pulmonary radiation injury. Chest, 1997, 111 (4): 1061-1076.
16. Inoue A, Kunitoh H, Sekine I, et al. Radiation pneumonitis in lung cancer patients: a retrospective study of risk factors and the long-term prognosis. Int J Radiat Oncol Biol Phys, 2001, 49 (3): 649-655.
17. Rodrigues G, Lock M, D'Souza D, et al. Prediction of radiation pneumonitis by dose-volume histogram parameters in lung cancer: a systematic review. Radiother Oncol, 2004, 71 (2): 127-138.
18. Libshitz HI, Southard ME. Complications of radiation therapy: the thorax. Semin Roentgenol, 1974, 9 (1): 41-49.
19. Morgan GW, Breit SN. Radiation and the lung: a reevaluation of the mechanisms mediating pulmonary injury. Int J Radiat Oncol Biol Phys, 1995, 31: 361-369.
20. Fraser RS, Muller NL, Colman N, et al. Irradiation. In: Fraser and Pare's diagnosis of diseases of the chest. 4th ed. Philadelphia: WB Saunders, 1999: 2592-2608.
21. Park KJ, Chung JY, Chun MS, et al. Radiation-induced lung disease and the impact of radiation methods on imaging features. Radiographics, 2000, 20 (1): 83-98
22. 徐慧敏，曹建忠，王静波，等. 非小细胞肺癌放疗后有症状放射性肺损伤治疗及转归分析，中华放射肿瘤学杂志，2013，22（3）：201-204

23. IVAN R. VOGELIUS, SØREN M. BENTZEN, A literature-based meta-analysis of clinical risk factors for development of radiation induced pneumonitis. Acta Oncol, 2012, 51 (8): 975-983

24. 冯勤付, Vujaskovic Z, Brizel DM, et al. 阿米福汀对放射性肺损伤保护作用的实验研究，中华放射肿瘤学杂志，2001, 12 (10): 250-254

25. Zahid N Rabbani, Mitchell S Anscher, Rodney J Folz, et al. Overexpression of extracellular superoxide dismutase reduces acute radiation induced lung toxicity. BMC Cancer, 2005, 5: 59-71

26. Michaluart P, Masferrer JL, Carothers AM, et al. Inhibitory effects of caffeic acid phenethyl ester on the activity and expression of cyclooxygenase-2 in human oral epithelial cells and in a rat model of inflammation. Cancer Res, 1999, 59 (10): 2347-2352.

27. Orban Z, Mitsiades N, Burke TR Jr, et al: Caffeic acid phenethyl ester induces leukocyte apoptosis, modulates nuclear transcription factor NF-κB and suppresses acute inflammation. Neuroimmunomodul, 2000, 7 (2): 99-105.

30. Natarajan K, Singh S, Burke TR Jr, et al. Caffeic acid phenethyl ester is a potent and specific inhibitor of activation of nuclear transcription factor NF-κB. Proc Natl Acad Sci USA, 1996, 93 (17): 9090-9095.

29. Fitzpatrick LR, Wang J, Le T. Caffeic acid phenethyl ester, an inhibitor of nuclear transcription factor NF-κB, attenuates bacterial peptidoglycan polysaccharide-induced colitis in rats. J Pharmacol Exp Ther, 2001, 299 (3): 915-920

30. Miao-Fen Chen, Peter C Keng, Paul-Yang Lin, et al, Caffeic acid phenethyl ester decreases acute pneumonitis after irradiation in vitro and in vivo. BMC Cancer, 2005, 5: 158-166

31. Yunhai ChuaiAE, Luqian ZhaoA, Jin NiA, et al. A possible prevention strategy of radiation pneumonitis: Combine radiotherapy with aerosol inhalation of hydrogen-rich solution. Med Sci Monit, 2011, 17 (4): HY1-4

32. Alavi A, Gupta N, Alberini JL, et al. Positron emission tomography imaging in nonmalignant thoracic disorders. Semin Nucl Med, 2002, 32: 293-321.

33. Wollmer P, Rhodes CG. Positron emission tomography in pulmonary edema. J ThoracImaging, 1988, 3: 44-50.

34. SONG Hao, YU Jin ming, Feng ming Kong, et al. [18F] 2-fluoro-2-deoxyglucose positron emission tomography/computed tomography in predicting radiation pneumonitis. Chin Med J, 2009, 122 (11): 1311-1315

35. 冯勤付，赵路军，杨伟志，等，紫杉醇与照射同步使用致肺损伤的实验研究，临床肿瘤学杂志，2005, 10 (5): 449-454.

36. Inoue A, Kunitoh H, Sekine I, et al. Radiation pneumonitis in lung cancer patients: a retrospective study of risk factors and the long-term prognosis. Int J Radiat Oncol Biol Phys, 2001, 49 (3): 649-655

149. Meta 分析的临床应用及实例研究

周宝森

中国医科大学公共卫生学院

循证医学（evidence-based medicine，EBM）意为“遵循证据的医学”。David Sackeet 教授在 2000 年新版“怎样实践和讲授循证医学”中，再次定义循证医学为“慎重、准确和明智地应用当前所能获得的最好的研究依据、同时结合临床医生的个人专业技能和多年临床经验、考虑病人的价值和愿望，将三者完美地结合制定出病人的治疗措施。”其核心思想是：任何医疗决策的确定都应基于客观的临床科学研究依据，即临床医师开处方，专家们制定治疗原则，政府制定医疗卫生政策都应根据现有的最可靠的科学依据进行，而这种科学证据也应是当前最佳的证据。由此可见，证据是循证医学的基石；而证据是已有的、被证明的研究结果；研究阶段就是求证的过程；而实践则是用证的具体操作。

著名英国流行病学家、内科医生 Archie Cochrane 1972 年在其专著《疗效与效益：健康服务中的随机对照试验》中指出：“由于资源终将有限，因此应该使用已被证明的、有明显效果的医疗保健措施”；“应用随机对照试验证据之所以重要，是因为它比其他任何证据更为可靠”。首次讨论了医疗服务中如何才能做到既有疗效、又有效益的问题。到了 20 世纪 80 年代，许多大样本随机对照试验结果发现，一些理论上应该有效的治疗方案实际上无效或害大于利。而另一些似乎无效的治疗方案却被证实利大于害，应该推广。例如心血管领域的临床试验证实，利多卡因虽纠正心律失常但增加死亡率。而 β 受体阻滞剂在理论上纠正心律失常不及利多卡因，但实际上显著降低心肌梗死的死亡和再发。1987 年 Cochrane 根据妊娠和分娩长达 20 年以上的随机对照试验以及卫生评价方面的随机对照试验结果而撰写的系统评价（systematic reviews，SR），成为随机对照试验和卫生评价方面的一个真正里程碑，从而为临床治疗实践提供可靠依据，并对临床医学产生了广泛和深远的影响。1992 年加拿大麦克玛斯特大学 David Sackeet 教授及同事在长期的临床流行病学实践的基础上正式提出循证医学的概念，同年在英国牛津成立了以已故 Archie Cochrane 博士姓氏命名的英国 Cochrane 中心。1993 年英国牛津正式成立了国际 Cochrane 协作网（Cochrane Collaboration），其目的是制作、保存、传播和更新医学各领域的系统评价，为循证医学实践提供最佳证据。其主要产品是 Cochrane 图书馆，一年四期向全世界发行，成为公认有关临床疗效证据最佳二次加工信息源。不到 10 年，循证医学的理论体系、技术体系已逐渐形成，其实践应用更是随着国际 Cochrane 协作网的建设和微机网络技术的突飞猛进而不断完善、并在临床医学领域迅速发展，成为当前国际临床医学的热点之一。

150. 中国人群上尿路尿路上皮癌的独特特性

周利群，熊耕砚，李学松

北京大学第一医院泌尿外科　北京大学泌尿外科研究所　国家泌尿男生殖系肿瘤中心

上尿路尿路上皮癌（upper tract urothelial carcinoma，UTUC）指发生于肾盂及输尿管的尿路上皮恶性肿瘤，约占全部尿路上皮癌的5%~10%[1,2]。由于受到含马兜铃酸中草药的影响[3]，中国人群UTUC具有与西方人群不同的发病机制、流行病学特点、肿瘤特征及预后因素，作者结合本中心UTUC诊疗经验，综合分析近年的相关文献，探讨UTUC诊疗新进展。

一、病因学及流行病学分析

传统观点认为，UTUC发生同膀胱癌类似，与职业性芳香胺类物质（如联苯胺和β-萘等）接触史密切相关。通常而言，引起这种职业性的UTUC暴露时间平均约为7年，且即便终止暴露，仍有长达20年的潜伏期[4,5]。近年来，因为职业性保护的日益完善和芳香胺类物质的逐步禁用，由上述原因导致的UTUC正在逐年下降。UTUC的另一个重要病因为马兜铃酸类物质接触史。就中国人群而言，UTUC的发生主要同含有马兜铃酸类中草药的使用相关[3]。马兜铃酸同DNA片段特异性结合后会形成马兜铃酸-DNA加合物，可引起p53基因139号密码子的突变而导致肿瘤的发生[4,6,7]。

基于上述特点，中国人群UTUC具有独特的流行病学特征。同西方国家相比，我国UTUC以女性患者为主，输尿管肿瘤与肾盂肿瘤发病率基本持平，且UTUC患者往往合并慢性肾脏病（Chronic Kidney Disease，CKD）。在本中心10年785例UTUC回顾性研究中，女性患者约占55.4%，输尿管肿瘤比例约为47.3%，CKD的患病率为58.6%，在70岁以上人群组则高达70.8%[8,9]。只有从病因上认识UTUC，才能更好的对这一疾病进行诊治。

二、肿瘤特征

上尿路尿路上皮癌的肿瘤特征大体上同膀胱尿路上皮癌相似。肿瘤分期目前主要参照UICC 2009版进行判定[10]，有趣的是在部分研究中，将T3a期和T3b期UTUC进行比较，发现后者更容易出现肿瘤进展及膀胱肿瘤复发[11,12]，故推荐临床病理应对T3期UTUC进行更详细的分期评估，以更好的判定预后。肿瘤分级目前国际上主要采用WHO 2004版分级评价标准，将UTUC分为：乳头状瘤，低度恶性倾向的尿路上皮肿瘤，低级别尿路上皮癌，高级别尿路上皮癌。目前而言，国内大多数医院并未完全弃用1973版分级系统。本中心的做法是针对每一例UTUC肿瘤同时进行两套分级评价。

中国UTUC人群在临床肿瘤特征上也颇具特点。同西方人群相比，中国UTUC人群具有更高的肿瘤分级，相对较低的肿瘤分期，女性患者相对男性患者肿瘤恶性程度较低等[9,13~15]，上诉特点与巴尔干地区肾病所致UTUC具有相似性[16]。结合2002年1月至2010年12月本中心729例UTUC患者临床资料，我们发现男性（HR=1.898，P=0.001），非乳头状肿瘤（HR=3.249，P<0.001），高级别肿瘤（HR=5.007，P<0.001）术前合并同侧肾积水（HR=4.768，P<0.001），原发肿瘤位于肾盂（HR=2.620，P<0.001），单发肿瘤（HR=1.639，P=0.028）为肿瘤浸润肌层的独立危险因素。男性（HR=2.132，P<0.001），原发肿瘤位于肾盂（HR=3.466，P<0.001），单发肿瘤（HR=2.532，

P=0.001)，非乳头状肿瘤（HR=3.274，P<0.001），高级别肿瘤（HR=3.019，P<0.001）为非器官局限性肿瘤（≥pT2，pN+ 或 G3）的独立危险因素。高龄（HR=1.047，P<0.001），非乳头状肿瘤（HR=25.192，P<0.001），术前合并同侧肾积水（HR=1.689，P=0.024），尿细胞学阳性（HR=1.997，P=0.006）为肿瘤 G3 分级的独立危险因素。利用上述资料，我们同时构建了可信度较高的针对中国 UTUC 人群肿瘤恶性程度的预测模型[9]。

近年来，在分子生物学方面，受到发病率较低的影响，关于 UTUC 分子标志物同肿瘤恶性程度的文献较少。但在本中心最近发表的一篇文章中，我们发现了表观遗传学分子标志物同 UTUC 的恶性程度具有明确的关系。在既往 687 例 UTUC 石蜡标本中，十个基因（ABCC6，BRCA1，CDH1，GDF15，HSPA2，RASSF1A，SALL3，THBS1，TMEFF2 and VIM）的启动子区域甲基化状态被分别评估，其中 VIM 基因启动子区域具有与最高的甲基化率，达 63.2%，十个基因总甲基化率高达 88.9%，故表观遗传学调控在 UTUC 中起到了重要的作用。进行单因素及多因素统计学分析后发现，较高肿瘤分期（T3 或 T4）同甲基化的 CDH1（HR=1.60，P=0.045），HSPA2（HR=2.15，P<0.001），RASSF1A（HR=1.48，P=0.037）基因相关；高肿瘤分级（G3）同甲基化的 BRCA1（HR=1.69，P=0.013），HSPA2（HR=1.46，P=0.030），RASSF1A（HR=1.50，P=0.031），THBS1（HR=1.86，P=0.001）基因以及非甲基化的 GDF15（HR=0.48，P<0.001）基因相关；区域淋巴结转移同甲基化的 RASSF1A（HR=2.31，P=0.005）基因相关[17]。

三、治疗方式

由于上尿路尿路上皮癌呈多中心性生长，且单纯病灶及周围尿路上皮切除术后残余肾盂或输尿管组织肿瘤复发率极高，患侧肾输尿管全长+膀胱袖状切除一直为 UTUC 治疗的金标准手术方式[17,18]。传统意义上的开放手术一般采用经腰切肾及下腹部切输尿管+部分膀胱双切口，创伤相对较大。1991 年 Clayman 首次应用腹腔镜行肾输尿管全长切除术开始[19]，这一术式被临床广泛应用，虽手术入路，输尿管末端处理，标本取出方式等不尽相同，但腹腔镜手术创伤较小，且安全性及疗效均被广泛认同。目前国内多采用经腹膜后入路切除患肾并分离输尿管，再应用开放或者内镜方式进行输尿管及膀胱袖状切除术进行 UTUC 的治疗。本中心从 2010 年起开展经腹腔入路完全腹腔镜肾输尿管全长切除术[20]，目前技术已较成熟。本中心近期正在开展完全腹膜后入路肾输尿管全长切除+膀胱袖状切除术，技术已基本成熟。肿瘤的综合治疗方面，目前已经在开展多中心以顺铂为基础的肿瘤术后辅助化疗研究[21]，但因为化疗药物本身所具有的毒性，其疗效仍然饱受争议。

四、预后

同膀胱肿瘤类似，UTUC 患者预后需同时关注肿瘤特异性生存及膀胱肿瘤复发两方面内容。依据西方人群研究，肿瘤是否浸润肌层从很大程度上决定了 UTUC 患者术后生存：5 年肿瘤特异性生存率对于 pT2 和 pT3 期肿瘤小于 50%，而对于 pT4 期则小于 10%[22,23]。此外，高龄、长期抽烟、淋巴结转移、切缘阳性及原发肿瘤位于输尿管均为生存较差的预后影响因素[24-30]。

中国 UTUC 人群在预后方面同样具有自身特点。虽发病率较男性患者高，中国女性 UTUC 患者具有相对较好的肿瘤分化及预后[9,17]。在本中心刚刚发表的关于中国 UTUC 人群 687 例大规模回顾性临床预后研究中，将高龄（HR=1.03，P<0.001），男性（HR=1.34，P=0.033），肿瘤直径大于 5 厘米（HR=1.89，P<0.001），肿瘤多发（HR=1.51，P=0.008），合并同侧肾积水（HR=1.73，P<0.001），高 T 分期（HR=1.92，P<0.001），区域淋巴结阳性（HR=1.66，P=0.018），甲基化的 TMEFF2 基因启动子区域（HR=1.53，P=0.002）及非甲基化的 BRCA1 启动子区域（HR=0.56，P=0.004）作为 UTUC 根治术后影响肿瘤特异性生存的独立预后因素，而将输尿管镜史（HR=1.68，P=0.001），肿瘤多发（HR=1.54，P=0.002），低 G 分级（HR=0.75，P=0.046），非甲基化的 GDF15 启动子区域（HR=0.74，P=0.030）及 RASSF1A 启动子区域（HR=0.50，P=0.001）作为

UTUC 根治术后影响膀胱复发的独立预后因素。并分别构建肿瘤特异性生存及膀胱无复发生存两个独立的预后模型，用于指导临床[17]。

UTUC 根治术后除容易出现膀胱复发外，偶尔也会出现对侧上尿路肿瘤的复发。在本中心前不久发表的文章中，首次在世界范围内明确了 UTUC 根治术后对侧复发的概率约为 6.9%，且明确 UTUC 术后对侧复发的独立预后因素为接受过肾移植（HR = 16.507，$P<0.001$）及肾功能不全病史（HR = 2.523，$P=0.001$）[31]。在进一步的表观遗传学研究中，本中心发现非甲基化的 RASSF1A 基因启动区域（HR = 0.218，$P=0.039$）为 UTUC 根治术后出现对侧肿瘤复发的独立预后因素[32]。

综上所述，作为尿路上皮癌的重要组成部分，中国上尿路尿路上皮癌人群具有独特的发病机制及临床特征：受含马兜铃酸中草药的影响，中国 UTUC 人群女性发病率较男性高，但肿瘤恶性程度相对较低，且具有较好的预后。肾输尿管全长切除+膀胱袖状切除仍为该疾病治疗的首选方式。

参 考 文 献

1. Rouprêt M, Zigeuner R, Palou J, et al. European guidelines for the diagnosis and management of upper urinary tract urothelial cell carcinomas: 2011 Update. EurUrol 2011; 59: 584-94.
2. Rebecca Siegel, DeepaNaishadham, AhmedinJemal. Cancer statistics, 2012. CA Cancer J Clin 2012, Volume 62, Issue 1, pages 10-29.
3. 李卫华，杨莉，苏涛，宋毅，李晓玫. 服用含马兜铃酸成分药物对尿毒症透析患者伴发尿路移行细胞癌的影响中华医学杂志 85, 2487-2491 (2005).
4. Colin P, Koenig P, Ouzzane A, et al. Environmental factors involved in carcinogenesis of urothelial cell carcinomas of the upper urinary tract. BJU Int2009; 104: 1436-40.
5. Shinka T, Miyai M, Sawada Y, et al. Factors affecting the occurrence of urothelial tumors in dye workers exposed to aromatic amines. Int J Urol 1995; 2: 243-8.
6. Grollman AP, Shibutani S, Moriya M, et al. Aristolochic acid and the etiology of endemic (Balkan) nephropathy. Proc Natl AcadSci U S A 2007; 104: 12129-34.
7. Chen CH, Dickman KG, MoriyaM, et al. Aristolochic acid-associated urothelial cancer in Taiwan. Proc Natl AcadSci U S A 2012; 109: 8241-6.
8. Xiong G, Chen X, Li X, et al. Prevalence and factors associated with baseline chronic kidney disease in China: a 10-year study of 785 upper urinary tract urothelial carcinoma patients. J Formos Med Assoc. 2013 May 15. pii: S0929-6646 (13) 00128-9. doi: 10.1016/j. jfma. 2013. 04. 001. [Epub ahead of print]
9. Chen XP, Xiong GY, Li XS, et al. Predictive factors for worse pathological outcomes of upper tract urothelial carcinoma: experience from a nationwide high-volume centre in China. BJU Int. 2013 Nov; 112 (7): 917-24.
10. Sobin L, Gospodarowicz M, Wittekind C. TNM classification of malignant tumours. Urological tumours, renal pelvis and ureter. ed. 7. rev. New York, NY: Wiley-Blackwell; 2009. p. 258-61.
11. Rink M, Robinson BD, Green DA, et al. Impact of histological variants on clinical outcomes of patients with upper urinary tract urothelial carcinoma. J Urol 2012; 188: 398-404.
12. Roscigno M, Cha EK, Rink M, et al. International validation of the prognostic value of subclassification for AJCC stage pT3 upper tract urothelial carcinoma of the renal pelvis. BJU Int 2012; 110: 674-81.
13. Lughezzani G, Sun M, Perrotte P et al. Gender-related differences in patients with stage I to Ⅲ upper tract urothelial carcinoma: Results from the Surveillance, Epidemiology, and End Results Database. Urology 2010; 75: 321-7.
14. Chou YH, Huang CH. Unusual clinical presentation of upper urothelial carcinoma in Taiwan. Cancer 1999; 85: 1342-4.
15. Yang MH, Chen KK, Yen CC, et al. Unusually high incidence of upper tract urothelial carcinoma in Taiwan. Urology 2002; 59: 681-7.
16. Cukuranovic R, Ignjatovic I, Visnjic M, et al. Characteristics of upper urothelial carcinoma in an area of Balkan endemic nephropathy in South Serbia. A fifty-year retrospective study. Tumori, 96: 674-679, 2010.
17. Xiong G, Liu J, Tang Q, et al. Prognostic and predictive value of epigenetic biomarkers and clinical factors in upper tract

urothelial carcinoma. Epigenomics. 2015 Apr 27: 1-12. [Epub ahead of print].

18. Rouprêt M, Traxer O, Tligui M, et al. Upper urinary tract urothelial carcinoma: recurrence rate after percutaneous endoscopic resection. EurUrol 2007; 51: 709.

19. Raman JD, Ng CK, Boorjian SA, et al. Bladder cancer after managing upper urinary tract urothelial carcinoma: predictive factors and pathology. BJU Int. 2005 Nov; 96 (7): 1031-5.

20. CLAYMAN R V, KAVOUSSI L R, FIGENSHAU R S, et al. Laparoscopic nephroureterectomy: initial clinical case report. Journal of laparoendoscopic surgery, 1991, 1 (6): 343-349.

21. 刘荣耀，赵鹏举，李学松，等. 经腹腔完全腹腔镜肾输尿管全长切除术治疗上尿路尿路上皮癌. 北京大学学报：医学版，2011，43（4）：531-534.

22. Audenet F, Yates D, Cussenot O, et al. The role of chemotherapy in the treatment of urothelial cell carcinoma of the upper urinary tract (UUT-UCC). UrolOncol. 2013 May; 31 (4): 407-13.

23. Abouassaly R, Alibhai SM, Shah N, et al. Troubling outcomes from population-level analysis of surgery for upper tract urothelial carcinoma. Urology 2010; 76: 895-901.

24. Jeldres C, Sun M, Isbarn H, et al. A population-based assessment of perioperative mortality after nephroureterectomy for upper-tract urothelial carcinoma. Urology 2010; 75: 315-20.

25. Lughezzani G, Burger M, Margulis V, et al. Prognostic factors in upper urinary tract urothelial carcinomas: a comprehensive review of the current literature. EurUrol 2012; 62: 100-14.

26. Shariat SF, Godoy G, Lotan Y, et al. Advanced patient age is associated with inferior cancer-specific survival after radical nephroureterectomy. BJU Int 2010; 105: 1672-7.

27. Isbarn H, Jeldres C, Shariat SF, et al. Location of the primary tumor is not an independent predictor of cancer specific mortality in patients with upper urinary tract urothelial carcinoma. J Urol 2009; 182: 2177-81.

28. Yafi FA, Novara G, Shariat SF, et al. Impact of tumour location versus multifocality in patients with upper tract urothelial carcinoma treated with nephroureterectomy and bladder cuff excision: a homogeneous series without perioperative chemotherapy. BJU Int 2012; 1102: E7-13.

29. Ouzzane A, Colin P, Xylinas E, et al. Ureteral and multifocal tumours have worse prognosis than renal pelvic tumours in urothelial carcinoma of the upper urinary tract treated by nephroureterectomy. EurUrol 2011; 60: 1258-65.

30. Ehdaie B, Furberg H, Zabor EC, et al. Impact of smoking status at diagnosis on disease recurrence and death in upper tract urothelial carcinoma. BJU Int. 2013 Apr; 111 (4): 589-95.

31. Kikuchi E, Margulis V, Karakiewicz PI, et al. Lymphovascular invasion predicts clinical outcomes in patients with nodenegative upper tract urothelial carcinoma. J ClinOncol 2009; 27: 612-8.

31. Fang D, Zhang L, Li X, et al. Risk factors and treatment outcomes of new contralateral upper urinary urothelial carcinoma after nephroureterectomy: the experiences of a large Chinese center. J Cancer Res ClinOncol. 2014 Mar; 140 (3): 477-85.

32. Zhang L, Xiong G, Fang D, et al. Contralateral upper tract urothelial carcinoma after nephroureterectomy: the predictive role of DNA methylation. J ExpClin Cancer Res. 2015 Jan 22; 34 (1): 5.

151. 抗肿瘤辅助药物的利用评价

周　颖

北京大学第一医院药剂科

2012年4月14日，国务院办公厅发布《关于印发深化医药卫生体制改革2012年主要工作安排的通知（国办发〔2012〕20号），要求：加强医疗费用监管控制。将次均费用和总费用增长率、住院床日以及药占比等控制管理目标纳入公立医院目标管理责任制和绩效考核范围，加强对费用增长速度较快疾病诊疗行为的重点监控。其中急速增长的抗肿瘤药物费用是全球共性问题。

国际货币基金组织（IMF）负责人预测：全球抗癌药市场年增长率将达15%，大大超过其他药物的增长率。中国合理用药监测网数据显示：2007年到2009年，抗肿瘤药及免疫调节剂在全国660家监测点医院中购药数量仅次于全身用抗感染药；从2011年抗菌药物专项整治活动开始，抗肿瘤药及免疫调节剂虽然仍居第二位，但用药份额有所上升，其中北京等几个大城市已超越抗感染药上升为第一位。

2012年10月，卫生部合理用药专家委员会近日召开第二届合理用药大会。本次会议主要对于抗肿瘤药物的过度用药问题进行了研究讨论。委员会同时还发布了肿瘤规范下的合理用药倡议书，呼吁医务工作者推动肿瘤规范化治疗。2011年《抗肿瘤药物临床应用指导原则》（征求意见稿）发布，提出抗肿瘤药物临床应用的基本原则。

据了解，当前全球普通成人用药中超说明书用药现象最高已达到40%，其中抗肿瘤药物已和抗感染药物、抗精神病药物一起成为当前超说明书用药的主要类别之一，逐渐成为合理用药整治的重点。

治疗肿瘤的药物主要包括：①抗肿瘤药；②抗肿瘤辅助药；③免疫调节剂；④中成药等。其中，后三类药中部分药品有超说明书用药现象，存在一定的安全隐患。

我院临床药师在医院领导重视下，职能部门支持下肿瘤用药合理用药已取得一定成效。

第四篇

论文摘要

1. 小细胞肺癌脑转移的高危因素及治疗

李　博，王争明，孙锁柱，刘　冰，李真真，王凯金，王西凡，
徐　伟，陈娇敏，陈火明

中国人民解放军第二炮兵总医院

目的：探讨与小细胞肺癌脑转移有关的高危因素，以及脑转移后治疗对患者生存的影响。**方法：**对2003年1月至2014年3月在我院病理确诊的200例未接受过全脑预防性照射的小细胞肺癌患者的资料进行回顾性研究。分析性别（男vs女）、年龄（<60岁vs ≥60岁）、分期和吸烟（吸烟vs不吸烟）等临床因素之间的脑转移率及无脑转移生存时间（brain-metastasis-free survival，BMFS）的差别。分析治疗手段对BMFS和脑转移后生存时间（post-brain-metastasis survival，PBMS）的影响。**结果：**Ⅱ~Ⅳ期患者的脑转移发生率明显高于Ⅰ期患者（$P=0.018$）。$T_{1/2}$（$P=0.053$）以及不吸烟（$P=0.067$）患者的BMFS更短。在Ⅱ期患者中，初治时接受过放化疗的患者，较仅接受过化疗者BMFS有延长的趋势（21个月vs 12个月，$P=0.068$），而放疗的方式之间（同步vs续贯）BMFS无明显差别（$P=0.63$）。此外，在诊断后仅接受过化疗的Ⅱ期患者中，达到缓解患者（CR/PR）的BMFS明显延长（12个月vs 3个月，$P<0.001$）。脑转移后放疗可以明显提高患者的PBMS（$P<0.001$）。其中，既接受了全脑放疗又接受了伽马刀治疗的患者，较仅接受全脑放疗或伽马刀的患者有更长的PBMS，但统计学差异不显著（$P=0.177$）。脑转移后接受了全身化疗的患者较未接受者PBMS有延长的趋势（$P=0.052$）。但对于脑转移后接受了放疗的患者，随后的全身化疗未能明显延长患者的PBMS（$P=0.237$）。**结论：**Ⅱ~Ⅳ期患者脑转移发生率明显增高。放化疗有助于延长Ⅱ期患者的BMFS。放疗可以提高脑转移患者的PBMS，但在放疗的基础上联合化疗，未能进一步提高这部分患者的PBMS。

2. 孤立性肺部结节良恶性预测诊断评分系统的建立

李玉玲，马克威，梁婷婷，徐映辉

吉林大学白求恩第一医院

目的：通过文献回顾和统计分析，评估影响SPN诊断的临床表现、影像学特点及危险因素等，建立一套预测SPN良恶性的诊断评分系统及关于SPN的诊治流程。**方法：**回顾性分析2013年01月

至2014年10月在我院住院期间明确病理诊断的SPN患者共121例（男性66例，女性55例）分为A、B两组，研究因素有临床表现、影像学特点、危险因素等16项临床资料。根据文献综述和临床实际中相关因素的发生率及重要性，给予每个因素赋予相应分值。通过单因素及多因素分析确定影响SPN的独立危险因素，利用受试者工作特性曲线（ROC曲线）确定阈值并建立诊断评分系统。验证评分系统并建立诊治流程图。**结果：**①建立评分系统：依据文献综述并结合临床实际中对恶性SPN相关危险因素的发生率和重要性，分别对危险因素赋予分值（3/2/1）。单因素Logistic回归分析有统计学意义的因素主要有分叶征、毛刺征、结节密度不均、空泡征、痰中带血、胸膜凹陷征、支气管充气征、吸烟指数（P值<0.1）。进一步应用多因素Logistic回归分析筛选出分叶征、毛刺征、结节密度不均、空泡征、痰中带血是判断SPN良恶性的独立危险因素（P<0.05）。利用多因素分析中获得的5个独立危险因素建立ROC曲线，计算曲线下面积AUC=0.891，P值<0.05，95%可信区间(0.819~0.963)，其中灵敏度87.5%，特异度80.6%，约登指数（最大值）=0.681，确定阈值=3.5分。建立诊断肺恶性孤立性结节的评分系统：总得分若<3.5分，考虑结节良性可能性大；若总得分≥3.5分，则考虑结节恶性可能性大。②验证评分系统并建立诊治流程图：通过B组资料验证上述评分系统，结果灵敏度88.5%，特异度78.9%，准确度84.4%，阳性预测值85.2%，阴性预测值83.3%。根据我们的研究结果和ACCP指南绘制诊治流程图来处理临床实际中的SPN。**结论：**①分叶征、毛刺征、结节密度不均、空泡征、痰中带血等因素赋分后对预测SPN良恶性有显著相关性。②根据危险因素及3.5分的阈值建立预测SPN良恶性诊断评分系统，具有较高的敏感度、特异度，可辅助临床医生对SPN良恶性进行诊断。③临床上可将本评分系统与ACCP指南对SPN的诊治流程相结合，协助临床医生制定合理的诊治策略，以期达到早诊断、早治疗，提高恶性SPN 5年生存率，改善预后。

3. 肝X受体激动剂增加吉非替尼耐药肺癌单克隆细胞对EGFR-TKI的敏感性及其机制初探

刘思文，曹海霞，陈青伟，柳　韵，吴　滢，于韶荣，
吴建中，马　蓉，王　卓，井昶雯，冯继锋

南京医科大学附属江苏省肿瘤医院

目的：建立人NSCLC细胞株H827的吉非替尼耐药细胞株H827-7/GR，并对耐药细胞株H827-7/GR单克隆化，拟观察肝X受体激动剂TO-901317联合吉非替尼对H827-7/GR及其单克隆细胞株增殖的影响，并初步探讨其机制。**方法：**采用吉非替尼大剂量间断冲击法，以人NSCLC细胞株H827为亲本，诱导建立耐吉非替尼的NSCLC细胞株H827-7/GR，有限稀释法将耐药细胞株H827-7/GR单克隆化，基因测序法检测单克隆细胞株EGFR基因是否出现继发耐药突变类型；不同浓度吉非替尼、肝X受体激动剂（T0-901317）单药及联合分别处理H827、H827-7/GR及其单克隆细胞株48小时后，CCK-8法检测细胞增殖抑制率，流式细胞仪检测细胞凋亡率，挑选出T0-901317有效增加吉非替尼敏感性的单克隆细胞株；RT-PCR检测上步挑选出的单克隆细胞加入T0-901317前后的肝X受体（LXR-α和LXR-β）基因在mRNA水平表达的变化，Western blot法检测单克隆细胞株细胞凋亡相关蛋白

bcl-2 的表达变化。**结果**：成功建立了耐吉非替尼的 NSCLC 细胞株 H827-7/GR，耐药性稳定，耐药指数大于 100；成功挑选出的 6 株耐药单克隆细胞，均无 EGFR 基因继发耐药突变，且各单克隆细胞株对吉非替尼的 IC50 值不同；在单克隆细胞株 H827-7-2 和 H827-7-4 中，吉非替尼和 T0901317 联合作用抑制率高于两单药使用，且两药联合作用可显著提高细胞的凋亡率，加入 T0901317 组 LXR-β 的 mRNA 的相对表达量较对照组升高，LXR-α 的 mRNA 的相对表达量无明显变化，Western blot 结果显示吉非替尼和 T0901317 两药联用明显抑制 H827-7-2 及 H827-7-4 细胞抗凋亡蛋白 bcl-2 的表达 。**结论**：肝 X 受体激动剂单药对 H827 及 H827-7/GR 无增殖抑制作用，同时不能增加细胞对吉非替尼的敏感性。耐药单克隆细胞株对吉非替尼的敏感性不同，一定程度说明肿瘤存在异质性；肝 X 受体激动剂可以增加其中部分单克隆细胞株对吉非替尼的敏感性，其机制可能是通过作用于肝 X 受体进而促进细胞的凋亡来实现。

4. 小细胞肺癌高凝状态的相关因素及其与化疗疗效相关性研究

樊红丽，陈　骏

大连医科大学附属第二医院

目的：探讨小细胞肺癌患者是否合并血液高凝状态，分析小细胞肺癌患者罹患血液高凝状态的相关临床与实验室特征，评价化疗对其高凝状态的影响及凝血相关指标对化疗疗效的预测价值，进一步指导小细胞肺癌患者高凝状态的预防及治疗。**方法**：本研究收集 2011 年 1 月至 2014 年 3 月确诊并初治于大连医科大学附属二院的小细胞肺癌患者 185 例。统计入选患者治疗前的高凝状态相关凝血指标（包括 Fbg、PLT、APTT、PT、TT、INR）、年龄、性别、分期、吸烟状况、体重下降程度、相关合并疾病、肿瘤标志物（包括 CEA、NSE、CYFRA21-1）水平、肝转移、脑转移、骨转移及淋巴结转移状态、有无合并胸腔积液等。其中 51 例小细胞肺癌患者接受化疗且化疗 2 周期及 4 周期后均检测凝血相关指标，统计其化疗 2 周期及 4 周期后的凝血指标，并按照 RECIST 方法评估疗效。采用 SPSS 17.0 统计学软件对统计的数据进行分析，以均数±标准差对计量资料进行统计描述，两组间比较应用 t 检验，多组间比较应用单因素方差分析，以 P 值<0.05 为差异有统计学意义。**结果**：185 例小细胞肺癌患者中，118 例在确诊时已合并血液高凝状态，即血液高凝状态的发生率为 63.78%。其中按凝血指标异常发生率的高低依次为 Fbg 升高者有 111 例（发生率为 60.00%），PLT 升高者有 34 例（发生率为 18.38%），TT 降低者及 APTT 降低者均各有 4 例（发生率均为 2.16%），INR 降低者有 3 例（发生率为 1.62%），PT 降低者有 1 例（发生率为 0.54%）。小细胞肺癌患者女性较男性 APTT 值低，P 值<0.05，有统计学差异。小细胞肺癌患者年龄≥60 岁者与<60 岁者相比，PLT 及 APTT 值均较低，P 值均<0.05，均有统计学差异。小细胞肺癌患者凝血相关指标在不同的吸烟程度、体重下降程度之间均未见统计学差异（P 值>0.05）。小细胞肺癌患者伴随高脂血症者 Fbg 高于不伴随者，P 值<0.05，有统计学差异。但小细胞肺癌患者凝血相关指标在是否伴随高血压病组、糖尿病组之间均未见统计学差异（P 值>0.05）。小细胞肺癌患者广泛期者 Fbg 较局限期者高，P 值<0.05，有统计学差异。NSE 升高的小细胞肺癌患者 PLT 较 NSE 正常者高（P 值<0.05）。CYFRA21-1 升高的小细胞肺癌患者 APTT

较 CYFRA21-1 正常者低（P 值<0.05）。CEA 升高者与 CEA 正常者相比，各项凝血相关指标均未见明显统计学差异（P 值>0.05）。小细胞肺癌患者确诊时无肝转移者与有肝转移者相比，PLT、Fbg 均升高（P 值<0.05）。而在有无脑转移、骨转移及淋巴结转移组之间，各项凝血指标均未见统计学差异（P 值>0.05）。小细胞肺癌患者确诊时有胸腔积液者与无胸腔积液者相比，PLT、PT、INR、Fbg、APTT 均升高（P 值<0.05），有统计学差异。小细胞肺癌患者 2 周期化疗后，其 PLT、PT、INR、APTT 均较化疗前降低（P 值<0.05）。4 周期化疗后，其 PLT、PT、INR、Fbg、APTT 及 TT 等均较化疗前降低（P 值<0.05）。4 周期化疗后与 2 周期化疗后相比，其 TT、Fbg 均降低（P 值<0.05）。化疗 2 周期后疗效评价：有效组与无效组相比，Fbg 水平较低，有统计学差异（P=0.036）。化疗 4 周期后疗效评价：有效组与无效组相比，Fbg 水平也较低，两组统计学差异显著（P=0.012）。**结论：**小细胞肺癌患者凝血相关指标异常以 Fbg 及 PLT 升高者居多，确诊时已普遍合并高凝状态。女性、年龄≥60 岁、高脂血症、广泛期、NSE 升高、CYFRA21-1 升高、无肝转移、胸腔积液等均是高凝状态的临床易感因素。化疗对小细胞肺癌患者的高凝状态具有双重作用，并且接受化疗的周期数越多，高凝状态越明显，形成血栓及继发出血的危险性越高。小细胞肺癌患者化疗后血浆 Fbg 低水平者化疗疗效较好，其对预测化疗疗效具有一定的临床意义。

5. 非小细胞肺癌患者肿瘤组织中驱动基因的分子病理检测分析

许春伟，吴永芳，宋业颖，张　博，邰艳红

军事医学科学院附属医院病理科

目的：探讨非小细胞肺癌患者肿瘤组织中驱动基因 *EGFR*、*KRAS*、*ALK*、*ROS*1、*c-Met* 和 *Her*-2 基因各亚型改变情况。**方法：**应用 Taqman-ARMS 方法检测 273 例非小细胞肺癌石蜡组织中 *EGFR* 基因、*KRAS* 基因、*ALK* 基因、*ROS*1 基因、*c-Met* 基因和 *Her*-2 基因改变情况。**结果：**非小细胞肺癌肿瘤组织中 *EGFR* 基因总突变率为 36.26%（99/273），外显子 18、19、20 和 21 的突变率分别为 0（0/273）、16.12%（44/273）、4.49%（15/273）和 17.95%（49/273）；*EGFR* 基因各外显子之间双重突变共 12 例（4.40%）；*KRAS* 基因总突变率为 4.76%（13/273）；*ALK* 融合基因总阳性率为 9.16%（25/273）；*ROS*1 融合基因总阳性率为 2.20%（6/273）；*c-Met* 基因总扩增率为 3.66%（10/273）；*Her*-2 基因总突变率为 0.73%（2/273）；各驱动基因双突变共存型 11 例（4.03%），其中 *EGFR* 基因突变与 *ALK* 融合基因阳性共存型 2 例（0.73%），*EGFR* 基因突变与 *KRAS* 基因突变共存型 3 例（1.10%），*EGFR* 基因突变与 *c-Met* 基因扩增共存型 6 例（2.20%）。**结论：**非小细胞肺癌患者中 *EGFR* 基因 19 和 21 外显子突变和 *ALK* 融合基因均存在较高的突变率，基因突变亚型分类能指导精准医学的个体化靶向治疗，*KRAS*、*ROS*1、*c-Met*、*Her*-2 基因改变以及驱动基因双突变共存型基因突变率虽低但不容忽视。

6. NSCLC患者外周血中PD-1表达水平及淋巴细胞亚群分析

周　莉，张冠男，吕喜英，王　琳

承德医学院附属医院

目的：观察不同临床分期、病理类型的非小细胞肺癌（NSCLC）患者外周血淋巴细胞亚群情况与程序性死亡蛋白1（PD-1）的表达水平，探讨淋巴细胞亚群比率，PD-1表达水平与NSCLC临床分期的关系，探讨其临床意义。**方法**：收集38例肺腺癌（A组）、35例肺鳞癌（B组）患者为实验组，以30例健康体检者（C组）作为对照组，均采集晨起外周血液，采用流式细胞术（flow cytometry，FCM）检测外周血中$CD4^+$、$CD8^+$、$CD19^+$、NK细胞比例，采用酶联免疫吸附实验（ELISA）方法检测外周血清中程序性死亡蛋白1（PD-1）的表达水平。结果A、B、C组外周血中PD-1表达水平分别为（104.98±20.76）pg/ml、（109.13±24.65）pg/ml和（50.80±14.38）pg/ml，实验组明显高于对照组，差异有统计学意义（$F=78.581$，$P<0.001$），AB组间差异无统计学意义（$P>0.05$）；实验组外周血中$CD4^+$、NK细胞比率明显低于对照组，$CD8^+$细胞比率明显高于对照组，差异均有统计学意义（$P<0.001$），$CD19^+$细胞与对照组相比差异无显著性（$P>0.05$），AB组间差异均无统计学意义（$P>0.05$）；在TNM分期上，Ⅲ、Ⅳ期$CD4^+$细胞比率显著低于Ⅰ、Ⅱ期（tA值$=7.329$，tB值$=5.376$），NK细胞比率显著低于Ⅰ、Ⅱ期（$tA=3.772$，$tB=5.169$），PD-1表达水平明显显著高于Ⅰ、Ⅱ期（$tA=-6.151$，$tB=-6.601$），$CD8^+$细胞比率显著高于Ⅰ、Ⅱ期（$tA=-0.592$，$tB=-6.416$），差异均有统计学意义（$P<0.001$）；$CD19^+$比率差异无统计学意义（$tA=-0.981$，$tB=-0.224$，$P>0.05$）；PD-1的表达水平与NK细胞比率呈负相关（$rA=-0.568$，$rB=-0.631$），与CD8+细胞比率呈正相关（$rA=0.643$，$rB=0.648$），差异均有统计学意义（$P<0.001$），与$CD4^+$、$CD19^+$无相关性，差异无统计学意义（$P>0.05$）。结论NSCLC患者免疫功能与正常人群相比明显降低，外周血PD-1的表达水平较健康体检者明显上凋，淋巴细胞亚群情况及PD-1表达水平存在一定相关性，且均与肺癌分期存在一定相关性，检测外周血淋巴细胞亚群情况及PD-1表达情况对NSCLC患者病情监测及预后判断具有重要作用，可作为NSCLC患者免疫治疗筛查的方法之一。

7. 非小细胞肺癌患者首诊[18]F-FDG PET SUVmax和血清CEA表达水平与EGFR基因突变相关性研究

高喜璨，蔡　茜，张瑞光，何　勇，童　凡，
魏春花，董继华，伍　钢，董晓荣

华中科技大学同济医学院附属协和医院肿瘤中心

目的：EGFR 基因敏感突变的患者，小分子表皮生长因子受体-酪氨酸激酶抑制剂（EGFR-TKI）与化疗相比，可显著延长患者的无进展生存期（PFS）。然而，由于肿瘤患者体质较弱或者病灶处于危险部位等某些特殊原因，患者不能进行有创检查，无法获得足够的肿瘤组织进行基因检测确定基因表型，从而无法抉择是否使用 EGFR-TKI 作为靶向治疗。因此我们迫切需要寻找到一种无创的手段来初步预测 EGFR 的基因表型。有研究显示，患者的某些临床特征与 EGFR 基因突变表型具有明显的关联性。因此本研究的目的主要是通过回顾性研究统计分析探究 EGFR 基因突变的非小细胞肺癌（NSCLC）患者首诊^{18}F-FDG PET 最大标准化摄取值（SUVmax）和血清癌胚抗原（CEA）水平的关系，为临床提供另一种评估手段。**方法**：2010 年 1 月到 2011 年 10 月期间，从华中科技大学同济医学院附属协和医院肿瘤中心纳入了 167 例病理诊断明确的非小细胞肺癌患者，以上患者均进行氟代脱氧葡萄糖正电子发射断层扫描（^{18}F-FDG PET）显像检查，采用突变特异性扩增系统（ARMOS）分析 EGFR 突变，免疫电化学发光系统检测血清中 CEA 水平。对患者一般特征，原发灶和转移淋巴结的最大标准化摄取（SUVmax）值和血清癌胚抗原（CEA）分析。通过接受者操作特征（ROC）曲线分析量化以上这些因素对 EGFR 基因突变的预测价值。采用多因素 Logistic 回归分析 EGFR 突变的预测因子。根据 SUVmax 值和 EGFR 突变状态评估患者生存。**结果**：通过统计分析得到，在以上 167 名患者中（73 名患者为 EGFR 突变型，94 名患者为 EGFR 野生型）。EGFR 突变型患者原发病灶和转移淋巴结的^{18}F-FDG 摄取量明显低于 EGFR 野生型患者（$P<0.05$）。EGFR 突变（中位 CEA 12.50ng/ml）患者的血清 CEA 明显高于野生型的非小细胞肺癌（NSCLC）患者（中位 CEA5.80ng/ml）（$P=0.030$）。ROC 曲线分析，高 FDG 摄取值（SUV>9.60）EGFR 状态突变的可能性较大，反之，SUVmax 低于标准值可预测为 EGFR 野生型。通过 ROC 曲线分析我们还发现，血清 CEA 水平升高（CEA>9.25ng/ml）EGFR 突变的可能性较大。通过多因素分析，在从不吸烟，原发灶和转移灶有较低的 SUVmax，较高的血清 CEA 水平的人群中，EGFR 突变的可能性较大。此外，SUVmax 值较大的患者出现 EGFR19 号外显子突变的可能性较高，EGFR 突变患者的总生存时间（OS）较野生型的长。**结论**：本项研究表明，进展期的非小细胞肺癌（NSCLC）患者，特别是中国的患者，^{18}F-FDG PET/CT 检查中较小的 SUVmax 值和较高的血清 CEA 水平与 EGFR 基因突变相关，因此首诊的原发灶和转移淋巴结的 SUVmax 值和血清 CEA 水平，也许可以作为进行 EGFR-TKI 治疗的预测因子。

8. 非小细胞肺癌 HGF/MET 异质性表达与 EGFR 激活突变蛋白表达的相关性研究及其临床意义

张树玲，韩琤波，马洁韬，李晓晗，黄乐天，孙 丽

中国医科大学附属盛京医院

目的：探究 HGF 及其受体蛋白 MET 的异质性表达与 EGFR 激活突变蛋白表达及患者临床特征的相关性；明确 HGF 及 MET、EGFR 突变蛋白表达情况与 EGFR 突变患者生存的关系；比较 E19 del、E21 L858R 和野生型患者间 CEA 的基线水平差异。**方法：**收集 130 例手术或活检后病理证实为肺腺癌的病例，经基因突变检测（包括采用 PCR-直接测序、实时荧光定量 PCR、ARMS、液相芯片等方法）确定其 EGFR 基因突变状态，其中 EGFR 野生型 38 例，EGFR 敏感突变型 92 例。首先，在 EGFR E19 和 E21 敏感突变的 NSCLC 患者中筛选出可行病理组织切片的 55 例患者，采用 S-P 免疫组化（IHC）方法检测其 E19 del/E21 L858R、MET 和 HGF 四种蛋白的表达。Kaplan-meier 绘制不同临床病理和分子特征下的生存曲线，Log-rank 比较生存差异。另外，收集上述所有 130 例肺癌患者确诊后未加干预治疗时的 CEA 基线值，比较 E19 del、E21 L858R 和野生型 EGFR 这三型患者间 CEA 的基线水平差异。**结果：**基因检测结果显示为 E19/E21 激活突变的 55 例肺癌患者中，E19/E21 激活 EGFR 突变蛋白表达于肺癌细胞膜及细胞浆中，且存在个体差异。其中，35 例 E19 del 患者中，EGFR 突变蛋白表达阳性者 21 例（60.0%）；20 例 E21 突变患者中，EGFR 突变蛋白表达阳性者 13 例（65.0%）。HGF 蛋白在肿瘤间质及肿瘤细胞均有表达，阳性表达 16 例（29.1%）；MET 蛋白主要表达于肺癌细胞膜，阳性表达 13 例（23.6%）。EGFR 突变蛋白的表达情况不受患者相关临床特征的影响（$P>0.05$）；HGF、MET 蛋白表达阳性与否与患者的性别、年龄、是否吸烟、临床病理分期及分化程度均无相关性（$P>0.05$）。55 例 EGFR 激活突变患者中，HGF 和 MET 蛋白在 EGFR 激活突变蛋白阳性表达患者中的表达阳性率显著高于阴性表达患者（$P=0.038$，$P=0.039$）；HGF 和 MET 蛋白的表达状态与患者 EGFR 激活突变蛋白的表达量及表达情况成正相关，相关系数 r 值分别为 0.068 和 0.065，即 EGFR 激活突变蛋白表达阳性患者多伴有 HGF 及 MET 的高表达，但均与 EGFR 突变类型无关（$P>0.05$）。同时 HGF 蛋白阳性表达主要见于 EGFR 激活突变蛋白高表达的肿瘤间质细胞。全组 130 例肺癌患者基线 CEA 水平与 EGFR 突变与否（$P=0.695$）、突变类型（$P=0.732$）以及分化程度（$P=0.698$）均无相关性。55 例 EGFR 突变患者中，MET 蛋白的表达与 CEA 的基线水平相关，MET 蛋白阳性表达多见于 CEA 值在正常范围及 CEA 值大于 10 ng/mL 以上患者组（$P=0.017$）。55 例 EGFR 激活突变患者中位生存期（OS）28 个月。单因素分析显示，HGF 蛋白表达情况、肿瘤分化程度，以及临床病理分期与患者 OS 相关（P 值均小于 0.05）；而 HGF 表达与术后患者无病生存（DFS）有关（$P<0.05$）。多因素分析显示，HGF 表达、临床病理分期是影响患者 OS 的独立预后因素（$P<0.05$）；而 HGF 表达、临床病理分期、性别、年龄是影响术后患者 DFS 的独立因素。HGF 表达阴性患者 OS 和 DFS 均好于阳性患者（P 值均小于 0.05）。MET 蛋白阴性患者 OS 和 DFS 似乎要好于阳性患者，但无统计学差异（$P=0.12$，$P=0.31$）。对于 29 例复发或晚期应用 EGFR-TKI 类药物患者，无论是 PFS 还是 OS，HGF 表达阴性组患者要好于阳性组患者，但差异无统计学意义。**结论：**HGF 和 MET 蛋白表达与 EGFR 激活突变蛋白表达呈正相关；MET 蛋白的表达与 CEA 的基线水平相关，MET

蛋白阳性主要见于CEA值在正常范围及CEA值大于10 ng/mL以上患者。HGF阳性表达患者的预后生存较阴性者差，可作为EGFR激活突变NSCLC患者预后判断指标之一。10 ng/mL以上患者。HGF阳性表达患者的预后生存较阴性者差，可作为EGFR激活突变NSCLC患者预后判断指标之一。

9. 患侧胸膜正向调强照射技术在肺癌并恶性胸腔积液患者中的应用

张　玉，冯丽娜，白彦灵，王　君，李　洋，
栾瑾微，张　鑫，乔文波，尤庆山

哈尔滨医科大学附属第三医院

目的：评价患侧胸膜正向调强照射技术在肺癌并恶性胸腔积液的疗效、副反应及影响预后因素。**方法**：2006年1月至2011年1月，哈尔滨医科大学附属三院放疗三科收治肺癌合并恶性胸腔积液病人64例，其中腺癌37例，鳞癌14例，小细胞癌12例，鳞腺癌1例。男47例，女17例，中位年龄61.5岁（38~88岁）。中量积液48例，大量16例，初治31例，内科治疗积液进展23例（平均化疗8周期），化放后7例，术后化疗后3例。卡氏评分<80分36例，≥80分28例。并远处转移26例。首先抽胸腔积液800~1200ml/次、胸腔内注射顺铂40~60mg/次、甘露聚糖肽50mg/次，初治病人无化疗禁忌证配合全身化疗，化疗方案为TP、DP或EP，化疗结束后开始放疗，采用三维适形正向调强照射技术，热塑体膜固定，大孔径CT模拟机扫描，层厚5mm。靶区包括原发病灶、复发病灶、淋巴结引流区及同侧1/2胸腔积液和胸膜；对放化后患者靶区仅包括复发灶、转移灶及高剂量照射区以外的胸膜和1/2积液。在A precise PLAN上实现正向调强三维治疗计划设计，以90%的相对剂量对应190cGy的单次绝对剂量做为靶区剂量，保证90%的剂量曲线包括90%的GTV靶区体积，70%的等剂量曲线尽量包括90%以上的CTV体积，30%的等剂量曲线包括30%~50%的患肺体积和5%~13%的对侧肺体积，8MV-X和/或15MV-X线直线加速器实施外照射常规照射，照射3800cGy/20次后缩野，密切观察胸腔积液变化，胸腔积液消退明显者可提前缩野。然后对残存原发病灶或复发病灶、淋巴结转移灶及胸壁转移灶放疗，二次照射2280cGy/12次后，仍有残留第三次CT模拟定位机扫描，补充放疗（Boost）570~950cGy/3~5次。采用SPSS17.0统计软件进行处理。**结果**：平均抽液及注药次数1.73次（1~3次），胸腔积液完全缓解27例，部分缓解35例，总有效率（CR+PR）96.8%，胸腔积液减少<50% 2例。原发病灶完全缓解12例，部分缓解49例，总有效率（CR+PR）95.3%，稳定2例。中位生存时间、6个月、1和2年生存率分别为18个月、86.2%、65.5%、25.5%。初次和治疗后胸腔积液进展患者的中位生存时间、1和2年生存率分别为17个月、70.0%、34.3%和12个月58.8%、8.9%（$P=0.019$）。原发及转移灶放射剂量≥6500cGy和<6000cGy的患者的中位生存时间、1和2年生存率分别为23个月、93.8%、48.1%和11个月、46.2%、0%。肺、食管1、2和3级急性放射损伤分别为39.1%，40.1%，4.7%和51.5%，46.8%，0%；血液1、2和3级急性不良反应42.1%，23.4%，3.1%，均无4级不良反应。**结论**：对于肺癌并恶性胸腔积液患者，包括初治和常规治疗未控的病人，采用内科常规治疗同期患侧半胸膜正向调强放疗安全、有效，副反应轻，这就为肺癌并恶性胸腔积液的患者提供了可选择的治疗方法。

10. 安罗替尼作为三线药物治疗难治性晚期非小细胞肺癌：多中心、随机、双盲、安慰剂对照的Ⅱ期临床试验

韩宝惠[1]，李　凯[2]，赵怡卓[1]，李宝兰[3]，程　颖[4]，周建英[5]，
卢　铀[6]，石远凯[7]，王哲海[8]，姜丽岩[1]，罗　以[9]，张沂平[10]，黄　诚[11]，
李　强[12]，吴国明[13]

[1] 上海交通大学附属胸科医院；[2] 天津医科大学附属肿瘤医院；
[3] 首都医科大学附属北京胸科医院；[4] 吉林省肿瘤医院；[5] 浙江大学医学院附属第一医院；
[6] 四川大学华西医院；[7] 中国医学科学院肿瘤医院；[8] 山东省肿瘤医院；
[9] 湖南省肿瘤医院；[10]浙江省肿瘤医院；[11]福建省肿瘤医院；
[12]第二军医大学附属长海医院；[13]第三军医大学第二附属医院

目的：盐酸安罗替尼（anlotinib）是 anluotini 多靶点小分子酪氨酸激酶抑制剂，能抑制 VEGFR、FGFR、EGFR、c-Kit、PDGFR、c-Met 等激酶活性。本研究旨在探索盐酸安罗替尼胶囊对经过标准化疗或 EGFR-TKI 治疗失败的晚期非小细胞肺癌患者的有效性与安全性。**方法：**本试验为随机、双盲、安慰剂对照、多中心Ⅱ期临床试验。选取接受过治疗的三线及以上或无法耐受治疗的晚期（ⅢB/Ⅳ期）非小细胞肺癌患者按 1∶1 使用盐酸安罗替尼或安慰剂。21 天为一个周期，连续服药 2 周停 1 周。盐酸安罗替尼胶囊起始剂量 12mg QD，出现严重毒性反应，考虑调整为 10mg/天或 8mg/天。按 RECIST 1.1 标准评价疗效评价。主要指标 PFS，次要指标 ORR、OS、活质量改善（QOL）及药物毒性、安全性等。**结果：**2013 年 08 月至 2014 年 05 月，全国 13 家中心完成 117 例患者入组，2014 年 11 月 16 日揭盲进行统计分析（仍有 9 例试验组受试者仍在访视中）。117 例病例全部进入全分析数据集 FAS。试验组与安慰剂组对比，总的中位 PFS 延长了 3.6 个月（4.83 个月和 1.23 个月，$P<0.0001$），风险比（HR）为 0.320（95%CI：0.200~0.511，$P<0.0001$）。试验组与安慰剂组的肿瘤进展率曲线在治疗第一周期末就开始发生分离，试验组患者肿瘤进展率显著低于安慰剂组。对可能影响无进展生存期 PFS 的因素（年龄、性别、吸烟史、临床分期、先前治疗是否获得缓解、组织病理学分型、转移灶数、治疗线数、既往是否接受肺癌根治术、既往 EGFR-TKI 获益及 EGFR 是否突变等）进行分层分析表明，试验组与安慰剂组相比，中位 PFS 均有显著差异。两组病人疗后最佳疗效，试验组比安慰剂组总的疾病控制率 DCR 提高了 45.96%（93.33% vs 47.37%，$P<0.0001$）。总的客观缓解率 ORR 提高了 13.33%（13.33% vs 0.00%，$P<0.0062$）。试验组最佳疗效分别为 CR：n=0，PR：n=8，SD：n=48，PD：n=2，NE：n=2。由于截至目前仅收集到 40%的 OS 事件，因此无法估算出实际中位 OS。试验组比安慰剂组，总的不良反应发生率增多了 34.04%（分别为 86.67% vs 52.63%，$P=0.0001$），其中 3、4 度不良反应发生率增多 16.41%（分别为 21.67% vs 5.26%，$P=0.0140$）。试验组中具体不良反应（按照发生率排序）为高血压（53.33%）、TSH 升高（36.67%）、手足症候综合征（28.33%）、TG 升高（26.67%）、TC 升高（25.00%）、咳嗽（21.67%）、腹泻（21.67%）、LDL 升高（16.67%）、咯血（16.67%）、口腔黏膜炎（13.33%）、咽痛（13.33%）等，与安慰剂对比差异有显著统计学意义，不良反应符合预期。**结论：**在中国难治性晚期非小细胞肺癌患

者的治疗中，三线铂类基础的化疗加上安罗替尼可能提供更长 PFS 获益。在这项研究中没有严重的安全问题的报道。

11. 亚洲及欧洲晚期非小细胞肺癌患者中的腺癌和非腺癌 EGFR 突变情况研究：IGNITE 研究

韩宝惠[1]，Sergei Tjulandin[2]，Koichi Hagiwara[3]，Nicola Normanno[4]，Laksmi Wulandari[5]，Laktionov Konstantin Konstantinovich[6]，Achmad Hudoyo[7]，Marianne Ratcliffe[8]，Rose McCormack[8]，Martin Reck[9]

[1] 上海交通大学附属胸科医院；[2]Department of Clinical Pharmacology and Chemotherapy，Russian Cancer Research Center；[3]Department of Respiratory Medicine，Saitama Medical University；[4]Cell Biology and Biotherapy Unit，Instituto Nazionale Tumori Fondazione Pascale；[5]Department of Pulmonology，Dr Soetomo General Hospital；[6]Department of Clinical Biotechnology，Russian Cancer Research Center；[7]Department of Pulmonology and Respiratory Medicine，Faculty of Medicine，University of Indonesia-Persahabatan Hospital；[8]AstraZeneca，Macclesfield；[9]Department of Thoracic Oncology，LungenClinic Grosshansdorf，Airway Research Center North（ARCN），Member of the German Centre for Lung Research（DZL）

背景：IGNITE（NCT01788163）是一项研究非小细胞肺癌中的腺癌及非腺癌患者 EGFR 突变频率的国际性多中心研究。**方法：**来自亚欧 90 个中心的晚期非小细胞肺癌患者。纳入标准为：新诊断或者术后新复发的；不能行根治的晚期非小细胞肺癌。主要终点：通过细胞组织学检测 EGFR 突变频率。次要终点：通过组织细胞检测的 EGFR 突变状态与对应患者外周血浆检测的 EGFR 突变状态的一致性。EGFR 突变检测结果与人群、分级、检测方法的相关性。**结果：**研究总共纳入 3382 名患者，组织细胞样本数在亚洲欧洲分别为 2291/924，血浆样本 1753/94，在亚欧洲基因检测时间分别为 6/9 天。亚洲和欧洲患者组织细胞 EGFR 突变频率：腺癌 49/18%，非腺癌 14/3%（鳞状细胞癌 10/4%），总体上通过血浆检测的突变率较低。组织细胞与对应患者血浆检测 EGFR 突变吻合率 81%（95%CI：79%~82%）；检测敏感度为 47%（43%~51%），特异性 96%（95%~97%）；阳性预测值 83%（79%~86%），阴性预测值 80%（78%~82%）。血浆检测敏感度在各国不同（30%~54%），阳性预测值在欧洲为 39%，在亚洲为 93%。EGFR 突变率在腺癌、非吸烟、亚洲、广泛转移、女性（组织细胞）患者明显增高，血浆中检测 EGFR 突变频率在≥65 岁人群增高。**结论：**晚期腺癌 EGFR 突变频率明显高于非腺癌。而在非腺癌组织中检测出的 EGFR 突变结果支持所有肺癌患者需行 EGFR 突变检测。

12. miR-330-3p 预测非小细胞肺癌脑转移发生的机制研究

魏春花，蔡　茜，张瑞光，伍　钢，董晓荣

华中科技大学同济医学院附属协和医院肿瘤中心

目的：肺癌居全球肿瘤发病率和因癌症相关死亡率的首位，其中非小细胞肺癌（NSCLC）占80%~85%，而脑转移（BM）是造成非小细胞肺癌患者复发、转移和死亡的主要原因之一。NSCLC患者出现 BM 预后极差，中位生存期仅为 7 个月。肺癌的形成与发展是一个多因素综合作用、多步骤累加、进展复杂的疾病过程，不仅与体内外环境有关，还与基因表观遗传学改变导致癌基因的激活和/或抑癌基因的失活等因素密切相关。DNA 甲基化是目前肿瘤研究领域中研究最多的表观遗传学机制之一，而短链非编码 RNA（non-coding RNAs，ncRNAs）在表观遗传学修饰调控中扮演了重要的角色，一旦其调控作用发生异常，则有可能导致生命体代谢活动紊乱，甚至导致各种疾病（如肿瘤）的发生。miRNA 是目前研究最为广泛的一种 ncRNAs，可能会影响不同阶段肿瘤的发生和发展。本课题组将探讨 miRNA 在 NSCLC 脑转移患者血中的表达特征，并进一步在体内、外实验中研究其对肺腺癌细胞生物学功能的影响，以及在表观遗传学中的调节和相关机制的研究。**方法：**临床部分，收集122 例首诊肺癌脑转移（62 例）和无脑转移肺癌（60 例）患者的外周血，统计患者的一般临床情况，分析非小细胞肺癌脑转移的独立危险因素；qRT-PCR 检测各个标本外周血清中与 NSCLC 脑转移相关的 microRNA 的表达水平，确定研究对象 miR-330-3p。体外实验部分，选肺腺癌细胞系 A549 和 Hcc827，分别转染上调和下调 miR-330-3p 的慢病毒以及表达空载体的慢病毒，qRT-PCR 的方法验证转染效率，通过划痕实验、小管形成实验、transwell 迁移及侵袭实验，以及流式细胞术（细胞凋亡和周期实验）分析各组的生物学行为，利用 Western blot 及芯片技术研究相关通路及机制；通过比较各组 DNA 甲基化情况，进一步研究 miR-330-3p 对表观遗传学的影响，并分析 miR-330-3p 对三个甲基酶的调控；体内试验部分，利用裸鼠种植皮下移植瘤，通过测量瘤体大小、绘制生存曲线及小动物活体成像技术研究 miR-330-3p 对机体状况的影响；利用瘤体组织 HE 染色、免疫组化验证相关指标；通过建立肺癌脑转移模型，验证 miR-330-3p 对肺癌进展的调控。**结果：**统计分析得出 EGFR 基因突变、女性、年龄小于 60 岁、腺癌和合并淋巴结转移的患者是非小细胞肺癌脑转移的独立危险因素；外周血中 miR-330-3p 高表达的患者更容易发生脑转移；体外实验分析得出，miR-330-3p 可以增加 NSCLC 的增殖、迁移和侵袭能力，减少细胞凋亡，增强细胞的成管能力，促使血管新生；通过作用于 BMI1、GRIA3 等下游基因，miR-330-3p 可调控细胞的 DNA 甲基化程度，并与甲基酶 DNMT1、DNMT3A 和 DNMT3B 相关；体内试验，皮下原位移植瘤模型证实 miR-330-3p 能增加非小细胞肺癌细胞的成瘤能力；肺癌脑转移模型证实 miR-330-3p 能增加非小细胞肺癌细胞脑转移的发生率；组织芯片分析得出，miR-330-3p 可影响 PI3K 等信号通路。**结论：**miR-330-3p 在 BM 患者和肺腺癌细胞系上表达上调，沉默 miR-330-3p 的表达能够抑制肺腺癌细胞增殖、诱导细胞凋亡以及阻滞细胞周期，伴随凋亡相关蛋白、周期调控蛋白和信号通路表达失常，最终在体内外抑制肺癌癌细胞的生长。该研究初步探讨了与肺癌脑转移发生相关的分子标记及信号通路，为非小细胞肺癌患者的治疗提供了新的靶点，为延长患者的生存期和提高生活质量提供了前景和希望。

13. 非小细胞肺癌患者血浆中复发相关细胞因子标志物筛选

张宁宁，韩晓红，吴　荻，冯　云，马　丽，王建飞，石远凯*

中国医学科学院北京协和医学院肿瘤医院
抗肿瘤分子靶向药物临床研究北京市重点实验室

目的：细胞因子参与不同的细胞类型之间的相互作用，维持体内平衡，在先天性免疫，血管生成，细胞生长，分化和凋亡中发挥着重要作用。此外，细胞因子还与多种疾病相关，包括肿瘤。本研究目的在于筛选非小细胞肺癌患者血浆中能够监测疾病复发的细胞因子标志物。**方法**：采用 Quantibody © Human Cytokine Antibody 6000 细胞因子定量芯片检测 9 例健康体检者的混合血浆，3 例非小细胞肺癌患者术前、术后和复发血浆中 280 个细胞因子的含量。统计分析，初步筛选术前水平大于 200pg/mL，术后明显降低，复发后又升高，差异倍数在 2 倍以上的细胞因子。再采用 ELISA 法对筛选出的细胞因子进行验证。**结果**：有 12 个细胞因子满足以上初筛条件，分别是 MIG，EGF，BDNF，LOX-1，TGFβ1，VEGF，MMP-8，PDGF-BB，ANG-1，IL-1ra，SDF-1α，MCP-1。我们首先采用 CXCL9/MIG ELISA 定量试剂盒检测 19 例健康体检者血浆，48 例非小细胞肺癌术前患者血浆，50 例非小细胞肺癌术后患者血浆，22 例非小细胞肺癌复发患者血浆中 MIG 细胞因子水平。结果发现，非小细胞肺癌患者血浆中 MIG 水平明显高于健康体检者（356.17pg/ml *VS.* 82.32 pg/ml），差异有统计学意义（$P<0.05$）；术前患者（564.62pg/ml），术后患者（197.96pg/ml），复发患者（260.92pg/ml）血浆中 MIG 水平均明显高于健康体检者，差异有统计学意义（$P<0.05$）；术后患者血浆中 MIG 水平明显低于术前患者，差异有统计学意义（$P<0.05$）；复发患者血浆中 MIG 水平高于术后患者，但差异未达到统计学意义（$P=0.362$）。**结论**：MIG 可反映非小细胞肺癌的疾病状态，可能是一个潜在监测疾病复发的标志分子，但其临床意义及应用价值有待进一步评价。

14. 中国人群肺鳞癌遗传变异谱研究

陶　丹[1]，韩晓红[1]，林冬梅[2]，吴　荻[1]，杨　晟[1]，
宋文娅[1]，张宁宁[1]，石远凯[1]*

[1] 中国医学科学院北京协和医学院肿瘤医院内科　抗肿瘤分子靶向药物临床研究北京市重点实验室；[2] 中国医学科学院北京协和医学院肿瘤医院病理科

目的：肺鳞癌作为非小细胞肺癌（non-small cell lung cancer，NSCLC）的主要组织学类型之一，

约占 NSCLC 患者的 30%。以 EGFR-TKIs 和 ALK 抑制剂为代表的靶向药物显著改善了具有 EGFR 敏感突变和 ALK 基因重排 NSCLC 患者的生存。但是，这些靶向药物主要针对肺腺癌，对肺鳞癌则鲜有疗效。而目前尚无针对肺鳞癌的靶向药物上市。因此，在肺鳞癌中寻找药物可作用的分子靶点成为推进肺鳞癌靶向治疗研究的关键。本研究通过对中国人群肺鳞癌基因突变和拷贝数变异的检测，旨在探索建立具有中国人群特征的肺鳞癌遗传变异谱，识别肺鳞癌中潜在的药物作用靶点，促进肺鳞癌靶向治疗的研究进程。**方法：**我们采用 Ion Torrent 下一代靶向测序技术检测了 159 例肺鳞癌的 50 个癌基因和抑癌基因中约 2800 个 COSMIC 突变位点。另外，采用 FISH 法检测了 250 例肺鳞癌样本中 FGFR1、EGFR、HER2、PDGFRA、CCND1、SOX2、CDKN2A 及 PTEN 等 8 个基因的拷贝数变异情况。同时，我们采用 IHC 法检测了 PTEN 蛋白的表达情况。分析肺鳞癌中遗传改变与患者临床病理学特征、无疾病生存期（disease-free survival，DFS）及总生存期（overall survival，OS）的关系。**结果：**本研究发现，73.6%（117/159）的患者存在基因突变。突变率最高的基因为 TP53（56.0%，89/159），其次为 CDKN2A（8.8%，14/159），PI3KCA（8.8%，14/159），KRAS（4.4%，7/159），EGFR（3.1%，5/159），FBXW7（2.5%，4/159），PTEN（2.5%，4/159），FGFR3（1.3%，2/159），AKT1（1.3%，2/159）及 KIT（0.6%，1/159）。同时，我们发现 74.0%（182/246）的肺鳞癌患者中存在至少 1 个基因拷贝数变异。FGFR1 扩增、EGFR 扩增、HER2 扩增、PDGFRA 扩增、CCND1 扩增、SOX2 扩增、CDKN2A 纯合性缺失、PTEN 基因缺失及 PTEN 蛋白表达缺失的发生率分别为 13.7%（34/248）、12.6%（31/246）、10.2%（25/246）、7.7%（19/246）、11.0%（27/246）、32.1%（79/246）、21.5%（53/246）、17.9%（44/246）及 43.5%（108/248）。其中，TP53 基因的突变率在男性和吸烟肺鳞癌患者中显著高于女性和不吸烟肺鳞癌患者。而女性和不吸烟肺鳞癌患者的 EGFR 突变率显著高于男性和吸烟的肺鳞癌患者。FGFR1 扩增、CCND1 扩增及 SOX2 基因扩增与吸烟显著相关。淋巴结转移阴性患者的 FGFR1 基因扩增发生率显著高于淋巴结转移阳性的患者（19.4% vs. 10.2%，$P=0.043$）。胸膜侵犯阳性患者的 PTEN 蛋白缺失率为 51.2%，显著高于胸膜侵犯阴性患者的 PTEN 蛋白缺失率（36.2%，$P=0.017$）。PTEN 蛋白质表达缺失与 PTEN 基因缺失显著相关（$P=0.025$）。生存分析发现，PTEN 基因缺失与较长的 OS 显著相关（$P=0.044$），而其它遗传改变与患者的 DFS 和 OS 无显著相关性。

15. 循环 microRNA-25 作为胰腺癌潜在生物标志物的研究

邓　婷[1]，巴　一[1]，袁耀宗[2]，张春妮[3]，姚玮艳[2]，王　成[3]，刘　锐[1]

[1] 天津医科大学附属肿瘤医院；[2] 上海交通大学医学院附属瑞金医院；
[3] 南京军区南京总医院

目的：探索 microRNAs 作为胰腺癌诊断的新型的标志物的确证性研究。**方法：**纳入 1063 例受试者，其中包括 600 例健康人、303 例胰腺癌患者以及 160 例其他疾病患者（乳腺癌、肺癌、食管癌、肝癌、胃癌和结直肠癌各 20 例，慢性胰腺炎 40 例）。所有的恶性肿瘤均通过病理学确诊。取患者血清，通过实时定量 RT-PCR 检测 miR-25 的表达水平。**结果：**miR-25 的表达水平在胰腺癌组明显高于其他疾病组和健康人群（$P<0.0001$）。胰腺癌 miR-25 与病理诊断的符合率达 88.05%。在胰腺癌组，

26.07%强阳性，49.51%弱阳性，24.42%阴性。miR-25 作为胰腺癌诊断的敏感性为 75.58%，特异性达 93.03%。同时，胰腺癌和其他疾病组检测了部分的已知生物标志物 CA19-9 和 CEA 的结果。CA19-9在胰腺癌组的阳性率为 72.9%，在其他疾病组阳性率为 27.4%；CEA 的阳性率分别为 47.7%和 24%。miR-25 作为胰腺癌诊断区别于对照组的 AUC（ROC 曲线下面积）为 0.915，要优于 CEA（AUC 0.725）和 CA19-9（AUC 0.844）。**结论**：循环 miR-25 可考虑作为胰腺癌诊断的新型生物标志物。

16. 超声内镜与螺旋 CT 检查在 Siewert Ⅱ/Ⅲ型食管胃结合部腺癌术前 T、N 分期中的临床价值

赵　岩，郑国良，郑志超

辽宁省肿瘤医院

目的：本文通过对 Siewert Ⅱ/Ⅲ型食管胃结合部腺癌（adenocarcinoma of esophagogastric junction，AEG）的临床病例资料进行回顾性分析，探讨超声内镜（endoscopic ultrasonography，EUS）及多层螺旋计算机断层扫描（multislice spiral CT，MSCT）检查对术前 T、N 分期的准确性的影响，评价其临床应用价值。**方法**：回顾性分析术前未行放化疗的 145 例经术后病理证实且临床资料完整的 Siewert Ⅱ/Ⅲ型 AEG 患者的临床和影像资料。患者均于术前进行了 EUS 及 MSCT 检查，其结果结合术后病理分期进行对比分析。采用 SPSS19.0 统计软件来分析相关数据。**结果**：在 T 分期中，EUS 对 Siewert Ⅱ/Ⅲ型 AEG 各期的敏感性、特异性、准确性均高于 MSCT，其中总的准确度为 90.34% vs 63.45%，两组之间差异存在显著统计学意义（$\chi^2=29.52$，$P=0.000$），进一步分析 Kappa 值为 0.43，提示两者具有中等的一致性（$0.4 \leqslant Kappa < 0.75$）。EUS 对 T_1、T_2、T_3 的敏感性均显著高于 MSCT，为 89.47% vs 42.11%，91.11% vs 66.67%，85.19% vs 29.63%，三组均存在显著统计学差异（$\chi^2=9.47$，$P=0.00$；$\chi^2=8.07$，$P=0.00$；$\chi^2=17.40$，$P=0.00$）。而在 T_4 分期中，EUS 未体现统计学意义上的优势（$P>0.05$）。在 T_{1a}和 T_{1b}的病例中，EUS 的敏感度分别高于 MSCT，为 100% vs 42.86%，83.33% vs 41.67%（$\chi^2=5.6$，$P=0.02$；$\chi^2=4.44$，$P=0.04$）。EUS 和 MSCT 对 Siewert Ⅱ/Ⅲ型 AEG 淋巴结转移判断，总的准确度分别为 75.86%和 64.83%，两组之间差异存在显著统计学意义（$\chi^2=4.23$，$P=0.04$），进一步分析 Kappa 值为 0.37，提示两者之间具有一般的一致性（$Kappa<0.4$）。对于 N_0 期，EUS 未体现出统计学意义上的优势（$P>0.05$）；EUS 对 N_1、N_2 期的敏感性显著高于 MSCT，为 82.14% vs 53.57%、79.24% vs 60.38%，两组之间存在显著统计学差异（$\chi^2=5.24$，$P=0.02$；$\chi^2=4.48$，$P=0.03$）；N_3 期中，EUS 的敏感度较 MSCT 低，为 61.11% vs 80.56%，但未体现统计学差异（$\chi^2=3.29$，$P=0.07$）。**结论**：EUS 在早期以及 T_2、T_3 期 Siewert Ⅱ/Ⅲ型 AEG 的优势显著大于 MSCT；EUS 较 MSCT 对 N_1、N_2 期转移淋巴结的判断意义更大。

17. 影响原发性肝癌血管内介入治疗效果因素分析

张瑞星，吴晓云

河北医科大学第四医院

目的：原发性肝癌（primary hepatocellular carcinoma，PHC）是我国最常见的恶性肿瘤之一，大多数患者确诊时已属中晚期而失去手术切除机会，经肝动脉介入治疗已成为不能手术切除患者的首选方法。本研究比较了肝动脉栓塞术（transarterial embolization，TAE）与肝动脉化疗栓塞术（transcatheter arterial chemoembolization，TACE）的疗效是否存在差异并进一步分析影响PHC肝动脉介入治疗效果的因素，以为PHC的介入治疗提供理论依据。**方法：**收集2004年至2012年首次行TACE或TAE治疗患者进行回顾性分析研究，将入组258例临床资料完整的PHC患者作为研究对象，其中男性219例，女性39例，平均年龄57.8±10.5岁，根据治疗方式不同分为TACE组（167例）和TAE组（91例）。记录患者的临床资料包括性别、年龄、肝硬化、肿瘤情况、介入情况、乙肝表面抗原（HBsAg）情况、术前肝功能Child-Pugh分级及巴塞罗那分期（Barcelona Clinic Liver Cancer，BCLC）分期等17项指标。电话随访了解患者生存情况。**结果：**1 两组患者的性别、年龄、介入次数、肿瘤位置、肿瘤数目、肿瘤最大直径、动静脉瘘、门脉瘤栓、远处转移、腹腔转移、腹腔积液、肝硬化、HBsAg、血清AFP、BCLC分期等无明显差异（P>0.05）。Child-Pugh分级A级患者在TACE组中所占比例（86.8%）多于TAE组（76.9%）。两组的患者中位生存时间分别为14.6个月vs 12.0个月，1年、2年和3年两组的生存率分别为53.3% vs 45.1%、30.5% vs 24.2%、20.4% vs 14.7%（P=0.313）。在肿瘤最大直径≥10cm病例中，TACE组与TAE组的1年、2年和3年生存率分别为44.4% vs 17.6%、33.3% vs 5.9%、27.8% vs 0.0%（P=0.017）。单因素分析显示：肿瘤最大直径（<5cm/5cm～10cm/≥10cm，P=0.000）、动静脉瘘（P=0.001）、腹腔转移（无/有，P=0.021）、门脉瘤栓（无/有，P=0.005）、Child-Pugh分级（A/B，P=0.032）、BCLC分期（A/B/C期，P=0.000）、介入次数（<5次/≥5次，P=0.000）是与肝动脉介入治疗预后相关的影响因素。Cox比例风险回归模型进行多因素分析。后发现，介入次数（RR=0.495；95%CI：0.355～0.691；P=0.000）、肿瘤最大直径（RR=1.439；95%CI：1.129～1.835；P=0.003）、Child-Pugh分级（RR=1.508；95%CI：1.068～2.128；P=0.019）、BCLC分期（RR=1.349；95%CI：1.016～1.792；P=0.038）是影响肝动脉介入预后的主要因素。**结论：**PHC患者肿瘤直径<10cm时TACE与TAE的远期生存率无差异，当肿瘤直径≥10cm时TACE的远期生存率优于TAE。介入次数、肿瘤大小、BCLC分期、Child-Pugh分级是影响PHC介入治疗预后的独立因素，而介入次数≥5次PHC预后优于<5次者。

18. 右半结肠癌和左半结肠癌临床病理特征比较及预后分析

秦　琼[1,2]，周爱萍[1]，应建明[1]，吕　宁[1]，王金万[1]

[1] 中国医学科学院北京协和医学院肿瘤医院；[2] 现工作单位：天津医科大学总医院

目的：探讨右半结肠癌和左半结肠癌患者临床病理特征以及对预后的影响。**方法**：回顾性分析627例Ⅱ、Ⅲ期结肠癌根治术患者的临床资料，采用 X^2 比较近端结肠和远端结肠临床病理特征，用Kaplan-Meier法比较两组生存差异。**结果**：右半结肠癌患者317例，左半结肠癌患者310例。右半和左半结肠癌患者在Ⅱ、Ⅲ期分布、发病年龄、是否有肿瘤家族史、肿瘤大体形态、是否伴有坏死方面无统计学差异；左半结肠癌重度吸烟患者更常见（$P=0.031$），而右半结肠癌患者更多合并有个人其他恶性肿瘤病史（$P=0.022$）、体重下降（$P<0.001$）、低分化（$P=0.001$）、脉管瘤栓（$P=0.047$）、含黏液成分腺癌（$P<0.001$）、CA19~9升高（$P<0.001$）、消化道双原发肿瘤（$P=0.019$）、DNA错配修复蛋白缺失（deficient DNA mismatchepair，dMMR）（$P<0.001$）。在复发转移方面，右半结肠癌比左半结肠癌复发转移率更高（30.6% vs 23.2%，$P=0.037$），特别是在首次发现转移为多部位转移方面右半结肠癌更高（17.5% vs 5.6%，$P=0.037$）。在生存方面，右半和左半结肠癌患者5年无复发生存［disease-free Survival，DFS（68.1% vs 75.2%，$P=0.043$）］，但总生存（Overall Survival，OS 73.8 vs 79.0%，$P=0.103$）无统计学差异。亚组分析显示在Ⅲ期结肠癌患者肿瘤发病部位对生存有影响：和右半结肠癌相比，左半结肠癌5年DFS（64.3% vs 46.8%，$P=0.002$）和OS（69.5% v53.5%，$P=0.006$）明显延长，有统计学差异。Ⅱ期左右半结肠癌患者5年DFS和OS均无统计学差异［（85.2% vs 85.9%，$P=0.819$；89.8% vs 88.5%，$P=0.803$）。多因素分析，Ⅱ期左右半结肠癌患者5年DFS仍无统计学差异（HR，1.203；95%CI，0.605~2.391，$P=0.598$）；但Ⅲ期左半结肠癌患者5年DFS具有明显高于右半结肠癌患者（HR，0.626；95%CI 0.414~0.948，$P=0.027$）。**结论**：近端结肠癌和远端结肠癌有不同的临床病理特征，右半结肠癌复发转移高于左半结肠。Ⅲ期右半结肠癌预后更差。

19. 1553例原发性肝癌患者预后因素分析-单中心11年随访资料

王春燕，李胜棉

河北医科大学第四医院

目的：通过分析原发性肝癌患者的预后影响因素并比较11年间本中心肝癌患者的预后状况，希望为今后肝癌的预防、诊治及判断预后提供更多参考依据。**方法**：对河北医科大学第四医院2002年至2012年收治的1553例原发性肝癌患者进行统计分析，选择14个可能对肝癌患者预后产生影响的临床及生化指标进行分析，获取对肝癌有影响的危险因素。通过电话随访患者生存期，应用SPSS17.0统计软件进行统计分析，将单因素分析有意义的变量最终纳入Cox模型分析。**结果**：1553例肝癌患者的中位生存期为1年、2年、3年、5年总体生存率分别为47.4%、33.8%、24.8%、15.9%。按入院年份将患者分为四组，分别为2002~2004、2005~2007、2008~2010、2011~2012，其中位生存期分别为：11.0个月、8.0个月、10.0个月、14.0个月，1年生存率分别为：45.8%、41.8%、45.7%、52.7%，2年生存率分别为：32.3%、28.7%、31.2%、39.6%，3年生存率分别为：23.6%、20.1%、22.3%、31.8%，5年生存率分别为：16.0%、11.8%、14.1%，组间差异有统计学意义（$X^2=17.1$，$P<0.001$）。单因素分析结果示：血清AFP水平（95%CI，10.8~13.2；$P<0.001$）、TBIL（95%CI，9.7~12.3；$P<0.001$）、ALT（95%CI，9.7~12.2；$P<0.001$）、AST（95%CI，9.7~12.3；$P<0.001$）、GGT（95%CI，10.7~13.3；$P<0.001$）、Child-Pugh分级（95%CI，11.5~14.5；$P<0.001$）、肿瘤数目（95%CI，11.9~20.1；$P<0.001$）、肿瘤大小（95%CI，22.0~30.0；$P<0.001$）、病理类型（95%CI，29.3~42.7；$P<0.001$）、门脉瘤栓（95%CI，9.8~12.2；$P<0.001$）、BCLC分期（95%CI，6.7~9.3；$P<0.001$）、抗病毒治疗（95%CI，12.0~24.0；$P<0.001$）、治疗方法（95%CI，10.8~13.2；$P<0.001$）是肝癌预后影响因素（P均<0.05）；性别、年龄、HBsAg、HBV-DNA不是肝癌患者的预后影响因素（P均>0.05）。多因素分析结果显示：门脉瘤栓（OR=5.3；95%CI：1.1~24.5；$P<0.005$）、肿瘤大小（OR=13.2；95%CI：1.5~113.4；$P<0.005$）是肝癌患者的独立预后影响因素。**结论**：近年来肝癌患者生存率有所升高，但总体生存率低，预后差。血清AFP水平、肝脏生化学指标（TBIL、ALT、AST、GGT）、Child-Pugh分级、肿瘤数目、肿瘤大小、病理类型、门脉瘤栓、BCLC分期、抗病毒治疗、治疗方法是肝癌患者的预后影响因素；性别、年龄、HBsAg、HBV-DNA不是肝癌患者的预后影响因素。门脉瘤栓、肿瘤大小是肝癌患者的独立预后影响因素。

20. 食管鳞癌组织中表皮生长因子受体的表达和基因扩增以及埃克替尼治疗晚期食管鳞癌的潜在价值

王　玺[1]，牛海涛[1]，樊青霞[2]，路　平[3]，马长武[4]，
刘　巍[5]，刘　莺[6]，刘俊峰[5]，应建明[1]，黄　镜[1]，孙　燕[1]

[1] 中国医学科学院北京协和医学院肿瘤医院；[2] 郑州大学第一附属医院；
[3] 新乡医学院第一附属医院；[4] 内蒙古赤峰市医院；[5] 河北医科大学第四医院；
[6] 河南省肿瘤医院

目的： 食管鳞癌中表皮生长因子受体（EGFR）的表达和基因扩增的价值尚不明确，且缺少针对食管癌靶向治疗的询证医学证据。本文旨在探讨 EGFR 表达和基因扩增与临床病理特征之间的关系，以及小分子酪氨酸激酶抑制剂（TKI）埃克替尼治疗食管鳞癌的疗效分析。**方法：** 收集经甲醛固定的经病理证实为食管鳞癌的石蜡包埋组织标本 186 例，其中手术标本 82 例，活检标本 104 例。采用免疫组化法（IHC）检测 EGFR 蛋白表达，采用免疫荧光杂交技术（FISH）检测 EGFR 基因拷贝数。并选取已行 EGFR 检测的 57 例患者，口服埃克替尼 250 毫克/次，3 次/天，直至肿瘤进展，评估客观缓解率、疾病控制率及毒副作用。**结果：** 在 186 例食管鳞癌组织中，EGFR 蛋白表达为阳性（+~+++）的比例占 98.9%（184/186），其中 EGFR 高表达（+++）者占 45.1%（83/184）。EGFR 高表达与疾病分期（$P=0.04$）和淋巴结转移（$P<0.001$）显著相关，而与年龄、性别以及肿瘤的分化程度并无统计学差异。EGFR 基因扩增的比例为 11.3%（21/186）。在 EGFR 高表达的 83 例肿瘤组织中，17 例（20.5%）同时伴有 EGFR 基因扩增。伴有 EGFR 基因扩增的患者全部分布在 EGFR 表达为++（4 例）和+++（17 例）的患者中，然而 EGFR 基因扩增与疾病分期、淋巴结转移、年龄、性别以及肿瘤的分化程度均不相关。进一步分析发现，EGFR 蛋白高表达与 EGFR 基因扩增显著相关（$P<0.001$）。接受埃克替尼治疗的 57 例患者中 EGFR 高表达者 46 例（80.7%），EGFR 基因扩增者 14 例（24.6%），全部患者可评估疗效，1 例 EGFR 高表达者达到完全缓解（CR），另有 7 例患者达到部分缓解（PR），客观缓解率为 14.0%，疾病控制率为 45.6%。在治疗有效的患者中，EGFR 高表达率为 100%，EGFR 基因扩增率为 37.5%（3/8）。无 3/4 度埃克替尼治疗相关毒性反应发生。**结论：** EGFR 蛋白高表达和基因扩增在食管鳞癌中较为常见，二者的相关性具有统计学意义，且 EGFR 高表达与疾病分期和淋巴结转移密切相关。埃克替尼治疗 EGFR 高表达或基因扩增的食管鳞癌显示出一定的疗效，且安全性好。应进行更多研究来探索 EGFR 高表达或基因扩增作为预测分子标志物在食管癌中的作用。

21. 螺旋断层放疗高剂量少分次模式治疗Ⅲ期胰腺癌的临床研究

任 刚，夏廷毅，王颖杰，刘 纤，李宏奇，邸玉鹏，常冬姝，
李 平，王 轩，庞海峰，李 晶，吴伟章，朱夫海

空军总医院

目的：评价螺旋断层放疗高剂量少分次治疗Ⅲ期胰腺癌的疗效及毒副反应。**方法：**回顾性收集2011年9月至2014年9月螺旋断层放疗（HT）治疗Ⅲ期胰腺癌患者的病例资料。通过随访获取治疗疗效及毒副反应。治疗相关反应依据美国国立癌症研究院常见毒性标准（NCI-CTCAE 4.02）评价。生存期的估算和生存曲线绘制采用Kaplan-Meier法，生存差异的比较采用Log-rank检验。多因素分析采用Cox回归分析统计。P值小于0.05认为有统计学意义。**结果：**119例Ⅲ期患者接受HT治疗，截止2015年4月30日获访109例，随访率91.6%。中位随访时间25个月。放疗剂量模式主要采取PTV50Gy、CTV60Gy、GTV70Gy，共15~20次。MST为10个月，1年、2年OS分别是42.4%、13.8%。mPFS为7个月，1年、2年PFS分别为25.3%、3.8%。胰腺癌患者治疗后近期的肿瘤局部控制率（LCR）为85.3%（93/109）。最常见的急性早期不良反应主要包括血液学反应（3级：4.6%，5/109）、消化道反应（3级：2.8 %，3/109）。晚期毒性反应包括消化道反应（3级：7.3%，8/109，4级：2.7%，3/109）。多因素分析表明KPS评分（$P=0.022$）、既往治疗（$P=0.005$）和BED（$P=0.048$）是独立的预后因素。**结论：**HT按照高剂量少分次模式治疗Ⅲ期胰腺癌是一种可行、有效的治疗选择。

22. $pT_2N_0M_0$ 食管鳞癌患者术后辅助放疗的前瞻性研究

王 帅，王 洲，杨 哲，刘 宇，刘相燕，尚 斌，姜文鹏

山东大学附属省立医院

目的：临床上，$pT_2N_0M_0$ 食管鳞癌（esophageal squamous cell carcinoma，ESCC）行Ivor-Lewis食管癌切除术后，仍有部分患者预后较差。本研究旨在探索术后辅助放疗能否改善 $pT_2N_0M_0$ 食管鳞癌患者预后。**方法：**连续性筛选在我院施行Ivor-Lewis食管癌切除术的 $pT_2N_0M_0$ ESCC患者。应用免疫组织化学染色及蛋白免疫印迹技术检测ESCC组织的Ku80的表达情况。根据受试者特征曲线

(receiver operating characteristics curve，ROC)，鉴定高表达及低表达 Ku80 的 $pT_2N_0M_0$ ESCC 患者。Ku80 低表达患者纳入阴性对照组，Ku80 高表达患者随机分为辅助放疗组及空白对照组。应用 Kaplan-Meier 及 Log rank 分析患者的总体生存期（overall survival，OS）及无病生存期（disease-free survival，DFS）。**结果：**按照患者筛选标准，本研究共纳入 336 例行 Ivor-Lewis 食管癌完全切除术的 $pT_2N_0M_0$ ESCC 患者。根据 ROC 分析（敏感度：63.0 %，特异度：87.2 %；曲线下面积：0.756，$P<0.001$），124 例患者低表达 Ku80 的 $pT_2N_0M_0$ ESCC 患者归入阴性对照组，212 例高表达 Ku80 的 $pT_2N_0M_0$ ESCC 患者随机分为辅助放疗组（n=106）及空白对照组（n=106）。Log-rank 分析显示空白对照组患者 OS 及 DFS 均比阴性对照组差（$P<0.001$，$P<0.001$）。辅助放疗组与阴性对照组患者 OS 及 DFS 无明显差异（$P=0.166$，$P=0.648$）。相比于空白对照组，辅助放疗组患者 OS 及 DFS 预后较好（$P=0.007$，$P<0.001$）。多因素生存分析证实辅助放疗是高表达 Ku80 的 $pT_2N_0M_0$ ESCC 患者 OS 及 DFS 独立预后影响因素（$P=0.001$，$P<0.001$）。**结论：**Ku80 蛋白表达水平可以预测 $pT_2N_0M_0$ ESCC 患者的 OS 及 DFS。术后辅助放疗可以改善高风险 $pT_2N_0M_0$ ESCC 患者的预后。

23. 119 例胃肠道间质瘤 c-kit 基因检测临床意义的研究

范立侨，李　勇，王庆泊，赵　群，王力利，王　冬，
刘　羽，贾　楠，李兆星

河北医科大学第四医院外三科

目的：探讨胃肠道间质瘤（gastrointestinal stromal tumor，GIST）中 c-kit 基因突变的特点，为临床诊治提供指导意义。**方法：**对 119 例 GIST 进行基因检测，采用 DNA 抽取、PCR 扩增和基因测序的方法检测 c-kit 基因 9、11、13、17 外显子的突变特点，分析基因突变与生物学行为关系，采用 SPSS13.0 进行统计学分析，应用 Kaplan-Meier 限乘法计算生存率和复发率。结果以 $P<0.05$ 有统计学意义。**结果：**119 例患者中，c-kit 突变 105 例（88.24%），PDGFRA 突变 1 例（0.84%），野生型 13 例（10.92%）。c-kit11 突变 94 例（89.52%）；c-kit9 突变 9 例（8.57%）；c-kit13 和 17 突变分别为 1 例（0.95%）；c-kit11 缺失突变最常见 62.77%，其次是点突变 36.17% 和插入突变（串联重复）1.06%。51.6% 集中于 5′端密码子的第 550～560“热点”区域。10.64% 集中于 5′端的第 557～558 个密码子 WK（Trp-Lys）缺失突变，集中于第 559 密码子的点突变和缺失突变，分别占 6.38%，4.26%。有 6.38% 集中于 3′端的第 570～580 密码子附近区域。c-kit9 突变 9 例（8.57%），其中 7 例为第 502 和 503 个密码子丙氨酸（Ala）和酪氨酸（Try）的 6 个核苷酸（GCCTAT）的串联重复插入突变。c-kit13 和 17 突变各 1 例（1.06%），为第 642 个密码子（K642E）的点突变，第 822 个密码子（N822K）的点突变。14 例无 c-kit 突变的患者中检测到 1 例 PDGFRA 突变，占 0.84%，为第 18 号外显子第 842 个密码子的点突变（D842V）。野生型 13 例，占 10.93%。将 c-kit9、11 与野生型进行无瘤生存分析，判断无瘤生存时间（$P=0.035$）。c-kit11 突变率与年龄（$P=0.038$）、最长径（$P=0.036$）有关。c-kit11 缺失突变与危险分级（$P=0.003$）有关。c-kit9 突变率与性别、年龄、部位、最长径、核分裂指数、复发转移情况、危险分级等无统计学意义（$P>0.05$）。**结论：**c-kit 基因突变率

最高（88.24%），其次为野生型（10.92%），而PDGFRA突变率最低（0.84%）。c-kit突变率最高的为c-kit11（89.52%），其次为c-kit9（8.57%），c-kit13和c-kit17为最低（0.95%）。c-kit11突变形式缺失性突变（62.77%）、点突变（36.17%）、插入突变（1.06%）。年龄越大，肿瘤越大出现c-kit11突变机率越高。c-kit11突变率与性别、肿瘤部位、核分裂指数、危险分级、复发转移情况等无关。c-kit11突变形式中NIH危险度越高出现c-kit11缺失突变机率越大。而与部位、核分裂指数、复发转移等无关。c-kit9与GIST生物学行为无关。GIST患者预后与c-kit突变无关。GIST患者服用甲磺酸伊马替尼（格列卫）无瘤生存时间最长的为野生型，其次为c-kit11突变，c-kit9突变的患者最短。

24. 1349例食管癌三维适形放疗疗效及预后分析

张安度，韩　春，孔　洁，刘丽虹，王　澜，张　钧

河北医科大学第四医院

目的：观察食管癌三维适形放疗长期疗效，并探讨影响因素。**方法：**回顾性分析2003~2012年收治的食管鳞癌患者1 349例，采用三维适形放疗（980例）及调强放疗（369例），常规分割照射，中位处方剂量60Gy。放化疗433例，单纯放疗916例。Kaplan-Meier并秩和法计算局部控制率和生存率，Cox法多因素预后分析。**结果：**随访率97.55%。全组患者总有效率为99.0%，其中完全缓解50.5%，部分缓解48.5%，无缓解1.0%。全组患者1、3、5年局控率分别为75.2%、54.5%、50.1%；1、3、5年生存率分别为68.6%、36.2%、24.5%，中位生存期21个月。单因素预后分析显示性别、年龄、病变部位、近期疗效、是否行全身化疗及TNM分期、食管病变长度、CT最大横径、周围受侵、GTV体积均为预后相关因素。多因素分析显示年龄、病变部位、是否化疗及GTV体积为食管癌三维适形放疗的独立预后因素。放化疗组生存情况优于单放组，以同期放化优势更明显；颈、胸上段食管癌放疗疗效优于胸中、下段；放疗剂量以60~65Gy为宜。**结论：**三维适形放疗治疗食管癌疗效确切；年龄、病变部位、是否化疗及GTV体积为食管癌三维适形放疗长期生存的独立预后因素；加入同期化疗可提高长期生存率，颈、胸上段食管癌放疗疗效优于胸中、下段，放疗剂量以60~65Gy为宜。

25. Ⅱ～Ⅲ期结肠癌患者 KRAS，BRAF，PIK3CA，NRAS 基因突变检测及临床意义分析

沈胤晨，韩晓红，王建飞，王　帅，钱晓燕，石远凯*

中国医学科学院北京协和医学院肿瘤医院内科
抗肿瘤分子靶向药物临床研究北京市重点实验室

目的： 检测结肠癌发生发展相关表皮生长因子受体（epidermal growth factor receptor，EGFR）通路下游关键基因 KRAS、BRAF、PIK3CA 和 NRAS 的突变状态，探讨基因突变和Ⅱ～Ⅲ期结肠癌的病理特征及临床意义。**方法：** 采用直接测序法检测 2010 年 9 月至 2011 年 10 月在中国医学科学院肿瘤医院接受手术切除的 228 例Ⅱ～Ⅲ期结肠癌患者组织标本中 KRAS（12，13 及 61 号密码子）、BRAF（11，15 号外显子）、PIK3CA（9，20 号外显子）和 NRAS（12，13 及 61 号密码子）基因突变状况；分析基因突变与患者临床病理特征和生存关系，患者随访截止到 2015 年 3 月。**结果：** 228 例结肠癌标本中 KRAS 基因总突变率为 37.89%（86/227），其中 12、13 和 61 号密码子突变率分别为 26.87%（61/227）、6.61%（15/227）和 3.54%（8/226）；BRAF 基因总突变率为 7.02%（16/228），其中 15 号外显子突变率为 5.26%（12/228），11 号外显子突变率为 1.75%（4/228）；PIK3CA 基因总突变率为 13.18%（29/220），其中 9 号外显子突变率为 10.45%（23/220），20 号外显子突变率为 2.7%（6/221）；NRAS 基因突变率为 0.89%（2/224）且仅存在于Ⅱ期结肠癌中。结合患者临床病理特征分析，KRAS 和 BRAF 基因在高龄（>60 岁）肿瘤患者中突变率较高（$P<0.05$），KRAS（12 和 61 号密码子）在女性患者中突变率较高（$P<0.05$）。Ⅱ期结肠癌肿瘤中 KRAS（13 号密码子）突变率高于Ⅲ期（$P=0.013$），PIK3CA（E545K）基因和肿瘤的复发相关。68.7%（145/211）的患者接受以氟尿嘧啶和奥沙利铂为基础的化疗（FOLFOX 或 XELOX），中位随访时间为 46 个月，在Ⅲ期结肠癌中 KRAS（61 号密码子）和 PIK3CA（E545K）和患者的无病生存（disease-free survival，DFS）以及总生存（overall survival，OS）较差相关；Cox 多因素回归分析显示经过性别，年龄，肿瘤分化程度，淋巴结转移等因素调整后 KRAS（61 号密码子）和 PIK3CA（E545K）在Ⅲ期结肠癌中依然是患者 DFS 较差的预后因素，而对于 OS 仅 KRAS（61 号密码子）是预后不良的因素（$P<0.05$）。**结论：** Ⅱ～Ⅲ期结肠癌患者中 KRAS 基因突变率较高，且 KRAS 和 BRAF 基因突变多见于高龄患者；PIK3CA（E545K）基因和肿瘤的复发相关；Ⅲ期结肠癌中 KRAS（61 号密码子）和 PIK3CA（E545K）是患者 DFS 及 OS 较差的预后因素。

26. 18FDG-PET/CT与DWI评价淋巴瘤骨髓浸润的初步研究

吴 媛[1]，苏丽萍[2]

[1] 山西医科大学；[2] 山西省肿瘤医院

目的：探讨两种影像学检查方法（FDG-PET/CT、DWI）评价淋巴瘤骨髓浸润的临床价值。**方法**：回顾性分析初治的93例（61例行18FDG-PET/CT检查、32例行DWI检查）淋巴瘤患者的骨髓状况。以骨髓检查结果作为“金标准”，分析各病理类型淋巴瘤骨髓浸润的发生率及浸润部位，并比较两种影像学方法在诊断不同病理类型淋巴瘤骨髓浸润的检出率。**结果**：在93例淋巴瘤患者中，根据常规部位骨髓检查及PET/CT、DWI引导下的骨髓检查，共检出骨髓浸润39例。PET/CT诊断淋巴瘤骨髓浸润的敏感性、特异性、准确性、阳性预测值及阴性预测值分别为80.77%、88.57%、85.25%、84.00%、86.11%；而DWI检查分别为84.62%、89.47%、87.50%、84.62%、89.47%。两种影像学方法均对侵袭性淋巴瘤的检出率分别为37.5%（18/48）、38.09%（8/21）均略高于对惰性淋巴瘤的检出率23.08%（3/13）、27.27%（3/11），但两者之间的差别无统计学意义（$P=0.521>0.05$；$P=0.660>0.05$）。无论是侵袭性淋巴瘤还是惰性淋巴瘤，DWI的检出率均略高于PET/CT的检出率，但两者间的差别亦无统计学意义（$P=0.963>0.05$；$P=1.000>0.05$）。**结论**：^{18}FDG-PET/CT及DWI均对淋巴瘤骨髓浸润有较高诊断价值；两种影像学技术对侵袭性/惰性淋巴瘤骨髓浸润的诊断价值一致；两种影像学技术均不可替代骨髓检查；将影像学技术与骨髓检查联合可进一步提高淋巴瘤骨髓浸润的检出率。

27. 改良BFM-95方案治疗儿童前驱T淋巴母细胞淋巴瘤临床疗效评价及不良反应分析

钟晓丹，常 健

吉林大学第一医院

目的：评估改良NHL-BFM-95方案（HD-MTX的剂量减少为$3g/m^2$）治疗儿童pre T-LBL临床效果及不良反应发生率。**方法**：收集吉林大学第一医院小儿肿瘤科2008年9月至2011年6月期间收治的34例pre T-LBL患儿临床治疗资料。应用改良NHL-BFM-95方案进行化疗，将M方案中大剂量甲氨蝶呤的剂量减为$3g/m^2$；对pre T-LBL患儿治疗中，化疗相关毒副反应发生率、治疗第33天完全缓解率（Complete Response，CR）、部分缓解率（Partial Response，PR）、治疗后总生存率（overall survival，OR）、无病生存率（event-free survival，EFS）进行回顾性总结分析；并与原 NHL-BFM-95（甲氨蝶呤 $5g/m^2$）方案相关临床治疗资料相比较。**结果：**本研究 34 例 pre T-LBL 患儿中，男 28 例（82.3%），女 6 例（17.7%），发病年龄中位数为 8.3 岁（19 月~15 岁）。平均随诊期为 3±1.08 年（1.5~4.5 年）。在诱导缓解第 33 天评估化疗反应，31 例（91.2%）患者获得 CR，PR 3 例（8.8%），总有效率 100%。在诱导缓解期间，23 例（67.6%）患者诱导治疗时间>75 天，11 例（32.4%）<75 天。在化疗急性期毒副反应方面，骨髓抑制 7 例（20.6%），黏膜炎为 11 例（32.4%），胃肠道反应为 8 例（23.5%），肝功能损伤为 8 例（23.5%），发热为 6 例（17.6%），与原 NHL-BFM-95 方案相关临床资料研究结果相比较，在黏膜炎、胃肠道反应、骨髓抑制、肝功能损伤方面，有统计学差异。化疗结束后，该组患儿总生存率为 88.2%，无病生存率为 85.3%，Ⅲ期和Ⅳ期患者的 OS 分别为 90%和 86.4%，EFS 分别为 80%和 86.4%。与原 NHL-BFM-95 方案相关结果比较，无统计学差异。34 例患者中，5 例（14.7%）复发，其中 4 例（80%）放弃治疗后因疾病进展死亡，1 例（20%）复发后接受高危白血病方案化疗后仍存活；1 例为骨髓和睾丸复发，其余为骨髓复发，没有原发灶和中枢神经系统复发病例；复发时间为化疗后 6.4 月~13 月。复发患儿中，4 例（80%）诱导治疗 d33 为 CR，1 例（20%）为 PR。**结论：**与原 BFM-95 方案比较，改良 BFM-95 方案可有效治疗儿童 pre T-NHL，但尚需临床多中心随机对照研究加以证实；改良 BFM-95 方案有效降低了大剂量甲氨蝶呤相关的毒副作用发生率；pre T-NHL 患儿诱导治疗阶段时间延误的长短或许是影响预后的因素。

28. 伴有 IGH 缺失的多发性骨髓瘤患者的临床特征与预后分析

何海燕，傅卫军，姜　华，杜　鹃，周莉莉，张春阳，奚　昊，李　荣，侯　健

上海长征医院

目的：分析 IGH 缺失在多发性骨髓瘤患者中的发生率、缺失类型，以及伴有 IGH 缺失的患者的临床特征及其与预后的相关性。**方法：**对 2011 年 7 月至 2014 年 4 月至我院就诊的 310 例多发性骨髓瘤患者进行分析，其中 251 例为初诊患者，59 例患者为治疗后的患者，以 IGH 融合探针对 IGH 位点进行 FISH 检测，分析 IGH 缺失的类型、发生率，以及伴有 IGH 缺失的患者的临床特征及其与预后的相关性。**结果：**多发性骨髓瘤患者中，存在不同的 IGH 缺失类型，包括单个等位基因位点的 IGH 全长缺失、单个等位基因位点的 IGH 3′端缺失、单等位基因位点的 IGH 5′端缺失，双等位基因位点的 IGH 3′端缺失。在初诊的多发性骨髓瘤患者中，IGH 缺失的发生率为 22.7%（57/251），在治疗后患者中 IGH 缺失的发生率为 27.2%（16/59），两组间无统计学差异。IGH 缺失与 κ 轻链型、13q-阳性、t（4；14）阴性具有相关性。统一以 PAD 方案诱导治疗的多发性骨髓瘤患者中，伴有 IGH 缺失的患者的总有效率显著高于不伴 IGH 缺失的患者，分别为 87.5%与 73.6%（$P<0.001$），但在预后分析中，IGH 缺失阳性与 IGH 缺失阴性的患者两组的 PFS 与 OS 均无显著差异，P 值分别为 0.158 与 0.177。

结论：IGH 缺失是多发性骨髓瘤中常见的基因组异常，其在初诊的患者中的发生率为 22.7%，以 PAD 方案诱导后，伴有 IGH 缺失的患者总的有效率高于不伴 IGH 缺失的患者，但两组的 PFS 与 OS 无显著差异。

29. 来那度胺联合小剂量地塞米松治疗复发难治性多发性骨髓瘤患者基于 ISS 分期的疗效与安全性分析：MM-021 临床试验及其延伸应用药物项目 MM-024 随访结果

侯 健[1]，蔡 真[2]，金 洁[2]，陈方平[3]，周道斌[4]，于 力[5]，克晓燕[6]，李 晓[7]，吴德沛[8]，孟凡义[9]，Dena Demarco[10]，Jingshan Zhang[10]，Jay Mei[10]，杜 欣[11]

[1] 上海长征医院；[2] 浙江大学第一附属医院；[3] 中南大学湘雅医院；[4] 中国医学科学院北京协和医学院北京协和医院；[5] 中国人民解放军总医院；[6] 北京大学第三医院；[7] 上海第六人民医院；[8] 苏州大学附属第一医院；[9] 广州南方医科大学南方医院；[10]新基医药公司总部；[11]广东省人民医院

目的：MM-021 临床试验是一项评估 Rd 方案（来那度胺 25mg/d D1~21+小剂量地塞米松 40mg/d D1，8，15，22，每 28 天 1 个疗程）的多中心、Ⅱ期临床试验。该临床试验共纳入 199 例中国的复发难治多发性骨髓瘤患者，所有患者以 Rd 方案治疗后总有效率（ORR）为 47.6%，中位反应持续时间（DOR）为 8.8 个月，中位疾病无进展生存期（PFS）为 8.3 个月；MM-024 是 MM-021 的延伸应用药物项目（EAP），其进一步证实了 Rd 方案的长期安全性。ISS 分期是初发多发性骨髓瘤患者的重要预后因素，本研究的目的为探讨 MM-021 和 MM-024 中 Rd 方案治疗不同 ISS 分期的复发难治多发性骨髓瘤患者的疗效与安全性。**方法：**MM-021 试验的患者进入 EAP 项目 MM-024 后，继续接受相同剂量的 Rd 方案治疗直至因毒副反应退组、疾病进展或者失访。患者最长随访时间为 5 年（包括 MM-021 项目 1 年），其中 197 例患者有基线 ISS 分期数据，至截点时间 119 例仍处于 MM-021 试验中，80 例已进入 MM-024 试验，对两个试验的所有患者进行基于 ISS 分期的疗效和安全性分析。**结果：**197 例有基线数据的患者中，ISS 分期为Ⅰ期的患者 83 例，Ⅱ期 52 例，Ⅲ期 62 例。三组患者中位年龄分别为 59（35~81）岁、61（37~76）岁和 59（35~77）岁，三组中年龄大于 65 岁的患者所占比例分别为 28%、33%和 27%，三组患者 Rd 方案中位疗程数呈逐渐递减，分别为 12 疗程、9.5 疗程、6 疗程。三组患者的总有效率（ORR）分别为 50.6%、59.6%和 40.3%。ISS 分期Ⅰ期的患者较Ⅱ期和Ⅲ期的患者中位反应持续时间更长，分别为 19.4（11.5~37.4）月、7.8（5.6~10.4）月和 8.3（5.6~16.7）月。ISS 分期越高，中位 PFS 和 OS 越短。三组的中位 PFS 分别为 9.5（6.5~13.5）月、8.3（4.7~10.6）月和 4.7（2.8~6.5）月；ISS 分期Ⅰ期的患者中位 OS 尚未达到，Ⅱ期和Ⅲ期中位 OS 分别为 21.4（14.8~25.0）月和 12.7（7.3~15.7）月。三组患者 3~4 级毒副反应发生率分别为 59.0%、80.8%和 82.3%，因为毒副反应退组的比例分别为 3.6%，0%和 11.3%。ISS 分期越高，3~4 级血液学毒副反应的发生率越高。**结论：**Rd 方案可使多发性骨髓瘤患者临床获益，以 Rd 方案治疗复发难治性多发性骨髓瘤患者时 ISS 分期较低可预测更长的 PFS 和 OS。

30. 老年Ⅱ期弥漫大B细胞淋巴瘤一线化疗完全缓解后继续治疗的选择

宋晨歌[1,3,2]，李志铭[1,2]，黄嘉佳[1,2]，毕锡文[1,2]，夏奕[1,2]，姜文奇[1,2]

[1]中山大学附属肿瘤防治中心内科；

[2]华南肿瘤学国家重点实验室　肿瘤医学协同创新中心；[3]广东省东莞市人民医院

目的：弥漫大B细胞淋巴瘤近年来在放化疗及利妥昔单抗的应用下，总体治愈率已达到70~80%。为探索进一步提高疗效及更加个体化治疗的可能，探讨美罗华时代老年人Ⅱ期弥漫大B细胞淋巴瘤一线化疗完全缓解后的最佳治疗方案。**方法：**收集2003年1月~2012年12月，于中山大学附属肿瘤防治中心就诊的60岁及以上、病理确诊为弥漫大B细胞淋巴瘤、且接受完整治疗，并达到完全缓解的患者，比较其经4疗程或更少疗程一线治疗完全缓解后，各种继续治疗方法对其3年无进展生存及3年总生存的影响；对具有不同特征的亚组进行预后因素的单因素分析。生存分析采用Kaplan-Metrier法绘制生存曲线，组间比较采用Bonferroni法进行。**结果：**收集到可分析的病例数为285例，4疗程且完全缓解后继续治疗的不同方案包括：无后续治疗组（N组，16例）、单纯放疗组（R组，207例）、2疗程化疗组（C组，50例）及2疗程化疗加放疗组（RC组，12例）。在3年无进展生存及3年总生存，N组（3年无进展生存43.75%，3年总生存56.25%）均显著差于其余3组（$P<0.001$）；C组（3年无进展生存82.00%，3年总生存90%）对比R组（3年无进展生存70.53%，3年总生存76.81%），改善了3年无进展生存及3年总生存（分别$P=0.023$及$P=0.025$）而RC组（3年无进展生存91.67%，3年总生存91.67%）较C组改善了3年无进展生存（$P=0.041$），但对于3年总生存无改善（$P=0.109$）。单因素分析显示，2疗程未完全缓解、乳酸脱氢酶升高及Ki67指数高于80%者，以6疗程化疗为基础的治疗可改善其预后。而在放疗中出现Ⅱ/Ⅳ度毒性导致不耐受者，改为2疗程化疗较中止治疗提高了疗效（不治疗组vs化疗组3年无进展生存30.00% vs 77.92%，$P<0.001$）。**结论：**①对于老年Ⅱ期弥漫大B细胞淋巴瘤，一线治疗4疗程内完全缓解者，至少应选择放疗或2疗程化疗作为后续治疗，后续的2疗程化疗联合放疗方案对于总体生存没有改善。②对于具有2疗程未完全缓解、乳酸脱氢酶升高或Ki67指数大于80%者，可考虑以共计6疗程化疗为基础的治疗。③放疗不耐受者，可考虑中止放疗，加行2疗程化疗。④老年Ⅱ期弥漫大B细胞淋巴瘤尽管预后较好，但仍需要个体化的治疗。

31. 含吉西他滨方案不伴高剂量化疗巩固治疗复发或难治性霍奇金淋巴瘤获得长期无病生存：单中心经验

杨　晟，何小慧，周生余，董　梅，秦　燕，
刘　鹏，杨建良，张长弓，石远凯*

中国医学科学院北京协和医学院肿瘤医院内科

背景：对于解救治疗敏感的复发或难治性霍奇金淋巴瘤，高剂量化疗已成为标准治疗。但很多患者因各种原因无法行高剂量化疗。吉西他滨是霍奇金淋巴瘤解救治疗的有效新药。关于无法进行高剂量化疗（high-dose chemotherapy，HDC）的患者，接受含吉西他滨方案解救后转归的资料有限。本研究回顾性分析复发或难治性霍奇金淋巴瘤经含吉西他滨联合化疗方案治疗后的转归，其中多数患者未接受高剂量化疗。**方法：**本研究回顾分析自2004至2014年在中国医学科学院肿瘤医院接受含吉西他滨联合方案治疗的所有复发或难治性淋巴瘤患者。采用国际淋巴瘤工作组标准评价疗效。毒性按NCI CTCAE标准分级。**结果：**59例患者的中位年龄为28岁。中位既往化疗方案数为多数患者接受吉西他滨联合铂类（32例，包括27例顺铂，4例奥沙利铂、1例卡铂）和地塞米松方案，或吉西他滨联合异环磷酰胺和地塞米松方案（21例）。另6例患者接受含吉西他滨和长春瑞滨方案。前一解救方案的中位无进展生存期（PFS）为5.9个月（95% CI，4.9~7.0个月）。含吉西他滨方案治疗后13例（22.0%）达CR/CRu，26例（44.1%）达PR。16例达SD，4例进展。10例患者拟行HDC，但其中4例最终未行HDC，原因为干细胞采集失败（3例）或患者拒绝（1例）。中位随访21.8月时，中位PFS 24.0个月（95% CI，6.5~41.5月）。对于接受过至少2个化疗方案的患者，中位PFS为13.3个月（95% CI，0.9~26.2个月）。Log-rank检验显示以下因素显著影响PFS：年龄、结外受侵、既往化疗方案数目、分期、对上一个治疗方案的疗效、含吉西他滨方案的疗效。对于未经HDC的患者，其2年无进展生存率为63%。多因素分析中，仅有分期（Ⅱ期 *vs* Ⅲ/Ⅳ期，$P=0.031$）和含吉西他滨方案的疗效（CR/CRu/PR *vs* SD/PD，$P=0.002$）仍能预测PFS。中位总生存期尚未达到，2年生存率为80.2%，4年生存率69.2%。毒性一般可处理，无治疗相关死亡发生。**结论：**本研究表明，对于复发或难治霍奇金淋巴瘤，含吉西他滨方案治疗可获得长时间疾病控制，包括未进行HDC的患者，提示此类方案在经选择的不适合行高剂量化疗的患者中是合理的选择之一。

32. SPARC在三阴性乳腺癌中的表达与预后的相关性

朱安婕，袁　芃，杜　丰，徐兵河

中国医学科学院北京协和医学院肿瘤医院肿瘤内科

目的：探讨富含半胱氨酸的分泌性酸性蛋白（SPARC）在三阴性乳腺癌（TNBC）肿瘤组织的表达及其与预后的相关性。**方法**：收集2004年至2008年在我院行乳腺癌手术的211例三阴性乳腺癌（TNBC）术后肿瘤组织标本，应用免疫组化方法检测SPARC在乳腺癌肿瘤组织中的表达，分析其与临床病理因素及预后的相关性。**结果**：乳腺癌组织SPARC低表达率为47.9%，SPARC高表达率为52.1%。单因素分析结果显示SPARC低表达者的无病生存时间（DFS）优于SPARC高表达者（HR=0.632，95%CI：0.405~0.987，P=0.044），并且SPARC低表达者的总生存时间（OS）也同样优于高表达者（HR=0.576，95%CI：0.351~0.946，P=0.029）。多因素分析显示SPARC高表达是三阴性乳腺癌复发转移（HR=1.78，95%CI：1.13~2.81，P=0.013）和死亡（HR=1.95，95%CI：1.17~3.23，P=0.010）的独立预后不良因素。**结论**：SPARC在肿瘤组织中的表达与三阴性乳腺癌的发生、发展密切相关，SPARC的表达可能是影响三阴性乳腺癌预后的重要指标。

33. 替吉奥对比卡培他滨治疗蒽环或紫杉类耐药的晚期乳腺癌多中心临床研究

姜　达，吴圆圆，李　颖，李立立，崔彦芝，董　倩

河北医科大学第四医院

目的：通过比较替吉奥及卡培他滨治疗蒽环或紫杉类耐药的进展期乳腺癌（Advanced Breast Cancer，ABC）患者的近期疗效及毒副作用，为临床治疗蒽环或紫杉类耐药的ABC患者，优化选择化疗方案提供依据。**方法**：154例蒽环或紫杉类耐药的ABC患者分为两组：替吉奥组（A组）和卡培他滨组（B组），其中A组70例，B组84例，两组分别给予单药或联合三代化疗药物治疗。应用2~3周期后（治疗1周期后局部明显进展患者也纳入），评价疗效和毒副作用。根据慢性病、ER/PR状态、HER-2状态、淋巴结状态、转移灶数目、脑转移、分子分型、治疗时机等方面进行分层分析，从而了解影响患者无进展生存期（Progression-Free Survival，PFS）的因素。**结果**：154例患者中8人失访，随访率：94.8%，中位随访时间19个月。A组中位化疗周期为4周期，其ORR为31.4%，DCR为74.3%；B组中位化疗周期为6周期，其ORR为28.6%，DCR为83.3%。两组间ORR、DCR未见明显统计学差异（P值分别为0.726和0.231）。在不同治疗时机中两组的疗效也未见统计学差异（P

>0.05)。两组间分别进行单药治疗和联合治疗的疗效比较，结果显示B组单药治疗的DCR高于A组单药治疗，且差异有统计学意义（94.1% *vs* 64.0%，*P*=0.028），而联合治疗未见统计学差异；对于联合治疗患者无论联合紫杉类药物还是长春瑞滨两组均未见统计学差异（*P*>0.05）。两组中分别进行组内分层分析，结果显示紫杉醇类+替吉奥治疗的ORR优于单药替吉奥（51.9% *vs* 8.0%，*P*=0.001），余未见明显差异（*P*>0.05）。A组中位PFS为7.5个月（95%*CI* 4.4~10.6个月），B组为8.9个月（95%*CI* 7.3~10.5个月），二者无统计学差异（Log-Rank *P*=0.423）。A组1年生存率高于B组，且差异有统计学意义（81.43% *vs* 66.67%，*P*=0.020）。对患者淋巴结数目、分子分型、治疗时机、转移部位、ER/PR状态等进行亚组分析，结果显示仅ER/PR状态存在统计学差异（*P*=0.016）。结合上述生存分析，对影响PFS的因素进行Cox多因素回归分析显示仅ER/PR状态为患者PFS的独立预后因素（HR=0.636，*P*=0.004）。分层分析结果显示伴有慢性病患者，两组差异有统计学意义（6.5 *vs* 16.1个月，*P*=0.045）；对于三线治疗患者A组中位PFS为5.9个月，B组未达到中位PFS，但是结果有统计学差异（*P*=0.047）。但是脑转移、ER/PR状态、HER-2状态、淋巴结数目、分子分型、转移部位、转移数目均为观察到对于患者PFS的影响（*P*>0.05）。两组中常见的不良反应主要为消化道反应和血液学毒性，且以轻中度为主。A组与B组消化道反应的发生率分别为68.6% *vs* 54.8%（*P*=0.098）。两组间血液学毒性中，仅贫血的发生率差异存在统计学意义（14.3% *vs* 36.9%，*P*=0.002）。两组中手足综合征的发生率也无统计学差异（0% *vs* 4.8%，*P*=0.126）。**结论**：替吉奥与卡培他滨治疗蒽环或紫杉耐药晚期乳腺癌均取得较好的疗效，毒副反应较轻，均能耐受。且除贫血（*P*=0.002）外，余毒副作用均未见统计学差异。因此，替吉奥可作为一种新的治疗用于晚期乳腺癌的治疗。

34. New Surgical Staging System for Patients with Recurrent Nasopharyngeal Carcinoma based on the AJCC/UICC rTNM Classification System

游　瑞[1,2]，邹　雄[1,2]，王顺兰[5,2]，江　柔[1,2]，唐林泉[1,2]，张卫东[2,4,3]，李　立[2,4]，张孟霞[1,2]，沈国平[1,2]，郭　灵[1,2]，钱朝南[1,2]，麦海强[1,2]，马　骏[2,3]，洪明晃[1,2]，陈明远[1,2]

[1] 中山大学肿瘤防治中心鼻咽癌科；[2] 华南肿瘤学国家重点实验室　肿瘤协同创新中心；[3] 中山大学肿瘤防治中心肿瘤放射治疗科；[4] 中山大学肿瘤防治中心影像科；[5] 广州中医药大学附属第一医院耳鼻咽喉科

Purpose: To establish a novel staging system specially for patients with recurrent nasopharyngeal carcinoma (rNPC). **Methods**: In total, 894 rNPC patients were consecutively enrolled. All recurrent (r) tumor (T) stages (rT) and node (N) stages (rN) were stratified as resectable and unresectable based on the imaging data of the head and neck. These stages were re-subdivided into surgical T stages (sT), and surgical N stages (sN) with similar clinical characteristics and death risks and were re-integrated into a new "surgical" stage using a Cox proportional hazards model. **Results**: The 5-year overall survival (OS) was

72.0%, 55.1%, 21.1%, and 10.1% in "surgical" stages Ⅰ, Ⅱ, Ⅲ, and Ⅳ, respectively ($P < 0.001$). The "surgical" stage was a significant independent prognostic factor for OS (hazard ratio [HR] 1.78, $P<0.001$) and exhibited enhanced prognostic value compared with the rTNM staging system (area under receiver operating characteristics 0.68 *vs.* 0.63, $P < 0.001$). Endoscopic nasopharyngectomy and intensity-modulated radiation therapy were significant independent positive prognostic factors for the OS of patients with primary lesions in "surgical" stage Ⅰ/Ⅱ and "surgical" stage Ⅲ, respectively ($P<0.05$). A combination of aggressive treatments for loco-regional lesions exhibited a beneficial trend for OS of patients with "surgical" stage Ⅳ ($P > 0.05$). **Conclusions**: Compared with the rTNM stage system, the "surgical" staging system exhibited enhanced prognostic value for rNPC patient survival and could aid clinicians in choosing the most suitable treatment for rNPC patients.

35. 他莫昔芬逆转三阴性乳腺癌细胞上皮间质转化增加化疗敏感性的机制研究

汪　茜[1,2]，曲秀娟[1]，王　妍[1]，滕月娥[1]，张　烨[1]，刘云鹏[1]

[1] 中国医科大学附属第一医院；[2] 辽宁省肿瘤医院

目的：乳腺癌是威胁女性健康的重大疾病之一，其中三阴性乳腺癌（triple negative breast cancer，TNBC）因其生物学行为差，缺乏有效的生物靶标，导致复发率高、生存期短，预后极差。因此，如何提高 TNBC 的药物敏感性是目前亟待解决的问题。近年来的研究证实，多数 TNBC 因发生上皮间质转化（epithelial-to-mesenchymal transition，EMT）呈间质表型，不仅导致肿瘤侵袭转移能力增高，而且发生广谱耐药。因此，找到 TNBC 乳腺癌间充质样变的调控通路，逆转 EMT 将会进一步提高化疗敏感性。miRNA-200c 是抑制 EMT 的主要调节因子，在 ER 状态不同的乳腺癌细胞表达中具有显著差异。有研究认为，在诱导细胞发生 EMT 的过程中，miRNA-200c 启动子发生高度甲基化，miRNA-200c 表达受到抑制。那么，针对 miRNA-200c 启动子的去甲基化则可能成为恢复 miRNA-200c 表达，逆转 EMT 的有效手段。他莫昔芬（TAM）是目前应用最广泛的内分泌治疗药物。近年来的研究发现，在雌激素受体（ER）阴性的胃癌、胆管癌和肝癌中，TAM 也能发挥抗肿瘤作用。既往的研究显示在 ER 阳性的乳腺癌中，EMT 是引起 TAM 耐药的重要原因；然而，TAM 是否能够调控 TNBC 的 EMT，尚不清楚。本研究以间质样 TNBC 细胞为实验对象，探讨了 TAM 对间质样 TNBC 细胞 EMT 的影响及其具体作用机制。本研究结果将为进一步明确 TAM 的作用机制，扩大其临床适应证提供科学线索。**方法：**TAM 作用于 TNBC 细胞 48 小时。倒置显微镜观察其形态变化；Transwell 小室迁移实验测定细胞迁移能力的变化。蛋白免疫印迹法检测 EMT 相关蛋白及甲基转移酶的表达变化。免疫荧光显微技术观察 EMT 相关蛋白的分布。MTT 法及集落形成实验检测细胞对药物的敏感性。Real-time PCR 技术检测 miRNA-200c 表达的变化。GeneChip miRNA ARRAY 检测乳腺癌细胞系中 microRNA 的表达差异。动物实验建立乳腺癌肺转移模型检测 TAM 作用前后成瘤率及转移病灶数。**结果：**TAM 能够逆转三阴性乳腺癌细胞 EMT，降低 TNBC 乳腺癌迁移、转移能力。MTT 细胞活力检测发现，TAM 作用 TNBC 细胞 5 天后，再联合表阿霉素或氟尿嘧啶，细胞活力较未用 TAM 的对照组受到明显抑制，化疗药物敏感性增加。Real-time PCR 检测发现，在 TNBC 细胞中去甲基化试剂 5-aza 和 TAM 均能够通过上调 miRNA-200c 表达逆转 EMT。能够在 TNBC 细胞中上调 miRNA-200c 逆转 EMT，降低细胞迁移能力。Western blot 检测发现，在 TAM 处理后，TNBC 细胞中 DNMT1 和 DNMT3a 表达降低，而在 MDA-MB-231 细胞中瞬时转染 DNMT1 和 DNMT3a 的 si-RNA 能够上调 miRNA-200c 表达，并且逆转 EMT。TAM 通过抑制 DNMT1 和 DNMT3a 表达，上调 TNBC 细胞中 miRNA-200c 表达从而逆转 TNBC 乳腺癌 EMT。**结论：** TAM 能够通过抑制 DNMT1 和 DNMT3a 蛋白，上调 TNBC 细胞中 miRNA-200c 表达从而逆转间质样 TNBC 细胞 EMT，降低细胞的迁移、转移能力，提高化疗敏感性。

36. 恶性黑色素瘤 TGF/BMP 信号传导通路的相关基因研究

龙庭凤，沈丽达，杨继岚，胡凤娣

昆明医科大学第三附属医院　云南省肿瘤医院内一科

目的： ①筛选恶性黑色素瘤病变组织、细胞株 A375 中 TGF-β/BMP 信号传导通路相关基因表达；②验证部分差异表达的蛋白质，缩小作为恶性黑色素瘤中候选生物标志物的入选范围，为下一步开展大宗临床病例研究寻找到尽可能准确的候选标志物。**方法：** ①收集色素痣、恶性黑色素瘤标本；体外培养正常黑色素细胞和恶性黑色素瘤细胞株（A375），利用 RT-Real time PCR array 检测组织和细胞中 TGF-β/BMP 信号通路相关基因和内参对照基因的表达利用基因芯片技术，筛选出良、恶性黑色素细胞瘤细胞中基因表达情况。并比较组织和细胞株中表达差异。②采用 Westen Blotting 和免疫组化验证部分差异表达的蛋白质。**结果：** ①黑色素瘤组织中 TGF-β/BMP 信号传导通路基因的表达。a. 黑色素瘤和色素痣石蜡组织标本提取 RNA 质量检测：石蜡块组织提取总 RNA，并进行 RNA 质量检测。提取的组织细胞总 RNA，甲醛变性胶电泳条带较模糊，与使用存档石蜡组织提取有关。b. 黑色素瘤组织中 TGF-β/BMP 信号传导通路基因基因的表达：石蜡组织标本的 RNA 经逆转录合成 c-DNA 后，进行 real Time PCR 扩增，扩增结果，经网站数据分析系统 PCR Array Data Analysis Software（Excel & Web based）分析，筛选出恶性黑色素瘤组相对于对照色素痣组的差异表达基因，上调基因 4 个，下调基因 47 个。②黑色素瘤培养细胞中 TGF-β/BMP 信号传导通路基因的表达。a. 正常黑色素细胞和 A375 黑色素瘤细胞中提取 RNA 质量检测：培养的正常黑素细胞和黑色素瘤细胞提取总 RNA，并进行 RNA 质量检测。提取的组织细胞总 RNA，甲醛变性胶电泳条带清晰，28S rRNA 比 18 S rRNA 的亮度接近 2∶1，A260/A280 比值合理，质量符合芯片杂交的实验要求。b. 黑色素瘤细胞中 TGF-β/BMP 信号传导通路基因基因的表达：A375 黑色素瘤细胞的 RNA 经逆转录合成 c DNA 后，进行 real Time PCR 扩增，扩增结果，经网站数据分析系统 PCR Array Data Analysis Software（Excel & Web based）分析，筛选出 A375 恶性黑色素瘤细胞相对于对照正常黑色素细胞组的差异表达基因，上调基因 32 个，下调基因 28 个。③差异表达基因的进一步验证。a. LTBP4、CDKN2B、RUNX1 在恶性黑色素瘤组织中的表达：我们选取了在恶性黑色素瘤石蜡组织和 A375 细胞株中均表达上调的基因 LTBP4 和下调的 CDKN2B 基因，以及在 A375 中上调、而在石蜡组织变化不明显的 RUNX1 基因进行 westen Blotting 和免疫组化验证。

正常皮肤色素痣与恶性黑色素瘤中LTBP4、CDKN2B、RUNX1免疫组化染色结果示。与色素痣相比LTBP4、RUNX1在黑色素瘤组织中呈阳性表达，CDKN2B呈阴性表达；CDKN2B在色素痣中呈阳性表达。通过图像分析系统进行分析，恶性黑色素瘤与色素痣的表达LTBP4、CDKN2B、RUNX1有显著性差异（$P<0.05$）。

LTBP4、CDKN2B、RUNX1在恶性黑色素瘤细胞中的表达：A375的恶性黑色素瘤细胞和正常黑素细胞中LTBP4、CDKN2B、RUNX1蛋白的表达的Western Blotting结果。A375中的TLTBP4、RUNX1蛋白表达水平比正常黑素细胞显著升高，而CDKN2B蛋白表达水平显著降低。**结论：**TGF-β/BMP信号通路的一些因子在黑色素瘤中具有显著差异，尤其LTBP4、RUNX1在黑色素瘤的临床样本和细胞中高表达，而CDKN2B蛋白表达水平显著降低，与黑色素瘤的发生发展具有密切关系。

37. B7-H3激活PI3k-Akt通路上调SMAD1促进结肠癌细胞上皮间质转化

江　波，张　婷，刘　芬，华　东

江南大学附属医院

研究背景：约50%的结直肠癌患者在发病期间出现远处转移，其中有20%的患者被确诊为结直肠癌时就发现伴随肝转移。上皮间质转化（epithelial-mesenchymal transition，EMT）是上皮来源的肿瘤细胞（如结肠癌细胞）获得侵袭和转移能力的关键环节之一。肿瘤细胞的EMT表现为肿瘤细胞发生复杂的重新编程，逆转为未分化的状态，异常表达干性标志物的同时获得部分类似干细胞的功能，有利于肿瘤细胞从肿瘤组织游离，侵入血管，在新的种植位点再生并形成新的转移灶。B7-H3作为B7家族的成员，首先被作为共刺激分子所认知。基于近年来陆续报道的B7-H3异常表达和多种肿瘤预后负相关的事实，我们对B7-H3的非免疫学作用进行了一系列的研究工作，发现了其可促进MMPs表达升高，激活Jak2-STAT3信号通路增强肿瘤细胞抗凋亡和耐药以及迁移侵袭能力。**目的：**研究B7-H3与结肠癌细胞EMT的关系，阐明B7-H3促进结肠癌细胞侵袭转移的内在机制。**方法：**使用SW480（低表达B7-H3的结肠癌细胞株）构建过表达B7-H3的细胞株（SW480-B7-H3）和CaCo-2（高表达B7-H3的结肠癌细胞株）构建敲减B7-H3（CaCo-2-shB7-H3）的细胞株，以及空载体对照细胞株（SW480-NC和CaCo-2-NC）。①通过临床标本免疫组化研究B7-H3表达水平和患者各临床参数及MMPs的关系。②Transwell侵袭实验和划痕实验检测细胞侵袭和迁移能力的改变。③利用蛋白免疫印迹和免疫荧光实验检测不同B7-H3表达水平的细胞株中EMT标志物的表达情况，包括上皮标志E-Cadherin和β-catenin，间质标志N-Cadherin和Vimentin。④激光共聚焦扫描显微镜观察肿瘤细胞的形态学改变。⑤TIC（肿瘤起始细胞）表面标志物CD133、CD44和Oct4表达水平的改变。⑥Transwell侵袭实验和划痕实验检测细胞侵袭和迁移能力的改变。⑦转录组芯片和KEGG Pathway enrichment analysis筛选B7-H3上调后可能影响的信号分子，并通过qPCR和WB验证。⑧PI3K-Akt和Jak2-STAT3信号通路研究寻找B7-H3上调SMAD1的信号通路。⑨研究敲减SMAD1后对B7-H3促进EMT的阻断作用。**结果：**B7-H3表达水平和结肠癌患者T分期相关，和MMP2、MMP9表达水平正相关。B7-H3可增强细胞迁移和侵袭能力。B7-H3高表达后，上皮标志物E-Cadherin和β-catenin表达降低，而间质标志物 N-Cadherin 和 Vimentin 表达升高，说明 B7-H3 表达升高后，结肠癌细胞逐渐失去上皮细胞特征，反而间质细胞特征增强，而且细胞形态从椭圆形向长梭形进行转变；这些结果证明了异常表达的 B7-H3 促使结直肠癌细胞发生 EMT。转录株芯片和 KEGG 途径分析提示 SMAD1 可被 B7-H3 调控，qPCR 和 WB 验证确认上述结果。使用 Jak2-STAT3 特异性抑制剂 AG490 不可阻断 B7-H3 对 SMAD1 表达水平的调控作用，而实验 Ly294002 可成功抑制 PI3K-Akt 信号通路进而阻断 B7-H3 对 SMAD1 表达的上调功能。敲减高表达 B7-H3 细胞株的 SMAD1 后，肿瘤细胞间质表型被抑制，说明 SMAD1 是 B7-H3 促进 EMT 的关键分子。**结论：**①B7-H3 在肿瘤组织的异常表达，除了已报道的免疫调控作用，还可直接对肿瘤细胞发生调控作用。②B7-H3 临床标本证明与肿瘤浸润深度相关，与 MMPs 表达相关。③B7-H3 可促进肿瘤细胞上皮间质转化，PI3K-Akt-SMAD1 是这一过程中主要信号通路。

38. FGF-2 信号通路介导 EGFR-TKIs 快速获得性耐药的分子机制研究

赵　琼

浙江大学附属第一医院

目的：通过沉默或激活 PC-9 细胞（携带 EGFR 基因 19 外显子突变的 NSCLC 细胞株）中的内源性 FGF2 表达，同时添加吉非替尼与外源性 FGF2，诱导 PC-9 细胞产生针对 EGFR-TKIs 快速获得性耐药的状态，筛选出 FGF2 介导的 EGFR-TKIs 快速获得性耐药的细胞模型，并进一步明确这一全新的耐药模式中所涉及的分子机制。**方法：**①构建编码靶向 FGF2 基因 shRNA 及基于 PAS（PCR-based Accurate Synthesis）的慢病毒载体，包装慢病毒，感染人肺癌细胞 PC-9，以荧光定量 PCR 检测 FGF2 基因在 mRNA 水平的变化，以 western blot 检测 FGF2 蛋白表达水平的变化，筛选出 FGF2 沉默表达/高表达的细胞株；②FGF2 沉默表达或过表达细胞株（PC-9-FGF2-OE）单用吉非替尼或联用外源性 FGF2，筛选出耐药细胞株，并进一步用相关的生物学指标验证其耐药属性；③以 Affymetrix 人全基因组 3′IVT 芯片检测 PC-9-NC+FGF2、PC-9-FGF2-KD+FGF2、PC-9-FGF2-OE+FGF2，以及空白对照的 PC-9 细胞的差异基因表达改变。**结果：**①采用慢病毒载体介导的转基因方法构建了 FGF2 基因沉默和 FGF2 基因高表达的 PC-9 细胞，Western Blot 检测进一步在蛋白水平对细胞内 FGF2 的表达改变进行了验证，成功筛选出稳定的 FGF2 基因沉默（PC-9-FGF2-KD）和 FGF2 基因高表达（PC-9-FGF2-OE）的 PC-9 细胞株；②在 FGF2 基因过表达的 PC-9 细胞株（PC-9-FGF2-OE）及给予外源性 FGF2 的 PC-9 细胞株中均观察到细胞活力的增加，提示内外源性的 FGF2 刺激均有可能诱导出 PC-9 细胞针对 EGFR-TKIs 的快速获得性耐药；细胞生物学检测进一步表明 PC-9-FGF2-OE+FGF2 细胞株中出现显著的细胞凋亡率下降、细胞增殖分裂加快、细胞迁移和侵袭能力增强等耐药生物学行为，证实该细胞模型为 FGF2 介导的 EGFR-TKIs 快速获得性耐药的稳定的 NSCLC 细胞模型；③芯片检测发现 PC-9-FGF2-OE+FGF2 组细胞与 PC-9-NC+FGF2 组相比较而言，主要产生了 PI3K-AKT 通路、MAPK 通路、ErbB 通路和 VEGF 通路的上调，其中 PI3K-AKT 信号通路对 FGF2 介导的 EGFR-TKIs 快速获得性耐药的发生机制可能具有重要意义。**结论：**①成功构建出 FGF2 介导的 EGFR-TKIs 快速获得性耐药的稳定的 NSCLC 细胞模型，为进一步揭示 FGF-2 信号通路介导 EGFR-TKIs 快速获得性耐药的分子机制奠定了研究基础；②PI3K-AKT 信号通路可能在 FGF2 介导的 EGFR-TKIs 快速获得性耐药的发生机制中发挥重要作用。

39. 肺腺癌组织细胞膜差异蛋白 Adipophilin 的功能研究

张　娜，张玉萍，李　维，明宗娟，樊　娜，吕　欣，
王　薇，邓姗姗，曾丽忠，杨拴盈

西安交通大学第二附属医院

目的：应用慢病毒干扰技术构建目的蛋白表达沉默的 A549 细胞株；应用 MTT 法及流式细胞术检测目的蛋白沉默后细胞的增殖及凋亡；应用 RT-qPCR 方法检测目的蛋白的 mRNA 表达水平；应用 western blot 方法检测目的蛋白的表达水平；应用 ELISA 法检测血液标本中 Adipophilin 的含量。通过以上实验探讨目的蛋白在肺腺癌发生、发展中的作用。**方法**：①慢病毒载体的构建：应用 BamHⅠ和 EcoRⅠ双酶酶切 pGMLV-SC5 RNAi 慢病毒载体；将含 Adipophilin shRNA 的序列连接到该载体质粒上，构建重组体质粒 pGMLV-SC5-Adipophilin shRNA；应用 DNA 测序并鉴定；将其联合辅助质粒共转染 293T 细胞；收集并浓缩慢病毒上清后得到慢病毒颗粒储存液；逐孔稀释法测定病毒滴度。②稳定细胞株的构建：用含有高滴度的 Adipophilin shRNA 或阴性对照 shRNA 的慢病毒液感染 A459 细胞；应用荧光显微镜观察绿色荧光蛋白评估转染效率；应用 RT-qPCR 法检 Adipophilin-shRNA-A549 细胞中 Adipophilin mRNA 的表达水平，计算沉默效率；应用 western blot 法检测 Adipophilin-shRNA-A549 细胞中 Adipophilin 蛋白的表达水平，以确定最佳干扰序列，并构建最终的稳定细胞株。③差异蛋白 Adipophilin 的功能研究：分别应用 MTT 法及流式细胞术分别检测 Adipophilin 表达沉默后细胞增殖及凋亡；应用 RT-qPCR 法检测 Adipophilin mRNA 的表达水平；应用 western blot 法检测 Adipophilin 蛋白的表达水平。④差异蛋白 Adipophilin 在血液中含量的检测：通过 ELISA 法检测肺癌患者及良性肺疾病患者血清中 Adipophilin 的含量。**结果**：①慢病毒载体的构建：a. DNA 测序分析表明，Adipophilin shRNA 序列已经插入慢病毒载体质粒，且与目的序列完全一致；b. 成功制备表达 Adipophilin shRNA 的慢病毒颗粒浓缩液。病毒滴度为 1×10^9 TU/mL。②稳定细胞株的构建：在荧光显微镜下观察感染慢病毒后的 A549 细胞，可见明亮的绿色荧光，证实稳定细胞株构建成功。最终构建的 Adipophilin-shRNA-A549 细胞株的沉默效率为 99%。③差异蛋白 Adipophilin 的功能研究：a. MTT 法：在 24h、48h 及 72h 三个时间节点时，差异蛋白 Adipophilin-shRNA-A549 细胞的增殖抑制率分别为 50.05±1.42%、69.79±1.20%及 83.20±1.09%。与对照组相比，实验组细胞的增殖能力受到明显抑制（$P<0.01$）；b. 流式细胞术：通过流式细胞术检测细胞凋亡，结果显示，Adipophilin-shRNA-A549 细胞及 A549 细胞凋亡比例分别为 21.35±0.55%及 6.42±0.35%，前者凋亡比例明显增多，差异有统计学意义（$P<0.01$）；c. RT-qPCR：与对照组相比，实验组中 Adipophilin mRNA 的表达显著降低（$P<0.01$）；d. Western blot：与对照组相比，Adipophilin-shRNA-A549 细胞中 Adipophilin 蛋白的表达显著减少（$P<0.01$）。④差异蛋白 Adipophilin 在血液中含量的检测：通过检测肺癌组和对照组患者血清中

差异蛋白 Adipophilin 含量，结果显示，Adipophilin 在腺癌及小细胞癌中的含量明显升高，差异有统计学意义（分别为 $P<0.02$ 及 $P<0.047$）；分层分析结果显示，Adipophilin 在吸烟指数≥400 年支肺癌患者中表达显著升高，差异有统计学意义（$P<0.01$）；Adipophilin 在晚期组（Ⅲ+Ⅳ）肺癌患者血清中含量明显高于早期组（Ⅰ+Ⅱ），差异有统计学意义（$P<0.01$）；应用受试者工作特征曲线评价差异蛋白 Adipophilin 在肺癌中的诊断价值，结果显示，肺癌患者血清中 Adipophilin 的含量为 67.57ng/mL 时其灵敏性和特异性均较高，其分别为 0.721 及 0.524，约登指数为 0.245，提示 Adipophilin 对肺癌的诊断具有一定价值，但早期诊断价值有限。**结论：**①差异蛋白 Adipophilin 可促进 A549 细胞的增殖，抑制其凋亡，提示 Adipophilin 可能是一种癌基因。②差异蛋白 Adipophilin 对腺癌及小细胞肺癌具有一定的诊断价值，但早期诊断价值有限；对晚期及吸烟指数≥400 年支的肺癌患者 Adipophilin 诊断价值更大。

40. 胃癌中 NKD2 的甲基化沉默通过上调 SOX18 表达促进肿瘤的侵袭和转移

贾 岩[1,2]，曹宝平[1,3]，杨云生[1]，令狐恩强[1]，詹启敏[4]，吕有勇[5]，于颖彦[6]，James G Herman[7]，郭明洲[1]

[1] 中国人民解放军总医院；[2] 天津医科大学肿瘤医院；[3] 南开大学；[4] 中国医学科学院；[5] 北京大学肿瘤医院；[6] 上海瑞金医院；[7]University of Pittsburgh Cancer Institute

目的：胃癌的发生与环境因素、遗传学及表观遗传学的改变相关。NKD2 是果蝇 NKD 基因在哺乳动物中的同源基因之一。NKD2 位于染色体的 5p15.3 位点，该位点在结直肠癌和胃癌中频发杂合性缺失。有研究表明 NKD2 可以抑制骨肉瘤的生长和转移。本研究目的在于明确 NKD2 在胃癌中的作用及机制，为 NKD2 在胃癌的诊断、预后和化疗敏感性等方面的应用奠定基础。**方法：**本研究在 6 株胃癌细胞系，196 例人原发胃癌组织样本中通过半定量 RT-PCR、IHC、MSP 等技术检测细胞系及组织中 NKD2 的表达水平及甲基化状态。应用基因表达谱芯片、流式细胞技术、transwell 侵袭迁移实验及裸鼠成瘤实验等探讨 NKD2 基因对胃癌细胞增殖、侵袭迁移、细胞周期的作用及机制。**结果：**在胃癌细胞系中 NKD1 和 NKD2 基因的表达受到基因启动子区甲基化的调控。NKD1 基因和 NKD2 基因在 196 例胃癌组织中的甲基化率分别是 11.7%（23/196）和 53.1%（104/196）。NKD2 的甲基化与胃癌的细胞分化、TNM 分期以及淋巴结转移显著相关（$P<0.05$），而且 NKD2 非甲基化的胃癌患者的生存期要长于 NKD2 甲基化的胃癌患者（$P<0.05$）。但是 NKD1 的甲基化与胃癌的细胞分化、TNM 分级、淋巴结转移、年龄、性别、肿瘤的大小、肿瘤的定位或者血管侵袭均无相关性（$P>0.05$）。在 47 对配对的原发癌组织和癌旁组织中，20 例组织中的 NKD2 表达缺失或下降，其中 17 例为 NKD2 甲基化，NKD2 的表达缺失或下降与启动子区的甲基化相关（$P<0.001$）。在胃癌细胞 BGC823 和 MGC803 中恢复 NKD2 的表达可抑制细胞的增殖、克隆形成和侵袭迁移能力。NKD2 可以诱导 BGC823 和 MGC803 细胞在 G2/M 期的阻滞，并可增加 BGC823 和 MGC803 细胞对多西他赛的敏感性。NKD2 可抑制 BGC823 细胞在裸鼠中的成瘤能力。进一步的研究发现 NKD2 通过下调 SOX18 及 MMP-2，7，9 的表

达而抑制胃癌细胞的侵袭迁移。**结论**：NKD2 在胃癌中频繁发生甲基化，是一个潜在的胃癌诊断标志物；NKD2 甲基化可能是一个胃癌预后不良和对多西他赛耐药的标志物。NKD2 在胃癌中的表达受启动子区甲基化调控，它可通过调控 SOX18 及其下游基因的表达而抑制胃癌的转移。

41. 双基因修饰 Treg 的树突状细胞融合疫苗抗胰腺癌免疫效应的实验研究

周国雄，黄莉莉，张海峰，曹　维，丁晓凌

南通大学附属医院

目的：本研究旨在构建过表达 Foxp3 和 A20miRNA 修饰 Treg 的 DSL6A/C1 细胞与树突状细胞的融合疫苗，获得既有 DC 特殊功能又表达肿瘤抗原的新型肿瘤疫苗。检测融合疫苗中 Foxp3 和 A20 基因及蛋白表达情况，体外分析融合疫苗的活性、CTL 杀伤力以及抗体分泌能力，初步探讨疫苗抗胰腺肿瘤的免疫效应，为进一步将双基因修饰的肿瘤疫苗用于胰腺癌的防治研究奠定理论基础，有望开出发新的、高效特异的胰腺癌生物治疗药物。**方法**：①构建负载过表达 Foxp3 质粒和 A20miRNA 质粒，采用慢病毒法共转染到 DSL6A/C1 细胞，抗生素筛选稳转细胞株，荧光拍照，利用 PEG 法与树突状细胞融合而构建融合疫苗，采用 Western Blot、PCR 检测 Foxp3、A20 的表达量。②免疫磁珠分选纯化疫苗，流式细胞仪对融合细胞表型鉴定，并在体外与单基因修饰、未基因修饰的融合疫苗作为对照，MTT、Transwell 检测多基因融合疫苗活性、迁移能力，LDH 杀伤实验检测 $CD8^{+}T$ 对肿瘤细胞的杀伤作用，采用 ELISpot 技术检测 $CD4^{+}T$ 在肿瘤抗原刺激下 IFN-γ，IL-2 分泌格局。**结果**：①成功构建过表达 Foxp3 和 A20 miRNA 质粒，共转入 DSL6A/C1 细胞，成功筛选稳转细胞株，Western Blot、PCR 检测 Foxp3、A20 基因及蛋白表达，与阴性及空白对照组相比，Foxp3-A20 修饰的大鼠胰腺癌 DSL6A/C1 细胞中 Foxp3 呈高表达，A20 呈低表达，有统计学意义（$P<0.01$）。②采用 PEG 法成功构建双基因修饰的融合疫苗，Western Blot、PCR 检测多基因融合疫苗中 Foxp3 表达较未融合前有降低趋势，双基因修饰 Treg 的融合疫苗构建成功（$P<0.05$）。③MTT、Transwell 实验显示其双基因修饰的融合细胞增殖、侵袭力较单基因修饰及未基因修饰相比明显增强，有统计学意义（$P<0.05$）。④LDH 实验表明表观双基因修饰融合疫苗组 $CD8^{+}T$ 细胞对 DSL6A/C1 细胞株的杀伤活性随效应细胞增多而增强且优于单基因修饰组，未修饰组及对照组、生理盐水组，有统计学意义（$P<0.05$）。⑤ELISpot 实验表明表观双基因修饰融合疫苗组能刺激 $CD4^{+}T$ 细胞分泌 IFN-g 和 IL-2 因子，与单基因修饰组、未修饰组及对照组、生理盐水组比较有统计学意义（$P<0.05$）。**结论**：①过表达 Foxp3 及 A20 miRNA 修饰的肿瘤细胞与 DC 细胞构成的融合疫苗，对 Treg 的功能和数量有较好的抑制作用。②体外水平检测双基因修饰的融合疫苗对肿瘤细胞的增殖、侵袭能力，对肿瘤细胞的杀伤性及细胞因子分泌能力均较较单基因、未基因修饰融合疫苗效果显著。③双基因修饰融合疫苗可能为胰腺癌治疗提供新的治疗手段。

42. RASSF10基因启动子区甲基化可能是多西他赛耐药的标志物并通过抑制P53信号通路而抑制肝癌的生长

金永帅[1]，曹宝平[1,2]，张美英[1,2]，詹启敏[3]，
James G Herman[4]，于　淼[1]，郭明洲[1]

[1] 解放军总医院；[2] 南开大学医学院；[3] 中国医学科学院北京协和医学院肿瘤医院
[4]University of Pittsburgh Cancer Institute

目的：检测 RASSF10 在肝癌中的甲基化情况，探讨 RASSF10 对肝癌细胞生长、凋亡等功能的影响及作用机制。并分析 RASSF10 甲基化与肝癌的诊断和预后的关系。**材料与方法：**本研究应用 17 株肝癌细胞系（SNU182，SNU387，HBXF344，SNU475，HepG2，BEL7402，LM3，Huh7，PLC/PRF5，QGY7703，Huh1，BEL7404，BEL7405，QSG7701，Sk-hep1，SNU449，SMMC7721）、结肠癌细胞系（DKO）、20 例正常肝组织、69 例原发性肝癌组织、31 对原发性肝癌及配对的癌旁组织。应用半定量 RT-PCR、甲基化特异性 PCR（MSP）、亚硫酸盐测序（BSSQ）、免疫组化（IHC）、MTT 实验、克隆形成实验、流式细胞仪检测技术和蛋白免疫印迹杂交等技术分析 RASSF10 在肝癌细胞中的功能。**结果：**RASSF10 启动子区在 SNU387，HBXF344，HepG2，PLC/PRF/5，Huh7，BEL7402，LM3 和 QGY7703 细胞系中发生甲基化并且表达缺失，在 SNU182 和 SNU475 细胞中启动子区呈半甲基化状态，且呈低丰度表达，在 DKO 为非甲基化，高丰度表达。5-aza 处理后 RASSF10 不表达或低表达的细胞株恢复表达，表明 RASSF10 的表达受到启动子区甲基化的调控。RASSF10 在原发性肝癌组织的甲基化率为 82.6%（57/69），在正常肝组织不发生甲基化。RASSF10 的甲基化与肝癌患者的肿瘤大小和 TNM 分期相关（$P<0.05$）。在 HepG2 和 QGY7703 细胞恢复 RASSF10 的表达可以抑制细胞的增殖，促进凋亡，诱导 G2/M 期细胞的阻滞，并可激活 P53 信号通路的活性，增加癌细胞对多西他赛的敏感性。**结论：**RASSF10 甲基化是肝癌的频发事件，且在肝癌中 RASSF10 的表达受到启动子区甲基化的调控。RASSF10 的甲基化与肝癌的预后相关；RASSF10 的甲基化可能是肝癌对多西他赛耐药的标志。RASSF10 通过激活 P53 信号通路从而抑制肝癌的生长。

43. miR-17~92 持续性激活关键癌基因信号传导通路调节侵袭性恶性淋巴瘤的生物学功能研究

王先火[1]，张会来[1]，王华庆[2]，王　玺[3]，孔令喆[1]，傅　凯[1]

[1] 天津医科大学肿瘤医院；[2] 天津市南开大学人民医院；
[3] 天津医科大学基础医学院

目的：miR-17~92 参与了 B 细胞淋巴瘤的发生与发展，可通过作用于多个靶基因或多条信号传导通路调节细胞增殖、转化、周期与凋亡。NF-kB 信号传导通路是 ABC 亚型弥漫大 B 细胞淋巴瘤（ABC-DLBCL）中关键癌基因信号传导通路，同时 ABC-DLBCL 淋巴瘤也是侵袭性极强的 B 细胞淋巴瘤之一，miR-17~92 对 ABC-DLBCL 淋巴瘤的作用及生物学功能目前尚未见报道。本研究的目的是阐明 miR-17~92 在 ABC-DLBCL 淋巴瘤中持续性激活关键癌基因 NF-kB 信号传导通路而影响其生物学功能的作用。**方法**：采用 microarray 分析 ABC-DLBCL 患者 miR-17~92 和 NF-kB 下游靶基因的表达并分析二者相关性及与临床预后的关系，采用生物信息学手段预测 miR-17~92 在癌基因 NF-kB 信号传导通路的作用潜在靶基因，采用分子克隆技术构建靶基因序列重组质粒并进行定点突变，采用荧光素酶报告基因方法验证 miR-17~92 作用靶基因序列，采用双荧光素报告系统分析 miR-17~92 对 NF-kB 活性的影响，采用病毒系统构建稳定表达 miR-17~92 和 miR-17~92 sponge 细胞系，采用 MTS 和计数分析细胞增殖能力，采用流式测定细胞周期及凋亡，采用 Western blot 测定相关蛋白表达，采用 qRT-PCR 测定 NF-kB 靶基因的表达。**结果**：ABC-DLBCL 淋巴瘤组织中 miR-17~92 的表达与 NF-kB 活性呈正相关，且与临床预后呈负相关。TargetScan 和 miRanda 软件双重预测 miR-17~92 在癌基因 NF-kB 信号传导通路的潜在靶基因，打分靠前的有 A20，CYLD 和 Rnf11。构建 Luc-target gene-3′UTR 野生型和突变型重组质粒，荧光素酶报告基因实验显示 miR-17~92 靶基因的确是 A20，CYLD 和 Rnf11。双荧光素报告系统结果显示 miR-17~92 调控着 NF-kB 活性。在构建的稳定表达 miR-17~92 和 miR-17~92 sponge ABC-DLBCL 细胞系中，miR-17~92 可调控 A20，CYLD 和 Rnf11 蛋白表达水平。miR-17~92 可促进 ABC-DLBCL 细胞增殖，并可逆转 NF-kB 抑制剂诱导的细胞增殖抑制作用；miR-17~92 sponge 可阻滞 ABC-DLBCL 细胞停留在 G_0/G_1 期；miR-17~92 也可抑制 NF-kB 抑制剂诱导的细胞凋亡作用。miR-17~92 可促进 NF-kB 靶基因的转录。**结论**：miR-17~92 可持续性激活癌基因 NF-kB 信号传导通路，从而调控着 ABC-DLBCL 淋巴瘤的生物学功能。该研究进一步揭示了 ABC-DLBCL 淋巴瘤新的作用机制，为 miR-17~92 可能作为侵袭性恶性淋巴瘤包括 ABC-DLBCL 淋巴瘤预后的生物标记物提供理论基础，同时也为针对 miR-17~92 的生物治疗与 NF-kB 抑制剂联合治疗侵袭性恶性淋巴瘤提供思路。

44. 去势抵抗性前列腺癌内分泌治疗获得性耐药的分子表型研究

王海涛，张　姣，李保国，唐　勇，王丽丽

天津医科大学肿瘤医院

目的：前列腺癌（prostate cancer，PCa）是老年男性泌尿生殖系统最常见的恶性肿瘤之一。国内大多数PCa患者在诊断时已经处于中晚期或存在转移，失去了外科手术的机会，这些患者均需要接受手术去势或药物去势联合抗雄激素治疗。虽然治疗初期大多数PCa患者有效，但几乎所有患者最终均发展成为去势抵抗性前列腺癌（castration resistant prostate cancer，CRPC），也即产生了内分泌治疗（hormone therapy，HT）获得性耐药。不同CRPC患者给予同样的治疗方案其疗效差异巨大，这一现象产生的根本原因在于每个患者之间的分子分型存在很大的差异。因此，通过分子诊断来确诊患者实时的肿瘤分子表型，进而根据这种分子表型制定CRPC科学、规范、个体化的综合方案，争取最大的治疗获益。本研究通过对二次活检的肿瘤组织标本的免疫（免疫组织化学染色）和分子表型（48个癌相关基因外显子组测序）的检测，探索PCa内分泌治疗获得性耐药的机制，并基于免疫及基因分子表型特征指导个体化治疗，以此探索个体化治疗模式。**方法：**①收集多中心临床试验（编号：NCT02208583）纳入的40例CRPC患者的临床病理资料及耐药后二次活检的组织病理标本；②检测PCa耐药后的二次活检组织的免疫表型特征，包括与上述耐药机制密切相关的标志物的免疫组织化学染色，包括雄激素受体（androgen receptor，AR），上皮间质转化（Epithelial-mesenchymal transition，EMT）相关标志物E-cadherin和Vimentin，神经内分泌分化（Neuroendocrine differentiation，NED）相关标志物CD56和Syn，P53，AURKA，N-myc以及Ki-67；③检测PCa耐药后的二次活检组织的基因分子表型特征（基因表达和/或基因突变谱）；④根据免疫及基因分子表型特征给予个体化治疗，并对其临床病理资料进行整理，通过对个体化治疗后CRPC患者的无进展生存时间（Progression-free survival，PFS）进行统计以观察个体化治疗的效果。**结果：**①获得性耐药的免疫表型研究：本组CRPC患者的二次活检标本均可见免疫表型转化，包括：AR阳性表达（50%）、更低程度的分化（34%）、NED转化（8%）、EMT转化（4%）和SCPC（4%）。其中AURKA阳性者更常见于p53突变蛋白表达。②获得性耐药的分子表型研究：在本研究中，所有的CRPC患者的二次活检病灶均出现了基因突变，突变的基因包括：KDR，TP53，NRAS，KRAS，CTNNB1，ERBB4，RB，KIT，PIK3CA，VHL，FBXW7，APC，ALK，PDGFRA，EGFR，BRAF，PTEN，SMAD4，STK11，SMARCB1，GNA11，NPM1等。其中TP53基因突变见于31.6%（18/21）的CRPC患者、KDR突变见于19.3%（11/21）的CRPC患者、MET 、PIK3CA突变分别见于8.8%（5/21）的CRPC患者、KIT、PTEN、RB、APC突变分别见于7%（4/21）的CRPC患者、EGFR突变见于3.5%（2/21）的CRPC患者。有趣的是，大多数TP53突变与其它基因突变同时出现。③个体化治疗的探索：根据本组CRPC患者免疫及基因分子表型，针对不同靶标给予5例患者个体化治疗，其中2例接受阿比特龙治疗，1例接受EP方案治疗，1例接受EP方案联合阿比特龙治疗，1例接受EP方案联合贝伐单抗治疗，其PFS分别为4个月、8个月、10个月、6个月和12个月。**结论：**CRPC是一组高度异质性的恶性晚期肿瘤，PCa进展为CRPC的过程中，免疫及分子耐药机制多样。根据不同的免疫表型转化及基因突变谱特征，给予本组患者个体化治疗方案取得了显著疗效，毒副作用小，并可改善患者预后。

45. BMI和年龄可能是经VEGFR-TKI治疗的转移性肾细胞癌患者的生存预测因素

宋 岩，杜春霞，孙永琨，张 雯，杨 林，依荷芭丽·迟，崔成旭，周爱萍，王金万，孙 燕

中国医学科学院北京协和医学院肿瘤医院

目的： 目前小分子酪氨酸激酶抑制剂（TKI）是转移性肾细胞癌（mRCC）的首选治疗，本研究目的是分析经VEGFR-TKI治疗的mRCC的生存预测因子。**方法：** 回顾性分析2006年至2014年中国医学科学院肿瘤医院于5项临床试验中收治的155例mRCC患者的临床资料，所有患者均接受一线TKI治疗。收集患者的临床病理资料和生存情况，分析其临床特点和预后因素。**结果：** 全组中位生存期36.2个月（95%CI，29.9~46.6月），男女患者比例为3.19：1。所有患者接受舒尼替尼、索拉非尼、帕唑帕尼和法米替尼治疗。MSKCC预测系统的5个预测因素中的4个是预后不良的独立预测因素：贫血（P=0.007），高钙血症（P=0.000），乳酸脱氢酶（LDH）≥1.5倍正常值上限（P=0.005），诊断至治疗时间小于1年（P=0.000）。另外，年龄≤45岁（P=0.002），转移部位≥3（P=0.000），过低或过高的体重指数（BMI<19 or BMI >30）（P=0.003）是独立不良预后因素。建立7因素的预后模型，依据风险因素的数目将患者分为3组：预后好的组（无不良预后因素，n=25），中位总生存期71.1个月；预后中等组（1个或2个预后不良因素，n=77），中位总生存期41.6个月；预后差的组（3~7个预后不良因素，n=53），中位总生存期15.3个月（P=0.000）。**结论：** 这个7因素模型在MSKCC模型基础上补充年龄≤45岁，转移部位≥3和过低或过高的体重指数能更好的预测mRCC经TKI治疗后的疗效。

46. 229例恶性肿瘤合并结核患者的临床特点分析

柴 梅[1]，史清明[1]，顾康生[2]

[1]安徽省胸科医院；[2]安徽医科大学第一附属医院

目的： 探讨恶性肿瘤合并结核患者的临床特点。**方法：** 回顾性调查2008年1月至2014年12月入住我院的恶性肿瘤合并结核患者，同时选取相同时期的单纯恶性肿瘤和单纯肺结核患者为对照组。

记录患者的一般资料、基础状态、恶性肿瘤和结核情况。**结果：** 共计调查恶性肿瘤合并结核患者299人。男性和年龄大于65岁的恶性肿瘤合并结核患者分别占86.5%和57.6%，并且以肺癌（75.1%）、鳞癌（47.2%）、中晚期肿瘤（60.7）以及肺结核（96.5%）为主，新发肺结核患者接近一半（42.8%）。与单纯肿瘤患者相比，恶性肿瘤合并结核患者体重指数明显降低，低蛋白血症的比例明显增高。**结论：** 对于营养状态较差的恶性肿瘤患者，特别是老年男性、中晚期以及肺鳞癌患者，需警惕新发肺结核。

47. 86例胃神经内分泌肿瘤的分型诊断及临床病理特点

谭煌英，贾立群

中日医院中西医结合肿瘤内科

目的： 胃神经内分泌肿瘤临床分为4种类型，不同亚型其治疗决策和预后大不相同，因此正确分型是规范化诊治的重要组成部分。本文总结我院胃神经内分泌肿瘤的分型诊断经验，为国内同道提供借鉴和参考。**方法：** 对2012年6月至2015年2月就诊于中日医院经病理确诊的胃神经内分泌肿瘤患者86例，按以下标准进行分型：高分化胃神经内分泌肿瘤分为3型：血清胃泌素升高伴胃酸缺乏者属于1型，与（自身免疫性）萎缩性胃炎相关；血清胃泌素升高伴卓-艾综合征者属于2型，与胃泌素瘤或1型多发性内分泌腺瘤病（MEN-1）相关；血清胃泌素及胃酸分泌正常者属于3型；低分化胃神经内分泌癌（NEC G3）及混合性腺神经内分泌癌（MANEC）属于4型。总结各型患者的临床病理特点。**结果：** 我院86例胃神经内分泌肿瘤患者的分型结果，1型38例（44.2%），2型4例（4.7%），3型30例（34.9%），4型14例（16.3%）。1型患者胃镜下表现为胃底/体、多发的、小的、息肉样隆起，病灶小于1cm占81.6%（31/38），多发性占78.9%（30/38）。病理分级多数为NET G1（34/38，89.5%），多伴有胃底/体萎缩性胃炎和神经内分泌细胞增生。38例1型患者血清胃泌素检测均提示高胃泌素血症（715.57±494.19 pg/ml），28例1型患者行24小时胃内pH值监测，26例（92.9%）提示胃酸缺乏状态。抗胃壁细胞抗体72.7%（24/33）患者检测结果为阳性。62.5%（20/32）患者伴有维生素B_{12}缺乏。28.9%（11/38）患者有贫血病史。所有1型患者均接受内镜下治疗，63.2%同时接受中药治疗。38例1型患者未发现转移病例。2型患者共4例，血清胃泌素水平均明显升高。3例为胃泌素瘤，1例MEN-1，表现为卓-艾综合征，其中3例患者有肝转移。30例3型患者胃镜表现29例为单发病灶，1例多发病灶，病理分级17例为NET G1，11例NET G2，2例NET G3。18例确诊时出现远处转移。14例4型患者11例为NEC G3，3例为MANEC，100%有远处转移，均接受化疗。**结论：** 胃神经内分泌肿瘤中1型最常见，其次是3型、4型，2型最少见。不同分型其临床病理特点差异很大。血清胃泌素和24小时胃内pH值监测是高分化胃神经内分泌肿瘤分型诊断的重要依据，实施分型诊断是胃NEN规范化治疗的前提。

48. 应用流式细胞仪检测淋巴细胞亚群的方法学考核

钱晓燕，韩晓红，姚嘉瑞，张志尚，吴　荻，石远凯*

中国医学科学院北京协和医学院肿瘤医院
抗肿瘤分子靶向药物临床研究北京市重点实验室

目的：流式细胞术（FCM）是一项对细胞进行多参数、快速定量分析和分选的技术。运用流式细胞技术进行淋巴细胞亚群分析是临床实验室常见的检测项目，但是目前国内外均无操作性较强的流式检测项目方法学考核的指南。本研究旨在建立及考核流式细胞技术检测淋巴细胞亚群的方法，以确保样品检测的准确性。**方法：**本研究参考临床和实验室标准协会（CLSI）相关文件及文献，参照临床化学及血液学项目进行检测验证。应用 BD FACS Calibur 流式细胞仪，对淋巴细胞亚群的批内精密度、批间精密度、准确度、检测低限、携带污染、参考区间、稳定性等主要性能指标进行考核。**结果：**正常值标准品和低值标准品的淋巴细胞亚群绝对计数和百分比的批内精密度范围为 0.52%～4.62%，批间精密度范围为 1.07%～3.34%，均<5%；偏倚范围为−2.73%～5.00%，均<10%。5 份卫生部临检中心室间质评质控品检测准确度均达到临检中心给出的标准。正常值标准品和低值标准品进行 200 倍稀释至临界值附近，经过 6 次检测，各项指标检测低限的 CV 值范围为 5.44%～15.18%，符合要求。1 份高浓度样本检测 3 次后对 1 份低浓度样本检测 3 次，淋巴细胞亚群绝对值和百分比的携带污染率范围为-1.95%～1.73%，均<3%，符合要求。在收集的 58 个正常参考个体中，$CD3^+CD4^+CD45^+$、$CD3^+CD8^+CD45^+$、$CD3^-CD19^+CD45^+$绝对计数的超限个数分别为 1 个、5 个、0 个，百分比的超限个数分别为 0 个、3 个、2 个，均不超过 10%的观察值在引用的参考限之外。样本在反复振荡并且有温度不稳定的条件下，保存于 10～30℃，稳定时间≤5 天，保存于 37℃，稳定时间≤3 天；样本在静止状态下，保存于 10～30℃，稳定时间≤8 天，保存于 37℃，稳定时间≤7 天。**结论：**我们使用 BD FACS Calibur 流式细胞仪建立了灵敏度高、特异性强的淋巴细胞亚群检测方法，所检测的精密度、准确度、检测低限、携带污染、参考区间、稳定性均符合要求。该方法已经成功用于测定外周血中淋巴细胞亚群的绝对计数及百分比。

49. Systemic Chemotherapy Followed by Definitive Locoregional Intensity-modulated Radiation Therapy Yields Prolonged Survival in Nasopharyngeal Carcinoma Patients with Distant Metastasis at Initial Diagnosis

Shao-xuan Hu[a], Xiao-hui He[a*], Mei Dong[a], Bo Jia[a], Sheng-yu Zhou[a], Jian-liang Yang[a], Sheng Yang[a], Chang-gong Zhang[a], Peng Liu[a], Yan Qin[a], Lin Gui[a]

[a] Department of Medical Oncology, Cancer Hospital, Chinese Academy of Medical Sciences, Peking Union Medical College, Beijing, China.

Objective: To evaluate the outcome of systemic chemotherapy followed by definitive intensity-modulated radiotherapy (IMRT) to the primary and cervical nodal disease as well as local treatment to distant metastasis as first-line treatment for patients with newly diagnosed metastatic nasopharyngeal carcinoma (NPC). **Materials and Methods**: Forty-one patients with pathologically confirmed NPC with distant metastasis at initial diagnosis seen between March 2005 and February 2014 were retrospectively reviewed. All the patients were treated with platinum-based systemic chemotherapy followed by definitive IMRT to the primary locoregional disease with or without concurrent chemotherapy. In addition, local treatment to metastatic lesions was given in 19 patients. **Results**: With a median follow-up time of 25 months (range: 5 to 108 months), 24 patients had deceased, and the estimated median overall survival time was 31.2 months. The 1, 2, 3 and 5-year estimated OS rates were 89.9%, 67.4%, 41.1% and 22.5%, respectively. Serum lactate dehydrogenase (LDH) level ($P=0.021$) and number of metastatic sites (single vs. multiple) ($P=0.016$) were significant prognostic factors in univariate analysis. Five patients are still alive without evidence of disease after 52 to >101 months. All of them had a single metastatic lesion and received local treatment to metastatic sites. **Conclusions**: Systemic chemotherapy followed by definitive IMRT to the primary locoregional disease in combination with local treatment to distant metastasis prolongs survival in patients with newly diagnosed metastatic NPC, and makes curability a possible consideration in selected patients with single metastasis. Further prospective clinical trials are warranted.

50. 晚期非小细胞肺癌二线铂二联化疗的预后评估模型

莫红楠，郝学志，刘雨桃，汪　麟，胡兴胜，许建萍，杨　晟，邢镨元，史幼梧，郑　博，王　燕，李峻岭，王宏羽，王子平，孙　燕，石远凯*

中国医学科学院北京协和医学院肿瘤医院肿瘤内科

目的：晚期非小细胞肺癌患者的二线治疗以单药方案化疗为主，患者预后极差。铂类药物在晚期非小细胞肺癌一线治疗中表现出了极佳的疗效，在二线治疗中的作用则尚不明确。目前临床缺乏相应的患者筛选方法，来找到含铂两药方案二线治疗晚期非小细胞肺癌的适用人群。**方法：**本文回顾性分析了364例晚期非小细胞肺癌患者，所有患者均为组织学或病理确诊的ⅢB或Ⅳ期非小细胞肺癌，一线治疗接受包含铂类药物的双药方案联合化疗后出现疾病进展，二线治疗仍采用包含铂类药物的双药方案治疗。根据患者一线治疗后进展时间（TTP）的不同，分为以下四组：A组0~3个月，B组4~6个月，C组7~12个月，D组大于12个月。研究比较了四组患者间总生存时间、无进展生存时间、客观缓解率以及药物副作用的差别，并利用Cox模型建立了患者预后评估模型。**结果：**所有患者的ECOG体力评分均为0~1分。关于包含铂类药物的二线化疗方案，145（39.8%）患者接受了紫杉醇类药物治疗，81（22.3%）患者接受了吉西他滨治疗，99（27.2%）患者接受了培美曲塞治疗，32（8.8%）患者接受了长春瑞滨治疗，4（1.1%）患者接受了依托泊苷治疗，3（0.8%）患者接受了伊立替康治疗。在药物不良反应方面，3度以上的最常见的血液学毒性为中性粒细胞减少（20.1%），非血液学毒性为恶心/呕吐（3.3%）。中位随访时间为11个月。经过二线铂二联方案治疗，D组患者的总生存时间显著优于其他三组（HR，0.809；95% CI：0.703~0.931；P=0.003）。单因素分析结果显示，患者年龄（P=0.000）、性别（P=0.004）和一线化疗后TTP时间（P=0.042）与患者的生存预后显著相关，而患者的ECOG体力评分（P=0.415）、客观缓解率（P=0.440）、疾病分期（P=0.145）和肿瘤组织学类型（P=0.174）则与患者预后无关。本文建立了一种TAF预后评分模型，以下通过多因素分析筛选出的与患者预后相关的独立因素各记一分：TTP大于12个月（P=0.0015），年龄小于60岁（P=0.002），女性患者（P=0.012）。TAF评分为2~3分（预后好）、1分（预后中等）、0分（预后差）患者的中位总生存时间分别为25.0个月、16.0个月和11.0个月（P<0.0001）。**结论：**TAF预后评分系统及相关列线图能够筛选出可以从二线铂二联治疗获益的晚期非小细胞肺癌患者。

51. 血红蛋白水平监测对晚期非小细胞肺癌化疗疗效及预后的影响

陈　蕾，熊柳冰

汕头大学医学院附属肿瘤医院

目的：通过回顾性分析研究晚期非小细胞肺癌（Non-small cell lung cancer，NSCLC）患者初诊时和化疗后贫血的发生情况，探讨初诊时贫血和化疗后贫血对NSCLC化疗疗效及生存预后的影响。**方法**：搜集2003年5月至2010年11月汕头大学医学院附属肿瘤医院内科收治的不可手术切除的184例晚期NSCLC患者的病历资料。按初诊时血红蛋白（hemoglobin，HB）将患者分成贫血组和非贫血组。男性HB<120 g/L，女性HB<110 g/L定义为贫血。两样本率的比较采用卡方检验，生存分析采用Kaplan-Meier乘积法和log-rank检验，多因素分析采用Cox逐步回归模型。**结果**：184例患者中初诊时伴贫血31例（16.8%），随着化疗周期数的增加，贫血的发生率逐渐升高，第2周期及第4周期化疗后相应的贫血发生率分别62%（114/184）和76.6%（111/145）（$P<0.001$）。NSCLC初诊时有无贫血对化疗疗效差别无统计学意义（$P=0.235$），而无论是2周期还是4周期化疗后贫血都与化疗有效率显著相关（$P<0.001$）。贫血组的中位生存期11个月，1年生存率41.9%，无贫血组12个月，1年生存率53.6%，差异无统计学意义（$P=0.921$）；Cox模型回归显示PS评分（$P=0.004$）和基础白蛋白水平（$P=0.001$）是晚期NSCLC的独立预后因素。**结论**：晚期NSCLC患者无论是治疗前还是治疗后贫血的发生率均高，需引起临床医生的重视。初诊时贫血对化疗效果及预后虽然没有明显影响，但化疗后贫血与化疗疗效显著相关。而基础白蛋白水平和PS评分是晚期NSCLC患者的独立预后因素。

52. 新疆地区256例非小细胞肺癌三维适形放疗预后因素分析

艾尼瓦尔・艾木都拉

新疆医科大学第一附属医院

目的：分析局部晚期非小细胞肺癌（NSCLC）三维适形放疗（3DCRT）疗效和副反应，以及影响预后的因素。**方法**：资料完整的256例Ⅲ期NSCLC患者纳入分析。其中男性149例，女性107例，年龄 30~87 岁。鳞癌 128 例，腺癌 120 例，腺鳞癌 2 例。$Ⅲ_A$期 132 例，$Ⅲ_B$期 124 例。单纯放疗 114 例，化放疗 142 例。放疗采用加速器 6MV X 线照射，1.8~3.0Gy/次，30~69Gy。化疗采用紫杉醇或多西紫杉醇或长春瑞滨+顺铂或卡铂一线方案。**结果**：随访 14~60 个月，随访率为 93%，完全缓解 29 例，部分缓解 166 例，有效率为 76%。1、3、5 年生存率分别为 69%、26%、11%，中位生存时间为 18.5 个月。Logrank 检验显示临床分期、卡氏评分、肿瘤体积、放疗剂量、治疗模式、近期疗效显著影响生存率，Cox 回归分析显示临床分期、治疗模式和近期疗效为独立预后因素。急性放射性肺炎 2 级 11 例、3 级 11 例，晚期放射性肺炎 2 级 5 例、3 级 3 例。急性放射性食管炎 1 级 50 例、≥2 级 5 例。骨髓抑制 1+2 级 65 例、>2 级 9 例。**结论**：3DCRT 治疗局部晚期 NSCLC 对临床分期较早、放疗剂量≥60Gy 的化放疗、近期疗效好的患者生存率较好，放射性损伤在可接受范围。

53. AP 与 TP 方案在 EGFR-TKI 耐药的非小细胞肺癌患者中的疗较比较

张洁霞

广州医科大学附属第一医院

目的：探讨 EGFR-TKIs 耐药后，AP（培美曲塞+顺铂）和 TP（多西紫杉醇+顺铂）两种方案应用于分子靶向药耐药的非小细胞肺癌患者的疗效。**方法**：回顾性分析 232 例经组织病理学确诊为晚期肺腺癌的患者，经一线治疗口服 EGFR-TKI 靶向治疗后是否出现耐药进展。患者分为两组，分别进行 AP 方案或 TP 方案化疗，共 4~6 疗程。每两周期化疗后 CT 评价疗效，根据 RECIST 标准评价两组患者的近期疗效（RR、DCR）、总生存期（OS），无进展生存期（PFS）。**结果**：TP 组和 AP 组 RR 分别为 24.1%和 34.5%（$P>0.05$），DCR 分别为 82.8%和 88.8%，差异均无统计学意义（$P>0.05$）。两组患者 OS 分别为 12 个月（95%CI：11.7~12.2 个月）、12.4 个月（95%CI：11.0~13.7 个月），差异均无统计学意义（$P>0.05$）。PFS 分别为 6.2 个月、8.0 个月，差异均有统计学意义（$P<0.05$）。吸烟组对比不吸烟组总生存：TP 组分别是 9 个月 vs 12.0 个月（$P<0.05$），AP 组分别是 8.8 个月 vs 14 个月（$P>0.05$）。**结论**：EGFR-TKI 靶向治疗耐药进展的非小细胞肺癌患者，TP、AP 方案对晚期肺腺癌的疗效相似；吸烟组在 AP、TP 方案组均较不吸烟组差。

54. MicroRNA-182促进非小细胞肺癌侵袭转移的临床意义及作用机制研究

陈光朋，陈正堂，江飞龙，彭丽娜

第三军医大学新桥医院

目的：探讨miR-182与非小细胞肺癌（NSCLC）的临床病理特征及作用机制。**方法**：运用定量实时聚合酶链反应（qRT-PCR）检测NSCLC细胞系以及30组配对的NSCLC癌组织和癌旁正常肺组织样本中的miR-182表达水平。在NSCLC细胞株A549和H1299中过表 达miR-182后，测定细胞侵袭、迁移能力。构建荧光素酶报告基因载体（pMIR-RECK）（含有miR-182结合位点的RECK的3′UTR片段），利用荧光素酶活性实验鉴定miR-182的预测靶基因（RECK）。qRT-PCR法和Western blot法分别检测RECK的mRNA和蛋白质的表达水平。**结果**：MiR-182在NSCLC细胞系和癌组织中的表达量增高，差异有统计学意义（$P<0.01$），并与肿瘤的转移相关。在NSCLC细胞株A549和H1299中过表达miR-182后促进了NSCLC细胞系的侵袭及迁移（$P<0.01$）。MiR-182 mimics显著抑制了荧光素酶的活性（$P<0.05$）。MiR-182 mimics显著下调了A549细胞中RECK的mRNA和蛋白质的表达（$P<0.05$）。**结论**：MiR-182与NSCLC发生和转移密切相关，其可能通过调控RECK信号通路在NSCLC发生和发展中发挥癌基因的作用。

55. 埃克替尼在65例≥75岁晚期非小细胞肺癌患者中的疗效及安全性分析

王文娴，郑 蕾，宋正波，李 铁，汪铁军，石志永，洪 卫，金 莹，张沂平

浙江省肿瘤医院 胸部肿瘤内科

目的：探讨在65例高龄晚期非小细胞肺癌患者中埃克替尼的疗效和安全性。**方法**：65例经病理学或细胞学证实≥75岁的Ⅲ_B～Ⅳ期非小细胞肺癌患者，口服埃克替尼125mg，每天3次，直至疾病进展或者出现严重不良反应。评价其疗效及不良反应。**结果**：所有患者中客观缓解率和疾病控制率分别为36.9%（24/65）和89.2%（58/65），中位无进展生存期（progression-free survival，PFS）为8.6个月，中位生存期（overall survival，OS）为11.5个月。腺癌与非腺癌患者的中位OS分别为15.1个月及9.1个月（$\chi^2=10.34$，$P=0.001$）。EGFR突变患者的中位PFS为10.0个月，中位OS为14.5个月。多因素回归分析显示，病理类型（$P=0.02$）及EGFR状态（$P=0.01$）均是影响PFS的相关因

素。患者的不良反应以皮疹和腹泻为主，多为1、2度。**结论**：埃克替尼对≥75岁的晚期NSCLC患者有较好的疗效，且毒副作用多可耐受。

56. 肺癌化疗心血管相关毒性的临床分析

许晓光，史清明

安徽省胸科医院

目的：探讨肺癌患者化疗心血管相关毒性发生与检测指标的关系。**方法**：采用成组病例对照研究的方法，使用SPSS16.0统计软件进行Spearman等级相关分析及Logistic多因素回归分析。**结果**：肺癌化疗患者149例，按NCI标准，1度毒性57例（38.2%），2度毒性5例（3.3%），3度毒性1例（0.6%），心脏毒性发生率44.3%。肺癌患者化疗过程中，心脏毒性的发生与QT间期、左室射血分数、昂丹司琼使用量、乳酸脱氢酶相关。**结论**：上述指标可能被用于观察肺癌患者化疗前心功能及化疗后心血管毒性反应。

57. 非小细胞肺癌患者组织原发灶和淋巴结转移灶中c-Met基因扩增的研究

许春伟[1]，方美玉[2]，毛伟敏[2]，张　博[1]，宋业颖[1]，李　扬[3]，张立英[4]

[1] 中国人民解放军第三〇七医院病理科；[2] 浙江省肿瘤医院中西医结合科；
[3] 中国人民解放军北京军区总医院肿瘤科；[4] 中国人民解放军北京军区总医院病理科

目的：研究晚期非小细胞肺癌（NSCLC）原发灶和转移灶c-Met基因扩增阳性率，探讨其相关性。**方法**：收集2004年11月至2014年10月中国人民解放军北京军区总医院、军事医学科学院附属医院、浙江省肿瘤医院原发灶368例，其中配对淋巴结转移灶178例，另取正常肺组织标本5例作为阴性对照，统计得出c-Met基因扩增阳性率并分析原发灶与淋巴结转移灶c-Met基因扩增的一致性、c-Met基因扩增阳性与临床基线资料间的关系。**结果**：c-Met基因扩增阳性率原发灶为8.97%（33/368）。c-Met扩增阳性率配对原发灶为8.43%（15/178），配对淋巴结转移灶为18.54%（33/178），转移灶扩增阳性而对应的原发灶扩增阴性20例，原发灶扩增阳性而对应的转移灶扩增阴性2例，两组间差异有统计学意义（$\chi^2=45.536$，$P=0.000$）。用淋巴结转移灶预测原发灶c-Met基因扩增阳性，其一致性良好（$\kappa=0.482$，$P=0.000$），敏感性为86.67%，特异性为87.69%。**结论**：NSCLC淋巴结转移灶阳性率高于原发灶，检测转移灶能筛出更多有适应证的患者。转移灶可预测原发灶 c-Met 基因扩增情况，指导临床使用 c-Met 基因靶向药物。NSCLC 的临床特征是预测 c-Met 基因扩增阳性的指标之一。

58. 拓扑异构酶 I 高表达是可手术 NSCLC 患者术后总生存的预后因素

张红梅，胡　瑛，鲁葆华，郑　华，高　远，张海青，李宝兰

首都医科大学附属北京胸科医院

目的：DNA 拓扑异构酶（topoisomerase，TOP）是生物体内广泛存在的一类必需酶，参与 DNA 复制、转录、重组、修复等关键的细胞核内过程。根据不同的催化机制，可分为 TOP-Ⅰ和 TOP-Ⅱ。TOP-Ⅰ在多种恶性肿瘤组织中较正常组织高表达，以 TOP-I 为作用靶点的药物已经被广泛应用于抗肿瘤治疗。有研究认为其表达水平可能预测 TOP-Ⅰ抑制剂的疗效和疾病预后。肺癌发病率居恶性肿瘤首位，其中 80%为非小细胞肺癌（non-small cell lung cancer，NSCLC），临床中以 TOP-Ⅰ为作用靶点的抗肿瘤药物广泛应用于小细胞肺癌，疗效显著，有关小细胞肺癌肿瘤组织中 TOP-Ⅰ表达的研究开展较多，但目前关于 TOP-Ⅰ在 NSCLC 中的表达，尚缺乏相应的大样本的临床研究。本研究目的是通过检测 NSCLC 术后病理蜡块肿瘤组织中 TOP-Ⅰ的表达水平，探讨 NSCLC 患者 TOP-Ⅰ表达与临床特征的关系，并进一步分析其预后，了解 TOP-Ⅰ蛋白水平是否为 NSCLC 患者的预后指标，从而为进一步开展相关临床研究提供一定的参考依据。**方法**：应用免疫组织化学方法（immunohistochemistry，IHC）检测 128 例手术切除的 NSCLC 患者原发肿瘤组织中 TOP-Ⅰ蛋白水平，将肿瘤组织中 TOP-Ⅰ蛋白表达水平与 NSCLC 患者临床特征及术后生存进行相关统计分析。**结果**：TOP-Ⅰ在 NSCLC 癌组织胞核中阳性表达。以中位数（10%）分为低表达及高表达组，47.7%（61/128）患者 TOP-Ⅰ高表达。其中 TOP-Ⅰ在腺癌中高表达率为 43.1%（22/51），在鳞癌中高表达率为 51.5%（34/66）。TOP-Ⅰ蛋白表达水平与 NSCLC 患者 pTNM 分期相关（$P=0.009$），TOP-Ⅰ蛋白低表达组与高表达组患者的肿瘤大小有显著性差异（$P=0.035$）。全组患者术后 1 年、3 年、5 年生存率分别为 90.6%（116/128）、70.3%（90/128）及 62.5%（80/128），其中>70 岁组患者 5 年生存率为 42.1%，较≤70 岁组 5 年生存率（66.1%）显著降低（$P=0.047$）；Ⅰ期、Ⅱ期及Ⅲ期患者术后 3 年、5 年生存率差异显著（$P<0.05$）；以肿瘤大小 3cm 为分界值，不同肿瘤大小组间比较 5 年生存率差异显著（$P<0.05$）；TOP-Ⅰ蛋白表达水平不同患者 1 年、3 年、5 年生存率比较有显著性差异（$P<0.05$）。鳞癌及腺癌患者术后生存率的影响因素不同。鳞癌患者术后 5 年生存率与 pTNM 分期及 TOP-Ⅰ表达水平相关（$P<0.05$）。腺癌患者术后 5 年生存率与 pTNM 分期相关（$P=0.016$）。TOP-Ⅰ高表达患者中位生存时间为 48.0 个月，TOP-Ⅰ低表达患者中位生存时间为 71.0 个月，统计学差异显著（$P<0.001$）。年龄、pTNM 分期及 TOP-Ⅰ表达水平为 NSCLC 患者术后的独立预后因素。**结论**：TOP-Ⅰ蛋白在 NSCLC 患者中阳性表达，其表达水平与患者 pTNM 分期相关，年龄、pTNM 分期及 TOP-Ⅰ表达水平为 NSCLC 患者术后生存的独立预后因素。

59. EGFR-TKIs 治疗晚期 NSCLC 缓慢进展后间插治疗模式的临床观察

仲悦娇，孙小峰，吴平平，周 青，朱华云，陈凌翔，陈 嘉

江苏省肿瘤医院

目的：本研究回顾性分析探讨间插治疗模式可延长经 EGFR-TKIs 治疗的晚期 NSCLC 缓慢进展后患者的无进展生存期（PFS）。**方法：**收集 2009 年 08 月至 2014 年 12 月我院就诊的 EGFR-TKIs 治疗后缓慢进展的晚期 NSCLC 患者 24 例，均采用化疗药物和 EGFR-TKIs 间插治疗模式进行治疗。比较 EGFR-TKIs 治疗至缓慢进展的 PFS 及 EGFR-TKIs 治疗至间插治疗模式进展后的 PFS。随访至 2015 年 04 月 30 日，绘制中位 PFS 生存曲线图。**结果：**22 例患者可评估中位 PFS，EGFR-TKIs 治疗至缓慢进展的中位 PFS 为 13.3 个月，EGFR-TKIs 治疗至间插治疗模式进展的中位 PFS 为 24 个月（$P<0.001$）。**结论：**晚期 NSCLC 患者经 EGFR-TKIs 治疗后发生缓慢进展时，采用化疗药物和 EGFR-TKIs 间插治疗模式可显著延长患者的中位 PFS。

60. 尼妥珠单抗治疗晚期肺鳞癌的临床观察

斯晓燕，张 力

中国医学科学院北京协和医学院北京协和医院呼吸内科

目的：观察尼妥珠单抗治疗晚期肺鳞癌的临床疗效和安全性。**方法：**回顾性分析 2012 年 2 月至 2015 年 4 月在北京协和医院呼吸科使用尼妥珠单抗治疗的肺鳞癌患者的临床资料，进行疗效和安全性评估。所有患者都签署了知情同意书，并同意提供临床资料。**结果：**共有 12 例患者入组研究。3 例ⅢB 期患者，其中 2 例一线使用尼妥珠单抗联合放化同步治疗，病情进展（PD）；1 例二线使用尼妥珠单抗联合化疗，病情稳定（SD），无进展生存 12.0 月。9 例Ⅳ期患者，7 例一线使用尼妥珠单抗联合化疗，PR 4 例，SD 3 例，客观有效率（ORR）57.1%，疾病控制率（DCR）100%；2 例二线使用尼妥珠单抗联合化疗，均为 SD。毒副反应包括中性粒细胞减少 7 例（58.3%），血小板减少 3 例（25.0%），呕吐 1 例（8.3%），乏力 3 例（25.0%），神经毒性 5 例（41.7%），脱发 10 例（83.3%）。毒副反应多与联合使用的化疗药物相关。**结论：**尼妥珠单抗联合化疗治疗晚期肺鳞癌客观有效率、疾病控制率高，不良反应可控制。

61. Cortisol, Cortisone, and 4-Methoxyphenylacetic Acid as Potential Biomarkers for Diagnosis of Non Small Cell Lung Cancer

向程程，郭人花

南京医科大学第一附属医院

Objective: To seek potential biomarkers of non-small cell lung cancer. **Methods**: Totally 99 cases of non-small cell lung cancer patients and 112 healthy subjects were randomly divided into screening group and validation group. There were 254 metabolites detected and validated in plasma. OPLS-DA was modeled for both screening group and validation group, the differences between the two groups was carried by t test. **Results**: 28 Endogenous metabolites were found with significant differences in NSCLC patients comparied to healthy subjects. Cortisol, cortisone and 4-methoxyphenylacetic acid were found to be new biomarkers in the diagnosis of NSCLC, with high sensitivity and specificity. We also found These small molecular metabolites related to clinical pathological typing and stagings. **Conclusions**: New biomarkers may be useful for the diagnosis of NSCLC at the molecular level.

62. 培美曲塞联合铂类药物治疗非小细胞肺癌疗效与 TYMS、GSTP1 基因多态性相关性的临床研究

邢珊珊，罗　以

湖南省肿瘤医院

目的：本文探讨了人胸苷酸合成酶（TYMS）和谷胱甘肽 S 转移酶 P1（GSTP1）基因多态性与晚期非小细胞肺癌患者（NSCLC）对培美曲塞联合铂类方案（PP/PC 方案）化疗敏感性的关系，为进一步研究培美曲塞联合铂类药物方案对 NSCLC 化疗敏感性指标及个体化治疗提供参考。**方法**：在 2013 年 1 月 1 日至 2015 年 1 月 1 日的时间段内，收集并筛选出晚期 NSCLC 腺癌病例 30 例，所有病例首次化疗前抽取静脉血 2ml，提取全血基因组 DNA，应用实时焦磷酸测序技术检测 TYMS、GSTP1 基因多态性，对患者基因型进行分组。采用随访研究，探讨 TYMS、GSTP1 基因多态性与 PP/PC 方案敏感性（近期疗效、远期疗效）之间的关系。**结果**：基因型检测结果：在研究病例中，GSTP1 基因第 105 位氨基酸位点存在 3 种基因型，基因型分布频率分别为 A/A（60%），A/G（36.3%）和 G/G

(3.3%)。TYMS 基因根据 5`UTR 区存在的 28bp 串联重复次数分 3 型：2R/2R（3.3%）、2R/3R（43.4%）、3R/3R（53.3%）。免疫组化病例 14 例，其中 TS 蛋白阳性表达 9 例（64.3%），TS 蛋白阴性表达 5 例（35.7%）。2R/2R、2R/3R 为低表达组，3R/3R 型为高表达组，TYMS 2R/3R 基因型和 TS 蛋白表达存在负相关性（$\gamma = 0.757$，$P = 0.036$）。在单因素分析中，GSTP1（I105V）位点携带 G 等位基因的患者近期有效率（58.3%）显著高于 A/A 基因型患者（16.7%）（$P<0.05$），携带 G 等位基因患者的中位 PFS 长于 A/A 基因型（5.7 个月 vs 4.0 个月，$P = 0.047$）。另外患者的年龄、分化程度、临床分期，近期疗效和 PFS 相关性比较无统计学差异。在单因素分析中，TYMS 基因型与近期有效率相关性无统计学差异（$P>0.05$），与患者 PFS 相关性有差异，TYMS 基因型为 3R/3R 的患者中位 PFS 小于 2R/3R 基因型的患者（4.3 个月 vs7.8 个月，$P = 0.036$）。COX 比例风险模型多因素分析性别、基因型与 PFS 之间的相关性，性别和基因型都与 PFS 相关，其中女性的疾病进展风险是男性的 2.12 倍（$P<0.05$），GSTP1（I105V）基因型为 A/A 的患者疾病进展风险是携带 G 等位基因患者的 1.537 倍（$P<0.05$），TYMS 基因型为 3R/3R 的患者疾病进展风险是 2R/3R 基因型患者的 1.763 倍（$P<0.05$）。**结论**：晚期 NSCLC 患者 PP/PC 方案中，GSTP1（I105V）位点携带 G 等位基因的患者的近期疗效和 PFS 均高于 A/A 型患者；TYMS 基因 5`UTR 区基因型为 2R/3R 型的患者 PFS 长于 3R/3R 型患者，更具有生存期优势。GSTP1（I105V）和 TYMS 2R/3R 基因型多态性检测结果可作为预测晚期非小细胞肺腺癌患者培美曲塞联合铂类药物方案选择的参考指标之一。晚期 NSCLC 患者外周血白细胞的 TYMS（2R/3R）基因型可能反映了肿瘤细胞内 TYMS 酶的含量。

63. 多中心非小细胞肺癌 TKI 治疗回顾性生存分析

史清明[1]，管茂静[1]，王　勇[2]，徐从景[3]，程先平[4]，
汤　雷[4]，钱和生[5]，王光明[5]，付文华[6]，毕明红[7]，方　平[8]，
彭丽娟[9]，孙　祥[9]，顾康生[10]，仲　飞[10]，江启安[11]，朱爱萍[12]，
梁　慧[13]，庞东生[14]，申传厚[15]

[1] 安徽省胸科医院；[2] 安徽省立医院；[3] 淮南东方医院；[4] 安徽省立二院
[5] 阜阳市肿瘤医院；[6] 淮南市朝阳医院；[7] 蚌埠医学院一附院；[8] 铜陵市人民医院
[9] 合肥市第一人民医院；[10]安徽医科大学第一附属医院；[11]安庆市立医院
[12]安庆第一人民医院；[13]六安市中医院；[14]海军安庆医院；[15]淮北市人民医院

目的：探讨表皮生长因子受体酪氨酸激酶抑制剂（EGFR-TKIs）在晚期非小细胞肺癌靶向治疗中的疗效及预后。**方法**：收集了 16 家医院共 463 例使用 TKI 药物的患者资料，患者自愿口服 EGFR-TKIs 靶向治疗，直至疾病进展或发生不可耐受的药物毒副反应。**结果**：男性 212 例，女性 251 例，中位年龄 62（22~93）岁。病理类型：腺癌 340 例，鳞癌 48 例，大细胞癌 4 例，未定型 35 例，其他类型 36 例。EGFR 检测：共 130 例进行检测，检测率 28.1%，其中野生型 11 例，突变型 119 例。分期：Ⅰ期 9 例，Ⅱ期 46 例，Ⅲ期 152 例，Ⅳ期 243 例。172 例（37.1%）使用 TKI 作为一线治疗，220 例（47.5%）在二线治疗时使用 TKI，67 例（14.4%）三线使用 TKI。一线使用 TKI 的患者中位生存为 15 月（95%CI：12.3~17.6），一年总生存率为 55.3%，两年总生存为 22.3%，三年生存率为 11.3%；

二线使用 TKI 的患者中位生存为 16 月（95%CI：13.7~18.2），一年总生存率为 59.6%，两年总生存为 27.8%，三年生存率为 14.9%；三线使用 TKI 的患者中位生存为 16 月（95%CI：5.4~26.6），一年生存率为 53.8%，两年生存率为 41.3%，三年生存率为 29.5%。**结论：**一、二、三线 TKI 治疗可提高患者的生存率，延长生存期，老年患者也可从 TKI 治疗中获益。

64. 厄洛替尼在超声内镜诊断的ⅢA-N2 期、EGFR 基因突变阳性（19、21 外显子）的非小细胞肺癌（NSCLC）中的新辅助治疗作用（NCT01217619，ESTERN）：前瞻性、单臂的二期临床试验

韩宝惠[1]，熊丽纹[1]，孙加源[1]，李　榕[1]，楼煜清[1]，张岩巍[1]，顾爱琴[1]，姜丽岩[1]，施建新[2]，方文涛[2]

[1] 上海交通大学附属胸科医院呼吸内科；[2] 上海交通大学附属胸科医院胸外科

目的：探索厄洛替尼在ⅢA-N_2 期 EGFR 突变阳性的 NSCLC 患者新辅助治疗的疗效和安全性。**方法：**超声内镜诊断的ⅢA-N_2 期，同时 EGFR 突变阳性（19、21）、以前未经治疗的 NSCLC 患者被纳入这项研究。所有入组的患者接受厄洛替尼新辅助治疗 56 天。只有从厄洛替尼治疗中获益的，并且病灶可切除的患者将接受手术治疗。研究的主要终点是手术彻底切除率。次要端点包括客观缓解率、无病生存期、总生存期、安全性等。**结果：**25 例患者被纳入研究，经厄洛替尼治疗后，16 例患者接受切除手术，15 例（93.8%，15/16）达到 R0 切除，彻底切除手术率为 60%（15/25），客观缓解率为 32.0%（8/25），从手术到出院的中位时间 8（3~15）天，无病生存期为 10.4 个月（1.7~28.8）。除了 3 例患者开始为 EGFR 突变（19del），术后转变为野生型，其他所有患者手术前 EGFR 突变状态相同。在厄洛替尼治疗过程中 7 例（28%，7/25）患者出现皮疹（1~2 级），1 个患者腹泻（1 级）。**结论：**厄洛替尼作为 EGFR 突变ⅢA-N_2 期 NSCLC 患者新辅助治疗方案具有一定前景，且毒副反应可以被耐受。

65. 替莫唑胺联合同步全脑放疗对肺癌脑转移患者临床疗效分析

张　渝，胡　毅

解放军总医院肿瘤内一科

目的：评价替莫唑胺联合同步全脑放疗对肺癌脑转移患者的有效性和安全性。**方法**：回顾性分析我科 2012 年 8 月至 2013 年 10 月间收治的 64 例原发性肺癌伴脑转移患瘤者，分为试验组（共 30 例）和对照组（共 34 例），其中对照组对脑转移灶予全脑放疗，放疗计划为：总剂量 40Gy，2Gy/次，5 次/周。全脑放疗后，对部分局部病灶三维适形局部加量至 50~60Gy。实验组所有患者于放疗第 1 天开始给予替莫唑胺 75mg/m^2 口服治疗，直至放疗结束，共 4 周，如有不良反应不可耐受则停用化疗药。后续根据两组患者的系统治疗和耐受情况，患者在放疗结束后接受系统化疗或继续替莫唑胺辅助治疗［150~200mg/（m^2·d），5/28 天］，最多行 6 周期辅助治疗，记录两组患者在治疗期间不良反应情况，包括骨髓抑制、肝肾功能损害、胃肠道反应情况，及治疗后定期复查结果，对比两组患者的近期疗效、远期生存时间与不良反应，主要研究终点为客观有效率，次要研究终点为总生存期、无进展生存期及不良反应。**结果**：实验组患者在客观有效率方面均明显高于对照组（66.7% vs 41.2%），两者有统计学差异（P=0.041），实验组患者的疾病控制率高于对照组（86.7% vs 79.4%），组间差异无统计学意义（P=0.443）。实验组 PFS 好于对照组（9.9±0.5 个月 vs 8.7±0.6 个月），两者无统计学差异（P>0.05）。实验组 OS 好于对照组（17.3±2.3 个月 vs 13.6±0.4 个月），两组无统计学差异（P>0.05）。不良反应方面，主要的近期毒副反应包括骨髓抑制、肝功能损害、胃肠道反应，各类毒副反应以 1~2 度为主，两组患者在发生率上没有显著统计学差异。**结论**：替莫唑胺联合全脑放疗治疗肺癌伴脑转移瘤能一定程度上提高局部病灶治疗的客观有效率，并有延长疾病无进展时间和生存期的趋势，毒副反应可耐受，治疗依从性较好。但仍需大样本的前瞻性随机对照研究来进一步验证。

66. 肺腺癌新病理分类与疾病进展相关性研究

郭紫薇，易福梅，尹文琤，张　煜，
曹宝山，马力文，梁　莉

北京大学第三医院

目的：随着肺癌分子病理及靶向治疗研究的进展，2011 年国际肺癌研究学会（International

Association for the Study of Lung Cancer，IASLC）、美国胸科学会（American Thoracic Society，ATS）和欧洲呼吸学会（European Respiratory Society，ERS）等国际肺癌研究机构联合推出的肺腺癌国际多学科新分类标准（简称新分类标准）。本研究主要探讨新分类标准中肺腺癌不同病理亚型与疾病进展的关系。**方法：**收集北医三院2011年11月至2014年12月确诊并治疗的原发性肺腺癌患者共293例，按照新分类标准对肺癌病理亚型（按照新分类标准，将大于5%的病理亚型定义为“含有……成分”；不同亚型所占比例>40%认为占主导成分，而对于某些组织中三种成分比例各占1/3者，定义为混合型）进行归类，分析不同组织亚型临床特点，并对Ⅰ~Ⅱ期及可切除的Ⅲ期患者无病生存期（disease-free survival，DFS）进行评估，以及对不可切除的Ⅲ、Ⅳ期患者无进展生存期（progression-free survival，PFS）进行评估。**结果：**符合随访入组标准的肺腺癌患者共293例，按照新分类标准分析，腺泡为主型（126/293，43.9%）最常见，其次为贴壁为主型（66/293，23.0%）、乳头为主型（31/293，10.8%）、实体为主型（35/293，12.2%），微乳头为主型（10/293，3.5%）最少见。在Ⅰ~Ⅱ期及可切除Ⅲ期肺癌术后的患者中，含微乳头结构预后最差，无病生存期未超过18个月，含贴壁结构预后最好，18个月DFS占80.5%；在不可切除Ⅲ~Ⅳ期晚期肺癌患者中亦可得到类似的结果，含微乳头结构的无进展生存期未超过12个月，18个月PFS占70.7%。**结论：**新分类标准中，肺腺癌患者中含微乳头成分患者预后最差，含贴壁型成分患者预后最优，二者可作为预后预测因子。

67. 154例小细胞肺癌预后因素回顾性分析

王中玉，史清明

安徽省胸科医院

目的：旨在分析小细胞肺癌的生存状况及预后的相关因素。**方法：**回顾性分析154例经病理或细胞学确诊的小细胞肺癌患者的临床资料。采用Kaplan-Meier法计算生存率，绘制生存曲线，用Log-rank检验组别间差异，并用Cox多因素回归分析影响预后的因素。**结果：**全组2012年12月至2014年5月收治的154例小细胞肺癌患者，年龄33~87岁，中位年龄65岁，男性125例，女性29例，采用美国退伍军人肺癌研究组（Veterans A dm i nistration Lung Study Group，VA LG）制定的分期标准，局限期25例（16.23%）、广泛期104例（67.53%），未明确分期25例（16.23%）。根据UICC的TNM分期Ⅱ期3例，Ⅲ期21例，Ⅳ期94例，未明确分期36例。154例患者中121例接受化疗，33例未行化疗，化疗4周期以上73例，4周期以下81例，38例患者进行了胸部放疗（同步放化疗14例，序贯放化疗24例），9例行预防性全脑放射治疗，6例行手术治疗。根据实体瘤疗效评价标准（Response Evalu-ation Criteria in Solid Tumor，RECIST）评估疗效，一线治疗疗效：完全缓解（complete response，CR）15例、部分缓解（partial response，PR）60例、稳定（stable disease，SD）14例和进展（progressive disease，PD）3例，疗效不详26例。154例患者至随访截止日期，死亡62例。全组154例患者至随访截止日期，死亡62例。全组1年、2年生存率分别为65.6%、17.1%，中位生存期15个月，单因素分析统计结果显示女性、无肝转移、局限期、化疗、化疗周期数≥4个、胸部放疗的患者生存期长，而年龄、吸烟情况、ECOG评分等因素不影响预后。Cox多因素回归分析显示一线化疗、化疗周期、胸部放疗是独立预后因素。**结论：**小细胞肺癌一线治疗的化疗、联合放疗是目前主要的预后因素。

68. Treatment Rationale and Study Design for an Open-label Randomized Phase Ⅱ Trial of Gemcitabine and Cisplatin with or without Bevacizumab in EGFR Wild-type Non-squamous Non-small-cell Lung Cancer

李　娟，余　萍

四川省肿瘤医院

We present the treatment rationale and study design of an ongoing open-label randomized phase Ⅱ trial (ClinicalTrials: NCT01623102) in patients with stage ⅢB/Ⅳ EGFR wild-type non-squamous non-small-cell lung cancer (NSCLC). Approximately 54 patients (27 per treatment arm) will be randomized in a 1∶1 ratio to one of two study arms. Patients in the control arm receive gemcitabine and cisplatin (GP) first-line chemotherapy (gemcitabine 1250 mg/m^2 IV D1 and D8 plus cisplatin 75 mg/m^2 IV D1, up to four 21-day cycles). Patients in the experimental arm receive GP first-line chemotherapy plus bevacizumab (7.5 mg/kg IV D1, up to four 21-day cycles). The primary endpoint is progression free survival (PFS). Secondary endpoints include overall response rate (ORR), disease control rate (DCR), safety of bevacizumab, and quality of life. Exploratory objective is biomarker analysis of bevacizumab.

69. 盐酸埃克替尼治疗 EGFR 突变状态明确的晚期非小细胞肺癌的临床观察

李　曦，秦　娜，王敬慧，杨新杰，吕嘉林，张新勇，吴羽华，张　卉，农靖颖，张　权，张树才

首都医科大学附属北京胸科医院

目的：观察盐酸埃克替尼治疗表皮生长因子受体（EGFR）突变状态明确的晚期非小细胞肺癌（NSCLC）的疗效和毒副作用。**方法：**回顾性分析 2009 年 3 月至 2014 年 12 月间北京胸科医院收治的晚期 NSCLC 患者。EGFR 突变状态已知，均口服盐酸埃克替尼治疗。评价其疗效和毒副作用。**结果：**124 例组织学证实的晚期 NSCLC 患者，其中突变型 99 例，EGFR 野生型 25 例。全组客观有效率为

51.6%，疾病控制率为 79.8%。突变患者的客观缓解率和疾病控制率为 63.6%和 93.9%，野生型患者的客观缓解率和疾病控制率为 4.0%和 24.0%，突变型与野生型的 ORR 及 DCR 均有统计学差异（$P<0.0001$）。突变患者和野生型患者的无进展生存期分别为 10.5 个月和 1.0 个月（$P<0.0001$）。124 例患者中，治疗相关的毒副作用主要为皮疹 38 例（30.6%），其中 1 度 33 例，2 度 5 例。腹泻 20 例（16.1%），其中 1 度 18 例，2 度 2 例。**结论：**盐酸埃克替尼治疗 EGFR 突变晚期 NSCLC 患者疗效肯定，治疗相关的毒副作用较轻，耐受性好。19 外显子缺失突变的患者获益更多。

70. Diagnostic Value of EBUS-TBNA in Pulmonary and Mediastinal Tumor

陈柏林，邬　麟，杜　娟

湖南省肿瘤医院　中南大学湘雅医学院附属肿瘤医院

Objective: To evaluate the diagnostic value of endobroncheal ultrasonography-transbronchial needle aspiration (EBUS-TBNA) in pulmonary and mediastinal tumors. **Methods**: These 174 patients whose enhanced chest CT or chest PET-CT showed mediastinal or hilar enlarged lymph nodes with or without pulmonary mass were received EBUS-TBNA. These cases all got a negative bronchoscopy biopsy and were not suitable for percutaneous lung puncture. **Results**: 174 cases were all successfully punctured and no serious complications was happened. Histological pathologic results were regarded as the gold standard. 121 cases were diagnosed as malignant tumor including 31 small cell lung cancer, 85 non-small cell lung cancer (45 squamous carcinoma, 38 adenocarcinoma, 1 adenosquamous carcinoma and 1 large cell carcinoma), 4 non-stereotyped carcinoma and 1 thymoma. 53 cases had not found malignant evidence including 7 tuberculosis, 1 granulomatous diseases, 7 anomalous cells, 38 lymphocyte or inflammatory/necrotic cells. By mediastinoscope, thoracoscope, percutaneous lung puncture, surgical biopsies or pleural fluid cytology, 8 of 53 patients with negative EBUS-TBNA results were confirmed false negative including 2 small cell lung cancer, 1 adenocarcinoma, 3 squamous carcinoma, 1 adenosquamous carcinoma and 1 non-hodgkin's lymphoma; the rest 45 cases were finally proved exclusion of tumor including 25 tuberculosis, 10 sarcoidosis, 6 granulomatous diseases (can not distinguish tuberculosis from sarcoidosis), 4 chronic inflammatory reaction. The accuracy of EBUS-TBNA was 95.95%, and the sensitivity, specificity, positive predictive value, positive predictive value of EBUS-TBNA was 93.8%, 100%, 100% and 84.9% respectively. **Conclusion**: EBUS-TBNA deserves increased clinical use as a safe and economical minimally invasive diagnosis technology with high sensitivity and specificity.

71. 小细胞肺癌 FFPE 样本的分子病理研究

陶海涛，胡　毅

中国人民解放军总医院肿瘤内一科

目的：小细胞肺癌（SCLC）是侵袭性非常强的恶性肿瘤，近30年来在其治疗及预后上缺乏突破性进展。在非小细胞肺癌上，以驱动基因为基础的靶向治疗取得突破性进展，但SCLC分子病理改变特点目前还不明确，而新一代的测序技术为肿瘤的基因改变分析提供了一个高通量、高性价比的技术手段。**方法：**我们采取二代测序技术（NGS）对8例继往未接受治疗的SCLC术后的肿瘤组织和配对癌旁组织福尔马林固定的石蜡组织样本进行全外显子测序，通过生物信息学手段对SNV、Indel进行分析，寻找肿瘤相关的高频突变基因。**结果：**本组患者中位年龄为55岁（35~71岁），男性为主（6例，75%），吸烟者6例（75%），Ⅰ期、Ⅱ期、Ⅲ期患者的比例为3例、1例和4例。外显子测序结果显示平均每例患者出现212个蛋白改变的单核苷酸变异（52~538个），平均的非同义突变率为4.9个突变/MB，TP53是最常见的基因变异位点（6例，75%），其次为MUC4基因，有5例（62.5%）出现基因改变，也全部为SNV改变；出现4（50%）例基因改变的基因依次为TTN、SCN1A、MUC16、DNAH6、KMT2D。**结论：**采用FFPE样本对SCLC进行分子病理的研究是可行的，我国SCLC患者的基因突变发生率较高，TP53是最常见的基因变异位点，但目前仍然未能明确确切的优势驱动基因。下一步还需要扩大样本量并推行前瞻性的研究，以明确SCLC的驱动基因改变并进行针对性的靶向治疗。

72. 晚期非小细胞肺癌外周血免疫相关因子动态变化与近期疗效的相关性研究

孙　琼，焦顺昌，朱艳云，孙胜杰，燕　翔，鞠艳芳

中国人民解放军总医院

目的：监测免疫相关细胞因子在治疗过程中的变化，探讨其变化趋势与近期疗效的相关性。**方法：**纳入2012年7月至2013年12月在我院就诊的不可手术切除的初治晚期非小细胞肺癌患者，ELISA法检测外周血中免疫相关细胞因子（PD-1、PD-L1和CTLA-4）的蛋白水平，分析其与临床病理特征的关系；动态监测三种因子在治疗过程中的变化趋势，分析其与近期疗效的可能关系。**结果：**晚期肺腺癌患者CTLA-4的初始血清浓度较正常人明显升高（$P<0.01$）；女性相对于男性具有更高的

PD-1 初始浓度。病理成分单一的患者较病理成分复杂者具有更高的 PD-1 浓度。低分化晚期肺腺癌患者 PD-1、PDL-1、CTLA-4 水平较中高分化者明显降低（$P<0.05$）。2 周期化疗后 PDL1 浓度升高者临床获益率低于降低者。**结论：** 免疫相关因子在治疗过程中的变化与近期疗效存在相关性，化疗后 PDL1 浓度升高提示近期疗效不佳。

73. 术前全身免疫炎症指数（SII）对非小细胞肺癌患者预后的影响

谭亚芬，胡春宏

中南大学湘雅医二医院

目的： 探讨术前全身免疫炎症指数（SII）与非小细胞肺癌患者临床病理特征的相关性及其对患者预后的影响。**方法：** 本研究共纳入 2007 年 4 月至 2013 年 4 月于我院行根治性手术切除并经病理确诊，术后规律行四周期辅助化疗的 187 例非小细胞肺癌患者。利用中南大学湘雅临床大数据库收集患者年龄、性别、吸烟史、术前中性粒细胞计数、淋巴细胞计数、血小板计数、术后病理（包括肿瘤大小、病理类型、分化程度、淋巴结转移）及术后辅助化疗方案，并进行回顾性分析。计算术前全身免疫炎症指数（Systemic Immune-Inflammation Index，SII），以 $SII=670\times10^9$ 为截点，将患者分为高 SII 组和低 SII 组。将所有数据采用 SPSS20.0 进行分析，以 $P<0.05$ 视为差异有统计学意义。**结果：** 本研究所有的患者随访至 2015 年 4 月，总生存随访时间从 6.7 月至 91.2 月，中位随访时间是 31.5 月。

本研究中肿瘤的 T 分期、临床分期及病理类型与 SII 有统计学意义（P 均<0.05），其他临床病理特征之间均没有显著差异（$P>0.05$）。本研究 187 名患者术前低 SII 组（$SII<670\times10^9$）患者 93 例，高 SII 组（$SII\geq670\times10^9$）患者 94 例。高 SII 组与低 SII 组在肿瘤分化程度、临床分期及病理类型等方面的差异具有统计学意义（P 均<0.05），但在其他的临床病理特征之间差异均无统计学意义（$P>0.05$）。通过单因素分析，临床分期、分化程度、N 分期及术前 SII 是本组患者预后的危险因素（P 均<0.05），而其他因素均与患者预后无关（P 均>0.05）。多因素分析，结果显示 NSCLC 的分化程度、N 分期及 SII 的高低是 NSCLC 患者长期生存的独立影响因素（P 均<0.05）。分层分析显示，在无淋巴结转移及有淋巴结转移的患者中，低 SII 组与高 SII 组患者的 5 年生存率差异均有统计学意义（P 均<0.05）。**结论：** 术前 SII 与 NSCLC 的 T 分期、临床分期及病理类型相关；高 SII 组鳞癌患者比例较高，分期偏晚，分化较差；低 SII 组腺癌患者比例较高，分期相对较早，分化较好。术前 $SII\geq670\times10^9$，分化程度为低分化及 N 为 N2 是影响 NSCLC 患者预后的独立危险因素。

74. WIF-1和Ihh在肺鳞癌和肺腺癌中的表达及临床意义

张　越

中南大学湘雅二医院

目的： 研究WIF-1和Ihh在肺鳞癌和肺腺癌中的表达及其临床病理意义。**方法：** 总共收集到具有完整临床病例特征的病例共150例，其中74例肺鳞癌，76例肺腺癌，收集患者术后切除标本，经电话或户口信息完成随访资料。WIF-1及Ihh的染色方法为EnVision免疫组化法。**结果：** 高分化、无淋巴结转移和TNM临床分期Ⅰ期肺鳞癌病例WIF-1表达阳性率明显高于低分化、淋巴结转移及TNM临床分期Ⅲ期肺鳞癌病例（$P<0.05$）；无淋巴结转移和TNM临床分期Ⅰ期肺鳞癌病例Ihh表达阳性率明显低于淋巴结转移及TNM临床分期Ⅲ期肺鳞癌病例（$P<0.05$或$P<0.01$）；WIF-1和Ihh表达与肺鳞癌患者年龄、性别、肿块最大径等临床病理特征均无明显关系（$P>0.05$）。高分化、无淋巴结转移和TNM临床分期Ⅰ期肺腺癌病例WIF-1表达阳性率明显高于低分化、淋巴结转移及TNM临床分期Ⅲ期肺腺癌病例（$P<0.05$或$P<0.01$）；肿块最大径<3cm、无淋巴结转移和TNM临床分期Ⅰ期肺腺癌病例Ihh表达阳性率明显低于肿块最大径>5cm、淋巴结转移及TNM临床分期Ⅲ期肺腺癌病例（$P<0.05$或$P<0.01$）；WIF-1和Ihh表达与肺腺癌患者年龄、性别等临床病理特征均无明显关系（$P>0.05$）。经Kaplan-Meier生存分析发现TNM分期、淋巴结转移状况均与肺鳞癌患者平均生存期有密切关系（$P<0.05$或$P<0.01$）；WIF-1阳性病例生存期与WIF-1阴性病例生存期无明显差异（$P>0.05$）；Ihh阳性病例生存期明显低于Ihh阴性病例（$P=0.037$）。肿块最大径、TNM分期、淋巴结转移状况均与肺腺癌患者平均生存期有密切关系（$P<0.05$或$P<0.01$）；WIF-1阳性肺腺癌病例生存期与WIF-1阴性肺腺癌病例生存期无明显差异（$P>0.05$）；Ihh阳性肺腺癌病例生存期明显低于Ihh阴性肺腺癌病例（$P=0.001$）。**结论：** WIF-1的表达在高分化、无淋巴结转移及TNM分期为Ⅰ期的肺鳞癌及肺腺癌病例中阳性率更高。Ihh的表达在有淋巴结转移及TNM分期为Ⅲ期的肺鳞癌病例中阳性率更高，在性别男、肿块最大径大于5cm、有淋巴结转移及TNM分期为Ⅲ期的肺腺癌病例中阳性率更高。Ihh表达阴性的肺鳞癌、肺腺癌预后较好，Ihh可能是反映肺鳞癌、肺腺癌患者不良预后的生物学标记物。

75. 食管鳞癌中信号素3B的表达与预后的相关性

汤 虹[1]，秦艳茹[2]，吴育锋[1]，王莉莉[1]，何 振[1]，
朱 辉[1]，李少梅[1]，王献增[3]，关新元[4]，王启鸣[1]

[1] 河南省肿瘤医院；[2] 郑州大学第一附属医院；
[3] 河南省林州市人民医院；[4] 中山大学肿瘤防治中心

目的： 探讨河南食管癌高发区食管鳞状细胞癌组织和癌旁配对食管黏膜组织中信号素3B（SEMA3B）蛋白的表达情况，并分析其表达异常与食管鳞状细胞癌临床病理特征及患者5年生存率的相关性。**方法：** 采用组织微阵列技术及免疫组化ABC法分别检测159例食管鳞癌患者中癌组织与癌旁配对的食管黏膜组织中SEMA3B蛋白表达情况。**结果：** SEMA3B蛋白在食管鳞癌组织中表达阳性率明显低于癌旁配对食管黏膜组织（49.1% vs 67.3%，$P=0.001$）。食管鳞癌组织中SEMA3B蛋白的表达下调与淋巴结转移、TMN分期有关（$P<0.05$），而与患者年龄、性别、肿瘤细胞分化程度及大体分型无关（$P>0.05$）。SEMA3B蛋白表达缺失的食管鳞癌患者的5年生存率较正常表达的食管鳞癌患者显著降低（$P<0.05$）。多因素分析结果显示，肿瘤分化程度、TNM分期及SEMA3B蛋白表达为影响ESCC患者预后的独立因素（均$P<0.05$）。**结论：** SEMA3B蛋白异常表达可能在河南食管癌高发区食管鳞状细胞癌的发生、发展及预后中起重要作用，其表达水平是影响食管鳞癌预后的独立因素。

76. Single Nucleotide Polymorphism of SOD2 Predicts Inferior Survival for Chinese Gastric Cancer Patients Received Platinum/Fluorouracil-Based Adjuvant Chemotherapy

徐 智，沈丽丽，陈锦飞

南京医科大学附属南京医院（南京市第一医院）

目的： 抗氧化酶类超氧化物歧化酶（SOD2）和谷胱甘肽S转移酶Pi（GSTP1）参与调节氧化应激反应及药物的解毒过程，从而影响抗癌药物的疗效。本研究旨在分析SOD2 rs4880和GSTP1 rs1695两个功能性基因多态性在接受术后辅助化疗的胃癌患者中的临床意义。**方法：** 本研究共纳入740例接受了根治性手术治疗的胃癌患者，其中262例接受4~6个周期以铂类和氟尿嘧啶类药物为基础的术后辅助化疗。用multiplex SNaPshot技术对胃癌肿瘤组织来源的DNA进行SOD2 rs4880和GSTP1 rs1695 基因型分型。采用卡方检验、Kaplan-Meier 生存分析及 COX 多因素风险回归模型检验单核苷酸多态性与胃癌患者临床病理资料及预后的相关性。**结果**：在 740 例患者中 SOD2 rs4880 CT/CC 基因型与肿瘤浸润深度（$P=0.038$）及局部淋巴结转移（$P=0.025$）显著相关。在接受铂类和氟尿嘧啶类药物为基础的辅助化疗的胃癌患者中，具有 SOD2 rs4880 CT/CC 基因型较具有 TT 基因型的患者总体生存时间显著缩短（HR=1.957；95%CI：1.328-2.885，$P=0.001$），这在Ⅱ或Ⅲ期患者中尤为明显。对该部分患者进行分层分析显示，SOD2 rs4880 CT/CC 基因型对总体生存时间的影响在以下胃癌亚型中最为显著：肿瘤位于胃体（$P=0.003$），肿瘤直径小于或等于 5 厘米（$P=0.002$），高、中、低分化的腺癌以及 Lauren 分型为肠型及弥漫型。而 GSTP1 rs1695 AA 基因多态性对总体生存时间的影响在胃-食管结合部肿瘤中最为显著（$P=0.012$）。**结论**：SOD2 rs4880 和 GSTP1 rs1695 这两个基因在氧化应激反应中具有重要作用，其功能性多态性将会影响某些特定亚型胃癌患者辅助化疗的疗效。SOD2 rs4880 或可作为胃癌术后患者接受铂类和氟尿嘧啶类药物辅助化疗的预后因子，其对Ⅱ~Ⅲ期胃癌患者是否接受辅助化疗的指导价值仍需大样本前瞻性研究验证。

77. TNFAIP8 在胃癌中的表达及临床意义

陈　玲，杨锡贵，肖　萍，刘景洲，窦妍琦，殷　静，常　静，姜　超

山东省医学科学院附属医院（山东省肿瘤医院东院区）

目的：探讨肿瘤坏死因子 α 诱导蛋白 8（tumor necrosis factor alpha-induced protein 8，TNFAIP8）在胃癌原发灶、癌旁组织及相应淋巴结转移灶中的表达及临床意义。**方法**：应用免疫组化方法检测 106 例胃癌原发灶、癌旁组织及相应 60 淋巴结转移灶中 TNFAIP8 的表达，分析其表达水平与临床病理资料的关系及其胃癌预后的影响。**结果**：TNFAIP8 在癌旁正常胃黏膜组织、胃癌原发灶和相应淋巴结转移灶中的表达率依次升高，分别为 0、47.2%（50/106）和 81.7%（49/60），三组间相比差异有统计学意义，两两相比也有显著差异（$P<0.05$）。伴淋巴结转移原发灶的高表达率（60.0%，36/60）明显高于无淋巴结转移的原发灶（30.4%，14/46），两者之间差异有统计学意义（$P<0.05$）。TNFAIP8 表达与 TNM 分期（$P<0.001$）、T 分级（$P=0.001$）、血管侵犯（$P=0.002$）、淋巴结转移（$P=0.003$）和血清 CA72~4 水平（$P<0.001$）相关。生存分析（Kaplan-Meier 方法）显示 TNFAIP8 表达与预后负相关，TNFAIP8 高表达的胃癌患者总体生存率低于 TNFAIP8 表达低的患者。**结论**：TNFAIP8 表达与胃癌的发生、发展及浸润转移相关，与预后负相关。TNFAIP8 有望成为胃癌病人的预后标志和潜在的治疗靶点。

78. 结直肠癌组织中 KLF17 的表达水平及临床意义

高鹤丽，周　娜，孙　昭，窦雪琳，管　梅，白春梅

中国医学科学院北京协和医学院北京协和医院

目的：结直肠癌是全球第三大常见恶性肿瘤，居肿瘤相关死亡原因的第四位。我国结直肠癌的发病率在我国男女恶性肿瘤中分别居第五位和第三位，5 年生存率约 50%。因此对于预后和疗效预测的分子标志物研究始终是结直肠癌研究的重点，以指导临床个体化治疗。研究发现 KLF17 表达情况与多种肿瘤的预后相关，提示 KLF17 在肿瘤的发生发展中发挥着重要作用。然而，KLF17 在结直肠癌中的研究却鲜有报道。本研究旨在检测 KLF17 在结直肠癌组织的表达并评价其对结直肠癌预后的影响。**方法**：回顾性收集 2005~2010 年间在我院行根治手术 R0 切除的Ⅱ/Ⅲ期结直肠癌患者，包括其完整的临床病理资料及随访结果，收集这些患者石蜡包埋的结直肠癌组织及癌旁正常组织。应用免疫组织化学染色法检测 KLF17 在结直肠癌肿瘤组织及瘤旁正常组织中的表达。探讨结直肠癌组织与周围正常组织间 KLF17 蛋白表达有无差异，分析结直肠癌组织和正常黏膜组织中 IGFBP3 表达水平对临床病理资料及预后的影响。**结果**：73 例有随访结果且病理组织可检测的 CRC 患者中，肿瘤组织中 KLF17 表达阳性 32 例（43.8%）、表达阴性 41 例（56.2%），癌旁正常组织中 KLF17 表达阳性 53 例（72.6%）、表达阴性 20 例（27.4%），肿瘤组织阳性率明显低于癌旁正常组织（$P=0.001$）。肿瘤组织 KLF17 免疫组化结果与患者临床病理资料行统计分析显示，不同性别、年龄、分期、脉管癌栓、肿瘤原发部位、组织学类型、肿瘤浸润深度之间的 KLF17 蛋白水平表达无显著性差异（$P>0.05$）。生存分析显示癌组织中 KLF17 的表达水平不同组间的无病生存总体无统计学差异（$P>0.05$），亚组分析 48 例Ⅲ期结直肠癌患者中，KLF17 阳性的患者无病生存期（disease-free survival，DFS）明显高于 KLF17 阴性的患者，存在显著差异（$P=0.039$）。在 COX 多因素分析显示，KLF17 及 N 分期是影响Ⅲ期 CRC 患者的独立预后因素。**结论**：KLF17 在结直肠癌肿瘤组织及癌旁正常组织中存在差异表达，肿瘤组织中 KLF17 表达水平明显低于正常结直肠组织。KLF17 表达阳性与Ⅲ期结直肠癌患者的无病生存相关，肿瘤组织中 KLF17 低表达的Ⅲ期结直肠腺癌患者无病生存时间可能缩短。

79. 晚期结直肠癌患者一线应用 FOLFOX 方案化疗引起中性粒细胞减少的预后价值

陈　杨，王艳荣，石　燕，戴广海

中国人民解放军总医院肿瘤内科

目的：探讨一线应用奥沙利铂联合氟尿嘧啶、亚叶酸钙（FOLFOX）方案化疗的晚期结直肠癌患者中性粒细胞减少与预后的关系。**方法**：回顾性分析一线应用 FOLFOX 方案化疗的晚期结直肠癌患者 158 例。根据患者化疗后 3 周期内最低中性粒细胞数与化疗前中性粒细胞数值进行比较，分为 CIN 减少程度大（较化疗前降低大于 1.0×10^9）组（$CIN_{\Delta L}$组）和程度小的（较化疗前 CIN 降低小于 1.0×10^9）组（$CIN_{\Delta S}$组）以及无明显变化组，分析其与预后的关系。**结果**：共纳入 158 例晚期结直肠癌患者，中位年龄 59 岁（27～72 岁）。其中肝转移 87 例，均无骨髓转移。所有患者均接受至少 3 周期 FOLFOX 方案化疗。$CIN_{\Delta L}$组 61 例（39%），$CIN_{\Delta S}$组 65 例（41%），无明显变化组 32 例（20%）。卡方检验显示 CIN 减少程度与年龄、性别、有无肝转移、组织学分级、KPS 评分无显著相关（$P>0.05$）。单因素分析显示：中位 OS 在 CIN 无明显变化组为 12.9 个月，在 $CIN_{\Delta S}$组为 17.3 个月，$CIN_{\Delta L}$组为 20.8 个月，差异有统计学意义。多因素分析显示：CIN 组较无明显变化组死亡风险降低 31%（HR 0.687，95% CI：0.381～0.812，$P=0.016$）；$CIN_{\Delta S}$组较无明显变化组死亡风险降低 18%（HR 0.817，95% CI：0.527～0.939，$P=0.027$）。对于化疗疗效进行分析，3 周期内 $CIN_{\Delta L}$组治疗有效率（ORR）为 69%，疾病控制率（DCR）为 92%，均高于 $CIN_{\Delta S}$组和无明显变化组，统计学有差异（ORR：69% vs 54% vs 37%，$P=0.027$；DCR：92% vs 68% vs 59%，$P=0.031$）。**结论**：化疗后 3 周期内最低中性粒细胞数值较化疗前减少程度是判断预后的独立影响因素。其中减少程度大的患者 PFS、OS 较长，且化疗疗效较高。监测并根据 CIN 减少程度及时调整化疗药物剂量，或许有助于改善预后。

80. IGRT 联合替吉奥治疗腹膜后转移癌

陈永顺[1]，吴小源[1]，郝大选[1]，李　雪[1]，王建华[1]，陈小兵[2]

[1] 郑州大学附属肿瘤医院　河南省肿瘤医院放疗中心；
[2] 郑州大学附属肿瘤医院 河南省肿瘤医院 消化内科二病区

背景及目的：腹膜后转移癌由于位置深，手术难度大，治疗措施以放疗为主，但由于周围正常组织放射耐受剂量低而限制了肿瘤照射剂量。图像引导放疗（image-guided radiation therapy，IGRT）可跟踪病灶运动轨迹，减少计划靶体积（plan target volume，PTV）范围，从而保护正常组织，提高病灶剂量。替吉奥是消化道肿瘤有效的化疗药，给药方便，不良反应少。本研究观察了IGRT配合替吉奥治疗腹膜后转移癌的耐受性和近期疗效。**方法：**腹膜后转移癌患者共28例，肿瘤病理6例为鳞癌，22例为腺癌。所有病例行增强CT定位后勾画靶区，调强方式设计照射野，计划剂量50.4~59.4Gy，每天治疗，5次/周。替吉奥按体表面积服用，同时应用止呕剂和对症处理。肿瘤反应依照RECIST标准评价。**结果：**28例中3例因3度白细胞下降而短暂中断了治疗，中断时间均未超过3天，经对症处理后都完成了预定治疗计划。治疗后复查结果显示完全缓解（CR）、部分缓解（PR）、和病情稳定（SD）率分别为35.7%（10/28）、46.4%（13/28）和17.9%（5/28），总有效率（CR+PR）为82.1%（23/28）。治疗效果与病灶体积有关，病灶体积越小效果越好；而与肿瘤组织学类型无关，鳞癌与腺癌的疗效相比其差异无统计学意义。毒副反应主要表现在消化系统和造血系统。消化系统毒副反应发生率1度为25.0%（7/28），2度67.9%（19/28）；骨髓抑制发生率1~2度为64.3%（18/28），3度为10.7%（3/28）。其中有3例患者治疗后转移性肿块完全消失，存活已超过3年。因腹膜后转移癌患者就诊时多为中晚期，故多数患者的死亡原因仍是远处转移。**结论：**IGRT联合替吉奥治疗腹膜后转移癌近期疗效可靠，症状缓解明显，不良反应耐受性较好。

81. 血清血管生成相关因子检测在贝伐珠单抗联合化疗治疗 mCRC 中的疗效和预后的相关性研究

王艳荣

中国人民解放军总医院

目的：分析血清血管生成相关因子与mCRC相关的临床病理特点、化疗疗效及预后的相关性，期望筛选出能够预测贝伐珠单抗疗效和预后的血清学指标。**方法：**回顾性分析2011年1月至2013年12月在我院肿瘤内二科接受一线化疗的120例晚期转移性结直肠癌患者，将患者根据治疗方法不同分为贝伐组和单纯化疗组。采用ELISA检测治疗前后患者血清IL-8、sTRAIL的浓度，采用SPSS21.0软件进行数据统计分析。比较所有患者治疗前后血清IL-8、sTRAIL的浓度变化，比较不同治疗组之间以及贝伐组中的有效组和无效组治疗前后血清IL-8、sTRAIL的浓度变化，统计分析上述血清细胞因子与各临床病理特征及贝伐珠单抗疗效和预后的关系。**结果：**截止到随访终点（2015年3月30日），经6周一线治疗后所有患者中PR 44例（36.7%），SD 57例（47.5%），PD 19例（15.8%），RR为36.7%，DCR为84.2%。其中贝伐组55例患者中PR 32例（58.1%），SD 18例（32.7%），PD 5例（9.1%），RR为58.1%，DCR为90.9%。单纯化疗组65例患者中PR 12例（18.5%），SD 39例（60%），PD 14例（21.5%），RR为18.5%，DCR为78.5%。120例患者中，110例（91.7%）出现疾病进展（PD），64例（53.3%）死亡。mPFS为8.9个月，mOS为30.6个月。其中，贝伐联合化疗组中位PFS为11.2个月，中位OS为33.9个月；单纯化疗组中位PFS为7.9个月，中位OS为28.1个月。120例患者一线治疗前血清中IL-8和sTRAIL的浓度分别为（0.187±0.20）ng/ml和（903.69±132.23）pg/ml；经过6周治疗后血清中IL-8、sTRAIL的浓度分别为0.113±0.11ng/ml、

(1132.29±193.19) pg/ml。经非参数 2 个相关样本检验结果示：治疗后血清中 IL-8 的浓度降低，且治疗前后差异有统计学意义；治疗后血清中 sTRAIL 浓度升高，且差异有统计学意义（$P<0.05$）。这说明血清 IL-8，sTRAIL 的浓度变化与治疗相关。

经 SPSS 非参数 2 个独立样本检验，结果示：治疗前贝伐组和单纯化疗组血清中 IL-8、sTRAIL 的浓度无统计学差异，而治疗后贝伐组的 IL-8 浓度比单纯化疗组低，而 sTRAIL 的浓度比单纯化疗组高，且差异有统计学意义。这说明血清中 IL-8，sTRAIL 的浓度变化与贝伐珠单抗治疗相关性更大（$P<0.05$）。根据贝伐组治疗后的疗效评价分为有效组（CR+PR）和无效组（SD+PD）两个亚组，比较两个亚组在治疗前和治疗 6 周后血清中 IL-8，sTRAIL 的浓度变化。经过非参数 2 个独立样本检验结果示：治疗后有效组血清中 IL-8 的浓度要明显低于无效组，而血清中 sTRAIL 的浓度与无效组无明显差异，初步表明血清中 IL-8 的浓度变化与贝伐疗效相关（$P<0.05$），而 sTRAIL 的浓度与贝伐疗效无关。进一步分析上述血清细胞因子浓度变化与贝伐珠单抗预后的关系。根据患者治疗前后血清 IL-8，sTRAIL 浓度的变化分为升高组和降低组，进行 PFS 和 OS 的单因素生存分析，结果示：经 6 周一线治疗后，血清 IL-8 浓度升高组和降低组的中位 PFS 和 OS 无明显差异，而血清 sTRAIL 浓度升高组的 mPFS 和 mOS 要优于下降组。因此，患者治疗前后血清 sTRAIL 浓度变化可能可以预测贝伐珠单抗的预后，而患者治疗前后血清中 IL-8 的浓度变化对贝伐珠单抗 PFS 和 OS 的预测意义不大。**结论：**晚期结直肠癌患者一线治疗应用贝伐联合化疗，与单纯化疗相比能够显著提高 6 周时 RR，并延长 mPFS 和 mOS，但两组间的 DCR 无明显差异。mCRC 患者治疗后血清 IL-8、sTRAIL 的浓度变化均有变化，提示血清血管生成相关因子可能用于预测贝伐珠单抗疗效和预后。

82. 多西他赛联合奥沙利铂和替吉奥与 FOLFIRI 方案治疗晚期胃癌的临床观察

单争争，樊青霞

郑州大学第一附属医院

目的：观察并比较多西他赛联合奥沙利铂和替吉奥方案和 FOLFRI 方案治疗晚期胃癌的临床疗效与安全性。**方法：**29 例（试验组）采用多西他赛联合奥沙利铂和替吉奥方案治疗，28 例（对照组）采用 FOLFIRI 方案治疗，治疗至少 2 个周期以上，观察两组药物的近期疗效及毒副反应。**结果：**试验组 29 例总有效率为 51.7%（15/29），其中 CR3 例，PR 12 例；对照组中总有效率（12/28）42.9%，CR1 例，PR11 例。两组疗效相比较，无显著性差异（$\chi^2=0.169$，$P=0.681$）。试验组与对照组的骨髓抑制及消化道反应发生率均较为常见，差异无统计学意义；试验组外周神经毒性发生率高于对照组，两组之间差异有统计学意义（$P<0.05$），但多为 1~2 级，不影响生活质量；对照组的毒副反应迟发性腹泻发生率显著高于试验组，统计学上有显著性差异（$P<0.05$）。**结论：**多西他赛联合奥沙利铂和替吉奥治疗晚期胃癌的疗效确切，不良发生程度相对较轻，患者可以耐受，对晚期胃癌治疗有着积极的意义。

83. 食管癌后程加速超分割调强适形放疗及和其联用尼妥珠单抗的研究

师颖瑞

湖南省肿瘤医院

目的： 比较食管癌后程加速超分割调强适形放疗和后程加速超分割调强适形放疗联用尼妥珠单抗的疗效与毒性，探讨不能耐受同步放化疗的食管癌患者的优化及合理的方案。**方法：** 无远处转移的64例初治、评估认为无法耐受同步放化疗的食管鳞癌患者纳入研究。患者进行随机分组：A组32例后程加速超分割调强适形放疗组，简称后超调强组：先行放疗41.4G y/23次/5周，后行放疗27Gy/18次/2周；B组32例后程加速超分割调强适形联合尼妥珠单抗，简称为联合组。其放射治疗方法同后超调强组，只是在放射治疗的开始时同期均加用6~8星期的尼妥珠单抗（nimotuzumab 200mg ivgtt QW×6~8），从放疗第一天起执行。观察指标主要包括食管和肺的近期急性反应和后期放射损伤以及过敏等不良反应；其他指标包括临床受益率、1~3年局控率、无瘤生存率、总体生存率等。**结果：** 两组患者在毒副反应方面不存在显著性差异（$P>0.05$）。晚期并发症主要表现为食管狭窄和肺纤维化，两组比较无统计学意义。联合组有一例患者出现过敏性休克后放弃治疗。联合组临床受益率显著高于后超调强组（$P<0.05$），联合组总生存率和无瘤生存率均高于后超调强组，但无统计学差异（$P>0.05$）。**结论：** 后程加速超分割调强适形放疗联合尼妥珠单抗治疗食管癌未明显加重毒副作用，能为患者所耐受。使用尼妥珠单抗有可能出现过敏反应，应注意预防和加强处理。后程加速超分割调强适形放疗联合尼妥珠单抗治疗食管癌可能有利于提高1~3年无瘤生存率和总体生存率，并提高临床受益率。

84. 胃癌患者治疗前NLR、PLR、RDW值与临床病理参数的关系

贾　静[1]，陈　颖[1]，林　露[1]，王　淋[1]，陈德东[2]，叶星明[1]，陈　燕[2]

[1] 福建省肿瘤医院中心实验室；[2] 福建省肿瘤医院检验科

目的： 炎性标志物NLR（中性粒细胞与淋巴细胞比值）、PLR（血小板与淋巴细胞比值）在胃癌患者预后判断中的价值已见相关报道，但其与临床病理参数之间的关系尚不清楚。本研究拟就胃癌患者术后临床病理参数与治疗前炎性标志物NLR、PLR及RDW（红细胞分布宽度）值的关系做初步分

析，进一步阐明这些指标的临床应用价值。**方法**：回顾分析了我院 2012~2013 年间初诊入院手术的胃癌患者术前全血细胞计数以及术后病理分析资料（AJCC/UICC 第 7 版胃癌 TNM 分期系统）。共计 434 人纳入本研究，中位年龄为 60（23~86）岁。其中术后病理分期为Ⅰ期的占 24.4%，Ⅱ期的占 19.6%，Ⅲ期的占 50.5%，Ⅳ期的占 5.5%。患者全血细胞计数值取自入院第一次检测记录（未接受任何抗肿瘤治疗前）。同时选取于本院体检的、性别及年龄匹配的 309 名健康人为对照进行对比分析。**结果**：患者 NLR、PLR、RDW 中位数值均显著高于正常对照（NLR：1.99 vs 1.62；PLR：129.1 vs 107.9；$P<0.0001$；RDW：13.4 vs 13.1，$P=0.0002$）。临床病理参数相关分析显示患者 NLR 、PLR 及 RDW 值随着病理分期的进展呈逐步升高之势（NLR 和 PLR，$P<0.0001$；RDW：$P<0.05$），但与肿瘤分化程度和肿瘤生长部位无关。多元回归分析结果表明 NLR 和 PLR 是肿瘤病理分期和 T 分期的独立预测因子（$P<0.0001$）。与癌胚抗原（CEA）对比分析显示，PLR 和 NLR 用于胃癌诊断的效力优于 CEA（AUC=0.68，0.65 vs AUC=0.56）。**结论**：胃癌患者治疗前 NLR 及 PLR 值可能是一类可用于临床肿瘤分期预判和早期辅助诊断的肿瘤标志物。其临床应用价值值得进一步深入研究。

85. 食管癌锁上淋巴结转移挽救性放疗的临床研究

周志国，甄婵军，乔学英，张　萍，梁军利，宋玉芝，王硕烁，白文文

河北医科大学第四医院

目的：分析食管癌锁上淋巴结转移后挽救性放疗的价值。**方法**：收集我院 2006 年至 2012 年符合入组条件的食管鳞状细胞癌锁上淋巴结转移患者 117 例，接受挽救性放疗的患者 100 例，未接受挽救性放疗的患者 17 例，锁上病灶挽救放疗采用^{60}Co 或 6MV-X 线，部分患者淋巴结局部加用电子线加量照射，应用三维适形放疗联合局部电子线加量照射模式或调强放疗方式，1.8~2.0Gy/次，5 次/周。**结果**：全组患者 1、3、5 年生存率分别为 80.3%、27.2%、10.7%。总中位生存期 23（5~67）个月。1、3 年转移后生存率 38.5%、14.1%，锁上转移后中位生存期 10（1~58）个月。锁上转移灶放疗组与未放疗 1、3 年转移后生存率分别为 42.0%、16.9%和 17.6%、0%（$P=0.008$）。放疗联合化疗组 1、3 年锁上转移后生存率为 59.4%、35.6%，显著高于单纯放疗组和未接受放疗组患者（$P=0.002$）；未合并内脏转移和合并内脏转移的患者锁上转移后 1、3 年生存率分别为 43.8%、21.7%和 27.0%、0%（$P=0.002$）；Cox 模型多因素分析显示锁上挽救放疗剂量≥6000cGy、合并纵膈失败、合并内脏转移、挽救方式为锁上转移后生存的独立预后因素。**结论**：食管癌锁上淋巴结转移挽救性放疗可使患者生存获益，单纯锁上转移的患者建议积极行挽救性放疗或放化疗，挽救性放疗剂量不低于 6000cGy 患者可延长患者生存。

86. 胸段食管癌合并锁骨上淋巴结转移放射治疗的疗效分析

甄婵军，周志国，乔学英，宋玉芝，白文文，
刘　明，王硕烁，张　瑞，李　静

河北医科大学第四医院

目的： 回顾性分析胸段食管癌伴锁上淋巴结转移患者放射治疗的疗效，探讨胸段食管癌锁骨上淋巴结转移的治疗方式及预后。**方法：** 收集胸段食管癌锁骨上淋巴结转移病例，不合并脏器转移及其他肿瘤病史，符合入组条件的104例。65例患者食管癌接受放射治疗，39例手术治疗；97例患者锁骨上转移淋巴结接受放射治疗，7例未放疗。**结果：** 全组患者1、3年总生存率分别为72.1%、20.8%。锁骨上转移淋巴结行放射治疗的患者与未行放射治疗的患者1、3年锁上转移后生存率分别为73.2%，35.5%和57.1%/0%（$P=0.142$）。Logistic回归分析显示，锁骨上转移淋巴结的直径和转移灶的放疗剂量对锁骨上转移淋巴结放疗后能否达CR显著影响。转移灶放疗剂量60Gy以上的患者生存率优于未达60Gy的患者。健侧锁骨上区预防照射与未行预防照射的患者的总生存率及锁骨上转移后生存率均未见统计学差异。锁骨上转移淋巴结放疗联合化疗的患者疗效优于未化疗患者，食管癌治疗同期或序贯化疗可延长患者生存期。**结论：** 单纯锁骨上淋巴结转移患者行放射治疗可生存获益。放射治疗范围以累及野为宜，剂量建议大于60Gy。对于身体情况可耐受的患者，无论食管原发灶还是锁骨上转移淋巴结，联合化疗可使患者获得更好的疗效，延长生存期。

87. CXCR4和CD133共表达对Ⅱ～Ⅲ期结肠癌预后的影响

李晓凤

包头市肿瘤医院

目的： 探讨CXCR4和CD133共表达与Ⅱ～Ⅲ期结肠癌临床病理特征及预后的关系。**方法：** 收集2010年1月至2011年6月在包头市肿瘤医院行结肠癌根治术的结肠癌患者的肿瘤组织及瘤旁上皮组织石蜡包埋标本49例，免疫组化法检测CXCR4和CD133的表达，并分析其与临床病理特征及3年生存率之间的关系。**结果：** 在肿瘤组织和瘤旁结肠上皮组织中，CXCR4阳性表达率分别为61.22%（30/49）和8.16%（4/49），CD133阳性表达率分别为36.73%（18/49）和6.12%（3/49）。肿瘤组

织中CXCR4和CD133的表达与患者的年龄、性别、原发灶部位、肿瘤大小、TNM分期、组织学分类、肿瘤浸润深度、有无淋巴结转移无关，但CXCR4和CD133的共表达与TNM分期及淋巴结转移情况存在相关性。CXCR4和CD133共表达的患者3年生存率为27.27%（3/11），其余患者为76.32%（29/38），二者比较差异有统计学意义（$\chi^2=7.0206$，$P=0.0081$）。**结论：** CXCR4和CD133共表达可能是Ⅱ～Ⅲ期结肠癌患者预后不良的危险因素。

88. 胰腺癌TOMO高剂量少分次放射治疗后胃肠毒副作用相关因素分析

刘　纤，任　刚，李莉琴，朱夫海，吴伟章，王　勇，
李雅芬，朱　峰，夏廷毅

中国人民解放军空军总医院肿瘤放疗科

目的： 探讨胰腺癌螺旋断层调强放射治疗（Tomotherapy，TOMO）高剂量少分次放射治疗后胃肠（gastrointestinal，GI）损伤发生的剂量学因素及临床相关因素。**方法：** 回顾2012年8月至2015年1月45例接受TOMO放疗至2015年4月存活的胰腺癌患者临床资料及TOMO计划资料。采用CTCAE v4.0分级标准，回顾性评价患者自放疗开始出现的放射性GI损伤。分析临床因素、胃及十二指肠剂量体积参数与放射性毒副反应分级的关系。急性毒性反应定义为放疗后3个月内的反应。晚期反应定义为放疗后3个月以上的分级反应。随访时间为放疗第1天开始至最后一次接触。计数资料采用卡方检验，变量间的相关性采用Spearman相关性检验，Logistic多因素回归分析筛选放射性胃肠毒性反应的相关因素。由ROC曲线分析判断不同DVH参数预测GI毒性反应的能力，预测值由ROC曲线下的面积AUC值评估，当AUC值越大，其对应的参数为最佳预测参数。**结果：** 中位随访时间为9个月（3～32个月）。发生2级急性毒性反应9例，3级1例，未出现4、5级的急性放射性胃肠损伤。发生2级晚期毒性反应10例，3级2例，未出现4、5级的晚期放射性胃肠损伤。急性毒性反应结果：≥2级急性毒性反应的发生率为25%。急性GI毒性反应与临床因素及剂量体积参数无相关性（$P>0.05$）。晚期毒性反应结果：≥2级晚期毒性反应的发生率为26%，≥2级晚期毒性反应的中位发生时间为4个月（3～21个月）。单因素分析中，肿瘤位置及十二指肠的Dmax，D1，D3，D5，D10，V25，V30，V35，V40，V45，V50与≥2级晚期毒性反应的发生具有相关性（$r=0.298\sim0.513$，all $P<0.05$）。年龄、性别、分期、同步化疗、疗前CA199、肿瘤体积、放疗剂量、单次剂量及胃的剂量体积参数、十二指肠V5、V10与≥2级晚期毒性反应的发生无相关性（$P>0.05$）。Logistic多因素回归分析显示，十二指肠V25是≥2级晚期放射性GI反应的独立影响因素（Wald=4.284，$P=0.038$）。ROC曲线下面积（AUC）为0.755（95% CI=0.604～0.906，$P=0.008$）。V25的分界值为19.5cm^3，V25≤19.5cm^{3}和V25>19.5cm^{3}的≥2级晚期放射性GI损伤发生率分别为14.28%（4/28）和52.94%（9/17）（$\chi^2=7.694$，$P=0.006$）。≥3级晚期毒性反应与临床因素及剂量体积参数无相关性（$P>0.05$）。**结论：** 十二指肠V25是晚期放射性胃肠毒副反应发生的独立影响因素，对判断晚期放射性胃肠毒副反应的发生具有较高的价值。

89. 肿瘤深部热化疗对复发转移胃癌生存期及其预测因素的临床研究

张凤春[1,3]，徐海燕[1]，陈　彬[1]，杨懿瑾[1]，张　玲[1]，
王　蒙[1]，徐迎春[2]，张凤春[1,3]，张志影[1]

[1] 上海交通大学医学院附属苏州九龙医院肿瘤科；[2] 上海交通大学医学院附属仁济医院；
[3] 上海交通大学医学院附属瑞金医院

目的：肿瘤深部热疗联合全身化疗对复发转移胃癌总生存期的影响，探讨个体化治疗预测因素。**方法：**分析 99 例复发转移胃癌患者，其中热化疗组 42 例，进行肿瘤深部热疗+全身化疗；单纯化疗组 57 例，单纯接受全身化疗，作为对照。统计两组患者的生存期，并将其统计结果使用 SPSS16.0 统计软件进行统计学分析。**结果：**热化疗组中位生存期（18 个月）显著长于单纯化疗组生存期（12.8 个月）（$P=0.003$）；热化疗组中 ALB≥35g/l 患者的生存期（19 个月）显著长于 ALB<35g/L 患者的生存期（10 个月）（$P=0.027$）；热化疗组中，NLR<4.558 患者的生存期（33 个月）显著长于 NLR≥4.558 患者的生存期（10 个月）（$P=0.007$）。**结论：**深部热化疗治疗复发转移胃癌患者可提高患者的生存期，正常血清 ALB 和 NLR 低值可进一步个体化预测其生存获益；而低血清 ALB 及高 NLR 值有损生存期，不建议这类患者做肿瘤深部热化疗。

90. 黏蛋白 MUC-1、MUC-2、MUC-3 和 MUC-4 在大肠癌中的表达与临床意义

刘　昕，王耀荣，王丽萍，李　杰

内蒙古包头市肿瘤医院

目的：探讨 MUC1、MUC2、MUC3 及 MUC4 在大肠癌组织中的表达与临床病理指标之间的关系。**方法：**采用免疫组织化学法检测 60 例结直肠癌及癌旁相对正常黏膜组织中 MUC1、MUC2、MUC3、MUC4 的表达。**结果：**MUC1、MUC2、MUC3、MUC4 在癌旁相对正常黏膜组织中的阳性表达率分别为 11.7%、100%、100%、100%，MUC1、MUC2、MUC3、MUC4 在结直肠癌组织中的阳性表达率分别为 46.7%、60.0%、53.3%、61%。黏蛋白 MUC1 的表达与结直肠癌的淋巴结转移、浸润深度和 Dukes 分期呈正相关，与分化程度呈负相关（$P<0.05$）；黏蛋白 MUC2、MUC3、MUC4 的表达与结直肠癌的淋巴结转移、浸润深度和 Dukes 分期呈负相关（$P<0.05$），而与分化程度无关（$P>0.05$）。**结

论：黏蛋白 MUC1 的表达上调和 MUC2、MUC3、MUC4 的表达下调可能在结直肠癌的发生发展中发挥重要作用，因此黏蛋白 MUC1、MUC2、MUC3、MUC4 可成为大肠癌的肿瘤标志物之一，对预后的判断有重要意义。

91. 进展期胃癌患者营养状态及生活质量评估的临床研究

赵　群，李　勇，乔　喜，来士朝，范立侨，檀碧波，杨沛刚，田　园

河北医科大学第四医院

目的：采用不同方法评估进展期胃癌患者的营养状态，并探讨不同营养状态的进展期胃癌患者生活质量的改变。**方法**：选取初次确诊为进展期胃癌的患者（cT3/4，N0/+，M0）467 例，分别采用不同的营养状态评判标准：传统评估方法：体重指数（BMI）≤18.5 或白蛋白（ALB）<35g/L；整体营养状况主观评估量表（PG-SGA）；NRS 2002。同时用胃癌患者生活质量问卷（QLQ-STO22）对患者进行生活质量评估。**结果**：传统营养评估方法显示：进展期胃癌患者营养不良的发生率为 24.41% 与营养正常组相比，在 BMI、ALB、前白蛋白（PA）、血红蛋白（Hb）、淋巴细胞计数（TLC）、上臂中点周径（MAC）、肱三头肌皮褶厚度（TSF）、上臂肌肉周径（MAMC）及非利手握力存在明显差异（$P<0.05$），营养不良组 QLQ-STO22 总分为（19.56±6.71）分，显著高于营养正常组的（11.26±4.98）分（$P<0.05$），且营养不良组患者在吞咽困难、呃逆、饮食受限、焦虑等维度得分较高，高于营养正常组（$P<0.05$）。PG-SGA 评估显示：轻度营养不良或可疑营养不良（B 级）发生率为 45.82%，严重营养不良（C 级）发生率为 30.41%，PG-SGA 评分与 BMI、ALb、PA、Hb、体重下降、饮食减少、MAC、TSF、MAMC 和非利手握力，均存在显著相关关系（$P<0.05$），营养状态良好（A 级）的 QLQ-STO22 得分显著低于 B+C 级得分（$P<0.05$）；NRS 2002 筛查显示：患者营养风险的发生率为 51.61%，NRS 2002 与 BMI、ALb、PA、Hb、体重下降、饮食减少、体重下降、饮食减少、MAC 和非利手握力存在显著相关关系（$P<0.05$），无营养风险组的 QLQ-STO22 得分显著低于有营养风险组得分（$P<0.05$）。**结论**：进展期胃癌患者在初诊时已存在不同程度的营养问题，传统营养评估方法、PG-SGA、NRS 2002 均能评估进展期胃癌患者营养状态，但采用 PG-SGA B+C 级筛查营养不良的检出率比传统营养评估方法和 NRS 2002 均高。存在营养风险或营养不良的患者生活质量显著下降。

92. 101例转移性胰腺癌预后相关因素研究

闫　欢，戴广海，石　燕，韩全利，施伟伟，吕　瑶

中国人民解放军总医院肿瘤内二科

目的：回顾性分析初始转移性胰腺癌患者的一般状况特征、血液学特征与生存情况，探索不同年龄、性别、肿瘤部位、临床表现、基线血液学特征与预后的关系。**方法：**回顾性分析中国人民解放军总医院2010年1月1日至2013年12月31日期间所收治的既往未行根治性手术切除、经病理确诊或临床确诊、一线进行化疗的转移性胰腺癌101例。其中临床确诊指：CT或MRI影像学，且合并血清肿瘤标志物CA19-9显著升高伴随或不伴CEA、CA125升高，合并NSE升高者排除。收集患者的基本资料、一般情况、肿瘤部位、肿瘤转移部位及数量，一线治疗基线血液学特征、一线化疗方案并进行随访。应用SPSS22.0统计软件分析影响预后的相关因素。**结果：**本组患者中位年龄58岁，发病高峰集中在50~69岁。101例初治转移性胰腺癌患者生存时间最短0.6个月，最长36.5个月，中位生存时间为5.90个月。6个月、1年、2年生存率分别为51.5%、21.8%、5.0%。一线治疗接受含吉西他滨化疗的89例，占87.3%。单因素分析显示：KPS评分<90分、纳差、肝转移、骨转移、贫血，中性粒细胞/淋巴细胞比值（NLR）≥2.75、CA125升高、CA19-9≥1000 U/mL是OS差的预后因素（$P<0.05$）。COX多因素分析显示：肝转移（5.27月 vs 7.90月，$P=0.014$，HR=1.961，95%Cl：1.144~3.361）、骨转移（3.33月 vs 6.13月，$P=0.001$，HR=3.412，95%Cl：1.649~7.062）、NLR（5.13月 vs 12.13月，$P=0.001$，HR=2.860，95%Cl：1.567~5.220）、血清白蛋白（1.63月 vs 6.13月，$P=0.000$，HR=5.713，95%Cl：2.385~13.685）为独立不良预后因素。NLR与贫血（$\chi^2=3.534$，$P=0.050$）、血清白蛋白水平（$\chi^2=4.240$，$P=0.036$）相关，与是否CA19-9≥1000 U/ml（$\chi^2=9.260$，$P=0.003$）、CA724（$\chi^2=12.601$，$P=0.000$）显著相关。**结论：**肝转移、骨转移、NLR、血清白蛋白水平是转移性胰腺癌患者的独立预后因素。与NLR<2.75的病人相比，NLR≥2.75的患者贫血及血清白蛋白下降的发生率更高，CA19-9≥1000U/mL及CA724升高的患者比例更多；转移性胰腺癌患者更应该注意加强营养、补充白蛋白，存在骨转移的患者积极行抗骨转移治疗，NLR升高明显的患者，可以考虑进行适当抗炎治疗。

93. 肿瘤标志物对早期胰腺导管腺癌中的诊断价值

叶斯斯，尹雅琪，苏丹，张婷婷，白　莉

中国人民解放军总医院

目的：探讨血清肿瘤标志物糖类抗原 19-9（carbohydrate antigen 19-9，CA19-9）、癌胚抗原（carcinoembryonic antigen，CEA）、糖类抗原 125（carbohydrate antigen 125，CA125）在早期胰腺导管腺癌（pancreatic ductal adenocarcinoma，PDAC）诊断、治疗和预后评估中的临床应用价值。**方法**：收集并筛选出 2006 年 1 月至 2012 年 7 月确诊为 PDAC（Ⅰa～Ⅱb 期）307 例患者的术前血清标本，检测每份标本 CA19-9、CEA、CA125 三种肿瘤标志物水平，并与 200 例胰腺良性病变和 100 例健康体检者对照。同时根据早期 PDAC 患者术前不同的血清肿瘤标志物水平，分成不同的亚组进行比较。采用回顾性统计方法分析血清肿瘤标志物 CA19-9、CEA、CA125 对早期 PDAC 的诊断价值。**结果**：早期 PDAC 患者血清 CA19-9、CEA、CA125 水平明显高于胰腺良性病变组和健康对照组（$P<0.01$）。三项肿瘤标记物联合检测诊断早期 PDAC 的对应的曲线下面积 0.923，敏感性、准确性分别为 89.6%、85.7%，与各单项检测比较差异有统计学意义（$P<0.01$）；合并不同术前 CA19-9 和 CA125 水平的早期 PDAC 患者，在肿瘤位置、分化程度、最大直径、T 分期、临床分期、有无淋巴结转移、有无十二指肠侵犯、中位生存期长短等方面的差异有统计学意义（$P<0.05$）。**结论**：血清肿瘤标志物 CA19-9、CEA、CA125 水平可作为早期 PDAC 的诊断的辅助指标。三项联合检测有效提高诊断早期 PDAC 的敏感性及准确性，并对判断根治手术的可能性及进行预后评估有很高的临床指导意义。

94. Ⅲ期 N+食管癌调强与三维适形放疗疗效比较

张安度，韩　春，王　澜，徐　珊，朱龙玉，孔　洁，高　超，李晓宁

河北医科大学第四医院放疗科

目的：观察Ⅲ期 N+食管癌 3DCRT 与 IMRT 的疗效及毒副作用。**方法**：2003 年 7 月至 2012 年 10 月符合入组条件的食管癌患者 428 例，非手术分期均为Ⅲ期。采用 3D-CRT 293 例，IMRT 135 例。中位放疗剂量 60Gy。Kaplan-Meier 法计算生存率、局控率并 Log-rank 检验。**结果**：3D-CRT 组与 IMRT 组 1、3、5 年局控率分别为 65.1%、40.6%、37.5%和 70.0%、57.0%、49.4（$P=0.025$）；3D-CRT 组与 IMRT 组 1、3、5 年生存率分别为 56.0%、22.3%、15.7%和 53.3%、29.2%、17.8%（$P=0.394$）。IMRT 组肺平均受量高于 3D-CRT 组（$P=0.001$），肺 V20、V25、V30、V35 低于 3D-CRT 组

（P 值分别 0.007、0.000、0.000、0.000）。IMRT 组 2 级、3 级急性放射性食管炎的发生率高于 3D-CRT 组（P=0.000，0.006），2 级急性放射性肺炎的发生率高于 3D-CRT 组（P=0.043）。全组患者共死亡 343 例，仍以局部因素为主（60.6%），其次为远处转移（25.1%）。IMRT 组死于肿瘤局部因素的比率明显低于 3D-CRT 组，为 51.0%vs64.5%（P=0.021）。**结论：**IMRT 治疗食管癌是有效的，相比于 3D-CRT 其局部控制率明显提高。但 IMRT 未显示出对长期生存率的提高。死亡的主要原因仍然是局部因素，其次是远处转移。IMRT 组死于局部因素的比例明显低于 3D-CRT 组。

95. MET 基因在胃癌分子靶向治疗中的价值

魏　嘉，吴楠蝶，沈　洁，孙　霞，禹立霞，刘宝瑞

南京鼓楼医院

目的：进展期胃癌治疗选择十分有限。越来越多的研究证明，靶向药物是提高肿瘤治疗疗效的必然趋势。目前仅有曲妥珠单抗、雷莫芦单抗、阿帕替尼成功应用于胃癌的临床治疗。因此，筛选出新的胃癌驱动基因、寻找特异性的靶向药物显得尤为重要。**方法：**我们在 4 株胃癌细胞株及 98 例患者胃癌组织标本中采用免疫组化法（IHC）检测 MET、ROS1 和 ALK 基因蛋白表达状态，荧光原位杂交法（FISH）检测 MET、ROS1 和 ALK 基因的扩增状态。体外实验采取 3-（4，5-二甲基噻唑-2）-2，5-二苯基四氮唑溴盐法（MTT）以及新鲜肿瘤组织块三维培养体外药敏试验（HDRA），体内实验构建人原代胃癌移植瘤模型，分别检测克唑替尼药物敏感性与 MET、ROS1 和 ALK 基因蛋白表达及基因扩增之间的相关性。同时，回顾性分析 98 例患者 MET、ROS1 和 ALK 基因蛋白表达状态及基因的扩增状态与生存预后的相关性。**结果：**在 MTT 实验中，MET 基因扩增的细胞株对克唑替尼敏感。HDRA 实验显示，MET 蛋白过表达患者的新鲜肿瘤组织块对克唑替尼敏感（P=0.045）。在体内实验中，采用 MET 蛋白过表达患者的新鲜肿瘤组织建立的人原代胃癌移植瘤模型对克唑替尼敏感（P=0.001）。在 98 例患者中，MET IHC 阳性率 42.9%（42/98），MET FISH 阳性率为 4.1%（4/98）。ROS IHC 阳性率为 25.5%（25/98），ALK IHC 阳性率为 0%。ROS1 及 ALK FISH 阳性率均为 0%。生存分析提示，MET 以及 ROS1 基因状态与患者生存预后无关。**结论：**克唑替尼对 MET 基因扩增及蛋白过表达的患者可能是一个有效的靶向药物。

96. 中国北方食管癌高发现场 2013~2014 年 Barrett 食管患病分析

刘　猛[1]，贾立群[1]，段锦龙[1]，宋国慧[2]，靳国梁[2]，白文龙[2]，陈志峰[3]

[1] 中日友好医院；[2] 磁县肿瘤医院；[3] 河北医科大学第四医院

目的： 探讨磁县食管癌高发区高危人群 Barrett 食管检出情况。**方法：** Barrett 食管胃镜病理诊断参照《Barrett 食管诊治共识（修订版 2011 年 6 月 重庆）》。胃镜普查高危人群界定 40~69 岁自然人群。同时，填写胃食反流病调查问卷表，最终形成数据库。**结果：** 2013 年 1 月 ~11 月共胃镜筛查 2200 例，检出 Barrett 食管 81 例，检出率 3.68%，病理确诊 15 例（0.68%）；Bartte 食管镜下形态舌型 36 例（44.44%），岛型 25 例（30.86%），全周型 20 例（24.69%）；调查问卷 40%有反流症状。2014 年 1 月 ~12 月共胃镜筛查 2582 例，检出 Barrett 食管 121 例，检出率 4.69%；胃镜诊断 BE 分型：舌型 56 例（46.28%），岛型 47 例（38.84%），全周型 18 例（14.88%）；最终病理确定 17 例（0.66%）。调查问卷 23 例（19%）有反流症状。**结论：** 监测和治疗 Barrett 食管对发现和治疗早期食管腺癌及部分贲门癌很有意义，在食管癌早诊早治筛查中，提高对 Barrett 食管的认识和诊断也是不容忽视。

97. 120 例初治、年轻、高危弥漫大 B 细胞淋巴瘤临床分析

赵世华

军事医学科学院附属医院淋巴瘤科

目的： 探讨初治、年轻、高危弥漫大 B 细胞淋巴瘤（diffuse large B cell lymphoma，DLBCL）的临床特征、治疗措施及预后相关因素。**方法：** 回顾性分析 2006 年 1 月至 2014 年 5 月在军事医学科学院附属医院淋巴瘤科收治的年龄≤60 岁、年龄调整的国际预后指数（aaIPI）评分≥2 分的初治、资料完整的 DLBCL 病例，进行疗效及相关预后因素的分析。**结果：** 共收集到资料完整的 DLBCL 病例 120 例，中位随访 28（6~168）个月，3 年 PFS 率 53.25%，OS 率 61.52%。中位 PFS、OS 时间均未达到。单因素分析显示起病时伴有 B 症状、D-二聚体、白蛋白、aaIPI 评分、是否联合利妥昔单抗化疗、近期疗效、自体移植与预后存在关系。多因素分析显示近期疗效、自体移植是影响 PFS、OS 的独立预后因素。免疫化疗组 91 例（75.8%），单纯化疗组 29 例（24.2%），3 年 PFS 率分别为 60.07%、

27.93%（$P<0.001$），OS 率分别为 67.08%、41.78%（$P=0.003$）。32 例（26.67%）接受 ASCT，移植组与未移植组 3 年 PFS 率分别为 70.30%、44.52%（$P=0.02$），OS 率分别为 77.47%、54.15%（$P=0.02$）。67 例高危患者中，移植组（19 例）和未移植组（48 例）3 年 PFS 率分别为 60.64%、28.93%（$P=0.006$），OS 率为 72.31%、39.59%（$P=0.001$）。**结论：**一线方案的疗效是影响年轻、高危 DLBCL 预后的重要因素，R-CHOP 仍是可行的方案，造血干细胞移植可改善生存。

98. 65 例外周 T 细胞淋巴瘤患者预后相关因素分析

孙秀华，程　晔，张　弦，徐丽叶，丁晓蕾

大连医科大学附属第二医院

目的：从临床角度分析外周 T 细胞淋巴瘤的相关因素对疾病预后的影响，为该疾病的临床病情监测及预后评估提供参考。**方法：**收集大连医科大学附属第二医院自 2005 年 1 月至 2014 年 12 月共 10 年间收治的 76 例外周 T 细胞淋巴瘤患者的临床资料，其中 11 例为失访病例，65 例病例资料完整。本研究对 65 例完整资料病例进行回顾性分析，将其按照 WHO（2008 年）分类进行病理分型，结合随访资料，应用 SPSS20.0 软件进行统计分析，采用 Kaplan-Meier 法对生存概率进行比较，对年龄、性别、临床分期、IPI 评分、B 症状、HB 水平、β_2 微球蛋白、乳酸脱氢酶、血清白蛋白、治疗方法、病理分型、首发部位、PIT 指数、骨髓是否受侵进行单因素分析，并进一步采用 Cox 回归风险模型对单因素分析中有统计学意义的参数进行多因素分析。**结果：**单因素分析结果表明：年龄、临床分期、IPI 评分、乳酸脱氢酶、血清白蛋白、病理分型、首发部位及 PIT 指数经过计算后 P 值有统计学差异，为预后不良因素。多因素分析：PIT 评分指数为 PTCL 的独立预后因素（$P=0.002$）。**结论：**①年龄、临床分期、IPI 评分、乳酸脱氢酶、血清白蛋白、病理分型、首发部位及 PIT 指数与预后有关。②PIT 评分指数为 PTCL 的独立预后因素。

99. 改良 SMILE 方案治疗结外 NK/T 细胞淋巴瘤的临床观察

张旭霞，邰晓辉，彭艳艳，刘　乐，张玲芳，杨　静，李红玲

甘肃省人民医院肿瘤内科

目的：为了观察改良 SMILE 方案对初诊结外 NK/T 细胞淋巴瘤鼻型的近期疗效和安全性。**方法：**

2010 年 1 月至 2014 年 12 月甘肃省人民医院医院收治并经病理形态学及免疫组化确诊为 NK/T 细胞淋巴瘤患者，共 12 例，所有患者均接受改良 SMILE 方案治疗。具体剂量为：甲氨蝶呤（MTX）1.0g/m^2 iv d1 维持 24h；异环磷酰胺（IFO）1.5g/m^2，iv，d3~5；美司钠（Mesna）300mg/m^2，iv，给药 0、4、8h；依托泊苷（Vp~16）75mg/m^2，iv，d3~5；地塞米松 40mg，iv，d3~5；培门冬酶（Pegasparaginase）2500IU m^2，im，d6。3 周为 1 周期，每 3 周期后评价疗效。回顾性分析 12 例结外 NK/T 细胞淋巴瘤患者，均接受改良 SMILE 方案治疗，至少接受 2 个周期。1 例患者化疗 2 周期后，病情进展死亡。11 例患者接受 3 个周期化疗后行疗效评价，诱导化疗后行序贯累计野放疗，放疗后继续化疗 3 周期。**结果：**①近期疗效分析：可分析疗效的 11 例结外 NK/T 细胞淋巴瘤患者中，诱导化疗后完全缓解（CR）率为 54.5%（6/11），部分缓解（PR）率为 36.3%（4/11），疾病稳定（SD）率为 0（0/11），疾病进展（PD）率为 9.0%（1/11）。完成放射治疗后，CR 率为 72.7%（8/11），PR 率 27.2%（3/11），有效率为 100%。②不良反应：消化道反应、骨髓抑制、黏膜炎、转氨酶升高及血糖波动，等多为轻中度，予对症处理或化疗停止后很快缓解。无治疗相关死亡。消化道反应 0~Ⅱ度消化，骨髓抑制：白细胞、血红蛋白和血小板减少发生率分别为 80.9%、59.5%和 52.3%，Ⅲ/Ⅳ度发生率为 23.8%、16.7%和 9.5%。**结论：**SMILE 方案作为一线诱导化疗方案，对结外 NK/T 细胞淋巴瘤的近期疗效佳，不良反应轻，安全性好，是结外 NK/T 细胞淋巴瘤新的治疗选择。将来需进一步开展大样本的前瞻性研究，评估 SMILE 方案能否改善结外 NK/T 细胞淋巴瘤的总生存期和无病生存期。在疾病可控的情况下，笔者科室采取“三明治式”治疗模式，即化疗-放疗-化疗方案，诱导化疗后行放疗，提高了治疗有效率；在放疗后继续行化疗，有利于清除微小残余病灶，降低单纯放疗后远处转移风险。

100. R-MAD 方案免疫化学治疗初治原发性中枢神经系统淋巴瘤的疗效及安全性：30 例回顾性分析

孙雪飞[1]，刘　静[1]，钱　筠[1]，白雪燕[1]，李晓燕[1]，
朱　红[1]，王亚明[2]，季　楠[3]，孙胜军[4]，刘元波[1]

[1] 首都医科大学附属北京天坛医院血液内科；[2] 海军总医院神经外科；
[3] 首都医科大学附属北京天坛医院神经外科；
[4] 首都医科大学附属北京天坛医院神经影像中心

目的：原发性中枢神经系统淋巴瘤（PCNSL）是指原发于脑实质、脊髓、眼、脑神经和/或软脑膜的淋巴瘤。PCNSL 比全身系统性淋巴瘤的诊断率低，且治疗效果和预后较差。近三十年来，原发性中枢神经系统淋巴瘤（PCNSL）的发病率呈显著上升趋势，临床研究相应地增加。然而，最佳化疗诱导方案尚未建立。本研究的目的是回顾性分析 R-MAD 方案免疫化学治疗初治原发性中枢神经系统淋巴瘤的疗效及安全性。**方法：**首都医科大学附属北京天坛医院 2010 年 1 月至 2015 年 1 月收治的经病理确诊的 30 例初治 PCNSL 患者，病理类型均为弥漫大 B 细胞型。男 16 人，女 14 人，平均年龄为 57.0 岁（31~83 岁）。所有患者均接受 R-MAD 方案（利妥昔单抗，大剂量甲氨蝶呤，阿糖胞苷和地塞米松）作为一线治疗。具体剂量和用法：利妥昔单抗，375 mg/m^2，d0；甲氨蝶呤，3.5mg/m^2， d1；阿糖胞苷 1g/m^2，d2；地塞米松，10mg d1~3。每 3 周一疗程。6 疗程后评价治疗效果，根据国际原发神经系统淋巴瘤合作组提出的疗效评价标准。**结果：**总反应率（ORR）为 90.0%，30 例患者中，16（53.3%）例获得完全缓解（CR）；11（36.7%）例获得部分缓解（PR）；2（6.7%）例疾病进展（PD）；1（3.3%）例疾病稳定（SD）。29 例患者随访资料完整，从接受治疗开始，患者的平均随访时间为 24.1 个月（2~62）。平均总生存期（OS）为 25.5 个月（95% CI，18.3~32.6），平均疾病无进展生存期（PFS）为 25.0 个月（95% CI，17.7~32.2）。血清乳酸脱氢酶（LDH）高于正常值是 PCNSL 的独立预后不良因子。30 例患者中，有 11 例患者血清 LDH 高于正常值，其中 4 例 CR，5 例 PR 和 2 例 PD。所有患者均未出现Ⅳ级毒性反应。**结论：**R-MAD 免疫化学联合治疗 PCNSL 的疗效较好，且毒性反应小。我们需要进一步进行更多 PCNSL 患者的前瞻性临床Ⅱ期研究，并评价远期神经毒性。

基金项目：国家自然科学基金（81272842）

101. 培门冬酶联合 GDP 方案治疗 NK/T 细胞淋巴瘤的疗效及安全性分析

史幼梧，何小慧，秦　燕，董　梅，周生余，刘　鹏，杨建良，桂　琳，张长弓，杨　晟，莫红楠，郑　博，孙　燕，石远凯*

中国医学科学院北京协和医学院肿瘤医院内科
抗肿瘤分子靶向药物临床研究北京市重点实验室

目的：探索培门冬酶联合 GDP（吉西他滨、顺铂和地塞米松）方案治疗 NK/T 细胞淋巴瘤的疗效及安全性。**方法：**回顾性分析 2011 年至 2014 年我院有完整治疗及随访记录的 NK/T 细胞淋巴瘤患者 22 例，一线或挽救治疗采用培门冬酶联合 GDP 方案。**结果：**22 例患者中，初治 17 例，复发难治 5 例；其中局限期患者 14 例，进展期 8 例；中位化疗 3（1~8）个周期，中位应用培门冬酶 2（1~6）个周期。初治患者中，10 例（58.8%）联合受累野放疗。全组客观缓解率 90.9%（20/22），完全缓解率 68.2%（15/22），部分缓解率 22.7（5/22）。中位随访 22.8（2.1~75.1）个月时，全组患者 2 年总生存率和无进展生存率分别为 85.0%和 75.3%；初治患者 2 年总生存率和无进展生存率分别为 87.8%和 73.7%。主要治疗相关不良事件包括：中性粒细胞减少 77.3%（17/22）、血小板减少 45.5%（10/22）、贫血 63.6%（14/22）、恶心 68.2%（15/22）、呕吐 40.9%（9/22）、低蛋白血症 40.9%（9/22）、转氨酶升高 36.4%（8/22）、总胆红素升高 36.4%（8/22）、脂蛋白异常 36.4%（8/22）、甘油三酯升高 27.3%（6/22）、D-二聚体升高 27.3%（6/22）；3/4 度不良事件为血液学毒性及消化道反应。培门冬酶治疗后 2 例发生急性胰腺炎，3 例患者因治疗相关不良事件停用培门冬酶，全组无过敏反应、血栓或出血事件发生。单因素分析显示治疗前血清白蛋白小于 40g/L 与预后不良相关。**结论：**培门冬酶联合 GDP 方案治疗 NK/T 细胞淋巴瘤安全、有效，耐受良好。

102. 79例异基因造血干细胞移植术后侵袭性真菌感染的分析

倪　明，陈宝安，何　君，丁家华，程　坚，赵　刚

东南大学附属中大医院血液科

目的：本研究旨在了解患者行异基因造血干细胞移植术后发生侵袭性真菌感染的发病率、危险因素及转归情况，为allo-HSCT术后的患者IFI的预防和治疗提供依据。**方法：**将我院2005年01月至2014年09月进行allo-HSCT的79例血液病患者的情况进行回顾性分析，对年龄、性别、原发疾病、造血干细胞来源、HLA相合情况、供受者血型相合情况、预处理方案、ATG的使用情况、aGVHD的发生与分级、移植后粒缺时间、CMV感染情况、病原培养结果、血常规检查、移植后复发情况、生存情况等进行详细记录。对符合《血液病/恶性肿瘤患者侵袭性真菌感染的诊断标准与治疗原则》（第三次修订）诊断标准的患者进行了感染发生时的中性粒细胞计数、感染前30天激素的总用量、感染后血细胞数量变化等数据进行了记录。**结果：**79例患者移植后共有17例患者诊断为侵袭性真菌感染，感染率为21.5%。总未复发生存率为55.6%，未感染组未复发生存率为61.2%。感染组未复发生存率为35.2%。单因素分析后发现移植前因素中配型在两组之间存在差异，亲缘全相合及脐带血者感染率最低，无关不全相合者感染率最高，各组之间差异有统计学意义（$x^2=15.061$，$P=0.010$）。两组之间aGVHD发生情况存在统计学差异（$x^2=6.983$ $P=0.008$）。发生IFI者经治疗后8例死亡，2例取得完全缓解，5例取得部分缓解，2例稳定。死亡率为47%。感染前30天内的激素总用量在IFI死亡组与IFI生存组之间存在统计学差异，感染前30天使用激素总量大于360mg是IFI患者死亡的危险因素（$P=0.015$）。多因素分析发现Ⅱ～Ⅳ度aGVHD（OR=4.810 $P=0.012$ CI：1.406～16.459）及配型（OR=25 $P=0.007$ CI：2.380～262.653）是感染的危险因素。在感染IFI患者的转归中，感染前30天使用甲强龙大于360mg（OR=0.041 $P=0.017$ CI：0.003～0.56）是患者死亡的危险因素。**结论：**配型相合情况差、非亲缘来源的干细胞及发生Ⅱ～Ⅳ度aGVHD的allo-HSCT术后患者更易发生IFI，感染前使用较大剂量的免疫抑制剂者更易发生死亡。避免危险因素及回顾IFI前30天内使用免疫抑制剂情况可使得患者有更好的预后。

103. 左旋门冬酰胺酶抗体与NK/T细胞淋巴瘤疗效和临床特征关系的研究

赵艳荣，刘海生，马光宇，高玉环

河北医科大学第四医院

目的：通过体外实验明确左旋门冬酰胺酶（L-Asp）抗体是否能够降低 L-Asp 对 SNK-6 细胞的杀伤作用及可能机制，探讨抗体浓度与药物疗效的关系。比较 NK/T 细胞淋巴瘤（NKTCL）患者应用 L-Asp 前后血清 L-Asp 抗体的阳性率及抗体阴阳性组疾病预后和临床特征的差异。**方法**：①研究对象：SNK-6 细胞。抗体阴阳性标本（ELISA 法证实）。待测标本来自 2013 年 10 月至 2014 年 10 月就诊于我科的 NKTCL 患者。共收集外周血 42 份（治疗前后 27、15 份）。②CCK 法测细胞生存率。将细胞分为加抗体与未加抗体组（抗体为稀释 100 倍的阳性血清；L-Asp 为 1000、100、10、1U/L）及不同浓度抗体组（阳性血清稀释 100、1000、10000 倍及未加抗体；L-Asp 为 100U/L），比较各组间细胞生存率。③ELISA 法测血清 L-Asp 抗体。二抗为羊抗人 IgG（Fc 段）抗体。样本 OD 值大于阴性标本 OD 值均数+2SD 时为阳性。比较应用 L-Asp 前后抗体阳性率。分析抗体阴阳性组间无进展（复发）生存率（PFS）及临床体征的差异。**结果**：①细胞实验：随着药物浓度增加加抗体组与未加抗体组细胞存活率均下降，未加抗体组细胞生存率低于加抗体组。当 L-Asp 为 100U/L 时两组间细胞生存率有统计学差异（$P=0.003$）。②细胞实验：随着抗体浓度降低细胞生存率降低。抗体稀释 100 倍与稀释 10000 倍、未加抗体组间及抗体稀释 1000 倍与稀释 10000 倍、未加抗体组间细胞生存率有统计学差异。③NKTCL 患者应用 L-Asp 治疗前后抗体阳性率为 18.5%、53.3%（$P=0.035$），即接触 L-Asp 后可产生针对 L-Asp 的 IgG 型抗体。④抗体阳性、阴性组 PFS 为 72.7%、85.7%，$P=0.556$。⑤抗体水平与发病时鼻腔是否出血及纤维蛋白原降低有关。阳性组某些不良因素比例较高，但无统计学意义。多因素分析未发现与抗体产生有关的特征。**结论**：①细胞实验证实 L-Asp 抗体能够降低其对 SNK-6 细胞的杀伤作用。二者浓度匹配时抗体可显著降低 L-Asp 疗效。②细胞实验中抗体对 L-Asp 疗效的影响存在剂量关系。抗体的中和作用是机制之一。③NKTCL 患者应用 L-Asp 治疗后产生特异性 IgG 型抗体。④目前尚不能得出 NKTCL 患者抗体阳性组 PFS 低于阴性组，但现有数据提示抗体阳性组 PFS 低于阴性组的趋势。⑤血清中 L-Asp 抗体水平与患者临床特征之间的关系尚不明确。但抗体阳性组较阴性不良因素比例高。

104. MTH1 在多发性骨髓瘤的表达及其与疗效的关系

周慧星，陈文明

首都医科大学附属北京朝阳医院

目的： 本研究拟初步探究人 MTH1 mutT 同源蛋白 1（human mutT homologue 1，hMTH1）在多发性骨髓瘤中的表达及与疗效、分期的关系。**方法：** 骨髓瘤细胞系 U266、PRMI8266 和 H929 作为实验组；缺铁性贫血患者骨髓中分离单个核细胞作为对照。采用 real time PCR 法检测 mRNA 表达；Western Blot 法检测蛋白表达。从初治及复发难治多发性骨髓瘤患者治疗前骨髓中，用磁珠分选 CD138 阳性细胞及阴性细胞。**结果：** ①骨髓瘤细胞系 U266、H929 和 PRIM 8226 中 MTH1 的 mRNA 和蛋白水表达显著增加。其中 RPMI8226 细胞系 MTH1 表达升高最显著。②59 例初诊及复发难治患者治疗前的骨髓均有 MTH1 mRNA 表达，其中 27 名（45.7%）患者（初发患者 13 名，复发进展患者 14 名）MTH1 mRNA 表达上调。③MTH1 表达在 ISS Ⅲ期患者较 ISS Ⅰ期和Ⅱ期患者显著升高，提示 MTH1 表达上调与疾病不良分期相关。④化疗 2 周期疗效未达部分缓解（partial response，PR）患者 MTH1 表达水平较 PR 及以上疗效患者 MTH1 表达显著升高。PR 以下患者 MTH1 高表达比例较 PR 及以上患者明显升高，提示 MTH1 高表达患者预后不佳，但数据无统计学意义。MTH1 升高与硼替佐米为主的诱导方案治疗效果不佳相关。**结论：** MTH1 在多发性骨髓瘤细胞系 U266，H929，PRMI 8226 及患者骨髓瘤细胞中均有表达，提示多发性骨髓瘤存在持续氧化应激状态。多发性骨髓瘤患者 MTH1 高表达可能与患者不良分期及硼替佐米疗效差相关。MTH1 可能成为多发性骨髓瘤一个潜在的治疗靶点。

105. 443 例恶性淋巴瘤临床病理特征分析

吴永芳[1]，许春伟[1]，韩鸿雁[1]，王海艳[1]，邵　云[1]，张　博[1]，李晓兵[1]，苏　航[2]，张伟京[2]

[1] 军事医学科学院附属医院病理科；[2] 军事医学科学院附属医院淋巴头颈部肿瘤科

目的： 根据 WHO（2008 版）造血和淋巴肿瘤分类标准，探讨军事医学科学院附属医院恶性淋巴瘤的病理类型及分布特点。**方法：** 收集 2010 年 11 月 1 日~2015 年 3 月 31 日病理诊断 443 例恶性淋巴瘤，复习其临床资料、HE 切片及免疫组织化学切片。按 WHO（2008 版）分类标准进行病理诊断及分类。**结果：** 443 例恶性淋巴瘤中霍奇金淋巴瘤 11.06%（49/443），非霍奇金淋巴瘤 88.94%（394/443）。非霍奇金淋巴瘤中 B 细胞性淋巴瘤 66.37%（294/443），T 细胞性淋巴瘤 22.35%（99/443）。

NHL 中，发病构成比居前 5 位分别为弥漫性大 B 细胞淋巴瘤 41.53%（184/443）、滤泡性淋巴瘤 11.06%（49/443），外周 T 细胞淋巴瘤 5.64%（25/443），T 淋巴母细胞白血病/淋巴瘤 5.19%（23/443）、黏膜相关淋巴组织结外边缘区淋巴瘤 4.74%（21/443）。HL 中以结节硬化型经典型霍奇金淋巴瘤为多（4.51%，20/443）。恶性淋巴瘤患者中，男女比例为 1.58：1，中位年龄 57 岁（7～94 岁）。霍奇金淋巴瘤和非霍奇金淋巴瘤起病部位均以颈部淋巴结为多。**结论：**443 例淋巴瘤中，非霍奇金淋巴瘤发病远多于霍奇金淋巴瘤，非霍奇金淋巴瘤中以弥漫大 B 细胞淋巴瘤多见，霍奇金淋巴瘤中以结节硬化性霍奇金淋巴瘤多见。大部分淋巴瘤类型以男性发病为多，起病部位以颈部淋巴结为多。

106. 组蛋白去乙酰化酶抑制剂联合多柔比星对外周 T 细胞淋巴瘤的协同抗肿瘤作用

张会来[1]，陈青青[1]，吕慧娟[1]，董　玲[1]，王先火[1]，
孟　斌[1]，王　玺[3]，王华庆[2]，傅　凯[1]

[1] 天津医科大学肿瘤医院；[2] 天津市南开大学人民医院；
[3] 天津医科大学基础医学院

目的：外周 T 细胞淋巴瘤（PTCL）是一类高度异质性的恶性肿瘤，对传统化疗不敏感且易复发，目前尚无标准治疗方案。肿瘤的发生发展普遍存在异常表观遗传修饰，组蛋白乙酰化修饰便是最常见表观遗传修饰之一。我国自主研发的Ⅰ类组蛋白去乙酰化酶（HDACs）抑制剂西达本胺于近期被 FDA 批准全球上市，单药用于治疗复发/难治性 PTCL。本研究的目的是探索西达本胺联合化疗药物多柔比星对 PTCL 的协同抗肿瘤作用。**方法：**采用免疫组化检测 61 例 PTCL 组织中 HDAC1、HDAC2 和 EZH2 表达，并分析其与患者不同临床特征的关系。采用 meta 分析蛋白表达与总生存（OS）的关系，采用 Cox 模型多因素分析 PTCL 患者 OS 独立预后因素，采用 Spearman 分析 HDAC 与 EZH2 相关性。西达本胺处理 PTCL 细胞，采用 MTS 法和流式细胞仪分别检测其对细胞增殖、细胞周期和细胞凋亡的影响。然后探索西达本胺联合多柔比星对 PTCL 细胞的协同效应。采用罗丹明 123 染色检测联合用药对 PTCL 细胞线粒体膜电位影响，采用 Western blotting 分析凋亡相关蛋白以及 DNA 损伤标记物的表达。**结果：**免疫组化染色结果显示，HDAC1、HDAC2 和 EZH2 在 PTCL 组织表达水平较高，特别在 PTCL-NO2、NK/T 和 ALCL 亚型，高表达率超过 50%。HDAC1、HDAC2 和 EZH2 表达均与临床分期、IPI、B2-MG 和 LDH 相关（$P<0.05$）；而 HDAC1 表达仅与 IPI 及 B2-MG 相关（$P<0.05$）。Meta 分析显示，HDAC2 和 EZH2 表达高的患者总生存（OS）较低表达组差（$P<0.05$），而 HDAC1 表达并不影响 OS。多因素分析也显示，HDAC2 高表达是影响 PTCL 患者预后的独立因素。相关性分析显示，HDAC2 和 EZH2 在组织中表达具有显著相关性。西达本胺可抑制 PTCL 细胞增殖、导致细胞周期滞留 G0/G1 期、同时显著诱导细胞凋亡（$P<0.01$）。联合多柔比星作用 48h 和 72h 后，能显著协同抑制 PTCL 细胞增殖和诱导其凋亡。联合用药可显著降低线粒体膜电位（MMP），增加凋亡相关蛋白 caspase-3、caspase-9 表达，抑制抗凋亡蛋白 BCL-2 表达。同时联合用药可增加 DNA 修复蛋白 PARP 和 DNA 损伤标记物 rH2AX 的表达。**结论：**HDAC2 和 EZH2 在 PTCL 组织中高表达且与临床 OS 差显著

相关。HDAC2 是 PTCL 患者的独立预后不良因素。西达本胺联合多柔比星可能通过线粒体凋亡途径诱导 DNA 损伤协同抑制 PTCL 细胞增殖，增强其凋亡。

107. GEMOX 与 GELOX 方案化疗序贯放疗一线治疗早期结外鼻型 NK/T 细胞淋巴瘤的回顾性比较分析

屈　璐，胡春宏

中南大学湘雅二医院肿瘤科

目的：分析比较 GEMOX（吉西他滨、奥沙利铂）与 GELOX（吉西他滨、奥沙利铂、左旋门冬酰胺酶）两个方案化疗序贯局部放疗治疗 IE/ⅡE 期结外鼻型 NK/T 细胞淋巴瘤的近期疗效、远期生存及不良反应情况。**方法：**回顾性分析 2010 年 6 月至 2013 年 4 月期间中南大学湘雅二医院肿瘤科收治的，所有接受 GEMOX 或 GELOX 方案化疗序贯局部放疗的初诊ⅠE/ⅡE 期鼻腔 NK/T 细胞淋巴瘤的患者共计 49 例。按患者接受的化疗方案不同将所有病例分为 2 组，其中 GEMOX 组 19 例，GELOX 组 30 例。采用 SPSS22.0 统计软件进行统计，使用 χ_2 检验比较组间分类变量（若总样本量 n<40 或四格表中有 n<5 的情况存在，则使用 Fisher 确切概率法比较组间分类变量）；采用 Kaplan-Meier 法进行生存分析，Log-rank 检验比较组间生存率差异。**结果：**GEMOX 组在完成治疗后的完全缓解（CR）率和总缓解（ORR）率分别为 52.6%与 94.7%，GELOX 组的完全缓解率与总缓解率分别为 66.7%与 90.0%，GELOX 组的 CR 率高于 GEMOX 组（$P=0.043$），两组的 ORR 率差异无统计学意义（$P=0.283$）。GEMOX 组与 GELOX 组的 2 年无进展生存率分别为 78.9%与 83.3%，差异无统计学意义（$P=0.471$）；2 年总生存率分别为 84.2%与 90.0%，差异有统计学意义（$P=0.207$）。GELOX 组的白细胞减低及消化道反应的发生率要明显高于 GEMOX 组，同时，GELOX 组的 30 例病例中，1 例出现了嗜睡、血氨增高；1 例发生了急性出血坏死性胰腺炎。**结论：**GEMOX 方案或 GELOX 方案化疗序贯放疗均是治疗早期结外鼻型 NK/T 细胞淋巴瘤的有效方案，都可以获得较好的近期疗效；GELOX 组的完全缓解率高于 GEMOX 组，但两个方案在改善患者的 2 年无进展生存率及 2 年总生存率上无明显差异；GELOX 方案的不良反应发生率较高，使用左旋门冬酰胺酶存在诱发药物相关性脑病及急性胰腺炎等特殊不良反应的风险。

108. 198例弥漫大B细胞淋巴瘤临床特征及预后因素分析

徐海燕[1]，张凤春[1,2]，林玉梅[3]

[1] 上海交通大学医学院附属苏州九龙医院肿瘤科；
[2] 上海交通大学医学院附属瑞金医院肿瘤科；
[3] 吉林大学中日联谊医院肿瘤血液科

目的： 探讨DLBCL临床特征及预后影响因素。**方法：** 初诊DLBCL 198例，对一般临床特征、肿瘤细胞来源、CD5、Bcl-2等表达状态进行分析，确定相关因素与预后的关系。统计学分析采用SPSS21.0软件。**结果：** ①Non-GCB型发病率（67.08%）显著高于GCB型（32.92%），Bcl-2阳性表达率高（73.88%），而CD5表达率低（19.05%），有92.73%患者Ki-67表达大于50%；②GCB型和non-GCB型相关临床特征及肿瘤细胞CD5、Bcl-2、Ki-67表达状态等无差异；③年龄、B组症状、PS评分、临床分期、LDH水平、IPI、肿瘤细胞来源、CD5及是否应用利妥昔单抗均影响DLBCL患者的生存时间。**结论：** ①肿瘤细胞来源与临床特征无相关性；②PS评分、IPI、肿瘤细胞来源、是否应用利妥昔单抗治疗是影响DLBCL预后的独立因素。

109. APP基因与C-KIT基因突变有关并影响AML1/ETO+白血病的预后

余国攀，孟凡义，阴常欣，蒋　玲，王春丽，
王治香，朱秋花，江雪杰，周红升

南方医科大学南方医院

目的： 研究证实淀粉样前体蛋白（APP）基因是一些实体瘤的不良预后因素，并在AML1/ETO+白血病中高表达且调控白血病细胞的髓外浸润，但是APP基因对该亚型白血病的预后的影响尚不明确；另有文献报道C-KIT基因突变在AML1/ETO+白血病中高发生率并影响疾病预后，但是C-KIT基因突变高发的原因尚不清楚。本研究的目的是探讨APP基因与C-KIT基因突变的关系以及其对AML1/ETO+白血病预后的影响。**方法：** 收集南方医院血液科2006年2月至2013年1月间诊断的65例AML1/ETO+白血病患者首次治疗前、CR时、CR后3、6、12、24月和复发时的骨髓标本，QRT-PCR方法检测以上标本中单个核细胞的APP mRNA和C-KIT mRNA的表达水平；同时收集患者的临床资料，以首次治疗前骨髓APP mRNA中位表达量为界点，≥中位表达量为APP高表达组（APP-H， n=33），<中位表达量为 APP 低表达组（APP-L，n=32），比较两组患者的临床特征和预后的差异；Kasumi-1 细胞株作为细胞模型，siRNA 技术干扰 APP 基因表达建立稳转录株（siAPP-Kasumi-1），设立阴性对照株（NC-Kasumi-1）和野生株（WT-Kasumi-1）作为对照组，观察三组细胞株的增殖、凋亡、细胞周期、CD117、C-KIT mRNA、C-KIT 基因突变、AKT/p-AKT、P53、BCL-2 等的表达差异。**结果**：APP-H 组患者的 C-KIT 基因突变率显著高于 APP-L 组（39.4% vs 12.5%，P=0.014），且外周血白细胞中位计数［22.5（3.1~97.6）$\times10^9$/L vs 12.4（1.7~70.3）$\times10^9$/L，P=0.008］、髓外浸润率（33.3% vs 9.4%，P=0.019）均显著增高；两疗程 CR 率显著降低（84.4% vs 100%，P=0.020），中位随访 24.0（3.0~96.0）月，APP-H 组的 RFS 为 40.0%±5.3%，OS 为 60.0%±6.1%，均显著低于 APP-L 组的 80.6%±11.8%（P=0.001）和 83.9%±9.7%（P=0.029）。多因素回归分析结果显示，APP 基因高表达为 RFS 独立不良预后因素（HR：3.67，95% CI：1.08~12.54，P=0.038）。Pearson rank 相关性分析结果显示，APP 和 C-KIT mRNA 的表达量呈正相关性（R=0.349，P=0.011）。在体外实验中，与 NC-Kasumi-1、WT-Kasumi-1 细胞株相比，siAPP-Kasumi-1 细胞株的细胞凋亡显著增加（早期凋亡率：21.67%±0.78% vs 21.43%±0.86% vs 29.00%±0.98%，F=71.927，P<0.001；晚期凋亡率：12.90%±1.25% vs 12.33%±0.75% vs 19.80%±1.51%，F=35.239，P<0.001），CD117 表达量显著下降（91.28%±0.42% vs 93.30%±0.89% vs 80.66%±0.69%，F=78.71，P=0.006），C-KIT mRNA 表达水平显著降低（1.08578±0.08062 vs 1.21119±0.23856 vs 0.55928±0.06159，F=12.84，P=0.023），Western-Blotting 检测 p-AKT、P53、BCL-2 均显著下调，而细胞增殖、细胞周期、C-KIT 基因突变和 AKT 三组则无明显差异（P>0.05）。**结论**：APP 基因与 C-KIT 基因突变有关，且可能通过调控 C-KIT 基因表达和异常激活 PI3K/AKT 信号通路影响 AML1/ETO+ 白血病细胞的凋亡；APP 基因高表达是 AML1/ETO+ 白血病的不良预后因素。

110. 2392 例乳腺肿瘤临床病理特征分析

邵　云[1]，许春伟[1]，姜春婷[1]，张　俊[1]，王怀涛[1]，张　博[1]，
郤艳红[1]，李晓兵[1]，江泽飞[2]，吴世凯[3]，宋三泰[2]，黄　焰[4]，尉承泽[4]

[1] 中国人民解放军第三〇七医院病理科；[2] 中国人民解放军第三〇七医院乳腺肿瘤内科；
[3] 中国人民解放军第三〇七医院放疗科；[4] 中国人民解放军第三〇七医院普外科

目的：根据 WHO（2008 版）乳腺肿瘤分类标准，探讨军事医学科学院附属医院乳腺肿瘤的病理类型及分布特点。**方法**：收集 2009 年 8 月~2014 年 8 月军事医学科学院附属医院诊治 2392 例乳腺肿瘤，复习其临床资料、HE 及免疫组化切片。按 WHO（2008 版）分类标准进行病理诊断及分类。**结果**：2392 例乳腺肿瘤中，绝大多数为女性患者（2382 例），占 99.58%，男性 10 例（0.42%）。乳腺良性肿瘤 982 例（41.05%），浸润性乳腺癌和原位癌 1389 例（58.07%），乳腺恶性和交界性叶状肿瘤 10 例（0.42%），淋巴瘤 2 例（0.08%），转移性肿瘤 9 例（0.38%）。其中乳腺良性肿瘤中构成比居前 5 位分别为纤维腺瘤，导管内乳头状瘤，叶状肿瘤，脂肪瘤和管状腺瘤；纤维腺瘤患者发病高峰为 20~40 岁。浸润性乳腺癌中浸润性导管癌 1112 例（87.63%），浸润性小叶癌 37 例（2.91%），其他特殊类型癌 120 例（9.46%）。乳腺癌中以浸润性导管癌，浸润性小叶癌，基底细胞样乳腺癌，黏

液癌最为多见。浸润性导管癌发病年龄以40~60岁居多。导管原位癌61例，导管内癌伴微浸润35例，小叶原位癌3例。Paget病10例（其中4例合并浸润性癌，4例合并导管内癌且3例伴微浸润）。乳腺癌中分子亚型分类Luminal A型693例（60.63%）；Luminal B型127例（11.11%）,；Her-2过表达型130例（11.37%）；正常乳腺样（normal breast -like）型172例（15.05%）；Basal-like型21例（1.84%）。**结论**：对乳腺定期检查，提高早期诊断率，以期早期发现及时治疗。

111. 曲妥珠单抗-纳米金探针的制备及对乳腺癌细胞的抑制作用

苗凤珍[1]，刘 琳[*1]，宋丽娜[2]，周彦生[2]，张 宇[2]，李苏宜[*1,3]

[1] 东南大学医学院；[2] 东南大学生物科学与医学工程学院江苏省生物材料与器件重点实验室
[3] 安徽省肿瘤医院肿瘤内三科

目的：构建新型曲妥珠单抗-纳米金生物探针，探寻纳米靶向治疗乳腺癌新方法。**方法**：采用柠檬酸三钠还原法制备金纳米颗粒，通过静电吸附作用偶联曲妥珠单抗（Herceptin）合成曲妥珠单抗-纳米金探针（Herceptin-GNPs）；MTT法检测GNPs、Herceptin、Herceptin-GNPs的对乳腺癌BT-474细胞的体外增殖抑制；流式细胞术检测细胞BT474细胞凋亡率和周期变化；Western Blot技术检测p-AKT和Bcl-2蛋白表达。**结果**：胶体金溶液外观澄清透亮，呈紫红色，近似球形，静电吸附成功制备Herceptin-GNPs探针。GNPs浓度在100μg/mL及以下未显示明显细胞增殖抑制作用，生物相容性良好。不同浓度Herceptin和Herceptin-GNPs对BT-474细胞生长均有抑制作用，呈时间-剂量依赖性；与Herceptin相比，Herceptin-GNPs抑制作用更强。流式细胞学检测提示Herceptin、Herceptin-GNPs均诱导BT-474细胞凋亡，阻滞细胞于G0/G1期，随浓度增加凋亡率增大。探针作用强于Herceptin。Herceptin、Herceptin-GNPs均可下调抑凋亡基因Bcl-2表达，Herceptin-GNPs诱导BT-474细胞凋亡作用强于Herceptin；两者均降低AKT磷酸化水平，且Herceptin-GNPs作用强于Herceptin。**结论**：本研究构建的Herceptin-GNPs探针具有良好的生物相容性，较Herceptin抑制乳腺癌BT-474细胞生长作用更强，可减少Herceptin给药剂量。Herceptin-GNPs可能为HER2过表达乳腺癌的纳米靶向治疗提供新方法。

112. CYP17基因多态性与新疆维、汉民族女性乳腺癌相关性研究

李　静，郭　莉，李　妍，胡　欣，李红玉，杨顺娥

新疆医科大学附属肿瘤医院淋巴瘤与乳腺癌内科

目的：探讨 CYP17 rs743572 位点基因多态性在新疆维、汉民族女性乳腺癌中的分布与乳腺癌易感性的关系。**方法**：应用聚合酶链反应-限制性片段长度多态性（PCR-RFLP）检测 130 例维吾尔族女性乳腺癌患者、125 例维吾尔族正常女性及 120 例汉族女性乳腺癌患者、118 例汉族正常女性的 CYP17 rs743572 位点多态性，并分析该位点多态性与新疆维、汉民族女性乳腺癌易感性的关系。**结果**：在病例组及对照组中，维、汉两民族基因型分布及等位基因频率具有显著差异（$P<0.05$）；在维、汉族各亚组中，病例组与对照组的基因型分布差异及等位基因频率均无统计学差异（$P>0.05$）；维、汉两民族病例组与对照组各基因型及等位基因均未增加患乳腺癌的风险。**结论**：病例组、对照组中维、汉两民族基因型分布及等位基因频率具有显著差异。CYP17 基因 rs743572 位点多态性与新疆维、汉民族女性乳腺癌的发生无明显相关。

113. SHP-1 Acts as a Tumor Suppressor by Interacting with EGFR and Predicts the Prognosis of Human Breast Cancer

李　荣[1,2]，耿　茜[1,3]，方唯意[1,3]

[1] 南方医科大学肿瘤中心；[2] 南方医科大学南方医院；
[3] 南方医科大学中西医结合医院

Purpose：To examine the prognostic significance of SHP-1 in breast cancer，its role in regulation of breast cancer cell growth and metastasis，and the underlying mechanisms. **Experimental Design**：Specimens from 189 cases of patients with breast cancer，including 160 patients with follow-up information，and 39 non-cancerous tissues were used to examine the expression of SHP-1 and to analyze the association between SHP-1 and patients' overall survival by Kaplan-Meier and multivariate Cox regression analyses. A series of in vitro and in vivo assays were performed to elucidate the effects of SHP-1 in breast cancer cell proliferation and invasion. Confocal immunofluorescence and GST-pull down assays were applied to demonstrate the interaction between SHP-1 and epidermal growth factor receptor（EGFR），which was further verified by western blotting analysis, as well as its downstream pathway. Immunohistochemistry (IHC) was applied to investigate the clinical association between SHP-1 and EGFR in human breast cancer specimens. **Results**: SHP-1 was inversely correlated with tumor size and the expression of HER2, but positively correlated with patients' survival, the expression of ER and PR. Ectopic SHP-1 expression significantly suppressed breast cancer cell proliferation, migration and invasion. On the contrary, SHP-1 knockdown induced a more invasive phenotype and accelerated cell growth. Mechanistically, we discovered EGFR as a direct interacting protein of SHP-1 and found that EGFR/Ras/Erk/GSK3β signaling pathway was inactivated. The downstream effectors such as β-catenin, cyclin D1, c-Myc, Snail and N-cadherin were downregulated, and E-cadherin was upregulated by SHP-1 overexpression. Moreover, EGFR was inversely correlated with SHP-1 in breast cancer specimens and predicted poor prognosis of patients with breast cancer. **Conclusions**: SHP-1 is an important prognostic biomarker in patients with breast cancer and SHP-1-EGFR axis is a promising target for breast cancer therapy.

114. 氟维司群 500mg 治疗绝经后激素受体阳性转移性乳腺癌的回顾性研究

赵燕南[1]，陈潇雨[1]，张淑娟[2]，张 剑[1]，张 盛[1]，王中华[1]，吕芳芳[1]，曹 君[1]，邵志敏[1]，王碧芸[1]，胡夕春[1]

[1] 复旦大学附属肿瘤医院肿瘤内科；[2] 新疆喀什第二人民医院肿瘤科

目的：全球 CONFIRM 研究证实，氟维司群 500mg 较 250mg 可显著提高 PFS，且不增加毒性反应，提高患者的获益-风险比，具有显著的临床意义。本研究旨在评价氟维司群 500mg 在中国女性中绝经后激素受体阳性转移性乳腺癌患者的疗效和安全性。**方法：**回顾性分析了在本研究中心就诊的 61 例有完整临床资料的患者。患者均接受了氟维司群 500mg 肌注，D0、14、28，后每 28 天重复。分析其临床疗效及其影响因素、不良反应等，并利用 Kaplan-Meire 生存分析、Log-rank 单因素分析、COX 多因素回归模型进行统计分析。**结果：**全组 61 例患者，中位年龄 57.0 岁，均为雌激素受体阳性。氟维司群的总体中位 PFS 为 6.4 个月（95%CI 3.78~9.01），临床获益率为 37.7%，客观缓解率为 8.2%，中位 OS 为 27.0 个月（95%CI 19.34~34.65）。Log-rank 单因素分析结果显示，患者转移后是否接受内分泌治疗、是否单纯骨转移、既往是否接受过三苯氧胺治疗以及是否存在内脏转移是影响 PFS 的因素，Log-rank 单因素分析 P 值分别为 0.047、0.024、0.023 以及 0.019，无转移后内分泌治疗、既往未使用 TAM、单纯骨转移、无内脏转移的患者有较长的 PFS。COX 多因素分析显示，氟维司群 PFS 与转移后是否内分泌治疗、是否有内脏转移有关（$P=0.016$，$P=0.010$）。**结论：**500mg 氟维司群的疗效和安全性值得肯定。

115. 贝伐珠单抗联合 mFOLFOX6 治疗 HER-2/neu 阴性转移性乳腺癌的Ⅱ期临床研究

李　婷，王碧芸，王中华，张　剑，孙　思，曹　君，吕方芳，王磊苹，张　盛，倪　晨，吴振华，解　婕，胡夕春

上海市复旦大学附属肿瘤医院肿瘤内科

目的：贝伐珠单抗联合 mFOLFOX6 化疗方案是治疗结直肠癌的标准方案，该方案具有良好的安全性。我们课题组之前发表的文章研究结果显示 mFOLFOX6 化疗方案在转移性乳腺癌中具有一定的疗效并且安全性良好。本研究旨在探讨贝伐珠单抗联合 mFOLFOX6 化疗方案作为二线及二线以后治疗方案在 HER-2/neu 阴性转移性乳腺癌中的疗效及其安全性。**方法：**该研究是一项开放、单臂的Ⅱ期临床试验。入组的病例为复发转移后至少使用过一种化疗方案的 HER/neu 阴性的乳腺癌患者。入组后予贝伐珠单抗 5 mg/kg，d1，每 2 周重复或 7.5 mg/kg，d1，每 3 周重复，联合 mFOLFOX6 化疗方案（奥沙利铂 85 mg/m^2，d1，氟尿嘧啶 400 mg/m^2，d1，亚叶酸钙 400 mg/m^2，d1，氟尿嘧啶 2400 mg/m^2，持续静脉滴注 46 小时，每 2 周重复，每 2 次为 1 疗程）。该试验的首要研究终点为无进展生存期（Progression free survival，PFS），次要研究终点为客观有效率（Objective response rate，ORR），总生存期（Overall survival，OS）以及安全性。**结果：**本研究共入组 69 例 HER-2/neu 阴性的转移性乳腺癌患者。在该试验中，贝伐珠单抗联合 mFOLFOX6 的中位疗程数为 4.0 程（范围为 0.5 到 8.0 程）。经治疗，69 例患者的中位 PFS 为 6.8 个月（95%CI，5.0 到 8.5 个月），ORR 为 50.0%，中位 OS 为 10.5 个月（95%CI，7.9 到 13.1 个月）。与未到达疾病完全缓解或者部分缓解的患者相比，达到疾病完全缓解或者部分缓解的患者 PFS 和 OS 更长（PFS，8.2 vs. 4.0 个月，$p=0.000$；OS，14.1 vs. 8.4 个月，$p=0.005$）。大部分的不良事件为 1 到 2 级。事件数大于 1 的 3 到 4 级不良事件为中性粒细胞下降（53/69，76.8%）、白细胞下降（36/69，52.2%）、血小板下降（13/69，18.8%），贫血（3/69，4.3%）和高血压（3/69，4.3%）。**结论：**贝伐珠单抗联合 mFOLFOX6 化疗方案对于多线治疗失败的 HER-2/neu 阴性的转移性乳腺癌患者具有显著的抗肿瘤作用和良好的安全性，进一步的验证试验有待开展。

116. 乳腺癌进展后相关受体转化及其临床意义

李立立，姜　达，李　颖，吴圆圆，董　倩，崔彦芝，郑　飞

河北医科大学第四医院

目的：探讨 ER、PR、HER2 在乳腺癌原发灶和转移灶中的表达差异及其临床意义。**方法**：收集 2010 年 1 月至 2014 年 11 月就诊于河北医科大学第四医院且病理学确诊的近万余例乳腺癌患者，从中筛选出有二次病理诊断的 149 例进展期乳腺癌（Advanced Breast Cancer，ABC）患者，这些患者同时具有原发灶与转移灶 ER、PR、HER2 表达情况，统计其相应原发灶及转移灶中 ER、PR、HER2 表达的不一致率，评估转移后受体发生改变的预后及其治疗。**结果**：ER、PR、HER2 在原发灶与转移灶的表达存在不一致性。PR 的表达差异（$P=0.034$）是 ER 转化的独立影响因素；术后辅助内分泌治疗（$P=0.006$）、活检前放疗（$P=0.029$）是 PR 转化的独立影响因素。ER（+/+）组、ER（-/-）组、ER（+/-）组的中位 OS 分别为：3925 天、1924 天、2133 天，中位活检后生存期分别为 1026 天、559 天、584 天。PR（+/+）组、PR（-/-）组、PR（+/-）组的中位 OS 分别为：3576 天、1920 天、2950 天，PR（+/+）组、PR（-/-）组、PR（+/-）组、PR（-/+）组中位活检后生存期分别为 877 天、538 天、800 天、1076 天。HER2（+/+）组、HER2（-/+）组的中位 OS 分别为：2433 天、1986 天；HER2（+/+）、（-/-）、（-/+）中位活检后生存期分别为 885 天、1009 天、709 天。活检后内分泌治疗对 ER（+/+）型患者的活检后生存期有影响（$P=0.002$）；活检后化疗对 ER（-/-）型、ER（+/-）型患者的活检后生存期均有影响（$P=0.002$、$P=0.011$）。活检后内分泌治疗对 PR（+/+）型、PR（+/-）型患者的活检后生存期有影响（$P=0.048$、$P=0.016$）；活检后化疗对 PR（-/-）型患者的活检后生存期有影响（$P=0.000$）。**结论**：ER、PR、HER2 在原发灶与转移灶之间的表达存在差异，其影响因素较多；受体的表达差异及不同的治疗策略对患者的预后有影响，临床医师应该注意对转移灶进行活检并制定合理的干预措施。

117. 83例ER阳性、PR阴性或低表达（≤20%）晚期乳腺癌一线化疗序贯内分泌治疗或内分泌治疗的疗效和预后分析

吕　铮，宋艳秋

吉林大学第一医院肿瘤中心

目的：分析雌激素受体（Estrogen receptor，ER）阳性、孕激素受体（Progesterone receptor，PR）阴性或低表达（≤20%）晚期乳腺癌一线接受化疗序贯内分泌治疗或内分泌治疗的疗效及预后。**方法：**共收集83例2007年10月至2014年5月我院收治的ER阳性、PR阴性或低表达的无症状内脏转移或骨/淋巴结转移的乳腺癌患者，一线分别接受化疗序贯内分泌治疗或单纯内分泌治疗。化疗方案包括：紫杉醇/多西他赛/吉西他滨联合卡培他滨、紫杉醇/多西他赛联合蒽环类药物。内分泌治疗药物包括：芳香化酶抑制剂、促黄体生成素释放激素类似物或他莫昔芬。通过SPSS19.0进行统计，采用Kaplan-Meier法绘制生存曲线，Log-Rank法比较曲线间差异，COX回归进行预后因素分析，卡方检验进行组间疗效比较。**结果：**中位年龄51岁（24岁~73岁），44例患者（53%）接受单纯内分泌治疗（以下称内分泌组），39例患者（47%）完成4~6周期化疗后接受内分泌治疗（以下称化疗组）。化疗组疾病缓解率为48.7%（19例/39例），疾病控制率为97.44%，1例进展；内分泌组疾病缓解率为22.7%（10例/44例），疾病控制率为93.18%，3例进展。两组疗效差异具有统计学意义（$P=0.041$）。化疗组患者的中位无进展生存时间（Progression-Free-Survival，PFS）为13个月（8.366个月~17.634个月），内分泌组患者的中位PFS为12个月（9.507个月~14.493个月），两组PFS无差异（$P=0.587$）；化疗组患者的中位总生存（Overall survival，OS）为30个月（25.5个月~34.5个月），内分泌组患者的中位OS为36个月（18.372个月~53.628个月），两组OS无差异（$P=0.671$）。COX回归结果显示内脏转移患者的无进展生存和总生存差，而年龄、月经状态、组织学分级、Ki-67及HER2状态不影响PFS和OS，**结论：**ER阳性、PR阴性或低表达（≤20%）无症状内脏转移或骨/淋巴结转移的乳腺癌，晚期首选内分泌治疗，加用化疗可以提高疾病缓解率，但不能延长PFS和OS。伴有内脏转移的患者预后差。

118. 甲状腺癌患者肿瘤组织中 BRAF 基因突变和 RET 融合基因的分子病理检测分析

许春伟，吴永芳，宋业颖，班　怡，张　博，李晓兵

军事医学科学院附属医院病理科

目的：探讨甲状腺癌患者肿瘤组织中 *BRAF* 基因突变和 *RET* 融合基因各亚型情况。**方法**：应用 Taqman-ARMS 方法检测 106 例甲状腺癌患者肿瘤组织中 *BRAF* 基因突变和 *RET* 融合基因情况。**结果**：甲状腺癌患者肿瘤组织中 *BRAF* 基因总突变率为 66.98%（71/106），均为 V600E 突变，*BRAF* 基因突变在低龄（<49 岁）（47/61，77.05%）、被膜无浸润或转移（40/56，71.43%）和临床分期Ⅰ或Ⅱ（37/52，71.15%）中较高（$P<0.05$）；*RET* 融合基因总阳性率为 4.72%（5/106），*RET* 融合基因与性别、年龄、肿瘤大小、被膜是否浸润及转移和临床分期无关（$P>0.05$）。**结论**：甲状腺癌患者中 *BRAF* 基因存在较高的突变率，在低龄、被膜未浸润或转移及Ⅰ或Ⅱ期甲状腺癌患者中多见，*RET* 融合基因中融合伙伴 CCDC6-或 NCOA4-较为常见。

119. 分次立体定向放疗联合替莫唑胺治疗难治性脑转移瘤的Ⅱ期临床研究

马玉超，肖建平，毕　楠，张　烨，刘　笛，
徐英杰，张红梅，李俊岭，李晔雄

中国医学科学院北京协和医学院肿瘤医院

目的：本研究为前瞻性Ⅱ期临床研究，旨在评价分次立体定向放疗（FSRT）联合替莫唑胺（TMZ）治疗难治性脑转移瘤的有效性与安全性。**方法**：纳入三组难治性脑转移瘤患者，分别为：A 组：脑转移灶≥3 个；B 组：最大脑转移灶体积≥6cc；C 组：脑膜转移瘤患者。FSRT 实施方案：A 组患者根据其病灶体积及位置制定分割模式，常规为：24Gy/24Gy/1f；36Gy/12Gy/3f 或 40～48Gy/8～10Gy/6～4f；B 组常规分割模式为：52～52.5Gy/3～3.5Gy/13～15f；C 组在全脑放疗（WBRT）40～50Gy 基础上，由 FSRT 在脑膜强化处局部加量至 50～60Gy。所有患者均在放疗期间给予同步 TMZ 75mg/（m^2·d），放疗结束后根据患者个体情况予以 6 周期辅助 TMZ 化疗［150 mg/（m^2·d），d1～5，q28d］。同步放化疗后 2～3 个月行 MRI 评估疗效，疗效评价采用 RTOG9508 标准，毒性评估采用 CTCAE 4.0 标准。采用 Kaplan-Meier 法进行生存评估，主要观察终点为局部控制时间（LC），次要观

察终点为颅内无疾病进展生存期（PFS）和总生存期（OS）。**结果：**自2010年至2014年，共56例患者入组（男性：女性=27：29），三组人数分别为20、28和8人，中位年龄为54岁（35~73岁）。最常见的原发肿瘤病理为非小细胞肺癌（66.1%），中位转移灶个数为3个（1~22个），中位GTV体积为10.63cc（0.62~142.81cc）。其中，FSRT在33例患者中（58.9%）作为首程治疗，23例患者中（41.1%）作为挽救治疗。A组中：不少于5个转移灶的患者有9例（占45.0%）。B组中：大病灶与小病灶共存的患者占16/28（57.1%），组内中位GTV为18.4cc（6.00~142.81cc）。同步和辅助TMZ的完成率分别为100%和35.7%。中位随访时间为15.0个月（2.0~61.0月），近期疗效评价CR+PR+SD者占98.2%（55/56）。全组中位LC、PFS和OS率分别为13.5、10.5和15.0个月。一年LC、PFS和OS分别为94.1%、73.0%和63.2%。B组中接受疗中改野的患者有18例（占64.3%），中位GTV体积缩小率为44.0%（7.0%~91.0%）。主要毒性反应为1~2度恶心、呕吐，全组共2例患者出现3度肝功能损伤，2例出现3度骨髓抑制。亚组生存分析见表1。

表1　亚组生存分析

分组	中位LC（月）	中位PFS（月）	中位OS（月）
A组	24.0	18.0	24.0
B组	10.0	7.5	10.0
C组	8.5	8.5	8.5

结论：分次立体定向放疗联合替莫唑胺对于难治性脑转移瘤患者是一种安全有效的治疗选择。半数以上含有大体积转移灶的患者可进行疗中缩野以减少对正常组织的损伤。

120. 穿支螺旋桨皮瓣在躯干与四肢软组织肿瘤手术中的应用

于胜吉[1]，臧梦青[2]，徐立斌[1]，赵振国[1]，张鑫鑫[1]，朱　珊[2]，
陈　波[2]，丁　强[2]，刘元波[2]

[1] 中国医学科学院北京协和医学院肿瘤医院；[2] 中国医学科学院北京协和医学院整形医院

目的：软组织肉瘤切除后的缺损多由肌皮瓣或游离皮瓣修复，但切除肌肉可能造成功能障碍，且部分区域缺乏可靠的受区血管。本研究目的在于应用穿支螺旋桨皮瓣修复肿瘤切除后的软组织缺损。**方法：**研究对象为2008年至2014年期间躯干或四肢肿瘤患者共24例，肿瘤切除后以穿支螺旋桨皮瓣进行修复，皮瓣数量为33个。其中15例为肿瘤复发，13例接受了辅助放疗或化疗。皮瓣的营养血管为邻近病变部位的穿支，皮瓣旋转转移至病变切除后缺损部位，外观似“螺旋桨”。**结果：**27个皮瓣的血管蒂为知名血管，6个为随意设计的穿支皮瓣。4例患者为2个皮瓣，2例为3个皮瓣，皮岛的平均大小为8.36cm宽、20.42cm长。皮瓣旋转角度平均为158.79°。并发症包括：5例患者的6个皮瓣发生部分坏死，1例患者的1个皮瓣发生静脉淤血。这6例患者中，3例行辅助放疗。21例患者的皮瓣可完全覆盖受区，3例行植皮。未发现与皮瓣切取相关的功能损伤。**结论：**穿支螺旋桨皮瓣是

躯干和四肢肿瘤修复的较好选择，不损伤深部肌肉和受区血管，但放疗对皮瓣的影响需要更深入的研究。

121. 双靶向性、高穿透性融合蛋白的构建及其联合紫杉醇在多细胞球状体 MCS 对胃癌的作用评价

沙慧子，邹征云，刘宝瑞

南京大学医学院附属鼓楼医院

目的：肿瘤靶向治疗领域存在许多尚未解决的问题，其中肿瘤靶向性与穿透性是进一步提高肿瘤治疗效果的关键。本论文选取靶向胃癌组织中高表达的 EGFR 分子的单域抗体及肿瘤穿透肽 iRGD，构建融合蛋白，①采用简捷、易行的方法，构建融合蛋白 anti-EGFR-iRGD，在 2D 细胞、3D 肿瘤多细胞球状体（MCS）及体内水平评价其靶向性、穿透性及其体内外抗肿瘤作用；②研究融合蛋白 anti-EGFR-iRGD 对紫杉醇抗肿瘤效果的影响，并研究其协同的机制。**方法**：利用 DNA 重组技术针对 EGFR 单域抗体和肿瘤穿透肽 iRGD 构建融合蛋白，通过金属螯合层析技术得到纯化的 anti-EGFR-iRGD 并鉴定。利用 Biacore（biomolecular interaction analysis）生物分子间相互作用分析法检测 anti-EGFR-iRGD 与人 EGFR 的相互作用；通过 MALDI-TOF 验证融合蛋白的分子量。在 2D，3D，在体肿瘤组织水平分别考察 anti-EGFR-iRGD 对胃癌细胞株的靶向性、穿透性及抗肿瘤作用。2D 细胞水平研究融合蛋白与 PTX 联用时，对胃癌细胞 BGC-823 增殖、凋亡、细胞周期的影响；在 3D MCS 水平评价融合蛋白与 PTX 的协同效果，并评价融合蛋白联用 PTX 对荷 BGC823 裸鼠的治疗效果。**结果**：anti-EGFR-iRGD 成功纯化得到，Biacore 测定其的 KD 值为 7.09nM，MALDI-TOF 实验得出它的分子量为 18kDa，与氨基酸序列预测结果一致。EGFR 表达水平最高的 BGC-823 细胞株摄取 anti-EGFR-iRGD 最多。anti-EGFR-iRGD 对 BGC-823 细胞及荷瘤裸鼠有较好的靶向性。在穿透性实验中，anti-EGFR-iRGD 可以渗透入 BGC-823 3D MCS 及荷瘤裸鼠的肿瘤组织。该融合蛋白对多种肿瘤细胞都表现出较好的抑制细胞增殖的作用，在 MCS 及荷瘤裸鼠水平都有较好抗肿瘤作用，并且安全无毒。anti-EGFR-iRGD 与 PTX 联用时通过抑制肿瘤细胞增殖，促进肿瘤细胞凋亡及阻滞细胞周期等机制发挥抗肿瘤作用，并且无明显的毒副作用。**结论**：融合蛋白 anti-EGFR-iRGD 具有双特异靶向性及高穿透性，并且对表达 EGFR 的肿瘤有较好的抗肿瘤效果；anti-EGFR-iRGD 可以提高抗癌药物紫杉醇对胃癌的治疗效果，具有较好的临床应用潜力。

122. 表观遗传学沉默 NKD2 表达激活 Wnt 信号通路促进乳腺癌增殖

董　岩[1,4]，曹宝平[1,3]，张美英[1,3]，韩卫东[4]，赵亚力[2]，郭明洲[1]，James G. Herman[5]，François Fuks[6]

[1] 解放军总医院消化科；[2] 解放军总医院海南分院；[3] 南开大学；[4] 解放军总医院生物化学教研室；
[5]The Hillman Cancer Center，University of Pittsburgh Cancer Institute；
[6]Laboratory of Cancer Epigenetics，Free University of Brussels（U. L. B.）

目的：研究 NKD2 在乳腺癌中的表观遗传改变及其在乳腺癌中的作用和作用机制。**方法：**本研究在 6 株乳腺癌细胞系和 68 例乳腺癌组织中，采用甲基化特异 PCR、半定量 RT-PCR、免疫组织化学分析 NKD2 在细胞系和组织中的甲基化状态及表达水平的改变。MTT，克隆形成实验和流式细胞术等方法分析 NKD2 对乳腺癌细胞增殖、侵袭迁移能力的影响。双荧光素酶实验，western blot 和 siRNA 的方法，并结合裸鼠成瘤模型探讨 NKD2 对乳腺癌的作用及其在 Wnt 信号通路中的作用机制。**结果：**NKD2 启动子区在 MDA-MB-231 和 MDA-MB-468 细胞中呈甲基化状态，且其表达缺失，经 5-AZA 处理后表达恢复。在 MCF7，ZR75-1，BT474 和 T47D 细胞中，NKD2 呈低表达，启动子区呈半甲基化状态，经 5-AZA 处理后表达增加。在原发性乳腺癌组织中，NKD2 的甲基化率为 51.4%（35/68），其甲基化与 NKD2 的表达沉默或降低有关（$P<0.05$）。体内、外实验发现 NKD2 可以抑制乳腺癌细胞的增殖。NKD2 诱导 G1/S 期阻滞并且抑制 Wnt 信号通路的活性。**结论：**NKD2 在乳腺癌中频繁发生甲基化，NKD2 的表达受启动子区甲基化调控。NKD2 通过抑制 Wnt 信号通路从而抑制乳腺癌细胞的生长。

123. 蟾蜍灵对 TGF-β 诱导肺癌 A549 细胞发生 EMT 和迁移的影响

赵　雷，刘世洲，车晓芳，曲秀娟，刘云鹏

中国医科大学附属第一医院肿瘤内科

目的：肺癌是全世界恶性肿瘤相关死亡的最常见原因之一，绝大多数肺癌患者死于肿瘤转移。研究证实，发生上皮间质转化（EMT）是肿瘤细胞获得迁移能力，进而发生远处转移的重要前提条件。蟾蜍灵是中药蟾酥的主要活性成分之一。大量研究结果证实，蟾蜍灵通过诱导细胞周期阻滞，细胞分化或凋亡，发挥抗肿瘤作用。但是，到目前为止，蟾蜍灵在转化生长因子β（TGF-β）诱导的EMT及迁移中的作用尚不清楚。在本研究中，我们在肺癌A549细胞中探讨了蟾蜍灵对于TGF-β诱导的EMT及迁移的影响。**方法：** TGF-β单独或与蟾蜍灵同时作用于A549细胞24小时。MTT法检测蟾蜍灵对A549的细胞毒作用。流式细胞仪分析蟾蜍灵对A549细胞周期和凋亡的影响。相差显微镜记录细胞形态的变化。荧光显微镜记录细胞中EMT相关蛋白的变化。划痕修复实验和Transwell小室迁移实验检测蟾蜍灵对TGF-β诱导A549细胞迁移的影响。蛋白免疫印迹法检测EMT相关蛋白、EMT相关核转录因子及TGF-β信号通路相关分子的变化。**结果：** TGF-β诱导A549细胞发生EMT，增强A549细胞迁移能力。蟾蜍灵能显著抑制TGF-β诱导的EMT及细胞迁移能力。蛋白免疫印迹分析显示，蟾蜍灵能抑制TGF-β引起的Smad蛋白磷酸化及EMT相关核转录因子Twist2和ZEB2上调。进一步分析显示，蟾蜍灵诱导TGF-β受体（TβRI和TβRII）下调。SB431542是TGF-β受体的抑制剂，能有效抑制TβRI的磷酸化，同时明显抑制TGF-β诱导的EMT，从而进一步证实蟾蜍灵通过下调TGF-β受体，发挥抑制TGF-β诱导的EMT和迁移的作用。**结论：** 蟾蜍灵通过下调TGF-β受体（TβRI和TβRII），抑制TGF-β诱导肺癌A549细胞发生的EMT和迁移。本研究提示，蟾蜍灵有可能通过抑制TGF-β信号通路，抑制肺癌细胞发生转移，应进一步在临床相关模型中评价蟾蜍灵对于转移性肺癌的疗效。

124. CXC195 Induce Apoptosis and Endoplasmic Reticulum Stress in Human Non-small cell Lung Cancer Cells Via IRE1α-dependent Pathway

张洁霞[1]，梁　颖[2]

[1] 呼吸疾病国家临床研究中心　呼吸疾病国家重点实验室；
[2] 中山大学肿瘤防治中心肿瘤内科　华南肿瘤学国家重点实验室

目的： 研究CXC195（川芎嗪类似物）对非小细胞肺癌A549细胞系的抗肿瘤作用及其潜在机制。**方法：** 分别用PI和Annexin V-FITC/PI法检测CXC195（川芎嗪类似物）处理非小细胞肺癌A549细胞系的细胞周期及凋亡，并检测Caspase3，8，9，PARP-1，Bax及Bcl-2的表达，用RT-PCR检测CXC195（川芎嗪类似物）处理非小细胞肺癌A549细胞系中那些基因的表达，发现与内质网应激相关蛋白表达增加，用免疫蛋白印迹检测用CXC195处理经siRNA敲除IRE1α的A549细胞中IRE1α，TRAF2，p-ASK1，p-JNK。**结果：** 经CXC195处理A549细胞的出现细胞周期阻滞，Caspase3，8，9和PARP-1表达上调及Bax/Bcl-2的比率增高，内质网应激相关蛋白GRP78，GRP94，CHOP表达增加及IRE1α，TRAF2，p-ASK1，p-JNK蛋白和IRE1α-TRAF2-ASK1复合物也出现表达增加。经siRNA敲除IRE1α并用CXC195处理A549细胞中的Caspase3，8，9和PARP-1表达下调及Bax/Bcl-2的比率降低。**结论：** CXC195通过IRE1α-TRAF2-ASK1通路介导内质网应激，JNK的激活和线粒体功能紊乱来诱导A549细胞凋亡。

125. 肿瘤异质性和微环境对 EGFR 敏感突变型肺癌细胞 EGFR-TKI 耐药产生的影响和作用机制研究

孙 丽，韩琤波

中国医科大学附属盛京医院

目的：本研究旨在探索异质性和肿瘤微环境对 EGFR 敏感突变型肺癌细胞 EGFR-TKI 耐药产生的影响和作用机制。**方法**：采用 Transwell 技术共培养模拟肿瘤异质性和微环境。Transwell 上室：MRC-5 细胞系和非小细胞肺癌细胞系（H1975 或 A549）。Transwell 下室：PC9 细胞系。上室细胞相对于下室细胞按照 1%，10%，50%，100%，300%不同比例添加。上室细胞另分空白组和厄洛替尼预处理组，上室细胞对应的共培养体系分为空白组和厄洛替尼处理组。预处理和共培养过程中厄洛替尼浓度保持一致，均为 3umol/L，预处理作用时间为 24 小时，共培养 48 小时后采用 CCK-8 方法检测 PC-9 细胞活力，ELISA 方法检测 PC-9 细胞上清液 HGF/TGFα/IGF-1 的表达含量，Western blotting 检测 EGFR 下游信号通路蛋白表达。**结果**：1. PC-9 细胞活力：加药组与未加药组 PC-9 细胞活力均随共培养 A549/PC-9 和 MRC-5/PC-9 细胞比例增加而增加，与参照组（1%比例细胞共培养组，下同）相比差异有统计学意义，$P<0.01$；H1975/PC-9 共培养组，PC-9 细胞活力与 H1975 细胞比例无关。组间比较加药组细胞活力下降，与未加药组比有统计学意义，$P<0.01$。2. PC-9 细胞上清液 HGF、TGFα 和 IGF-1 的表达。2.1 A549/PC-9 组：组内比较加药组与未加药组 HGF、TGFα 和 IGF-1 表达与 A549/PC-9 细胞比例无明显关联。组间比较未加药组 TGFα 表达较加药组明显增加，有统计学意义，$P<0.05$。2.2 MRC-5/PC-9 组：组内比较显示加药组在 MRC-5/PC-9 细胞比例达到 10%后，HGF 和 TGF-α 表达升高，各组与参照组相比差异有统计学意义，$P<0.01$；IGF-1 表达水平与 MRC-5/PC-9 细胞比例无关；未加药组 HGF、TGFα、IGF-1 与细胞比例无关。组间比较 HGF 表达与加药与否无关；未加药组 TGFα、IGF-1 表达较加药组增加，100%和 300%组有统计学意义，$P<0.01$。2.3 H1975/PC-9 组：组内比较加药组随 H1975/PC-9 细胞比例增加 HGF 表达上升，IGF-1 表达下降，各组与参照组相比差异有统计学意义，$P<0.05$；TGFα 表达变化不大。未加药组 HGF、TGFα、IGF-1 表达与细胞比例无关。组间比较加药组 HGF、TGF-α、IGF-1 表达与加药与否无关。4. EGFR 下游信号通路蛋白表达。4.1A549/PC-9 组：组内比较加药组与未加药组 AKT、pAKT、pEGFR、ERBB3、ERK1/2、pERK1/2 和 pMET 随 A549/PC9 细胞比例增加出现先上升后下降的表现，且均在 A549/PC-9 细胞比例 10%出现表达高峰；余蛋白表达均与细胞比例无关。组间比较未加药组 AKT、EGFR 和 MET 蛋白表达高于加药组；加药组 pAKT、pEGFR 和 ERBB3 蛋白表达高于未加药组。余蛋白表达水平与加药与否无关。4.2 H1975/PC-9 组：组内比较显示只有 pMET 蛋白表达在加药组中随 H1975/PC-9 细胞比例升高而下降，其余信号蛋白表达水平与 H1975 细胞比例变化无关。组间比较发现加药组 AKT、pAKT、pEGFR、ERBB3、ERK1/2 和 pERK1/2 高于未加药组，以 ERBB3 和 pERK1/2 最明显；未加药组 MET 和 PI3K 表达高于加药组。pMET 蛋白在 H1975/PC9 细胞比例 50%以下时加药组高于未加药组。4.3 MRC-5/PC-9 组：组内比较显示该组信号蛋白表达水平与 MRC-5 细胞比例无明显关联。组间比较发现加药组 pAKT 和 pERK1/2 蛋白表达高于未加药组，pMET 表达低于未加药组；其余信号蛋白表达与加药与否无关。**结论**：1、PC-9 细胞活力随共培养体系中 EGFR 野生型肺癌细胞和成纤维细胞比例增加而增

加，且与厄洛替尼是否干预无关。2、EGFR 野生型肺癌细胞、T790M 突变肺癌细胞和成纤维细胞经厄洛替尼预处理后以较低比例存在即可诱导共培养体系中 EGFR 敏感突变肺癌细胞 MET 磷酸化活化蛋白增加。3、在无厄洛替尼作用下，EGFR 野生型肺癌细胞和成纤维细胞可通过自身分泌的 TGFα 和 IGF-1 使 EGFR 敏感突变肺癌细胞活力增强，可能是导致 EGFR-TKI 原发耐药原因之一。4、EGFR 野生型肺癌细胞、T790M 突变肺癌细胞和成纤维细胞经厄洛替尼预处理后与敏感突变细胞共培养，可通过自身或旁路途径激活敏感突变型肺癌细胞 EGFR 下游 AKT 或 ERK1/2 信号通路，进而诱导 EGFR-TKI 继发耐药。

126. 血小板靶向载体系统的研制及其抗白血病效应的研究

戴　璐，陈宝安

东南大学医学院

目的：研发可同时转运多种药物的多功能血小板靶向载体，它能延长药物的血循环时间，增强药物对肿瘤组织的特异性作用，增加肿瘤组织对药物的摄取量，从而提高药物的抗肿瘤效果，降低其对正常组织的毒副作用，并且可装载多种物质对肿瘤同时进行显像和治疗。**方法**：应用电镜观察载 Kabiramide C（KabC）血小板的形态。通过激光共聚焦显微镜观察和流式细胞技术检测血小板内 TMR-KabC（荧光分子标记的 KabC）和阿霉素的荧光。应用近红外染料 Cy5 标记转铁蛋白分子，并通过化学共价键将 Cy5-转铁蛋白分子连接到载药血小板的膜表面，然后通过激光共聚焦显微镜观察 Cy5-转铁蛋白-血小板的形态和肿瘤细胞与血小板载体间的相互作用。**结果**：膜通透性药物 KabC 与血小板胞内肌动蛋白结合后抑制肌动蛋白聚合反应从而获得可保持稳定形态的血小板载体。电镜观察发现，与普通血小板相比，载 KabC 血小板在血小板强激动剂凝血酶、离心力机械作用或温度降低等因素刺激下均不会发生活化或聚集，始终保持平滑球形结构。KabC 也是一种细胞毒素，为了增强载体对肿瘤细胞的杀伤作用，加载另一种细胞毒药物——阿霉素。激光共聚焦显微镜观察和流式细胞技术检测均已证实血小板能同时装载 TMR-KabC 和阿霉素，并且可以通过化学键将转铁蛋白分子连接到其膜表面，使其能与多种肿瘤细胞表面高表达的转铁蛋白受体发生特异性结合，最终达到靶向转运药物的目的。**结论**：本研究中的血小板靶向载体优于现有的脂质体和纳米载体，它具有以下几点优势：①血小板是血液固有成分，无毒，易获得，有弹性，生物相容性好，血循环时间长；②与其他细胞载体相比，血小板没有细胞核更容易携载多种物质，可同时对病变进行治疗和显像；③血小板是血液中体积最小的细胞，对肿瘤细胞具有天然的亲和力，可直接粘附在肿瘤细胞表面，为针对肿瘤细胞表面特异性靶点的药物转运提供了理论基础；④血小板能通过血脑屏障将药物转运至脑内的肿瘤组织中；⑤血小板载体的最重要优势是能满足癌症个体化治疗目的（arm back to arm）：分离病人自身的血小板进行载药处理后再回输到体内。综上所述，个体化血小板靶向载体的研究将会为药物转运和癌症治疗提供新的策略。

127. 天花粉蛋白对弥漫大B细胞淋巴瘤SU-DHL-2细胞抑制作用的体外及体内实验研究

朱颖杰[1]，孙月丽[2]，蔡于琛[1]，沙　鸥[3]，姜文奇[1]

[1] 中山大学肿瘤防治中心；[2] 广东省人民医院；[3] 深圳大学

目的：近年来研究发现天花粉蛋白（Trichosanthin，TCS）对多种肿瘤细胞具有不同程度的抑制作用以及诱导肿瘤细胞凋亡。然而TCS对抗淋巴瘤的报道十分有限，亦缺乏进一步的机理研究。因此，本课题拟研究TCS在体外和体内对抗淋巴瘤的作用以及主要作用机制，为TCS的进一步研究和应用提供理论和实验依据。**方法：**我们采用CCK-8法检测TCS对不同类型淋巴瘤细胞的增殖抑制作用。细胞周期及亚二倍体峰用PI单染色法进行检测，Hoechst33258染色法用于观察细胞凋亡形态学改变，以及用Annexin V/PI双染色法检测细胞凋亡率。Western blot法检测相关蛋白的表达。将SU-DHL-2细胞接种于NOD/SCID小鼠的右侧腋窝皮下，建立淋巴瘤移植瘤模型。给药期间测量肿瘤大小及称量小鼠体重，终止实验后收集各组小鼠肿瘤组织，称量移植瘤重，并计算抑瘤率。**结果：**TCS对13株淋巴瘤细胞的增殖均有抑制作用，且随着TCS浓度的增加，其抑制作用越显著，其中TCS对SU-DHL-2最为敏感，TCS作用72 h的IC50值为0.07±0.01 μM。TCS可引起SU-DHL-2细胞的S期细胞比例升高，而G2/M期细胞比例逐渐减少，各组与对照组之间差异有统计学意义，说明TCS能够使SU-DHL-2细胞阻滞于细胞周期的S期。TCS作用SU-DHL-2细胞后经Hoechst33258染色，在激光共聚焦显微镜下可出现致密增亮的蓝色荧光的凋亡小体，且随TCS浓度增高及作用时间延长，凋亡细胞比例逐渐增加，从形态学上提示TCS诱导SU-DHL-2细胞死亡的方式是细胞凋亡。0.75 μM的TCS处理SU-DHL-2细胞24 h、48 h后凋亡细胞比例显著上升，24 h组、48 h组与阴性对照组之间的差异具有统计学意义。我们用不同浓度的TCS处理SU-DHL-2细胞，药物作用48 h后进行检测，低浓度组向高浓度组呈现逐渐增多的凋亡细胞群，TCS处理组与对照组比较均有统计学差异。提示TCS可诱导SU-DHL-2细胞凋亡，且呈时间和浓度依赖性。不同浓度的TCS作用SU-DHL-2细胞后，caspase-3、caspase-7及其下游底物PARP均出现随浓度逐渐增强的断裂带。随TCS作用时间延长，caspase-3、caspase-7及PARP断裂带强度逐渐增强，以48 h表达最明显。结果表明TCS处理SU-DHL-2细胞后，caspase被激活然后剪切下游的PARP，从而诱导细胞凋亡。Western blot结果显示caspase-8、caspase-9均被激活，TCS能够浓度依赖性地增加caspase-8和caspase-9断裂带的表达。同样，caspase-8断裂带的表达也呈时间依赖性地增强，从6~12 h开始逐渐增强，以48 h时最明显；而caspase-9约在48 h才被明显激活。分别用广谱caspase抑制剂（Z-VAD-FMK）、caspase-8特异性抑制剂（Z-IETD-FMK）或caspase-9特异性抑制剂（Z-LEHD-FMK）抑制caspase活性。结果显示Z-VAD-FMK联合TCS组较TCS组可显著降低凋亡细胞比例，提示TCS诱导SU-DHL-2细胞凋亡依赖caspase蛋白酶活化。应用Z-IETD-FMK或Z-LEHD-FMK均可明显降低SU-DHL-2的细胞凋亡率，但caspase-8抑制剂比caspase-9抑制剂的作用更显著。TCS处理SU-DHL-2细胞后，Fas、FasL和FADD表达均比对照组增加，且呈现一定的浓度和时间依赖性，提示TCS有可能通过死亡受体途径中的Fas/FasL信号转导通路诱导细胞凋亡。体内研究结果显示给药后随着生存时间的延长，对照组与TCS组、环磷酰胺（CTX）组之间肿瘤生长速度的差别逐渐增大。从第9天开始TCS组、CTX组与对照组的肿瘤体积出现显著差异（*P*

<0.05)。TCS 组的平均肿瘤体积抑瘤率为 70.08%，平均瘤重抑瘤率为 57.66%。TCS 对肿瘤生长的抑制作用略优于 CTX，但两组之间无显著性差异（$P>0.05$）。**结论**：TCS 对多种淋巴瘤细胞的增殖具有抑制作用，其中 SU-DHL-2 细胞最为敏感。TCS 使 SU-DHL-2 细胞阻滞于细胞周期的 S 期，从而抑制细胞分裂增殖。TCS 通过 caspase-8 介导的外源性死亡受体途径与 caspase-9 介导的内源性线粒体途径诱导 SU-DHL-2 细胞凋亡，其中死亡受体途径可能更重要。TCS 可上调 Fas、FasL 和 FADD 蛋白的表达，可能通过死亡受体途径中的 Fas/FasL 信号转导通路，从而诱导 SU-DHL-2 细胞凋亡。我们的研究首次观察到 TCS 在 ABC 型弥漫大 B 细胞淋巴瘤移植瘤小鼠模型中发挥了很强的抗肿瘤作用，在淋巴瘤治疗方面具有一定的应用前景。

128. Generation and Characterization of a Tetraspanin CD151/integrin α6β1 Binding Domain-competitively Combined Monoclonal Antibody with Inhibition of Tumor Progression in Hepatocellular Carcinoma

施国明，柯爱武，樊　嘉

复旦大学附属中山医院

Background and aims: Our previous studies revealed that tetraspanin CD151 plays multifaceted roles in the progression of hepatocellular carcinoma (HCC) by forming a functional complex with integrin α6β1. Here, we generate a monoclonal antibody (mAb) dissociating the CD151/integrin α6β1 complex and evaluate its bioactivity in HCCs. **Methods and materials**: Small peptide interacted with CD151/integrin α6β1 binding domain was chemically synthesized and a CD151 mAb was produced. Immunotype was determined and then the reactivity and expression of CD151 mAb were assayed. Finally, effect of CD151 mAb on the proliferation, neoangiogenesis, mobility, invasiveness in vitro and tumor progression in vivo in HCC cells was analyzed. **Results**: A murine mAb, tetraspanin CD151 (IgG1, named as CD151 9B mAb), was successfully generated against CD151-integrin α6β1 binding site of CD151 extracellular domains. Combination of co-immunoprecipitation with western blot using CD151 9B mAb showed a 28kD band. Both immunofluorescent and immunohistochemical staining revealed a good reactivity of CD151 9B mAb in the plasma membrane and/or cytoplasm of HCC cells as well as in liver cells. In vitro assays demonstrated that CD151 9B mAb could inhibit neoangiogenesis, the mobility and invasiveness of HCC cells. In vivo assay showed CD151 9B mAb had significantly inhibited role in the tumor growth and metastasis of HCC cells. **Conclusion**: We successfully produce CD151 9B mAb targeting the CD151/integrin α6β1 binding domain, which not only can display good reactivity to CD151 antigen, but prevent from the tumor progression in HCCs.

129. Periostin 通过 EMT 调控非小细胞肺癌迁移和增殖能力的相关机制研究

洪灵芝，侍述璟，陈锦飞

南京医科大学附属南京医院

目的：非小细胞肺癌（non small cell lung cancer，NSCLC）是一种难发现、难诊断、难治疗的疾病。近年来研究发现，periostin 在多种肿瘤中过表达，且和肿瘤生长和转移有密切关系。本课题组前期研究证实在 NSCLC 中，periostin 在癌组织中是明显高于正常和癌旁组织，且高表达 periostin 的肺癌患者预后不佳。本研究拟探讨 periostin 对非小细胞肺癌 A549 细胞迁移能力的影响；阐明 periostin 调节肺癌细胞迁移能力的相关信号通路；观察 periostin 高表达对非小细胞肺癌肿瘤生长的影响并探讨其潜在的作用机制。**方法**：采用慢病毒载体构建技术建立稳定表达 periostin 的非小细胞肺癌 A549 细胞；将 A549 细胞分为以下五组，予以不同处理的：G1：未经过任何处理的 A549 细胞；G2：转染空载体的 A549 细胞（A549/vector）；G3：稳定表达 periostin 的 A549 细胞（A549/periostin）；G4：αvß3 抗体干预后的稳定表达 periostin 的 A549 细胞（A549/αvß3）；G5：αvß5 抗体干预后的稳定表达 periostin 的 A549 细胞（A549/αvß5）。细胞划痕和 transwell 实验探讨细胞的迁移能力。建立原位肺癌模型，观察 G2、G3 组肿瘤的生长情况。RT-PCR 和 Western-Blotting 检测各组细胞及组织中 periostin、E-cadherin、vimentin 的 mRNA 和蛋白表达水平。**结果**：Periostin 过表达的 A549 非小细胞肺癌细胞迁移能力明显增强，且 periostin 的作用可被 intergrin αvß3 和 αvß5 抗体所抑制。划痕实验显示 A549/periostin 的侵袭与迁移能力较 A549/vector 细胞明显增强，差异有显著性（$P=0.040$）。Intergrin αvß3 和 αvß5 抗体可以明显抑制 A549/periostin 的迁移能力，差异有显著性（P 值分别为 $P=0.039$、$P=0.01$），这说明 periostin 促进 A549 细胞迁移的作用可以被 intergrin αvß3 和 αvß5 抗体所抑制，且 αvβ5 抗体的作用更强，提示该两种整合素可能是 periostin 的作用受体。Transwell 实验同时证实了这一结论。我们推测在 A549 细胞中，periostin 可通过 intergrin αvß3 和 αvß5 作用从而促进 A549 细胞的迁移能力。Periostin 过表达抑制 A549 细胞中 E-cadherin 的表达而促进 Vimentin 的表达。取上述各组 A549 细胞，通过 RT-PCR 结果显示，在 periostin 转染组中（G3、4、5 组），可见 periostin 的表达，而无 periostin 转染的 G1、G2 组则未见 periostin 的表达。与对照组相比，periostin 过表达使得 E-cadherin 表达减少而 vimentin 表达增多。由此我们推测，periostin 蛋白在 A549 细胞中可诱导 EMT 而促进肿瘤细胞的迁移能力。原位肺癌小鼠模型中，periostin 过表达促进 A549 非小细胞肺癌肿瘤生长。原位肺癌模型结果提示，periostin 高表达组肿瘤体积平均约 980mm^3，而对照组肿瘤平均体积仅约 180mm^3，两者具有统计学意义（$P=0.020$）。periostin 过表达组肿瘤的重量也明显高于对照组，两者具有统计学差异（$P=0.003$）。我们的研究提示在小鼠体内，periostin 过表达可以促进 A549 非小细胞肺癌肿瘤生长。Periostin 可能通过促进 EMT 来促进 A549 肿瘤生长，其受体为整合素 αvß3 和 αvß5。小鼠肿瘤组织免疫组化结果显示，与对照组相比，过表达 periostin 组中 E-cadherin 的表达明显减少（$P<0.01$），而过表达 periostin 组中 intergrin αvβ3、αvβ5 同时高表达，与对照组比较具有统计学差异（$P<0.01$）。结果提示 periostin 与两种整合素的表达为正相关，更进一步验证 A549 中 periostin 的作用受体可能为 intergrin αvβ3、αvβ5。WB 和 RT-PCR 的结果均表明，过表达 periostin 组中 E-cadherin 在 mRNA 和蛋

白水平均表达减少。我们推测 Periostin 可能通过促进 EMT 来促进 A549 肿瘤生长，其作用配体为 intergrin αvß3 和 αvß5。**结论：**在非小细胞肺癌中，periostin 通过与整合素 αvß3 和 αvß5 作用，促进肿瘤细胞的上皮间质转换（EMT），从而导致肿瘤细胞繁殖和迁移，αvß3 和 αvß5 抗体在细胞水平和不同程度上抑制 periostin 的迁移能力，该实验结果为非小细胞肺癌患者提供新的诊治靶点。

130. IL-17 调控 STAT3/GIV 信号通路促进肿瘤产生 VEGF 进而促进非小细胞肺癌血管生成

于 雁，潘 博

哈尔滨医科大学附属肿瘤医院

目的：肿瘤转移时导致肺癌患者死亡的主要原因，血管生成在肿瘤转移过程中发挥重要的作用。国外的研究已正式 IL-17 可以增加肿瘤内 STAT3 的活性从而参与血管生成，并且 STAT3 与 GIV/Girdin 能够形成正反馈环路，而该 STAT3-GIV 信号通路在肿瘤血管生成中发挥的作用目前仍不清楚。**方法：**建利用体外模型和临床样本，利用 Western blot、real-time PCR 和免疫荧光的方法观察 STAT3 及 GIV 的蛋白表达水平及 IL-17 刺激后的表达水平的变化。观察 IL-17 激活肿瘤细胞的 STAT3/GIV 信号通路调控血管生成相关细胞因子的表达，并利用 3D 细胞培养技术来观察其对 HUVECs 管腔形成能力的影响。用免疫组化方法检测人非小细胞肺癌患者组织中的 IL-17、CD34 和 GIV 的表达情况。**结果：**与对照组相比，IL-17 刺激肺癌细胞系后能够明显的激活 p-STAT3 及 GIV 的表达，并且 siRNA 抑制 STAT3 表达后 GIV 表达水平降低。ELISA 和 PCR 方法测定血管生成相关因子显示 IL-17 刺激后肿瘤细胞上清中 VEGF 表达明显增高，且 siRNA 抑制 STAT3 及 GIV 表达后能有效的减少 VEGF 的表达，说明 IL-17 通过 STAT3/GIV 信号通路从而提高肿瘤细胞 VEGF 的表达进而促进肿瘤的血管生成。临床方面，IL-17 及 GIV 的表达与患者的预后呈负相关，多因素分析结果显示 IL-17 与 GIV 联合与单独指标相比为更好的预后指标。**结论：**我们发现，IL-17 通过激活肿瘤细胞内 STAT3/GIV 信号通路，进而上调肿瘤细胞 VEGF 的产生从而介导肿瘤相关血管生成。不仅探寻了 STAT3/GIV 信号通路在 IL-17 过表达引起的肺癌组织中血管生成的作用机制，还明确了 IL-17 及 GIV 可能是非小细胞肺癌分子治疗新的潜在靶点和预后判定新的生物标志。

131. 肺腺癌细胞膜差异蛋白的生物信息学分析及 DHX9 与 SEC11C 在肺癌中表达的临床意义

曹世光，孙瑞瑛，明宗娟，孟 夏，王 宇，吕 欣，
王 薇，常 静，闫学丽，杨拴盈

西安交通大学第二附属医院

目的：应用生物信息学方法从肺腺癌差异细胞膜蛋白中筛选出具有重要生物学功能的蛋白；探讨目标蛋白与肺癌发生、发展的关系及其在肺癌诊断中的价值。**方法：**①网络分析筛选具有重要生物学功能的差异蛋。②ELISA 法检测血清中目标蛋白的表达水平。③RT-PCR 法检测肺癌组织和肺癌细胞系中目标蛋白的 mRNA 表达水平。④Western blot 法和免疫组化 SP 法检测肺腺癌组织中目标蛋白的表达情况。**结果：**①应用 Sting 软件绘制网络图进行连接度分析，挑选 DHX9 和 SEC11C 为目标蛋白。②86 例临床血清标本中，DHX9 在肺癌组中呈高表达（$P<0.05$）。DHX9 与性别、年龄无关（$P>0.05$），晚期组（Ⅲ+Ⅳ期）显著高于早期组（Ⅰ+Ⅱ期）（$P<0.05$），吸烟指数≥400 年支组显著高于吸烟指数<400 年支组（$P<0.05$）。SEC11C 的血清含量在良性肺疾病组与肺癌组之间无显著差异（$P>0.05$）。③DHX9 和 SEC11C 在肺癌组织中 mRNA 呈低表达（$P<0.05$）。在肺癌细胞系 H446、PC9 和 A549 中，目标蛋白 mRNA 表达无显著差异（$P>0.05$）。④Western blot 和免疫组化结果提示 DHX9 和 SEC11C 在肺癌中的蛋白水平呈高表达。小细胞肺癌细胞系 H446 中 DHX9 的表达水平高于非小细胞细胞系 PC9 和 A549。肺癌组织中 DHX9 的 western blot 结果呈双条带；将 H446 细胞与癌旁正常肺组织细胞的蛋白按 1∶1 的比例混合，western blot 结果同样呈双条带。**结论：**①DHX9 有望成为肺癌诊断的标志物，但对于早期肺癌的诊断意义可能有限。SEC11C 血清含量的检测对肺癌诊断可能无价值。②肺癌组织和肺癌细胞系与正常肺组织中的 DHX9 分子量很可能不同，肺癌中 DHX9 存在基因突变可能。③DHX9 和 SEC11C 蛋白在肺癌组织中呈高表达，提示 DHX9 和 SEC11C 与肺癌的发生、发展密切相关。

132. SOX2 抗原 HLA-A＊0201 限制性 CTL 表位的预测及鉴定

王 宇，袁竞妍，肖婧媛，李 维，樊 娜，邓文静，
刘博轩，戎彪学，方 萍，钟玉洁，杨拴盈

西安交通大学第二附属医院

目的：应用生物信息学方法对 SOX2 抗原进行 HLA-A＊0201 限制性 CTL 表位的预测，通过体外

实验筛选出最强免疫原性表位肽，进一步对其进行氨基酸替换以获得更优表位肽，为肺癌治疗性多肽疫苗的研发奠定基础。**方法：**首先，应用生物信息学方法预测及筛选出SOX2抗原具有较强免疫原性的HLA-A＊0201限制性天然CTL表位。然后，进行体外免疫原性检测，由3个实验组成：应用T2细胞结合实验检测用不同浓度实验肽诱导T2细胞与HLA-A2分子的亲和力大小；应用hIFN-γ ELISPOT实验检测不同肽诱导的效应细胞释放IFN-γ的能力；应用LDH释放实验检测不同肽诱导的效应细胞杀伤靶细胞的能力。随后，选择3个表位肽中免疫原性最好者，按“1→Y、2→L、3→F/A、7→A、9→V”原则进行氨基酸替换，用生物信息学方法筛选更优表位肽。**结果：**SYFPEITHI、BIMAS、ProPred-1软件对SOX2抗原进行HLA-A0201限制性CTL表位的预测及评分，获得3个得分较高的表位肽：SMYLPGAEV（用P1指代）；TLMKKDKYT（用P2指代）；ALGSMGSVV（用P3指代）。无发生自身免疫的证据，且具有蛋白酶切位点。随着表位肽浓度的增高，P1与MHC Ⅰ类分子结合力逐渐升高，且肽浓度为100μmol/L和50μmol/L时，P1亲和力高于其它组。表位肽P1、P2诱导的PBMCs对靶细胞均具有杀伤作用，且表位肽P1诱导的PBMCs能分泌更多的IFN-γ。对表位肽P1进行氨基酸替换，得到评分较高的四条多肽：YMYLPGAEV、SLYLPGAEV、SMFLPGAEV和SMALPGAEV。无发生自身免疫的证据，且具有蛋白酶切位点。**结论：**在SOX2抗原的众多天然表位肽中，SMYLPGAEV具有较强免疫原性，对其进行氨基酸替换后，得到评分较高的4条多肽，均无引起自身免疫病的证据，具有蛋白酶切位点，经进一步验证，后有望从中获得用于制备肺癌治疗性疫苗的免疫原性较强的抗原表位。

133. 白细胞介素-18基因慢病毒表达载体抗肺癌作用的研究

熊冬兰，冯 睿，杨 升，林挺岩，陈湘琦

福建医科大学附属协和医院

目的：观察白细胞介素-18（Interleukin-18，IL-18）基因慢病毒表达载体转染肺腺癌A549细胞后对肺癌细胞增殖生长、凋亡生物学等行为的影响，并探讨其可能的作用机制。**方法：**将转染IL-18基因慢病毒表达载体的肺腺癌A549细胞确定为IL-18干预组（即A组），转染仅有慢病毒表达载体而不含IL-18基因的肺腺癌A549细胞确定为慢病毒空载组（即B组），未加任何干预的肺腺癌A549细胞确定为空白对照组（即C组）。运用免疫印迹法（Western Blotting，WB）在24小时、96小时检测各组细胞IL-18表达水平，应用四甲基偶氮唑蓝法（methyl thiazolyl tetrazolium，MTT）分别在细胞培养24小时、48小时、72小时、96小时检测各组细胞增殖能力，绘制生长曲线，并采用流式细胞术（flow cytometry，FCM）在细胞培养96小时检测细胞周期与凋亡，且使用酶联免疫吸附法（enzyme-linked immunosorbent assay，ELISA）在24小时、96小时检测Th1细胞亚群细胞因子干扰素-γ（Interferon-γ，IFN-γ）、Th2细胞亚群细胞因子白细胞介素-4（Interleukin-4，IL-4）表达水平。**结果：**运用WB检测结果显示，A组、B组、C组细胞培养24小时，各组IL-18表达量比较差异无统计学意义（P均>0.05），A组、B组、C组细胞培养96小时，A组IL-18表达水平明显高于B组、C组（P均，B组与C组表达水平差异则无统计学意义（P>0.05）。应用MTT方法分别在细胞培养24小时、

48 小时、72 小时、96 小时检测各组细胞增殖能力，在 24 小时各组细胞间 OD 值比较差异无统计学意义（P 均>0.05）；在 48 小时、72 小时、96 小时，A 组细胞 OD 值均相应小于 B 组、C 组细胞 OD 值，比较差异有统计学意义（P 均<0.05），B 组、C 组细胞 OD 值比较差异则无统计学意义（P 均>0.05）。在 24 小时，A 组、B 组细胞抑制率比较差异无统计学意义（P>0.05），在 48 小时、72 小时、96 小时，A 组细胞抑制率均大于 B 组，比较差异有统计学意义（P<0.05）。根据 MTT 法分别在细胞培养 24 小时、48 小时、72 小时、96 小时检测各组细胞增殖能力绘制生长曲线，A 组细胞较 B 组、C 组细胞生长速度明显减缓，而 B 组、C 组细胞的生长曲线无明显差别。采用 FCM 在细胞培养 96 小时检测各组细胞周期与凋亡，A 组细胞凋亡率明显高于 B 组、C 组（P 均<0.05），B 组、C 组细胞凋亡率差异无统计学意义（P>0.05）；A 组细胞处于 G0、G1 期细胞数较 B 组、C 组细胞明显增多（P 均<0.05），而 A 组细胞处于 S、M 期细胞数较 B 组、C 组细胞明显减少（P 均<0.05），B 组、C 组细胞处于各周期数比较差异均无统计学意义（P 均>0.05）。ELISA 检测结果显示，A 组、B 组、C 组细胞培养 24 小时，IFN-γ 表达量 A 组明显多于 B 组、C 组（P 均<0.05），IL-4 表达量 A 组明显少于 B 组、C 组（P 均<0.05），但 A 组细胞 IFN-γ/IL-4 比值与 B 组、C 组细胞比较差异则无统计学意义（P 均>0.05），B 组与 C 组细胞 IFN-γ、IL-4 表达量及 IFN-γ/IL-4 比值比较差异均无统计学意义（P 均>0.05）；A 组、B 组、C 组细胞培养 96 小时，IFN-γ 表达量 A 组明显多于 B 组、C 组（P 均<0.05），IL-4 表达量 A 组明显少于 B 组、C 组（P 均<0.05），A 组细胞 IFN-γ/IL-4 比值明显高于 B 组、C 组细胞（P 均<0.05），B 组与 C 组细胞 IFN-γ 表达量、IL-4 表达量、IFN-γ/IL-4 比值比较差异则无统计学差异（P 均>0.05）。**结论：**IL-18 基因慢病毒表达载体可稳定而有效地表达 IL-18，能削弱肺腺癌 A549 细胞增殖能力，抑制肿瘤细胞生长，增强肿瘤细胞凋亡，有力调控细胞周期，强劲促进 Th1 细胞因子 IFN-γ 分泌，相应减少 Th2 细胞因子 IL-4 产生，逆转 Th1/Th2 细胞亚群失衡，维持 Th1/Th2 细胞亚群平衡，从而发挥积极抗癌作用。

134. 人食管鳞癌细胞 EGFR 表达与顺铂敏感性联系的研究

王　琳[1]，曹　鹏[2]，蔡雪婷[2]，李苏宜[1,3]*

[1] 东南大学医学院；[2]江苏省中医药研究院细胞与分子生物学实验室；
[3] 安徽省肿瘤医院肿瘤内三科

目的：探讨 EGFR（epidermal growth factor receptor）的表达水平是否与化疗敏感性有关，运用 C225（西妥昔单抗）阻断 EGFR 后再接受化疗，是否影响顺铂耐药基因的表达。**方法：**采用免疫组化方法测定食管鳞癌细胞 EGFR 的表达情况，后采用 MTT 测定空白组、C225 单药组、顺铂单药组、C225 联合顺铂不同处理组细胞增殖抑制情况。同时制作食管鳞癌细胞株的裸鼠皮下移植瘤模型，予以不同药物处理，测量肿瘤体积变化趋势。采用 Real-Time PCR 检测细胞增殖、凋亡相关基因及顺铂耐药基因和 EGFR 下游信号通路相关因子的变化。**结果：**EGFR 在食管鳞癌细胞株中表达。C225 和顺铂联合用药组较顺铂单药组，抑制细胞增殖的作用更为明显（P<0.05），在顺铂浓度低时联合抑制作用尤为明显。裸鼠移植瘤实验中，C225 组抑瘤率为 7.7%，顺铂组抑瘤率为 30.8%，两药联用组抑瘤

率为48.1%。联合用药组的细胞凋亡相关基因Ki-67和Bcl-2与单独用药组相比均下调。各药物处理组与对照组相比，GST、polβmRNA表达情况无明显差异。与对照组相比，C225单药组MAPKmRNA表达有差异，呈下降趋势（$P<0.05$），而PKA mRNA表达差异不明显（$P>0.05$），DDP单药组及联合用药组MAPK、PKA mRNA表达均明显下降（$P<0.05$），而联合用药组MAPK、PKA mRNA表达下调较DDP单药组更明显（$P<0.05$）。act-ERK1/2 mRNA的表达各处理因素组均无显著差异。**结论：**西妥昔单抗单药对食管鳞癌细胞增殖无明显影响，可增强顺铂对细胞增殖抑制作用。提示降低食管鳞癌细胞EGFR表达可提高肿瘤细胞对顺铂的敏感性。

135. JWA，XRCC1和BRCA1 mRNA表达指导食管鳞状细胞癌个体化治疗的临床研究

卫　彬[1]，韩　琴[1]，徐丽娟[1]，朱　静[1]，万　莉[1]，
金　艳[1]，钱曌烨[1]，吴晶晶[1]，陈小飞[1]，周建伟[2]，高　勇[1]

[1] 南京医科大学附属淮安第一医院；[2] 南京医科大学

目的：通过回顾性临床回顾性研究探索损伤修复相关基因JWA，XRCC1和BRCA1的表达水平在食管鳞状细胞癌（ESCC）个体化治疗中的应用价值。**方法：**应用定量实时聚合酶链反应（qPCR）检测172例接受含顺铂或含多西他赛化疗或同步放化疗的进展期ESCC患者石蜡包埋标本中损伤修复相关基因JWA，XRCC1和BRCA1 mRNA的表达水平。**结果：**JWA和XRCC1 mRNA高表达与患者的中位生存期密切相关且与治疗方案无关（$P<0.05$），而两者均与治疗疗效均无关（RR，$P>0.05$）。多因素分析显示，JWA（HR 0.223；95% CI 0.134~0.3740；$P<0.001$）或XRCC1（HR 0.365；95%CI 0.210~0.632；$P<0.001$）mRNA高表达可作为ESCC的独立预后因素，但ROC分析显示JWA联合XRCC1较单用JWA相比未见显著的协同预测作用。亚组分析发现，JWA mRNA低表达ESCC患者接受含顺铂方案治疗的中位生存期多西他赛方案治疗组更长（$P<0.05$），尤其对于BRCA1 mRNA低表达的病例（$P<0.001$）；而含多西他赛方案治疗可提高JWA和BRCA1 mRNA均高表达病例的中位生存期。**结论：**JWA，XRCC1和BRCA1 mRNA表达可以作为预测接受含顺铂或多西他赛方案治疗的晚期ESCC患者治疗疗效及预后的分子标志物。

136. SHH在原发性肝癌预后及肺转移中的作用研究

邹静怀[1,2]，薛同春[1,2]，刘彬彬[1,2]，孙瑞霞[1,2]，赵燕[1,2]，任正刚[1,2]，叶胜龙[1,2]

[1] 复旦大学附属中山医院肝癌研究所；[2] 癌变与侵袭原理教育部重点实验室

目的：在不同肺转移潜能肝癌细胞系中检测SHH的差异表达水平，通过组织芯片进一步明确SHH与肝癌术后复发、肺转移的关系，以及与肝癌患者术后生存的相关性。**方法：**通过Real Time-PCR及Western Blot方法检测SHH在四个不同肺转移潜能的肝癌细胞系中的表达谱。制备组织芯片，记录并随访患者临床病理资料。观察SHH在肝癌组织中的表达强度与患者临床病理资料的关系，与肝细胞癌术后复发、肺转移的关系，以及与肝癌患者术后生存的相关性。应用SPSS12.0统计软件进行分析处理，多样本间计量资料比较采用单因素方差分析，计数资料比较采用卡方检验，单因素分析和累计生存率采用Kaplan Meirer法，$P<0.05$认为统计学有显著差异。**结果：**经RT-PCR和Western Blot检测，SHH在不同肺转移潜能的肝癌细胞系Hep3B、MHCC-97L、MHCC-97H、HCCLM3中随细胞系肺转移潜能升高而表达量升高，差异具有统计学意义（$P<0.05$）。在肝癌组织芯片中，SHH的表达强度与术后复发（$P=0.027$）及术后发生肺转移（$P=0.001$）显著相关。SHH高表达的患者发生术后肿瘤复发和肺转移的概率较SHH低表达的患者明显增加。SHH高水平表达患者的总体预后较低水平表达的患者差，log-rank检验提示差异有统计学意义（$P=0.000$）。**结论：**SHH的表达水平随肝癌细胞肺转移潜能的升高而升高，SHH在肝癌组织中高表达的患者术后发生肿瘤复发和肺转移的概率明显增加，表明SHH可能参与肝癌肺转移的发生。

137. cx43腺病毒载体转染胃癌BGC-823细胞后药物敏感性变化

吴　瑾，刘文涛，王天娇

黑龙江省哈尔滨医科大学附属第三医院

背景与目的：人胃癌BGC-823细胞中CX43（Connexon43）表达缺失，通过Cx43重组腺病毒质粒表达载体，转染BGC-823细胞，观察转染Cx43后，对细胞增殖能力的影响；对化疗敏感性的影响；人胃癌BGC-823细胞6种蛋白：耐药蛋白（P-GP）、Cx43以及凋亡相关蛋白（bcl-2、bax、caspase3和caspase9）表达情况；耐药基因（MDR）表达情况；集落形成能力的影响；侵袭能力的改变；细胞凋亡的影响。**方法：**①集落形成实验检测转染Cx43前、转染Cx43后对BGC-823细胞增殖的影响。

②侵袭小室检测侵袭能力。③流式细胞仪检测转染Cx43前、转染Cx43后对BGC-823细胞凋亡的影响。④采用MTT法检测转染Cx43前、后对BGC-823细胞增殖能力的影响，与3种药物（阿霉素、氟尿嘧啶、奥沙利铂）联合作用评价转染Cx43前、转染Cx43后对化疗敏感性的影响。⑤采用western blot检测转染前、转染后BGC-823细胞中6种蛋白：耐药蛋白（P-GP）、Cx43以及凋亡相关蛋白（bcl-2、bax、caspase3和caspase9）表达情况。⑥RT-PCR检测转染前、转染后BGC-823细胞中：耐药基因（MDR）表达情况。**结果：**人胃癌BGC-823细胞转染Cx43后较转染前：①集落形成能力降低。②侵袭能力下降。③流式细胞仪检测细胞凋亡增加不明显。④MTT法检测：细胞增殖能力降低，与3种药物（阿霉素、氟尿嘧啶、奥沙利铂）联合作用后化疗敏感性的增高。⑤western blot：Cx43表达增高、耐药蛋白（P-GP）表达降低、凋亡相关蛋白（bcl-2、bax、caspase3和caspase9）改变不明显。⑥RT-PCR检测细胞中：耐药基因（MDR）表达情况降低。差异均有统计学意义（P均<0.05）。**结论：**CX43-IRES2-EGFP重组腺病毒质粒转染人胃癌BGC-823细胞后，集落形成能力降低；侵袭能力下降；细胞增殖能力降低，化疗敏感性增高；Cx43表达增高、耐药蛋白（P-GP）表达降低。耐药基因（MDR）表达降低，耐药性降低；但凋亡相关蛋白（bcl-2、bax、caspase3和caspase9）改变及细胞凋亡增加不明显。表明CX43可能与胃癌的发生、发展、侵袭、转移有关，但与细胞凋亡关系不大。

138. 抗血管治疗联合放疗对小鼠胃癌移植瘤生长抑制作用的研究

陆海军

青岛大学附属医院

目的：探讨恩度联合放射治疗对胃癌小鼠移植瘤生长抑制作用及对乏氧诱导因子-1α（HIF-1α）、G蛋白信号调节因子5（RGS5）及血管内皮生长因子（VEGF）表达的影响，尝试探讨恩度联合放疗的作用机制。**方法：**制备32只胃癌移植瘤小鼠模型，将其随机分为4组：空白对照组（Control组）、单用恩度组（ES组）、单用放疗组（RT组）、恩度联合放疗组（ES+RT组）。通过肿瘤生长曲线和抑瘤率两个指标比较四种治疗对小鼠移植瘤的生长抑制作用，应用免疫组化（immunohistochemical IHC）的方法，计算肿瘤组织中微血管密度（MVD）值及检测RGS5、VEGF、HIF-1α的表达情况差异。最后将所得数据利用SPSS统计学软件进行统计学分析。**结果：**RT组、ES+RT组与Control组、ES组相比有明显抑瘤作用，其中，ES+RT组抑瘤作用最强，差别有统计学意义（P<0.05）。ES组、RT组及ES+RT组的MVD值均降低，ES+RT组最明显。ES组、RT组及ES+RT组HIF-α表达比Control组减弱，其中联合组最明显，有统计学差异（P<0.05）。与Control组相比，RT组VEGF、RGS5表达量升高，ES组和联合组表达量降低，但联合组与ES组表达无统计学差异。pearson相关分析ES+RT组的RGS5、VEGF表达与HIF-1α的表达呈正相关。**结论：**抗血管治疗联合放疗抗肿瘤作用最明显，微血管管密度最低。通过IHC染色四组移植瘤VEGF、RGS5、HIF-1α的表达，恩度用药后肿瘤组织的VEGF、RGS5、HIF-1α表达减少，而联合放疗可进一步下调HIF-1α的表达，VEGF和RGS5表达较Control组减少。恩度联合放疗组抑瘤效果好的可能机制是恩度通过抑制HIF-1α的表达，下调VEGF、

RGS5 的表达，抑制移植瘤血管生成，使肿瘤血管趋于正常化，改善乏氧提高放疗疗效。

139. 厄洛替尼对胃癌 AGS 细胞恶性生物学行为抑制作用的研究

冯　睿[1]，熊冬兰[2]，杨升[1,3,4]

[1] 福建医科大学协和临床医学院肿瘤学教研室；
[2] 福建医科大学协和临床医学院呼吸内科学教研室；
[3] 福建医科大学附属协和医院肿瘤内科；[4] 福建省肿瘤转化医学重点实验室

目的：探讨厄洛替尼对胃癌 AGS 细胞恶性增殖、抗凋亡与侵袭恶性生物学行为的抑制作用，拟为临床胃癌靶向治疗提供更多的科学实验数据和理论依据。**方法：**常规体外培养胃癌 AGS 细胞，将加有空白培养液的胃癌 AGS 细胞培养组设为对照组（S0 组），将加有 5 个浓度梯度的厄洛替尼的胃癌 AGS 细胞培养组分别设为 5 个干预组（分别为 S1 组：5μmol/L，S2 组：10μmol/L，S3 组：20μmol/L，S4 组：40μmol/L，S5 组：80μmol/L），采用 CCK8 细胞增殖实验检测厄洛替尼作用 24h、48h、72h 后对胃癌 AGS 细胞增殖的抑制率，运用 AnnexinV-FITC/PI 凋亡试剂盒，流式细胞术（Flow cytometry，FCM）检测对照组和 5 个干预组厄洛替尼作用 48h 后胃癌 AGS 细胞凋亡率，并采用 Transwell 侵袭实验与划痕修复实验观察厄洛替尼作用 24h 后的对照组和 5 个实验干预组胃癌 AGS 细胞基底膜穿透能力及细胞运动迁移能力的影响。**结果：**厄洛替尼能明显抑制胃癌 AGS 细胞的增殖，其抑制作用存在一定的时间-剂量依赖效应，不同浓度的厄洛替尼分别作用于胃癌 AGS 细胞细胞，随浓度提高细胞的抑制率逐渐增高（$P<0.05$），而加用厄洛替尼药物干预组的细胞凋亡率显著高于对照组，亦呈浓度依赖性增加（$P<0.05$），且厄洛替尼作用 24 小时后，干预组平均穿膜细胞数明显少于对照组（$P<0.05$），干预组划痕修复率也显著降低，并随着药物浓度提高穿膜细胞的形态发生改变。**结论：**厄洛替尼可显著抑制胃癌 AGS 胞的恶性增殖、侵袭及细胞移动能力，并能有效地诱导细胞的凋亡，其抗胃癌作用值得进一步研究。

140. PX-12 促进多发性骨髓瘤细胞 H929 凋亡的实验研究

林全德，房佰俊，喻凤宽，刘玉章，张青兰，黄　昊，李玉富，宋永平

郑州大学附属肿瘤医院　河南省肿瘤医院血液科
河南省血液病研究所　河南省肿瘤研究院多发性骨髓瘤研究所

目的：研究 PX-12 对多发性骨髓瘤细胞（MM）的作用及其机制。**方法**：以多发性骨髓瘤细胞株 H929 细胞为研究对象，将不同细胞分别分为实验组、DMSO 对照组（PX-12 溶媒）和空白对照组，分别加入从 0.1~10μmol/L 等不同浓度的 PX-12，与最高浓度 PX-12 等容积的 DMSO 和 1640 培养基，培养 72 小时后观察细胞活性变化，通过 MTT 法检测 PX-12 对 MM 细胞活性的影响，Western-blot 方法检测硫氧还蛋白-1（Trx-1）的表达水平，用 FITC 标记的 Annexin-V 确定细胞凋亡情况，用 H_2DCFDA 探针标记法测定细胞内 ROS 水平。**结果**：通过 MTT 检测发现，在经过 PX-12 作用 72 小时后，H929 细胞活性受到明显抑制，并且抑制作用随着剂量增长而增强，抑制作用高于 DMSO 对照组（$P<0.05$）和空白对照组（$P<0.01$），作用 72 小时的 IC_{50} 为 2.0μM，Trx-1 水平低于 DMSO 对照组（$P<0.01$）和空白对照组（$P<0.01$）。各组细胞在相应培养体系培养 48 小时后流式细胞仪检测各组细胞凋亡情况，实验组细胞凋亡率达 60.2%，DMSO 对照组和空白对照组分别为 10.6% 和 13.3%，各组比较差异有显著性意义（$P<0.01$）。各组细胞在相应培养体系培养 24 小时后流式细胞仪检测细胞内 ROS 水平变化情况，结果显示，实验组细胞内 ROS 水平为 4035，远高于 DMSO 对照组和空白对照组的 1237 和 1093，各组比较差异有显著性意义（$P<0.01$）。**结论**：PX-12 可能是通过促进骨髓瘤细胞系 H929 细胞内 ROS 水平升高导致凋亡增加。

141. 藤黄酸通过 PI3K/Akt/mTOR 途径抑制多发性骨髓瘤细胞 HIF-1α/VEGF 表达

王　飞，陈宝安，郭莉婷

东南大学附属中大医院血液科

目的：缺氧可以激活重要的转录因子缺氧诱导因子-1α（hypoxia-inducible factor-1α，HIF-1α），是导致多发性骨髓瘤血管新生的重要因素，而血管新生与多发性骨髓瘤疾病进展和预后密切相关。藤黄酸是藤黄中提取的有效成分，在众多实体瘤体内外实验中均显示出良好的抗肿瘤效果。然而，藤黄

酸是否可以抑制多发性骨髓瘤血管新生及其具体分子机制尚未有明确报道。**方法**：本研究主要观察藤黄酸对多发性骨髓瘤细胞株 U266 缺氧状态下 HIF-1α 及其下游靶基因血管内皮生长因子（vascular endothelial growth factor，VEGF）的影响。CCK-8 法观察不同浓度（0.025~6.4μmol/L）藤黄酸对常氧与缺氧状态下 U266 细胞增殖影响，ELISA 检测细胞培养上清 VEGF 表达含量变化，免疫荧光染色观察细胞内 HIF-1α 蛋白改变，实时荧光定量 PCR 检测缺氧下藤黄酸对 HIF-1α 及 VEGF 基因变化影响，westernblot 验证相关蛋白变化，同时检测 PI3K/Akt/mTOR 通路对 HIF-1α 影响。裸鼠种瘤观察藤黄酸体内抗骨髓瘤效果。**结果**：常氧或缺氧 8 小时，藤黄酸浓度高于 0.4μmol/L 缺氧时可以导致剂量依赖性细胞抑制，为了观察更好的抗缺氧效果，后续浓度选择 0.2μmol/L 或以下。缺氧培养细胞 4 小时，VEGF mRNA 和上清 VEGF 蛋白显著增高。缺氧可以诱导 HIF-1α 表达，同时激活 PI3K/Akt/mTOR 通路，0.05~0.2μmol/L 藤黄酸可以显著抑制缺氧下 HIF-1α/VEGF 蛋白表达，同时抑制 VEGF mRNA 和上清蛋白表达。机制研究显示 0.05~0.2μmol/L 藤黄酸可以抑制 U266 细胞 Akt 和 mTOR 磷酸化，从而下调 HIF-1α 表达，达到下调血管生成相关蛋白 VEGF 表达的目的。同时，裸鼠体内实验显示隔天尾静脉注射藤黄酸 2~4mg/kg，连续 2 周后，裸鼠荷瘤体积明显缩小，且微血管密度显著降低，免疫组化染色显示 HIF-1α、VEGF 蛋白表达下降。**结论**：藤黄酸能够通过抑制 PI3K/Akt/mTOR 通路，下调缺氧状态下 U266 骨髓瘤细胞 HIF-1α/VEGF 表达，从而抵抗缺氧微环境，达到治疗多发性骨髓瘤的目的。

142. 转铁蛋白修饰的新型多聚物载药纳米粒的研制及靶向逆转白血病多药耐药的体外研究

刘　苒[1]，陈宝安[1]，王永禄[2]，陈　卫[2]，夏国华[1]

[1] 东南大学附属中大医院血液科；[2] 南京工业大学药学院

目的：为了增加抗肿瘤药的主动靶向性，降低毒副作用，克服白血病多药耐药（MDR），我们研制了一种既能特异定位于肿瘤细胞膜受体又能阻止药物外排的新型多聚物载药纳米粒——转铁蛋白（Tf）修饰的共载化疗药柔红霉素（DNR）和中药耐药逆转剂汉防己甲素（Tet）的聚乳酸羟基乙酸-聚赖氨酸-聚乙二醇（PLGA-PLL-PEG）多聚物纳米粒 DNR/Tet-PLGA-PLL-PEG-Tf。**方法**：合成 PLGA-PLL-PEG 多聚物并进行结构分析，进一步制备装载 DNR 及 Tet 并共价连接肿瘤细胞膜表面高表达的转铁蛋白受体（TfR）的靶向配体 Tf，形成 DNR/Tet-PLGA-PLL-PEG-Tf。通过核磁共振氢谱、激光粒度仪、透射/扫描电镜、高效液相色谱、凝胶渗透色谱、热差分析等对其进行物理表征；体外透析试验了解释药特性；MTT 法评估 PLGA-PLL-PEG-Tf 的安全性以及 DNR/Tet-PLGA-PLL-PEG-Tf 对人白血病耐药细胞株 K562/ADR 细胞的抑制作用；流式细胞技术检测细胞凋亡率和细胞内 DNR 含量；qRT-PCR 和 Western blotting 分析 TfR 基因和蛋白、mdr1/P-gp 以及凋亡相关基因和蛋白水平。**结果**：透射/扫描电镜下 DNR/Tet-PLGA-PLL-PEG-Tf 呈球形或近似球形，粒径 213±12 nm，Zeta 电位-19.16±0.31 mV，载药量 DNR 3.63±0.15 %、Tet 4.27%±0.12 %，Tf 含量 2.18%±0.04 %。体外释药曲线为双相性，前 8h 释放 DNR 50.47±3.74 %、Tet 47.86±2.42 %，此后缓释时间超过一周。DNR/Tet-PLGA-PLL-PEG-Tf 对人白血病耐药细胞株 K562/ADR 细胞的抑制作用呈剂量-浓度依赖性，IC50 为

0.87±0.01μg/ml。DNR/Tet-PLGA-PLL-PEG-Tf 较 DNR-PLGA-PLL-PEG-Tf、DNR/Tet-PLGA-PLL-PEG 能显著增加细胞凋亡率（52.46±2.71 % vs 8.63±0.24 % vs 33.41±3.03 %）及细胞内 DNR 浓度（RFI：34.06±0.42 vs 16.11±0.64 vs 25.42±1.17）（$P<0.05$），且 DNR 更多分布于细胞核内。同时能上调 tfr 和 TfR，下调 mdr1 和 P-gp，上调 Caspase 3 和 Bax 的基因转录和蛋白表达，下调 Bcl-2、Survivin 和 NF-κB 的基因转录和蛋白表达（$P<0.05$）。**结论：**①DNR/Tet-PLGA-PLL-PEG-Tf 对 K562/ADR 细胞有明显生长抑制作用，通过下调细胞 mdr1/P-gp 表达增加细胞内 DNR 含量，上调 Bax/Bcl-2 比值和 Caspase 3、下调 Survivin 和 NF-κB，诱导耐药细胞凋亡。DNR/Tet-PLGA-PLL-PEG-Tf 还可能通过上调 tfr 和 TfR 进一步促进 TfR 介导的药物内吞作用。②PLGA-PLL-PEG-Tf 可携载多种药物，粒径均一并具有缓释特点，是一种有潜力应用于治疗白血病或其他恶性肿瘤的新型、通用的主动靶向载体平台。

143. 靶向 CD38 分子激活溶酶体介导的细胞死亡通路改善 P53 缺失的高危骨髓瘤预后及逆转耐药

姜　华，傅卫军，张　慧，杜　鹃，周莉莉，奚　昊，贺　婕，侯　健

上海二军大长征医院

目的：p53 基因位点所在的染色体 17p13 缺失是高危 MM 的重要特征之一，代表着极差的预后；同时原发或获得性 p53 基因异常也是 MM 多药耐药（MDR）的重要机制，急需寻找能显著改善具有 p53 基因缺陷的 MM 的全新治疗策略。**方法：**将 CD38 单抗与多种 MM 细胞系及原代细胞共孵育，通过细胞形态学观察、流式 annexin V/PI 检测、CellTiter-Glo、Caspase3/7 活性检测明确对细胞活力的影响；通过 Lysotracker 标记溶酶体体积、吖啶橙 AO 染色检测溶酶体膜渗漏、免疫荧光检测溶酶体组织蛋白酶的表达及胞内定位；通过 HE 染色、CELLROX 试剂盒检测 ROS 的产生；采用自噬流检测试剂盒 Cyto-ID，明确是否发生细胞自噬。**结果：**CD38 单抗可呈时间和剂量依赖性地诱导 CD38 高表达的 MOLP-8 等多种 MM 细胞系和原代细胞发生同源聚集，同时伴随着显著的细胞死亡；通过 actin 聚合抑制剂预处理，可显著抑制 MM 细胞的同源聚集及伴随的细胞死亡。上述发生同源聚集的 MM 细胞均出现了显著的溶酶体肿胀以及溶酶体膜渗漏；同时胞内 Cathepsin B 蛋白酶表达明显增强，并显著聚集于细胞间粘附交界处，提示溶酶体相关的细胞死亡通路（LCD）被激活，而且上述同源聚集相关的细胞死亡可被溶酶体抑制剂 CMA 显著抑制，却不能被广谱 caspase 抑制剂 Q-VD-OPH 克服；同时 HE 染色、CELLROX 检测均证实溶酶体通路的激活伴随着显著的 ROS 的产生，进一步确证了 CD38 单抗诱导的同源聚集相关的 MM 细胞死亡是通过激活溶酶体相关通路实现。此外，自噬流检测排除了细胞自噬通路的激活。**结论：**CD38 单抗可通过激活 p53 非依赖的溶酶体相关细胞死亡通路发挥抗骨髓瘤效应，这一独特的抗肿瘤机制使其在经受过多线化疗的复发难治患者中亦可能取得显著的效果；另外，该机制不依赖于患者的免疫效应细胞，即使对于存在高肿瘤负荷或经受干细胞移植后的严重免疫缺陷患者，也会取得理想的疗效；同时，诱导 LCD 又可阻断 MDR 的重要形成机制。以上特征使 CD38 单抗成为复发难治及高危 MM 领域极具前景的治疗策略。

144. 泛素样蛋白 D 调控乳腺癌干细胞影响乳腺癌生物学行为的实验研究

韩 涛

沈阳军区总医院

目的：检测人泛素样蛋白 D（UBD）在乳腺癌组织中表达情况，观察其乳腺癌发生发展中的生物学作用，及对乳腺癌细胞干细胞的影响，进而探究 UBD 是否通过调控乳腺癌干细胞影响乳腺癌的恶性生物学行为。**方法**：应用免疫组织化学染色法对乳腺癌患者的癌组织行 UBD 染色并分析其表达情况，进而利用 PEI 转染法将其质粒 DNA 分子转染到乳腺癌细胞系 MCF-7 中；应用 real-time PCR 法检测乳腺癌细胞中 UBD 在基因水平的表达变化；运用细胞划痕实验、Transwell 实验探索 UBD 对乳腺癌细胞的侵袭转移、化疗耐药等恶性生物学行为的影响，进行肿瘤细胞 Spheroid 成球实验、Realtime PCR 实验，检测在 UBD 分子过表达条件下对乳腺癌细胞的干性表型的调控，探讨 UBD 是否通过调控乳腺癌干细胞进而影响乳腺癌的侵袭转移及化疗耐药以及其有望成为乳腺癌诊断标志物的潜在价值。**结果**：组织学水平检测发现 UBD 在乳腺癌组织中高表达，细胞学水平检测发现 UBD 分子促进了乳腺癌细胞侵袭转移和化疗耐药，并促进了乳腺癌细胞干性细胞群的富集及自我更新等恶性生物学过程，且过 UBD 分子表达促进了乳腺癌细胞干性相关基因 CD133、CD90、Nanog、Bmi-1、ABCG2、KLF-4、Oct4 的表达，差异有统计学意义。**结论**：首次发现 UBD 分子在乳腺癌组织中高表达，且参与了乳腺癌细胞侵袭转移、化疗药物抵抗等恶性生物学行为，UBD 分子可能通过调控乳腺癌干细胞进而影响乳腺癌侵袭转移、化疗耐药等恶性生物学行为，有望成为乳腺癌潜在的临床诊疗标志物。

145. Protein Tyrosine Phosphatase SHP-1 Sensitizes EGFR/HER-2 Positive Breast Cancer Cells to Trastuzumab through Modulating Phosphorylation of EGFR and HER-2

吴依芬[1,2]，罗荣城[3]

[1] 南方医科大学中西医结合医院；[2] 东莞市人民医院肿瘤内科
[3] 南方医科大学中西医结合医院肿瘤中心

Objective：Trastuzumab-resistance in HER-2 positive breast caner cells is closely related to both overexpression of EGFR. SHP-1 has been demonstrated to down-regulate tyrosine kinase activity including EGFR via its phosphatase function, but its effect on HER2 activity is still unknown. Here, we examined the hypothesis that SHP-1 enhances the anticancer efficacy of trastuzumab in EGFR/HER-2 positive breast cancer through combining dual inhibition of EGFR and HER-2. **Methods**: Trastuzumab-resistant breast cancer SKBr-3 cells were generated by long-term in vitro culture of SKBr-3 cells in the presence of trastuzumab. The SHP-1 was ectopically expressed by stable transfection. The activity and expression of EGFR, HER-2 and downstream signaling pathways was tested by Western blot. Cell viability was examined by the 3- (4, 5-dimethylthiazol-2-yl) -2, 5-diphenyltetrazolium bromide (MTT) assay, and apoptosis was examined by flow cytometry. The binding between SHP-1 and EGFR/HER-2 was evaluated by immunoprecipitation assay and bimolecular fluorescence complementation. The effects of SHP-1 on tumorigenicity and trastuzumab-sensitivity were confirmed via in vivo xenograft mode. **Results**: Trastuzumab-resistant SKBr-3 cells showed aberrant co-expression of EGFR and HER-2. Introduction of wild-type SHP-1 inhibited cell proliferation, clone formation, and promoted the apoptosis induced by trastuzumab. Meanwhile, SHP-1 overexpression reduced phosphorylation levels of EGFR and HER-2 both in parental and trastuzumab-resistant SKBr-3 cells. In vivo study showed an increased antitumor effect of trastuzumab in SHP-1 overexpressed xenografts. At last, We discovered that SHP-1 can make complexes with both EGFR and HER-2, and both phospho-EGFR and phosphor-HER-2 levels in wild-type SHP-1 immunoprecipitates were less than that in phosphatase-inactive SHP-1 (C453S) immunoprecipitates, indicating that EGFR and HER-2 are potential substrates of SHP-1.

146. Cyclin G1 Mediating the Poor Prognosis of Breast Cancer through Expanding the Cancer Stem Cells

刘兆喆

沈阳军区总医院

Objective: To investigate the role of cyclin G1 in breast cancer stem cells. **Methods**: The expansion of breast cancer stem cells in cyclin G1 over-expressing cells were assessed by spheroids formation and limited dilution assays. Co-expression of cyclin G1 and CD133/CD90 was observed in breast cancer cells by real-time PCR analysis. In addition, a tissue microarray was used to examine 119 pairs of breast cancer samples and corresponding adjacent normal mucosae. The expression of cyclin G1 was determined by immunohistochemistry, and further was confirmed by real-time PCR and Western blot analysis. Kaplan-Meier survival curve was used to determine the correlation of cyclin G1 expression with overall survival of patients. **Results**: Forced cyclin G1 expression was found remarkably enhanced the expansion of breast cancer stem cells in vitro. Correlated expression of cyclin G1 and tumor stem cell markers was also observed in breast cancer. Cyclin G1 expression was detected increased in breast cancer tissue by immunohistochemistry, and further was confirmed at both level of mRNA and protein. Elevated expression of cyclin G1 was highly associated with lower overall survival in breast cancer patients. Compared with non-triple negative breast cancer, high expression of cyclin G1 was found in triple negative breast cancer. **Conclusions**: Our findings indicate that cyclin G1 plays an important role in expansion of cancer stem cells and outcome of poor prognosis in breast cancer. Thus, our study reveals a novel biomarker in breast cancer and indicate that cyclin G1 may be a promising therapeutic target for triple negative breast cancer patients.

147. 斯钙素2在头颈部鳞癌发生发展中的作用及机制研究

杨舒雯

复旦大学附属肿瘤医院

目的：我们利用构建的STC2沉默和过表达头颈部鳞癌细胞系，通过体内裸鼠皮下头颈部鳞癌移植瘤模型和体外细胞实验，来探究STC2对头颈部鳞癌肿块生长和对细胞增殖、化疗药物敏感性以及转移侵袭的调控功能的影响，阐明STC2在头颈部鳞癌发生发展过程中的作用机制，为STC2相关头颈部鳞癌的诊疗开辟新的途径。**方法**：选取头颈部鳞癌细胞系KB、Tca-8113、AMC-HN-8，Western Blot法检测不同细胞系STC2的表达情况，构建STC2沉默和过表达头颈部鳞癌细胞系，两株STC2高表达细胞系下调其表达，一株STC2低表达细胞系上调其表达，检测其细胞内STC2蛋白水平变化；分析其细胞周期、克隆形成能力的变化；通过划痕实验和Transwell实验检测其对细胞转移和侵袭能力的影响；体外用CCK-8检测试剂盒检测细胞增殖以及细胞化疗药物作用情况变化；使用Western-blot检测STC2及其相关蛋白、信号转导通路上相关分子的变化。选择6~8周龄，平均15~20 g，雄性BALB/c裸鼠，随机分为4组，每组5只，每只背部双侧皮下接种两点，共10点，每点皮下注射3 ×10^6个细胞/100μl的上述株稳转细胞株和母代细胞株。其中接种母代细胞株组作为对照组。观察肿瘤生长曲线，裸鼠皮下HNSCC移植瘤模型建立后，在第28天行乙醚麻醉，脱臼安乐处死小鼠，取肿瘤组织保存备用。上述头颈部鳞癌移植瘤建模实验重复三次。**结果**：在STC2-shRNA头颈部鳞癌细胞中，STC2的蛋白水平明显低于对照组，而在STC2-cDNA头颈部鳞癌细胞中，STC2的蛋白水平明显高于对照组。STC2表达被干扰后，细胞阻滞于G1期；细胞生长速度减慢、克隆数量减少；细胞对紫杉醇和顺铂更加敏感，而高表达STC2促进细胞周期进程，细胞生长速度加快、克隆增多，加强了对紫杉醇和顺铂的药物抵抗。在转移相关实验发现，STC2沉默后细胞的迁移和侵袭性减弱；转移相关蛋白E-cadherin水平升高，β-catenin、vimentin、snail均有不同程度的降低；同时在STC2上调细胞中，E-cadherin水平降低，snail水平升高。成功建立2株稳转细胞株及母代细胞裸鼠皮下移植瘤模型，结果发现与对照组相比较，过表达STC2的HNSCC细胞株裸鼠皮下成瘤率100%，肿瘤生长迅速，肿瘤体积显著大于对照组（$P<0.05$）；STC2沉默后，裸鼠皮下成瘤率为100%，但肿瘤生长明显减慢，体积显著小于对照组（$P<0.001$）。免疫组织化学染色结果显示，与对照组相比较，过表达STC2细胞Ki67阳性细胞数明显多于母代细胞组，增殖活跃（$P<0.05$），相反，STC2沉默后，与对照组相比较，Ki67阳性细胞数明显减少，增殖减弱（$P<0.05$）；HE染色发现，敲除STC2后肿块组织无一例发现包膜侵犯；在Tca-8113母代细胞中，10%的肿块组织发现包膜侵犯，而过表达STC2后70%的肿块组织发生包膜侵犯且面积较大。进一步western检测上游信号通路PI3K-Akt蛋白变化，发

现 Ser473 磷酸化表达水平升高，使用 Akt 小分子抑制剂后逆转了 STC2 对 HNSCC 细胞 EMT 相关蛋白的表达。**结论：**在裸鼠 HNSCC 移植瘤模型和体外细胞实验条件下，STC2 在 HNSCC 细胞增殖、凋亡和转移过程中发挥作用，可能通过影响细胞周期进程进而促进 HNSCC 细胞增殖、集落形成能力，并且 STC2 的表达显著影响 HNSCC 细胞对化疗药物紫杉醇和顺铂的敏感性；移植瘤模型肿块 HE 染色后提示 STC2 增强肿块的侵袭能力，体外试验同样证明了 STC2 具有促进 HNSCC 细胞转移和侵袭的功能，其增强肿瘤增殖及侵袭能力调节 HNSCC 转移可能依赖 PI3K/AKT 通路，通过提高 AKt 磷酸化水平，促进与细胞 EMT 相关的 β-catenin、vimentin、snail 的表达，下调 E-cadherin 水平，增强了 HNSCC 细胞侵袭转移能力，从而促使 HNSCC 远处转移的发生。该研究结果完善了 STC2 在头颈部鳞癌发生发展中的作用机制，发现 STC2 可能作为 HNSCC 治疗的潜在靶点，可以通过干扰 STC2 的表达来影响其凋亡或增殖通路，抑制 HNSCC 细胞的迁移侵袭，并且其可增强 HNSCC 细胞对化疗药物的敏感性，为头颈部鳞癌的药物治疗提供新的思路。

148. 低频超声联合紫素对 Balb/c 小鼠背部皮下移植瘤 EMT6 乳腺癌治疗增效作用

刘朝阳[1]，翁春晓[2]，陈　伟[1]，赵华叶[1]，李　涛[3]

[1]中国医学科学院北京协和医学院肿瘤医院（肿瘤研究所）
[2]诺亚同舟医疗技术有限公司；[3]中国医学科学院基础医学研究所基础医学院

目的：观察低频超声透药治疗联合 Taxol 腹腔注射给药（ip，intraperitoneal injection）或肿瘤瘤内注射给药（it，intratumor injection）对 Balb/c 小鼠背部移植乳腺癌 EMT6 增效作用和对肿瘤组织内 Taxol 浓度测定，为临床应用提供实验基础。**方法：**①体内实验运用裸鼠体内移植小鼠乳腺癌 EMT6，用低频超声波（频率 30KHz，超声强度 200 MW，15min，q3d）对腹腔内注射紫素（20 mg/kg，ip，q3d）或肿瘤瘤内注射紫素（20 mg/kg，it，q3d）的裸鼠进行肿瘤局部超声辐射，与单独注射紫素组进行对照。观察上述条件对乳腺癌细胞 EMT6 移植肿瘤的抑制作用。②用高效液相色谱仪对实验结束的肿瘤组织测定紫素的含量。③实验结束取各组肿瘤组织经 10%福尔马林固定后切片，HE 染色，进行光镜组织病理学观察。**结果：**体内实验中，动物腹腔注入紫素或动物移植肿瘤内注入紫素联合局部超声使肿瘤体积明显减小，肿瘤抑制率达 70. 39%和 82. 04%。与模型对照和单纯紫素化疗（肿瘤抑制率 45. 63%和 40. 78%）比较差异显著。肿瘤组织紫杉醇含量测定显示，瘤内给药对照组 0. 436mg/g 瘤组织。腹腔给药+局部超声组 11. 342mg/g 瘤组织。瘤内给药+局部超声组 20. 477mg/g 瘤组织。组织病理学观察显示，紫素化疗+局部超声组肿瘤细胞明显固缩变小，胞质减少，核固缩浓染，细胞间隙明显增大，排列稀疏细胞轮廓不完整或消失，形态不整，肿瘤细胞溶解，肿瘤细胞大片破裂。**结论：**低频超声显著增强抗癌药紫杉醇注射液对乳腺癌细胞 EMT6 抑制作用，可显著提高肿瘤局部的紫杉醇药物浓度，低频超声波局部辐照可以增加全身给药化疗和肿瘤局部瘤内给药化疗的疗效。

149. 社会心理因素与乳腺癌和大肠癌发病关系的调查研究

赫　萌，张　阳

大连医科大学附属第二医院

目的：如今，恶性肿瘤发病率逐年上升，其死亡率在我国城市居民中已经超过心血管和脑血管疾病。肿瘤的发病原因很多，物理因素，化学因素，生物因素，免疫因素，遗传因素等因素对于肿瘤发病的影响已被认同，但是社会心理因素对于肿瘤的影响仍在研究中。本研究从社会心理因素中选取生活事件、心理健康情况、社会支持情况这三方面，探究其与乳腺癌以及大肠癌发病的关系，从而探究社会心理因素对于肿瘤发病的影响情况。**方法：**本次研究的调查对象是大连医科大学附属第二医院肿瘤内科乳腺癌和大肠癌的患者各 80 名及非肿瘤对照组 40 名，采用一般状况调查（年龄、性别、学历、婚姻情况）、生活事件量表、症状自评量表、社会支持评定量表共 4 个问卷，了解被调查者的一般情况、生活事件、心理健康情况、社会支持与肿瘤发生的相互作用。原始数据经处理后，录入 SPSS 统计软件，全部数据采用双侧检验，P 小于 0.05 表明具有统计学意义。**结果：**①乳腺癌、大肠癌患者年龄呈年轻化趋势。②教育程度和婚姻情况三组被调查者无明显统计学差异。2. 乳腺癌、大肠癌患者患病前生活事件总刺激量、生活事件总频数、负性生活事件总频数、负性事件刺激量大于非肿瘤对照组（$P<0.05$）。非肿瘤对照组的正性生活事件刺激量明显高于乳腺癌和大肠癌患者（$P<0.05$）。三组的正性生活事件总频数无统计学差异。乳腺癌和大肠癌两组患者得分无统计学差异。③乳腺癌患者强迫、抑郁、焦虑、恐怖、偏执、总分、阳性项目均分方面的得分高于非肿瘤对照组（$P<0.05$）。大肠癌患者躯体化和焦虑、抑郁、总分、阳性项目均分均明显高于非肿瘤对照组（$P<0.05$）。乳腺癌患者在总分、阳性项目均分均明显高于大肠癌患者（$P<0.05$）。④乳腺癌患者、大肠癌患者患病前社会支持总分、主观支持分、支持利用度明显低于非肿瘤对照组（$P<0.05$）。三组之间客观支持结果无统计学差异。乳腺癌和大肠癌两组患者之间的各项得分无统计差异。⑤年龄及婚姻状况不同的肿瘤患者社会支持评定量表得分不同（$P<0.05$）。⑥生活事件量表、症状自评量表、社会支持评定量表之间都存在相关关系（$P<0.05$）。**结论：**①社会心理因素可以对肿瘤发生产生影响。②预防不良社会心理因素可以影响肿瘤发生。③社会心理因素可以作为肿瘤发生发展、预后判断的探索性指标。

150. 预防性抗凝在恶性肿瘤治疗中的意义

李　颖，姜　达，董　倩，崔彦芝，郑　飞，张　慧

河北医科大学第四医院

目的：探讨预防性抗凝在恶性肿瘤患者治疗中的意义。**方法：**就诊于我科的 Caprini 模型评分≥3 分的 370 例恶性实体瘤患者，监测凝血功能、D-二聚体（DD）的水平，分为预防抗凝组与非预防抗凝组，预防抗凝组常规给予低分子肝素 5000IU　1/日，比较两组患者的血栓发生率及总生存、无进展生存的差异，分析影响预后的因素。**结果：**①腺癌患者活化部分凝血活酶时间较鳞癌患者缩短（$P=0.005$），纤维蛋白原增多（$P=0.018$）；淋巴结转移患者 D-二聚体升高（$P=0.042$）；分期较晚的患者活化部分凝血活酶时间缩短（$P=0.042$）、纤维蛋白原增多（$P=0.023$）。②预防性抗凝治疗后患者的凝血酶原时间延长（$P=0.001$）、活化部分凝血活酶时间延长（$P=0.007$），纤维蛋白原减少（$P=0.003$）。③预防抗凝组、非预防抗凝组血栓发生率分别为 3.47%、9.76%（$P=0.020$）。④预防抗凝组中位总生存较非预防抗凝组延长（$P=0.016$），两组之间无进展生存无统计学差异（$P=0.437$）；分期（$P=0.003$）、是否转移（$P=0.002$）最终进入 Cox 多因素回归模型，转移（$P=0.005$）是影响患者预后的独立因素。⑤预防性抗凝治疗组应用低分子肝素不良反应轻微。**结论：**住院治疗的恶性实体瘤患者如无抗凝禁忌应常规给予 LMWH 预防性抗凝治疗。

151. Timing of Referral to Inpatient Palliative Care Services and Its Predicating Factors for Advanced Cancer Patients in Mainland China

顾筱莉，陈萌蕾，刘明辉，张　哲，成文武

复旦大学附属肿瘤医院

Objective: The routine integration of early involvement of palliative care in advanced cancer management is not yet a part of standard practice in many countries, including mainland China. Whether patients in China suffering from advanced cancer were referred to palliative care services in a timely manner remains unclear. We sought to investigate the timing of palliative care referral of Chinese cancer patients and its predicating factors in our center. **Methods:** Retrospective medical data including demographic characteristics, referral information were collected for analysis. A total of 759 patients who were referred to the PCU from January 2007 to December 2013 were included in the final analysis. **Results**: Among the 759 patients included in the study, the mean age was 62.89 (range 61.95~63.82) years old. 369 patients (48.6%) were male and 559 (73.6%) were Shanghainese (indigenous). Lung (17.9%) cancer was the most common diagnosis. The median POS was 21 days (95% CI: 19.79~22.21). Multivariate analysis shown that whether or not the patient was indigenous (P=0.002) and younger than 65 (P=0.031) were independent factors for longer POS. Other characteristics such as gender and primary cancer type had no relationship with the POS. **Conclusions**: The findings revealed that Chinese cancer patients were referred relatively late to inpatient palliative care service in their disease course. To overcome the barriers of early integration of palliative care in a patient's treatment plan, accurate information about palliative care must be provided to both oncologists and patients via systematic educational programs.

152. 744例住院老年肿瘤患者营养不良状况调查及其与不同临床因素相关性分析

吴海涛，王　畅，王轶卓，何　华，李　薇

吉林大学第一医院肿瘤中心

目的：横断面调查本院住院老年肿瘤患者营养不良发生的实际情况，进一步分析其与不同临床因素的相关性。**方法**：采用横断面调查法，针对2013年1月~2015年1月在吉林大学第一医院住院的，年龄≥65岁的，有明确病理证实的恶性肿瘤患者，使用患者主观整体评估量表（patient-generated subjective global assessment，PG-SGA）进行营养不良筛查与评定，分析我院老年肿瘤患者的营养现状并进一步分析营养状况与患者年龄、肿瘤分期、治疗手段、住院时间及费用等临床因素的相关性。应用SPSS 19.0软件进行统计分析，采用秩和检验方法，以P<0.05判定有统计学差异。**结果**：①本次调查共筛查评定老年肿瘤患者744例，营养不良发生比率高达67.9%。其中胃癌营养不良比率为90.3%（102/113）；食管癌为81.8%（18/22）；结直肠癌为77.0%（147/191）；子宫内膜癌为70%（7/10）；卵巢癌为68.8%（11/16）；肺癌为59.7%（160/268）；子宫颈癌为57.1%（4/7）；乳腺癌为50%（42/84）；肝癌为42.9%（12/28）；膀胱癌为40%（2/5）。②胃肠道肿瘤患者与非胃肠道肿瘤患者相比，发生营养不良及重度营养不良比率均明显增高，分别为81.9% vs58.2%，40.5% vs22.7%，P值均<0.001。③老年胃肠肿瘤患者营养状况与临床因素相关性分析结果：①年龄因素：将所有老年胃肠道肿瘤患者按年龄65~69岁，70~74岁，≥75岁进行分层分析，结果示≥65岁患者营养不良发生比率与年龄因素无明显相关性，P=0.462；②肿瘤临床分期（按AJCC 7th ed. TNM分期标准）：Ⅰ+Ⅱ期患者营养不良发生率为79.3%（88/111），Ⅲ期为88.8%（103/116），Ⅳ期为87.5%（42/48），P=0.595，无统计学差异。③治疗手段：化疗患者236例，营养不良发生比率为86.0%；手术患者37例，营养不良发生比率为64.9%，P=0.001，前者明显高于后者。④住院费用（包括手术、微创、化疗、姑息患者）：无营养不良患者中位住院费12420.15元，轻/中度营养不良患者中位住院费15384.20元，重度营养不良患者中位住院费20672.70元，P=0.004，重度营养不良患者住院费用明显高于无营养不良或轻/中度营养不良患者，而后两者之间无明显差异。⑤住院时间（包括手

术、微创、化疗、姑息患者）：无营养不良患者中位住院时间 6.50 天，轻/中度营养不良患者中位住院时间 7.50 天，重度营养不良中位住院时间 14.00 天，$P=0.002$，重度营养不良患者住院天数明显多于无营养不良或轻/中度营养不良患者，而后两者之间无明显差异。**结论：**①老年肿瘤患者营养不良现象普遍存在，尤以胃肠道肿瘤为著；②老年肿瘤患者合并营养不良会明显增加住院费用、延长住院时间；③不同治疗手段对营养状态存在不同程度的影响，应在治疗前权衡利弊，合理应用；④关注老年肿瘤患者的营养状况，及早筛查、及时干预。

153. 内脂素：子宫内膜癌潜在的分子标志物和预后因子

田文艳，王颖梅，滕　飞，张慧英，赵　敬，高　超，
张艳芳，高金萍，刘国艳，薛凤霞

天津医科大学总医院

目的：内脂素是一个新发现的脂肪因子，研究发现与代谢综合征相关性肿瘤发生发展相关。本文章探讨子宫内膜癌血清内脂素及组织内脂素水平及临床意义。**方法：**本研究纳入 234 例子宫内膜癌患者。病例组及对照组均测量血清内脂素水平、临床特征及人体测量指标。采用 ELisa 方法检测血清内脂素水平。采用免疫组化方法检测组织芯片中内脂素表达情况。进一步评估内脂素表达与子宫内膜癌临床病理特征、预后的关系。**结果：**子宫内膜癌患者血清内脂素水平明显高于对照组（$P<0.05$）。单因素及多因素 logistic 回归分析发现子宫内膜癌与血清内脂素水平、BMI、腰臀比、糖尿病及高血压呈正相关（$P<0.05$）。子宫内膜癌组织内脂素表达水平高于正常子宫内膜癌（$P=0.001$）。此外，子宫内膜癌中血清内脂素水平与组织内脂素表达呈正相关（$P<0.05$）。子宫内膜癌组织内脂素高表达与 FIGO 分期晚（$P=0.016$）、深肌层浸润有关（$P=0.023$）。子宫内膜癌中内脂素阳性表达组总体生存率高于内脂素阴性表达组（$P=0.035$）。**结论：**内脂素是子宫内膜癌潜在的分子标志物及预后因子，与子宫内膜癌发病风险及进展相关。内脂素可为子宫内膜癌新的靶向治疗指标。

154. 宫颈鳞癌同步放化疗中 TP 方案单周疗与三周疗法对照研究

李雨聪

重庆市肿瘤医院

目的：比较和评价中晚期宫颈鳞癌同步放化疗 TP 方案单周疗法与三周疗法的毒副反应及近期疗效。**方法：**对 112 例Ⅱb～Ⅲb 期宫颈鳞癌患者，进行前瞻性数字法随机分成单周方案组和三周方案组各 56 例。两组均采用三维适形放疗+后装治疗，A 点总剂量 70～80Gy。单周方案组：紫杉醇 40mg/m^2，顺铂 25mg/m^2，1 次/周，连用 6 周；三周方案组：紫杉醇 135mg/m^2，第 1 天，顺铂 70mg/m^2，第 2 天，21 天为 1 个周期，共 2 周期。同步放化疗过程中如实记录患者毒副反应，治疗结束后 6 个月根据肿瘤退缩情况判定近期疗效。**结果：**毒副作用：单周方案组消化道反应、骨髓抑制、神经毒性均低于三周方案组，差异有统计学意义（$P<0.05$）。近期疗效：单周方案组和三周方案组病情缓解率（CR+PR）分别是 91.1%和 94.6%，差异无统计学意义（$P>0.05$）。**结论：**中晚期宫颈鳞癌同步放化疗 TP 方案单周疗法较三周疗法毒副反应明显降低，近期疗效相当，但远期疗效有待进一步观察。

155. 脂联素受体 1 在上皮性卵巢癌中的表达及对预后的影响

李霞辉，姚　远，任晓雪，刘　芳，方立萍，蒋　葵

大连医科大学附属第二医院

目的：探究脂联素受体 1 在上皮性卵巢癌（EOC）组织中的表达及其对卵巢上皮癌患者预后的影响。**方法：**应用免疫组化法检测 73 例 EOC 病人组织中 AdipoR1 的表达情况，分析其表达与病人病理特征间的关系，并研究 AdipoR1 的表达对 EOC 患者无进展生存期和总生存期的影响。**结果：**AdipoR1 在 EOC 组织的阳性表达率低于正常卵巢组织（69.86% vs 73.3%），差异不具有统计学意义（$P>0.05$）。AdipoR1 的表达与 EOC 患者的 FIGO 分期相关（$\chi^2=5.477$，$P=0.019$），与有无腹水相关（$\chi^2=4.651$，$P=0.031$），与无铂间期的长短相关（$\chi^2=12.969$，$P=0.000$），与患者的病理类型、组织分化程度、糖尿病、手术前、后 BMI 以及血小板计数均未见相关性（P 均>0.05）。AdipoR1 阳性表达 EOC 患者的中位 PFS 和中位 OS 均明显高于阴性表达者（26.6 月 vs 7.4 月，$P=0.000$；60.2 月 vs 23.5 月，$P=0.000$）；AdipoR1 表达是影响 EOC 患者 PFS 和 OS 的独立预后因素。**结论：**AdipoR1 在

EOC 组织中的阳性表达与患者的 FIGO 分期、有无腹水、无铂间期长短相关，AdipoR1 阳性表达是 EOC 患者预后好的标志。

156. 宫颈癌三维后装治疗临床观察

孟凡旭，孙宝胜

吉林省肿瘤医院

目的：观察局部晚期宫颈癌患者三维适形放疗联合三维后装治疗后胃肠道毒性反应及近期疗效，分析评价其相关影响因素。**方法：**回顾性的分析了我院 56 例局部晚期宫颈癌患者为研究对象，进行盆腔外照射 50Gy/25f 后，进行 CT 图像引导下 Ir^{192} 三维腔内后装治疗，观察胃肠道毒性反应率及相关影响因素，总生存期（OS），无病生存（DFS），盆腔复发，远处转移情况。**结果：**中位随访时间 22.4 个月，胃肠道毒性反应 16 例（28.6%）（1 级 14 例；2 级 1 例；3 级 1 例）（GBZ111～2002），在严格控制剂量体积限制的前提下，多因素分析显示胃肠道毒性反应与 FIGO 分期及是否同步化疗密切相关，而与年龄，瘤体大小，淋巴结转移及放疗持续时间未显示出明显的关联性。56 例患者 2 年的总生存率（OS）87.5（95% CI，61.7～96.8%），无病生存率（DFS）78.6（95% CI，49.7～89.8%）局部复发率（RF）7.1%（95% CI，0%～12.6%），远处转移率（DF）14.3%（95% CI，5.7%～23.4%）。**结论：**联合三维后装时，2 年 OS、DFS、RF 及 DF 与既往二维后装报道相当；联合三维后装患者胃肠道毒性反应较既往二维后装胃肠道毒性反应明显减少，尤其是 3 级胃肠道毒性反应，一般临床资料中 FIGO 分期及是否同步化疗与胃肠道毒性反应的发生率密切相关，具有显著统计学差别。

157. 快速旋转容积调强（RapidArc）治疗非小细胞肺癌多发脑转移瘤的临床观察

潘振宇，陈坤志，王辉东，董丽华

吉林大学第一医院放疗科

目的：观察 RapidArc 技术在非小细胞肺癌多发脑转移瘤放射治疗中应用。**方法：**入组标准为经磁共振增强扫描证实病灶数大于等于 3 个的非小细胞肺癌多发脑转移瘤患者。采用 Eclips 治疗计划系统，照射剂量及分割方式：全脑 40 Gy，选取直径大于 1cm 病灶给予 54～60 Gy；20 次/4 周，同步完成。计划规定 V95>95%处方剂量，靶区外 Dmax<110%处方剂量。计划的验证使用 matrixx 探测器及 MULTICubePhantom（IBA，瑞典）模体。Trubeam 直线加速器（Varian，美国）实施治疗。疗后、疗后 1 个月、疗后 3 个月复查磁共振增强扫描，采用 RECIST 标准进行疗效评价。此后每 3~6 个月复查，随访至疾病进展或死亡。研究主要终点为病灶缓解率；次要终点为急性及亚急性毒性反应，无进展生存时间（PFS）。**结果：** 2012 年 5 月至 2014 年 9 月共 125 例患者纳入。男性 72 例，女性 53，中位年龄 54 岁（32~76）。病灶中位数 5 个（3~13 个），病灶中位直径 2.7 cm（1.0 ~5.8），中位体积 13.5 cm3（0.76 ~ 77.2）。疗中 11 例患者因高颅压中断治疗 3~9 日；2 例患者治疗中出现病瘤卒中停止治疗；2 例表现为精神症状停止治疗。根据 WHO 实体瘤疗效评价标准进行评价，CR 11 例（8.8%），PR 84 例（72.8%），SD 23 例（16.2%）；有效率（CR+PR）83.8 %。随访至 2015 年 2 月，28 例患者失访。74 例患者死亡。主要不良反应：骨髓抑制（Ⅰ~Ⅲ度）8%（10/125）；瘤卒中 4.8%（6/125）；引起明显神经系统症状的脑水肿 19.2%（24/125）；放射性耳道反应 17.6%（21/125）。中位 PFS 10.1 个月（2~18 个月）。**结论：** 全脑放疗同步病灶加量模式适用于多发非小细胞肺癌脑转移瘤治疗；毒性反应可以接受。

158. 碘-131（^{131}I）美妥昔单抗经静脉治疗原发性肝癌与联合 TACE 经肝动脉途径用药安全性的对比研究

戴　东，刘建井，马小英，徐文贵

天津医科大学肿瘤医院

目的： 本文旨在通过分析 2010 年 10 月~2013 年 3 月共 54 例（61 例次）在我院接受碘［131I］美妥昔单抗注射液（商品名：利卡汀）治疗患者的临床资料，对比研究利卡汀经静脉治疗原发性肝癌与联合 TACE 经肝动脉途径用药安全性差异，进而评价利卡汀经外周静脉途径治疗原发性肝癌的可行性和临床价值。**方法：** 严格筛选入组患者，根据利卡汀给药途径不同，将全部 54 例患者静脉组和联动脉组，分别比较两组患者治疗前后血常规、肝肾功能及甲状腺功能变化情况，并对两组患者接受利卡汀治疗后不良反应的发生率及进展进展率分别进行比较。统计结果分析采用双侧 $\alpha=0.05$，$P<0.05$ 认为差异有统计学意义。**结果：** ①较治疗前基线相比，静脉组患者接受利卡汀治疗后可造成一定程度的血液毒性和肝功能损伤，主要表现为 WBC 计数减少和 STB 水平升高（以Ⅰ、Ⅱ级为主，Ⅲ、Ⅳ级少见），12 周后基本恢复到基线水平。②动脉组患者接受利卡汀治疗后肝功能及肾功能均未明显受损，主要表现为 WBC 和 PLT 计数减少（以Ⅰ、Ⅱ级为主，Ⅲ、Ⅳ级少见），12 周后基本恢复到基线水平，表现为一过性。③两组治疗前 ALT 基线正常患者的不良反应发生率有显著差异（$P<0.05$）外，两组治疗前 Hb、WBC、N、PLT、AST、STB、SDB、BUN 及 Cr 指标正常患者不良反应发生率及术前指标异常患者不良反应进展率无显著性差异。④行利卡汀治疗后，动脉组近期不良反应较静脉组种类多，且发生率高，但是组间差别无明显统计学意义。⑤两组患者在 HAMA 反应发生率、药物体内分布及甲状腺功能损伤方面无明显差异。**结论：** 较联合 TACE 经肝动脉途径给药相比，经外周静脉途径行利卡汀治疗安全性良好，并没有明显加重不良反应，两种给药途径在安全性方面没有显著差异。经外周静脉途径行利卡汀治疗，有效地简化治疗流程，可操作性强，在提高患者耐受性、减

少近期不良反应发生率及血液毒性方面有一定的优势，可以作为一种新的治疗方法加以推广。

159. 紫杉醇联合铂类治疗晚期胸腺癌的疗效和毒副作用分析

许建萍，张湘茹，杨　晟，郝学志，石远凯*

中国医学科学院北京协和医学院肿瘤医院内科

目的：晚期胸腺癌的化疗效果欠佳，可选择的药物不多。本研究探讨紫杉醇联合顺铂/卡铂治疗晚期胸腺癌的疗效以及毒副反应。**方法：**经病理学或细胞学确诊的晚期胸腺癌患者 37 例，其中男性 23 例，女性 14 例，中位年龄 47 岁，PS 评分≤2。化疗方案：紫杉醇 175mg/m^2 第 1 天+顺铂 75mg/m^2 第 2 天静脉滴注每 3 周重复；或紫杉醇 175mg/m^2 第 1 天+卡铂 300mg/m^2 第 2 天静脉滴注每 3 周重复。至少化疗 2 周期以上可评价疗效及毒副反应。**结果：**全组无 CR 病例，PR11 例，SD16 例，PD10 例。有效率 29.7%，稳定率 43.2%，疾病控制率（CR+PR+NC）72.9%（27/37）。Ⅰ/Ⅱ度和Ⅲ/Ⅳ度粒细胞减少发生率分别为 56.7%（21/37）和 35.1%（13/37）；Ⅰ/Ⅱ度血小板下降 10.8%（4/37）；Ⅰ/Ⅱ度和Ⅲ/Ⅳ度恶心呕吐发生率分别为 51.2%（19/37）和 13.5%（5/37）；Ⅰ/Ⅱ度肝功能异常发生率为 18.9%（7/37），2 例患者发生Ⅲ度肝功能异常经对症治疗后好转。**结论：**紫杉醇联合铂类治疗晚期胸腺癌化疗疗效良好，毒副反应轻微。

160. 经典霍奇金淋巴瘤组织中 EBER 阳性患者预后分析

康愫意，秦　燕，何小慧，韩晓红，周生余，刘　鹏，董　梅，桂　琳，张长弓，杨　晟，邢镨元，周立强，石远凯*

中国医学科学院北京协和医学院肿瘤医院内科

抗肿瘤分子靶向药物临床研究北京市重点实验室

目的：Epstein-Barr 病毒（Epstein-Barr virus，EBV）已证实与多种疾病相关，并在经典霍奇金淋巴瘤患者中有一定表达，本文探讨经典霍奇金淋巴瘤组织中 EBER 阳性对患者生存预后影响。**方法：**收集中国医学科学院肿瘤医院 2008 年～2015 年收治的临床资料完整且组织中 EBV 编码的 RNA（Epstein-Barr virus encoded RNA，EBER）阳性的初治经典霍奇金淋巴瘤（classic Hodgkin's lymphoma，cHL）患者 43 例，依据病理亚型、性别、年龄、Ann Arbor 分期及是否合并大肿块等因素，按照 1∶2

比例匹配 EBER 阴性患者，比较 EBER 阳性组和 EBER 阴性组患者对治疗的敏感性及生存。**结果：** 因 EBER 阴性组和 EBER 阳性组患者性别比例、年龄分布、病理亚型不同，43 例患者中 17 例 EBER 阳性患者匹配成功，EBER 阴性组对照组 34 例。EBER 阳性组 17 例中，男性 11 例，中位发病年龄 30 岁（3~65 岁），病理亚型分类包括 8 例混合细胞型和 9 例结节硬化型。对比 EBER 阳性组和 EBER 阴性组疗前临床特征，一般状况评分、是否合并 B 症状、是否伴有皮肤瘙痒未显示统计学差异（$P>0.05$）；各项化验结果，比较两组 β2 微球蛋白高于正常、白细胞增多（白细胞计数≧15000/mm^3）、淋巴细胞减少（淋巴细胞计数占白血球计数少于 8%，和/或淋巴细胞计数少于 600mm^3）、贫血（血红蛋白<10.5g/dL）和低白蛋白血症（血清白蛋白<40g/L）的患者比例，未显示统计学差异（$P>0.05$）。EBER 阳性组，11 例早期患者中 10 例接受放化疗联合治疗，1 例为单纯化疗；6 例晚期患者中 5 例为单纯化疗，1 例接受残留病灶放疗。EBER 阴性组，22 例早期患者 18 例接受放化疗联合治疗，4 例单纯化疗；12 例晚期患者 9 例单纯化疗，3 例化疗后残留病灶放疗。EBER 阳性组和 EBER 阴性组中，治疗总有效率分别为 88.2% 和 97.1%（$P=0.207$）。中位随访 33（3~70）个月，分析 EBER 阳性对患者预后影响。EBER 阳性组总生存率较 EBER 阴性组低，分别为 82.4% 和 100.0%（$P=0.012$）；EBER 阳性组无进展生存率较 EBER 阴性组低，分别为 70.6% 和 94.1%（$P=0.024$）。**结论：** 组织中 EBER 阳性是经典霍奇金淋巴瘤患者总生存时间及无进展生存时间的不良预后因素。

161. A Challenging Case of Lung Carcinoma with Ovarian Metastasis

吴 昊[1]，郭人花[1]，向程程[2]

[1] 南京医科大学第一附属医院；[2] 南京医科大学

Metastatic ovarian cancer is not a rare finding, but lung cancer is not a common origin of it. This case report features a patient with ovarian metastasis originated from lung carcinoma and describes the diagnostic challenges encountered and clinical treatment followed. A 40-year-old Chinese woman was hospitalized due to wheezing and tightness in chest. Computer tomography revealed a solid mass in left upper lobe, large pericardial effusion, cystic and solid lesion in the left adnexa. Immunohistochemical examinations of ovarian specimen suggested an intense positivity for thyroid transcriptional factor-1, cytokeratin-7, and napsin A staining. The patient received four cycles of pemetrexed plus platinum with intercalated icotinib and then remained on Icotinib. A partial response was achieved after treatment. Although the case has not shown any typical clinical and gross features of metastasis, it is imperative to investigate further to achieve better diagnosis and treatment.

162. 心理干预改善小细胞肺癌患者负性情绪的研究

李茵茵，刘 强，乌兰图雅，丛 雪

沈阳市胸科医院

目的：探讨心理治疗对小细胞肺癌患者的负性情绪的干预效果及其对生活质量的影响。**方法：**将96例肺癌患者随机分为心理治疗组和对照组，评定并比较两组抑郁自评量表（SDS），SF-36生活质量得分。**结果：**心理治疗组SDS评分显著低于对照组（$P<0.01$）。生活质量除生理机能外，其他指标心理治疗组均优于对照组（$P<0.05$ 或 $P<0.01$）。**结论：**心理治疗能显著降低小细胞肺癌患者负性情绪的严重程度，并可提高其生活质量。

163. 液性撤退法联合同轴法对 CT 引导下经皮肺穿刺活检气胸并发症的减少作用

李茹恬，任　伟，孔炜炜，章　杭，刘宝瑞，王立峰

南京大学医学院附属鼓楼医院肿瘤中心暨南京大学临床肿瘤学研究所

目的： 探讨液性撤退法与同轴法共同应用对于 CT 引导下经皮肺穿刺活检气胸并发症的减少作用。**方法：** 回顾性分析从 2013 年 1 月至 2014 年 12 月间 38 例采用同轴法联合液性撤退法进行 CT 引导下经皮肺穿刺活检的病人，主要研究其病理结果以及气胸、出血、咯血等并发症的发生率。**结果：** 38 例肺穿中，37 例获得明确的病理结果，其中 23 例为肺腺癌（21 例在征得患者同意后行 EGFR 突变检测，其中 15 例检测到敏感突变），2 例为鳞癌，1 例在行免疫组化后仍仅能确定为非小细胞肺癌，1 例小细胞肺癌，5 例转移性肺癌，3 例非肿瘤病变。气胸共发生 4 例（10.5%），均为轻度；1 例操作中发生少量出血（2.6%），6 例肺穿后少量痰中带血（15.8%），无感染、针道种植转移或空气栓塞的发生。**结论：** 采用同轴法联合我们首创的液性撤退法，可准确、安全地对于肺部病灶进行活检；与单纯应用同轴法比较（气胸发生率 30%左右），液性撤退法显著降低了气胸的发生率（10%左右）。

164. 厄洛替尼挽救治疗吉非替尼治疗后脑转移的非小细胞肺癌的疗效观察

俞婷婷

新疆医科大学附属肿瘤医院

目的： 评价厄洛替尼作为挽救方案治疗吉非替尼治疗过程中出现新发脑转移病灶的晚期非小细胞肺癌的疗效及不良反应。**方法：** 回顾性分析 2009 年 1 月至 2015 年 4 月吉非替尼治疗进展，出现新发脑转移病灶后接受厄洛替尼治疗的晚期非小细胞肺癌患者。观察的主要指标为：客观有效率（RR）、疾病控制率（DCR）、疾病无进展生存时间（PFS）、总生存时间（OS）及不良反应。**结果：** 共有 19 例患者符合入组条件。19 例患者均可接受疗效及生存评价，其中脑转移病灶完全缓解（CR）1 例，部分缓解（PR）1 例，稳定（SD）11 例，进展（PD）6 例，RR 为 10.5%，DCR 为 68.4%。10 例患者进行了表皮生长因子受体（EGFR）基因的检测，CR+PR 患者均为突变型，还有 2 例突变患者疗效评价为 SD，6 例无突变。1 例女性腺癌突变患者，吉非替尼治疗无效后给予厄洛替尼治疗后颅内病灶达到 CR。Ⅲ/Ⅳ 度不良反应主要是皮疹 1/19（5.3%）、肝功能损害 2/19（10.5%）及腹泻 1/19

(5.3%)。**结论：**吉非替尼治疗后新发脑转移的晚期非小细胞肺癌患者给予厄洛替尼挽救治疗具有较好的临床获益率，且不良反应轻，耐受性好。

165. 化疗联合硝酸甘油治疗合并冠心病的老年晚期 NSCLC 的疗效及安全性评价

何　振，吴育锋，汤　虹，王莉莉，王启鸣

郑州大学附属肿瘤医院　河南省肿瘤医院

目的：研究化疗联合硝酸甘油治疗合并冠心病的老年晚期非小细胞肺癌（NSCLC）的疗效和安全性。**方法：**将收治的70例合并冠心病的老年晚期 NSCLC 患者分为2组：治疗组（n=38）：给予 TP 方案化疗+硝酸甘油治疗，自化疗开始硝酸甘油持续24h微量泵泵入，据血压及冠心病症状调整剂量（20~100μg/min）；对照组（n=32）：给予 TP 方案化疗，所有患者在治疗期间若出现不能耐受的副作用即刻停止化疗。**结果：**治疗组有效率和疾病控制率分别为52.63%和65.8%，显著高于对照组（25%和40.6%）（$P<0.05$）；中位生存时间显著提高（10.8个月 vs 8.3个月，$P<0.05$），降低了心绞痛及心肌梗死事件发生率（$P<0.05$），未增加化疗毒性。**结论：**硝酸甘油可提高合并冠心病的老年晚期 NSCLC 化疗的疗效，减少冠心病相关风险，提高了安全性。

166. 化疗联合 CIK 一线治疗晚期 EGFR 野生型肺腺癌的疗效分析

赵玲娣，李　威，张慧颖，侯　楠，张　勇，王子兵，宋永平，高全立

郑州大学附属肿瘤医院　河南省肿瘤医院

目的：观察 CIK 细胞联合化疗一线治疗晚期 EGFR 野生型肺腺癌患者的临床疗效。**方法：**对郑州大学附属肿瘤医院生物治疗科2011年7月至2014年6月一线接受化疗联合 CIK 治疗65例初治的 EGFR 野生型晚期肺腺癌患者以及同期单纯化疗的49例 EGFR 野生型肺腺癌患者的临床资料进行回顾性分析，比较两组患者的临床疗效、生存期以及不良反应。**结果：**CIK 细胞联合组有效率为40.0%，单纯化疗组为34.7%，二者比较差异不具有统计学意义（$P=0.697$）；CIK 细胞联合化疗组中位无进展生存期为5.0（95%CI：3.91~6.09）月，单纯化疗组为5.0（95%CI：3.81~6.19）月，二者比较差异不具有统计学意义（$P=0.207$）；CIK 联合化疗组中位生存期为21.0（14.81~27.19）月，单纯

化疗组为 11.0（8.92~13.08）月，二者比较差异具有统计学意义（$P=0.003$）。不良反应方面，CIK 联合化疗组发热发生率高于对照组（分别为 37.7%和 8.3%），差异具有统计学意义（$P=0.022$）。**结论：**CIK 细胞联合化疗可延长初治的晚期 EGFR 野生型肺腺癌患者生存期。

167. 28 例克唑替尼治疗 ALK 阳性晚期 NSCLC 疗效分析

王文娴，宋正波，余新民，娄广媛，古翠萍，施　勋，赵　珺，张沂平

浙江省肿瘤医院

目的：本研究探讨克唑替尼治疗 ALK 阳性的晚期 NSCLC 的疗效和安全性。**方法：**28 例 ALK 阳性晚期 NSCLC 口服克唑替尼胶囊 250mg，每日 2 次。分析克唑替尼的临床疗效和不良反应。**结果：**28 例患者的客观缓解率和疾病控制率分别为 71.4%（20/28）和 92.9%（26/28）。患者的不良反应以视觉影响和消化道反应为主，多数为 1~2 度。**结论：**ALK 阳性的晚期 NSCLC 患者接受克唑替尼治疗具有较好的疗效且不良反应多可耐受，其远期疗效有待于进一步确定。

168. Case Report of Response to Crizotinib in a Squamous Cell Lung Carcinoma Patient Harbouring EML4-ALK Translocation

王文娴，宋正波，张沂平

浙江省肿瘤医院胸部肿瘤内科

Squamous cell lung cancer presenting with anaplastic lymphoma kinase（ALK）translocation is rare. We present a case of ALK gene translocation-squamous cell lung cancer patient who experienced a remarkable tumor response to crizotinib after failure of prior chemoradiotherapy. Considering this remarkable response, we conclude that ALK test in SCC is recommended in non-smoker patient or non-responder to initial regimen of chemotherapy.

169. 肺腺癌 EGFR 与 KRAS 基因突变状态分析

张　卉[1]，杨新杰[1]，秦　娜[1]，李　曦[1]，杨惠夷[2]，农靖颖[1]，吕嘉林[1]，
吴羽华[1]，张　权[1]，张新勇[1]，王敬慧[1]，周丽娟[1]，张树才[1]

[1] 首都医科大学附属北京胸科医院；[2] 广州益善医学检验所

目的：分析肺腺癌表皮生长因子受体（epidermal growth factor receptor，EGFR）和 KRAS 基因突变与临床特征的关系。**方法：**收集初治肺腺癌患者 395 例，有可供检测的肿瘤组织标本。利用突变富集液相芯片法方法进行 EGFR 和 KRAS 基因突变检测。**结果：**395 例肺腺癌中，EGFR 基因突变 192 例（48.9%），KRAS 基因突变 29 例（7.8%），EGFR 和 KRAS 基因同时发生突变 1 例（0.3%）。女性和不吸烟患者 EGFR 基因突变率显著高于男性和吸烟患者（62.0% vs 37.1%，61.9% vs 30.3%），差异具有统计学意义（$P=0.000$，$P=0.000$）；不同年龄、分期及病理取材标本之间差异均无统计学意义（$P>0.05$）。KRAS 基因突变在 EGFR 基因野生型患者中发生率显著高于 EGFR 基因突变患者（$P=0.000$）。**结论：**肺腺癌 EGFR 基因突变在女性和不吸烟患者中较高，KRAS 基因突变只在 EGFR 基因野生型患者中较高。在使用 TKI 靶向治疗药物之前，应同时检测 EGFR 基因和 KRAS 基因的突变情况。

170. 肺鳞癌 EGFR 与 KRAS 基因突变状态分析

张　卉[1]，杨新杰[1]，秦　娜[1]，李　曦[1]，杨惠夷[2]，农靖颖[1]，吕嘉林[1]，
吴羽华[1]，张　权[1]，张新勇[1]，王敬慧[1]，苏　丹[1]，张树才[1]

[1] 首都医科大学附属北京胸科医院；[2] 广州益善医学检验所

目的：表皮生长因子受体（epidermal growth factor receptor，EGFR）突变和 KRAS 基因突变是非小细胞肺癌（non-small-cell lung cancer，NSCLC）靶向治疗的重要分子标志，但关于肺鳞癌中 EGFR 和 KRAS 基因突变情况却报道甚少。本文分析肺鳞癌 EGFR 和 KRAS 基因突变与临床特征的关系。**方法：**收集初治肺鳞癌患者 139 例，有可供检测的肿瘤组织标本。利用突变富集液相芯片法进行 EGFR 和 KRAS 基因突变检测。**结果：**139 例肺鳞癌中，EGFR 基因突变 25 例（18%），KRAS 基因突变 7 例

(5%)，EGFR 和 KRAS 基因同时发生突变 1 例（0.7%）。女性和不吸烟患者 EGFR 基因突变率高于男性和吸烟患者（33.3% vs 16.5%，29.6% vs 16.1%），但差异不具有统计学意义（$P>0.05$，$P>0.05$）；不同年龄、分期及病理取材标本之间差异均无统计学意义（$P>0.05$）。男性患者 KRAS 基因突变率高于女性患者（5.5% vs 0%），但差异无统计学意义（$P>0.05$）；在不同年龄、分期、病理取材标本及是否吸烟各亚组分析中 KRAS 基因突变差异无统计学意义（$P>0.05$）。**结论：**肺鳞癌患者 EGFR 和 KRAS 基因突变发生率均较低，且都与临床特征无明显相关。肺鳞癌患者使用 TKI 靶向治疗药物之前，也应检测 EGFR 基因和 KRAS 基因的突变情况。

171. 41 例原发肺类癌的临床特征与分析

徐海鹏

福建省肿瘤医院

背景与目的：原发肺类癌在肺部肿瘤中较少见，其生物学特点尚未明确。本研究拟观察原发性肺类癌的临床特征并分析影响预后的因素。**方法：**回顾性分析福建省肿瘤医院 2002 年 1 月至 2014 年 7 月收治的 41 例肺类癌患者的临床资料，分别对性别、年龄、手术、病理类型、TNM 分期等进行单及多因素预后分析。**结果：**全部患者中位生存时间为 100 月。单因素分析显示，TNM 分期、手术是影响预后的因素。多因素分析显示，无影响预后的独立因素。**结论：**原发性肺类癌预后好于其他肺癌；原发性肺类癌的治疗主要以手术为主；对分期较晚的患者，应探索治疗方式。

172. 肺癌合并肺结核治疗疗效及不良反应分析

柴　梅[1]，史清明[1]，顾康生[2]

[1] 安徽省胸科医院；[2] 安徽医科大学第一附属医院

目的：探讨肺癌合并肺结核患者不同治疗方法的疗效和不良反应。**方法：**回顾性调查 2008 年 1 月至 2014 年 12 月入住我院的肺癌合并肺结核患者，依据治疗方案的不同分为抗肿瘤抗结核治疗组（n=48）和单纯抗肿瘤治疗组（n=60），同时选取相同时期的单纯肺癌进行抗肿瘤治疗患者作为对照组（n=60）。记录患者的一般资料、治疗方案、治疗结果和副作用。**结果：**与单纯抗肿瘤治疗组相比，肺癌合并肺结核患者同时进行抗肿瘤和抗结核治疗后副作用无明显增加，治疗有效率和中位生存期有改善趋势。肺癌合并肺结核单纯抗肿瘤治疗组的有效率低于单纯肺癌组，按时按量完成治疗的比例较肺癌组低，KPS 评分改善不如肺癌组，中位生存期略短于肺癌组。**结论：**对于肺癌合并肺结核患者，抗肿瘤和抗结核治疗可以同时进行，增加治疗效果，并且不增加治疗副作用。因而，对于肺癌合并肺结核患者需要同步进行抗肿瘤和抗结核治疗。

173. 克唑替尼治疗 ROS1 阳性晚期非小细胞肺癌 1 例报道

王　红

中国人民解放军第三〇七医院

肺癌是目前为止死亡率最高的肿瘤，非小细胞肺癌（NSCLC）占到了肺癌的 80%。非小细胞肺癌治疗中，以分子分型为基础的靶向治疗，是现今发展的方向。ROS1 重排阳性作为一个新的 NSCLC 分子亚型，虽然罕见，但临床应用已经成为一个有效的治疗靶点。目前克唑替尼治疗 ROS1 阳性的Ⅱ期临床研究正在进行中，以期获得更完善更全面的循证医学证据。本文报道 1 例 ROS1 阳性晚期 NSCLC 病人采用克唑替尼治疗的病例。

174. 晚期 NSCLC EGFR 突变型患者维持治疗的临床观察

曹京旭，李　韧，俞立权，苏　丹，徐　阳，布　洁

武警总医院肿瘤一科

目的：观察晚期表皮生长因子受体（EGFR）敏感突变型非小细胞肺癌酪氨酸激酶抑制剂（EGFR-TKI）维持治疗的临床疗效。**方法：**研究纳入我院晚期非鳞非小细胞肺癌 EGFR 突变型患者 32 例，一线化疗获益后给予口服表皮生长因子酪氨酸激酶抑制剂（EGFR-TKI）维持治疗。观察近期疗效、无进展生存期、总生存期及不良反应。**结果：**全组 CR 3 例，PR 7 例，SD 18 例，PD 4 例。有效率 RR 31.3%，疾病控制率 DCR 87.5 %；中位无进展生存期（mPFS）14.9 个月（95% CI：11.93～17.87 个月）；中位生存期（mOS）25.1 个月（95% CI：20.8～29.3 个月）。全组无重度不良反应发生，治疗耐受良好。皮疹发生率 37.5%，腹泻发生率 15.6%。**结论：**晚期非鳞非小细胞肺癌 EGFR 敏感突变型患者靶向 TKI 药物维持治疗安全有效。

175. 血浆 VEGF/sVEGFR1 高比值是可手术 NSCLC 患者独立的预后因素

胡明明，胡　瑛，贺加贝，岳文涛，高广阔，韩　毅，李宝兰

首都医科大学附属北京胸科医院

目的：新生血管的形成依赖于血管生成促进因子和抑制因子之间的平衡。VEGF 目前被认为是最为重要的促血管生成因子。在人的外周血中存在着两种能够与 VEGF 结合的可溶性受体，即 sVEGFR-1 和 sVEGFR-1。sVEGFR-1 是外周循环中 VEGF 的天然抑制剂，与 VEGF 的亲和力非常高，因此能够竞争性抑制 VEGF 与细胞膜表面受体结合，从而达到抑制肿瘤血管生成的效果。sVEGFR-2 与 VEGF 也有一定的亲和力，目前在肿瘤血管生成中的作用尚不确切。本研究在可手术 NSCLC 患者外周血中同时检测 VEGF、sVEGFR-1、sVEGFR-2 的表达水平，分析这些因子与临床病理特征和生存预后之间的关系，以期可以为进一步开展相关研究提供参考依据。**方法：**应用酶联免疫吸附试验法测定 115 例 NSCLC 患者术前血浆中 VEGF、sVEGFR-1、sVEGFR-2 表达水平，同时分析其表达与患者临床病理特征和生存预后之间的关系。**结果：**血浆 VEGF 和 sVEGFR-2 表达水平显著高于健康志愿者［86.04（58.80～142.83）vs 61.22（34.98～92.95）pg/ml，P<0.001；16.47（11.84～23.77）vs 5.20（3.86～6.42）ng/ml，P<0.001］。血浆 sVEGFR-1 水平显著低于健康志愿者［73.52（54.57～94.70）vs 87.11（72.44～99.46）pg/ml，P=0.015］。血浆 VEGF 的表达水平与肿瘤直径和组织学类型相关（P=0.006，P=0.029）；血浆 sVEGFR-2 水平与 T 分期和 pTNM 分期相关，分期越晚，sVEGFR-2 表达水平越高（P=0.045，P=0.017）。未发现 sVEGFR-1 表达水平与任何临床特征相关。分析血浆 VEGF 与 sVEGFR-1、sVEGFR-2 的相关性时发现，VEGF 的表达与 sVEGFR-1 和 sVEGFR-2 的表达呈正相关，但是相关性较弱（r=0.250，r=0.334）。应用 Cox 风险比例模型进行生存分析发现，血浆 VEGF/sVEGFR-1 比值和 pTNM 是本组患者的独立预后因素，与低比值组患者比较，VEGF/sVEGFR-1 高比值组患者（大于或等于 1.22）死亡风险增加 126.1%（HR=2.261，95%CI：1.124～4.551）。**结论：**血浆 VEGF/sVEGFR-1 比值是本组可手术 NSCLC 患者的独立预后因素，VEGF/sVEGFR-1 比值大于 1.22 者远期预后不佳。因此检测患者外周血中 VEGF 和受体的表达情况，不仅为预后评估、风险分层等诸多方面提供信息，也为个体化的抗血管治疗拓宽了思路。

176. 肿瘤组织 VEGF/VEGFR2 同时高表达是可手术 NSCLC 独立的预后因素

胡明明，胡　瑛，贺加贝，李宝兰，张海青

首都医科大学附属北京胸科医院

目的：VEGF 和 VEGFR 是血管生成网络中最为重要的成员，VEGF 通过与细胞膜表达的 VEGFR-1 和 VEGFR-2 结合完成信号的传递，参与内皮细胞的增殖和迁移，增加血管渗透性，从而为肿瘤细胞的增殖和转移提供必需的氧气和营养物质。VEGFR-1 与 VEGF 亲合力高，但是因为胞内段酪氨酸激酶活性弱，因此只有很弱的促血管生成的活性；VEGFR-2 与 VEGF 的亲合力虽然比 VEGFR-1 低，但是胞内段的酪氨酸激酶活性很强，因此是促血管生成的重要力量。VEGFR-1 和 VEGFR-2 最常表达于血管内皮细胞，但是肿瘤细胞自身也可以同时表达配体和受体，也就是说肿瘤可以通过自分泌的方式来刺激自身肿瘤细胞的生长和转移。本部分研究是 NSCLC 背景下，分析肿瘤细胞 VEGF、VEGFR-1 和 VEGFR-2 的表达水平和特点，并将配体和受体单独或联合分析与患者的临床病理特征和预后的关系。**方法**：应用免疫组织化学方法检测 217 例手术切除的 NSCLC 患者原发肿瘤组织中 VEGF、VEGFR-1 和 VEGFR-2 的表达水平，分析三者的表达与患者临床病理特征和长期生存之间的关系。**结果**：VEGF、VEGFR-1 和 VEGFR-2 主要表达于肿瘤细胞胞浆，根据 H-score 评分方法（0~300），以中位数和四分位间距表示各指标染色得分，VEGF 染色得分为 202（170~220），VEGFR-1 染色得分为 80（45~110），VEGFR-2 染色得分为 130（110~164）。肿瘤组织中 VEGF 的表达与 NSCLC 组织学类型相关，鳞癌患者 VEGF 染色得分显著低于腺癌患者（$P=0.004$）。VEGF 表达与 pTNM 分期和淋巴结转移有关（$P=0.005$，$P=0.050$），分期越晚，VEGF 染色得分越高。肿瘤组织中 VEGFR-2 表达与肿瘤最大径有关，最大径≥5cm 肿瘤染色得分高于最大径<5cm 的肿瘤。分析肿瘤组织中 VEGF 和 VEGFR-1、VEGFR-2 的相关性发现，VEGF 与 VEGFR-2 的表达呈正相关，但是相关性很弱（$r=0.172$）。Cox 风险比例模型进行生存分析发现，肿瘤组织 VEGF 和 VEGFR-2 同时高表达者死亡风险增加 59.1%（HR=1.591，95%CI：1.065~2.375）。在 VEGF 和 VEGFR-2 同时高表达的患者中进行亚组分析，伴有 VEGFR-1 高表达者预后更差，死亡风险增加 153.1%（HR=2.531，95%CI：1.305~4.906）。**结论**：肿瘤组织中 VEGF 和 VEGFR-2 同时高表达是本组可手术 NSCLC 患者预后的独立危险因素，若其同时伴有 VEGFR-1 高表达，预后更差。因此检测患者术后肿瘤组织中 VEGF 和受体的表达情况，不仅为预后评估、风险分层等诸多方面提供信息，也为个体化的抗血管治疗拓宽了思路。

177. 埃克替尼治疗非小细胞肺癌脑转移的51例回顾性分析

王群慧，郑　华，高　远，张同梅，刘　赞，李　杰，李雪冰，
鲁葆华，张红梅，李宝兰，胡　瑛

首都医科大学附属北京胸科医院

目的：非小细胞肺癌（non-small-cell lung cancer，NSCLC）脑转移比较常见，预后不佳。埃克替尼是我国自主研发一种表皮生长因子受体酪氨酸激酶抑制剂，多应用于治疗晚期NSCLC。本研究拟了解埃克替尼治疗NSCLC脑转移的疗效、预后及其相关因素。**方法：**回顾性分析51例埃克替尼治疗NSCLC脑转移患者的临床资料。所有患者均口服埃克替尼125mg/，每天3次，直到疾病进展、死亡或发生不可耐受的副反应。其中31例行EGFR基因检测，5例野生型，26例EGFR突变，19例19外显子缺失突变，7例21外显子L858R突变。**结果：**51例患者颅内病灶的有效率（RR）和疾病控制率（DCR）分别为68.6%和80.4%。EGFR突变的患者DCR88.5%显著优于野生型患者（20%）（$P=0.005$）。全组中位无进展生存时间（PFS）为7个月，中位生存时间（OS）10个月；其中EGFR突变型与野生型比较PFS（7个月vs 1个月，$P=0.03$），OS（15个月vs 6个月，$P=0.003$），均有明显延长且有统计学意义。PFS仅与EGFR基因突变状况、性别有关（$P<0.05$）。多因素分析总生存（OS）与性别、PS评分、EGFR突变状况有关（$P<0.05$），而与其他临床病理特征无关。EGFR突变的患者中，19外显子缺失突变与野生型患者比较，PFS（8个月vs 1个月，$P=0.03$），OS（15个月vs 6个月，$P=0.004$），有统计学意义；而21外显子L858R突变与野生型患者比较，PFS（4个月vs 1个月，$P=0.61$）、OS（10个月vs 6个月，$P=0.08$）虽有延长但无统计学意义。主要不良反应为皮疹、皮肤干燥和腹泻，以1～2级为主。**结论：**埃克替尼对NSCLC脑转移有一定疗效，尤其对EGFR突变型患者，疗效明显，PFS和OS均有明显延长且不良反应可耐受。故埃克替尼可以作为NSCLC脑转移的治疗的新选择。EGFR-TKI对19外显子缺失突变和21外显子L858R突变在治疗上可能存有差异，还需要大规模临床试验观察。

178. EGFR-TKI 治疗晚期 NSCLC 致间质性肺疾病的临床分析

杨晓玲，冯慧晶，宋　东，刘静毅，吴　山，张俊萍

山西大医院

目的：探讨表皮生长因子受体酪氨酸激酶抑制剂（EGFR-TKI）在治疗晚期非小细胞肺癌（NSCLC）中如何有效防治间质性肺疾病（ILD）的发生。**方法**：通过对 3 例使用 EGFR-TKI 后发生间质性肺疾病患者临床资料的观察，结合文献复习，分析总结了该类药物在引发 ILD 方面的诱因、临床特点及防治措施。**结果**：男性、高龄、体力状况差、吸烟史、原有肺部疾病、既往放化疗史及肺部感染均为 ILD 的诱发因素。呼吸困难、干咳、低氧血症及影像学双肺弥漫性浸润性阴影是其主要的临床表现。用药后严密观察病情，一旦发现可疑病情立即停药、及时给予大剂量激素冲击、吸氧、抗感染、辅助通气及支持治疗是挽救患者的有效措施。**结论**：临床上使用 EGFR-TKI 前应充分评估诱发因素、用药过程中严密观察病情、及早发现、积极治疗是有效防治 EGFR-TKI 致间质性肺疾病的关键。

179. Prognostic Value of Cancer Stem Cell Marker CD133 Expression in Non-small Cell Lung Cancer: a Systematic Review

瞿红英[1,2,3]，罗荣城[1,2]，张军一[1,2]，李　荣[1,2]

[1] 南方医科大学肿瘤中心；[2] 南方医科大学中西医结合医院肿瘤中心；
[3] 包头医学院第一附属医院肿瘤内科

Objective: To investigate the correlation between CD133-positive non-small cell lung cancer (NSCLC) and clinicopathological features and its impact on survival. **Methods**: A search in the Pubmed, Embase and Wanfang databases (up to July 15, 2013) was performed. Only articles in which CD133 antigen was detected in situ localisation by immunohistochemical staining were included. This meta-analysis was done using RevMan 5.2 software. Outcomes included overall survival and various clinicopathological features. **Results**: A total of 1004 NSCLC patients from 11 studies were included. Meta-analysis showed that CD133 expression patients had a significant worse 5-year overall survival compared to the low expression ones (RR = 3.19, 95% CI: 2.05 ~ 4.98, $P < 0.0001$ fixed random). With respect to clinicopathological features, CD133 expression by IHC method was closely correlated with tumor T stage (OR = 0.91, 95% CI: 0.59 ~

1.39, $P=0.67$ fixed-effect) and tumor grade (OR=1.20, 95% CI: 0.80~1.79, $P=0.37$ fixed-effect)。**Conclusion**: CD133-positive NSCLC patients have worse prognosis, and the outcomes are associated with common clinicopathological poor prognostic factors.

180. 榄香烯、顺铂胸腔灌注联合热疗治疗恶性胸腔积液的临床观察

董丽均

东南大学附属中大医院

目的：探讨榄香烯、顺铂胸腔灌注联合热疗治疗恶性胸腔积液的疗效和安全性。**方法**：将40例恶性胸腔积液患者随机分为两组，引流胸腔积液后，治疗组给予榄香烯、顺铂胸腔灌注联合热疗，对照组给予单纯顺铂胸腔灌注。**结果**：治疗组的总有效率80%，较对照组（45%）显著提高（$P<0.05$）；治疗组的生活质量改善和稳定率（90%）与对照组（50%）比较有统计学差异（$P<0.05$）。两组毒副反应无明显差别。**结论**：榄香烯、顺铂胸腔灌注联合热疗治疗恶性胸腔积液具有很好的疗效和安全性，值得临床应用。

181. ERCC1基因SNP与小细胞肺癌近期化疗疗效及不良反应的研究

程艳会，陈　骏

大连医科大学附属第二医院

目的：探讨ERCC1基因C118T位点SNP与小细胞肺癌患者近期化疗疗效及不良反应的相关性。**方法**：收集就诊于大连医科大学附属二院肿瘤内科住院患者42例，均经病理证实明确诊断为小细胞肺癌，预计生存期至少3个月，预计可耐受至少4个周期全身静脉化疗，并经伦理委员会通过，且所有患者均签署知情同意书。近期化疗疗效评价按1.1版本实体瘤疗效评价标准（Response Evaluation Criteria in Solid Tumors, RECIST v1.1）进行，2周期、4周期疗效评价时间均在第2、4周期化疗后3周进行。不良反应按2009年美国国家癌症研究所（National Cancer Institute, NCI）制定的4.0版本常见不良反应事件评价标准（Common Terminology Criteria for Adverse Events, CTCAE v4.0）评价。采集小细胞患者外周全血细胞，提取全基因组DNA，进一步对ERCC1基因C118T单核苷酸多态性位点行

聚合酶链式反应（polymerase chain reaction，PCR），PCR 产物采用二代高通量基因测序法行基因序列检测。统计学方法采用 SPSS 20.0 软件处理，样本率的比较用 χ^2 检验、比值比和 95%可信区间表示各基因型与近期化疗疗效及不良反应间的相关性。所有检验均采用双侧检验，以 $P<0.05$ 为差异有统计学意义。**结果：**PCR 产物电泳结果与 DNA Marker 比对，初步证明 PCR 产物即为所需产物。测序结果经分析得出，CC 基因型占 47.6 %，CT 型占 50%，TT 型占 2.4%。年轻（≤60 岁）小细胞肺癌患者表现为 CC 基因型，老年（>60 岁）患者中表现为含 T 基因型，结果有统计学差异。而在性别、初始血液中 NSE 水平、分期等均无统计学差异。小细胞肺癌 ERCC1 基因 C118T 位点 SNP 在近期化疗疗效方面有统计学意义，而在上消化道不良反应及骨髓抑制方面无统计学差异。**结论：**小细胞肺癌患者中，ERCC1 基因 C118T 位点表现为 CC 基因型者近期化疗疗效优于含 T 基因型者，ERCC1 基因 C118T 位点可作为评价小细胞肺癌患者近期化疗疗效的生物学标志物。小细胞肺癌患者中，ERCC1 基因 C118T 位点多态性在上消化道不良反应及骨髓抑制方面无相关性。

182. 复方苦参注射液联合 GP 方案治疗非小细胞肺癌的 Meta 分析

王　伟

北京振东光明药物研究院有限公司

目的：系统评价复方苦参注射液联合 GP 化疗方案治疗非小细胞肺癌的临床疗效和安全性。**方法：**计算机检 Cochrane Library、PubMed、中国知网数据库、中国生物医学文献数据库、中文科技期刊全文数据库，检索时间从数据库建库至 2015 年 5 月，同时辅助其他检索，纳入复方苦参注射液联合 GP 化疗方案治疗非小细胞肺癌的随机对照试验（randomized controlled trials，RCTs）。评价纳入研究的质量并提取资料，并用 Stata 9.0 软件进行统计分析。**结果：**共纳入 8 篇文献，包括 621 个样本。分析结果显示：与单纯化疗方案相比，复方苦参注射液联合 GP 化疗方案可以提高非小细胞肺癌患者的近期疗效（OR=1.58，95% CI：1.14~2.19）、改善生活质量（OR=2.88，95% CI：1.91~4.36）。**结论：**复方苦参注射液联合 GP 化疗方案可提高非小细胞肺癌治疗近期疗效和患者生活质量，值得临床推广使用。

183. 顺铂联合白介素-2 治疗肺癌恶性胸腔积液的疗效观察

汪　超，彭万仁，汤晓伟，肖　鑫，刘　克

安徽医科大学附属巢湖医院

目的：探讨顺铂（DDP）联合白介素-2（IL-2）胸腔灌注治疗肺癌患者恶性胸腔积液的有效性及安全性。**方法：**将 49 例肺癌合并恶性胸腔积液患者，行胸腔置中心静脉导管尽量引流尽胸腔积液后给予胸腔注入药物。随机分为 3 组：顺铂联合白介素-2 组、单药顺铂组、单药白介素-2 组。**结果：**联合组总有效率和生活质量改善率均优于单药顺铂组和单药白介素-2 组（$P<0.05$），3 组不良反应相近。**结论：**胸腔置管引流后顺铂联合白介素-2 胸腔灌注治疗肺癌引起恶性胸腔积液的疗效肯定，不良反应可以耐受。

184. 多西他赛单药化疗对比多西他赛联合铂类二线治疗身体状况评分较好的晚期非小细胞肺癌的临床观察

王　鹏，管　燕，刘秀菊，朱栋元

山东省肿瘤医院

目的：研究多西他赛单药化疗对比多西他赛联合铂类二线治疗晚期非小细胞肺癌的临床疗效和毒副作用。**方法：**选取 2010 年 1 月至 2014 年 10 月期间收治的 78 例晚期非小细胞肺癌患者（Ⅳ期），身体状况较好，评分 KPS>80 分，均能耐受二线化疗。随机分为两组，多西他赛单药组（A 组）39 例，多西他赛联合铂类组（B 组）39 例。以上两组均为 3 周 1 个疗程。比较两组患者的（无进展生存期）PFS，（中位生存时间）OS，临床疗效及毒副反应。**结果：**多西他赛联合铂类组与多西他赛单药组相比患者的疗效、无疾病进展时间差异无统计学意义（$P>0.05$），联合用药组患者的毒副反应高于单药治疗组患者（$P<0.05$）。**结论：**　多西他赛联合铂类和多西他赛单药二线治疗晚期非小细胞肺癌均是安全有效的治疗方法；双药方案提高了客观缓解率，但血液系统相关毒副反应亦相应增加。

185. 厄洛替尼在1例耐多药EGFR突变晚期肺腺癌患者中的疗效并文献复习

董　迪，唐来芹，余明华，胡丽娜

上海市浦东医院

目的：随着肺腺癌患者生存期的延长，耐药情况愈加普遍。本文对1例经化疗、放疗及两种EGFR-TKI治疗后耐药的患者应用厄洛替尼取得良好疗效的病例复方苦参进行报道。**方法**：对该肺腺癌患者的病史资料整理，根据RECIST标准评价疗效，以及CTC-AE进行副反应分级，记录其病情变化及转归预后。**结果**：患者2012年12月20日行肺穿刺确诊为肺腺癌，EGFR21外显子L858R突变，脑转移，一线吉西他滨+顺铂方案化疗4疗程以及全脑放疗，疗效SD。2014年4月发现纵隔淋巴结、肝、肾上腺、骨转移，5月9日口服吉非替尼（250mg/日），疗效PR。2014年11月发现脑转移病灶增多，再次行全脑放疗。2015年1月21日起加用AZD9291（50mg/d），并于2月11日起停用吉非替尼，口服AZD9291（100mg/d），1月后PD。3月21日起口服厄洛替尼（150mg/d）至今。不良反应：皮疹，2度，可控；口腔溃疡，2度，可控，用药3周后缓解。**结论**：本例患者对于化疗、放疗、EGFR-TKI（吉非替尼、AZD9291）均显示耐药，却对厄洛替尼显示出良好的药物反应，提示着厄洛替尼在血液及脑脊液中有着较高的药物浓度，为厄洛替尼在这一部分患者中的应用提供了良好的范例。

186. NP与GP方案对肺癌患者外周血CD8+CD28-T细胞表达的影响及探讨

梁冠中[1]，王东林[1]，余慧青[1]，李代蓉[1]，韩福才[2]

[1] 重庆市肿瘤研究所；[2] 山西省肿瘤医院

目的：观察肺癌患者外周血中CD8+CD28-T细胞的表达水平，研究化疗对CD8+CD28-T细胞表达的影响及意义。**方法**：采用流式细胞仪检测90例初治肺癌患者外周血CD8+CD28-T细胞表达水平，以60例健康体检者作为对照，分析CD8+CD28-T细胞与肺癌生物学及临床特征间的关系。观察30例非小细胞肺癌患者在给予长春瑞滨联合顺铂（navelbine+cisplatin，NP）、吉西他滨联合顺铂（gemcitabine+cisplatin，GP）两方案前后CD8+CD28-T细胞表达的变化情况。**结果**：肺癌组CD8+CD28-T细胞（59.003±15.329）%表达明显高于健康对照组（41.036±15.435）%（$t=35.904$，$P=$

0.001)，且表达与性别、病理学类型及临床分期无关（P 值分别为 0.200、0.509、0.933），随着年龄的增长，CD8+CD28-T 细胞的表达量上升（$P=0.001$）有统计学差异。化疗可降低肺癌患者外周血中 CD8+CD28-T 细胞的表达，但 GP 与 NP 方案之间对其影响无统计学差异（$P=0.367$）。**结论：** CD8+CD28-T 细胞在肺癌患者外周血中高表达可能是肺癌免疫逃逸机制的重要原因之一，化疗可下调 CD8+CD28-T 细胞的表达，为探讨肺癌化疗联合免疫治疗提供新的参考。

187. 非小细胞肺癌脑转移的优化治疗

崔彦芝[1]，姜　达[1]，张增叶[2]，董　倩[1]，李　颖[1]，郑　飞[1]

[1] 河北医科大学第四医院；[2] 河北医科大学第三医院

目的： 探讨非小细胞肺癌（NSCLC）脑转移患者的内科优化治疗策略。**方法：** 回顾性分析 112 例非小细胞肺癌脑转移瘤患者的临床病理特征、治疗方案和疗效、预后情况，并结合文献进行复习。**结果：** 治疗采用立体定向放疗、手术、放疗、全身化疗、分子靶向治疗等单独或联合的治疗，单因素分析结果提示脑部放疗、联合治疗方式、T 分期、KPS 评分、颅外转移数目对患者生存期有影响（$P<0.05$）。Cox 模型多因素分析显示脑转移瘤不同治疗方案为独立预后因素（$P=0.0001$）。112 例病例中 20 例（17.8%）给予单纯脑部放疗，13 例（11.6%）给予单纯全身化疗，69 例（51.6%）采用联合治疗，24 例（21.4%）单用或联合应用分子靶向治疗，88 例（78.6%）未应用分子靶向药物，10 例（8.9%）仅给予最佳支持治疗。联合治疗在脑部局部控制率（64.5%）优于单纯全身化疗（13.5%）以及单纯全脑放疗（39.0%，$P<0.01$），且中位生存期（38.3 个月）明显优于单纯全身化疗（8.7 个月）以及单纯全脑放疗（19.8 个月，$P=0.003$）。应用分子靶向治疗生存期优于未应用者（35.0 个月 vs 14.0 个月）。**结论：** 非小细胞肺癌脑转移瘤不同治疗方案是影响预后的独立因素，在条件允许的情况下，全脑放疗联合多手段的综合治疗为最佳治疗模式，腺癌患者分子靶向治疗有重要的临床意义。

188. EGFR（表皮生长因子受体）基因敏感突变晚期肺腺癌患者一线培美曲塞维持化疗疗效

李全福，金高娃，邓淑琴，赵　隽，赵兰珍，李　慧，刘　广

内蒙古鄂尔多斯市中心医院

目的： 分析 EGFR（表皮生长因子受体）基因敏感突变晚期肺腺癌患者一线培美曲塞维持化疗疗

效。**方法：**我院自2012年6月始至今收治的伴有EGFR基因19或21外显子敏感突变的ⅢB～Ⅳ期肺腺癌患者，一线接受培美曲塞联合顺铂后同药维持化疗。对其无进展生存时间（PFS）进行回顾性分析。**结果：**10例EGFR基因19和或21外显子敏感突变的ⅢB～Ⅳ期肺腺癌患者一线接受培美曲塞联合顺铂同药维持治疗，CR（完全缓解率）0例，PR（部分缓解率）6例（60%），SD（稳定）4例（40%），疾病控制率（DCR）10例（100%），中位无进展生存时间（PFS）12.0个月（95%CI：7.60～16.30），1年生存率100%。维持化疗组的主要毒副反应为骨髓抑制、恶心呕吐、疲劳乏力、神经毒性，安全可耐受。**结论：**EGFR基因敏感突变晚期肺腺癌患者一线培美曲塞维持化疗可取得较好疗效。

189. DNA异倍体检测在肺癌早期诊断中的价值

樊　娜，张玉萍，孟　夏，邓文静，明宗娟，石　婕，李　维，
史红阳，王　薇，钟玉洁，方　萍，杨拴盈

西安交通大学第二附属医院

目的：探讨DNA异倍体检测在肺癌筛查和早期诊断中的应用价值。**方法：**将679例肺部疾病患者的支气管镜刷检、活检组织（支气管镜活检、手术切除）标本（280例）及胸腔积液脱落细胞学检查（399例），经常规处理、HE染色，进行病理学检查，采用Motic全自动细胞DNA定量分析系统检测标本中的DNA异倍体，同时分别测定血清、胸腔积液中肿瘤标志物CEA含量，探讨DNA异倍体、肿瘤标志物与病理诊断在肺癌诊断的灵敏度与特异度。**结果：**全自动细胞DNA定量分析与组织学检测、细胞学检测及血清CEA检测方法之间具有统计学差异（$P<0.05$）；DNA异倍体的检测在胸腔积液的病理学检测、脱落细胞学检测及血清/胸水CEA等检测方法之间亦具有统计学差异（$P<0.05$）。其中，DNA异倍体检测灵敏度（62.62%）及特异度（80.66%）均略低于常规支气管刷片（灵敏度64.65%、特异度84.53%），但明显高于血清CEA（灵敏度43.43%，特异度78.45%）；而胸水中DNA异倍体检测的灵敏度（68.42%）与特异度（84.54%）均显著高于胸水脱落细胞学检查（灵敏度为62.11%、特异度为80.92%）及血清CEA检测（灵敏度为64.21%，特异度为79.93%），但较胸水CEA检测（灵敏度为85.26%，特异度为84.54%）低。同时，我们发现，DNA异倍体在早期及晚期肺癌的检出中未见明显统计学差异（$P>0.1$）。**结论：**全自动DNA定量分析技术是一种敏感而特异的肺癌的筛查技术。DNA异倍体可能属于肺癌发生的早期事件，有望作为肺癌早期诊断与筛查的有价值的标志物。DNA异倍体与纤维支气管镜刷检或与肿瘤标志物CEA联合检测可提高肺癌诊断的阳性率。

190. 同步放化疗联合恩度治疗非小细胞肺癌的临床研究

王剑英，王晓红，黄　颖

包头肿瘤医院

目的：观察恩度联合同步放化疗治疗非小细胞肺癌的不良反应和1年生存率，评价恩度临床应用的安全性和耐受性。**方法**：44例Ⅱ～Ⅳ期非小细胞肺癌随机分为两组。24例列入同步放化疗组（对照组），20例列入同步化放疗+恩度组（实验组），恩度15 mg/d连用2周，休息一周，共4周期。化疗方案采用GP等，化疗方案和放疗方法无统计学差异。**结果**：1年生存率同步化放疗组为41.7%，同步化放疗+恩度组60.0%，两组间的生存率有统计学意义（$P<0.05$）。两组的毒副反应主要为白细胞减少、消化道症状、肝功能异常等，两组间无显著差异（$P>0.05$）。**结论**：同步放化疗与恩度联合应用能提高非小细胞肺癌近期缓解率，且安全性和耐受性较好，患者未增加不良反应，临床应用前景广阔。

191. 克唑替尼治疗EML4-ALK阳性非小细胞肺癌患者的有效率和毒副作用研究

于中和

北京军区总医院

背景与目的：传统的化疗方案对晚期肺癌的疗效已近瓶颈，分子靶向药物的出现为晚期肺癌患者的治疗提供了契机，并以其特异性高、有效率高及副反应低的特点迅速被广大医生和患者认可。2011年8月26日美国食品药品管理局（FDA）批准克唑替尼（crizotinib，PF-02341066）治疗渐变性淋巴瘤激酶（anaplastic lymphoma kinase，ALK）基因表达异常的晚期（局部晚期或转移性）非小细胞肺癌（NSCLC），给肺癌患者带来了曙光。本文探讨克唑替尼治疗中国ALK融合基因阳性的NSCLC患者的有效性和毒副作用。**方法**：采用原位免疫杂交法（FISH），在女性、亚裔、不吸烟或是轻度吸烟这4个条件至少满足2个条件的60例肺腺癌患者的肿瘤组织中，用FISH检测EML4-ALK阳性患者，其中有7例阳性，刷选符合条件的5例Ⅳ期肺癌患者，入组全球多中心随机对照Ⅲ期临床试验，给予crizotinib250 mg，口服，1粒/次，2次/d，早晚确定时间各服1粒，每日剂量为500 mg；整粒胶囊吞服，不可嚼碎服用，不可溶解服用，不可打开胶囊。按照实体瘤疗效评价标准1.1版评价客观疗效，按照不良反应通用术语4.0版评估用药期间发生的不良事件。**结果**：本文随访患者12个月，患者在接受克唑替尼治疗后，效果显著。客观有效率（objective response rate，ORR）为 60%，疾病控制率（disease control rate，DCR）达 8 0 %。1 年 总生存（overallsurvival，OS）为 80%。不良反应为 1 ~ 2 度，停药后可 恢复，大部分患者耐受良好。最常见的不良反应为 1 度视觉障碍，随着使用时间延长或停药后不适感消失。其他常见不良反应还包括消化道反应、食欲减退、头晕等。**结论：**克唑替尼治疗经选择的 NSCLC 患者安全有效。

192. 胃癌患者化疗联合细胞生物治疗的临床预后及生存质量观察

李玲玉，李　薇，王　畅，金浩范，姚　程，王轶卓，李　丹，田慧敏，牛　超，王冠军，韩　薇，崔久嵬

吉林大学第一医院肿瘤中心

目的：评价胃癌患者应用化疗联合细胞生物治疗（cellular immunotherapy，CIT）后的临床疗效及生存质量。**方法：**本研究纳入 2009 年 5 月至 2012 年 11 月期间于吉林大学第一医院确诊的 68 例胃癌患者，以接受化疗联合 CIT 的患者为 Chemo/CIT 组，单纯接受化疗的患者为对照组。Chemo/CIT 组患者在采集外周血单核细胞 14 天后接受 1.2~2.0 × 10^9 自体免疫细胞回输，包括 NK 细胞（natural killer cells）、CIK 细胞（cytokine-induced killer cells）及 γδT 细胞。回输次数根据每种免疫细胞体外扩增数量而定，每次回输两种细胞。观察两组患者的无疾病进展时间（progression-free survival，PFS）、总生存时间（overall survival，OS）及不良反应，并对纳入患者接受治疗前后的生存质量及营养状态进行评估。**结果：**在 68 例纳入的胃癌患者中，对 58 例具有完整临床资料的患者进行临床预后及生活质量评估，其中 Chemo/CIT 组 30 例，对照组 28 例。Chemo/CIT 组患者的中位 PFS 明显高于对照组（P= 0.021），而由于两组随访时间均未达中位 OS，两组的 OS 比较无统计学差异（P>0.05）。亚组分析表明对于临床分期为Ⅲ期、有淋巴结转移以及组织分化程度低的胃癌患者，Chemol CIT 组的 2 年无病存活率均明显高于对照组（分别为 62.5% vs 26.7%，p =0.022；50% vs 27.3%，P=0.016；56.3% vs 28.6%，P=0.005）。生存质量评估显示 Chemo/CIT 组患者的总体状况评分明显高于对照组（P< 0.05），而恶心呕吐症状及睡眠障碍的发生率也较对照组有所降低（P>0.05）。营养状态的评估结果证实 Chemo/CIT 组患者的血浆白蛋白水平（serum albumin level）较对照组患者显著提高（P= 0.004）。患者在接受 CIT 治疗过程中无严重不良反应发生。**结论：**与单纯接受化疗相比，化疗联合 CIT 治疗明显延长胃癌患者的 PFS，亦可 改善患者的生存质量及营养状态，尤其对于临床分期较晚、有淋巴结转移及组织分化程度低等不良预后因素的患者。因此，化疗联合 CIT 治疗有望成为一种治疗胃癌的新策略。

193. Ⅱ、Ⅲ期老年结肠癌根治术后辅助化疗疗效及预后影响因素的多因素分析

秦　琼[1,2]，周爱萍[1]，杨　林[1]，应建明[1]，王金万[1]

[1] 中国医学科学院北京协和医学院肿瘤医院；[2] 现工作单位：天津医科大学总医院

目的：探讨Ⅱ、Ⅲ期老年结肠癌患者术后辅助化疗疗效及预后影响因素。**方法：**回顾性收集行结肠癌根治术、术后分期为Ⅱ或Ⅲ期的老年患者（>60 岁）临床病理资料及术后治疗资料。采用 Kaplan-Meier 法比较术后辅助化疗老年患者和单纯手术老年患者无复发生存（disease-free surviva，DFS）和总生存（overall survival，OS），并按临床分期进行亚组分析。用 Cox 回归模型对可能影响预后的多种因素进行分析。全组患者 317 例，其中 113 例患者仅接受手术治疗，204 例患者术后接受氟尿嘧啶类单药或联合奥沙利铂术后辅助化疗。两组患者 DFS 和 OS 无统计学差异（69.0% vs 69.6%，$P=0.966$；69.9% vs 76.0%，$P=0.250$）。亚组分析显示Ⅱ期老年患者两组 DFS 和 OS 无统计学差异（82.3% vs 82.1%，$P=0.959$；83.5% vs 88.4%，$P=0.306$），而Ⅲ期老年患者两组 DFS 和 OS 均有统计学差异（38.2% vs 58.7%，$P=0.02$；38.2% vs 65.1%，$P=0.003$）。多因素分析显示，T4、N 阳性、合并脉管瘤栓、术后未予化疗、术前 CA19-9 升高是影响老年患者生存的独立因素。**结论：**Ⅱ期老年结肠癌术后辅助化疗不改善 DFS 和 OS，Ⅲ期老年患者术后给予辅助化疗能改善总生存。TNM 分期、脉管瘤栓、术前 CA19-9 水平、术后治疗模式是影响老年患者生存的独立因素。

194. TACE 联合射频消融治疗第二肝门区恶性肿瘤的临床疗效观察

胡鸿涛[1]，黎海亮[1]，郭晨阳[1]

[1] 河南省肿瘤医院；[2] 郑州大学附属肿瘤医院

目的：探讨 TACE 联合射频消融治疗第二肝门区恶性肿瘤的安全性及疗效。**方法：**2011 年 10 月至 2014 年 7 月，共 23 例第二肝门区恶性肿瘤患者（肝内共 32 个肿瘤）在我院行 TACE 联合射频消融治疗，其中原发性肝癌 19 例，乳腺癌肝转移 2 例，肺癌肝转移 1 例，直肠癌肝转移 1 例。患者在射频消融治疗前先接受 TACE 治疗，TACE 治疗后复查无消融治疗禁忌证后即刻进行射频消融。3 例伴有门静脉癌栓的患者首次即进行癌栓内放射性粒子植入治疗。**结果：**23 例第二肝门区恶性肿瘤均顺利完成消融治疗，患者随访时间为 5～33 个月。达到首次完全消融的共 21 例，完全消融率为

91.3% (21/23)。随访期间，23例中的5例因不完全消融、复发、新生等原因接受二次射频消融，23例患者共接受28次CT引导下经皮穿刺射频消融，3例患者在随访期间死亡，无严重并发症及射频相关死亡发生。23例患者的中位生存期为16个月，总生存率为87% (20/23)。轻微并发症为：转氨酶升高7例 (>正常值上限4倍)、严重疼痛5例 (需止疼治疗)、胆红素升高5例 (>正常值上限3倍)、感染1例 (需抗生素治疗)。上述并发症经对症治疗后痊愈。**结论**：熟悉掌握第二肝门区解剖、联合TACE治疗、适当降低消融温度、精确控制展针范围，可以使射频消融治疗第二肝门区恶性肿瘤疗效确切、并发症轻微。

195. 超声引导射频消融治疗肝脏恶性肿瘤200例肿瘤残留危险因素分析

张璐琪，渠效飞，朱晓洁

内蒙古医科大学第四附属医院

目的：分析超声引导射频消融治疗肝脏恶性肿瘤后的肿瘤残留危险因素。**方法**：选取2011年~2014年我院收治的200例肝脏恶性肿瘤患者作为研究对象。患者均行超声引导射频消融治疗。分析治疗转归及其与肿瘤发生残留相关的危险因素。**结果**：200例患者 (共计510个肿瘤) 在治疗后，有190例患者的肿瘤被完全消融，消融肿瘤数量总计478个，肿瘤残留32个，残留率为6.27%。肿瘤残留情况与肿瘤的大小、肿瘤的位置、射频针数以及是否联合局部治疗有关。**结论**：超声引导射频消融治疗肝脏恶性肿瘤具有良好的疗效。肿瘤残留的危险因素主要包括肿瘤过大、肿瘤靠近肝脏的大血管以及未与其他局部治疗相结合。研究发现，肿瘤残留还和单针射频有关。因此，在进行射频消融治疗时，应尽量采取多针射频以减少肿瘤残留。

196. CA125和AGR2在胃癌患者腹腔灌洗液中的表达及意义

禹立霞[1,2]，钱汉清[1,2]，黄　荧[1,2]，刘宝瑞[1,2]

[1] 南京大学医学院附属鼓楼医院肿瘤中心；[2] 南京大学临床肿瘤研究所

目的：研究胃癌腹腔灌洗液中CA125、AGR2和CEA的表达，比较三者对胃癌诊断的灵敏度和特异度，探讨CA125和AGR2对胃癌临床诊断的价值。**方法**：采用RT-PCR方法检测105例胃癌患者腹腔灌洗液的CA125、AGR2和CEA的表达水平。**结果：**胃癌患者腹腔灌洗液中CA125和AGR2的阳性表达率分别为72.4%（76/105）和45.7%（48/105），均高于良性疾病（5.3%，1/19）和健康对照组（3.3%，1/30）（各组间$P \leqslant 0.001$）。胃癌患者腹腔灌洗液中CA125和AGR2的阳性表达率明显高于CEA的阳性率16.2%（17/105），并且差异存在统计学意义（$\chi^2=67.182$，$P<0.001$；$\chi^2=21.412$，$P<0.001$）。CA125的ROC曲线下面积为0.862（95%CI：0.797~0.912），AGR2的ROC曲线下面积为0.729（95%CI：0.651~0.797），均高于CEA（曲线下面积为0.581，95%CI：0.499~0.660），（P均<0.001）。**结论：**CA125和AGR2是潜在的分子标记物，在胃癌的诊断和预后中有一定的临床价值。

197. Gene Signature in Plasma and Tumor Predicts Irinotecan Chemosensitivity in Gastric Cancer

沈　洁[1]，魏　嘉[1]，丁义涛[2]，钱晓萍[1]，禹立霞[1]，
邹征云[1]，管文贤[2]，刘宝瑞[1]

[1]The Comprehensive Cancer Centre of Drum Tower Hospital, Medical School of Nanjing University, Clinical Cancer Institute of Nanjing University;
[2]Department of Surgery, Drum Tower Hospital Affiliated to the Medical School of Nanjing University

Background: Personalized chemotherapy based on molecular biomarkers can maximum efficiency and reduce adverse effects. **Methods**: We examined gene expression of APTX, BRCA1, ERCC1, ISG15, and Topo1 in plasma and paired gastric cancer tissues from 175 patients and evaluated the association between gene levels and sensitivity to irinotecan. **Results**: The plasma levels of APTX and BRCA1 were significantly lower in irinotecan-sensitive samples, while ISG15 and Topo1 were significantly higher. We used multiple linear regression analysis to develop a gene-expression model to predict irinotecan sensitivity and demonstated that the signature established herin was significantly associated with irinotecan sensitivity (rho = 0.642, $P<0.001$). **Conclusions**: We investigated and validated predictive biomarkers for irinotecan and developed a gene signature that is closely associated with chemosensitivity to irinotecan in gastric cancer patients.

198. Polymorphisms in One-carbon Metabolism Pathway Influence Survival of Gastric Cancer Patients Received Fluorouracil Based Adjuvant Chemotherapy

赵婷婷，陈锦飞

Nanjing First Hospital，Nanjing Medical University

背景：5-FU 被广泛认为是胃癌的传统化疗药物，然而患者对 5-FU 的反应率却有很大差异。在这篇文章中，我们研究一碳代谢途径相关基因多态性以及这些基因的相互作用对接受了 5-FU 为基础的辅助化疗的患者的预后的影响。这些基因包括亚甲基四氢叶酸还原酶（MTHFR677C>T，1298A>C）、蛋氨酸合酶还原酶（MTRR66A>G）、蛋氨酸合酶（MTR2756A>G）和胸苷酸合成酶（TS3′-UTR ins6>del6，5′-UTR2R>3R）。**方法：**1998 到 2006 年期间的 297 名接受 5-FU 为基础化疗的患者和其他 622 名没有化疗的患者参与到我们的研究中。我们的分析采用了 Cox 回归分析，对数秩检验和 Kaplan-Meier 曲线的统计方法。**结果：**在化疗病人中，MTRR66GA+GG 基因型降低患者死亡的风险（HR＝0.668，95%CI：0.470～0.949），但 TS5′-UTR2R3R＋2R2R 基因型却会增加死亡风险（HR＝1.606，95%CI：1.121～2.301）。MTHFR1298CA+CC 基因型也能延长胃癌患者的总体生存时间（HR＝0.628，95%CI：0.422～0.935）。进一步的分层分析表明，MTHFR1298CA+CC 基因型的保护作用在肿瘤大小≤5 厘米、肿瘤部位在贲门部、T1/T2 级别的浸润深度、没有远处转移、Ⅰ/Ⅱ级 TNM 分期以及以 DDP 和 FU 为组合的化疗方案中更明显。当患者同时具有 MTHFR1298CA+CC 和 MTRR66GG+GA 基因型时，对胃癌患者的保护作用明显提高（HR＝0.520，95%CI：0.285～0.947）。MTHFR1298CC+CA 和 TS5-UTR3R3R 基因型结合在一起也明显增加患者的生存率（HR＝0.485，95%CI：0.269～0.877）。虽然 MTHFR677TT+TC 基因型与胃癌患者的预后没有相关性，但是同时具有 TS5-UTR2R2R+2R3R 和 MTHFR677TT+TC 基因型的患者的死亡风险却明显增高（HR＝2.152，95%CI：1.219～3.798）。**结论：**我们的研究结果表明，MTHFR1298 A>C TS5-UTR3R>2R 和 MTRR66A>G 多态性可能是评价接受 5-FU 基础的辅助化疗的胃癌患者预后的有用标志物。

199. 榄香烯注射液配合 XELIRI 方案治疗晚期大肠癌疗效临床观察

周小宁，卞伟钢，陈海婷，杨　剑

盐城市第一人民医院

目的：观察榄香烯注射液对晚期大肠癌的辅助治疗作用。**方法**：100 例晚期大肠癌通过双盲法，分为：试验组 50 例，给予化疗（XELIRI 方案）+榄香烯注射液；对照组 50 例，给予化疗（XELIRI 方案）+安慰剂。**结果**：试验组患者的有效率、中位疾病进展时间（TTP）、中位生存期和 1 年生存率分别为 46.00%、8.1 个月、14.0 个月和 70.0%，均优于对照组的 44.00%、6.1 月、12.9 月和 58.0%；除有效率无统计学差异外（$P>0.05$），TTP、中位生存期和 1 年生存率均具有统计学差异（$P<0.05$）。试验组患者的毒副作用也较对照组轻，生活质量也较对照组明显提高。结论：榄香烯注射液配合化疗对晚期大肠癌患者具有一定的增效减毒作用。

200. 大肠癌化疗所致呕吐的治疗现状调查

杨　静

甘肃省人民医院

目的：了解我院大肠癌化疗止吐治疗的现状，并评价止吐治疗方案及用药的合理性。**方法**：查阅我院近 1 年住院化疗的结直肠癌患者的病历及医嘱，对止吐药物的使用及用药不合理现象进行回顾性分析。**结果**：共纳入结直肠癌患者 205 例，在化疗用药中，不合格率为 98%，主要表现为：止吐治疗重视不够，有 4.9%的患者在化疗期间未使用止吐药物；止吐药物使用疗程不足，仅 10.2%的患者在化疗全程使用了止吐药，72.7%患者仅在化疗第一天使用了止吐药；止吐力度不够，90%的患者只用 5-HT3 单药止吐治疗，三联止吐药的使用率只有 2%，5-HT3+胃复安联合用药的占全部病例数的 2.4%，5-HT3+地塞米松联合用药的占全部病例数的 3.4%；止吐药使用剂量不足：如地塞米松全部使用剂量为 5mg。**结论**：我院大肠癌化疗止吐治疗不规范，用药仍存在一定的不足，在今后的临床应用中，有待进一步改进。

201. γ-刀联合射频热疗治疗原发性肝癌TACE术后临床疗效分析

李　超，陈桂明，彭　冰，王建国

荆门市第二人民医院

目的： 探讨γ-刀（伽马刀，gamma-knife）联合射频热疗对原发性肝癌肝动脉化疗栓塞术TACE后的临床疗效及安全性。**方法：** 我院2006年1月至2009年7月收治的63例原发性肝癌TACE术后4周的患者，采用随机数字表分为治疗组34例和对照组29例，两组均行γ-刀放疗，剂量为4000～6600cGy/200cGy/20～33f。治疗组在放疗基础上联合射频热疗，每周2次，疗程8次，随访截止至2012年8月。观察比较两组Karnofsky功能状态评分（KPS）、近期疗效、生存率及不良反应。**结果：** 治疗组和对照组近期有效率分别为82.35%和58.62%，差异有统计学意义（$X^2=4.319$，$P=0.038$）；局部控制率分别为91.17%和79.31%，差异无统计学意义（$X^2=1.800$，$P=0.180$）。治疗组和对照组0.5、1、2、3年生存率分别为88.23%、79.41%、44.12%、26.45%和82.55%、55.17%、20.69%、6.90%，经比较0.5年生存率差异无统计学意义（$X^2=0.383$，$P=0.536$），而1、2、3年生存率差异有统计学意义（P值分别为0.039、0.049、0.041）。治疗组KPS评分改善显著优于对照组（f=0.139，t=11.934，$P=0.000$）。**结论：** γ-刀联合射频热疗是原发性肝癌TACE术后患者的一种安全、有效的综合治疗方法，具有较高的临床应用价值。

202. 伊立替康所致腹泻对卡培他滨吸收的影响及其改良XELIRI等方案疗效的临床研究

陶思思，何红梅，张　阳

大连医科大学附属第二医院

目的： 伊立替康联合卡培他滨（XELIRI方案）治疗胃肠道肿瘤有一定的疗效，但XELIRI方案因其腹泻发生率较高，影响卡培他滨的吸收，在临床应用中受到一定的限制。本研究探讨伊立替康所致腹泻对卡培他滨吸收的影响，并评价其改良方案的疗效和安全性。**方法：** 通过收集2014年5月～2015年2月就诊于大连医科大学附属第二医院的5例消化系统恶性肿瘤患者，采用伊立替康应用后推迟7天口服卡培他滨的方法，即改良的XELIRI方案（伊立替康联合卡培他滨）或XELIRINOX方案（伊立替康、奥沙利铂联合卡培他滨）至少进行2个周期的治疗后，通过临床表现及辅助检查结果等来评价改良方案的近期疗效及不良反应情况。**结果：** 5 例患者共进行 15 周期化疗，每例平均完成 3 周期，其中应用改良 XELIRI 方案 3 例，改良 XELIRINOX 方案 2 例。5 例均可评价不良反应，4 例可评价近期疗效。所有患者均未出现 3/4 度不良反应，主要毒性为 1 度腹泻、中性粒细胞减少、恶性呕吐、肝毒性和 2 度血红蛋白降低。5 例中 1 例为术后辅助化疗，4 例获得 SD，疾病控制率 100%。**结论：** 伊立替康应用后推迟口服卡培他滨的改良方法，发生 3 度及以上腹泻的风险降低，不影响口服卡培他滨吸收。改良的 XELIRI 或 XELIRINOX 方案治疗消化系统肿瘤疗效不降低且毒副反应小。改良的 XELIRI 或 XELIRINOX 方案值得临床推广应用和进一步深入观察。

203. Gemcitabine plus S-1: a Hopeful Frontline Treatment for Asian Patients with Unresectable Advanced Pancreatic Cancer

曹春香[1]，匡　萌[1]，张珣磊[2]，汤翠菊[1]，陈锦飞[1]

[1] 南京市第一医院肿瘤科；[2] 南通市肿瘤医院肿瘤科

Purpose: We performed meta-analysis to examine whether gemcitabine plus S-1 (GS) could improve treatment efficacy as first-line chemotherapy for unresectable advanced pancreatic cancer (UAPC) as compared to gemcitabine alone. **Methods**: The literature was searched for eligible randomized controlled trials (RCTs) in the last decade. The endpoints included overall survival (OS), progression free survival (PFS), overall response rate (ORR) and disease control rate (DCR). Toxicities were also analyzed. Subgroup analysis based on the extent of disease was performed. **Results**: Four fully published trials included 875 Asian patients were analyzed. 99.43% of patients had an Eastern Cooperative Oncology Group performance status (ECOG PS) of 0 or 1. Our results showed that GS significantly improved OS (hazard ratio [HR], 0.82; $P=0.015$), PFS (HR, 0.64; $P<0.001$), ORR (odds ratio [OR], 3.00; $P<0.001$) and DCR (OR, 1.78; $P<0.001$), but was associated with more hematologic (leukocytopenia, neutropenia, thrombocytopenia) and nonhematologic adverse events (diarrhea, stomatitis, nausea, rash). These adverse events were manageable and acceptable. Subgroup analysis indicated that GS, comparing with gemcitabine alone, significantly improved OS in patients with locally advanced pancreatic cancer (APC) (HR, 0.69; $P=0.022$), but did not in patients with metastatic pancreatic cancer (PC) (HR, 0.75; $P=0.256$). **Conclusion**: This updated meta-analysis provided evidence for survival benefits of GS regimen as first-line treatment in Asian patients with UAPC, especially in patients with locally APC, while good ECOG PS was warranted.

204. 胃肝样腺癌临床治愈1例报告及文献复习

胡岳棣，刘永萍

苏州大学附属常州肿瘤医院

目的：探讨胃肝样腺癌的临床特征、诊断及提高生存期的治疗方法。**方法**：分析1例典型临床治愈患者的诊疗经过并进行文献复习。**结果**：该例患者术前临床诊断为胃肝样腺癌Ⅳ期，采用FOLFOX4方案TACE和全身化疗，继之手术（病理和免疫组化确诊为胃肝样腺癌）和术后原方案辅助化疗。达临床治愈，OS122个月，DFS115月；现继观。**结论**：胃肝样腺癌临床较少见，治疗仍以手术为主的综合方案，化疗方案以草酸铂联合5-氟尿嘧啶类为宜。术前临床诊断对制定个体化综合治疗方案，延长生存期十分重要。

205. 胃癌中异常表达的miRNAs的鉴别

吴　瑾

哈尔滨医科大学附属肿瘤医院内七科

目的：基因组的非编码部分（包括miRNA），可以在胃癌的发生过程中起到一定作用。在许多人类癌症中发现了miRNA的表达，但在胃癌中相关的研究较少。鉴别胃癌种新的异常表达的miRNAs是非常必要的。**方法**：本研究中，我们使用来源于三种胃癌组织和三种正常组织的miRCURYTM序列LNA miRNA芯片来分析1891个miRNA的表达图谱。通过实时PCR对肿瘤组织和正常组织中miRNA的表达水平进行了比较。**结果**：我们发现在胃癌组织中有31种miRNA表达上调（$P<0.05$），同时有10种miRNA从来未见报道，还有30种miRNA在胃癌中表达下调（$P<0.05$）。肿瘤基因分析表明那些失调的miRNA主要参与调节细胞增殖。采用实时PCR对has-miR-105，-213＊，-514b和-548n的水平进行检测发现它们在肿瘤组织中高表达。在此我们报告了胃癌的miRNA图谱，并且为了解这种恶性疾病提供了新思路。**结论**：这一新发现表明这些miRNA很有可能在胃癌诊断、预后标记物或靶向治疗方面起到重要作用。

206. 白蛋白结合型紫杉醇联合方案三线治疗晚期胃癌的临床疗效观察

仲悦娇，陆建伟，张　琰，沈　波

江苏省肿瘤医院内科

目的：探讨白蛋白结合型紫杉醇联合化疗方案三线治疗晚期胃癌的疗效和安全性。**方法**：收集2012年08月至2013年11月就诊我科的一、二线治疗失败的晚期胃癌患者20例，均采用白蛋白结合型紫杉醇联合替吉奥（S-1）和/或奥沙利铂（OXA）方案进行三线治疗。化疗2周期后根据RECIST标准评价近期疗效，按照NCI CTC 3.0标准评价不良反应。**结果**：20例患者均可评价疗效，完全缓解（CR）0例，部分缓解（PR）6例，病情稳定（SD）8例，疾病进展（PD）5例，有效率（RR）为30%，疾病控制率（DCR）为70%。中位无进展生存时间（PFS）为4.7个月。白蛋白结合型紫杉醇联合S-1和OXA三药方案较白蛋白结合型紫杉醇联合S-1或OXA两药联合方案疗效好（$P=0.022$）。16例存活，4例死亡。治疗相关主要毒副反应为脱发、骨髓抑制及周围神经毒性，均在可耐受范围。**结论**：白蛋白结合型紫杉醇联合S-1和OXA三药方案治疗效果较好、毒副反应可耐受，这一方案可为晚期胃癌患者三线治疗方案提供选择。

207. 单药替吉奥治疗老年晚期胃癌的临床观察

樊鑫鑫，朱彩华，陈贝贝，别良玉，马一杰，陈小兵

郑州大学附属肿瘤医院

目的：观察单药替吉奥治疗晚期胃癌的临床疗效及不良反应。**方法**：对60例老年晚期胃癌患者随机分为2组，替吉奥组采用替吉奥胶囊40~60 mg，2次/d，餐后口服，d1~d14，每21天一个周期，至少完成2个周期；对照组给药方法采用奥沙利铂130 mg/m^2，泵入2h，d1，替吉奥胶囊按照80mg/（m^2·d），分2次，餐后口服，d1~d14，每21天一个周期，至少完成2个周期。不良反应处理同替吉奥组。按RECIST 1.1标准评价客观疗效，WHO标准评价不良反应。**结果**：2组60例患者均可以评价疗效，结果两组疗效相似，无统计学差异（$P>0.05$）；化疗不良反应主要为骨髓抑制、消化道反应、周围神经毒性、肝功能损伤。对照组血液学毒性、恶心呕吐发生率均高于替吉奥组，差异具有统计学意义（$P<0.05$）；腹泻、肝损伤发生率替吉奥组低于对照组，差异不具有统计学意义（$P>0.05$）。**结论**：单药替吉奥口服治疗老年晚期胃癌的近期疗效肯定，不良反应发生率相对联合奥沙利

铂较低，值得进一步研究应用。

208. Implication of H63D Polymorphism of HFE Gene in Aggressive Cancers: a Meta-analysis of 28 Case-control Studies

沈丽丽，陈锦飞

南京市第一医院

Objectives: A number of studies demonstrated that the HFE H63D polymorphism is associated with risk of multiple types of cancer including colorectal cancer, breast cancer, liver cancer, pancreatic cancer and gynecologic malignant tumors. However, the results of clinical outcome were not consistent. Thus, we performed this meta-analysis to summarize the effect of H63D variant on solid tumor incidence. **Methods**: The PubMed and EMBASE databases were searched regarding the HFE H63D polymorphism associated with cancer risk. The relationships were evaluated by calculating the pooled odds ratios (ORs) with 95% confidence intervals (CIs). **Results**: A total of 28 studies including 7, 728 cancer cases and 11, 895 controls were identified. Statistically significant associations between the HFE H63D polymorphism and solid cancer risk were determined (CG vs. CC, OR=1. 14, 95% CI=1. 07~1. 23, P<0. 001; GG vs. CC, OR =1. 28, 95% CI=1. 06~1. 55, P=0. 010; CG/GG vs. CC, OR=1. 16, 95% CI=1. 08~1. 24, P< 0. 001; GG vs. CC/CG, OR=1. 24, 95% CI=1. 02~1. 49, P=0. 027). In the subgroup analysis, we illustrated the effect of the H63D polymorphism on hepatocellular carcinoma and pancreatic cancer risk, particularly in Asian and African subgroups, but not on gynecologic malignant tumors. **Conclusion**: HFE H63D polymorphism may play a critical role in the increased aggressiveness of hepatocellular carcinoma and pancreatic cancer.

209. microRNA-32在肝细胞癌中的表达及其临床预后意义

姚　乐，李胜棉

河北医科大学第四医院

背景及目的: microRNA（miRNA）是一种内生的、长度为20~24个核苷酸的小RNA，其在细胞内具有多种重要的调节作用。miRNA 可参与调节细胞分化、细胞侵袭、细胞凋亡等多种细胞功能，并与恶性肿瘤的发生、发展有着密切的关系。本研究旨在检测 miR-32 在肝细胞癌组织中的表达，并探讨其临床预后意义。**方法：**实时荧光定量 PCR（real-time PCR，RT-PCR）法检测 50 例肝细胞癌癌组织与相应癌旁组织中 miR-32 的表达水平，分析 miR-32 表达水平与肝细胞癌患者临床病理特征及预后的关系。**结果：**miR-32 在 66%（33/50）的肝细胞癌组织中相对高表达，表达水平为 0.0095，癌旁组织中的表达水平为 0.0047，差异有统计学意义（$P<0.05$），并且在有肿瘤转移患者中的表达水平显著高于无肿瘤转移患者（$P=0.021$）。Kaplan-Meier 生存分析显示，miR-32 表达水平越高，患者生存期越短，但差异并无统计学意义（$P=0.109$）。**结论：**miR-32 在肝细胞癌组织中的表达上调与肝细胞癌患者有无肿瘤转移密切相关，miR-32 可能成为肝细胞癌诊断及病情判断的新的分子标志。

210. 结直肠癌腹膜后淋巴结转移的放射治疗

张　睿，赵　剑，徐　健，宋　纯

辽宁省肿瘤医院

目的：评价结直肠癌腹膜后淋巴结转移同步放化疗疗效。**方法：**将我院结直肠癌有腹膜后淋巴结转移的结直肠癌患者分为两组，治疗组接受 5-氟尿嘧啶（5-FU）联合放疗；对照组接受单纯放疗。**结果：**治疗组和对照组的总有效率 RR（CR+PR）分别为 86.7%（13/15）、53.3%（8/15），差异有统计学意义（$P<0.05$）。治疗组和对照组的疾病控制率 DCR（CR+PR+SD）分别为 93.3%（14/15）、60.0%（9/15），两组比较有统计学意义（$P<0.05$）。**结论：**5-FU 联合放疗的临床疗效明显高于单纯放疗组，值得在临床推广使用。

211. 局部晚期结肠癌转化治疗的临床研究

张　睿，徐　健，赵　剑，宋　纯

辽宁省肿瘤医院

目的：探讨术前新辅助治疗在局部晚期结肠癌的临床疗效。**方法：**选取我院收治的结肠癌患者 66 例，分为治疗组（n=33）和对照组（n=33）。治疗组术前先行化疗，化疗结束后 4~6 周再接受手术治疗，术后给予化疗维持；对照组术前不做任何治疗，术后给予化疗维持。**结果：**治疗组的总有效率与疾病控制率均显著高于对照组（$P<0.05$）。治疗组的生存时间为（12.7±4.3）个月，显著高于

对照组的（8.2±3.3）个月（$P<0.05$）。治疗组发生不良反应6例，对照组发生不良反应8例，两组不良反应发生率比较差异没有统计学意义（$P>0.05$）。**结论：**术前使用新辅助治疗局部晚期结肠癌可显著提高临床疗效，提高患者的生存时间。

212. 胃癌患者血清及癌组织中MMP-3的表达及临床意义

李　佳[1]，司瑞丽[2]，李晓凤[2]

[1] 内蒙古自治区包头市疾病预防控制中心免疫规划科；
[2] 内蒙古自治区包头市肿瘤医院肿瘤综合内科

摘要：目的：研究胃癌患者血清及癌组织中基质金属蛋白酶-3（MMP-3）的表达特点，探讨检测血清MMP-3在临床上反映胃癌病程变化的意义。**方法：**选取胃癌患者45例为观察组，同期健康体检者30例为对照组，比较手术前观察组与对照组血清MMP-3水平，分析观察组MMP-3在胃癌组织、癌旁组织中的表达情况，及其与临床病理因素的关系。**结果：**胃癌组织MMP-3阳性染色率显著高于癌旁组织（$P<0.01$）；观察组血清MMP-3水平显著高于对照组（$P<0.01$）；血清MMP-3水平与肿瘤浸润深度、淋巴结转移、临床分期密切相关（$P<0.01$）。**结论：**胃癌患者MMP-3于癌组织及血清中均高表达，血清MMP-3在预测胃癌侵袭转移，评估胃癌恶性程度等可能具有重要的临床应用价值。

213. CXCR4和CD133共表达对Ⅱ～Ⅲ期结肠癌预后的影响

李晓凤，司瑞丽，杨永岩

内蒙古自治区包头市肿瘤医院综合内科

摘要：目的：探讨CXCR4和CD133共表达与Ⅱ～Ⅲ期结肠癌临床病理特征及预后的关系。**方法：**收集2010年1月~2011年6月在包头市肿瘤医院行结肠癌根治术的结肠癌患者的肿瘤组织及瘤旁上皮组织石蜡包埋标本49例，免疫组化法检测CXCR4和CD133的表达，并分析其与临床病理特征及3年生存率之间的关系。**结果：**肿瘤组织与瘤旁结肠上皮组织中，CXCR4阳性表达率分别为61.22%（30/49）、8.16%（4/49），CD133阳性表达率分别为36.73%（18/49）、6.12%（3/49）。肿瘤组织中CXCR4和CD133的表达与患者的年龄、性别、原发灶部位、肿瘤大小、TNM分期、组织学分类、肿瘤浸润深度、有无淋巴结转移无关，但CXCR4和CD133的共表达与TNM分期及淋巴结转移情况存在相关性。CXCR4 和 CD133 共表达的患者 3 年生存率为 27.27%（3/11），其余患者为 76.32%（29/38），二者比较差异有统计学意义（$\chi^2=7.0206$，$P=0.0081$）。**结论**：CXCR4 和 CD133 共表达可能是Ⅱ~Ⅲ期结肠癌患者预后不良的危险因素。

214. 超声胃镜对原发性胃恶性淋巴瘤的诊断价值

张全卯

山西省肿瘤医院

目的：探讨原发性胃恶性淋巴瘤（PGML）临床、胃镜及超声内镜下的表现，提高该病的诊断水平。**方法**：回顾性对胃镜、超声胃镜及病理证实的 34 例 PGML 的临床资料进行分析。**结果**：34 例患者主要症状为腹痛、纳差、体重减轻等。胃镜下表现为溃疡性、肿块性及弥漫浸润性损害，胃镜活检病理诊断 PGML22 例，其中 16 例显示为起源于胃黏膜下层的低回声病灶，6 例见胃壁外的肿大淋巴结，均考虑为 PGML。8 例术前病理诊断为胃恶性肿瘤，4 例病理诊断为溃疡，均行超声内镜检查术后病理诊断为胃原发淋巴瘤。术前诊断阳性率为 65%。**结论**：加强对胃恶性淋巴瘤的重视，提高对胃镜及超声内镜特异性征象的认识，联合应用免疫组化多种诊断方法，将有助于提高胃恶性淋巴瘤的术前诊断率。

215. Down-regulation of miR-195 Facilitates Esophageal Squamous Cell Carcinoma Invasion and Metastasis via SMAD7 Pathway

王　峰，樊青霞

郑州大学第一附属医院

Esophageal squamous cell carcinoma (ESCC) is an aggressive and life-threatening disease due to invasion and metastasis in the early stage. Great efforts had been made to explore the molecular mechanisms which contribute to the invasion and metastasis in ESCC. Recent evidence had suggested that deregulation of miR-195 played an important role in many cancers. However, its role and functional mechanism in the progression of ESCC had been seldom reported. In the current study, we demonstrated that the expression levels of miR-195 were down-regulated both in ESCC tissues and in ESCC cell lines. Furthermore, the expression of miR-195 was negatively linked to lymph node metastasis in ESCC tissues. Restoration of miR-195 in EC-1 cells by using miR-195 mimics could decrease the invasion, metastasis and proliferation ability of EC-1 cells, indicating its role in inhibition on the invasion and metastasis of ESCC cells and tissues. In addition, we identified SMAD7 as a specific target gene for miR-195 by luciferase activity assay, and miR-195 could not only negatively regulate SMAD7 expression but also participate in epithelial-mesenchymal transition (EMT), suggesting that miR-195 perhaps facilitated ESCC invasion and metastasis via SMAD7 pathway. Taken together, our results described a miR-195-SMAD7 pathway which might contribute to ESCC invasion and metastasis. Targeting miR-195 might provide a strategy for blocking tumor metastasis.

216. 榄香烯对肝细胞癌的治疗作用及机制研究

付　军

上海东方肝胆医院

目的：探讨榄香烯对肝细胞癌的抗癌作用及其机制。**方法**：体外观察榄香烯处理后的小鼠肝癌细胞系H22细胞的凋亡及增殖影响，检测AKT相关基因的表达。建立小鼠肝癌原位移植模型，随机分A、B、C组，每组10只，A组生理盐水0.3ml/次/日，B组榄香烯3mg/0.3ml/次/日，C组替吉奥生理盐水0.2mg/0.3ml/次/日，连续灌胃两周，观察小鼠生活状态、体重变化及小鼠肝脏肿瘤大小。**结果**：随着榄香烯浓度增大，H22细胞受抑制增殖的作用增强，半数抑制浓度约为30μg/ml，榄香烯处理后肝癌细胞AKT mRNA表达量没有明显变化，AKT蛋白无明显变化，但是p-AKT蛋白明显降低。B组小鼠生活状态以及体重与A组无差别，肿瘤直径小于A组，B组小鼠生活状态及体重明显优于C组，肿瘤大小与C组无明显差别。**结论**：体内外实验均提示榄香烯有抑制肝癌细胞生长的作用，其毒副作用不明显，其机制可能是通过PI3K/AKT途径，降低AKT的磷酸化而抑制H22肝癌细胞增殖。

217. 中国胃癌患者术前焦虑抑郁的发生率及其相关因素的初步研究

许　乐[1]，潘　琼[2]，林仁琴[2]

[1] 福建医科大学附属协和医院护理部；[2] 福建医科大学协和临床医学院护理教研室

目的：调查中国胃癌患者术前焦虑抑郁的发生率，探讨相关影响因素，拟为胃癌患者术前焦虑抑郁的防治、术后康复、生活质量改善及生存期的提高提供科学依据。**方法**：本研究随机选择经胃镜检查明确诊断而入住福建医科大学附属协和医院胃外科接受腹腔镜手术治疗的 53 例胃癌患者。术前采用医院焦虑抑郁量表（HADS）、医学应对方式问卷（MCMQ）、社会支持评定量表（SSRS）、D 型人格量表（Ds-14）进行调查，并收集其手术前 7 天内血常规检查结果，计算中性粒细胞与淋巴细胞比值（neutrophil to lymphocyte ratio，NLR）。根据 HADS 量表结果将胃癌术前患者分为焦虑抑郁组与非焦虑抑郁组，对此二组患者在应对方式、社会支持得分、D 型人格以及术前 NLR 等方面进行比较。**结果**：53 例胃癌患者术前焦虑抑郁的发生率为 20.75%。两组在应对方式中的屈服（$P=0.00$）、D 型性格（$P=0.04$）、NLR（$P=0.039$）等相关因素的差异具有统计学意义（$P<0.05$），而在应对方式中的面对、回避及社会支持得分上差异无统计学意义（$P>0.05$）。**结论**：胃癌患者术前焦虑抑郁的发生率仍较高，并受应对方式、D 型人格、NLR 等相关因素的影响，而针对性施以相关心理和药物干预应能改善胃癌患者术前焦虑抑郁发生及发展。

218. 75 岁以上老年食管癌适形放疗疗效分析

汪　超

安徽医科大学附属巢湖医院

目的：探讨三维适形放疗对 75 岁以上老年食管癌患者的疗效及毒副反应。**方法**：回顾性分析我院自 2009 年 1 月份至 2012 年 7 月份接受根治性三维适形放疗（3DCRT）和常规分割放疗（CFRT）的 112 例 75 岁以上老年食管鳞癌患者临床资料，对比分析两组近期有效率、1、2 年局部控制率及生存率、毒副反应。**结果**：3DCRT 组、CFRT 组近期有效率分别为 86.5%和 68.8%，1 年局控率分别为 76.1%和 53.3%。2 年局控率分别为 46.3%和 24.4%，1 年生存率分别为 79.1%和 64.4%，2 年生存率分别为 49.3%和 28.9%。治疗毒副反应相似。**结论**：75 岁以上老年食管癌患者行三维适形放疗疗效优于常规分割放疗，不良反应可耐受。

219. 中医药治疗胃癌合并高凝状态的临床试验方案设计的特色与评价

侯　丽，李　亚，郭晓青，陈信义

北京中医药大学东直门医院血液肿瘤科

目的：介绍中医药治疗胃癌合并高凝状态的临床试验方案，并评价方案的设计特色。**方法：**以晚期胃癌合并高凝状态患者为研究对象，采用多中心、前瞻性、实用性随机对照试验方法，通过规范临床试验，客观评价中医药治疗胃癌合并高凝状态的临床疗效；通过分析相关指标，探索运用益气活血理论治疗晚期胃癌合并高凝状态的临床机制。**结果：**运用中医“气虚血瘀”理论，结合现代实验室相关指标，共同判断中医药治疗胃癌合并高凝状态的临床疗效与效应机制。**结论：**中医药治疗胃癌合并高凝状态的临床试验方案具有临床实用性和科学性，在中医理论指导下，临床表现与实验室客观指标相结合，为今后的临床推广和行业公认性奠定基础。

220. 同步放化疗对局部晚期胃癌患者的疗效及对生活质量的影响

刘　瑜[1]，姚俊涛[1]，张　蕊[1,2]

[1] 陕西省肿瘤医院；[2] 西安市精神卫生中心

目的：观察同步放化疗对局部晚期胃癌患者的近期疗效，并对其对患者生活质量的影响及并发症分析。**方法：**将55例不能手术的局部晚期胃癌患者随机分为2组，28例进行同步放化疗治疗，先行XELOX方案化疗1周期，于2周期化疗第2天同时进行适形放疗，并按化疗周期进行3、4周期XELOX方案治疗。27例患者进行4周期XELOX方案化疗。**结果：**无进展生存期（PFS）在同步放化疗组为7.1个月，化疗组为5.1个月（$P<0.05$）；肿瘤客观缓解率（ORR）同步放化疗组67.8%，化疗组40.7%（$P<0.05$）；QLQ-C30评定：治疗后同步放化疗组PA（疼痛症状）评分，SL（失眠症状）评分低于单纯化疗组（28.5±20.1 vs 40.3±21.0），（35.4±19.6 vs 44.5±18.9，$P<0.05$），PF（躯体功能）评分高于化疗组（64.2±19.4 vs 60.3±20.4，$P<0.05$）。同步放化疗组患者AP（食欲减退）NV（恶心呕吐）与FA（乏力）评分高于单纯化疗组（51.5±20.6 vs 48.3±20.7；46.2±18.7 vs

40. 1±13. 6；63. 0±23. 7 vs 60. 03±22. 6），但 $P>0.05$；而 RF（角色功能），EF（情绪功能），CF（认知功能），SF（社会功能）QL（总体健康状况）相当，无统计学意义。治疗组Ⅲ/Ⅳ消化道毒性及Ⅲ/Ⅳ血液毒性发生率高于对照组（28. 6% vs 18. 5%；25. 0% vs 18. 5%），但 P 值比较无差异。**结论：**同步放化疗对局部晚期胃癌患者近期疗效优于化疗组；与单纯化疗比较，同步放化疗患者疼痛、失眠、躯体症状改善，总体生活质量状况相当。患者可耐受同步放化疗消化道毒性及血液毒性。

221. Quantitative Shear Wave Elastography in Assessment of Liver Ablation Zone after Radiofrequency Ablation in ex vivo Swine Livers

伯小皖[1]，徐辉雄[1]，李小龙[1]，郭乐行[1]，李丹丹[1]，
贺亚萍[1]，刘博姬[1]，王 丹[1]，徐晓红[2]

[1]上海市第十人民医院；[2]广东医学院附属医院

Objective：The aim of our study was to evaluate the usefulness of a novel quantitative shear wave elastography（SWE）（i. e. virtual touch imaging quantification，VTIQ）in assessing the ablation zone after radiofrequency ablation（RFA）for ex vivo swine livers. **Methods**：RFA was performed in 9 pieces of fresh ex vivo swine livers and 3 different ablation programs were carried out. The T20 electrode needles with 10W，20W，30W output powers were used. Conventional ultrasound（US），conventional strain elastography（SE）and SWE was performed 0min，10min，30min and 60 min after ablation. The ablation zones were evaluated by measuring shear wave velocity（SWV）and evaluating shear wave speed map on the quantitative SWE. The US，SE and SWE results were compared against gross pathological and histopathological specimens of ablation zones of the livers. **Results**：Conventional US showed the central necrotic zone was hyperechogenicity and the whole ablation zone was mixed echogenicity 10min，30min and 60min after ablation. The ablation zone was indistinguishable 0 minute after ablation because of the interference of hyperechoic gas. SE was able to differentiate the ablation zone（black zone）and periphery normal unablated liver parenchyma（white zone）at all observation time pionts after RFA. VTIQ gave more details about the ablation zone that in shear wave speed maps the central necrotic zone appeared as red，lateral necrotic zone as green，and transitional zone as green-blue zone，from inner to exterior，while the periphery normal unablated liver parenchyma apeared as blue color. The mean SWV value among the different zones showed significant difference（all $P<0.01$）with 10W，20W and 30W output power at 0min，10min，30min and 60 min after RFA. **Conclusion**：The novel quantitative SWE is useful for the size evaluation of the ablation zone after RFA and it facilitates discrimination of different areas in the ablation zone qualitatively and quantitatively.

222. 立体定向放疗配合热疗及替吉奥治疗局部晚期胰腺癌的疗效分析

康静波

海军总医院

一、资料和方法

（一）病历资料

自2012年4月至2013年4月，收治54例胰腺癌病人。男33例，女21例，年龄34～84岁，中位年龄60岁。病理证实37例，采用PET-CT或经内镜逆行胆胰管造影（endoscopic retrograde cholangio-pancreatography，ERCP）和典型病史和症状等并结合肿瘤标志物做出诊断17例。按AJCC胰腺癌临床分期标准判断，Ⅲ期39例，Ⅳa 15例。按随机分组设计分为两组：A组：30例行体部立体定向放疗（γ-SBRT）配合热疗；B组：24例γ-SBRT配合热疗及替吉奥胶囊治疗

（二）γ-SBRT治疗方法

治疗的病人仰卧或俯卧于三维立体定位床中，负压袋放置于定位床中，将真空袋抽真空固定病人躯体，采用CT模拟定位，3～5 mm层距扫描病灶区域，记录N型尺值、重复定位尺值及患者体表标记点的X、Y、Z坐标参数并仔细核对，之后将获得的图像资料和相关数据传输至治疗计划系统（Treatment Planning System，TPS）进行三维重建，勾画肿瘤靶区及计划靶区。用50%～65%等剂量线包绕计划靶区；剂量3.6～4.5Gy/次，治疗次数为10～13次，处方总放射剂量给予36.0～49.5Gy；每日或隔日治疗。54例病人均给予γ-SBRT治疗。

（三）热疗方法

每次热疗在γ-SBRT治疗后4h内进行，每次治疗维持温度41.5～44.5°，共1小时；2次/周，共4～6次。54例病人均给予热疗。

（四）替吉奥治疗方法

24例病人在γ-SBRT治疗前1天开始服用替吉奥胶囊，40mg/次，每日2次，早晚餐后口服，服用14天、休7天 为1周期；至少6个周期。如出现3/4级限制性毒副作用。

二、结果

（一）近期疗效

γ-SBRT治疗结束后3个月复查CT或MRI，影像学结果显示总的有效率为83.1%（59/71）。A组的有效率为76.7%，低于B组83.3%，相差不显著（$X^2=0.365$，$P=0.546$）。

（二）局部控制率

A组的1年局部控制率为33.3%（10/30）；B组的1年局部控制率分别为41.7%（10/24）。经卡方检验两组局部控制率相差不显著（$X^2=3.630$，$P=0.057$）。

（三）生存率及中位生存

A组的1年生存率为30.0%，中位生存为9.4个月；B组的1年生存率为41.7%，中位生存为

12.2 个月；经秩和（Mantel-Cox）检验两组的生存率相差显著（$X^2=3.903$，$P=0.048$）。

γ-SBRT 治疗后 3 个月内，A 组腹部不适伴疼痛的改善率 81.0%（17/21）；B 组腹部不适伴疼痛的改善率 86.7%（13/15）；两组比较，差别无显著（$X^2=0.754$，$P=0.686$）。

（四）不良反应

治疗期间病人出现不同程度的乏力、食欲不振、恶心等症状；1+2 级急性骨髓抑制发生率分别为 A 组为 20.0%（6/30），B 组为 26.0%（7/24），两组比较，差别无显著差异（$X^2=1.234$，$P=0.267$）；给予对症治疗后恢复正常。

三、讨论

SBRT 是近年来放射治疗领域的新技术，其放射剂量分布的最大特征是使高剂量集中在靶区，靶外剂量明显锐减，可以提高肿瘤组织剂量，降低周围正常组织的照射剂量，使患者在接受治疗的同时减少对周围正常组织的影响，周围正常组织器官可以得到有效保护，已有采用该项技术治疗胰腺癌的报道[8,9]。近年来替吉奥在治疗晚期胰腺癌的疗效和安全性已经在多个临床观察中得到证实。GEMSAP 研究探索了吉西他滨联合替吉奥对比吉西他滨单药治疗晚期胰腺癌的疗效，研究结果发现吉西他滨联合替吉奥组和吉西他滨组患者的无进展生存期（PFS，本研究对比了 γ-SBRT 联合热疗和 γ-SBRT 联合热疗及替吉奥的疗效及不良反应，结果发现两组 3 个月有效率分别为 76.7%和 83.3%，1 年局部控制率分别为 33.3%和 41.7%，但未达到统计学差异，在生存数据方面，γ-SBRT 联合热疗 1 年生存率为 30.0%，中位生存为 9.4 个月，γ-SBRT 联合热疗及替吉奥组的 1 年生存率为 41.7%，中位生存为 12.2 个月，两组具有统计学意义，显示 γ-SBRT 联合热疗及替吉奥可以延长了患者生存期，提高生存率；虽然治疗过程中出现乏力、食欲不振、恶心等症状，但均能耐受，且两组差异无统计学意义。

综上所述，γ-SBRT 联合热疗及替吉奥治疗局部晚期胰腺癌患者能够延长生存期和提高生存率，且毒副反应可以耐受，是治疗局部晚期胰腺癌的较好方法。

223. 白蛋白结合型紫杉醇治疗晚期胰腺癌的临床观察

沈　波[1]，尹　敏[2]，仲悦娇[1]，袁　渊[1]

[1] 南京医科大学附属肿瘤医院内科；[2] 徐州市邳州市人民医院肿瘤科

目的：探讨白蛋白结合型紫杉醇治疗晚期胰腺癌患者的临床疗效及不良反应。**方法：**回顾性分析 2010 年 08 月至 2014 年 7 月就诊南京医科大学附属江苏省肿瘤医院的 23 例晚期转移性胰腺癌患者，均采用白蛋白结合型紫杉醇（200~260mg/m^2）为基础药物的联合化疗方案治疗，2 个周期后评估疗效及不良反应。**结果：**23 例患者中有 5 例患者只行 1 个周期化疗，16 例患者可评估疗效。无 CR 患者，3 例 PR，11 例 SD，2 例 PD。DCR 为 87.5%。一线治疗中 1 例 PR，5 例 SD，mPFS 为 6.5 个月；二线治疗中 1 例 PR，5 例 SD，mPFS 为 4 个月；三线以上治疗中 2 例 SD，mPFS 为 4.21 个月。主要不良反应为脱发、血液毒性、肝功能损伤、腹泻等。**结论：**白蛋白结合型紫杉醇联合化疗治疗晚期胰腺癌疗效肯定，耐受性良好，值得进一步研究。

224. MicroRNA-29b Regulates Osteopontin-dependent Metastatic Function in Esophageal Cancer Lines

陈柏林，邬　麟，杜　娟

湖南省肿瘤医院　中南大学湘雅医学院附属肿瘤医院

Bioinformatics analysis combined with metastasis-related genes microarray array showed that osteopontin could be important target genes of miR-29b. The expression of miR-29b was down-regulated in esophageal cancer tissues compared to the normal tissues. Clinicopathological analysis showed that miR-29b had significantly negative correlation with lymphatic metastasis. High-invasion (OE19-H) and low-invasion (OE19 -L) cell sublines from OE19 cells were created by using the repeated transwell assay to assess the effect of miR-29b on biological behavior of esophageal cancer cells. The gain-of-function studies showed that raised miR-29b expression showed reductions in cell proliferation, invasion and migration. In contrasts, loss-of-function studies that reduced miR-29b promoted proliferation, invasion and migration. Nude mice with xenograft models of esophageal cancer cells confirmed that miR-29b inhibited lung cancer metastasis in vivo. Furthermore, the dual-luciferase reporter assay demonstrated that miR-29b inhibited the expression of the luciferase gene containing the 3′-UTRs of osteopontin mRNA. Western blotting and Q-PCR indicated that miR-29b down-regulated the expression of osteopontin at the protein and mRNA levels. Taken together, our results demonstrate that miR-29b serves as a tumor metastasis suppressor, which suppresses esophageal cancer cell metastasis by directly inhibiting osteopontin expression. miR-29b may be a novel therapeutic candidate target to slow esophageal cancer metastasis.

225. Gadolinium Contrast-enhanced T1-weighted Magnetic Resonance Imaging is Helpful to the Preoperative Detection of Extramural Venous Invasion in Rectal Cancer

刘立恒[1,2]，靳二虎[2]，王振常[2]，杨正汉[2]

[1] 山东省肿瘤医院影像科；[2] 首都医科大学附属北京友谊医院放射科

Objective: To evaluate whether the addition of Gadolinium contrast-enhanced T1-weighted magnetic resonance imaging (CET1WI) to high resolution T2WI (HRT2WI) can improve the diagnostic performance for detection of extramural venous invasion (EMVI) preoperatively in rectal cancer. **Methods**: Likelihood of EMVI on MRI was scored by two doctors respectively through three reading strategies: CET1WI, HRT2WI and CET1WI combined with HRT2WI. Five-point level score systems were used. Diagnostic performance including sensitivity, specificity and area under the curve (AUC) were calculated and compared. Interobserver agreement was evaluated. **Results**: Fifty-nine patients were enrolled. Eighteen (30.5%) patients had pathological EMVI. Doctor 1 got sensitivity of 72.5%, specificity of 73.2% and an AUC of 0.768 on HRT2WI alone, after addition of CET1WI, improved to 83.3%, 75.6% and 0.864, but the difference in AUC was not significant ($P>0.05$). For doctor 2, these figures were 50%, 78%, 0.720 versus 77.8%, 73.2%, 0.833, and the difference in AUC was significant ($P<0.05$). Interobserver agreement was good for HRT2WI ($\kappa=0.603$) and moderate for CET1WI combined with HRT2WI ($\kappa=0.413$). **Conclusions**: Addition of CET1WI to HRT2WI can increase the diagnostic values for detection of EMVI, and is helpful to improve the diagnostic performance.

226. Galectin-3 和 E-cadherin 在胃腺癌组织中的表达及与血管生成的关系

张自森，王世超，王亚楠，夏兴洲

郑州大学第五附属医院

目的：探讨半乳凝集素-3（galectin-3）和上皮钙黏附蛋白（E-cadherin）在胃腺癌组织中表达及其与微血管密度（MVD）的关系。**方法**：选取胃癌手术切除标本 60 例，组织病理学证实均为胃腺癌，且手术前未接受放疗、化疗。采用免疫组化方法检测各例胃腺癌组织中 galectin-3、E-cadherin 和 CD105 蛋白的表达水平，根据染色阳性肿瘤细胞的百分比进行评分，Weider 方法进行微血管密度（MVD）计数，并分析 galectin-3、E-cadherin 蛋白表达水平与临床病理特征、MVD 的关系及二者表达的相关性。**结果**：galectin-3 阳性表达主要存在于胃癌细胞质及细胞核中，其蛋白阳性表达率为 78.3%（47/60），E-cadherin 阳性表达主要位于细胞膜，其蛋白阳性表达率为 63.3%（38/60）。galectin-3 蛋白表达与组织浸润深度有关（$P=0.01$），E-cadherin 蛋白表达与淋巴结转移有关（$P=0.01$），MVD 与年龄、性别、分化程度、浸润深度、淋巴结转移均无相关（$P>0.05$）。galectin-3 蛋白阳性表达组织中 MVD 显著高于阴性表达组织（25.64±8.81 vs 20.28±6.66，$P<0.05$），E-cadherin 蛋白阳性表达组织中 MVD 显著低于阴性表达组织（22.57±7.18 vs 27.78±10.03，$P<0.05$）。Pearson 相关分析提示 galectin-3 和 E-cadherin 蛋白在胃癌组织中的阳性表达呈显著负相关（$P=0.01$）。**结论**：胃癌组织中 galectin-3、E-cadherin 蛋白表达呈负相关，可能共同影响肿瘤血管生成参与胃癌发展及转移过程。

227. 原发性肝癌介入治疗术后栓塞综合征的观察与护理

武丹娜

河北医科大学第四医院

目的：探讨原发性肝癌介入治疗术后栓塞综合征的病情观察与护理，预防和减少患者生理和心理上的不适，减少不良反应，提高患者的生存质量。**方法**：对45例原发性肝癌患者介入术后出现栓塞综合征进行回顾性分析，如心理护理、发热的护理、胃肠道反应的护理、腹痛腹胀的护理、肝功能损害的护理、呃逆的护理等。**结果**：本组45例病人经过护理人员的细致观察与精心护理，栓塞综合征的症状和体征明显减轻，取得了良好的预期治疗效果。**结论**：严格认真的护理可将原发性肝癌肝动脉化疗栓塞术的并发症降到最低，从而延长患者的生命，提高患者的生存质量。

228. SOX方案术后辅助治疗食管胃结合部腺癌的疗效评价

朱彩华，樊鑫鑫，陈贝贝，马一杰，别良玉，陈小兵

河南省肿瘤医院

目的：评价SOX与XELOX术后辅助治疗食管胃结合部腺癌的安全性与疗效。**方法**：回顾性分析河南省肿瘤医院2011年6月~2014年4月期间术后病理组织学确诊的18例男性食管胃结合部低分化腺癌术后$Ⅲ_A$-$Ⅲ_C$期患者的病例资料。其中9例患者应用SOX标准剂量的化疗。SOX：奥沙利铂130mg/m^{2}d1，替吉奥40mg/次（体表面积S>1.25m^2），50mg/次（1.25m^2<体表面积S<1.5m^2），60mg/次（体表面积S>1.5m^2）bid，d1~14，q21d。9例患者应用XELOX标准计量的化疗。XELOX：奥沙利铂130mg/m^{2}d1，希罗达1000~1250mg/m^2 bid，d1~14，q21d。不良反应按药物不良反应分级标准NCI-CTC 3.0版进行评定。按照实体瘤疗效评定标准（RECIST 1.0）评价疗效。**结果**：SOX组手足综合征的发生明显低于XELOX组（P<0.05），其他不良反应的比较如骨髓抑制、胃肠道反应、外周神经毒性等差异均无统计学意义（P>0.05）。SOX组与XELOX组中位治疗失败时间分别为10.6月、11.2月，差异无统计学意义（P>0.05）。SOX组与XELOX组1年生存率分别为88.9%、100%，差异有统计学意义（P<0.05）。**结论**：SOX与XELOX方案术后辅助治疗食管胃结合部腺癌的疗效与毒副反应无明显差异。

229. 奥沙利铂联合替吉奥治疗晚期弥漫型胃癌的临床观察

陈贝贝，樊鑫鑫，陈小兵，朱彩华，曹　亮，罗素霞

郑州大学附属肿瘤医院

目的：观察奥沙利铂联合替吉奥方案治疗晚期弥漫型胃癌的临床疗效及不良反应。**方法**：42 例晚期弥漫型胃癌患者，采用以下方案化疗：奥沙利铂 130 mg/m^2，泵入 2h，d1，替吉奥胶囊按照 80mg/(m^2·d)，分 2 次，餐后口服，d1～14，每 21 天一个周期，至少完成 2 个周期。按 RECIST 1.1 标准评价客观疗效，WHO 标准评价不良反应。**结果**：全组 42 例患者均可评价疗效。CR 0 例，PR 14 例（33.33%），SD 18 例（42.86%），PD 10 例（23.81%），RR 33.33%，DCR 76.19%。化疗不良反应主要为骨髓抑制、消化道反应、周围神经毒性、肝功能损伤。**结论**：奥沙利铂联合替吉奥胶囊治疗晚期弥漫型胃癌的近期疗效较好，不良反应可以耐受，值得进一步研究应用。

230. XRCC3 Thr241Met 多态性与消化道肿瘤的风险的 Meta 分析

倪　鹏

南京医科大学

背景：许多研究报道了 X 线修复交叉互补组 3（XRCC3）Thr241Met 多态性与消化道肿瘤风险的关系，但是结果仍有争议。因此，我们对这一问题进行荟萃分析。**方法**：我们在 PubMed 中搜索了关于 XRCC3 Thr241Met 多态性与消化道肿瘤风险间关系的研究。最终纳入了 28 篇病例对照研究。**结果**：我们发现在显性模型中 XRCC3 Thr241Met 多态性与增加消化肿瘤的风险有关（CC+CT vs TT：OR：1.125；95%CI：0.478～1.545；P=0.013）。在大肠癌中，XRCC3 Thr241Met 多态性与增加大肠癌的风险有关（CC+CT vs TT：OR：1.213；95%CI：0.411～1.342；P=0.002）；然而在胃癌中，XRCC3 Thr241Met 多态性与降低胃癌的风险有关（CC+CT vs TT：OR：0.38；95%CI：0.28～0.50，P=0.024）。**结论**：XRCC3 Thr241Met 与增加消化道肿瘤风险有关，尤其与增加大肠癌风险相关。

231. BIM mRNA 的表达状态对胃癌生存预后的预测价值

魏　嘉，吴楠蝶，黄　荧，杨　阳，禹立霞，刘宝瑞

南京鼓楼医院

目的：胃癌在东亚地区尤其是我国高发。氟尿嘧啶、奥沙利铂及多西他赛是NCCN指南中推荐的胃癌常规化疗药物。常用化疗药物的联合方案有效率较低，胃癌患者的中位生存时间小于12个月。凋亡相关基因可能与化疗药物的有效性相关。**方法：**我们在131例进展期胃癌组织中检测了BIM、AEG-1和AXL基因的mRNA表达量，并分析了基因表达状态与患者生存预后之间的关系。所有患者一线均接受了统一的FOLFOX化疗方案，其中56例患者病情进展后二线采用了以多西他赛为基础的化疗方案。**结果：**BIM mRNA表达与AEG-1 mRNA表达具有相关性（$rs=0.30$，$P=0.002$）。在生存分析中，我们未发现任何基因的表达状态与患者生存与预后相关。但亚组分析显示，在后续接受以多西他赛为基础的二线化疗方案的患者，BIM基因中高表达的患者中位总生存时间显著长于BIM基因低表达的患者（18.2个月 vs 9.6个月）。多因素分析进一步证实，BIM中高表达的患者相较于低表达患者具有更高的死亡风险（HR=2.61，95% CI=1.21~5.62，$P=0.01$）。**结论：**BIM可能是多西他赛药物相关的疗效预测因子。

232. 胃癌中Ki67表达与氟脲嘧啶类药化疗敏感性的相关性

华云旗

内蒙古包头市肿瘤医院肿瘤内科一病区

目的：回顾性分析胃癌组织中Ki67表达与患者接受以氟尿嘧啶类药物治疗药物敏感性的相关性，为能否通过Ki67表达水平检测来预测药物敏感性提供临床依据。**方法：**内蒙古包头市肿瘤医院2012年1月至2013年12月的进展期胃癌患者病历共69例，术后行辅助化疗以氟尿嘧啶类药物为主的联合化学治疗（包括氟尿嘧啶、卡培他滨和替吉奥），3周为1疗程，共6个疗程，直至疾病进展或出现不可耐受的毒副作用。近期疗效采用RR、DCR评价，远期疗效采用PFS、OS评价，近期疗效评价以RECIST为标准，分为CR、PR、SD及PD，有效率（RR）为CR+PR，疾病控制率（DCR）为CR+PR+SD，统计无进展生存期（PFS）。所有资料均应用SPSS 17.0统计软件进行分析。RR、DCR、PFS、OS用均数±标准差表示；多组间的比较采用单因素方差分析；计数资料采用χ^2检验；而计量资

料采用独立样本T检验，$P<0.05$为差异有统计学意义。**结果**：对于胃癌患者临床疗效Ki67表达阳性患者临床有效率和疾病控制率明显高于表达阴性患者，疾病控制率分别为78.94%和54.83%，两组比较差异有统计学意义（$P<0.05$）。胃癌组织中Ki-67表达阳性和阴性患者治疗后中位无进展生存率分别为11.5个月和15.0个月，两组相比差异有统计学意义（$P<0.05$）。记录分析对于氟脲嘧啶类药物敏感患者和不敏感患者，两组Ki67表达阳性率分别为73.68%和32.26%，两组比较差异有统计学意义（$P<0.05$）。**结论**：Ki67表达与氟尿嘧啶类药物化疗疗效相关，表达阳性患者近期疗效明显高于表达阴性患者；Ki67表达阳性患者PFS明显低于表达阴性患者，更容易出现疾病进展；Ki67表达阳性患者对氟尿嘧啶类药物化疗更敏感，Ki67表达与氟脲嘧啶类药物化疗敏感性相关。

233. PI3K/AKT/mTOR通路在胃癌中的表达及其在预后评估中的作用

李晶晶，应杰儿

浙江省肿瘤医院

目的：分析PI3K/AKT/mTOR通路中的单靶点及多个靶点联合检测分析与胃癌中临床病理及预后的相关性，探讨多靶点联合分析的预后意义。**方法**：应用免疫组织化学技术Envision法检测59例Ⅰ期~Ⅳ期（M0）胃癌根治术后标本原发病灶中PI3K、p-AKT和p-mTOR的表达，分析单靶点表达、多个靶点联合表达与临床病理特征及其预后的相关性。**结果**：PI3K、p-AKT、p-mTOR表达的阳性率分别为49.2%、57.6%和55.9%；三个指标均阳性11例（18.6%），两个阳性22例（37.3%），1个阳性19例（32.2%），均阴性7例（11.9%）。多因素COX回归模型分析显示神经侵犯、脉管侵犯、TNMstage、CA199水平和PI3K/AKT/mTOR是独立的预后因素。PI3K/AKT/mTOR中任两指标阳性的死亡风险是三者均阳性者的0.367倍，未见统计学差异；PI3K/AKT/mTOR任一指标阳性的死亡风险是三者均阳性者的0.105倍，接近有统计学意义（$P=0.058$）；三个指标均阴性者的死亡风险是三者均阳性者的0.017倍，差异有统计学意义（$P=0.022$）。**结论**：PI3K/AKT/mTOR通路活化与胃癌关系密切，该通路中多个靶点联合检测分析有更强的预后意义。

234. The Clinical Research on Albumin-bound Paclitaxel-based Chemotherapy in Advanced Esophageal Cancer

袁　渊，张　琰，石　林，梅静锋，冯继锋，沈　波

江苏省肿瘤医院

Objective：To evaluate the efficacy and safety of albumin-bound paclitaxel-based chemotherapy in treatment for patients with advanced esophageal cancer who failed in first-line chemotherapy. **Methods**：We collected 29 advanced esophageal cancer patients who received albumin-bound paclitaxel-based chemotherapy from June 2009 to September 2013, and the efficacy and safety of the compound were evaluated. These patients were treated with 100 ~ 150mg/m^2 nab-paclitaxel on days 1 and 8. The cycle was repeated every 3 weeks. Clinical efficacy was evaluated every two cycles. **Results**：Of the 29 patients, two persons interrupted treatment because of adverse reactions, failed to evaluate efficacy effect. The remaining 27 patients who could be evaluated for short-term response, among whom 10 patients (37%) achieved partial response, 2 (7.4%) remained stable disease, and 15 (55.6%) had progressive disease. The objective response rate was 37%, and the disease control rate was 44.4%. The median time to progression was 6.6 months. The major adverse reactions included alopecia (62.07%), neutropenia (65.5%), gastrointestinal reaction (10.3%) and sensory neuropathy (6.8%). **Conclusion**：Thealbumin-bound paclitaxel-based chemotherapy is effective and safety in treatment for patients with advanced esophageal cancer who failed in first-line

235. 沙利度胺联合干扰素在复发/难治非霍奇金淋巴瘤中的应用

米瑞华，魏旭东，郝芊萌，陈　琳，尹青松，艾　昊，袁芳芳，宋永平

河南省肿瘤医院

目的：探讨沙利度胺联合干扰素治疗复发/难治非霍奇金淋巴瘤的临床疗效及安全性。**方法**：对2007 年 7 月~2014 年 6 月河南省肿瘤医院采用沙利度胺联合干扰素 α-1b（rhIFNα-1b）方案治疗的 21 例复发/难治非霍奇金淋巴瘤（NHL）患者临床资料进行回顾性分析。具体方案为：沙利度胺片起始剂量为 100mg 每晚睡前服用，若患者耐受可，可将剂量增加至 200mg，重组人干扰素 α-1b 针 60μg，皮下注射，隔天 1 次，每 4 周为 1 周期，每周期评估疗效并监测不良反应，随访疾病进展状况。对所

有患者的总有效率（ORR）、疾病无进展生存期（PFS）、疾病进展时间（TTP）以及该方案的安全性等相关指标进行分析。**结果：**21 例患者均接受了≥1 周期的沙利度胺联合干扰素方案治疗，所有患者均可评价疗效。完全缓解（CR）9 例（42%），部分缓解（PR）8 例（38%），稳定（SD）2 例，进展（PD）2 例。客观有效率（CR+PR）80%，临床获益率（CR+PR+SD）90%。所有患者中位无进展生存时间（PFS）19.45 个月，疾病进展时间（TTP）19 个月。该方案的主要不良反应为 IFN 引起的药物热、关节痛及沙利度胺引起的神经毒性、便秘，其不良反应均为Ⅰ~Ⅱ度，给予对症处理后均可缓解。无过敏性休克、深静脉血栓、心动过缓等严重不良反应发生。**结论：**沙利度胺联合 rhIFNα-1b 对复发/难治套细胞淋巴瘤疗效确切，对血管免疫母细胞和外周 T 细胞淋巴瘤可能有效，对弥漫大 B 细胞淋巴瘤无效；沙利度胺联合 rhIFNα-1b 方案不良反应轻且可耐受。

236. 沙利度胺联合干扰素、白介素-2 在急性髓系白血病中的应用

米瑞华，魏旭东，郝芊萌，陈　琳，尹青松，艾　昊，袁芳芳，宋永平

河南省肿瘤医院

目的：通过应用沙利度胺联合干扰素、白介素-2 方案治疗 13 例复发/难治及体能状态欠佳不能耐受强化疗的急性髓系白血病（AML）患者，初步探讨该方案在急性髓系白血病治疗中的可行性及安全性。**方法：**回顾性分析 13 例接受沙利度胺联合重组人干扰素 α-1b（rhIFNα-1b）、白介素-2（IL-2）方案治疗的 AML 患者临床资料，其中 12 例为复发/难治 AML 患者，1 例为初治的体能状态欠佳（ECOG 评分 3 分）且拒绝接受化疗的患者。所有患者均自愿接受该方案治疗，具体：沙利度胺片 100~200 mg 每晚顿服；重组人干扰素针 α-1b 60μg 皮下注射，隔天一次；白介素-2 50 万单位皮下注射，每天一次。每 4 周评估 1 次，观察该方案疗效及不良反应，并随访疾病进展状况。对所有患者的总体反应率（ORR）、疾病无进展生存期（PFS）、治疗反应持续时间（DOR）以及该方案的安全性等相关指标进行分析。**结果：**13 例患者中，7 例获得治疗反应，总反应率（ORR）53%，完全缓解（CR）1 例，达到骨髓形态学完全缓解而血常规计数未完全恢复（CRi）2 例，缓解率（CR+CRi）为 23%。4 例（30%）达部分缓解（PR）。6 例（46%）治疗失败（NR）。患者中位 PFS 为 6.29 个月，中位 DOR 为 2.5 个月。13 例患者均能耐受该方案，主要不良反应为骨髓抑制、发热及轻度的眩晕、便秘，少数患者出现神经系统不良反应，表现为四肢末端麻木感，经对症治疗后均好转。4 例出现肺部真菌感染，给予伏立康唑针抗真菌治疗后痊愈，未出现严重心、肾、肝等重要脏器功能损伤。**结论：**沙利度胺联合重组人干扰素 α-1b（rhIFNα-1b）、白介素-2 对复发/难治 AML 或体能状态欠佳不能耐受化疗的患者有一定疗效，其不良反应小而且无严重脏器毒性，使用安全。

237. Bcl-2、C-myc 蛋白在复发 DLBCL 中的表达及其对预后的影响

孙秀华，曲晓娜，张　弦，徐丽叶，丁晓蕾

大连医科大学附属第二医院

目的：Double-hit lymphoma 为同时存在 MYC 基因重排和一个额外基因（Bcl-2、Bcl-6）易位的一类 B 细胞淋巴瘤，预后极差，采用免疫组化法检测出 Bcl-2 及 C-myc 蛋白阳性表达的淋巴瘤称为 Bcl-2/MYC 蛋白共表达淋巴瘤。本实验探讨 Bcl-2、C-myc 蛋白在复发 DLBCL 中的表达情况及其对预后的影响，为临床实践提供参考。**方法**：应用免疫组化 SP 法检测 C-myc、Bcl-2 蛋白在 DLBCL 患者初诊时病理组织中的表达，使用 X^2 检验行单因素分析，用 Kaplan-Meier 法作生存分析。**结果**：①30 例 DLBCL 中 Bcl-2 蛋白阳性 21 例，Bcl-2 蛋白阴性 9 例；C-myc 蛋白阳性 24 例，C-myc 蛋白阴性 6 例。Bcl-2/C-myc 共表达患者 18 例，非 Bcl-2/C-myc 共表达患者 12 例。②统计学分析显示：Bcl-2、C-myc 蛋白的表达与患者的发病年龄、性别、分期、血乳酸脱氢酶水平、有无 B 症状、IPI 评分、原发部位、免疫表型、有无结外受侵均无关，且 Bcl-2 蛋白的表达与 C-myc 蛋白的表达无相关性（$P=0.329$）。③生存分析显示：Bcl-2 阴性组和阳性组的中位 DFS 分别为 22 月、7 月，差异有统计学意义（$P=0.031$）；Bcl-2 阴性组和阳性组的中位 OS 分别为 49 月、28 月，差异无统计学意义（$P=0.122$）。C-myc 阴性组与 C-myc 阳性组的中位 DFS 分别为 18 月、13 月；C-myc 阴性组和阳性组的中位 OS 分别为 44 月、35 月，差别无统计学意义（$P=0.191$，$P=0.180$）。Bcl-2/C-myc 共表达组、非共表达组的中位 DFS 分别为 7 月、21 月，差异有统计学意义（$P=0.031$）；Bcl-2/C-myc 共表达组、Bcl-2/C-myc 非共表达组的中位 OS 分别为 24 月、49 月，差异无统计学意义（$P=0.071$）。**结论**：①. Bcl-2 蛋白、C-myc 蛋白的表达与患者的发病年龄、性别、Ann Arbor 分期、血乳酸脱氢酶水平、有无 B 症状、IPI 评分、原发部位、有无结外受侵均无关。②Bcl-2 阴性组 DFS 优于 Bcl-2 阳性组。C-myc 阳性对生存无明显影响。③Bcl-2 蛋白的表达与 C-myc 蛋白的表达无相关性。4. Bcl-2/C-myc 共表达组 DFS 劣于 Bcl-2/C-myc 非共表达组，OS 无差异。

238. 76 例非霍奇金淋巴瘤患者死亡原因及影响因素分析

孙秀华，程敬敬，张　弦，徐丽叶，丁晓蕾

大连医科大学附属第二医院

目的：分析、总结 NHL 患者的不同死亡原因及其影响因素，为临床工作提供参考。**方法**：回顾

性分析2004年1月至2014年12月期间大连医科大学附属第二医院76例NHL死亡患者的临床资料，总结所有患者的死亡原因，分析初诊时患者的年龄、性别、是否合并糖尿病、首发部位、ECOG评分、分期、IPI、LDH、ESR、β2-MG、Hb、细胞来源、化疗周期及有无B症状对死亡原因的影响。针对每一类死亡原因与以上研究因素进行单因素分析，将单因素分析结果有意义的纳入Logistic多因素分析，以明确促进死亡的独立危险因素或独立保护因素。**结果：**①2004年1月至2014年12月期间大连医科大学附属第二医院共81例淋巴瘤患者死亡，其中1例为HL，1例未行病理或细胞学检测，3例因非肿瘤性原因死亡，包括意外呛咳窒息、结核性胸膜炎、肺间质纤维化并感染各1例，余76例NHL均已通过病理或细胞学检测证实。76例NHL患者中有53例死于晚期恶病质或肿瘤累及远处组织器官所致的脏器功能衰竭，这类患者均为慢性、预期性死亡；14例死于免疫功能低下所致严重感染；7例死于出血所致失血性休克，出血原因包括肿瘤破溃出血、血小板下降致凝血功能障碍性出血、术后出血及应激性上消化道出血；2例死于栓塞，且均是肺栓塞。②单因素分析结果示：脏器衰竭与Ann Arbor分期及有无B症状有相关性，$P<0.05$。进一步应用Logistic回归行多因素分析结果示：Ann Arbor分期Ⅳ期（OR＝3.830，95%CI 1.190～12.329，$P<0.05$）和B症状（OR＝3.172，95%CI 1.091～9.224，$P<0.05$）是慢性、预期性死亡的独立危险因素。3. 单因素分析结果示：严重感染与NHL首发部位及是否合并糖尿病有相关性，$P<0.05$；进一步应用Logistic回归行多因素分析结果示：淋巴结首发（OR＝5.205，95%CI 1.212～22.347，$P<0.05$）及合并糖尿病（OR＝6.537，95%CI 1.708～25.011，$P<0.01$）是因感染致死的独立危险因素。**结论：**①NHL患者肿瘤相关性死亡原因包括4类：脏器功能衰竭、感染、出血、栓塞。②Ann Arbor分期Ⅳ期和B症状是脏器功能衰竭死亡原因的独立危险因素。③合并糖尿病及原发于淋巴结是感染死亡原因的独立危险因素。

239. 18例套细胞淋巴瘤的预后相关因素分析

孙秀华，张　磊，张　弦，徐丽叶，丁晓蕾

大连医科大学附属第二医院

目的：通过分析MCL的临床特征，探讨影响预后的相关因素，以提高对MCL的整体认识，指导临床实践。**方法：**收集大连医科大学附属第二医院2008年7月～2014年7月收治的18例MCL的病历资料，分析性别、年龄、MIPI评分、骨髓受侵情况、ECOG评分、B症状、Ki-67水平、LDH、WBC、LYM 、分期、首次治疗方法等各因素，采用Fisher精确检验对累积生存率进行比较，生存资料及预后分析采用Kaplan-Meier法，单因素分析采用log-rank法。多因素分析采用COX比例风险模型。以$P<0.05$为差异有统计学意义。**结果：**18例中位发病年龄为65岁，男女比例为3.5∶1。免疫表型检测：17例患者行CD5检测：CD5阳性的16例，CD5阴性的1例；15例患者行CD10的检测：CD10为阴性为14例，CD10阳性的1例、16例行CD23检测，CD23阳性的4例，CD23阴性的14例、17例患者行cydylind1检测：cydylind1阳性的17例；17例KI-67检测：Ki-67≥30% 6例，<30% 10例。临床特征方面：18例患者男性14例，女性4例；18例中年龄<65岁8例，≥65岁10例；MIPI评分：低危6例，中危5例，高危7例；骨髓受侵的4例，未受侵的14例；ECOG评分0～1分的16例，2～4分的2例；有B症状3例无B症状的15例；Ki-67<30%的10例，Ki-67≥30的6例；LDH

正常的12例，异常的6例；WBC正常的14例，异常的4例；LYM正常的12例，异常的6例；临床分期Ⅰ期2例，Ⅱ期5例，Ⅲ期4例，Ⅳ期7例；首次治疗方法chop样8例，CAVD 2例，R组5例，各因素行Fisher精确检验单因素分析及采用log-rank法。结果：年龄<65岁与≥65岁分组、MIPI评分低危、中危、高危分组、ki-67增值指数<30%或≥30%、骨髓是否受侵与预后有相关性，而性别、B症状、ECOG评分、B2微球蛋白、LDH、WBC、LYM、分期、首次治疗方法统计后并没有统计学差异。**结论**：年龄<65岁预后相对较年龄≥65岁患者预后好。MIPI评分中，低危组患者预后最好，中危组次之，高危组预后最差。免疫表型中KI-67增值指数<30%较≥30%的预后好。骨髓未受侵较骨髓受侵的患者预后好。

240. 原发性中枢神经系统淋巴瘤的免疫表型研究：附117例分析

刘　静[1]，王亚明[2]，汤巧云[6]，孙雪飞[1]，钱　筠[1]，朱　红[1]，王雅杰[3]，季　楠[4]，孙胜军[5]，李晓燕[1]，白雪燕[1]，于振坤[7]，刘元波[1]

[1] 首都医科大学附属北京天坛医院血液内科；[2] 海军总医院神经外科；
[3] 首都医科大学附属北京天坛医院临床医学实验室；
[4] 首都医科大学附属北京天坛医院神经外科；
[5] 首都医科大学附属北京天坛医院神经影像中心；
[6] 东南大学医学院附属南京同仁医院血液肿瘤科；
[7] 东南大学医学院附属南京同仁医院耳鼻咽喉头颈外科

目的：95%以上的原发性中枢神经系统淋巴瘤（PCNSL）为弥漫大B细胞型。尽管PCNSL与系统性弥漫大B细胞淋巴瘤（DLBCL）有着许多共同的形态学特征，但PCNSL却预后很差。本研究的目的是分析117例病例中生发中心B细胞样（GCB）和活化B细胞样（ABC）免疫表型所占的百分比和它们的预后意义。**方法**：福尔马林浸泡、石蜡包埋样本切片通过免疫组织化学染色方法，观察CD20，CD79a，CD10，BCL-6，MUM1，BCL-2，Ki67和CD138的表达情况。**结果**：所有病例均表达CD20或CD79a。CD10，BCL-6，MUM1的阳性病例数分别为16.2%（19/117），84.6%（99/117），88.9%（104/117）。其中106例病例中，94例（88.7%）BCL-2阳性表达。117例病例Ki67增值指数范围为1%~100%。25例样本检测CD138，均阴性。117例患者中，24例（20.5%）为GCB免疫表型，包括19例（16.2）CD10+ BCL-6+/−MUM1+/−；5例（4.3%）CD10-BCL-6+ MUM1-。93例为ABC免疫表型，包括76例（65.0%）CD10-BCL6+ MUM1+，即“活化的生发中心B细胞型”；12例（10.3%）仅MUM1阳性，即“活化的非生发中心B细胞型”；和5例（4.3%）CD10-BCL-6-MUM1-。24例GCB，Ki67增殖指数范围为1%~95%（平均85.3%）；93例ABC中，Ki67为5%~100%（平均为85.1%），GCB与ABC两组免疫表型Ki67增殖指数无显著统计学意义（$P>0.05$）。BCL-2阳性组Ki67增值指数平均为85.6%（1%~100%），BCL-2阴性组Ki67平均为80.8%（5%~95%），两组比较无显著统计学意义（$P>0.05$）。BCL-6阳性组Ki67平均为87.8%（3%~100%），BCL-6阴性组

Ki67 平均为 70.6%（1%~100%），两组有显著统计学意义（P=.000<0.05）。**结论：**这些发现支持 PCNSL 起源于生发中心后期到后生发中心前期的阶段。并提示 GCB 与 ABC 的增殖活性无显著统计学意义，BCL-2 阳性表达与阴性表达的增殖活性相似，及 BCL-6 阳性表达与肿瘤的恶性增殖程度呈正相关。

基金项目：国家自然科学基金（81272842）

241. 白血病中枢神经系统占位：14 例患者病理和 MRI 特征分析

刘 静[1]，王亚明[2]，孙雪飞[1]，钱 筠[1]，朱 红[1]，王雅杰[3]，季 楠[4]，孙胜军[5]，刘元波[1]

[1] 首都医科大学附属北京天坛医院血液内科；[2] 海军总医院神经外科；
[3] 首都医科大学附属北京天坛医院临床医学实验室；
[4] 首都医科大学附属北京天坛医院神经外科；
[5] 首都医科大学附属北京天坛医院神经影像中心

目的：对白血病患者中枢神经系统占位的病理和 MRI 影像学表现进行分析总结，评估它们在诊断这类患者中的价值。**方法：**回顾性分析 14 例白血病中枢神经系统占位患者，全部患者进行 MRI 影像学检查，其中 12 例通过立体定向活检术获得病理，3 例患者行 1H-MRS 检查。通过医疗记录回顾性分析白血病患者中枢神经系统占位的原因。14 例患者按颅内占位原因分为 3 组：第 1 组为中枢神经系统感染患者，第 2 组为神经退行性变患者，第 3 组为中枢神经系统白血病患者。**结果：**影像学 MRI 表现复杂多变，神经变性型病变或继发霉菌病毒性感染，都表现为“团块样、结节样”浸润病灶，容易和肿瘤性浸润相混淆。1H-MRS 表现为病变中心 Cho 升高，NAA、Cr 降低及消失，而病变周围脑组织的 NAA 轻度降低，Cho 无升高。14 例患者中，中枢神经系统感染者 4 例，神经变性型病变 2 例（1 例脑白质病和 1 例胶质细胞增生），中枢神经系统白血病患者 8 例。12（12/14）例患者通过立体定向活检术获得病理诊断，有 2 例患者的临床诊断与病理诊断不一致。其中，1 例患者的临床诊断为中枢神经系统感染，而病理诊断为中枢神经系统白血病；另 1 例患者的临床诊断为中枢神经系统白血病，而其病理诊断则为胶质细胞增生。**结论：**白血病患者的免疫缺陷状态，白血病疾病本身的内在风险，治疗方法以及生存期的延长都可导致白血病患者中枢神经系统占位，白血病患者中枢神经系统占位多数是可治愈的，我们必须鉴别诊断这些原因。病理诊断仍是诊断病变性质的金标准，立体定向活检术安全，创伤性小，有助于早期诊断。早期诊断有助于正确地、及时地制定治疗计划，并且避免不必要的治疗措施和相关死亡率。

基金项目：国家自然科学基金（81272842）

242. 一线 CHOP 或 CHOP 样方案治疗晚期血管免疫母细胞型 T 细胞淋巴瘤的疗效观察

齐　菲[1]，张丽娇[2]，董　梅[1]，何小慧[1]，秦　燕[1]，刘　鹏[1]

[1] 中国医学科学院北京协和医学院肿瘤医院；[2] 河北省青皇岛市第一医院

目的：分析一线 CHOP 或 CHOP 样方案治疗血管免疫母细胞型 T 细胞淋巴瘤（AITL）的疗效。**方法**：回顾性分析 2006 年 8 月至 2014 年 2 月中国医学科学院肿瘤医院收治的 29 例应用 CHOP 或 CHOP 样方案一线治疗的晚期 AITL 患者临床资料，总结其临床特征并分析疗效及其预后因素。**结果**：29 例患者中位发病年龄为 59（17~81）岁，全部为Ⅲ~Ⅳ期患者，17 例（58.6%）患者伴 B 症状，26 例（89.7%）患者 IPI 评分≥2 分，20 例（69.3%）起病时乳酸脱氢酶升高，9 例（31%）出现≥2 个结外器官受侵。中位随访 20 个月（3~101 个月），总有效率为 68.9%，17.2%（5/29）的患者初治达到完全缓解或未确定完全缓解（CR+CRu），51.7%（15/29）部分缓解（PR），20.7%（6/29）出现疾病进展（PD），10.3%（3/29）病情稳定（SD）。中位无进展生存期（PFS）为 6 个月。1、2 年的 PFS 率分别为 39%、20%。1、2、5 年总生存（OS）率分别为 76.8%、53.4%和 17.1%。治疗有效患者 PFS 明显长于无效的患者（$P<0.001$），疗效对患者生存有影响的趋势，但无统计学显著性差异。**结论**：一线 CHOP 或 CHOP 样方案治疗 AITL 的总体疗效不满意，有待进一步探索新的治疗方法。

243. 19 例原发性肺非霍奇金淋巴瘤临床分析

孙　星，李玉富，杜建伟，董丽华，高　雪，李刚萍，魏旭东，宋永平

河南省肿瘤医院

目的：通过分析原发性肺非霍奇金淋巴瘤（PPNHL）的临床及病理特点，探讨 PPNHL 的诊断、治疗方式及影响预后的因素。**方法**：回顾性分析 2000 年 1 月至 2014 年 10 月就诊于河南省肿瘤医院并经病理确诊为 PPNHL 且具有完整资料的 19 例患者的临床资料，用 Kaplan-Meier 法进行生存分析、Log-rank 检验进行差异性分析。**结果**：全组患者中原发性肺黏膜相关淋巴组织（PPMALT）淋巴瘤 13 例，6 例为非 PPMALT 淋巴瘤；19 例患者的 5 年生存率为 72.3%，其中 PPMALT 淋巴瘤和非 PPMALT 淋巴瘤 5 年生存率分别为 83.3%和 50.0%，差异具有统计学意义（$P=0.047$）。**结论**：PPNHL 发病率低，临床及影像学表现均缺乏特异性，主要依靠病理学及免疫组化确诊。PPNHL 尚缺少统一规范的治疗方案，预后差别较大，但大部分为 MALT 淋巴瘤，因此预后相对良好。

244. 24例原发乳腺淋巴瘤临床分析及文献复习

孙　星，徐　斌，李玉富，杜建伟，董丽华，高　雪，
李刚萍，魏旭东，宋永平

河南省肿瘤医院

目的：探讨原发乳腺淋巴瘤（PBL）的临床特点、治疗及预后。**方法**：回顾性分析郑州大学附属肿瘤医院2005年至2014年确诊的24例PBL患者的临床资料。**结果**：24例原发性PBL患者，均为女性，中位年龄47（21~64）岁。国际预后指数（IPI）积分系统0分15例，1分7例，2分2例。87.5%患者为弥漫大B细胞淋巴瘤（DLBCL）。中位随访时间43.5（8~82）月，33.3%（8/24）接受R-CHOP/CHOP方案化疗，66.7%（16/24）患者R-EPOCH序贯R-DICE/EPOCH序贯DICE方案治疗。R-CHOP/CHOP组和R-EPOCH序贯R-DICE/EPOCH序贯DICE组中位生存时间分别为25个月、46个月，5年总生存率分别为37.5%、72.2%（QUOTE = 0.03）。**结论**：PBL临床少见，R-EPOCH序贯R-DICE/EPOCH序贯DICE治疗组联合鞘注可改善PBL预后，降低中枢神经系统复发率。

245. The Prognosis Factors Research on the 172 Non-hodgkin Lymphoma Cases

孙秀华，姜佳宁

大连医科大学附属第二医院

Objective: To make a research on the prognosis factors of non-hodgkin lymphoma (NHL) cases, and discuss how to improve the prognosis as far as possible. **Methods**: To collect 200 cases of NHL in The Second Affiliated Hospital of Dalian Medical University from January 1st 2008 to January 1st 2013, except for the withdraw and the untreated, 172 cases were in the study with the follow-up visit information. To analyse the data by SPSS17.0 and compare the survival rate by Kaplan-Meier. To analyse the effects of different factors on the patients' prognosis. To use Cox model to analysis the single factor into multi-factor. **Results**: Except for the withdraw and the patients untreated, there were 172 cases in our rearch. The survival rate of 1 years, 3 years, 5 years is 72.7%, 50.6% and 36.0%. Analysed by single factor, the factors had an influence on the prognosis were age, Ann Arbor-Cotswolds, IPI, LDH, general syptom, pathological type and therapy scheme. There was no evidence confirming sex, frist zone, bone marrow puncture, extracapsular extension were the prognosis factors. **Conclusion**: ① Age, Ann Arbor-Cotswolds, IPI, LDH, general syptom, pathological type and therapy scheme were related to the prognosis of NHL. Except for the last, all the factors were independent prognosis factors. ②Our study hadn't testify gender, 1st zone, bone marrow puncture or involvement outside could affect the prognosis of NHL, so more researches needed to be done.

246. 影响31例霍奇金淋巴瘤近期疗效及2年无失败生存期的因素分析

孙秀华，许宏博，张　弦

大连医科大学附属第二医院

目的：探讨影响HL近期疗效及2年无失败生存期（FFS）的危险因素。**方法：**回顾性分析31例HL患者资料，评价疗效及不良反应，采用SPSS17.0统计软件分析影响疗效及生存的因素。**结果：**31例HL，男15例，女16例，年龄（12~72）岁，中位年龄34岁。31例中1例（3.23%）为结节性淋巴细胞为主型霍奇金淋巴瘤，26例（87.87%）为经典型霍奇金淋巴瘤（CHL），4例（12.90%）经细胞学确诊患者无法分型。CHL中结节硬化经典型霍奇金淋巴瘤（NSCHL）为12例（46.15%）。31例中，Ⅰ、Ⅱ期无不良因素为14例（45.16%），Ⅰ、Ⅱ期合并任何不良因素3例（9.68%），Ⅲ、Ⅳ期14例（45.16%）。31例中9例（29.03%）存在B症状。中位随访时间为45（17~70）个月。31例患者进行疗效评价，CR21例（67.74%），PR3例（9.68%），SD5例（16.13%），PD2例（6.45%），总有效率77.42%。使用卡方检验对可能影响近期疗效的各种因素进行单因素分析，发现Ann arbor分期、B症状、Hb、病理类型、血清白蛋白为其影响因素（均$P<0.05$）。2年FFS率为70.97%，采用Kaplan-Meier法进行生存状况分析，发现Ann arbor分期、B症状、结外病变、病理类型、血清白蛋白、近期疗效为2年FFS影响因素（均$P<0.05$）。**结论：**①Ann arbor分期、B症状、血清白蛋白及病理类型影响HL患者近期疗效。②结外病变及近期疗效影响HL患者远期疗效。

247. 老年非霍奇金淋巴瘤的临床特点及预后分析

沈丽达，谢　琳，龙庭凤，洪亚然，杨继岚

云南省肿瘤医院　昆明医科大学第三附属医院内一科

目的：探讨老年非霍奇金淋巴瘤的临床特征和预后。**方法：**回顾性分析 2002 年~2012 年我院收治的 65 岁以上非霍奇金淋巴瘤患者的临床资料。**结果：**老年非霍奇金淋巴瘤高发病年龄段为 65~75 岁；弥漫大 B 细胞淋巴瘤（55.0%）为最常见病理类型。患者从出现首发症状至确诊的中位时间为 78 天。确诊时 ECOG 评分 0~1 分者较多（62.5%）；45%的患者有合并疾病，最常见的合并疾病为高血压病。临床分期、全身症状、ECOG 评分、IPI 指数与生存有相关性（$P<0.05$）。**结论：**老年非霍奇金淋巴瘤患者合并症多，症状不典型，诊断困难，但病情发展较慢。临床分期、全身症状、ECOG 评分、IPI 指数与生存有相关性。

248. 单中心经典 BCR-ABL 阴性的骨髓增殖性肿瘤临床分析

何海菊，陈宝安，丁家华，程　坚，王　骏，赵　刚

东南大学附属中大医院

目的：总结分析本院经典 *BCR-ABL* 阴性的骨髓增殖性肿瘤（真性红细胞增多症、原发性血小板增多、原发性骨髓纤维化）的临床特点，分析其主要并发症及预后的危险因素，探索适合本中心患者的预后评估系统。**方法：**搜集东南大学附属中大医院 2000~2014 年收治的 96 例骨髓增殖性肿瘤患者的临床资料，这些病例包括真性红细胞增多症（PV）35 例，原发性血小板增多症（ET）30 例和原发性骨髓纤维化（PMF）31 例，采用描述性统计方法回顾性分析疾病特点、临床表现、实验室检查、治疗及转归；采用 Fisher 精确检验和 logistic 回归分析 PV 和 ET 血栓形成和出血并发症的危险因素；采用 Kaplan-Meier 法进行 PMF 预后的单因素分析，并使用 log-rank 检验，PMF 预后的多因素分析使用和 COX 回归模型。根据五种预后评估系统，即 LILLI，IPSS，DIPSS，改良版 IPSS 和改良版 DIPSS 将我院的 31 例原发性骨髓纤维化患者进行危险分层后比较各层生存数据。**结果：**单因素（$P=0.013$）和多因素分析（$P=0.004$，$HR=1.009$）均发现血小板水平与真性红细胞增多症患者血栓形成有关；单因素分析发现心血管危险因素 B（即糖尿病合并或者不合并高血压、高脂血症合并或者不合并高血压）（$P=0.007$）和血栓形成病史（$P=0.009$）与原发性血小板增多症患者血栓形成的并发

症有关，而心血管危险因素 A（即高血压、糖尿病、高脂血症包含任意一项）（$P=0.058$）与原发性血小板增多症患者血栓形成的并发症的没有明显的相关性；多因素分析发现心血管危险因素 B（$P=0.023$，OR=11.33）、血栓形成病史（$P=0.023$，OR=9.76）与原发性血小板增多症患者血栓形成的并发症有关。原发性骨髓纤维化患者的的预后分析中，单因素分析发现有全身症状、脾脏肋缘下大于≥8cm、血红蛋白<100×10^9/L、LDH>440IU/L 与 PMF 不良预后有关；多因素分析发现有全身症状（$P=0.038$，OR=3.55）、血小板<100×10^9/L（$P=0.042$，OR=2.89）与原发性骨髓纤维化患者的不良预后预后仍相关。**结论：**血小板升高为真性红细胞增多症患者血栓形成并发症的独立危险因素；心血管疾病危险因素、血栓形成病史为原发性血小板增多症患者血栓形成并发症的独立危险因素；有全身症状、血小板<100×109/L 是原发性骨髓纤维化患者不良预后的独立危险因素。LILLI、改良 IPSS、改良 DIPSS 预后评分系统适用于本中心原发性骨髓纤维化患者。

249. 体外光分离置换疗法治疗激素抵抗的急性移植物抗宿主病前瞻性研究的系统综述及 meta 分析

张洪明，陈宝安

东南大学附属中大医院

目的：评估体外光分离置换（extracorporeal photopheresis，ECP）疗法对同种异体造血干细胞移植后激素抵抗的急性移植物抗宿主病（steroid-refractory acute graftversus-host disease，SR-aGVHD）患者的治疗疗效及安全性分析。**方法：**计算机检索 MEDLINE、EMBASE、Science Citation Index（SCI）、Cochrane Library 数据库，资料检索截至时间为 2014 年 10 月 25 日。检索词为“extracorporeal photopheresis”、“extracorporeal photochemotherapy”、“extracorporeal photoimmunotherapy”、“photopheresis”、“ECP”或者“PUVA therapy”和“graft-versus-host disease”或者“GVHD”。采用统计软件 STATA 12.0 进行 Meta 分析。纳入 ECP 治疗 SR-aGVHD 的前瞻性临床研究，主要评估终点包括死亡率、治疗反应。**结果：**最终共 7 个研究 121 例患者纳入研究。结果显示 ECP 治疗激素抵抗性的急性 GVHD 有效。总体反应率为 0.71。完全缓解率为 0.71。ECP 对 皮肤 aGVHD，肝脏 aGVHD 和肠 aGVHD 的有效率分别为 0.86，0.60 和 0.68。但是因为入选的病例数有限及选择文献存在的偏倚，没有充分的证据证实 ECP 治疗 SR-aGVHD 确切的益处。**结论：**ECP 是一种有效的治疗同种异体造血干细胞移植后激素抵抗性皮肤、肝脏及肠急性 GVHD 的方法。但仍需行大规模的多中心随机、双盲、对照的临床研究进一步证实。

250. 脐带血造血干细胞移植 14 例护理体会

徐 玉，陈宝安

东南大学附属中大医院

目的：脐带血是指新生儿脐带在被结扎后由胎盘内从脐带流出的血，数量虽少，却含有大量未成熟的造血干细胞，具有分化潜能大、增殖能力强、免疫原性低、取材方便等优点，可用于造血干细胞移植。根据患者移植过程中出现的状况采取一系列的环境准备、心理护理、治疗指导等护理措施，探讨脐带血造血干细胞移植并发症的护理策略。**方法：**回顾我院于 2013 年 10 月~2015 年 4 月收治的 14 例脐带血造血干细胞移植患者，其中男性 5 例，女性 9 例，年龄 3~44 岁，其中急性淋巴细胞白血病 5 例，急性非淋巴细胞白血病 3 例，再生障碍性贫血 6 例。预处理方案采用以白消安、环磷酰胺为基础方案。根据不同病种添加阿糖胞苷、氟达拉滨药物，化疗时间为 5~7 天，化疗结束后患者休息 1~2 天，回输脐带血造血干细胞，使其增生分化，重建造血功能。**结果：**14 例患者均移植成功，其中 6 例出现 aGVHD（急性移植物抗宿主病），2 例出现 HC（出血性膀胱炎），1 例 HVOD（肝静脉闭塞病），发生口腔溃疡 1 例，肛周感染 0 例，但经过精心的护理和正确的治疗全部治愈。**结论：**做好移植各阶段的护理，可以减少移植相关并发症的发生，有利于移植过程的顺利进行。脐带血是指新生儿脐带在被结扎后由胎盘内从脐带流出的血，数量虽少，却含有大量未成熟的造血干细胞，它特有的分子标志，具有分化潜能大、增殖能力强、免疫原性低、取材方便等优点，用于造血干细胞移植，治疗白血病、淋巴瘤、再生障碍性贫血等疾病，脐带血的特殊价值，还在于造血干细胞能够重建血液系统和免疫系统，是目前治疗白血病最有效的方法。脐带血造血干细胞移植现已成为治疗恶性血液病的主要手段，造血干细胞移植过程是一个复杂的过程，患者要经历预处理、无细胞期、血象恢复期、排异期等。这几个时期是整个移植过程中的关键。因此应制定严谨完善的移植护理计划。我院于 2013 年 10 月~2015 年 4 月收治的 14 例脐带血造血干细胞移植患者的护理，是从整体出发，规范各种操作过程，制定和认真执行并发症的预防方案。在移植前应详细了解患者情况，移植中应密切观察病情变化，对患者进行综合治疗，精心的护理，防止移植相关并发症的发生。总之，在移植各阶段通过一系列护理措施，不仅可以减轻患者的痛苦，而且可以减少并发症的发生及降低并发症的严重程度，提高了患者的生活质量。

251. Brentuximab vedotin 治疗复发性或难治性恶性淋巴瘤疗效的 meta 分析

陈润哲，陈宝安，王　飞，张洪明，余正平，宋慧慧，赵　刚，
张孝平，王　骏，程　坚，高　冲，丁家华

东南大学附属中大医院血液科

目的：近年来，brentuximab vedotin 成为治疗 CD30 阳性的恶性血液系统疾病的一种及有希望的药物，但它对于复发性或难治性恶性淋巴瘤的疗效有待证实。多项临床研究表明，brentuximab vedotin 对于复发性或难治性恶性淋巴瘤的治疗是有效的，但目前没有总结过 brentuximab vedotin 在这些恶性淋巴瘤中的作用。我们对相关前瞻性研究或随机对照研究进行系统评价与荟萃分析，以评估 brentuximab vedotin 在复发性或难治性恶性淋巴瘤中的疗效。**方法：**根据纳入和排除标准，从 Pubmed、Embase、CENTRAL 和 ISI 医学电子数据库中筛选相关的前瞻性或随机对照研究，参照 Cochrane 标准制定检索策略，追踪检索相关的综述、论著等，并用质量评价标准进行质量评价和 STATA 12.0 软件进行 Meta 分析。疗效指标采用反应率（ORR）、完全反应率（CRR）以及部分反应率（PRR）作为观察指标并进行评价。同时，总结使用 brentuximab vedotin 后患者的不良反应。**结果：**经过严格的论文筛选，共检索到 6 个符合纳入标准的临床研究，均为前瞻性研究，共计 302 例患者。在这些 302 例难治复发恶性淋巴瘤患者中，对 brentuximab vedotin 的总反应率（ORR）为 0.61（95% CI 0.44~0.79，$P<0.05$），完全反应率（CRR）为 0.38，（95% CI 0.23~0.53，$P<0.05$），部分反应率（PRR）为 0.27（95% CI 0.17~0.33，$P<0.05$）。所纳入的研究间的异质性较大，漏斗图均不对称，这表明这些研究间的偏倚较大。在所纳入的临床研究中，病人对 brentuximab vedotin 的耐受性较好，没有严重的不良反应发生，仅有轻微的粒细胞减少、血小板减少、发热、恶心、呕吐、外周神经病变等所发生的不良反应，且这些不良反应被认为是可以控制的。**结论：**由于目前所纳入研究之间较大的异质性且缺少大量随机对照研究，brentuximab vedotin 的治疗效果尚不能完全评价，我们的 Meta 分析存在一定程度的局限性，影响了我们对 brentuximab vedotin 治疗疗效真正的评价。**讨论：**目前的研究表明，brentuximab vedotin 是一种非常有希望的药物，它对复发性或难治性恶性淋巴瘤显示出良好的疗效。期望未来能够开展相关大样本随机对照研究。

252. 同时性血管免疫母细胞性T细胞淋巴瘤及原发性胃癌1例并文献复习

仇 晨

山西大医院

目的：探索对同时性血管免疫母细胞性T细胞淋巴瘤（AITL）、胃癌的有效治疗方法。**方法：**报道1例同时性AITL及原发性胃癌合并嗜血细胞综合征（HPS）患者的临床资料，并结合文献复习讨论。**结果：**患者经过重组人血管内皮抑制素（恩度）联合COEP及更昔洛韦化疗，肝功及胆红素降至正常，EBV拷贝量转阴，全身肿大淋巴结消失，达到完全缓解（CR），无病生存40天，仍在治疗中。**结论：**AITL为少见淋巴瘤类型，尚无标准治疗方案。抗血管增生+抗病毒+化疗可作为同时性AITL、胃癌的选择。

253. 青少年儿童非霍奇金淋巴瘤的临床特点及预后因素分析

龙庭凤，沈丽达，黄行志

昆明医科大学第三附属医院 云南省肿瘤医院

目的：①通过对昆明医科大学第三附属医院儿童青少年非霍奇金淋巴瘤患者进行回顾性调查，了解其临床特点；②探讨影响儿童青少年非霍奇金淋巴瘤患者的相关预后因素。**方法：**收集昆明医科大学第三附属医院2002年12月~2012年12月收治的儿童青少年非霍奇金淋巴瘤患者的临床病例资料。调查内容包括：患者性别、年龄、原发部位、细胞起源类型、病理类型及恶性程度、临床分期、全身症状、ECOG评分、首次治疗后疗效、碱性磷酸酶、乳酸脱氢酶；统计分析儿童青少年非霍奇金淋巴瘤患者的临床特点及影响预后相关因素。**结果：**①全组患者男女比例2.26：1；年龄最小2岁3月，最大18岁，中位年龄13岁；原发于淋巴结例数占56.0%，原发于淋巴结外组织占44.0%；起源于B细胞病例数占49.3%；起源于T/NK细胞病例数占50.7%；病理类型为高度侵袭性的病例数为44例，占58.7%，其中T淋巴母细胞淋巴瘤最多，占25.3%，其次为B淋巴母细胞淋巴瘤，占21.3%；Ⅲ、Ⅳ期的患者占69.3%；伴全身症状者占69.3%；ECOG评分≥2分占20.0%；首次治疗后总缓解率（CR+PR）67.3%，其中CR60.0%，PR17.3%；碱性磷酸酶高于正常占36.0%；乳酸脱氢酶高于正常占45.3%。②全组患者中位随访时间68月，5年EFS为61.6%，5年OS为78.7%。③单因素分析显示：病理恶性程度（$P=0.003$）、临床分期（$P=0.033$）、全身症状（$P=0.003$）、ECOG 评分（$P=0.023$）、首次治疗后疗效（$P=0.001$）、乳酸脱氢酶升高（$P=0.003$）是影响该组患者 EFS 的预后因素；而性别（$P=0.256$）、年龄（$P=0.576$）、原发部位（$P=0.115$）、细胞起源类型（$P=0.448$）、碱性磷酸酶（$P=0.166$）对该组患者 EFS 没有影响。④单因素分析显示：病理恶性程度（$P=0.032$）、临床分期（$P=0.033$）、全身症状（$P=0.018$）、ECOG 评分（$P=0.002$）、首次治疗后疗效（$P=0.003$）、乳酸脱氢酶（$P=0.003$）是影响该组患者 OS 的预后因素；而性别（$P=0.134$）、年龄（$P=0.861$）、原发部位（$P=0.110$）、细胞起源类型（$P=0.999$）、碱性磷酸酶（$P=0.567$）对该组患者 OS 没有影响。⑤多因素回归分析结果显示：临床分期（$P=0.001$）、全身症状（$P=0.005$）、ECOG 评分（$P=0.024$）、首次治疗后疗效（$P=0.000$）、乳酸脱氢酶（$P=0.017$）是影响 EFS 的独立预后因素。⑥多因素回归分析结果显示：临床分期（$P=0.025$）、ECOG 评分（$P=0.002$）、首次治疗后疗效（$P=0.002$）是影响 OS 的独立预后因素。**结论：**①儿童青少年非霍奇金淋巴瘤男性发病明显多于女性，发病时大部分患者伴有全身症状，功能状态评分较好，病理类型大多为高度侵袭性，确诊时多为晚期，首次治疗后疗效较好。②影响儿童青少年非霍奇金淋巴瘤患者 EFS 的预后因素是：病理恶性程度、临床分期、全身症状、ECOG 评分、首次治疗后疗效、乳酸脱氢酶。③影响儿童青少年非霍奇金淋巴瘤患者 OS 的预后因素是：病理恶性程度、临床分期、全身症状、ECOG 评分、首次治疗后疗效、乳酸脱氢酶。④影响儿童青少年非霍奇金淋巴瘤患者 EFS 的独立预后因素是：临床分期、全身症状、ECOG 评分、首次治疗后疗效、乳酸脱氢酶。⑤影响儿童青少年非霍奇金淋巴瘤患者 OS 的独立预后因素是：临床分期、ECOG 评分、首次治疗后疗效。

254. 急性白血病患者 CD14+CD16+单核细胞亚群检测及其临床意义

吴　佗[1]，江新泉[1]，袁　宁[1]，侯佩强[2]，张荣强[2]

[1] 泰山医学院公共卫生学院；[2] 泰安市疾病预防控制中心

目的：探讨 CD14+CD16+单核细胞亚群的检测在急性白血病中的临床应用价值。**方法：**选取泰安市中心医院血液科入院急性白血病患者 68 例，均经骨髓细胞学及免疫学检查确诊，且符合 FAB 分型标准。全部病例依据血液病诊断与疗效标准，分为发病期和缓解期两组。另外选取医院检验科体检正常者（须排除其他疾病）50 例。应用流式细胞仪对所有实验对象外周血单核细胞亚群的表达进行检测，分析 CD14+CD16+单核细胞（包括中间亚群、非经典亚群细胞）所占单核细胞总数的百分比；对 50 例急性白血病患者的外周血淋巴细胞亚群的表达进行检测，分析 CD4+、CD8+T 淋巴细胞的绝对数量与其百分比，以及 CD4+/CD8+T 细胞比值；应用全自动血细胞分析仪对 50 例急性白血病患者的血液标本进行常规检测，分析其外周血中性粒细胞、单核细胞和淋巴细胞的数量及百分比。所有计量数据以均数±标准差（$\bar{x}\pm s$）表示，并应用 SPSS 13.0 软件对检测结果进行处理分析，以 $P<0.05$ 为有显著性意义。**结果：**①发病期急性白血病患者 CD14+CD16+细胞占单核细胞总数的百分比为（18.56±6.89）%，缓解期百分比为（7.73±3.48）%，正常对照者结果为（6.29±1.91）%；②中间群单核细胞发病期百分比为（10.24±5.49）%，缓解期百分比为（4.51±2.47）%，正常对照者结果为（3.00±

1.37)%；③非经典群单核细胞发病期百分比为（6.34±3.82)%，缓解期百分比为（2.60±1.92)%，正常对照者结果为（2.75±1.09)%。急性白血病患者发病期外周血 CD14+CD16+单核细胞（包括中间亚群和非经典亚群）百分比相较缓解期及正常对照者水平均显著增高，差异具有统计学意义（$P<0.01$）；患者缓解期中间群单核细胞百分比与正常对照者水平也有显著差异，具有统计学意义（$P<0.05$）；但是缓解期 CD14+CD16+单核细胞及非经典亚群百分比与正常对照者水平差异较小，不具有统计学意义（$P>0.05$）。④急性白血病患者 CD14+CD16+单核细胞百分比与外周血中性粒细胞数量（$r=0.348$，$P=0.013$）及中性粒细胞百分比（$r=0.385$，$P=0.006$）呈正相关，与外周血 CD4+T 淋巴细胞数量（$r=-0.419$，$P=0.002$）、CD4+T 细胞百分比（$r=-0.370$，$P=0.008$）、淋巴细胞总数的百分比（$r=-0.322$，$P=0.023$）以及 CD4+/CD8+T 细胞比值（$r=-0.310$，$P=0.028$）呈负相关。**结论：**外周血 CD14+CD16+单核细胞的表达水平与急性白血病的进展具有密切关联，检测其表达水平的变化对于监测急性白血病患者病情的进展以及对于观察抗白血病治疗的疗效有重要的临床价值。

255. 放疗和门冬酰胺酶在晚期 NK/T 细胞淋巴瘤治疗中的作用

毕锡文，李志铭，夏　奕，王　宇，孙　鹏，刘盼盼，姜文奇

中山大学肿瘤防治中心内科

目的：晚期 NK/T 细胞淋巴瘤（natural killer/T-cell lymphoma，NKTCL）的总体预后较差，临床上仍无标准治疗方案。**方法：**回顾性分析了我中心治疗的 73 例 Ann Arbor Ⅲ～Ⅳ期 NKTCL 患者的资料，对含或不含门冬酰胺酶的化疗方案进行了疗效比较，并探索了化疗后是否加做放疗对预后的影响。患者均首先接受诱导化疗，根据化疗后缓解情况、病灶范围和患者耐受性决定是否予以后续放疗。**结果：**含门冬酰胺酶的诱导化疗方案的总反应率（overall response rate，ORR）略高于不含门冬酰胺酶的方案（56.5% vs 32.6%，$P=0.057$），但是两者的 2 年总生存（overall survival，OS，38.3% vs 22.7%，$P=0.418$）和 2 年无进展生存（progression-free survival，PFS，25.4% vs 14.9%，$P=0.134$）无显著性差异。诱导化疗后予以放疗相比于单纯化疗显著改善患者预后（2 年 OS：57.5% vs 14.5%，$P<0.001$；2 年 PFS：46.3% vs 8.4%，$P<0.001$），放疗在多因素分析中是 OS 和 PFS 的独立预后因子。亚组分析显示巩固放疗仅在诱导化疗后获得完全或部分缓解的患者中起到改善预后的作用（2 年 OS：81.5% vs 40.2%，$P=0.002$；2 年 PFS：65.6% vs 23.4%，$P=0.008$），在诱导化疗后疾病稳定或进展的患者中则不改善预后。**结论：**在晚期 NK/T 淋巴瘤中应用门冬酰胺酶类化疗方案并未显著改善患者生存。研究首次发现对于诱导化疗后获得完全或部分缓解的晚期 NK/T 淋巴瘤患者，巩固放疗能够显著改善生存。

256. 利妥昔单抗联合化疗对成人伯基特淋巴瘤疗效及安全性的系统综述及 Meta 分析

聂　蔓，李志铭，夏　奕，王　宇，孙　鹏，毕锡文，
张　茜，杨　航，吴　可，姜文奇

中山大学肿瘤防治中心肿瘤内科

目的：伯基特淋巴瘤（Burkitt's lymphoma，BL）是一种罕见且具有高度侵袭性的非霍奇金 B 细胞性淋巴瘤。虽已有前瞻性临床试验证实利妥昔单抗联合化疗可提高其他非霍奇金淋巴瘤疗效，但在伯基特淋巴瘤中，相关报道结论不一。因此，我们利用 Meta 分析的方法系统评价利妥昔单抗联合化疗在成人伯基特淋巴瘤中的疗效及安全性。**方法：**计算机检索 Pubmed、Web of Science 和 Cochrane 图书馆在线数据库。全面收集有关利妥昔单抗联合化疗在成人伯基特淋巴瘤中的疗效及安全性的随机对照试验（randomized controlled trial，RCT）和回顾性研究论文，两名评价者独立评价纳入研究的方法学质量并提取数据，利用 Revman 5.3 软件进行 Meta 分析。主要结局指标是 2 年生存率（2-year overall survival，2-yr OS）。**结果：**根据事先制定的检索策略，共检索出 581 篇文章。经过筛选，纳入一篇 RCT 及 5 篇回顾性研究，包含 646 例病例，其中有 351 名患者使用利妥昔单抗联合化疗，295 名患者单纯使用化疗；Meta 分析结果显示：利妥昔单抗联合化疗可使患者获得更高的 2 年生存率（HR：0.62，95% CI：0.45~0.85，$P=0.003$）、2 年无进展生存率（HR：0.46，95% CI：0.43~0.50，$P<0.001$）和完全缓解率（OR：3.26，95% CI：1.22~8.66，$P=0.02$），并不增加治疗相关的死亡率（OR：1.17，95% CI：0.56~2.47，$P=0.68$）。**结论：**本研究表明利妥昔单抗联合化疗可提高成人伯基特淋巴瘤患者的疗效，且并不增加治疗相关的死亡风险。但受纳入文章多为回顾性研究所限，仍需大规模前瞻性随机对照临床试验进一步论证。

257. miR-155、miR-15a、miR16-1 在弥漫大 B 细胞淋巴瘤中的表达及临床意义

杨锡贵[1,2]，王馨瑷[2]，姜　超[1]，杨喜格[2]

[1] 山东省医学科学院附属医院　山东省肿瘤医院东院；
[2] 山东省肿瘤医院

目的：分析弥漫大 B 细胞淋巴瘤（diffuse large B-cell lymphoma，DLBCL）患者血浆、石蜡包埋组

织 3 种 miRNA 表达水平，探讨 DLBCL 患者血浆、石蜡包埋组织 miRNA 表达水平关系及血浆 miRNA 在 DLBCL 早期诊断、临床分期、疗效评价中的潜在价值。**方法：**；收集符合入选条件的 51 例 DLBCL 患者外周血标本及石蜡包埋组织样本各 1 份，分离、提取 miRNA，利用实时荧光定量 PCR 技术检测其中 miR-155、miR-15a、miR-16-1 表达水平。**结果：** DLBCL 患者血浆与石蜡组织 miRNA 表达水平显著相关；DLBCL 患者血浆 miR-155、miR-15a、miR-16-1 表达水平较健康对照明显上调；miR-155 与近期疗效、临床分期有关；miR-15a、miR-16-1 与近期疗效有关，与临床分期无关。**结论：** 检测血浆 miR-155、miR-15a、miR-16-1 表达水平有助于 DLBCL 早期诊断，联合检测可提高诊断正确率。三种 miRNA 与 DLBCL 临床特征密切相关。因此血浆 miRNA 有望成为 DLBCL 新一代肿瘤标志物。

258. 成人 Burkitt 淋巴瘤治疗中期及治疗后 PET-CT 的预后价值

隗汶校[1,2]，黄嘉佳[1]，夏　奕[1]，李志铭[1]，姜文奇[1]

[1]中山大学附属肿瘤防治中心内科　华南肿瘤学重点实验室　肿瘤医学协同创新中心；

[2]中山大学附属肿瘤防治中心重症医学科　华南肿瘤学重点实验室　肿瘤医学协同创新中心

目的： 氟-18 脱氧葡萄糖正电子发射显像（PET）及 PET/计算机成像（PET/CT）在化疗中期及化疗结束后的良好预后价值已在多种淋巴瘤亚型中得到了广泛的承认。然而，在 Burkitt 淋巴瘤中对于肿瘤缓解的预后意义不明。本研究意在评估 Burkitt 淋巴瘤治疗的不同阶段 PET/CT 的预后价值。**方法：** 回顾性纳入了 29 例初诊 Burkitt 淋巴瘤患者，包含 24 例进行了基线 PET/CT，15 例进行了中期 PET/CT（1~4 疗程后），以及 17 例进行了治疗后 PET/CT 者。中期及治疗后 PET/CT 状态（阳性/阴性）依据 IHP 标准视觉确认。定义动态最大标准摄取的临界值分别为 25%，50%及 75%。中位无进展生存及总生存作为研究终点。**结果：** 平均生存及平均无进展生存分别为 72 月及 70.5 月；基线 PET/CT 最大标准摄取值平均为 17.01±8.82，而中期与治疗后分别降低至 4.36±4.96 and 3.14±3.90。年龄（>60 vs. ≤60）及东部肿瘤合作组织分数与基线 PET/CT 最大标准摄取值显著相关。中期及治疗后 PET/CT 状态与无进展生存及总生存无关。以 50%的动态最大标准摄取值为临界值，可预测患者的总生存（P=0.019）**结论：** 脱氧葡萄糖在 Burkitt 淋巴瘤中摄取强烈，中期及治疗后 PET/CT 显著降低。高于 50%的动态最大标准摄取是 Burkitt 淋巴瘤患者总生存的良好预后指标。

259. 急性白血病患者血清与外周血中IL-32的表达及其临床意义

袁　宁

[1]泰山医学院公共卫生学院；[2]泰安市疾病预防控制中心

摘要：目的：检测急性白血病患者血清与外周血中白介素32（IL-32）的表达，并探讨其临床意义。**方法：**采用酶联免疫吸附试验（ELISA）检测血清中IL-32的浓度；利用实时定量聚合酶链反应法（Realtime-PCR）检测外周血白细胞中IL-32mRNA的表达。**结果：**ELISA实验中，急性白血病患者中IL-32蛋白水平与正常对照组，有显著性差异（$P<0.05$）。急性淋巴细胞白血病组、急性非淋巴细胞白血病组与正常对照组相比IL-32蛋白水平明显升高，差异有显著性（$P<0.05$）完全缓解组、部分缓解组、初诊组、复发组的IL-32蛋白水平呈现逐步升高的趋势。初诊组、复发组和部分缓解组与正常对照组相比IL-32蛋白水平明显升高，经统计学分析有显著性差异（$P<0.05$）；完全缓解组与正常对照组相比IL-32蛋白水平升高，但经统计学分析无显著性差异（$P>0.05$）。急性白血病患者IL-32蛋白水平与性别和年龄无关（$P>0.05$）。PCR实验中，急性白血病组IL-32mRNA相对表达明显高于正常对照组，差异有显著性（$P<0.05$）。ALL组和ANLL组IL-32mRNA相对表达水平与对照组相比明显升高，差异具有显著性（$P<0.05$）。初诊组、部分缓解组、复发组IL-32mRNA相对表达较正常对照组明显升高，差异具有统计学意义（$P<0.05$）。完全缓解组与正常对照组相比无统计学意义（$P>0.05$）。急性白血病患者IL-32mRNA水平与性别和年龄无关（$P>0.05$）。**结论：**急性白血病患者外周血中IL-32与其自身的病情发展有密切联系，检测患者体内IL-32的动态变化，有助于了解疾病的进展，IL-32水平可作为监测急性白血病的疗效指标。

260. 原发脾脏NK/T细胞淋巴瘤一例并文献复习

王　娜，侯淑玲，张巧花

山西大医院

目的：提高对原发脾脏NK/T细胞淋巴瘤的认识。**方法：**对1例合并EB病毒感染的原发脾脏NK/T细胞淋巴瘤患者的临床特征、病理组织学特点、个体化治疗及预后进行分析，并复习相关文献。**结果：**患者男性40岁，因“脾大6年，进行性增大伴发热7月”入我院，外周血EBV-DNA复制高达5.2×109copy/ml，无浅表及腹腔淋巴结、肺、肝累及，骨髓像可见6%的异常淋巴细胞，于外院行脾切除术后明确诊断为：脾脏 NK/T 细胞淋巴瘤。术后 1 月肝、肺浸润，合并噬血细胞综合征、弥散性血管内凝血、消化道出血、呼吸衰竭，给予依托泊苷 50mg/日+地塞米松 15mg/日+丙种球蛋白 12.5g/日+更昔洛韦 500mg/日，连续 10 天，化疗后临床表现显著好转，外周血 EBV-DNA 进行性下降、肝肺病灶减少 1/2 以上，达部分缓解。**结论**：原发脾脏 NK/T 细胞淋巴瘤罕见，临床多以脾脏进行性增大伴发热、不同程度血细胞减少为主要表现，病情呈高度侵袭性，短期内可出现噬血细胞综合症、多脏器衰竭，病程凶险，预后差。高 EB 病毒复制与疾病发生、发展、预后不良关系密切。外周血 EBV-DNA 水平可能有助于估计原发脾脏 NK/T 细胞淋巴瘤的病情及预后。依托泊苷联合地塞米松、丙种球蛋白及更昔洛韦作为清除 EB 病毒、缓解原发脾脏 NK/T 细胞淋巴瘤合并噬血细胞综合征的方法，近期效果显著。但缓解后仍需积极化疗。

261. 靶向 CD38 分子直接激活 NK 细胞增强免疫介导的抗骨髓瘤效应

姜　华，傅卫军，周莉莉，杜　鹃，张　慧，侯　健

第二军医大学附属长征医院

目的：靶向 CD38 分子的免疫治疗是当今骨髓瘤领域极具潜力的治疗策略。鉴于 CD38 分子在重要的免疫活性细胞—NK 细胞的广泛表达，明确 CD38 单抗对 NK 细胞的影响极为必要。**方法**：采用 CD38 单抗或联合来那度胺（LEN）/泊马度胺（POM）处理 MM 患者外周血单个核细胞（PBMNC），同时比较有/无骨髓瘤细胞共孵育情况下，经流式检测明确对 NK 细胞数量、细胞活力、细胞表面 CD107a 及胞内 perforin 及 IFN γ 表达的影响。**结果**：CD38 单抗的确轻度降低了 CD3-CD56+NK 细胞的比例（15~20%），但经与 LEN/POM 联合后上述效应得到明显改善；在未与 MM 靶细胞共孵育情况下，CD38 单抗即可显著提高 NK 细胞表面 CD107a 的表达（29.57±0.88 % vs 14.17±0.80 %），以及胞浆内 perforin（17.37±0.67 % vs 4.56±0.35 %）及 IFN γ（33.00±0.97 % vs 4.77±0.38 %）的表达；联合 LEN/POM 后胞内 perforin 及 IFN γ 表达得到进一步提高。**结论**：CD38 单抗可直接促进免疫效应细胞 NK 细胞的激活，进一步增强 NK 细胞介导的细胞毒效应以发挥抗骨髓瘤活性；尽管可轻度降低 NK 细胞比例，但经与免疫调节剂 LEN/POM 联合，可部分克服上述效应。CD38 单抗与 IMiDs 的联合使用既可协同增强各自对 NK 细胞的激活效应，又可弥补 CD38 单抗对 NK 细胞数量的影响，是 MM 领域极具前景的联合治疗策略。

262. 原发颅内中枢神经系统弥漫大 B 细胞性恶性淋巴瘤 1 例

陈艳才，林　旭，谭晓琼，谢建强，张普生，程思雅

四川省成都市成华区成都市攀钢集团成都医院

目的： 探讨少见 恶性淋巴瘤常的临床表现及治疗方法。**方法：** 通过 1 例原发颅内中枢系统弥漫大 B 细胞性恶性淋巴瘤的描述，对该类患者在治疗上值得我们借鉴。病例资料：患者，男，69 岁，住院号：58760，患者因"头痛 2 月，加重 2 小时"于 2015 年 04 月 27 日 19 时 12 分入院。入院前患者无明显诱因出现头痛加重，伴右侧肢体活动障碍，伴头晕，伴右侧肢体麻木，伴反酸烧心口苦，无恶心呕吐，无畏寒发热，无潮热盗汗，患者拟行进一步治疗来我院就诊；入院查体：T36. 1℃，P70 次/分，R20 次/分，BP127/81mmHg，发育正常，营养中等，步入病房，急性病容，表情安静，神清合作，自动体位。全身皮肤无黄染及瘀斑瘀点，无肝掌及蜘蛛痣，无杵状指。全身浅表淋巴结未扪及肿大。头颅无畸形，见一约 20cm 长 U 型手术疤痕，眼睑无水肿，眼结膜无充血，球结膜无水肿，巩膜无黄染，双侧瞳孔等大等圆，直径约 0. 3cm，对光反射灵敏。耳廓无畸形，外耳道通畅无溢液，乳突无压痛，耳廓无牵拉痛，无听力障碍。鼻外形正常，鼻翼无扇动，鼻腔通畅，鼻窦区无压痛，口唇无发绀，咽部不充血，双侧扁桃体不大，未见脓性分泌物。颈软，颈静脉无怒张，肝颈静脉回流征阴性，气管居中，甲状腺不肿大。胸廓对称无畸形，胸壁静脉无曲张，双侧呼吸动度一致，语颤无异常，无胸膜摩擦感，叩诊清音，双肺呼吸音清晰，未闻及干湿鸣，无胸膜摩擦音。心前区无隆起，心尖搏动正常，心界不大，心率 70 次/分，律齐，各瓣膜听诊区未闻及病理性杂音，无心包摩擦音。腹平坦，腹壁静脉无曲张，无肠型、胃型及蠕动波，腹软，肝脾肋下未扪及，全腹无压痛，无肌紧张，未扪及包块，双肾区无叩痛，移动性浊音阴性，肠鸣音正常。肛门及外生殖器未查。脊柱四肢无畸形，关节无红肿，双下肢无水肿，右侧肢体感觉减退。神经系统检查：生理反射存在，病理反射未引出。追问病史，患者入住本院前 1 月无明显诱因出现头痛不适，伴头晕，伴右侧肢体活动障碍，前往华西医院就诊，当时在华西医院作 CT 发现"颅内占位"，于 2015 年 4 月 15 日 在神经外科行手术切除，肉眼所见：（左侧顶叶）灰白色红不整形组织一堆，大小 2. 5cm * 1. 5cm * 0. 3cm，病理提示：（左顶叶）弥漫性中心母细胞样细胞浸润，免疫组化染色为 CD20（+）、CD79a（+）、CD138（-）、cd10（-）、BC1-6（+）、mum-1（+）、bc1-2（+）、$CD3_{\$}$（-）、CD5（+）、P53（+）、Ki67 阳性率约为 80%、EBER1/2 原位杂交阴性，结合以上改变，病理学诊断为：中枢神经系统原发弥漫性大 B 细胞性淋巴瘤，WHO2008 分类，侵袭性，可能来自非生发中心 B 细胞，患者及其家属放弃放疗、化疗、靶向治疗等，仅予以对症治疗后好转出院。本次入院后作相关实验室检查提示：血常规 WBC10×10^9/L，HGB134g/L，PLT285×10^9/L，血 LDH 254U/L，余电解质、生化、肝功能、肿瘤标志物等均在正常范围；头部 CT 提示：左侧左侧颞顶部手术后、脑萎缩；骨髓穿刺涂片提示：有核细胞增生明显活跃，粒：红=2. 65：1，粒系增生明显活跃占 ANC55%，各个阶段细胞均可见，以较成熟阶段为主，形态大致正常，红系增生明显活跃占 ANC22%，以中晚幼红细胞增生为主，形态大致正常，成熟红细胞大小不均，呈串钱样排列，淋巴细胞比例大致正常，偶见幼稚淋巴细胞，及核不规则淋巴细胞，全片巨核细胞 28 个，散在及成堆血小板可见，骨髓象提示：粒红两系增生明显活跃。结合既往

病史、症状、体征及相关检查等，考虑诊断：①颅内中枢神经系统原发弥漫性大B细胞性淋巴瘤；②脑萎缩；③反流性食管炎。患者及其家属放弃放疗及化疗，目前仅作对症处理，实属遗憾。**结果**：该患者前期接受了手术治疗，明确了诊断，后期治疗没有根本性治疗，非常遗憾。**结论**：恶性淋巴瘤是第一个通过放、化疗能获得治愈的恶性肿瘤，也是第一个通过靶向药物能将治愈率较大幅度提高的肿瘤，是目前极少数治愈率最高的恶性肿瘤之一。我们认为：作为临床医生，应将相关治疗风险及可能的效果全面的向患者及家属交代清楚，既要给予患者希望，同时告知可能的预后风险，该工作应由血液肿瘤专科医生与临床外科医生共同评估；医保费用问题亦是制约患者是否接受治疗的重要因素；另外，恶性肿瘤的专业化治疗在很多医院没有达成共识，使患者在治疗中不能得到积极的专业的、规范的治疗。

263. 异体CIK清除残留白血病临床观察

刘清池[1]，李全海[2]，胡晓东[3]，郑转诊[4]

[1] 河北医科大学第一医院血液科；[2] 河北医科大学第一医院细胞室；
[3] 石家庄平安医院；[4] 山西医科大学第二医院血液科

目的：观察细胞因子诱导的异体来源的杀伤细胞（allo-CIK）清除残留白血病（MRL）的临床效果和安全性。**方法**：病例选择2010年至2011年血液学缓解但未达到分子生物学缓解的白血病患者或残留白血病检测阳性患者，其中急性淋巴细胞白血病7例，急性粒细胞白血病28例，在巩固化疗的同时进行allo-CIK细胞治疗或单独应用allo-CIK细胞治疗。采集健康供者单个核细胞，制备allo-CIK细胞。经过细菌、真菌和支原体检测及培养，每位患者可输4~6次，每次间隔15天到1个月。治疗不满四次者不进入疗效统计。观察血象、骨髓象、白血病相关基因和流式细胞仪残留白血病组合单抗和淋巴细胞亚群，以及尿便常规、肝肾功能、心功能等生化指标。**结果**：allo-CIK治疗35例缓解期白血病患者，达分子生物学缓解（MBCR），标志基因转阴14例，其中5例为AML1/ETO，4例CBF/MYH11，3例WT1基因，2例IgH基因重排，流式细胞仪微小残留白血病（FMRL）转为阴性者24例。达MBCR和FMRL转阴者共24例，MRL阴转率68.6%。随访36个月，保持MRL阴性20例（57%）。allo-CIK输注后7例（20%）出现一过性发热，畏寒，尿便常规、肝肾功能、心功能检查未见异常，无其他严重副作用。**结论**：allo-CIK细胞治疗血液学缓解后白血病，具有清除微小残留白血病细胞的作用，是血液学缓解后白血病患者合适的选择，静脉输注安全，有较好的临床应用前景。

264. 中西医结合治疗急性白血病三步曲

刘清池

河北医科大学第一医院血液科

目的：总结已经治愈的急性白血病患者治疗过程，找出共同规律。**方法**：诊断分类标准采用世界卫生组织（WHO）2008 年淋巴造血组织肿瘤分类标准，急性白血病临床治愈标准：停止化疗 5 年或无病生存（DFS）达 10 年者［见张志南，沈悌主编《血液病诊断及疗效标准》］。回顾分析作者在 2000 年~2009 年期间采用中西医结合方法经治愈的 86 例急性白血病的治疗过程，找出其相同的经过阶段，总结治愈规律。**结果**：86 例患者据经过了血液形态学缓解，分子生物学或遗传学缓解，残留白血病检测持续阴性 2 年以上。在治疗方法上，取得血液形态学缓解 69 例（80.2%）患者，采用的是凉血解毒中药结合化疗；取得血液形态学缓解患者后，有 34 例（39.5%）采用的是巩固化疗结合扶正祛邪法中医治疗，26 例（30.2%）的患者在巩固化疗结合扶正祛邪法中医治疗的基础上加用了 CIK 或 DC-CIK 细胞输注达到分子生物学或遗传学缓解；取得分子生物学或遗传学缓解后，31 例（36%）患者采用了中医解毒祛邪法治疗，48 例（55.8%）患者采用了益气养血解毒祛邪治疗，86 例治愈的患者均维持残留白血病检测持续阴性 2 年以上。**结论**：根据多数急性白血病患者的治疗情况和病情变化规律，总结出急性白血病三步疗法。第一步采用凉血解毒中药结合化疗取得血液学缓解。急性白血病发病时，病人常有发热、出血、肝脾肿大、乏力等表现，此为急性白血病初发阶段，多因感受邪毒，直伤髓府，而成髓毒。此时白血病细胞在患者体内大量产生，邪毒实盛，治疗的目的就是尽快遏制病情，达到血液形态学缓解。中医治则为凉血解毒，西医首选化疗。第二步取采用扶正祛邪中药结合化疗或 DC-CIK 细胞治疗取得遗传学或分子生物学缓解。取得血液学缓解的病人，体内白血病细胞经过第一个阶段的治疗已经大为减少，但急性白血病相关基因阳性，残留白血病水平仍较高，患者多有气色差、乏力、食欲不振等表现，此时患者正气已虚，邪已不盛，治当健脾益气，滋阴养血，解毒祛邪，以获得遗传学或分子学缓解，使急性白血病相关基因或异常染色体转为阴性。这一阶段巩固化疗以巩固疗效，但是单纯依靠化疗很难取得稳定的分子生物学或遗传学缓解。此阶段要充分利用免疫机制，可采取细胞免疫治疗、中药调节免疫、造血干细胞移植等措施进一步清除白血病细胞。第三步采用解毒祛邪中药结合细胞免疫治疗清除微小残留白血病细胞达到治愈。取得遗传学或分子学缓解的患者体内白血病细胞显著减少，但并未彻底消失，仍是复发的根源。此时化疗对这些残留的白血病细胞作用成效不大，如同大炮打蚊子。此阶段患者血象、骨髓象正常，自我感觉无明显不适，属正气亦复，邪气已微。西医首选细胞生物疗法，中医重用解毒祛邪中药清解毒邪，以达根治。

265. Brentuximab vedotin 治疗 1 例难治性 ALK+ 间变性大细胞淋巴瘤并文献分析

曹志刚[1]，王志红[1]，孙君重[1]，刘　默[1]，周晓燕[1]，杨清明[2]

[1] 中国人民解放军总医院第一附属医院；[2] 中国人民解放军总医院

目的：探讨 Brentuximab vedotin 单药及联合 COP 方案治疗间变性大细胞淋巴瘤的疗效及副作用。**方法：**一例间变性淋巴瘤激酶（anaplastic lymphoma kinase，ALK）阳性的间变性大细胞淋巴瘤患者，曾行多种方案化疗、放疗，疗效反应差。改用 Brentuximab vedotin 单药化疗 8 疗程，Brentuximab vedotin 联合 COP 方案化疗 4 疗程，每 2 疗程评判疗效及副作用。**结果：**Brentuximab vedotin 化疗 1 疗程后体温降至正常；2 疗程后达部分缓解；4 疗程后 PET/CT 检查提示：腹壁病灶基本消失，但鼻咽部 FDG 代谢仍较高；8 疗程后，PET/CT 检查鼻咽部 FDG 代谢减低不明显；Brentuximab vedotin 联合 COP 方案化疗 2 疗程后，PET/CT 检查示：鼻咽部 FDG 代谢明显减低，达完全缓解。治疗副作用：轻度乏力、皮疹，皮肤脱屑、瘙痒、转氨酶略增高。**结论：**①Brentuximab vedotin 治疗难治性间变性大细胞淋巴瘤疗效显著。②Brentuximab vedotin 联合 COP 方案化疗能进一步提高疗效。③Brentuximab vedotin 单药及联合 COP 方案化疗，副作用轻微，耐受性良好。

266. MVDP 方案治疗 36 例复发难治性霍奇金淋巴瘤临床分析

曹志刚[1]，王春萌[2]，张文英[2]，张亚晶[2]，杨清明[2]

[1] 中国人民解放军总医院第一附属医院；[2] 中国人民解放军总医院

目的：探讨 MVDP 方案（盐酸氮芥、长春地辛、脂质体阿霉素、泼尼松）治疗复发难治性霍奇金淋巴瘤的疗效及安全性。**方法：**36 例复发难治性霍奇金淋巴瘤患者接受 MVDP 方案化疗。采用 WHO 标准评判临床疗效及副作用。**结果：**36 例患者中有 7 例获得完全缓解，17 例获得部分缓解，8 例病情稳定，2 例病情进展，2 例 1 疗程后死于并发症，总有效率为 66.7%。中位无进展生存期为 180 天。主要不良反应为骨髓抑制、感染。其他不良反应有脂质体阿霉素过敏，心率增快、口腔溃疡、转氨酶高、腹泻、便秘、恶心、呕吐、消化道出血、血糖升高、电解质紊乱、失眠。**结论：**①盐酸氮芥、长春地辛、脂质体阿霉素、泼尼松组成的 MVDP 方案治疗复发难治性霍奇金淋巴瘤有较好的近期疗效。②MVDP 方案不良反应主要为骨髓抑制、感染，需密切监测，对症治疗。

267. 急性白血病缓解期患者 DC-CIK 治疗后 T 淋巴细胞亚群变化

刘清池[1]，胡晓东[2]，郑转诊[3]，孙增权[4]

[1] 河北医科大学第一医院血液科；[2] 石家庄平安医院细胞室；
[3] 山西医科大学第二医院血液科；[4] 河北省辛集市第一医院

目的：观察异体树突状细胞联合细胞因子诱导的杀伤细胞（DC-CIK）治疗白血病对患者 T 淋巴细胞亚群的影响。**方法：**病例选择血液学缓解但未达到分子生物学缓解的白血病患者或残留白血病检测阳性患者，其中急性淋巴细胞白血病 8 例，急性粒细胞白血病 40 例。采用数字表法随机分为 DC-CIK 组和对照组。DC-CIK 组巩固化疗的同时进行 DC-CIK 细胞治疗或单独应用 DC-CIK 细胞治疗，对照组仅巩固化疗。选择经相关病毒学检查和健康体检合格的患者的父母或子女作为健康供者，采集健康供者单个核细胞，制备 DC-CIK 细胞。每位患者输 4~6 次，每次间隔 15 天。统计 DC-CIK 输注数量。观察治疗前后患者 T 淋巴细胞亚群的变化。**结果：**DC-CIK 输注次数及输注量 DC-CIK 组 24 例共接受 114 次 DC-CIK 治疗，15 例接受 4 次治疗，9 例接受 6 次治疗。每次回输的 DC-CIK 总数为 1×10^9 ~ 26.5×10^9，平均（8.1±4.3）$\times10^9$。DC-CIK 组患者治疗前后外周血 CD4+T 细胞比例［24.7±9.7 vs 31.2±8.8］、CD8+细胞比例［26.5±10.6 vs 25.3±11.9］变化无显著性差异（$P>0.05$），但 CD4+/CD8+细胞比值上升，变化有显著性差异［（1.3±0.4） vs （0.8±0.4），$P<0.05$］；单纯化疗组治疗前后外周血 CD4+细胞比例［25.3±9.1 vs 26.2±10.1］、CD8+细胞比例［24.5±11.2 vs 23.5±13.4］无明显变化（$P>0.05$）。可见 DC-CIK 组治疗后患者淋巴细胞亚群分布较治疗前改善，CD4 细胞（T 辅助细胞）比例上升，CD4/CD8 比值上升 $P<0.05$，治疗前后差异有显著意义。**结论：**本研究观察发现 DC-CIK 治疗后患者免疫功能改善，T 辅助细胞增加，CD4/CD8 比值上升。由此可以推测，DC-CIK 清除微小残留白血病可能是其直接杀伤白血病细胞和帮助恢复自身免疫功能清除残留白血病细胞两方面共同作用的结果。

268. 难治性血细胞减少伴单系发育异常的临床和实验室特征

龚亚文[1]，张凤春[1]，陈苏宁[2]

[1] 上海交通大学医学院附属苏州九龙医院肿瘤科；
[2] 江苏省血液研究所

目的：阐述骨髓增生异常综合征（myelodysplastic syndrome，MDS）—难治性血细胞减少伴单系发育异常（Refractory cytopenia uniparental dysplasia，RCUD）的临床及实验室特征，诊断及预后。**方法：**①收集本院自2005年1月至2014年10月门诊及住院的75例RCUD患者的临床资料。②通过从外周血细胞计数和骨髓涂片结果分别将这些患者重新进行分类，探讨这两者之间的相关性。③分析这些患者的细胞遗传学特征。④通过流式细胞术（flow cytometry FCM）结果，分析这些患者免疫表型的特征，并与MDS其他亚型的特征做比较。⑤分别用IPSS（international prognostic scoring system IPSS）及IPSS-R（IPSS-revised，IPSS-R）评分系统对这些患者进行评分，比较各亚型之间评分的差异，并同已报道的数据做比较。⑥分别对难治性贫血（refractory anemia，RA）、难治性中性粒细胞减少（refractory neutropenia，RN）、难治性血小板减少（refractory thrombocytopenia，RT）及所有的RCUD患者，IPSS、IPSS-R各分组的患者进行生存分析，比较各亚型及各分组之间的预后差异。**结果：**①骨髓红系病态造血中合并单一贫血的占48%，粒系病态造血中合并单一中性粒细胞减少的占40%，巨核系病态造血中合并单一血小板减少的占30%。②75例患者中有20例异常核型，其中+8占25%，-7/7q-占15%，-Y占15%，dup（1）占10%，20q-占10%，del（11q）、der（22）、ins（10；3）、t（7；21）各占5%。③RCUD患者的CD45/SSC点图上细胞分群散乱，单核细胞CD45表达降低，幼稚细胞CD34表达增强，B系来源前体细胞减少，CD33/CD13表达曲线紊乱，粒细胞CD10表达减弱，粒细胞CD71表达明显增强，CD11b/CD16以及CD13/CD16异常表达。④RA患者的低危、中危-1、中危-2（IPSS）分别为11（79%）、3（21%）、0（0%），RN患者分别为11（58%）、8（42%）、0（0%），RT患者分别为9（64%）、5（36%）、0（0%）。RA患者的极低危、低危、中危、高危（IPSS-R）分别为1（7%）、10（71%）、2（14%）、1（7%），RN患者分别为12（63%）、4（21%）、2（11%）、1（5%），RT患者分别为1（7%）、11（79%）、2（14%）、0（0%）。⑤RA、RN、RT及RCUD患者的中位生存时间分别为39.06、56.2、26.5、63.06（月）。**结论：**①这些RCUD患者外周血细胞计数及骨髓形态基本符合WHO的分型标准，但是这两者之间没有很强的相关性。②除了常见的+8、-7/7q-、20q-、-Y等，还发现了一种t（8；21）（q22；q22）的变异性染色体异常—t（7；21）（p21；q22），该例患者经自体外周血造血干细胞移植后长期无病生存。③RCUD患者多可检出粒系、单核系或B淋系免疫分型异常，但与其他MDS亚型相比，并无特殊性。④IPSS评分系统显示，这三个亚型大部分属于低危组，而IPSS-R评分中，RA及RT大部分仍属于低危组，RA中有一个中危-1（IPSS）的患者归入了高危组（IPSS-R），RN则有相当一部分归入了极低危组，其中有一名患者归入了高危组。⑤三个亚型之间及总体的RCUD患者之间预后生存无明显差异，但是随着IPSS及IPSS-R由低危组向高危组发展，患者的生存时间越来越短。

269. 一、二代酪氨酸酶抑制剂治疗Ph+急性淋巴细胞白血病的疗效比较

余国攀，徐　丹，刘启发，孙　竞，范志平，王　蔷，刘晓力，江千里

南方医科大学南方医院

目的：比较一、二代TKI联合化疗和/或allo-HSCT治疗Ph+ ALL的疗效差异。**方法：**回顾性分析南方医科大学南方医院血液科2010年1月~2014年5月间诊断且接受TKI联合化疗和/或allo-

HSCT治疗的50例Ph+ ALL患者的临床资料，其中一代TKI治疗者33例，二代TKI治疗者17例，36例接受allo-HSCT。TKI从诊断开始使用至接受allo-HSCT或随访终点，部分患者在化疗后骨髓抑制期暂停使用。每疗程化疗后均复查骨穿，RTQ-PCR方法检测骨髓BCR/ABL融合基因作为MRD定量监测。**结果**：与一代TKI治疗组相比，二代TKI治疗组男性患者为多（男/女+18/15 vs 15/2，$P=0.017$）、中位发病年龄偏大［28（13~59）vs 38（16~59）岁，$P=0.041$］、复杂核型（4/29 vs 7/10，$P=0.019$）、ABL1激酶区基因突变（1/32 vs 4/13，$P=0.022$）多见，两组患者的外周血WBC计数、CNSL发生率、EGIL分类、IGH基因重排、P16基因缺失等均无显著差异（$P>0.05$）。两组患者第1、2疗程的累积CR率和MRD下降>3log比例均无显著差异（分别为19/33 vs 7/17，$P=0.272$；28/33 vs 12/17，$P=0.232$；12/33 vs 4/17，$P=0.357$；21/33 vs 7/17，$P=0.130$），总的CR率（29/33 vs 16/17，$P=0.486$）、中位获得CR时间［40（15~113）vs 30（12~80）天，$P=0.364$］、MRD阴转率（27/33 vs 11/17，$P=0.180$）和中位阴转时间［78（28~189）vs 88（29~155）天，$P=0.316$］均无显著差异。中位随访403（30~1880）天，两组患者的DFS［223（51~1687）vs 172（22~729），$P=0.316$］和OS［504（62~1880）vs 333（30~856），$P=0.082$］均无显著差异。接受allo-HSCT的36例患者中有27例接受一代TKI、9例接受二代TKI，两组患者DFS和OS亦无显著差异。**结论**：与一代TKI相比，二代TKI作为一线联合化疗或allo-HSCT治疗Ph+ ALL的疗效二者相当，但在高龄、伴有复杂核型、ABL1激酶区基因突变等高危因素时二代TKI似乎更有治疗优势。

270. High Expression of UBD Correlates with Epirubicin Resistance and Indicates the Poor Prognosis in Triple Negative Breast Cancer

韩　涛

沈阳军区总医院

Background: Triple negative Breast Cancer (TNBC) is a subtype of breast cancer prone to recurrence and metastasis. Epirubicin-based chemotherapy is of great importance for TNBC, as an important tumor oncogene, the role of UBD in epirubicin resistance and prognostic value for TNBC has not been reported, the study was esigned to identify the epirubicin resistance molecular and clarify the elated biomarker for TNBC prognosis. **Methods**: UBD plasmid was transfected into MDA-MB-231 and the cells was exposed to epirubicin to observe the ability of UBD in epirubicin resistance. UBD expression was detected in 78 TNBC, statistical method was used to study the relationship between UBD expression and epirubicin resistance. **Results**: Forced UBD expression was found have relationship with TNBC epirubicin-resistant both in vitro and clinical samples study. **Conclusion**: UBD maybe play an important role in epirubicin resistance in TNBC and has the potential to be a novel biomarker in TNBC chemo-resistance.

271. 2 型糖尿病乳腺癌中国大陆患者临床特征的荟萃分析

刘伟巍，马怀幸，杨守梅，李苏宜*

安徽省肿瘤医院肿瘤营养与代谢治疗科

目的：探讨 2 型糖尿病乳腺癌中国大陆患者临床特征及预后。**方法：**检索 2000~2014 年 Pubmed、CNKI 数据库、万方数据库、维普等数据库，收集有关罹患 2 型糖尿病的中国大陆内地乳腺癌患者临床特征及预后病例对照研究。采用 RevMan 5.2 软件进行文献数据综合。根据异质性大小采用固定或随机效应模型。**结果：**14 项研究符合纳入标准，包括 3711 例患者（研究组 1106 例，对照组 2605 例）。两组人群临床分期（Ⅲ~Ⅳ）、T 分期（T3-T4）、复发转移率、死亡率的风险比（risk ratio，RR）分别为 1.77（95%CI：1.37~2.3，$P<0.0001$）、1.57（95%CI：1.19~2.08，$P=0.001$）、1.93（95%CI：1.56~2.39，$P<0.00001$）、1.64（95%CI：1.18~2.28，$P=0.03$）。两组人群平均年龄均数差（mean difference，MD）3.47（95%CI：2.64~4.29，$P=0.001$）。研究组较对照组临床分期、T 分期更晚，其他临床特征方面无统计学意义。**结论：**与非罹患 2 型糖尿病的乳腺癌患者相比，2 型糖尿病乳腺癌患者年龄更大，临床分期和 T 分期较晚，复发转移率及死亡率均较高，预后更差。

272. ACOSOG Z0011 试验结果对中国乳腺外科医生临床实践影响的调查研究

刘　森，王　殊，杨后圃，谢　菲，郭嘉嘉，王思源，张嘉庆

北京大学人民医院乳腺中心

目的：本研究的目的是为了解我国乳腺外科医师对于美国外科医师学会肿瘤学组（American College of Surgeons Oncology Group，ACOSOG）Z0011 试验的认知情况，分析 Z0011 试验结果对中国乳腺外科医生外科实践的影响程度。**方法：**通过问卷调查的方式调查中国乳腺外科医生对 Z0011 试验的了解情况以及在知道 Z0011 试验结果前后对于符合 Z0011 试验入组标准的乳腺癌患者腋窝处理方式的意见并分析相关因素。**结果：**回馈调查问卷的 427 位医生中有 116 人（27.2%）对 Z0011 试验熟悉，不知道的有 122 人（28.5%）。在知道 Z0011 试验结果前后，对于符合 Z0011 试验入组标准的乳腺癌患者，不倾向于做 ALND 的医生分别为 78 人（25.6%）和 115 人（37.7%）。医生所属医院的级别，所在地区，受教育程度，从事专业的时间与医生对 Z0011 试验了解程度之间都存在显著性关系（$P<0.05$），而与医生在知道 Z0011 试验结果之后的外科策略选择之间没有相互性关系（$P>0.05$）。**结论：**

我国乳腺外科医生对Z0011试验的认知程度及接受程度都低于国外医生。

273. 年轻与老年乳腺癌临床病理及预后的比较研究

刘　敏，刘百龙，包雪莹，许天开，杨　硕，王　强，
李　钰，高　岩，董丽华

吉林大学第一医院放疗科

目的：旨在明确年轻（年龄≤35岁）乳腺癌与老年（年龄>60岁）在临床病理学特征及预后的差异。**方法**：我们对2009年9月至2014年7月于我科就诊的所有女性乳腺癌患者进行了回顾性分析，其中77名年龄≤35岁及35例年龄>60岁的乳腺癌患者入组。对病灶大小、位置、病理类型、分子分型、治疗策略、无进展生存及总生存进行了分析比较。随访时间为1~132个月。**结果**：病灶大小、位置及脉管受侵率两者间均无显著差异。年轻及老年乳腺癌中最常见的病理类型均为浸润性导管癌（89.47% vs 88.56%），Luminal型均为最常见的分子分型（71.01% vs 59.37%）。三阴性乳腺癌在年轻及老年乳腺癌中的比率大致相同（21.74% vs 21.88%）。Her-2过表达型在老年乳腺癌中的比率要高于年轻乳腺癌（18.75% vs 7.25%）。老年乳腺癌患者接受改良根治术的比率要高于年轻乳腺癌（68.57% vs 57.34%），接受保乳术的比率则低于年轻乳腺癌（25.71% vs 37.33%）。接受新辅助化疗及辅助化疗的老年乳腺癌患者比率低于年轻乳腺癌（8.58% vs 32.89%，32.35% vs 81.58%）。接受内分泌治疗的老年乳腺癌患者比率高于年轻乳腺癌（71.88% vs 47.37%）。老年乳腺癌患者的PFS明显优于年轻乳腺癌（36个月 vs 16个月），5年总生存率优于年轻乳腺癌（100% vs 86.53%）。**结论**：年轻与老年乳腺癌的病灶大小、位置、脉管受侵率及病理类型上无显著差异，Her-2过表达型在老年乳腺癌中的比率要高于年轻乳腺癌。老年乳腺癌患者接受内分泌治疗的比率较高，且具有更好的PFS和OS。

274. 塞来昔布增敏复发转移性乳腺癌化疗的临床研究

胡长路，牛　伶

合肥市第一人民医院

目的：本研究旨在观察塞来昔布（Celecoxib，CELE）联合化疗治复发转移性乳腺癌的近期疗效及不良反应，并评价生存状况。**方法**：2012年12月1日至2014年12月31日收治的复发转移性乳腺

癌患者随机入组多西他赛或紫杉醇联合卡培他滨加塞来昔布组（DX+CELE）或不加塞来昔布组（DX组），DX+CELE 组治疗方法为：塞来昔布 200mg，1 日 2 次，口服至病情进展。多西他赛 75 mg/m^2（或紫杉醇 175mg/m^2），静脉滴注，第 1 天。卡培他滨 950 mg/（m^2·d），口服，第 1~14 天。21 d 为 1 个周期，至少应用 2 个周期。DX 组化疗方案与 DX+CELE 组相同，不口服塞来昔布。**结果：**共入组 46 例，6 例脱落和中止临床研究，可以评价疗效 40 例。DX+CELE 组可评价疗效 19 例，DX 组 21 例。随访至 2014 年 12 月 31 日结束，中位随访时间 22.97 个月（3.8~35.2 月）。两组 DCR 比较为 57.14%vs52.63%（10/19 例 vs12/21 例）。DX+CELE 组和 DX 组中位总生存时间为 16.67±11.68 月和 16.00±8.57 月，两组间比较 $P=0.809$，无统计学意义。疾病无进展生存 DX+CELE 组和 DX 组分别为 194.48±91.07 天和 259.89±112.37 天，两组间经统计学分析 $P<0.01$，差异存在统计学意义。DX+CELE 组和 DX 组不良反应发生率分别为白细胞减少 63.16% vs52.38%（12/19，11/21 例，$P=0.357$），血小板减少 0% vs 4.76%（0/19，1/21 例，$P=0.525$）。最常见的不良反应为骨髓抑制、感染、肝损害转氨酶升高等，程度较轻，主要为Ⅰ~Ⅱ°。两组患者不良反应发生率比较，P 值均>0.05，差异无统计学意义，未观察到塞来昔布直接相关的心脏毒性和消化道出血的发生。**结论：**塞来昔布用于增敏复发转移性乳腺癌多西他赛、卡培他滨化疗是安全获益的，值得进一步探讨。

275. Ⅲ期乳腺癌临床病理特征分析

张丽娜，唐甜甜，李春晓，范忠林，李云涛

河北医科大学第四医院

目的：分析初次就诊为Ⅲ期（Ⅲa 期、Ⅲb 期、Ⅲc 期）乳腺癌患者的临床病理学特征，探讨其与分期之间的联系。**方法：**回顾性分析 2010 年 1 月~2012 年 12 月本诊疗中心收治的初诊为Ⅲ期的乳腺癌患者 683 例（其中Ⅲa 期 305 例，Ⅲb 期 88 例，Ⅲc 期 290 例）的临床病理特征，采用卡方检验、方差分析进行临床病理指标与分期之间关系的分析。**结果：**Ⅲ期乳腺癌患者平均年龄为 51.81 岁，Ⅲa 期，Ⅲb 期，Ⅲc 期乳腺癌患者的年龄分布是不同的（$P=0.00$），其中Ⅲb 期患者平均发病年龄最高，为 58.23 岁；Ⅲa 期，Ⅲb 期，Ⅲc 期乳腺癌患者发病时月经状态不同（$P=0.01$），其中Ⅲb 期患者绝经后患者所占比例较高，为 67.0%；Ⅲ期乳腺癌患者的中位病程时间为 3 个月（0.03~480 个月），Ⅲa 期，Ⅲb 期，Ⅲc 期乳腺癌患者的病程长短不同（$P=0.00$），Ⅲb 期患者中病程大于 6 个月者居多，其病程长于Ⅲa 期及Ⅲc 患者（$P=0.00$，$P=0.00$），而Ⅲa 期与Ⅲc 期患者病程长短无明显差别（$P=0.40$）；在Ⅲ期乳腺癌患者中，分期越晚，有脉管瘤栓者越多（$P=0.00$）；根据 ER、PR、HER-2 状态进行分子分型后比较分析发现，Ⅲa 期，Ⅲb 期，Ⅲc 期乳腺癌患者的分子分型的构成无差异（$P=0.33$）；Ⅲa 期，Ⅲb 期，Ⅲc 期乳腺癌患者的病理类型构成无差异（$P=0.39$）；Ⅲa 期，Ⅲb 期，Ⅲc 期乳腺癌患者的组织学分级的构成无差异（$P=0.10$）。**结论：**Ⅲa 期、Ⅲb 期、Ⅲc 期乳腺癌患者中，发病时Ⅲb 期患者平均年龄最大，绝经后患者居多，且病程较长；Ⅲ期乳腺癌患者中，分期越晚，其有脉管瘤栓者比例越高；但Ⅲ期乳腺癌患者的进一步分期与其病理类型、组织学分级、分子分型无关。

276. 乳腺癌术后辅助化疗前后 HER-2 表达改变 1 例

樊鑫鑫，朱彩华，陈贝贝，陈小兵

郑州大学附属肿瘤医院

目的：探讨乳腺癌术后辅助化疗前后 HER-2 表达是否变化、变化后治疗方法及预后。**方法**：ER（+/-）、PR（-）、Her-2（++）、PS2（-）右乳癌术后患者，术后于我院行相关化疗、内分泌治疗、放疗等综合治疗后评估化疗疗效并完善相关基因检测。**结果**：相关化疗、内分泌治疗、放疗等综合治疗后，病情进展。行"左乳病灶穿刺活检术"，术后病理（2014。11.03，本院，B1413270）：(左乳）浸润性癌，非特殊型。免疫组化示：ER（-）、PR（-）、CK65（-）、EGFR（-）、Her-2（+++）。**结论**：根据患者免疫组化结果 Her-2 表达变化，考虑 Her-2 表达改变可能与肿瘤异质性有关，化疗疗效可能与 Her-2 表达改变有关。Her-2（+++）有赫赛汀靶向治疗适应症，行"赫赛汀 280mg"联合"NVB 40mg d1，30mg d8+CAP 1.5g bid"方案治疗。目前患者治疗过程中。

277. ERβ 基因多态性与新疆维、汉民族女性乳腺癌相关性研究

朱　琳，李　迅，刘　炜，马小平，赵振慧，杨顺娥

新疆医科大学附属肿瘤医院淋巴瘤与乳腺内科

目的：探讨雌激素受体（ER）β 基因 Rsa I 基因多态性与新疆、汉民族乳腺癌易感性的关系。**方法**：应用聚合酶链反应-限制性内切酶片段长度多态性（PCR-RFLP）方法检测 130 例维吾尔族女性乳腺癌患者、125 例维吾尔族健康女性、120 例汉族女性乳腺癌患者及 118 例汉族健康女性的 ERβ 基因 Rsa I 位点多态性，比较该位点多态性与新疆维、汉女性乳腺癌易感性的关系。**结果**：维、汉两民族病例组、对照组基因型分布及等位基因频率均具有显著差异（$P<0.05$）。在维吾尔族组中，其病例组与对照组的基因型分布差异及等位基因频率无统计学差异（$P>0.05$），与 rr 基因型相比，携带 Rr 基因型者 OR 值为 0.950，95% CI：0.529~1.707，$P>0.05$，差异无统计学意义；在汉族组中，病例组与对照组的基因型分布差异及等位基因频率均有统计学差异（$P<0.05$），相对于 rr 基因型，携带 Rr 基因型显著降低了乳腺癌的发病风险（OR 0.370，95% CI：0.279~0.792，$P<0.05$），差异有统计学意义；**结论**：病例组、对照组中维、汉两民族基因型分布及等位基因频率具有显著差异。携带 Rr 基因型可能降低新疆汉族妇女乳腺癌易感性。

278. 精确放疗中药生物制剂综合治疗乳腺癌化疗失败后患者的远期疗效

尤庆山，栾瑾微，李 洋，李香兰，毛银玲，
张思亮，尹 航，吴 静，乔文波

哈尔滨医科大学附属第三医院

目的：评价乳腺癌患者化疗失败后精确放疗、中药生物制剂等综合治疗的效果及影响预后因素。**方法：**2001年1月至2012年1月，哈尔滨医科大学肿瘤医院放疗三科收治的乳腺癌化疗失败患者72例，中位年龄50岁（30~78岁），其中术后辅助化疗失败42例，平均化疗5.6周期（4~8周期），辅助化疗失败后解救化疗30例，辅助化疗加解救平均化疗12.2周期（6~22周期），平均解救化疗6.4周期（2~18周期）。全部为Ⅳ期，单一器官转移35例，多脏器转移37例。骨转移46例，肺转移22例，肝转移12例，脑转移11例，胸壁转移15例，恶性胸水5例，其他5例。3级血液不良反应12例。卡氏评分<80分者33例。多学科综合治疗提高肿瘤控制率，在选用对局部正常组织和机体免疫功能不损伤或少损伤的方法原则指导下，选用了以精确放疗同步中药生物等综合治疗。在转移灶控制后，CA-153自身动态观察无明显升高趋势，常规检查未发现新病灶每年给予3~4次中药生物巩固治疗，CA-153观察有明显升高趋势者，进行系统检查，有条件者行PET-CT检查，发现新病灶按上述方案治疗。对多脏器转移患者，卡氏评分>80，血常规和肝肾功能正常，同期配合解救化疗。对部分骨转移患者，没有临床症状，采用内科治疗方法后，CA-153自身动态观察无升高趋势，不给予放疗。放疗采用三维适形后程补充放射技术，骨、肺、肝、脑转移灶中位照射剂量别为40Gy 、51.9Gy 、55.2Gy和57.5Gy。中药生物治疗，斑蝥人参黄芪注射液和甘露聚糖肽与放疗同步。斑蝥、人参和黄芪注射液50ml/次，静脉点滴；甘露聚糖肽10mg/次，静脉点滴，均20天为一疗程，3~4疗程/年巩固治疗；对31例患者同期配合化疗，化疗方案以多西紫杉类药物为主，平均1.7周期（1~3周期）。雌激素受体阳性患者给予口服来曲唑2.5mg/天，直到疾病进展；骨转移者给予双膦酸药物治疗，唑来膦酸钠注射液4mg/次，静脉滴注，一次/四周，连续8~10次。此后，用CA-153值自身动态观察指导用药，有升高趋势的患者，常规检查没有发现其他脏器转移，继续给予双磷酸盐药物治疗，直到CA-153值达到平稳水平为止，发现新的骨转移灶停止用药。**结果：**辅助化疗和解救化疗失败组中位生存时间分别为24个月和18个月。患者接受7疗程中药生物制剂治疗的中位生存时间61个月，显著高于4~6疗程的20和3疗程的17个月（$P<0.01$）。全组1、3、5年总生存率分别为81.9%、24.1% 20.8%。单因素分析显示，非浸润性导管癌、转移器官数目少、无脑转移、无肝转移、无肺转移、卡氏评分≥80分、同期未配合化疗疗效好（均$P<0.05$）。多因素分析显示，无脑转移、病理类型为非浸润性导管癌、中药和生物巩固治疗≥7个疗程和放疗同期未化疗疗效好（均$P<0.05$）。全组出现3、4级血液毒性反应为分别为8.3%（6/72）和5.6%（4/72），4级血液毒性反应的患者均是入院时3级患者；无3、4级肺、肝急性放射损伤。**结论：**乳腺癌化疗失败后患者经精确放疗、中药生物等获得了较长时间的生存时间，为乳腺癌化疗失败后患者治疗提供了一种可选择的治疗模式。

279. 年轻乳腺癌女性生育需求现况调查

张罗欣，袁　芃，徐兵河

中国医学科学院北京协和医学院肿瘤医院

目的： 在中国，乳腺癌的发病正呈现年轻化的趋势，发病时间比西方国家早 10~15 年，而在患乳腺癌后部分患者仍有生育需求。此项调查旨于探讨我国年轻乳腺癌女性患者在诊断和治疗后的生育需求及影响患者生育需求的因素，患病后怀孕情况、妊娠结局以及生育咨询情况。以期在今后的临床工作中为患者提供更加个体化的治疗和咨询，以利于患者在乳腺癌诊治后的生育问题上有更多的选择空间和成功机会，减少患者在生育问题上的焦虑担忧，最终提升患者的生活质量。**方法：** 这项研究是单中心、随机抽样、回顾性的横断面调查，以中国医学科学院肿瘤医院作为样本来源现场。对年轻乳腺癌女性（首次诊断时小于等于 40 岁）进行问卷调查。用 SPSS20.0 统计软件建立数据库并完成统计分析。单因素和多因素二元 logistic 回归分析被用来研究影响生育需求的因素。**结果：** 308 例年轻乳腺癌女性回答了调查问卷，总作答率为 82%。81（26%）例患者在乳腺癌诊断和治疗后有生育需求，其中 48 人有生第一胎需求，33 人有生第二胎需求。在有生育意愿的患者中，6（7%）人采取积极措施保留生育能力，6 人全部都曾在化疗期间同时使用 GnRHa（促性腺激素释放激素类似物）；其中 1 人还在化疗前冷冻保存过卵子。8 例患者在患癌后曾尝试怀孕，7 例成功怀孕，怀孕成功率为 87.5%；其中 4 人婴儿安全出生，另 3 人人工流产。多因素分析显示，年龄较小、受教育程度较高、接受保乳手术以及在患癌后未生育子女的患者在患乳腺癌后更倾向有生育需求。在患癌后无生育需求的主要原因包括已有子女（196 人次），计划生育政策影响（53 人次），担心疾病复发（48 人次），已有乳腺癌复发转移（42 人次）以及担心抗肿瘤治疗结束后不具备生育能力（19 人次）等。共 72（23%）例患者在患癌后曾接受来自临床医生的生育咨询。**结论：** 这项研究是首次以回顾性、横断面的方法来调查国内年轻乳腺癌女性在乳腺癌诊断和治疗后的生育需求、怀孕情况、生育咨询等方面的研究。从中可以看出，在中国，年轻乳腺癌女性在癌症诊断和治疗后的生育需求是巨大的，但患者在面对生育问题时，有着各种各样的担忧，而目前临床医生为年轻乳腺癌患者提供的生育咨询明显不足，少有患者在乳腺癌诊断后采取措施保存生育能力，因而在乳腺癌诊断后尝试怀孕和成功受孕的患者较少。临床医务工作者应与年轻乳腺癌患者在生育问题上进行充分的咨询沟通，寻求保存患者生育能力的方法，提升患者的生活质量。

280. Meta-analysis of Tumor-infiltrating Lymphocytes Predicts Response and Survival to Neoadjuvant Chemotherapy for Breast Cancer

史艳侠[1]，袁　霞[2]，陈潭焕[2]，余运芳[3]

[1] 中山大学肿瘤防治中心；[2] 中山大学附属惠州市中心人民医院；
[3] 广东医学院第一临床医学院

Objectives：The clinical relevance of tumor-infiltrating lymphocytes（TILs）predicts response and survival to neoadjuvant chemotherapy（NAC）for breast cancer has not yet be established. Here，we performed this meta-analysis of existing data to systematically evaluate the value of the subsets of T lymphocytes in clinical practice to NAC in breast cancer，and to investigate factors associated with variations in this effect，including tumor molecular subtypes，surgical outcomes，and study chemotherapeutic strategies. **Methods**：We systematically searched for relevant studies in the databases of PubMed，ISI Wed of Science，EMBASE，and Cochrane Library. Outcomes measure were pathologic complete response（pCR），overall survival（OS），recurrence free survival（RFS），disease-free survival（DFS），and distant disease-free survival（DDFS）. **Results**：A total of 27 studies involving 8，587 patients were showed a significant benefit of TILs for NAC on survival（hazard ratio [HR] 0.89，95 % CI：0.82~0.95，P_{HR}=0.001），a 11% reduction in the relative risk of death，and higher pCR rate（OR=1.23，95% CI：1.16~1.31，P_{OR}=0.000）. DFS（HR=0.93；95 % CI：0.87~0.99，P_{HR}=0.018）and RFS（HR=0.69；95 % CI：0.49~0.96；P_{HR}=0.029）results were both significantly in favour of rich TILs for NAC in breast cancer. Results for DDFS，although in favour of rich TILs for NAC，were not significant difference（HR=0.89，95 % CI：0.78~1.02）. Variations in the prognostic value of TIL status for NAC based on molecular subtypes，chemotherapeutic regimen，and time of biopsy were identified. **Conclusions**：Findings，which are based on 8，587 patients who were analyzed，show rich TILs were significantly improves pCR，OS，DFS，RFS in breast cancer. Our findings suggest distinct tumor biology should be taken into account in devising appropriate chemotherapeutic strategies，and molecular subtypes played different roles in predicting response and survival to NAC.

281. Glutathione S-transferase P1 rs1695 A >G Polymorphism and Breast Cancer Risk: Evidence from a Meta-Analysis

匡　萌，汤翠菊，陈锦飞

南京市第一医院

Purpose: Breast cancer (BC) is the most widespread cause leading to cancer-associated death among women. Many published studies have assessed the association between Glutathione S-transferase P1 (*GSTP*1) rs1695 polymorphism and BC risk. However, whether *GSTP*1 rs1695 polymorphism could influence BC risk has been controversial. So we performed this meta-analysis to pursue a more comprehensive estimation of the association between *GSTP*1 rs1695 A >G polymorphism and the risk of BC. **Methods and materials**: A total of 20, 615 cases and 20, 481 controls from thirty-six case-control trials were included. OR and the 95% CI were used to measure the intensity of association between the *GSTP*1 rs1695 polymorphism and breast cancer risk. The codominant model [GG vs. AA (homozygote comparison); AG vs. AA (heterozygote comparison)], dominant model (AG/GG vs. AA) and recessive model (GG vs. AG/AA) were used to assess the risk. **Results**: Our meta-analysis exhibited that *GSTP*1 rs1695 A > G polymorphism was not contributed to the susceptibility of breast cancer. Intriguingly, *GSTP*1 rs1695 A > G polymorphism was significantly associated with increased risk of BC in Asians (GG vs. AA: OR [odds ratio] = 1.4, 95% CI [confidence interval]: 1.06~1.88, P=0.02; GA vs. AA: OR=1.08, 95% CI: 1.00~1.16, P=0.05; GG/GA vs. AA: OR = 1.11, 95% CI: 1.04 ~ 1.19, P = 0.00). Moreover, when stratified by source of control groups, markedly increased susceptibility to BC was found in hospital based studies (GG vs. AA: OR =1.28, 95% CI: 1.10~1.48, P =0.00; GG vs. AG/AA: OR=1.22, 95% CI: 0.06~1.41, P=0.00; GG/GA vs. AA: OR = 1.10, 95% CI: 1.02 ~ 1.18, P = 0.00). **Conclusions**: Our study indicated that *GSTP*1 rs1695 A > G had a relationship with elevated breast cancer risk in Asians. The components of estrogens metabolism pathways may be potential therapeutic targets for BC. More original investigations are supposed to be conducted to prove it and our findings should be verified in further studies.

282. Luminal 型乳腺癌 FGFR1、Ki67 的表达及内分泌耐药相关性研究

张丽霞[1]，李庆霞[2,1]，李　娜[2]，赵　静[2]，张秀智[2]，赵焕芬[2]

[1] 河北医科大学研究生学院；[2] 河北省人民医院

目的： 目前在乳腺癌的治疗方面已经取得了实质性进展，但关于乳腺癌内分泌耐药仍然是主要的临床问题。乳腺癌患者中，约 70%的乳腺癌患者中阳性表达雌激素受体（estrogen receptor，ER），根据分子分型的不同，将表达雌激素受体的肿瘤分为 LuminalA 和 B 两大类别。因此，为了进一步改善乳腺癌患者预后，研究内分泌耐药机制，寻找新的治疗靶点至关重要。近期研究表明，成纤维细胞生长因子受体 1（fibroblast growth factor receptor 1，FGFR1）与乳腺癌患者的早期转移复发、生存率降低有关，尤其在 ER 阳性乳腺癌中，其过度表达是导致内分泌治疗耐药的重要原因之一。多项研究表明细胞核增殖抗原（Ki67）可用于评估肿瘤细胞增殖活性，对于肿瘤诊治及预后方面具有重要预后价值。本研究通过免疫组织化学 S-P 法检测 72 例 Luminal 型乳腺癌组织中 FGFR1、Ki67 的表达，分析 FGFR1 与 Ki67 阳性表达与各临床病理特征及内分泌治疗耐药之间的关系，并进一步探讨 FGFR1 蛋白表达与 ER、PR 之间的相关性，以期为 Luminal 型乳腺癌的预后及靶向治疗提供证据。**方法：** 本研究收集河北省人民医院由 2009 年 3 月 1 日至 2010 年 12 月 30 日经两位副高及以上级病理科医师证实、临床病例资料完整的激素受体表达阳性的乳腺浸润性导管癌组织石蜡标本 72 例，采用免疫组织化学 S-P 法检测肿瘤组织中 FGFR1 及 Ki67 的表达情况。通过随访所有 Luminal 型乳腺癌病例，以患者手术时间为研究起点，终点截止至 2014 年 6 月 30 日或至最后一次随访时间。数据统计采用 SPSS13.0 统计软件进行分析，对资料中的计数资料采用 χ2 检验或 Fisher's 确切概率法，两变量之间的相关性采用 Spearman 等级相关分析，采用 Kaplan-Meier 评估内分泌耐药复发率，Log rank 检验对复发率影响的差异，$P<0.05$ 视为差异有统计学意义。检验水准 $\alpha=0.05$。**结果：** ①在 72 例 Luminal 型乳腺癌患者组织中，FGFR1 蛋白阳性表达率为 34.72%（25/72），Luminal B 型中表达率为 41.51%（22/53），显著高于 Luminal A 型 15.79%（3/19）（$P<0.05$）；Ki67 在 Luminal 型乳腺癌中阳性表达率为 70.83%（51/72）。②FGFR1 蛋白表达与 Luminal 型乳腺癌的肿瘤大小、淋巴结转移及组织学分级有关（$P<0.05$），肿瘤直径>2cm 组中的阳性表达率显著高于直径≤2cm 中的表达（$P<0.05$）；FGFR1 在淋巴结转移阳性组中的表达率显著高于淋巴结转移阴性组（$P<0.05$）；在Ⅲ级中的表达高于其在Ⅰ~Ⅱ级中的表达（$P<0.05$），但其表达与患者的年龄、月经状态、临床分期无关（$P>0.05$）。淋巴结转移阳性组中 Ki67 的表达显著高于淋巴结转移阴性组（$P<0.05$）。Ki67 阳性表达与患者的年龄、月经状态、肿瘤大小、组织学分级、临床分期均无关（$P>0.05$）。③FGFR1 和 Ki67 两者之间的表达呈显著正相关（$rs=0.275$ $P=0.019$）。④72 例患者中共有 37 例患者出现内分泌耐药，总耐药率为 51.39%（37/72）。FGFR1 阳性组中 18 例耐药，耐药率为 72%（18/25）；FGFR1 阴性组中 19 例耐药，耐药率为 40.43%（19/47）。Log rank 法检测 FGFR1 表达与内分泌耐药之间有统计学差异（$P<0.05$）。⑤Ki67 阴性组 21 例，其中内分泌耐药导致复发或死亡者 8 例，耐药率为 38.10%（8/21）；Ki67 表达（+）者 40 例，因内分泌耐药导致复发或死亡者 22 例，耐药率为 55%（22/40）；（++）组中共 8 例，因内分泌耐药导致复发或死亡者 6 例，耐药率为 75%（6/8）；（+++）组共 3 例，其中耐药者 1 例，耐药

率为 33.33%（1/3）。各组间结果无统计学差异（$P>0.05$）。⑥Luminal A 型乳腺癌患者共 19 例，其中内分泌耐药者 6 例，耐药率为 31.58%（6/19）；Luminal B 型患者 53 例，其中耐药者 31 例，耐药率为 58.49%（31/53）。Log rank 法检测 Luminal A、B 两型与内分泌耐药之间差异具有统计学意义（$P=0.679$）；FGFR1 与 PR 两者在蛋白表达上呈显著负相关性（$r=-0.253$，$P=0.032$）。**结论：** FGFR1 可能在 Luminal 型乳腺癌的发生、发展过程中起重要作用，且与内分泌耐药密切相关，可以作为评价 Luminal 型乳腺癌预后指标。

283. 40 例乳腺癌前哨淋巴结活检临床研究

范永红，李学圆

内蒙古包头市中心医院

目的： 探讨前哨淋巴结活检术（SLNB）在乳腺癌手术中的临床意义及其准确性与可行性。**方法：** 对 2012 年 1 月~2013 年 12 月本院收治的 40 例早、中期乳腺癌患者使用亚甲蓝染色进行前哨淋巴结活检，对根治术后进行腋窝淋巴结清扫以及前哨淋巴结活检的病理结果进行分析。**结果：** 40 例患者有 37 例检测到 SLN，检测率为 92.5%，准确率、漏诊率、误诊率分别为 94.6%（35/37）、8%（2/25）、0。**结论：** 前哨淋巴结活检可以判断早、中期乳腺癌腋窝淋巴是否有转移的情况，并减少手术创伤，应值得推广及应用。

284. 体重指数，全身免疫-炎症指数与 Luminal 型乳腺癌内分泌耐药的关系

史东剑[1]，李庆霞[2]，张丽霞[1]

[1] 河北医科大学肿瘤教研室；[2]河北省人民医院肿瘤四科

目的： 探讨体重指数（body mass index，BMI）以及术前全身免疫-炎症指数（systemic immune-inflammation index，SII）与 Luminal 型乳腺癌内分泌耐药的关系，并评价其对根治术后乳腺癌患者预后的预测价值。**方法：** 回顾性分析 2008 年 10 月 1 日至 2013 年 12 月 31 日期间河北省人民医院收治的经根治性手术，术后规范治疗后均应用内分泌治疗的 161 例 Luminal 型乳腺癌患者的临床资料，收集患者开始接受内分泌治疗时的 BMI 值及患者术前最后一次血常规 SII 值。**结果：** BMI 与患者年龄大小、生存结局有关（$P<0.05$），而与 Luminal 分型、病理分类、临床分期、有无淋巴结转移、有无脉

管癌栓、月经状态无关（$P>0.05$）。SII 与患者有无脉管癌栓、生存结局有关（$P<0.05$），而与 Luminal 分型、病理分类、临床分期、有无淋巴结转移、年龄、月经状态无关（$P>0.05$）。BMI 和 SII 两者之间呈显著正相关（rs = 0.245 $P=0.002$）。正常 BMI 组、高 BMI 组耐药率分别为 19.5%、50.8%（$P<0.05$）。低 SII 组、高 SII 组耐药率分别为 9.3%、51.2%（$P<0.05$）。SII、BMI、临床分期的相对危险度（Relative Risk，RR）分别为 5.734、1.664、1.303（$P<0.05$）。BMI 与 SII 对 Luminal 型乳腺癌内分泌耐药的预测作用大于其他传统临床预后因素（$P<0.05$）。**结论：** BMI、SII、临床分期均是影响根治术后 Luminal 型乳腺癌内分泌耐药的单独危险因素，BMI≥23kg/m^2 或 SII>518×109 提示乳腺癌患者内分泌治疗预后不良。

285. 心理干预对年轻乳腺癌患者预后生命质量的影响

葛亚楠，谢晓冬

沈阳军区总医院全军肿瘤诊治中心肿瘤科

目的： 探讨心理干预对 35 岁以下乳腺癌患者生命质量的影响。**方法：** 采用自行设计的问卷调查对 32 例行乳腺癌根治术后的年轻患者进行问卷调查，了解年轻乳腺癌患者术后生命质量情况，然后分组（干预组和对照组）给予心理干预对照研究，并进行干预前后患者生命质量差异性的比较。**结果：** 经 8 个周期的心理干预后，干预组生命质量，无论是功能领域生命质量、症状领域生命质量，以及总体健康状况均较对照组有显著改善。结论：心理干预能提高年轻女性乳腺癌患者预后生命质量，促进患者早日康复。

286. 脑胶质瘤的个体化手术切除

欧阳辉，漆松涛，陈加贝，陈子阳

南方医科大学南方医院

目的： 避免脑胶质瘤手术的过度随意性，探讨对脑不同部位、不同影像学特点的胶质瘤，采用既规范化、又个体化的手术切除方式的效果，评估三种主要切除方式的适应症、有效性和安全性。**方法：** 从 2009 年后，我们对于新诊断的脑胶质瘤病人，均尽量依据专家共识和指南要求，进行最大范围安全切除。为了做到既规范化又个体化的切除，我们对每一例病人术前必须完成磁共振 T1/T2/FLAIR 成像及增强扫描，然后进行术前讨论及评估，设想争取患者术后能恢复到 KPS 评分大于 70 的基础上，根据其MR影像资料，确定一种切除方式，术中严格采用显微手术技术，必要时采用神经导航、电生理监测、荧光显影、术中B超等措施，予以实施精准切除。切除方式主要分为三种：Ⅰ型切除：指将MRI图像上T1增强、T2、FLAIR异常信号区域全切除；Ⅱ型切除：指将MR图像上T1增强信号区全切除，而T2/FLAIR信号异常区部分保留；Ⅲ型切除：指仅将MR图像上T1增强信号全切除，而保留T1增强区外的T2/FLAIR异常信号区。**结果：**大部分前额叶、颞叶、枕叶及小脑半球肿瘤能做到Ⅰ型切除，而其余的大脑半球胶质瘤能做到Ⅱ型切除，脑干、鞍区、松果体区胶质瘤等能做到Ⅲ型切除。额、颞叶、小脑半球的低级别胶质瘤尽量做Ⅰ型切除，岛叶低级别胶质瘤做Ⅱ型切除，高级别胶质瘤至少做到Ⅲ型切除。经过以上积极切除，减轻了肿瘤负荷，取得了足够多的组织用于病理分析和诊断，降低了颅内压，保障了术后放化疗进行。这些病人，与大多数文献报道及我科2009年以前的病例相比，提高了总生存期（OS）及无进展生存期（PFS）。**结论：**脑胶质瘤手术必须遵循最大范围安全切除原则，采取既规范化，又个体化的手术方式。我们主要依据患者术前的MR影像资料（T1增强、T2/FLAIR异常范围），采取三种不同程度的切除方式，其效果良好，安全可行。对于其长期有效性和总体获益多少仍需进一步研究。

287. 诱导化疗加同步时辰化疗联合调强放射治疗局部晚期鼻咽癌的前瞻性随机对照研究

李卓玲，金　风，吴伟莉，李媛媛，龚修云，龙金华

贵阳医学院附属医院肿瘤科　贵州省肿瘤医院头颈肿瘤科

目的：分析诱导化疗加同步时辰化疗与诱导化疗加同步常规化疗联合调强放射治疗局部晚期鼻咽癌的不良反应、淋巴免疫功能情况及疗效的区别。**方法：**将60例局部晚期鼻咽癌患者采用随机分组，试验组为诱导化疗加同步时辰化疗联合调强放疗，对照组为诱导化疗加同步常规化疗联合调强放疗。两组诱导化疗均采用多西他赛+顺铂+氟尿嘧啶方案，多西他赛75mg/m^2，静滴，d1；顺铂75mg/m^2，静滴，d1；氟尿嘧啶750mg/m^2/d，持续静脉泵入，d1~5（120小时）。21天/周期，共行2周期。同步化疗对照组采用顺铂，100mg/m^2，静滴，d1。21天/周期。试验组采用电子化疗全自动注药泵静脉输入给药，顺铂，100mg/m^2，10：00~22：00，泵入，d1。21天/周期。共行3周期。同步放疗均采用调强放射治疗，原发灶剂量T1~2：GTVnx DT=69.96Gy/33f，T3~4：GTVnx DT=73.92Gy/33f。PTVnx DT=69.96Gy/33f，PGTVnd DT=69.96Gy/33f，PGTVrpn DT=69.96Gy/33f，PTV1 DT=60.06Gy/33f，PTV2 DT=50.96Gy/28f。治疗后肿瘤消退情况按RECIST1.1标准评价疗效，治疗期间不良反应根据CTC 3.0标准评价。采用PASW Statistics18.0统计分析软件包进行数据录入及统计分析。**结果：**两组患者临床特征差异无统计学意义（$P>0.05$）。两组患者诱导化疗期间白细胞计数降低、中性粒细胞计数降低、血红蛋白浓度降低、血小板计数降低、丙氨酸转氨酶水平增高、天冬氨酸转氨酶水平增高、肌酐水平增高、恶心、呕吐、口腔黏膜炎差异无统计学意义（$P>0.05$）。两组诱导化疗疗效差异无统计学意义（$P>0.05$）。诱导化疗前及同步放化疗前淋巴免疫功能：CD3+、CD4+、CD8+、CD16+CD56+、CD19+、CD4+/CD8+差异无统计学意义（$P>0.05$）。同步放化疗期间恶心、呕吐差异有统计学意义（$P<0.05$），白细胞计数降低、中性粒细胞计数降低、血小板计数降低、血红蛋白

白浓度降低、丙氨酸转氨酶水平增高、天冬氨酸转氨酶水平增高、肌酐水平增高、口腔黏膜炎差异无统计学意义（$P>0.05$）。两组同步放化疗疗效差异无统计学意义（$P>0.05$）。同步放化疗后淋巴免疫功能 CD4+/CD8+差异有统计学意义（$P<0.05$）。CD3+、CD4+、CD8+、CD16+CD56+、CD19+差异无统计学意义（$P>0.05$）。**结论**：在不降低疗效的情况下，时辰给药方式能减轻恶心、呕吐不良反应，改善免疫功能，有可能成为鼻咽癌一种更合理的治疗方式。

288. 磁共振扩散峰度成像在预测鼻咽癌新辅助化疗早期疗效的价值

陈韵彬，任　旺，郑德春

福建省肿瘤医院

目的：探讨磁共振扩散峰度成像在预测鼻咽癌新辅助化疗早期疗效的应用价值。**方法**：连续入组从 2013 年 9 月至 2014 年 5 月经我院病理及临床确诊为鼻咽癌Ⅲ~Ⅳb 期的患者 59 例，所有患者均进行四次磁共振检查：新辅助化疗之前、化疗后第 4 天、新辅助化疗后第 21 天（第一周期化疗结束）、新辅助化疗后第 42 天（第二周期化疗结束）。扩散加权成像采用的 b 值为 0，500，1000，1500 s/mm^2。采用扩散峰度模型计算出原发灶的 D 值（corrected diffusion coefficient）和 K 值（excess diffusion kurtosis coefficient）；采用单指数模型计算出原发灶的 ADC 值（apparent diffusion coefficient）。根据病灶在化疗后 42 天的退缩情况，采用 RECIST1.1 标准将病人分为有效组和无效组。统计学方法包括独立样本 t 检验或 Mann-Whitney U 检验、采用 ROC 分析法及配对 χ^2 检验。**结果**：两周期化疗结束后，43 例（73%）病例分为有效组，16 例（27%）分为无效组。两组之间的病灶大小在新辅助化疗一周期结束后开始出现显著性差异（$P=0.011$，0.000）。有效组和无效组之间的 $ADC_{(pre)}$ 无明显差异（$P=0.36$）。有效组的 $ADC_{(day4)}$，$ADC_{(day21)}$，$\Delta ADC_{(day4)}$ 明显高于无效组（$P=0.002$，0.019，0.025）。有效组的 $D_{(pre)}$ 明显高于无效组（$P=0.020$）。有效组的 $D_{(day4)}$ 和 $\Delta D_{(day4)}$ 与无效组的差异具有统计学意义（$P=0.005$，0.000）。两组之间的 K 或者 ΔK 的差异均无统计学差异（$P=0.519\sim0.840$）。如采用扩散峰度模型拟合信号，如把 $\Delta D_{(day4)}>0.036\times10^{-3}$ mm^2/s 作为预测新辅助化疗有效的诊断阈值时，AUC 是 0.895，敏感性是 95.3%，特异性是 73.3%；如采用单指数模型拟合信号时，把 $ADC_{(day4)}>1.063\times10^{-3}$ mm^2/s 作为预测新辅助化疗有效的诊断阈值时，AUC 是 0.761，敏感性是 72.1%，特异性是 81.3%。$\Delta D_{(day4)}$ 和 $ADC_{(day4)}$ 的 AUC 差异具有统计学意义（$P=0.043$），且 $\Delta D_{(day4)}$ 的预测敏感性明显高于 $ADC_{(day4)}$（$P=0.006$）。**结论**：DKI 和单指数 DWI 均具有先于形态学变化发现肿瘤的化疗反应的潜力。DKI 技术所得参数 D 值对于预测鼻咽癌新辅助化疗早期疗效可能比单指数模型中的 ADC 值更敏感。

289. Salvage Endoscopic Nasopharyngectomy is Superior to Intensity-Modulated Radiation Therapy for Local Recurrence of Selected T1-T3 Nasopharyngeal Carcinoma-a Case-Matched Comparison

邹　雄，陈明远

中山大学附属肿瘤医院

Background：Salvage ENPG and IMRT are more effective treatments for rNPC than traditional 2-dimensional radiotherapy. However, compared with IMRT, the benefits of ENPG have not yet been clearly described. **Methods**：We defined a resectable area in which the disease could be radically removed using ENPG and our imaging specialists selected eligible patients with tumors confined to this resectable area from a database of rNPC patients. Using propensity scores to adjust for some potential prognostic factors, ua well-balanced cohort of 144 limited rNPC patients was created by matching each patient who underwent ENPG (study group) with one who underwent IMRT (control group). Morbidity, long-term oncological results, treatment-related complications, medical costs, and quality of life were compared. **Results**：Compared with IMRT, ENPG was associated with a relatively better overall survival (5-year OS, 77.1% vs 55.5%, $P=.003$), QOL conservation (mean global health status score, 57.6 vs 29.8, $P<.001$), and significant decreases in post-treatment complications (12.5% vs 65.3%, $P<.001$), medical costs (23 645.90 vs 118 122.53 Yuan, $P<.001$)

290. 三种方法构建鼻咽癌患者营养指数模型的比较分析

洪金省[1]，华洋静玲[2]，张海荣[2]，苏　丽[1]，吴丽红[2]，张纬建[1]，田　俊[2]

[1] 福建医科大学附属第一医院；[2] 福建医科大学公共卫生学院

目的：三种方法构建鼻咽癌患者营养指数模型，探索最佳营养评估模型。**方法**：调查326例鼻咽癌患者的营养状况及生存质量并进行放射敏感性评估，采用主成分分析、独立性权数法和哑变量加权分析法建立三种营养指数模型；运用ROC曲线评价各模型预测患者生存质量及放射敏感性的能力并确定最佳模型的诊断界值。**结果**：在预测患者生存质量时，主成分分析法、独立性权数法和哑变量分析法构建的营养指数模型ROC曲线下面积分别为0.75、0.72和0.68，且均有统计学意义；在预测患者放疗敏感性时，主成分分析法、独立性权数法和哑变量分析法构建的营养指数模型ROC曲线下面积分别为 0.77、0.70 和 0.73，且均有统计学意义。主成分分析法构建的营养指数模型的诊断界值为 12.1，对应营养不良检出率为 58.9%。**结论**：主成分分析法构建的营养指数模型能更好地综合反映患者的营养状况，具有一定的临床应用价值。

291. 射频消融联合经皮椎体成形术治疗伴有脊椎不稳的脊柱转移瘤疗效评价

张鑫鑫，徐立斌，赵振国，刘　婷，于胜吉

中国医学科学院北京协和医学院肿瘤医院

目的：评价射频消融（RFA）联合经皮椎体成形（PVP）术治疗伴有脊椎不稳的脊柱转移瘤的可行性与疗效。**方法**：本组 11 例伴有脊椎不稳的脊柱肿瘤患者，共 13 个椎体，应用 RFA 联合 PVP 术治疗。观察术后患者疼痛情况（VAS 评分）、生活能力情况（KPS 评分）与椎体高度恢复情况。**结果**：11 例 13 个椎体治疗全部成功。术后患者 VAS 评分显著降低，且随着随访时间而呈下降趋势。术后患者 KPS 评分显著增高，且随着随访时间而呈升高趋势。椎体高度术后与术前相比有统计学差异（$P<0.05$），病椎椎体前部、中部、后部的高度较术前均有不同程度的增高。**结论**：RFA 联合 PVP 术治疗伴有脊椎不稳的脊柱转移瘤具有可行性，且疗效确切。

292. 封闭 CD158 受体表位对供者 NK 细胞杀伤受者成熟 DC 细胞的研究

王漩漩[1]，关　涛[2]，王江涛[2]，赵　瑾[2]，马　莉[2]，苏丽萍[2]

[1] 山西医科大学研究生学院；[2] 山西医科大学附属肿瘤医院血液科

目的：在体外应用抗 CD158a 和 CD158b 单克隆抗体封闭供者 NK 细胞表面抑制型受体 KIR2DL1 及 KIR2DL2/L3，研究供者 NK 细胞对受者 DC 的杀伤作用。**方法**：以 2010 年 5 月至 2014 年 12 月行单倍体异基因造血干细胞移植（allo-HSCT）的 5 例急性白血病患者及供者作为研究对象。采用序列特异性引物聚合酶链反应（PCR-SSP）方法，对 5 对供/受者移植前进行 KIR 与 HLA 分型，采集供受者外周血单个核细胞，使用 NK 细胞分选试剂盒富集供者 NK 细胞作为效应细胞，受者 DC 作为靶细胞，利用抗 CD158a 和 CD158b 单抗封闭供者 KIR 抑制性受体，采用 CCK-8 比色法分别检测抑制性 KIR 封闭前后 NK 细胞对靶细胞的杀伤作用。**结果**：同一效靶比（10：1）下，封闭供者 NK 细胞抑制性受体后，杀伤受者 DC 的活性明显提高，增加封闭抗体浓度可提高杀伤活性，组间差异均有统计学意义（$P<0.05$）。单一封闭 KIR2DL2/L3 受体表位，在同一效靶比（10∶1）下，供受者 KIR2DL1/C1 组对靶细胞杀伤效果高于受者为 C2 及 C1/C2 组，用不同浓度的 CD158a 单抗进行封闭，随封闭抗体浓度的增加，杀伤效果增强。**结论：** 利用抗 CD158 单抗封闭供者 NK 细胞 KIR 的抑制型受体 KIR2DL1 及 KIR2DL2/L3 可以提高供者来源 NK 细胞对受者 DC 的杀伤活性；供受者 KIR2DL1/C1 组对 DC 杀伤效果可能高于受者为 C2 及 C1/C2 组。

293. 负载吴茱萸碱的明胶酶靶向纳米粒子的构建及其抗肿瘤作用评价

刘　芹[1,2]，李茹恬[1,2]，钱晓萍[1,2]，禹立霞[1,2]，刘宝瑞[1,2]

[1] 南京大学医学院附属鼓楼医院肿瘤中心；[2] 南京大学临床肿瘤研究所

吴茱萸碱已被证实具有抗肿瘤活性，但其水溶性差、半衰期短、毒副作用大等等缺点限制了其在临床中的使用。为了解决以上应用障碍，我们采用具有明胶酶响应性的高分子纳米载体 PEG-Pep-PCL 负载吴茱萸碱，具有较高的包封率和载药效率，形态均一，粒径在 200nm 左右。体外实验显示吴茱萸碱纳米粒子对鼠肝癌细胞 H22 的杀伤效果呈现剂量依赖性，与吴茱萸碱裸药类似。细胞摄取实验显示纳米粒子可以高效进入肿瘤细胞内。标记荧光分子的纳米粒子和游离的荧光分子分别瘤内注射后在近红外活体成像下实时观察，发现荧光纳米粒子在肿瘤内的富集浓度更高，滞留时间更长，因此载药纳米粒子瘤内注射对 H22 皮下移植瘤的抑制作用较裸药更强，肿瘤细胞的增殖能力下降，凋亡能力明显提高。毒副作用显示纳米粒子可以降低裸药的局部刺激性。以上结果提示明胶酶靶向的高分子材料是吴茱萸碱的良好载体，瘤内注射纳米粒子可能是较为适合临床使用的有效抗肿瘤途径。

294. Hedgehog 通路对乳腺癌细胞增殖凋亡及 Cx32 与 Cx43 表达的影响

孟令俊，代恩勇，卢振霞

吉林大学中日联谊医院肿瘤血液科

目的： 通过阻断 hedgehog 通路探讨其在乳腺癌细胞的作用机制。**方法：** 对数增长期乳腺癌细胞 MCF-7 分为环巴胺治疗组和对照组。MTT 法检测 5、10、20、30 和 40 μmol L-1 环巴胺处理后的 MCF-

7 细胞的增殖抑制率，AnnexinⅤ/PI 双染流式细胞术检测 25μmol · L-1 环巴胺处理的 MCF-7 细胞的凋亡率，并分析处理后 Cx32、Cx43 在 MCF-7 的胞膜分布。**结果：**环巴胺处理后，MCF-7 细胞增殖率明显下降，并呈时间、浓度依赖性；25μmol L-1 环巴胺处理 MCF-7 细胞 48 h 后，细胞凋亡率明显高于对照组（分别为 13. 88±2. 56%，3. 44±0. 23%，$P<0.05$）；处理组 MCF-7 细胞经作用 48h 后，胞膜 Cx32 阳性率明显高于对照组（分别为 87. 90±2. 38%，57. 66±5. 93%，$P<0.05$）；胞膜 Cx43 阳性率明显高于对照组（分别为 88. 16±2. 84%，48. 47±6. 13%，$P<0.05$）。**结论：**Hedgehog 信号转导通路可能通过抑制细胞凋亡，调节 Cx32 及 Cx43 的胞膜表达等方式在乳腺癌中发挥作用。

295. 结直肠癌患者自身移植肿瘤模型药物筛选在临床上的应用一例

李子禹[1]，文贤子[1]，陕　飞[1]，陈一友[2]，季加孚[1]

[1] 北京大学肿瘤医院；[2] 北京智康博药肿瘤医学研究有限公司

目的：体外药敏属于功能性测试，可以适用于各种不同药物以及药物组合，在临床上具有广阔的应用范围。患者自身移植肿瘤模型与原发肿瘤对于药物敏感性高度相似，是目前体外药敏测试体系中最接近患者实际临床反应的方法。**方法：**本文将详细报告针对一位晚期结直肠癌患者自身移植肿瘤模型的药物筛选结果，比较患者不同部位肿瘤组织所产生的模型对于同类药物的反应，并进一步比较该患者疾病进展后的实际药物临床反应与模型药敏筛选结果。**结果：**模型对顺铂、5FU+Oxilaplatin 耐药，与患者一线化疗对 FOLFOX 耐药相符，显示模型药物可真实反映患者临床反应（回顾性对比）。模型显示对 FOLFIRI+Cetuximab 联合用药敏感，不同来源肿瘤组织对药物敏感性没有差别。据此结果，在患者再次肝转移复发之后使用该治疗方案后复查显示转移病灶缩小一半，二者反应吻合（前瞻性对比），患者目前仍生存，病情稳定。根据模型结果总结，目前患者仍有 4 种潜在治疗方案可供选择。**结论：**自身移植肿瘤模型药物筛选可以反映与实际临床反应相符的药敏结果，具有临床应用推广价值。

296. 基于二氧化硅琼脂糖微球的液相芯片悬浮技术多元检测肿瘤标志物

郑士亚

东南大学

目的：为了提高肿瘤标志物的检测效能，建立了一种新型的基于二氧化硅琼脂糖微球的多元液相芯片检测方法。**方法：**在我们的研究中，使用了竞争法去同时检测 CEA 和 AFP。首先，我们应用荧光定量的方法，琼脂糖扩撒实验，反射光谱分析以及扫描电镜对这种新型的二氧化硅琼脂糖微球特征进行评估。然后，对 CEA，AFP 的包被量，互补抗体，反应条件进行了优化。最后，利用我们建立的多元液相芯片技术检测了 30 例临床样本评估其精确性。**结果：**此种方法被证明非特异性吸附低。与化学发光法有着相同的敏感度，特异度，精确性。**结论：**这种多元检测液相芯片技术有很好的临床应用前景。

297. 中医药对肿瘤干细胞相关耐药性的调控

孙玺媛，陈　宏，姜　梅，魏冬梅

黑龙江省齐齐哈尔市第一医院中西医结合肿瘤科

目的：随着学者对肿瘤生物学特性研究的不断深入，肿瘤的临床诊断和治疗手段有了显著的提高，但仍存在肿瘤治疗后高转移、高复发的难题，研究证实其根本原因在于肿瘤干细胞（cancer stem cell，CSC）的存在，其宿根之一在于肿瘤干细胞的耐药性。肿瘤干细胞生物学特性与正常干细胞存在相似性，但其生长和增殖处于一种失控状态，主要表现为：①失控的自我更新能力；②异常的分化潜能；③多药耐药性；④抗凋亡特性；⑤高致瘤性，故本文探讨了肿瘤干细胞与耐药发生的相关性机制及中医药的调控，为肿瘤干细胞的基础和临床研究提供思路和方法。**方法：**采用综述的方法，阐述了肿瘤干细胞导致耐药发生的机制以及中医药的研究概况。**结果：**肿瘤干细胞通过三磷酸腺苷结合盒转运蛋白、DNA 损伤的修复、HH/Gli 信号通路、凋亡相关信号通路、肿瘤微环境、干细胞因子等机制调控肿瘤耐药的发生；中医认把“肿瘤干细胞”看做“邪毒”，即致病因子，深伏于人体之内，在正气充足之时，深伏于内，在正气虚弱之时，乘虚发病，正如《黄帝内经》所说“正气存内，邪不可干；邪之所凑，其气必虚；药单体厚朴酚、楸毒素、白藜芦醇、肺岩宁能够改善肿瘤干细胞的耐药性。**结论：**肿瘤干细胞的存在与肿瘤耐药的发生密切相关，机制复杂，如何消灭肿瘤干细胞及如何逆转肿瘤干细胞的耐药，是提高恶性肿瘤治疗疗效关键所在。中医中药在肿瘤综合治疗中的地位已经得到了认同，中医中药对肿瘤干细胞的调控作用的研究，尚处于初始阶段，并且绝大多数的研究都是单体成分以及体外实验，无法体现中医辩证论治的理念及中医的理、法、方、药，而中药复方成分复杂，实验条件受到限制，因此，中医药对肿瘤干细胞调控的研究任重道远

298. 造血干细胞移植后患者免疫重建的研究

黄炎青，丁家华，杨益莲，吴　芬

东南大学附属中大医院血液

目的：本研究旨在通过对异基因造血干细胞移植（allo-HSCT）后患者外周血中淋巴细胞亚群的分析探讨患者移植后免疫重建规律及影响因素。**方法**：选择我院40例造血干细胞移植患者及20例健康供者为研究对象，取外周血，通过流式细胞仪进行淋巴细胞亚群（CD4+T细胞、CD8+T细胞、NK细胞、B细胞）检测，检测分移植后1月、3月、6月、1年4个时间点。**结果**：所有患者中性粒细胞及血小板均达植活标准，白细胞植活的中位时间为15d，维持血小板计数>20×10^9/L且无额外输注血小板的中位时间为22d。移植后淋巴细胞恢复迅速，NK细胞移植后1月已恢复至正常水平；移植后3月时B细胞仍极少，6月时恢复至正常水平；移植患者CD56bright亚群（28.3%±8.6%）所占NK细胞比例高于正常对照组（7.2%±4.7%），CD8+T细胞恢复快于CD4+T细胞；单倍体移植患者B细胞恢复慢于全相合移植患者；应用ATG者CD4+T细胞（165.04±114.53）低于未应用ATG患者（225.98 ±95.98）（P值<0.05），其中，CD45RA+CD62L+CD4+T细胞低于未应用ATG者（P值<0.05）。应用ATG者与未应用ATG移植者的CD8+T细胞、B细胞、NK细胞恢复速度无明显差异。**结论**：HSCT后淋巴细胞亚群重建速度不平衡，NK细胞快于B细胞、CD8+T细胞快于CD4+T细胞。免疫细胞比例失调，功能紊乱，移植后CD4+T细胞以记忆型扩增为主，NK细胞CD56bright亚群升高。免疫重建过程是复杂的过程，移植物来源、CMV感染、GVHD、应用ATG等因素相互交织，共同影响患者免疫状态。

299. 选择性Bcl-2抑制剂ABT-199增敏卡铂对NSCLC细胞A549的杀伤效应

钱振珏[1]，鲍扬漪[2]，刘　柳[2]，汪　毅[2]，童斯浩[2]，龚　理[2]，胡长路[1]

[1] 安徽医科大学附属省立医院；[2] 安徽医科大学第三附属医院肿瘤科

目的：研究选择性Bcl-2抑制剂ABT-199增敏卡铂对NSCLC细胞A549的杀伤效应。**方法**：四甲

基偶氮唑蓝（MTT）法检测 ABT-199 和卡铂不同浓度和作用时间对 A549 细胞的增殖抑制作用并计算 IC20 作为联合实验参考剂量，检测低剂量两药联合作用 24h 对 A549 细胞的增殖抑制作用；流式细胞术（FCM）检测细胞周期和凋亡率；Western blot 法检测凋亡相关蛋白 Bcl-2、Bax、Bcl-xl、Mcl-1、Caspase-3 和 Caspase-9 的水平。**结果：** ABT-199 和卡铂对 A549 细胞均有增殖抑制作用且具有时间和浓度依赖性，低剂量 ABT-199 联合卡铂的抑制率高于卡铂单药（$P<0.01$）。FCM 结果显示，随着 ABT-199 浓度的升高，A549 细胞发生不同程度的 G0/G1 期阻滞，联合用药组细胞凋亡率（72.4±2.2)%较卡铂单药组（37.3±1.8)%明显增高。Western blot 结果显示，同单药组相比，联合用药组细胞 Bcl-2 表达水平明显下调（$P<0.01$），Bcl-xl/Mcl-1 无明显变化（$P>0.05$），同时 Bax 表达增高，Caspase-3 和 Caspase-9 活性增加（$P<0.01$）。**结论：** ABT-199 和卡铂均可有效抑制人非小细胞肺癌细胞系 A549 增殖，ABT-199 可诱导细胞发生 G0/G1 期阻滞并显著增敏卡铂对 A549 细胞的促凋亡作用。

300. 新型抗癌药后选物：甲基取代的邻菲罗啉铜配合物

鲁晓明，王　硕，陈愈有，夏寺丰，程一锋，孙小静，
张　波，张伟川，潘刚火

首都师范大学

目的： 新兴抗癌药物的研发**方法：** 选择邻菲啰啉（phen）和甲基取代的邻菲啰啉（methyl-substituted-phen）作主要配体，利用化学合成方法，合成了两系列近百种的铜配合物：［Cu（phen）L］和［Cu（methyl-substituted-phen）L］（其中 L 是含有 O 或 N 配位原子的配体）. 并针对多种癌细胞进行了体内外抗癌筛选。**结果：** ①体内外抗癌筛选结果表明：该两系列的大部分配合物均呈现优秀的抗癌活性，如体外对癌细胞 A-549，Bel-7402，HCT-8，MDCK and L-1210 等，和体内对 H22 和 Lewis 等。②重要的是：该两系列的大部分配合物均比临床抗癌药 5-氟尿嘧啶，顺铂和环磷酰胺抗癌效果更佳，而且低毒。③尤其是甲基取代的邻菲啰啉铜配合物较非甲基取代的邻菲啰啉铜配合物具有更优秀的抗癌功效。**结论：** ①在邻菲啰啉配体中加入取代基甲基，能提高邻菲啰啉铜配合物的抗癌药效；而且甲基取代数越多，抗癌效果越佳. ②甲基取代的邻菲啰啉铜配合物 Cu（methyl-substituted-phen）L］作为新型的抗癌药后选物具有很好的应用前景。

301. PEBP1在肝癌切除肝缺血再灌注损伤中的作用

黄传钟[1,2]，林科灿[4]，王斌[3]，刘景丰[4]，黄爱民[3]，叶韵斌[1,2]

[1] 福建省肿瘤医院肿瘤免疫学研究室；[2] 福建省肿瘤转化医学重点实验室
[3] 福建医科大学病理学系；[4] 福建医科大学附属第一医院肝病中心

目的：研究肝癌手术过程中肝门阻断缺血再灌注损伤对肝癌患者复发转移的影响。**方法：**应用等点聚焦双向电泳研究20例原发性肝细胞癌手术患者的癌与非癌组织，以及肝缺血再灌注前后癌组织的蛋白质表达变化；同时对肝门阻断时间不患者的复发转移情况进行随访分析。**结果：**通过双向电泳的差异蛋白进行分析，发现磷脂酰乙醇胺结合蛋白PEBP1在肝癌组织中低表达，同时在缺血再灌注损伤后PEBP1表达也显著降低；同时对肝癌患者术后近期转移复发时间进行研究，发现肝门阻断时间小于15min的患者6个月内复发转移概率为32.5%，阻断时间大于15min的患者复发转移概率为57.6%。**结论：**PEBP1作为肿瘤转移抑制因子，在肝缺血再灌注损伤中表达降低，有可能因此增加术后患者复发转移的风险。

国家临床重点专科建设项目资助，福建省临床重点专科建设项目资助

302. T淋巴细胞通过PI3K-AKT信号通路抑制乳腺癌细胞MDA-MB-231细胞的增殖

陈　妍，蒋宇扬

清华大学深圳研究生院

目的：肿瘤免疫逃逸是指肿瘤细胞通过多种机制逃避机体免疫系统识别和攻击，从而得以在体内生存和增殖的现象。恶性肿瘤的经典治疗手段有手术治疗，放射治疗和化学治疗。但因其各有局限性，故疗效欠佳。在临床上迫切需要新的治疗方法出现，人们对生物治疗寄以厚望。而在生物治疗中，免疫治疗又被认为是最有发展潜力的策略。T淋巴细胞来源于多能干细胞，在人体胚胎期和初生期，骨髓中的一部分多能干细胞或前T细胞迁移到胸腺内，成为具有免疫活性的T细胞。成熟的T细胞经血流分布至外周免疫器官的胸腺依赖区定居，并经淋巴管、外周血和组织液等进行再循环，发挥细胞免疫及免疫调节等功能。对于乳腺癌目前大都采用以手术为主的综合治疗。但是，只有早期尚无

腋窝淋巴结转移的乳癌疗效最为满意。探索新的治疗途径是乳腺癌治疗的关键问题。本项目研究的成果将为乳腺癌综合治疗新途径提供理论依据。**方法**：本工作使用密度梯度离心方法从外周血中分离出T淋巴细胞，通过异戊烯焦磷酸和白介素-2联合作用促进CD8+/TCRγδ+ T细胞增殖从而得到一组稳定的具有特定表型的T淋巴细胞，通过流式细胞仪检测CD8+细胞和TCRγδ+细胞的含量。使用MTT方法检测细胞增殖情况，用蛋白免疫印迹方法检测相关信号通路标志蛋白的表达。**结果**：通过流式细胞仪检测CD8+细胞和TCRγδ+细胞均超过70%。在细胞水平上，我们研究发现，T淋巴细胞可以抑制乳腺癌细胞MDA-MB-231的增殖，T淋巴细胞与MDA-MB-231细胞1∶1共培养96小时后，使用MTT方法检测发现T细胞对乳腺癌细胞的抑制率为51.2%。在分子水平上，我们用蛋白免疫印迹方法研究发现，吖淋巴细胞通过PI3K-AKT信号通路抑制MDA-MB-231细胞增殖。T淋巴细胞与MDA-MB-231细胞效靶比为10∶1，作用4h后，MDA-MB-231细胞的PI3K和AKT磷酸化水平出现明显下降。**结论**：由此可见，吖淋巴细胞在体外可以抑制乳腺癌细胞MDA-MB-231细胞的增殖，并且这种抑制作用是通过抑制PI3K-AKT信号通路实现的。

深圳市生物、互联网、新能源产业发展专项资金（CXB201104210013A）资助课题

303. 负载紫杉醇的丝素蛋白的纳米粒子构建及抗肿瘤作用评价

吴浦嫄，刘　芹，刘宝瑞

南京大学医学院附属鼓楼医院肿瘤中心

目的：药物载体是提高抗肿瘤药物疗效的研究领域之一。为了建立安全有效、生物相容性好的药物载体，本论文选取丝素蛋白为主要材料，采用无毒、安全、简便的方法，构建负载紫杉醇的丝素蛋白纳米粒子，评价其体内外抗肿瘤作用。**方法**：在室温下、水溶液中，通过丝素蛋白的自组装形成负载紫杉醇的丝素蛋白纳米粒子（Ptx-SF-NPs），通过透射电镜、动态光散射、傅里叶变换红外光谱、X线衍射等技术对纳米粒子进行表征和对纳米粒子中丝素蛋白的构象进行研究；考察人胃癌细胞株BGC823、SGC7901对负载荧光素的丝素蛋白纳米粒子摄取情况；研究负载紫杉醇的丝素蛋白纳米粒子对人胃癌细胞株BGC823、SGC7901的体外细胞毒作用及促凋亡作用；通过肿瘤大小和瘤重，评价其在体内对人胃癌细胞株BGC823裸鼠皮下瘤模型的治疗效果。**结果**：采用无毒、安全、简便的方法在水溶液中制备了Ptx-SF-NPs，其粒径为130nm左右。在纳米粒子中，丝素蛋白的主要构象为不含β-折叠结构的Silk I构象。在细胞摄取实验中，胃癌细胞BGC-823和SGC-7901均在2小时内摄取负载香豆素-6的丝素蛋白纳米粒子。体外细胞毒性实验表明，丝素蛋白载体本身即使在2000μg/ml的浓度下仍没有毒性，而负载于Ptx-SF-NPs中的紫杉醇保持了其药理学活性。在体内胃癌裸鼠皮下瘤抗肿瘤实验中，与裸药和Ptx-SF-NPs全身给药相比，Ptx-SF-NPs局部给药具有更好的抑制肿瘤生长的作用。**结论**：负载紫杉醇的丝素蛋白纳米粒子在肿瘤的全身或局部治疗中可发挥提高疗效的作用；提示丝素蛋白纳米粒子是抗肿瘤药物的良好载体，具有潜在的临床应用价值。

304. 奥曲肽对胃癌 AGS 细胞 PARP-1、PCNA 蛋白表达的影响

张自森，王世超，夏兴洲，王亚楠，吴诗文

郑州大学第五附属医院

目的：探讨奥曲肽对胃癌 AGS 细胞 PARP-1、PCNA、Cyclin D1 蛋白表达的影响及其作用。**方法：**体外常规培养人胃低分化腺癌 AGS 细胞，加入不同浓度的奥曲肽（0、0.001、0.01、0.1、1、10mg/L）作用细胞 24h 后，采用 western blot 方法检测不同浓度药物作用后胃癌 AGS 细胞中 PARP-1、PCNA 和 Cyclin D1 蛋白相对表达水平变化，CCK-8 方法检测各组药物对胃癌 AGS 细胞增殖抑制率，流式细胞术检测其凋亡率及细胞周期分布变化。**结果：**随着奥曲肽浓度的增加，胃癌 AGS 细胞中 PARP-1 蛋白的表达逐渐增强，PCNA 蛋白的表达逐渐减弱，差异具有统计学意义（$P<0.05$），而 Cyclin D1 蛋白表达无显著变化（$P>0.05$），PARP-1 和 PCNA 蛋白表达变化存在显著负相关（$P<0.05$）。在 0~0.1mg/L 浓度范围内，奥曲肽对胃癌 AGS 细胞具有增殖抑制作用，且随着药物浓度的增加，其对胃癌 AGS 细胞增殖抑制作用逐渐增强，呈现出浓度依赖性；而高于 0.1mg/L 浓度后，其增殖抑制作用逐渐减弱，浓度达到 10mg/L 时，则对胃癌 AGS 细胞无明显增殖抑制作用。不同浓度奥曲肽作用于胃癌 AGS 细胞后，其凋亡率及各细胞周期比例均未见显著差异（$P>0.05$）。**结论：**奥曲肽浓度可对胃癌 AGS 细胞增殖产生双向影响作用，其机制可能与 PARP-1 蛋白表达增强和 PCNA 蛋白表达抑制有关。

305. 干细胞核心基因 Nanog 在乳腺癌干细胞及非干细胞中的表达与定位

张志影[1]，徐　亮[1]，徐迎春[3]，徐海燕[1]，张凤春[1,2]

[1] 上海交通大学医学院附属苏州九龙医院肿瘤科；[2] 上海交通大学医学院附属瑞金医院；
[3] 上海交通大学医学院附属仁济医院肿瘤科

目的：研究干细胞核心基因 Nanog 在乳腺癌干细胞（BCSCs）和非乳腺癌干细胞（Non-BCSCs）中的表达及定位差异以及 BCSCs 在 MCF-7 微球体中的分布情况。**方法：**应用 Nanog 免疫荧光、免疫细胞化学及与 Hoechst33342 荧光染料双染色方法检测 BCSCs 和 Non-BCSCs 中 Nanog 的表达及其定位。**结果：**Nanog 免疫细胞化学及免疫荧光染色显示，MCF-7 中存在两种细胞：一种细胞胞体大、细胞浆

丰富，Nanog 主要表达其细胞浆中，这部分细胞占绝大多数；另一种细胞胞体小而圆、细胞浆少，Nanog 主要表达其细胞核中，这部分细胞占少数。Nanog 和 Hoechst33342 免疫荧光双染显示：Nanog 表达于 Hoechst33342 拒染的细胞核中；而在 Hoechst33342 核染色的细胞中，Nanog 主要表达于细胞浆中。微球体呈球囊性、中心部呈空腔状，细胞沿着球壁分布，球壁多为 1~3 层细胞组成；在 MCF-7 微球体中，BCSCs 主要分布在囊性微球体的内侧壁。**结论**：Nanog 在 BCSCs 中主要表达在细胞核，而在 Non-BCSCs 中主要表达在细胞浆，而 BCSCs 主要分布在囊性微球体的内侧壁，这可为 BCSCs 的进一步研究和乳腺癌的临床靶向治疗提供实验依据。

306. 人参皂苷 Rh2 联合顺铂对肺癌 A549 细胞凋亡的影响

马海明，刘晓康

山东省广饶县人民医院

目的：探讨人参皂苷 Rh2（G-Rh2）联合顺铂（DDP）对肺癌 A549 细胞凋亡的影响。**方法**：将 A549 细胞分为 4 组：对照组（不加药）、G-Rh2 单药组、DDP 单药组、G-Rh2+DDP 联合组，MTT 法观察药物对 A546 细胞的杀伤作用，DAPI 染色法观察细胞凋亡的形态学变化，流式细胞术分析细胞周期及凋亡，并检测细胞凋亡蛋白酶 Caspase-3、-9 的活性及线粒体膜电位水平的变化。**结果**：与 G-Rh2 和 DDP 单药组相比，G-Rh2+DDP 对 A549 细胞生长抑制作用更明显，且处于 subG1 期细胞的比例增加，Caspase-3、-9 的活性增强，线粒体膜电位去极化水平显著。**结论**：G-Rh2 和 DDP 显示了明显的协同诱导 A549 细胞凋亡的作用，且涉及线粒体凋亡途径，并为肺癌化疗联合用药的选择提供了重要的参考。

307. 槲寄生有效成分提取及其对乳腺癌肿瘤细胞抑制作用研究

沈　波[1]，夏　超[2]，郑马庆[1]

[1] 江苏省肿瘤医院内科；[2] 南京工业大学药学院

目的：从槲寄生中分离、提取有效组份，并观察该组份对肿瘤细胞生长的影响。**方法**：采用经典提取分离法以及槲寄生生物碱不同酸碱段在不同溶剂中溶解度不同，分离提取槲寄生不同组份；将槲寄生不同组份溶解并制成系列浓度的溶液后，加入到乳腺癌细胞中，观察该系列组份对乳腺癌细胞生长的影响。**结果：**本研究中，采用经典提取分离法得到5个组份，利用生物碱不同酸碱度在不同溶剂中溶解性不同分离并纯化后，得到5个组份：非酚性弱碱性生物碱6、酚性弱碱性生物碱7、非酚性叔胺性生物碱8、酚性叔胺性生物碱9和水溶性生物碱10五个生物碱组份。体外，该系列组份对乳腺癌细胞生长均有不同的抑制作用，且组份5能显著抑制乳腺癌细胞生长，对乳腺癌细胞系MDA-MB-231以及MDA-MB-435的IC_{50}分别为3.24和4.80mg/ml。**结论：**体外，槲寄生系列提取组份对乳腺癌细胞的增殖具有不同的抑制作用，且组份5作用最强。

308. 基于蒙特卡洛模拟的细胞生物实验照射方法的研究

曾　彪，张九堂，师颖瑞，王　晖，韩亚骞，刘　珈，谭剑锋，张　韦

湖南省肿瘤医院　中南大学湘雅医学院附属肿瘤医院

目的：肿瘤的生物学研究需要对培养的细胞进行照射，观察细胞受照射以后的成活情况。培养细胞吸收剂量的计算精度，直接影响到细胞生物实验的结果。本文通过探讨医用直线加速器进行细胞照射的剂量测量原理，并通过蒙特卡洛模拟十种照射方法带来的剂量偏差的不同，探讨出比较规范、剂量偏差较少的照射方式。从而让细胞生物实验的结果更真实和准确。**方法：**采用Elekta公司Monaco治疗计划系统进行简化蒙特卡洛模拟。把细胞照射分为两类情况，A类是细胞培养皿装有3mm的培养液；B类是人为地把细胞培养皿装满培养液。AB两类各分5种情况，A1、B1为不加建成模体，不加背向散射模体0°野照射。A2、B2为只加建成模体，不加背向散射模体0°野照射。A3、B3为不加建成模体，只加背向散射模体照射0°野照射。A4、B4为既加建成模体，又加背向散射模体照射0°野照射。A5、B5为既加建成模体，又加背向散射模体照射0°野和180°野等中心照射。这十种照射方式的蒙特卡洛模拟测量值跟三维卷积算法值以及手工计算值进行比较，并对十种照射方式进行分析。**结果：**通过数据分析，发现空腔效应对剂量影响较大，手工计算值最大偏差16%，背向散射对剂量的影响也较大，手工计划值最大偏差13%。采用对穿野照射，在培养皿上面和下面加上建成模体和散射模体，有空腔的细胞表面剂量与无空腔的细胞表面剂量大小相差不大。**结论：**采用0°和180°野等中心照射，既加建成模体，又加背向散射模体的等中心照射方式，避免了培养皿照射时空腔效应对细胞剂量的影响，又增加了细胞的背向散射，剂量偏差很少，计算值和蒙特卡洛模拟照射值更接近。

309. 热疗联合紫杉醇对乳腺癌 MCF-7 细胞增殖与凋亡的影响

巴　楠[1]，张自森[1]，王亚楠[1]，王　宁[2]，薛长年[1]，吴　敏[1]

[1] 郑州大学第五附属医院；[2] 郑州大学医药科学研究院

目的：探讨热疗联合紫杉醇对人乳腺癌 MCF-7 细胞的毒性增效作用，探讨可能的分子机制。**方法**：MTT 法研究常温及 42℃不同作用时间下温热联合紫杉醇对乳腺癌 MCF-7 细胞的生长抑制作用，流式细胞术检测细胞凋亡和细胞周期，RT-PCR 检测 bcl-2、survivin 和 E-cadherin mRNA 表达变化。**结果**：42℃热疗显著增强紫杉醇对乳腺癌 MCF-7 细胞的生长抑制，显著增加 MCF-7 细胞早期凋亡率，G2/M 期细胞比例显著增加。热疗联合紫杉醇显著抑制 bcl-2 mRNA 表达，survivin 和 E-cadherin mRNA 表达显著增加。**结论**：热疗能显著增强紫杉醇对乳腺癌 MCF-7 细胞毒性作用，诱导早期凋亡，其机制可能与 survivin 表达上调有关。

310. 肝癌细胞对 T 淋巴细胞的敏感性与其 Pokemon 蛋白的表达量相关

孙钦升，蒋宇扬

清华大学深圳研究生院

目的：过继性细胞免疫治疗是指向肿瘤患者传输具有抗肿瘤活性的免疫细胞，直接杀伤肿瘤或激发机体抗肿瘤免疫效应，从而达到治疗肿瘤的目的。主要的过继性细胞包括自然杀伤（NK）细胞、淋巴因子激活杀伤（LAK）细胞以及肿瘤浸润淋巴（TIL）细胞等。该疗法可单独用于肿瘤治疗，但更适宜作为手术、放疗和化疗后的辅助疗法，以提高和改善治疗效果。过继性细胞免疫治疗的优点是体外诱导效应细胞，避开了肿瘤宿主存在的免疫抑制，易于活化和扩增。活化的杀伤细胞在体内，可以产生抗肿瘤效应，并且与现在的常规治疗方法有互补性；其缺点是治疗有效的瘤谱不够广泛。如何提高 T 淋巴细胞对肿瘤细胞的杀伤能力是提高免疫治疗疗效的关键问题。**方法**：本工作通过 Ficoll 密度梯度离心法从外周血中分离出 T 淋巴细胞，通过异戊烯焦磷酸和白介素-2 联合作用促进 CD8+/TCRγδ+ T 细胞增殖从而得到一组稳定的具有特定表型的 T 淋巴细胞，通过流式细胞仪检测 CD8+细胞和 TCRγδ+细胞的表达情况，与多种肝癌细胞（QGY7703、HepG2、Bel7404、SMCC7721 和 Bel7402 细胞）1∶1 共培养后 96 小时用 MTT 方法检测肿瘤细胞存活率。使用蛋白免疫印迹方法检测 Pokemon

蛋白表达量。**结果**：通过流式细胞仪检测 CD8+细胞和 TCRγδ+细胞均超过 70%，与多种肝癌细胞（QGY7703、HepG2、Bel7404、SMCC7721 和 Bel7402 细胞）1∶1 共培养后 96 小时，肿瘤细胞的存活率均出现明显下降，在 QGY7703、HepG2、SMCC7721、Bel7404、Bel7402 这五种肝癌细胞系中，Pokemon 的表达量依次呈下降趋势。T 细胞（1∶1）分别处理这五种肝癌细胞 72 小时之后发现，Pokemon 表达量高的细胞在 72 小时的存活率比 Pokemon 表达量低的细胞高，由此证明，Pokemon 表达越高的肝癌细胞对 T 细胞越不敏感。**结论**：综上所述，T 淋巴细胞能抑制肝癌细胞的增殖，肝癌细胞对 T 淋巴细胞的敏感度与肝癌细胞中 Pokemon 蛋白表达量相关，Pokemon 表达越高的肝癌细胞对 T 细胞越不敏感。Pokemon 蛋白可以成为提高 T 淋巴细胞杀伤效力的潜在靶点。

深圳市生物、互联网、新能源产业发展专项资金（CXB201104210013A）资助课题

311. 蛋白激酶 CK2 抑制剂对肺癌细胞放射敏感性的影响

李倩雯，孟　睿，伍　钢

华中科技大学同济医学院附属协和医院肿瘤中心

目的：探讨蛋白激酶 CK2 抑制剂对肺癌细胞放射敏感性的影响。**方法**：通过 Western Blot 法检测蛋白激酶 CK2α、β 亚基在不同肺癌细胞株中的表达情况。平板克隆形成试验检测 CK2 激酶抑制剂醌茜素（Quinalizarin）对肺腺癌细胞 A549 和大细胞肺癌细胞 H460 对 X 线照射的放射敏感性的影响。使用醌茜素预处理 A549 和 H460 细胞后给予 X 线照射，通过流式细胞术检测其联合作用细胞凋亡及周期分布的影响；通过免疫荧光法检其对细胞内 γ-H2AX 及 53BP1 表达的影响，并计算细胞内 γ-H2AX 及 53BP1 焦点平均值；通过 Western Blot 法检测其对 A549 细胞内 DNA-PK 及 p-DNA-PK 蛋白表达量的影响。**结果**：蛋白激酶 CK2α、β 亚基在对放疗不敏感的非小细胞肺癌 A549、H1650、H460 中高表达，而在对放疗敏感的小细胞肺癌 H446 中低表达。平板克隆形成试验中，使用醌茜素预处理的 A549 和 H460 细胞存活分数预测值明显低于未处理组，放射增敏比均大于 1.0。使用醌茜素和 X 线照射联合作用与单独 X 线照射作用比较并没有增加 A549 和 H460 细胞的凋亡（$P>0.05$，$P>0.05$），但可明显引起其 G2/M 期阻滞（$P<0.001$，$P<0.01$）。通过醌茜素抑制蛋白激酶 CK2 活性可增加 X 线照射后 A549 和 H460 细胞内 γ-H2AX 的表达，可降低细胞内 53BP1 及 p-DNA-PK 表达，对 DNA-PK 表达无明显影响。**结论**：通过醌茜素抑制蛋白激酶 CK2 活性可增加非小细胞肺癌的放射敏感性。

312. 榄香烯逆转肺癌化疗药物耐药的实验研究

曾　晖

浙江省肿瘤医院

目的：探讨榄香烯逆转肺癌化疗耐药的作用。**方法：**采用细胞培养及动物实验分别从体外、体内研究榄香烯逆转化疗耐药的作用。采用 MTT 法检测由含药血清培养的 A549 肺腺癌细胞的增殖率；通过复制 Lewis 肺癌小鼠模型，并予榄香烯及多柔比星进行处理，最终测量各组小鼠肿瘤的体积，计算抑瘤率。**结果：**细胞研究结果显示，榄香烯、多柔比星及榄+多组的 OD 值均小于模型组（$P<0.01$），而榄香烯组高于多柔韧比星及榄+多组（$P<0.01$），多柔比星组高于榄+多组（$P<0.01$）；动物研究结果显示：与模型组比较，榄香烯组、多柔比星组及榄+多组肿瘤体积明显缩小（$P<0.01$）；而多柔比星的抑瘤率明显优于榄香烯组（$P<0.01$），但却劣于榄香烯+多柔比星组（$P<0.01$）**结论：**榄香烯具有一定的抑瘤作用，且具有逆转化疗药物耐药的作用。

313. 榄香烯乳剂联合 NP 方案治疗晚期非小细胞肺癌的疗效观察

宋凤丽

北京中医药大学第三附属医院

肺癌的发病率和死亡率正在迅速上升，在很多发达国家中，肺癌占男性常见恶性肿瘤的第一位，占女性常见恶性肿瘤的第二三位，在我国，肺癌的发病率也在持续上升，严重危害人类的生命和健康，是恶性肿瘤导致死亡的主要原因之一。非小细胞肺癌（non small cell lung cancer，NSCLC）约占肺癌患者总数的80%，其中接近70%的 NSCLC 患者在确诊时已属晚期，常有局部扩散和远处转移，难以进行手术治疗和单纯性的局部治疗。晚期非小细胞肺癌患者合并多种病症，包括骨转移所造成的骨痛、恶性胸腔积液所导致的胸闷、喘憋等，可能引起患者生活质量评分下降，单纯的化疗可能会造成副反应增加，导致化疗无法正常进行。本研究旨在探讨榄香烯在治疗晚期非小细胞肺癌中的临床价值。

314. 重组人生长激素对 GHR 差异不大人胃癌细胞移植瘤生长的影响

沐 雨[1]，封 革[2]，曹 鹏[3]，蔡雪婷[3]，李苏宜[1,4]*

[1] 东南大学医学院 [2]东南大学附属江北医院
[3] 江苏省中医药研究院细胞与分子生物学实验室
[4]安徽省肿瘤医院肿瘤营养与代谢治疗科

目的：小分子干扰 GHR（siGHR）获取生长激素受体（GHR）基因差异表达人胃癌 MGC803 细胞株，探讨 rhGH 干预 GHR 不同表达状态细胞株植入裸鼠体内的移植瘤生长情况及 JAK2/STAT3 通路关键节点基因表达变化。**方法**：Western-blot 法鉴定亲本及转染后细胞株 GHR 表达状态，72 只接种皮下移植瘤的裸鼠随机分为：对照组（生理盐水 0.2 mL/d），低剂量 rhGH 组［1 U/（kg · d）］和高剂量 rhGH 组［3U/（kg · d）］，连续给药 21d，观察记录裸鼠体质量和肿瘤体积，免疫组织化学法检测胃癌组织 VEGF 蛋白表达，Western Blot 法测 JAK2-STAT3 通路节点蛋白变化。**结果**：转染空载体细胞株 GHR 蛋白表达量与亲本细胞株差异不明显（$P>0.05$），转染干扰载体株较亲本细胞株 GHR 蛋白下降 57%。接种亲本及空载质粒转染的人胃癌细胞株 MGC803 裸鼠，rhGH 给药组皮下移植瘤体积较对照组增大（$P<0.05$），且 H 组促增长效应显著（$P<0.05$），3 组间体重差异不明显（$P>0.05$）；VEGF 蛋白表达较对照组升高，JAK2、STAT3、p-JAK2、p-STAT3 含量增加；GHR 表达下调人胃癌细胞株 MGC803 的裸鼠，给药组体重大于对照组（$P<0.05$），而 3 组之间肿瘤体积大小、VEGF 蛋白表达水平及 JAK2/STAT3 通路重要节点蛋白含量比较差异均无统计学意义（$P>0.05$）。**结论**：rhGH 促 GHR 阳性表达 MGC803 移植瘤生长，对经 siGHR 技术抑制 GHR 基因表的 MGC803 移植瘤未表现促肿瘤生长效应，可能与血清 VEGF 分泌及 JAK2-STAT3 信号转导通路节点基因功效有关。

315. ETS-1 的表达在胰腺癌细胞的转移中的作用

郑士亚[1]，王彩莲[1,2]

[1] 东南大学；[2] 东南大学附属中大医院

目的：检测 ETS-1，E-钙粘蛋白（E-cad），N-钙粘蛋白（N-cad）在胰腺癌细胞株的表达，探讨 ETS-1 的表达在胰腺癌细胞的转移中的作用。**方法**：利用 RT-PCR 检测五种胰腺癌细胞株 PaTu-8988t，SW1990，Capan2，Panc-1 and BxPC3 中的 ETS-1，E-cad，N-cad 的表达量。构建了表达绿色荧光蛋白的携带针对 ETS-1 的 shRNA 的质粒，转染进入沉默 ETS-1 的表达的 Panc-1 细胞株中，利用 RT-PCR 以及 western blot 分析 ETS-1 的沉默效率。并且检测了沉默 ETS-1 表达后的 E-cad，N-cad 以及 VEGF 的表达。体外细胞划痕实验以及粘附实验检测 ETS-1 在胰腺癌细胞转移中的作用。**结果：**在五种胰腺癌细胞株中，E-cad 表达下降，N-cad 表达增多。ETS-1 的沉默表达效率达 70%。沉默 ETS-1 的表达，RT-PCR 以及 western blot 均显示 N-cad 和 VEGF 表达下降，E-cad 表达增多。细胞划痕实验以及粘附实验证明了，抑制 ETS-1 的表达可以减少细胞的转移，提高细胞的粘附性。**结论：**我们的实验证实了沉默 ETS-1 的表达可通过调节 E-cad 和 N-cad 降低胰腺癌细胞的转移。

316. 二甲双胍对 IL-6 诱导的胃癌细胞 EMT 的作用

单争争，樊青霞

郑州大学第一附属医院

目的：探讨二甲双胍 IL-6 诱导的胃癌细胞 SGC7901 上皮间质转化的作用。**方法：**采用 IL-6 刺激培养 SGC7901，构建 EMT 模型，倒置显微镜下观察细胞形态学变化；根据实验目的将 SGC7901 细胞分为 SGC7901-ctr 组，SGC7901+M 组，SGC7901-IL-6 组和 SGC7901-IL-6+M 组；MTT 法检测二甲双胍对细胞增殖的影响；流式细胞术检测二甲双胍对 SGC7901 细胞周期的影响；细胞划痕修复实验检测二甲双胍对细胞增殖及迁移的影响，RT-PCR 及 westernblot 检测 EMT 相关的重要标志分子 E-cadherin，N-cadherin，Vimentin 和 Twist1 在 mRNA 和蛋白表达水平上的变化。**结果：**IL-6 能诱导 SGC7901 细胞由上皮细胞样形态向间质细胞样形态转化，多数细胞表现为类似成纤维状，部分细胞呈梭形，纺锤体形。二甲双胍能显著抑制胃癌细胞的增殖。二甲双胍能显著影响胃癌细胞的周期分布且能明显抑制胃癌细胞的迁移和侵袭能力。PCR 结果显示二甲双胍作用后 E-cadherin mRNA 表达水平明显升高，而 N-cadherin，Vimentin 和 Twist1 表达水平明显降低。Western blot 结果表明二甲双胍作用后 E-cadherin 蛋白表达量增加，而 N-cadherin，Vimentin 和 Twist1 蛋白表达量均降低。**结论：**二甲双胍能明显抑制胃癌细胞的增殖，侵袭能力及 EMT 过程。

317. 沉默 VMP1 对结直肠癌 SW480 细胞增殖与侵袭能力的影响研究

郭显智，唐来芹，余明华

上海市浦东医院肿瘤内科

目的：通过构建针对人 VMP1 基因的 RNA 干扰（RNA interference，RNAi）慢病毒载体，沉默结直肠癌细胞系中VMP1基因的表达，探讨VMP1基因沉默后对结直肠癌细胞增殖、凋亡及迁移的调控作用。**方法：**应用RT-PCR及Western blot方法检测5种结直肠癌细胞系中VMP1的表达状况；设计人VMP1基因的RNAi慢病毒载体，在293T细胞中包装病毒并感染VMP1高表达的结直肠癌细胞系，运用Western blot方法鉴定其对VMP1基因的沉默效果；VMP1基因沉默后运用细胞增殖实验和软琼脂克隆形成实验检测其对细胞增殖能力的影响，并应用流式细胞技术检测细胞凋亡；运用Transwell迁移实验检测细胞的体外侵袭迁移能力。**结果：**VMP1在5种细胞系中存在差异性表达，其中具有高转移潜能的LOVO、RKO和SW620中VMP1表达较具低转移潜能的HT-29和SW480明显下降。通过构建VMP1 RNAi慢病毒载体沉默SW480细胞中VMP1的表达，Western-blot实验提示VMP1稳定沉默的SW480细胞系构建成功；在稳定沉默VMP1基因后，增殖实验和软琼脂克隆形成实验表明SW480细胞增殖能力增强；流式细胞技术检测显示VMP1基因沉默后可抑制SW480细胞凋亡；细胞小室实验结果显示，VMP1沉默后SW480迁移能力增强。**结论：**VMP1基因可能与结直肠癌的细胞增殖、凋亡与转移有关，从而参与结直肠癌的发生、发展。

318. 榄香烯对H22肝癌荷瘤小鼠TRAF6、Caspase-8表达的影响

史　华

浙江省肿瘤医院

目的：观察榄香烯对H22肝癌荷瘤小鼠肿瘤组织中TRAF6、Caspase-8基因表达的影响。**方法：**采用皮下接种H22肝癌细胞株的方法复制小鼠肝癌模型。将BALB/c小鼠随机分为4组：模型组，榄香烯低、高剂量组，顺铂组。处死小鼠后称取各组小鼠肿瘤的重量。采用荧光定量RT-PCR方法检测各组药物对小鼠肝癌肿瘤组织TRAF6、Caspase-8基因表达的影响。**结果：**榄香烯低、高剂量组的抑瘤率分别为24.2%、27.4%，DDP组抑瘤率为28.2%，与模型组比较，榄香烯低、高剂量组与DDP组小鼠肝癌瘤重明显减轻（$P<0.01$）。与模型组比较，榄香烯低、高剂量组与DDP组肝癌小鼠肿瘤组织中的TRAF6 mRNA表达水平明显下降，而Caspase-8 mRNA表达水平明显升高，差异有显著性意义（$P<0.01$）。**结论：**榄香烯具有抑制肝癌生长的作用，其分子机制可能是下调肿瘤组织TRAF6表达，上调Caspase-8表达，促进肝癌细胞凋亡达到抗肿瘤作用。

319. 金纳米材料在胃癌干细胞靶向成像和治疗中的应用

梁淑静[1]，徐迎春[3]，张　乐[1]，张凤春[1,2]

[1] 上海交通大学医学院附属苏州九龙医院肿瘤科；
[2] 上海交通大学医学院附属瑞金医院肿瘤学科；
[3] 上海交通大学医学院附属仁济医院肿瘤科

胃癌是人类常见恶性肿瘤之一。在中国最新癌症疾病谱中，胃癌是位列第三的恶性肿瘤，其五年存活率非常低。近年来，多学科治疗已经逐步应用于进展期胃癌中，从而改善胃癌的治疗疗效。然而胃癌对传统的治疗方法包括化学治疗和放射治疗等存在耐药和抵抗。此现象与肿瘤干细胞的存在和其固有的特性密切相关。目前，越来越多的证据表明肿瘤是一种干细胞疾病，肿瘤中存在一群比例低的细胞，而肿瘤的复发，转移和耐药与肿瘤干细胞的存在息息相关。故针对胃癌干细胞的靶向治疗将是非常有前景的胃癌治疗策略。CD44 分子是胃癌干细胞研究最多、最广的干细胞分子标志物。已有研究证明 CD44+胃癌细胞具有自我更新、分化能力及高表达干性相关基因的特性，但其在活体内分布广泛，无特异性，而 CD44 分子的特异性变异体 CD44v6 在胃癌组织中的特定分布，使胃癌干细胞的体内外靶向成像研究成为可能。

目前，纳米技术广泛应用于生物医学领域，安全有效的纳米探针已逐步用于肿瘤的靶向成像和选择性治疗，并成为有效的抗肿瘤治疗策略。而针对胃癌干细胞的纳米探针靶向成像和治疗，至今尚缺乏相关文献报道。合成制备靶向胃癌干细胞的纳米探针成为亟需解决的问题和未来胃癌治疗研究的热点。

本课题以胃癌细胞系为模型，通过对 CD44 和 CD44v6 分子表面标志物进行表型分析及胃癌干细胞分选和富集，比较肿瘤干细胞和非肿瘤干细胞亚群的自我更新和增殖能力等干细胞特性差异，结果显示，CD44+胃癌干细胞富集亚群较之 CD44-细胞群具有更强的微球体克隆形成和自我更新能力，体外培养的微球体亦可以进行连续传代。并且在 CD44+细胞群体中，CD44v6+细胞占极大比例，是其主要表现形式。根据以往文献报道和本研究初步结果，我们选用流式细胞仪分选的 CD44+胃癌细胞 MKN45 作为本课题研究对象-胃癌干细胞。此外，成功合成和制备靶向胃癌干细胞的多功能纳米探针 CD44/CD44v6-GNS（gold nanostars），通过细胞毒性试验和纳米粒子亲和力检测，发现其具有良好的生物相容性和靶向胃癌干细胞的特性，并能够在胃癌干细胞内特异性聚集。体外胃癌干细胞光热治疗中，与合成探针共孵育后的胃癌干细胞微球体，给予近红外激光器照射治疗，结果发现合成纳米探针可以主动靶向结合胃癌干细胞，790 nm 近红外激光器，以 1.5 W/cm^2 功率密度照射治疗 5 分钟，胃癌干细胞微球体可被彻底光热消融，达到显著的治疗和杀伤作用。体内试验中，我们首先建立胃癌皮下瘤和原位癌模型，将合成的靶向胃癌干细胞的探针 CD44/CD44v6-GNS 尾静脉注射于荷瘤鼠体内，利用金纳米星优异的光声对比特性，Endra Nexus 128 光声成像仪监测肿瘤部位注射前和注射后不同时间光声成像特征和动态变化，从而发现纳米探针在活体肿瘤中的分布代谢，结果显示探针 CD44v6-GNS 可以主动靶向胃癌血管，并渗透入血管周围肿瘤组织间隙内，在注射后 4 小时血管成像达到峰值。为克服胃癌干细胞化疗、放疗耐药的特性，本研究中初步尝试金纳米星粒子介导的光热治疗方法对荷瘤鼠模型中胃癌干细胞进行消融治疗。根据光声成像结果，荷瘤鼠静脉注射 CD44v6-GNS 4 小时后，肿瘤部位同时予以近红外激光照射治疗。而 PEG-GNS+激光照射治疗组，PBS+激光照射治疗组以及未处理组分别设为对照组。结果发现，静脉照射 CD44v6-GNS 纳米探针并同时予以光热治疗的实验组较之对照组，可显著抑制肿瘤组织生长和提高荷瘤鼠的生存率。通过 ICP 量化分析金元素在离体脏器和肿瘤中的分布，发现纳米探针静脉注射后 4 小时在肿瘤和网状内皮系统有明显蓄积。

综上所述，本课题初步研究 CD44 及其变异体 CD44v6 在胃癌细胞中的表达特征和流式分选后 CD44+细胞亚群的干细胞特性。利用无表面活性剂的合成方法，合成形貌、尺寸可控和等离子体共振吸收峰在近红外区的金纳米星材料，通过表面包覆异官能团聚乙二醇和偶联针对胃癌干细胞分子标志物 CD44 的特定抗体，成功制备多功能纳米探针 CD44v6-GNS，将其对胃癌干细胞毒性、靶向特性、光声成像和光热治疗作用进行监测和评估。以上研究发现，该探针在胃癌体内外展示出良好的生物相容性和靶向胃癌干细胞的特性。ICP 量化结果分析 CD44v6-GNS 活体内分布，间接证明探针主动靶向识别作用。本研究，利用纳米技术优势，通过靶向成像和治疗，发现体内与胃癌起始和耐药高度相关的胃癌干细胞，从而有望提高胃癌的早期诊断和增强胃癌治疗效果，为胃癌的复发转移治疗提供新的治疗思路、理论基础和实验依据。

320. 莪术醇联合奥沙利铂对裸鼠胃癌移植瘤生长及 Bcl-2 和 Caspase-3 表达影响的研究

李　勇，范立侨，郭志朋，赵　群，焦志凯，张志栋，刘庆伟

河北医科大学第四医院外三科

目的：观察莪术醇联合奥沙利铂对人胃癌细胞裸鼠皮下移植瘤生长及 Bcl-2 和 Caspase-3 表达的影响。**方法**：①建立裸鼠胃癌移植瘤模型；②将 20 只荷瘤裸鼠分为 4 组（n=5），对照组、莪术醇组、奥沙利铂组、莪术醇联合奥沙利铂组，每 4 天给一次药、测量一次瘤体积。③计算肿瘤体积并绘制生长曲线，称量瘤重、计算抑瘤率。MTT 探究细胞的生长情况。免疫组化、荧光定量 RT-PCR 法检测各组的 Caspase-3、Bcl-2 的表达和 mRNA 的情况。**结果**：①莪术醇组、奥沙利铂组、联合用组的肿瘤体积及重量均低于对照组（$P<0.05$）；莪术醇组、奥沙利铂组的肿瘤体积及重量高于联合组（$P<0.05$）。②24h、48h、72h 莪术醇组、奥沙利铂组和联合组的细胞存活率均低于对照组（$P<0.05$）；24h 联合组的细胞生长抑制与单独应用奥沙利铂组相比未见明显有效（$P>0.05$）但优于莪术醇组（$P<0.05$）。48h、72h 联合组的细胞生长抑制作用更优于单药组（$P<0.05$）。③与对照组相比，莪术组、奥沙利铂组、联合组 Caspase-3mRNA 表达升高（$P<0.01$），Bcl-2 mRNA 表达下降（$P<0.01$）。4. 在对照组、莪术组、奥沙利铂组、联合组中 Bcl-2 的表达强阳性率分别为 86.67%、23.33%、25.00%、13.33%；Caspase-3 的表达强阳性率分别为 26.67%、66.67%、86.67%、93.33%。处理组的 Bcl-2 和 Caspase-3 的表达强阳性率与对照组相比具有差异性（$P<0.05$）。**结论**：①莪术醇组、奥沙利铂组及联合组对胃癌裸鼠移植瘤生长均具有抑制作用。莪术醇和奥沙利铂联合应用可以增强奥沙利铂的抗肿瘤的疗效。②莪术醇联合奥沙利铂可以增强奥沙利铂对裸鼠胃癌移植瘤细胞的抑制作用。③莪术醇联合奥沙利铂抑制裸鼠胃癌移植瘤的机制可能是通过上调 Caspase-3 的表达和下调 Bcl-2 的表达。

321. 恩度不同时相给药联合放疗对小鼠胃癌移植瘤的疗效分析

陆海军

青岛大学附属医院

目的：寻找恩度给药后肿瘤微血管正常化时间窗；对恩度联合放疗临床应用的最佳给药方式及其机制进行初步的探索。**方法：**①恩度与肿瘤微血管正常化时间窗观察：a. 瘤模型建立 MFC 小鼠胃癌移植，随机分 2 组：对照组：NS 0.2ml/d iv；恩度组：rh-ES 20mg/kg/d iv，分别于治疗后 d1、d3、d5、d7、d9 天各处死小鼠一组。b. 免疫组织化学染色检测 MVD、Collagen-IV、RGS5、HIF-1α 变化。②恩度与放疗联合最佳时机的研究：a. 将 50 只胃癌皮下移植瘤小鼠随机分 5 组：对照组：NS 0.2ml/d iv d1~14；RT1+NS1~14 组：600cGy/f，d1，NS 0.2ml/d iv d1~14；RT1+rh-ES1~14 组：600cGy/f，d1，rh-ES 20mg/kg/d iv d1~14；RT7+rh-ES1~14 组：600cGy/f，d7，rh-ES 20mg/kg/d iv d1~14；RT14+rh-ES1~14 组：600cGy/f，d14，rh-ES 20mg/kg/d iv d1~14；于治疗的第 8、15 天各处死 5 只。b. 测量肿瘤体积变化，绘制肿瘤生长曲线，计算抑瘤率；免疫组化检测 VEGF、HIF-1α 及 PCNA 变化。**结果：**①恩度与肿瘤微血管正常化时间窗观察：Endostar 组在 d5~9，CD34 表达减少，RGS5 表达降低，Collagen-IV 升高、HIF-1α 下降，与对照组相比差异有统计学意义（$P<0.05$）；②恩度与放疗联合不同时序对疗效影响：a. 体积变化及抑瘤率：RT1+rh-ES1~14 及 RT7+rh-ES1~14 两组肿瘤生长较慢，抑瘤率较高，差异有统计学意义（$P<0.05$）；b. 免疫组化结果：实验第 8 天，VEGF 表达单恩度组最低，单放疗组最多，PCNA 表达放疗与恩度联合组最低，恩度各组乏氧有不同程度改善；治疗结束后，恩度联合放疗各组 VEGF 表达较对照组低，恩度窗口期行放疗及同步组 PCNA 降低最明显，差异有统计学意义（$P<0.05$），除外恩度第 7 天行放疗组乏氧较对照组有所改善（$P<0.000$），余各组与对照组相比无明显差异。**结论：**①恩度作用胃癌小鼠，d5~9 肿瘤微血管产生一个短暂趋于正常化时间窗，该时间窗内肿瘤细胞乏氧改善。②恩度放疗联合治疗胃癌小鼠，不同用药时序可影响疗效，在恩度窗口期行放疗或两者同时进行，可取得较好效果。

322. 载阿霉素微泡联合超声体外作用于多发性骨髓瘤细胞的实验研究

侍方方[1,2]，周　旻[1]，王彩莲[1]，窦　骏[2]

[1] 东南大学附属中大医院；[2] 东南大学医学院病原微生物与免疫学系

目的：制备载阿霉素（DOX）的聚合物 PLGA 微泡（MBs），观察载药微泡联合超声（US）辐照体外作用于人多发性骨髓瘤细胞株 U266 的效应。**方法：**采用声振法与乳液法制备载 DOX 的 PLGA 微泡，普通显微镜和激光共聚焦显微镜下观察其形态，马尔文仪检测其粒径、电位，HPLC 法检测其载药量和包封率。为评价微气泡的稳定性，将制备的微气泡溶液置于 4℃冰箱中放置半月后，测定样品的浓度、粒径及粒径分布，与新制备出来的微气泡样品相比较。以不同声强的超声联合空白微泡作用于 U266 细胞 30s，分为无超声辐照组、0.5W/cm^{2}组、1.0W/cm^{2}组、1.5W/cm^2 组，根据细胞增殖实验的结果筛选最佳超声辐照条件，以期达到微泡大量破裂而细胞未明显受到超声影响的目的。为观察 DOX-PLGA MBs+US 体外对 U266 细胞的效应，实验设对照组、DOX 组、DOX+US 组、DOX-PLGA MBs 组、DOX-PLGA MBs+US 组，CCK-8 法检测细胞的存活率，流式细胞术检测细胞的凋亡，透射电镜观察细胞的超微结构改变。**结果：**载 DOX 的 PLGA 微泡悬液肉眼观呈粉红色乳状，微泡粒径均一，分散性好，平均粒径 461.6±85.6nm，zeta 电位-11.4±2.35mv，包封率（56.51±9.82）%，载药率(7.10±1.04)%。具有较好的稳定性，放置半月后，测定样品的浓度、粒径均为发生显著变化。1.0W/cm^2 的超声作用 30s 能大量破泡而对细胞增殖无明显影响。各实验组中，DOX-PLGA MBs+US 组的细胞存活率（41.89±1.11%）较其他组（92.56±3.49%，98.71±1.16%，73.69±3.24%，71.13±4.03%）明显降低（$P<0.05$），DOX-PLGA MBs+US 组的细胞凋亡率（29.05±3.21%）较其他组(2.33±1.09%，3.72±1.58%，15.14±1.11%，15.03±3.09%）明显增强（$P<0.05$）。透射电镜显示游离 DOX 组和游离 DOX+超声组细胞呈现出早期凋亡现象，细胞染色质固缩，核边集，细胞浆浓缩，内质网疏松形成空泡。DOX-PLGA 微泡+超声组细胞呈现中晚期凋亡形态，凋亡细胞体积变小，核固缩甚至核碎裂。**结论：**载 DOX 的 PLGA 微泡是良好的药物传递载体，具有较好的包封率和载药率，体外稳定性强，超声辐照在一定的声强范围内对细胞增殖无显著抑制作用。载 DOX 的 PLGA 微泡联合超声辐照体外作用于多发性骨髓瘤 U266 细胞可产生明显的细胞增殖抑制作用和诱导凋亡作用，并引起细胞超微结构的改变，为多发性骨髓瘤的治疗带来新的思路。

323. MCM7 基因在白血病中的作用及机制的研究

田　亮，陈宝安，刘　娟

东南大学附属中大医院血液肿瘤科

目的：证明特异性抑制 MCM7 基因的表达能够抑制白血病的发生发展。研究抑制 MCM7 前后相关基因表达的变化情况，阐明 MCM7 在白血病中的作用及分子机制。为进一步了解白血病的发生机制和将 MCM7 引入白血病的靶向治疗提供实验理论依据。**方法：**构建 MCM7 特异性 shRNA 重组病毒，转染 K562 细胞株，荧光显微镜下观察转染效率，检测转染前后对 MCM7 mRNA 及蛋白的表达的抑制情况。体外应用 CCK8 法检测细胞增殖情况，流式细胞仪检测细胞周期及凋亡率。Western blot 检测相关基因的表达，寻找关键信号途径。**结果：**成功构建重组病毒载体，感染 K562 细胞，荧光显微镜显示感染效率>90%。建立 K562 细胞稳定转染株，Real-time PCR 及 Western blot 结果显示实验组与对照组比较，MCM7 mRNA 和蛋白的表达均显著下调，靶点敲减效率分别达（92.3±1.88）%和（91.18%±0.93)%。CCK8 显示：稳转株细胞的增殖与对照组相比明显受抑制。流式细胞结果显示实验组较对照组 G0/G1 期细胞比例明显增加，S 期显著减少，细胞周期被阻滞在 G1 期。流式双染检测实验组细胞凋亡率为（45.12±1.68)%，明显高于阴性对照组（11.37±1.02)%和空白对照组（10.96±0.85)%。Western blot 显示实验组的丝氨酸/苏氨酸蛋白激酶1（PLK1）及磷酸化的PLK1（*P*</span>PLK1）均较对照组表达明显下调，而P53及bax基因表达上调。**结论：**MCM7基因沉默使肿瘤细胞被阻滞在G1期而无法进入S期，DNA无法复制，肿瘤细胞增殖受抑制。因周期阻滞作用，PLK1基因无法激活，PLK1及pPLK1蛋白表达均下调，从而使其对抑癌基因p53基因转活性的抑制作用降低，p53基因表达增加，继而影响了p53的下游基因bax表达上调，导致了肿瘤细胞凋亡增加。

324. 纳米载药系统靶向治疗白血病

鲍　文，陈宝安，夏国华

东南大学附属中大医院

目的：目前为止化疗仍然是肿瘤系统化治疗的主要手段，但是化疗的毒副作用限制了其临床运用。为了增加肿瘤药物的化疗效果，减少药物对正常组织器官的损伤，我们研制一种新型的化疗药物纳米运载系统DNR-PLGA-PLL-PEG-Tf靶向治疗白血病，并探讨其抗肿瘤的机制。**方法：**采用高分辩透射电镜、扫描电子显微镜、激光粒度分析仪、紫外分光光度计对载药纳米粒DPPPT进行物理表征。用倒置荧光显微镜及流式细胞技术检测人白血病细胞株K562细胞内柔红霉素的累积。FCM检测急性白血病原代细胞的凋亡及细胞内DNR的累积量。**结果：**①DPPPT纳米粒形态大多数为球型或近似球型。纳米载药粒平均粒径为176.4±11.0 nm，Zeta电位为-19.24±0.12 mV。DNR的包封率和载药量分别为75.12%±1.68%和5.32%±0.15%。②对于人白血病细胞株K562细胞，单药DNR或是载药纳米粒DPPPT作用于细胞后，倒置荧光显微镜下DNR组和DNR-PLGA-PLL-PEG-Tf-NPs组细胞内均可见DNR分布，后者细胞内DNR浓度高于前者。FCM测得单药DNR和DPPPT处理K562细胞后，相对荧光强度（RFI）分别为8.14±0.29和14.26±0.39（$P<0.05$）。③DPPPT诱导原代白血病细胞凋亡的能力略高于单药DNR（$P>0.05$）；但前者能增加白血病原代细胞内药物浓度（$P<0.05$）。**结论：**①DNR-PLGA-PLL-PEG-Tf载药纳米粒形状均匀，载药量较高，其结构中的PEG成分及颗粒表面连接的Tf使纳米载药颗粒具备了靶向给药的能力。②在体外DNR-PLGA-PLL-PEG-Tf对白血病细胞株K562细胞及急性白血病原代细胞，可以增加细胞内化疗药物的累积。③DNR-PLGA-PLL-PEG-Tf有可能成为化疗药物的载体。

325. MicroRNA-21与NK/T细胞淋巴瘤生长调控及临床特征的关系

殷少宁，马光宇，高玉环

河北医科大学第四医院

目的：通过研究人NK/T细胞淋巴瘤细胞株SNK-6细胞及NK/T细胞淋巴瘤患者外周血与健康志愿者外周血中miR-21表达量的差异，探究NK/T细胞淋巴瘤的临床特征及预后与miR-21的相关性，以及miR-21与SNK-6细胞株生长发育的关系及作用机制。**方法：**①研究对象：选择2013年~2015年间于河北医科大学第四医院血液内科就诊的NK/T细胞淋巴瘤患者外周血标本，以及人NK/T细胞淋巴瘤细胞株SNK-6细胞作为研究对象，采集健康志愿者的外周血标本作为对照组。②实验所需基因提取：应用基因提取盒提取患者、健康志愿者血液标本及SNK-6细胞中的miRNA及细胞中总RNA，均反转录成为相应的cDNA。③应用RealTime-PCR法检测miR-21在外周血及SNK-6细胞中的表达水平。④应用瞬时转染技术定向封闭细胞中miR-21，应用CCK-8方法观察各实验组细胞生长趋势。⑤应用RealTime-PCR检测沉默miR-21前后细胞中PTEN、PI3K及AKT的mRNA表达水平的变化。⑥将入组患者外周血miR-21表达量与其主要临床特征进行相关性分析。**结果：**①在外周血标本中，NK/T细胞淋巴瘤患者与健康志愿者组miR-21表达量存在统计学差异（$P=0.000$），患者miR-21表达量高于健康志愿者组。②在人NK/T细胞淋巴瘤细胞株SNK-6细胞中，miRNA-21的表达量与健康志愿者外周血对照组存在统计学差异（$P=0.001$），SNK-6细胞中miRNA-21的表达量较高。③在SNK-6细胞中封闭miR-21后，空白组及封闭同源siRNA对照组吸光值均与封闭miRNA-21实验组吸光值存在差异（$P=0.001$、$P=0.003$），实验组吸光值明显低于其他两组。④在SNK-6细胞中封闭miR-21后检测到封闭miR-21实验组细胞中PTEN的mRNA相对表达量较空白对照组升高，而PI3K、AKT的mRNA相对表达量较空白对照组降低。⑤miRNA-21表达量高低与分期、骨髓受累与否、Ki-67、β2-MG、白蛋白水平存在统计学相关性。**结论：**①NK/T细胞淋巴瘤患者外周血及人NK/T细胞型淋巴瘤细胞株SNK-6细胞中miRNA-21表达量存在异常升高。②miRNA-21的表达与NK/T细胞淋巴瘤细胞增殖相关。③miRNA-21通过对靶基因PTEN的调控，从而影响PI3K/AKT通路，参与到NK/T细胞淋巴瘤发生发展之中。④miRNA-21与NK/T细胞淋巴瘤的疾病分期、骨髓浸润、Ki-67阳性率、β2-MG、白蛋白等预后因素具有相关性。

326. 非霍奇金淋巴瘤细胞株中 PTPL1 的甲基化状态的研究

王文明

北京大学第三医院血液科

目的：本研究旨在探讨 *PTPL*1 基因启动子在非霍奇金淋巴瘤细胞株 Hut78、Maver、Z138、CA46、Raji、Jurkat 的甲基化状态，及去甲基化药物阿扎胞苷对 *PTPL*1 基因的转录调节情况。**方法**：体外培养 Hut78、Maver、Z138、CA46、Raji、Jurkat 细胞株，采用甲基化特异性聚合酶链反应法（MS-PCR）检测 *PTPL*1 基因在各个细胞株中的甲基化状态，逆转录聚合酶链反应法（RT-PCR）检测 *PTPL*1 mRNA 在各个细胞株中的表达情况，采用 CCK8 检测不同浓度阿扎胞苷对细胞株增殖的抑制作用，探讨 siRNA 干扰 *PTPL*1 基因后对淋巴瘤细胞增殖的影响。**结果**：*PTPL*1 基因启动子在 Hut78，Maver，Z138 细胞株中处于非甲基化状态，在细胞株 Raji、CA46、Jurkat 中处于高甲基化状态；*PTPL*1 mRNA 在细胞株 Hut78、Maver、Z138 中处于不同水平的表达，而在细胞株 Raji、CA46、Jurkat 中 *PTPL*1 因高甲基化而失表达；去甲基化药物阿扎胞苷可抑制 Raji、CA46、Jurkat 细胞株的增殖并且可诱导 *PTPL*1 mRNA 的再表达；siRNA 干扰 *PTPL*1 后，淋巴瘤细胞生长得到促进。**结论**：*PTPL*1 基因启动子高甲基化所致的基因沉默可能是非霍奇金淋巴瘤发生发展的一个重要因素，*PTPL*1 基因的甲基化可作为一个良好的分子诊断标记及可能的治疗靶点。

327. Ralationship between Hsp70 and ErBb-2 in Drug Resistance of Breast Cancer Cells

张海平[1]，隋爱华[2]，张　倩[2]，李苗苗[2]，郑恒瑞[2]，汤潜[2]

[1] 青岛大学附属医院检验科；[2] 青岛大学附属医院医学研究中心

Heat shock protein 70（Hsp70）is over-expressed in human breast cancer and plays an important role in the progression of this cancer. Hsp70 is known be downstream of ErBb-2, but little is understood regarding the relationship between Hsp70 and drug resistance mediated by ErbB-2 inBreast cancer. After infecting the breast cancer cells with lentivirus mediated Hsp70-specific shRNA（Lenti-ShHsp70）and Lenti-ShErBb-2, we detected the expression of Hsp70 and ErbB-2 by real-time PCR and Western blotting, respectively. Compared with the control groups, mRNA expression of Hsp70 was decreased in the infection ones, and

Western blotting indicated a concordant protein reduction. On the other hand, ErbB-2 were significantly downregulated by Hsp70 silencing in SK-BR-3 at both mRNA and protein levels. Expression of Hsp70 intransfected cells were also decreased by Lenti-ShErBb-2. CCK8 assay indicated that the inhibition of Hsp70 can increase the sensitivity of SK-BR-3 cells to Fluorouracil treatment. Overall, these findings presented evidence to unveil the role of Hsp70 inaffecting ErbB-2 and ErbB-2-mediated drug-resistance of cancer cells.

328. Safflower Polysaccharide Inhibits the Proliferation and Metastasis of Breast Cancer MCF-7 cells

罗忠兵[2]，罗荣城[1]，张军一[1]

[1] 南方医科大学肿瘤中心（中西医结合医院肿瘤中心）；[2] 江西省赣州市肿瘤医院

Breast cancer accounts for 22. 9% of all cancers in women in the world. Safflower polysaccharide is the active fraction purified from safflower petals (Carthamus tinctorius L.). The aim of our study is to explore the effects of safflower polysaccharide on proliferation and metastasis of breast cancer cells. In the current study, cell viability was analyzed by MTT assay after treatment of MCF-7 cells with increasing concentrations of safflower polysaccharide. The data demonstrated that the compound safflower polysaccharide obviously inhibited the proliferation of human breast cancer cell line MCF-7, and the inhibitory effects were enhanced in a dose and time dependent manner. Meanwhile, the IC50 value of SPS was detected on breast cancer cells being treated for 72 hours by MTT assay and the IC 50 value was calculated as 0. 12mg/mL for 72 h. Cell apoptosis rate was detected by flow cytometry in human breast cancer cell line MCF-7 and the results revealled that safflower polysaccharide could induce cell apoptosis of the breast cancer MCF-7 cells. The apoptosis rates of MCF-7 cells treated by SPS were significantly higher than that of the untreated cells, which increased with a dose-dependent manner. Next, the expression of Bcl-2 was down regulated and Bax was up-regulated in MCF-7 cells which were treated by safflower polysaccharide in a time dependent manner. Additionally, the expression of MMP-9 significantly decreased and the expression of TIMP-1 increased in human breast cancer MCF-7 cells which were treated by safflower polysaccharide. The results demonstrated that safflower polysaccharide could inhibit the metastasis of breast cancer MCF-7 cells. Thus, it would help to clarify the mechanisms and provide new idea for breast cancer therapy.

329. IGF2BP2 体外对胶质瘤细胞周期、细胞凋亡和侵袭的影响

张海峰[1]，田继辉[2]

[1] 宁夏医科大学；[2] 宁夏医科大学附属总医院

摘要：目的：探讨胰岛素样生长因子 2 结合蛋白 2（insulin-like growth factor 2 binding protein 2 IGF2BP2）体外对 U87 胶质瘤细胞的细胞周期、细胞凋亡和侵袭情况的影响。**方法：**针对人 IGF2BP2 的 cDNA，进行 PCR 扩增，构建 IGF2BP2 质粒，转染人胶质瘤细胞系，建立稳定的 IGF2BP2 基因过表达的转染株。建立逆转录病毒介导的 IGF2BP2 基因 siRNA 干扰表达体系，用逆转录病毒颗粒感染人胶质瘤细胞系，筛选稳定的细胞克隆，获得稳定的沉默 IGF2BP2 基因转染株；应用实时荧光定量 PCR 技术和 Western blot 检测过表达组、空白质粒对照组、未处理组细胞中目的基因的 mRNA 和蛋白表达情况，并用流式细胞仪检测各组细胞的周期和凋亡情况，用 Transwell 研究细胞的侵袭性变化。**结果：**过表达组细胞的 IGF2BP2 的 mRNA 和蛋白表达情况明显高于空白质粒组和未处理细胞组，并且过表达组细胞的周期和凋亡率高于空白质粒组和未处理细胞组。**结论：**IGF2BP2 的过表达可以增加细胞的凋亡率并可抑制胶质瘤细胞的侵袭性。

330. RNAi 干扰黑色素瘤细胞 Notch1 基因的表达对小鼠机体抗肿瘤免疫的影响

杨子科[1]，罗荣城[1]，康世均[1]，齐艳霞[2]

[1] 南方医科大学肿瘤中心（中西医结合医院肿瘤中心）；[2] 湖南省怀化市第一人民医院

目的：探讨靶向 Notch1 的 siRNA 抑制恶性黑色素瘤 Notch 通路对小鼠机体抗肿瘤免疫的影响。**方法：**首先用 RNA 干扰小鼠黑色素瘤细胞 B16F1 Notch1 基因的表达，ELISA 法检测转染前后肿瘤细胞分泌免疫抑制因子 TGF-β、IL-10、VEGF 的变化。随后制作小鼠黑色素瘤模型，在肿瘤生长过程中瘤内注射 siNotch1，记录肿瘤生长情况，手术切除肿瘤组织，流式细胞术检测肿瘤组织中 gp100 抗原特异性 $CD8^+$ T 细胞的比例，ELISA 法比较各组肿瘤匀浆上清中 IFN-γ 和免疫抑制因子 TGF-β 的含量变化，免疫组化法分析肿瘤组织中 $FoxP3^+$Treg 细胞的数量。**结果：**siNotch1 转染后，成功地下调了黑色素瘤细胞 Notch1 基因的表达，ELISA 实验结果显示，转染后 siNotch1 组、阴性对照 siNC 组和空白对照 mock 组细胞上清 TGF-β 分泌量分别为 0.665±0.242，1.413±0.153，1.623±0.111（ng/ml），三组

间差异有统计学意义（F = 40.237，P = 0.00048），siNotch1 组明显低于 siNC 组（t = 0.748，P = 0.00069）和 mock 组（t=0.958，P=0.00058）。VEGF 的分泌量分别为 399.9±79.42、397.3±107.0 和 388.6±136.8（pg/ml），差异无统计学意义（F=0.015，P=0.986）。IL~10 的分泌量为 38.93±12.45、41.84±9.85 和 45.81±9.36（pg/ml），差异无统计学意义（F=0.525，P=0.604）。siNotch1 瘤内注射之后，小鼠肿瘤生长明显减慢，流式细胞术检测结果显示，肿瘤组织中 gp100 抗原特异性 $CD8^+T$ 细胞的比例分别为（5.54±1.68）%、（2.43±1.09）%和（2.57±1.16）%，三组间比较差异有统计学意义（F=12.643，P=0.00025），siNotch1 组明显高于 siNC 组（t=2.985，P=0.00065）和 mock 组（t=2.843，P=0.0011）。免疫组化结果显示，FoxP3 平均阳性细胞数分别为 23.13±6.75、38.63±10.68、41.75±12.10，三组间比较差异有统计学意义（F=7.802，P=0.003），siNotch1 组 FoxP3 阳性细胞数明显低于 siNC 组（t=15.500，P=0.0170）和 mock 组（t=18.625，P=0.004）。肿瘤组织匀浆 ELISA 结果显示，肿瘤组织中 IFN-γ 的浓度分别为 10.047±1.775、4.121±1.379 和 3.698±1.253（ng/ml），三组间差异有统计学意义（F=45.660，P=0.00023），siNotch1 组明显高于 siNC 组（t=5.926，P=0.00026）和 mock 组（t=6.349，P=0.00084）。肿瘤组织中 TGF-β 的浓度分别为 3.738±1.203、7.663±2.114 和 7.545±2.080（ng/ml），三组间比较差异有统计学意义（F=11.687，P=0.00039），siNotch1 组 TGF-β 含量明显低于 siNC 组（t=3.926，P=0.0011）及 mock 组（t=3.808，P=0.0015）。**结论：**siNotch1 抑制黑色素瘤细胞 Notch 通路后，可以降低其分泌 TGF-β 的含量，从而降低其对淋巴细胞的抑制作用，增加肿瘤组织中 gp100 抗原特异性 $CD8^+T$ 细胞的浸润，促进 IFN-γ 的分泌，降低 Treg 细胞的比例，增强机体抗肿瘤免疫功能。

331. 曲妥珠单抗导致心肌细胞凋亡功能以及 SHP-1 基因的调控作用

吴依芬[1,2]，李　荣[1,3]，贾　筠[2]，罗荣城[1]

[1] 南方医科大学中西医结合医院（中西医结合肿瘤中心）；
[2] 东莞市人民医院肿瘤内科；[3] 南方医科大学南方医院肿瘤内科

目的：初步观察转染 SHP-1 基因前后大鼠心肌 H9C2 细胞对抗曲妥珠单抗的能力，SHP-1 蛋白表达情况及转染 SHP-l 基因对 H9C2 细胞增殖能力的影响。**方法：**构建真核表达载体 pcDNA3.1（+）-SHP-1 和 pcDNA3.1（+）-SHP-1C/S，利用脂质体转染法转染大鼠心肌 H9C2 细胞，经 G418 筛选阳性克隆，阳性克隆细胞在曲妥株单抗中维持生长。用 Western blot 检测 SHP-1 基因在大鼠心肌 H9C2 细胞中的稳定表达情况，并通过流式细胞学观察细胞凋亡曲线。**结果：**蛋白水平证实，转染细胞内有 SHP-1 基因的表达，并且转染 pcDNA3.1（+）-SHP-1 的心肌细胞 SHP-1 表达明显升高，经曲妥珠单抗干预后蛋白表达量下降。转染 pcDNA3.1（+）-SHP-1 后 H9C6 细胞在曲妥珠单抗中凋亡率明显升高（P<0.05）。**结论：**向大鼠心肌 H9C2 细胞内转染 SHP-1 基因并使其稳定表达，可以促进大鼠心肌 H9C2 细胞的在曲妥珠单抗中的凋亡，为以后进一步探讨 SHP-1 基因的功能打下了基础。

332. 补阳还五汤对曲妥珠单抗干预后的心肌细胞 H9C2 的调控作用

吴依芬[1,2]，贾　筠[2]，周迎春[3]

[1] 南方医科大学中西医结合医院（中西医结合肿瘤中心）
[2] 东莞市人民医院肿瘤内科；[3] 南方医科大学中医药学院

目的：初步观察补阳还五汤对曲妥珠单抗导致的心肌细胞 H9C2 活性抑制及 SHP-1 活性的影响，探讨补阳还五汤对心肌细胞的调控作用，并通过转染 SHP-1 和 SHP-1C/S 质粒后观察补阳还五汤干预效果，从而探讨其调控的机制。**方法**：构建真核表达载体 pcDNA3.1（+）-SHP-1 和 pcDNA3.1（+）-SHP-1C/S，利用脂质体转染法转染大鼠心肌 H9C2 细胞，经 G418 筛选阳性克隆，阳性克隆细胞在曲妥株单抗中维持生长。用 qRT-PCR 检测 SHP-1 基因及 SHPC/S-1 基因在大鼠心肌 H9C2 细胞中的稳定表达情况，用磷酸酶活性分析补阳还五汤对心肌细胞中 SHP-1 的调控作用，并通过 MTT 法进一步观察加入补阳还五汤后细胞的凋亡情况。**结果**：测序证明真核表达载体构建成功，并且可以在曲妥珠单抗干预下的心肌细胞 H9C2 中稳定表达，磷酸酶活性检测证实磷酸酶活性最高的是 H9C2-SHP-1 细胞组，经补阳还五汤干预后活性明显下降（$P<0.05$）；MTT 法观察进一步证实加入补阳还五汤后的 H9C2-SHP1 细胞的凋亡率明显比未加补阳还五汤组的细胞低（$P<0.05$）。**结论**：补阳还五汤可以改善曲妥珠单抗对心肌细胞的抑制作用，并可以影响心肌细胞中 SHP-1 基因的表达，为以后进一步探讨曲妥珠单抗所致的心脏毒性的治疗打下了基础。

333. 放射治疗同步甲氨蝶呤鞘内化疗用于具有不良预后因素实体瘤脑膜转移的前瞻性单臂开放临床研究（ChiCTR-OOC-14005403）

潘振宇[1]，杨国姿[1]，何　华[2]，李　钰[1]，董丽华[1]

[1] 吉林大学第一医院放疗科；[2] 吉林大学第一医院肿瘤中心

目的：具有不良预后因素的实体瘤脑膜转移患者预后极差，尚无有效治疗方案。**方法**：本研究为前瞻性、单臂、随机临床研究。研究对象为具有预后不良因素的非神经源性及非血液系统恶性肿瘤脑膜转移患者。同步治疗采取受累区域放疗，同步 MTX 鞘注化疗。放疗区域为全脑及/或椎管，剂量 40Gy/4 周；鞘内化疗为 MTX15mg+地塞米松 5mg，每周 1 次。KPS<40 分，无法行放疗者，首先诱导鞘内化疗，症状缓解后立即开始同步治疗。随后可行每周 1 次巩固鞘内化疗（<4 周）及每月 1 次维

持鞘内化疗。根据神经系统症状及KPS评分改善情况制定疗效评估标准。主要终点为治疗反应性及安全性；次要终点为生存期。**结果：**2010年9月~2014年5月53例患者入组，肺腺癌（23）、肺鳞癌（2）、肺大细胞癌（1）、小细胞肺癌（10）、乳腺癌（11）、胃癌（4）、肝细胞癌（1）、喉鳞癌（1）。男性25，女性28，中位年龄57岁。中位KPS评分40分（20~70分）。26例患者同步治疗前先行诱导鞘内化疗。45例完成同步治疗。8例患者因放弃或病情进展未完成同步治疗。随访至2014年9月30日，43患者死亡。疗效评价：完全缓解12例（22.6%）；明显缓解26例（49.1%）；部分缓解7例（13.2%）；稳定或进展8例（15.1%）；总有效率为84.9%（45/53）。11例患者（20.8%，11/53）发生Ⅲ~Ⅳ度毒性反应，包括骨髓抑制（13.2%，7/53），粘膜反应（1.9%，1/53）、神经根刺激（11.3%，6/53）、中枢神经毒性反应（7.5%，4/53）。3例（5.7%，3/53）患者死于亚急性神经毒性反应，发生于同步治疗后1.5~7个月。总中位生存期6.5个月（0.4~26.7）；1年生存率22.2%。**结论：**放疗同步MTX鞘内化疗对具有不良预后因素实体瘤脑膜转移具有较高的有效性；严重毒性反应率可以接受。

334. 30例左卡尼汀治疗蒽环类抗肿瘤药物所致心脏毒性临床观察

渠效飞，张璐琪，朱晓洁

内蒙古医科大学第四附属医院

目的：观察左卡尼汀治疗蒽环类抗肿瘤药物所致心脏毒性的临床治疗效果。**方法：**选取2013年4月~2014年12月我院收治的60例由蒽环类抗肿瘤药物导致心脏出现毒性的患儿作为研究对象，将其随机分为对照组和观察组，每组各30例。对照组患者使用维生素和泛癸利酮进行治疗，观察组患者使用左卡尼汀进行治疗。治疗前以及治疗2周后，对两组患者的心肌酶水平进行检测，对其心电图进行监护。**结果：**治疗后，两组患者心肌酶的水平均出现显著的降低（$P<0.05$）。与对照组相比，观察组患者心肌酶水平的降低幅度更为显著（$P<0.05$）。对照组患者的总有效率为80%，观察组患者的总有效率为93.33%，观察组患者的疗效明显优于对照组（$P<0.05$）。**结论：**左卡尼汀治疗蒽环类抗肿瘤药物导致的心脏毒性，具有较高的疗效，值得在临床上推广应用。

335. 吗啡不同给药方式滴定效果比较

杨 业，余 萍，李 娟，柳 斌

四川省肿瘤医院

目的： 比较不同给药方式下吗啡的滴定效果。**方法：** 22 例肺癌骨转移合并重度癌痛患者，阿片未耐受，随机分为 AB 两组，每组 11 例，A 组在初始剂量滴定时采取吗啡针 5mg 皮下注射 q4h（参照卫生部癌痛诊疗规范-2011 年），B 组初始剂量滴定时采取吗啡针 5mg 皮下注射（参照 NCCN 成人癌痛临床实践指南-2010 年），两组患者用药后疼痛不缓解或缓解不满意，于 30min 后根据疼痛程度给予滴定剂量，30min 后再评估，直到达到满意镇痛（疼痛评分稳定在 0~3 分）。比较两种给药方式达到满意镇痛效果的时间，记录不良反应。**结果：** 初次评价给药后两组患者 1、2、3、4、12、24、48、72 小时疼痛缓解率如下：A 组疼痛缓解率为 36.36%、54.55%、63.64%、72.73%、63.64%、81.82%、90.91%；B 组疼痛缓解率为 27.27%、45.45%、72.73%、63.64%、63.64%、81.82%、81.82%。AB 两组比较 $P>0.05$，差异无统计学意义。A 组有 2 例患者在滴定过程中出现恶心、呕吐，2 例出现便秘；B 组有 1 例在滴定过程中出现恶心、呕吐，2 例出现便秘。**结论：** 两种给药方式完成剂量滴定时间没有显著差异，不良反应相似，采取吗啡针 5mg 皮下注射的滴定步骤更简单。

336. 射频消融术治疗骨转移瘤-52 例回顾性研究

郭彦伟[1]，曹 亮[2]，陈小兵[3]

[1] 郑州人民医院；[2] 郑州颐和医院；[3] 郑州大学附属肿瘤医院河南省肿瘤医院

目的： 观察射频消融术对肝癌、肺癌及前列腺癌骨转移瘤的临床疗效。**方法：** 回顾分析郑州人民医院从 2008 年 3 月至 2015 年 3 月，28 例肝癌、16 例肺癌以及 8 例前列腺癌并发有骨转移瘤患者采用射频消融术治疗。平均骨转移瘤的大小在 3.2cm（范围 1.0~5.0cm）。观察射频消融术实施的可行性、完整性以及安全性，术前 1 周、术后 1 周及 1 月，应用 NRS（Numeric Rating Scale）评分评估疼痛的程度、ECOG（Eastern Cooperative Oncology Group）评分系统评估功能状态，以及应用 EORTC QLQ-C30 评分评估生活质量。**结果：** 52 例患者（100%）全部成功实施了射频消融术，15 例患者（28.8%）术后 1 周内疼痛较术前轻度加重（$P>0.05$），1 月后所有患者疼痛较术前明显缓解（$P<0.001$）。ECOG 评分由术前 1 周的 1.3 降低到术后 1 月的 0.9，患者功能状态较前明显好转（$P<0.001$）。术前 1 周 EORTC QLQ-C30 评分为 85.5±8.6 分，术后 1 周为 60.9±9.5 分，术后 1 月为 51.4

±7.5分，患者生活质量明显提高（$P<0.01$）。**结论：** 射频消融术对恶性肿瘤骨转移的治疗安全、有效，并且患者癌痛、功能状态和生活质量可以得到明显改善。

337. 腔内注射洛铂及香菇多糖治疗老年恶性胸腔积液的临床观察

李　超[1]，陈桂明[1]，朱　江[1]，宋　伟[1]，孔庆志[2]

[1] 荆门市第二人民医院；[2] 武汉中心医院

目的： 观察腔内灌注洛铂与香菇多糖配合热疗对老年恶性胸腔积液的临床疗效评价及安全性。**方法：** 将70例老年恶性胸腔积液患者随机分为A组23例，B组24例，C组23例，采用中心静脉导管置管闭式引流至积液量小于2cm后，A组给予顺铂60mg胸腔灌注，B组给予洛铂30mg胸腔灌注，C组给予洛铂30mg加香菇多糖4mg胸腔灌注。每周注药1次，每次注药后4 h内给予患侧胸部局部热疗，共4周，4周后进行疗效评价、不良反应及生命质量评价。**结果：** 3组有效率经比较差异无统计学意义（$x^2=6.000$，$P=0.304$），A组与C组完全缓解率比较差异有统计学差异（$x^2=4.394$，$P=0.036$）；不良反应方面，三组恶心呕吐发生率比较，有统计学意义（$x^2=8.820$，$P=0.120<0.05$），骨髓抑制发生率比较有统计学意义（$x^2=25.931$，$P=0.000<0.01$），肝肾功能损害发生率比较有统计学差异（$x^2=12.149$，$P=0.002$），A组不良反应程度明显较B、C组严重，C组不良反应最轻。治疗后评分三组间比较差异有统计学差异（$t=248.909$，$P=0.000\ 1$）。C组治疗后评分提高到71.38分，A组评分提高到53.62分，二者差异有统计学意义（$t=620.063$，$P=0.0001$），A组明显较B、C组严重，差异有统计学差异（$P<0.05$），C组反应最轻。**结论：** 洛铂与香菇多糖联合热疗不仅能有效控制胸腔积液，更重要的是可提高老年患者的生命质量，且该双药联合方案不良反应小，老年患者能耐受，有可能获得全身治疗机会，从而大大延长患者生存期，可作为临床治疗老年恶性胸腔积液的新选择。

338. 通络活血方防治奥沙利铂急性神经毒性的临床研究

陈　宏，孙玺媛，魏冬梅，姜　梅

黑龙江省齐齐哈尔市第一医院中西医结合肿瘤科

目的： 探讨通络活血方防治奥沙利铂急性神经毒性的疗效。**方法：** 将40例受奥沙利铂化疗的病人随机分为治疗组和对照组，治疗组在接受含有奥沙利铂的方案化疗前2天口服通络活血方，辩证加减，每日一剂，分早晚2次，连续服用7天；对照组：予以相应的治疗方案如期进行化疗。同时要求患者，在观察期间均避免冷饮及接触冰冷物体。**结果：**治疗组急性神经毒性的发生率45.45%，对照组急性神经毒性的发生率66.67%，两组比较 $P<0.05$。**结论：**应用含奥沙利铂方案化疗前后，通过中医辩证论治，服用通络活血方加减，能够明显降低奥沙利铂急性神经毒性的发生率，减轻临床症状。

339. 癌痛治疗现状调查及规范化治疗的意义

李 颖[1]，姜 达[1]，张增叶[2]，董 倩[1]

[1] 河北医科大学第四医院

[2] 河北医科大学第三医院

目的：调查我科室止痛药物应用的变化趋势。探讨在《癌症疼痛诊疗规范（2011年版）》指导下，癌痛规范化治疗的意义。**方法：**调查2011～2013年我科住院癌症患者阿片类药物的消耗情况。收集就诊于我科126例癌痛患者的临床资料，比较NRS评分、爆发痛次数、生活质量影响评分三方面改善的情况有无差别；分析不同疼痛分级、病种与治疗效果之间的关系；通过Logistic回归分析癌痛缓解的影响因素。**结果：**强阿片类药物的总消耗量呈逐年增长趋势，曲马多的消耗量逐年下降。临床资料分析：①规范化治疗后NRS评分的改善率在不同疼痛分级（$P=0.001$）、不同性别患者间有统计学差异（$P=0.000$），在不同病种间无显著差别（$P=0.112$）。规范化治疗后生活质量影响总分下降和爆发痛次数减少的改善率各组内均无统计学差异。②疼痛分级、病种对癌痛缓解情况影响不大。③抗肿瘤治疗、无远处转移两因素是促使NRS评分、生活质量影响评分下降的独立因素；无远处转移（$P=0.046$）是促使爆发痛次数减少的独立因素。**结论：**规范化治疗癌痛带来NRS评分、爆发痛次数、生活质量影响评分的获益；接受抗肿瘤治疗、无远处转移的患者止痛治疗效果明显。

340. 恩度联合顺铂（胸腔）/5-FU（腹腔）治疗恶性胸腹腔积液的疗效观察

詹丽芬

福建医科大学附属漳州市医院

目的：观察重组人血管内皮抑素注射液（恩度）联合顺铂（胸腔）/5-FU（腹腔）腔内灌注治

疗恶性胸、腹腔积液的有效性和安全性。**方法**：2011 年 1 月~2014 年 12 月我科共收治 47 例恶性胸、腹腔积液患者，应用恩度联合化疗腔内灌注治疗，具体方法：恩度 45mg/次联合 PDD 30~40mg/次（胸腔），或恩度 60mg/次联合 5-FU 0.75~1.0g/次（腹腔），q3d（d、d4、d7）。按照 WHO 胸腹水评价标准和 NCI-CTC AE 3.0 分级标准分别评估疗效和毒副反应。**结果**：治疗有效率为 65.9%（CR9 例，PR22 例）。全组生活质量改善率为 74.5%（35/47）。不良反应以 1~2 级为主，无 3~4 级毒性反应，无治疗相关性死亡。**结论**：恩度联合细胞毒药物腔内化疗的治疗效果良好，不良反应均可耐受，值得临床上广泛推广应用。

341. 四种外用药物治疗 EGFRIs 皮肤干燥的自身对照临床研究

徐央波，崔慧娟

中日友好医院

目的：比较 4 种外用药物重组人表皮生长因子凝胶、维生素 E 乳、“滋燥养肤霜”、尿素软膏治疗表皮生长因子抑制剂相关皮肤干燥的临床疗效及用药的安全性评价。**方法**：采用前瞻性自身前后对照法，选取 10 例符合入组条件的受试者。每人同时在四肢应用 4 种外用药物，每日两次；14 天为一个观察周期，在观察周期结束后，由 2 名医师共同判定的客观指标；同时由受试者共同参与判断疗效。**结果**：①重组人表皮生长因子凝胶症状改善时间最短 4 天，最长 10 天，平均 7.40±2.12 天，中位时间为 7.50 天，在改善皮肤皲裂方面效果最佳，药物舒适度及方便程度最优，但保湿效果差，症状改善的维持时间段；②维生素 E 乳症状改善时间最短 3 天，最长 10 天，平均 5.60±2.37 天，中位时间为 5.0 天，在改善皮肤脱屑、脱皮方面最佳，保湿效果好，但药物舒适度及方便程度欠佳；③“滋燥养肤霜”症状改善时间最短 2 天，最长 7 天，平均 4.80±1.54 天，中位时间为 5.0 天，在治疗皮肤干燥、皮肤瘙痒方面效果最佳，保湿效果好，但药物舒适度及方便程度欠佳；④尿素软膏症状改善时间最短 7 天，最长 14 天，平均 10.30±2.31 天，中位时间为 10.5 天，在改善 EGFRIs 治疗相关皮肤毒性反应中均有一定疗效，但总体效果欠佳，方便程度尚可。**结论**：4 种药物均可以在不同程度上改善 EGFRIs 相关的皮肤干燥症状，在治疗上各有优缺点。

342. 养正消积胶囊配合化疗治疗晚期胃癌的临床研究

樊鑫鑫，朱彩华，陈贝贝，别良玉，马一杰，曹　亮，罗素霞，陈小兵

郑州大学附属肿瘤医院

目的：观察养正消积胶囊配合化疗治疗晚期胃癌的临床效果。**方法**：对60例晚期胃癌患者随机分为2组，观察组采用养正消积胶囊，4粒/次，口服，每天3次，配合SOX方案；对照组单纯SOX方案，至少完成2个周期；每2个周期按RECIST 1.1标准评价客观疗效和不良反应，并进行KPS评分。**结果**：观察组患者治疗疾病控制率为80%，对照组为76.67%，两组比较差异无统计学意义（$P>0.05$）；胃肠道不良反应的发生率观察组低于对照组，差异具有统计学意义（$P<0.05$），非胃肠道不良反应的发生率观察组均低于对照组，但差异无统计学意义（$P>0.05$）；KPS改善率优于对照组，差异有统计学意义（$P<0.05$）。**结论**：养正消积胶囊配合化疗治疗晚期胃癌可降低治疗过程中不良反应的发生率，提高患者的生活质量，值得进一步推广应用。

343. 阿瑞匹坦预防非霍奇金淋巴瘤R-CEOP或CEOP方案所致恶心呕吐的疗效及安全性研究（p）

宋　拯[1]，王华庆[2]，张会来[1]，赵　阔[1]，张　曼[1]，杨　芳[1]

[1]天津医科大学肿瘤医院淋巴瘤科　国家肿瘤临床医学研究中心
天津市肿瘤防治重点实验室；[2]天津市人民医院肿瘤科　天津市医学中心

目的：评估神经激肽1（NK1）受体拮抗剂阿瑞匹坦联合泼尼松、昂丹司琼预防R-CEOP或CEOP方案所致恶心呕吐的疗效及安全性。**方法**：共101例经病理确诊为非霍奇金淋巴瘤的患者接受美罗华联合环磷酰胺、表柔比星、长春新碱、泼尼松（R-CEOP）或CEOP方案治疗，随机分为两组，阿瑞匹坦组共51例患者于第1天化疗前1小时口服阿瑞匹坦125mg及泼尼松100mg，静滴昂丹司琼16mg，化疗后2小时静滴昂丹司琼8mg；第2、3天口服阿瑞匹坦80mg及泼尼松100mg，静滴昂丹司琼16mg；第4、5天口服泼尼松100mg。对照组共50例患者于第1天化疗前1小时口服泼尼松100mg，静滴昂丹司琼16mg，化疗后2小时静滴昂丹司琼8mg；第2、3天口服泼尼松100mg，静滴昂丹司琼16mg；第4、5天口服泼尼松100mg。每天记录患者恶心、呕吐发生次数及解救治疗方法。主要终点为整个周期的完全缓解率（无呕吐且未使用解救药物），次要终点为整个周期未发生呕吐比率及FILE问卷评估CINV对患者生活质量的影响。**结果**：阿瑞匹坦组总体的完全缓解率76.5%，高于

对照组的56.0%，具有统计学意义（$P=0.03$），阿瑞匹坦组总体无呕吐率达到84.3%，高于对照组的64.0%，具有统计学意义（$P=0.02$）。CINV对阿瑞匹坦组78.4%的患者生活质量无明显影响，对照组只有60.0%，两组比较有统计学意义（$P=0.045$）。**结论**：阿瑞匹坦联合昂丹司琼、泼尼松可有效改善非霍奇金淋巴瘤患者应用R-CEOP或CEOP方案所致的恶心呕吐。

344. 肺癌带瘤生存患者预防抗凝治疗疗效分析

吴铁鹰

中国人民解放军264中心医院

目的：探讨肺癌带瘤生存患者预防抗凝治疗疗效。**方法**：将226例未合并VTE（静脉血栓栓塞）带瘤状态肺癌患者行预防抗凝治疗。随机分为抗凝治疗组（118例）和对照组（108列）。治疗组118例在常规抗肿瘤治疗同时给予抗凝治疗，低分子肝素钙5000单位1次/12小时，干预时间10~30天。对照组108例仅给予常规抗肿瘤治疗。**结果**：恶性肿瘤抗凝治疗前后15天比较PT、APTT延长，FIB数值显著减低，（$P=0.001$，$P=0.0065$，$P=0.003$）。统计患者生存时间内血栓发生率，预防抗凝治疗治疗组血栓发生率2.5%，对照组血栓发生率13.8%，差异有统计学意义（X2 = 9.904，$P=0.002$）。治疗组OS（中位生存）长于非治疗组，（1年X2=5.496，$P=0.026$，2年X2=4.54，$P=0.046$）；PFS（无病生存）无明显差异，（1年X2 = 2.034，$P = 0.182$，2年X2 = 0.091，$P=0.395$））。毒副作用无明显差别。**结论**：肺癌患者预防性抗凝治疗可改善凝血状态、减少血栓发生、无明显副作用发生。对延长生存期有一定影响。

345. 头颈部肿瘤病人放化疗期间营养状态变化与放化疗毒副作用相关性的研究

马艳会

河南省肿瘤医院　郑州大学附属肿瘤医院

目的：探讨放化疗期间头颈部肿瘤患者营养状态变化及放疗毒副反应的相关性。**方法**：本次选取头颈部肿瘤患者50例，均为我院2013年10月至2014年8月收治，采用营养评价量表（SGA）对放化疗同步患者起始、放疗2周、4周、放化疗结束时的机体营养状态进行评估，并应用肿瘤放射治疗毒副反应评价标准对如上时间段放疗毒副反应展开评价，总结资料。**结果**：本组50例放疗患者，体重减轻40

例，占80%；其中丢失≥5%体重28例，占70%；丢失10% 7例，占15%。平均丢失（2.2±0.2）kg。呈持续下降，放疗2周、4周最为显著。采用SGA标准评定放化疗初始，营养不良A组占80%，B级占20%，无C级；治疗结束时，A组8%，B级56%，C级36%。有统计学差异（$P<0.05$）。厌食、恶心、口干放疗起始评分均低于放疗2周，4周。**结论：**头颈部肿瘤采用放化疗同步方案治疗时，因治疗和疾病本身的影响，体重会出现普遍下降，处于营养不良状态，程度越重，毒副反应越重，故需加强围放疗期营养状况、体重改变、毒副反应的观察，重视早期行营养支持，以最大程度的改善预后。

346. 健脾解毒通络方联合替加氟维持治疗晚期胃癌30例临床观察

孙 婷

安徽省立医院中医肿瘤科

目的：通过观察接受健脾解毒通络方联合替加氟维持治疗的晚期胃癌患者，分析该方案对晚期胃癌患者PFS、OS的影响并探索与晚期胃癌预后相关的临床病理因素。**方法：**搜集30例晚期胃癌患者，观察其接受该方案维持治疗后的PFS、OS、生存质量及毒性反应并纳入统计，探索影响预后的独立因素。**结果：**PFS方面，30例患者的平均PFS为29.689±5.684个月，中位PFS是15.000±4.674个月。OS方面，30例的平均OS为33.230±4.916个月，中位OS是27.000±5.439个月，1年生存率约78.94%；2年生存率约36.84%；3年生存率约10.52%，5年生存率约10%。脏器转移情况是决定PFS、OS长短的独立因素（$P=0.002$、$P=0.005$）。**结论：**健脾解毒通络方联合替加氟维持治疗可以提高晚期胃癌患者近期疗效，改善生存质量，延长无疾病进展时间，总生存期也有延长趋势，且毒副作用低，耐受性好，值得临床推广。

347. 加巴喷丁和普瑞巴林联合阿片类药物治疗癌性神经病理性疼痛的初步研究

吴 瑾，王国年，邹慧超

哈尔滨医科大学附属肿瘤医院

目的：加巴喷丁和普瑞巴林都是治疗神经病理性疼痛的药物，加巴喷丁目前是神经病理性疼痛的一线治疗药物，普瑞巴林也能够增强阿片药物的止痛效果。但这两种药物联合阿片类药物对于癌痛的治疗效果对比尚不清楚，因此我们进行本项研究以初步探讨该问题。**方法：**共计30名成年癌痛患者，年龄在40到70岁之间。评价指标：①疼痛程度：以VAS评分观察各组治疗前及治疗后的疼痛缓解程度，0分为无痛，10分为最痛；②盐酸羟考酮用量：治疗结束时统计OG组和OP组患者的盐酸羟考酮总消耗量，并计算出日均用量；③副反应：包括恶心呕吐、便秘、头晕和嗜睡。**结果：**①治疗后VAS评分对比，OG组和OP组治疗后疼痛程度均有下降，OP组疼痛缓解程度大于OG组。②药物消耗量2组日均药物消耗量为：OG组盐酸羟考酮（37.9±4.6）mg/d，OP组盐酸羟考酮（35.7 ±3.5）mg/d。与OG组比较，OP组盐酸羟考酮消耗量稍低。③毒副反应：OP组便秘发生率为40.8%，低于OG组的73.7%。OP组恶心呕吐发生率为32.3%，低于OG组的57.4%。OP组的嗜睡发生率分别为12.4%，低于OG组的15.7%。OP组的头晕发生率分别为8.7%，亦低于OG组的10.4%。**结论：**普瑞巴林和加巴喷丁都是治疗癌性神经病理性疼痛的有效药物。加巴喷丁组对照普瑞巴林组出现的副作用比率稍高。因此普瑞巴林作为癌痛辅助用药可能更适合，但因为本研究样本数目较小，我们还将进一步增加样本量以进行统计学分析，得出更准确的结论。

348. 攻癌逐瘀散外敷治疗化疗性静脉炎的疗效观察

王　维，张仲妍

重庆市肿瘤研究所

目的：探讨攻癌逐瘀散外敷治疗静脉炎的有效性。**方法：**根据美国INS静脉炎分级标准，将我科436例静脉炎患者分为观察组252例，对照组132例，空白组52例。观察组采用攻癌逐瘀散外敷治疗；对照组采用33%硫酸镁外敷治疗；空白组不予预防处理。**结果：**观察组显效率为36.51%，有效率为63.49%，无效率为0；对照组显效率为32.58%，有效率为55.30%，无效率为12.12%；空白对照组显效率为0，有效率为17.31%，无效率为82.69%。三个对照组相比较有明显的差异性（$P<0.05$）。**结论：**攻癌逐瘀散外敷治疗静脉炎的方法明显优于33%硫酸镁及空白组。

349. 临终晚期肿瘤病人抢救方式选择及相关因素分析（p）

张　哲，成文武

复旦大学附属肿瘤医院

目的：探讨在我国晚期肿瘤患者及家属在临终治疗选择方面的现状，并对影响其选择结果的相关因素进行分析。**方法：**对复旦大学附属肿瘤医院姑息治疗病房2007年1月~2013年6月期间我科412例最终临床死亡的晚期肿瘤患者进行回顾性分析，分析因素包括：①一般信息。②临床信息：肿瘤类型，治疗方法，疾病诊断到死亡之间的间隔时间等。将选择临终治疗的方式分三种：①选择心肺复苏术（CPR），抢救用药等各种积极治疗手段②放弃心肺复苏术（CPR），但选择抢救用药，支持补液等治疗手段③放弃所有治疗手段。统计学方法：采用9.0 SAS统计软件，$P<0.05$有统计学差异。**结果：**在所有412例临床死亡患者中，家属与患者要求积极行心肺复苏术（CPR），抢救用药等各种积极治疗手段比例为32%，放弃心肺复苏术（CPR），但选择抢救用药，支持补液等治疗手段的比例为56%，放弃所有治疗手段的比例为12%. 多因素回归分析结果显示：男性，年龄<65岁，疾病诊断到死亡时间的间隔时间<1年，为患者及家属更倾向于选择积极心肺复苏（CPR），抢救用药等各种积极治疗手段的主要显著性因素，其他因素无显著意义。**结论：**我国目前晚期肿瘤患者选择临终治疗方式以提高患者生活质量，减轻患者痛苦为主，放弃积极心肺复苏术居多，但仍有一部分患者及家属选择进行积极心肺复苏术，仍以延长患者生存时间为要求，其中男性，年纪偏轻，病情发展迅速为影响治疗选择的主要因素，在一定程度上受中国传统生死观的影响，受传统孝道观的束缚，某种程度上造成医学资源的浪费，也给患者家庭带来严重经济负担，这也与我国医护人员缺乏临终关怀知识，与家属沟通方面仍存在欠缺，肿瘤姑息治疗还未受到社会充分重视有关。在以后的医疗工作中，有必要对医护工作者加大临终关怀教育的培训，加强医患沟通的能力，以提高患者及家属的生活质量和维护他们的尊严为主旨。

350. 注射用核糖核酸Ⅱ联合XELOX方案对mCRC患者免疫功能及生活质量的影响

王倩倩，朱陵君

南京医科大学第一附属医院

目的：探讨晚期结直肠癌患者化疗前后T细胞亚群及KPS评分情况，了解注射用核糖核酸Ⅱ对晚期结直肠癌患者免疫功能及生活质量的影响。**方法：**选取75例晚期结直肠癌患者随机分为试验组和对照组，试验组37人，在使用XELOX方案化疗的同时，加用注射用核糖核酸Ⅱ，对照组38人，单纯使用XELOX方案化疗。检测患者化疗前后T细胞亚群情况，通过KPS评分改变评估患者生活质量改变。**结果：**化疗前两组患者T细胞亚群水平基本一致（$P>0.05$），化疗后试验组患者CD3+、CD4+淋巴细胞比例较对照组增加（$P<0.05$）。相较于对照组，试验组患者化疗后KPS评分升高人数多、下降人数少，生活质量较佳。**结论：**注射用核糖核酸Ⅱ联合化疗能够调节患者免疫功能，改善患者生活质量。

351. 链式 CIK 细胞治疗食管胃双原发癌 1 例并相关文献复习

李新新，李贵新，栾可峰，郭迎雪，万晓庆

潍坊医学院

随着恶性肿瘤治疗技术的不断发展，肿瘤的生物治疗已经成为继手术、放疗、化疗后重要的治疗模式，成为近年来肿瘤治疗的新手段，其中肿瘤过继免疫细胞治疗在临床上逐渐被接受，并取得了令人信服的疗效。目前，细胞因子诱导的杀伤细胞（cytokine-in-duced killer cells，CIK）成为肿瘤过继免疫细胞治疗的首选方案。食管、胃双原发癌临床少见，由于其病变特殊性及低诊断率，不少患者确诊时已没有手术指征，放化疗成为其主要治疗手段，但很多患者出现严重的毒副反应，影响患者生活质量，影响治疗的正常进行，随着医疗技术的发展，生物免疫治疗作为该类患者新型的重要辅助治疗，有利于提高患者的生活质量和生存率。近来，我们诊治了 1 例经 CIK 细胞治疗后病情得到控制的食管、胃双原发癌患者，现予以报告并结合文献对此治疗作一讨论。

352. 益气健脾法联合 XELOX 方案治疗晚期大肠癌的临床研究

肖卫云

江西省肿瘤医院

目的：观察益气健脾法联合 XELOX 方案治疗晚期大肠癌的临床疗效。**方法：**选择江西省肿瘤医院内五科脾气亏虚型大肠癌患者 60 例，随机分为治疗组 30 例及对照组 30 例；两组在化疗时均给予止呕、护胃等对症治疗，治疗组在上述治疗基础上合用以益气健脾为法的归芪六君子汤加味治疗，观察分析治疗效果。治疗前后分别评估记录患者中医证候、卡氏评分、瘤体大小、远期疗效，同时检测并记录患者血清 T 淋巴细胞亚群生化指标，统计并评价两组疗效。**结果：**治疗组中医临床证候疗效、卡氏评分、远期疗效均优于对照组，差别有统计学意义；治疗组 T 淋巴细胞亚群与对照组治疗后对比，差别有统计学意义。**结论：**益气健脾法联合 XELOX 方案治疗晚期大肠癌患者疗效明确，可减轻症状，提高患者生活质量及细胞免疫功能，延长生命。

353. 住院老年消化道恶性肿瘤患者的营养状态评估及相关分析

王　冬，李　勇，赵　群，范立侨，乔　喜，焦志凯，赵雪峰，刘庆伟

河北医科大学第四医院外三科

目的：对老年消化道恶性肿瘤患者的营养状态进行评估，筛查其营养不良风险，并找出其最佳的检测方法。**方法：**选取60岁以上的初诊为消化道恶性肿瘤患者338例（包括食管癌78、胃癌167例、结肠癌93例），使用营养风险筛查2002（NRS2002）和微型营养评价法（MNA），分别评估其营养状态。**结果：**使用NRS2002进行营养筛查，初诊老年消化道恶性肿瘤患者中存在有239名患者的NRS2002得分≥3分（70.71%），为有营养不良风险，其发生率最高的是胃癌（76.65%），食管癌（56.41%）发生的营养不良风险较低；使用MNA结果显示，营养不良的发生率为17.46%，营养不良风险为44.97%。NRS 2002和MNA与BMI、白蛋白、前白蛋白、血红蛋白、体重下降、饮食减少、上臂中点周径（MAC）、肱三头肌皮褶厚度（TSF）、上臂肌肉周径（MAMC），均存在明显相关关系（$P<0.05$）。**结论：**老年消化道恶性肿瘤患者在初诊时已存在严重的营养不良风险，NRS2002、MNA均可较好的检测患者的营养状况，但使用NRS2002的检出率更高。NRS 2002在评估老年胃癌患者营养状态时有优势。

354. 雷贝拉唑联合用药防治肿瘤患者化疗所致胃肠道反应的初步观察

王文娜[1]，林秋菊[2]，罗　健[1]

[1] 中国医学科学院北京协和医学院肿瘤医院内科；[2] 青岛市肿瘤医院内二科

目的：观察雷贝拉唑与托烷司琼+地塞米松联用治疗肿瘤化疗所致消化道反应的疗效。**方法：**将60例高致吐性化疗所致恶心呕吐的患者随机分为2组，第一周期化疗分别给与雷贝拉唑+托烷司琼+地塞米松（试验组）或给予奥美拉唑+托烷司琼+地塞米松（对照组），第二周期化疗则相应地颠倒过来使用上述止吐方案。**结果：**雷贝拉唑组在抑制恶心、呕吐、预防反酸及食欲不振、改善生活质量等方面的总有效率（83.3%~88.3%）优于奥美拉唑对照组（78.3%~81.7%），但均无统计学意义。两组在不良反应发生率相仿（13.3%\16.7%），差异亦无统计学意义（P值均>0.05）。**结论：**雷贝拉唑联合托烷司琼及地塞米松防治化疗药物所致消化道反应疗效较好，似可做为新一代强效止吐方案，

值得临床关注及应用。建议进一步扩大样本研究。

355. 新辅助化疗对晚期卵巢上皮癌患者铂耐药的影响分析

黄　裕，李雨聪，王　冬，周　琦

重庆市肿瘤研究所妇瘤科

目的：本研究回顾性分析比较初始肿瘤细胞减灭术（PDS）辅以铂类药物的联合化疗和新辅助化疗后行间隔肿瘤细胞减灭术（NACT-IDS）两种治疗方式对卵巢上皮癌患者铂耐药的影响。**方法：**选择2007年1月至2013年12月符合研究要求的上皮性卵巢，输卵管和腹膜癌Ⅲ、Ⅳ期患者共87例，分为PDS组和NACT-IDS组，比较治疗后对铂类药物的敏感性，单因素及多因素Logistic回归分析各项基线资料与铂耐药性的关系。**结果：**87例患者中，NACT-IDS组31例（35.6%），PDS组56例（64.4%）。以铂类药物为基础的初次治疗后，NACT-IDS组有4例（7.1%）被判断为铂耐药，PDS组也为4例（12.7%），耐药率比较两组有显著差异（$P<0.05$）。采用多因素Logistic回归控制分析独立相关因素，NACT-IDS将增加产生铂耐药的风险。手术残余病灶大小和临床分期仍是影响复发时间和铂耐药率的显著相关因素。**结论：**晚期上皮性卵巢癌患者采取NACT-IDS治疗方式，与PDS治疗方式相比，有效化疗反应率相当，但更易出现铂类药物耐药。

356. 宫颈癌旋转调强放疗与适形调强放疗同步化疗的对比研究（p）

邹冬玲，王　冬，周　琦

重庆市肿瘤医院

目的：通过观察比较容积旋转调强放疗（volumetric modulated are therapy，VMAT）与固定野调强放疗（intensity—modulated radiotherapy，IMRT）在宫颈鳞癌根治性放疗中的应用，评价两种放射治疗方法的副反应及短期疗效。**方法：**2014年1月~2014年8月在我科住院的83例宫颈鳞癌患者行根治性放疗同步化疗（每周顺铂25~30mg/m^2，紫杉醇60mg/m^2），42例行容积旋转调强放疗，41例行固定野调强放疗，放疗剂量45~50.4 Gy，后装腔内放疗（一管两球）30Gy。两组患者的病理类型、FIGO分期差异无统计学意义（$P>0.05$）。**结果：**所有患者治疗结束即时完全缓解率VMAT与IMRT分别为48.8%和35.7%（$P<0.05$），半年的的局控率VMAT与IMRT分别为100%和95.1%（$P<$

0.05)，急性消化系统不良反应，VMAT 与 IMRT 发生率分别为 42.9%和 58.5%（$P<0.05$），泌尿道系统不良反应及血液系统不良反应的发生率方面，VMAT 与 IMRT 相当。**结论：**VMAT 与 IMRT 相比，局部控制率及急性不良反应发生率均占优势。

357. 三维适形放疗莲花紫杉醇脂质体周化疗治疗宫颈癌腹主动脉旁淋巴结转移的临床分析

康恭礼

江西省肿瘤医院

目的：研究三维适形放疗联合紫杉醇脂质体周化疗治疗宫颈癌腹主动脉旁淋巴结转移的临床效果。**方法：**将 52 例宫颈癌腹主动脉旁淋巴结转移患者分为治疗组（26 例）和对照组（26 例），对比治疗效果。**结果：**治疗组患者临床治疗总有效率、临床控制率、白细胞减少、恶心呕吐、腹泻便秘、脱发和肝肾功能异常不良反应同对照组患者之间具有一定差异性，$P<0.05$。**结论：**在治疗宫颈癌腹主动脉旁淋巴结转移临床上三维适形放疗联合紫杉醇脂质体周化疗效果较为理想，除白细胞减少，其他不良反应虽高于单纯放疗患者，但均在患者耐受中，不影响临床治疗效果。

358. 分子靶标检测技术指导复发性卵巢癌化疗方案选择的前瞻性研究

韩　瑛，李淑敏

中国医学科学院北京协和医学院肿瘤医院妇瘤科

目的：探讨分子靶标检测技术指导复发性卵巢上皮性癌化疗的准确性。**方法：**采用前瞻性开放性研究方法，选取从 2013 年 7 月至 2014 年 7 月 36 例接受分子靶标检测技术预测药物敏感性的复发性卵巢癌患者，并根据检测结果选择敏感化疗药物进行治疗，分析其化疗的有效率，计算近期无进展生存期，评价分子靶标检测技术预测化疗敏感性的准确性。**结果：**36 例患者中，完全缓解（CR）11 例（30.5%），部分缓解（PR）14 例（38.9%），疾病稳定（SD）5 例（13.9%），疾病进展（PD）6 例（16.7%），客观有效率（ORR）69.4%（25/36），临床获益率为 83.3%（30/36），中位无进展生存时间（PFS）为 9.9 个月（1~13 个月）。**结论：**分子靶标检测技术在预测复发性卵巢癌患者的预后中具有一定的价值，复发性卵巢癌患者可能从分子靶标检测技术检测指导的化疗中获益。

359. 复发性宫颈鳞癌临床病理特征及预后分析

姚　远，蒋　葵，李霞辉，任晓雪，刘　芳，方立萍

大连医科大学附属第二医院

目的：探讨宫颈鳞癌复发患者临床病理特征、癌组织中 IL-6 表达及外周血小板计数在复发性宫颈鳞癌中的作用及对预后的影响。**方法：**免疫组化方法检测宫颈癌组织中 IL-6 的表达及用全自动血细胞分析仪检测确诊时外周血血小板计数。分析 51 例复发性宫颈鳞癌患者临床病理特征、IL-6 表达和血小板计数对患者无复发生存期（RFS）和总生存期（OS）的影响；分析癌组织中 IL-6 的表达和外周血中血小板计数与复发性宫颈鳞癌患者的临床病理特征的相关性；进行 IL-6 表达情况与血小板计数的线性相关分析。**结果：**1. IL-6 在宫颈癌组织中的表达率高于正常宫颈组织，差异有统计学意义（$P<0.05$）。IL-6 在宫颈癌组织中表达的高低与脉管癌栓及转移部位有关（$P<0.05$）。2. 外周血血小板增多与临床分期和转移部位有关（$P<0.05$）。3. Pearman 等级相关分析显示血小板计数和 IL-6 表达情况高度相关（$r=0.469$，$P<0.05$）。4. 临床分期、浸润深度、是否化疗、血小板计数和 IL-6 表达情况为 RFS 的独立预后因素（$P<0.05$）。临床分期、RFS、浸润深度和血小板计数为 OS 的独立预后因素（$P<0.05$）。**结论：**IL-6 在宫颈鳞癌组织中表达增多，初诊时外周血血小板增多提示宫颈鳞癌转移风险增加，二者表达高度相关。宫颈鳞癌外周血血小板增多、肿瘤微环境中 IL-6 的表达增加影响复发宫颈鳞癌预后。

360. 以大量漏出液为首要表现的卵巢癌一例

姬广辉，吕菲菲

中国人民解放军海军总医院

以漏出液为首要表现的恶性肿瘤很少见，漏出性积液有时会给临床医生带来误导，给快速诊断带来困难。本文报道一例以大量漏出性腹腔积液为首要表现的 50 岁卵巢癌患者，该患者曾就诊于多家医院，多次腹水检查均提示为漏出性积液，均未查见明确病因，随着病情进展，其病因方得以明确。在该患者诊断过程中，我们搜索了相关文献，进行了相关思考和讨论，希望能够给临床医生诊治带来一定帮助和启示。

361. VEGF 基因启动子区 rs699947 单核苷酸多态性与宫颈癌放疗近期疗效相关性

张泽高，杨　杰

新疆维吾尔自治区人民医院

目的：探讨 VEGF 基因启动子区-2578 位点单核苷酸多态性（rs699947）C/A 变异与宫颈癌放疗近期疗效及放疗毒副反应之间的关系。**方法**：52 例经过病理证实的的Ⅰb2-Ⅲb 期宫颈鳞状细胞癌患者，接受标准外放疗加铜 252 中字后装加顺铂同步治疗，治疗前采集全血标本，离心后血清采用 ELISA 法检测 VEGF 含量，血细胞提取基因组 DNA，特异性引物 PCR 扩增 VEGF 基因启动子区片段，采用基因测序法检测 SNP-rs699947 基因突变情况，对入组病例进行 1 年期随访，分析 rs699947 基因型与血清 VEGF 含量的相关性，以及与近期疗效、放疗副反应之间的相关性。**结果**：在全部样本中，VEGF-rs699947 AA 型 6 例，CC 型 20 例，AC 型 26 例。AA 型组、CC 型组、AC 型组血清 VEGF 水平分别为（231. 71±72. 12）μg/L 、（372. 45±129. 14）μg/L、298. 16±99. 45μg/L，差异有统计学意义（F=4. 74，t=0. 013），CC 型组患者血清 VEGF 含量显著高于 AA 型组（t=2. 53，P=0. 018）和 AC 型组（t=2. 21，P=0. 033）。近期疗效比较，AA 型组、CC 型组、AC 型完全缓解率（CR 率）分别为 66. 67%（4/6），40. 0%（8/20），76. 92%（20/26），差异有统计学意义（χ2=6. 59，P=0. 037）。总有效率无明显差异（χ2=2. 6，P=0. 27），放疗副反应（放射性直肠炎和放射性膀胱炎）的发生率 CC 型组为 20. 0%（4/20）明显低于 AC 型组 50. 0%（13/26，χ2=4. 36，P=0. 037），与 AA 型组比较差异无统计学意义（χ^2=6. 592. t=1，0. 146）。**结论**：位于 VEGF 基因启动子区域-2578 位点单核苷酸多态性（rs699947）CA 变异与血清 VEGF 含量存在明显相关性，CC 型明显高于 AC 型和 AA 型，对放疗近期疗效低于 AC 型和 AA 型，但毒副反应发生率教 AC 型较低。VEGF 基因-2578 位点突变可能通过影响 VEGF 的表达从而影响宫颈癌对放疗的敏感性和毒副作用。

362. 保妇康栓联合龙肝泄胆汤治疗持续宫颈 HPV 感染的临床观察

梁翠霞

东莞市塘厦医院

目的：宫颈人乳头瘤病毒（humn papilloma virus，HPV）感染是近年来发率逐年升高的性传播疾病之一。研究证实，高危型人乳头瘤病毒（HR—HPV）的持续感染是宫颈上皮内瘤变及宫颈癌的主要病因。我院在长期的临床实践中发现，宫颈 HPV 感染和其他宫颈炎性疾病关系密切，并且其他宫颈炎性疾病对宫颈 HPV 感染的自愈有密切关系。而宫颈炎性疾病的有效治疗能治愈或缓解和宫颈 HPV 感染。为此笔者采用冯宗文教授多年来治疗妇科炎症疾病比较有效的经方龙胆泄肝汤联合合保妇康栓结合治疗宫颈 HPV150 例，观察此方治疗宫颈高危型人乳头瘤病毒感染的疗效，报道如下。**方法：**①临床资料：a. 一般资料选择 2014 年 1 月~2015 年 3 月在东莞市塘厦医院妇科门诊就诊的宫颈 HPV 感染妇女，HPV 检测结果为高危型阳性者 116 例，且伴有不同程度白带量增多或腰骶、腹部不适等临床症状者。随机分为联治组 60 例，年龄（29. 98±4. 842）岁；保妇康栓组 60 例，年龄（29. 56±4. 464）岁；单用龙肝泄胆汤对照组 60 例，年龄（30. 50±4. 980）岁。3 组一般资料比较差异无统计学意义（$P>0.05$），具有可比性。b. 纳入标准：年龄≥18 岁，有性生活史的女性；HPV 高危型 DNA 检测阳性；宫颈细胞学检测未见异常上皮细胞和癌细胞者；无重大全身性疾病；无药物过敏史（尤其是过敏体质）。排除免疫功能低下、妊娠期哺乳期妇女；急性生殖道炎症；不接受全程治疗及随访的患者；不使用工具避孕者。c. 受试者接受宫颈 TCT 检测及 HPV 高危型 DNA 检测。诊断标准参照《中医妇科学》及《妇产科学》制订标准。②治疗：a. 治疗方法联治组：采用龙肝泄胆汤口服联合保妇康栓阴道置药。同时结合保妇康栓（海南碧凯药业有限公司生产，主要成分为莪术油和冰片等）阴道置药，睡前直接将其置于阴道后穹隆接近宫颈口处，每次 1 粒，16 天为 1 个疗程，连续用药 3 个疗程，月经期停药。保妇康栓组：单纯保妇康栓阴道置药，方法如上。空白对照组：未用药治疗。以上 3 组患者均按要求接受全程追踪观察，停止性生活。所有治疗均用 3 个疗程，停药一个月复查。b. 疗效评价标准：痊愈：复查时原亚型转阴；经阴道镜检查宫颈为慢性宫颈炎，无 HPV 感染的病灶阴道宫颈分泌物检查正常，自觉症状消失；有效：复查时原亚型数目减少；经阴道镜检查宫颈为慢性宫颈炎，有局部 HPV 感染的病灶，阴道分泌物及宫颈检查好转，自觉症状好转；无效：复查时原亚型仍为阳性，阴道分泌物及宫颈检查无好转。c. 统计学方法采用 SPSS15. 0 统计软件处理数据，计量资料数据以（±s）表示，采用单因素方差分析，计数资料采用 t 检验。**结果：**保妇康栓治疗 HPV 感染 4 个月转阴率为 45% 。8 个月转阴率 75%，联合组和保妇康栓组相比较△$P<0.05$，保妇康栓组合空白对照组比较△$P<0.05$，联合组合空白对照组比较△$P<0.05$。**讨论：**目前已有多项研究证实保妇康栓具有抗肿瘤和抗病毒的作用，我们将其局部使用来观察对 HPV 感染治疗的效果。保妇康栓的主要成分是莪术油，具有活血、化瘀、清热、消积、止痛、去腐生肌的作用。体外实验还证明，保妇康栓对于宫颈癌的生长具有较高的抑制率。其中的莪术醇对肿瘤细胞的代谢及分裂有抑制作用。保妇康栓能有效抑制 HPV 病毒，从根本上阻断 HPV 这一致病因子对子宫颈移形带上皮细胞的局部长期刺激，从而降低了 HPV 感染患者向宫颈癌进展的发生。此药物疗效确切，使用方法简单易行，经济实用，易于被患者接受，值得临床推广和应用。早在 2012 年有学者报道楼凯凌教授运用自拟柴枳败酱散治疗盆腔炎合并有 HPV 感染的患者非常有效。HPV 感染，根据其临床表现，依据中医辨证的思路，多归属于中医“带下病”“崩漏”“癥瘕”等范畴，湿、热、瘀、滞为其主要病机特点，治疗重点应清热解毒利湿，佐以理气化瘀止痛之品，而龙肝泄胆汤则用于治疗肝经湿热下注之证，以带下黄绿如脓，阴道和宫颈充血，口苦心烦，胁痛尿黄，脉弦数为辩证要点。临床上不但用于治疗细菌性阴道病，更多用于治疗支原体、衣原体及人乳头瘤病毒所致的阴道炎和宫颈炎。其重点针对湿热下注的患者，宫颈疾病患者结合辩证用此经方切中病机。本文研究表明，龙肝泄胆汤合保妇康栓能提高宫颈 HPV 的转阴率，在改善宫颈 HPV 感染患者的临床症状方面，优于保妇康栓组，值得推广应用。并提供了一种新的临床思路，对保障广大妇女的生殖健康具有很重要的意义。此外，女性生殖器 HPV 感染并非仅仅局限于宫颈，阴道和外阴均发生了 HPV 感染，并且保妇康栓对这些患者的治疗同样有效，但本文研究样本量小，有待进一步完善及扩大样本量，延长治疗和观察时间，以期更好地总结对照、观察研究。

363. 血小板与淋巴细胞比值（PLR）对宫颈癌放疗及同步放化疗疗效及预后的影响

李文婷，古丽娜·库尔班

新疆医科大学附属肿瘤医院

目的：近年来，国内外学者逐渐关注炎症对肿瘤的影响，而且越来越多的证据提示炎症和肿瘤有密切的关系，本文主要评价治疗前血小板与淋巴细胞比值（plateletto-to-lymphocyte ratio，PLR）对宫颈癌放疗及同步放化疗预后的影响。**方法：**本文回顾性分析了新疆医科大学附属肿瘤医院230例Ⅰ期~Ⅳ期单纯放疗或同步放化疗宫颈癌患者的临床病例资料，收集患者放疗或同步放化疗前的血小板计数及淋巴细胞计数，计算得出血小板与淋巴细胞比值（PLR），通过建立受试者工作特征曲线（ROC曲线），确定治疗前PLR的最佳临界值，并按最佳临界值分PLR低组、PLR高组，分析两组的总体生存时间、无病进展生存时间。**结果：**①治疗前PLR预测疗效的最佳临界值为143.70；②选择年龄、病理分化程度、临床分期、治疗前PLR、PLT作为影响宫颈癌患者预后的因素，在COX单因素分析中，分期、分型、PLR、PLT、单纯放疗方式为影响OS的危险因素，PLR是影响DFS的危险因素，在多因素分析中，期别、PLR、PLT为影响OS的独立危险因素，PLR为影响DFS的危险因素。③PLR低组（PLR<143.70）及PLR高组（PLR≥143.70）患者的1年、3年总体生存率分别为（80.6% *vs* 74.5%，58.2 %*vs* 35.9%，且两组有显著统计学差异（P=0.000）。经期别分层，ⅠA~ⅡB组，PLR低组总体生存率仍优于PLR高组患者，且两组有显著统计学差异（P=0.007），ⅢA~ⅣB期，PLR低组总体生存率优于PLR高组，但无统计学差异（P=0.736）。④PLR低组（PLR<143.70）及PLR高组（PLR≥143.70）患者的1年无病进展生存率、3年无病进展生存率分别为96.7% *vs* 87.0% 、91.0% *vs* 79.0%，且两组有显著统计学差异（P=0.023），经期别分层后，ⅠA~ⅡB期，PLR低组无病进展生存率优于PLR高组，且两组有显著统计学差异（P=0.025），ⅢA~ⅣB期，PLR低组无病进展生存率优于PLR高组，但无统计学差异（P=0.45）。**结论：**PLR作为易测量、重复好且价格低廉的肿瘤相关性炎症指标，为宫颈癌放疗治疗的独立预后指标，与期别密切相关，PLR可能为潜在的能够预测宫颈癌复发的因素。

364. 合理运用外科技术行腹股沟淋巴结清扫术治疗阴茎癌

刘　南

重庆市肿瘤研究所泌尿外科

目的：探讨阴茎癌行腹股沟淋巴结清扫术的手术时机以及如何合理运用外科技术减少其并发症。

方法：回顾性分析2003年1月至2014年12月间收治的阴茎癌行腹股沟淋巴结清扫术患者的临床资料，阴茎鳞癌患者42例，行阴茎原发灶局部切除术6例，阴茎部分切除术30例，阴茎全切术6例。在处理原发灶同期行腹股沟淋巴结清扫术15例，延期行腹股沟淋巴结清扫术患者27例。**结果**：42例患者年龄32~76岁，平均52岁，其中<60岁者26例。临床病理特点，G1期20例，G2期16例，G3期6例，pT1期10例，pT2期30例，pT3期1例，pT4期1例。定期随访6~60月，平均随访24.7月。15例行同期双侧腹股沟淋巴结清扫术患者中，4侧次（13.3%）发生严重并发症，死亡4例（26.7%）；27例行延期双侧腹股沟淋巴结清扫术，18侧次（33.3%）发生严重并发症，死亡18例（66.7%），其中有2例为pT1G1期患者；同期与延期腹股沟淋巴结清扫术相比较，严重并发症的发生率及死亡率统计学有明显差异（$P<0.01$）。18例患者发生腹股沟淋巴结转移并融合，随访死亡14例（77.8%）；另外24例患者平均清扫淋巴结数目为20.9个，阳性淋巴结为2.42个，其中清扫淋巴结阳性数目大于3个者9例，随访期间其中7例死亡，清扫淋巴结阳性数目小于3个者15例，仅1例随访期间发生死亡，说明超过3个以上淋巴结阳性者死亡率明显上升；在随访期间发现有13例患者发生髂腹股沟淋巴结转移，这13例患者全部死亡。**结论**：对大于T1G1阴茎癌患者应常规行预防性腹股沟淋巴结清扫术，效果好，并发症发生率低；淋巴结转移并融合患者死亡率明显升高；转移淋巴结超过3个以上死亡率明显上升；随访期间发生髂淋巴结转移患者死亡率明显提高。行腹股沟淋巴结清扫时应在Scarpa筋膜表明，以白色半透明膜为标志游离皮瓣；术中使用超声刀可以明显减少术后淋巴液的产生；术中保留大隐静脉主干，可以明显减少术后下肢水肿的发生，但如果有明确淋巴结转移患者则应切除大隐静脉；腹股沟淋巴结清扫术后，患者容易处于高凝状态，术后尽早使用低分子肝素钙、弹力袜、下肢气压按摩装置，可以减少下肢静脉血栓或肺栓塞的形成。

365. 索拉非尼治疗晚期肾细胞癌长期生存病例（OS>7年）1例报告

郭　放

沈阳军区总医院全军肿瘤诊治中心

目的：既往研究显示晚期肾细胞癌患者综合治疗后生存期约为3~5年，本研究通过临床观察对1例靶向治疗后缓慢进展晚期肾癌患者的预后分析，探索患者出现缓慢进展的原因及现有疗效评估手段的适用性。**方法**：应用免疫组化进行病理诊断，应用胸部CT对肺部转移灶进行评估，每3个月检测1次，应用NCI CTCAE3.0评估出现的不良反应。**结果**：患者总生存期达93个月，除胸部CT显示肺部病灶缓慢增大外，未见其他不适症状。根据RECIST1.1标准，依据每3个月一次的胸部对比CT结果，评价为疾病稳定。如果我们将2014年胸部CT与2007年基线CT对比，可见肺部病灶呈现明显增大，RECIST1.1标准对无症状缓慢进展的肾癌患者可能具有局限性。患者主要不良反应包括手足综合症、乏力和腹泻，多为轻中度且具有一定的时间性，其中仅轻中度间断性腹泻一直持续存在，而手足综合征和乏力分别在服药后2年和5年后消失，且不良反应在对症治疗后可缓解。**结论**：该患者获得生存长期获益，但由于亚裔人群基因表型的特殊性，开展大规模、探索性、系统性的转化研究将有利于晚期肾癌诊疗的发展，获得的数据将对国内肾细胞癌患者治疗具有重要的指导意义。

366. 蛋白酶体抑制剂 epoxomicin 可诱发前列腺癌 DU145 细胞内质网应激蛋白 GADD153 促进细胞凋亡

王利平[1,2]，罗荣城[1]，黄朝刚[2]

[1] 南方医科大学肿瘤中心（中西医结合医院肿瘤中心）；
[2] 湖南郴州市第一人民医院肿瘤科

目的：探讨蛋白酶体抑制剂 epoxomicin（EPO）诱导前列腺癌 DU145 细胞凋亡及其与 GADD153/CHOP 的关系。**方法：**不同浓度的 EPO 处理 DU145 不同时间，MTS 检测细胞生长情况；流式细胞仪检测细胞凋亡率情况；Real-time PCR 检测内质网应激的相关分子 GADD153，GRP78mRNA 以及 Western blot 方法检测 GADD153，GRP78 蛋白表达情况；转染 GADD153siRNA 从而沉默基因 GADD153，通过基因转录水平及蛋白水平检测 GADD153 证实转染是否成功；转染 GADD153 后，通过 MTS 法及流式细胞仪技术检测细胞增殖情况及凋亡情况。**结果：**EPO 抑制 DU145 细胞生长，并呈现浓度时间依赖。处理组细胞凋亡率高于未处理组，高剂量组凋亡率高于低剂量组。EPO 处理后 GADD153，GRP78 基因转录水平随时间逐渐升高，72 h 最为明显。GADD153，GRP78 蛋白在 EPO 处理后不断增加，72 h 两种蛋白均增加到最高，且低剂量与高剂量组在 72 h 差别显著。转染 GADD153siRNA 后，GADD153 基因转录水平及蛋白表达水平明显降低，其中 GADD153siRNA50nM 最为明显。沉默基因 GADD153 后，EPO 处理 DU145 细胞，其细胞数目的减少部分被阻断，细胞凋亡部分被阻断。**结论：**蛋白酶体抑制剂 epoxomicin 能抑制 DU145 细胞生长，诱导凋亡，其机制可能与激活内质网应激，诱发内质网的相关分子 GADD153 表达有关。

367. 蛋白酶体抑制剂对前列腺癌细胞生长的影响及其与雄激素受体的关系

王利平[1,2]，罗荣城[1]，符鹏程[2]

[1] 南方医科大学肿瘤中心（中西医结合医院肿瘤中心）；[2] 湖南郴州市第一人民医院

目的：研究蛋白酶体抑制剂对前列腺癌细胞的影响及其与雄激素受体（AR）的关系。**方法：**采用 MTS 法检测不同浓度蛋白酶体抑制剂 epoxomicin（EPO）在不同时间对前列腺癌细胞 DU145 及 $LAPC_4$ 的抑制作用以及沉默基因 AR 后对 $LAPC_4$ 细胞的抑制作用。转染 AR 沉默 $LAPC_4$ 细胞 AR 基因表达，实时荧光定量 PCR 检测细胞中 AR mRNA 的含量；Western-blot 法检测细胞中 AR 蛋白表达的情况。

结果：蛋白酶体抑制剂 EPO 对前列腺癌两组不同细胞系 $LAPC_4$ 及 DU145 抑制作用呈现浓度依赖及时间依赖。$LAPC_4$ 细胞沉默基因 AR 后发现 ARmRNA 表达及 AR 蛋白的表达均明显下降；但沉默 AR 基因后 EPO 对于 $LAPC_4$ 的细胞抑制作用并没有明显变化。

结论 蛋白酶体抑制剂 EPO 对前列腺癌细胞株 DU145 及 $LAPC_4$ 细胞均具有抑制作用，且抑制作用并不受 AR 受体的影响。

368. 阴囊大汗腺癌伴淋巴转移 1 例报告及文献复习

范艳兰，张桂枫，刘振华

福建省立医院

汗腺癌临床罕见，约占皮肤恶性肿瘤的 2.12%~8.14%，来自汗腺导管或分泌部，根据瘤细胞来源，分为大汗腺癌和小汗腺癌，国内外相关报道较少，我科于 2015 年 4 月收治 1 例阴囊大汗腺癌伴淋巴转移患者，现报告如下并复习文献。**临床资料**：患者，男，57 岁，2 年前无明显诱因发现右侧阴囊有一花生米大小肿物，质地较硬，表面光滑，边界尚清晰，移动度可，未引起重视，未就诊，半年前因中午逐渐增大，伴阴囊皮肤红肿瘙痒，无局部皮肤破溃流脓等，就诊当地医院，考虑“右侧阴囊皮肤恶性肿瘤”行阴囊肿物切除术，术后病理报告阴囊大汗腺癌，浸润平滑肌组织，为进一步治疗转入我院。我院查 B 超示：右侧腹股沟区异常淋巴结，恶性肿瘤不能排除，双侧腹股沟区其余多发淋巴结，考虑反应增生可能。于我院整形外科行阴囊大汗腺癌扩大切除术+双侧腹股沟淋巴结清扫术，术后病理示：右侧腹股沟浅组淋巴结 16 个，其中 2 个见癌转移，为进一步治疗，术后转至我科，查 MRI 示：双侧腹股沟区及下腹部、会阴部、双侧大腿根部前侧软组织水肿，双侧腹股沟区及盆腔内多发小结节，右侧为著。给予一线 4 周期“多柔比星脂质体+紫杉醇”全身姑息化疗，2 及 4 周期后，复查 MRI，疗效评价均为 SD，后转入放疗科进一步行放疗。**讨论**：大汗腺癌发病率低，好发于腋部、乳头、外阴及眼睑等大汗腺存在的部位，汗腺癌临床表现缺乏特异性，医生对本病认识不够，临床上易误诊为纤维瘤、隆突性皮肤纤维肉瘤、转移癌及鳞状细胞癌等，本例患者阴囊肿物出现一年余，直至手术切除后病理检查才得以确诊。

大汗腺癌治疗仍是以局部切除为主要治疗手段，多数学者认为应切除原发灶 3~5 cm、皮瓣 2~3 cm 范围内皮肤及皮下组织筋膜，必要时切除骨膜骨皮质。但大汗腺癌切除后局部反复复发和转移，且转移最常发生于局部淋巴结，广泛彻底地手术切除及细致的定期复查是治疗本病的有效方法，必要时应考虑尽早行预防性盆腔淋巴清扫术，以防止肿瘤细胞沿淋巴回流出现远处转移，本例患者虽然行双侧腹股沟淋巴结清扫术，但术后复查 MRI 发现双侧腹股沟区及盆腔内多发小结节，考虑可能是淋巴结清扫不彻底或未行预防性盆腔淋巴清扫术。

目前对于大汗腺癌的放疗和化疗的作用研究较少，放疗在一定程度上可以弥补手术切除范围不足的弊端，对于具有高复发风险的患者，可于术后加根治性放疗，可减少局部复发和控制远处转移。大汗腺癌对化疗不甚敏感，对肿瘤已广泛转移的病例，结合支持治疗，可考虑应用化疗，以尽量改善或延长患者的生命。

369. 经尿道二次电切治疗 T1 期非肌层浸润性膀胱癌的临床研究

鲜 鹏，李 元，刘 南，罗 宏，李 俊，戴君勇

重庆市肿瘤研究所

目的：探讨经尿道二次电切治疗 T1 非肌层浸润性膀胱癌的意义及安全性。**方法**：我科于 2013 年 1 月至 2014 年 11 月接诊的 41 例 T1 期非肌层浸润性膀胱癌患者，首次膀胱肿瘤电切术后 4~6 周进行二次电切手术治疗。其中男性 33 例，女性 8 例，年龄 26~81 岁（平均 60.9 岁）。首次发现膀胱肿瘤单发者 24 例，肿瘤多发者 17 例。肿瘤最大直径超过 3cm 者 13 例，小于 3cm 者 28 例。首次治疗均为经尿道膀胱肿瘤电切术，病理报告均为尿路上皮癌，浸润深度为固有层，分期 T1。**结果**：41 例患者均顺利完成手术，无严重并发症发生。术后病检其中 7 例有肿瘤残留或肿瘤复发（17.07%），其中 3 例为肿瘤基底肿瘤残留，4 例为新发肿瘤；其中 1 例患者二次电切病理分级从 G2 升至 G3。随访 3~27 月（平均 13.2 月），复发 9 例，其中二次电切阳性者 3/7 例（42.86%），二次电切阴性者 6/34 例（17.65%）。**结论**：经尿道二次电切治疗 T1 非肌层浸润性膀胱癌安全可行，其意义主要在于遴选出高危患者进一步积极治疗，对降低非肌层浸润性膀胱癌的复发率可能有一定作用。

370. 前列腺癌 LNCaP 细胞雄激素受体磷酸化研究

孙雪飞[1]，洪铁艳[3]，刘 静[1]，钱 筠[1]，朱 红[1]，
白雪燕[1]，李晓燕[1]，王雅杰[2]，刘元波[1]

[1] 首都医科大学附属北京天坛医院血液内科；
[2] 首都医科大学附属北京天坛医院临床医学实验室；
[3] 东南大学医学院附属南京同仁医院血液肿瘤科

目的：探讨抗白血病新药达沙替尼在抑制前列腺癌细胞雄激素受体（AR）磷酸化中的作用。**方法**：293T，COS7 及 LNCaP 细胞为研究对象，Western-Blot 方法检测 AR 磷酸化；转染 Ack1-siRNA 或 Src-siRNA 敲除 Ack1 或 Src 基因；实时定量 RT-PCR 检测前列腺特异抗原（PSA）及人体激肽释放酶 2（hk2）mRNA 表达。**结果**：Ack1 及 Src 酪氨酸激酶分别介导 AR Y267 及 Y534 特异位点磷酸化；达沙替尼抑制 Ack1 介导的内源性 LNCaP 细胞 AR Y267 位点磷酸化及 AR 靶基因 PSA 及 hk2 表达；抑制 Src 介导的 AR Y534 位点磷酸化，却无法抑制 PSA 以及 hk2 表达。**结论**：达沙替尼可能通过抑制

Ack1 介导的 AR Y267 位点磷酸化，并降调 AR 靶基因 PSA 及 hk2 而发挥抗前列腺癌细胞效应。

基金项目：国家自然科学基金（81272842）

371. 4 例儿童复发/转移性肾母细胞瘤的治疗

梁云梅，张　金，任思其，呙　芳

首都医科大学附属北京世纪坛医院

目的：肾母细胞瘤是儿童时期最常见的肾脏恶性实体肿瘤，近 90%Ⅰ、Ⅱ肾母细胞瘤患儿可获得 5 年生存机会。虽然复发/转移性肾母细胞瘤患儿死亡率明显升高，肾母细胞瘤复发/转移后再治疗仍有部分患儿可获得长期无病生存，但在发展中国家，复发/转移性肾母细胞瘤仍然是治疗难点。本文回顾性分析 2012 年 11 月至 2014 年 11 月首都医科大学附属北京世纪坛医院儿科收治的 4 例经病史、查体、辅助检查和（或）病理检查而诊断为复发/转移性肾母细胞瘤的临床资料，观察临床疗效及副反应发生情况。**方法**：4 例患儿中，男 2 例，女 2 例。初发时中位年龄 3.83 岁（3 岁 4 个月~12 岁 2 个月），复发/转移时中位年龄 4.54 岁（4 岁 2 个月~13 岁 7 个月）。所有患儿在诊断为肾母细胞瘤复发/转移后，均接受由异环磷酰胺（Ifosfamide，I）+顺铂（Cisplatin，C）+足叶乙甙（Etoposide，E）构成的 ICE 方案化疗。此后，1 例仅接受放射治疗，1 例接受放射治疗及放疗后化疗，2 例接受手术+术后化疗及放射治疗。**结果**：4 例患儿中，出现肺转移 2 例（50%），腹膜种植 1 例（25%），原位复发 1 例（25%）。随访起始时间自肾母细胞瘤复发/转移时开始计算，截止至 2014 年 11 月。中位随访时间为 18.5 个月（15~25 个月），没有失访病例。完全缓解 3 例，病情稳定 1 例。2 年总生存率及无事件生存率分别为 100%和 75%。其生存时间分别为 25 个月、21 个月、16 个月及 15 个月。所有患儿在化疗过程中均有脱发、恶心、呕吐、粒细胞缺乏伴发热。1 例患儿出现出血性膀胱炎，未见肝肾功能异常。**结论**：肺脏是肾母细胞瘤最常见转移部位。首次复发/转移的肾母细胞瘤患儿经再治疗后可获得长期无病生存。

372. 神经系统副肿瘤综合征 21 例临床分析

李新辉[1]，李晓杰[2]

[1] 包头医学院第一附属医院；[2] 内蒙古医学院第三附属医院

目的：分析 21 例神经系统副肿瘤综合征的临床特点。**方法**：回顾性分析 2009 年 7 月~2014 年 12

月包头医学院第一附属医院和内蒙古医学院第三附属医院神经内科住院的21例神经系统副肿瘤综合征患者的临床资料。**结果：**2 1例患者中，癌性周围神经病6例，Lambert-Eaton肌无力综合征4例，亚急性小脑变4例，边缘叶脑炎4例，副肿瘤性天疱疮1例、突发听力下降伴有耳鸣1例，面部麻木不适1例。发现肿瘤者21例，其中肺癌12例，卵巢癌2例，胃癌1例，前列腺癌1例，未成熟畸胎瘤1例，肾癌1例，结肠癌1例，胆囊癌1例，胰腺癌1例。**结论：**神经系统副肿瘤综合征临床表现复杂多样，极易发生漏诊和误诊，早期诊断对于及时治疗肿瘤至关重要。

373. 老年结直肠肿物患者CT引导下经皮穿刺活检术应用

刘立杰，毕　然，靳　甜，李　平，付占昭

秦皇岛市第一医院

目的：分析老年结直肠肿物患者行CT引导下经皮穿刺活检术的准确性、安全性，探讨其临床应用价值。**方法：**经皮结直肠肿物患者共26例，穿刺前常规CT扫描，确定穿刺部位、穿刺角度及深度，经皮行结直肠肿物穿刺活检术，行短期随访，了解并发症情况及病理结果，分析穿刺活检准确性、安全性及临床应用价值。**结果：**26例患者中一次性穿刺成功率100%，其中25例获得病理学诊断，1例未能定性，病理活检阳性率96.15%（25/26例），整个手术操作时间15~35min，平均24min，留置穿刺针于结直肠肿物内时间为1~2min，主要并发症为轻度穿刺道出血，发生率3.85%（1/26例），无感染、穿孔等其他并发症。**结论：**老年结直肠肿物患者行CT引导下经皮穿刺活检术准确性、安全性和成功率高，不良反应较小。

374. Increased Survival Time of a Patient with Metastatic Malignant Melanoma Following Immunotherapy: A Case Report and Literature Review

张　勇，宋永平，高全立

郑州大学附属肿瘤医院

Abstract: Metastatic malignant melanoma is limited to the treatment of chemotherapy and radiotherapy. Nowadays, many studies have confirmed that Cytokine-induced killer cells (CIK cells) are heterogeneous cell populations that express CD3 and CD56 as well as the activation receptor of NK cells (NKG2D), antigen. They possess MHCunrestricted cytotoxicity toward cancer but not toward normal targets. In this study, we investigated whether the addition of CIK cells could achieve better therapy response in patients with metastatic malignant melanoma. In this case report, a patient with Metastatic malignant melanoma experienced a long survival time, 28 months after achieving CIK therapy. To the best of our knowledge, there was no report about such good effect on patients who only achieving CIK cells immunotherapy before. Based on this finding, CIK cells therapy may be an optional treatment which can bring good prognosis in some patients with metastatic malignant melanoma.

375. 卡铂联合替莫唑胺剂量密度方案治疗复发脑胶质母细胞瘤的Ⅰ期临床研究

潘振宇[1]，李蕴潜[2]，徐松柏[2]，董丽华[1]

[1]吉林大学第一医院放疗科；[2]吉林大学第一医院神经肿瘤外科

目的：复发胶质母细胞瘤（rGBM）治疗棘手，化疗是主要治疗方法。常规替莫唑胺（TMZ）化疗有效率约6%；6个月无进展生存率仅15%。既往有采用铂类联合TMZ，以及TMZ剂量密度方案进行挽救化疗取得有效的报道。本研究目的在于观察铂类联合TMZ剂量密度方案治疗rGBM的有效性及毒性反应发生情况。**方法：**本研究为前瞻性、单臂开放临床研究。入组患者为既往经过手术、标准放化疗综合治疗后复发的成人GMB患者。给予卡铂300mg/m^2，d1，d15；TMZ 150mg/m^2/d，d1~7，d15~21，28天1周期。主要观察指标为6个月无进展生存率；次要指标为毒性反应、疾病缓解率。**结果：**2012年6月~2014年2月共9例患者入组；年龄37~68岁（中位年龄57岁）；KPS评分40~80分（中位60分）。1例患者为复发二次术后，再次进展；2例患者为复发后二程放疗后未控；2例患者为复发后接受TMZ剂量密度方案后进展；2例患者为持续行TMZ 5/28标准方案化疗后复发。7例患者完成4周期化疗；2例患者行5周期化疗。主要毒性反应为血液学毒性反应、消化道反应及乏力症状。6例（66.7%）患者均出现Ⅲ~Ⅳ度骨髓抑制；3例患者发生Ⅰ~Ⅱ度骨髓抑制；全部患者具有厌食、呕吐等轻中度消化道反应；1例患者出现中度药物性肝脏损伤。以上毒性反应行相关对症治疗后缓解；无严重不可逆副反应发生。无治疗相关死亡。随访4~14个月，6例患者死亡；PFS6为44.4%（4/9）；影像学缓解率（PR）44.4%（4/9）；症状改善率66.7%（6/9）；中位无进展时间为24周；1年生存率22.2%（2/9）。**结论：**卡铂联合TMZ剂量密度方案化疗对复发脑胶质母细胞瘤具有较高的有效性；毒性反应可以接受。

376. 乙状结肠系膜原发并卵巢和盆腹膜转移性室管膜瘤1例临床病理分析

郭　芳，方　娜，王满香，冯　曦，金　苏，王明伟，
邓云特，毛永荣，刘　晓，陈琼荣

湖北省肿瘤医院病理科

目的：探讨乙状结肠系膜原发、卵巢及腹盆腔广泛转移的颅脊髓外室管膜瘤1例患者的临床病理特点、诊断及鉴别诊断。**方法：**总结1例乙状结肠系膜原发、卵巢及腹盆腔转移性室管膜瘤诊疗经过，对比三次手术前后肿瘤组织病理形态学特点、免疫组化指标的表达情况及临床治疗差异，结合文献探讨颅脊髓外室管膜瘤发病特点、病理形态学特征、临床治疗及预后情况。**结果：**三次手术切除标本大体标本均形成囊或具有囊性区域。显微镜下肿瘤细胞形成假菊形团和真菊形团结构。三次手术切除标本肿瘤细胞免疫表型一致，GFAP、ER、PR、Vim弥漫强阳性；PCK灶性阳性；CgA、Syn弱阳性，CD56阴性。临床治疗为前两次手术后按内胚窦瘤进行相关化疗但效果不佳，第3次手术正确诊断后结合化疗，术后6月余至今，患者一般情况好，未见其他器官转移。**结论：**颅脊髓外室管膜瘤特别是原发于乙状结肠系膜的的室管膜瘤罕见，常易误诊；肿瘤细胞虽然异型性不大，但临床表现矛盾：即短期复发、多器官转移的高侵袭性生物学行为，与多次手术完整切除肿瘤病人仍可长期生存预后较好的矛盾现象。大体见肿物多形成囊腔，显微镜下可见真、假菊形团结构。鉴别诊断除了与卵巢及盆腹膜原发性的上皮源性肿瘤及其他生殖细胞肿瘤相鉴别还要与原发于肠系膜的胃肠道间质瘤及腹膜间皮瘤等鉴别。

377. 三维适形放疗治愈复发性肾母细胞瘤1例并文献复习

余宗艳

第四军医大学唐都医院放射治疗科

肾母细胞瘤（Wilms tumor，WT）是儿童最常见的肾脏恶性肿瘤，是小儿最常见的原发于肾脏的恶性肿瘤，主要发病于6岁以下[1-3]。美国WT研究组织（NWTSG）和国际小儿肿瘤协会组织（SIOP）的报告显示，目前Ⅰ~Ⅱ期WT5年总体生存率已达到90%[4,5]，但对于复发性WT仍是治疗的难点[1]。由于复发瘤浸润性生长和对化疗药物耐药的特点，导致复发瘤手术切除和化疗的困难，因此预后较差，2年无瘤存活率43%~70%[6]。国内有关复发性WT仅有少量报道[7]，2007年我科收治

1 例复发性 WT 患者，单纯放疗后目前已达到治愈目的。现回顾性分析其临床诊治过程，并结合相关文献，提高对复发性 WT 的认识。

378. 2014 年中国学者在国际发表肺癌相关论文统计汇总

李红霞，刘　喆

首都医科大学附属北京胸科医院肿瘤一科

目的：通过文献检索对2014 年度中国大陆学者在国际期刊发表相关论文进行检索和统计分析，为我们认识目前国内肺癌研究现状、论文发表情况及科研决策提供依据。**方法：**检索时间 2015 年 2 月 27 日，使用 SCOPUS 数据库检索中国学者发表的肺癌相关论文，下载引用次数 3 次及以上论文，对其进行进一步统计汇总，并对不同类别论文的前 5 位进行简要介绍。**结果：**检索数据库中共检索到文献 182 篇，逐篇查对，核实作者单位，其中第一作者单位和/或通讯作者单位在中国大陆的文献共 153 篇。对每篇论文的内容进行阅读，部分文献中并非针对肺癌的研究，只是在其药物筛选或流行病统计中提到了肺癌，该部分文献给予剔除，剩余 139 篇。其中论著 125 篇，病例报告 1 篇，综述 13 篇；临床内容相关的论文共 16 篇，基础研究的论文 121 篇，流行病现况调查 2 篇。影响因子≥10 分的论文 5 篇，5~10 分的论文 26 篇，3~5 分的论文 38 篇，≤3 分的论文 70 篇。**结论：**反映了我国目前肺癌研究领域的现状、SCI 论文水平及整体科研能力，评价目前国内肺癌研究发展，为管理部门提供制定发展策略提供依据。

379. 2013 年全国肿瘤监测系统新疆 3 个肿瘤监测点死亡率与发病率分析

艾尼瓦尔·艾木都拉

新疆医科大学第一附属医院

目的：利用全国疾病监测系统新疆 3 个监测点 2013 年收集的肿瘤登记资料，分析 2013 年新疆地区癌症发病与死亡水平。**方法：**通过乌鲁木齐天山区，新源县，和田市监测点登记的数据进行审核并评价，分别计算发病（死亡）率，标化发病（死亡）率，累计发病（死亡）率。**结果：**2013 年新疆地区 3 个监测点合计覆盖登记人口 1104900 人（男性 555256 人，女性 549644 人）。恶性肿瘤发病率为 154.31/10 万（男性 148.22/10 万 ，女性 160.47/10 万），中标率 86.12/10 万，世标率 110.52/10

万，全部监测点恶性肿瘤死亡率 59.73/10 万（男性 71.9210 万，女性 33.48/10 万），中标死亡率 47.12/10 万，世表死亡率 28.86/10 万，恶性肿瘤的发病率和死亡率城市高于农村，男性高于女性。恶性肿瘤发病率前 5 位依次为支气管肺癌，女性乳腺癌，胃癌，结直肠癌，肝癌，食管癌。死亡率前 5 位依次为支气管肺癌，胃癌，肝痛，食管癌，结直肠癌。**结论**：肺癌，消化道肿瘤，女性乳腺癌及宫颈癌是威胁新疆地区居民的主要恶性肿瘤，肿瘤防治工作应因不同地区，民族，性别上的差别而制定相应的防治和干预政策。

380. 儿童神经母细胞瘤高危组化疗方案与化疗后感染相关因素的分析

谈　珍，袁晓军，张　勤，盛　琦，何珂骏

上海交通大学医学院附属新华医院儿内科

目的：研究神经母细胞瘤高危组患儿中中性粒细胞和淋巴细胞的转归、感染率及化疗组合关系，为高危组患儿化疗后预防感染提供指导。**方法**：分析自 2012 年 7 月至 2014 年 9 月在本院首诊住院的神经母细胞瘤高危组 34 例患儿，记录化疗方案及化疗后反应，记录化疗当天、化疗第 5 天、第 10 天、第 15 天及第 20 天的血常规，进行统计分析。**结果**：化疗后中性粒细胞及淋巴细胞在第 10 天左右降至最低，第 15 天左右上升。感染发生与第十天的中性粒细胞（$r=-0.245$）及淋巴细胞（$r=-0.227$）数量呈负相关。淋巴细胞在四轮化疗后进入持续性淋巴细胞缺乏期。高危组神经母细胞瘤化疗后四级骨髓抑制达 90%，三四级感染率达 15.5%，三组化疗药物组合之间在三级（$P=0.008$）及四级粒细胞减少（$P=0.0009$）及严重感染发生方面（$P=0.01$）均有显著差异，以 CDDP+VP-16 组合反应最轻，而 CTX+Adr+VCR 组合反应最大。**结论**：高危组神经母细胞瘤儿童化疗后有明显的骨髓抑制和较高的感染发生率，尤其是 CTX+Adr+VCR 组合，需重视此组儿童化疗的耐受度，积极采取措施以降低严重感染率。

381. 美罗华治疗难治性特发性血小板减少性紫癜的护理

陈艳萍，陈宝安

东南大学附属中大医院

目的：特发性血小板减少性紫癜（Idiopathic thrombocytopenic purpura，ITP）是一因血小板免疫性破坏，导致外周血中血小板减少的出血性疾病。对于难治性ITP的治疗目前尚无基于循证医学证据的一致意见。利妥昔单抗（Rituximab，商品名为美罗华）是人-鼠嵌合型抗CD20单克隆抗体，有确切的外周血B淋巴细胞清除效应。探讨美罗华治疗难治性特发性血小板减少性紫癜（ITP）的临床疗效和护理。**方法**：回顾性分析2013年5月至2015年3月我科收治的9例难治性ITP患者应用美罗华治疗的临床资料，男性3例女性6例，年龄18~76岁，病程15月~28年；9例患者均经正规的糖皮质激素治疗无效或依赖，4例应用长春新碱，3例应用免疫球蛋白，3例应用环磷酰胺。所有患者均首次应用美罗华，治疗前血小板计数。**结果**：疗效评价分为完全有效（CR）：血小板≥100×109/L；部分有效（PR）：血小板（50~100×109/L）；微效（MR）：血小板（30~50×109/L）；无效（NR）：血小板CR5例，PR2例，NR2例。用药期间出现发热反应3例，过敏性休克反应1例。**结论**：ITP的发病机制与机体免疫内环境平衡紊乱有关。患者体内通过肝脾的单核巨噬细胞系统的免疫机制，可以与具有自身反应性免疫球蛋白的血小板作用，介导血小板破坏。而这一过程中，发挥了主要作用的所有免疫球蛋白都是由B淋巴细胞转变成浆细胞分泌而来的。因此，美罗华治疗难治性ITP在理论上是可行的。本文中研究表明美罗华对难治性ITP有较好疗效，在美罗华的治疗过程中，其不良反应主要以过敏反应为主，多见于首次用药，并偶伴发热、低血压、心律失常等，因此给护理工作提出了更高的要求。护理工作的核心应该由单一护理转化为整体护理，严密观察病情变化及时作出有效的判断和护理，认真做好心理护理，积极采取预防措施及健康教育，是减少并发症、保证患者有效治疗的重要措施。

382. 异基因造血干细胞移植后神经系统并发症危险因素的Meta分析

冯书贤，程　坚，陈宝安

东南大学附属中大医院

目的：用Meta分析的方法综合分析异基因造血干细胞移植（Allogeneic Hematopoietic Stem Cell Transplantation，allo-HSCT）后神经系统并发症（Neurological Complications，NC）的危险因素，为临床预防及干预提供理论依据。**方法**：应用计算机检索中国知网、万方数据库、中国生物医学文献数据库、中文科技期刊全文数据库、Pubmed获得与allo-HSCT后NC相关的文献。以病例组和对照组各危险因素的比值比（Odds ratio，OR）及其可信区间（Confidence intenterval，CI）为效应量，确定文献纳入标准，对文献进行筛选和质量评分，然后应用Meta分析统计软件对各研究数据进行异质性检验、敏感性分析、发表偏倚检验，计算合并OR值及95%CI。**结果**：共纳入15篇文献，合计有NC病例272例，对照2169例纳入本次Meta分析。Meta分析结果显示：替代供者（alternative donor）移植合并OR值为2.95（95%CI：2.04~4.26），替代供者移植后NC发生率明显高于亲缘全相合移植（$P<0.05$）；单倍体移植合并OR值为2.54（95%CI：1.53~4.24），单倍体移植后NC发生率明显高于亲缘全相合移植/非亲缘移植（$P<0.05$）；非亲缘移植合并OR值为1.92（95%CI：1.29~2.85），非亲缘移植后NC明显高于亲缘移植（$P<0.05$）；脐血移植合并OR值为3.02（95%CI：1.81~5.04），脐血移植后NC发生率明显高于外周血/骨髓移植（$P<0.05$）；急性移植物抗宿主病（Acute graft versus host disease，aGVHD）>Ⅱ度合并OR值为5.88（95%CI：1.86~18.60），aGVHD>Ⅱ度的患者移植后

NC 发生率明显高于 aGVHD Ⅰ~Ⅱ度或无 aGVHD 患者（*P*<</sup>0. 05)。患者性别、原发病为急性淋巴细胞白血病（Acute lymphocytic leukemia，ALL）、预处理中含全身放疗（Total body radiation，TBI）、预处理中含白舒非（Busulfan，Bu）与移植后 NC 的发生无明显相关性（$P>0.05$）。**结论：**替代供者移植、单倍体移植、非亲缘移植、脐血移植、aGVHD>Ⅱ度为 allo-HSCT 后 NC 的危险因素；患者性别、原发病为 ALL、预处理中含 TBI、预处理中含 Bu 与 allo-HSCT 后 NC 的发生无明显相关性。

383. 南京地区汉族人群 A 血型亚型的分子机制调查与分析

陈　妍[1,2]，陈宝安[1]，刘衍春[2]，马　玲[2]

[1]东南大学医学院附属中大医院；[2]江苏省血液中心

目的：通过较大样本量对南京地区汉族人群 A 血型亚型的基因分析，获取本地区人群 A 血型基因多态性的分布资料，为血清学检测存在疑问的标本提供其基因分子的佐证。**方法：**随机选择 2013 年 10 月~2014 年 6 月符合《献血者健康检查要求》的无偿献血者 ABO 血型定型为 A 型和 AB 型的 EDTA. K2 抗凝全血标本，其中 A 型标本 7839 人份、AB 型标本 2173 人份，共计 10012 人份。采用微板法进行 A 亚型的血清学筛查。收集弱凝集和不凝集标本的白细胞膜层，提取样本基因组 DNA，对 ABO 血型基因的第 6~7 外显子进行测序，获取 ABO 基因 6~7 外显子多态性，将多态性情况与 ABO 血型突变数据库序列比较，确定 ABO 血型序列及基因型。**结果：**①南京地区 A 血型亚型在 A 型人群中的比例约为 0. 31%，其基因以 A201 亚型为主，而在 AB 型人群中的比例约为 1. 80%，其基因型以 A205 亚型为主；②在 2169 名 AB 型人群中检出 1 例 CisAB06 和 1 例 B（A）02，各占 AB 型的 0. 046%（1/2169），明显高于原先血清学报道的 1/17~58 万的比例；③发现 1 例 A205/O01 基因型出现 nt806 位杂合新突变的样本，经克隆测序证实突变位于 O 单倍型基因上。**结论：**本研究首次系统获取了南京地区汉族人群 ABO 血型基因多态性的分布资料，初步建立的南京地区 A 亚型血型基因库，可以为南京地区的临床疑难配血以及疑难血型鉴定提供服务，保证临床输血安全。

384. 榄香烯注射液在儿童肝母细胞瘤中的临床应用

胡慧敏

首都医科大学附属北京同仁医院

目的：观察榄香烯注射液联合化疗治疗儿童肝母细胞瘤（hephatoblastoma，HB）的疗效及不良反应。**方法**：2006 年 4 月至 2014 年 6 月收集我院经病理确诊的儿童肝母细胞瘤 78 例（男 46 例，女 32 例）。随机分成榄香烯组（榄香烯注射液+常规化疗）48 例及对照组（常规化疗组）30 例，利用统计学方法比较分析两组化疗后骨髓抑制及不良反应及疗效。**结果**：①化疗后骨髓抑制情况及 ALT 值：榄香烯组化疗后白细胞最低值 0.42×109/L，对照组白细胞最低值 0.06×109/L，榄香烯组与对照组差异具有统计意义（$X^2=3.4$，$P=0.024$）；榄香烯组外周血白细胞恢复中位时间为（9.9±1.4）d，对照组为（12.4±2.1）d，榄香烯组与对照组差异具有统计意义（$X^2=4.4$，$P=0.036$）。榄香烯组化疗后 ALT：35.50±7.72U/l，而对照组化疗后 ALT：48.27±5.32，两组有显著性差异（$X^2=4.12$，$P=0.045$）。②不良反应：榄香烯组不良反应发生率少于对照组（两组Ⅱ级以上不良发生率分别为 10.42%和 30%），差异有统计学意义（$t=3.34$，$P=0.034$）。③疗效及预后：榄香烯组总有效率为 83.3%；常规组有效率为 80%。比较两组生存率，Long-Rank 检验结果 $P=0.6$，无显著性差异。**结论**：榄香烯注射液联合常规化疗可明显缓解肝母细胞瘤患儿化疗期间的骨髓抑制、肝功能损害以及减轻不良反应，具有较好辅助治疗作用，具有一定临床应用价值。

385. 针刺得气效应与时辰关系的规律性研究

郑　瑾，任秦有，吴　昊，杨建刚，丁井永，赵参军，
张　辉，张　毅，王昕洁，崔紫慧

解放军第四军医大学唐都医院中医科暨中西医结合肿瘤科

目的：观察针刺得气速度与时辰变化规律的关系，探究针刺得气与时辰，性别三者之间的关系。通过胃经腧穴在不同时辰得气速度的研究，探寻得气速度与子午流注时辰的相关性，从而探究针刺得气与时辰，性别三者之间的关系。**方法**：对 40 名志愿者分别针刺足三里、丰隆、上巨虚记录得气时间并根据辰时（7：00~9：00）、午时（11：00~13：00）、戌时（17：00~19：00）三个时辰分成三组进行自身对照。对志愿者得气时间进行三位小数点秒表计时、用数值大小计算得气速度。**结果**：午时得气明显快于辰时、戌时（$P<0.01$）。男性得气明显快于女性（$P<0.01$）。丰隆得气时间明显快于足三里、上巨虚（$P<0.01$）。三组在得气时间数值上均具有统计学意义。**结论**：得气速度与时辰、性别（功能状态）、穴位有明显的关系。

386. 18-FDG-PET/CT 对复发转移乳腺癌缓解率早期预测的临床研究

张凤春[1,2]，徐海燕[1]，许云帆[3]，陈 彬[1]，
杨懿瑾[1]，张 乐[1]，张志影[1]，刘建军[4]

[1] 上海交通大学医学院附属苏州九龙医院肿瘤科；[2] 上海交通大学医学院附属瑞金医院
[3] 上海交通大学医学院附属仁济医院核医学科；
[4] 上海交通大学医学院附属苏州九龙医院核医学科

目的：本文旨在对 18F-FDG-PET/CT 早期预测复发转移乳腺癌缓解率的价值进行研究。**方法：**选择 2007 年~2014 年复发转移的乳腺癌患者 18 例，所有患者均于治疗前和化疗一周期后均行 PET/CT 检查 1 次，统计分析客观缓解（OR）组与未达客观缓解（non-OR）组患者之间 PET/CT1、PET/CT2、ΔSUV、SUV 变化率比较，代谢反应组与代谢无反应组患者 OR、DCR 的比较。**结果：**OR 组患者的△SUV、SUV 变化率明显高于 non-OR 组，代谢反应组患者的缓解率明显优于代谢无反应组的患者，差异有统计学意义（$P<0.0001$ 和 0.005）。**结论：**PET/CT 在复发转移乳腺癌患者治疗疗效预测中具有临床应用价值。

387. 心理干预对中晚期肺癌患者生命质量的影响

崔晓梅[1]，关 军[2]，王剑英[3]

[1] 包头医学院职业技术学院；[2] 包头市蒙中医院麻醉科
[3] 包头肿瘤医院

目的：了解心理干预对中晚期肺癌化疗患者生活质量、自我效能、应对方式的影响。**方法：**选取 2013 年 3 月至 2014 年 3 月 90 例中晚期肺癌化疗患者，被随机分配入观察组和对照组，每组 45 人。观察组在住院期间除常规护理外分别于化疗期前、化疗期间及化疗期后进行心理干预；对照组仅给予常规护理。在干预前和干预后对患者的生命质量、自我效能感、应对方式进行测定。**结果：**干预后，实验组的总健康状况、自我效能感、支持利用度得分增高，总社会支持、主观支持得分增高明显，干预前后差异有统计学意义（$P<0.05$）。上述指标在干预组较常规护理组改善有统计学意义（$P<0.05$）。**结论：**合理的心理干预能提高中晚期肺癌化疗患者大部分方面的生命质量。

388. 2014年我院药物不良反应回顾分析

姚青霞[1]，崔晓梅[2]，李文燕[1]

[1] 包头肿瘤医院药剂科；[2] 包头医学院职业技术学院

目的：了解我院药品不良反应（ADR）发生的基本情况及规律，促进临床合理用药，为深入开展ADR监测提供参考。**方法：**对该院2014年收集到的428例ADR报告进行统计分析。**结果：**男性与女性ADR的发生率之比为1.13∶1，多发于60岁以上人群，发生级别以一般不良反应为主，给药途径以静脉滴注为主，化疗药物、抗感染药物、中药制剂分别位列前三位，抗感染药物以喹诺酮类和头孢菌素类显著，ADR临床表现以骨髓抑制、肝毒性和消化系统损害为主，ADR转归中，好转占93.5%。**结论：**临床应重视抗菌药物和中药注射剂的合理使用，加强ADR监测，减少或避免ADR的发生；化疗药物不良反应多见，应积极预防，促进临床规范合理用药。

389. 培美曲塞在晚期肺腺癌中的应用临床观察

赵　丽[1]，郭旭娟[2]，王丽萍[2]，崔晓梅[3]

[1] 包头肿瘤医院门诊部；[2] 包头肿瘤医院；[3] 包头医学院职业技术学院

目的：探讨培美曲塞在晚期肺腺癌中的应用。**方法：**选择我院收治的34例肺腺癌，培美曲塞500mg/m^2，第1天静脉滴注，常规剂量联合顺铂、卡铂，21d作为1周期，患者至少化疗2个周期。评价疗效及不良反应。**结果：**完全缓解（CR）0例（0%），部分缓解（PR）11例，稳定（SD）14例，进展（PD）9例，总有效率为32.35%，疾病控制率为73.53%。主要不良反应为骨髓抑制、胃肠道反应、脱发、皮肤色素沉着、神经毒性及肝毒性等，对症治疗后绝大部分不良反应可缓解或耐受。**结论：**培美曲塞对于治疗肺腺癌的疗效较为显著，不良反应相对较少，值得临床推广

390. 肿瘤标志物 CA125、CA19-9 在热灌注化疗治疗恶性腹水中的意义

刘丽萍，张文慧，王　军，华云旗，常　青，李　希，毋永娟

内蒙古包头市肿瘤医院肿瘤内科一病区

目的： 回顾性评价腹腔热灌注化疗治疗恶性腹水前后患者血清中肿瘤标记物 CA125、CA19-9 的浓度变化及其与热灌注化疗疗效的相关性。**方法：** 2012 年 7 月至 2014 年 1 月就诊包头肿瘤医院确诊为腹腔转移伴腹水的患者 40 例，患者选用直径 20~22mm 套管针左、右侧下腹部或单侧置管，引流腹水后连通 TRL2000 热灌注化疗机，灌注 0.9%氯化钠 1000~2000ml，入腹温度 43℃，单循环 3 次。将灌注 500ml 0.9%氯化钠（温度 43℃）灌入腹腔保留，腹腔内灌注顺铂 40mg/m^2+地塞米松 5mg。每周 1 次，3 周为 1 疗程行疗效评价，分别记录患者治疗前后血清中肿瘤标记物 CA125、CA19-9 变化，分析临床疗效和肿瘤标记物变化的相关性。**结果：** 近期疗效：热灌注化疗治疗前、后比较，两种肿瘤标志物的血清浓度差值变化显著，治疗后浓度明显降低，其中治疗前后 CA125 、CA19-9 浓度分别为（116.89±21.96 VS 101.21±11.67）和（147.91±21.13 VS 137.49±13.23），两者之间的差异具有统计学意义（P<0.05）；40 例患者接受热灌注化疗治疗后，23 例（57.5%）患者有效（CR+PR），17 例（42.5%）患者进展（PD+NC）；患者按照化疗疗效分为有效组和进展组，有效组与进展组化疗前后肿瘤标志物 CA125、CA19-9 差值比较，有效组肿瘤指标下降明显，两者之间的差异显著具有统计学意义（P<0.05）；患者生存时间越长，热灌注化疗后相应的肿瘤指标下降幅度越大，患者生存时间越短，化疗后肿瘤指标下降幅度越小，甚至有上升的可能，两组比较差异有统计学意义（P<0.05）。**结论：** CA125 和 CA19-9 这两种肿瘤标志物化疗前后差值与腹腔热灌注化疗疗效密切相关，可作为评价预后的指标。

391. 裴氏升血颗粒联合 5-FU 对荷 H22 瘤小鼠 T 细胞亚群及 IL-2 的影响

彭艳艳

甘肃省人民医院

目的： 通过观察裴氏升血颗粒（PG）对 5-氟尿嘧啶（5-FU）化疗后荷瘤小鼠肿瘤生长情况、免疫器官指数及 T 细胞亚群和 IL-2 的影响，探讨该颗粒增效减毒的作用及机制。**方法：** 建立荷 H22

（肝癌）瘤小鼠模型后，将 50 只小鼠随机分为 5 组：模型组、5-FU 组和裴氏升血颗粒小、中、大剂量联合5-FU 组，每组 10 只。造模次日除模型组给予蒸馏水外其余各组开始进行药物干预，共 10 天。停药次日眼球取血处死小鼠，用瘤体重量计算裴氏升血颗粒联合 5-FU 对荷瘤小鼠抑瘤率的影响；胸腺、脾脏称重计算胸腺指数（TI）和脾脏指数（SI）；用流式细胞仪检测小鼠外周血中 CD3+、CD4+、CD8+的量及用放免法检测小鼠血清中 IL-2 的含量。**结果**：动物实验表明：①裴氏升血颗粒联合 5-FU 组抑瘤率较 5-FU 组明显提高，其中 PG 大剂量+5-FU 组的抑瘤率为 72.4%。②裴氏升血颗粒小、中、大剂量+5-FU 组荷瘤小鼠胸腺指数及脾脏指数均高于 5-FU 组，PG 大剂量+5-FU 组胸腺指数 14.2mg/10g、脾脏指数为 52.4mg/10g，统计学意义显著。③裴氏升血颗粒小、中、大剂量+5-FU 组 CD3+、CD4+和 CD4+/CD8+均升高，CD8+降低；其中 CD4+/CD8+的比值分别是：5.9、6.4、5.2，与 5-FU 组相比具有统计学意义，（$P<0.05$）。④裴氏升血颗粒中剂量+5-FU 组 IL-2 的含量为 1.18ng/mL，较 5-FU 组显著升高（$P<0.05$）。**结论**：裴氏升血颗粒对氟尿嘧啶（5-FU）化疗后荷 H22 瘤小鼠具有明显增效减毒作用。增效作用主要反映在抑瘤率的提高，以裴氏升血颗粒大剂量+5-FU 组作用最为明显；减毒作用反映于 CD3+、CD4+及 IL-2 的量增加，CD8+的量减少，以裴氏升血颗粒中剂量+5-FU 组作用最为明显。裴氏升血颗粒通过调节荷 H22 瘤小鼠机体的免疫功能，改善机体的反应性，从而达到增效减毒的作用。

392. 检测阿尔兹海默病病人血浆肿瘤坏死因子转化酶活性的方法研究

王维生[1]，李桂芹[2]，白　琳[2]，肖　静[2]，赵　敏[2]

[1] 寿光市人民医院；[2] 寿光市中医医院

目的：探讨检测阿尔茨海默病病人血浆中肿瘤坏死因子转化酶（tumor necrosis factor converting enzyme）（TACE）活性的方法。**方法**：采集临床诊断阿尔茨海默病的病人血液 1ml，抗凝处理后离心获得血浆。分别取 2.5μl，5μl，7.5μl 和 10μl 血浆加入 96 孔板中，然后加入定量的反应液和酶底物，用荧光酶标仪观察血浆中 TACE 在 37°C 与底物的酶反应速度。**结果**：加入 7.5μl 血浆的反应体系与其他反应体系相比，TACE 的酶反应速度最快。**结论**：检测阿尔茨海默病病人血浆中 TACE 活性的最佳血浆剂量是 7.5μl。

393. 联合术后放疗对膝关节弥漫型色素沉着绒毛结节性滑膜炎的疗效分析

余宗艳

第四军医大学唐都医院放射治疗科

目的：探讨手术联合术后放疗治疗膝关节弥漫型色素沉着绒毛结节性滑膜炎（DPVNS）的临床效果。**方法：**对 19 例经病理确诊并行手术切除的膝关节 DPVNS 患者术后行关节外放射治疗 DT36.0Gy/18～20f。**结果：**术后随访 5 个月～10 年，3 例失访，16 例均无复发，放疗皮肤反应Ⅰ度。术前 Lysholm 膝关节评分为（36.8±5.8）分，放疗后至末次随访 Lysholm 膝关节评分为（87.5±6.6）分，且术后联合放疗组复发率明显低于单纯手术组，差异具有统计学意义（$P<0.05$）。**结论：**DPVNS 患者术后辅以放射治疗可有效预防复发，且安全性好。

394. 静脉留置针在老年癌症患者化疗中的应用

宋　芳

河南省肿瘤医院　郑州大学附属肿瘤医院

目的：探讨老年癌症病人应用安全静脉留置针行静脉输液化疗的临床效果。**方法：**76 例老年癌症病人采用自身对照法，按静静不同输液方式分为观察组和对照组。观察组采用安全静脉留置针行静脉输液，对照组采用传统头皮针行静脉输液。**结果：**观察组静脉炎发生率明显低于对照组（$P<0.05$）。**结论：**安全静脉留置针行静脉输液可有效降低老年癌症化疗病人静脉炎发生率。

关键词：静脉留置针；静脉炎；化疗；护理

395. 人参皂苷 Rg3 治疗癌因性疲乏的临床疗效观察

戴小军[1,2]，张晓春[2]，刘延庆[1]

[1] 扬州大学临床中医学院肿瘤科；[2] 江苏省扬州市中医院肿瘤科

目的：观察人参皂苷 Rg3 改善恶性肿瘤患者癌因性疲乏的临床疗效。**方法**：将符合纳入病例标准的 89 例患者，随机分为治疗组 45 例、对照组 44 例。治疗组给予基础治疗加人参皂苷 Rg3（参一胶囊），每日 2 次，每次 2 粒；对照组只给予基础治疗，两组均治疗 1 个疗程（14d）。治疗前后观察：疲乏、中医症状、KPS 评分。**结果**：治疗组疲乏症状缓解情况优于对照组（$P<0.05$）；治疗组中医症状改善优于对照组（$P<0.05$）；治疗组 KPS 评分改善现象明显优于对照组（$P<0.05$）。**结论**：人参皂苷 Rg3 具有治疗癌因性疲乏的作用，改善癌症相关性疲乏患者的中医症状，提高患者生活质量。

396. 临床常用化疗药物个体化治疗疗效相关预测分子

沈　洁，刘宝瑞

南京大学医学院附属鼓楼医院

随着药物基因组学、药物遗传学的发展，基因指导下个体化治疗成为提高恶性肿瘤化疗疗效、减少无效治疗的必由途径。确定药物相关预测性分子标志物，从而指导临床治疗、提高疗效被广泛关注。本综述就近年来常见化疗药物（包括紫杉烷、铂类、5-FU、培美曲塞、吉西他滨、伊立替康等）疗效相关基因在恶性肿瘤个体化治疗方面的研究进展作一阐述和归纳。

397. 胃癌分子靶向治疗若干Ⅲ期临床试验：个体化治疗的价值

沈　洁，刘宝瑞

南京大学医学院附属鼓楼医院肿瘤中心

化疗是晚期胃癌的主要治疗方法，但是现有化疗水平已到达一个瓶颈，有效率不超过 50%，中位生存期很少超过 12 个月。分子靶向治疗是近年来在治疗恶性肿瘤中涌现出的新的治疗手段。随着对胃癌发生、发展和转移过程中分子生物学机制研究的深入，这种治疗手段也逐步应用于胃癌治疗的临床实践。目前这种治疗策略主要包括 HER2 抑制剂、EGFR 抑制剂、VEGFR 抑制剂、m-TOR 抑制剂、MET 抑制剂等，多种特异的分子生物靶向治疗已有相应的Ⅲ期多中心大样本随机临床试验结果公布，并在胃癌综合治疗中取得了较大进展。

398. 癌性能量营养素异常代谢的临床对策

李苏宜

安徽省肿瘤医院肿瘤营养与代谢治疗科

肿瘤病灶分泌分解组织和致炎因子，激活机体炎性反应及神经内分泌应激反应。肿瘤患者静息能量增加明显，整体处于高代谢状态。葡萄糖蛋白质转化增加，脂解增强，糖原合成加速。肿瘤异位激素诱发胰岛素抵抗产生，TNF-a、IL-6 等活性物质及细胞因子损坏或诱导胰岛 B 细胞凋亡、升高急性期反应蛋白加剧胰岛素抵抗。乏氧区肿瘤细胞以糖酵解方式产能并释放乳酸，部分乳酸以糖异生途径生成葡萄糖。富氧区肿瘤细胞通过氧化磷酸化和有氧酵解方式产能，摄取乏、富氧区细胞酵解产生乳酸用于氧化磷酸化产能。TNF-α、IL-1、IL-6、IFN-γ 以及蛋白降解诱导因子等触发泛素-蛋白酶体途径，患者骨骼肌萎缩，血浆氨基酸谱异常，机体处于负氮平衡状态。肿瘤组织/机体生成脂解激素水平升高，胰岛素抵抗，瘦素、脂联素、TNF-α、IL-6、IL-8 等细胞因子作用，内源性脂肪分解加速，体内游离脂肪酸与甘油转化氧化加速，血浆游离脂肪酸浓度升高，体脂储存下降。

驱除肿瘤负荷能量营养素异常代谢状态由肿瘤“造就”，驱除肿瘤负荷是关键措施，需求治疗与患者差体质矛盾是常见难题。治疗过程分两步：选择合适患者及“驱瘤”方法（药物治疗、局部物理治疗、减瘤手术，及其联合应用）很重要，认真预估安全性和疗效再实施并联合营养干预。营养状态改善，即可实施常规抗肿瘤治疗方案。目前并没有一个为大家所公认的临床标准。

营养代谢治疗能量需求 25kcal/kg/d，蛋白质需要量 1.5～2.0g/kg/d。人工能量补充方法包括经口补充营养制剂、肠内营养和肠外营养途径。降低环境葡萄糖浓度对乏氧肿瘤细胞具选择性毒性，采取提高脂肪能量来源比率（占非蛋白能量 50%左右），选择甘油、果糖部分替代葡萄糖，葡萄糖联合适量胰岛素和钾输注等方法。代谢调节剂减少机体分解代谢、促能量-营养素合成代谢、为生长迅速细胞提供必需营养底物。

调节肠道功能进行性腹部胀气、肠鸣音减弱、不能耐受饮食超过 5 天，或胃肠蠕动消失，肠鸣音消失即考虑肠功能障碍。积极消除原发因素，改善水电解质紊乱，促肠动力恢复，逐步恢复直至加强经口/肠内补充营养制剂。心理支持及有氧运动包括：营养教育，社会心理支持，有氧运动，药物治疗。

改善患者异常代谢状态，是提高抗肿瘤疗效的重要途径。化疗减少肿瘤负荷，为异常代谢状态改善提供基本保障，良好营养状态是保证化疗顺利实施的前提条件，化疗与代谢治疗相辅相成。

399. 肿瘤化疗联合营养疗法的临床策略

李苏宜

安徽省肿瘤医院肿瘤营养与代谢治疗科

提高或维护肿瘤化疗适从性、修复化疗消化道不良反应对机体造成的伤害、预防和治疗肿瘤营养不良或恶液质、维护或提高生存质量。

化疗序贯联合营养疗法　“营养疗法→化疗”、“营养疗法→化疗→营养疗法”、“化疗→营养疗法”、“化疗→营养疗法→化疗”、“营养疗法→化疗→营养疗法→化疗”等。“营养疗法→化疗”。见于因营养不良因素被列入非化疗适应证者、存在营养不良风险者，利用营养疗法创造条件进入化疗“程序”，通常采用常规化疗方案，且化疗相关消化道不良反应轻微，化疗后营养评估未发现营养不良、营养风险者。若发生营养风险、造成营养不良、出现消化道功能障碍，则采用“营养疗法→化疗→营养疗法”。同理，直接接受化疗患者，若发生营养风险、造成营养不良、出现消化道功能障碍，则采用“化疗→营养疗法”。

化疗同时营养疗法　针对重度营养不良状态/差体质负荷肿瘤患者，化疗打击肿瘤是纠正营养不良重要环节。营养疗法提升患者化疗耐受性，为化疗提供良好能量代谢环境，使患者重新获得“化疗”机会。化疗减少肿瘤负荷改善机体异常代谢状态，化疗通过减少肿瘤负荷改善患者消化道功能，良好营养状况是化疗顺利实施的根本保障。以预期化疗敏感、脏器功能代偿、依从性佳为准则选择适宜患者。本着单药反应性佳、副反应较轻、周期特异性药物、时相依赖注药、规避多药耐药、注意累计剂量、适度联合化疗，尽量兼顾应用副反应相对较小、分子靶向药物。据肠功能选择途径，满足能量营养素需求和联合代谢调节行营养疗法。及时有效减症治疗。分 2~3 过程：首先侧重纠正营养不良状态，建议采用“周期特异性化疗药物，和时相依赖给药方式”化疗，联合营养疗法和迅速有效的减症治疗；然后侧重打击肿瘤负荷，不过一定要建立在成功缓和甚至纠正营养不良状态前提下，行依据常规化疗和分子靶向治疗。据营养状态、肠功能可或不联合营养疗法。

既序贯又同时联合　利用营养疗法消除/部分消除营养不良因素障碍，为化疗同时联合营养疗法的联合方式创造条件。化疗同时联合营养疗法的联合方式治疗后，存在营养风险、消化道功能障碍、营养不良，后续应用营养疗法。同时联合治疗方式两个疗程间，利用营养疗法周围链接" 桥梁"。

单用营养疗法　无肿瘤负荷者，却存在下列情况：中、重度营养不良/恶液质；厌食、早饱症状严重；咀嚼吞咽困难：意识障碍而肠功能正常的管饲喂养；肠道功能障碍；康复期存在营养风险或营养不良者。

400. 恶性肿瘤化疗诱发糖尿病的研究现状

朱晓洁，张璐琪，渠效飞

内蒙古医科大学第四附属医院

化疗是治疗恶性肿瘤的主要方式之一，临床实践表明，肿瘤化疗前后，患者的血糖水平有不同程度的波动，甚至有患者在化疗之后血糖居高不下，且临床症状符合糖尿病的诊断标准，导致患者出现因化疗而诱发糖尿病。糖尿病是一种慢性代谢性疾病，患病后仅能通过药物或是胰岛素进行血糖的维持，严重影响到患者的生活质量，所以，近年来，国内外大量的学者进行了恶性肿瘤化疗与糖尿病的相关性研究，本文就此进行综述。

401. 缺氧诱导 EMT 在肿瘤侵袭转移中的作用

陈　杨，石　燕，戴广海

中国人民解放军总医院肿瘤内科

缺氧是肿瘤微环境的主要特点，通过缺氧诱导因子（hypoxia-inducible factor，HIF）激活众多靶基因，从而影响肿瘤的代谢、增殖、凋亡、侵袭转移、耐药等多个方面。上皮细胞间质化（epithelial to mesenchymal transition，EMT）是肿瘤发生侵袭转移的重要起始过程，缺氧亦是 EMT 的诱发因素之一并可通过多条信号转导通路包括 TGF-β、Notch、Wnt/βcatenin 等调节 EMT。因此，研究缺氧诱导 EMT 的机制并阻断其进程，可成为治疗肿瘤的新靶点。

402. 恶性肿瘤免疫逃逸与免疫治疗策略

邹征云[1,2]，刘宝瑞[1,2]

[1] 南京大学医学院附属鼓楼医院肿瘤中心
[2] 南京大学临床肿瘤研究所

肿瘤具有免疫原性，在人类肿瘤组织中可发现大量肿瘤浸润性淋巴细胞；大多数肿瘤患者在接受主动免疫治疗后可以检测到参与应答反应的肿瘤抗原特异性T细胞。但是主动免疫治疗并未给患者带来显著的临床获益，究其原因发现肿瘤微环境中的免疫抑制状态削弱了效应细胞的杀瘤活性。因此深入研究肿瘤与免疫系统的相互作用，将有助于提高临床生物治疗的疗效。

403. 癌性肠梗阻的非手术治疗

张新毅

包头市肿瘤医院

目的：癌性肠梗阻指原发性或转移性恶性肿瘤造成的肠道梗阻，是晚期癌症患者的常见并发症。可引发一系列严重的临床表现，如恶心、呕吐，腹胀、腹痛，水电解质紊乱、感染等，病情严重时引起多脏器功能衰竭，导致死亡。本文根据癌性肠梗阻的临床特点，探讨癌性肠梗阻的非手术治疗策略。**方法：**通过分析癌性肠梗阻的病理生理机制，阐述临床中常用的治疗癌性肠梗阻的非手术治疗方法。**结果：**临床中应用的治疗癌性肠梗阻的非手术治疗方法包括，禁食、胃肠减压，药物治疗，包括应用镇痛药物如阿片类药物与抗胆碱药物、止吐药物、抗内分泌药物，给予完全胃肠外营养，以及内镜下支架置入等。**结论：**癌性肠梗阻是晚期癌症患者的常见并发症，严重影响患者生活质量，非手术治疗方法是个体化姑息治疗的重要体现，通过非手术治疗能够减轻患者及家属的心理压力，明显提高患者的生活质量，延长患者生存期。

404. 恶性肿瘤与心肌梗死相关性的探讨

张美云，李晓凤，张新毅

包头市肿瘤医院

目的：探讨原发肿瘤与心肌梗死的相关性。**方法**：从原发肿瘤的特点，肿瘤治疗的方法，血液流变学改变的角度阐述肿瘤与心肌梗死发生的相关性。**结果**：肿瘤患者可能是心肌梗死的高发人群，或是心血管疾病新的易患因素。**结论**：肿瘤与心肌梗死及心血管疾病的关系密不可分，需要我们进一步探讨。

405. GRP78 Is a Novel Diagnostic and Therapeutic Biomarker of Gastric Cancer

杨　磊，王　燕

南通市肿瘤医院

Abstract: The endoplasmic reticulum (ER) is the principal organelle responsible for synthesis, initial post-translational modification, folding, export, and secretion of proteins and for the maintenance of cellular homeostasis. In response to cellular stress conditions, such as glucose deprivation, hypoxia, changes in calcium homeostasis, ER stress machinery is activated and triggers the unfolded protein response (UPR), resulting in the restoration of homeostasis or activation of cell death. Glucose regulated protein 78 (GRP78), a molecular chaperone, can be induced by the ER stress at the levels of transcription and translation. Multiple studies have documented that GRP78 plays an important role in tumor cell proliferation, metastasis, angiogenesis and drug-resistance. This review will systematically describe the relationship between GRP78 expression and gastric cancer pathogenesis.

406. 自主神经在胃肠道肿瘤发生发展中的作用

刘淑刚

河北医科大学第四医院

人体的自主神经遍布全身，其中主要分布于腺体、内脏器官等部位，并参与几乎所有疾病的发生、发展。而腺体、内脏器官这些部位也恰恰是肿瘤的好发部位，我们有理由猜想人体的自主神经可能参与了肿瘤的发生发展。以前对于肿瘤的研究多集中在肿瘤细胞及相关基因领域，而对肿瘤内环境的研究较少。但随着研究的不断深入及科学技术和试验技术的发展，不断有神经和肿瘤相关性报道出现，其中自主神经同肿瘤的关系最为密切，如：最近有报道表明自主神经系统参与了前列腺癌的发展与转移，同时在胰腺癌、乳腺癌、卵巢癌等肿瘤中亦有类似报道。同时我们临床中在对肿瘤患者诸多临床症状及发生发展规律的观察中发现，自主神经可能参与了肿瘤的发生与进展，两者间存在一定的相关性。本文将对自主神经在胃肠道肿瘤中的作用进行综述。

407. 全身性热疗联合化疗在晚期肿瘤治疗中应用价值及进展

虞喜豪

上海解放军八五医院

目的：分析总结热疗，尤其是全身热化疗的作用机制及在中晚期肿瘤辅助治疗中的应用价值及存在问题，发展方向。**方法：**通过对如下几个方面：①热疗分类及抗肿瘤机制，热化疗的作用特点；②全身性热化疗的临床应用，主要病种及效果；③目前国内热化疗存在问题；④热化疗的发展趋势等内容，进行资料整理，分析及观点阐述。**结果：**热疗与化疗联合，可明显增效各自抗肿瘤作用，在临床上主要用于全身较广泛转移的晚期实体瘤二、三线辅助治疗以及恶性胸腹腔积液的局部姑息化疗，可一定程度提高 ORR 及 OS。但治疗方式、温度监控，药物剂量等尚不统一，新材料应用及靶向性热化疗正待迅速发展。**结论：**全身性热化疗作为一种晚期肿瘤的辅助治疗，是一项有价值及有临床实际意义的手段，应予以必要重视。在进一步统一规范相关问题的基础上值得推广，并有良好发展前景。

408. HIF-1与肿瘤相关性的研究进展

司瑞丽

包头市肿瘤医院

缺氧诱导因子1（Hypoxia Inducible Factor-1，HIF-1）是参与机体氧稳态失衡调节的一个核心因子，广泛存在于哺乳动物和人体细胞中，维持氧稳态，在卒中、组织缺血、炎症、肿瘤的发生发展中发挥重要作用。人类许多实体瘤内微环境为相对缺氧状态，缺氧条件是肿瘤生长的必要条件，肿瘤的微环境可使缺氧诱导因子的表达，促进肿瘤的生长、血管生成、细胞增殖。缺氧区的存在是导致肿瘤对放化疗敏感下降的主要原因，为肿瘤治疗过程中的一个棘手问题，本文就缺氧诱导因子1在肿瘤中的研究进展及与对肿瘤放化疗敏感性影响的机制作一综述。

409. 老年恶性肿瘤患者生活质量评估现状

季发和，朴　瑛，谢晓冬

沈阳军区总医院

目的：老年恶性肿瘤患者是癌症患者中一个特殊的群体。目前恶性肿瘤已成为严重威胁老年人身心健康的疾病之一，随着全球人口正趋于老龄化，其发病率还呈逐渐上升的趋势，且死亡率随年龄增加而升高。对老年恶性肿瘤患者社会心理行为方面为主要内容的生活质量方面进行研究。**方法**：复习国内外文献的基础上对老年恶性肿瘤患者生活质量评测工具的现状、面临的问题以及相关影响因素加以综述。**结果**：由于恶性肿瘤疾病本身的特殊性，以手术、化疗、放疗及分子靶向治疗等综合治疗给老年患者带来的躯体变化以及治疗过程的不良影响必然导致老年患者躯体功能、生理功能、精神状态等方面的巨大变化。本文对目前老年恶性肿瘤患者生活质量评测工具进行概述并分析了营养状况、心理因素、合并症、社会支持状况、文化程度、经济收入、医疗保障以及对疾病的认识等因素对老年恶性肿瘤患者生活质量的影响。**结论**：老年恶性肿瘤患者生活质量研究之间因各自的研究目的和研究对象不同导致各研究之间缺乏可比性。国外量表的引进因存在跨文化领域差异翻译后需要进行等价性考评。对于老年恶性肿瘤患者需要更多的不同专业领域的专家共同加入，从多方面进行支持以提高其生活质量。

410. 自我效能理论在癌症患者中的应用

李　杰，刘　昕，冯志清

内蒙古包头市肿瘤医院

目前，随着早期诊断和治疗技术的进展，一些常见癌症的五年生存率逐年提高，有很多患者诊断后可以长期生存。但是对于长期生存的癌症患者，要使其有较高的生活质量，更多的需要其在日常生活中有良好的状态。为了帮助癌症患者积极应对手术及放化疗造成的心理压力和身体不适，研究人员将自我效能理论应用到癌症患者的治疗护理中，通过自我效能干预，调节癌症患者认知和行为改变，以增强患者战胜癌症的信心、提高疾病自我管理能力、治疗依从性和生存质量。基于自我效能理论，在国际应用广泛的慢性病自我管理项目（CDSMP）目前已在澳大利亚应用于癌症患者，得到癌症患者的认可，帮助他们减少了癌症带来的孤单和绝望，提高了自我控制的能力，增强了自我促进健康的动力。

411. 人参皂苷 Rg3 抗肿瘤研究进展

丁怡慧，胡　悦，刘　莉

华中科技大学同济医学院附属协和医院肿瘤科

人参皂苷 Rg3 具有多方面药理活性，是抗肿瘤作用最显著的人参皂苷单体。本文就人参皂苷 Rg3 抑制肿瘤细胞活性和增殖能力，诱导肿瘤细胞凋亡，抗肿瘤黏附、侵袭和转移，抑制肿瘤新生血管生成，联合化疗药物减毒增效，逆转肿瘤细胞的多药耐药性等方面，总结人参皂苷 Rg3 抗肿瘤作用及其相关机制的研究进展，为抗肿瘤新药的开发和药效扩展奠定理论基础。

412. Nanog蛋白：一个重要的干性标志物

张志影，周晔明，张凤春

上海交通大学医学院附属苏州九龙医院肿瘤科

Nanog蛋白，由NK家族基因Nanog编码，Nanog是近年来胚胎干细胞中发现的最重要的转录因子，对于维持胚胎干细胞自我更新和多向分化潜能起着关键作用。因肿瘤干细胞与胚胎干细胞有着相似的调节机制，而肿瘤干细胞的存在的又是肿瘤复发转移耐药的根源，因此，对于Nanog在肿瘤干细胞中的调节机制的研究，可能为肿瘤的靶向治疗提供理论依据。Nanog可能成为肿瘤治疗的新靶点。

413. 胰腺癌微环境的特点及研究进展

叶斯斯

中国人民解放军总医院

众所周知，胰腺癌恶性程度高，其5年生存率一直为5%左右。炎症样的间质反应、排列紊乱的成纤维细胞和宽大胶原束、异常浸润的免疫细胞、新生的血管、各种可溶性蛋白等构成了胰腺癌颇具特征的微环境，目前认为复杂的微环境是胰腺癌治疗效果极差的重要原因之一。胰腺癌微环境中靶点众多，如何挑选合适的特异性分子靶点应用于胰腺癌的治疗，是近年来的研究热点。本综述旨在探讨胰腺癌微环境的特点及各个主要成分在胰腺癌演进过程中的作用。

414. 晚期大肠癌中 RAS 基因多态性和临床意义的研究进展

任安晶

江苏省人民医院

大肠癌是最常见的恶性肿瘤之一，包括结肠癌和直肠癌。结直肠癌发病率由上世纪 70 年代初的 12/10 万增长到目前 56/10 万，增速约为每年 4.2%，远超 2%的国际水平。我国人群中大肠癌发病率仅次于肺癌及胃癌，位列第 3 位，且大肠癌的高复发转移率，是结直肠癌治疗的主要障碍。目前晚期结直肠癌的治疗以化疗为主，常用有效治疗药物包括 Fu 类、伊立替康（IRI）和奥沙利铂（OXA）。尽管有效的化疗药物并不多，但作为主要治疗手段已将转移性大肠癌患者的中位生存期延长，分子靶向药物更是在应用化疗的基础上进一步延长生存期。相对于传统的细胞毒性药物，靶向药物可以更高效、准确地作用于肿瘤细胞，增强对肿瘤的杀伤力，减少对正常细胞的毒副作用。针对血管内皮生长因子（VEGF）和表皮生长因子受体（EGFR）的单克隆抗体（贝伐单抗和西妥昔单抗）已在临床上广泛应用。而 mCRC 患者对后者的疗效与预后不一，且关于疗效无明确的生物预测因子，有研究称可能与 RAS 基因多态性有关。本文就目前晚期大肠癌中 RAS 基因多态性和临床意义的新进展进行综述。

415. MicroRNAs 在恶性肿瘤发生和发展过程中的作用研究

赵　珍，陈万涛

上海交通大学医学院附属第九人民医院

microRNAs 是人体中一类微小 RNA 序列，虽然不能编码蛋白，但却能够在体内激发多种调节干扰途径。有研究表明，成千上万的编码基因收到 miRNAs 的调控，预示着 miRNAs 掌控者许多重要的生物学过程的调节作用，例如癌症的发展过程。miRNAs 在许多恶性肿瘤中总是有差异性的表达，在恶性肿瘤的发生和发展过程中扮演着关键角色，它们即可以是抑癌基因，也可以是原癌基因。最近的研究表明 miRNAs 与恶性肿瘤的发展，包括肿瘤的发生，生长，凋亡，侵袭，以及转移。而且，miRNAs 被发现在肿瘤相关炎症反应，抗癌药物抗性以及恶性肿瘤干细胞调节中发挥了重要的作用。因此，miRNAs 给人们提供了恶性肿瘤诊断及治疗的新思路。在这里，我们要回顾性研究恶性肿瘤细胞中 miRNAs 的多功能性以及在恶性肿瘤诊断，预后以及治疗中作为生物标记方面的潜力。

416. 乳腺癌患者生育力保存现状

董　冉，李　梅，陈子江

山东大学附属生殖医院

乳腺癌是育龄段女性中最常见的一种癌症类型，大约7%的乳腺癌诊断案例是在≤40岁的女性中。如今女性乳腺癌患者的存活率接近于90%，年轻早期乳腺癌患者的无病生存率（DFS）和总生存率（OS）都大大提高。乳腺癌幸存者中很大一部分人在确诊时还没有过生育，或者已经有了至少一个孩子，但是她们还希望再拥有其他的孩子。目前有效的抗癌治疗手段主要有化学疗法、放射疗法、内分泌治疗和根治性手术疗法。化学疗法和放射疗法会直接影响女性的生育力，外科手术一般不会影响生育力，但绝大多数患者需要在手术后接受辅助化学疗法来降低乳腺癌的复发率，辅助化学疗法会导致患者立即闭经或者更年期提前，甚至即使患者仍有月经，其生育力已遭到破坏。因此，乳腺癌幸存者的生育力保存问题应得到肿瘤学家和生殖医学专家的关注。通常如果癌症治疗后，失去生育力的风险超过30%那么强烈建议在癌症治疗前进行生育力保存。

目前常用的生育力保存手段包括：胚胎冷冻、卵子冷冻、卵巢组织冷冻，未成熟卵体外成熟（IVM），以及利用促性腺激素释放激素类似物（GnRHa）来压制卵巢功能。对于准备接受抗癌治疗的年轻女性来说，选择生育力保存方式需要基于许多因素来个性化考虑。如果时间允许而且可以进行卵巢刺激，那么胚胎冷冻和卵母细胞冷冻是首选，对于已婚的女性可以选择胚胎冷冻，而没有配偶且拒绝使用捐献的精子的女性可以选择卵母细胞冷冻。但如果癌症治疗不能推迟或者不能进行卵巢刺激，那么卵巢组织冷冻为第一选择，同时可以配合未成熟卵体外成熟同时进行；GnRHa在化疗过程中对于卵巢的保护功能至今仍存在争议，而且只适用于较年轻的、卵巢储备功能好的女性。

随着医疗技术的发展，乳腺癌患者的存活率不断上升，我们在关注患者长期存活的同时，也应该关注女性患者对于生育力方面的需求，肿瘤学家和生殖学家应加强沟通和交流，以提供给患者更好的肿瘤治疗方案和生育力保存策略。

417. 肿瘤的过继性细胞免疫治疗进展

杨　平[1]，姬广辉[2]

[1] 北京解放军海军总医院肿瘤科；[2] 北京解放军海军总医院中医科

生物治疗是继手术、化疗、放疗之后的第四种肿瘤治疗手段，肿瘤的过继性细胞免疫治疗作为生物治疗的一种，已成为国内外研究的热点。细胞过继免疫治疗被认为是最有前景的生物治疗方法之一。其快速的发展不仅受到基础研究领域学者的重视，更得到转化医学科学家及临床医生的关注，目前已成为重大研究热点。与传统疗法相比，细胞过继免疫治疗不仅可以直接消灭肿瘤，而且能调动机体本身的免疫功能来发挥抑制肿瘤的作用，让肿瘤在其独特的肿瘤微环境中处于一种相对的动态平衡，使其不再进展。本文就肿瘤的细胞过继免疫治疗进展做一综述。

418. MicroRNAs 在肺癌诊治中的应用前景

贾友超，臧爱民，商琰红

河北大学附属医院

MicroRNAs 已经被认定为癌症发展中的关键参与者。它们是小非编码 RNAs 的一个家族，能负调节肿瘤相关基因的表达。肺癌是世界范围内肿瘤死亡的首要原因，生存率很低。MicroRNAs 在肺癌发展、上皮间质转化、治疗反应中起关键作用。有研究将它们作为肿瘤诊断和预后的生物标志物，并作为潜在的治疗靶标。在这篇综述中我们讨论 MicroRNAs 在肺癌诊断、预后判断和治疗中的前景。

419. 表观遗传组学——肿瘤精准治疗的新靶标

郭明洲，闫文姬

中国人民解放军总医院消化内科

精准医学（Precision medicine）是近年提出的一个新概念，实际上它是对个体化医学的新提法。精准医学是根据不同病人的分子水平改变对疾病进行更准确的分类、诊断和针对性的治疗。精准医学更具有个体化特点，根据病人基因组或其他分子水平的改变，准确靶向疾病的分子病因（molecular causes）进行治疗。这一新的治疗方法需要根据病人的具体情况选择正确的药物，在准确的时间应用准确的剂量。以肿瘤遗传学为基础的个体化治疗已对肿瘤的临床治疗产生影响，例如用于治疗 EGFR 基因突变肺腺癌的酪氨酸激酶抑制剂吉非替尼，但只有少部分患者具有这种遗传学改变。表观遗传在各种肿瘤中均发生异常改变，且在一定条件下表观遗传改变可以逆转，因此，以表观遗传学为基础的精准治疗将更具有发展和应用前景。过去的研究已经发现表观遗传改变可作为化疗药的敏感性标志物，如 MGMT 甲基化是脑胶质瘤对烷化剂敏感的标志物，CHFR 甲基化是胃癌对多西他赛耐药的标志物等。表观遗传药物也已用于临床，如 DNA 甲基转移酶抑制剂 decitabine 和组蛋白去乙酰化酶抑制剂

SAHA已用于肿瘤的治疗。目前，许多针对表观遗传调控关键分子的靶向药物正在进行临床试验。联合应用不同的表观遗传药物或化疗药可能达到更好的效果。

420. 局部进展期胃癌术前新辅助治疗

梁 军，刘自民

青岛大学附属医院肿瘤中心

我国胃癌发病率高，早诊率低，进展期胃癌占90%左右，对局部晚期胃癌，通过术前新辅助治疗能提高手术切除率，改善生存。患者的选择仍然以局部进展期的胃癌较为合适。出现远处脏器转移和腹腔转移的患者，可以通过转化治疗再手术，但需要个体化判断。本文就局部进展期胃癌术前新辅助治疗及分期简要综述。

421. 恶性肿瘤患者便秘原因分析及中医治疗方法

张 森，李冬云

北京中医药大学东直门医院

便秘在恶性肿瘤患者中发病率极高，病情缠绵难愈，严重影响患者的治疗和生活治疗。本文分析恶性肿瘤患者便秘高发的常见原因，介绍便秘产生的中医病机并介绍中医治疗恶性肿瘤患者便秘的有效治法，为指导临床治疗提供参考。

422. 免疫细胞治疗临床实践

刘丽华，贾云泷

河北医科大学第四医院

近年来，肿瘤生物治疗得到迅速发展，特别是肿瘤免疫细胞治疗因强大是免疫治疗理论基础和技术的先进性得到临床普遍推广。由于免疫细胞治疗不同于药物治疗，在细胞制备和临床疗效上更具有个体化特点，临床医生在免疫细胞应用中也发现些问题，如免疫细胞治疗时机的选择、合理应用及免疫细胞疗效评价等。本文从临床实践角度出发，探讨临床应用免疫细胞相关问题及拟解决方案，希望推动免疫治疗及生物治疗的发展，使更多的肿瘤患者获益。

423. 膀胱癌肿瘤干细胞筛选方法的研究进展

刘亚辉[1]，朱永通[2]，罗荣城[1]

[1] 南方医科大学肿瘤中心（中西医结合医院肿瘤中心）；
[2] 南方医科大学南方医院生殖中心

Abstract: Bladder cancer (BCa) is the common malignant urologic cancer in the world. The reason for easy relapse and metastasis of BCa after surgery could be a failure to eliminate the cancer stem cells (CSCs). How to isolate BCa-CSCs is rather important during investigation. This review summarizes the recent progress of BCa-CSC isolation methods, including stem cell surface markers, side population cells identifiation, the serum-free medium suspension culture, chemotherapeutics, and other methods which could be referred such as adsorption capacity gradient, in invasion ability differential, fironectin differential adhesion assay and so on. Currently owing to the shortcomings of these methods, it would be reasonable to learn from other isolating methods to obtain an optimal one for Ba-CSCs isolation.

424. 肿瘤临床试验中的受试者管理

刘晓红，江　旻，李　丹

北京大学肿瘤医院暨北京市肿瘤防治研究所国家药物临床试验机构Ⅰ期临床病区

肿瘤临床试验的飞速发展及质量要求的逐步提高，使肿瘤临床试验的受试者管理成为重中之重。

研究者对受试者的管理要做到：一，在受试者及家属充分知情、自愿同意前提下，在一切试验相关操作之前正确签署知情同意书。二，要按时接待受试者常规随访。三，及时、耐心、准确的接待受试者非常规访视及院外不良事件的处理。四，在出组后访视中要体现研究医生对受试者病情的关注及贴心的帮助，让受试者及家属感觉到温暖，才有可能获得更多的信息。

研究护士是肿瘤临床试验中不可或缺的角色。研究护士参与知情同意的过程可以使受试者知情更充分研究护士参与知情同意的过程会使受试者保护方面更加符合法规要求。研究护士参与安排受试者的随访会使随访安排更加准确、合理。研究护士要做到“六心”，要有足够的知识和经验，这样才会有信心；要有足够的爱心；要细心收集各种资料；要耐心的倾听受试者的感受,；要有足有的责任心。总之，要用心去做研究者与受试者的纽带，为肿瘤临床试验的质量保驾护航。在这个过程中需要注意：一，分清研究医生的职责和研究护士的职责。二，注意与研究协调员（Clinical Research Coordinator，CRC，通常是指SMO公司派驻的研究协调员或者本院外聘的研究护士助理）的分工协作。三，注意跟院内各科室的沟通。研究护士在整个试验的过程中都兼有对受试者及家属进行健康教育的职责。

研究协调员多由SMO公司派遣到医院工作，他们对受试者的管理分为：在配有专职研究护士的医院，CRC主要是协助研究护士完成受试者的访视工作。在没有专职研究护士的医院，研究协调员要完成研究护士及CRC的双重工作。这主要存在四方面问题：一，不仅增加了临床护士的工作量，也增加了受试者的风险，也给CRC增加了工作和心理压力。二，CRC对于肿瘤的专业知识比较欠缺，容易忽略临床常规的要求。三，CRC来自SMO公司，流动性较大，使受试者缺乏安全感，也不利于对于整个临床试验过程的把握。

对于肿瘤的受试者，在整个试验的过程中研究医生和研究护士都要鼓励其进行自我管理，尤其是症状的自我管理和不良反应方面的自我管理。

肿瘤临床试验的受试者管理还受很多其他因素的影响，包括研究方案的设计（双盲设计、随访频率等）、研究药物的类型（肿瘤治疗药物还是辅助用药）、研究药物的使用方法（使用途径、用药的间隔时间及周期数）、研究经费是否充足等。

肿瘤临床试验受试者的管理不仅是肿瘤学和临床试验科学结合的科学问题，还是各种角色分工协作的管理学问题，更是一门艺术。

425. 化繁为简的癌症预防新策略
——阻断肿瘤病理发生条件的癌症预防策略

师建国

第四军医大学

肿瘤是细胞变异的产物。在自然界里，一切生命体都存在发生变异的潜在可能性，条件具备时，基因的损伤以及由这种损伤所导致的细胞变异的发生是一种普遍存在的生命现象，“变异”会在各自的环境中诞生、选择、保存、发展，新的变异又会在新的存在中继续发生。

面对纷繁的致癌物和致癌相关因素，虽然我们很难一一屏蔽，但却可以在“机会条件”层面减少迁延性损伤、修复、增生的机会，从而减少变异和癌变的机会。因此，“减少和避免慢性迁延性损伤、修复、增生性疾患和行为就是防癌”。这是基于肿瘤病理发生机会条件层面提出的一个防癌策略。依据这个策略，宣教会易于领会和融会贯通。人们可以通过举例说明和结合生活的想象，更生动地意识到癌病发生的风险因素，有利逐渐远离不健康的生活方式，减少过分的环境伤害性因素的侵蚀，维持人体这个立体细胞培养基的生态平衡，并积极诊疗慢性损伤增生性疾患，从而预防减少癌病的发生。此防癌策略，有可能使人们的防癌实践由繁变简，从必然王国，走到自由王国中来，而且有可能帮助人们预防一些原因不明的癌病发生。

426. 医生担任科室 CRC 能够提高药物临床试验质量

孙庆庆，谢晓冬

沈阳军区总医院全军肿瘤诊治中心肿瘤科

为完成更多高质量的肿瘤内科的药物临床试验，临床医生作为科室临床试验协调员（CRC）已然形成常态。本文从 CRC 与研究项目申办者联络、与监察员共同进行质控、与研究者共同筛查、与受试者沟通后入组、完成 CRF 表、及与临床药理基地及相关辅助科室的协调等方面，总结出具有肿瘤内科资质的并且拥有 GCP 证书的临床医生担任科室 CRC 的工作形式、作用及优势，能够促进药物临床试验质量和水平的提高。

427. 利妥昔单抗可否用于治疗经典型霍奇金淋巴瘤

秦　燕，石远凯

中国医学科学院北京协和医学院肿瘤医院内科

霍奇金淋巴瘤（Hodgkin lymphoma，HL）包括两种类型，经典型霍奇金淋巴瘤（classical Hodgkin lymphoma，CHL）和结节性淋巴细胞为主型（nodular lymphocyte predominant Hodgkin lymphoma，NLPHL）。其中 CHL 又分为四种亚型，结节硬化型、混合细胞型、淋巴细胞丰富型和淋巴细胞消减型。NLPHL 通常 100%表达 CD20 分子，已有多项研究显示，CD20 的单克隆抗体利妥昔单抗（Rituximab，R）治疗 NLPHL 有效[1,2]，并已成为 NLPHL 的标准治疗选择。而在 CHL，CD20 仅在约 20~30%的肿瘤细胞（Hodgkin Reed-Stenberg，HRS）中表达[3-8]，利妥昔单抗是否可以治疗 CHL 还没有明确的结论，本文将对相关理论基础及临床研究结果简单综述。

428. EML4-ALK 融合基因阳性的分子靶向药物研究进展

杜　萍，刘丽宏

首都医科大学附属北京朝阳医院药事部

非小细胞肺癌（non-small-cell lung cancer，NSCLC）患者中棘皮动物微管相关蛋白-间变性淋巴瘤激酶（EML4-ALK）融合基因阳性率约为 2%~5%。随着精准医疗时代的到来，以 EML4-ALK 融合基因为靶点的抑制剂将更大程度上改善 NSCLC 患者的生活质量和预后。近年来，大量创新的、高效的 ALK 抑制剂如雨后春笋般涌现，包括已上市的克唑替尼、色瑞替尼和艾乐替尼等。此外，在研的抑制剂中 ASP3026、TSR011、AP26113、PF-06463922、X376 和 X396、Entrectinib 也表现出较好的开发前景。本文将对 EML4-ALK 的生物学特征以及上述分子靶向药物进行综述。

429. 成人难治/复发性急性髓系白血病（M3除外）的化疗方案及其进展

李小雨，陈宝安，林　敏

江苏省南京市东南大学附属中大医院血液科

目的：急性髓系白血病（AML）是成年人中常见的一种白血病，其发病率随着年龄的增长而不断增加。尽管现代化疗及造血干细胞移植被应用于急性髓系白血病（AML）的治疗，但仍然有大部分的患者在治疗后复发，少数病例在应用标准一线治疗方案后无法获得完全缓解（CR）。难治/复发是目前导致AML患者治疗失败的主要原因，是当前AML治疗的重点和难点。从总体看，化学治疗在难治/复发性AML的治疗中，仍然占有重要的地位。对于难治/复发性AML目前在国际上尚无首选的化疗方案。本文根据2011年中华医学会血液学分会制定的AML（复发难治性）中国诊疗指南的主要治疗原则对目前国内外成年人难治/复发性AML（M3除外）的化疗现况及其进展进行综述。**方法：**①使用无交叉耐药的新药组成联合化疗方案：可考虑换用或加用原方案中未使用过的药物，如将柔红霉素（DNR）换成去甲氧柔红霉素（IDA）、阿克拉霉素（Acla）、米托蒽醌（MIT）等，或加用既往未使用过的药物如氟达拉滨（Flud）、高三尖杉酯碱（HHT）、依托泊苷（EPEG）等。②中大剂量的阿糖胞苷组成的联合方案：利用中大剂量的阿糖胞苷联合其他药物以克服白血病细胞耐药的问题。③新的靶向药物及天然合成药物的应用：包括FLT3抑制剂；组蛋白去乙酰化酶（HDAC）抑制剂，如伏林思他；法尼酰基转移酶抑制剂（FTI）以及哺乳动物雷帕霉素靶蛋白（mTOR）抑制剂等。免疫调节剂包括吉妥珠单抗（CD33），常见生物药物如高三尖杉酯碱（HHT）及多药耐药逆转剂汉防已素等。**结论：**目前难治/复发性AML的化疗方案仍未取得实质性的进展，寻找高效且患者耐受性良好的化疗方案任重而道远，造血干细胞移植仍然是难治/复发性AML的唯一根治手段。对于难治/复发性AML患者而言，化疗的主要目的在于使用患者可以耐受并且有较高完全缓解率的化疗方案，使得患者可以尽早的接受造血干细胞移植。